U0840161

中国中药资源大典

海南卷

2

黄璐琦 / 总主编
魏建和　郑希龙 / 主　编

江西科学技术出版社
北京科学技术出版社

图书在版编目（CIP）数据

中国中药资源大典·海南卷/黄璐琦总主编，魏建和，郑希龙主编．--南昌：江西科学技术出版社，2019.3
ISBN 978-7-5390-6475-8

Ⅰ.①中… Ⅱ.①黄… ②魏… ③郑… Ⅲ.①中药资源-海南-图集
Ⅳ.①R282-64

中国版本图书馆CIP数据核字（2018）第175586号

选题序号：KX2017015
图书代码：D18032-101

中国中药资源大典·海南卷
ZHONGGUO ZHONGYAO ZIYUAN DADIAN · HAINANJUAN

黄璐琦　总主编
魏建和　郑希龙　主　编

出 版 人：温　青
责任编辑：张　旭
责任印制：夏至寰
封面设计：蒋宏工作室
图文制作：樊润琴
出版发行：江西科学技术出版社
社　　址：江西省南昌市西湖区蓼洲街2-1号
邮编：330009　电话：（0791）86610326
经　　销：各地新华书店
印　　刷：北京捷迅佳彩印刷有限公司
开　　本：889mm × 1194mm　1/16
字　　数：5060千字
印　　张：238
版　　次：2019年3月第1版　2019年3月第1次印刷
书　　号：ISBN 978-7-5390-6475-8
定　　价：980.00元（全3册）

赣版权登字：-03-2018-369

目录

Contents

第2册

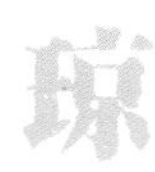

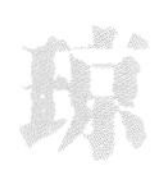

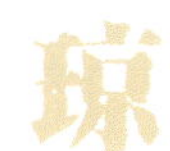

龙脑香科 Dipterocarpaceae 坡垒属 *Hopea*

铁　凌 *Hopea exalata* W. T. Lin

中 药 名　铁凌（药用部位：叶）

植物形态　乔木，具白色芳香树脂，高约15m；树皮平滑，具白色斑块。枝条密被灰黄色的茸毛，后为疏被毛。叶革质，全缘，卵形至卵状披针形，长5~12cm，宽3~6cm，先端渐尖，基部偏斜或心形，有时为圆形，基出脉5~6，侧脉3~5对，下面微突起；叶柄长6~8mm，具灰色茸毛。圆锥花序腋生或顶生，长6~11cm，纤细，少花，被疏毛或近于无毛；花萼裂片5，覆瓦状排列，近于圆形，无毛；花瓣5，粉红色，倒卵状椭圆形，长约5mm，外面被绒毛，边缘被纤毛；雄蕊15，2轮排列，外轮5，内轮10，花药椭圆形，药隔附属体丝状；子房3室，每室具胚珠2，花柱圆柱状，约与子房等长，柱头略具齿缺。果实卵圆形，壳薄，无毛；花萼裂片均不增大为翅状。花期3~4月，果期5~6月。

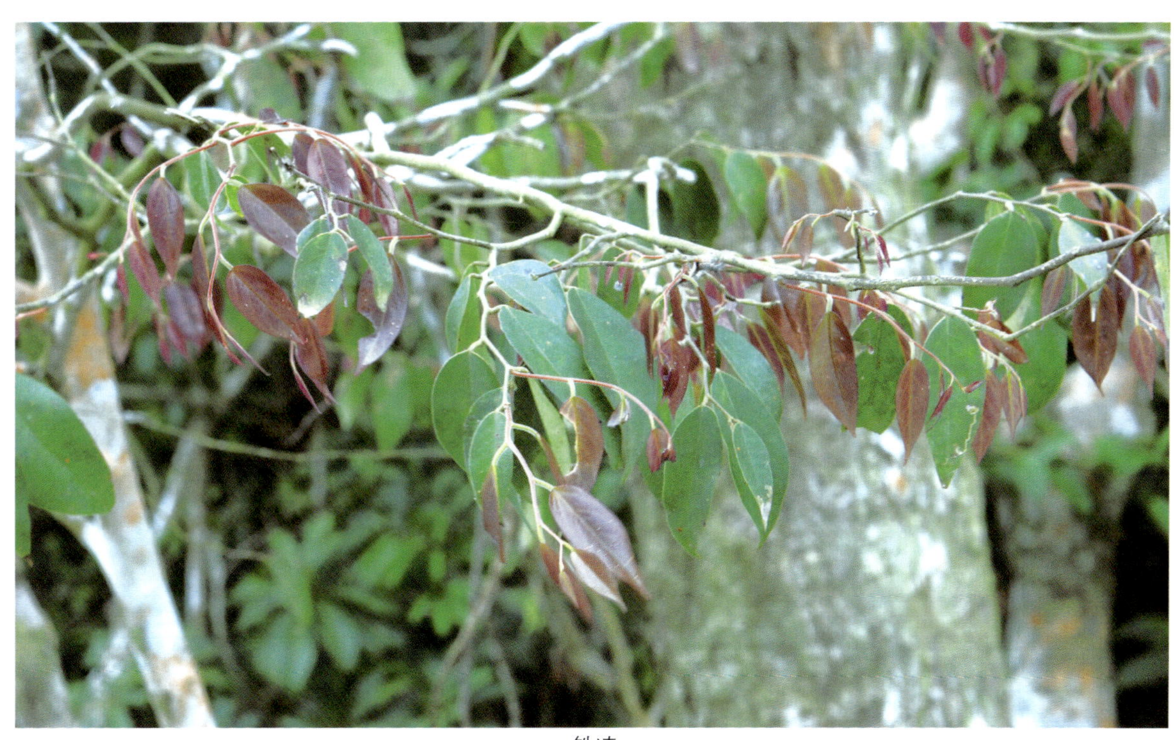

铁凌

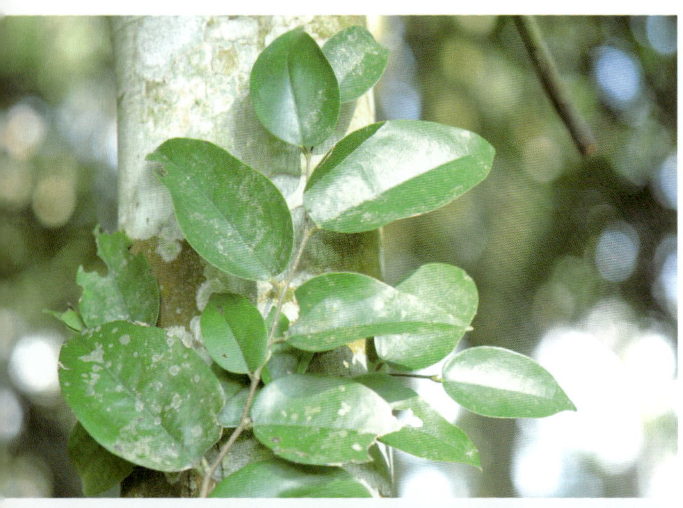

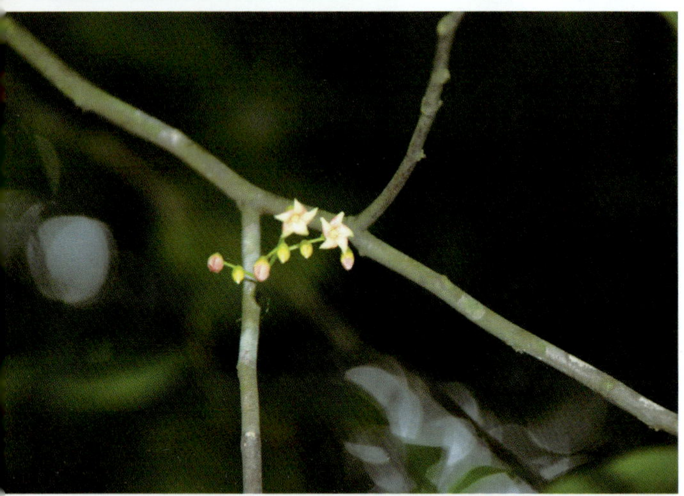

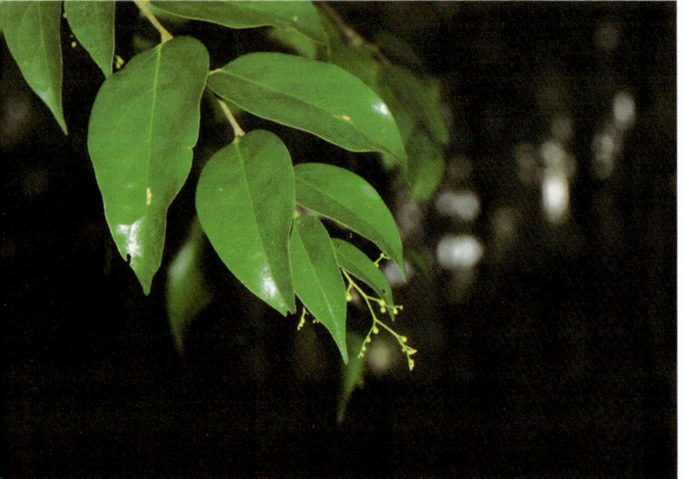

| 分布区域 |

产于海南三亚、保亭、屯昌。

| 资　　源 |

生于海拔 50~400m 的丘陵、坡地、山岭的森林中，常见。

| 采收加工 |

全年均可采收，鲜用或晒干。

| 功能主治 |

本种相关的功能主治报道较少，有待进行进一步研究。

| 附　　注 |

在 FOC 中，其学名被修订为 *Hopea exalata* W. T. Lin。

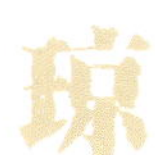

龙脑香科 Dipterocarpaceae 坡垒属 *Hopea*

坡　垒 *Hopea hainanensis* Merr. et Chun

中药名 坡垒（药用部位：叶）

植物形态 乔木，具白色芳香树脂，高约20m；树皮灰白色或褐色，具白色皮孔。叶近革质，长圆形至长圆状卵形，长8~14cm，宽5~8cm，先端微钝或渐尖，基部圆形，侧脉9~12对，下面明显突起；叶柄粗壮，长约2cm，均无毛或具粉状鳞秕。圆锥花序腋生或顶生，长3~10cm，密被短的星状毛或灰色绒毛。花偏生于花序分枝的一侧，每朵花具早落的小苞片1；花萼裂片5，覆瓦状排列，长约2.5mm，先端圆形，外面2全部被毛；花瓣5，旋转排列，长圆形或长圆状椭圆形，长约6mm，宽约3mm，先端具不规则的齿缺，基部略收缩偏斜；雄蕊15，两轮排列，外轮的花丝呈阔卵形，内轮的花丝呈线形，花药卵圆形，药隔附属体丝状，长约1mm；子房长圆形，基部具长丝毛，花柱锥

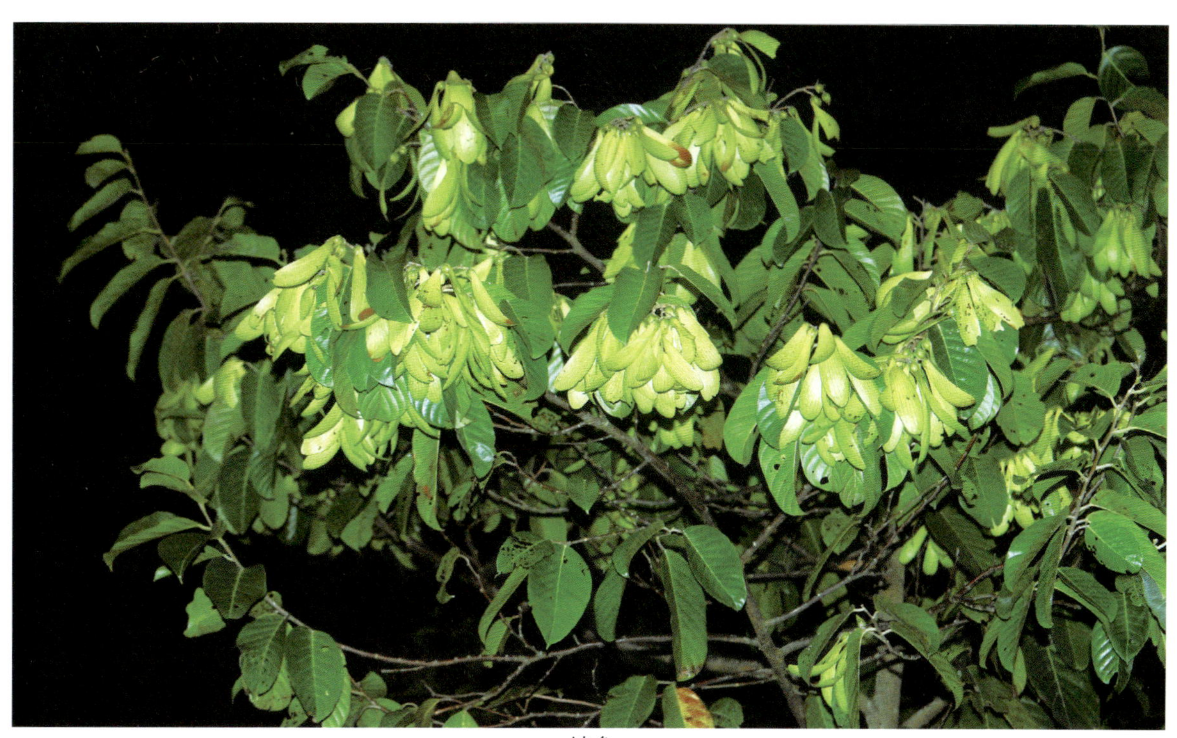

坡垒

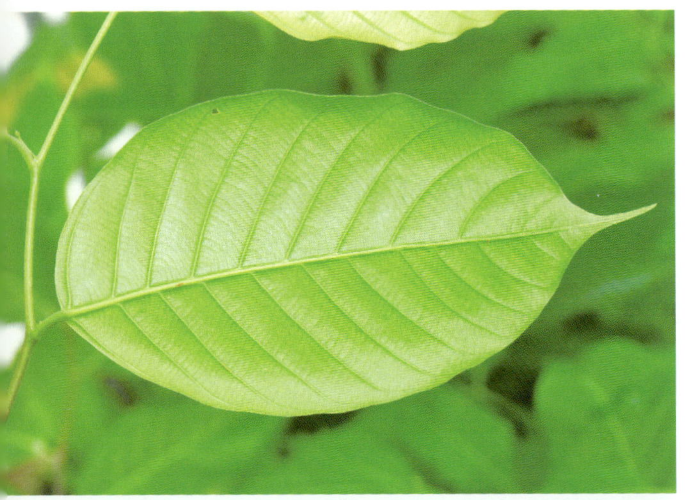

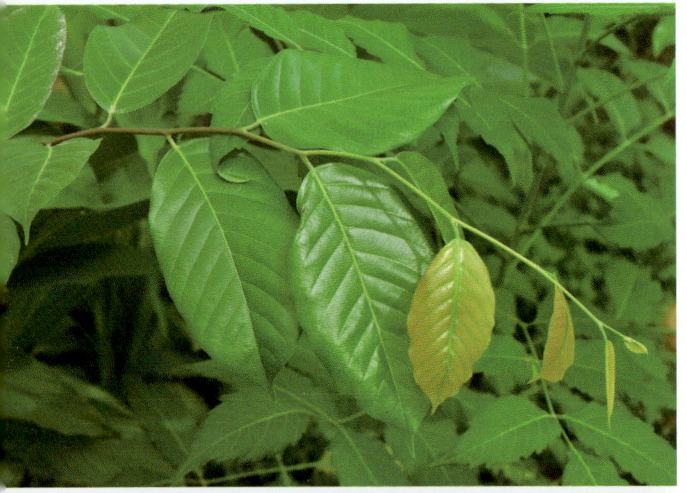

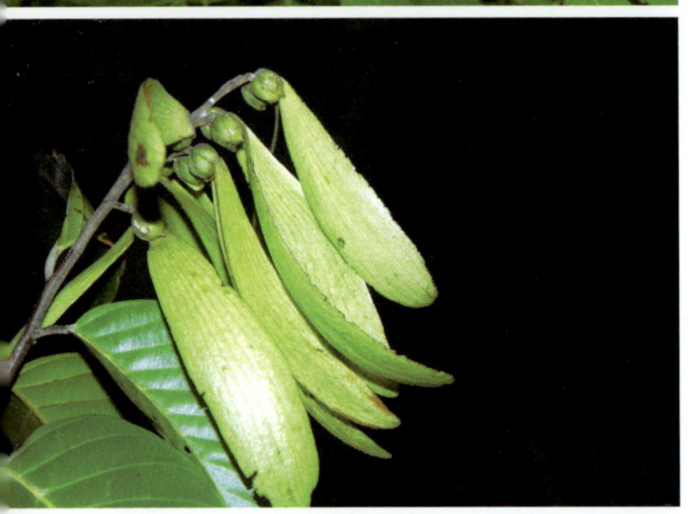

状，柱头明显，具花柱基。果实卵圆形，具尖头，被蜡质；增大的 2 花萼裂片为长圆形或倒披针形，长 5~7cm，宽 2.5cm，具纵脉 9~11，被疏星状毛。花期 6~7 月，果期 11~12 月。

| 分布区域 |

产于海南乐东、昌江、白沙、五指山、万宁、三亚。越南也有分布。

| 资　　源 |

生于中海拔的林中，偶见。

| 采收加工 |

全年均可采收，鲜用或晒干。

| 功能主治 |

坡垒是中国珍贵的用材树种之一，但其相关的功能主治报道较少，有待进一步研究。

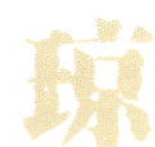

龙脑香科 Dipterocarpaceae 青梅属 *Vatica*

青 梅 *Vatica mangachapoi* Blanco

| 中 药 名 | 青梅（药用部位：叶）

| 植物形态 | 乔木，具白色芳香树脂。小枝被星状绒毛。叶革质，全缘，长圆形，侧脉 7~12 对，两面均突起，网脉明显；叶柄长 7~15mm，密被灰黄色短绒毛。圆锥花序顶生或腋生，长 4~8cm，纤细，被银灰色的星状毛或鳞片状毛。花萼裂片 5，镊合状排列，卵状披针形，不等大，两面密被星状毛或鳞片状毛；花瓣白色，有时为淡黄色或淡红色，芳香，长圆形或线状匙形，长约 1cm，宽约 4mm，外面密被毛，内面无毛；雄蕊 15，花丝短，不等长，花药长圆形，药隔附属体短而钝；子房球形，密被短绒毛，花柱短，柱头头状，3 裂。果实球形；增大的花萼裂片中有 2 枚较长，长 3~4cm，宽 1~1.5cm，先端圆形，具纵脉 5 条。花期 5~6 月，果期 8~9 月。

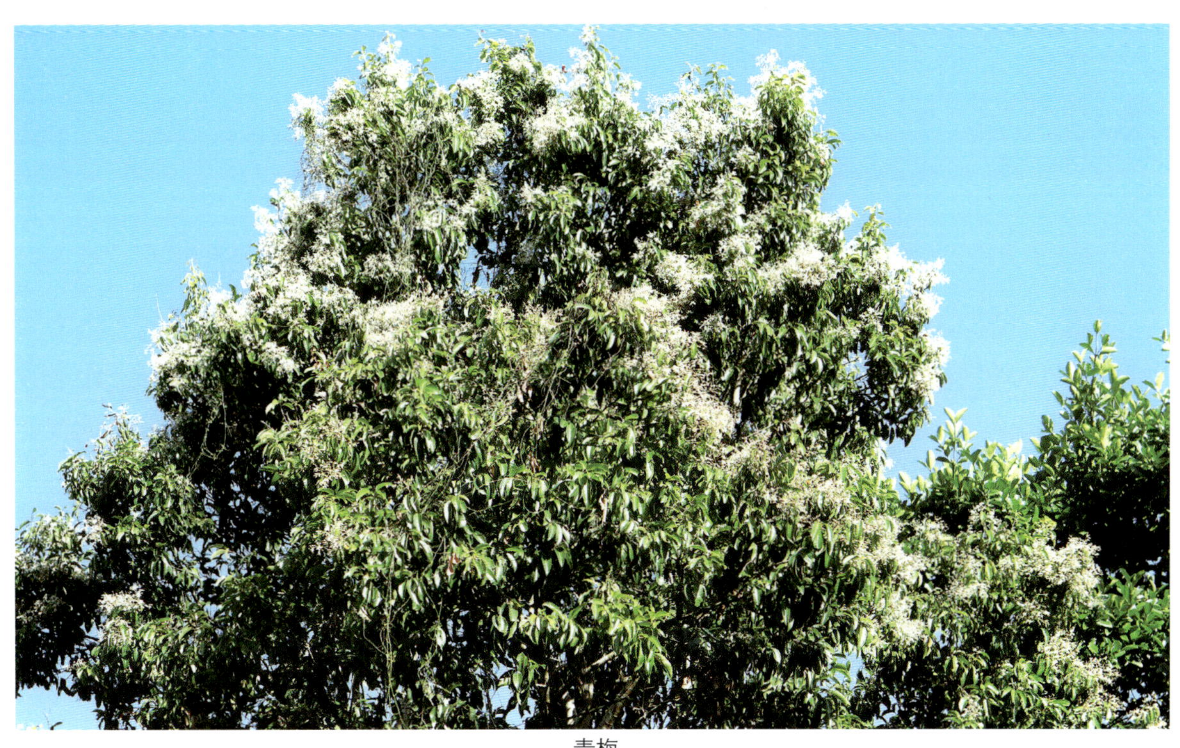

青梅

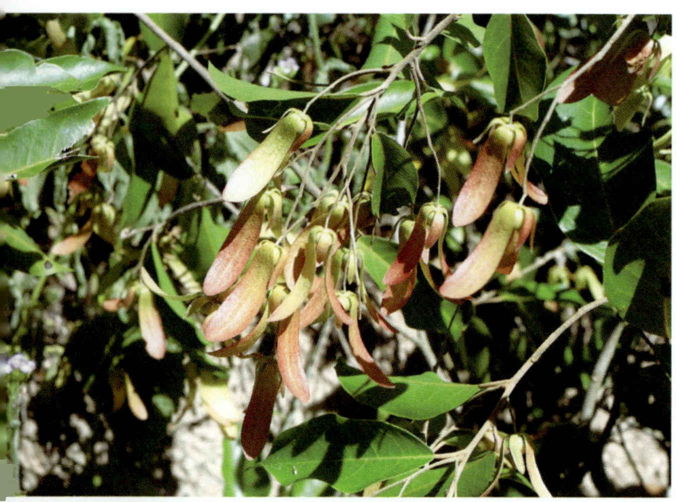

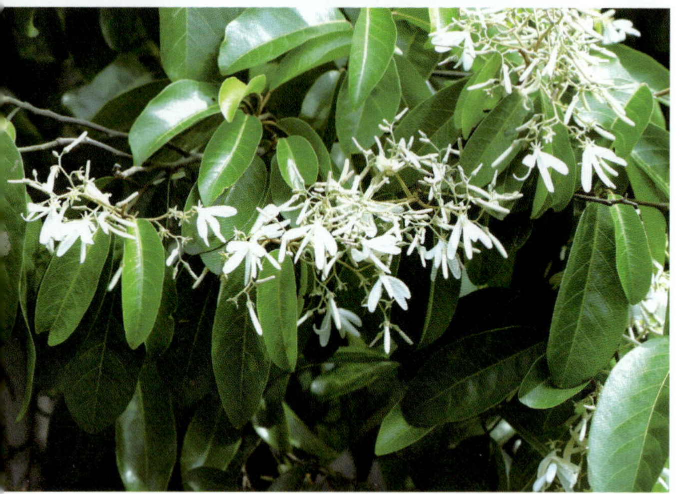

分布区域

产于海南三亚、东方、昌江、白沙、五指山、保亭、陵水、万宁、琼中、屯昌、文昌。越南、泰国、菲律宾、马来西亚、印度尼西亚也有分布。

资　　源

生于中海拔林中，常见。

采收加工

全年可采，鲜用或晒干。

功能主治

外用可治疮痈。青梅乙酸乙酯提取物有较强的抗氧化活性，其作用有待进一步研究。

附　　注

本种为黎族常用药物，黎药名为“的开”。

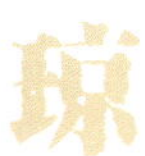

肖蒲桃 *Acmena acuminatissima* (Blume) Merr. et Perry

| 中 药 名 | 肖蒲桃（药用部位：叶）

| 植物形态 | 乔木，高 20m；嫩枝圆形或有钝棱。叶片革质，卵状披针形或狭披针形，长 5~12cm，宽 1~3.5cm，先端尾状渐尖，尾长 2cm，基部阔楔形，上面干后暗色，多油腺点，侧脉多而密，彼此相隔 3mm，以 65°~70° 开角缓斜向上，在上面不明显，在下面能见，边脉离边缘 1.5mm；叶柄长 5~8mm。聚伞花序排成圆锥花序，长 3~6cm，顶生，花序轴有棱；花 3 朵聚生，有短柄；花蕾倒卵形，长 3~4mm，上部圆，下部楔形；萼管倒圆锥形，萼齿不明显，萼管上缘向内弯；花瓣小，长 1mm，白色；雄蕊极短。浆果球形，直径 1.5cm，成熟时黑紫色；种子 1。花期 7~10 月。

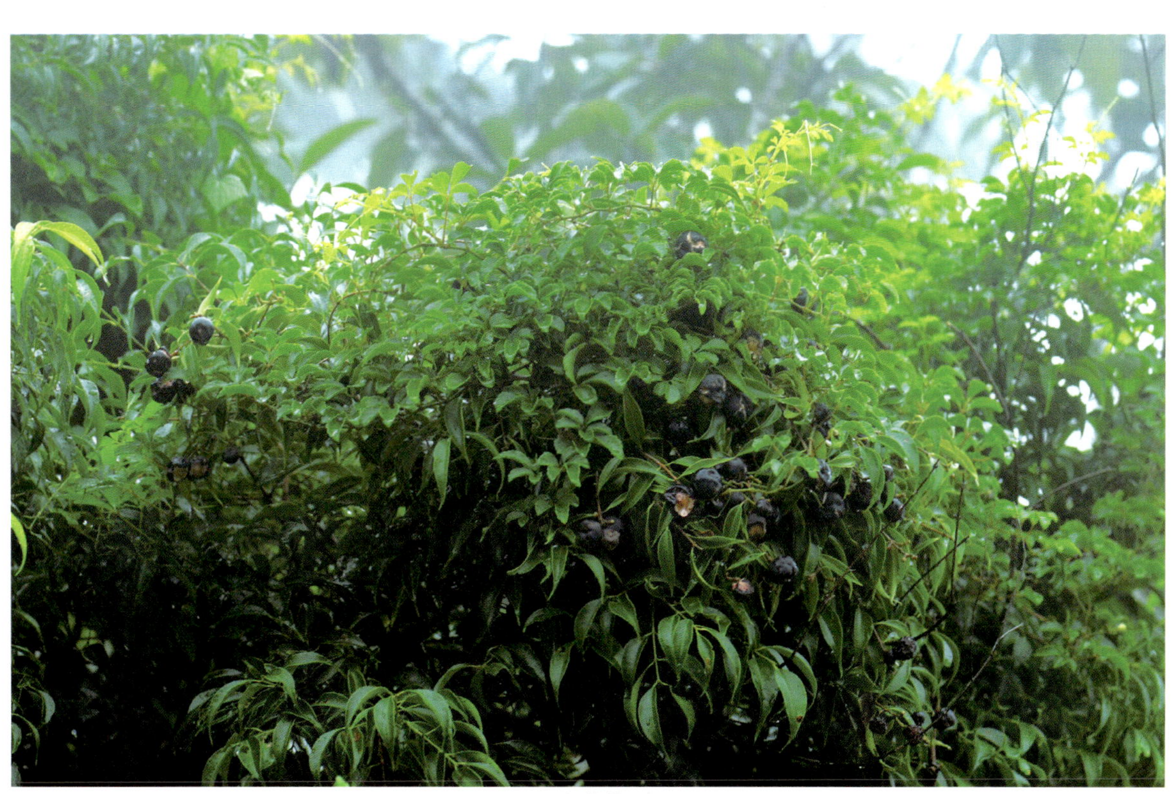

肖蒲桃

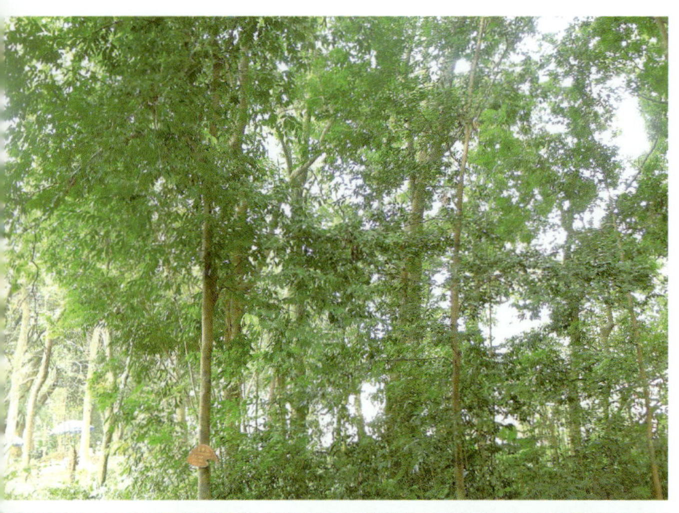

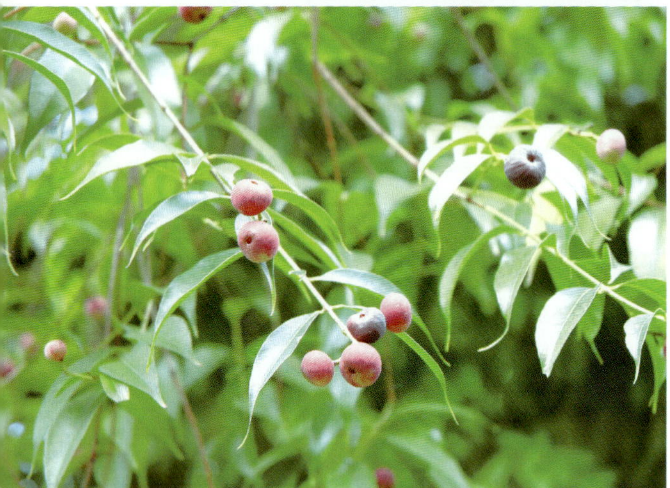

分布区域

产于海南三亚、乐东、昌江、五指山、保亭、陵水、万宁、儋州。亦分布于中国华南其他区域。中南半岛国家、菲律宾、马来西亚、印度尼西亚、印度、巴布亚新几内亚，以及所罗门群岛也有分布。

资　源

生于低海拔至中海拔的林中，十分常见。

采收加工

夏、秋季采收，洗净，晒干。

功能主治

本种相关的功能主治报道较少，有待进行进一步研究。

附　注

在 FOC 中，其学名被修订为 *Acmena acuminatissima* (Blume) Merr. et Perry。

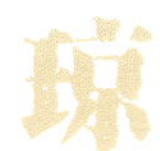

桃金娘科 Myrtaceae 岗松属 *Baeckea*

岗松 *Baeckea frutescens* L.

中药名 岗松（药用部位：枝、叶、根）

植物形态 灌木，有时为小乔木；嫩枝纤细，多分枝。叶小，无柄，或有短柄，叶片狭线形或线形，长 5~10mm，宽 1mm，先端尖，上面有沟，下面突起，有透明油腺点，干后褐色，中脉 1 条，无侧脉。花小，白色，单生于叶腋内；苞片早落；花梗长 1~1.5mm；萼管钟状，长约 1.5mm，萼齿 5，细小三角形，先端急尖；花瓣圆形，分离，长约 1.5mm，基部狭窄成短柄；雄蕊 10 或稍少，成对与萼齿对生；子房下位，3 室，花柱短，宿存。蒴果小，长约 2mm；种子扁平，有角。花期夏、秋季。

分布区域 产于海南乐东、东方、昌江、白沙、陵水、万宁、儋州、澄迈、琼海。亦分布于中国华南其他区域，以及江西、福建、浙江。越南、缅甸、

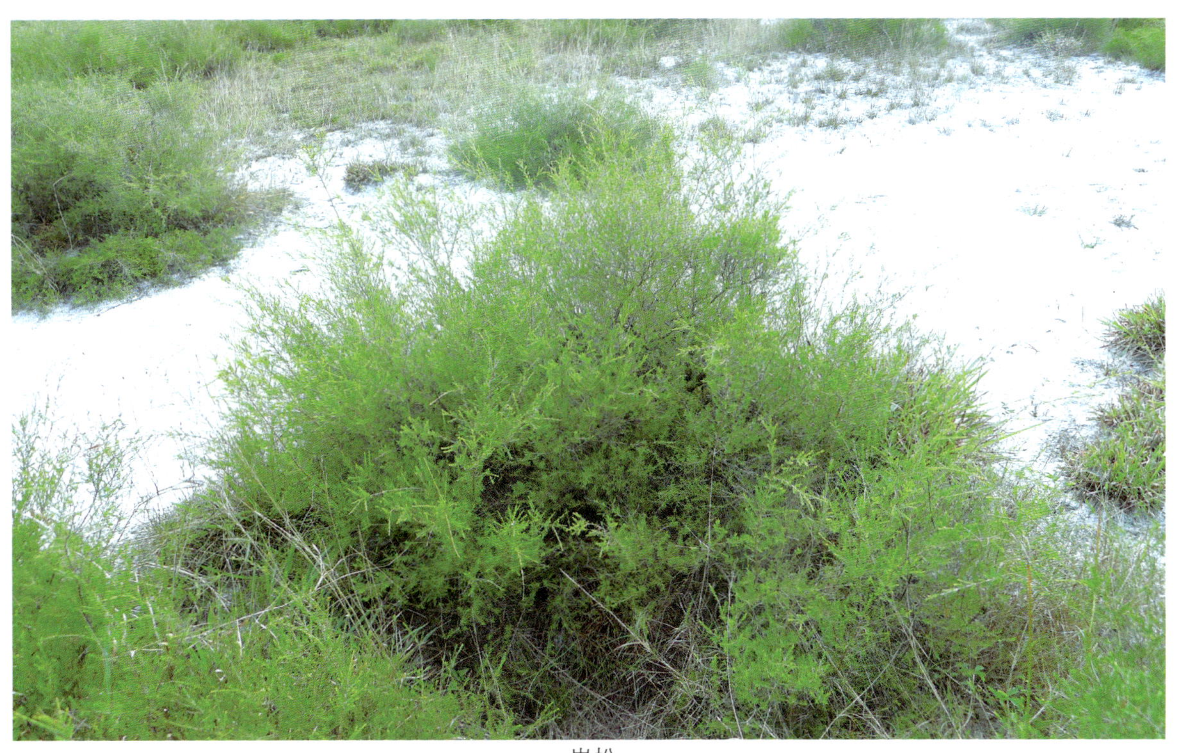

岗松

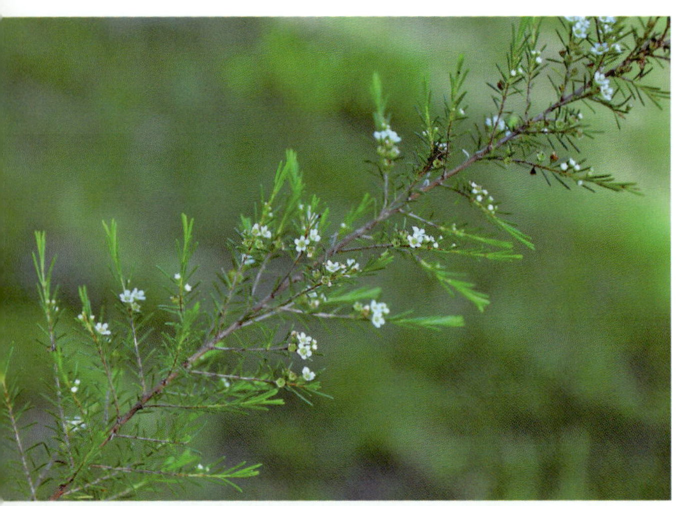

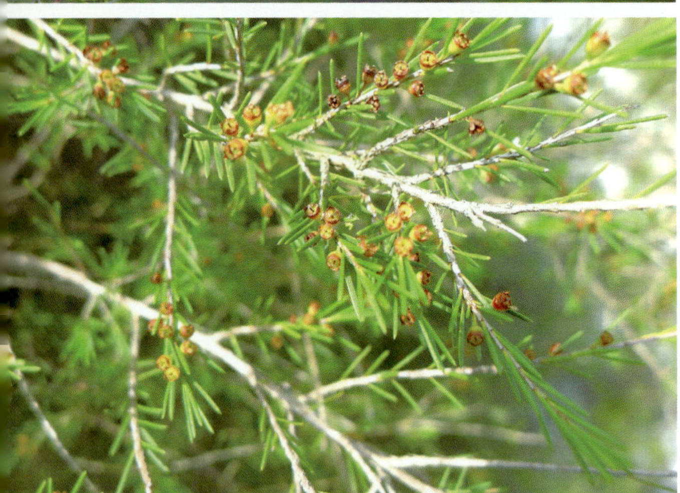

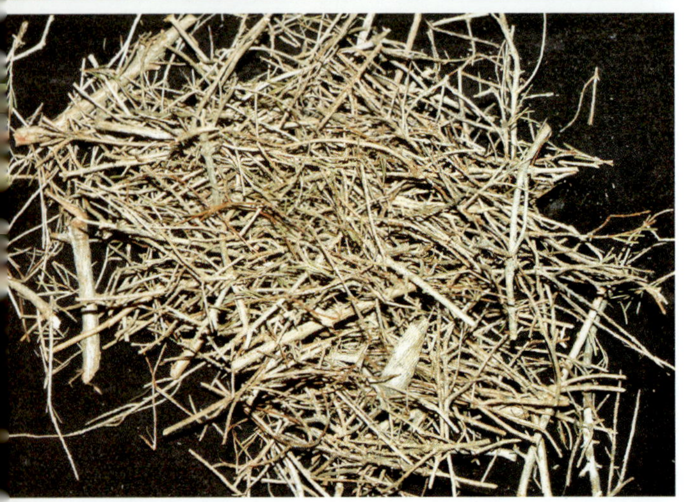

柬埔寨、泰国、菲律宾、马来西亚、印度尼西亚、印度、巴布亚新几内亚也有分布。

资　源

生于旷野间、荒山坡地，常见。

采收加工

枝、叶：夏、秋季收割，洗净，晒干。根：全年均可采挖，洗净，切段，晒干或鲜用。

药材性状

本品为附有少量短嫩枝的叶。嫩枝长5~10mm，具对生叶。叶线形或线状锥形，全体黄绿色，无毛，长5~10mm，宽1mm，全缘，先端尖，基部渐狭，叶面有槽，背面突起，侧脉不明显，具透明的油腺点，无柄或具短柄。以气香、色绿者为佳。

功能主治

枝、叶：味苦、辛，性凉。祛风除湿，解毒利尿，止痛止痒。可外用于湿疹、天疱疮、脚癣。叶还可用于毒蛇咬伤、烫火伤。外用于滴虫性阴道炎、皮肤湿疹。根：味苦、辛，性寒；归肺、脾经。祛风除湿，解毒利尿，止痛止痒。可用于感冒高热、黄疸、胃痛、风湿关节痛、脚气痛、小便淋痛。

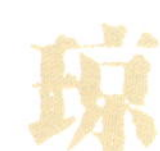

桃金娘科 Myrtaceae 水翁属 *Cleistocalyx*

水　翁 *Cleistocalyx operculatus* (Roxb.) Merr. et Perry

| 中 药 名 | 水翁（药用部位：花蕾、根皮、树皮、叶）

| 植物形态 | 乔木，树皮灰褐色，颇厚，树干多分枝；嫩枝压扁，有沟。叶片薄革质，长圆形至椭圆形，长 11~17cm，宽 4.5~7cm，先端急尖，基部阔楔形，两面多透明腺点，侧脉 9~13 对，脉间相隔 8~9mm，以 45°~65° 开角斜向上，网脉明显，边脉离边缘 2mm；叶柄长 1~2cm。圆锥花序生于无叶的老枝上，长 6~12cm；花无梗，2~3 朵簇生；花蕾卵形，长 5mm，宽 3.5mm；萼管半球形，长 3mm，帽状体长 2~3mm，先端有短喙；雄蕊长 5~8mm；花柱长 3~5mm。浆果阔卵圆形，长 10~12mm，直径 10~14mm，成熟时紫黑色。花期 5~6 月。

| 分布区域 | 产于海南三亚、乐东、东方、昌江、五指山、保亭、万宁、琼中、

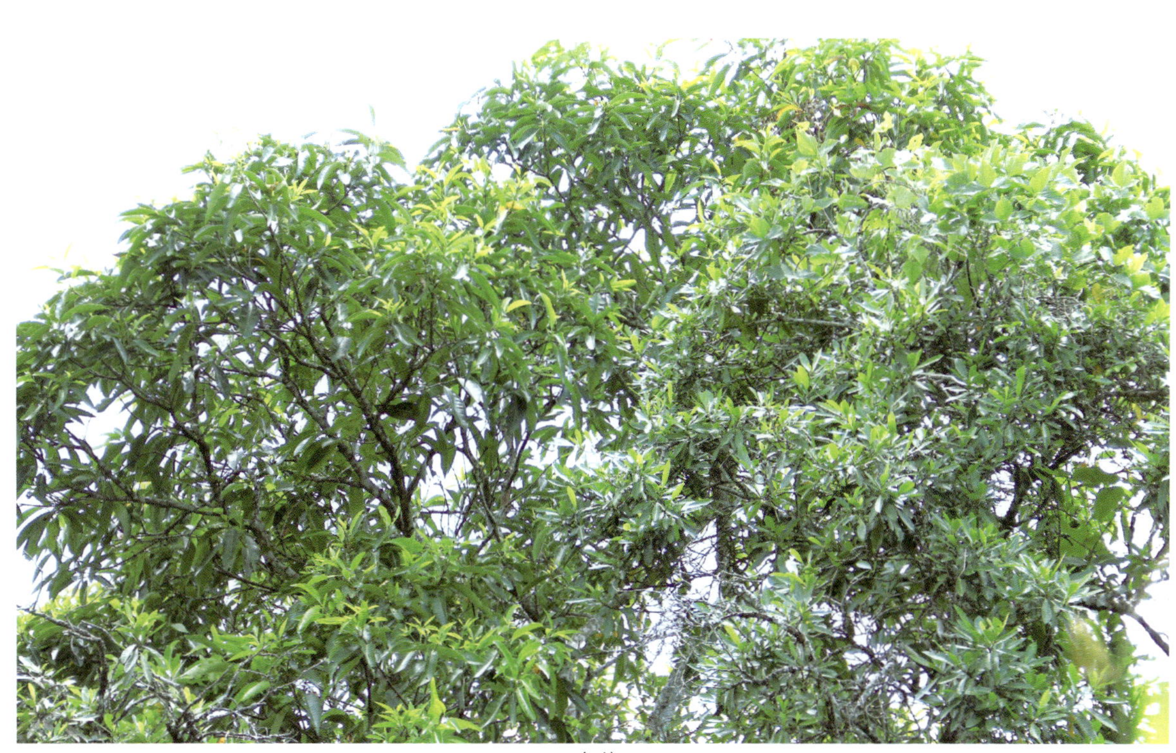

水翁

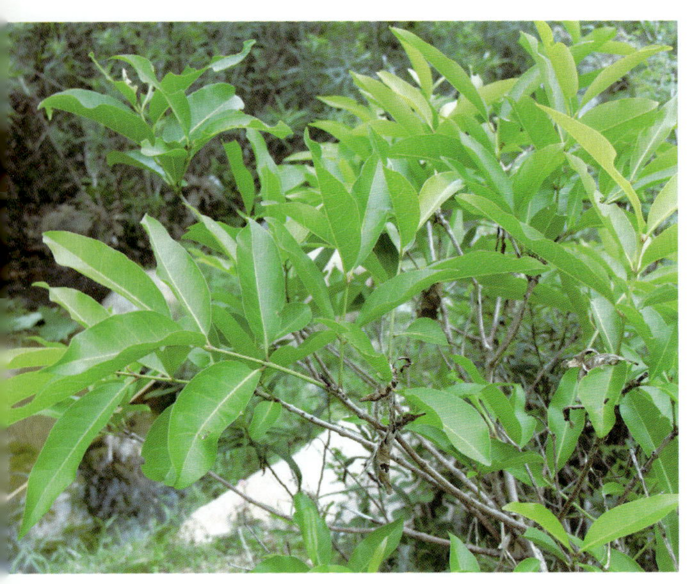

儋州、澄迈、琼海。亦分布于中国华南其他区域，以及云南及西藏。越南、缅甸、泰国、马来西亚、印度尼西亚、印度、斯里兰卡、澳大利亚也有分布。

| 资　　源 | 生于水边，十分常见。

| 采收加工 | 花蕾：5 月底至 6 月初，采摘带有花蕾的花枝，用水淋湿，堆叠 3~5 天，使花蕾自然脱落，晒至三成干，复堆闷 1~2 天再晒，以后晒 1 天，闷 1 天，待足干后，筛净残存枝梗。树皮：夏、秋季剥取树皮，晒干。叶：全年均可采，鲜用或晒干。

| 药材性状 | 花蕾呈卵形或球形，两端尖，长 5mm，直径 3.5mm。萼筒倒钟形或杯形，棕色至棕黑色，外表皱缩，有 4 条以上纵向棱突起，除去帽状体，见重叠的雄蕊，花丝棕黑色，中央有 1 锥形花柱。质干硬。气微香，味苦。干燥树皮厚约 1cm，外被栓皮，除去栓皮，表面黄白色，皮部棕红色，纤维性，其间密布白色粉尘状物。易纵向撕裂成条，弹之即有粉尘飞出。叶片薄革质，长圆形至椭圆形，长 11~17cm，宽 4.5~7cm，先端急尖或渐尖，基部阔楔形或略圆，全缘或稍有波状弯曲，两面多透明腺点。叶柄长 1~2cm。干后叶呈枯绿色，皱缩或有破碎。气微，味苦。

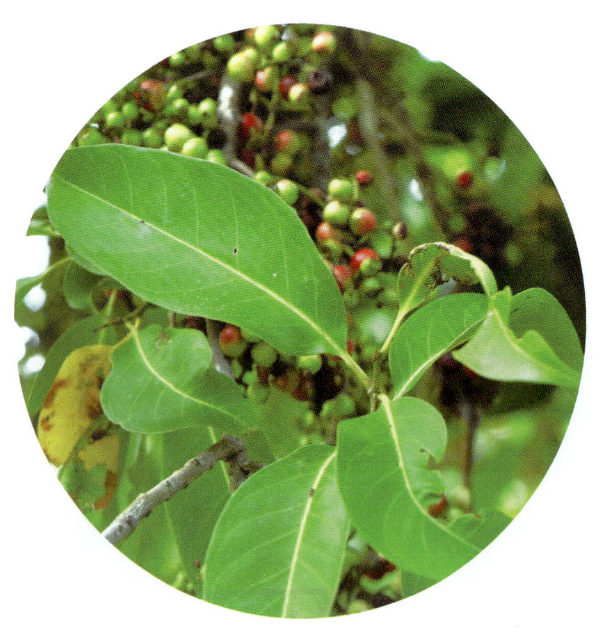

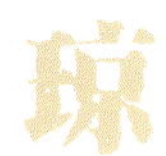

| **功能主治** | 花蕾、根皮、树皮、叶：清热解毒，清暑解表祛湿，消食化滞，杀虫止痒。花蕾：用于感冒发热、头痛、急性胃肠炎、痢疾、吐泻、消化不良。根皮：用于黄疸。树皮：外用于烧伤、麻风、皮肤瘙痒、脚癣。叶：外用于乳痈。

| **附　　注** | 在 FOC 中，其学名被修订为 *Syzygium nervosum* DC.。

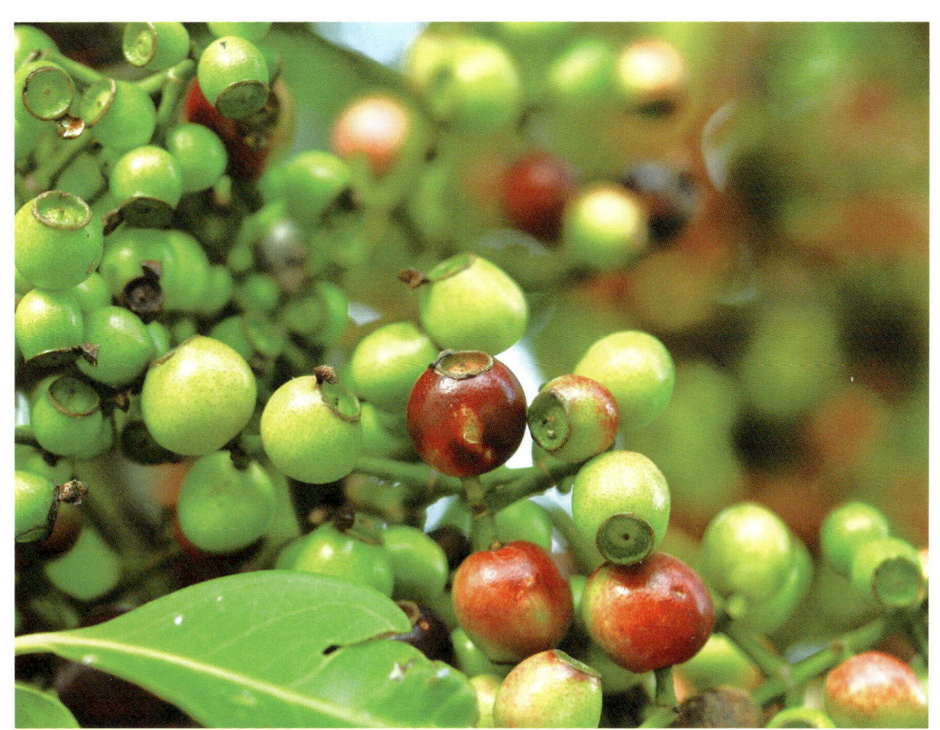

桃金娘科 Myrtaceae 子楝树属 *Decaspermum*

柬埔寨子楝树 *Decaspermum cambodianum* Gagn.

中药名 柬埔寨子楝树（药用部位：叶、果实、根）

植物形态 乔木，嫩枝无毛，干后黑褐色。叶片革质，椭圆形，长5.5~8cm，宽2.5~5cm，两面无毛，干后上面暗褐色，有多数小腺点，下面灰褐色，侧脉9~10对，不明显；叶柄长5~7mm。聚伞花序腋生，长1.5~4cm，少花，无毛，总梗有棱；花白色，4数；苞片披针形，长2mm；萼管倒圆锥形，萼片卵形，宿存，无毛；花瓣卵形，长2~3mm，无毛；雄蕊多数，花丝无毛。浆果球形，直径4~5mm；种子4~5。花期4~5月。

分布区域 产于海南三亚、乐东、昌江、白沙、五指山、陵水、琼中。中南半岛以及马来西亚也有分布。

资　　源 生于中海拔至高海拔的林中，十分常见。

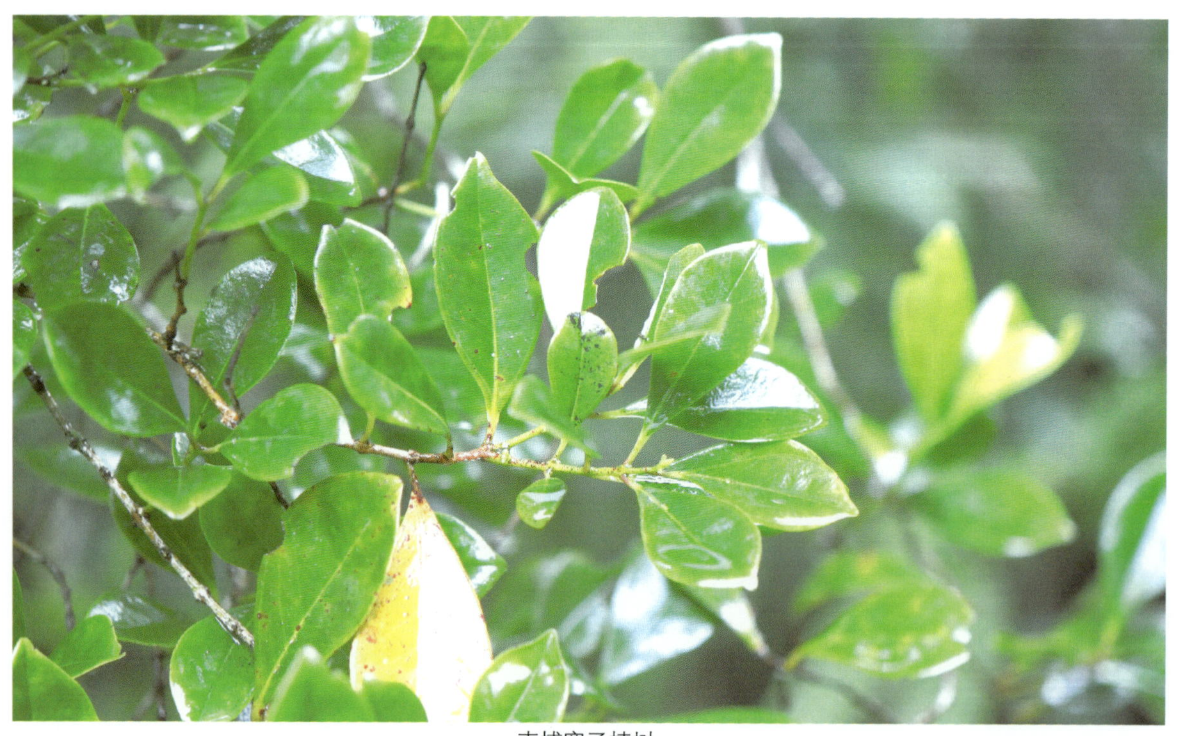

柬埔寨子楝树

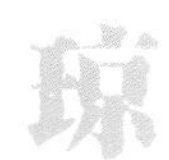

| **采收加工** | 叶：全年可采，鲜用或晒干。根：秋季采挖，洗净，切段，晒干。

| **功能主治** | 同属植物子楝树有理气止痛、芳香化湿等功能，本种或许有类似功能。因为子楝树在中国分布较少，用本种替代入药，也许可以解决一部分药物紧张的问题，但其具体作用还有待研究。

| **附　　注** | 在 FOC 中，其学名被修订为 *Decaspermum montanum* Ridl.。

桃金娘科 Myrtaceae 子楝树属 *Decaspermum*

子楝树 *Decaspermum gracilentum* (Hance) Merr. et Perry

| 中 药 名 | 子楝树（药用部位：叶、果实、根）

| 植物形态 | 灌木至小乔木；嫩枝被灰褐色或灰色柔毛，有钝棱。叶片纸质或薄革质，椭圆形，长 4~9cm，宽 2~3.5cm，先端急锐尖，上面干后变黑色，有光泽，下面黄绿色，有细小腺点，侧脉 10~13 对，不很明显，有时隐约可见；叶柄长 4~6mm。聚伞花序腋生，长约 2cm，有时为短小的圆锥状花序，总梗有紧贴柔毛；小苞片细小，锥状；花梗长 3~8mm，被毛；花白，3 数，萼管被灰毛，萼片卵形，长 1mm，先端圆，有睫毛；花瓣倒卵形，长 2~2.5mm，外面有微毛；雄蕊比花瓣略短。浆果直径约 4mm，有柔毛，有种子 3~5。花期 3~5 月。

| 分布区域 | 产于海南三亚、昌江、白沙、五指山、保亭、陵水、万宁、儋州、

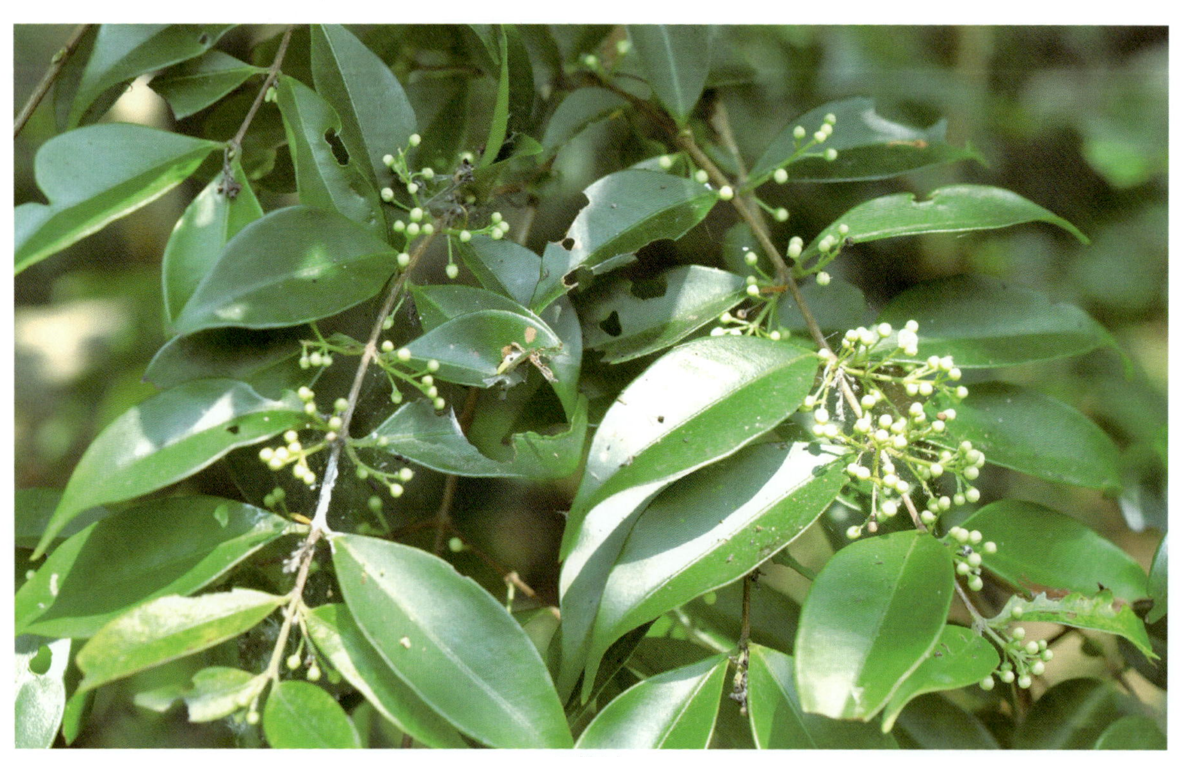

子楝树

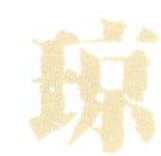

临高、澄迈、屯昌、琼海、海口。亦分布于中国华南其他区域，以及湖南、台湾、贵州等地。越南也有分布。

| 资　　源 | 生于低海拔至中海拔的林中，十分常见。

| 采收加工 | 叶：全年可采，鲜用或晒干。根：秋季采挖，洗净，切段，晒干。

| 功能主治 | 叶、果实：理气止痛，芳香化湿。根：止痛，止痢。

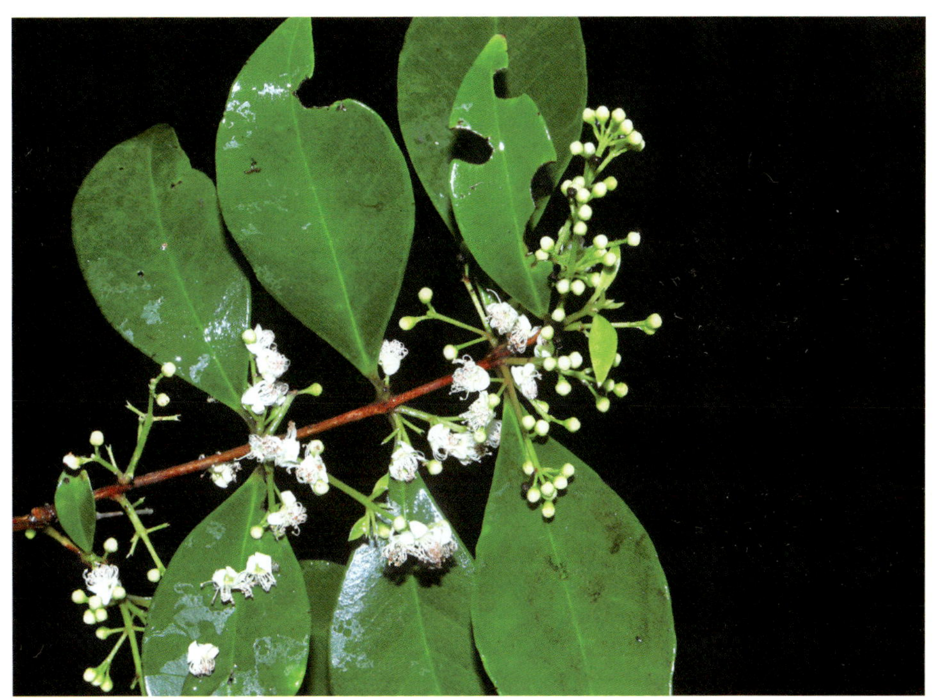

桃金娘科 Myrtaceae 子楝树属 *Decaspermum*

白毛子楝树 *Decaspermum albociliatum* Merr. et Perry

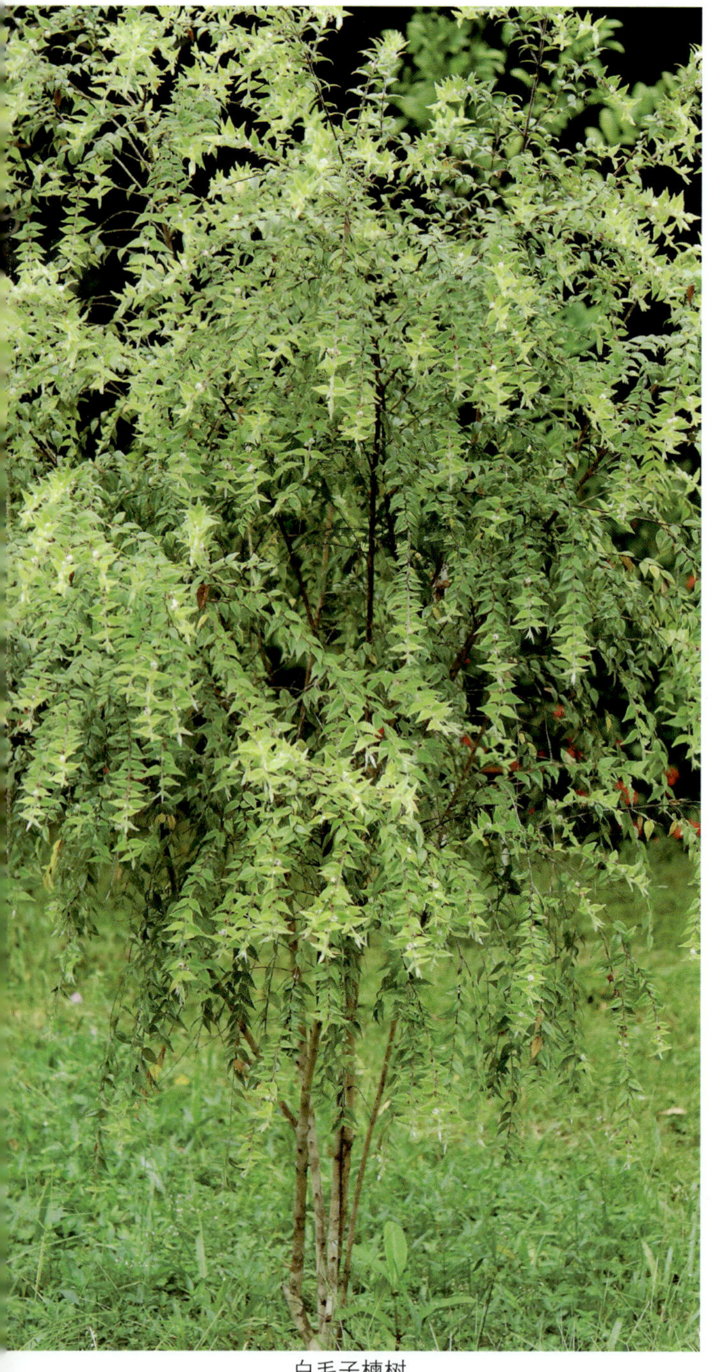
白毛子楝树

中药名

白毛子楝树（药用部位：叶、根）

植物形态

灌木；嫩枝纤细，被白色长茸毛。叶片纸质或薄革质，披针形，长3~6.5cm，宽1~2.5cm，先端尾状渐尖，基部近圆形或钝，初时上下两面被毛，以后变无毛，在两面有多数细小的腺点，侧脉1~2对，不明显；叶柄极短，长约2mm。花单生或2朵呈聚伞状，腋生；花梗长3~10mm，被长丝毛；小苞片线形，长5~7mm，被毛；萼管被长丝毛，萼片5，线状披针形，长约5mm，宿存，被毛；花瓣披针形，长5~6mm，被毛，先端长尖；雄蕊比花瓣短，花丝无毛；花柱约与雄蕊等长。浆果球形，被毛，直径4~5mm。花期6~9月。

分布区域

产于海南万宁、定安。亦分布于中国广东。

资源

生于海拔200~400m的林中和山谷溪边，少见。

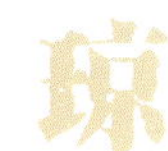

| 采收加工 | 叶：全年可采，鲜用或晒干。根：秋季采挖，洗净，切段，晒干。

| 功能主治 | 白毛子楝树与同属植物子楝树植物形态特征相似，其具有理气止痛、芳香化湿等作用。但本种药效少有报道，有待进一步研究。

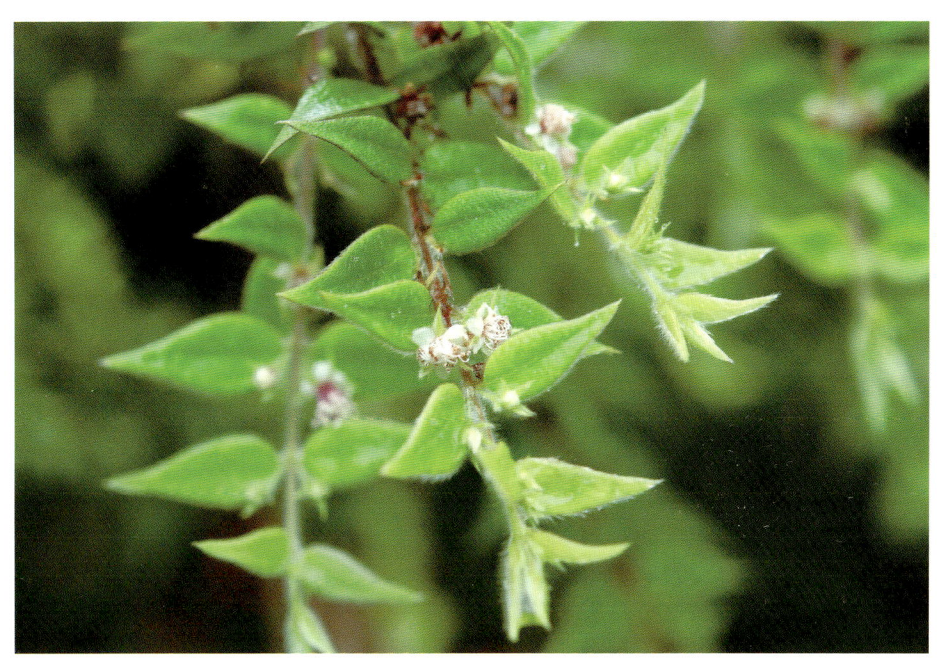

桃金娘科 Myrtaceae 桉属 *Eucalyptus*

柠檬桉 *Eucalyptus citriodora* Hook. f.

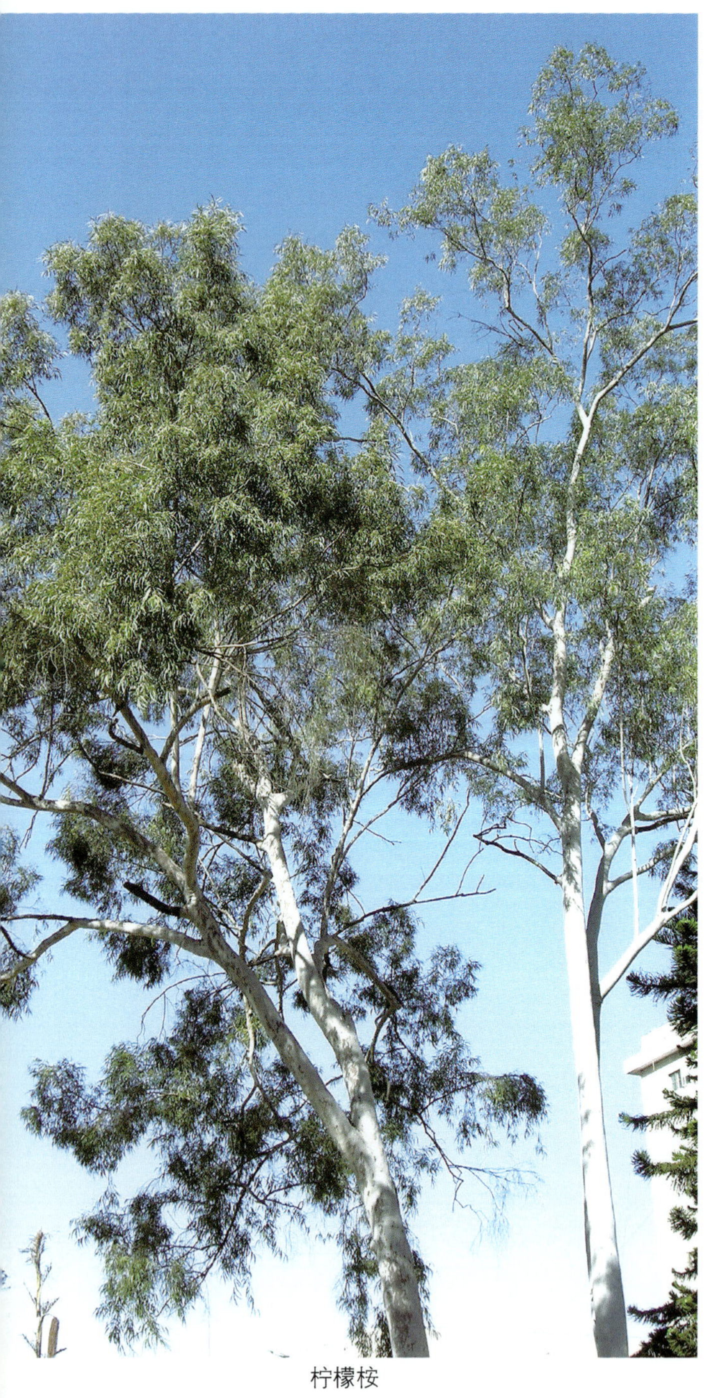
柠檬桉

中药名

柠檬桉（药用部位：叶、精油）

植物形态

大乔木，树干挺直；树皮光滑，灰白色，大片状脱落。幼态叶片披针形，有腺毛，基部圆形，叶柄盾状着生；成熟叶片狭披针形，宽约 1cm，长 10~15cm，稍弯曲，两面有黑腺点，揉之有浓厚的柠檬气味；过渡型叶阔披针形，宽 3~4cm，长 15~18cm；叶柄长 1.5~2cm。圆锥花序腋生；花梗长 3~4mm，有 2 棱；花蕾长倒卵形，长 6~7mm；萼管长 5mm，上部宽 4mm；帽状体长 1.5mm，比萼管稍宽，先端圆，有 1 小尖突；雄蕊长 6~7mm，排成 2 列，花药椭圆形，背部着生，药室平行。蒴果壶形，长 1~1.2cm，宽 8~10mm，果瓣藏于萼管内。花期 4~9 月。

分布区域

产于海南乐东、海口。中国华南其他区域，以及湖南、江西、福建、浙江、贵州、云南、四川等地亦有栽培。原产于澳大利亚。

资　源

栽培，少见。

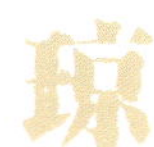

采收加工

秋季晴天采收，晒干或鲜用。

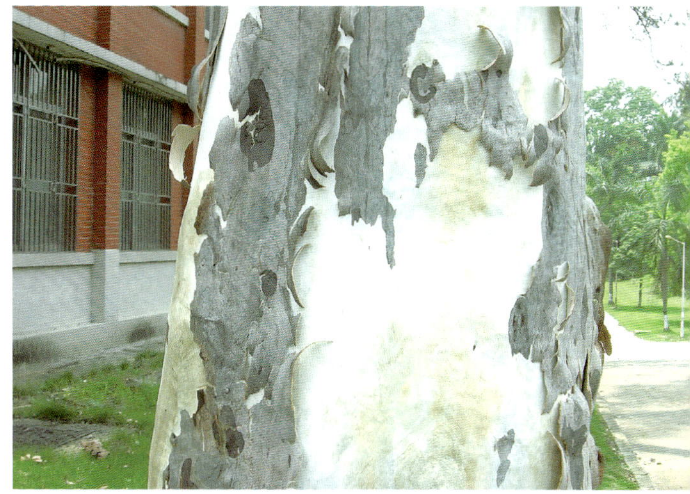

功能主治

叶：味辛、苦，性平。消肿散毒。用于腹泻肚痛、皮肤病。外用于疮疖、皮肤诸病、风湿痛。民间用于痢疾、驱蚊。叶及精油：消炎杀菌，祛风止痛。

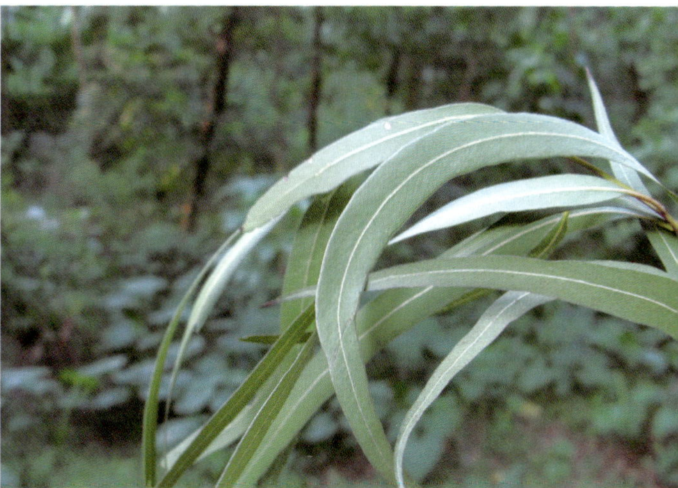

桃金娘科 Myrtaceae 桉属 *Eucalyptus*

窿缘桉 *Eucalyptus exserta* F. V. Muell.

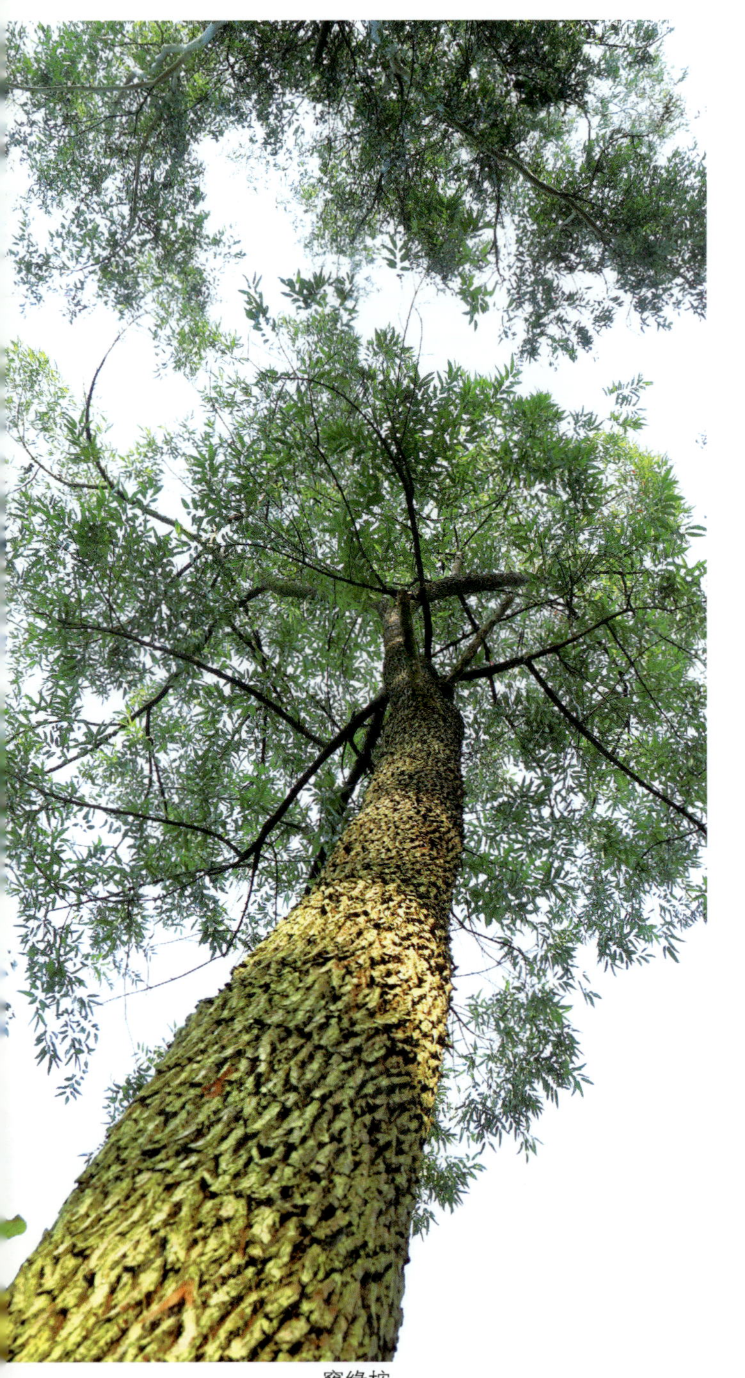
窿缘桉

中药名

窿缘桉（药用部位：叶）

植物形态

中等乔木，树皮宿存，粗糙，有纵沟，灰褐色；嫩枝有钝棱，纤细，常下垂。幼态叶对生，叶片狭窄披针形，宽不及 1cm，有短柄；成熟叶片狭披针形，长 8~15cm，宽 1~1.5cm，稍弯曲，两面多微小黑腺点，侧脉以 35°~40° 开角急斜向上，边脉很靠近叶缘；叶柄长 1.5cm，纤细。伞形花序腋生，有花 3~8，总梗圆形，长 6~12cm；花梗长 3~4mm；花蕾长卵形，长 8~10mm；萼管半球形，长 2.5~3mm，宽 4mm；帽状体长 5~7mm，长锥形，先端渐尖；雄蕊长 6~7mm，药室平行，纵裂。蒴果近球形，直径 6~7mm，果缘突出萼管 2~2.5mm，果瓣 4，长 1~1.5mm。花期 5~9 月。

分布区域

产于海南乐东、万宁、儋州、澄迈、海口。中国华南其他区域，以及湖南、江西、福建、浙江、贵州、四川等地亦有栽培。原产于澳大利亚。

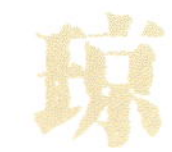

资　源 栽培，常见。

采收加工 全年均可采，多鲜用。

药材性状 干燥叶片呈镰刀状披针形，表面灰绿色，散有赤褐色或暗褐色的木栓斑点，主脉干缩成一条沟槽。叶柄棕褐色，多扭转。革质，质脆，易折碎。

功能主治 味辛、苦，性温。祛风除湿，杀虫止痒，解毒防腐。用于风湿病、皮肤病、皮肤湿疹、慢性皮炎、疥疮、手足癣、灭蚊虫。

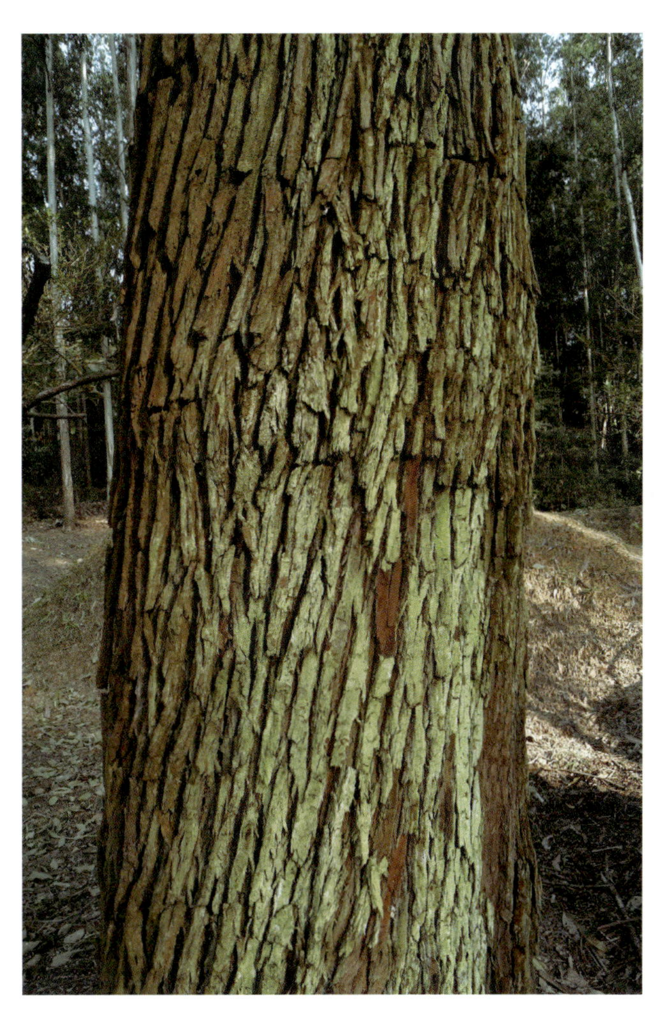

桃金娘科 Myrtaceae 桉属 *Eucalyptus*

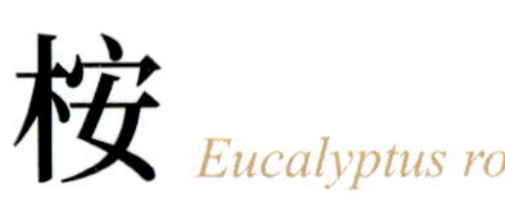

桉 *Eucalyptus robusta* Smith

| 中 药 名 | 桉（药用部位：叶）

| 植物形态 | 密荫大乔木，树皮宿存，深褐色，有不规则斜裂沟；嫩枝有棱。幼态叶对生，叶片厚革质，卵形，长 11cm，宽达 7cm，有柄；成熟叶卵状披针形，厚革质，不等侧，长 8~17cm，宽 3~7cm，侧脉多而明显，以 80° 开角缓斜走向边缘，两面均有腺点，边脉离边缘 1~1.5mm；叶柄长 1.5~2.5cm。伞形花序粗大，有花 4~8，总梗压扁，长 2.5cm 以内；花梗短，长不过 4mm，有时较长，粗而扁平；花蕾长 1.4 ~2cm，宽 7~10mm；蒴管半球形或倒圆锥形，长 7~9mm，宽 6~8mm；帽状体约与萼管同长，先端收缩成喙；雄蕊长 1~1.2cm，花药椭圆形，纵裂。蒴果卵状壶形，长 1~1.5cm，上半部略收缩，蒴口稍扩大，果瓣 3~4，深藏于萼管内。花期 4~9 月。

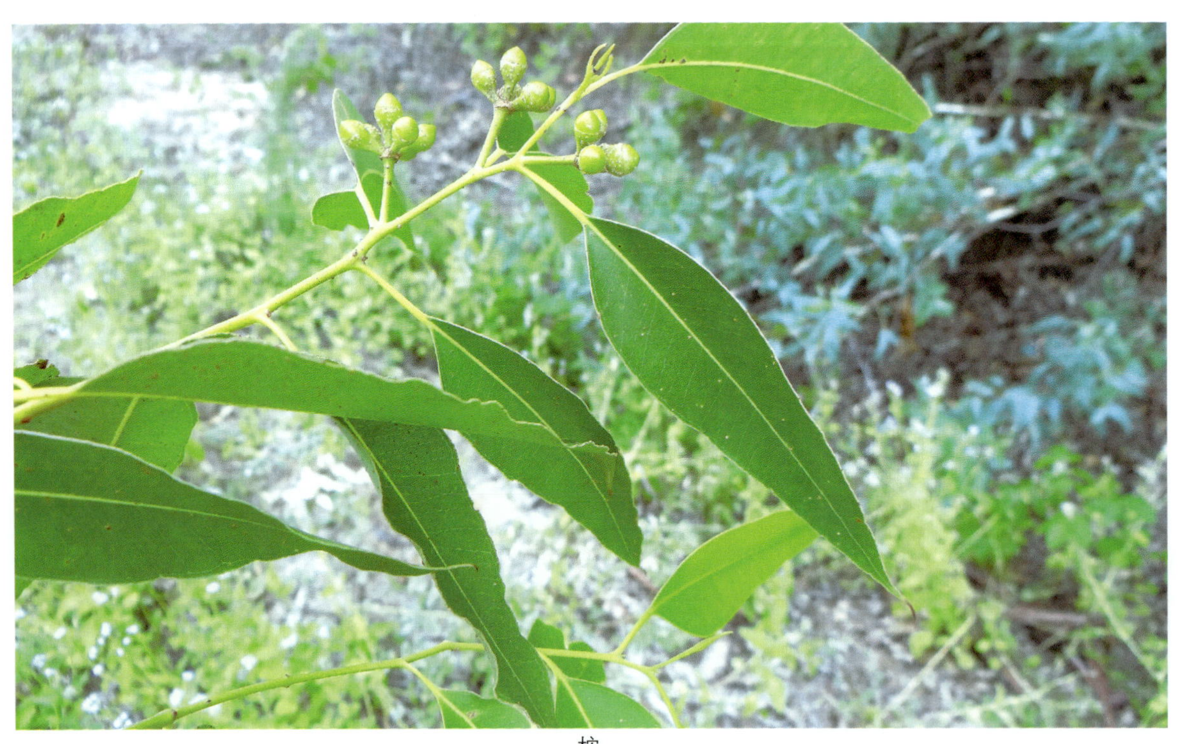

桉

| **分布区域** | 产于海南海口。中国华南其他区域，以及湖南、江西、福建、台湾、浙江、安徽、贵州、云南、四川等地亦有栽培。原产于澳大利亚。

| **资　　源** | 栽培，常见。

| **采收加工** | 叶：全年均可采，一般鲜用；或制成桉叶油使用。果实：于夏季或冬季成熟时采收，晒干。

| **功能主治** | 疏风解热，防腐止痒。用于预防流行性感冒、流行性脑脊髓膜炎、咽喉痛、肺炎、急慢性肾盂肾炎、泄泻、痢疾、丝虫病。外用于烫火伤、痈疽疖肿、丹毒、稻田性皮炎、皮肤湿疹、脚癣、皮肤消毒。

桃金娘科 Myrtaceae 桉属 *Eucalyptus*

细叶桉 *Eucalyptus tereticornis* Smith

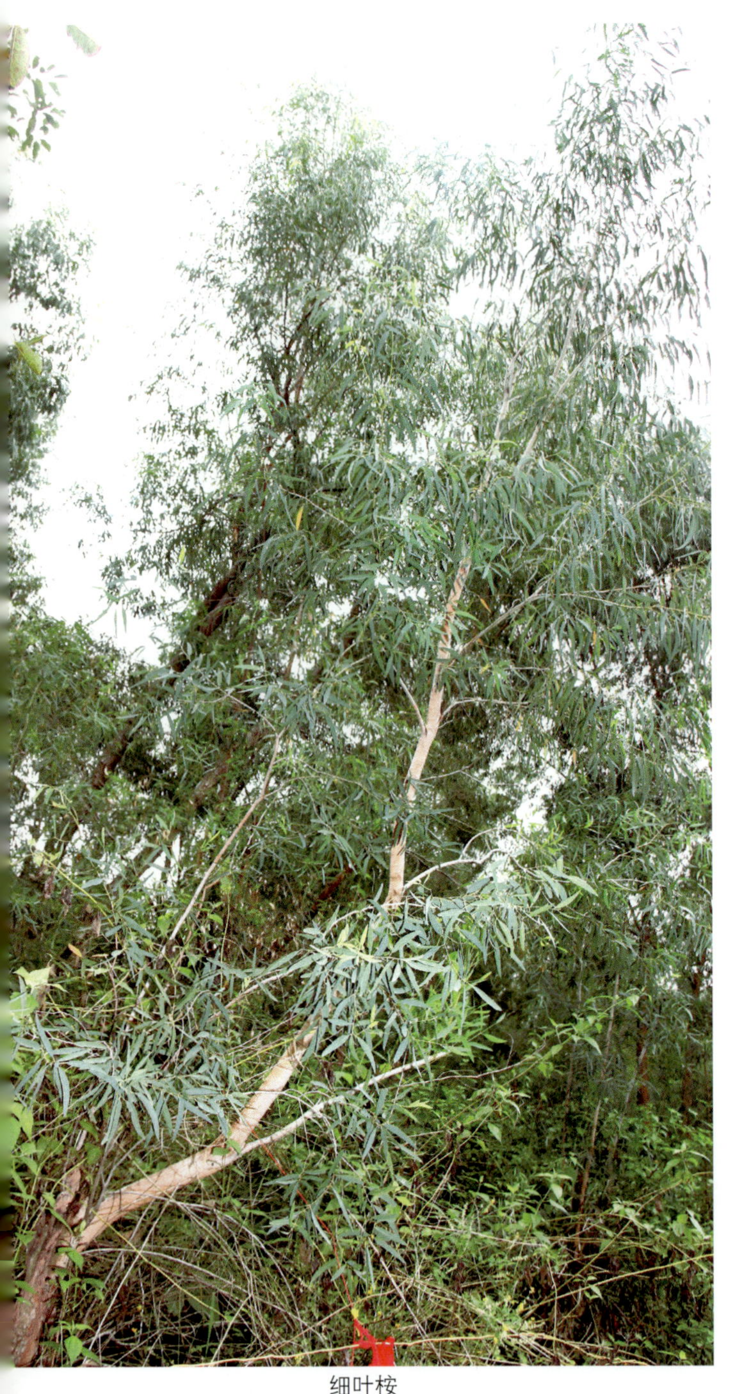
细叶桉

中药名

细叶桉（药用部位：叶、果实）

植物形态

大乔木，树皮平滑，灰白色，长片状脱落，干基有宿存的树皮；嫩枝圆形，纤细，下垂。幼态叶片卵形至阔披针形，宽达 10cm；过渡型叶阔披针形；成熟叶片狭披针形，长 10~25cm，宽 1.5~2cm，稍弯曲，两面有细腺点，侧脉以 45° 角斜向上，边脉离叶缘 0.7mm；叶柄长 1.5~2.5cm。伞形花序腋生，有花 5~8，总梗圆形，粗壮，长 1~1.5cm；花梗长 3~6mm；花蕾长卵形，长 1~1.3mm 或更长；萼管长 2.5~3mm，宽 4~5mm；帽状体长 7~10mm，渐尖；雄蕊长 6~9mm，花药纵裂。蒴果近球形，宽 6~8mm，果缘突出萼管，果瓣 4。

分布区域

海南有分布记录。中国华南其他区域，以及江西、福建、浙江、安徽、贵州、四川、云南等地亦有栽培。原产于澳大利亚。

资源

栽培，少见。

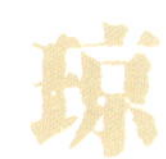

| 采收加工 | 叶：全年均可采，阴干或鲜用。果实：春、冬季采收，晒干。

| 药材性状 | 幼嫩叶卵形，厚革质，长 11cm，宽达 10cm，有柄；成熟叶卵状披针形，厚革质，不等侧，长 10~25cm，宽 1.5~2cm，侧脉多而明显，以 45° 开角缓斜走向边缘。两面均有腺点。叶柄长 1.5~2.5cm。叶片干后呈枯绿色。揉碎后有强烈香气，味微苦而辛。

| 功能主治 | 叶、果实：味辛、微苦，性平；归肺、胃、大肠经。抗菌消炎，祛痰止咳，收敛杀虫。用于预防流行性感冒、流行性乙型脑炎、疟疾、肺炎、腹泻、痢疾、皮肤溃烂、痈疮红肿、丹毒、乳腺炎、外伤感染、皮癣、神经性皮炎。

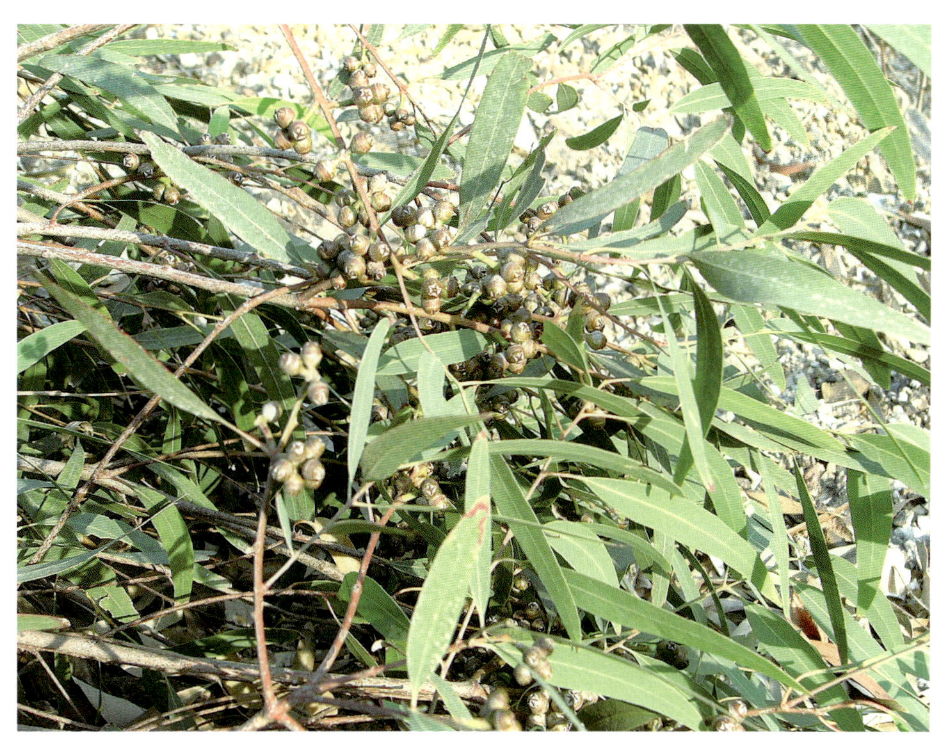

桃金娘科 Myrtaceae 番石榴属 *Psidium*

番石榴 *Psidium guajava* L.

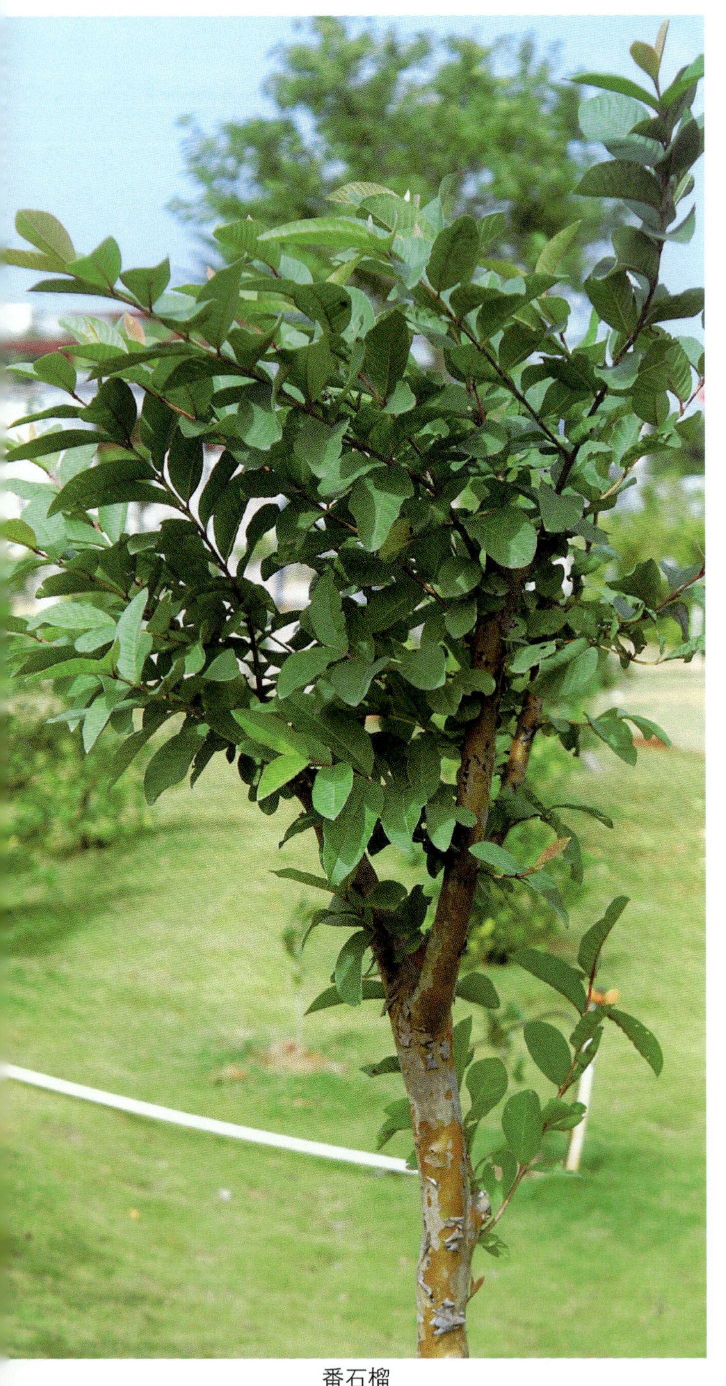
番石榴

中药名

番石榴（药用部位：成熟果实、叶、根皮、树皮）

植物形态

乔木，树皮平滑，灰色，片状剥落；嫩枝有棱，被毛。叶片革质，长圆形至椭圆形，长6~12cm，宽3.5~6cm，先端急尖或钝，基部近于圆形，上面稍粗糙，下面有毛，侧脉12~15对，常下陷，网脉明显；叶柄长5mm。花单生或2~3排成聚伞花序；萼管钟形，长5mm，有毛，萼帽近圆形，长7~8mm，不规则裂开；花瓣长1~1.4cm，白色；雄蕊长6~9mm；子房下位，与萼合生，花柱与雄蕊同长。浆果球形、卵圆形或梨形，长3~8cm，先端有宿存萼片，果肉白色及黄色，胎座肥大，肉质，淡红色；种子多数。

分布区域

产于海南三亚、乐东、昌江、白沙、万宁、琼中、儋州、澄迈、琼海、西沙群岛、南沙群岛。中国华南其他区域，以及福建、台湾、贵州、四川、云南等地亦有栽培，或逸为野生。原产于南美洲热带地区。

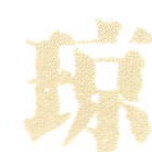

|资　　源|

栽培，常见。

|采收加工|

成熟果实：秋季果实成熟时采收，一般鲜用。叶：春、夏季采收树叶，晒干或鲜用。树皮：树皮全年均可采，洗净，切段，晒干。

|药材性状|

叶呈矩圆状椭圆形至卵圆形，多皱缩卷曲或破碎，长 6~12cm，宽 3.5~6cm，先端圆或短尖，基部钝至圆形，边缘全缘，上表面淡棕褐色，无毛，下表面灰棕色，密被短柔毛，主脉和侧脉均隆起，侧脉在近叶缘处连成边脉。叶柄长 5mm。革质而脆，易折断。嫩茎扁四棱形，被短柔毛。气清香。

|功能主治|

干燥幼果：味甘、涩，性平。用于止泻、止痢疾、解巴豆毒。叶：味苦、涩，性平。收敛止泻。用于泄泻、久痢、湿疹、创伤出血、瘙痒、热痱。根皮及树皮：味苦、涩，性平。用于湿毒疥疮、牙痛。

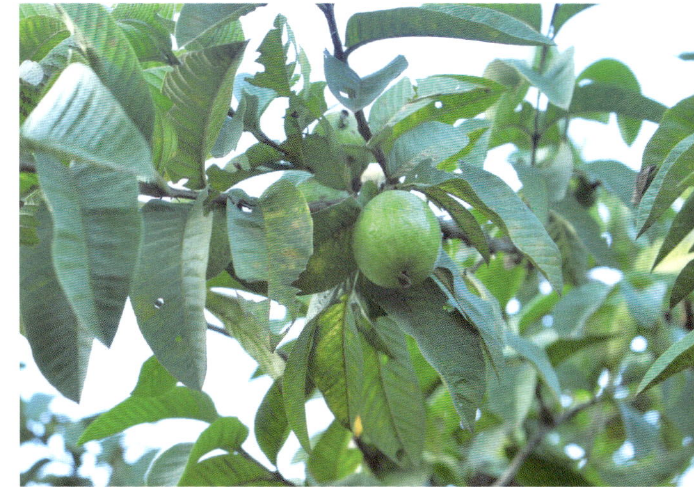

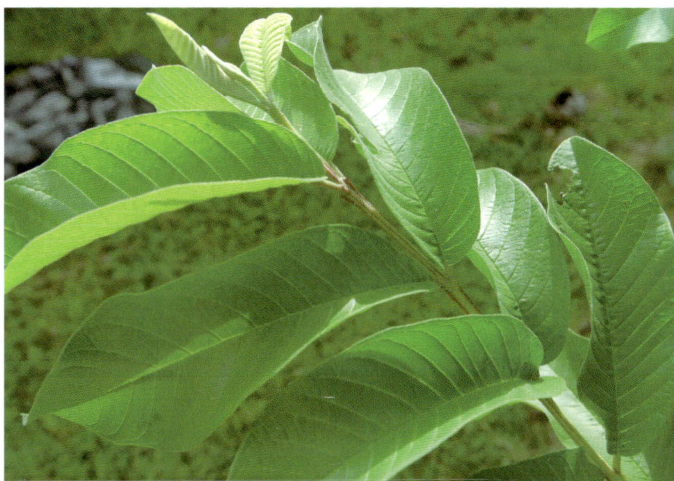

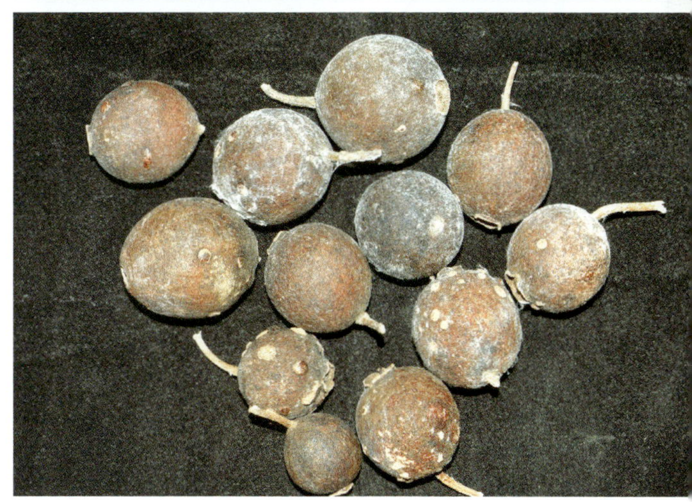

桃金娘科 Myrtaceae 玫瑰木属 *Rhodamnia*

玫瑰木 *Rhodamnia dumetorum* (Poir.) Merr. et Perry

中药名 玫瑰木（药用部位：叶）

植物形态 小乔木，高达6m；嫩枝有灰色短柔毛，圆形，老枝无毛，褐色。叶片革质，狭窄椭圆形或狭卵形，长6~10cm，宽2.5~3.5cm，先端渐尖，基部钝或近圆形，上面初时有柔毛，以后变无毛，下面有灰白色柔毛，以后亦变无毛，离基三出脉离基部3~4mm，直达叶尖，与纤细而平行的小脉在两面均明显；叶柄长5~10mm，被毛。花白色，常3朵排成聚伞花序或单生，总梗长1cm；花梗长短不一；花蕾梨形，长7mm，上部宽3.5mm；萼管卵形，长4mm，有白茸毛，萼齿卵形，长1.5~2mm，有毛；花瓣倒卵形，长6mm，外面有灰白毛；雄蕊多数，黄色，长4~5mm；子房下位，与萼管合生。浆果卵球形，长8mm，宽6mm，顶部有宿存萼片，外面有毛。花期6~7月。

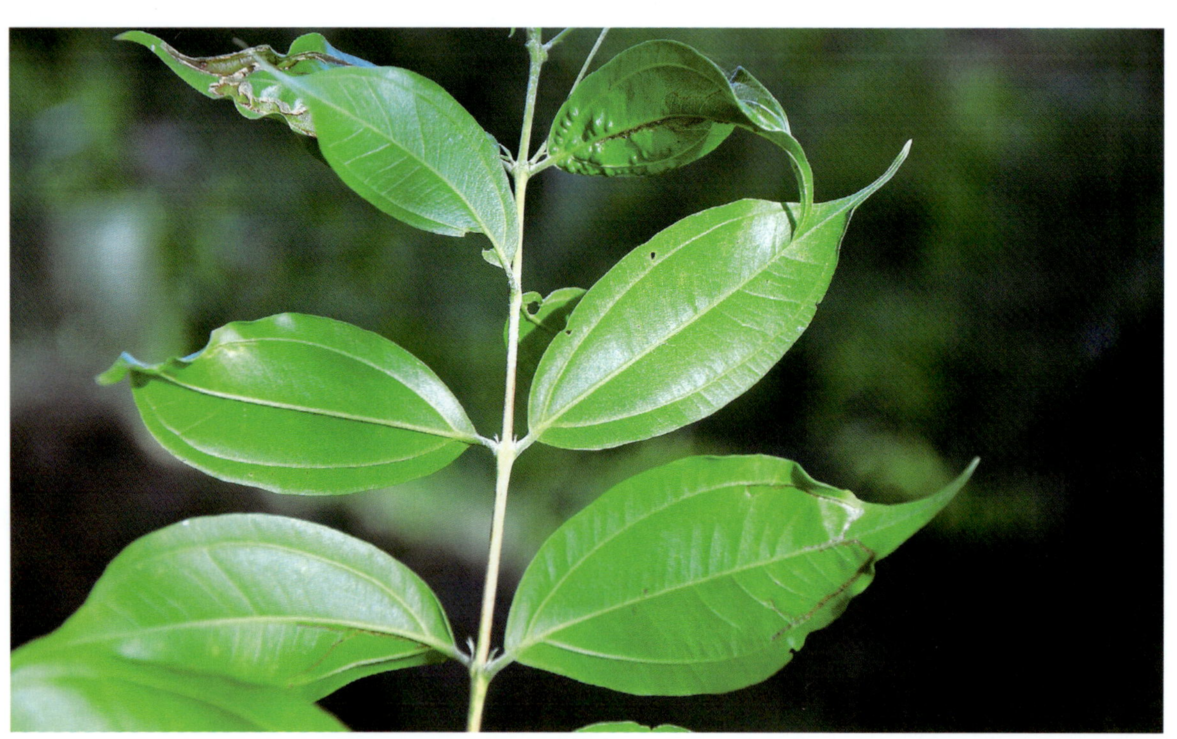

玫瑰木

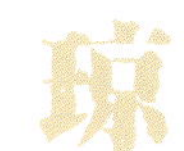

分布区域 产于海南万宁、琼海。中国华南其他区域亦有栽培。马来西亚及中南半岛也有分布。

资　　源 生于低海拔至中海拔的山地林中，少见。

采收加工 春、夏季采收树叶，晒干或鲜用。

功能主治 本种相关的功能主治报道较少，有待进一步研究。

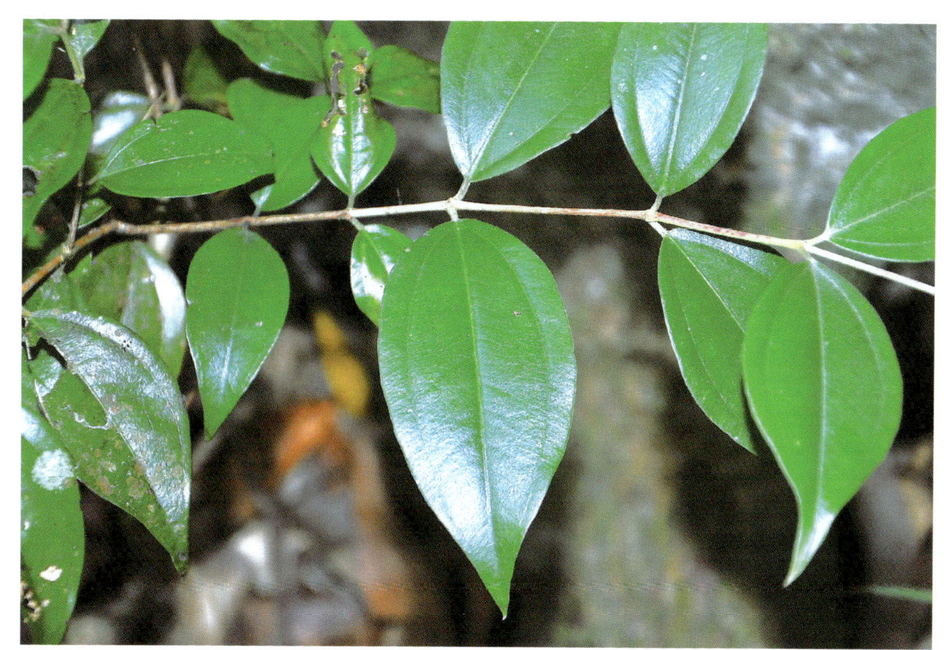

桃金娘科 Myrtaceae 玫瑰木属 *Rhodamnia*

海南玫瑰木（变种）

Rhodamnia dumetorum (Poir.) Merr. et Perry var. *hainanensis* Merr. et Perry

| 中 药 名 | 海南玫瑰木（药用部位：叶）

| 植物形态 | 乔木。叶卵形或狭卵形，长 4~6.5cm，宽 2.5~3.5cm，先端急尖，下面有宿存的灰白色毛被。花白色，常 3 朵排成聚伞花序或单生，总梗长 1cm；花梗长短不一；花蕾梨形，长 7mm，上部宽 3.5mm；萼管卵形，长 4mm，有白茸毛，萼齿卵形，长 1.5~2mm，有毛；花瓣倒卵形，长 6mm，外面有灰白毛；雄蕊多数，黄色，长 4~5mm；子房下位，与萼管合生。浆果卵球形，长 8mm，宽 6mm，顶部有宿存萼片，外面有毛。花期 6~7 月。

| 分布区域 | 产于海南三亚、乐东、保亭、陵水。亦分布于中国广东。仅见于南部森林里。

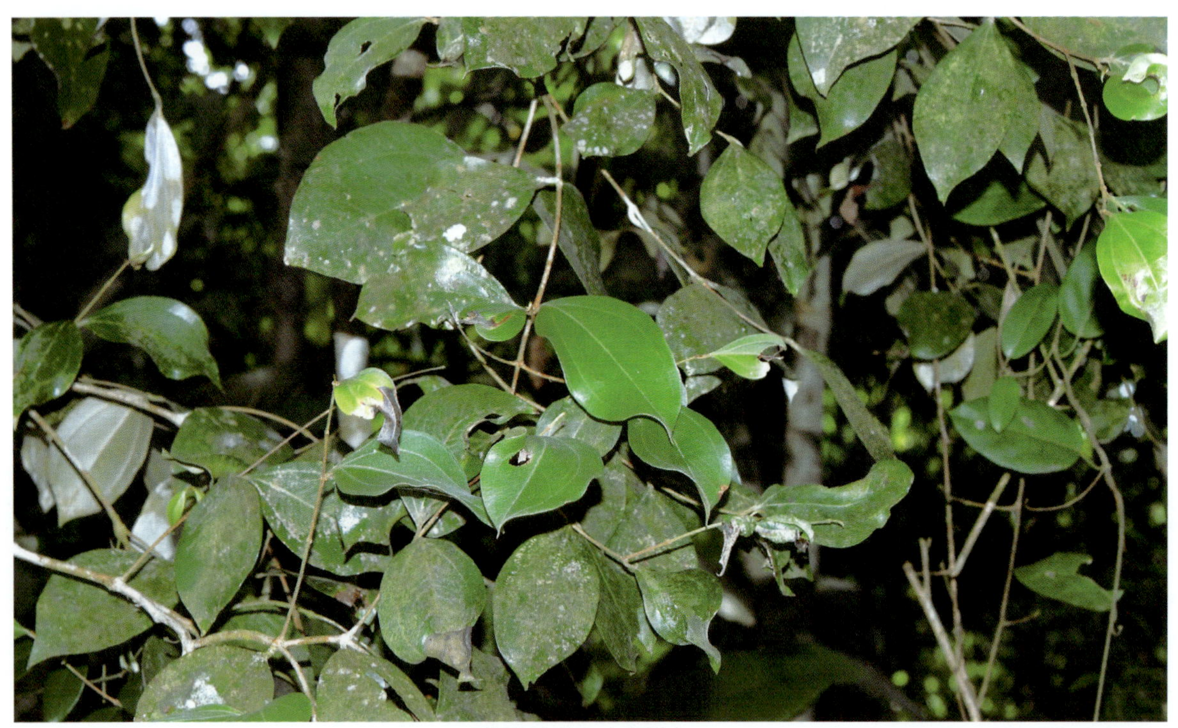

海南玫瑰木（变种）

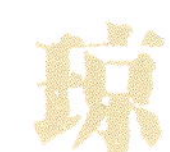

| 资　　源 | 生于低海拔至中海拔的林中，常见。

| 采收加工 | 春、夏季采收树叶，晒干或鲜用。

| 功能主治 | 本种相关的功能主治报道较少，有待进一步研究。

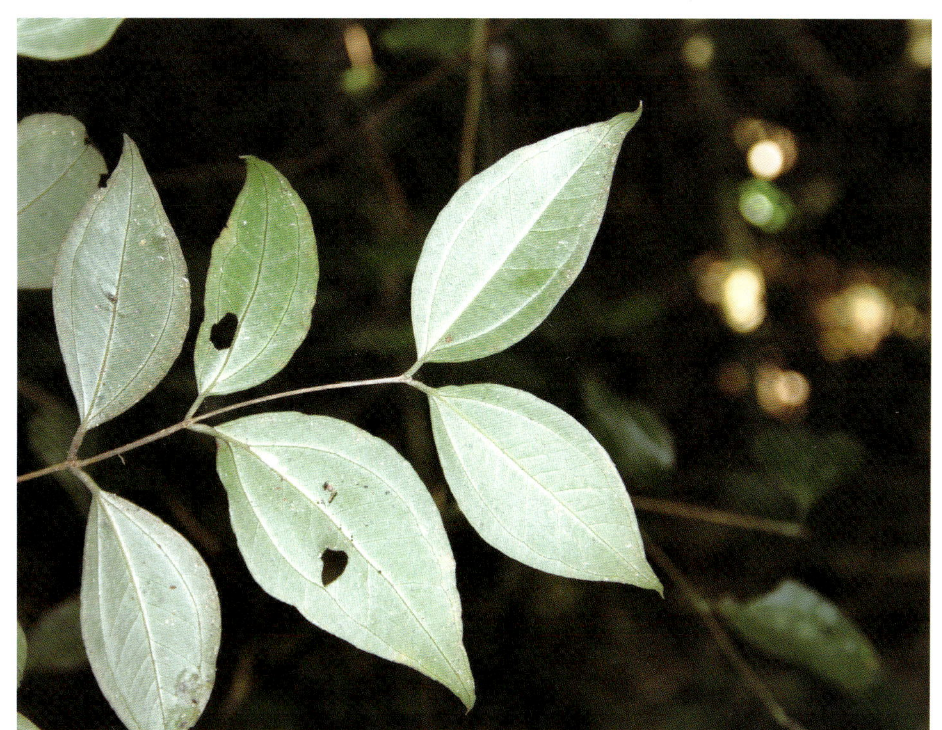

桃金娘科 Myrtaceae 桃金娘属 *Rhodomyrtus*

桃金娘 *Rhodomyrtus tomentosa* (Ait.) Hassk.

中 药 名 桃金娘（药用部位：果实、叶、根、花）

植物形态 灌木，嫩枝有灰白色柔毛。叶对生，革质，叶片椭圆形，长3~8cm，宽1~4cm，下面有灰色茸毛，离基三出脉，直达先端且相结合，边脉离边缘3~4mm，中脉有侧脉4~6对，网脉明显；叶柄长4~7mm。花有长梗，常单生，紫红色，直径2~4cm；萼管倒卵形，长6mm，有灰茸毛，萼裂片5，近圆形，长4~5mm，宿存；花瓣5，倒卵形，长1.3~2cm；雄蕊红色，长7~8mm；子房下位，3室，花柱长1cm。浆果卵状壶形，长1.5~2cm，宽1~1.5cm，熟时紫黑色；种子每室2列。花期4~5月。

分布区域 产于海南三亚、乐东、昌江、五指山、保亭、陵水、万宁、琼中、

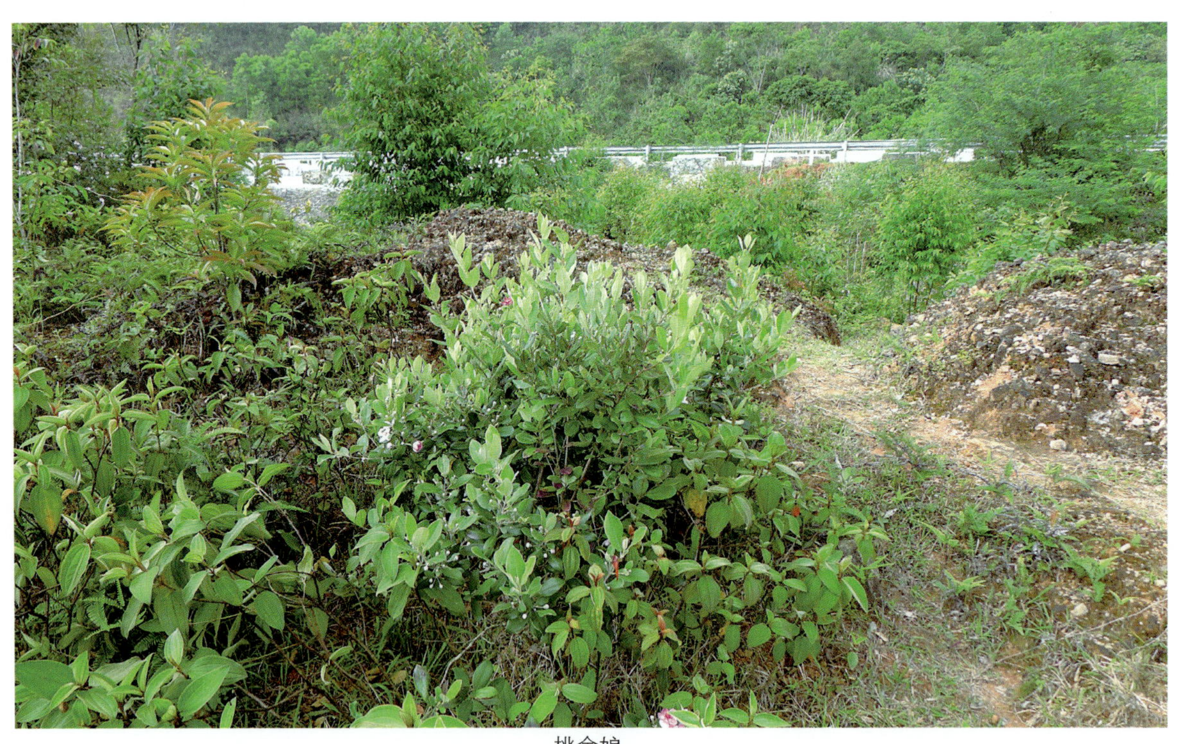

桃金娘

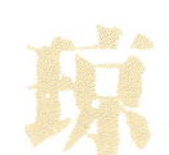

儋州、澄迈、琼海。亦分布于中国华南其他区域，以及湖南、江西、福建、台湾、浙江、贵州、云南等地。越南、老挝、缅甸、菲律宾、马来西亚、印度尼西亚、斯里兰卡也有分布。

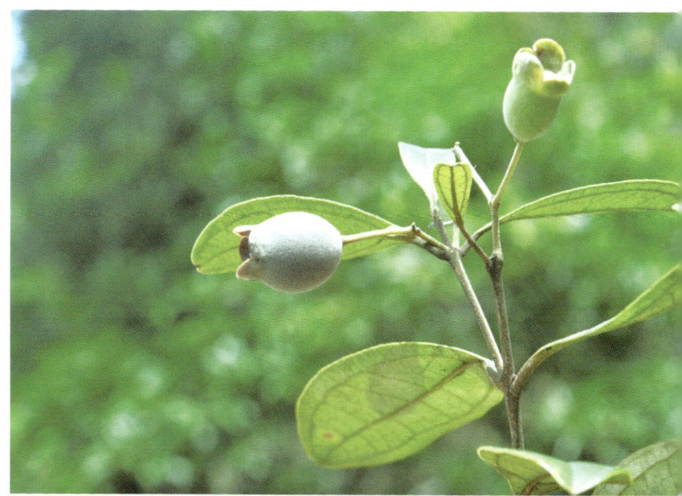

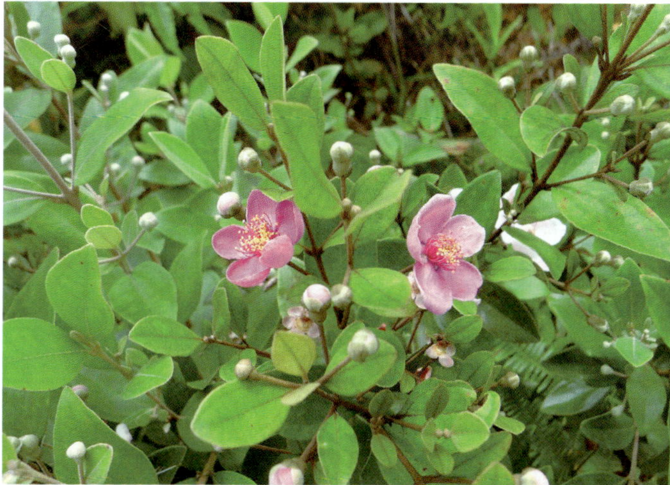

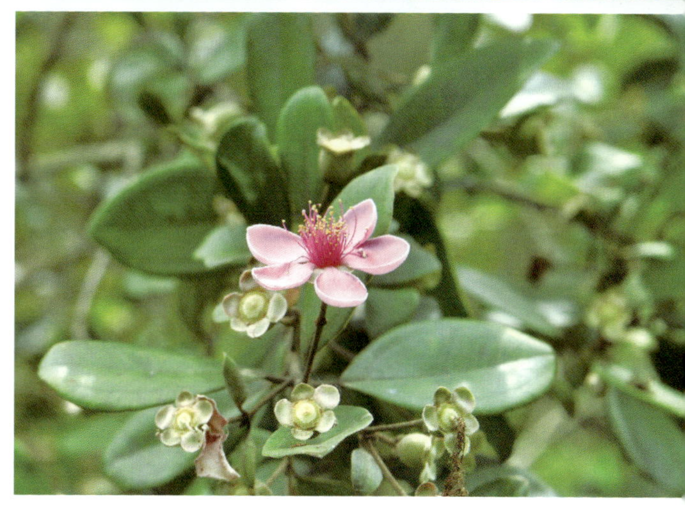

资　源

生于丘陵坡地，十分常见。

采收加工

果实：于秋季果实成熟时采收。花：4~5 月采收。根、叶：全年可采。鲜用或阴干。

功能主治

果实：补血，滋养，安胎。用于贫血、吐血、鼻衄、便血、痢疾、脱肛、病后体虚、神经衰弱、耳鸣、遗精、血崩、带下。叶、根：用于肝炎、血崩、胃痛、心痛、头痛、急性胃肠炎、消化不良、伤寒、痢疾、腰肌劳损、功能性子宫出血、脱肛、风湿关节痛、疝气、痔疮、烫火伤。花：用于跌打损伤、瘀血、咳痰咯血。

桃金娘科 Myrtaceae 蒲桃属 *Syzygium*

丁子香 *Syzygium aromaticum* (L.) Merr. & L. M. Perry

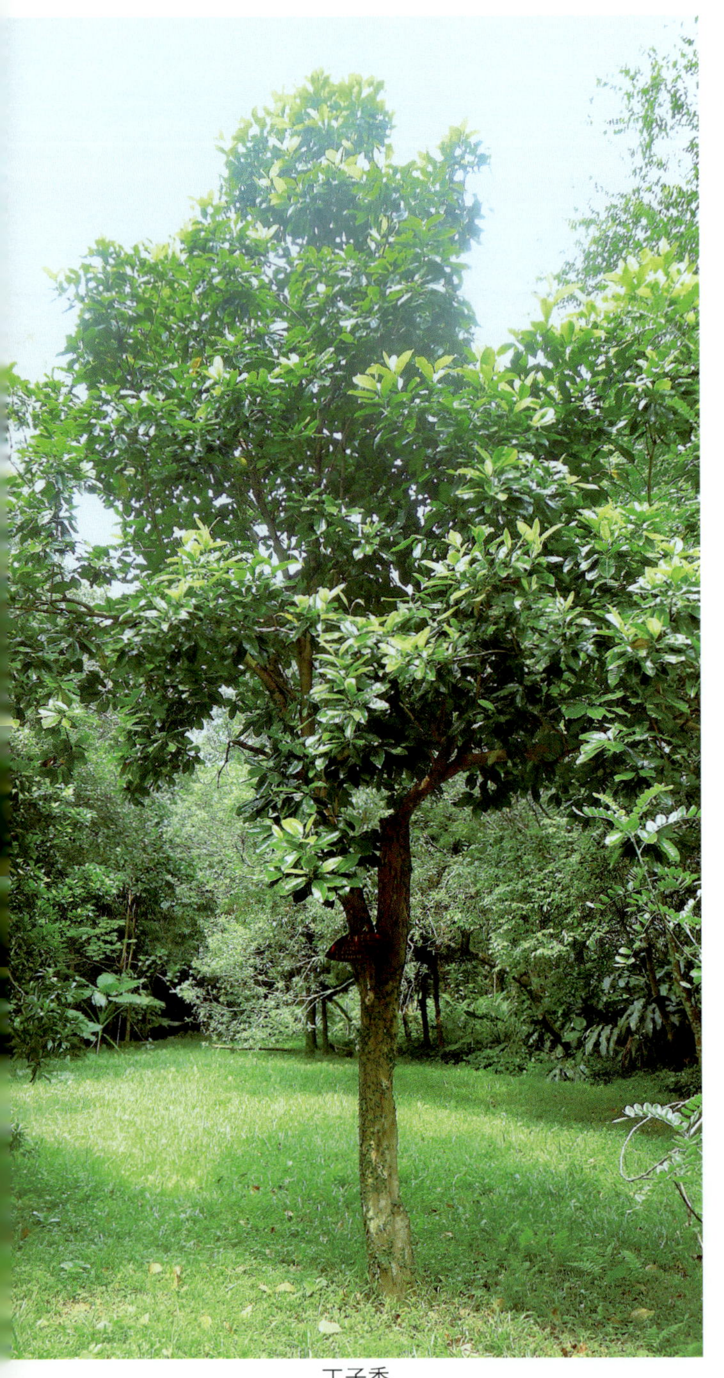
丁子香

| 中药名 |

丁香（药用部位：花蕾、果实、根、树皮、树枝）

| 植物形态 |

常绿乔木，树皮黄褐色。单叶，对生；叶柄明显；叶片长卵形，长 5~10cm，宽 2.5~5cm，先端渐尖，基部狭窄，常下展成柄，全缘，革质，密布油腺。花芳香，成顶生聚伞圆锥花序，花直径约 6mm；花萼肥厚，筒状，绿色后转紫色，长管状，先端 4 裂，裂片三角形；花冠白色，稍带淡紫色，短管状，4 裂，花芳香。雄蕊多数，花药纵裂；子房下位，与萼管合生，花柱粗厚，柱头不明显。浆果红棕色，长椭圆形，稍有光泽，长 1~1.5cm，直径 5~8mm，先端宿存萼片。种子数粒，卵状椭圆形。花期 3~6 月，果期 6~9 月。

| 分布区域 |

产于海南万宁、儋州、屯昌。中国华南其他区域亦有栽培。原产于东南亚、南亚地区。

| 资 源 |

栽培，少见。

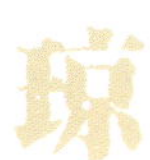

采收加工

花蕾：定植后 5~6 年，花蕾开始呈白色，渐次变绿色，最后呈鲜红色时采收，除去花梗，晒干。根：秋季挖根，洗净，切片，晒干。

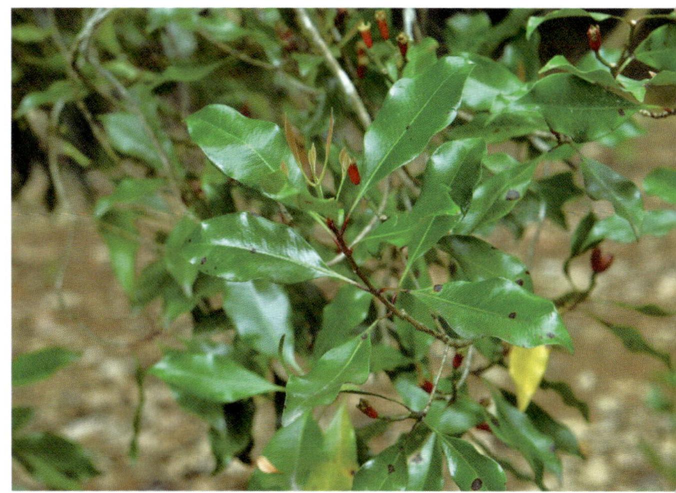

药材性状

花蕾略呈研棒状，长 1~2cm。花冠圆球形，直径约 6mm。花瓣 4，覆瓦状抱合，棕褐色或黄褐色，花瓣内为雄蕊和花柱，搓碎后可见众多黄色细粒状的花药。萼筒圆柱状，略扁，有的稍弯曲，长 0.7~1.4cm，直径 0.3~0.6cm，红棕色或棕褐色，上部有 4 枚三角状的萼片，十字状分开。质坚实，富油性。气芳香浓烈，味辛辣，有麻舌感。以个大粗壮、鲜紫棕色、香气浓郁、富有油性者为佳。

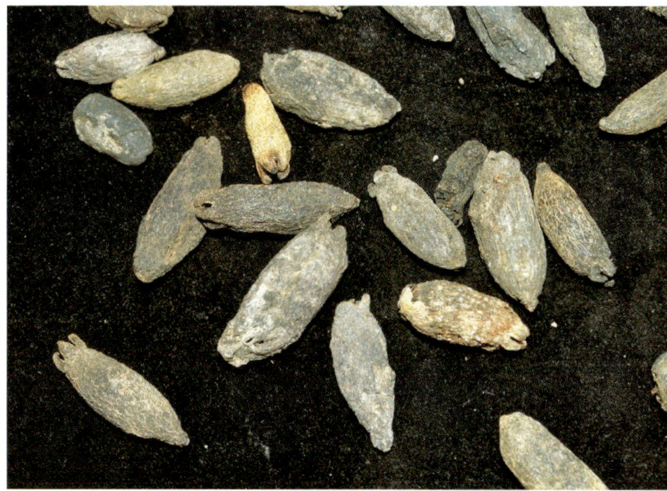

功能主治

花蕾：味辛，性温；归脾、胃、肾经。温中暖肾，降逆。用于呃逆、呕吐、反胃、泻痢、心腹冷痛、痃癖、癖疾。果实：温中散寒。用于暴心气痛、胃寒呕逆、风冷齿痛、妇女阴冷、小儿疝气。根：味辛，性平；有小毒；归肺经。用于风热肿毒。树皮：温中散寒，消胀止痛。用于中寒脘腹痛胀、泄泻、齿痛。树枝：温中止泻。用于一切冷气、心腹胀满。

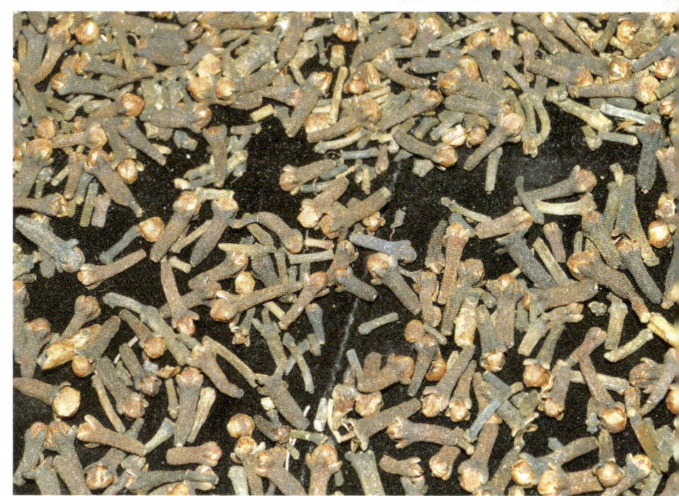

桃金娘科 Myrtaceae 蒲桃属 *Syzygium*

黑嘴蒲桃 *Syzygium bullockii* (Hance) Merr. et Perry

| 中 药 名 | 黑嘴蒲桃（药用部位：果实、叶）

| 植物形态 | 灌木至小乔木，嫩枝稍压扁，干后灰白色。叶片革质，椭圆形至卵状长圆形，长 4~12cm，宽 2.5~5.5cm，先端渐尖，尖头钝，基部圆形或微心形，上面干后暗褐色，发亮，下面稍浅，侧脉多数，以 70°开角斜向上，离边缘 1~2mm 处相结合成边脉，脉间相隔 1~2mm；叶柄极短，近于无柄。圆锥花序顶生，长 2~4cm，多分枝，多花，总梗长不及 1cm；花梗长 1~2mm，花小；萼管倒圆锥形，长约 4mm，萼齿波状；花瓣连成帽状体；花丝分离，长 4~6mm；花柱与雄蕊同长。果实椭圆形，长约 1cm，宽 8mm。花期 3~8 月。

| 分布区域 | 产于海南三亚、乐东、保亭、万宁、澄迈、琼海、文昌。亦分布于中国华南其他区域。越南、老挝也有分布。

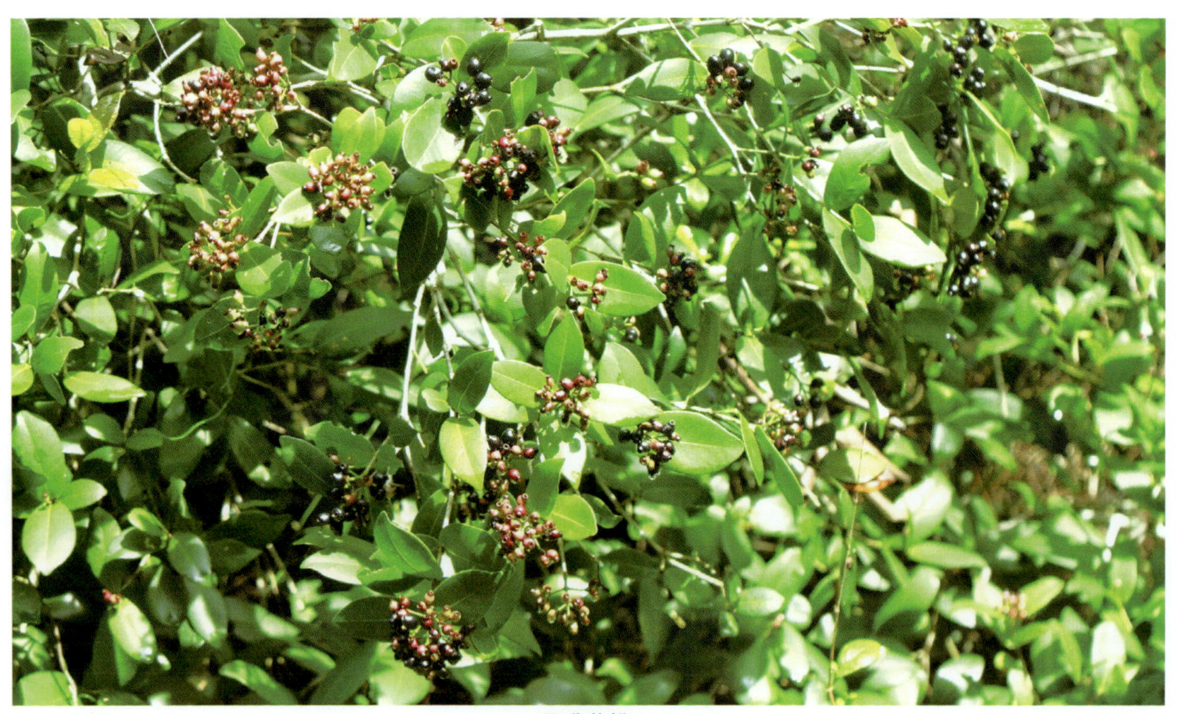

黑嘴蒲桃

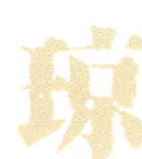

资　源

生于低海拔平地、溪边次生林中，十分常见。

采收加工

叶：全年可采。果实：成熟时采收，鲜用或晒干。

功能主治

果实、叶：温补虚寒。用于脾肺虚寒、脘腹冷痛、腹胀、纳呆、呕吐、腹泻、咳嗽、喘逆、音低、乏力、自汗、怯冷。叶：外用于接骨、消肿痛。根：用于烧伤、烫伤、跌打损伤。

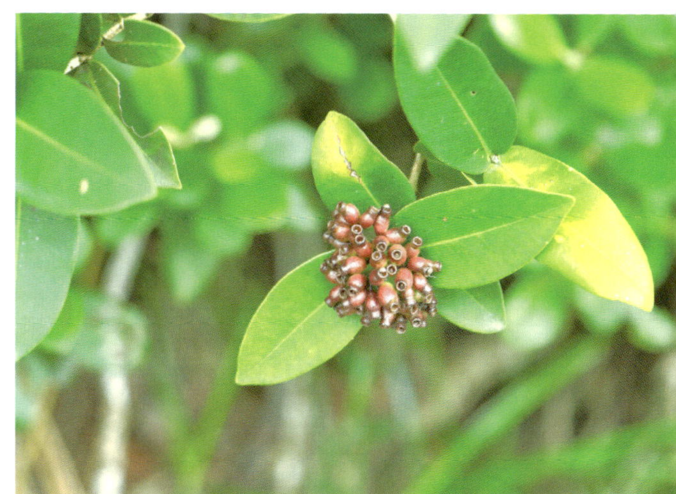

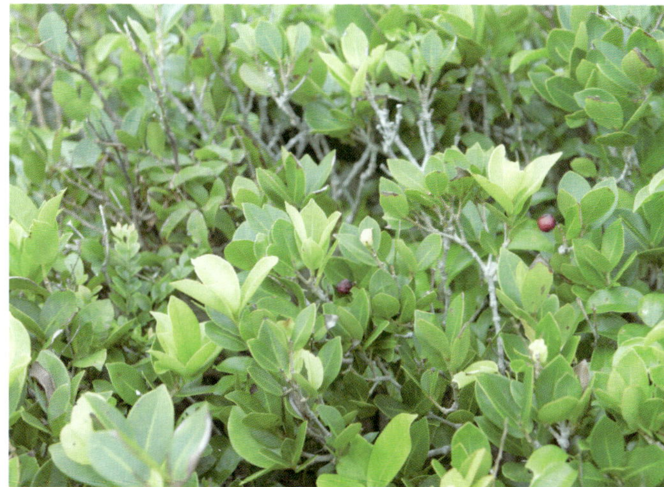

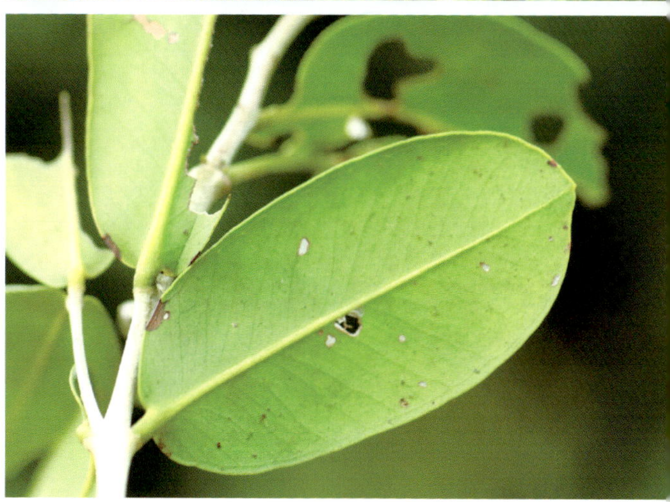

桃金娘科 Myrtaceae 蒲桃属 *Syzygium*

密脉蒲桃 *Syzygium chunianum* Merr. & Perry

中药名 密脉蒲桃（药用部位：果实、茎皮、根）

植物形态 乔木。叶片薄革质，椭圆形，长 4~10cm，宽 1.5~4.5cm，先端宽而急渐尖，尖头长 1~1.5cm，下面黄褐色，两面均有细小腺点，侧脉多而密，彼此相隔不到 1mm，近于水平缓斜向边缘，边脉极靠近边缘；叶柄长 7~12mm。圆锥花序顶生或近顶生，长 1.5~3cm，少分枝，有花 3~9，常 3 朵簇生；花梗长 1.5mm，中央花朵无柄；花蕾长约 2.5mm；萼管长 2mm，先端平截，萼齿不明显；花瓣连合成帽状；雄蕊和花柱极短。果实球形，直径 6~7mm。花期 6~7 月。

分布区域 产于海南乐东、东方、昌江、白沙、五指山、保亭、万宁、琼中、琼海、三亚。亦分布于中国广西。

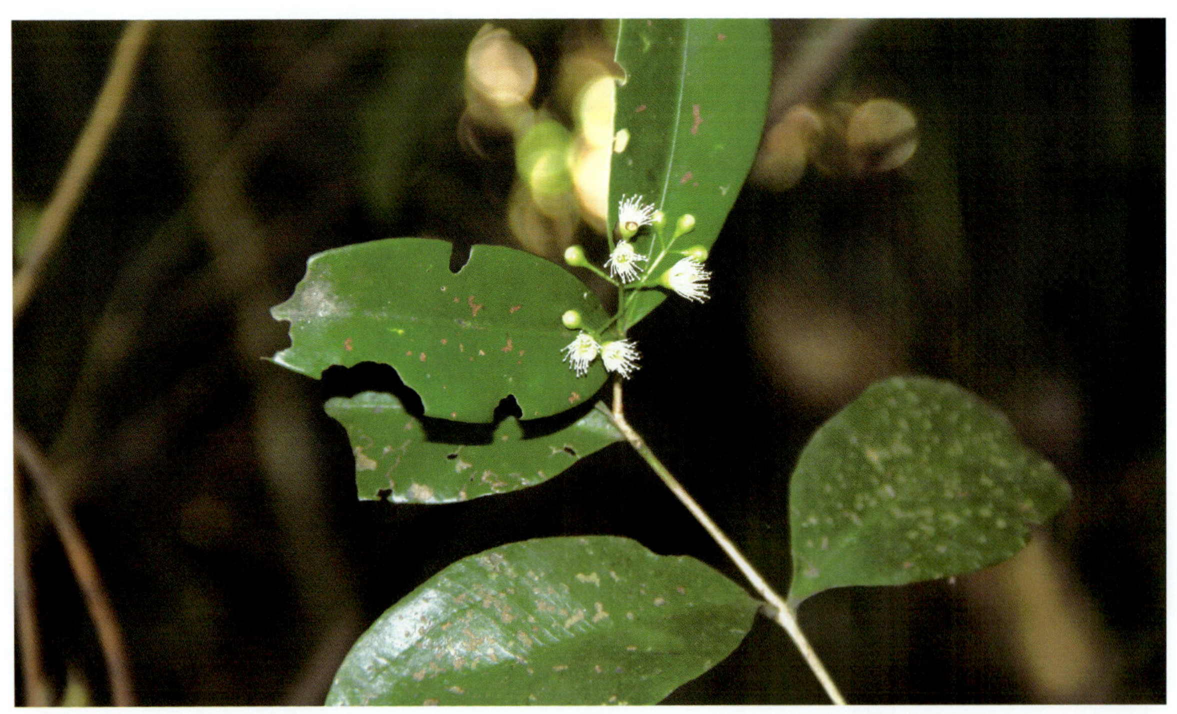

密脉蒲桃

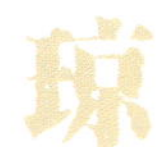

| 资　　源 | 生于中海拔的疏林中，十分常见。

| 采收加工 | 果实：成熟时采收，鲜用或晒干。茎皮、根：全年均可采，洗净，切片，晒干。

| 功能主治 | 同属植物的果实、茎皮、根多有药用，有清热、润肺、止痒等功能，本种或许有类似作用，其功能有待进一步研究。

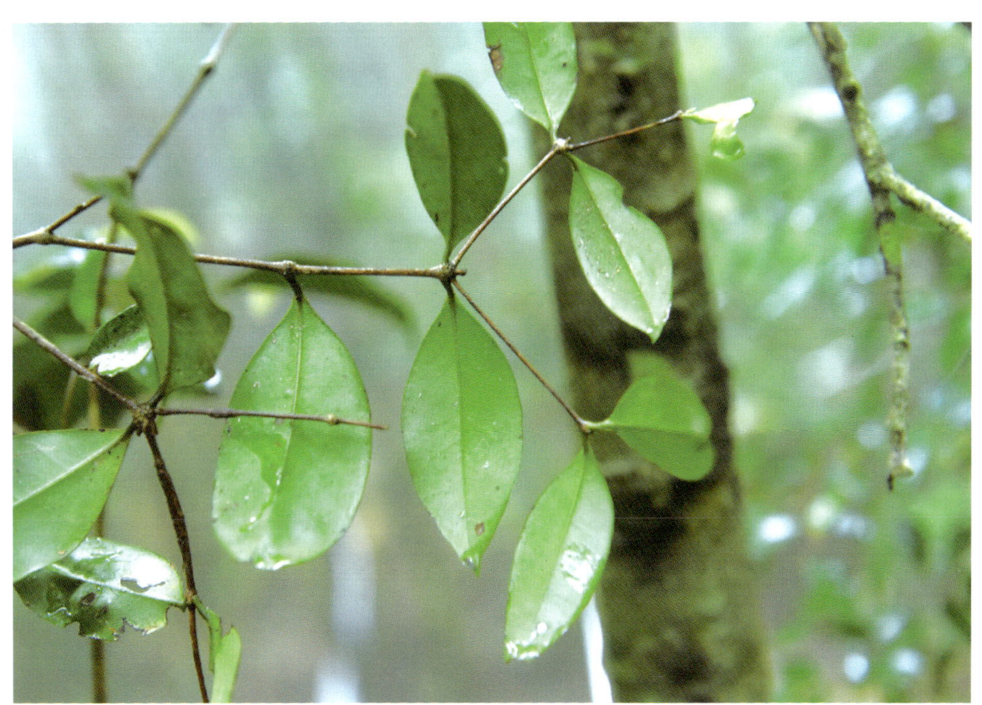

桃金娘科 Myrtaceae 蒲桃属 *Syzygium*

棒花蒲桃 *Syzygium claviflorum* (Roxb.) Wall. ex Steud.

| 中 药 名 | 棒花蒲桃（药用部位：果实、茎皮、根）

| 植物形态 | 灌木至小乔木；叶片薄革质，狭长圆形至椭圆形，长 12~21cm，宽 4~8cm，侧脉 18~25 对，网脉明显，边脉离边缘 1~1.5mm；叶柄长 5~7mm，干后皱缩。聚伞花序或伞形花序腋生及生于无叶老枝上，有花 3~9，总梗长 3~5mm；花白色，花梗长 2mm，与萼管相接；萼管长约 1.5cm，棒状，表面有多数浅直沟，先端稍扩大，萼齿短，短半圆形；花瓣圆形，长 3mm；雄蕊长 4~7mm；花柱长 1.5~2cm，先端尖。果实长椭圆形或长壶形，长 1.5~2cm，宽 6~8mm。花期 4 月。

| 分布区域 | 产于海南乐东、昌江、五指山、保亭、陵水、万宁。亦分布于中国云南。越南、缅甸、泰国、菲律宾、马来西亚、印度尼西亚、不丹、印度、澳大利亚、巴布亚新几内亚也有分布。

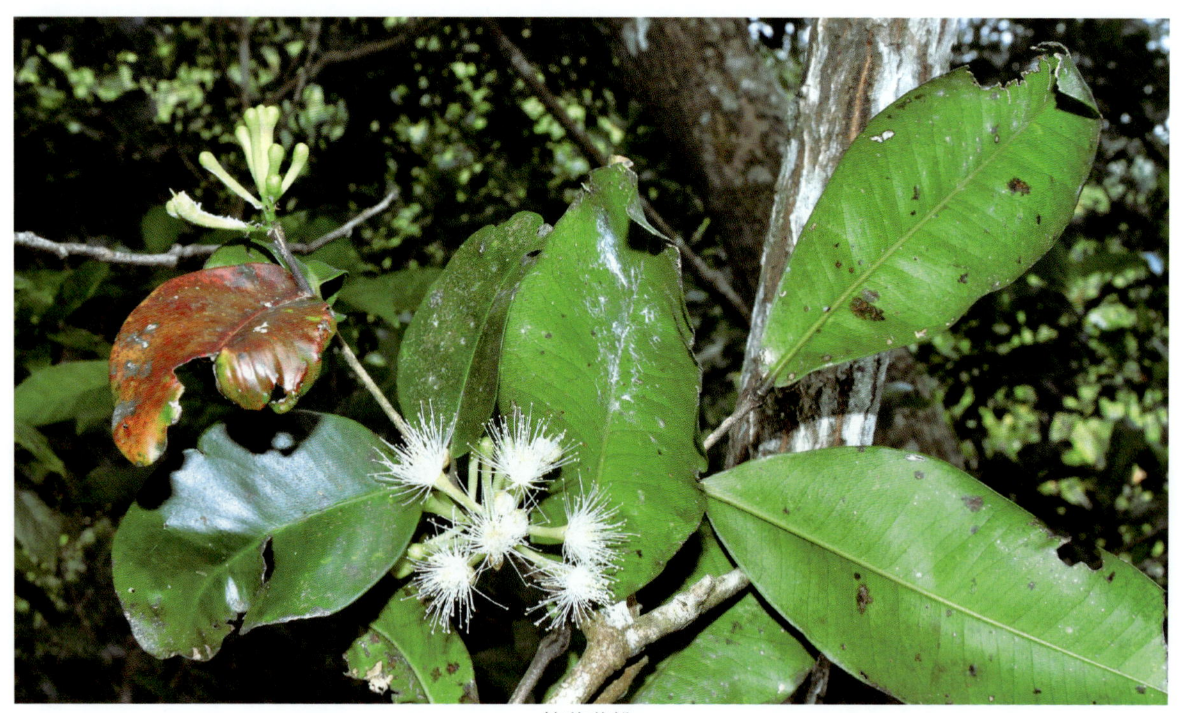

棒花蒲桃

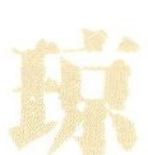

资　源

生于常绿林中，常见。

采收加工

果实：成熟时采收，鲜用或晒干。茎皮、根：全年均可采，洗净，切片，晒干。

功能主治

同属植物的果实、茎皮、根多有药用，有清热、润肺、止痒等功能，本种或许有类似作用，其功能有待进一步研究。

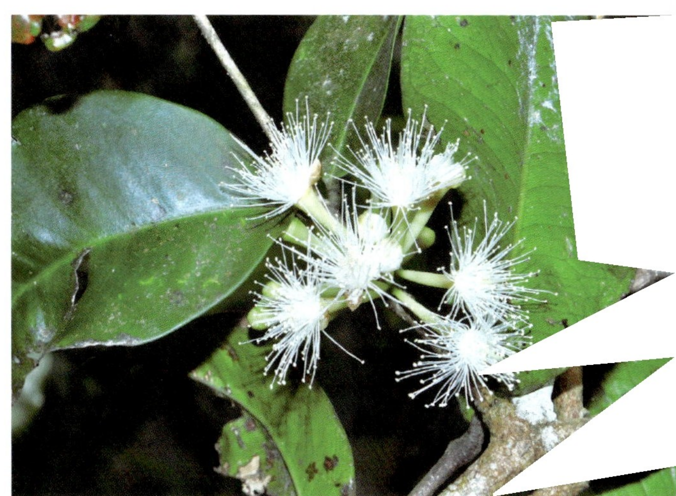

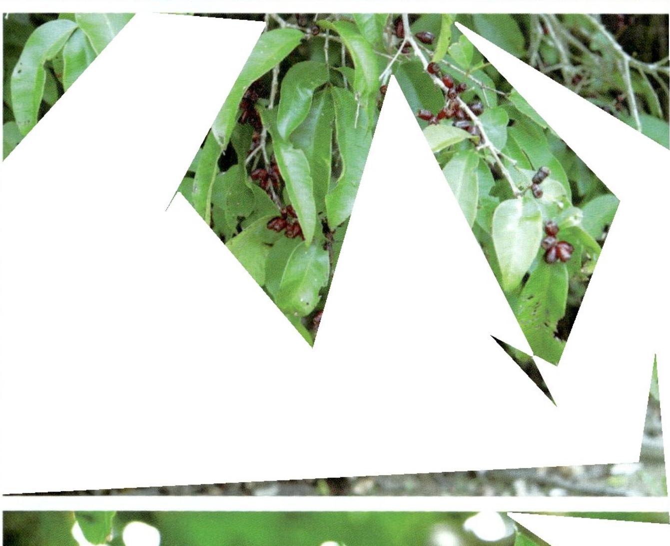

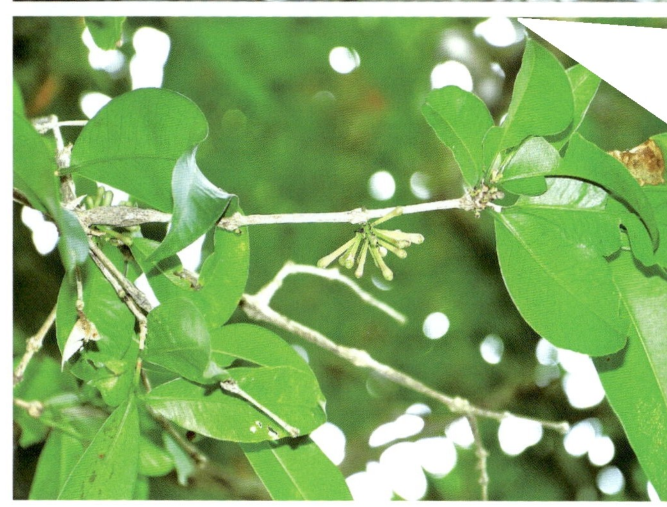

桃金娘科 Myrtaceae 蒲桃属 *Syzygium*

乌　墨 *Syzygium cumini* (L.) Skeels

| 中 药 名 | 乌墨（药用部位：果实、茎皮、叶）

| 植物形态 | 乔木，嫩枝圆形，干后灰白色。叶片革质，阔椭圆形至狭椭圆形，长 6~12cm，宽 3.5~7cm，先端圆，有一个短的尖头，稀为圆形，上面干后褐绿色或为黑褐色，略发亮，下面稍浅色，两面多细小腺点，侧脉多而密，脉间相隔 1~2mm，缓斜向边缘，离边缘 1mm 处结合成边脉；叶柄长 1~2cm。圆锥花序腋生或生于花枝上，偶有顶生，长可达 11cm；有短花梗，花白色，3~5 朵簇生；萼管倒圆锥形，长 4mm，萼齿很不明显；花瓣 4，卵形略圆，长 2.5mm；雄蕊长 3~4mm；花柱与雄蕊等长。果实卵圆形或壶形，长 1~2cm，上部有长 1~1.5mm 的宿存萼筒；种子 1。花期 2~3 月。

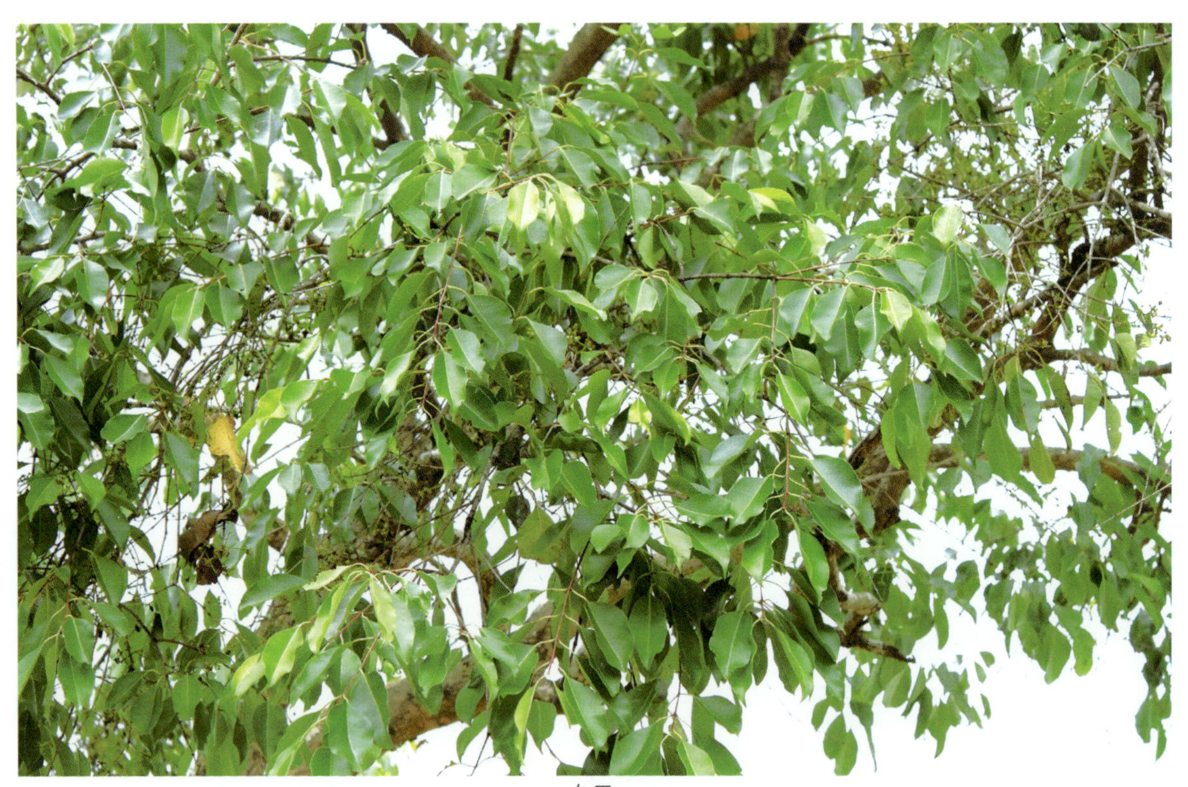

乌墨

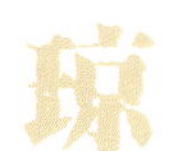

| 分布区域 |

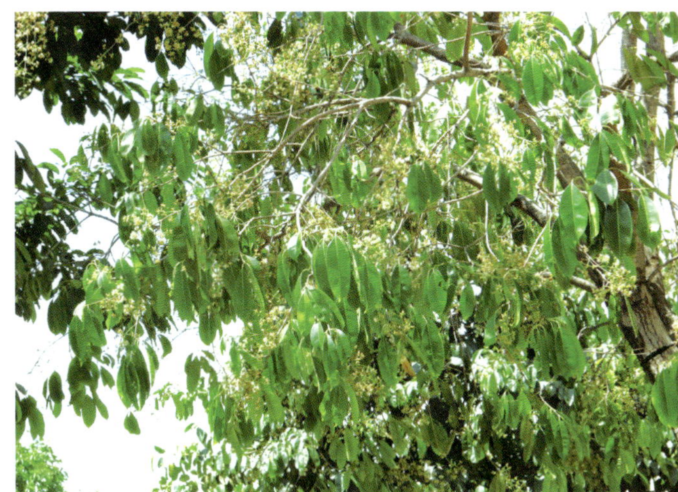

产于海南三亚、东方、昌江、保亭、陵水、万宁、琼中、儋州、临高、澄迈、屯昌、文昌。亦分布于中国华南其他区域，以及福建、云南。越南、老挝、泰国、马来西亚、印度尼西亚、不丹、尼泊尔、印度、斯里兰卡、澳大利亚也有分布。

| 资　　源 |

生于低海拔的林中或旷野，十分常见。

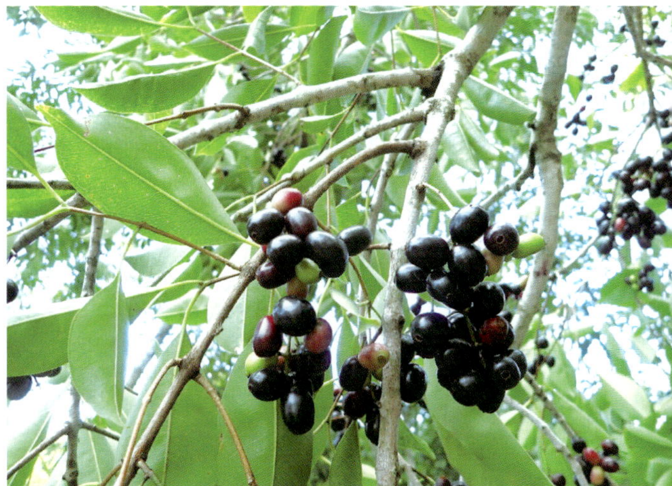

| 采收加工 |

果实：成熟时采收。叶：全年可采，鲜用或晒干。茎皮：全年均可采收，洗净，切片，晒干。

| 功能主治 |

果实、茎皮、叶：润肺，止咳，平喘。用于肺结核、寒性哮喘、过敏性哮喘。种子：从中分离出的多酚类和甾类化合物与草氨酸钠合用，可防治糖尿病及其并发症。 果实：藏医用于肾脏病、三灾病。

桃金娘科 Myrtaceae 蒲桃属 *Syzygium*

水竹蒲桃 *Syzygium fluviatile* Merr. & Perry

中药名 水竹蒲桃（药用部位：果实、茎皮、根）

植物形态 灌木。叶片革质，线状披针形，长 3~8cm，宽 7~14mm，上面有多数下陷腺点，下面黄褐色，多突起小腺点，侧脉多而密，以 40° 角急斜向上，在离边缘约 0.3mm 处结合成边脉；叶柄极短，长约 2mm。聚伞花序腋生，长 1~2cm；花蕾倒卵形，长 4mm；花梗长 2~3mm，有时无柄；萼管倒圆锥形，长 3.5mm，萼齿 4，极短；花瓣分离，圆形，长 4mm；雄蕊长 4~5mm；花柱与雄蕊等长。果实球形，宽 6~7mm，成熟时黑色。花期 4~7 月。

分布区域 产于海南三亚、乐东、东方、昌江、白沙、五指山、保亭、琼中、临高、澄迈、屯昌。亦分布于中国广西、贵州等地。

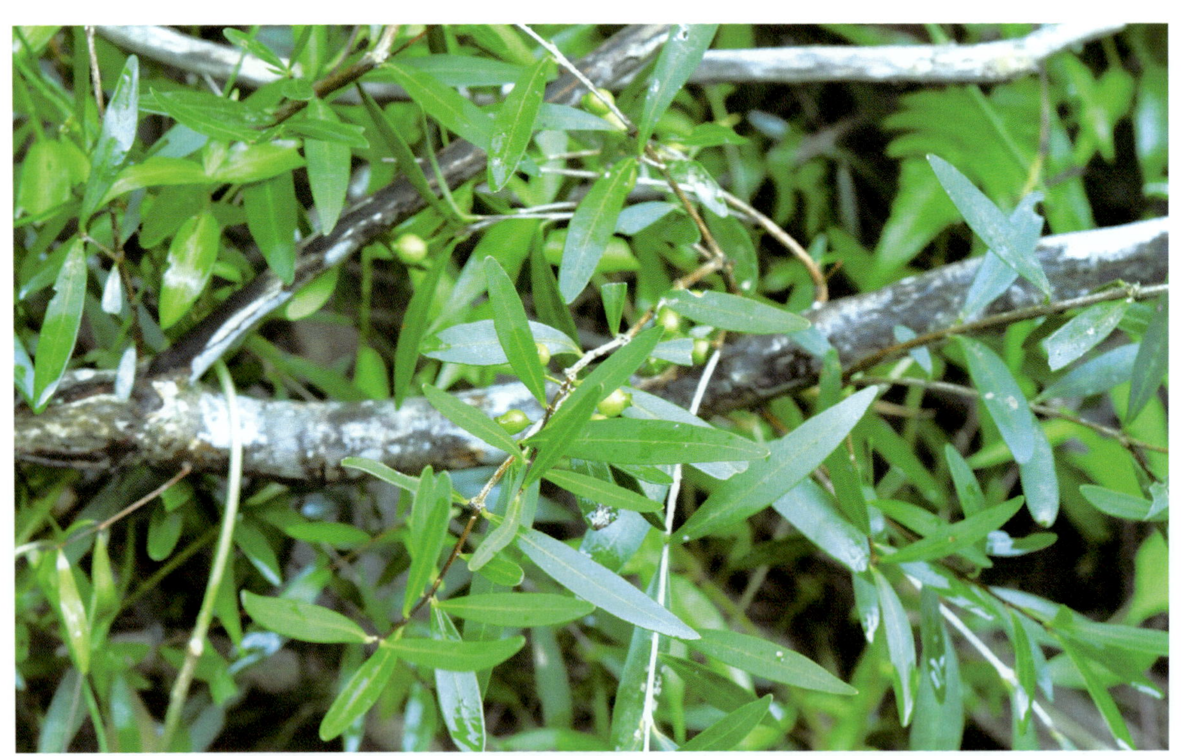

水竹蒲桃

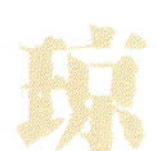

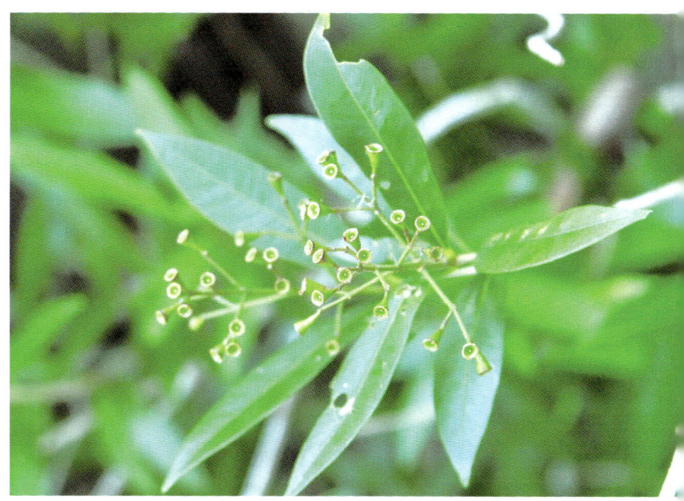

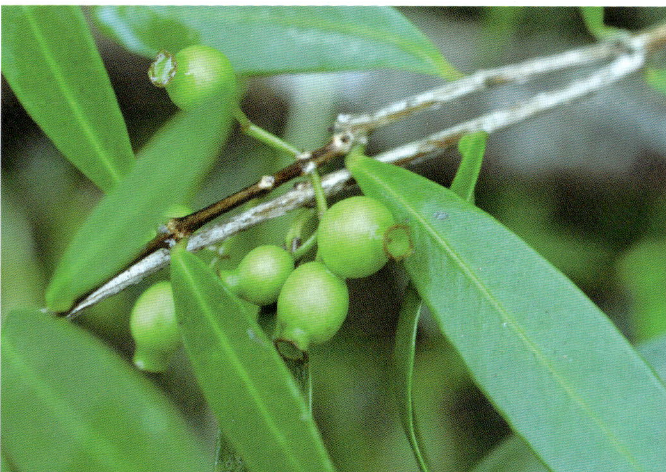

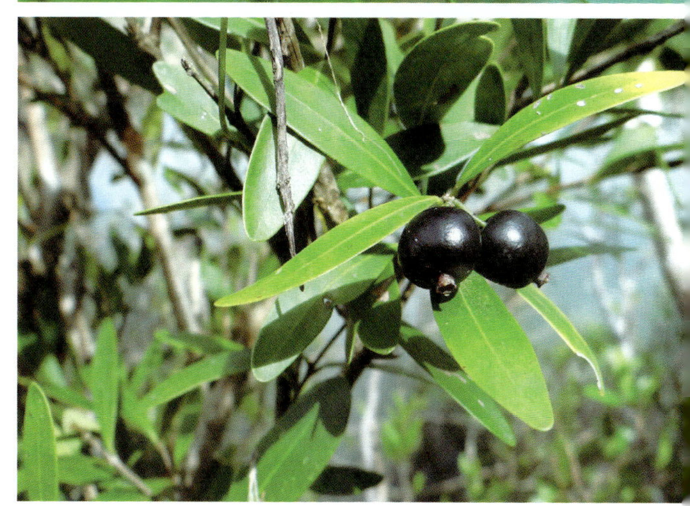

资　　源

生于低海拔的林中溪边，十分常见。

采收加工

果实：成熟时采收，鲜用或晒干。茎皮、根：全年均可采，洗净，切段，晒干。

功能主治

同属植物的果实、茎皮、根多有药用，有清热、润肺、止痒等功能，本种或许有类似作用，其功能有待进一步研究。

桃金娘科 Myrtaceae 蒲桃属 *Syzygium*

红鳞蒲桃 *Syzygium hancei* Merr. & L. M. Perry

中药名 红鳞蒲桃（药用部位：果实、茎皮、根）

植物形态 灌木或中等乔木。叶片革质，狭椭圆形至长圆形，长 3~7cm，宽 1.5~4cm，上面有多数细小而下陷的腺点，以 60° 开角缓斜向上，边脉离边缘约 0.5mm；叶柄长 3~6mm。圆锥花序腋生，长 1~1.5cm，多花；无花梗；花蕾倒卵形，长 2mm，萼管倒圆锥形，长 1.5mm，萼齿不明显；花瓣 4，分离，圆形，长 1mm，雄蕊比花瓣略短；花柱与花瓣同长。果实球形，直径 5~6mm。花期 7~9 月。

分布区域 产于海南三亚、乐东、昌江、白沙、五指山、保亭、陵水、万宁、琼中、澄迈、琼海、文昌。亦分布于中国华南其他区域，以及福建。越南也有分布。

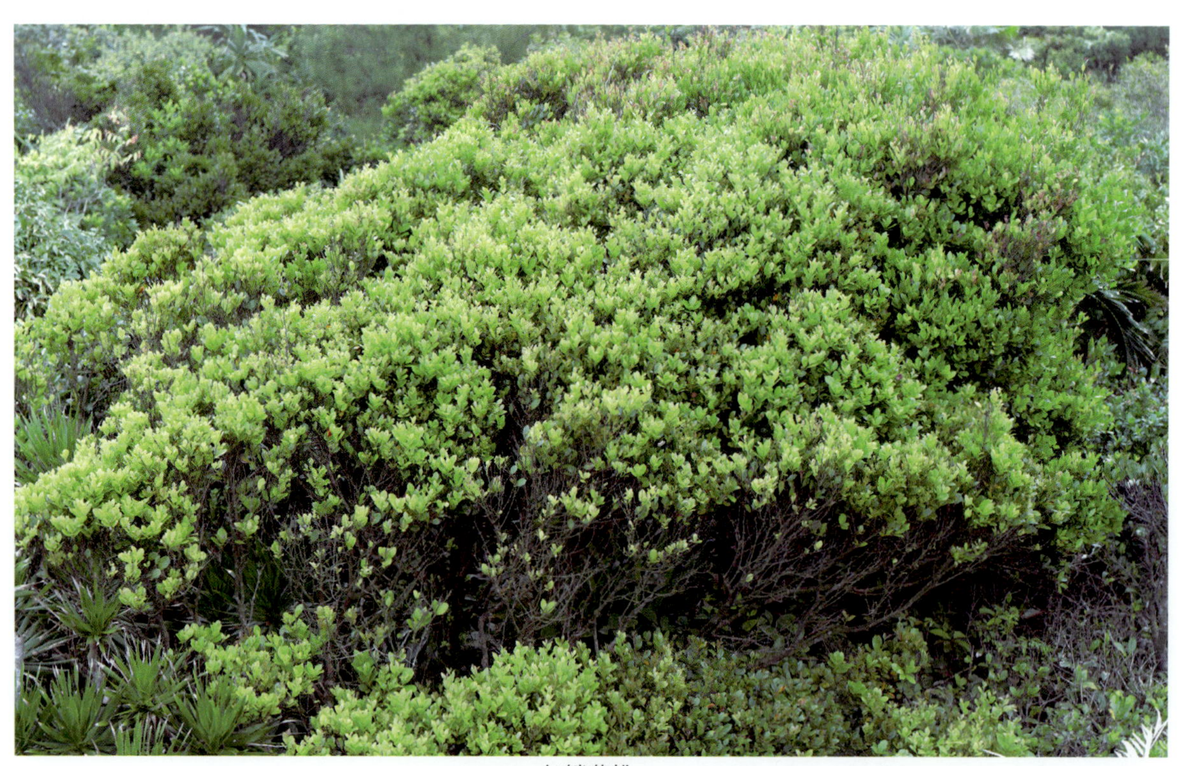

红鳞蒲桃

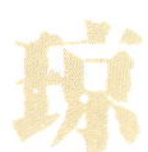

资　源

生于低海拔的疏林中，十分常见。

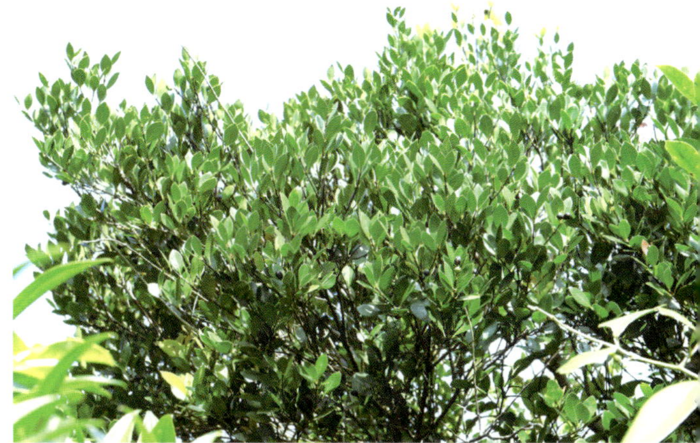

采收加工

果实：成熟时采收，鲜用或晒干。茎皮、根：全年均可采，洗净，切段，晒干。

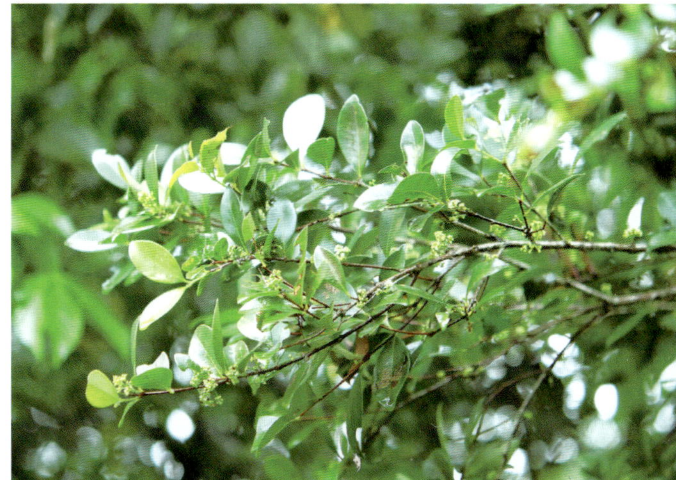

功能主治

同属植物的果实、茎皮、根多有药用，有清热、润肺、止痒等功能，本种或许有相同作用，其功能有待进一步研究。

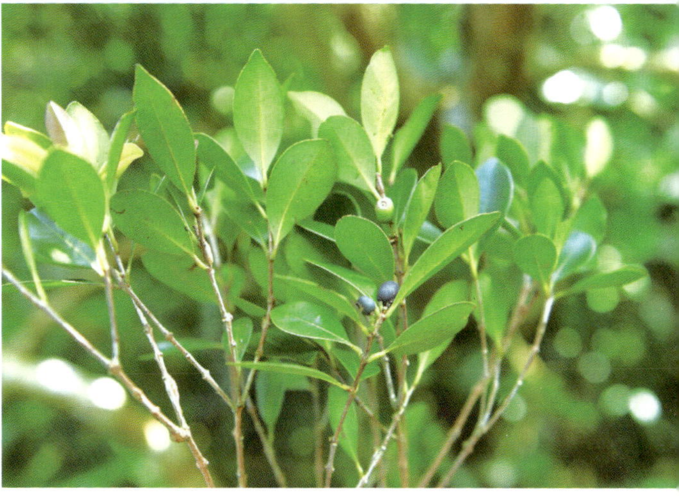

桃金娘科 Myrtaceae 蒲桃属 *Syzygium*

蒲　桃 *Syzygium jambos* (L.) Alston

中药名 蒲桃（药用部位：果皮、根皮）

植物形态 乔木，主干极短，广分枝；小枝圆形。叶片革质，披针形或长圆形，长 12~25cm，宽 3~4.5cm，先端长渐尖，基部阔楔形，叶面多透明细小腺点，侧脉 12~16 对，以 45° 开角斜向上，在靠近边缘 2mm 处结合成边脉；叶柄长 6~8mm。聚伞花序顶生，有花数朵，总梗长 1~1.5cm；花梗长 1~2cm，花白色，直径 3~4cm；萼管倒圆锥形，长 8~10mm，萼齿 4，半圆形，长 6mm，宽 8~9mm；花瓣分离，阔卵形，长约 14mm；雄蕊长 2~2.8cm，花药长 1.5mm；花柱与雄蕊等长。果实球形，果皮肉质，直径 3~5cm，成熟时黄色，有油腺点；种子 1~2，多胚。花期 3~4 月，果实 5~6 月成熟。

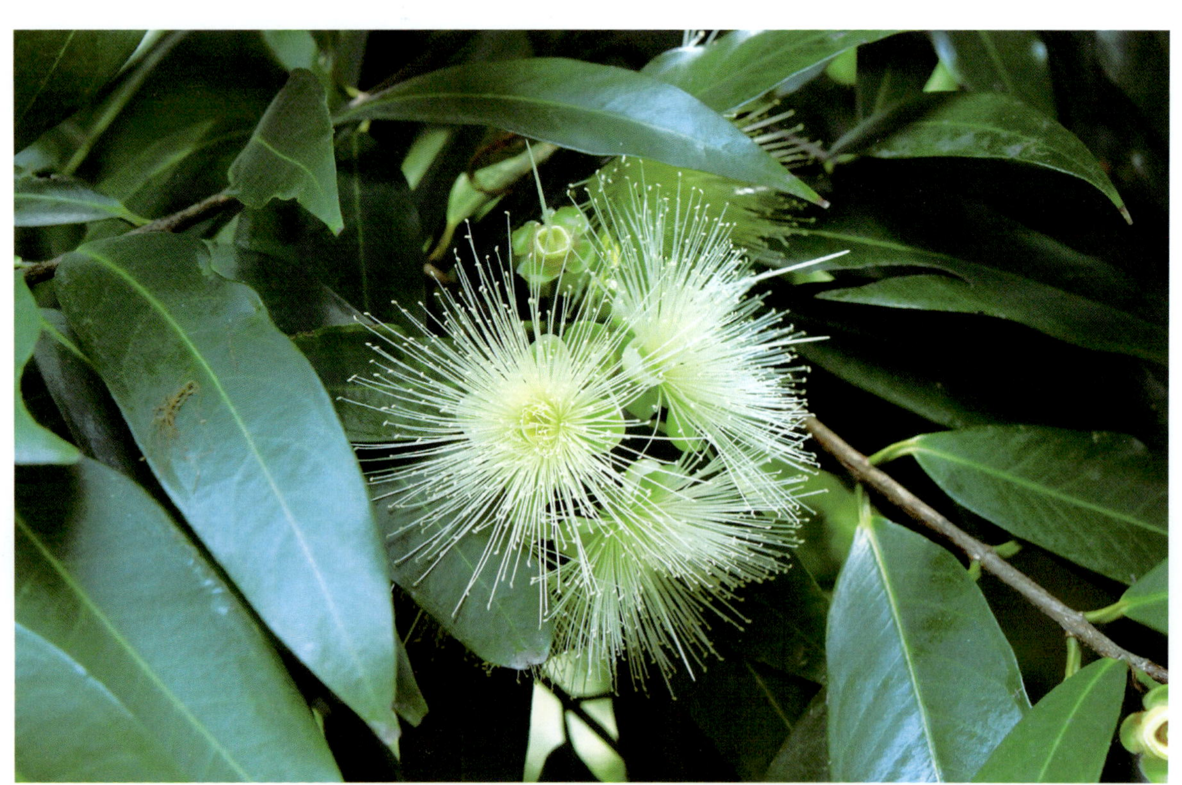

蒲桃

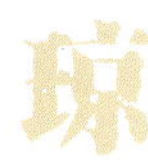

| 分布区域 |

产于海南白沙、五指山、保亭、万宁、琼中、儋州、澄迈、琼海。亦分布于中国华南其他区域，以及福建、台湾、贵州、云南、四川等地。中南半岛，以及马来西亚、印度尼西亚也有分布。

| 资　源 |

生于河边湿地、混交林中、河谷，或栽培，十分常见。

| 采收加工 |

根全年均可采，洗净后剥取根皮，切片，晒干。

| 功能主治 |

果皮：用于肺虚寒咳、血积疸瘤、呃逆。根皮：凉血，消肿，杀虫，收敛。用于痢疾、腹泻、刀伤出血。

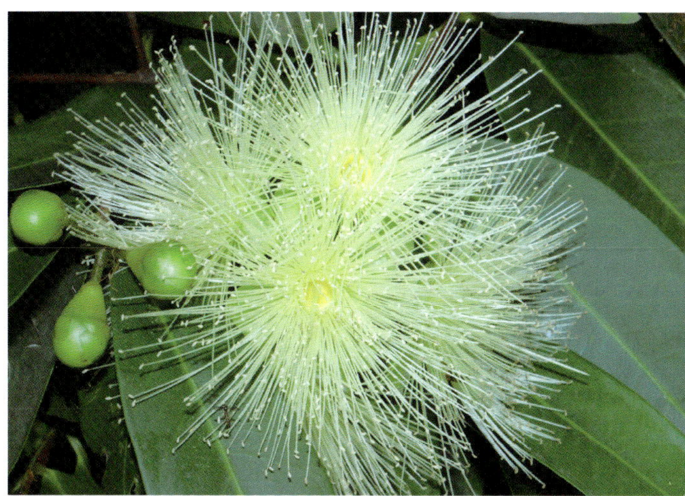

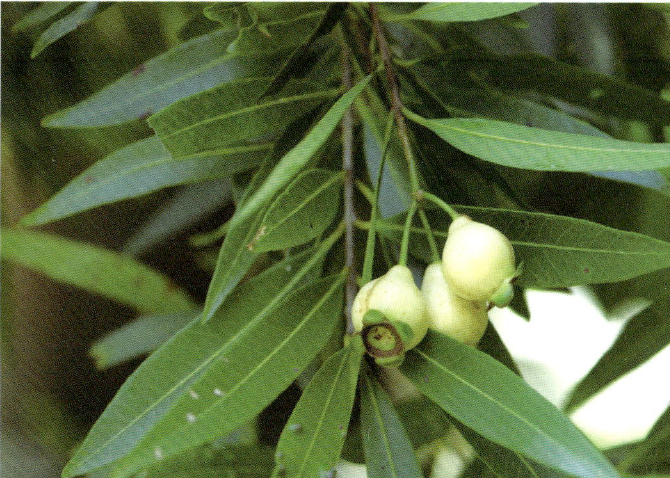

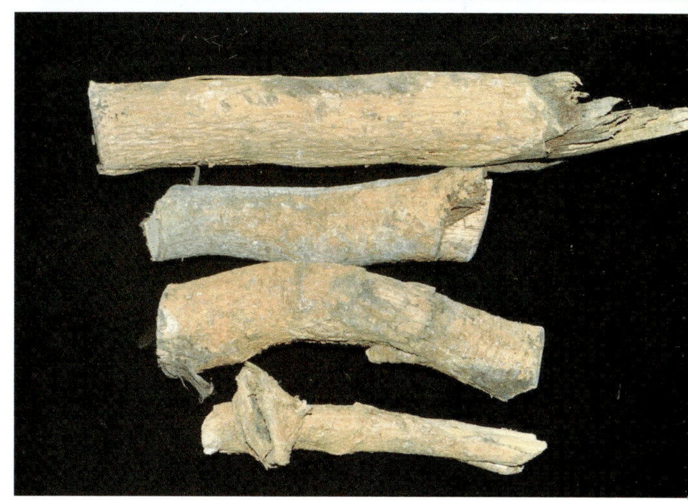

桃金娘科 Myrtaceae 蒲桃属 *Syzygium*

阔叶蒲桃 *Syzygium latilimbum* Merr. & Perry

中药名 阔叶蒲桃（药用部位：果实、茎皮、根）

植物形态 乔木，嫩枝稍压扁。叶片狭长椭圆形至椭圆形，长 14~30cm，宽 6~13cm，下面无明显腺点，侧脉 15~22 对，在离边缘 4~5mm 处互相结合成边脉，网脉明显；叶柄长 5~10mm。聚伞花序顶生，有花 2~6，总梗极短；花大，白色，花梗长 6~8mm；萼管长倒锥形，长 1.5~2cm，上部宽 1.5cm，萼齿 4，圆形，长 6~7mm，宽 8~9mm；花瓣分离，圆形，长 2cm；雄蕊极多，长 2.5~3cm；花柱长约 4cm。果实卵状球形，长 5cm。花期 4 月。

分布区域 产于海南三亚、乐东、五指山、保亭。亦分布于中国华南其他区域，以及云南。越南、泰国、缅甸、孟加拉国也有分布。

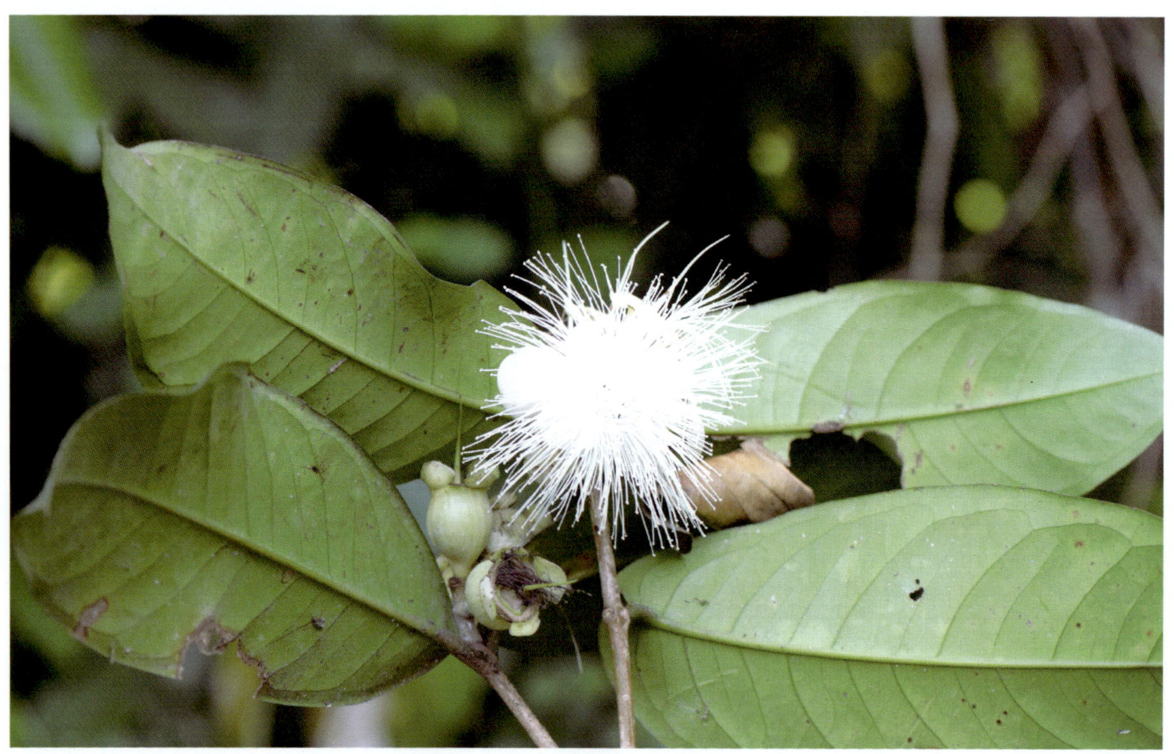

阔叶蒲桃

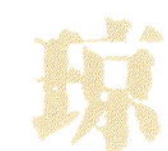

|资　源| 生于低海拔的林中、河边，常见。

|采收加工| 果实：成熟时采收，鲜用或晒干。茎皮、根：全年均可采收，洗净，切段，晒干。

|功能主治| 同属植物的果实、茎皮、根多有药用，有清热、润肺、止痒等功能，本种或许有类似作用，其功能有待进一步研究。

|附　注| 在 FOC 中，其学名被修订为 *Syzygium megacarpum* (Craib) Rathakr. et N. C. Nair。

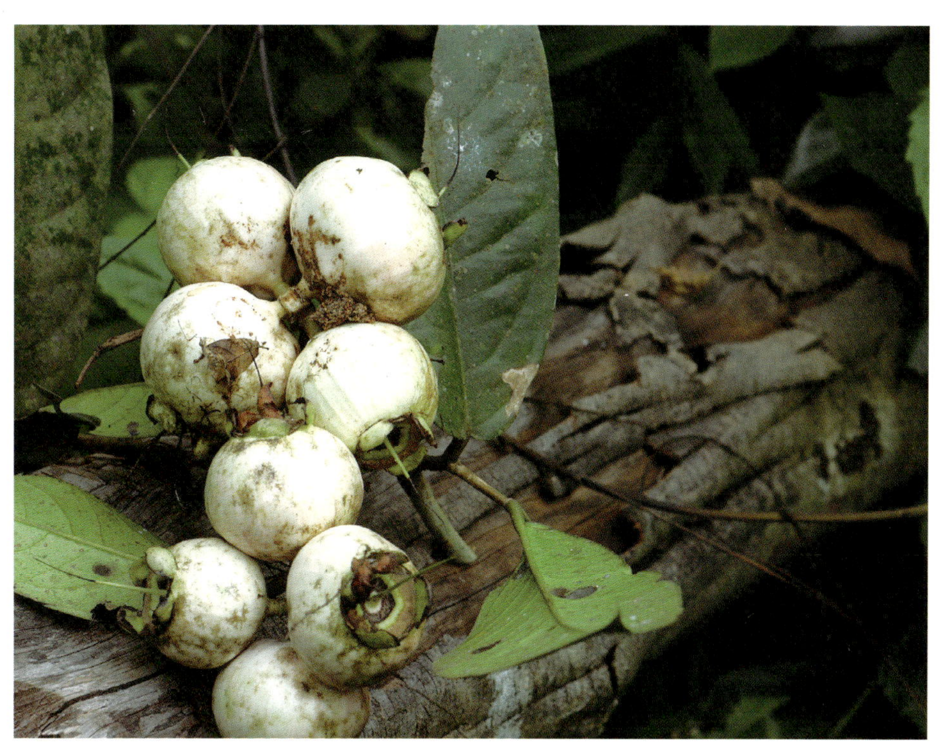

桃金娘科 Myrtaceae 蒲桃属 *Syzygium*

山蒲桃 *Syzygium levinei* Merr. & Perry

| 中 药 名 | 山蒲桃（药用部位：果实、茎皮、根）

| 植物形态 | 常绿乔木，嫩枝圆形，有糠秕，干后灰白色。叶片革质，椭圆形，长 4~8cm，宽 1.5~3.5cm，两面有细小腺点，侧脉以 45° 开角斜向上，在靠近边缘 0.5mm 处结合成边脉；叶柄长 5~7mm。圆锥花序顶生和上部腋生，长 4~7cm，多花，花序轴多糠秕或乳状突；花蕾倒卵形，长 4~5mm；花白色，有短梗；萼管倒圆锥形，长 3mm，萼齿极短，有 1 小尖头；花瓣 4，分离，圆形，长 2.5~3mm；雄蕊长 5mm；花柱长 4mm。果实近球形，长 7~8mm；种子 1。花期 8~9 月。

| 分布区域 | 产于海南三亚、东方、昌江、保亭、陵水、儋州、澄迈、文昌。亦分布于中国华南其他区域。越南也有分布。

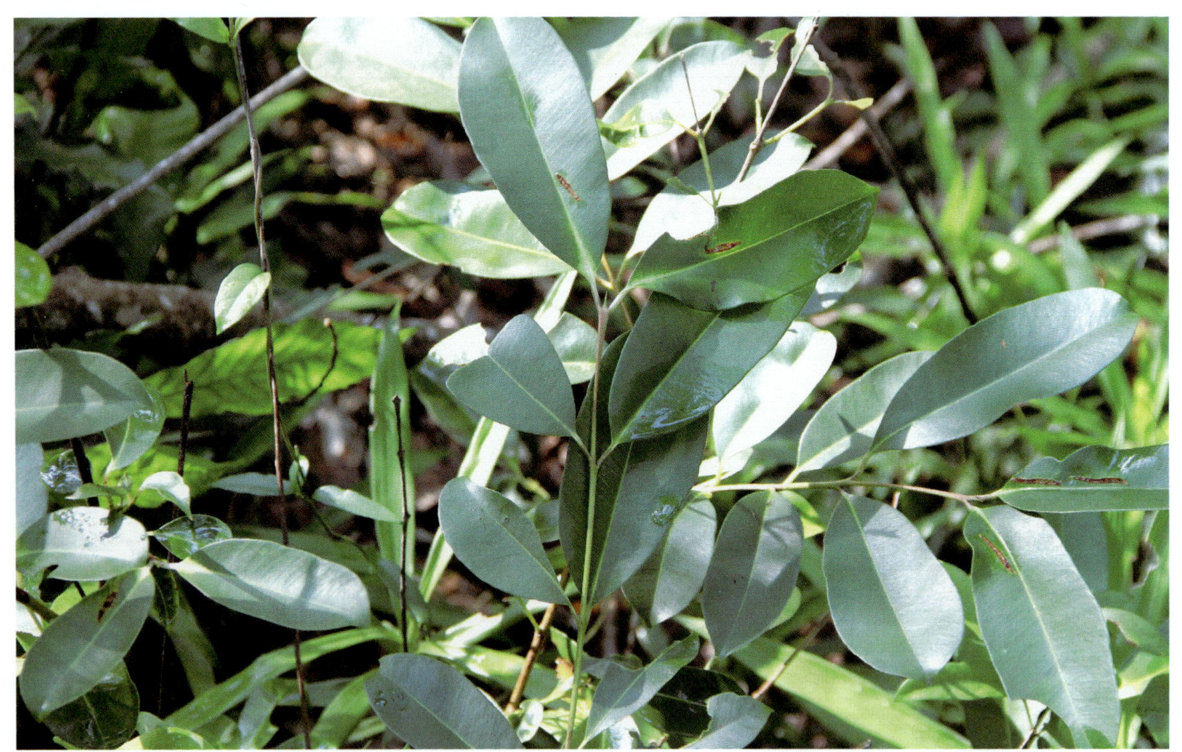

山蒲桃

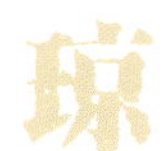

| 资　　源 | 生于低海拔的疏林中，十分常见。

| 采收加工 | 果实：成熟时采收，鲜用或晒干。茎皮、根：全年均可采，洗净，切片，晒干。

| 功能主治 | 同属植物的果实、茎皮、根多有药用，有清热、润肺、止痒等功能，本种或许有类似作用，其功能有待进一步研究。

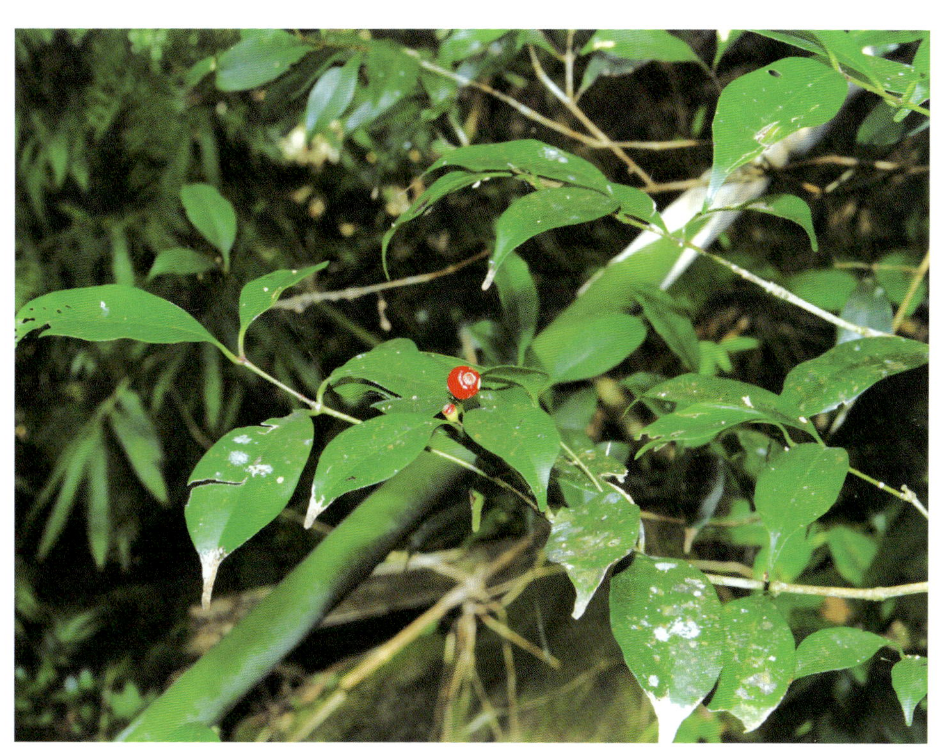

桃金娘科 Myrtaceae 蒲桃属 *Syzygium*

马六甲蒲桃 *Syzygium malaccense* (L.) Merr. & Perry

中 药 名 马六甲蒲桃（药用部位：树皮、叶、根）

植物形态 乔木，嫩枝圆形，干后灰褐色。叶片革质，狭椭圆形至椭圆形，长16~24cm，宽6~8cm，先端尖锐，基部楔形，上面干后暗绿色，无光泽，下面黄褐色，侧脉11~14对，以45°开角斜行向上，在离边缘3~5mm处结合成边脉，另在靠近边缘1mm处有1条不明显的边脉，侧脉间相隔1~1.5cm，有明显网脉；叶柄长约1cm。聚伞花序生于无叶的老枝上，花4~9簇生，总梗极短；花梗长5~8mm，粗大，有棱；花红色，长2.5cm；萼管阔倒锥形，长与宽均约1cm，萼齿4，近圆形，长5~6mm，宽7~8mm，先端圆；花瓣分离，圆形，长1cm，宽1cm；雄蕊长1~1.3cm，完全分离；花柱与雄蕊等长。果实卵圆形或壶形，长约4cm；种子1。花期5月。

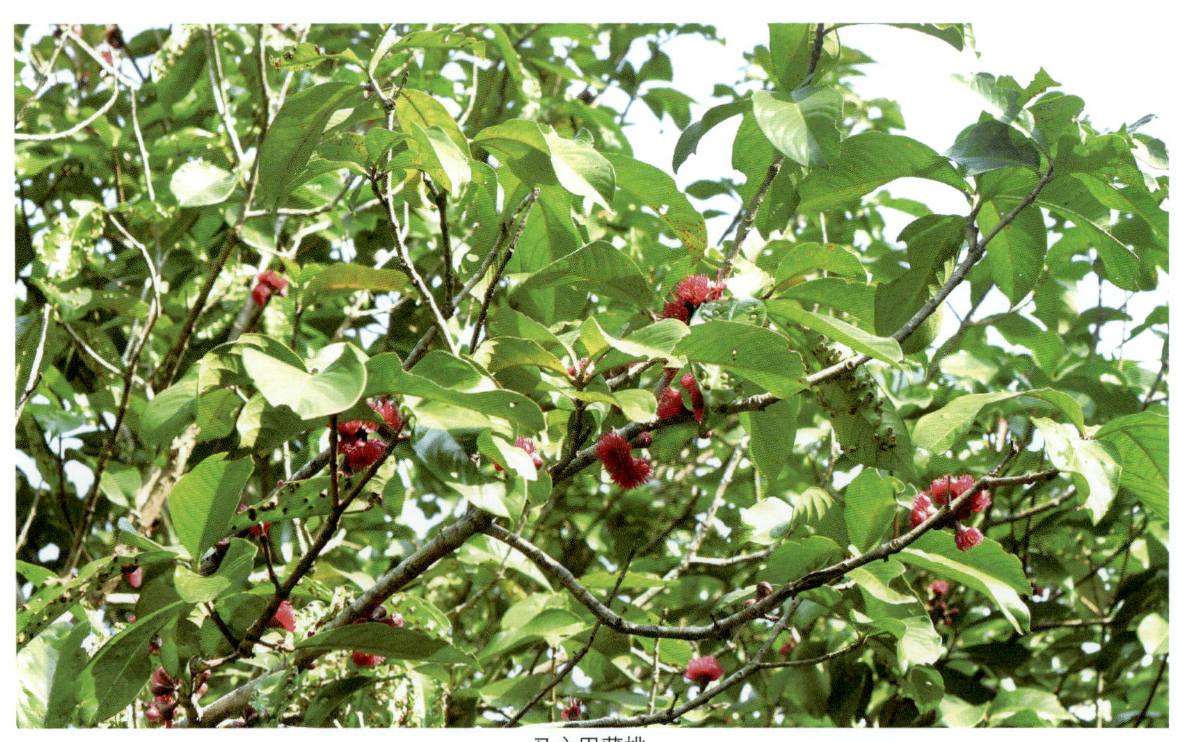

马六甲蒲桃

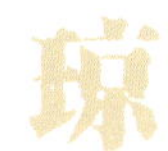

分布区域 海南偶见栽培。亦分布于中国台湾、云南。印度、老挝和越南也有分布。原产于马来西亚。

资　　源 东南亚一带广泛栽培，供食用。

采收加工 叶、树皮：全年均可采。根：全年均可采挖，洗净，切片，鲜用或晒干。

功能主治 树皮：用于鹅口疮。叶：用于舌头疾患。根：用于皮肤瘙痒、灭虱。中美洲尼加拉瓜民族药。树皮、叶：煎制泥敷剂，局部止痛，用于皮肤病。

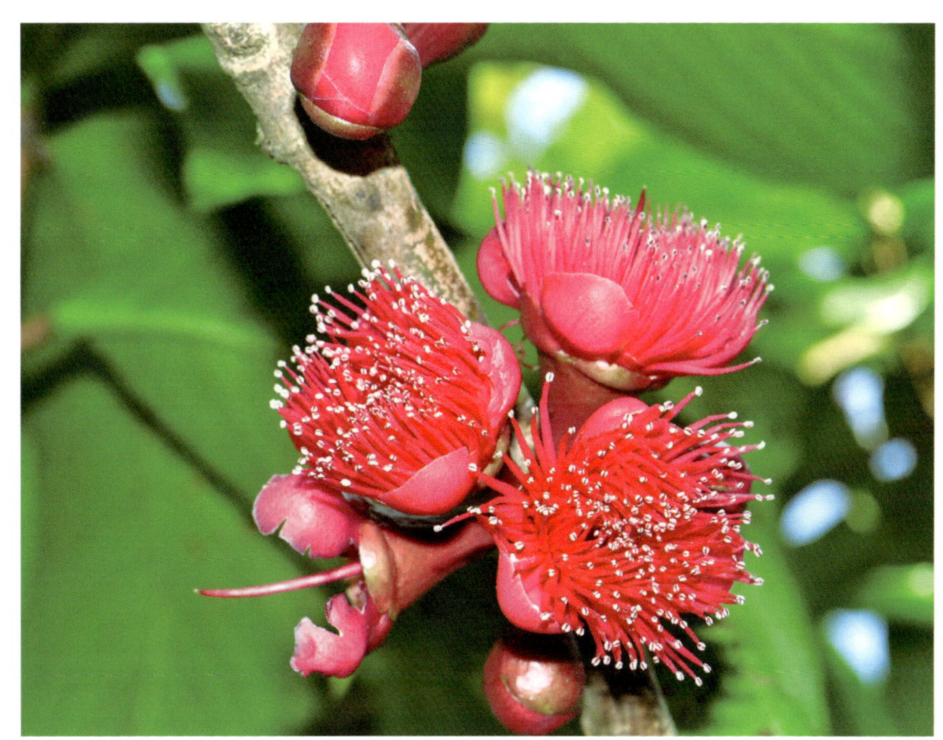

桃金娘科 Myrtaceae 蒲桃属 *Syzygium*

香蒲桃 *Syzygium odoratum* DC.

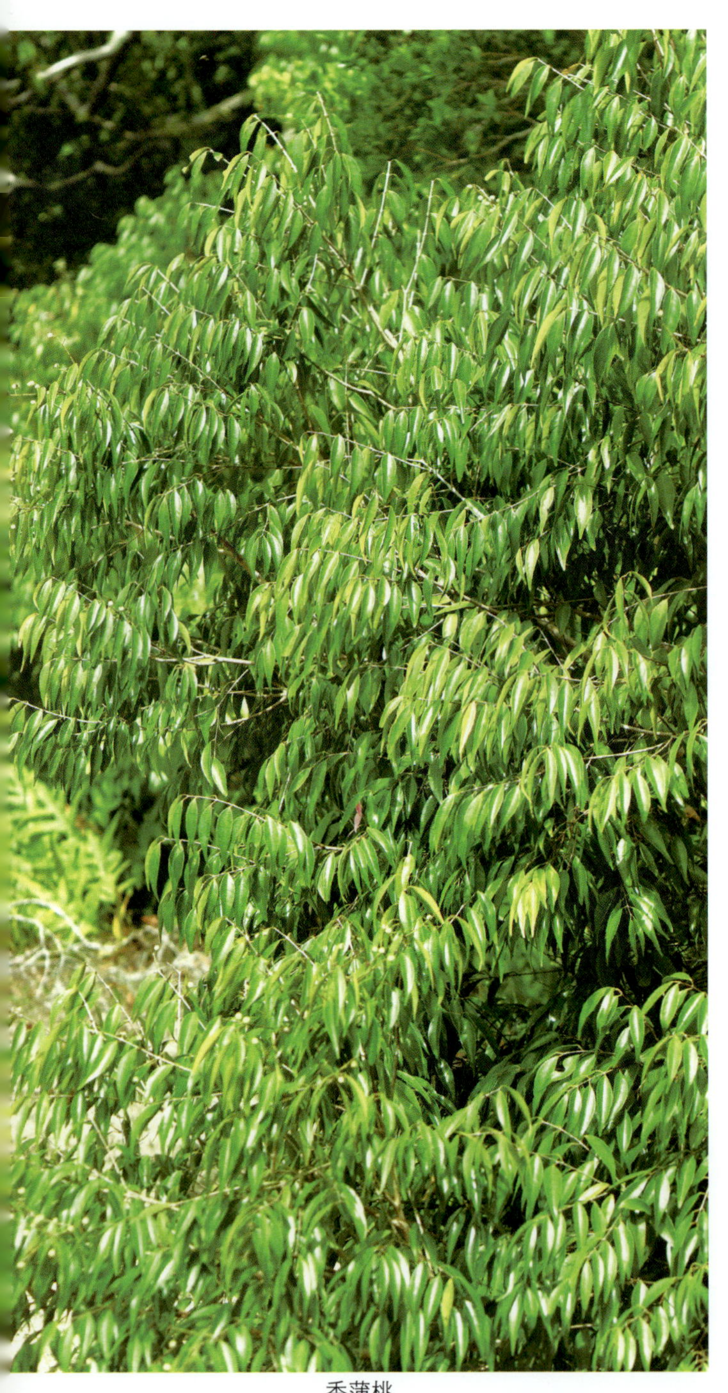
香蒲桃

中药名

香蒲桃（药用部位：果实、茎皮、根）

植物形态

常绿乔木，高达 20m；嫩枝纤细，圆形或略压扁，干后灰褐色。叶片革质，卵状披针形或卵状长圆形，长 3~7cm，宽 1~2cm，先端尾状渐尖，基部钝或阔楔形，上面干后橄榄绿色，有光泽，多下陷的腺点，下面同色，侧脉多而密，彼此相隔约 2mm，在上面不明显，在下面稍突起，以 45° 开角斜向上，在靠近边缘 1mm 处结合成边脉；叶柄长 3~5mm。圆锥花序顶生或近顶生，长 2~4cm；花梗长 2~3mm，有时无花梗；花蕾倒卵圆形，长约 4mm；萼管倒圆锥形，长 3mm，有白粉，干后皱缩，萼齿 4~5，短而圆；花瓣分离或帽状；雄蕊长 3~5mm；花柱与雄蕊同长。果实球形，直径 6~7mm，略有白粉。花期 6~8 月。

分布区域

产于海南三亚、乐东、保亭、万宁、屯昌、文昌。亦分布于中国华南其他区域。越南也有分布。

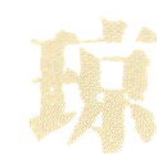

资　源

生于低海拔疏林或林谷中，十分常见。

采收加工

果实：成熟时采收，鲜用或晒干。茎皮、根：全年均可采收，洗净，切段，晒干。

功能主治

同属植物的果实、茎皮、根多有药用，有清热、润肺、止痒等功能，本种或许有类似作用，其功能有待进一步研究。

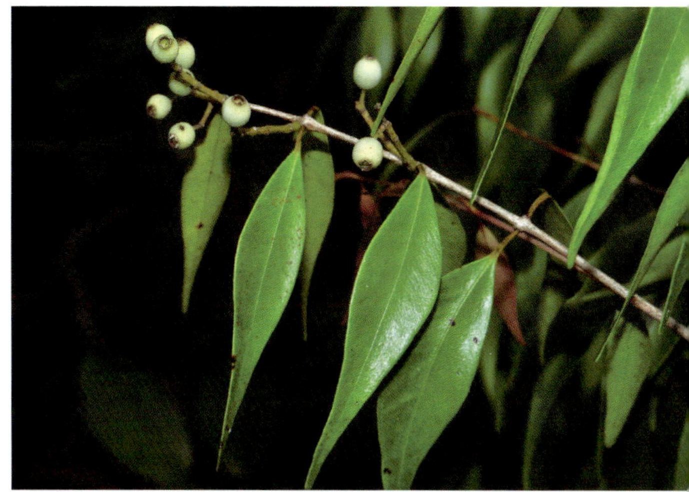

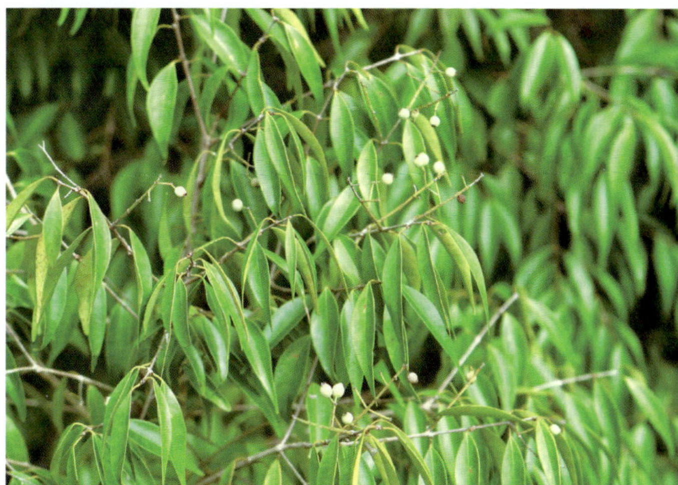

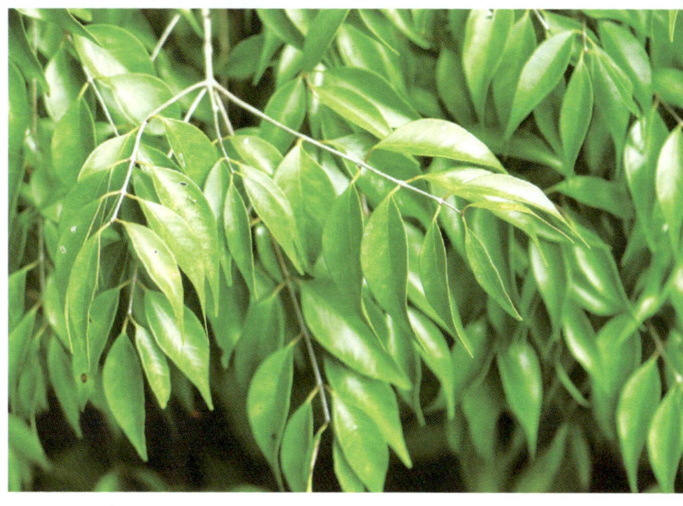

桃金娘科 Myrtaceae 蒲桃属 *Syzygium*

洋蒲桃 *Syzygium samarangense* Merr. & Perry

中药名 莲雾（药用部位：根、叶、树皮）

植物形态 乔木。叶片薄革质，椭圆形至长圆形，长10~22cm，宽5~8cm，先端钝，基部变狭，圆形，上面干后变黄褐色，下面多细小腺点，侧脉14~19对，以45°开角斜行向上，在离边缘5mm处互相结合成明显边脉，另在靠近边缘1.5mm处有1条附加边脉，侧脉间相隔6~10mm，有明显网脉；叶柄极短，长不过4mm，有时近于无柄。聚伞花序顶生或腋生，长5~6cm，有花数朵；花白色，花梗长约5mm；萼管倒圆锥形，长7~8mm，宽6~7mm，萼齿4，半圆形，长4mm，宽加倍；雄蕊极多，长约1.5cm；花柱长2.5~3cm。果实梨形或圆锥形，肉质，洋红色，发亮，长4~5cm，顶部凹陷，有宿存的肉质萼片；种子1。花期3~4月，果实5~6月成熟。

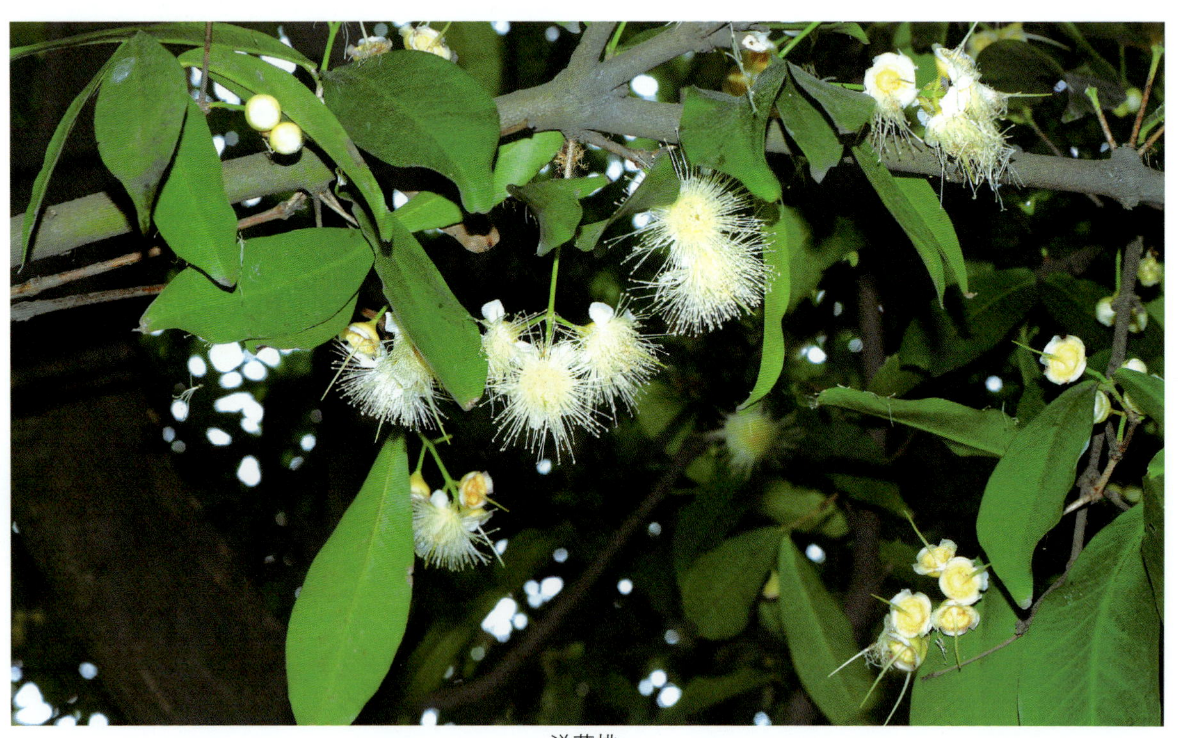

洋蒲桃

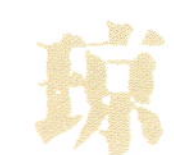

| 分布区域 | 产于海南各地。中国华南其他区域，以及福建、台湾、四川、云南等地亦有栽培。原产于泰国、马来西亚、印度尼西亚、印度、巴布亚新几内亚。

| 资　　源 | 栽培，十分常见。

| 采收加工 | 叶、树皮：全年均可采。根：全年均可采挖，洗净，切片，鲜用或晒干。

| 功能主治 | 叶、树皮：味苦，性寒；归心、肝经。泻火解毒，燥湿止痒。用于口舌生疮、疮疡溃烂、阴痒。根：利湿止痒。用于小便不利、皮肤湿痒。

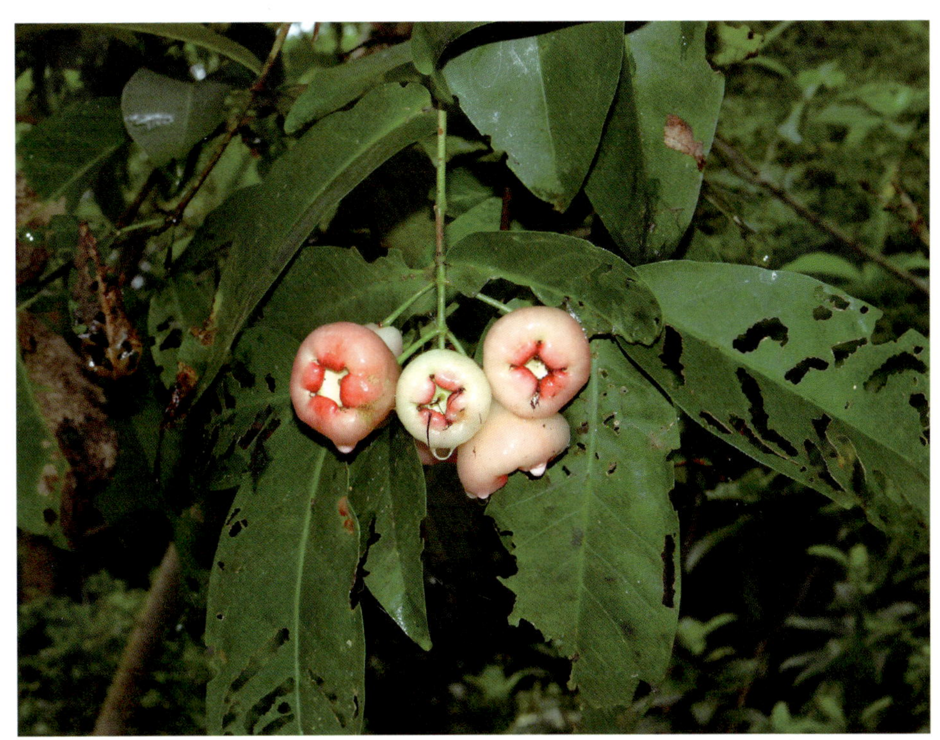

桃金娘科 Myrtaceae 蒲桃属 *Syzygium*

方枝蒲桃 *Syzygium tephrodes* Merr. & Perry

中药名 方枝蒲桃（药用部位：果实、茎皮、根）

植物形态 灌木至小乔木，小枝有4棱，干后灰白色，老枝圆形，灰褐色。叶片革质，近于无柄，细小，卵状披针形，长2~5cm，宽1~1.5cm，侧脉12~16对，近于水平斜出，边脉极靠近边缘。圆锥花序顶生，长3~4cm，总梗有棱，灰白色；花梗长1~2mm，花白色，有香气；萼管窄倒圆锥形，长约4mm，灰白色，干后纵向皱褶，萼齿4，近圆形，长约1mm；花瓣连合，圆形，长2mm；雄蕊长3~4mm；花柱长6~7mm。果实卵圆形，长3~4mm，灰白色，上部较狭，顶部有宿存萼齿。花期5~6月。

分布区域 产于海南三亚、乐东、保亭、陵水、万宁、琼中、儋州、澄迈、定安、琼海、文昌。

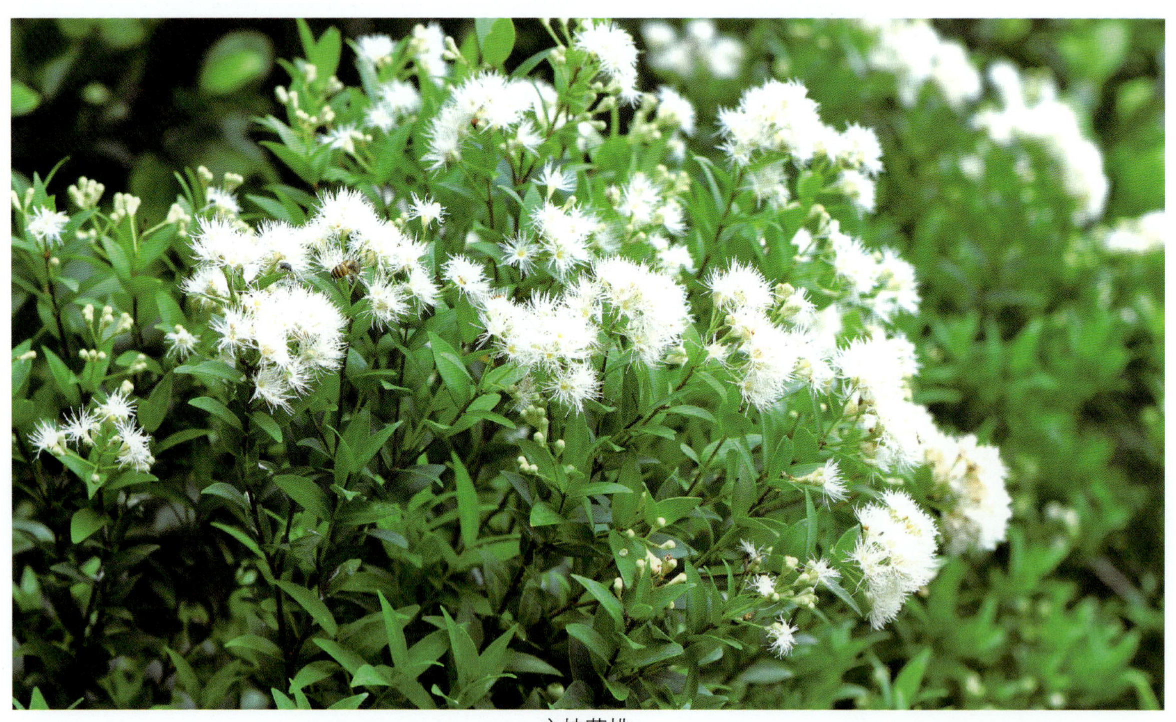

方枝蒲桃

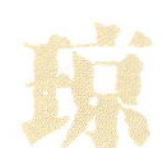

资　源

生于海拔 300m 的常绿阔叶林、山谷中，十分常见。

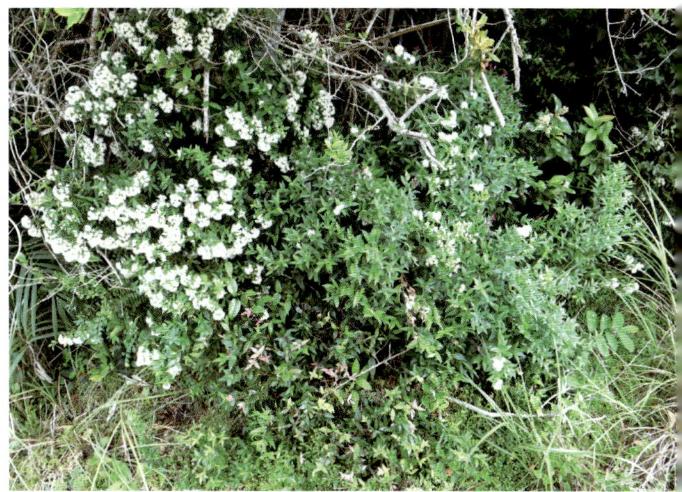

采收加工

果实：成熟时采收，鲜用或晒干。茎皮、根：全年均可采收，洗净，切段，晒干。

功能主治

同属植物的果实、茎皮、根多有药用，有清热、润肺、止痒等功能，本种或许有类似作用，其功能有待进一步研究。

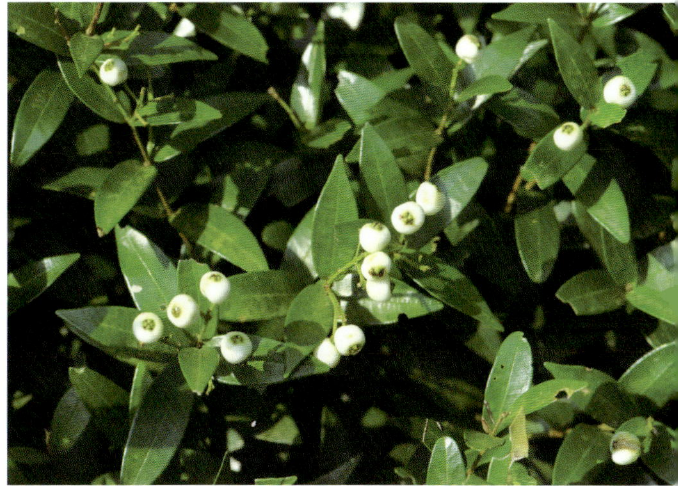

桃金娘科 Myrtaceae 蒲桃属 *Syzygium*

四角蒲桃 *Syzygium tetragonum* Wall.

中药名 四角蒲桃（药用部位：根、根皮）

植物形态 乔木，嫩枝四角形，有明显的棱。叶片革质，椭圆形，长12~18cm，宽6~8cm，先端圆或钝，有一个长约1cm的尖头，上面干后暗褐色，无光泽，下面稍淡，侧脉9~13对，脉间相隔7~10mm，边脉离边缘2~3mm，网脉明显；叶柄长1~1.6cm，粗壮。聚伞花序组成圆锥花序，生于无叶的枝上，长3~5cm；花无梗；花蕾长6~7mm；萼管短，倒圆锥形，萼齿钝而短；花瓣连合成帽状；雄蕊长3mm。果实球形，直径约1cm。花期7~8月。

分布区域 产于海南三亚、五指山、保亭、陵水、万宁。亦分布于中国广西、云南、西藏等地。缅甸、泰国、不丹、尼泊尔、印度也有分布。

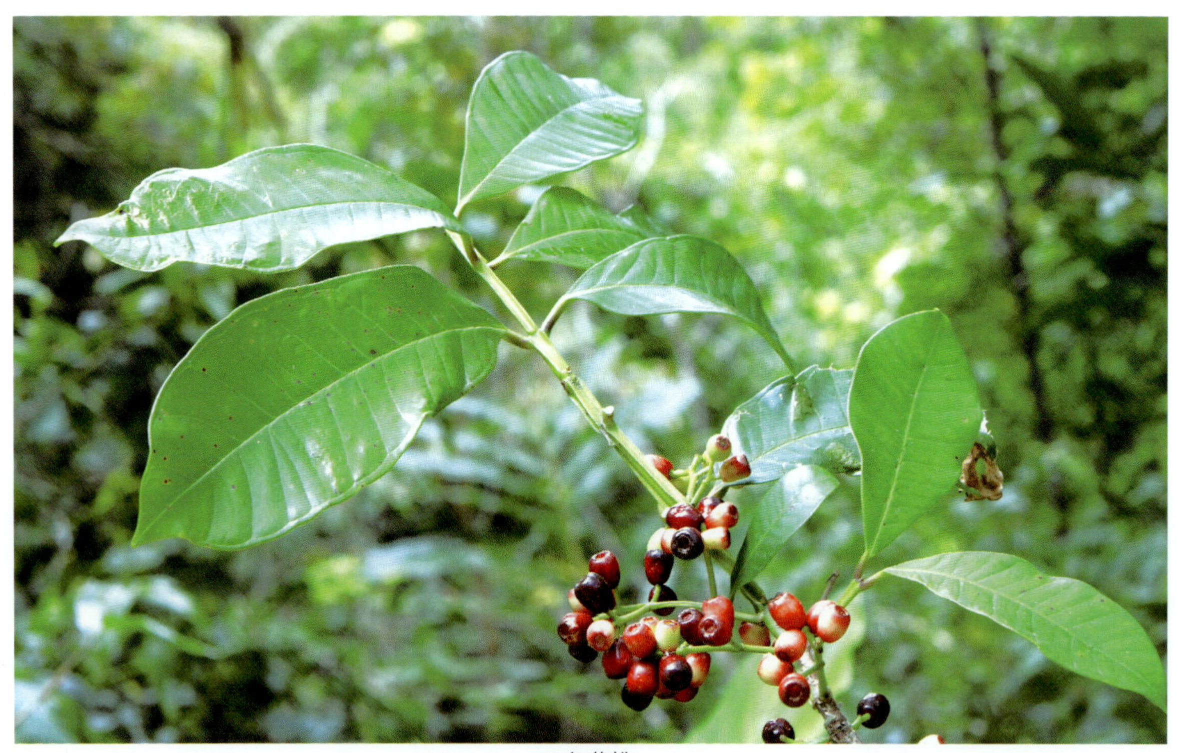

四角蒲桃

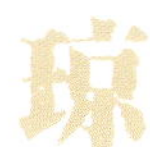

| 资　　源 |

生于中海拔的山谷或溪边，偶见。

| 采收加工 |

全年可采挖，洗净后剥皮，切片，晒干。

| 功能主治 |

祛风除湿。用于风湿、关节炎、跌打损伤。

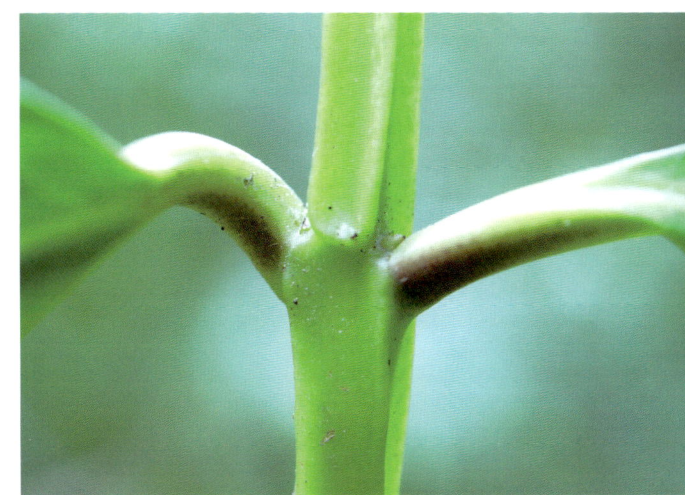

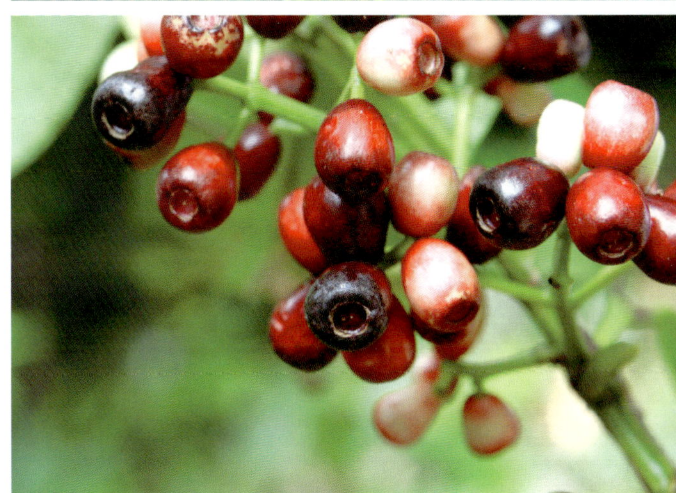

桃金娘科 Myrtaceae 蒲桃属 *Syzygium*

狭叶蒲桃 *Syzygium tsoongii* (Merr.) et Perry

中药名 狭叶蒲桃（药用部位：果实、茎皮、根）

植物形态 灌木或小乔木，嫩枝纤细，四方形，干后灰褐色。叶片革质，细小，线形至狭长圆形，长 1.5~4.5cm，宽 4~12mm，上面多细小腺点，下面稍呈灰白色，边脉很靠近边缘；叶柄极短，长不过 2mm。圆锥花序顶生，长 3cm，花序轴有 4 棱；花梗长 1~2mm，花白色，开放时长 1.2cm；花蕾圆锥形，长 5~7mm；萼管倒圆锥形，长 4mm，干后皱缩，有灰白色粉，萼齿 4~5，近圆形，长约 1mm，宿存；花瓣 4~5，圆形，直径 2mm；雄蕊长 5~7mm；花柱长 8mm。果实球形，直径 5~7mm，成熟时白色。花期 5~8 月。

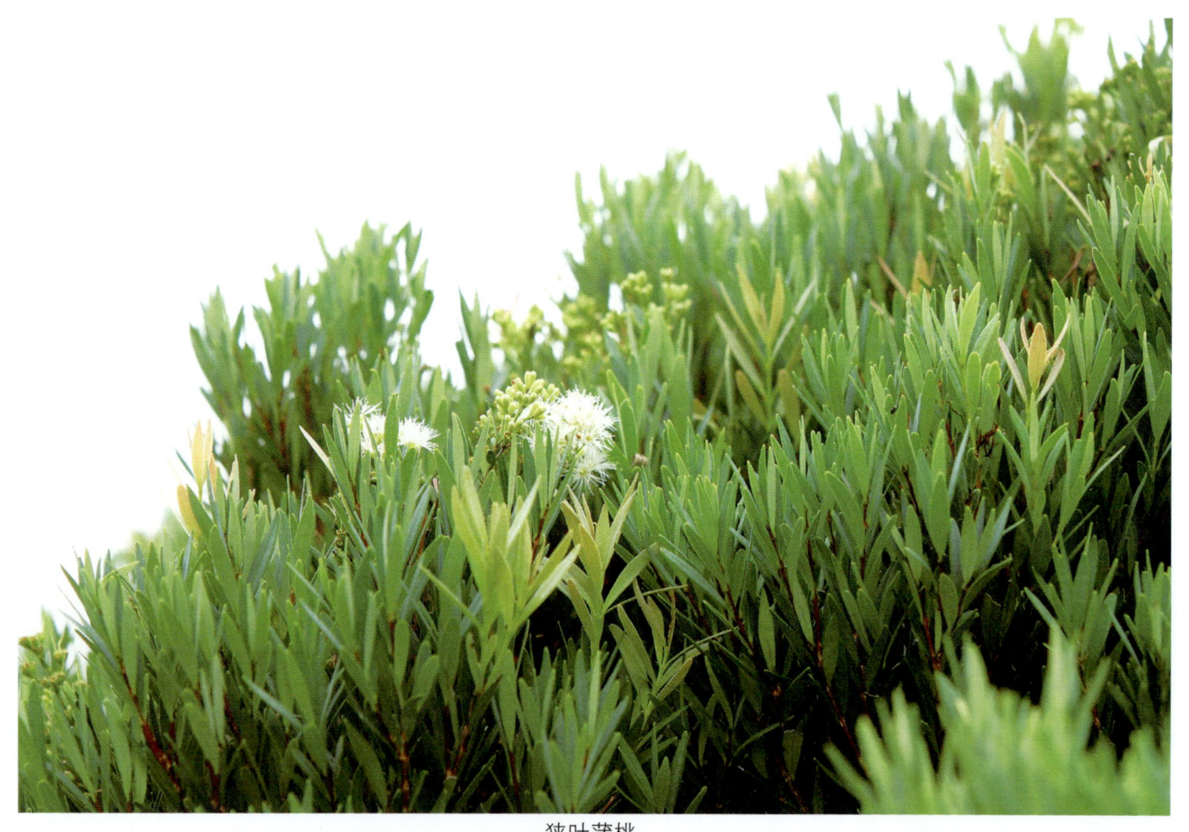

狭叶蒲桃

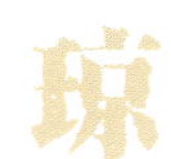

| 分布区域 | 产于海南乐东、东方、五指山、万宁、琼中、定安。亦分布于中国广西、湖南等地。越南也有分布。

| 资　　源 | 生于海拔 400~600m 的山谷，常见。

| 采收加工 | 果实：成熟时采收，鲜用或晒干。茎皮、根：全年均可采收，洗净，切段，晒干。

| 功能主治 | 同属植物的果实、茎皮、根多有药用，有清热、润肺、止痒等功能，本种或许有类似作用，其功能有待进一步研究。

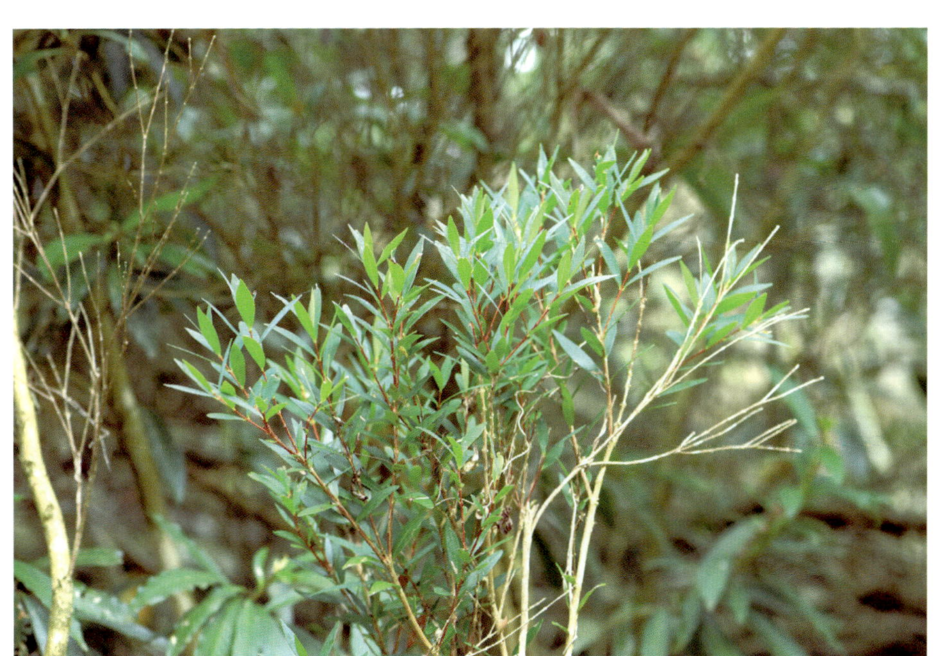

玉蕊科 Lecythidaceae 玉蕊属 *Barringtonia*

滨玉蕊 *Barringtonia asiatica* (L.) Kurz

中药名 滨玉蕊（药用部位：果实、种子、树皮）

植物形态 常绿乔木，小枝有大的叶痕。叶丛生于枝顶，有短柄，近革质，倒卵形，甚大，微凹头而有一小凸尖，全缘，两面无毛，侧脉常10~15对。总状花序直立，顶生，稀侧生，长2~15cm；苞片卵形，无柄，长8~15mm；小苞片三角形，长1.5~5mm；花梗长4~6cm；花芽直径2~4cm；萼撕裂为2个不等大的裂片，长3~4cm，纸质；花瓣4，椭圆形，长5.5~8.5cm；雄蕊6轮，内轮退化，花丝长8~12cm，退化雄蕊长2~3.5cm；子房近球形或有4棱，4室，隔膜不完全，胚珠每室4~5。果实卵形或近圆锥形，长8.5~11cm，直径8.5~10cm，常有4棱，外果皮薄，外面有腺点，中果皮厚2~2.5cm，海绵质，内果皮富含纵向交织的纤维；种子矩圆形，长4~5cm，向上渐狭，凹头。

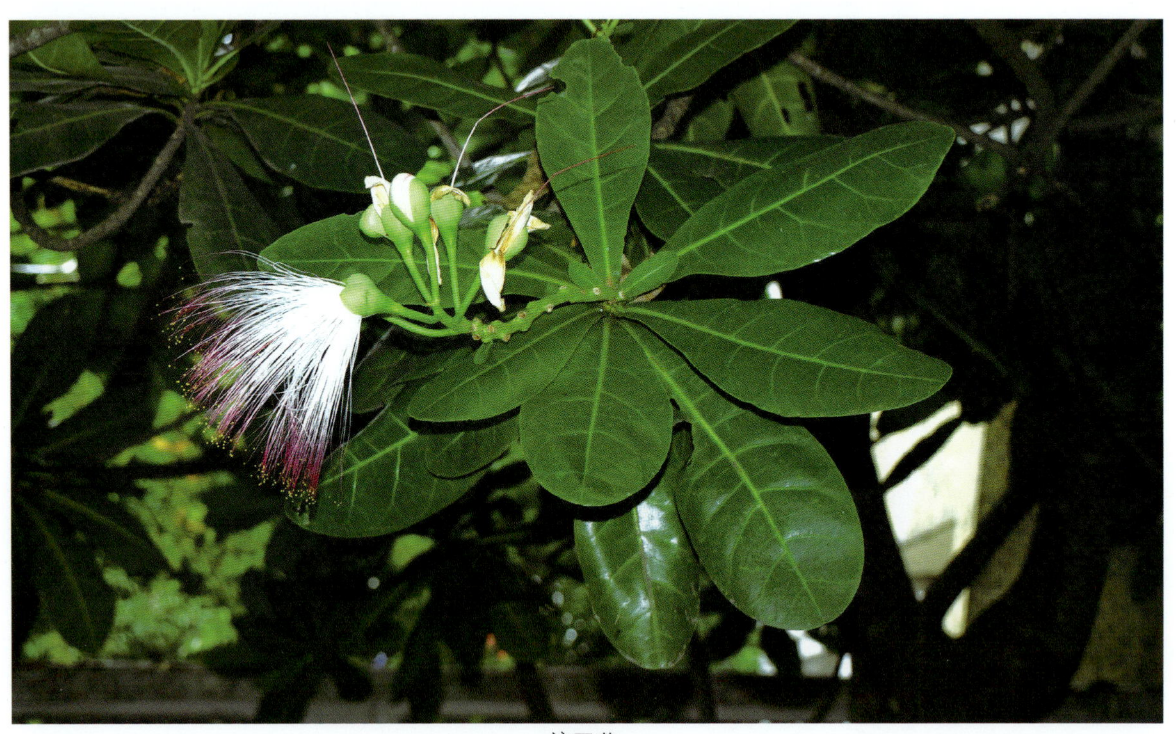

滨玉蕊

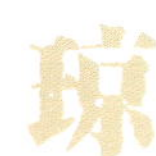

| 分布区域 | 产于海南万宁、南沙群岛。亦分布于中国台湾。日本、菲律宾及大洋洲的热带、亚热带海岸也有分布。

| 资　　源 | 生于海边林中，偶见。

| 采收加工 | 树皮：全年可采，洗净切段。种子：果实成熟时采收，取出种子，鲜用或晒干。

| 功能主治 | 有毒，可毒鱼。

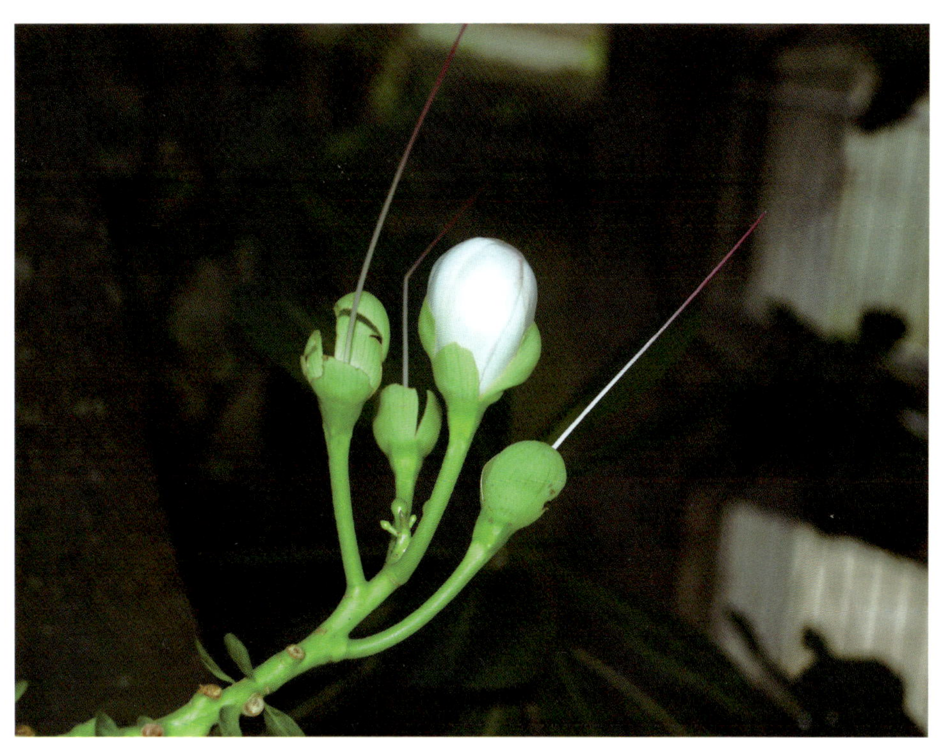

玉蕊科 Lecythidaceae 玉蕊属 *Barringtonia*

玉　蕊 *Barringtonia racemosa* (L.) Spreng.

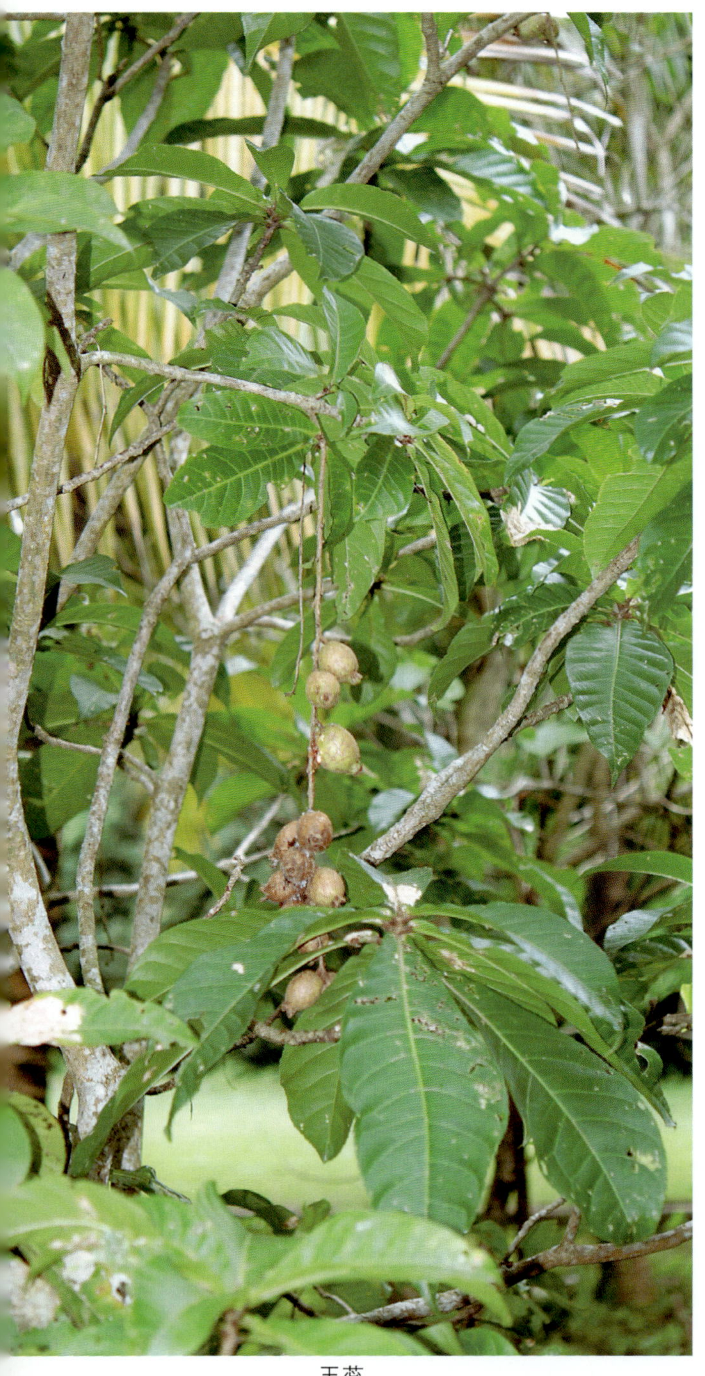
玉蕊

中药名

水茄冬（药用部位：根、果实）

植物形态

乔木，稀灌木状。叶常丛生于枝顶，有短柄，纸质，倒卵形至倒卵状椭圆形，长12~30cm或更长，宽4~10cm，先端短尖至渐尖，边缘有圆齿状小锯齿；侧脉10~15对。总状花序顶生，稀在老枝上侧生，下垂，长达70cm或更长，总梗直径2~5mm；花疏生，花梗长0.5~1.5cm或稍过之；苞片小而早落；萼撕裂为2~4片，裂片等大或不等大，椭圆形至近圆形，长0.7~1.3cm；花瓣4，椭圆形至卵状披针形，长1.5~2.5cm；雄蕊通常6轮，最内轮为不育雄蕊，发育雄蕊花丝长3~4.5cm；子房常3~4室，隔膜完全，胚珠每室2~3颗。果实卵圆形，长5~7cm，直径2~4.5cm，微具4钝棱，果皮厚3~12mm，稍肉质，内含网状交织纤维束；种子卵形，长2~4cm。花期几全年。

分布区域

产于海南万宁、文昌。亦分布于中国台湾。亚洲、大洋洲、非洲的热带和亚热带地区也有分布。

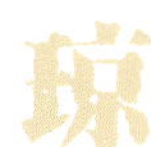

资　　源

生于海滨林中，常见。

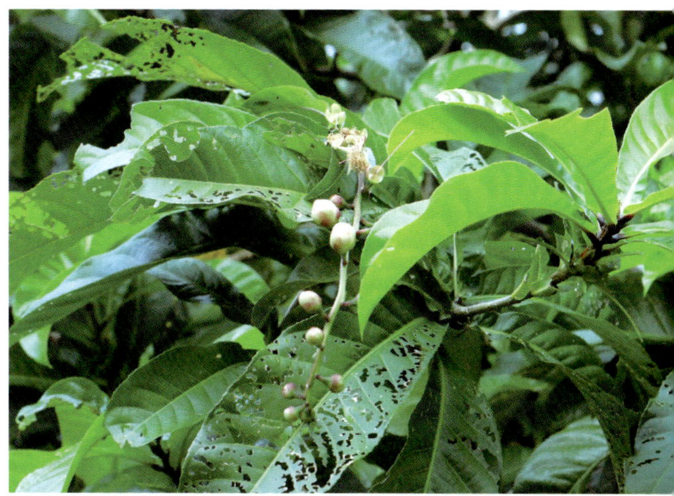

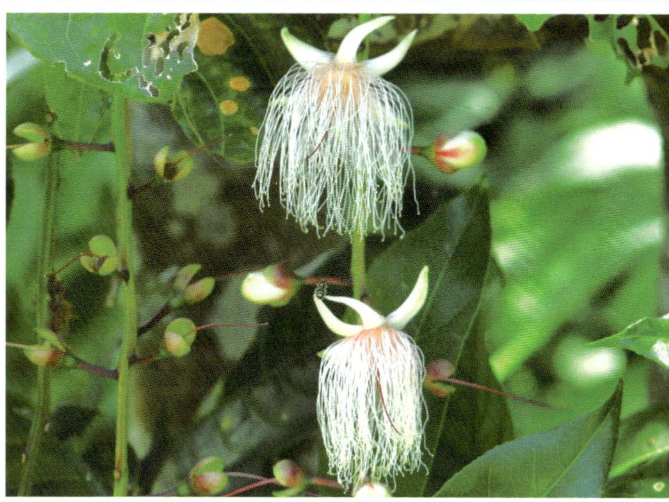

采收加工

根：全年均可采，挖出根部，洗净，切片，晒干。果实：成熟时摘取，鲜用或晒干。

功能主治

根：味苦，性凉。清热。用于热病发热。果实：止咳平喘，止泻。用于咳嗽、哮喘、腹泻。

玉蕊科 Lecythidaceae 炮弹树属 *Couroupita*

炮弹树 *Couroupita guianensis* Aubl.

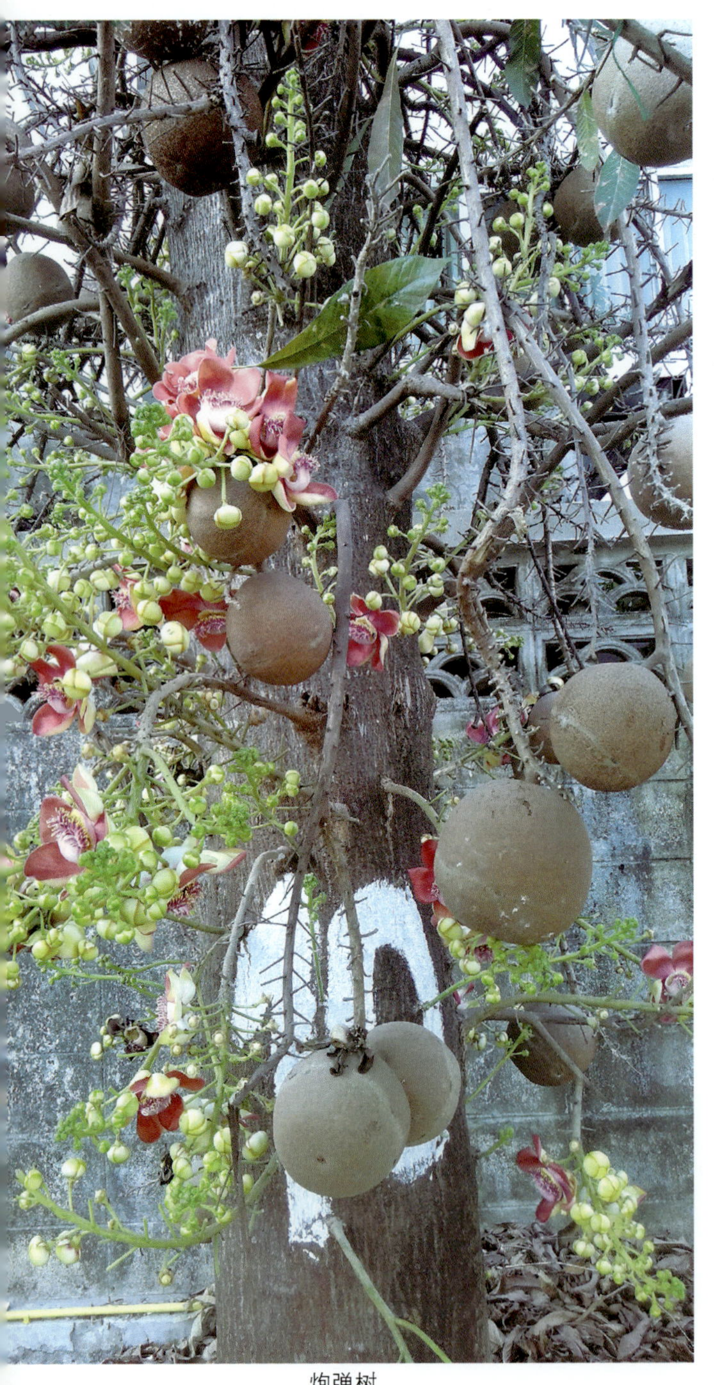
炮弹树

中药名

炮弹树（药用部位：根、叶、果实）

植物形态

软木质大乔木，果球形，直径达20cm，木质，形似生锈的炮弹，果肉厚，含多数种子，外壳坚硬，当地常用作器皿。总状花序簇发自茎干，长60~90cm；花色艳丽，花瓣6，浅碟状，长约5cm，外侧黄色或红色，内侧深红色或淡紫色；雄蕊聚生，雄蕊管弯曲伸展。

分布区域

海南有栽培。原产于南美洲东北部。

资源

栽培，常见。

采收加工

根：全年均可采，挖出根部，洗净，切片，晒干。叶：全年均可采收。果实：成熟时摘取，鲜用或晒干。

功能主治

缅甸常用草药。根、叶、果实：用于感冒、发热、咳嗽。

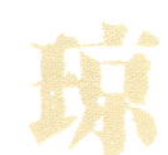

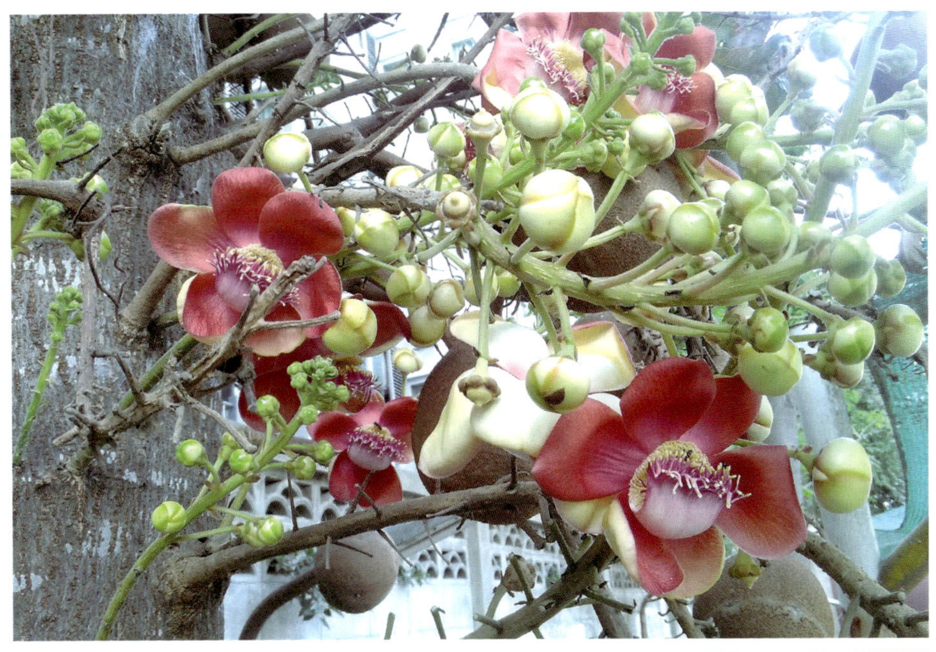

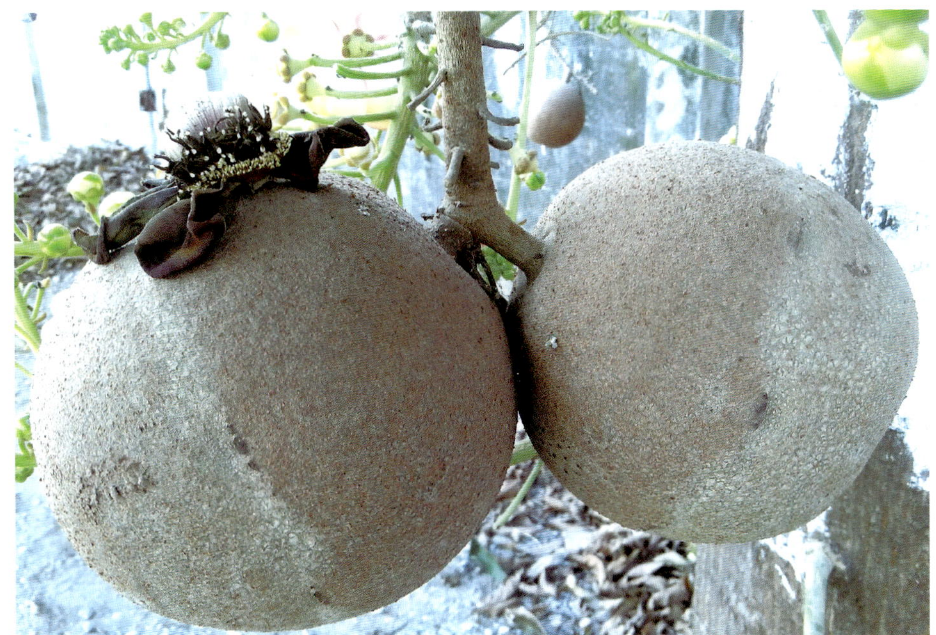

野牡丹科 Melastomataceae 柏拉木属 *Blastus*

柏拉木 *Blastus cochinchinensis* Lour.

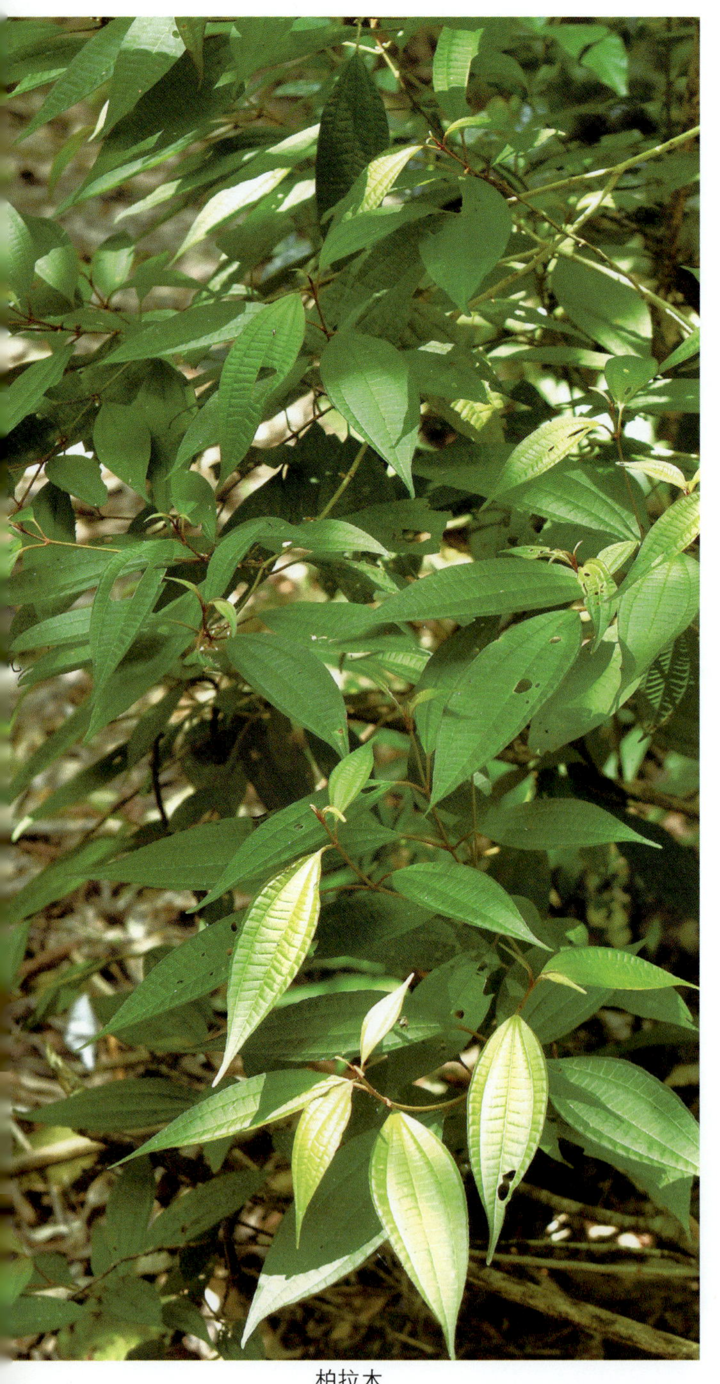
柏拉木

中药名

崩疮药（药用部位：根或全株）

植物形态

灌木，茎分枝多，幼时密被黄褐色小腺点，以后脱落。叶片纸质，披针形，狭椭圆形至椭圆状披针形，先端渐尖，基部楔形，长6~12cm，宽2~4cm，基出脉3；叶柄长1~2cm，被小腺点。伞状聚伞花序，腋生，总梗长约2mm至几无，密被小腺点；花梗长约3mm，密被小腺点；花萼钟状漏斗形，长约4mm，密被小腺点，钝四棱形，裂片4，广卵形，长约1mm，具小尖头；花瓣4，白色至粉红色，卵形，长约4mm，于右上角突出一小片；雄蕊4，等长，花丝、花药长约4mm，粉红色，呈曲膝状，药隔微膨大，下延直达花药基部；子房坛形，下位，4室，先端具4个小突起，被疏小腺点。蒴果椭圆形，4裂，为宿存萼所包；宿存萼与果等长，檐部平截，被腺点。花期6~8月，果期10~12月。

分布区域

产于海南乐东、东方、昌江、五指山、保亭、万宁、琼中、儋州、澄迈。亦分布于中国华南其他区域，以及湖南、福建、台湾、贵州、云南等地。越南、老挝、缅甸、柬埔寨、印度也有分布。

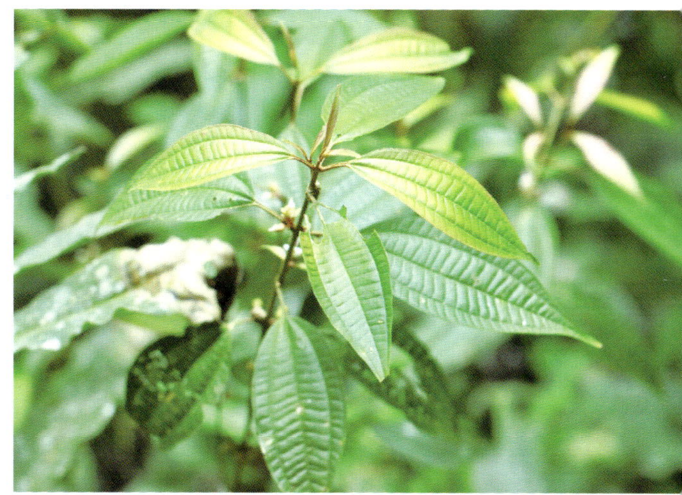

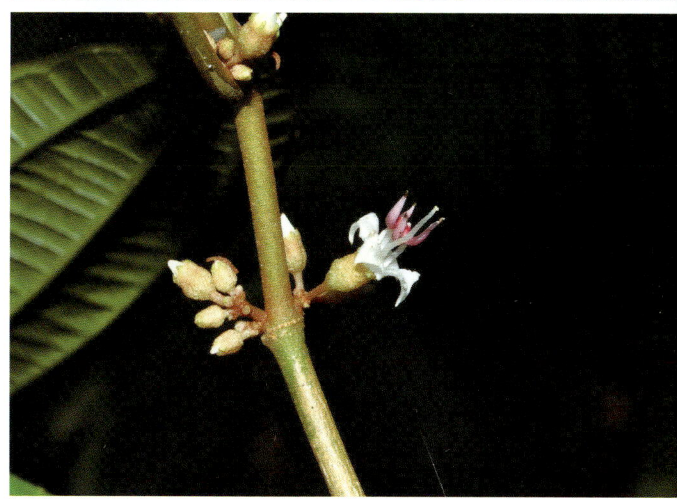

资　源

生于阔叶林中，常见。

采收加工

秋、冬季挖取根部，洗净，切片，晒干。秋季采叶，鲜用或晒干研粉备用。

功能主治

根：味苦、涩，性凉。收敛止血，消肿解毒。用于产后流血不止、月经过多、泄泻、跌打损伤、外伤出血、疮疡溃烂。全株：清热解毒，消肿止痛，拔毒生肌。用于小儿头疮、皮肤溃烂、疮疡肿毒、风湿骨痛。

野牡丹科 Melastomataceae 酸脚杆属 *Medinilla*

附生美丁花 *Medinilla arboricola* F. C. How

中 药 名 附生美丁花（药用部位：叶）

植物形态 攀缘灌木，附生于树上；茎灰黄色，四棱形，无毛，表皮木栓化，老时具皱纹及皮孔。叶 3~5 轮生，叶片坚纸质或近革质，椭圆形，长 6~8cm，宽 3~4.5cm，全缘，离基三出脉，两面无毛；叶柄长 8~15mm，无毛。花 4 数，聚伞花序，花 3~5 聚生于已落叶的叶腋，长 2~3cm，总梗长 4~8mm，无毛；花萼管状，长 8~12mm，先端平截，裂片不明显，从基部至中部有明显的小瘤体，无毛；花瓣白色，长椭圆形，先端圆形，偏斜，基部渐狭，长约 2cm，宽 8~10mm，无毛；雄蕊 8~10，花丝近等长，花药线状披针形，镰状弯曲，不等长，长者长约 15mm，短者长约 7mm，基部具小瘤，药隔下延成短距，距长 1~2mm；子房下位，近球形。浆果近球状壶形，为宿存萼

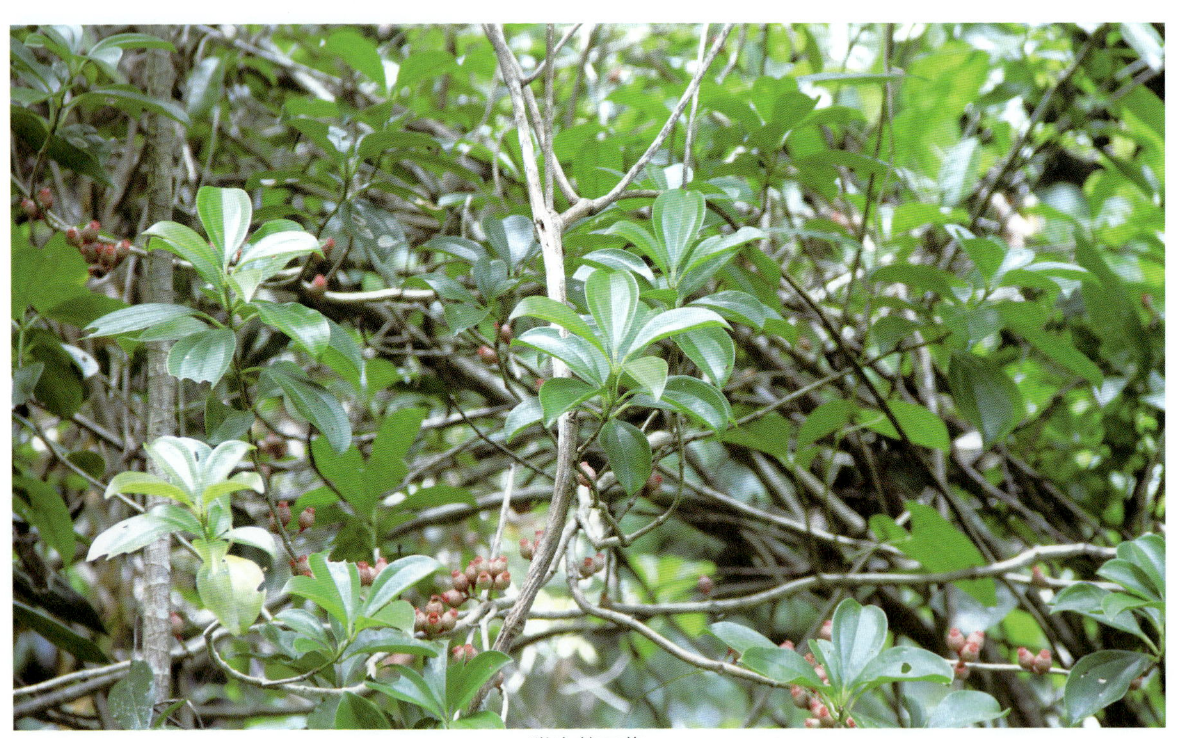

附生美丁花

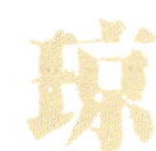

所包；宿存萼长约 14mm，具小瘤体，萼檐长约 4mm。花期 6~7 月，果期 8~9 月。

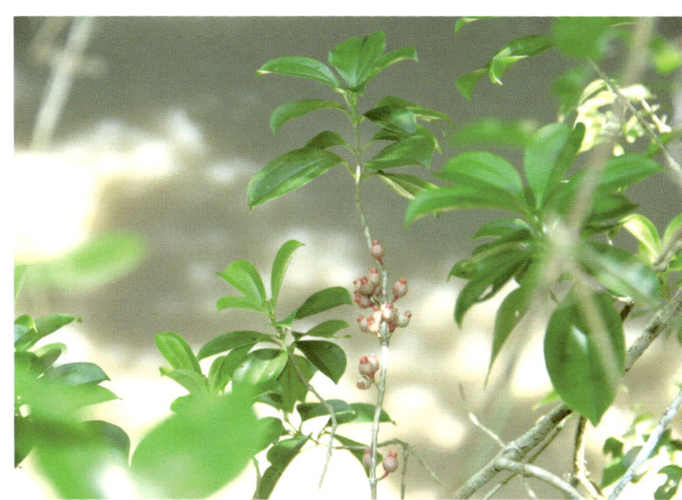

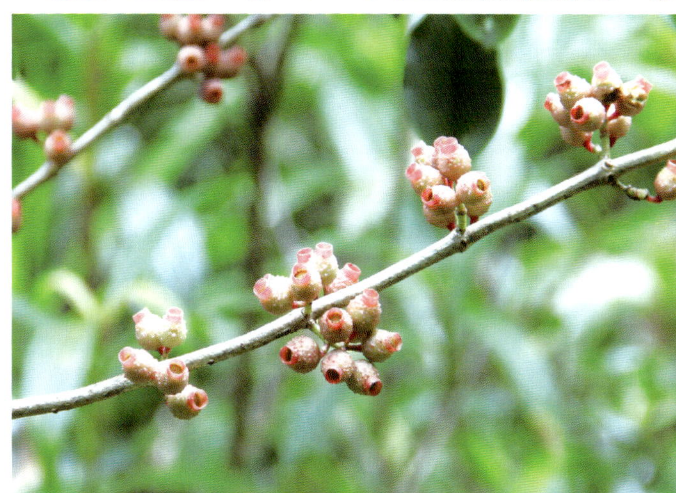

| 分布区域 |

产于海南三亚、东方、五指山、保亭、陵水、万宁、琼中、儋州。

| 资　　源 |

生于低海拔至中海拔的林中，常见。

| 采收加工 |

全年均可采收，鲜用或晒干。

| 功能主治 |

收载于《中国民族药志》(第一卷) 622 页。叶：药用。

野牡丹科 Melastomataceae 野牡丹属 *Melastoma*

野牡丹

Melastoma candidum D. Don

| 中 药 名 | 野牡丹（药用部位：根、叶）

| 植物形态 | 灌木，分枝多；茎钝四棱形，密被紧贴的鳞片状糙伏毛，毛扁平、边缘流苏状。叶片坚纸质，卵形，长 4~10cm，宽 2~6cm，全缘，基出脉 7，两面被糙伏毛及短柔毛；叶柄长 5~15mm，密被鳞片状糙伏毛。伞房花序生于分枝先端，近头状，有花 3~5，稀单生，基部具叶状总苞 2；苞片披针形，密被鳞片状糙伏毛；花梗长 3~20mm，密被鳞片状糙伏毛；花萼长约 2.2cm，密被鳞片状糙伏毛及长柔毛，裂片卵形，与萼管等长，先端渐尖，具细尖头，两面均被毛；花瓣玫瑰红色，倒卵形，长 3~4cm，先端圆形，密被缘毛；雄蕊长者药隔基部伸长，弯曲，末端 2 深裂，短者药隔不伸延，药室基部具 1 对小瘤；子房半下位，密被糙伏毛，先端具 1 圈刚毛。蒴果坛

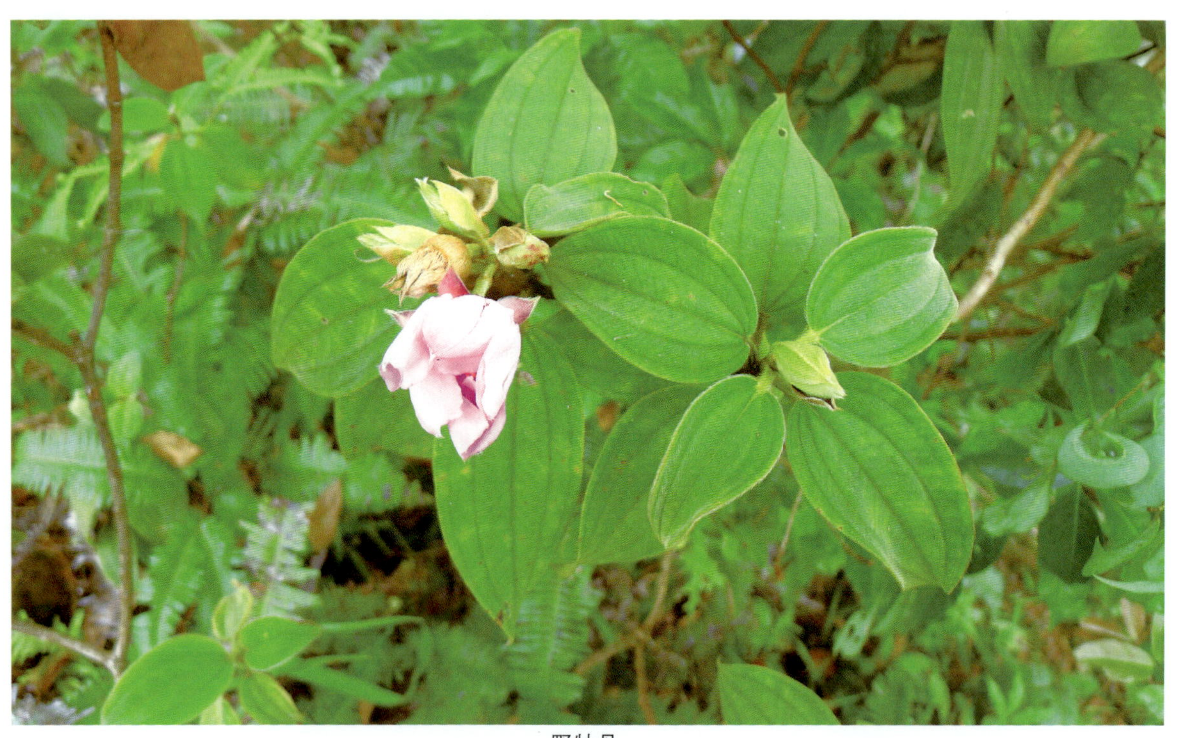

野牡丹

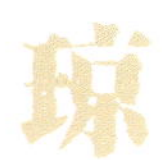

状球形，与宿存萼贴生，长 1~1.5cm，直径 8~12mm，密被鳞片状糙伏毛；种子镶于肉质胎座内。花期 5~7 月，果期 10~12 月。

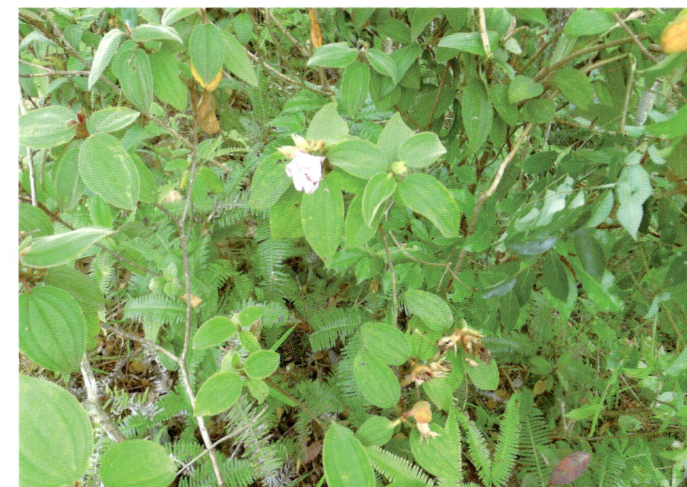

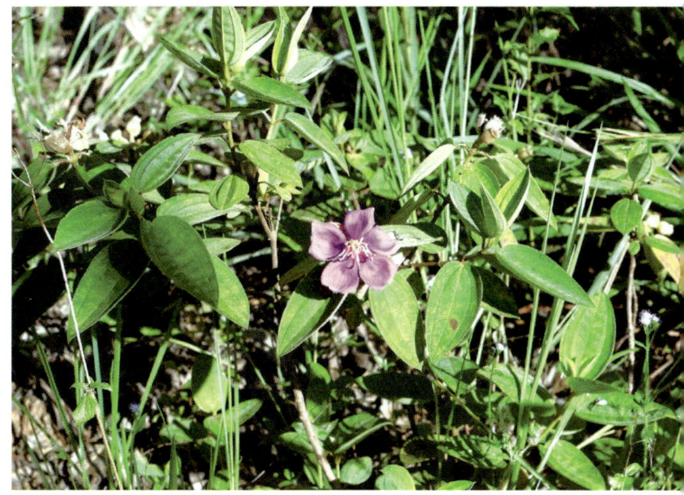

分布区域

产于海南三亚、乐东、昌江、白沙、五指山、保亭、陵水、万宁、琼中、儋州、澄迈、屯昌、琼海、文昌。亦分布于中国华南其他区域、西南，以及湖南、江西、福建、台湾、浙江等地。越南、老挝、缅甸、柬埔寨、泰国、马来西亚、菲律宾、尼泊尔、印度、日本及太平洋岛屿也有分布。

资　源

生于松林、灌丛、荒野、山谷、疏林下，十分常见。

采收加工

根：全年均可采挖，洗净，切片，晒干。叶：于 6~7 月采收，鲜用或晒干。

功能主治

味酸、涩，性平。清热利湿，消肿止痛，散瘀止血。用于消化不良、肠炎、泄泻、痢疾、衄血、便血、脱疽、血栓闭塞性脉管炎。叶：外用于跌打损伤、外伤出血。

野牡丹科 Melastomataceae 野牡丹属 *Melastoma*

展毛野牡丹 *Melastoma normale* D. Don

中药名 大金香炉（药用部位：根、叶）

植物形态 灌木；茎分枝多，密被平展的长粗毛及短柔毛，毛常为褐紫色，长不过 3mm。叶片坚纸质，卵形至椭圆形，先端渐尖，基部圆形，长 4~10.5cm，宽 1.4~3.5cm，全缘，基出脉 5，叶面密被糙伏毛；叶柄长 5~10mm，密被糙伏毛。伞房花序生于分枝先端，具花 3~7，基部具叶状总苞片 2；苞片披针形至钻形，长 2~5mm，密被糙伏毛；花梗长 2~5mm，密被糙伏毛，毛扁平，边缘流苏状，裂片披针形，先端渐尖，里面上部、外面及边缘具鳞片状糙伏毛及短柔毛，裂片间具 1 小裂片；花瓣紫红色，倒卵形，长约 2.7cm，先端圆形，仅具缘毛；雄蕊长者药隔基部伸长，末端 2 裂，常弯曲，短者药隔不伸长，花药基部两侧各具 1 小瘤，子房半下位，密被糙伏毛，先端具 1 圈密

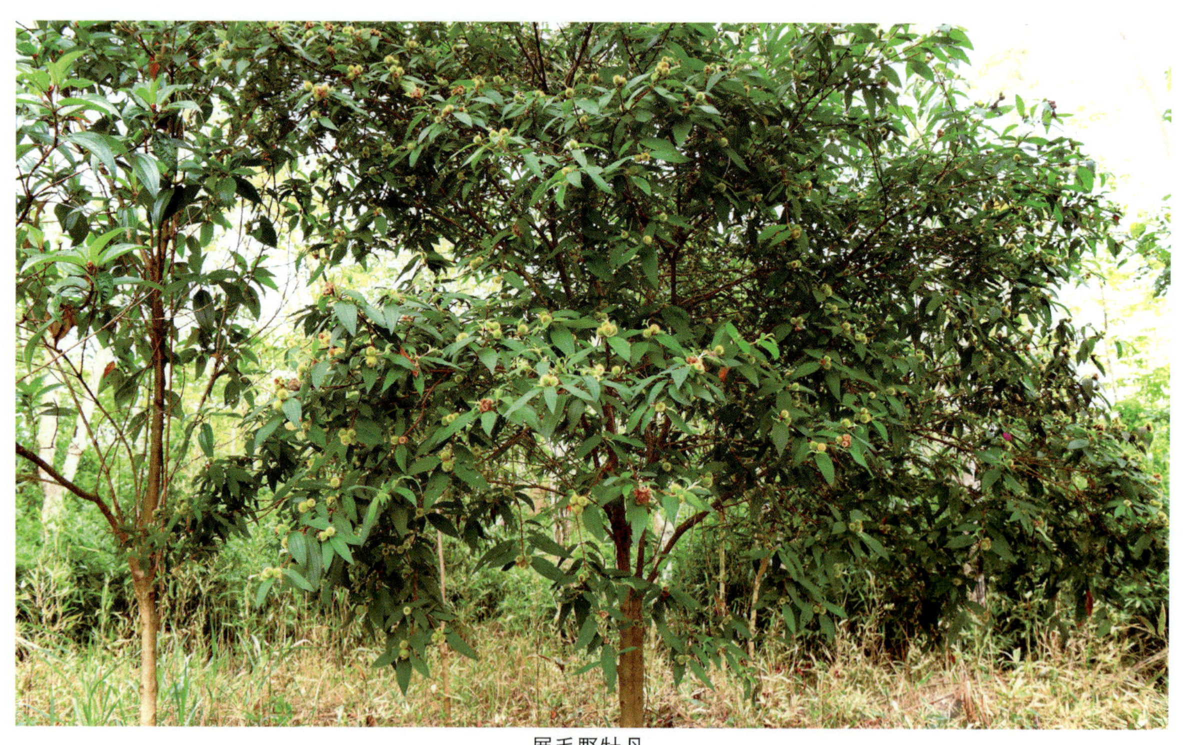

展毛野牡丹

刚毛。蒴果坛状球形，先端平截，宿存萼与果贴生，长6~8mm，直径5~7mm，密被鳞片状糙伏毛。

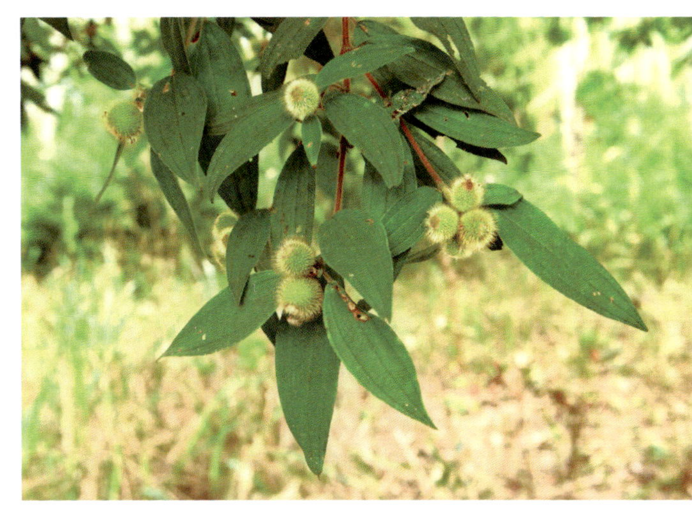

| 分布区域 | 产于海南五指山、保亭、琼海、陵水。亦分布于中国西南部、南部至东南部。缅甸、菲律宾、马来西亚、尼泊尔及印度也有分布。

| 资　　源 | 生于开朗山坡灌丛中或疏林下，少见。

| 采收加工 | 根：全年均可采挖，洗净，切片，晒干。叶：于6~7月采收，鲜用或晒干。

| 药材性状 | 本品为不规则的块片，大小厚薄不一，外皮浅棕红色或棕褐色，平坦，有纵沟纹。皮薄，厚0.5~2mm，易脱落，脱落处呈浅棕色，有细密弯曲的纵纹。质硬而致密，不易折断，断面浅黄棕色或浅棕色，中部颜色较深。气微，味涩。

| 功能主治 | 味苦、涩，性凉。清热解毒，收敛利湿，消肿止痛，散瘀止血。用于消化不良、泄泻、痢疾、肝炎、衄血、便血、崩漏、带下、脱疽、跌打损伤、内外伤出血。

| 附　　注 | 在FOC中，本种被归为野牡丹 *Melastoma candidum* D. Don。

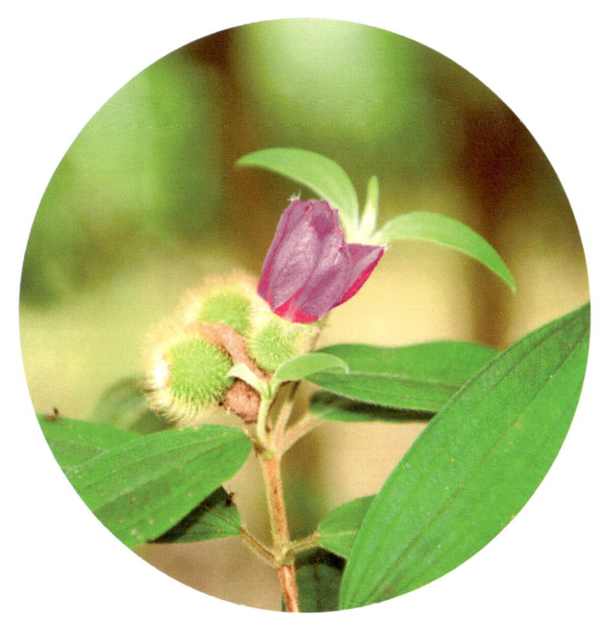

野牡丹科 Melastomataceae 野牡丹属 *Melastoma*

紫毛野牡丹 *Melastoma penicillatum* Naud.

中药名 紫毛野牡丹（药用部位：根、叶）

植物形态 灌木，高达1m；茎、小枝、花梗、花萼及叶柄均密被外反的淡紫色长粗毛，毛基部略膨大。叶片坚纸质或略厚，卵状长圆形至椭圆形，先端急尖或渐尖，基部圆形或微心形，长7~14cm，宽2.5~6cm，全缘，具缘毛，基出脉5，叶面被紧贴的糙伏毛，毛基部隐藏于表皮下，基出脉下凹，侧脉不明显，背面被糙伏毛，基出脉及侧脉均隆起，侧脉互相平行；叶柄长1~3cm。伞房花序，轴极短或几无，有花3~5，基部具总苞2，披针形，外面密被糙伏毛，里面仅上半部被糙伏毛，花梗长约1cm，花萼管长约1cm，裂片线状披针形，长12~14mm，裂片间具钻形小裂片，裂片被长粗毛，顶部具1束髯毛，花后长粗毛和髯毛均与花瓣同时脱落；花瓣紫红色，菱状倒卵形，

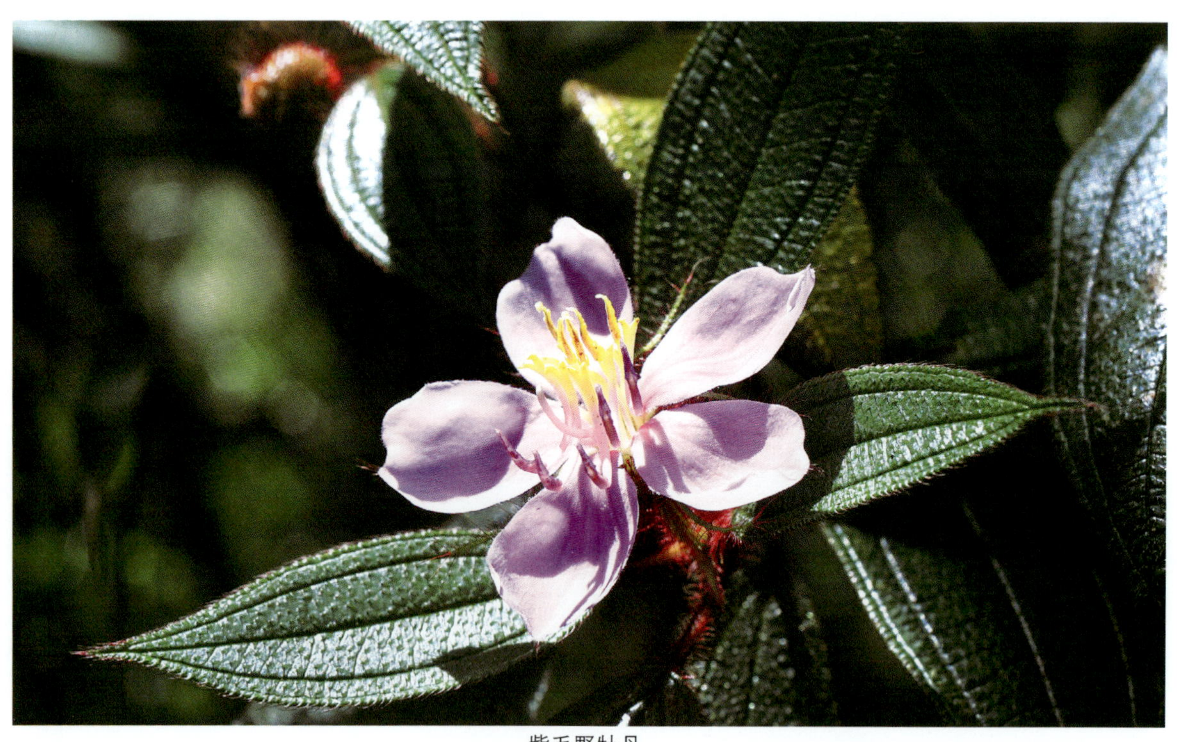

紫毛野牡丹

上部偏斜，长约 2.5cm，宽约 1.8cm；雄蕊未详，子房先端被毛。蒴果坛状球形，长 1~1.3cm，直径 0.8~1.2cm；宿存萼近先端缢缩成短颈，被平展的疏长硬毛，紫红色或紫色。花期 3~4 月，果期 11 月至翌年 1 月。

| 分布区域 | 产于海南昌江、白沙、东方、琼中、乐东、保亭、三亚。菲律宾也有分布。

| 资　　源 | 生于海拔 400~1300m 的密林中。

| 采收加工 | 根：全年均可采挖，洗净，切片，晒干。叶：于 6~7 月采收，鲜用或晒干。

| 功能主治 | 同属植物的根和叶多有清热解毒、收敛利湿、消肿止痛、散瘀止血等功能。但本种的药效作用少有报道，有待进一步研究。

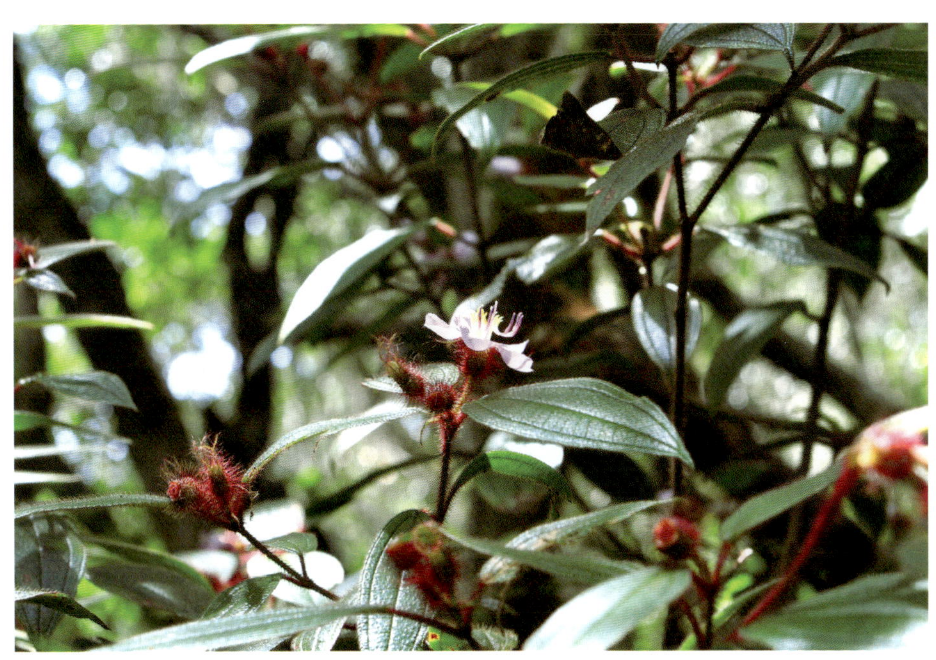

野牡丹科 Melastomataceae 野牡丹属 *Melastoma*

细叶野牡丹 *Melastoma intermedium* Dunn

中药名 细叶野牡丹（药用部位：全株）

植物形态 小灌木和灌木，直立或匍匐上升，高 30~60cm，分枝多，披散，被紧贴的糙伏毛。叶片坚纸质或略厚，椭圆形或长圆状椭圆形，先端广急尖或钝，基部广楔形或近圆形，长 2~4cm，宽 8~20mm，全缘，具糙伏毛状缘毛，基出脉 5，叶面密被糙伏毛，毛隐藏于表皮下，仅尖端露出，有时夹有微柔毛，基出脉下凹，背面沿脉上被糙伏毛，有时其余被微柔毛，侧脉互相平行；叶柄长 3~6mm，被糙伏毛。伞房花序，顶生，有花（1~）3~5，基部有叶状总苞 2，常较叶小；花梗长 3~5mm，密被糙伏毛，苞片 2，披针形，长 5~10mm，宽 2~4mm，被糙伏毛；花萼管长约 7mm，直径约 5mm，密被略扁的糙伏毛，毛有时具极少分枝，裂片披针形，长约 7mm，外面被糙

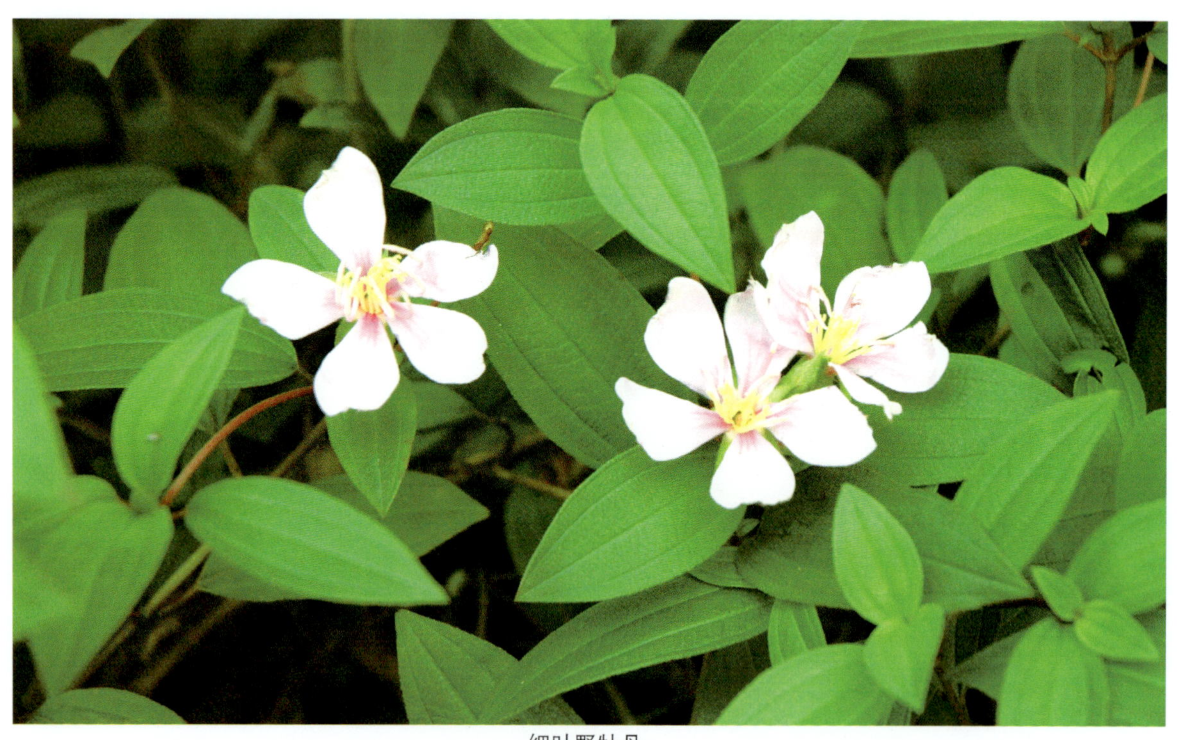

细叶野牡丹

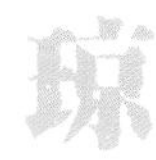

伏毛，里面无毛，具缘毛，裂片间具 1 小裂片，棒状，较裂片短；花瓣玫瑰红色至紫色，菱状倒卵形，上部略偏斜，长 2~2.5cm，宽约 1.5cm，先端微凹，具 1 束刺毛，被疏缘毛；雄蕊长者药隔基部伸长，弯曲，末端具 2 小瘤，花丝较伸长的药隔略短，雄蕊短者药隔不伸延，花药基部具 2 小瘤；子房半下位，先端被刚毛。果实坛状球形，平截，先端略缢缩成颈，肉质，不开裂，长约 8mm，直径约 1cm；宿存萼密被糙伏毛。花期 7~9 月，果期 10~12 月。

| **分布区域** | 产于海南东方、三亚、陵水、万宁。中国台湾亦有分布。

| **资　　源** | 生于海拔 1300m 以下的旷野。

| **采收加工** | 春、夏季开花时采收全株。

| **功能主治** | 解毒止痢。用于痢疾、口腔炎、口腔破溃；外用于毒蛇咬伤。

野牡丹科 Melastomataceae 野牡丹属 *Melastoma*

毛 菍 *Melastoma sanguineum* Sims

中药名 毛稔（药用部位：根、叶）

植物形态 大灌木，茎、小枝、叶柄、花梗及花萼均被平展的长粗毛，毛基部膨大。叶片坚纸质，卵状披针形至披针形，长 8~15cm，宽 2.5~5cm，全缘，基出脉 5，两面被隐藏于表皮下的糙伏毛，通常仅毛尖端露出；叶柄长 1.5~2.5cm。伞房花序，顶生，常仅有花 1，有时 3；苞片戟形，膜质，背面被短糙伏毛，具缘毛；花梗长约 5mm，花萼管长 1~2cm，直径 1~2cm，有时毛外反，裂片 5，三角形至三角状披针形，较萼管略短，脊上被糙伏毛，裂片间具线形小裂片，通常较裂片略短，花瓣 5，粉红色，广倒卵形，长 3~5cm，宽 2~2.2cm；雄蕊长者药隔基部伸延，末端 2 裂，花丝较伸长的药隔略短，雄蕊短者药隔不伸延，花药长 9mm，基部具 2 小瘤；子房密被刚毛。果实杯状球

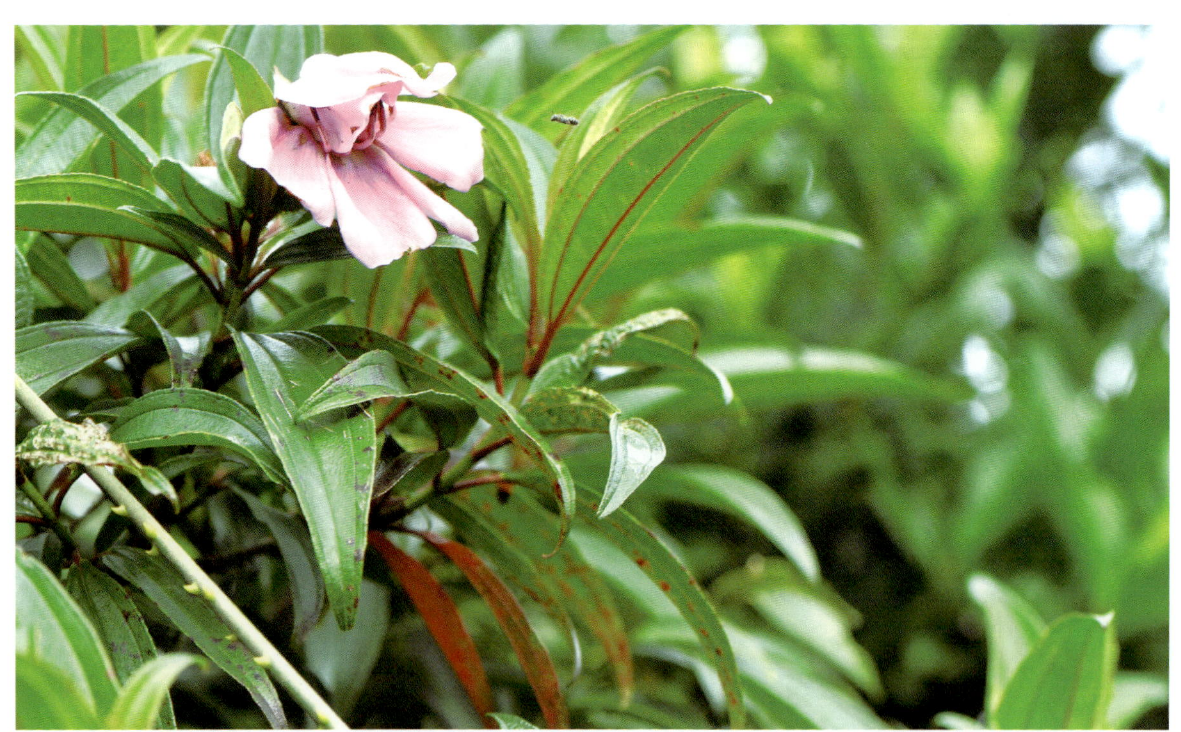

毛菍

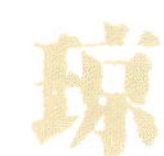

形，胎座肉质，为宿存萼所包；宿存萼密被红色长硬毛，长 1.5~2.2cm，直径 1.5~2cm。花果期几全年，通常在 8~10 月。

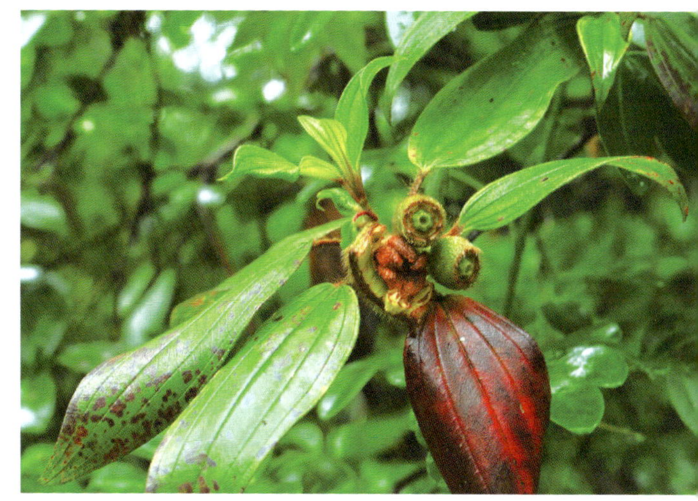

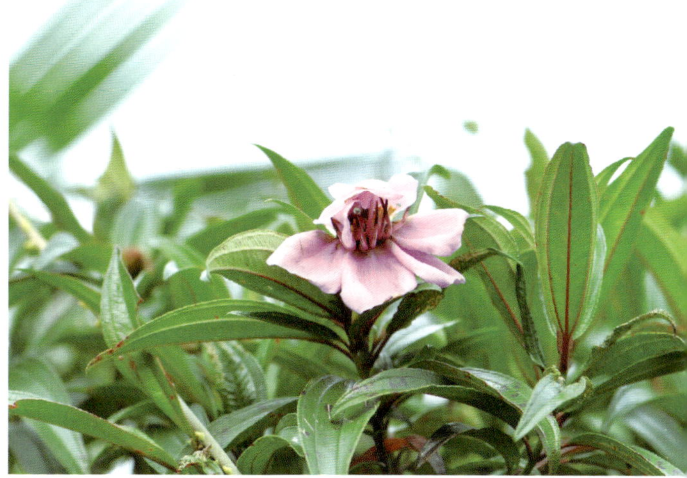

| 分布区域 |

产于海南三亚、乐东、东方、昌江、白沙、五指山、保亭、万宁、琼中、儋州、澄迈、定安、琼海。亦分布于中国华南其他区域，以及福建。印度、马来西亚、印度尼西亚也有分布。

| 资　　源 |

生于海拔 400m 以下的草丛或矮灌丛中，十分常见。

| 采收加工 |

根：冬季采挖，洗净，切片，晒干。叶：夏季采收，鲜用。

| 功能主治 |

味苦、涩，性凉；归脾、肝经。止血，止痢。用于便血、月经过多、泄泻、创伤出血。

野牡丹科 Melastomataceae 谷木属 *Memecylon*

谷木 *Memecylon ligustrifolium* Champ.

中药名 谷木（药用部位：枝叶）

植物形态 大灌木或小乔木，分枝多。叶片革质，椭圆形至卵形，长5.5~8cm，宽2.5~3.5cm，全缘，两面无毛，粗糙；叶柄长3~5mm。聚伞花序，腋生或生于落叶的叶腋，长约1cm，总梗长约3mm；苞片卵形，长约1mm；花梗长1~2mm，基部及节上具髯毛；花萼半球形，长1.5~3mm，边缘浅波状4齿；花瓣白色、淡黄绿色或紫色，半圆形，长约3mm，宽约4mm，边缘薄；雄蕊蓝色，长约4.5mm；子房先端平截。浆果状核果球形，直径约1cm，密布小瘤状突起，先端具环状宿存萼檐。花期5~8月，果期12月至翌年2月。

分布区域 产于海南三亚、乐东、东方、昌江、白沙、五指山、陵水、万宁、琼中、定安。亦分布于中国华南其他区域，以及福建、云南等地。

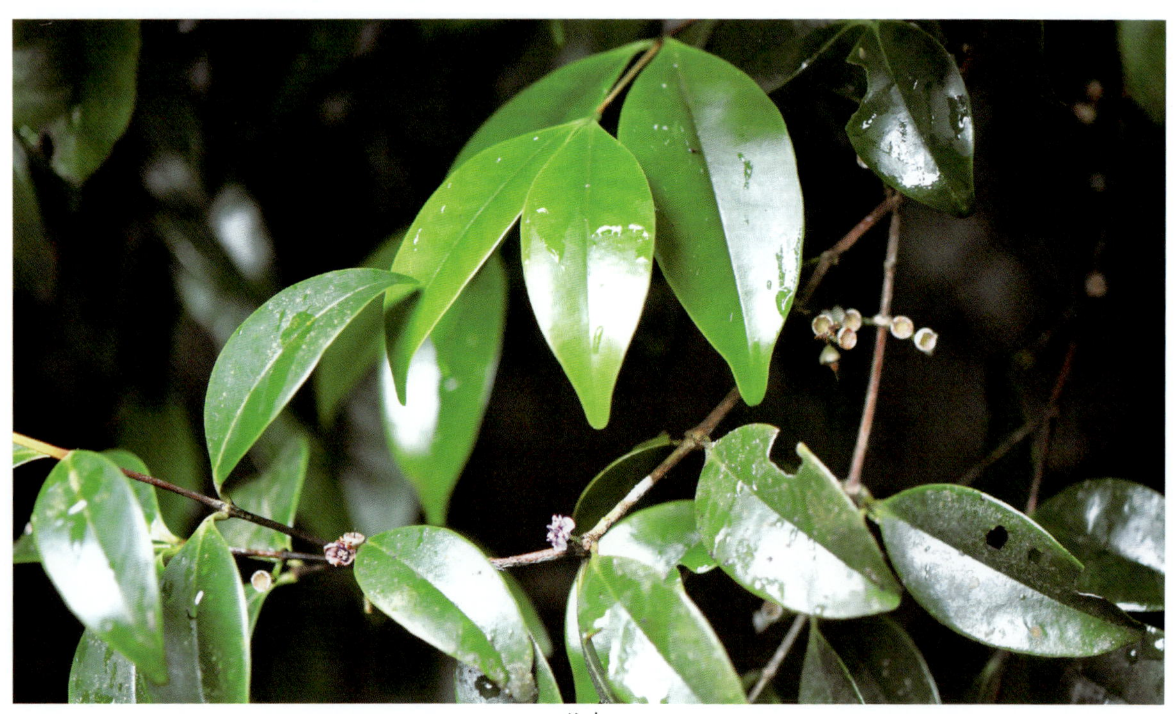

谷木

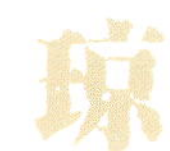

|资　　源| 生于海拔150~1500m的密林下，十分常见。

|采收加工| 全年均可采，晒干或鲜用。

|功能主治| 味苦、微辛，性平。活血祛瘀，止痛。用于跌打损伤、腰背疼痛。

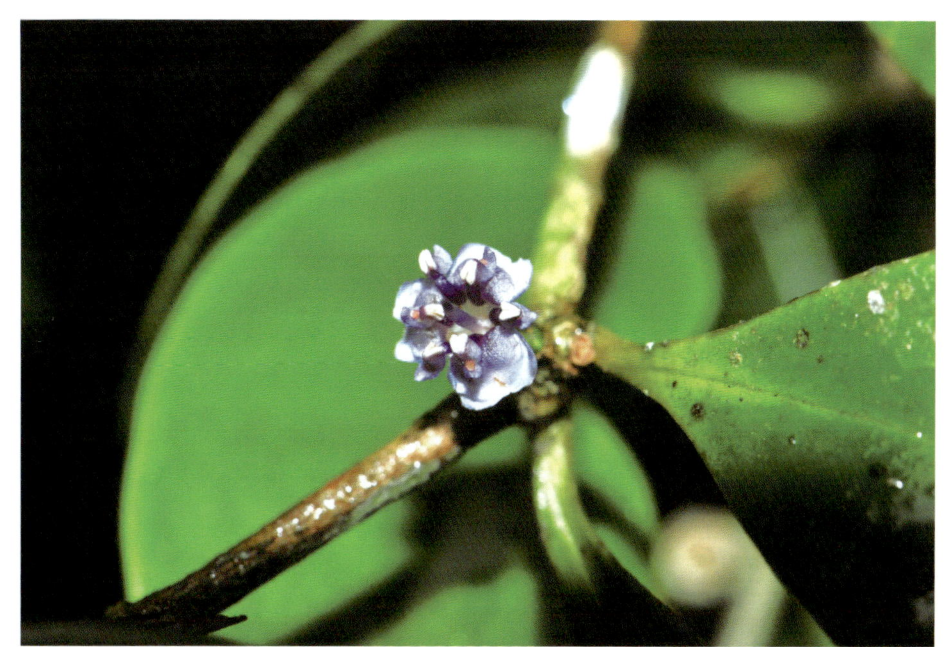

野牡丹科 Melastomataceae 谷木属 *Memecylon*

黑叶谷木 *Memecylon nigrescens* Hook. & Arn.

|中药名| 黑叶谷木（药用部位：枝叶）

|植物形态| 灌木或小乔木，小枝圆柱形，无毛，分枝多，树皮灰褐色。叶片坚纸质，椭圆形，长3~6.5cm，宽1.5~3cm，全缘，两面无毛；叶柄长2~3mm。聚伞花序极短，近头状，有二至三回分枝，长小于1cm，总梗极短，多花；苞片极小，花梗长约0.5mm，无毛；花萼浅杯形，先端平截，长约1.5mm，直径约2mm，无毛，具4个浅波状齿；花瓣蓝色或白色，广披针形，先端渐尖，边缘具不规则裂齿1~2，长约2mm，宽约1mm，基部具短爪；雄蕊长约2mm，脊上无环状体；花丝长约1.5mm。浆果状核果球形，直径6~7mm，干后黑色，先端具环状宿存萼檐。花期5~6月，果期12月至翌年2月。

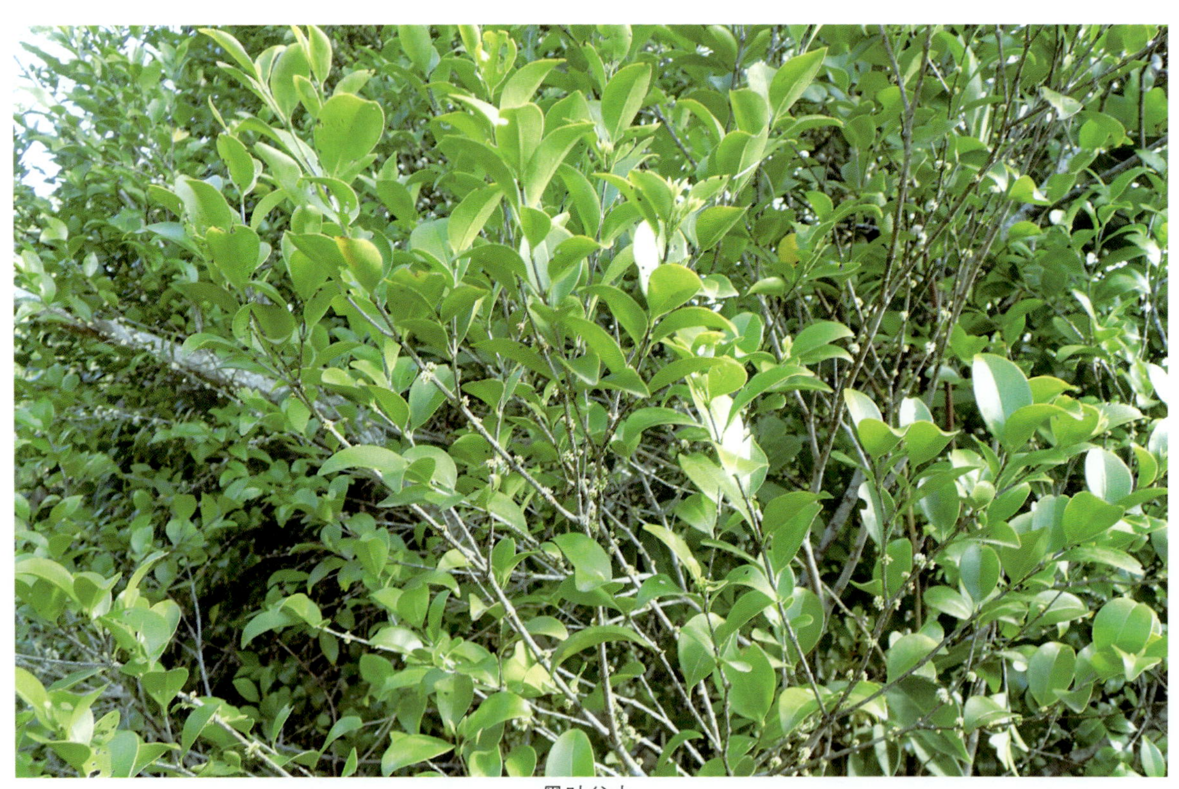

黑叶谷木

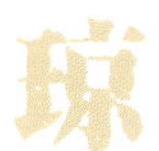

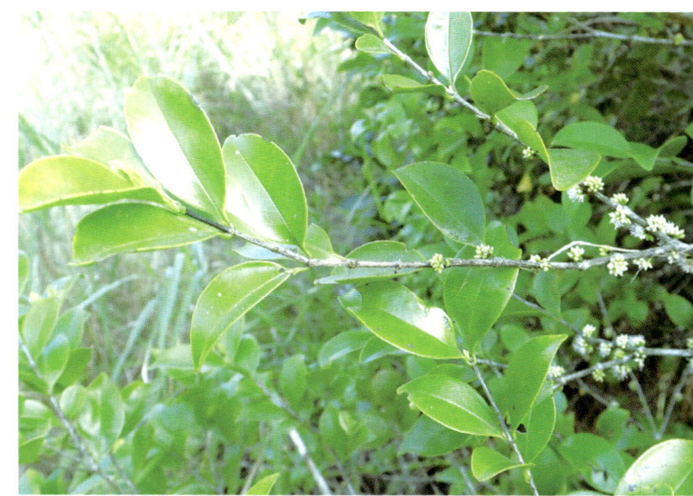

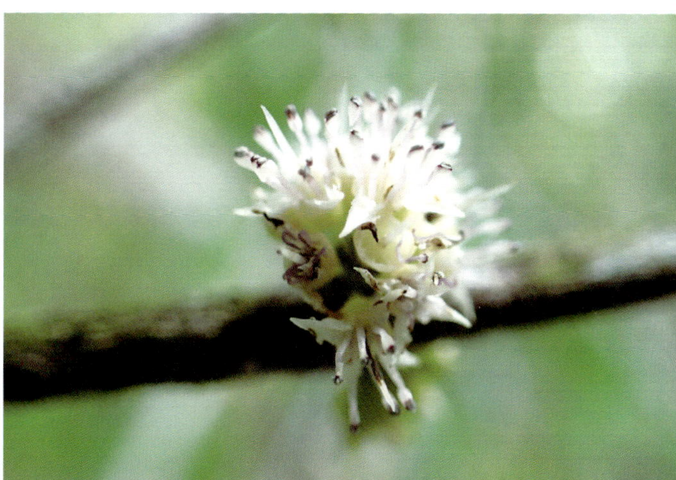

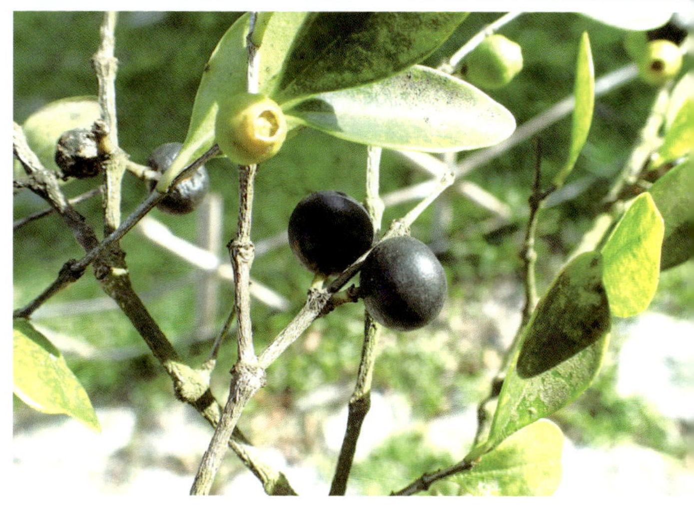

| 分布区域 |

产于海南三亚、乐东、东方、昌江、五指山、陵水、万宁、屯昌、文昌、儋州。亦分布于中国广东。

| 资　　源 |

生于海拔 450~1700m 的山坡疏密林或灌丛中，常见。

| 采收加工 |

全年均可采，晒干或鲜用。

| 功能主治 |

同属植物谷木的枝叶可活血祛瘀、止痛，本种或许有类似作用，其功能有待进一步研究。

野牡丹科 Melastomataceae 谷木属 *Memecylon*

棱果谷木 *Memecylon octocostatum* Merr. & Chun

中药名 棱果谷木（药用部位：枝叶）

植物形态 灌木，分枝多，树皮灰褐色；小枝四棱形，棱上略具狭翅，以后渐钝。叶片坚纸质，椭圆形，先端具小尖头，长1.5~3.5cm，宽7~18mm，全缘，两面无毛；叶柄长1~2mm。聚伞花序，腋生，极短，长6~8mm，花少，无毛，总梗长2~4mm，苞片钻形，长约1mm；花梗长1~2mm，无毛；花萼钟状杯形，四棱形，长2~2.8mm，无毛，裂片三角形或卵状三角形，长约0.8mm；花瓣淡紫色，卵形，近基部具不规则的小齿，长约3mm，宽约1.5mm；雄蕊2.5~3mm，脊上具1环状体；花丝长约2.5mm。果实扁球形，直径约7mm，有8条隆起且极明显的纵肋，肋粗达1mm，先端冠以明显的宿存萼檐。花期5~6月或11月，果期11月至翌年1月。

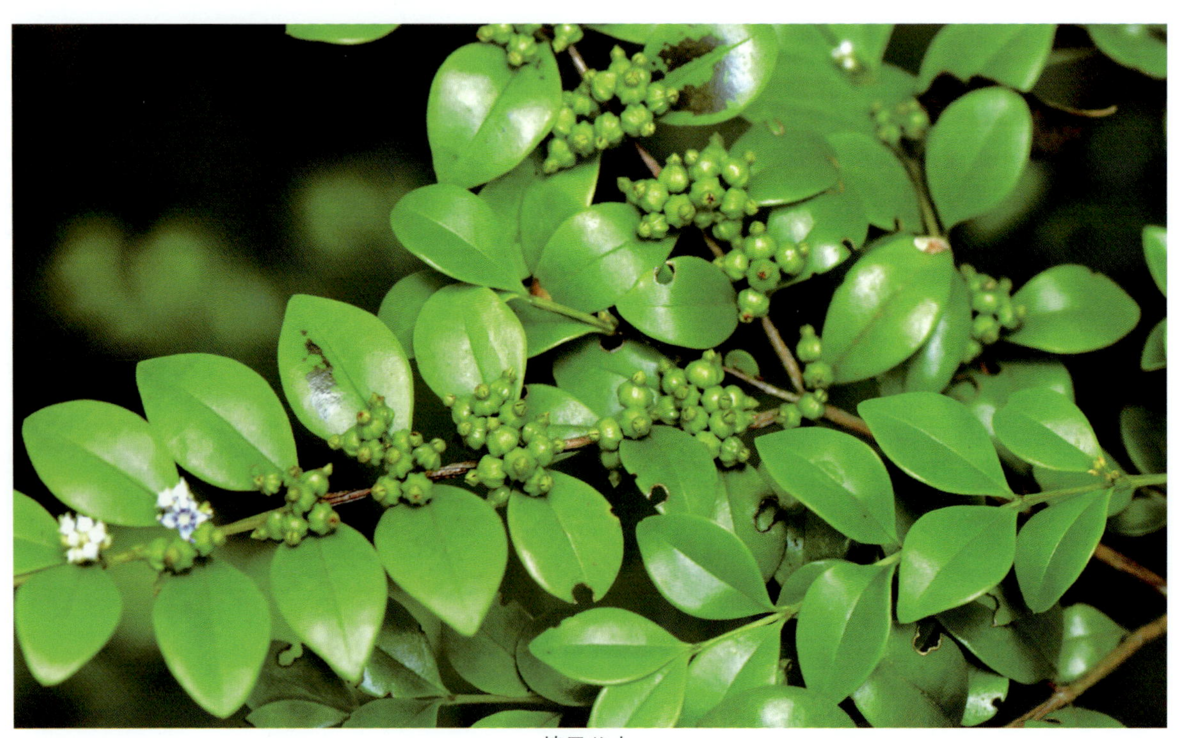

棱果谷木

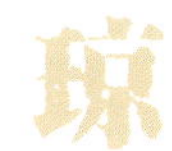

| **分布区域** | 产于海南三亚、东方、昌江、五指山、万宁、琼中、海口。亦分布于中国广东。

| **资　　源** | 生于低海拔的山谷、山坡疏密林中，常见。

| **采收加工** | 全年均可采，晒干或鲜用。

| **功能主治** | 同属植物谷木的枝叶可活血祛瘀、止痛，本种或许有类似作用，其功能有待进一步研究。

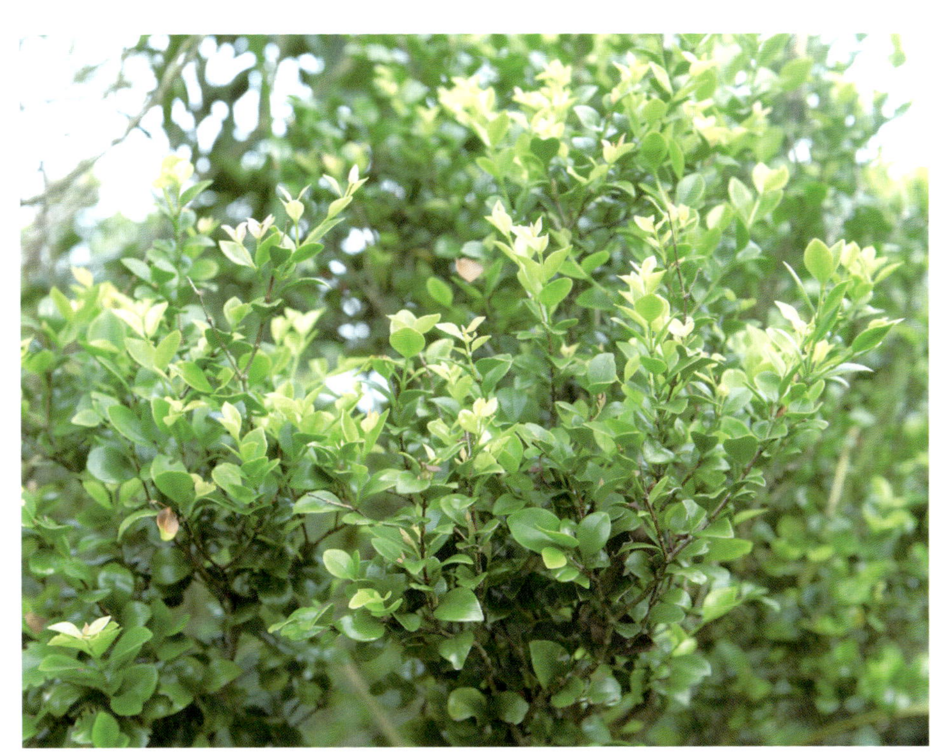

野牡丹科 Melastomataceae 谷木属 *Memecylon*

细叶谷木 *Memecylon scutellatum* (Lour.) Hook. et Arn

| 中 药 名 | 细叶谷木（药用部位：叶）

| 植物形态 | 灌木，稀为小乔木，树皮灰色，分枝多。叶片革质，椭圆形至卵状披针形，先端钝，圆形或微凹，基部广楔形，长 2~5cm，宽 1~3cm，两面密布小突起，粗糙，无光泽，无毛，全缘，边缘反卷。叶柄长 3~5mm。聚伞花序腋生，长约 8mm 或略短，花梗基部常具刺毛；花梗长 1~2mm，无毛；花萼浅杯形，长约 2mm，直径约 3mm，无毛，檐部平截，微波状，具 4 点尖头；花瓣紫色或蓝色，广卵形，长约 2.5mm，宽 3mm，一侧上方具小裂片，背面具棱脊，脊具小尖头；雄蕊长约 3mm，药室脊上具 1 环状体。浆果状核果球形，直径 6~7mm，密布小疣状突起，先端具环状宿存萼檐。花期 6~8 月，果期 1~3 月。

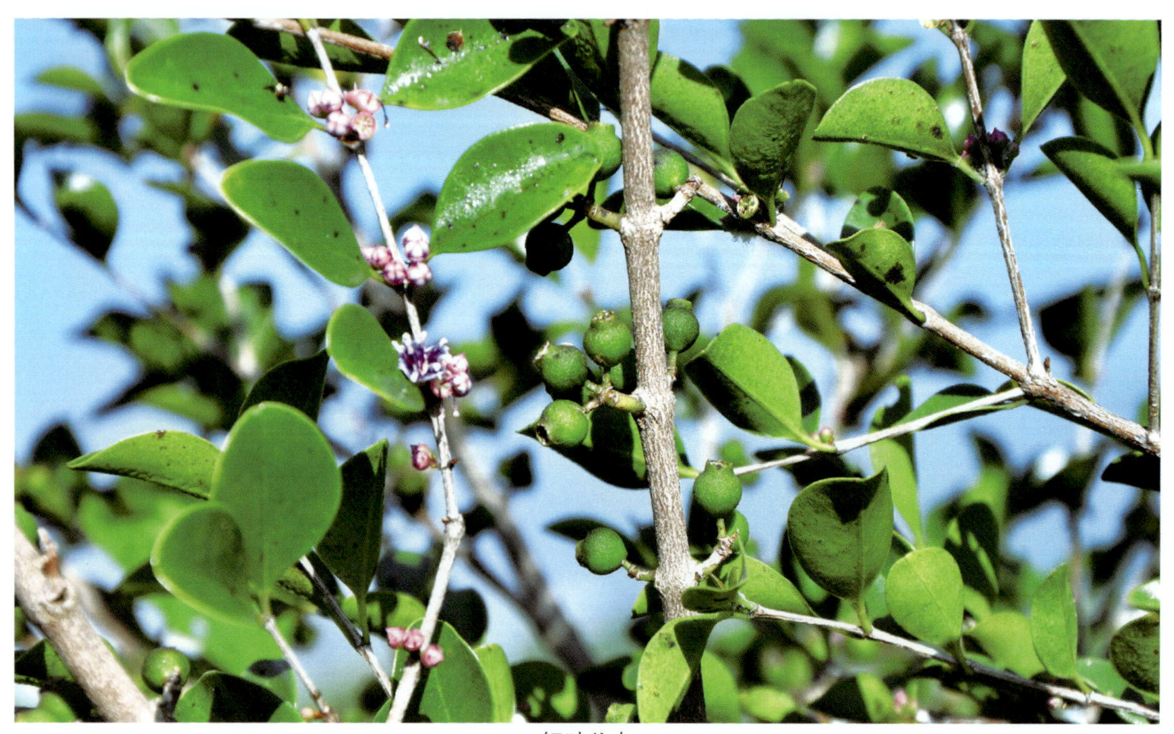

细叶谷木

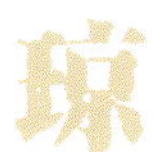

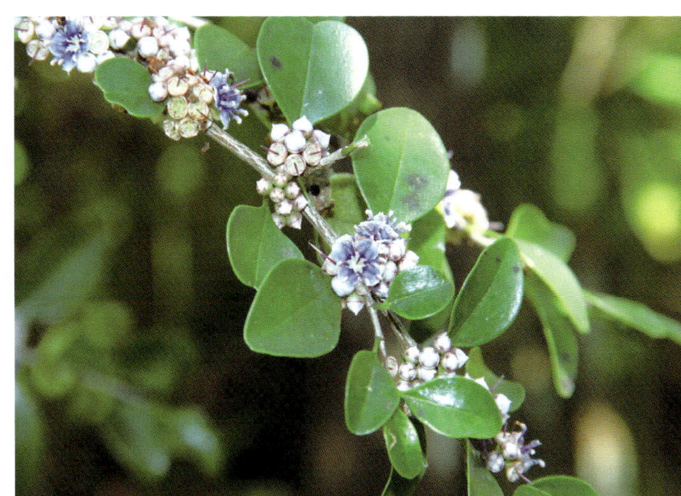

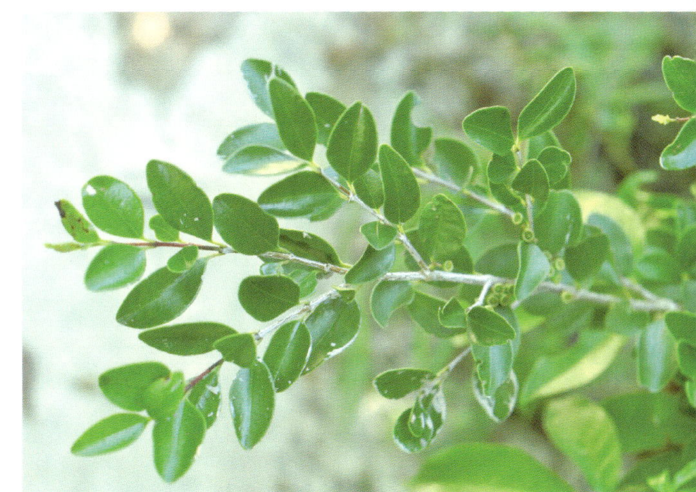

|分布区域|

产于海南三亚、乐东、昌江、白沙、五指山、保亭、万宁、琼中、儋州、澄迈、琼海。亦分布于中国华南其他区域。越南、老挝、缅甸、柬埔寨、泰国、马来西亚也有分布。

|资　　源|

生于山坡、平地或缓坡的疏密林中或灌丛中阳处及水边，常见。

|采收加工|

全年均可采，鲜用或晒干。

|功能主治|

解毒消肿。外用于疮痈肿毒、溃疡。

野牡丹科 Melastomataceae 谷木属 *Memecylon*

海南谷木 *Memecylon hainanense* Merr. et Chun

中药名 海南谷木（药用部位：叶）

植物形态 大灌木或乔木，高 3~15m；小枝圆柱形，无毛，分枝多。叶片革质或薄革质，椭圆形至长圆状椭圆形，先端短渐尖，基部楔形，长 6~8（~15）cm，宽 3~3.8（~6.5）cm，全缘，具侧脉约 9 对，两面无毛，叶面中脉下凹，侧脉不明显，背面中脉隆起，侧脉微凸，细脉不明显；叶柄长约 5mm。聚伞花序，腋生或生于落叶的叶腋，长 2~3cm，无毛，总梗长 1~2cm，略四棱形；小苞片披针形，长约 1.5mm，早落；花梗长达 2mm；花萼宽杯形，长 2~3.5mm，无毛，边缘浅波状 4 裂；花瓣白色，卵形，一侧偏斜，边缘较薄，长约 3.5mm，先端急尖，基部具爪，长约 0.5mm；雄蕊蓝色，长约 3.5mm；药室及膨大的圆锥形药隔长约 1.5mm，脊上具 1 环状体；子房下位，杯形，先端具

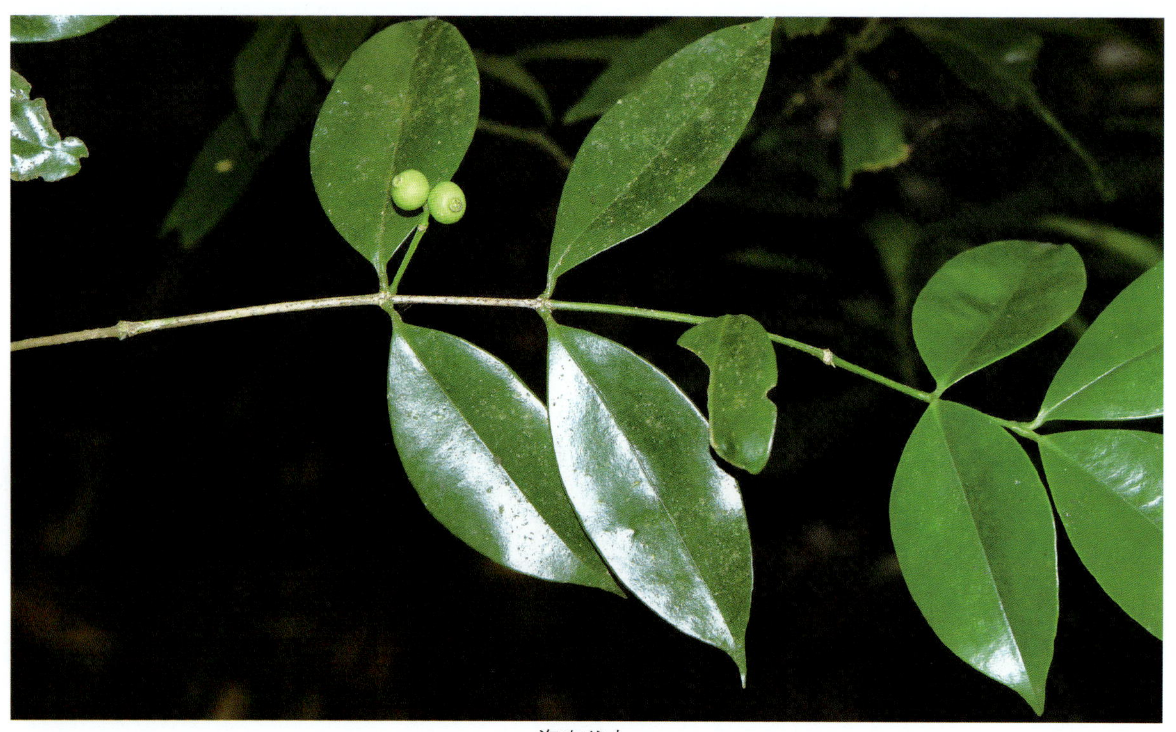

海南谷木

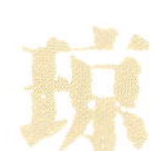

8条放射状的槽，槽边缘隆起。浆果状核果球形，直径7~9mm，密布小瘤状突起，先端具环状宿存萼檐。花期约5月，果期约2月。

|分布区域| 产于海南乐东、东方、昌江、白沙、保亭、琼中、澄迈。亦分布于中国云南。

|资　　源| 生于高海拔的山坡脚灌丛中，常见。

|采收加工| 全年均可采，鲜用或晒干。

|功能主治| 同属植物细叶谷木具有解毒消肿等作用。但是本种的功能主治鲜有报道，有待进一步研究。

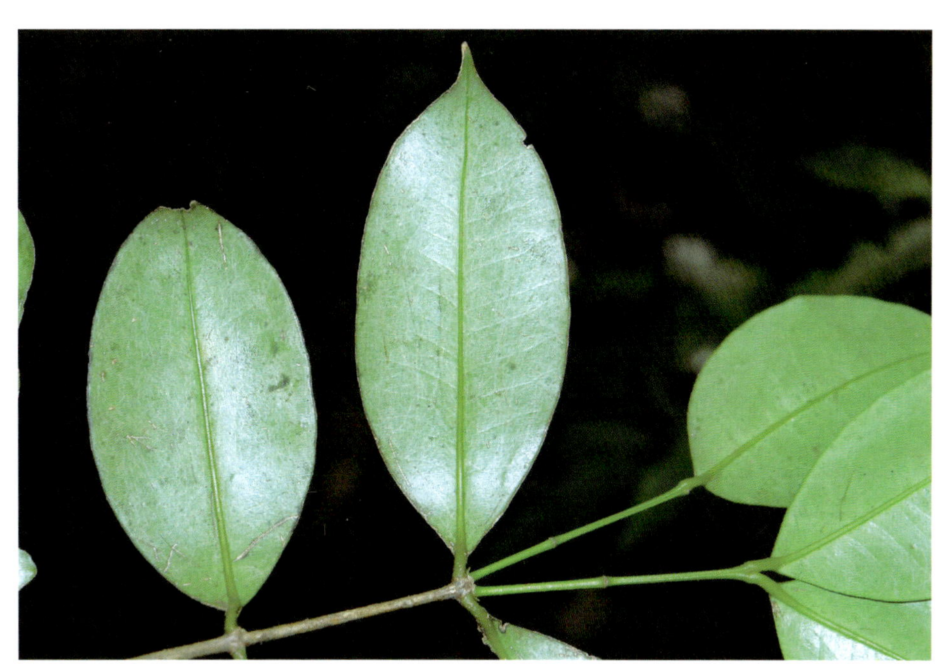

野牡丹科 Melastomataceae 金锦香属 *Osbeckia*

金锦香 *Osbeckia chinensis* L.

| 中 药 名 | 天香炉（药用部位：全草）

| 植物形态 | 直立草本或亚灌木，茎四棱形，具紧贴的糙伏毛。叶片坚纸质，线形，全缘，两面被糙伏毛，基出脉 3~5；叶柄几无，被糙伏毛。头状花序，顶生，有花 2~8，基部具叶状总苞 2~6，苞片卵形，被毛，无花梗，萼管长约 6mm，通常带红色，无毛或具 1~5 刺毛突起，裂片 4，三角状披针形，与萼管等长，具缘毛，各裂片间外缘具 1 刺毛突起，果熟时随萼片脱落；花瓣 4，淡紫红色或粉红色，倒卵形，长约 1cm，具缘毛；雄蕊常偏向一侧，花丝与花药等长，花药顶部具长喙，喙长为花药的 1/2，药隔基部微膨大，呈盘状；子房近球形，先端有刚毛 16。蒴果紫红色，卵状球形，4 纵裂，宿存萼坛状，直径约 4mm，外面无毛或具少数刺毛突起。花期 7~9 月，果期 9~11 月。

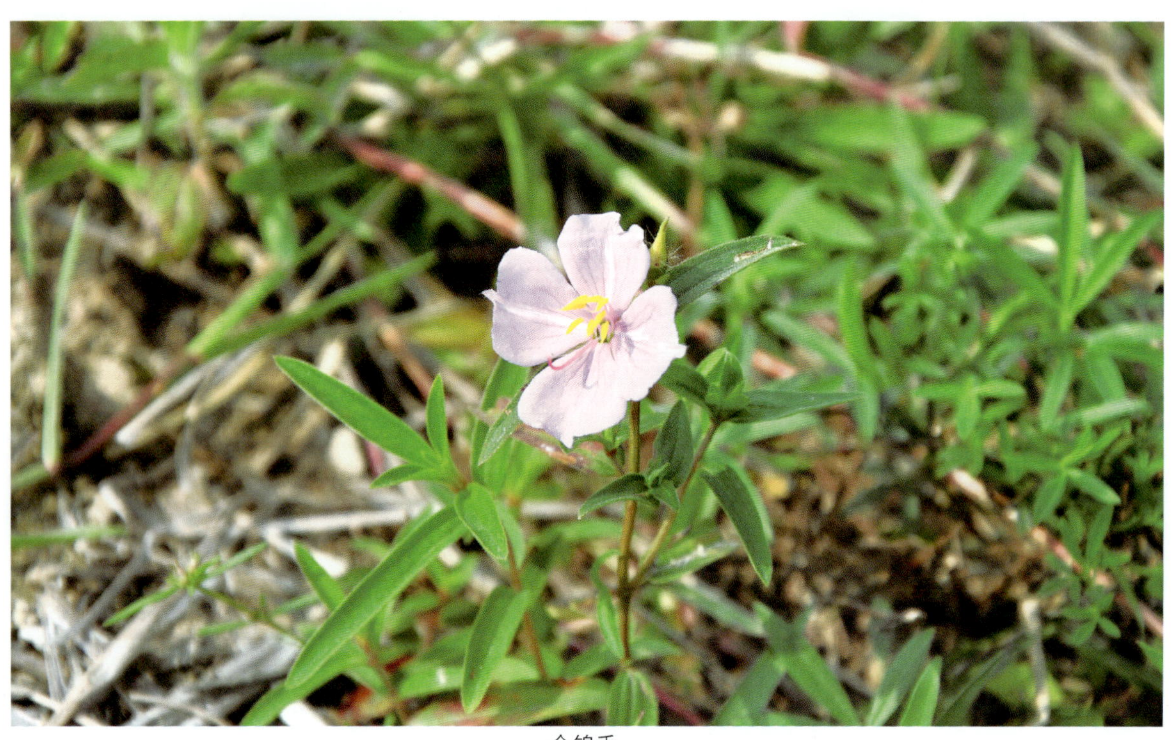

金锦香

| 分布区域 | 产于海南三亚、乐东、五指山、万宁、琼中、儋州、澄迈、屯昌。亦分布于中国广东、广西、湖南、江西、福建、台湾、浙江、江苏、安徽、湖北、贵州、四川、云南、吉林等地。越南、老挝、缅甸、柬埔寨、泰国、菲律宾、马来西亚、印度尼西亚、尼泊尔、印度、日本、澳大利亚也有分布。

| 资　　源 | 生于草坡、路旁、旷野，十分常见。

| 采收加工 | 夏、秋季采挖全草，或去掉地上部分，留根，洗净，鲜用或晒干。

| 药材性状 | 全草长约60cm。根圆柱形，灰褐色，木质较硬而脆。茎方柱形，老茎略呈圆柱形，直径2~4mm，黄绿色或紫褐色，被紧密的黄色粗伏毛，质脆易断，髓白色或中空。叶对生，有短柄，线形至线状披针形，长2~5cm，宽2~6mm，先端尖，基部钝圆，上表面黄绿色，下表面色较浅，两面均被金黄色毛；基出脉3~5，侧脉不明显。头状花序球状；萼黄棕色，花冠暗紫红色，皱缩，易脱落。蒴果钟状，具杯状宿萼，浅棕色或棕黄色，先端平截。以叶多、带果者为佳。

| 功能主治 | 味辛、淡，性平；归肺、脾、肝、大肠经。清热利湿，消肿解毒，止咳化痰。用于痢疾、肠炎、急性细菌性痢疾、阿米巴痢疾、阿米巴肝脓肿、肝痈、感冒咳嗽、咽喉肿痛、小儿支气管哮喘、肺痨、咯血、阑尾炎、肠痈、毒蛇咬伤、疔疮疖肿。

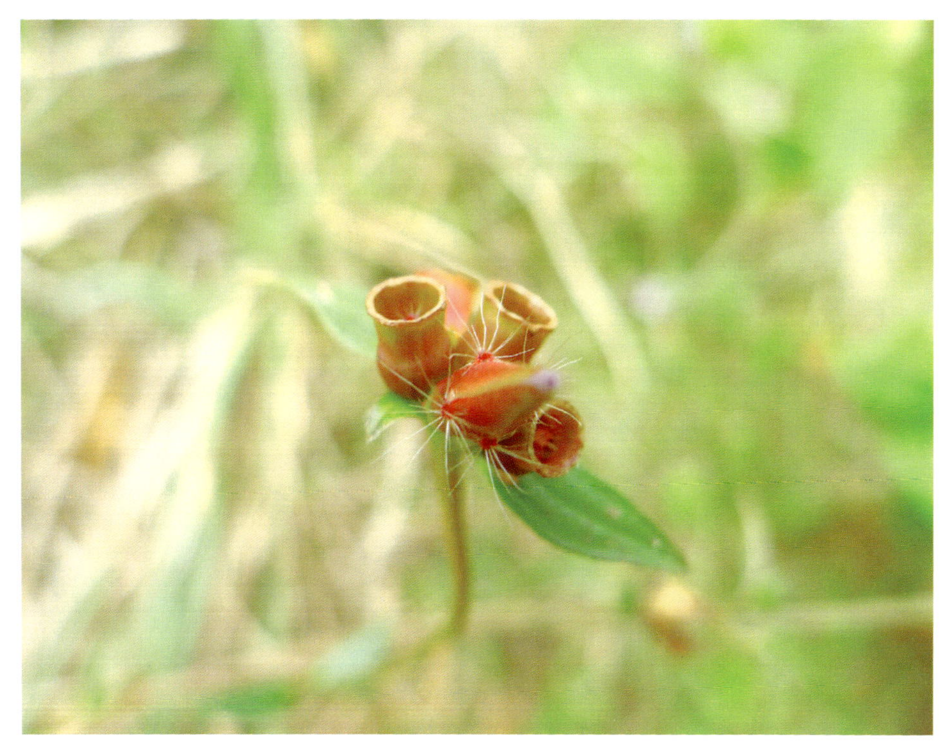

野牡丹科 Melastomataceae 锦香草属 *Phyllagathis*

海南锦香草 *Phyllagathis hainanensis* (Merr. & Chun) C. Chen

中药名 海南锦香草（药用部位：全株）

植物形态 小灌木，茎钝四棱形，分枝多；小枝四棱形，棱上有肋。叶片纸质，长圆状椭圆形至椭圆形，长3~7cm，宽1.5~3.5cm，边缘具细锯齿，基出脉5~7，叶面仅基出脉间具1行疏刺毛，背面被微柔毛，且被极疏的短刺毛；叶柄长5~20mm，被微柔毛及疏腺毛。聚伞花序紧缩呈近伞形花序，顶生，长4~5cm，总梗长2.5~3cm，与花梗、花萼均被微柔毛及腺毛；苞片长1~2mm，长圆形；花梗长6~7mm；花萼钟状漏斗形，管长约4mm，四棱形，裂片短三角形，长约1mm；花瓣粉红色至紫红色，倒卵形，上部一侧偏斜，长8~11mm，宽6~8mm；雄蕊8，等长，花药披针形，长约4mm，药隔膨大，下延成短距，前面小瘤极小，不甚明显；子房卵形，先端具冠，微四裂，

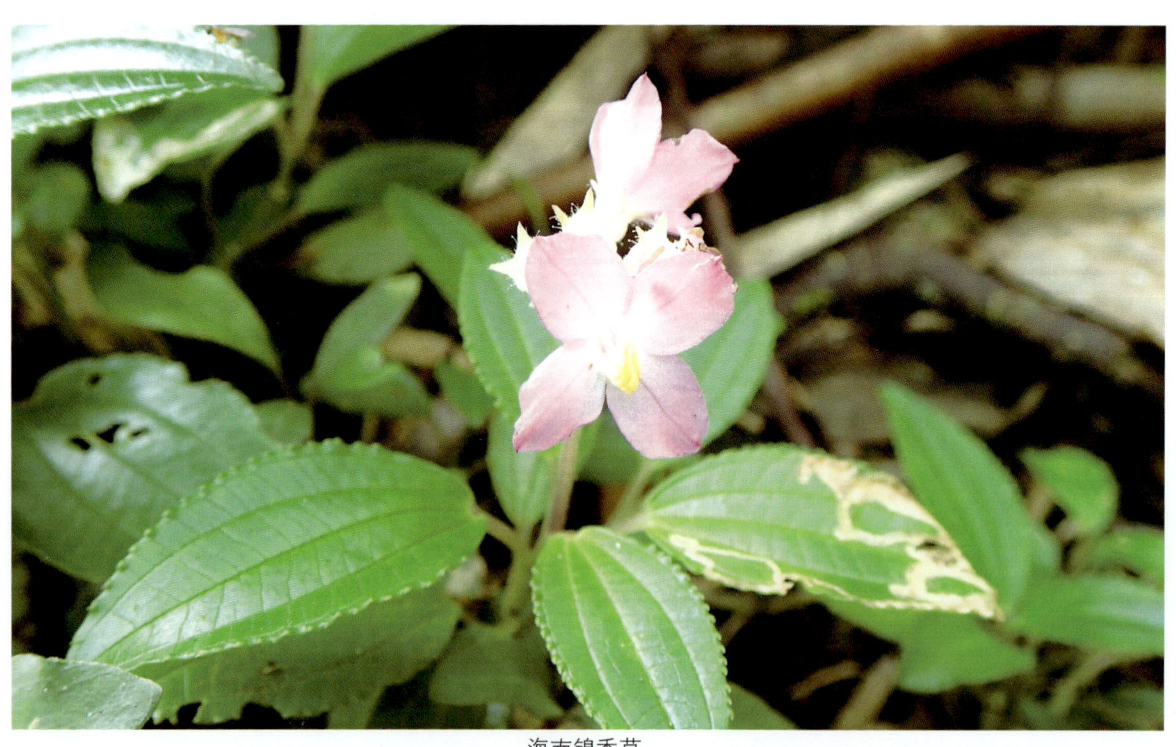

海南锦香草

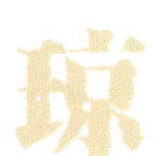

边缘具腺毛。蒴果杯形，长和直径均约 4mm，为宿存萼所包；宿存萼与果同形，较果略长，颈部微缢缩，冠以宿存萼片，被微柔毛及疏腺毛，具明显的 8 肋。花期 5~8 月，果期 8~12 月；有时 12 月也开花。

| 分布区域 | 产于海南白沙、陵水。

| 资　　源 | 生于海拔 600~800m 的山坡上、林谷中、湿地上，常见。

| 采收加工 | 全年均可采收，鲜用或晒干。

| 功能主治 | 清热利湿，消肿解毒，止咳化痰。用于痢疾、肠炎、急性细菌性痢疾、阿米巴痢疾、阿米巴肝脓肿、肝痈、感冒咳嗽、咽喉肿痛、小儿支气管哮喘、肺痨、咯血、阑尾炎、肠痈、毒蛇咬伤、疔疮疖肿。

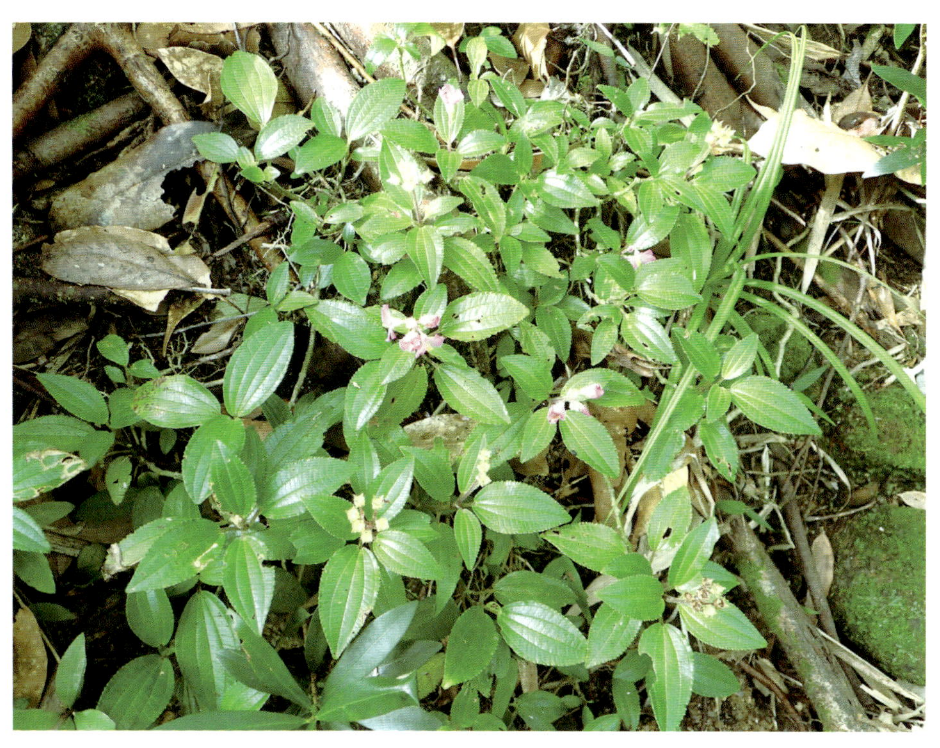

野牡丹科 Melastomataceae 锦香草属 *Phyllagathis*

短柄毛锦香草 *Phyllagathis melastomatoides* (Merr. et Chun) Ko var. *brevipes* Ko

中药名 短柄毛锦香草（药用部位：全株）

植物形态 小灌木，高约 1m；茎圆柱形，节通常膨大，分枝多，小枝毛较粗且密。叶片坚纸质或纸质，长圆形、长圆状椭圆形或长圆状卵形，先端短渐尖或渐尖，基部楔形，长 6~14cm，宽 2~6cm，边缘具细锯齿，齿尖具刺毛，基出脉 5~7，基出脉为 7 时，最外侧的 1 对极近边缘，叶面密布细泡状突起，基出脉微凹，脉间具 1 行疏刺毛，侧脉微隆起，背面基出脉、侧脉隆起，被紧贴的疏刺毛，有时细脉具极少的刺毛；叶柄长 1~5（~10）cm，密被紧贴的刺毛。聚伞花序，常 1（~3）花，生于小枝先端叶腋，总梗短，长约 2mm，与花梗、花萼均被紧贴的刺毛；苞片披针形，先端长渐尖，长约 4mm；花瓣红色或玫瑰色，倒卵形，一侧偏斜，先端圆形，上半部具腺状缘毛，长约 14mm，

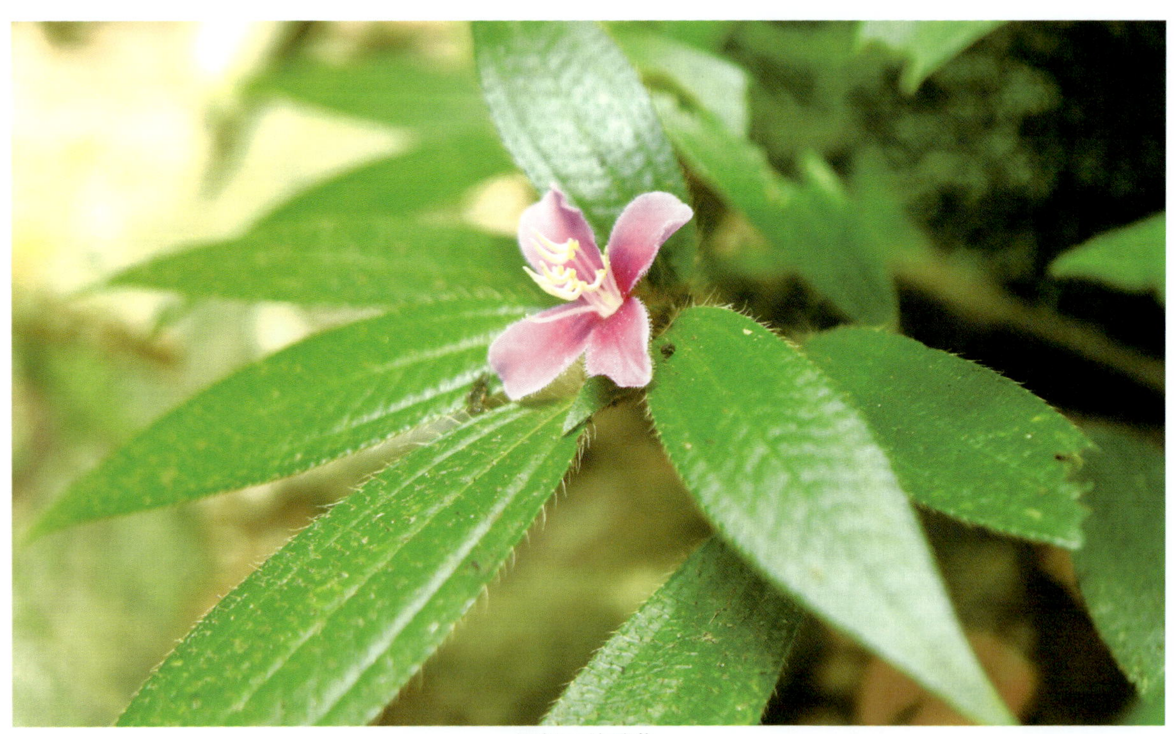

短柄毛锦香草

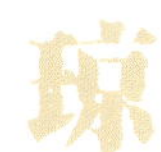

宽约 9mm；雄蕊等长，花丝长约 7mm，花药披针形，长约 7mm，药隔膨大，下延向前成小瘤，向后成短距；子房半下位，卵形，先端具腺毛。蒴果杯形、四棱形，先端平截，4 裂，长约 7mm，直径约 5mm，下部为宿存萼所包；宿存萼具 8 纵肋；果柄较短，长 8mm 以下。花期 10~12 月，果期 12 月至翌年 2 月。

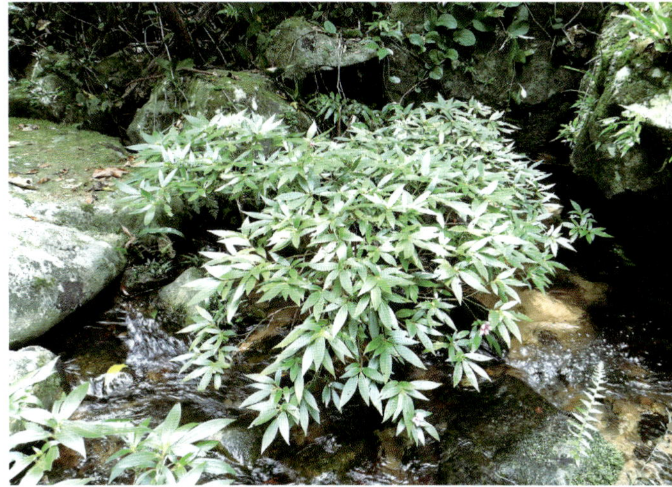

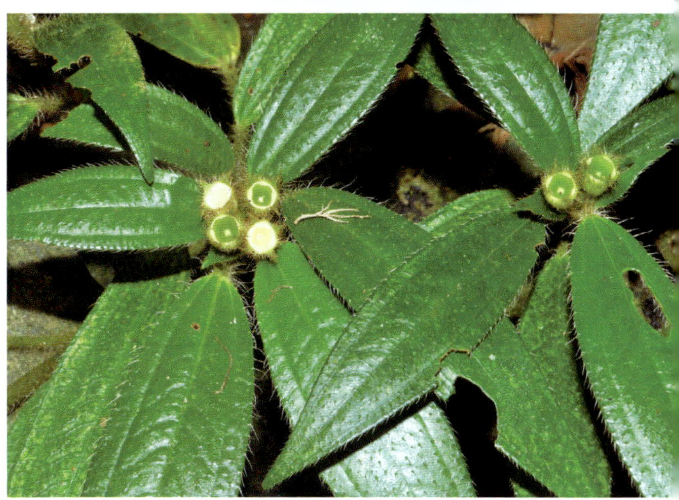

| 分布区域 |

产于海南保亭、陵水、万宁、琼中。海南特有种。

| 资　　源 |

生于山谷溪边，偶见。

| 采收加工 |

全年均可采收，鲜用或晒干。

| 功能主治 |

同属植物多具有清热利湿、消肿解毒、止咳化痰等作用。但本种的功能主治报道较少，有待进一步研究。

野牡丹科 Melastomataceae 蜂斗草属 *Sonerila*

蜂斗草 *Sonerila cantonensis* Stapf

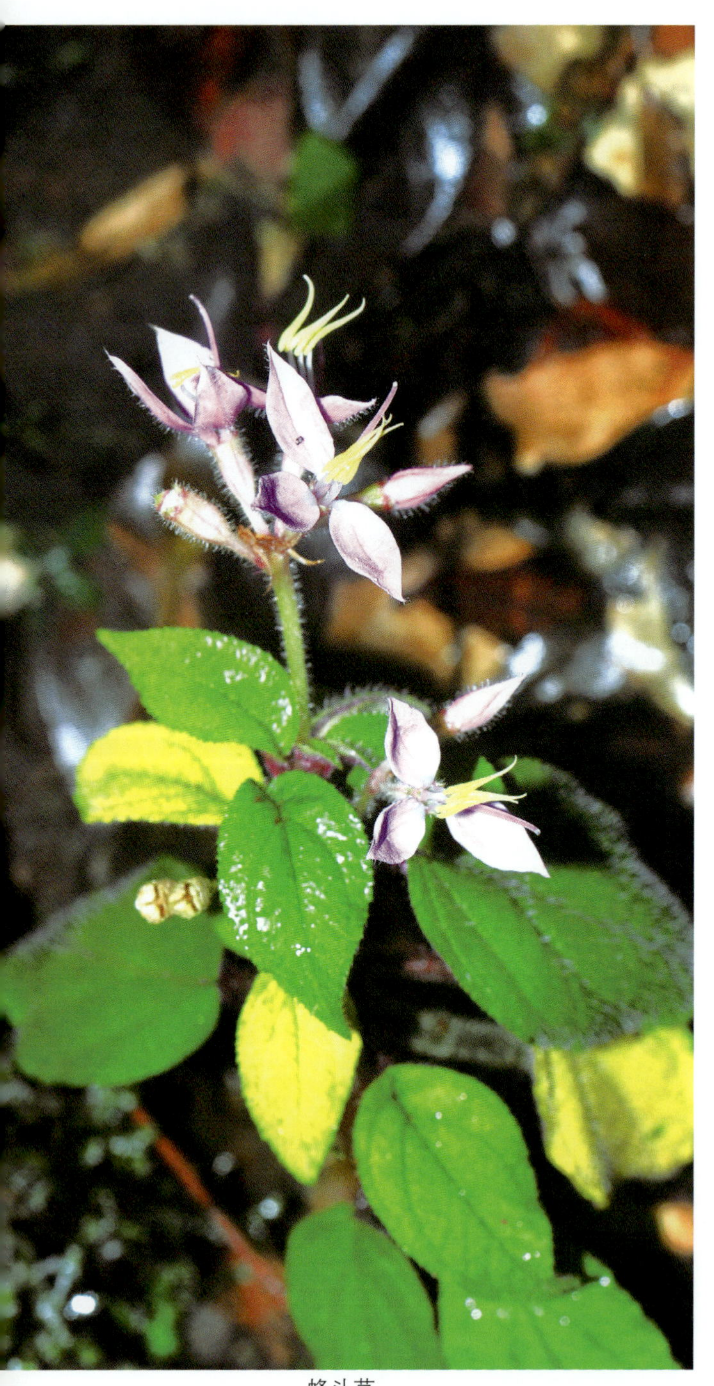

蜂斗草

中药名

喉痧药（药用部位：全草）

植物形态

草本或亚灌木，茎钝四棱形，常具皮孔，有时具匍匐茎。叶片纸质或近膜质，卵形，先端短渐尖，基部楔形，有时微偏斜，长3~5.5cm，宽1.3~2.2cm，边缘具细锯齿，齿尖具刺毛，背面有时紫红色，仅脉上被粗毛；叶柄长5~18mm，密被长粗毛及柔毛。蝎尾状聚伞花序或二歧聚伞花序，顶生，有花3~7；总梗长1.5~3cm，被微柔毛及疏腺毛；苞片极小，早落；花梗长1~3mm；花萼钟状管形，长约7mm，被微柔毛及疏腺毛，略具三棱，具6脉，裂片短，广三角形，长不到1mm，先端急尖；花瓣粉红色或浅玫瑰红色，长圆形，长约7mm，先端急尖，外面中脉具星散的腺毛；雄蕊3，等长，常偏向一侧，花丝长约7mm，花药长约8mm，微叉开；子房瓶形，先端具膜质冠，具3个缺刻。蒴果倒圆锥形，略具三棱，长5~7mm，直径4~5mm，3纵裂，与宿存萼贴生；宿存萼无毛，具6脉。花期9~10月，果期12月至翌年2月。

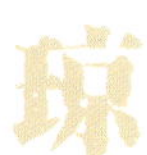

分布区域

产于海南乐东、昌江、白沙、五指山、保亭、陵水、万宁、琼中。亦分布于中国华南其他区域，以及云南。越南也有分布。

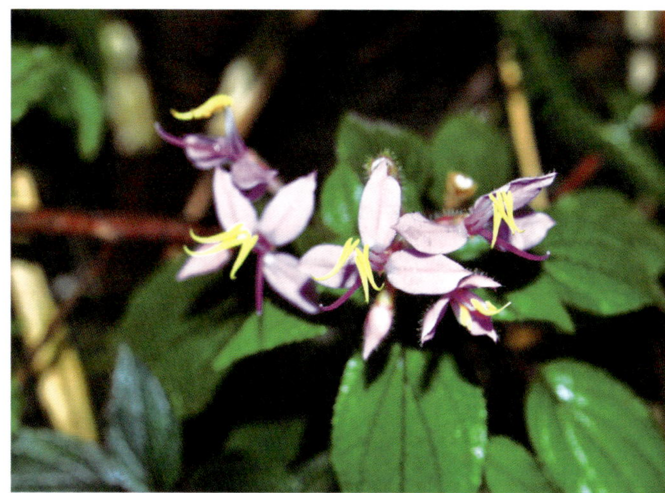

资　　源

生于海拔 1000~1500m 的山谷、山坡密林下，常见。

采收加工

秋季开花前，挖取全草，洗去泥土，鲜用或晒干。

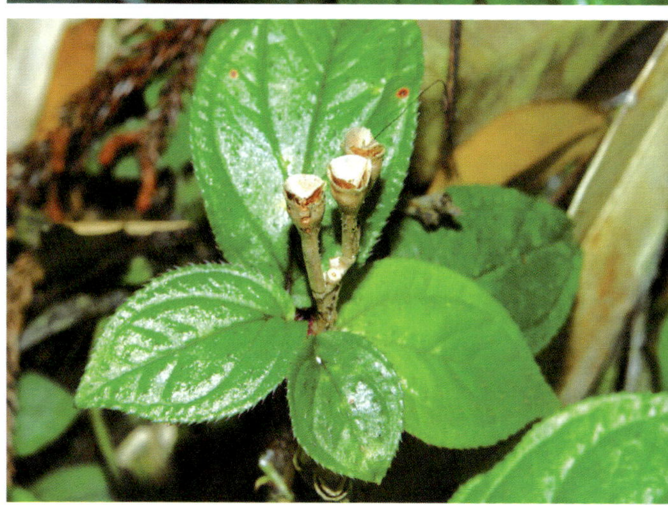

功能主治

味苦，性平。清热解毒。用于痢疾、喉痧、产后流血不止。外用于创伤、毒蛇咬伤。

附　　注

在 FOC 中，其被修订为毛蜂斗草 *Sonerila cantonensis* Stapf var. *strigosa* C. Chen。

野牡丹科 Melastomataceae 蜂斗草属 *Sonerila*

海南桑叶草 *Sonerila hainanensis* Merr.

中药名 海南桑叶草（药用部位：全株）

植物形态 亚灌木或草本，基部木质化，高 10~20cm；茎幼时被疏细腺毛，以后无毛，分枝多，具匍匐茎。叶片膜质，卵状椭圆形至椭圆形，先端急尖、钝，基部圆形，长 1.5~3cm，宽 1~2.3cm，基出脉 3，若为 5，则近边缘的两条不明显，边缘具疏锯齿，齿尖具 1 腺毛，两面无毛或叶面被疏短糙伏毛，背面被疏糠秕；叶柄长 5~10mm，具槽，两侧具疏腺毛，与叶片连接处的背面具疏腺毛。短缩的蝎尾状聚伞花序，几成伞形花序，顶生或近顶生，有花 2~5；总花梗长 5~8mm，与花梗、花萼常具 3~5 腺毛；小苞片钻形，长约 1.5mm；花梗长 2~4.5mm；花萼管状漏斗形，具三棱，长约 5mm，多少具糠秕，裂片短三角状半圆形，长约 1mm，先端点尖，里面具腺状糠秕；花瓣粉红色，长

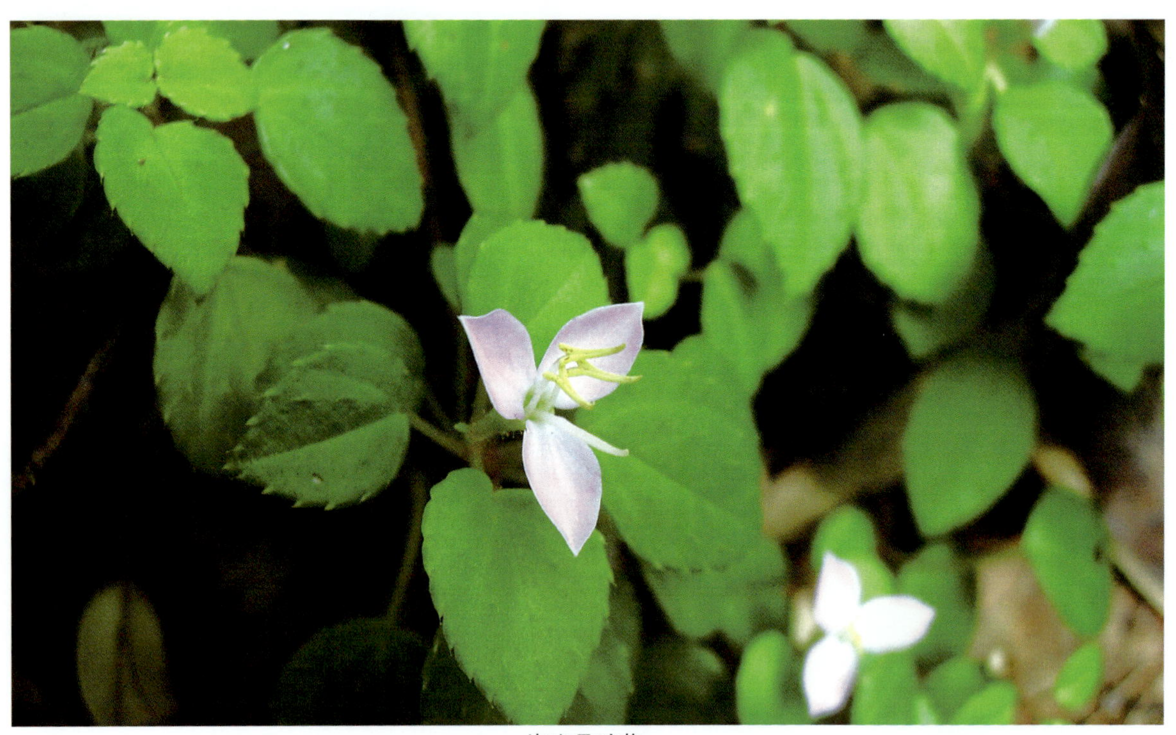

海南桑叶草

圆形或长圆状椭圆形，先端急尖，有时外面近基部中脉上有1~2腺毛；雄蕊3，偏向一侧，长约8.5mm，花药几长约3.5mm，基部无瘤，药隔不伸延；子房瓶形，先端具膜质冠，冠檐具啮蚀状细齿。蒴果倒圆锥形，具3棱，先端平截，为宿存萼所包；宿存萼无毛，长约6mm，直径约4mm。花期约4月，果期约5月。

| 分布区域 | 产于海南乐东、五指山、琼中。海南特有种。

| 资　　源 | 生于林中岩石积土上，偶见。

| 采收加工 | 秋季开花前，挖取全株，洗去泥土，鲜用或晒干。

| 功能主治 | 同属植物蜂斗草具有清热解毒等作用。但本种功能主治鲜有报道，有待进一步研究。

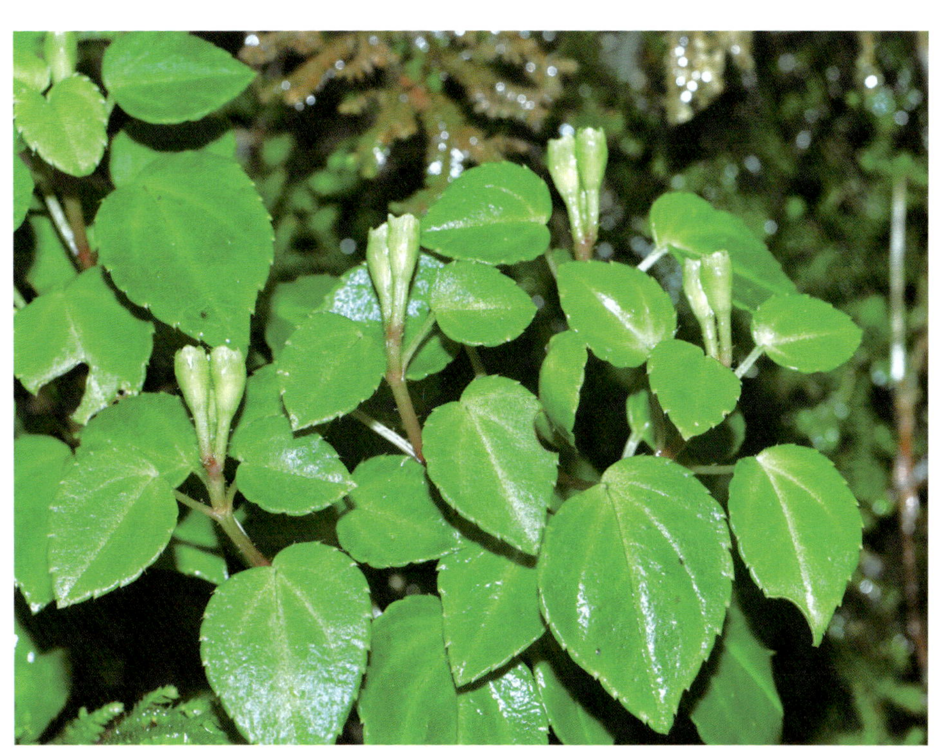

使君子科 Combretaceae 风车子属 *Combretum*

风车子 *Combretum alfredii* Hance

中药名 华风车子（药用部位：根、叶）

植物形态 多枝直立或攀缘状灌木，幼嫩部分具鳞片；小枝近方形，有纵槽，密被棕黄色的绒毛，有橙黄色鳞片。叶对生或近对生，叶片长椭圆形至阔披针形，长12~16cm，宽4.8~7.3cm，全缘，两面无毛而稍粗糙，具突起的小斑点，背面具有黄褐色或橙黄色的鳞片，侧脉6~10对，脉腋内有丛生的粗毛；叶柄长1~1.5cm，有槽，具鳞片或被毛。穗状花序腋生和顶生或组成圆锥花序，总轴被棕黄色的绒毛及金黄色与橙色的鳞片；小苞片线状，长约1mm；花长约9mm；萼钟状，外面有黄色而有光泽的鳞片且被粗毛，长约3.5mm，约为子房的2倍，萼齿4或5，三角形，直立，内面具一柠檬黄色而有光泽的大粗毛环，毛生于广展的环带上，稀突出萼喉之上；花瓣长约2mm，黄白色，

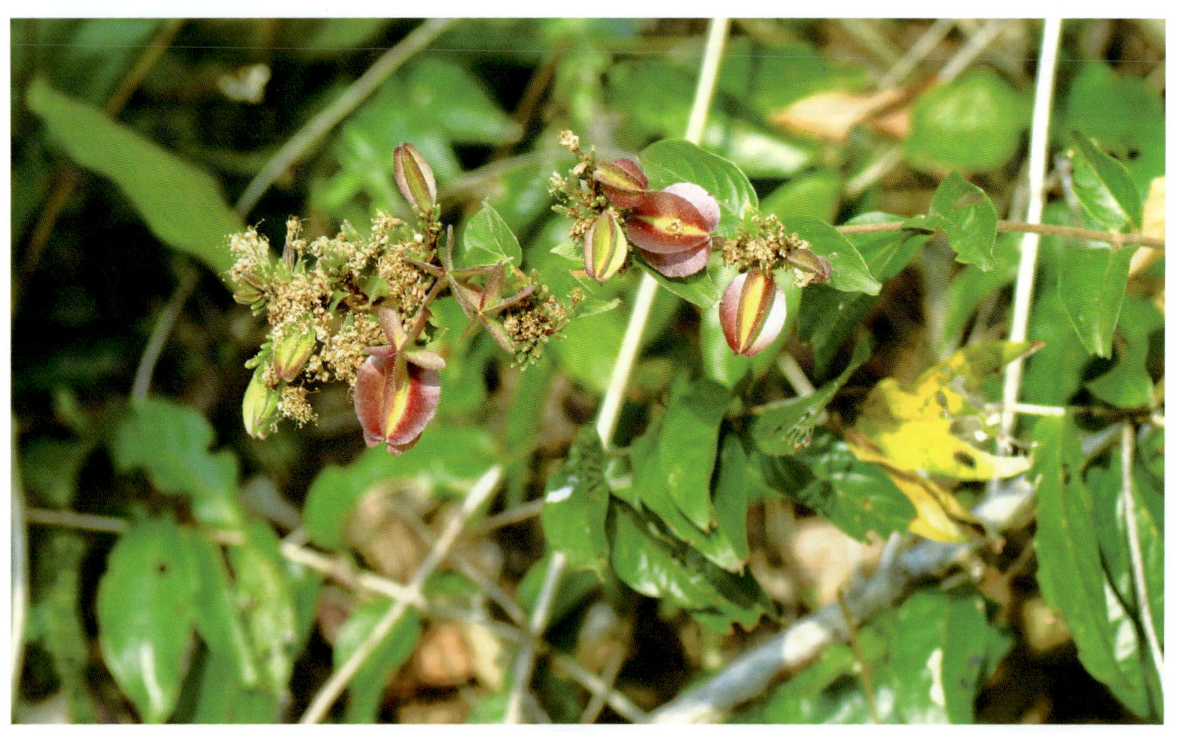

风车子

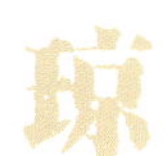

长倒卵形，基部渐狭成柄；雄蕊 8，花丝长，伸出萼外甚长，生于萼管之基部，花丝大部分与萼管合生；子房圆柱状，基部略狭而平截，稍四棱形，有鳞片。果实椭圆形，有 4 翅，轮廓圆形、近圆形或梨形，长 1.7~2.5cm，被黄色鳞片，翅纸质，等大，成熟时红色或紫红色，阔 0.7~1.2cm；果柄长 2~4mm；种子 1，纺锤形，有纵沟 8，通常直径约 4mm。花期 5~8 月，果期 9 月开始。

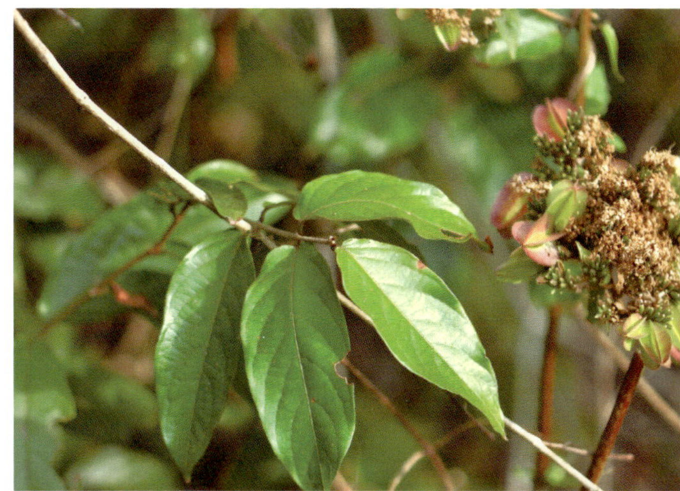

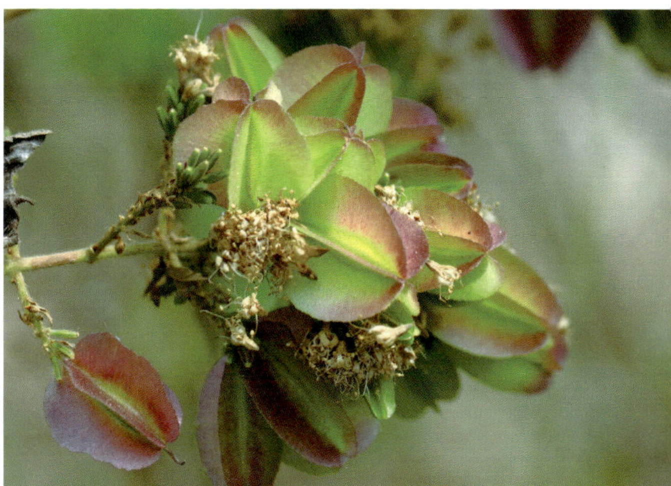

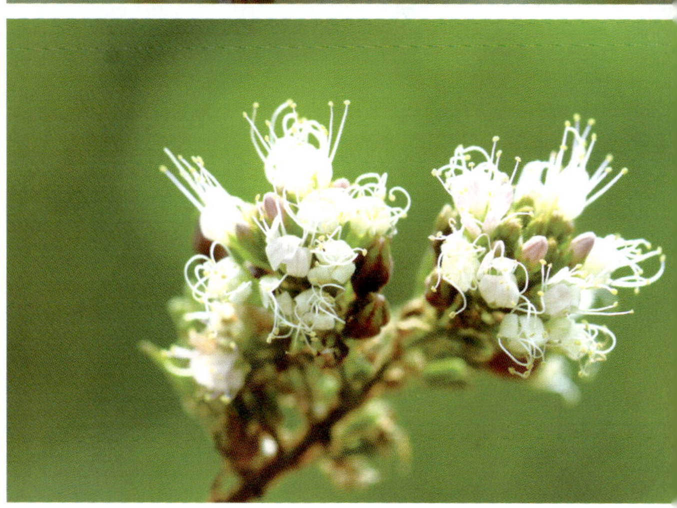

| 分布区域 |

产于海南三亚、乐东、东方、昌江、白沙、五指山、陵水、万宁。亦分布于中国广东、云南。中南半岛，以及印度也有分布。

| 资　　源 |

生于低海拔丛林中，常见。

| 采收加工 |

春、夏季采收树叶，鲜用或晒干。秋后挖根，切片晒干。

| 功能主治 |

根：味甘、微苦，性微寒。清热利胆。用于黄疸型肝炎。叶：味甘、微苦，性平。用于蛔虫病、鞭虫病。鲜叶外用于烫火伤。

使君子科 Combretaceae 风车子属 *Combretum*

盾鳞风车子 *Combretum punctatum* Bl.

中药名 盾鳞风车子（药用部位：根、叶）

植物形态 攀缘灌木或藤本；小枝纤细，黄褐色，密被锈色或灰色鳞片，个别鳞片常极清晰。叶对生，叶片近革质，披针形、卵状披针形或狭椭圆形，长 5~10cm，宽 3~6（~7）cm，先端通常突渐尖，基部钝圆，无毛，两面密被鳞片，背面尤密；叶柄长 5~12mm。假头状穗状花序组成顶生及腋生的圆锥花序，长仅达 7cm，被灰色或锈色鳞片，苞片叶状，椭圆形，长 1~4cm；花 4 数，无柄，无小苞片，黄色，芳香，萼管上部杯状，长 3~5mm，外面密被锈色鳞片，下部漏斗状，长 1.5~2mm；萼齿 4，三角形，长不及 1mm，无毛；花盘漏斗状，边缘分离，长约 1mm，被髯毛；雄蕊 8，花丝长约 3.5mm。果实通常近圆形，有时倒梨形，形态大小变异很大，长达 3.5cm，宽达 2.5cm，

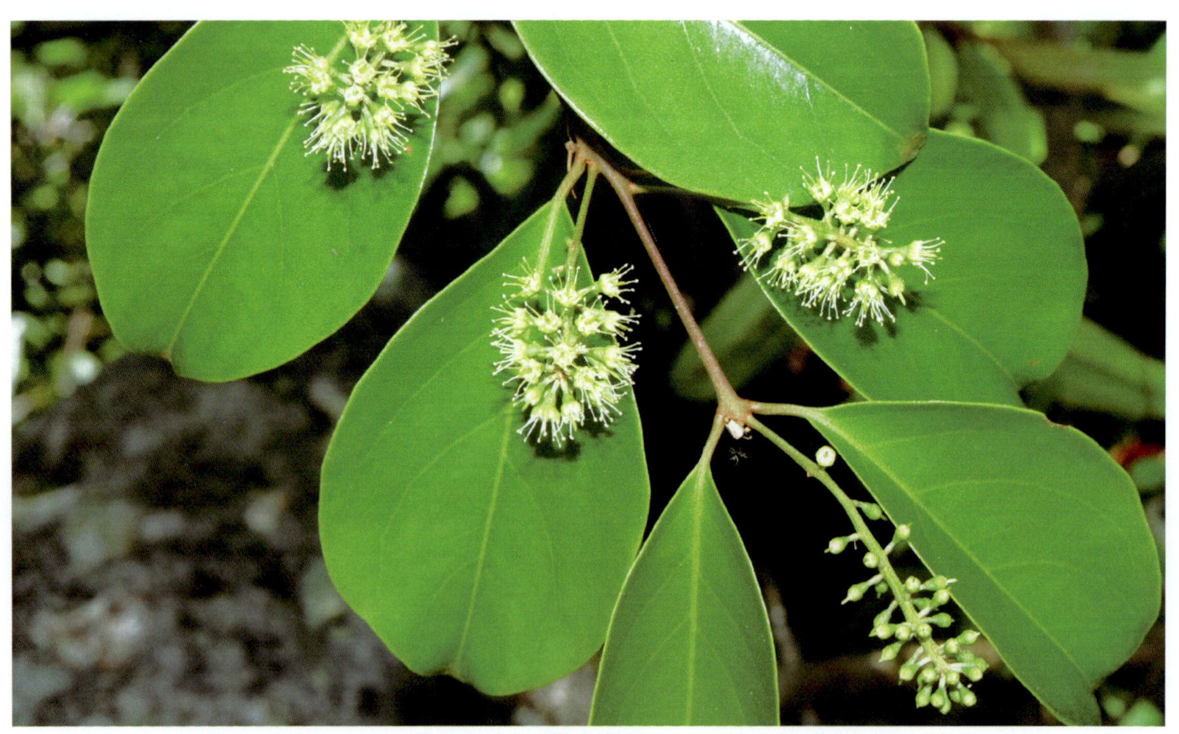

盾鳞风车子

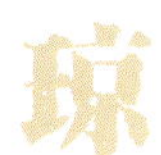

先端内凹或平截，有或无小突尖，基部渐狭成短柄，有4翅，茶褐色，疏或密被鳞片。花期4月，果实至翌年4月尚存。

| 分布区域 | 产于海南澄迈、白沙、琼中。亦分布于中国广东、云南。越南、泰国、缅甸、孟加拉国、马来西亚、印度、印度尼西亚、菲律宾、尼泊尔也有分布。

| 资　　源 | 多生于中海拔的山地密林或疏林中。

| 采收加工 | 叶：春、夏季采收树叶，鲜用或晒干。根：秋后挖根，切片晒干。

| 功能主治 | 同属植物风车子具有清热利胆等作用。但该属功能主治鲜有报道，有待进一步研究。

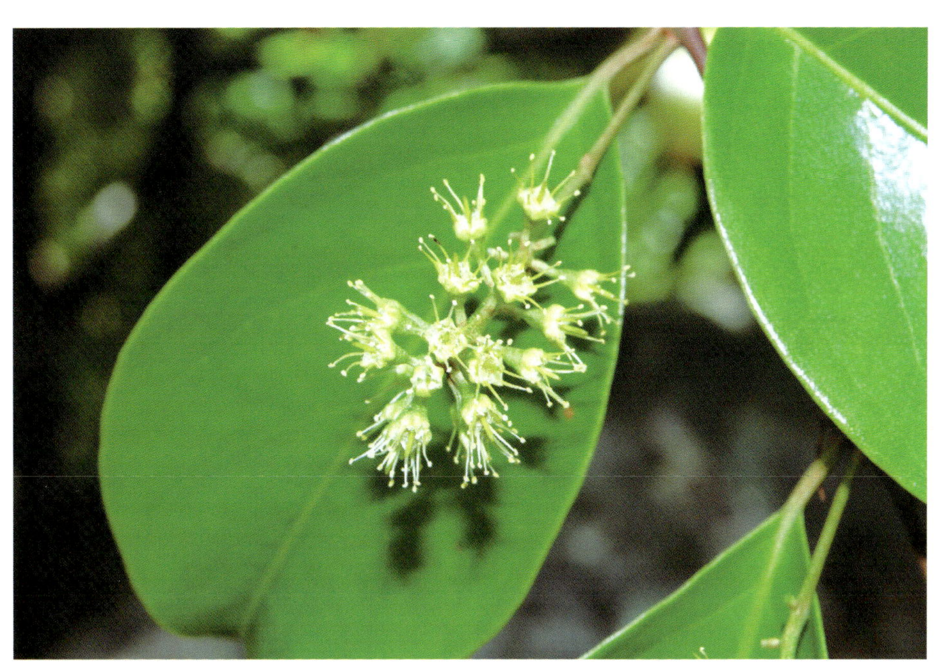

使君子科 Combretaceae 使君子属 *Quisqualis*

使君子 *Quisqualis indica* L.

|中 药 名| 使君子（药用部位：成熟果实、叶、根）

|植物形态| 攀缘状灌木，小枝被棕黄色短柔毛。叶对生或近对生，叶片膜质，卵形，表面无毛，背面有时疏被棕色柔毛，侧脉7或8对；叶柄长5~8mm，无关节，幼时密生锈色柔毛。顶生穗状花序，组成伞房花序式；苞片卵形至线状披针形，被毛；萼管长5~9cm，被黄色柔毛，先端具广展、外弯、小形的萼齿5；花瓣5，长1.8~2.4cm，宽4~10mm，初为白色，后转淡红色；雄蕊10，不突出冠外，外轮着生于花冠基部，内轮着生于萼管中部，花药长约1.5mm；子房下位，胚珠3。果实卵形，短尖，长2.7~4cm，直径1.2~2.3cm，无毛，具明显的锐棱角5，成熟时外果皮脆薄，呈青黑色或栗色；种子1，白色，直径约1cm，圆柱状纺锤形。花期初夏，果期秋末。

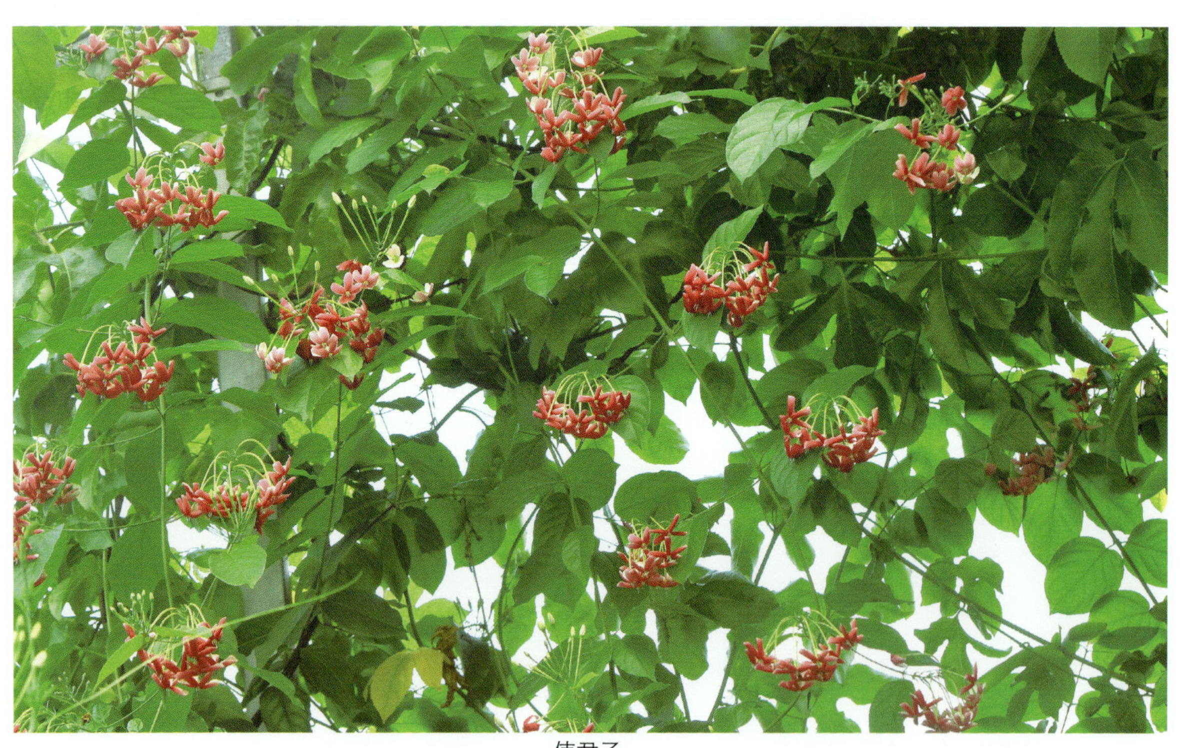

使君子

分布区域

产于海南三亚、东方、万宁、澄迈、琼海、海口。分布于中国长江以南各地。缅甸、菲律宾、印度也有分布。

资　源

生于平地、山坡、路旁，常见。

采收加工

成熟果实：当果壳由绿变棕褐或黑褐色时采收，晒干或烘干。叶：随时可采，切碎鲜用。根：秋后采根，洗净，切片晒干。

药材性状

果实椭圆形或卵圆形，具5纵棱，偶有4~9棱，长2.7~4cm，直径约2cm，表面黑褐色至紫褐色，平滑，微具光泽，先端狭尖，基部钝圆，有明显、圆形的果梗痕；质坚硬，横切面多呈五角星形，棱角外壳较厚，中间呈类圆形空腔。种子长椭圆形或纺锤形，长约2cm，直径约1cm，表面棕褐色或黑褐色，有多数纵皱纹；种皮薄，易剥离；子叶2，黄白色，有油性，断面有裂纹。

功能主治

成熟果实：味甘，性温；有小毒；归脾、胃经。杀虫，消积，健脾。用于蛔虫腹痛、小儿疳积、乳食停滞、腹胀、泻痢。树皮：味辛，性平；归脾、胃经。用于小儿疳积、杀虫、消五疳、开胃。根：味辛、苦，性平；归脾、肺经。杀虫健脾，开胃消积，宣肺止咳。用于咳嗽、呃逆、胸闷气喘、腹胀便秘。

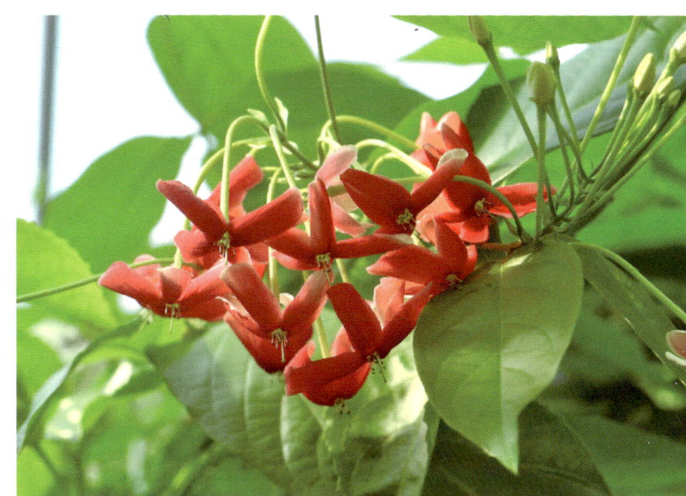

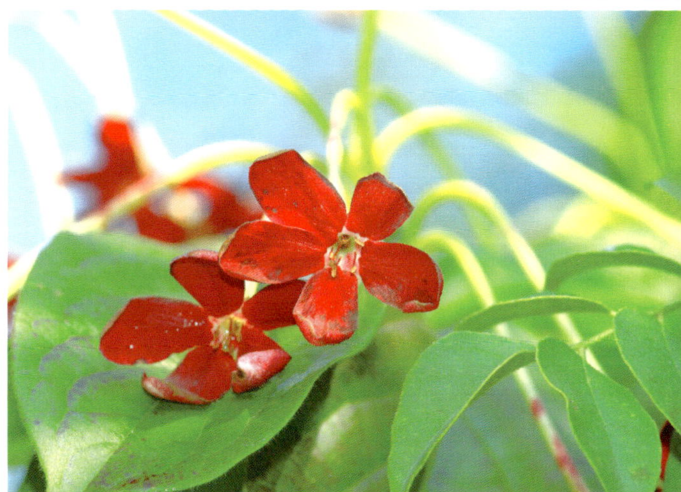

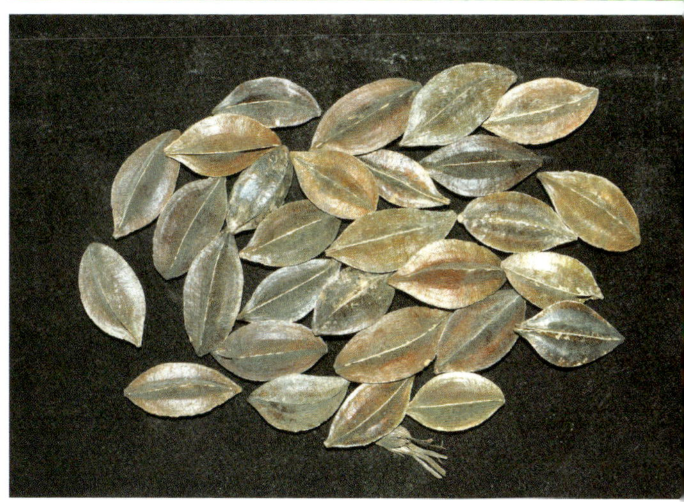

使君子科 Combretaceae 诃子属 *Terminalia*

榄仁树 *Terminalia catappa* L.

| 中 药 名 | 榄仁树（药用部位：果实、树皮）

| 植物形态 | 大乔木，树皮褐黑色，纵裂而呈剥落状；枝平展，近顶部密被棕黄色的绒毛，具密而明显的叶痕。叶大，互生，常密集于枝顶，叶片倒卵形；叶柄长10~15mm，被毛。穗状花序长而纤细，腋生，长15~20cm，雄花生于上部，两性花生于下部；苞片早落；花多数，绿色或白色，长约10mm；花瓣缺；萼筒杯状，长8mm，外面无毛，内面被白色柔毛，萼齿5，三角形，与萼筒几等长；雄蕊10，长约2.5mm，伸出萼外；花盘由5腺体组成，被白色粗毛；子房圆锥形，幼时被毛，成熟时近无毛；花柱单一。果实椭圆形，常稍压扁，具2棱，棱上具翅状的狭边，长3~4.5cm，果皮木质，坚硬，无毛，成熟时青黑色；种子1，矩圆形，含油质。花期3~6月，果期7~9月。

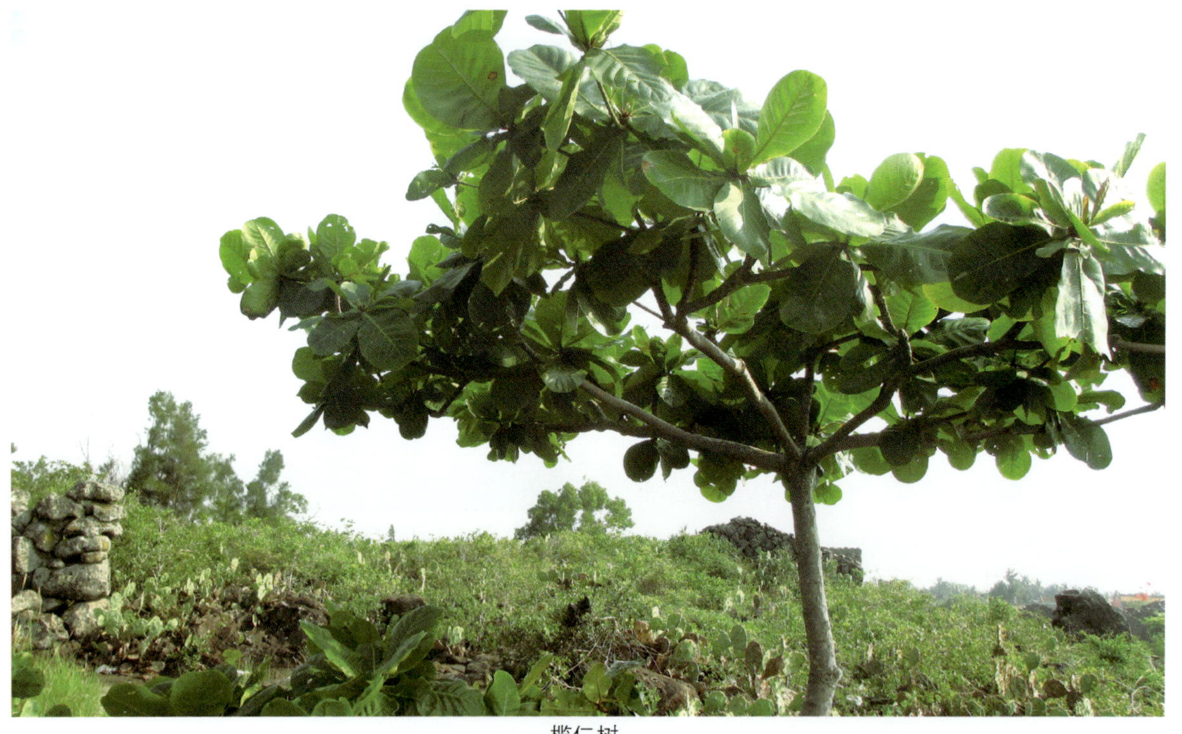

榄仁树

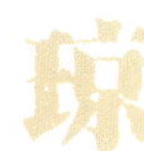

| 分布区域 |

产于海南三亚、乐东、万宁、文昌、海口、南沙群岛、西沙群岛。亦分布于中国华南其他区域，以及台湾、云南等地。中南半岛国家、马来西亚、印度尼西亚、波利尼西亚也有分布。

| 资　　源 |

常生于海边沙滩，常见。

| 采收加工 |

果实：在7~9月成熟后采收，晒干。树皮：在春、秋季采收，洗净晒干。

| 功能主治 |

果实：味苦、涩，性凉。敛肺，润肠，下气。用于久咳失音、久泻、久痢、脱肛、便血、崩漏、带下、遗精、尿频。树皮：味苦，性凉。用于痢疾、肿毒。

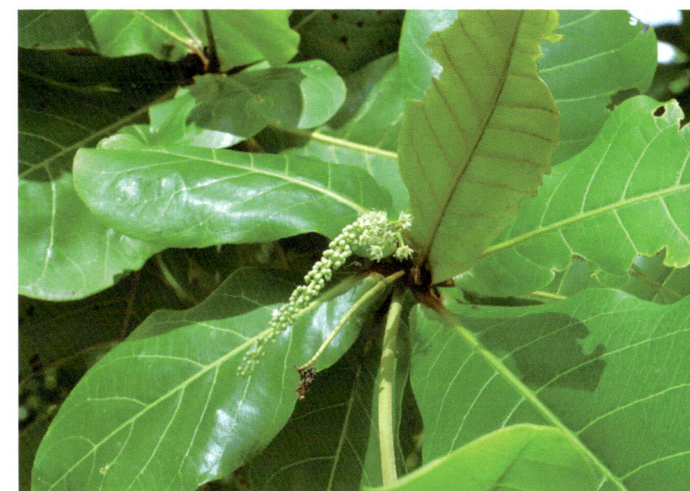

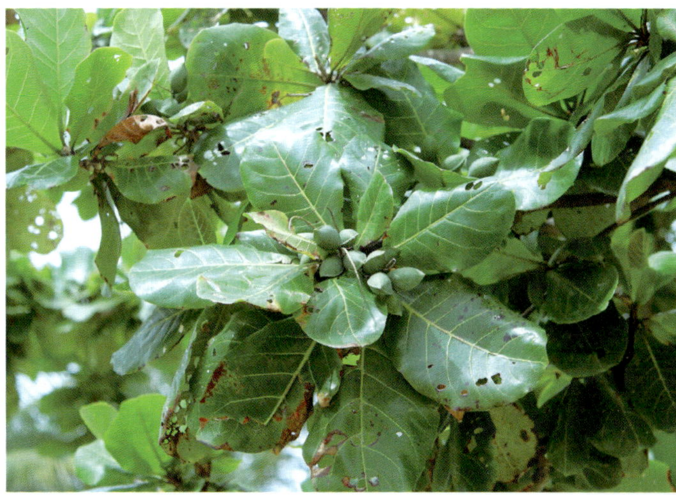

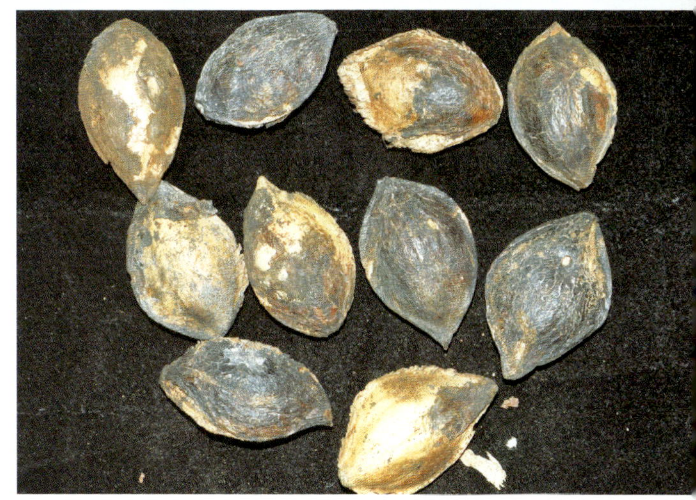

使君子科 Combretaceae 诃子属 *Terminalia*

诃　子 *Terminalia chebula* Retz.

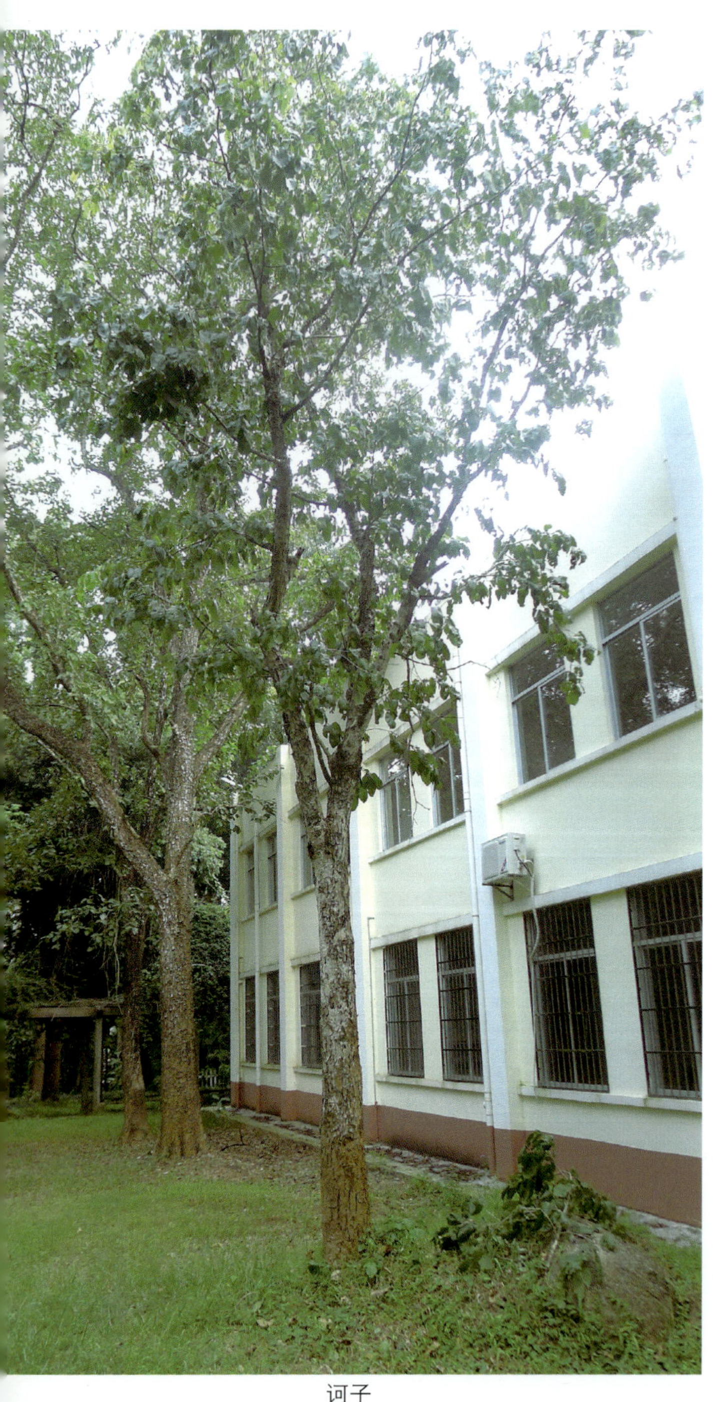
诃子

中药名

诃子（药用部位：果实）

植物形态

乔木，树皮灰黑色至灰色，枝无毛，皮孔细长，明显，白色或淡黄色；幼枝黄褐色，被绒毛。叶互生或近对生，叶片卵形，长7~14cm，宽4.5~8.5cm，基部偏斜，两面无毛，密被细瘤点，侧脉6~10对；叶柄粗壮，长1.8~2.3cm，稀达3cm，距先端1~5mm处有2腺体。穗状花序腋生或顶生，长5.5~10cm；花多数，两性，长约8mm；花萼杯状，长约3.5mm，5齿裂，三角形，内面被黄棕色的柔毛；雄蕊10，高出花萼之上；花药小，椭圆形；子房圆柱形，长约1mm，被毛，干时变黑褐色；花柱长而粗，锥尖；胚珠2，长椭圆形。核果坚硬，卵形或椭圆形，长2.4~4.5cm，直径1.9~2.3cm，粗糙，青色，无毛，成熟时变黑褐色，通常有5钝棱。花期5月，果期7~9月。

分布区域

产于海南万宁。亦分布于中国云南、广东、广西等地。越南、老挝、柬埔寨、泰国、缅甸、马来西亚、尼泊尔、印度也有分布。

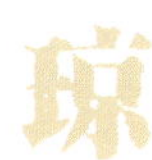

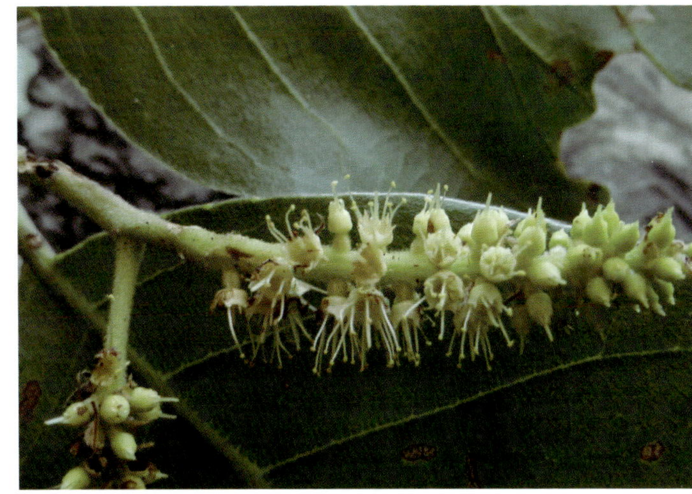

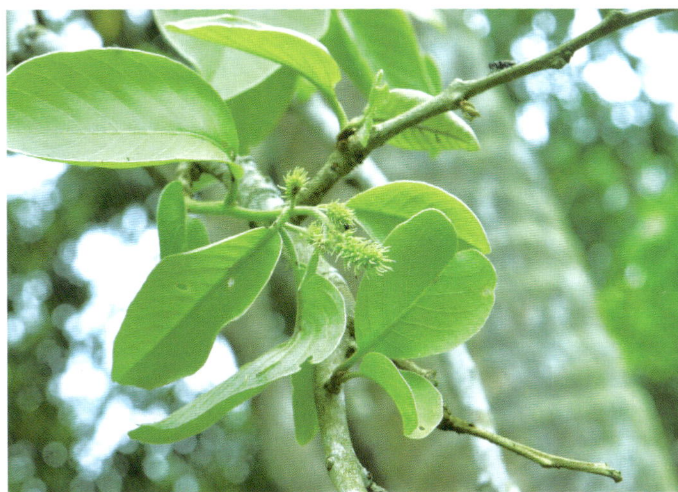

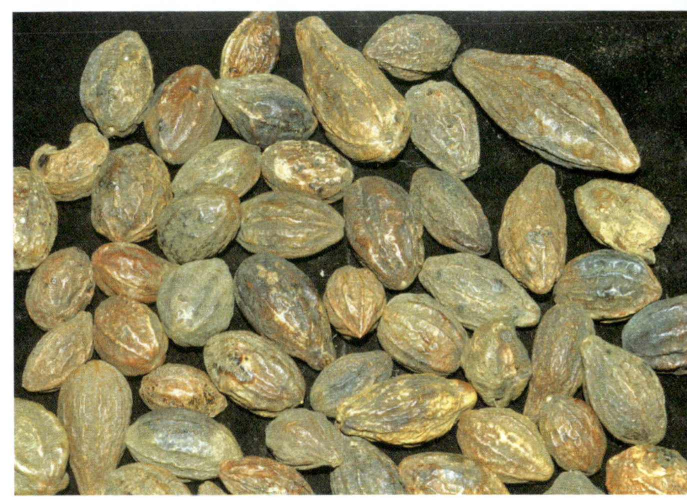

| 资　　源 |

栽培，量少。

| 采收加工 |

秋末冬初果实成熟时，选晴天采摘，采收的成熟果实，晒干或烘干即是诃子；采收未木质化的幼果，放入水中烫 2~3 分钟后，取出晒干即为藏青果。

| 药材性状 |

果实呈长圆形或卵圆形，长 2.4~4.5cm，直径 1.9~2.3cm。表面黄棕色或暗棕色，略具光泽，有 5~6 纵棱线及不规则的皱纹，基部有圆形果梗痕。质坚实。果肉厚 0.2~0.4cm，黄棕色或黄褐色。果核长 1.5~2.5cm，直径 1~1.5cm，浅黄色，粗糙，坚硬。种子狭长纺锤形，长约 1cm，直径 0.2~0.4cm；种皮黄棕色，子叶 2，白色，相互重叠卷旋。以肉厚、质坚、表面黄棕色者为佳。

| 功能主治 |

果实：味苦、酸、涩，性平；归肺、大肠、胃经。敛肺，润肠，下气。用于久咳失音、久泻、久痢、脱肛、便血、崩漏、带下、遗精、尿频。

使君子科 Combretaceae 诃子属 *Terminalia*

海南榄仁 *Terminalia hainanensis* Exell

| 中 药 名 | 海南榄仁（药用部位：叶）

| 植物形态 | 乔木或灌木，树皮灰白色或褐色，有斑点；小枝柔弱，无毛，棕色，有纵皱纹，皮孔圆形，黄色。叶互生或枝端近对生，半革质，叶片卵形，长 4~11cm，宽 2.5~5.5cm，全缘，近叶基边缘有腺体；叶柄长 1~2.4cm。花序顶生或腋生，由多数穗状花序组成圆锥花序式，长 6~8cm，密被深黄而带红色的柔毛；苞片卵形，长约 4.5mm，密被深黄色的柔毛，早落；花细小，4~5 数，白色，有香气；小苞片披针形，长 1.5mm，被白色柔毛；萼筒杯状，长 1.5mm，裂齿三角形，外面无毛，内面密被纤维状白色长毛；花盘小，无毛；雄蕊 8~10，插生于萼筒上，伸出花萼约 2 倍，花丝纤细，长 4.5mm，花药黄色，药隔突出；子房卵形，无毛。果实椭圆形，有 3 翅，连翅长 2.5~3.5cm，

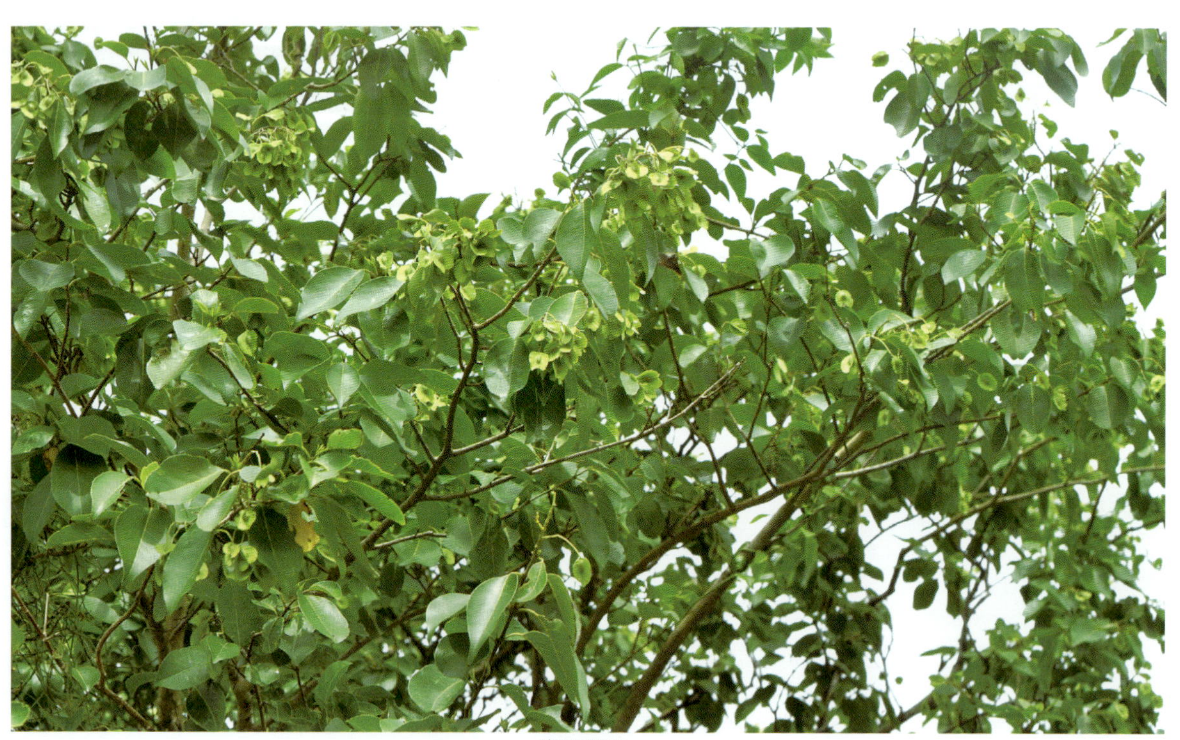

海南榄仁

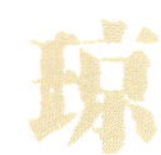

宽 1.5~2cm，翅半革质，有横条纹，无毛，边缘浅波状，成熟时变黑而带紫或青紫色。花期 7~9 月，果期 10 月。

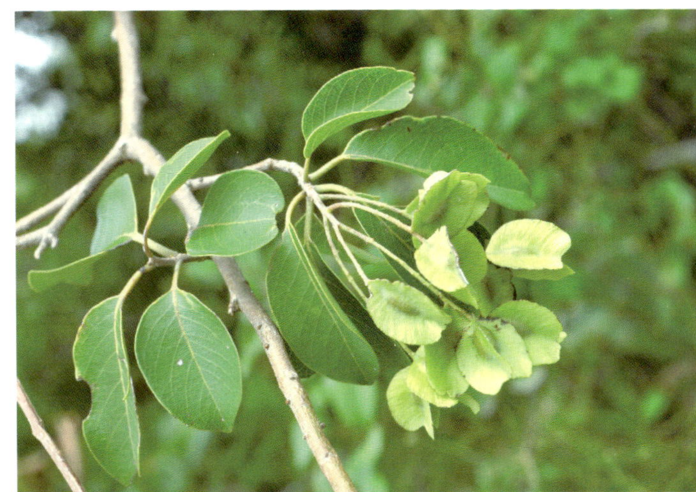

| 分布区域 |

产于海南三亚、乐东、昌江、东方、保亭。越南、老挝、柬埔寨、泰国、马来西亚也有分布。

| 资　　源 |

生于中海拔至高海拔的次生林中，常见。

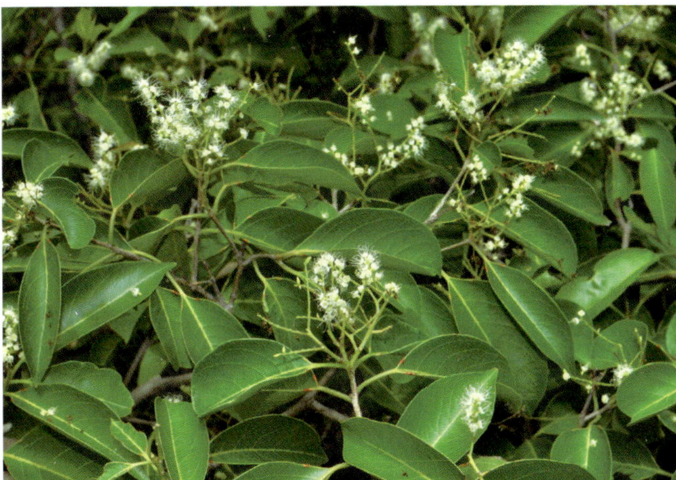

| 采收加工 |

全年可采，鲜用或晒干。

| 功能主治 |

外敷可用于肿痛、外伤。

| 附　　注 |

在 FOC 中，其学名被修订为 *Terminalia nigrovenulosa* Pierre ex Lanessen.。

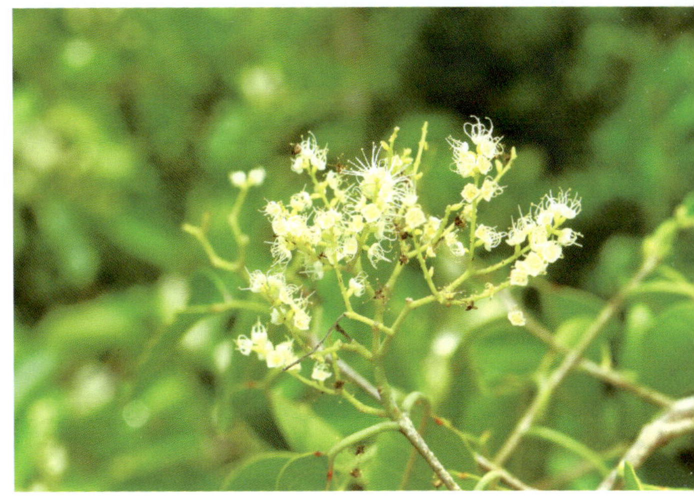

使君子科 Combretaceae 榄李属 *Lumnitzera*

榄 李 *Lumnitzera racemosa* Willd.

| 中 药 名 | 榄李（药用部位：叶）

| 植物形态 | 常绿灌木或小乔木，高约 8m，直径约 30cm，树皮褐色或灰黑色，粗糙，枝红色或灰黑色，具明显的叶痕，初时被短柔毛，后变无毛。叶常聚生枝顶，叶片厚，肉质，绿色，干后黄褐色，匙形或狭倒卵形，长 5.7~6.8cm，宽 1.5~2.5cm，先端钝圆或微凹，基部渐尖，叶脉不明显，侧脉通常 3~4 对，上举；无柄，或具极短的柄。总状花序腋生，花序长 2~6cm；花序梗压扁，有花 6~12；小苞片 2，鳞片状三角形，着生于萼管的基部，宿存；萼管延伸于子房之上，基部狭，渐上则阔而呈钟状或为长圆筒状，长约 5mm，宽约 3mm，裂齿 5，短，三角形，长 1~2mm；花瓣 5，白色，细小而芳香，长椭圆形，长 4.5~5mm，宽约 1.5mm，与萼齿互生；雄蕊 10 或 5，插生于萼管

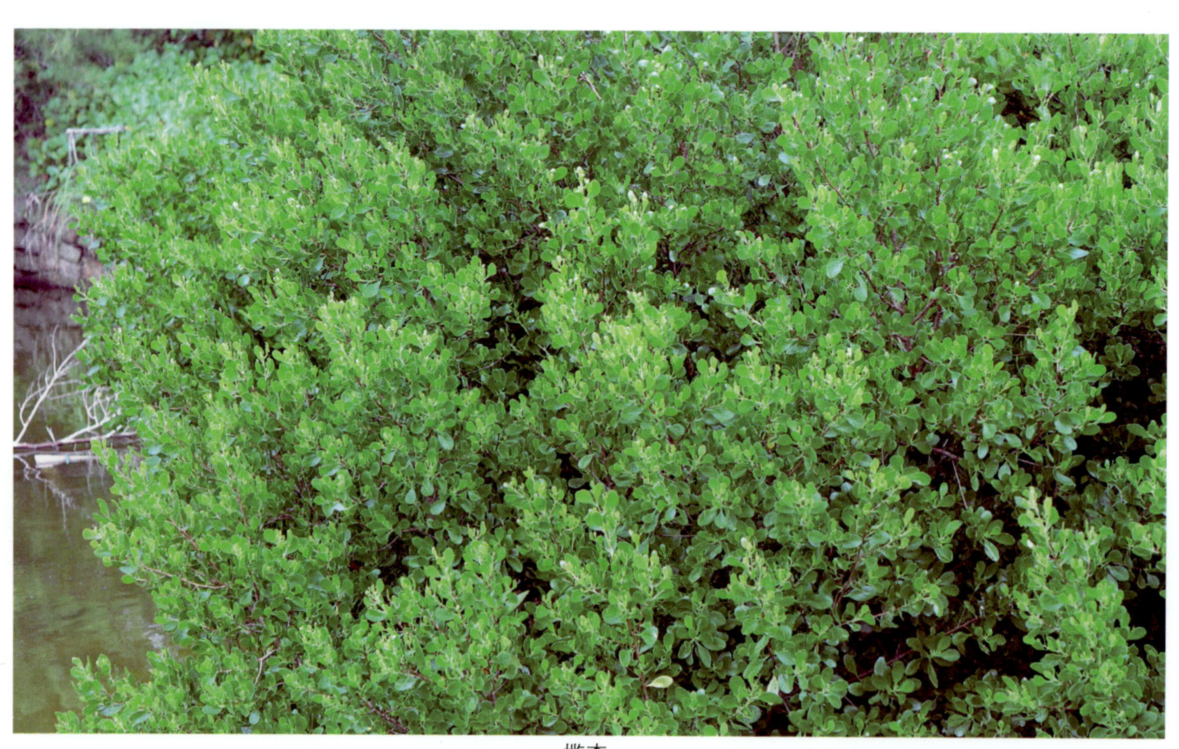

榄李

上，约与花瓣等长，花丝长 4~5mm，基部略宽扁，上部收缩，先端弯曲，花药小，椭圆形，药隔凸尖；子房纺锤形，长 6~8mm；花柱圆柱状，上部渐尖，长 4mm；胚珠 4，扁平，长椭圆形，倒悬于子房室之先端，珠柄大部分合生而不等长。果实成熟时褐黑色，木质，坚硬，卵形至纺锤形，长 1.4~2cm，直径 5~8mm，每侧各有宿存的小苞片 1，上部具线纹，下部平滑，一侧稍压扁，具 2 或 3 棱，先端有萼片宿存；种子 1，圆柱状，种皮棕色。花果期 12 月至翌年 3 月。

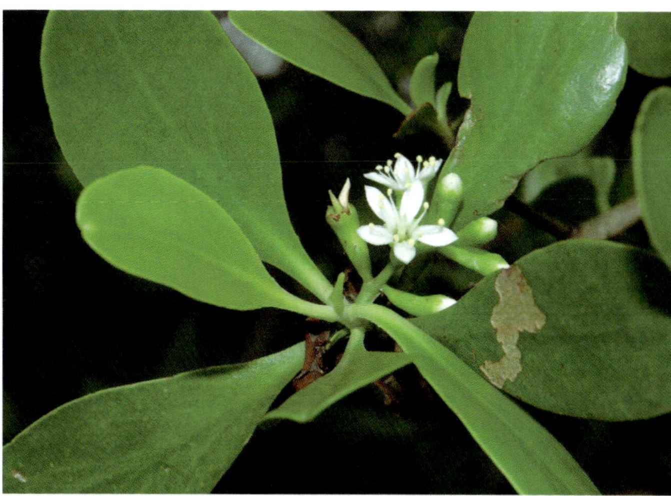

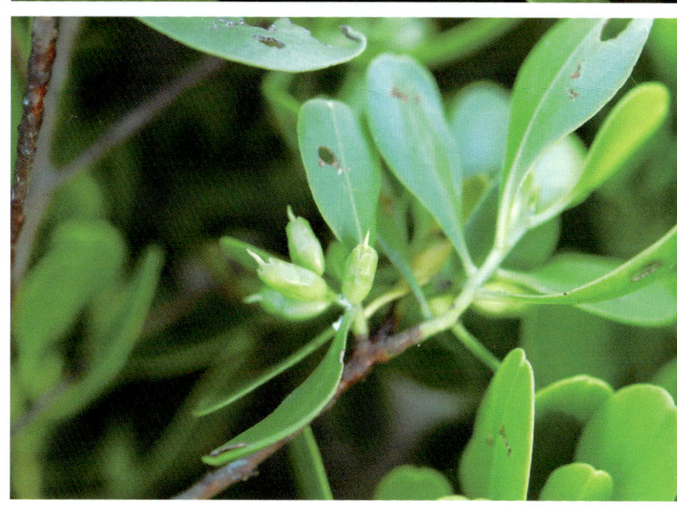

| 分布区域 |

产于海南三亚、万宁、澄迈、文昌。亦分布于中国华南其他区域，以及台湾。亚洲热带地区、波利尼西亚、澳大利亚、非洲热带地区也有分布。

| 资　　源 |

为红树林树种之一，常见。

| 采收加工 |

全年可采，鲜用或晒干。

| 功能主治 |

树叶熬汁：用于鹅口疮（雪口疮）。

红树科 Rhizophoraceae 木榄属 *Bruguiera*

木 榄 *Bruguiera gymnorrhiza* (L.) Savigny

中药名 红树皮（药用部位：树皮），红树叶（药用部位：叶），红树果（药用部位：果实）

植物形态 乔木或灌木；树皮灰黑色，有粗糙裂纹。叶椭圆状矩圆形，长7~15cm，宽3~5.5cm，先端短尖，基部楔形；叶柄暗绿色，长2.5~4.5cm；托叶长3~4cm，淡红色。花单生，盛开时长3~3.5cm，有长1.2~2.5cm的花梗；萼平滑无棱，暗黄红色，裂片11~13；花瓣长1.1~1.3cm，中部以下密被长毛，上部无毛或几无毛，2裂，裂片先端有2~3（~4）刺毛，裂缝间具刺毛1；雄蕊略短于花瓣；花柱3~4棱柱形，长约2cm，黄色，柱头3~4裂。胚轴长15~25cm。花果期几全年。

分布区域 产于海南三亚、澄迈、琼海、海口、文昌。亦分布于中国华南其他区域，以及福建、台湾。马来西亚、印度、澳大利亚，以及非洲也有分布。

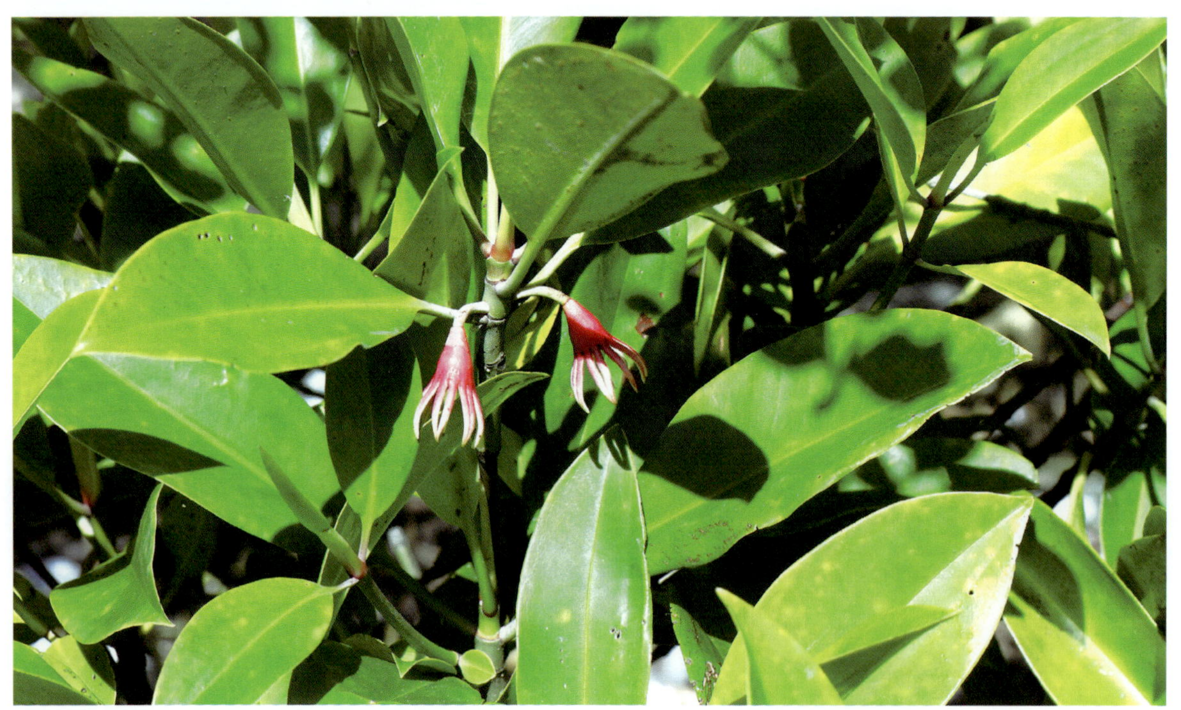

木榄

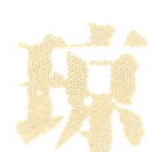

资　源

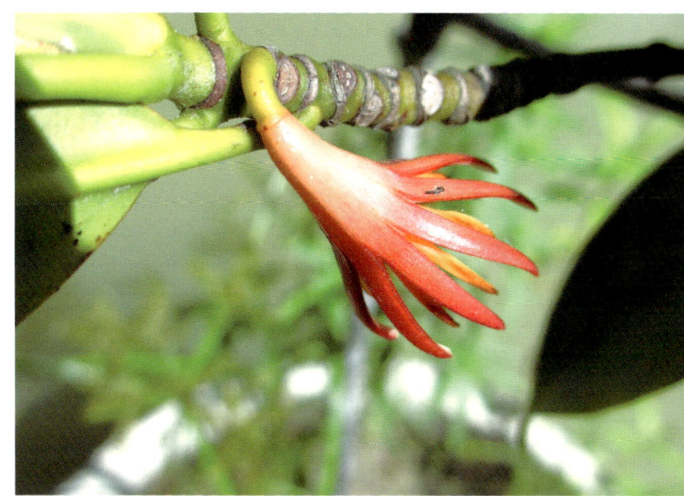

生于海边泥滩，常见。

采收加工

树皮：在栽种 10~15 年后，夏、秋季采剥树皮，晒干。秋季挖根，洗净泥土，剥取根皮，晒干。叶：夏、秋季采收，晒干。果实：全年均可采，鲜用或晒干。

功能主治

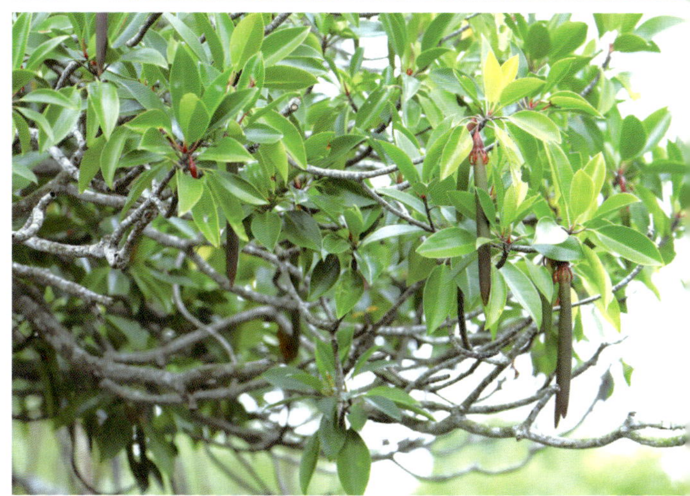

根及根皮：收敛，止泻，止血。用于疟疾。树皮：清热解毒，止泻止血。用于咽喉肿痛、疮肿、热毒泻痢、多种出血。叶：用于疟疾。果实：收敛止泻。用于肠胃久泻。

红树科 Rhizophoraceae 木榄属 *Bruguiera*

海 莲 *Bruguiera sexangula* (Lour.) Poir.

中药名 海莲叶（药用部位：叶），海莲果（药用部位：果实）

植物形态 乔木或灌木，高1~4m，稀达8m，胸径20~25cm，树皮平滑，灰色。叶矩圆形或倒披针形，长7~11cm，宽3~4.5cm，两端渐尖，稀基部阔楔形，中脉橄榄黄色，侧脉上面明显，下面不明显；叶柄长2.5~3cm，与中脉同色。花单生于长4~7mm的花梗上，盛开时长2.5~3cm，直径2.5~3cm；花萼鲜红色，微具光泽，萼筒有明显的纵棱，常短于裂片，裂片9~11，常为10；花瓣金黄色，长9~14mm，边缘具长粗毛，2裂，裂片先端钝形，向外反卷，无短刺毛，裂缝间有刺毛1，常短于裂片；雄蕊长7~12mm；花柱红黄色，有3~4纵棱，长12~16mm，柱头3~4裂。胚轴长20~30cm。花果期秋、冬季至翌年春季。

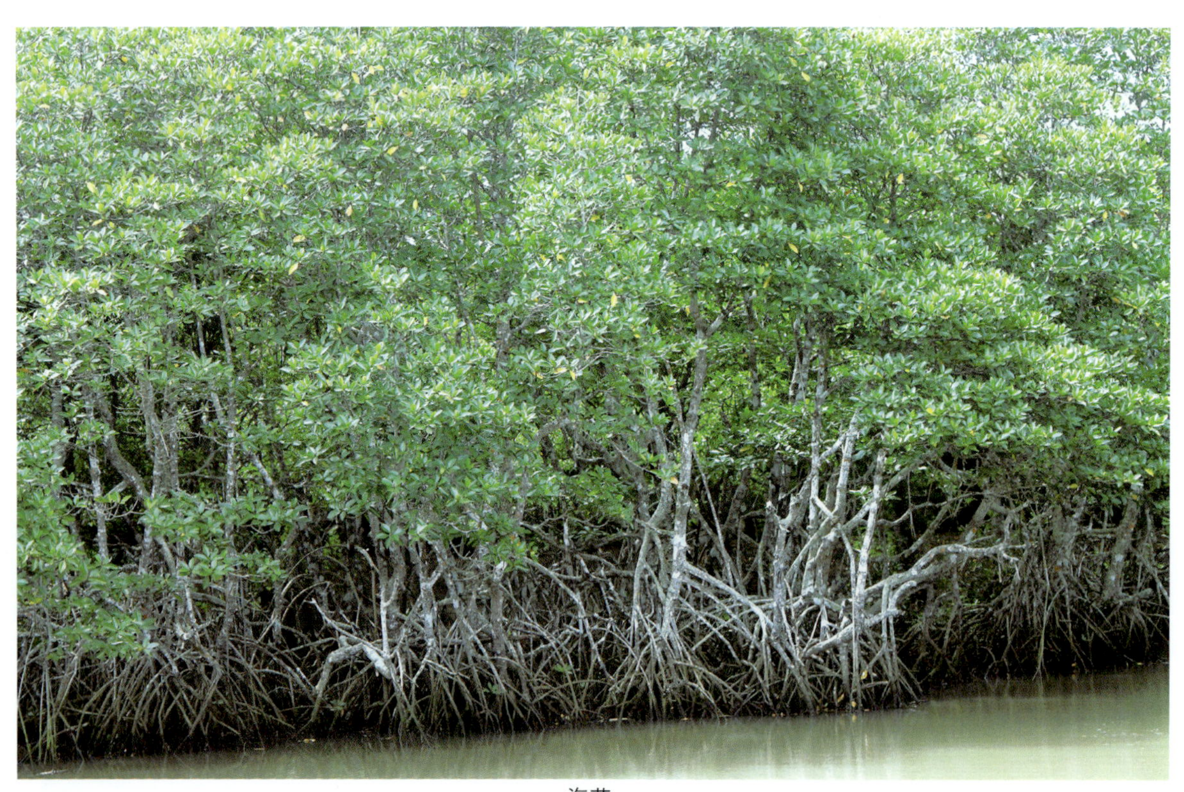

海莲

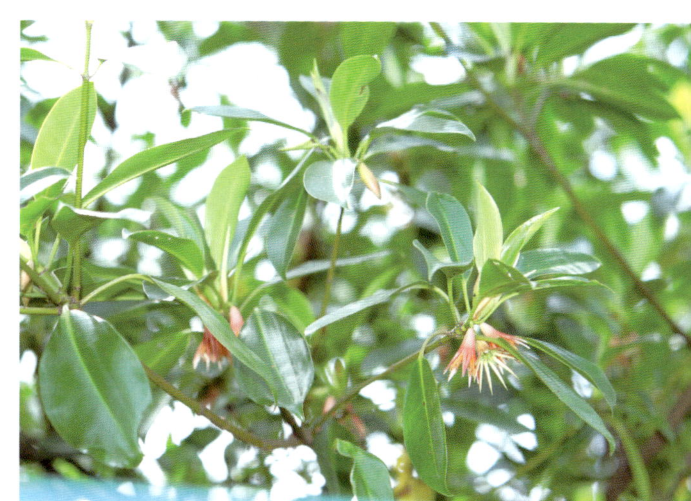

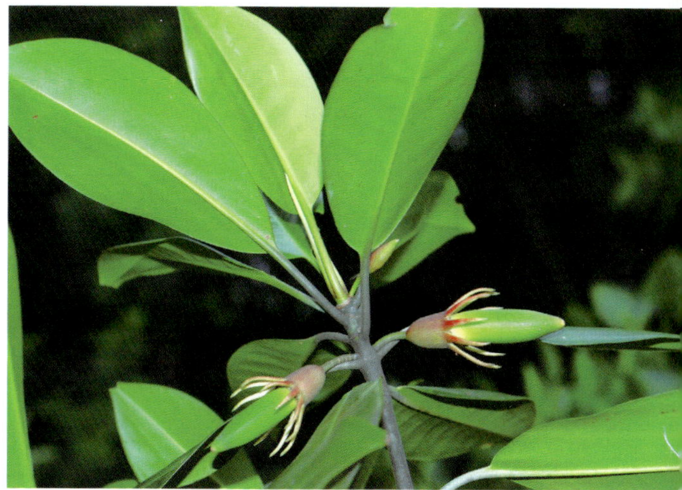

| 分布区域 |

产于海南三亚、五指山、万宁、儋州、文昌、海口。越南、泰国、马来西亚、印度、斯里兰卡也有分布。

| 资　　源 |

生于滨海盐滩或潮水到达的沼泽地，常见。

| 采收加工 |

叶：全年均可采，鲜用或晒干。果实：秋季果实成熟时采收，鲜用或晒干。

| 功能主治 |

果实、胚轴：用作腹泻的收敛剂。叶：用于疟疾。

红树科 Rhizophoraceae 竹节树属 *Carallia*

竹节树 *Carallia brachiata* (Lour.) Merr.

| 中 药 名 | 竹节树（药用部位：果实），竹节树皮（药用部位：树皮）

| 植物形态 | 乔木，高7~10m，胸径20~25cm，基部有时具板状支柱根；树皮光滑，很少具裂纹，灰褐色。叶形变化很大，矩圆形、椭圆形至倒披针形或近圆形，先端短渐尖或钝尖，基部楔形，全缘，稀具锯齿；叶柄长6~8mm，粗而扁。花序腋生，有长8~12mm的总花梗，分枝短，每一分枝有花2~5，有时退化为1；花小，基部有浅碟状的小苞片；花萼6~7裂，稀5或8裂，钟形，长3~4mm，裂片三角形，短尖；花瓣白色，近圆形，连柄长1.8~2mm，宽1.5~1.8mm，边缘撕裂状；雄蕊长短不一；柱头盘状，4~8浅裂。果实近球形，直径4~5mm，先端冠以短三角形萼齿。花期冬季至翌年春季，果期春、夏季。

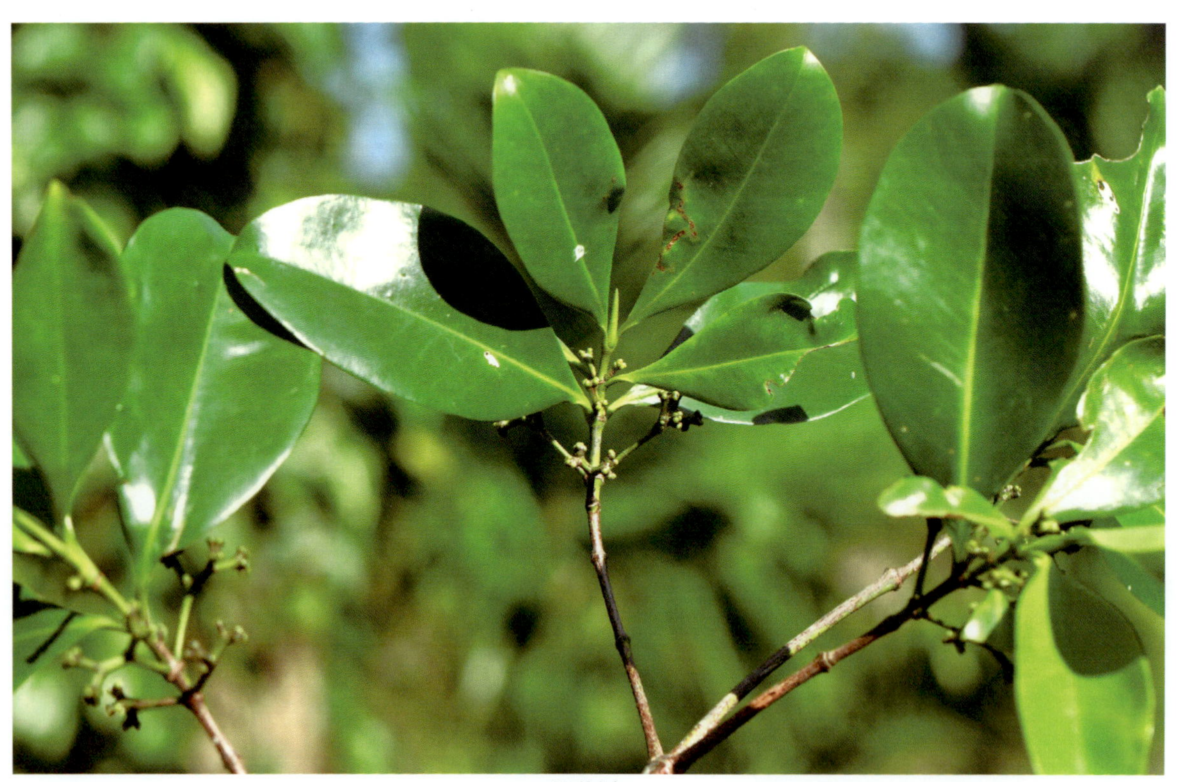

竹节树

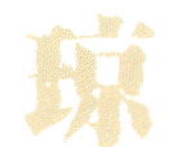

| 分布区域 | 产于海南乐东、东方、昌江、五指山、陵水、万宁、儋州、澄迈、琼海、海口。亦分布于中国华南其他区域。马来西亚、印度、斯里兰卡、澳大利亚也有分布。

| 资　　源 | 生于低海拔林中，常见。

| 采收加工 | 春、夏季果实成熟时采收，鲜用或晒干。

| 功能主治 | 果实：用于溃疡。树皮：截疟。用于疟疾。

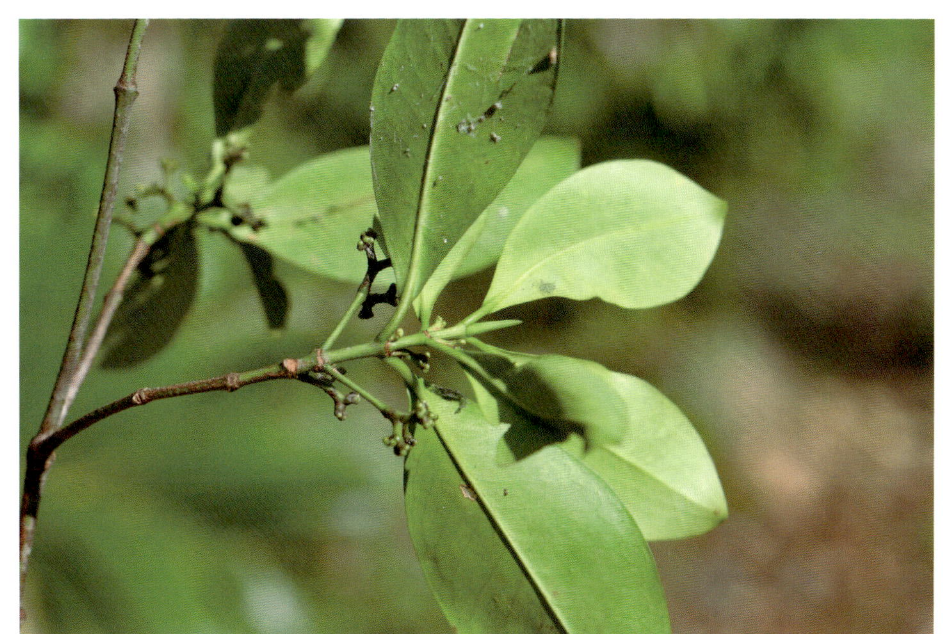

红树科 Rhizophoraceae 红树属 *Rhizophora*

红　树 *Rhizophora apiculata* Blume

中药名 红树（药用部位：树皮）

植物形态 乔木或灌木，高 2~4m；树皮黑褐色。叶椭圆形至矩圆状椭圆形，长 7~12（~16）cm，宽 3~6cm，先端短尖或凸尖，基部阔楔形，中脉下面红色，侧脉干燥后在上面稍明显；叶柄粗壮，淡红色，长 1.5~2.5cm；托叶长 5~7cm。总花梗着生于已落叶的叶腋，比叶柄短，有花 2；无花梗，有杯状小苞片；花萼裂片长三角形，短尖，长 10~12mm；花瓣膜质，长 6~8mm，无毛；雄蕊约 12，4 枚瓣上着生，8 枚萼上着生，短于花瓣；子房上部钝圆锥形，长 1.5~2.5mm，为花盘包围，花柱极不明显，柱头浅 2 裂。果实倒梨形，略粗糙，长 2~2.5cm，直径 1.2~1.5cm；胚轴圆柱形，略弯曲，绿紫色，长 20~40cm。花果期几全年。

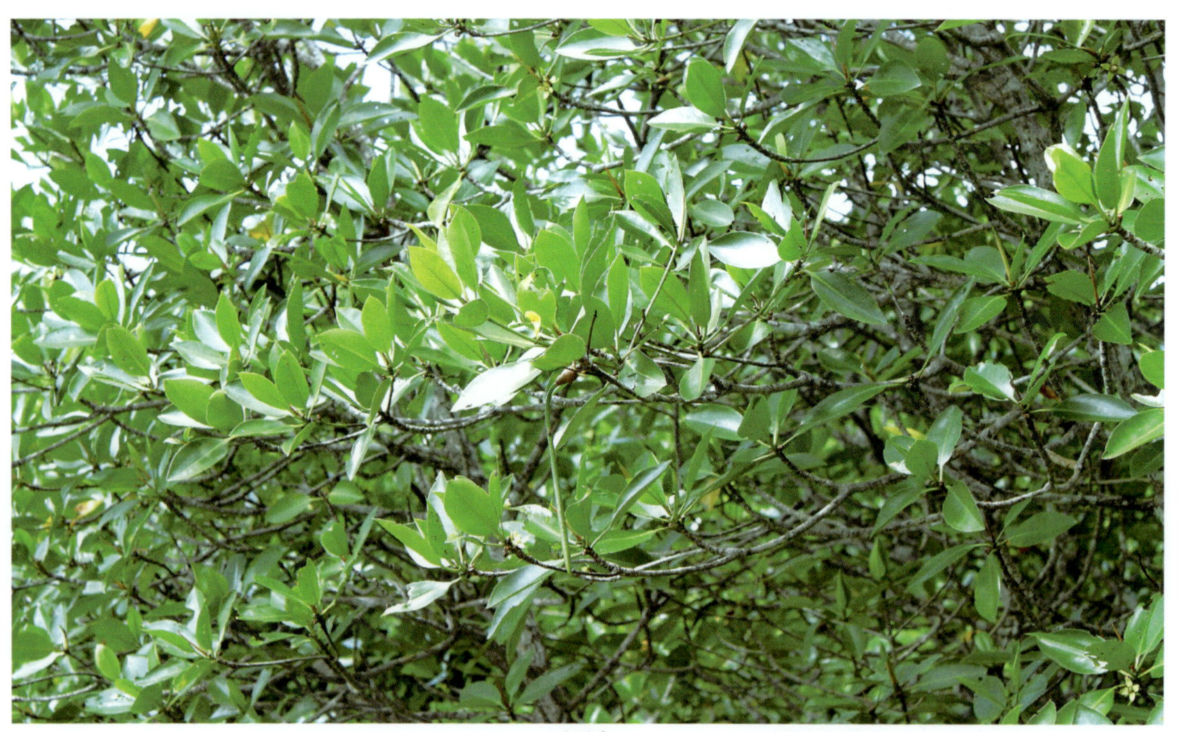

红树

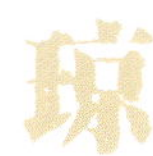

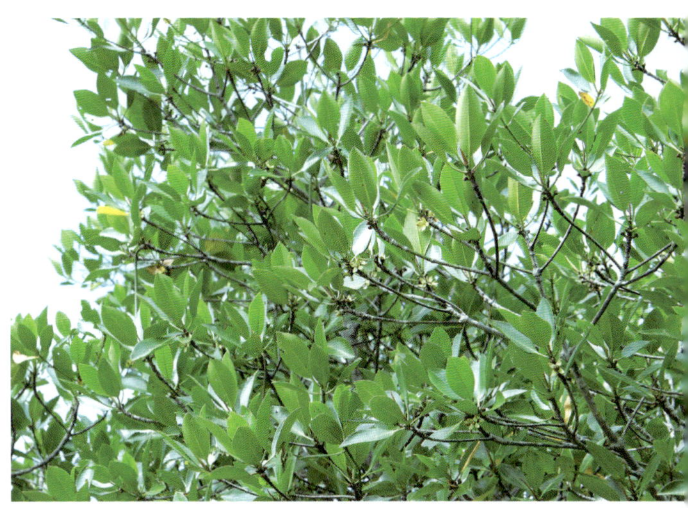

| 分布区域 |

产于海南三亚、乐东、陵水、儋州、海口、南沙群岛。马来西亚、印度尼西亚、印度也有分布。

| 资　源 |

生于海边泥滩，常见。

| 采收加工 |

夏、秋季采剥树皮，晒干。

| 功能主治 |

用作收敛剂，亦可提取栲胶。

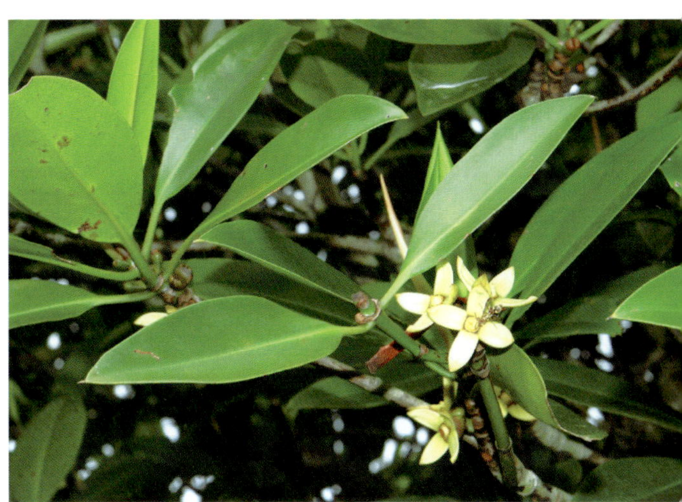

红树科 Rhizophoraceae 角果木属 *Ceriops*

角果木 *Ceriops tagal* (Perr.) C. B. Rob.

中 药 名 角果木（药用部位：树皮、叶、种子脂肪油）

植物形态 灌木或乔木，高 2~5m；树干常弯曲；树皮灰褐色，几平滑，有细小的裂纹；枝有明显的叶痕。叶倒卵形至倒卵状矩圆形，长 4~7cm，宽 2~3（~4）cm，先端圆形或微凹，基部楔形，边缘骨质，干燥后反卷，中脉在两面突起，侧脉不明显；叶柄略粗壮，长 1~3cm；托叶披针形，长 1~1.5cm。聚伞花序腋生，具总花梗，长 2~2.5cm，分枝，有花 2~4（~10）；花小，盛开时长 5~7mm；花萼裂片小，革质，花时直，果时外反或扩展；花瓣白色，短于萼，先端有 3 或 2 微小的棒状附属体；雄蕊长短相间，短于花萼裂片。果实圆锥状卵形，长 1~1.5cm，基部直径 0.7~1cm；胚轴长 15~30cm，中部以上略粗大。花期秋、冬季，果期冬季。

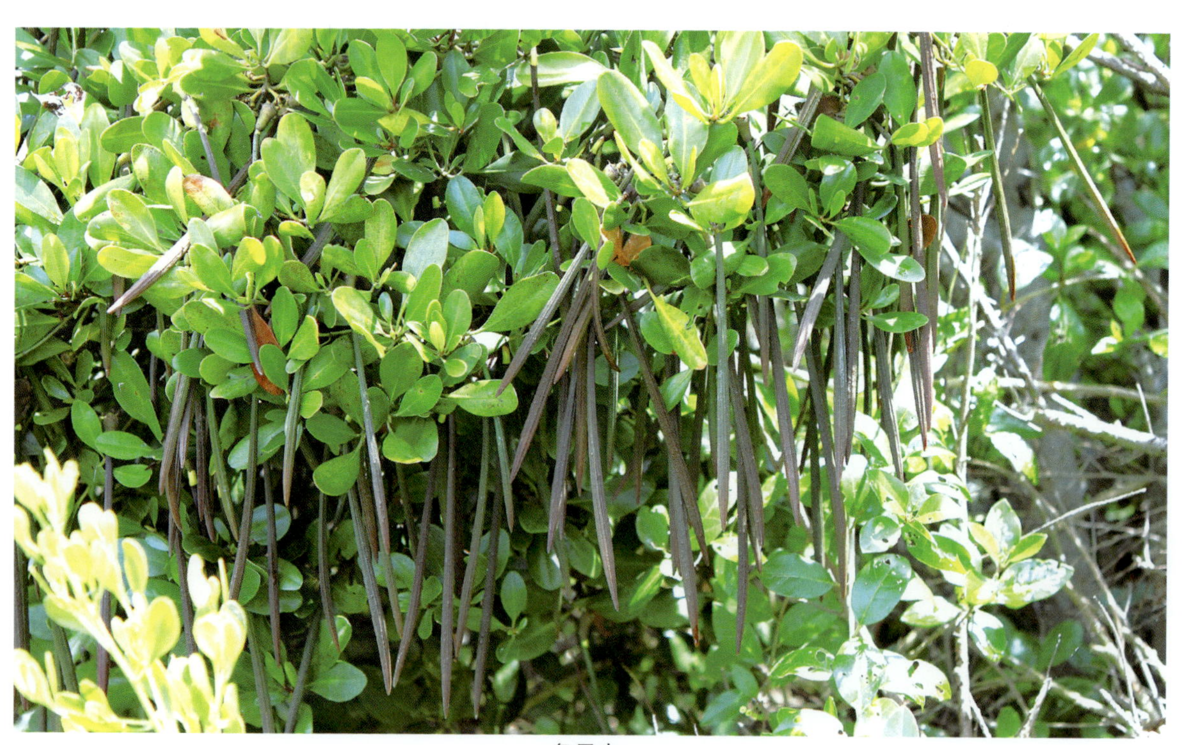

角果木

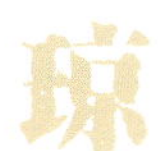

分布区域 产于海南三亚、儋州、文昌、海口。亦分布于中国台湾、浙江。非洲也有分布。

资　　源 生于海边泥滩，常见。

采收加工 树皮：全年均可采，鲜用或晒干。叶：全年均可采，鲜用或晒干。种子脂肪油：冬季采收成熟果实，晒干，压碎，去壳，榨油。

功能主治 树皮：止血，收敛，通便。用于恶疮、溃疡。叶：曾作为奎宁代用品，用于疟疾。种子脂肪油：止痒。用于疥癣、冻疮。

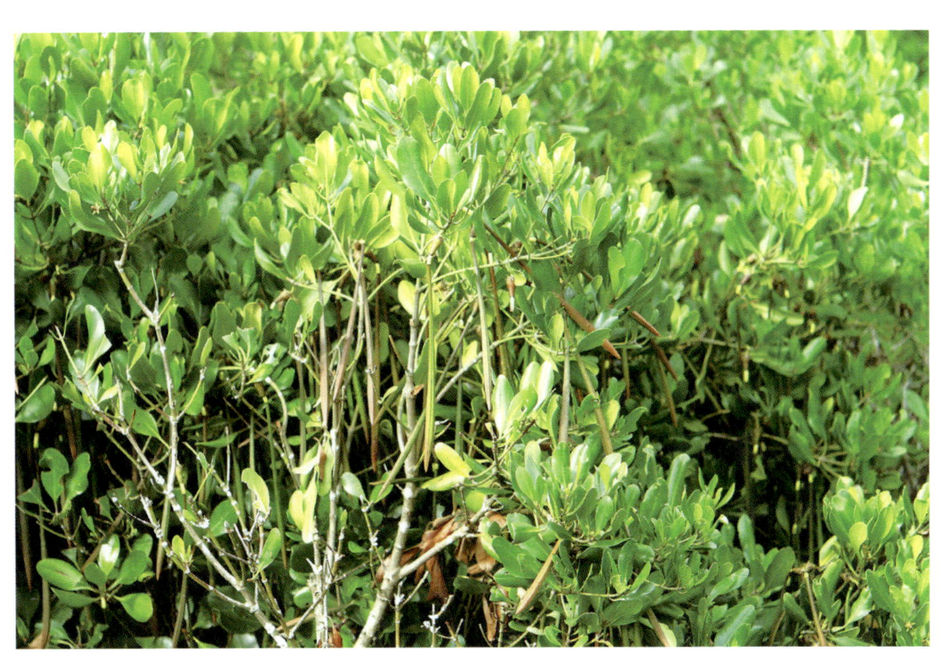

红树科 Rhizophoraceae 秋茄树属 *Kandelia*

秋茄树 *Kandelia candel* (L.) Druce

| 中 药 名 | 秋茄树（药用部位：树皮）

| 植物形态 | 灌木或小乔木，高 2~3m；树皮平滑，红褐色；枝粗壮，有膨大的节。叶椭圆形、矩圆状椭圆形或近倒卵形，长 5~9cm，宽 2.5~4cm，先端钝形或浑圆，基部阔楔形，全缘，叶脉不明显；叶柄粗壮，长 1~1.5cm；托叶早落，长 1.5~2cm。二歧聚伞花序，有花 4（~9）；总花梗长短不一，1~3 个着生于上部叶腋，长 2~4cm；花具短梗，盛开时长 1~2cm，直径 2~2.5cm；花萼裂片革质，长 1~1.5cm，宽 1.5~2mm，短尖，花后外反；花瓣白色，膜质，短于花萼裂片；雄蕊无定数，长短不一，长 6~12mm；花柱丝状，与雄蕊等长。果实圆锥形，长 1.5~2cm，基部直径 8~10mm；胚轴细长，长 12~20cm。花果期几全年。

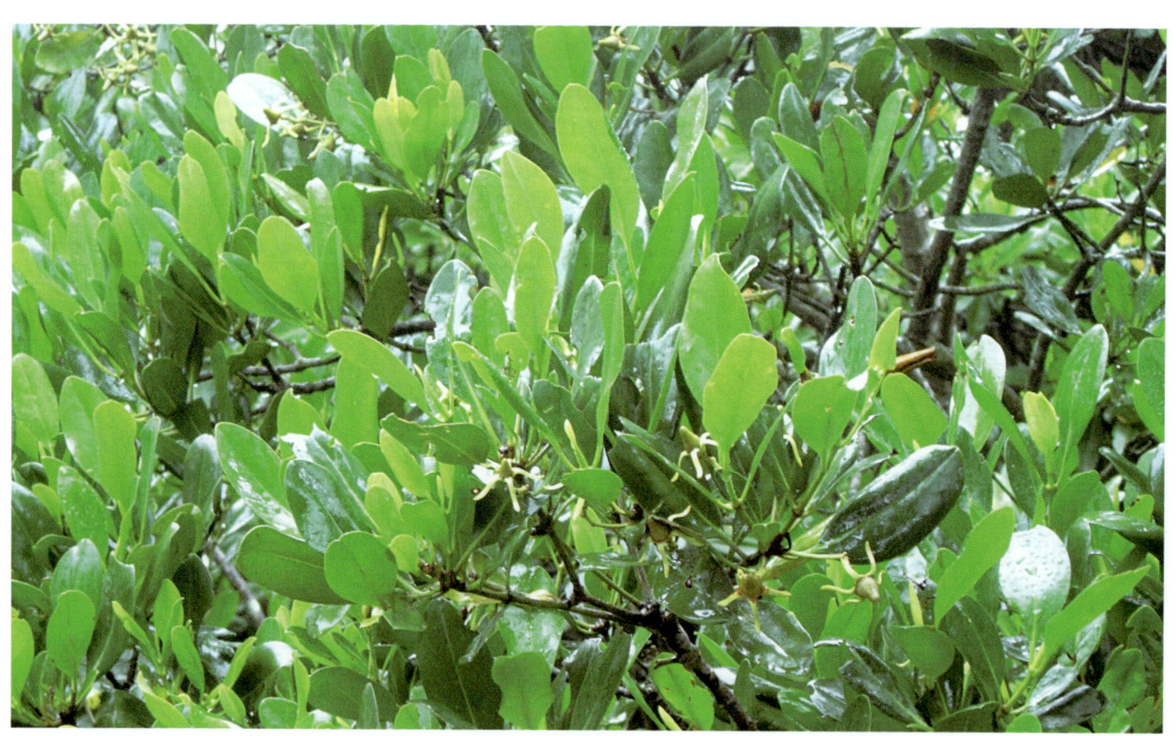

秋茄树

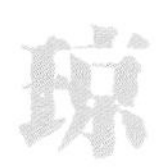

| **分布区域** | 产于海南三亚、儋州、澄迈、文昌、海口。亦分布于中国广东、福建、台湾。亚洲东部也有分布。

| **资　　源** | 生于海边泥滩，常见。

| **采收加工** | 树皮：全年均可采，鲜用或晒干。

| **功能主治** | 树皮：含鞣质 12%~27%，有收敛功能，亦用作染料。

| **附　　注** | 在 FOC 中，其学名被修订为 *Kandelia obovata* Sheue。

藤黄科 Guttiferae 黄牛木属 *Cratoxylum*

黄牛木 *Cratoxylum cochinchinense* (Lour.) Bl.

中药名 黄牛茶（药用部位：根、茎皮、嫩叶）

植物形态 落叶灌木或乔木，高 1.5~18（~25）m，全体无毛，树干下部有簇生的长枝刺；树皮灰黄色或灰褐色，平滑或有细条纹。枝条对生，幼枝略扁，无毛，淡红色，节上叶柄间线痕连续或间有中断。叶片椭圆形至长椭圆形或披针形，长 3~10.5cm，宽 1~4cm，先端骤然锐尖或渐尖，基部钝形至楔形，坚纸质，两面无毛，上面绿色，下面粉绿色，有透明腺点及黑点，中脉在上面凹陷，下面突起，侧脉每边 8~12，两面突起，斜展，末端不呈弧形闭合，小脉网状，两面突起；叶柄长 2~3mm，无毛。聚伞花序腋生或腋外生及顶生，有花（1~）2~3，具梗；总梗长 3~10mm 或 10mm 以上。花直径 1~1.5cm；花梗长 2~3mm。萼片椭圆形，长 5~7mm，宽 2~5mm，

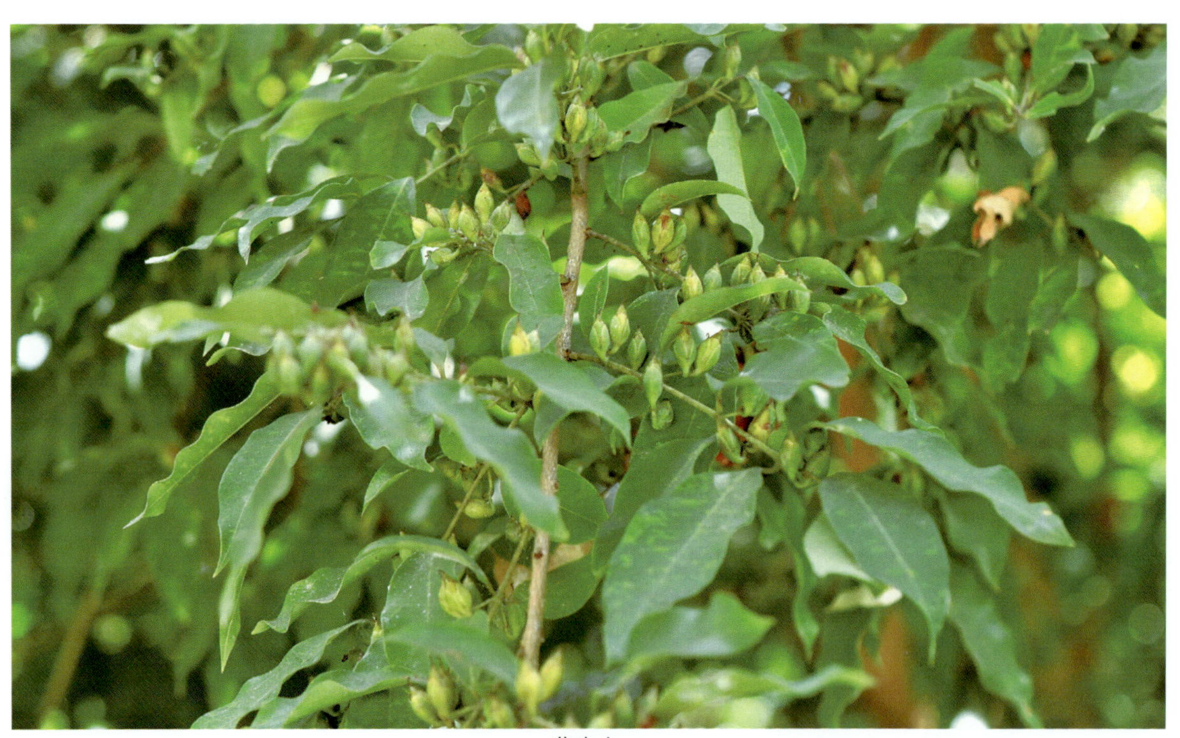

黄牛木

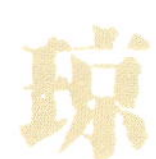

先端圆形，全面有黑色纵腺条，果时增大。花瓣粉红色、深红色至红黄色，倒卵形，长5~10mm，宽2.5~5mm，先端圆形，基部楔形，脉间有黑腺纹，无鳞片。雄蕊束3，长4~8mm，柄宽扁至细长。下位肉质腺体长圆形至倒卵形，盔状，长达3mm，宽1~1.5mm，先端增厚反曲。子房圆锥形，长3mm，无毛，3室；花柱3，线形，自基部叉开，长2mm。蒴果椭圆形，长8~12mm，宽4~5mm，棕色，无毛，被宿存的花萼包被达2/3以上。种子每室（5~）6~8，倒卵形，长6~8mm，宽2~3mm，基部具爪，不对称，一侧具翅。花期4~5月，果期6月以后。

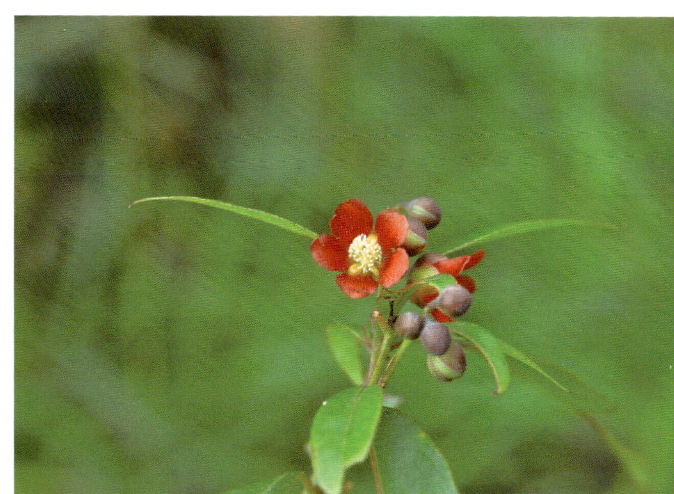

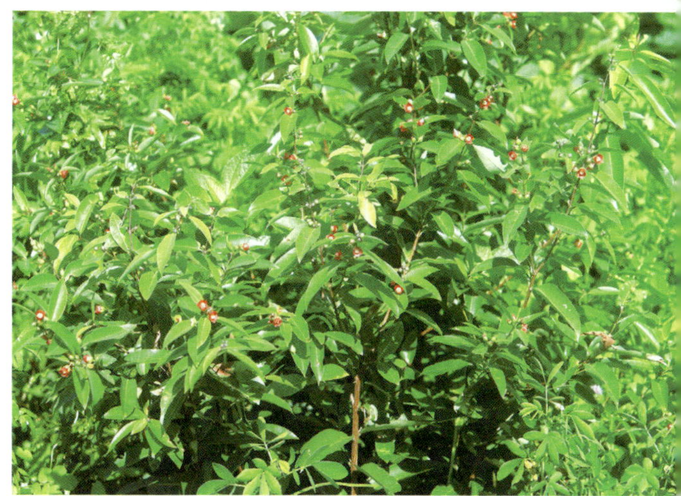

|分布区域|

产于海南乐东、东方、昌江、五指山、万宁、三亚及保亭。亦分布于中国华南其他区域，以及云南。中南半岛，以及菲律宾、印度尼西亚也有分布。

|资　　源|

生于丘陵或山地，次生林或疏林中，常见。

|采收加工|

根、树皮：全年均可采，洗净，切碎，鲜用或晒干。叶：春、夏季采收，鲜用或晒干。

|功能主治|

根、茎皮、嫩叶：止血消肿，清热解暑，化湿消滞。用于急性胃肠炎、泄泻、黄疸、咳嗽、音哑、感冒发热、中暑。嫩叶：代茶饮预防感冒，亦用于痢疾。

藤黄科 Guttiferae 金丝桃属 *Hypericum*

地耳草 *Hypericum japonicum* Thunb. ex Murray

中药名 地耳草（药用部位：全株）

植物形态 灌木或一年生至多年生草本，无毛或被柔毛，具透明或常为暗淡、黑色或红色的腺体。叶对生，全缘，具柄或无柄。花序为聚伞花序，1至多花，顶生或有时腋生，常呈伞房状。花两性。萼片（4~）5，等大或不等大，覆瓦状排列。花瓣（4~）5，黄色至金黄色，偶有白色，有时脉上带红色，通常不对称，宿存或脱落。雄蕊联合成束或明显不规则且不联合成束，前种情况或为5束而与花瓣对生，或更有合并成3~4束的，此时合并的束与萼片对生，每束具多至80枚的雄蕊，花丝纤细，几分离至基部，花药背着或多少基着，纵向开裂，药隔上有腺体；无退化雄蕊及不育的雄蕊束。子房3~5室，具中轴胎座，或全然为1室，具侧膜胎座，每个胎座具多数胚珠；花柱（2~）

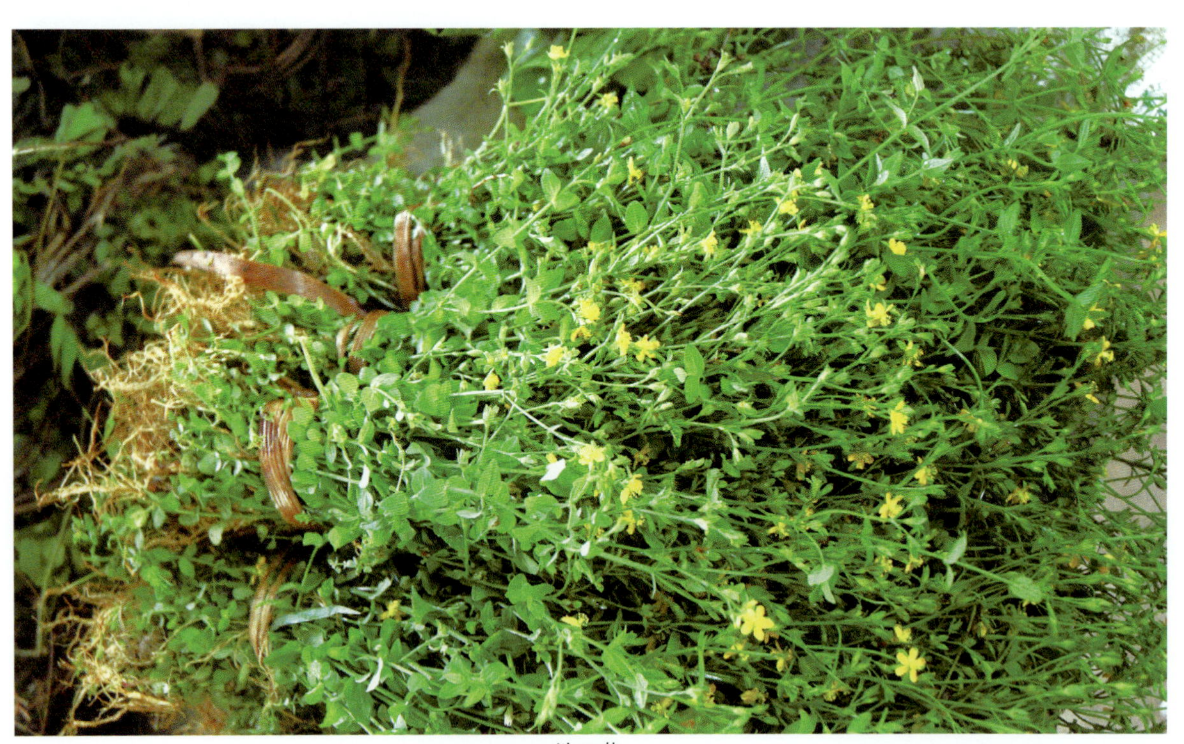

地耳草

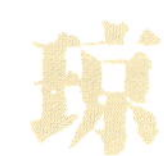

3~5，离生或部分至全部合生，多少纤细；柱头小或多少呈头状。果实为一室间开裂的蒴果，果爿常有含树脂的条纹状或囊状腺体。种子小，通常两侧或一侧有龙骨状突起或多少具翅，表面有各种雕纹，无假种皮；胚纤细、直。

| 分布区域 | 产于海南三亚、乐东、昌江、白沙、陵水、万宁、儋州、海口、文昌。亦分布于中国长江以南其他区域。东亚其他国家、东南亚、南亚、澳大利亚、新西兰及美国也有分布。

| 资　　源 | 生于田边、沟边、草地，常见。

| 采收加工 | 春、夏季开花时采收全株，晒干或鲜用。

| 药材性状 | 全株长 10~40cm。根须状，黄褐色。茎单一或基部分枝，光滑，具 4 棱，表面黄绿色或黄棕色；质脆，易折断，断面中空。叶对生，无柄；完整叶片卵形或卵圆形，全缘，具细小透明腺点，基出脉 3~5。聚伞花序顶生，花小，橙黄色，气无，味微苦。

| 功能主治 | 清热解毒，祛风利湿，散瘀消肿，止痛。用于肝炎、早期肝硬化、肠痈、痈疖、目赤、眼结膜炎、扁桃体炎、口疮。外用于痈疖肿毒、带状疱疹、蛇虫咬伤、烫火伤。

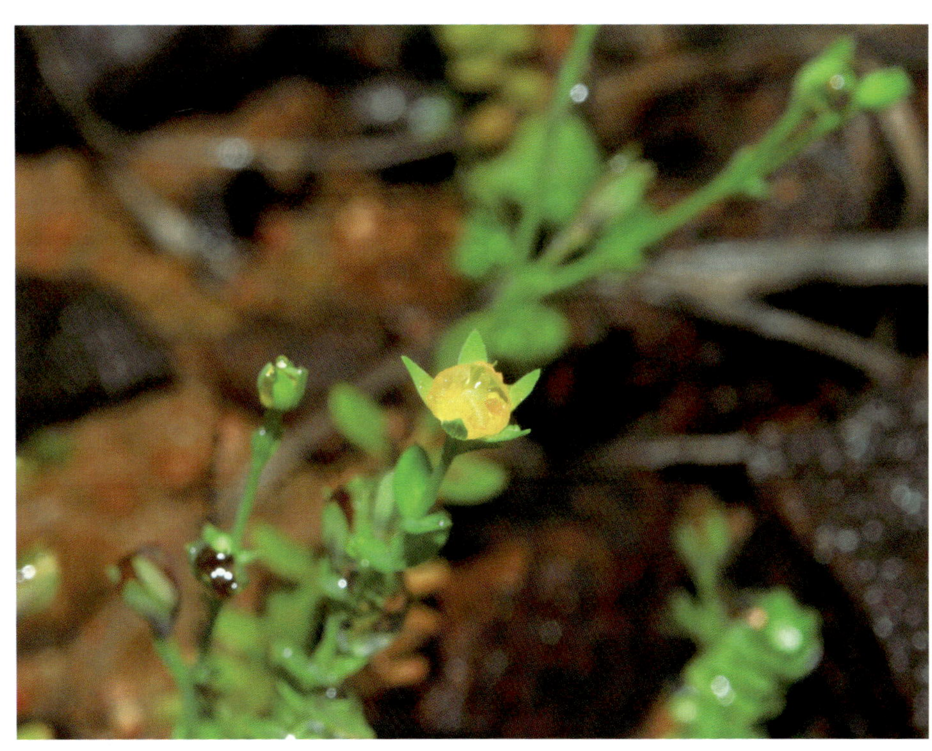

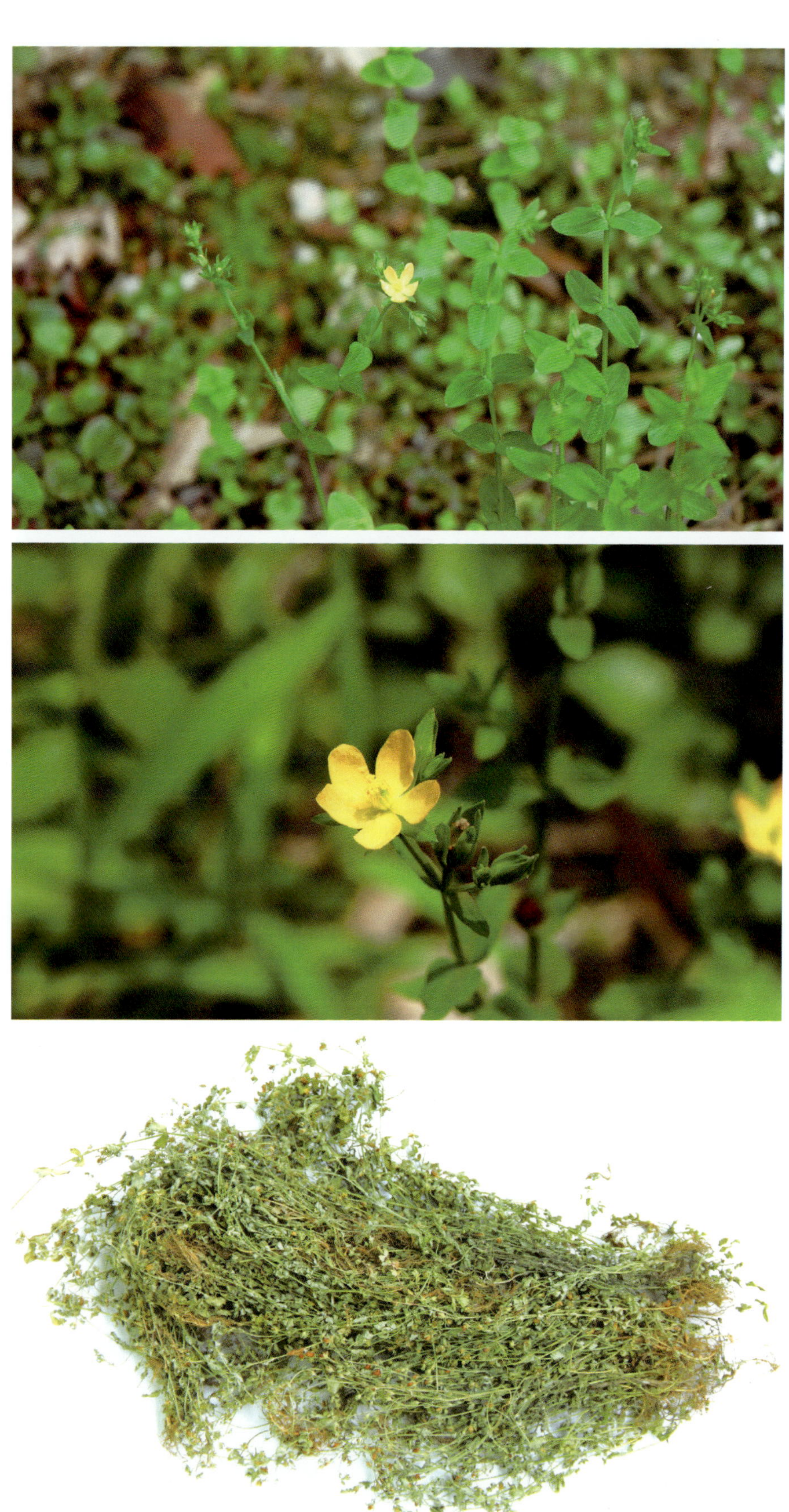

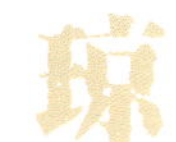

藤黄科 Guttiferae 红厚壳属 *Calophyllum*

红厚壳 *Calophyllum inophyllum* L.

中药名 红厚壳（药用部位：根、叶）

植物形态 乔木，高 5~12m；树皮厚，灰褐色或暗褐色，有纵裂缝，创伤处常渗出透明树脂；幼枝具纵条纹。叶片厚革质，宽椭圆形或倒卵状椭圆形，稀长圆形，长 8~15cm，宽 4~8cm，先端圆或微缺，基部钝圆或宽楔形，两面具光泽；中脉在上面下陷，下面隆起，侧脉多数，几与中脉垂直，两面隆起；叶柄粗壮，长 1~2.5cm。总状花序或圆锥花序近顶生，有花 7~11，长 10cm 以上，稀短；花两性，白色，微香，直径 2~2.5cm；花梗长 1.5~4cm；花萼裂片 4，外方 2 较小，近圆形，先端凹陷，长约 8mm，内方 2 较大，倒卵形，花瓣状；花瓣 4，倒披针形，长约 11mm，先端近平截或浑圆，内弯；雄蕊极多数，

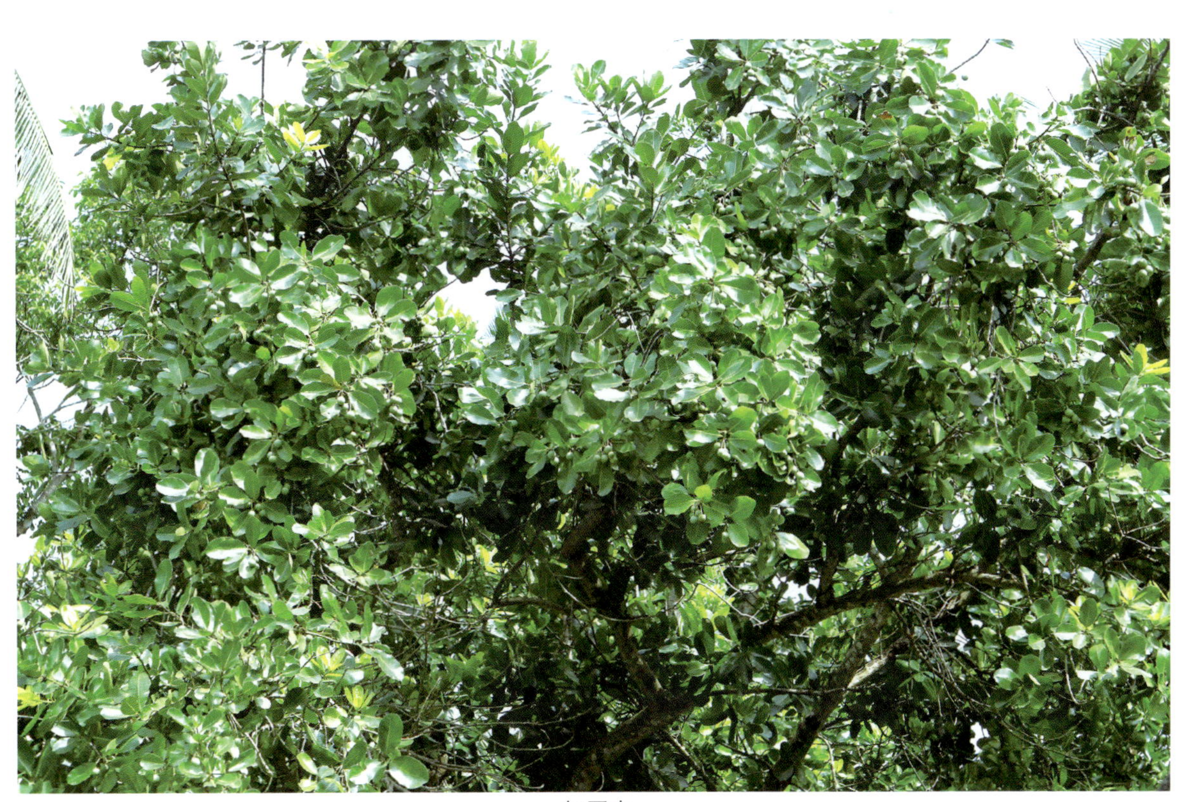

红厚壳

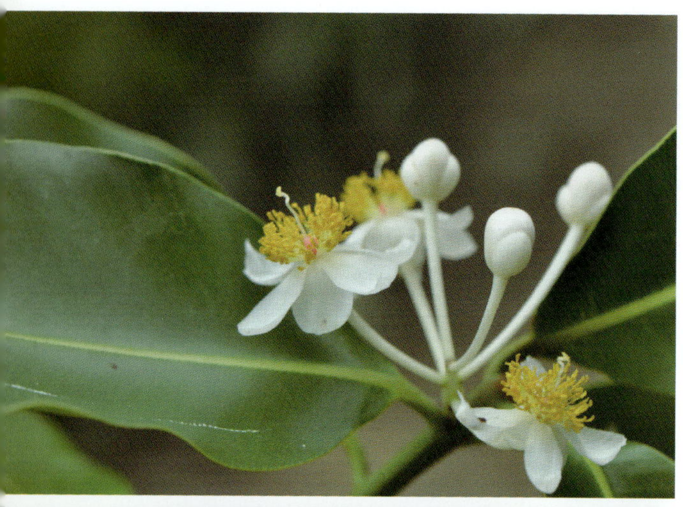

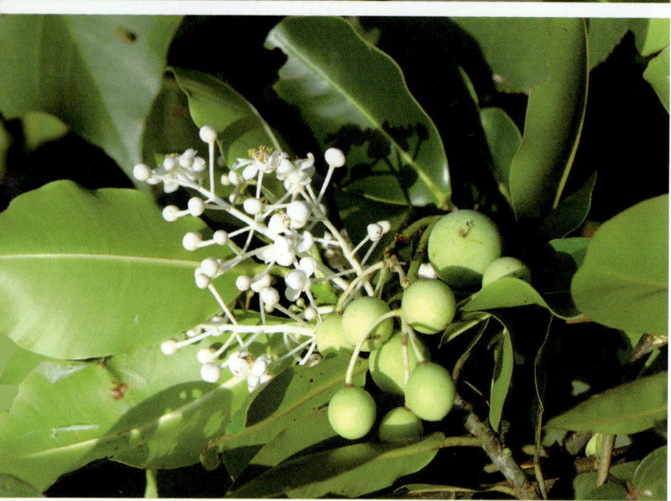

花丝基部合生成4束；子房近圆球形，花柱细长，蜿蜒状，柱头盾形。果实圆球形，直径约2.5cm，成熟时黄色。花期3~6月，果期9~11月。

分布区域

产于海南三亚、乐东、东方、万宁、琼中、澄迈、文昌、海口、西沙群岛、南沙群岛。亦分布于中国广东、台湾。东南亚、南亚、大洋洲、马达加斯加也有分布。

资　　源

生于丘陵或海滨沙地，常见。

采收加工

全年均可采收，根洗净，切片，鲜用或晒干。叶多鲜用。

功能主治

根、叶：祛瘀止痛。用于风湿痛、跌打损伤、痛经。叶：用于外伤出血。树皮、果实：用于鼻衄、鼻塞、耳聋。种子油：用于皮肤病。树脂：用于牙痛出血及颈部淋巴结结核。

附　　注

海棠果（红厚壳果实）：可治眼病，澳大利亚土著人用本种治关节肌肉痛。

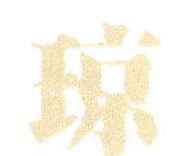

藤黄科 Guttiferae 红厚壳属 *Calophyllum*

薄叶红厚壳 *Calophyllum membranaceum* Gardn. et Champ.

中药名 横经席（药用部位：根），横经席叶（药用部位：叶）

植物形态 灌木至小乔木，高 1~5m。幼枝四棱形，具狭翅。叶薄革质，长圆形或长圆状披针形，先端渐尖、急尖或尾状渐尖，基部楔形，边缘反卷，两面具光泽，干时暗褐色；中脉两面隆起，侧脉纤细、密集，规则地横行排列，干后两面明显隆起；叶柄长 6~10mm。聚伞花序腋生，有花 1~5（通常为 3），长 2.5~3cm，被微柔毛；花两性，白色略带浅红色；花梗长 5~8mm，无毛；花萼裂片 4，外方 2 较小，近圆形，长约 4mm，内方 2 较大，倒卵形，长约 8mm；花瓣 4，倒卵形，等大，长约 8mm；雄蕊多数，花丝基部合生成 4 束；子房卵球形，花柱细长，柱头钻状。果实卵状长圆球形，长 1.6~2cm，先端具短尖头，柄长 10~14mm，成熟时黄色。花期 3~5 月，果期 8~10（~12）月。

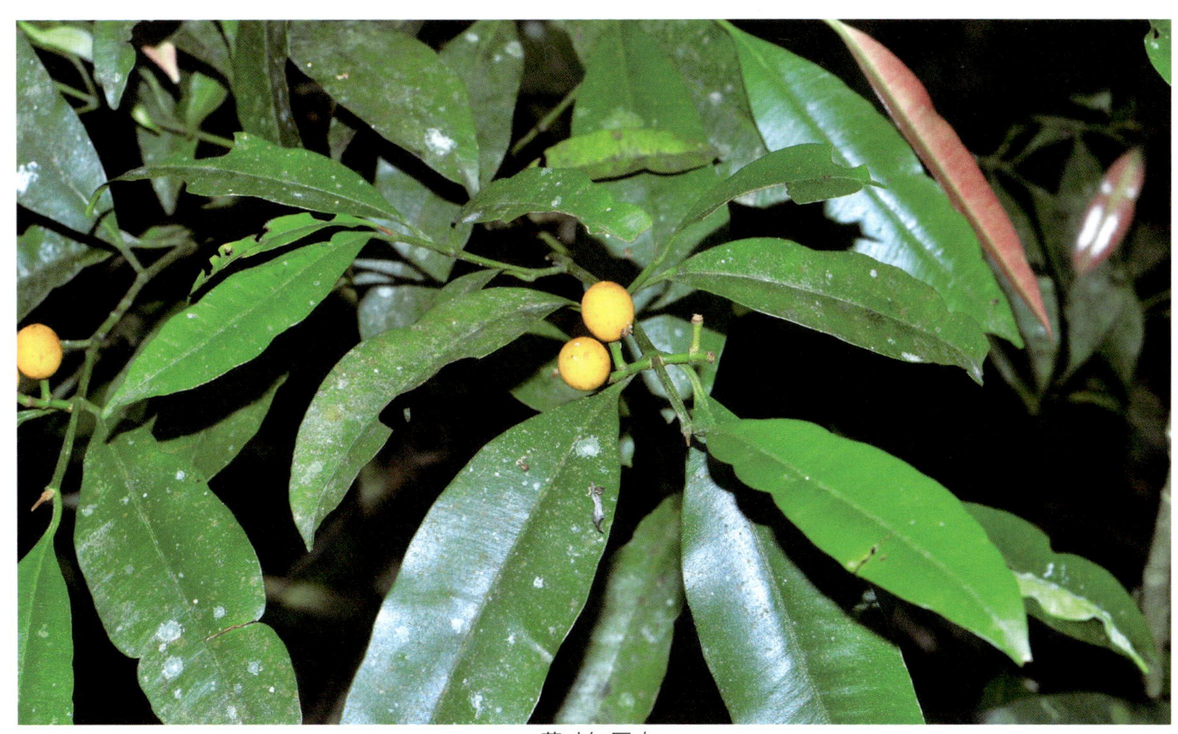

薄叶红厚壳

| 分布区域 | 产于海南三亚、乐东、白沙、五指山、陵水、万宁、儋州、琼海。亦分布于中国华南其他区域。越南也有分布。

| 资　　源 | 生于中海拔至高海拔林中，常见。

| 采收加工 | 根：全年或秋、冬季采收，鲜用或切片晒干。叶：春、夏季采收，鲜用或晒干。

| 功能主治 | 根、叶：祛瘀止痛，补肾强腰。用于风湿骨痛、跌打损伤、骨折、肾虚腰痛、月经不调、黄疸。叶：用于外伤出血。

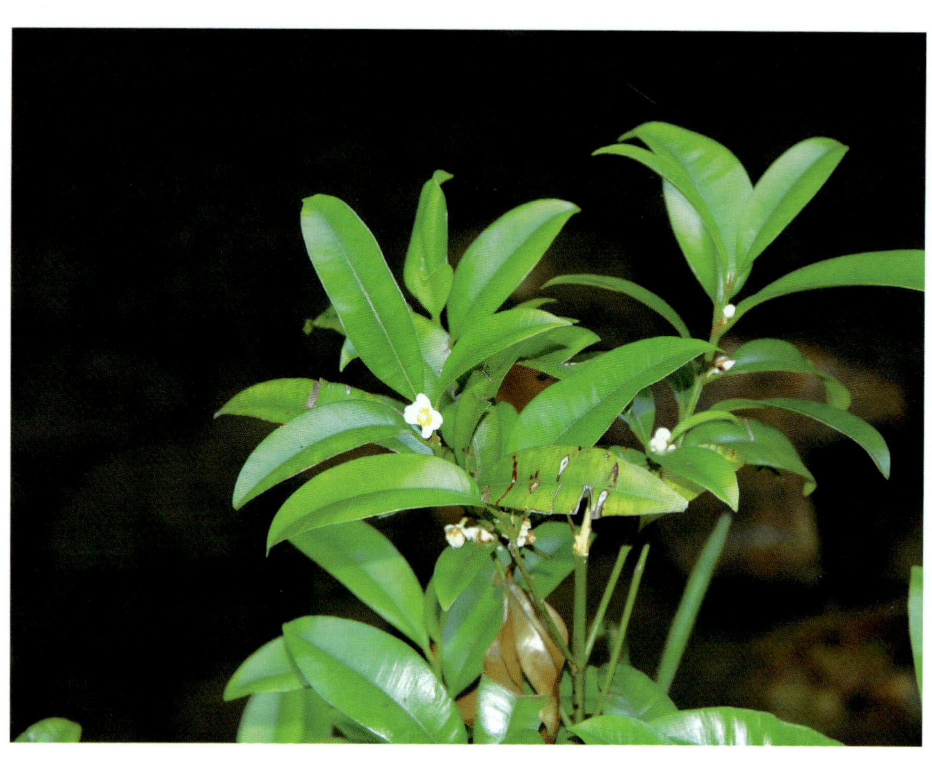

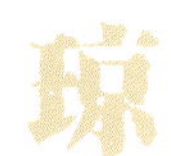

藤黄科 Guttiferae 藤黄属 *Garcinia*

木竹子 *Garcinia multiflora* Champ. ex Benth

|中药名|

木竹子（药用部位：树内皮、果实）

|植物形态|

乔木，稀灌木，高（3~）5~15m，胸径20~40cm；树皮灰白色，粗糙；小枝绿色，具纵槽纹。叶片革质，卵形、长圆状卵形或长圆状倒卵形，长7~16（~20）cm，宽3~6（~8）cm，先端急尖、渐尖或钝，基部楔形或宽楔形，边缘微反卷，干时背面苍绿色或褐色，中脉在上面下陷，下面隆起，侧脉纤细，10~15对，至近边缘处网结，网脉在表面不明显；叶柄长0.6~1.2cm。花杂性，同株。雄花序呈聚伞状圆锥花序式，长5~7cm，有时单生，总梗和花梗具关节，雄花直径2~3cm，花梗长0.8~1.5cm；萼片2大2小，花瓣橙黄色，倒卵形，长为萼片的1.5倍，花丝合生成4束，高出于退化雌蕊，束柄长2~3mm，每束约有花药50，聚合成头状，有时部分花药呈分枝状，花药2室；退化雌蕊柱状，具明显的盾状柱头，4裂。雌花序有雌花1~5，退化雄蕊束短，束柄长约1.5mm，短于雌蕊；子房长圆形，上半部略宽，2室，无花柱，柱头大而厚，盾形。果实卵圆形至倒卵圆形，长3~5cm，直径2.5~3cm，

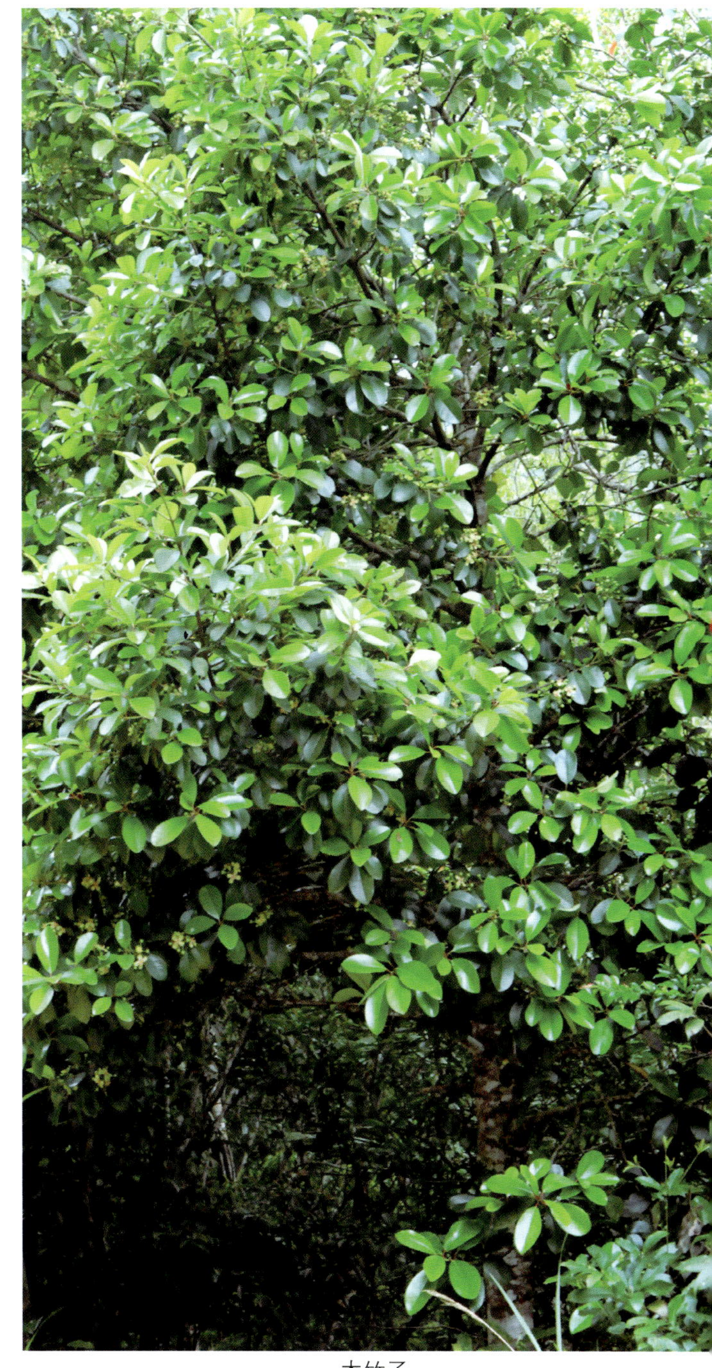

木竹子

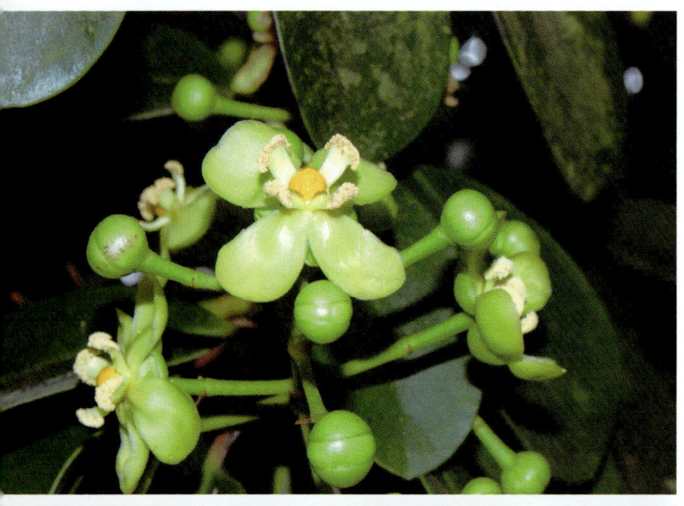

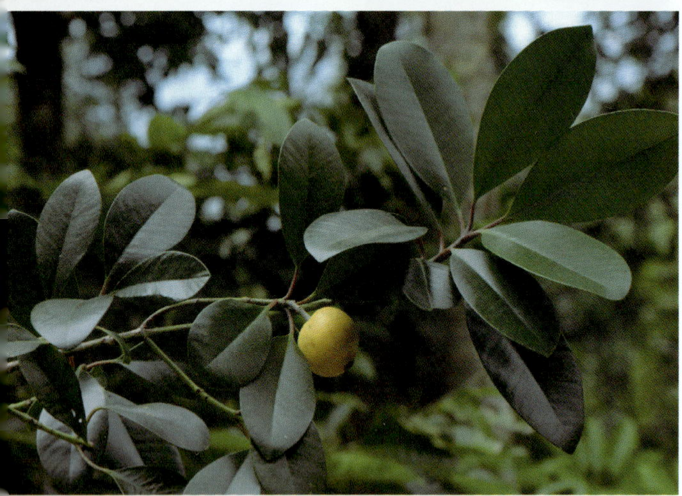

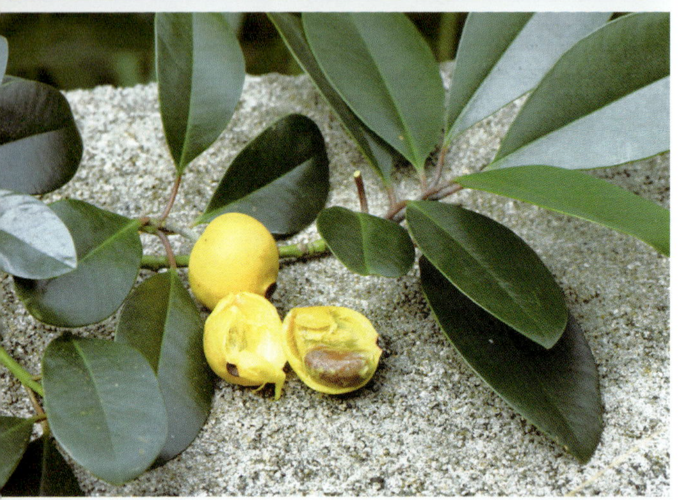

成熟时黄色，盾状柱头宿存。种子 1~2，椭圆形，长 2~2.5cm。花期 6~8 月，果期 11~12 月，同时偶有花果并存。

分布区域

产于海南乐东、东方、白沙、保亭、陵水、万宁、昌江。亦分布于中国华南其他区域，以及湖南、江西、福建、台湾、贵州、云南。

资　源

生于山地林中，常见。

采收加工

树内皮：四季可采，砍伐茎干，剥取内皮，切碎，晒干或研成粉。果实：冬季果实成熟时采收，鲜用。

功能主治

树内皮：清热解毒，消炎止痛，收敛生肌。用于胃脘胀痛、小儿消化不良、湿疹、口疮、牙龈肿痛、臁疮、烫火伤。果实：生津解暑，解酒毒，止泻。用于吐逆不食、脱肛。铁砂入肉不出，可用鲜果捣烂敷患处。

藤黄科 Guttiferae 藤黄属 *Garcinia*

岭南山竹子 *Garcinia oblongifolia* Champ.

| 中 药 名 |

岭南山竹子（药用部位：树内皮、叶、果实）

| 植物形态 |

乔木或灌木，高 5~15m，胸径可达 30cm；树皮深灰色。老枝通常具断环纹。叶片近革质，长圆形、倒卵状长圆形至倒披针形，长 5~10cm，宽 2~3.5cm，先端急尖或钝，基部楔形，干时边缘反卷，中脉在上面微隆起，侧脉 10~18 对；叶柄长约 1cm。花小，直径约 3mm，单性，异株，单生或呈伞形状聚伞花序，花梗长 3~7mm。雄花萼片等大，近圆形，长 3~5mm；花瓣橙黄色或淡黄色，倒卵状长圆形，长 7~9mm；雄蕊多数，合生成 1 束，花药聚生成头状，无退化雌蕊。雌花的萼片、花瓣与雄花相似；退化雄蕊合生成 4 束，短于雌蕊；子房卵球形，8~10 室，无花柱，柱头盾形，隆起，辐射状分裂，上面具乳头状瘤突。浆果卵球形或圆球形，长 2~4cm，直径 2~3.5cm，基部萼片宿存，先端承以隆起的柱头。花期 4~5 月，果期 10~12 月。

| 分布区域 |

产于海南三亚、乐东、东方、昌江、白沙、

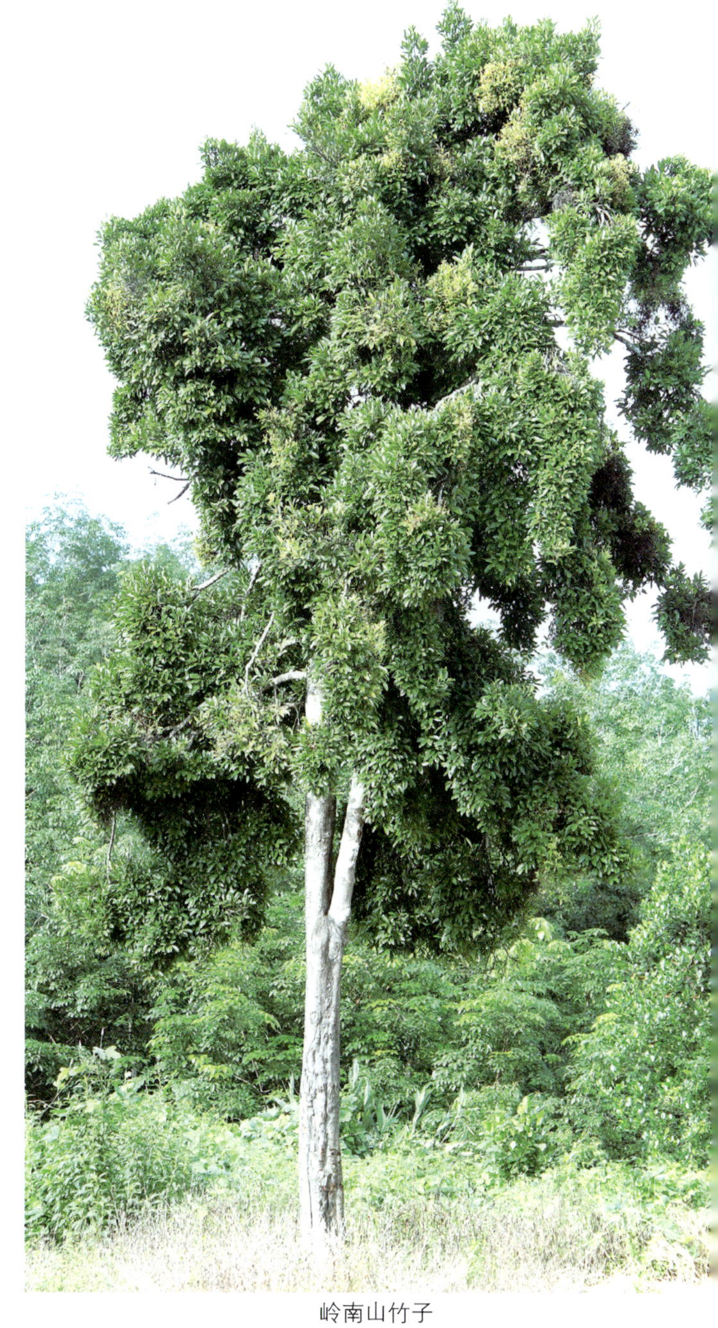

岭南山竹子

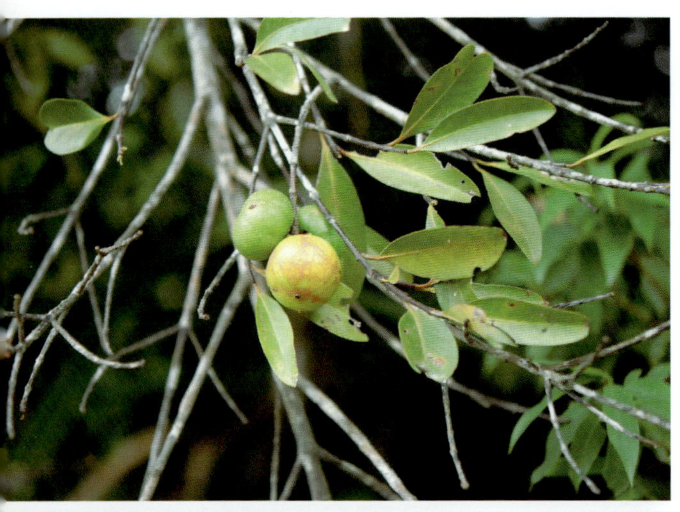

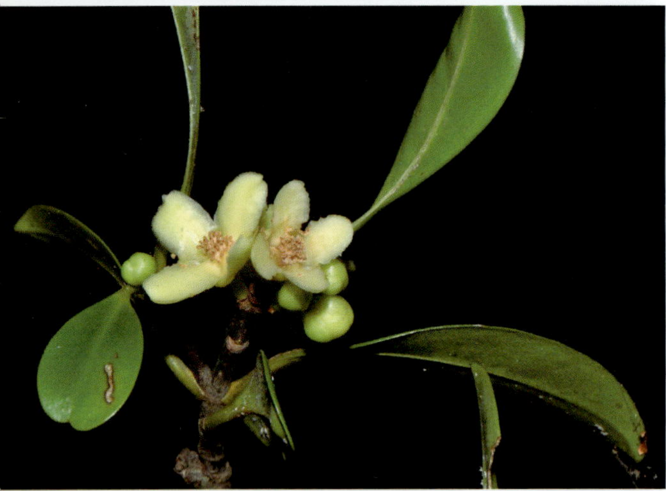

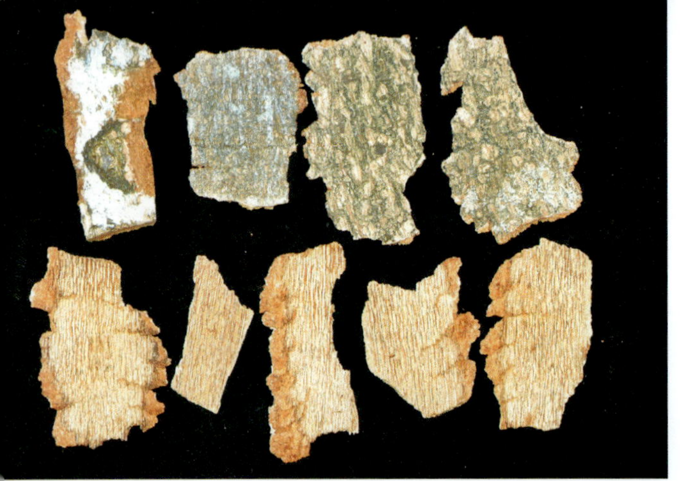

保亭、万宁、儋州、琼海、澄迈、文昌。亦分布于中国华南其他区域。越南也有分布。

|资　　源|

生于海拔 200~1200m 的林中，常见。

|采收加工|

果实：冬季果实成熟时采收，鲜用。

|功能主治|

树内皮：清热解毒，消炎止痛，收敛生肌。用于带下病、烫火伤、口腔炎、湿疹、跌打损伤。叶、果实：用于食滞腹胀。

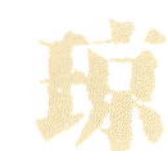

藤黄科 Guttiferae 藤黄属 *Garcinia*

单花山竹子 *Garcinia oligantha* Merr.

中药名

单花山竹子（药用部位：树内皮、根、叶、果实）

植物形态

灌木，高 1~3m。小枝纤细，具明显的纵棱。叶片纸质，长圆状椭圆形至披针形，稀卵形，上半部尾状渐尖，基部急尖或宽楔形，干时两面灰绿色，侧脉纤细，隐约可见，多达 5 对；叶柄长 4~10mm。花杂性，异株。雄花未见。雌花单生于叶腋，微紫色，无花梗或近无花梗，花萼裂片 2 大 2 小，外方 2 近卵形，长 2~3mm，内方 2 椭圆形，长 4~5mm；花瓣等大，近圆形，长 4~5mm，先端钝；退化雄蕊 12，花丝基部连合成浅杯状，包围子房基部，通常短于雌蕊；子房卵状长圆形，4 室，花柱极短，柱头盾形，具乳头状瘤突。果实纺锤形或狭椭圆形，长 1.5~1.8cm，基部具宿存萼片和残留的退化雄蕊。花期 6~7 月，果期 10~12 月。

分布区域

产于海南三亚、东方、昌江、白沙、保亭、万宁、琼海。亦分布于中国广东。越南北部也有分布。

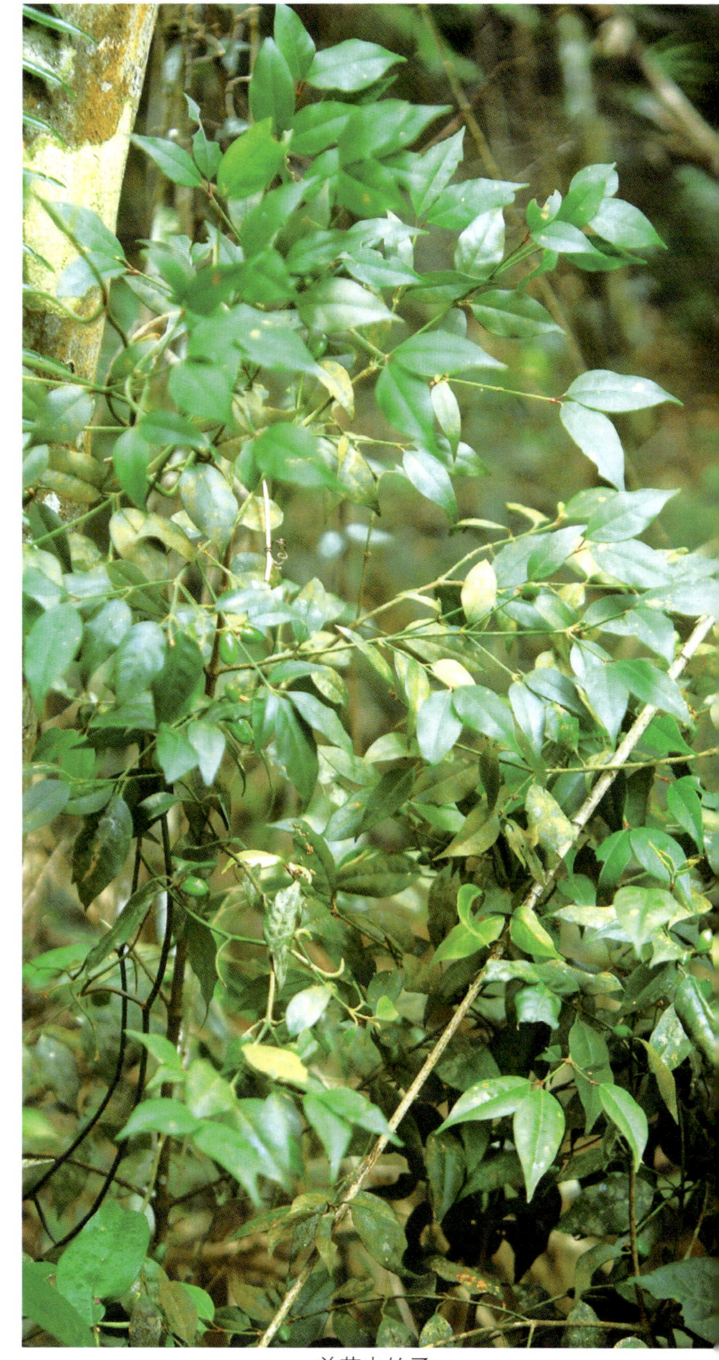

单花山竹子

资　　源　生于海拔 200~1200m 的林中，少见。

采收加工　树内皮：四季均可采收，剥取茎干内皮，切块，鲜用或晒干。

功能主治　树内皮、根、叶、果实：清热解毒，消炎止痛，收敛生肌。用于大毒疮、口疮、牙痛、肠痈疡、烫火伤。

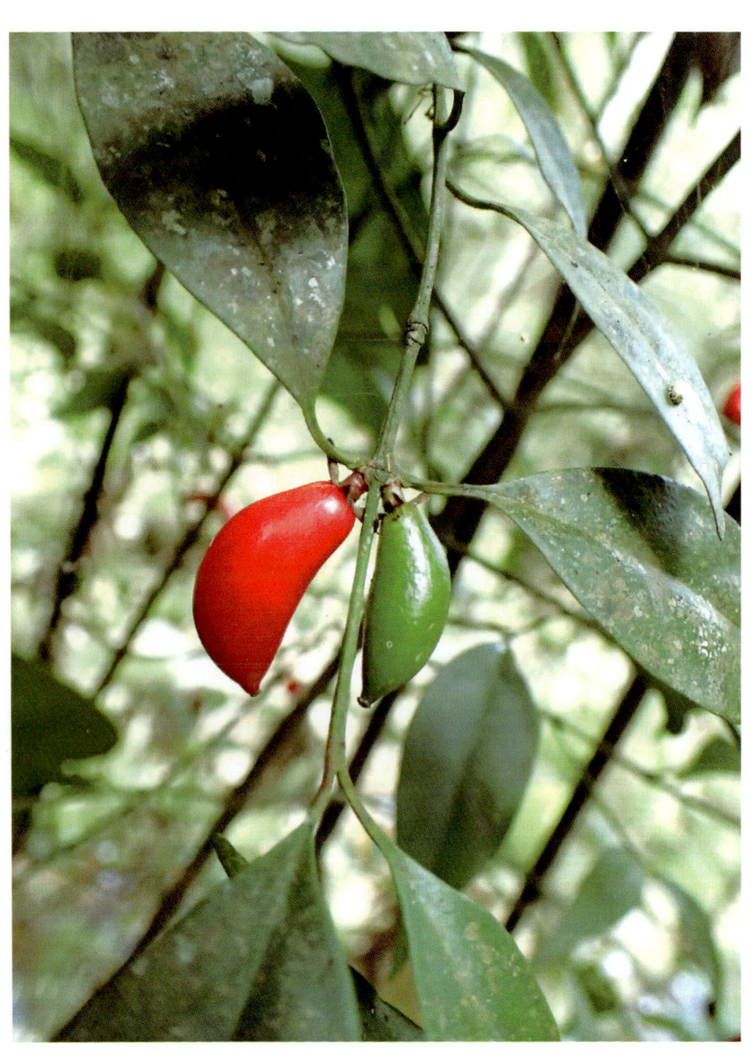

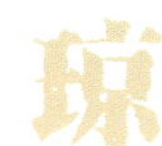

藤黄科 Guttiferae 藤黄属 *Garcinia*

大叶藤黄 *Garcinia xanthochymus* Hook. f. ex T. Anders.

中药名 大叶藤黄（药用部位：茎叶）

植物形态 乔木，高8~20m，胸径15~45cm，树皮灰褐色，分枝细长，多而密集，平伸，先端下垂，通常披散重叠，小枝和嫩枝具明显纵棱。叶2行排列，厚革质，具光泽，椭圆形、长圆形或长方状披针形，长（14~）20~34cm，宽（4~）6~12cm，先端急尖或钝，稀渐尖，基部楔形或宽楔形，中脉粗壮，两面隆起，侧脉密集，多达35~40对，网脉明显；叶柄粗壮，基部马蹄形，微抱茎，枝条先端的1~2对叶柄通常呈玫瑰红色，长1.5~2.5cm，干后有棱及横皱纹。伞房状聚伞花序，有花(2~）5~10（~14），腋生或从落叶叶腋生出，总梗长6~12mm；花两性，5数，花梗长1.8~3cm；萼片和花瓣3大2小，边缘具睫毛；雄蕊花丝下部合生成5束，先端分离，分离部分长约3mm，扁平，每束具

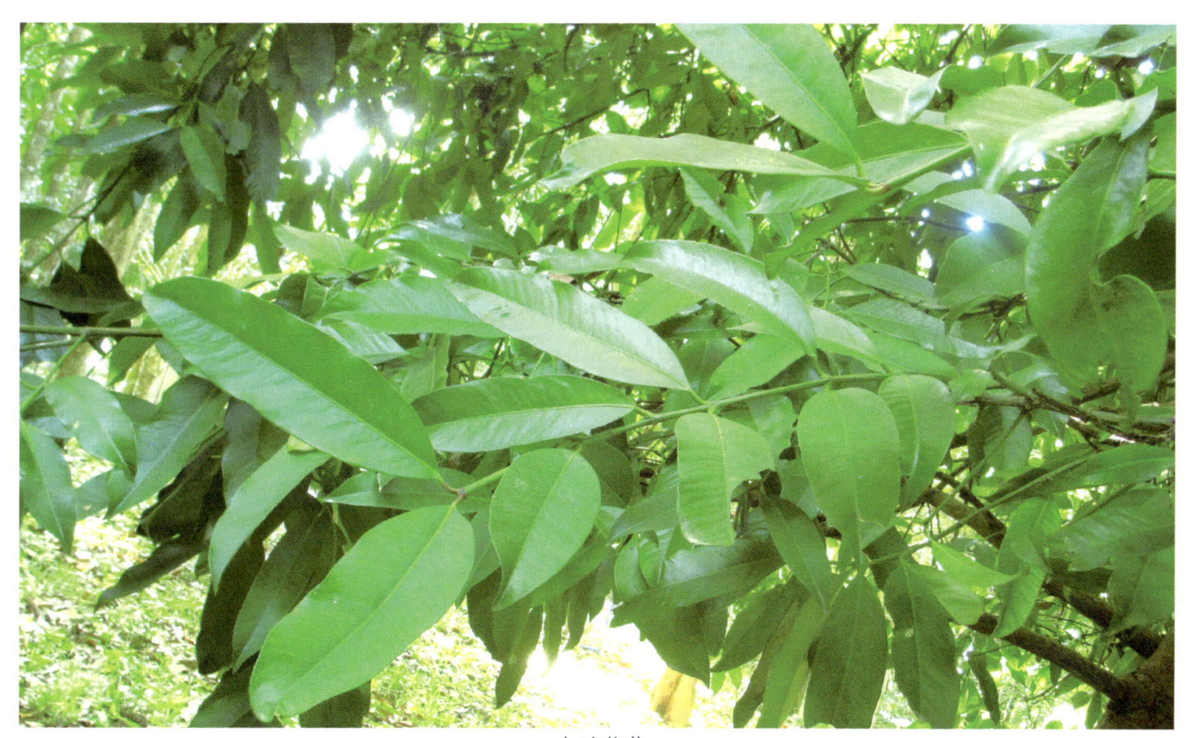

大叶藤黄

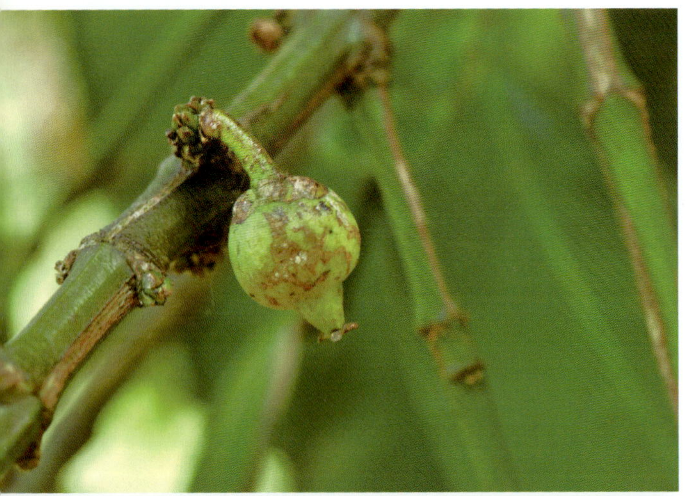

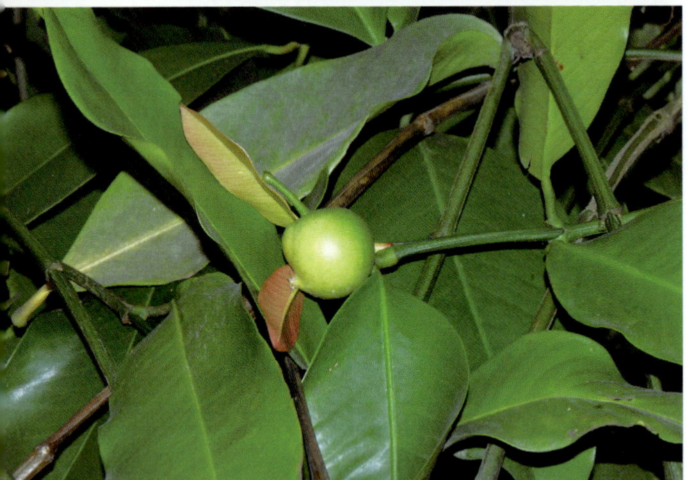

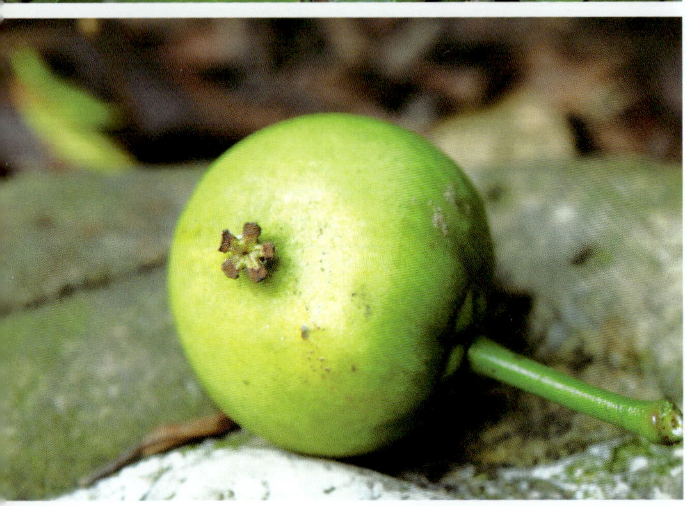

花药 2~5，基部具方形腺体 5，腺体先端有多数孔穴，长约 1mm，与萼片对生；子房圆球形，通常 5 室，花柱短，约 1mm，柱头盾形，中间凹陷，通常深 5 裂，稀 4 或 3 裂，光滑。浆果圆球形或卵球形，成熟时黄色，外面光滑，有时具圆形皮孔，先端突尖，有时偏斜，柱头宿存，基部通常有宿存的萼片和雄蕊束。种子 1~4，外面具多汁的瓢状假种皮，长圆形或卵球形，种皮光滑，棕褐色。花期 3~5 月，果期 8~11 月。

| 分布区域 |

海南万宁有栽培。中国广东、广西、云南亦有栽培。孟加拉国、不丹、柬埔寨、印度、日本、老挝、缅甸、尼泊尔、泰国、越南也有分布。

| 资　　源 |

生于沟谷和丘陵地潮湿的密林中，海拔 600~1000m。

| 采收加工 |

全年均可采收，鲜用或晒干。

| 功能主治 |

茎叶可驱虫。

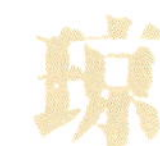

藤黄科 Guttiferae 铁力木属 *Mesua*

铁力木 *Mesua ferrea* L.

中药名

铁力木（药用部位：种子、种子油）

植物形态

常绿乔木，具板状根，高 20~30m，树干端直，树冠锥形，树皮薄，暗灰褐色，薄叶状开裂，创伤处渗出带香气的白色树脂。叶嫩时黄色带红，老时深绿色，革质，通常下垂，披针形或狭卵状披针形至线状披针形，长（4~）6~10（~12）cm，宽（1~）2~4cm，先端渐尖或长渐尖至尾尖，基部楔形，上面暗绿色，微具光泽，下面通常被白粉，侧脉极多数，成斜向平行脉，纤细而不明显，网脉在放大镜下隐约可见；叶柄长 0.5~0.8cm。花两性，1~2 顶生或腋生，直径 5~8.5cm；花梗长 3~5mm；萼片 4，外方 2 较内方 2 略大，圆形，内凹，边缘膜质，有时具白色睫毛；花瓣 4，白色，倒卵状楔形，长 3~3.5cm；雄蕊极多数，分离，花药长圆形，金黄色，长约 1.5mm，花丝丝状，长 1.5~2cm；子房圆锥形，高约 1.5cm，花柱长 1~1.5cm，柱头盾形。果实卵球形或扁球形，成熟时长 2.5~3.5cm，干后栗褐色，有纵皱纹，先端花柱宿存，通常 2 瓣裂，基部具增大成木质的萼片和多数残存的花丝，果柄粗壮，长 0.8~1.2cm。种子

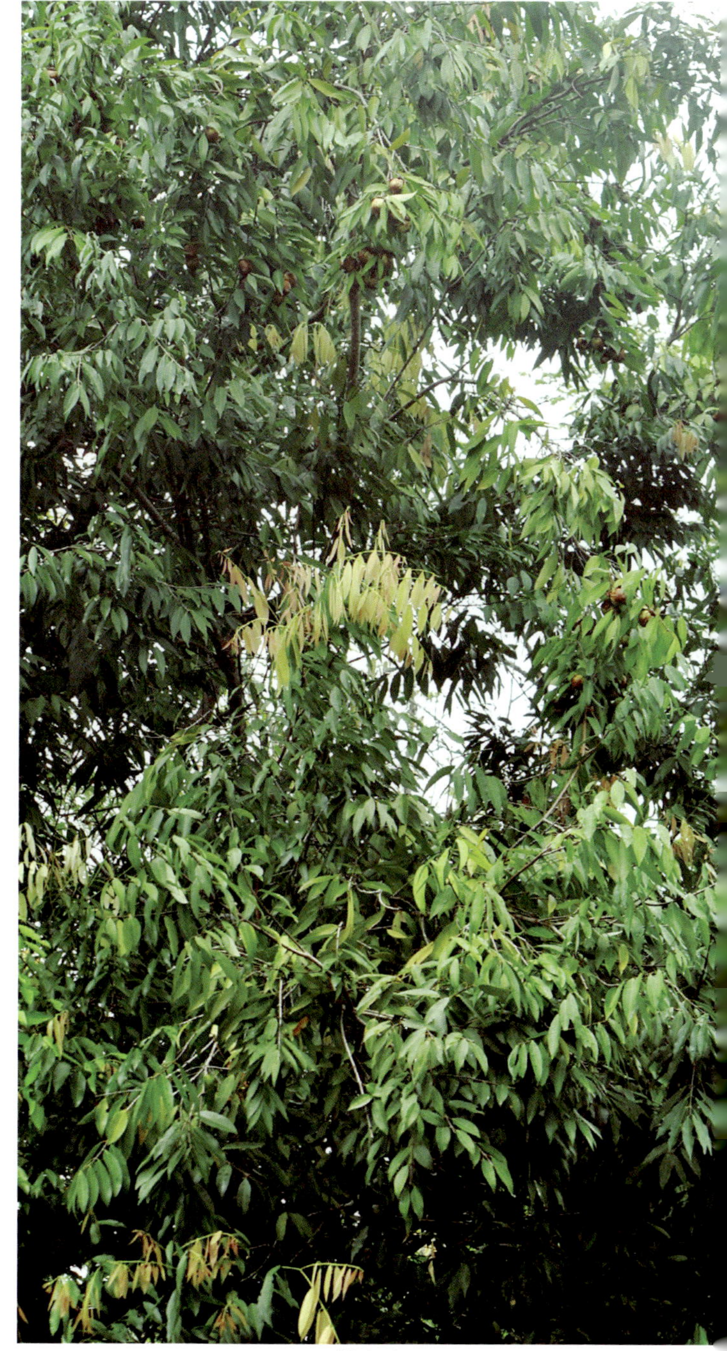

铁力木

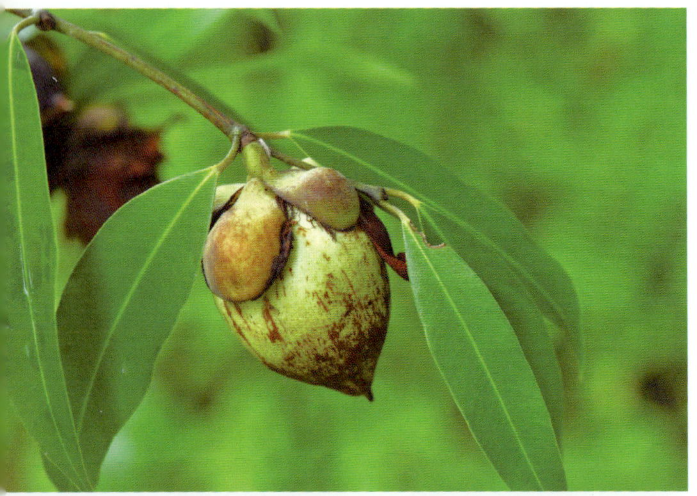

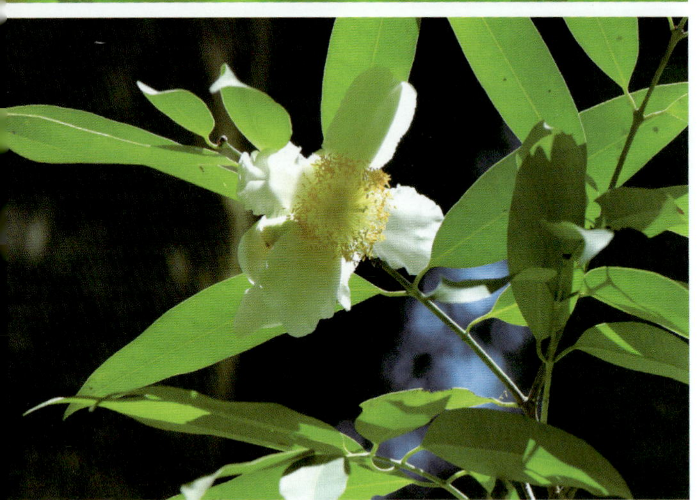

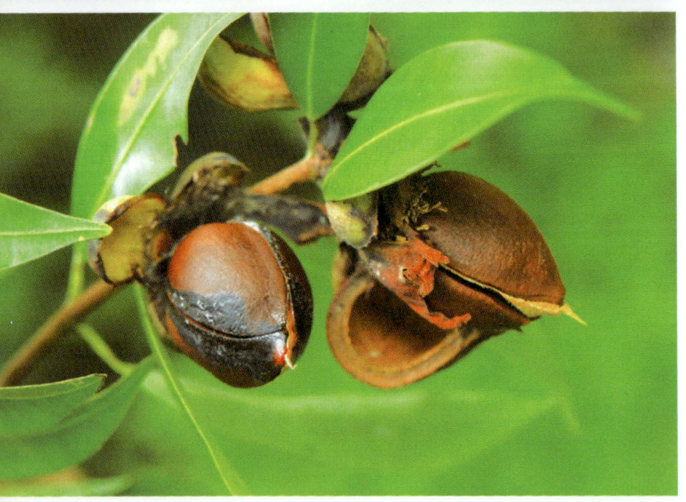

1~4，背面突起，腹面平坦或两面平坦；种皮褐色，有光泽，坚而脆。花期3~5月，果期8~10月。

分布区域

产于海南乐东，栽培。亦分布于中国云南、广东、广西等地。印度、斯里兰卡、孟加拉国，及泰国经中南半岛至马来半岛等地也有分布。

资　　源

生于低丘坡地，少见。

采收加工

夏季采收，洗净，晒干。

功能主治

种子：滋补、强壮。用于疮疡肿疖。种子油：分离得到铁力木素，此香豆素类化合物有抗菌活性。

附　　注

花：泰国用作补血药、强心药。印度在医药中用于美容、化妆，尚可用作香料。叶和花：尼泊尔用于蝎蜇伤。

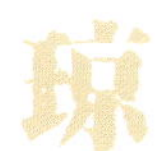

椴树科 Tiliaceae 黄麻属 *Corchorus*

甜　麻 *Corchorus aestuans* L.

| 中 药 名 | 野黄麻（药用部位：全草）

| 植物形态 | 一年生草本，高约 1m，茎红褐色，稍被淡黄色柔毛；枝细长、披散。叶卵形或阔卵形，长 4.5~6.5cm，宽 3~4cm，先端短渐尖或急尖，基部圆形，两面均有稀疏的长粗毛，边缘有锯齿，近基部一对锯齿往往延伸成尾状的小裂片，基出脉 5~7；叶柄长 0.9~1.6cm，被淡黄色的长粗毛。花单独或数朵组成聚伞花序生于叶腋或腋外，花序柄或花柄均极短或近于无；萼片 5，狭窄长圆形，长约 5mm，上部半凹陷如舟状，先端具角，外面紫红色；花瓣 5，与萼片近等长，倒卵形，黄色；雄蕊多数，长约 3mm，黄色；子房长圆柱形，被柔毛，花柱圆棒状，柱头如喙，5 齿裂。蒴果长筒形，长约 2.5cm，直径约

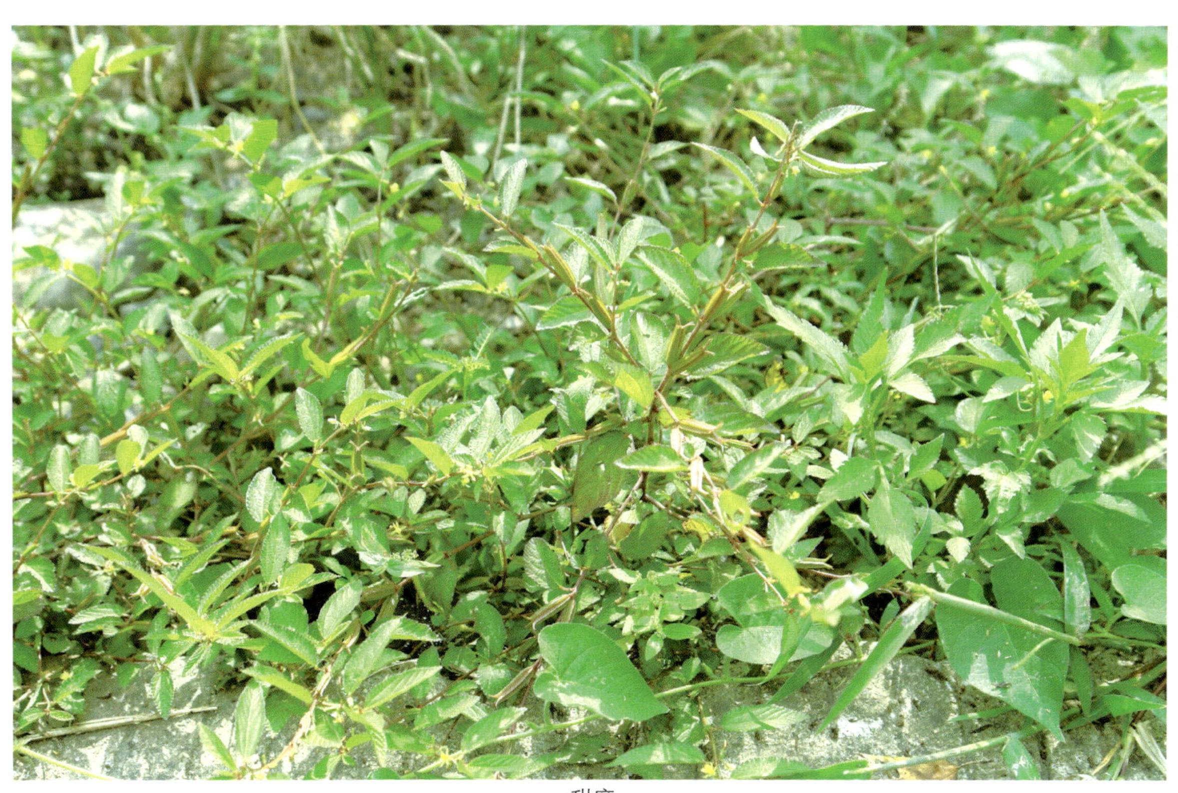

甜麻

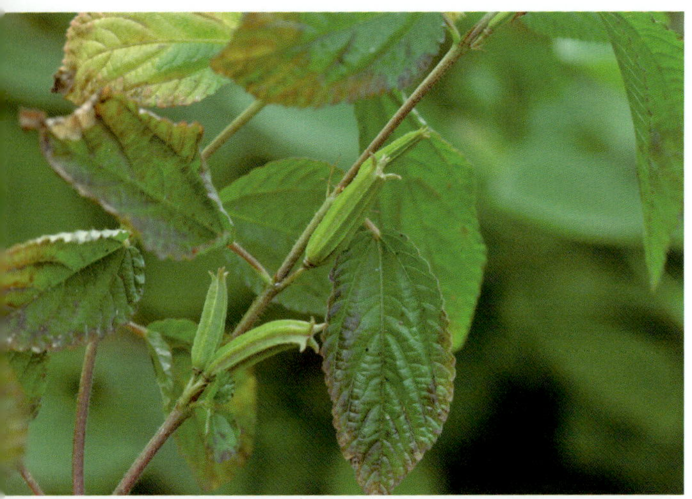

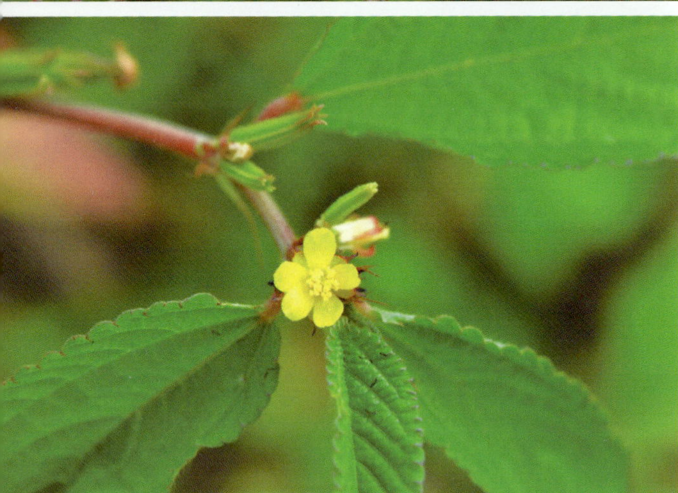

5mm，具6纵棱，其中3~4棱呈翅状突起，先端有3~4向外延伸的角，角二叉，成熟时3~4瓣裂，果瓣有浅横隔；种子多数。花期夏季。

分布区域

产于海南三亚、乐东、昌江、白沙、陵水、万宁、保亭、琼中、儋州、定安、琼海、西沙群岛、南沙群岛。亦分布于中国长江以南其他区域。亚洲其他热带地区，及非洲、美洲热带地区也有分布。

资　　源

生于荒地旷野，常见。

采收加工

9~10月选晴天挖取全株，洗净泥土，切断，晒干。

功能主治

清热解毒，祛风除湿，舒筋活络。用于风湿痛、跌打损伤、头痛、白带多、小儿疳积、麻疹、热病下痢、疥癞疮肿。

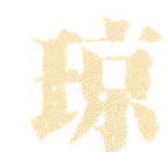

椴树科 Tiliaceae 黄麻属 *Corchorus*

黄 麻 *Corchorus capsularis* L.

|中 药 名| 黄麻叶（药用部位：叶），黄麻根（药用部位：根），黄麻子（药用部位：种子），黄麻灰（药用部位：茎皮纤维烧存的灰）

|植物形态| 直立木质草本，高 1~2m，无毛。叶纸质，卵状披针形至狭窄披针形，长 5~12cm，宽 2~5cm，先端渐尖，基部圆形，两面均无毛，三出脉的两侧脉上行不过半，中脉有侧脉 6~7 对，边缘有粗锯齿；叶柄长约 2cm，有柔毛。花单生或数朵排成腋生聚伞花序，有短的花序柄及花柄；萼片 4~5，长 3~4mm；花瓣黄色，倒卵形，与萼片约等长；雄蕊 18~22，离生；子房无毛，柱头浅裂。蒴果球形，直径 1cm 或稍大，先端无角，表面有直行钝棱及小瘤状突起，5 爿裂开。花期夏季，果实秋后成熟。

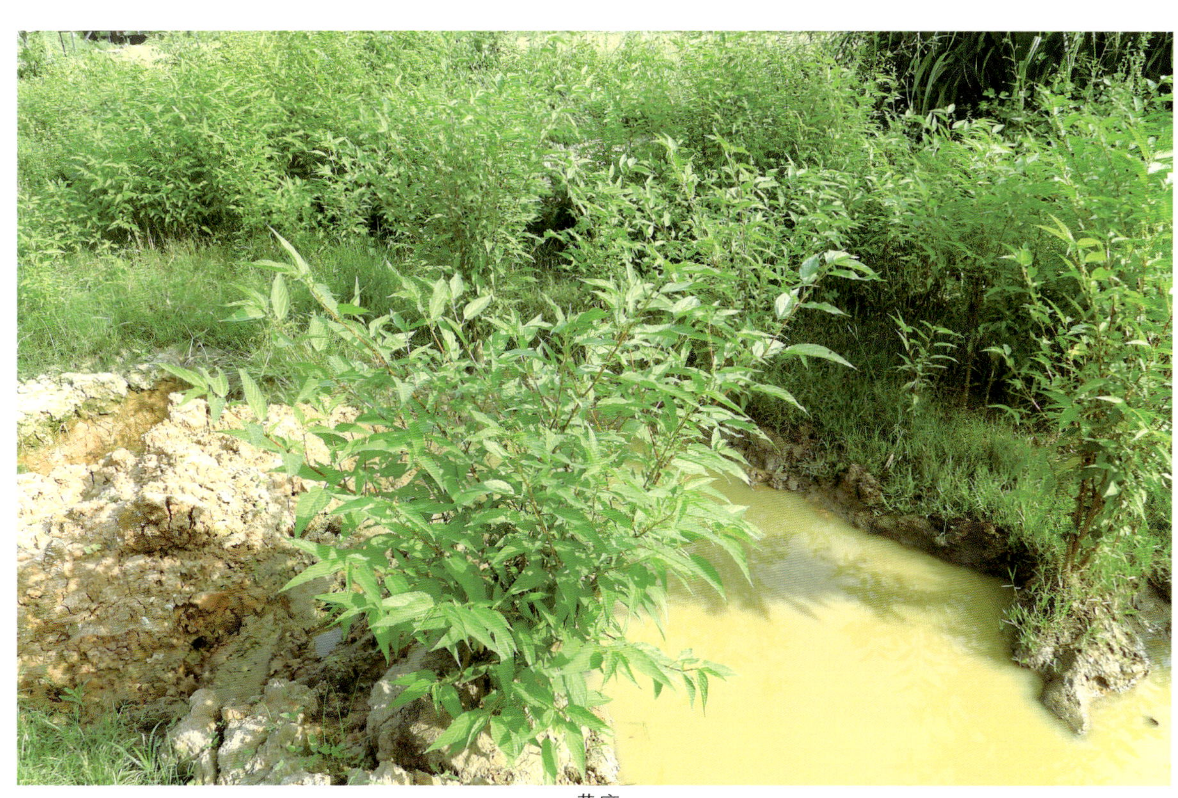

黄麻

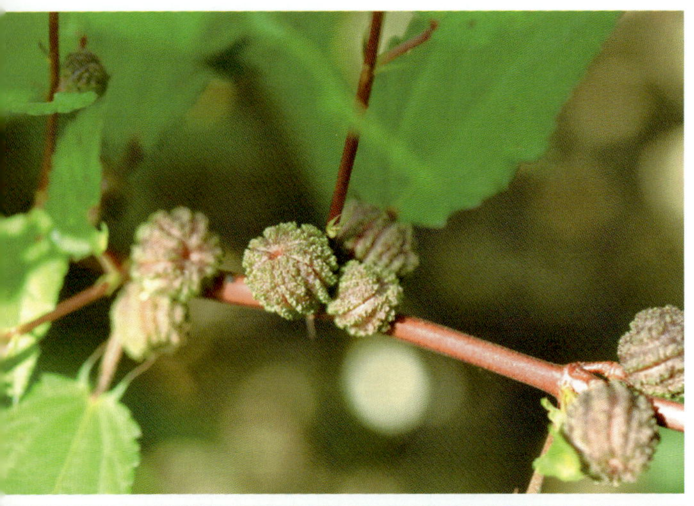

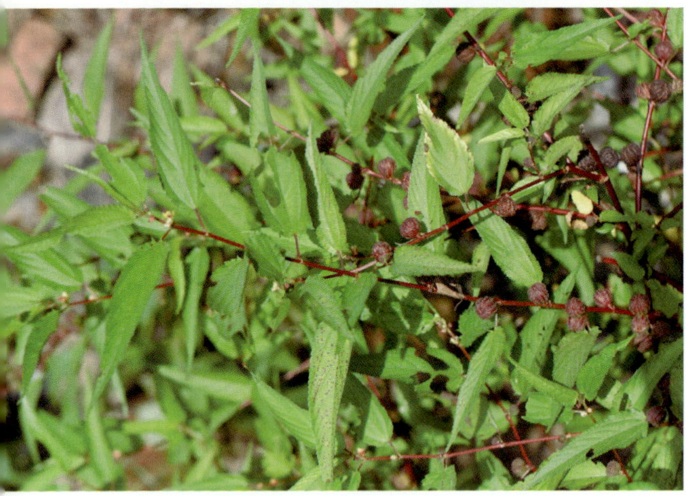

分布区域

产于海南乐东、昌江、五指山、万宁、儋州、澄迈、琼海、海口、东方。亦分布于中国长江以南其他区域。原产于亚洲热带地区，现世界热带地区均有栽培。

资　　源

栽培或野生，常见。

采收加工

叶：夏、秋季采收，鲜用或晒干。根：秋季采挖，洗净泥沙，切断或切片，晒干。种子：10~11月采收成熟果实，去掉果皮，将种子晒干。

功能主治

根：利尿，止泻止痢。用于石淋、膀胱结石、泄泻、痢疾。叶：理气止血，排脓生肌。用于腹痛、痢疾、血崩、疮痈。种子：麻醉强心。用于咳嗽、血崩。

椴树科 Tiliaceae 扁担杆属 *Grewia*

崖县扁担杆 *Grewia chuniana* Burret

中药名 崖县扁担杆（药用部位：根）

植物形态 灌木；嫩枝密被锈褐色茸毛，老枝秃净，暗褐色。叶长圆状披针形，革质，长 7~11cm，宽 3~4cm，先端渐尖，基部圆形或不等侧微心形，上面有稀疏茸毛，下面密被灰褐色星状软茸毛，三出脉的两侧脉上升不过半，中脉有侧脉 5~7 对，边缘有细锯齿；叶柄长 3~5mm，密被茸毛；托叶钻形，长 5~6mm。聚伞花序腋生，有花 3；花序柄长 1~1.2cm；花柄长 5~7mm，均被茸毛；苞片钻形，长 5mm；萼片长 5~6mm，外面密被茸毛，内面无毛；花瓣长 2.5mm，基部内侧有鳞状腺体，并围以长毛；雄蕊多数，比萼片短，略超出花瓣；子房被毛，花柱约与萼片平齐，柱头盾状，多裂。花期 8~9 月。

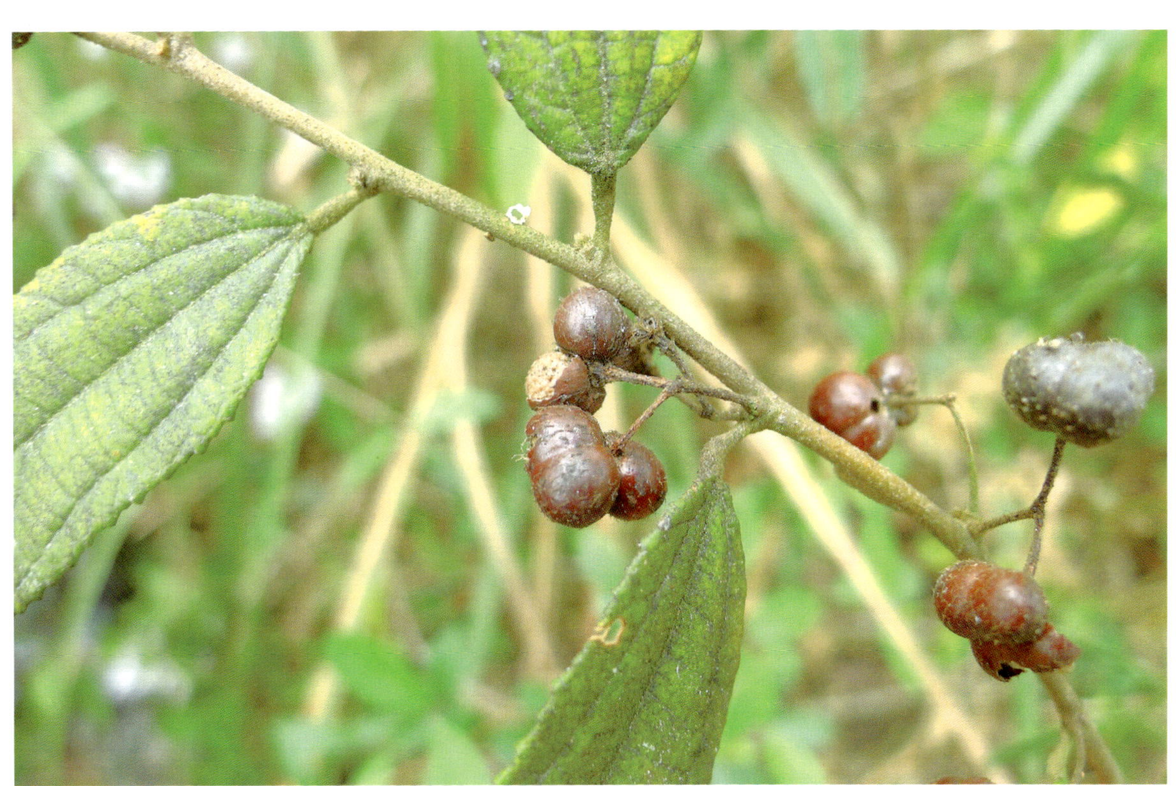

崖县扁担杆

| **分布区域** | 产于海南三亚、东方。

| **资　　源** | 生于海边沙地丛林中，偶见。

| **采收加工** | 秋、冬季挖取根部，剥取树皮，除去栓皮，切断，鲜用或晒干。

| **功能主治** | 同属植物毛果扁担藤具有收敛止血、生肌接骨等作用。本种植物形态特征与其相似，但是功能主治鲜有报道，有待进一步研究。

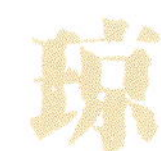

椴树科 Tiliaceae 扁担杆属 *Grewia*

同色扁担杆 *Grewia concolor* Merr.

中药名 同色扁担杆（药用部位：根）

植物形态 蔓性灌木；嫩枝被锈褐色星状茸毛。叶长圆形，革质，先端短尖或略钝，基部近圆形或微心形，稍偏斜，两面初时均被稀疏星状毛及长单毛，以后变秃净或仅在两面脉上残留有稀疏单毛，基出脉 3，两侧脉上行不过半，中脉有侧脉 5~6 对，边缘有细锯齿；叶柄长 5~7mm，多少有毛；托叶披针形，长 5mm，宽 2mm。聚伞花序 1~2 腋生，各有花 2~3，花序柄长约 1cm；花柄长 5~9mm，均被褐毛；苞片钻形，长 5mm，外面有毛；花单性；萼片狭披针形，长 7~8mm，内面无毛；花瓣长 2.5~3mm；腺体倒卵形，周围有毛；雄蕊多数；子房被长毛，花柱无毛，柱头 5 裂。核果双球形或四球形。花期 7~8 月。

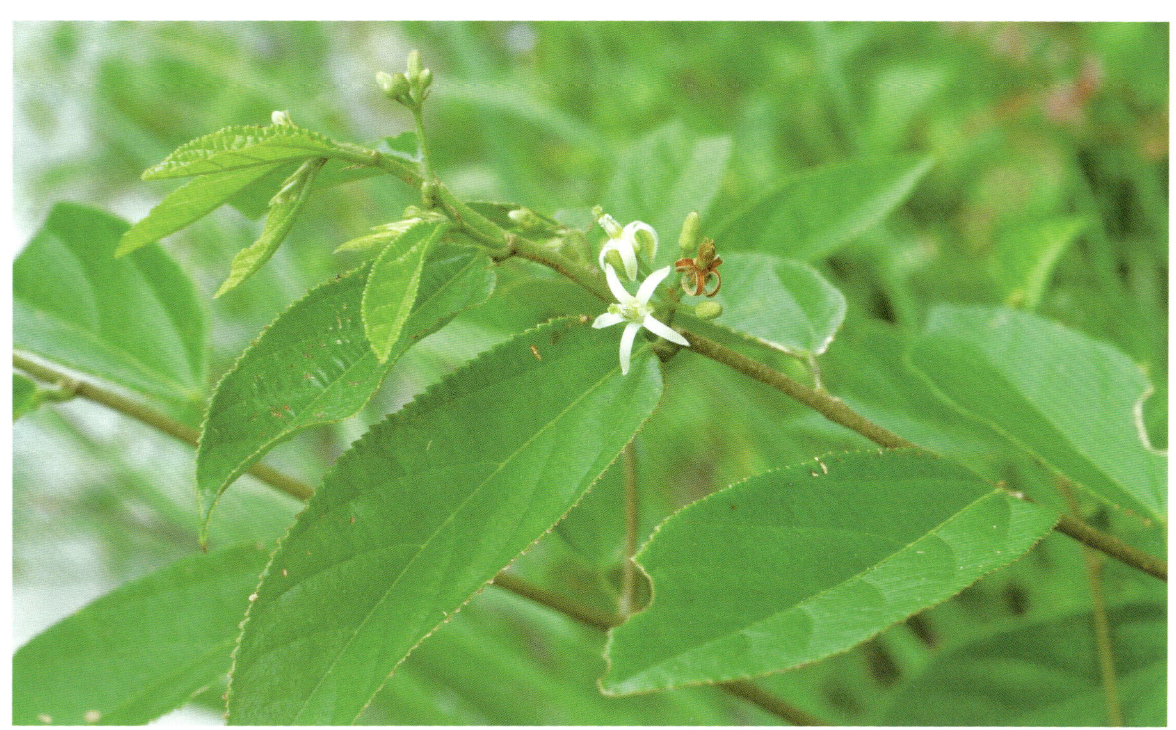

同色扁担杆

| **分布区域** | 产于海南三亚、东方、昌江、五指山、保亭、万宁、儋州、澄迈。亦分布于中国福建。

| **资　　源** | 生于路旁、水边丛林中，常见。

| **采收加工** | 秋、冬季挖取根部，剥取树皮，除去栓皮，切断，鲜用或晒干。

| **功能主治** | 同属植物毛果扁担藤具有收敛止血、生肌接骨等作用。本种植物形态特征与其相似，但是功能主治鲜有报道，有待进一步研究。

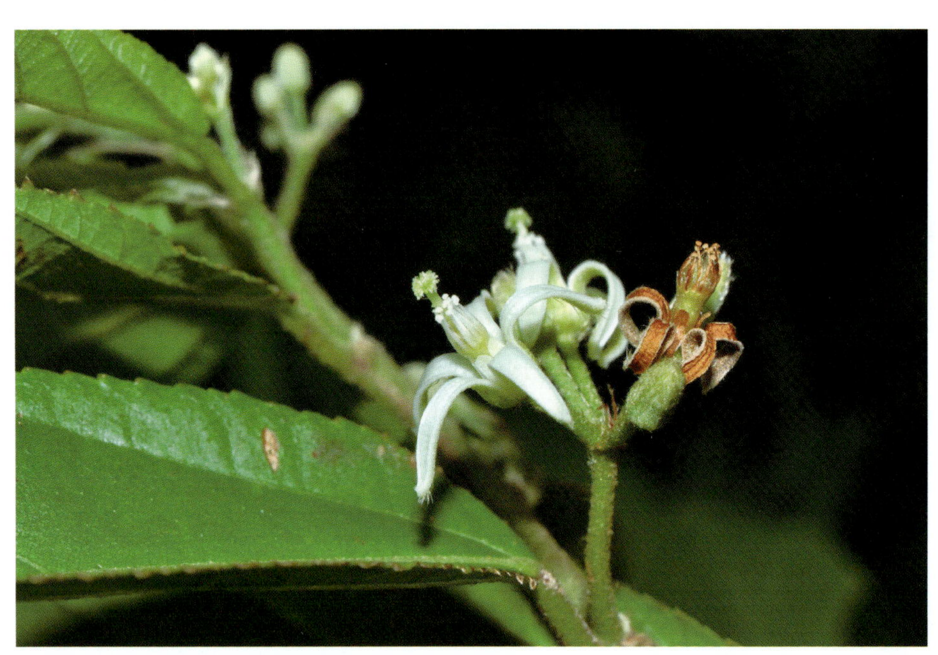

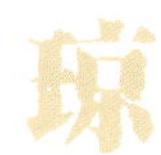

椴树科 Tiliaceae 扁担杆属 *Grewia*

毛果扁担杆 *Grewia eriocarpa* Juss.

中 药 名 野火绳（药用部位：根）

植物形态 灌木或小乔木，高达 8m；嫩枝被灰褐色星状软茸毛。叶纸质，斜卵形至卵状长圆形，长 6~13cm，宽 3~6cm，先端渐尖或急尖，基部偏斜，斜圆形或斜截形，上面散生星状毛，干后变黑褐色，下面被灰色星状软茸毛，三出脉的两侧脉上升达叶长的 3/4，中脉上半部有侧脉 3~4 对，边缘有细锯齿；叶柄长 5~10mm；托叶线状披针形，长 5~10mm。聚伞花序 1~3 腋生，长 1.5~3cm，花序柄长 3~8mm；花柄长 3~5mm；苞片披针形；花两性；萼片狭长圆形，长 6~8mm，内外两面均被毛；花瓣长 3mm；腺体短小；雌雄蕊柄被毛；雄蕊离生，长短不一，比萼片短；子房被毛，花柱有短柔毛，柱头盾形，4

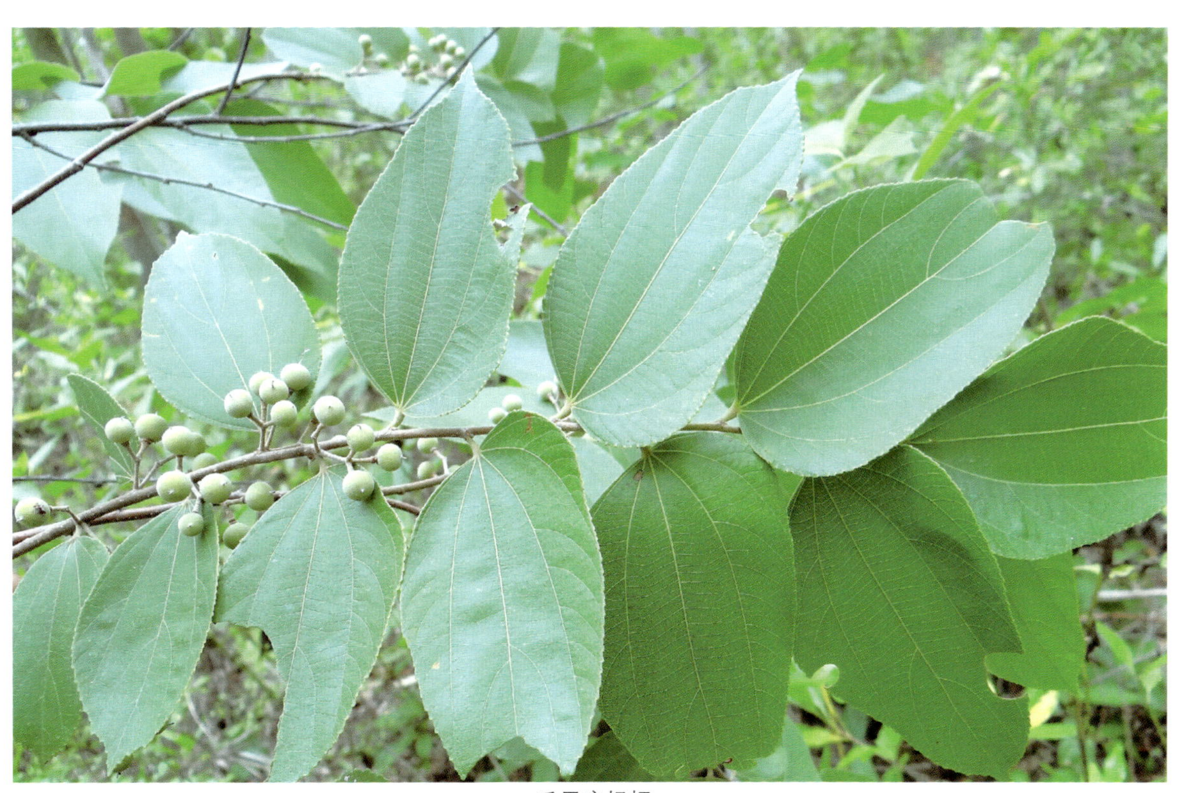

毛果扁担杆

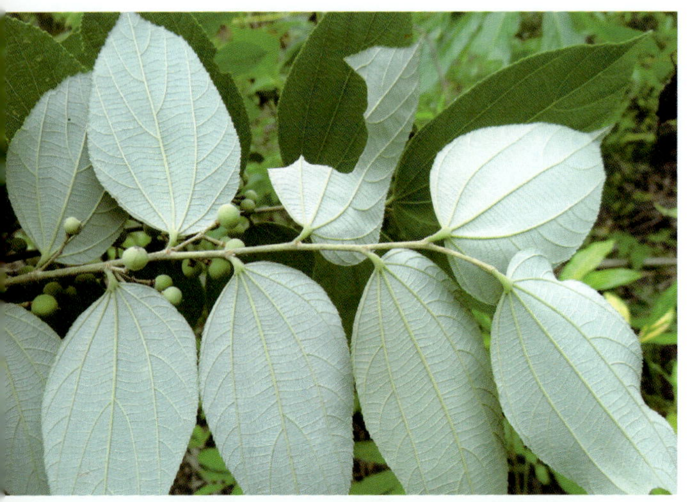

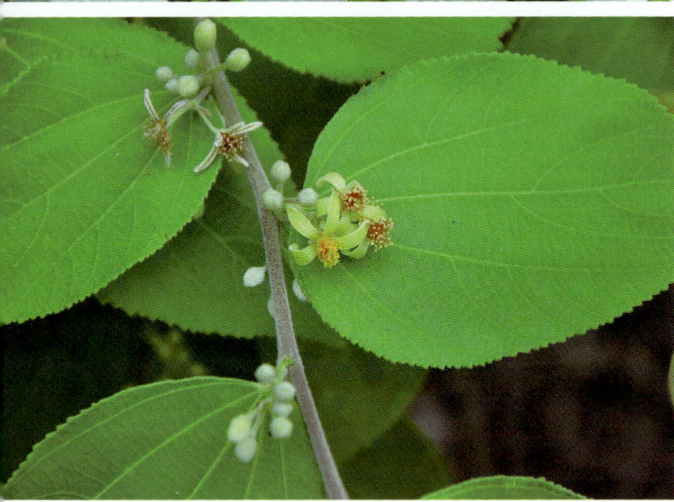

浅裂或不分裂。核果近球形，直径 6~8mm，被星状毛，有浅沟。

| 分布区域 |

产于海南三亚、乐东、东方、昌江、白沙、陵水、琼中、儋州、保亭、澄迈、琼海。越南、菲律宾、印度尼西亚也有分布。

| 资　源 |

生于丘陵地带、山谷及旷野，常见。

| 采收加工 |

秋、冬季挖取根部，剥取根皮，除去栓皮，切断，鲜用或晒干。

| 功能主治 |

根皮、根：收敛止血，生肌接骨。用于外伤出血、牙痛、骨折、刀枪伤、疮疖疔毒。枝、花：用于胃痛。

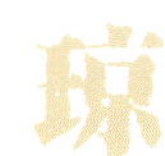

椴树科 Tiliaceae 破布叶属 *Microcos*

海南破布叶 *Microcos chungii* (Merr.) Chun

中药名 海南破布叶（药用部位：叶）

植物形态 乔木，高 5~15m；幼嫩枝条被棕黄色柔毛。叶近革质，长圆形或有时披针形，长 11~20cm，宽 3.5~6cm，先端长渐尖，基部圆钝，全缘或上部有稀疏的小锯齿，上面无毛，下面初时有极稀疏的星状柔毛，后变秃净；叶柄长 1~1.5cm，被星状柔毛。花序顶生或腋生，花序柄及苞片均被棕黄色或灰黄色柔毛；花淡黄色；萼片 5，狭倒披针形，长 8~10mm，两面均被星状柔毛，外面更密；花瓣狭长圆形，长 3~4mm，外面被稀疏短柔毛，内面基部有被毛的厚腺体，长约为花瓣的 1/3；雄蕊多数；子房阔卵形，密被长柔毛，柱头锥状。核果梨形，长 12~22mm，宽 9~12mm，密被灰黄色星状短柔毛；果柄粗壮，被毛。花期夏、秋季间，果期冬季。

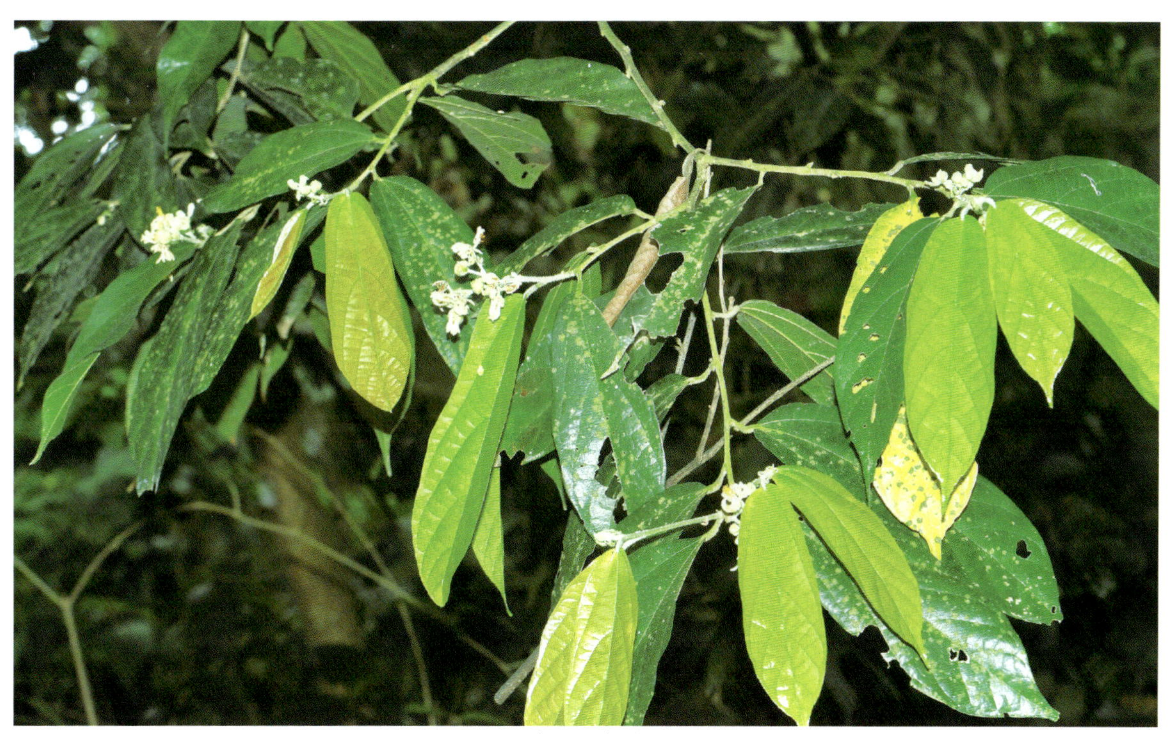

海南破布叶

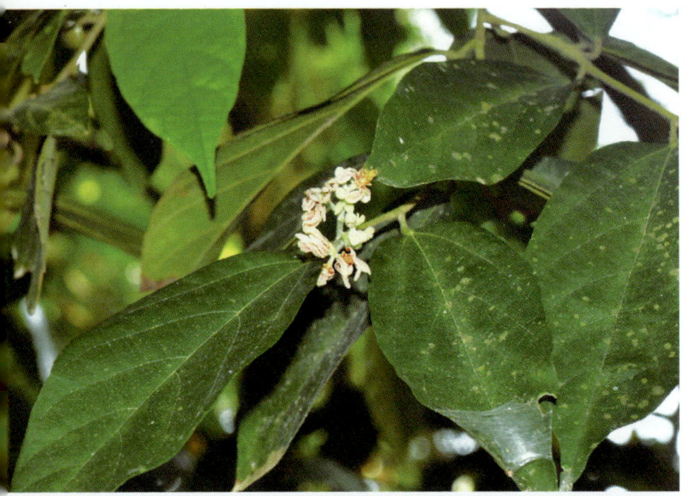

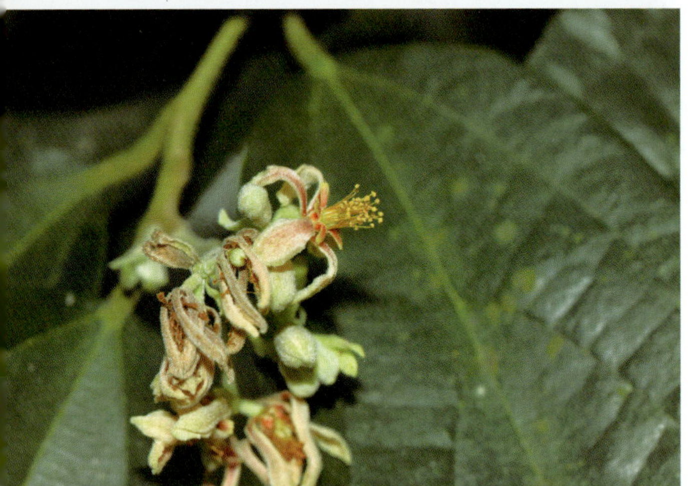

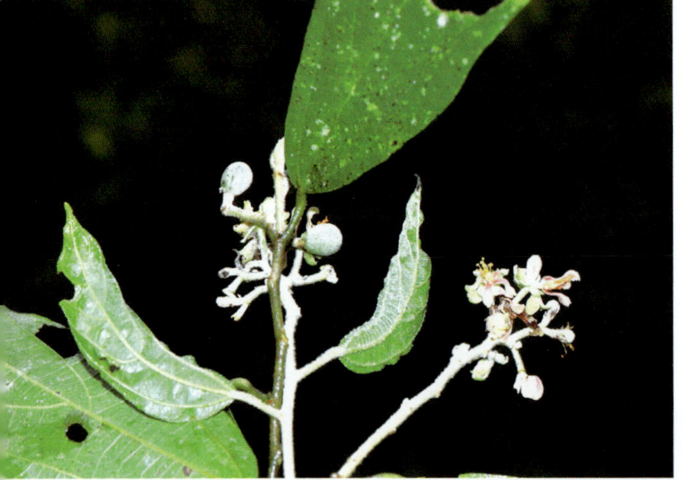

| 分布区域 |

产于海南三亚、乐东、东方、昌江、白沙、五指山、保亭、万宁、儋州、澄迈、琼海。亦分布于中国云南。越南也有分布。

| 资　　源 |

生于山地林中，常见。

| 采收加工 |

夏、秋季采收带幼枝的叶，晒干。

| 功能主治 |

同属植物破布叶具有清热解毒、利湿健胃、消食除胀等作用。本种植物形态特征与其相似，但是功能主治鲜有报道，有待进一步研究。

椴树科 Tiliaceae 破布叶属 *Microcos*

破布叶 *Microcos paniculata* L.

中药名 破布叶（药用部位：叶）

植物形态 灌木或小乔木，高 3~12m，树皮粗糙；嫩枝有毛。叶薄革质，卵状长圆形，长 8~18cm，宽 4~8cm，先端渐尖，基部圆形，两面初时有极稀疏星状柔毛，以后变秃净，三出脉的两侧脉从基部发出，向上行超过叶片中部，边缘有细钝齿；叶柄长 1~1.5cm，被毛；托叶线状披针形，长 5~7mm。顶生圆锥花序长 4~10cm，被星状柔毛；苞片披针形；花柄短小；萼片长圆形，长 5~8mm，外面有毛；花瓣长圆形，长 3~4mm，下半部有毛；腺体长约 2mm；雄蕊多数，比萼片短；子房球形，无毛，柱头锥形。核果近球形或倒卵形，长约 1cm；果柄短。花期 6~7 月。

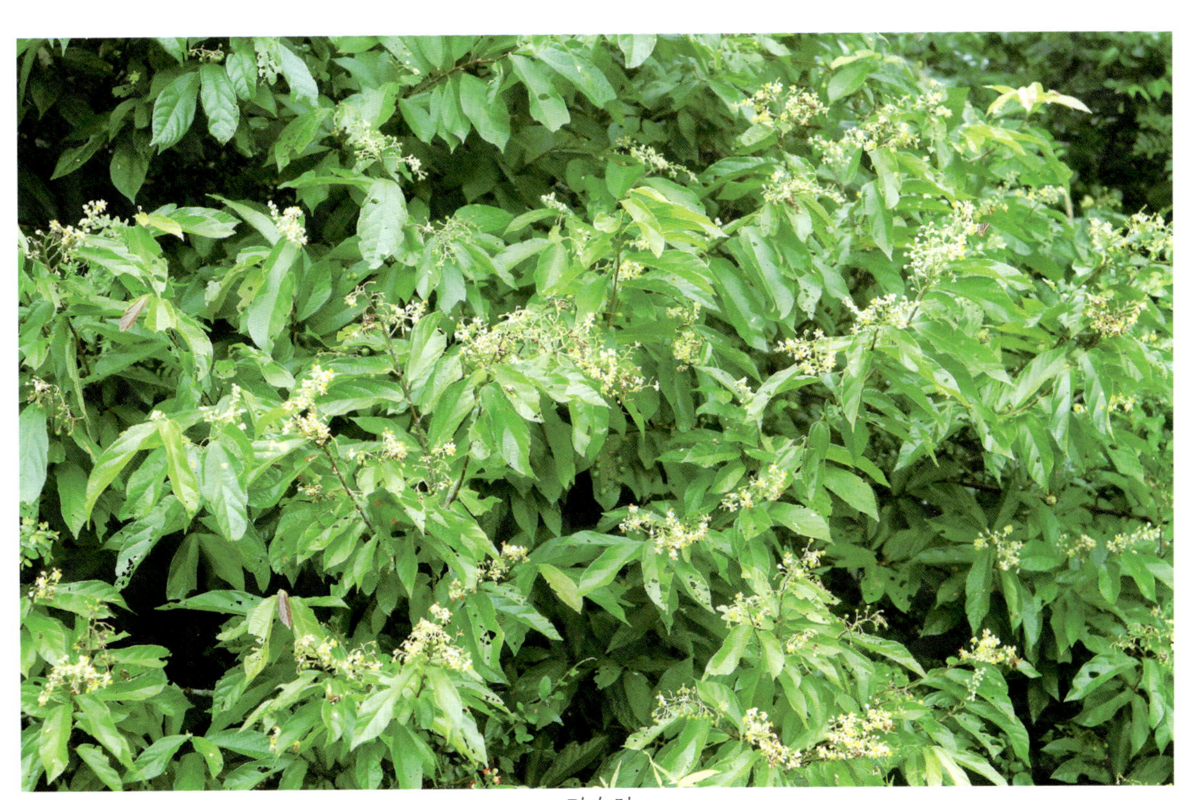

破布叶

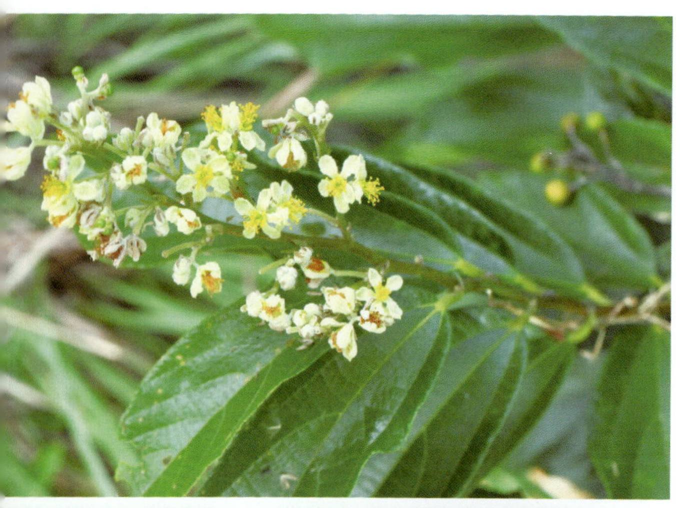

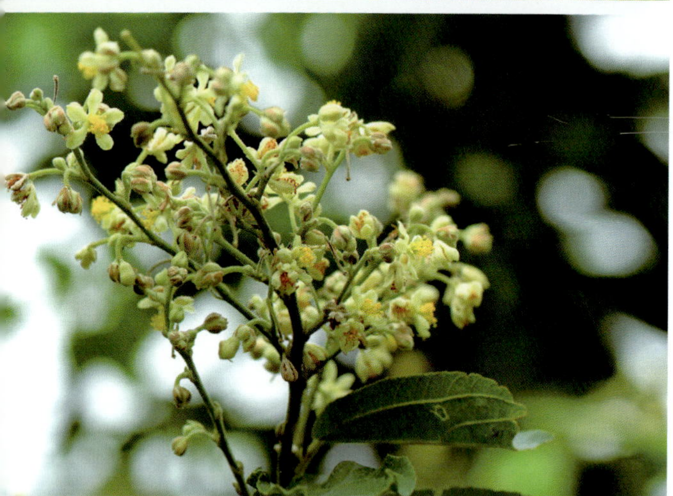

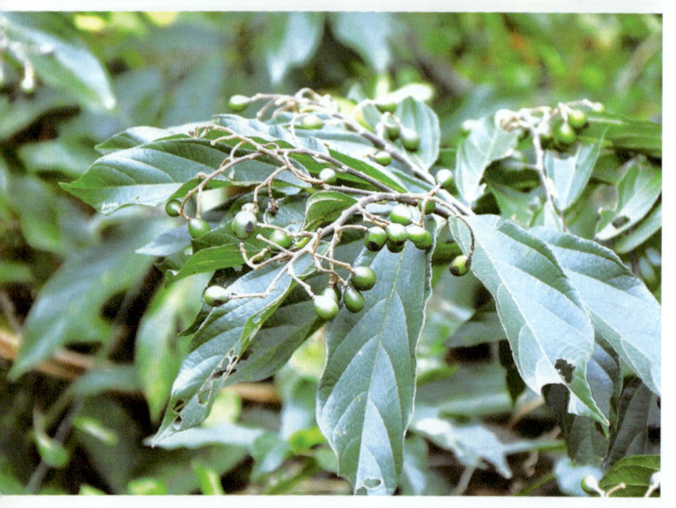

分布区域

产于海南三亚、乐东、东方、昌江、白沙、保亭、琼中、儋州、澄迈、文昌。亦分布于中国华南其他区域，以及云南。越南、老挝、柬埔寨、缅甸、泰国、印度尼西亚及马来西亚也有分布。

资　源

生于灌丛中，常见。

采收加工

夏、秋季采收带幼枝的叶，晒干。

药材性状

叶多皱缩、破碎。完整者展平后呈卵状长圆形或倒卵圆形，长 8~18cm，宽 4~8cm，黄绿色或黄棕色，先端渐尖，基部钝圆，边缘具细齿。基出脉 3，侧脉羽状，小脉网状。叶柄长 1~1.5cm。叶脉及叶柄有毛茸。气微，味淡、微涩。以叶大、完整、色绿者为佳。

功能主治

叶：清热解毒，利湿健胃，消食除胀，止泻，收敛去腐。用于感冒、食欲不振、消化不良、食滞腹胀、泄泻、黄疸、小儿盗汗、蜈蚣咬伤、溃疡。

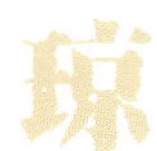

椴树科 Tiliaceae 刺蒴麻属 *Triumfetta*

毛刺蒴麻 *Triumfetta cana* Bl.

|中 药 名| 毛黐头婆（药用部位：全草）

|植物形态| 木质草本，高 1.5m；嫩枝被黄褐色星状茸毛。叶卵形或卵状披针形，长 4~8cm，宽 2~4cm，先端渐尖，基部圆形，上面有稀疏星状毛，下面密被星状厚茸毛，基出脉 3~5，侧脉向上行超过叶片中部，边缘有不整齐锯齿；叶柄长 1~3cm。聚伞花序 1 至数枝腋生，花序柄长约 3mm；花柄长 1.5mm；萼片狭长圆形，长 7mm，被茸毛；花瓣比萼片略短，长圆形，基部有短柄，柄有睫毛；雄蕊 8~10 或稍多；子房有刺毛，4 室，柱头 3~5 裂。蒴果球形，有刺，长 5~7mm，刺弯曲，被柔毛，4 爿裂开，每室有种子 2。花期夏、秋季间。

|分布区域| 产于海南乐东、昌江、白沙、保亭、万宁、琼中、儋州、澄迈、定安。亦分布于中国华南其他区域，以及福建、云南、西藏。越南、老挝、

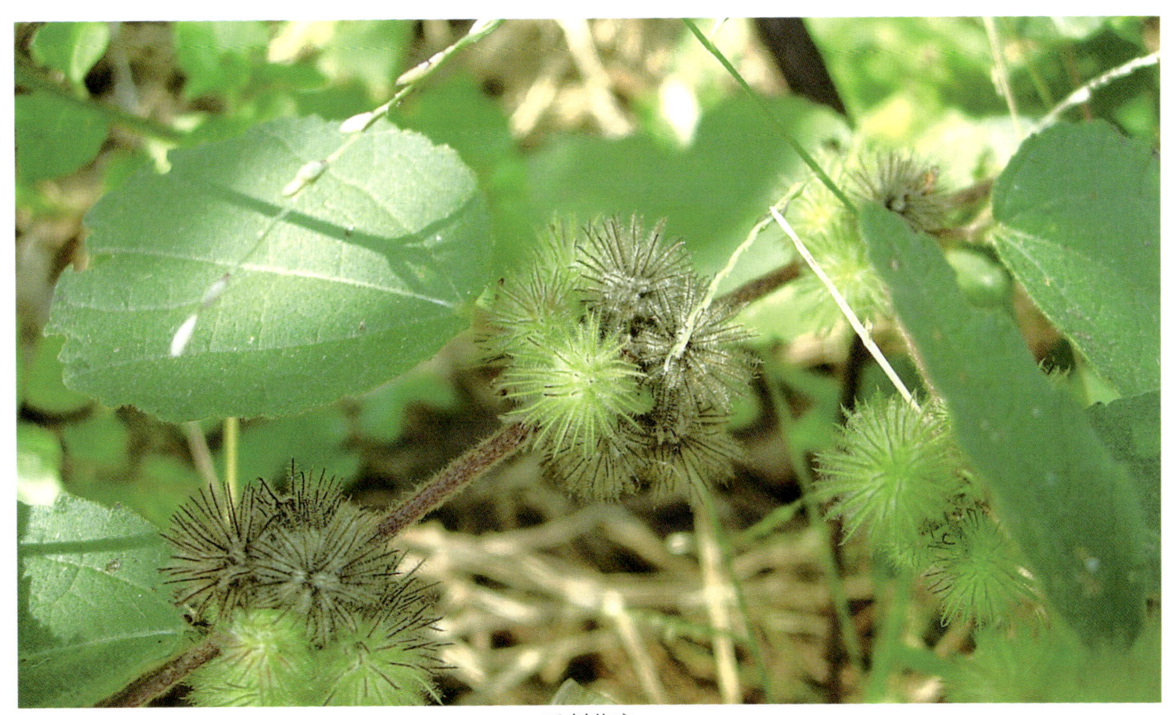

毛刺蒴麻

柬埔寨、缅甸、泰国、马来西亚、印度尼西亚、印度也有分布。

| 资　　源 | 生于次生林及灌丛中，常见。

| 采收加工 | 全年均可采，切断或晒干。

| 功能主治 | 清热解毒，利湿消肿。用于风湿痛、肺气肿、乳房肿块、痢疾、跌打损伤。

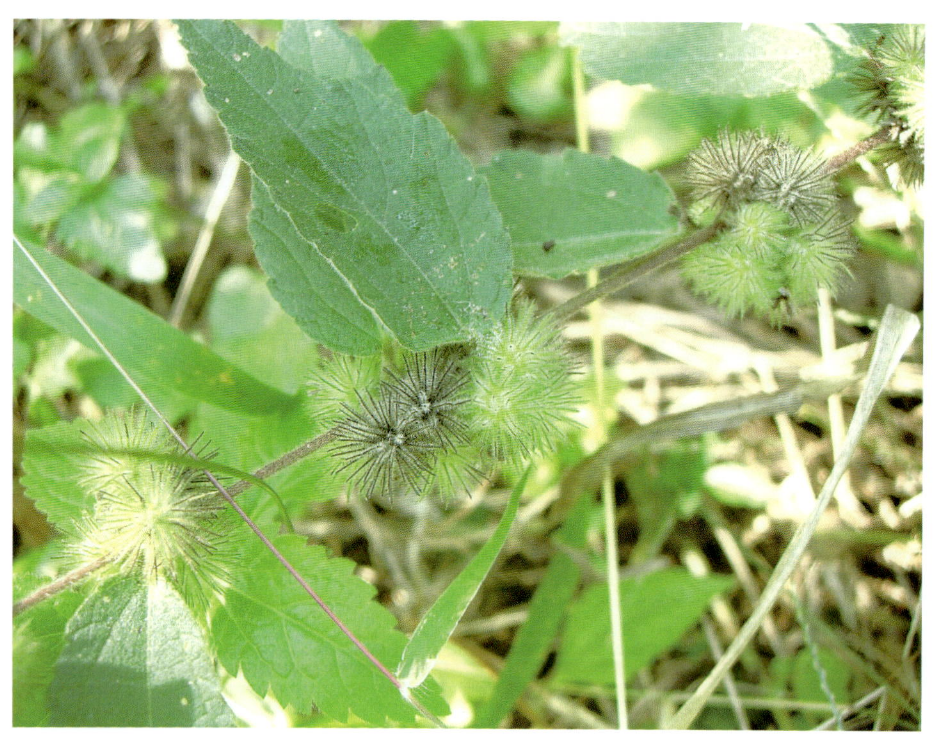

椴树科 Tiliaceae 刺蒴麻属 *Triumfetta*

刺蒴麻 *Triumfetta rhomboidea* Jacq.

| 中 药 名 | 黄花地桃花（药用部位：全株或根）

| 植物形态 | 亚灌木；嫩枝被灰褐色短茸毛。叶纸质，生于茎下部的阔卵圆形，长 3~8cm，宽 2~6cm，先端常 3 裂，基部圆形；生于上部的长圆形；上面有疏毛，下面有星状柔毛，基出脉 3~5，两侧脉直达裂片尖端，边缘有不规则的粗锯齿；叶柄长 1~5cm。聚伞花序数枝腋生，花序柄及花柄均极短；萼片狭长圆形，长 5mm，先端有角，被长毛；花瓣比萼片略短，黄色，边缘有毛；雄蕊 10；子房有刺毛。果实球形，不开裂，被灰黄色柔毛，具勾针刺，长 2mm，有种子 2~6。花期夏、秋季间。

| 分布区域 | 产于海南三亚、乐东、东方、昌江、五指山、陵水、万宁、琼中、儋州、文昌、海口、西沙群岛。亦分布于中国华南其他区域，以及福建、

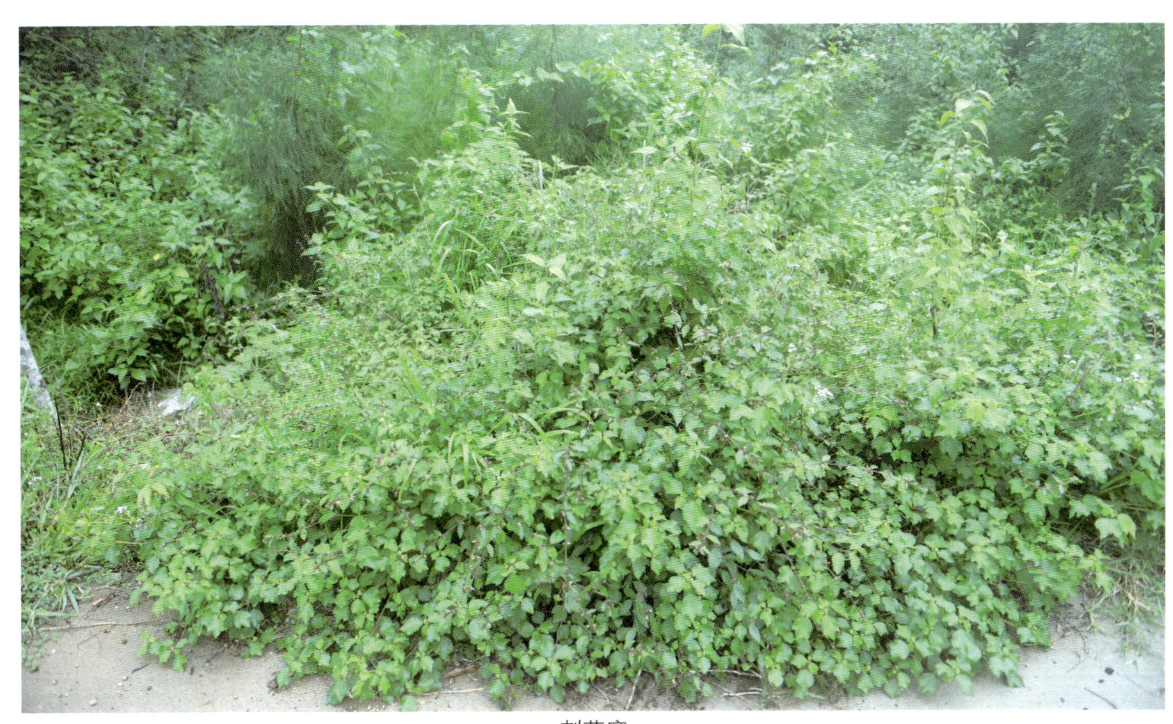

刺蒴麻

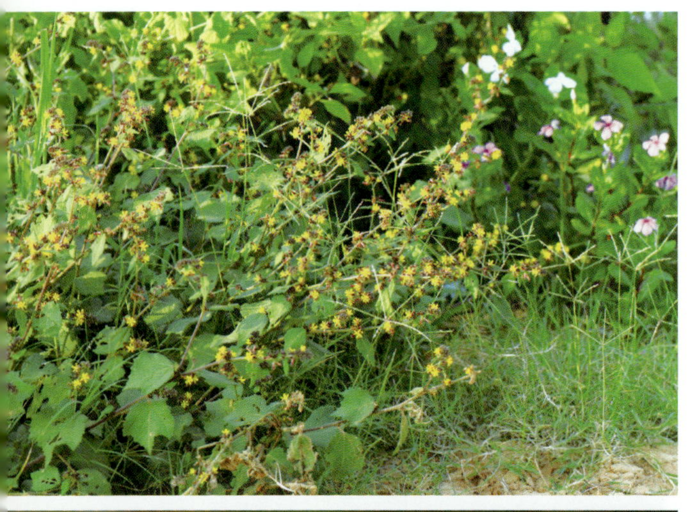

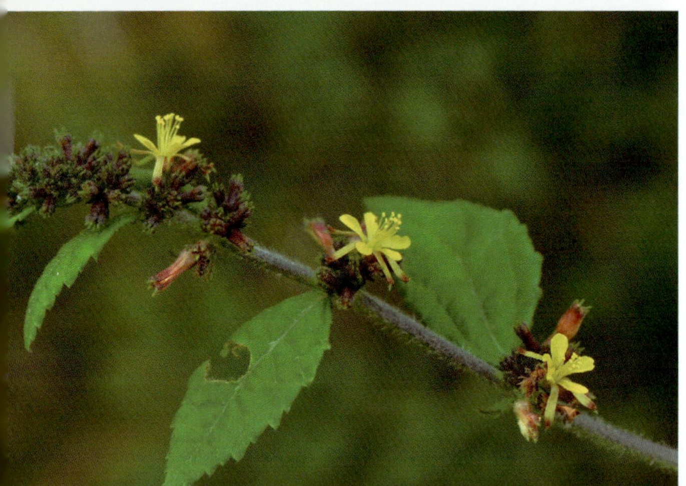

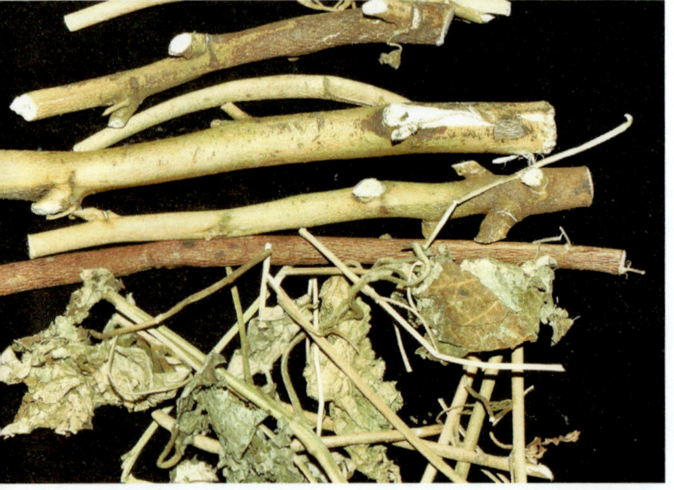

台湾、云南。亚洲、非洲热带地区也有分布。

资　源

生于旷野，常见。

采收加工

根：冬季或早春萌发前挖取根部，洗净泥沙，切片，鲜用或晒干。全株：全年均可采，切断，鲜用或晒干。

功能主治

根：利尿化石。用于石淋、感冒、风热表证。全株：清热解毒，利湿消肿。用于风湿、肺气痛、乳肿、痢疾、跌打损伤。

杜英科 Elaeocarpaceae 杜英属 *Elaeocarpus*

长芒杜英 *Elaeocarpus apiculatus* Mast.

中药名

长芒杜英（药用部位：根）

植物形态

乔木，高达30m，胸高直径达2m（据野外采收记录），树皮灰色；小枝粗壮，直径8~12mm，被灰褐色柔毛，有多数圆形的叶柄遗留斑痕，干后皱缩，多直条纹。叶聚生于枝顶，革质，倒卵状披针形，长11~20cm，宽5~7.5cm，先端钝，偶有短小尖头，中部以下渐变狭窄，基部窄而钝，或为窄圆形，上面深绿色而发亮，干后淡绿色，下面初时有短柔毛，不久变秃净，仅在中脉上面有微毛，全缘，或上半部有小钝齿，侧脉12~14对，与网脉在上面明显，在下面突起；叶柄长1.5~3cm，有微毛。总状花序生于枝顶叶腋内，长4~7cm，有花5~14，花序轴被褐色柔毛；花柄长8~10mm，花长1.5cm，直径1~2cm；花芽披针形，长1.2cm；萼片6，狭窄披针形，长1.4cm，宽1.5~2mm，外面被褐色柔毛；花瓣倒披针形，长1.3cm，内外两面被银灰色长毛，先端7~8裂，裂片长3~4mm；雄蕊45~50，长1cm，花丝长2mm，花药长4mm，先端有长达3~4mm的芒刺；花盘5裂，不明显分开，有浅裂；子

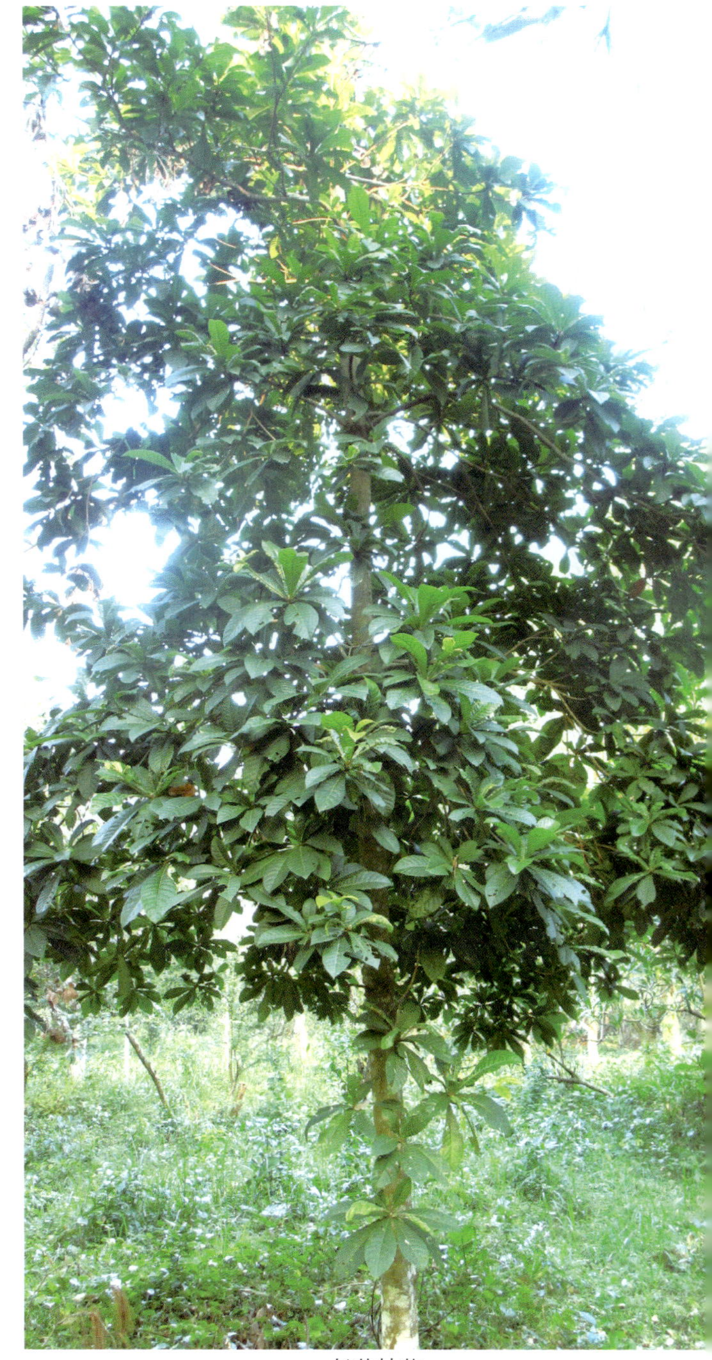
长芒杜英

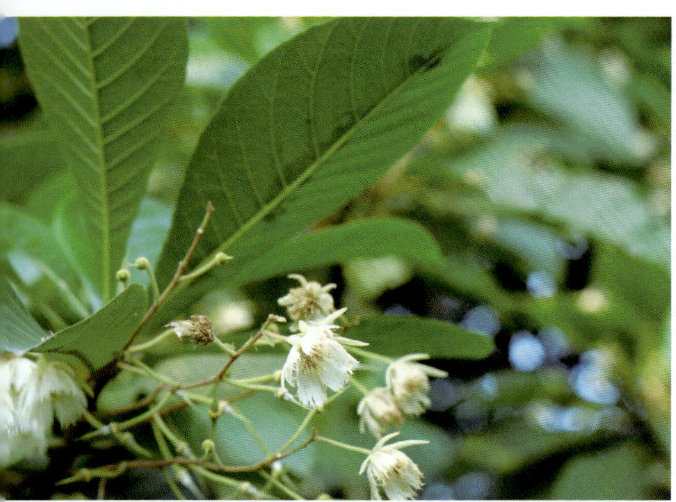

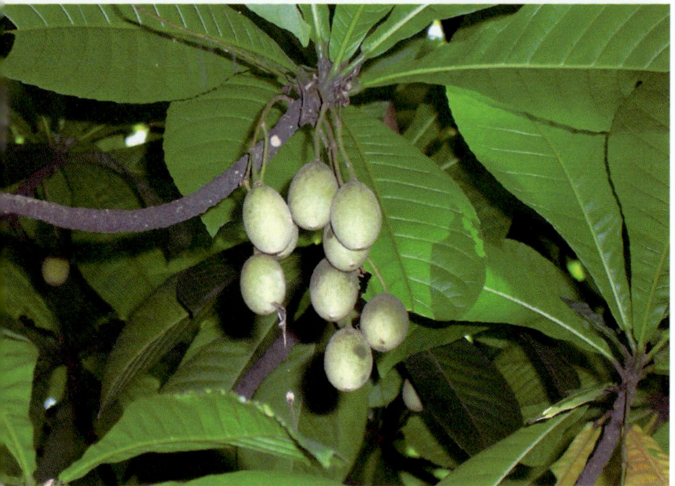

房被毛，3室，花柱长9mm，有毛。核果椭圆形，长3~3.5cm，有褐色茸毛。花期8~9月，果实在冬季成熟。

分布区域

产于海南三亚、东方、昌江、白沙、万宁、琼中、海口。亦分布于中国云南。中南半岛，以及马来西亚也有分布。

资　　源

生于山地雨林中，常见。

采收加工

冬季将根挖出，洗净泥土，切片，晒干。

功能主治

同属植物杜英的根可用于风湿、跌打损伤。本种的植物形态特征与其相似，但是功能主治报道较少，有待进一步研究。

附　　注

在FOC中，其学名被修订为 *Elaeocarpus rugosus* Roxb.。

杜英科 Elaeocarpaceae 杜英属 *Elaeocarpus*

显脉杜英 *Elaeocarpus dubius* A. DC.

中药名

显脉杜英（药用部位：根）

植物形态

常绿乔木，高达 25m；嫩枝纤细，初时有银灰色短柔毛，以后变秃净。叶聚生于枝顶，薄革质，长圆形或披针形，长 5~7cm，宽 2~2.5cm，偶有长达 10cm，宽 4cm，先端急短尖或渐尖，尖头钝，基部阔楔形或钝，稍不等侧，上面深绿色，发亮，下面浅绿色，无毛，侧脉 8~10 对，与网脉干后在上下两面都明显突起，边缘有钝齿；叶柄纤细，长 1~2cm，偶有长达 3cm，无毛。总状花序生于枝顶的叶腋内，长 3~5cm，被灰白色短柔毛；花柄长 7~9mm，被毛；萼片 5，狭窄披针形，长 7~8mm，宽 2mm，先端尖，内外两面都有灰白色微毛；花瓣 5，与萼片等长，长圆形，长 7~8mm，宽约 2.5mm，内外两面均有灰白色毛，先端 1/3 撕裂，裂片 9~11；雄蕊 20~23，花丝长 1mm，花药长 3.5mm，先端有芒刺，长约 1.5mm；花盘 10 裂，被毛；子房 3 室，被毛，花柱长约 5mm。核果椭圆形，长 1~1.3cm，无毛，内果皮坚骨质，厚约 1mm。花期 3~4 月。

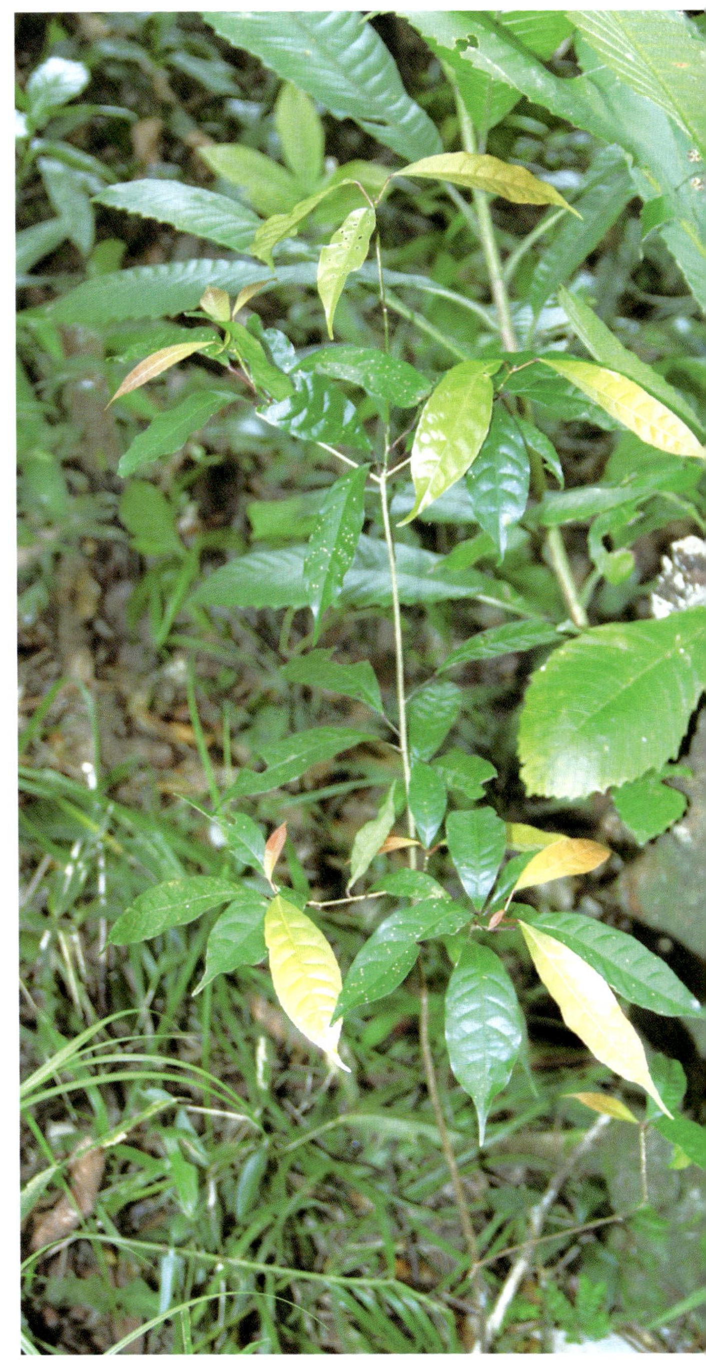

显脉杜英

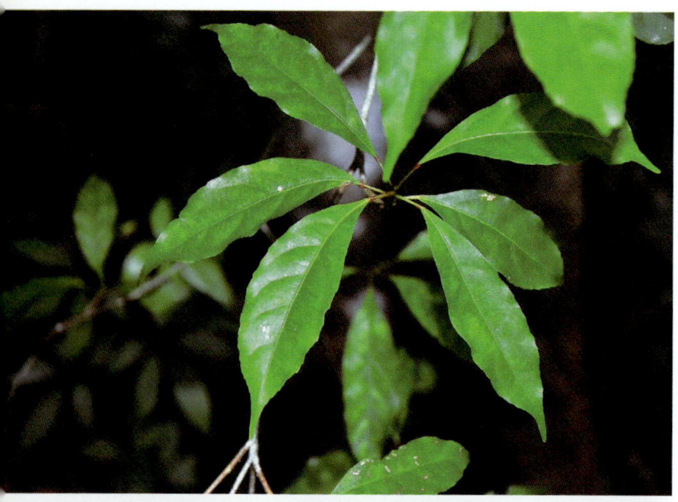

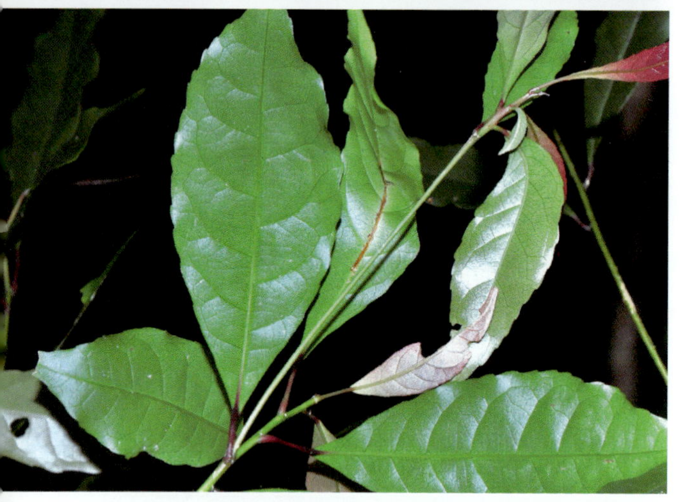

分布区域

产于海南乐东、东方、昌江、白沙、保亭、万宁、琼中、儋州、澄迈。亦分布于中国华南其他区域，以及云南。越南也有分布。

资　　源

生于山地常绿林中，常见。

采收加工

冬季将根挖出，洗净泥土，切片，晒干。

功能主治

同属植物杜英的根可用于风湿、跌打损伤。本种的植物形态特征与其相似，但是功能主治报道较少，有待进一步研究。

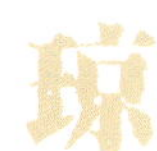

杜英科 Elaeocarpaceae 杜英属 *Elaeocarpus*

水石榕 *Elaeocarpus hainanensis* Oliv.

|中 药 名| 水石榕（药用部位：根）

|植物形态| 小乔木，具假单轴分枝，树冠宽广；嫩枝无毛。叶革质，狭窄倒披针形，长7~15cm，宽1.5~3cm，先端尖，基部楔形，幼时上下两面均秃净，老叶上面深绿色，干后发亮，下面浅绿色，侧脉14~16对，在上面明显，在下面突起，网脉在下面稍突起，边缘密生小钝齿；叶柄长1~2cm。总状花序生当年枝的叶腋内，长5~7cm，有花2~6；花较大，直径3~4cm；苞片叶状，无柄，卵形，长1cm，宽7~8mm，两面有微毛，边缘有齿突，基部圆形或耳形，有网状脉及侧脉，宿存；花柄长约4cm，有微毛；萼片5，披针形，长约2cm，被柔毛；花瓣白色，与萼片等长，倒卵形，外侧有柔毛，先端撕裂，裂片30，长

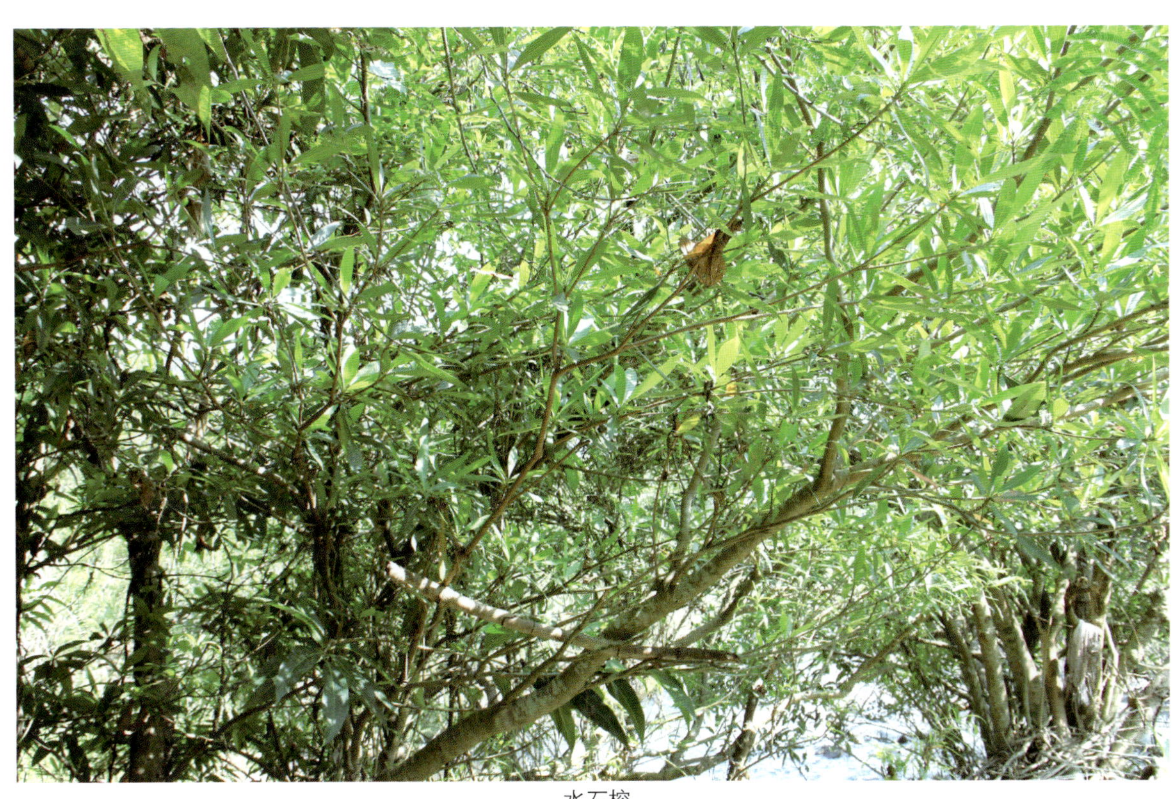

水石榕

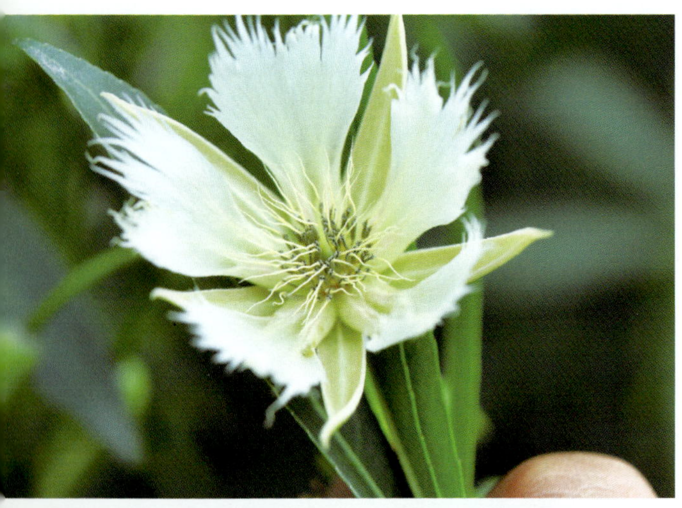

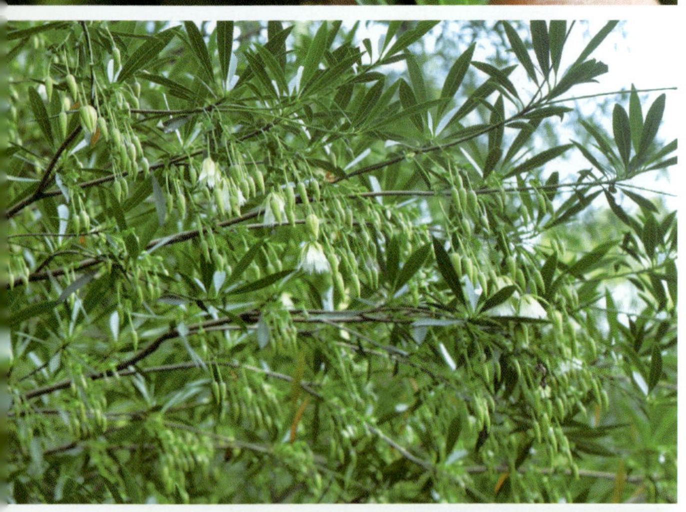

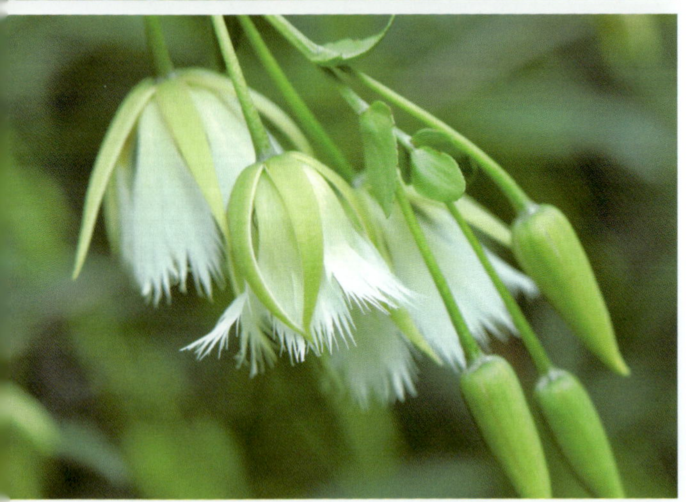

4~6mm；雄蕊多数，约和花瓣等长，有微毛，药隔突出呈芒刺状，长4mm；花盘多裂而连续，围着子房基部；子房2室，无毛，花柱长1cm，有毛；胚珠每室2。核果纺锤形，两端尖，长约4cm，中央宽1~1.2cm；内果皮坚骨质，表面有浅沟，腹缝线2，厚1.5mm，1室；种子长2cm。花期6~7月。

分布区域

产于海南白沙、五指山、保亭、万宁、琼中、澄迈、屯昌、定安。亦分布于中国广西、云南。越南、泰国也有分布。

资　源

生于河边湿地，常见。

采收加工

冬季将根挖出，洗净泥土，切片，晒干。

功能主治

同属植物杜英的根可用于风湿、跌打损伤。本种的植物形态特征与其相似，但是功能主治报道较少，有待进一步研究。

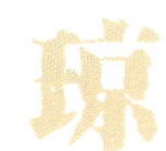

杜英科 Elaeocarpaceae 杜英属 *Elaeocarpus*

长柄杜英 *Elaeocarpus petiolatus* (Jack) Wall. ex Kurz

中 药 名 长柄杜英（药用部位：根）

植物形态 乔木，高 12m；嫩枝无毛，常有红色树脂渗出树皮及枝条表面。叶革质，长卵形或椭圆形，长 9~18cm，宽 4~7cm，先端急短尖，尖头钝，稀为渐尖，基部圆形或钝，上面深绿色，略有光泽，下面无毛，侧脉 5~7 对，在上面明显能见，在下面显著突起，网脉明显，边缘有浅波状小钝齿，或为全缘；叶柄长 3~6cm，稍粗壮，秃净无毛。总状花序腋生，长 6~12cm，花序轴被柔毛；花柄长 10~15mm，略被短柔毛；萼片 5，披针形，长 6~7mm，外侧被柔毛；花瓣与萼片等长，长圆形，外侧被褐色毛，上半部撕裂，裂片 9~14；雄蕊约 30，被短柔毛，花药先端有芒刺，常向外弯斜；花盘 10 裂，无毛；子房 2 室，

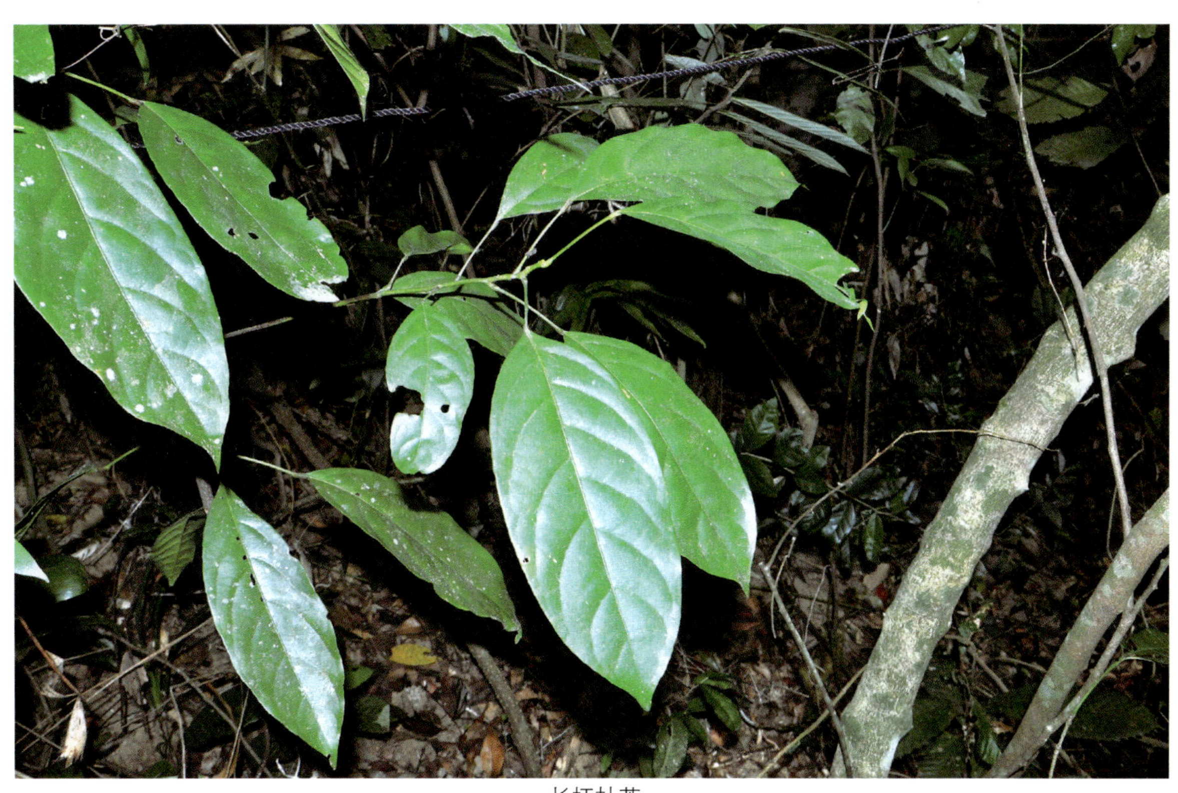

长柄杜英

无毛，花柱无毛。核果椭圆形，长 1.5cm，宽 9mm，内果皮骨质，表面有浅沟纹，1 室，种子长约 1cm。花期 8~9 月。

| 分布区域 | 产于海南乐东、昌江、白沙、五指山、保亭、陵水、万宁、临高、澄迈。亦分布于中国华南其他区域、西南。中南半岛，以及马来西亚也有分布。

| 资　　源 | 生于低海拔林中，常见。

| 采收加工 | 冬季将根挖出，洗净泥土，切片，晒干。

| 功能主治 | 同属植物杜英的根可用于风湿、跌打损伤。本种的植物形态特征与其相似，但是功能主治报道较少，有待进一步研究。

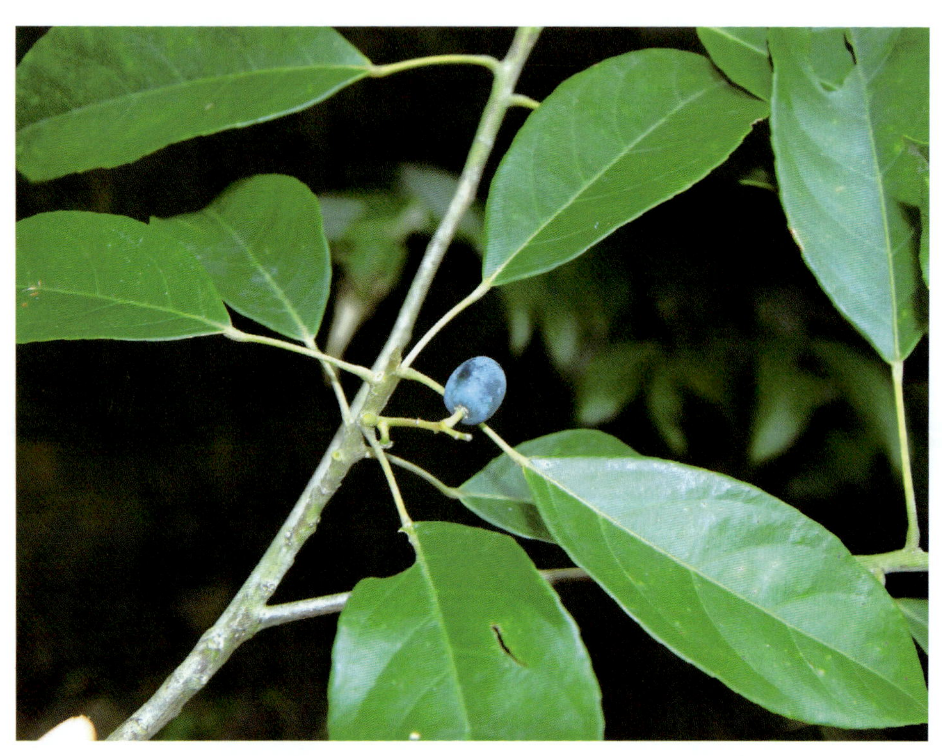

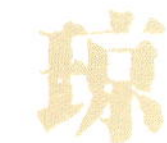

杜英科 Elaeocarpaceae 杜英属 *Elaeocarpus*

圆果杜英 *Elaeocarpus sphaericus* (Gaertn.) K. Schum.

| 中 药 名 | 圆果杜英（药用部位：种子、果实）

| 植物形态 | 乔木，高 20m；嫩枝被黄褐色柔毛，老枝暗褐色。嫩叶两面被柔毛，老叶变秃净，纸质，倒卵状长圆形至披针形，先端尖或略钝，基部阔楔形，上面深绿色，干后仍有光泽，下面带褐色，常有细小黑腺点，侧脉 10~12 对，与网脉在上面不明显，在下面稍突起，边缘有小钝齿；叶柄长 1~1.5cm，初时有柔毛，以后变秃净。总状花序生于当年枝的叶腋内，长 2~4cm，有花数朵，花序轴被毛；花柄长 5mm；萼片披针形，长 5mm，宽 1.5mm，两面均有毛；花瓣约与萼片等长，撕裂至中部，下半部有毛；雄蕊 25，先端有毛丛；子房 5 室，被茸毛，花柱长 5mm。核果圆球形，直径 1.8cm，5 室，每室有种子 1，内果皮硬骨质，表面有沟。花期 8~9 月。

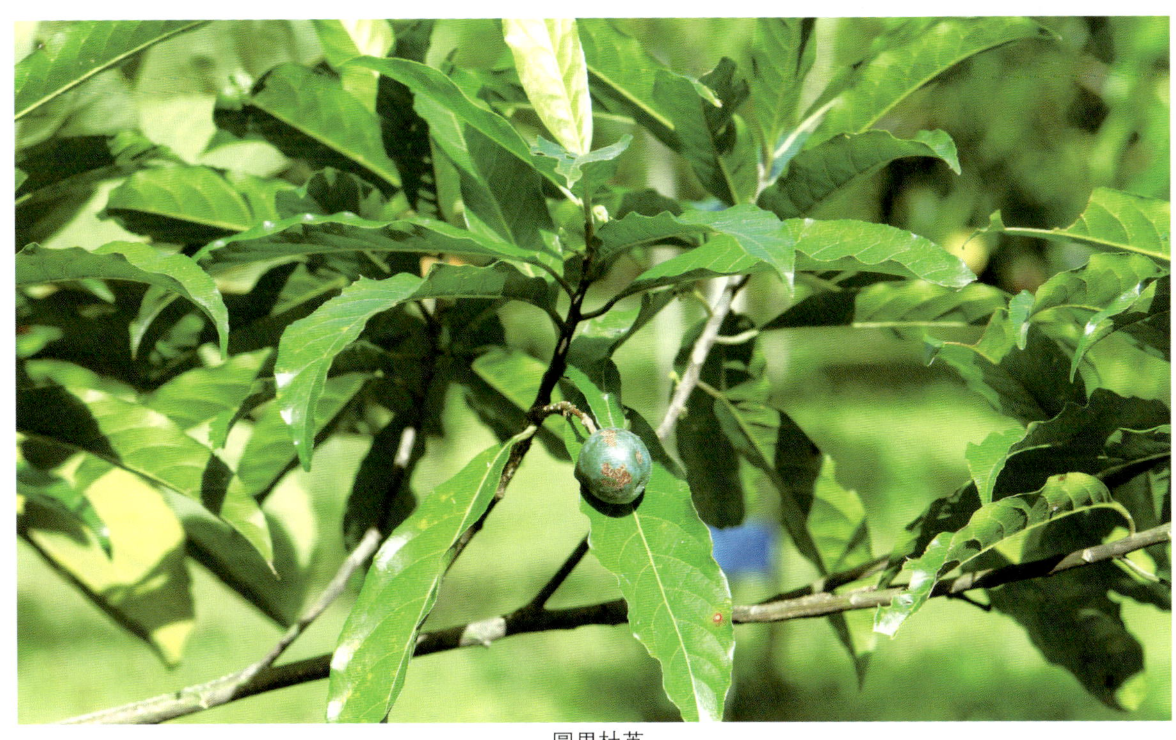

圆果杜英

| 分布区域 | 产于海南中部及南部。亦分布于中国广西、云南。柬埔寨、泰国、缅甸、马来西亚、印度尼西亚、印度东北部、澳大利亚、太平洋群岛也有分布。

| 资　　源 | 生于山地雨林中，偶见。

| 采收加工 | 种子：果实成熟时采收，剥取种子，晒干备用。果实：秋季采收成熟的果实，晒干。

| 附　　注 | 印度民族药。种子：用于心脏病。种子提取物：对在体和离体哺乳动物心脏都具有持久的良好作用。尼加拉瓜传统药用植物。果实：煎剂内服，用于癫痫。

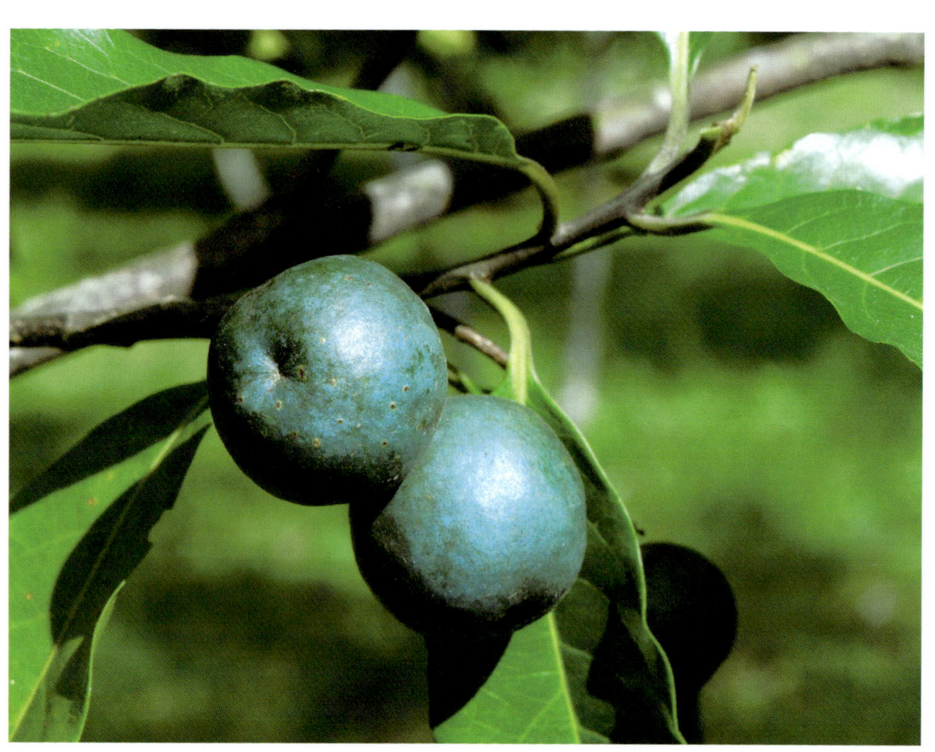

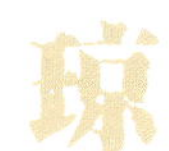

杜英科 Elaeocarpaceae 杜英属 *Elaeocarpus*

灰毛杜英 *Elaeocarpus limitaneus* Hand. -Mazz.

中药名 灰毛杜英（药用部位：种子、果实）

植物形态 常绿小乔木；小枝稍粗壮，幼时被灰褐色紧贴茸毛。叶革质，椭圆形或倒卵形，长7~16cm，宽5~7cm，先端宽广而有一个短尖头，基部阔楔形，上面深绿色，干后仍发亮，下面被灰褐色紧贴茸毛，侧脉6~8对，在上面能见，在下面突起，网脉上面不明显，在下面稍突起，边缘有稀疏小钝齿；叶柄粗壮，近于秃净，长2~3cm。总状花序生于枝顶叶腋内及无叶的去年枝条上，长5~7cm，花序轴被灰色毛；花柄长3~4mm，被毛；苞片1，极细小，位于花柄基部，早落；萼片5，狭窄披针形，长5mm，被灰色毛；花瓣白色，长6~7mm，外面无毛，上半部撕裂，裂片12~16；雄蕊30，长4mm，有柔毛，花药无附属物；花盘5裂，被毛；子房3室，被毛，花柱长3mm。

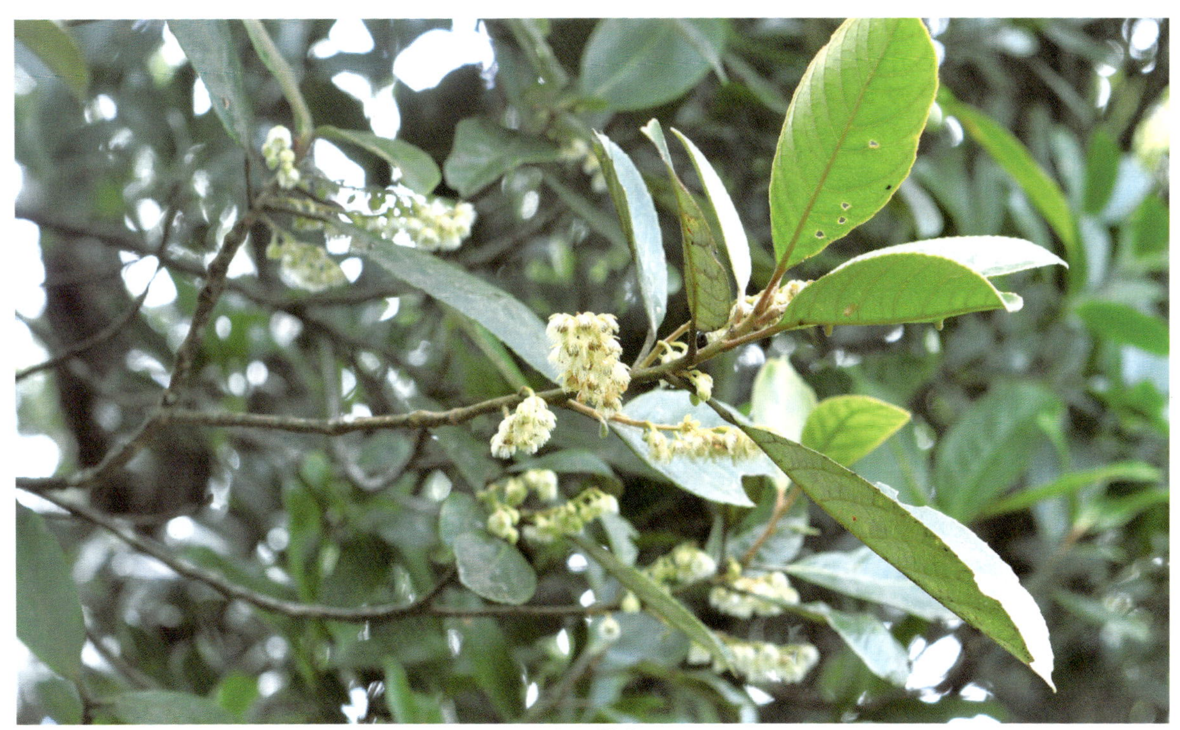

灰毛杜英

核果椭圆状卵形，长 2.5~3cm，宽 2cm，外果皮秃净无毛，先端圆形，内果皮坚骨质，表面有沟纹。花期 7 月。

| 分布区域 | 产于海南三亚、乐东、昌江、五指山、万宁、定安、东方、白沙。亦分布于中国广西、云南。越南也有分布。

| 资　　源 | 生于高海拔林中、雨林中，少见。

| 采收加工 | 种子：果实成熟时采收，剥取种子，晒干备用。果实：秋季采收成熟的果实，晒干。

| 功能主治 | 同属植物圆果杜英的种子和果实有利于治疗心脏病和癫痫。本种植物形态特征与其相似，但功能主治少有报道，有待进一步研究。

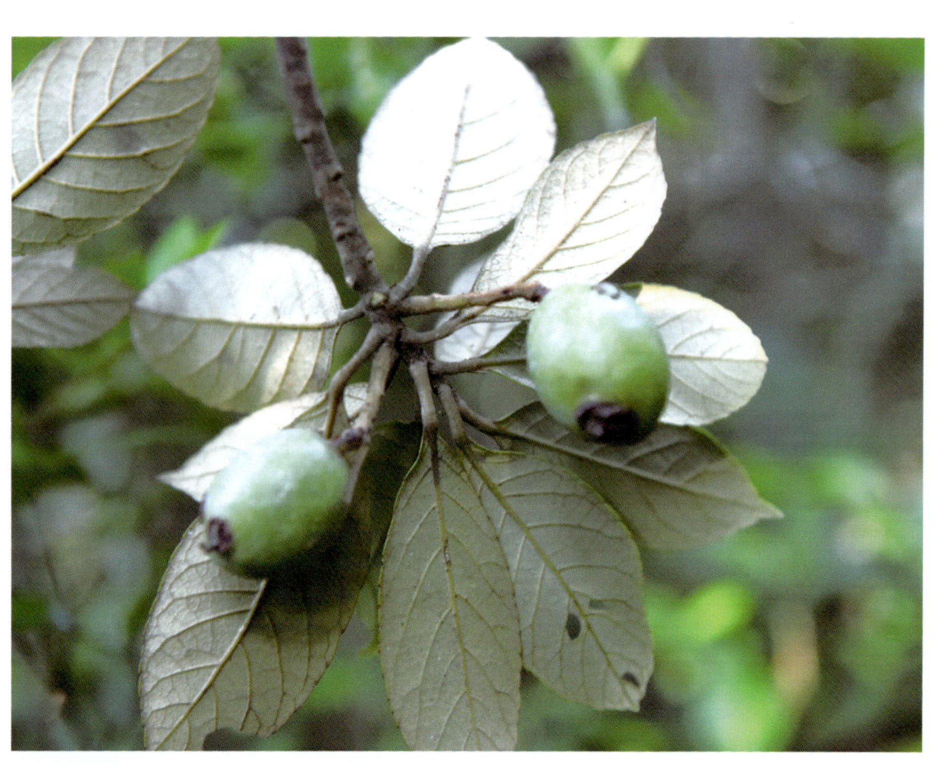

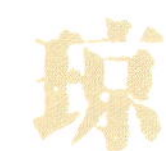

杜英科 Elaeocarpaceae 杜英属 *Elaeocarpus*

锈毛杜英 *Elaeocarpus howii* Merr. et Chun

中药名 锈毛杜英（药用部位：种子、果实）

植物形态 常绿乔木，高10m，树皮灰褐色；嫩枝粗大，被褐色茸毛。叶革质，椭圆形至广椭圆形，长10~19cm，宽4~10cm，先端急短尖，尖尾长5~10mm，基部圆形，上面深绿色，干后仍发亮，下面被褐色茸毛，侧脉10~13对，在上面隐约可见，在下面显著突起，网脉在下面较为明显，边近全缘或有不明显小钝齿；叶柄长2~5cm，圆柱形，被褐色茸毛。总状花序生于枝顶叶腋内，长6~10cm，花序轴粗大，被褐色茸毛；花柄长3~5mm；苞片肾形，长1mm，宽1.5mm，被毛；萼片5，披针形，长6mm，外面有褐色毛，内侧有柔毛；花瓣倒卵形，与萼片等长，无毛，上半部撕裂，裂片约20，雄蕊25~30，长约3mm，花药先端无附属物；花盘5裂；子房3室，被毛，花柱基

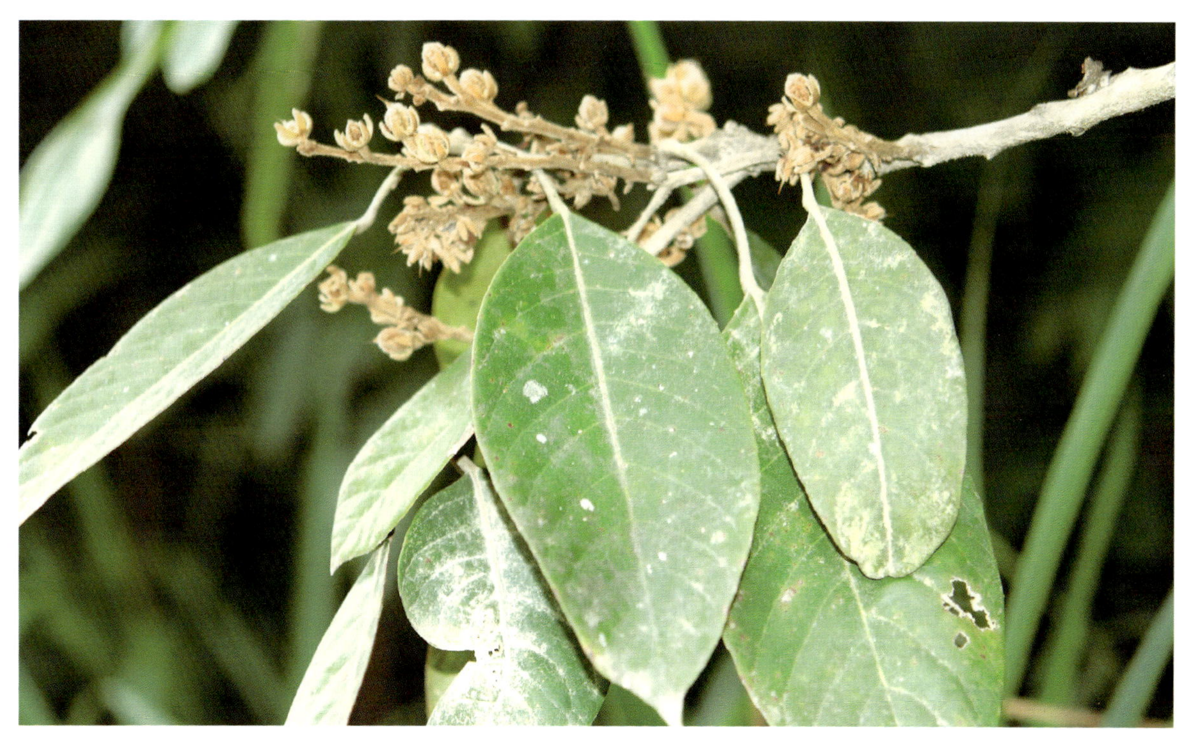

锈毛杜英

部无毛，长 3mm。核果椭圆状卵形，长 4~4.5cm，被褐色茸毛，外果皮及中果皮干后常起皱褶，内果皮坚骨质，表面多沟纹。种子通常 1，长 1~1.5cm，黑色。花期 6~7 月。

| 分布区域 | 产于海南乐东、陵水、万宁。海南岛中部及南部有记录。亦分布于中国云南。

| 资　　源 | 生于中海拔山地雨林中，偶见。

| 采收加工 | 种子：果实成熟时采收，剥取种子，晒干备用。果实：秋季采收成熟的果实，晒干。

| 功能主治 | 同属植物圆果杜英的种子和果实有利于治疗心脏病和癫痫。本种植物形态特征与其相似，但功能主治少有报道，有待进一步研究。

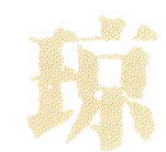

杜英科 Elaeocarpaceae 杜英属 *Elaeocarpus*

山杜英 *Elaeocarpus sylvestris* (Lour.) Poir.

中药名 山杜英（药用部位：根、叶、花）

植物形态 小乔木，高约10m；小枝纤细，通常秃净无毛；老枝干后暗褐色。叶纸质，倒卵形或倒披针形，长4~8cm，宽2~4cm，幼态叶长达15cm，宽达6cm，上下两面均无毛，干后黑褐色，不发亮，先端钝，或略尖，基部窄楔形，下延，侧脉5~6对。在上面隐约可见，在下面稍突起，网脉不大明显，边缘有钝锯齿或波状钝齿；叶柄长1~1.5cm，无毛。总状花序生于枝顶叶腋内，长4~6cm，花序轴纤细，无毛，有时被灰白色短柔毛；花柄长3~4mm，纤细，通常秃净；萼片5，披针形，长4mm，无毛；花瓣倒卵形，上半部撕裂，裂片10~12，外侧基部有毛；雄蕊13~15，长约3mm，花药有微毛，先端无毛丛，亦缺附属物；花盘5裂，圆球形，完全分开，被白色毛；

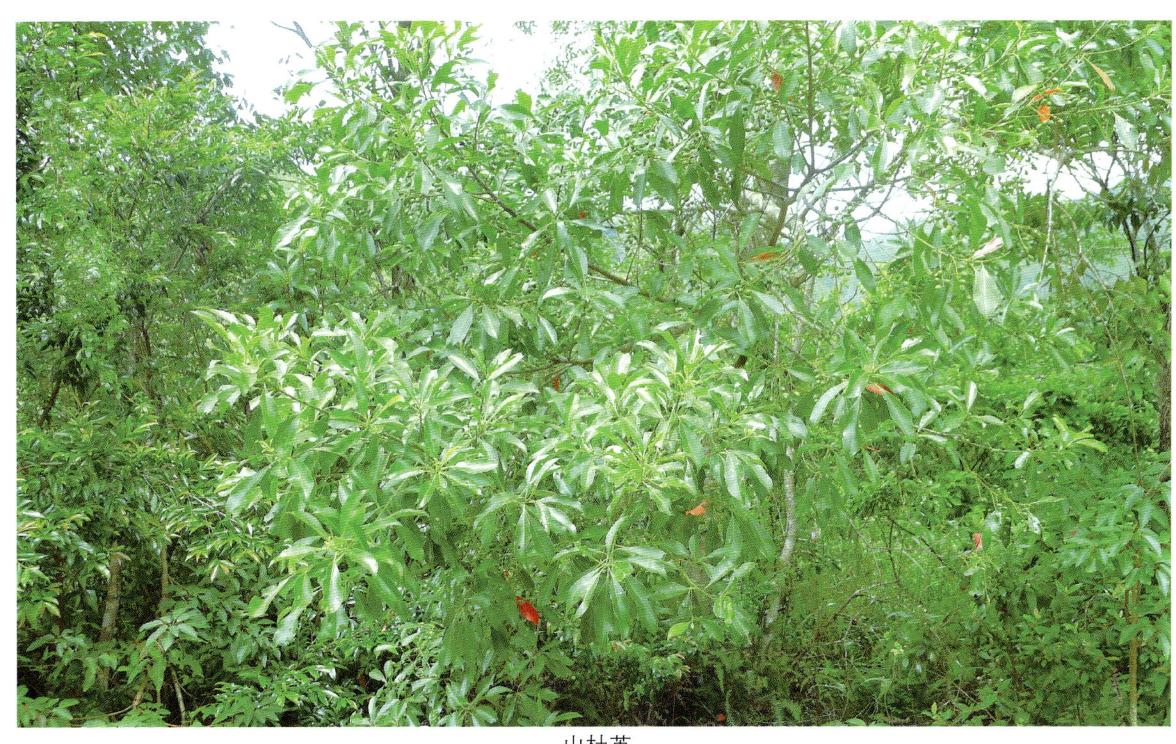

山杜英

子房被毛，2~3 室，花柱长 2mm。核果细小，椭圆形，长 1~1.2cm，内果皮薄骨质，有腹缝沟 3。花期 4~5 月。

| 分布区域 | 产于海南三亚、乐东、东方、昌江、白沙、五指山、陵水、万宁、琼中、儋州、琼海、文昌。亦分布于中国长江以南其他区域。越南、老挝也有分布。

| 资　　源 | 生于常绿阔叶林中，常见。

| 采收加工 | 冬季将根挖出，洗净泥土，切片，晒干。

| 功能主治 | 根、叶、花：功能同中华杜英。根皮：散瘀消肿。用于跌打瘀肿。

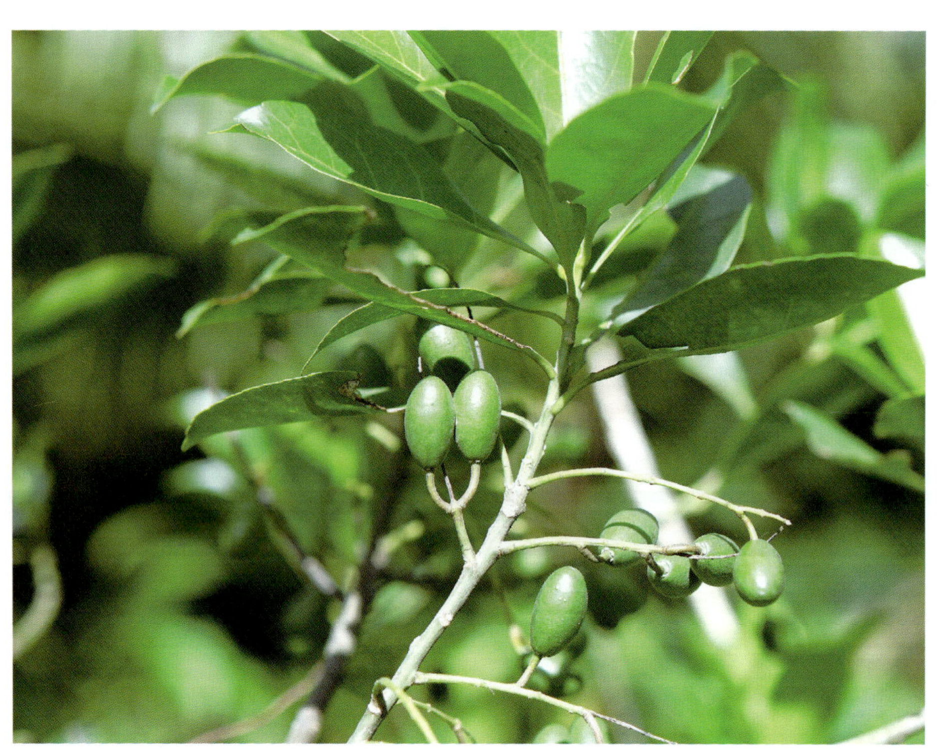

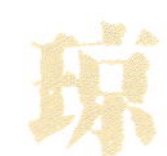

杜英科 Elaeocarpaceae 猴欢喜属 *Sloanea*

猴欢喜 *Sloanea sinensis* (Hance) Hemsl.

中药名 猴欢喜（药用部位：根）

植物形态 乔木，高 20m；嫩枝无毛。叶薄革质，形状及大小多变，通常为长圆形或狭窄倒卵形，长 6~9cm，最长达 12cm，宽 3~5cm，先端短急尖，基部楔形，或收窄而略圆，有时为圆形，亦有为披针形的，宽不过 2~3cm，通常全缘，有时上半部有数个疏锯齿，上面干后晦暗无光泽，下面秃净无毛，侧脉 5~7 对；叶柄长 1~4cm，无毛。花多朵簇生于枝顶叶腋；花柄长 3~6cm，被灰色毛；萼片 4，阔卵形，长 6~8mm，两侧被柔毛；花瓣 4，长 7~9mm，白色，外侧有微毛，先端撕裂，有齿刻；雄蕊与花瓣等长，花药长为花丝的 3 倍；子房被毛，卵形，长 4~5mm，花柱连合，长 4~6mm，下半部有微毛。蒴果大小不一，宽 2~5cm，3~7 爿裂开；果爿长短不一，长 2~3.5cm，

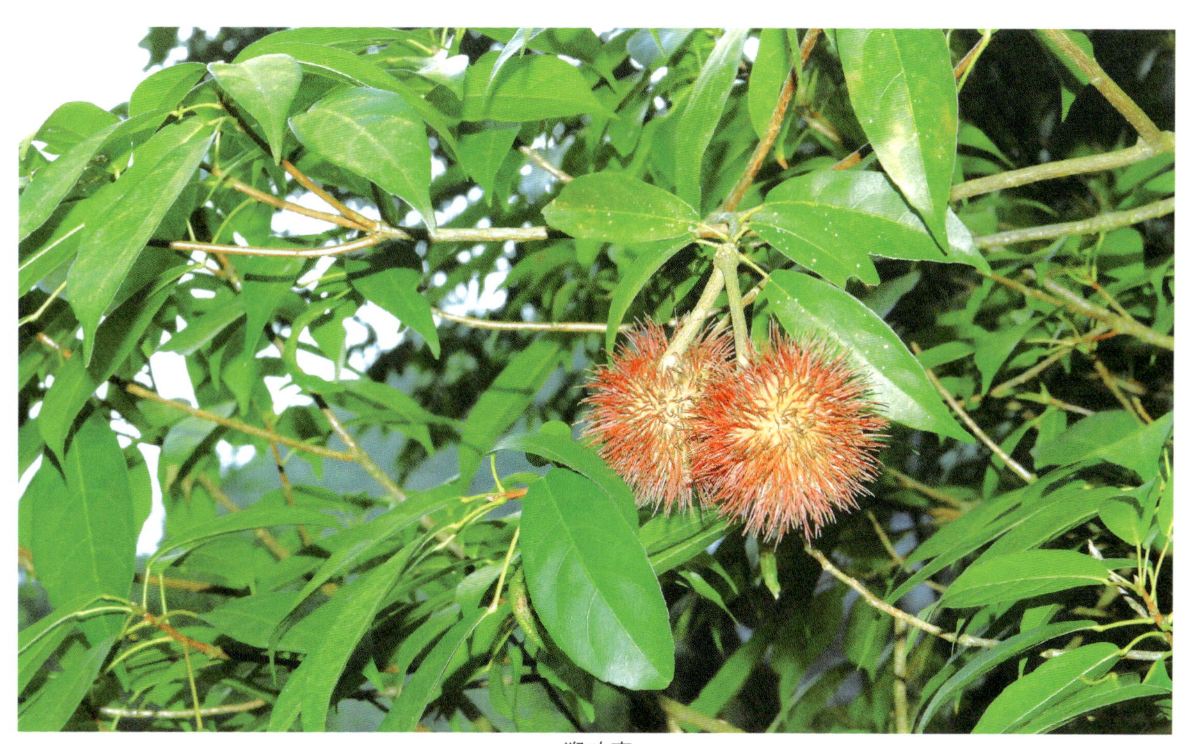

猴欢喜

厚 3~5mm；针刺长 1~1.5cm；内果皮紫红色；种子长 1~1.3cm，黑色，有光泽，假种皮黄色。花期 9~11 月，果实翌年 6~7 月成熟。

| 分布区域 | 产于海南乐东、东方、昌江、白沙、保亭、琼中。亦分布于中国华南其他区域，以及湖南、江西、福建、台湾、浙江、贵州。越南也有分布。

| 资　　源 | 生于海拔 700~1000m 的林中，常见。

| 采收加工 | 夏、秋季采收，洗净，鲜用或晒干。

| 功能主治 | 健脾和胃，祛风，益肾，壮腰。

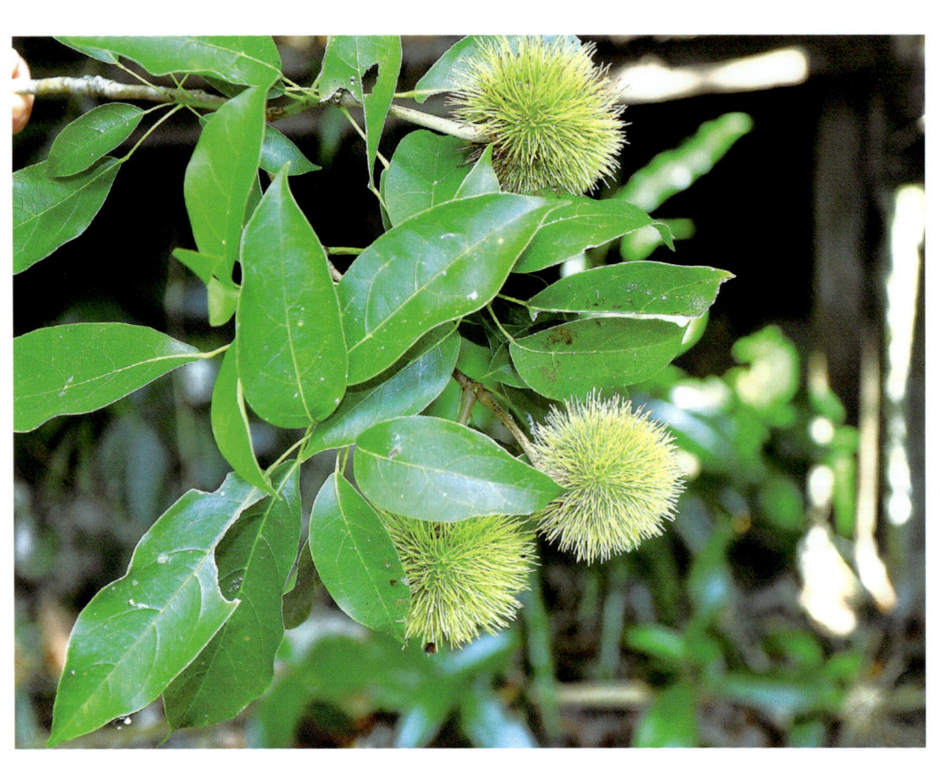

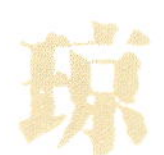

梧桐科 Sterculiaceae 昂天莲属 *Ambroma*

昂天莲 *Ambroma augustum* (L.) L. f

|中药名| 昂天莲（药用部位：根、叶）

|植物形态| 灌木，高 1~4m，小枝幼时密被星状茸毛。叶心形或卵状心形，有时为 3~5 浅裂，长 10~22cm，宽 9~18cm，先端急尖或渐尖，基部心形或斜心形，上面无毛或被稀疏的星状柔毛，下面密被短茸毛，基生脉 3~7，叶脉在两面均突出；叶柄长 1~10cm；托叶条形，长 5~10mm，脱落。聚伞花序有花 1~5；花红紫色，直径约 5cm；萼片 5，近基部连合，披针形，长 15~18mm，两面均密被短柔毛，花瓣 5，红紫色，匙形，长 2.5cm，先端急尖或钝，基部凹陷且有毛，与退化雄蕊的基部连合；发育的雄蕊 15，每 3 枚集合成一群，在退化雄蕊的基部连合并与退化雄蕊互生，退化雄蕊 5，近匙形，两面均被毛；子房矩圆形，长约 1.5mm，略被毛，5 室，有 5 沟纹，长约 1.5mm，

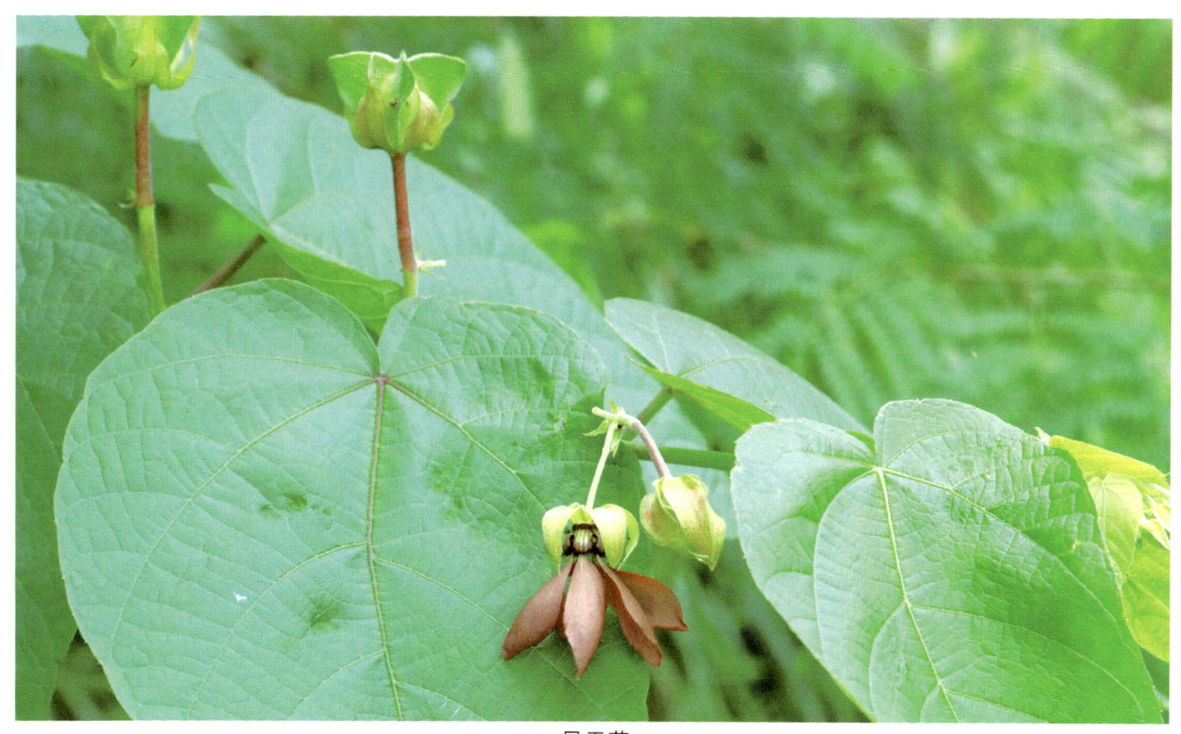

昂天莲

花柱三角状舌形，长约为子房的 1/2。蒴果膜质，倒圆锥形，直径 3~6cm，被星状毛，具 5 纵翅，边缘有长绒毛，先端截形；种子多数，矩圆形，黑色，长约 2mm。花期春、夏季。

| 分布区域 | 产于海南万宁、儋州。亦分布于中国广西、贵州、云南。越南、泰国、马来西亚、菲律宾、印度尼西亚、印度也有分布。

| 资　　源 | 生于沟谷边，偶见。

| 采收加工 | 秋、冬季挖取根部，洗去泥沙，切片，鲜用或晒干。

| 功能主治 | 根、叶：通经行血，散瘀消肿。用于疮疖红肿、跌打肿痛、月经不调。

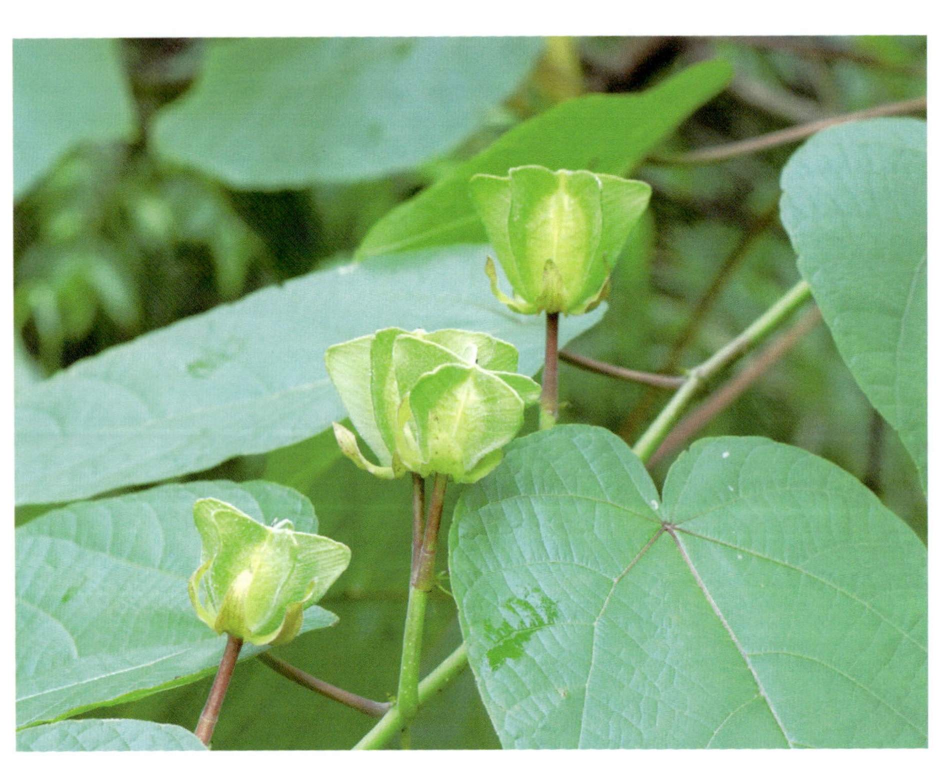

梧桐科 Sterculiaceae 刺果藤属 *Byttneria*

刺果藤 *Byttneria aspera* Colebr.

中 药 名 刺果藤（药用部位：根）

植物形态 木质大藤本，小枝的幼嫩部分略被短柔毛。叶广卵形、心形或近圆形，长 7~23cm，宽 5.5~16cm，先端钝或急尖，基部心形，上面几无毛，下面被白色星状短柔毛，基生脉 5；叶柄长 2~8cm，被毛。花小，淡黄白色，内面略带紫红色；萼片卵形，长 2mm，被短柔毛，先端急尖；花瓣与萼片互生，先端 2 裂并有长条形的附属体，约与萼片等长；具药雄蕊 5，与退化雄蕊互生；子房 5 室，每室有胚珠 2。萼果圆球形或卵状圆球形，直径 3~4cm，具短而粗的刺，被短柔毛；种子长圆形，长约 12mm，成熟时黑色。花期春、夏季。

分布区域 产于海南三亚、乐东、白沙、昌江、保亭及儋州。亦分布于中国广西、云南。越南、泰国、印度也有分布。

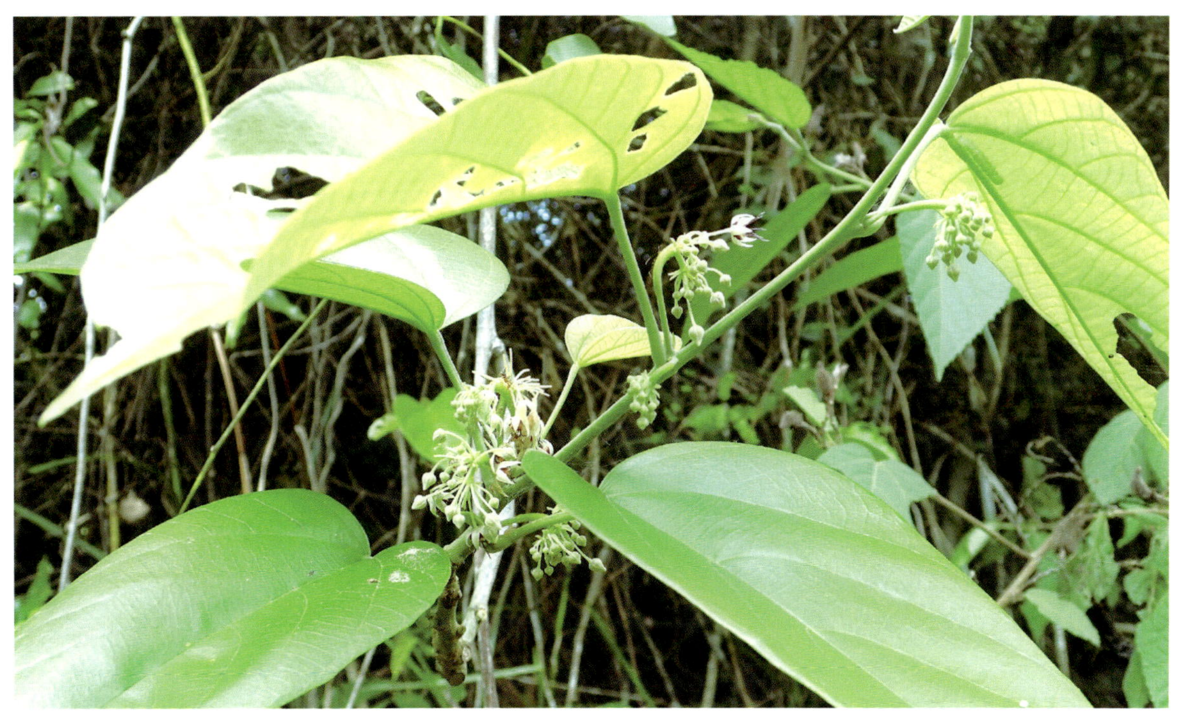

刺果藤

| 资　　源 | 生于山坡林中，偶见。

| 采收加工 | 夏、秋季采收，洗净，鲜用或晒干。

| 功能主治 | 根：祛风湿，壮筋骨。用于产后筋骨痛、风湿骨痛、腰肌劳损、跌打损伤、月经不调。

| 附　　注 | 在 FOC 中，其学名被修订为 *Byttneria grandifolia* DC.。

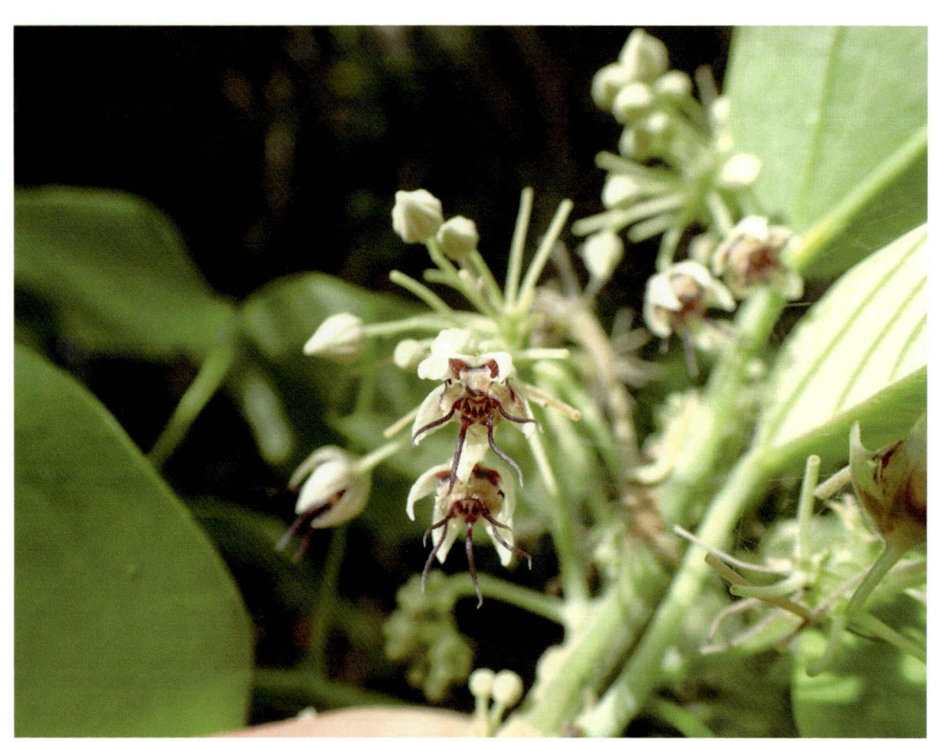

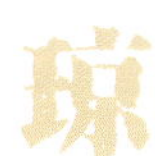

山麻树 *Commersonia bartramia* (L.) Merr.

中药名 山麻树（药用部位：根）

植物形态 乔木，高达 15m，小枝密被黄色短柔毛。叶广卵形或卵状披针形，长 9~24cm，宽 5~14cm，先端急尖或渐尖，基部斜心形，边缘有不规则的小齿，上面疏生星状短柔毛，下面密被灰白色短柔毛并在叶缘有红色的毛；叶柄长 6~18mm，有毛；托叶掌状条裂。复聚伞花序顶生或腋生，长 3~21cm，多分枝；花密生，直径约 5mm；萼片 5，卵形，长约 3mm，被短柔毛；花瓣 5，白色，与萼等长，基部两侧有小裂片，先端带状，雄蕊 5，长约 0.5mm，藏于花瓣基部的凹陷处，退化雄蕊 5，披针形，长约 1.5mm，两面均被小柔毛；子房 5 室，每室有胚珠 2。蒴果圆球形，直径约 2cm，5 室裂，外面密生细长的

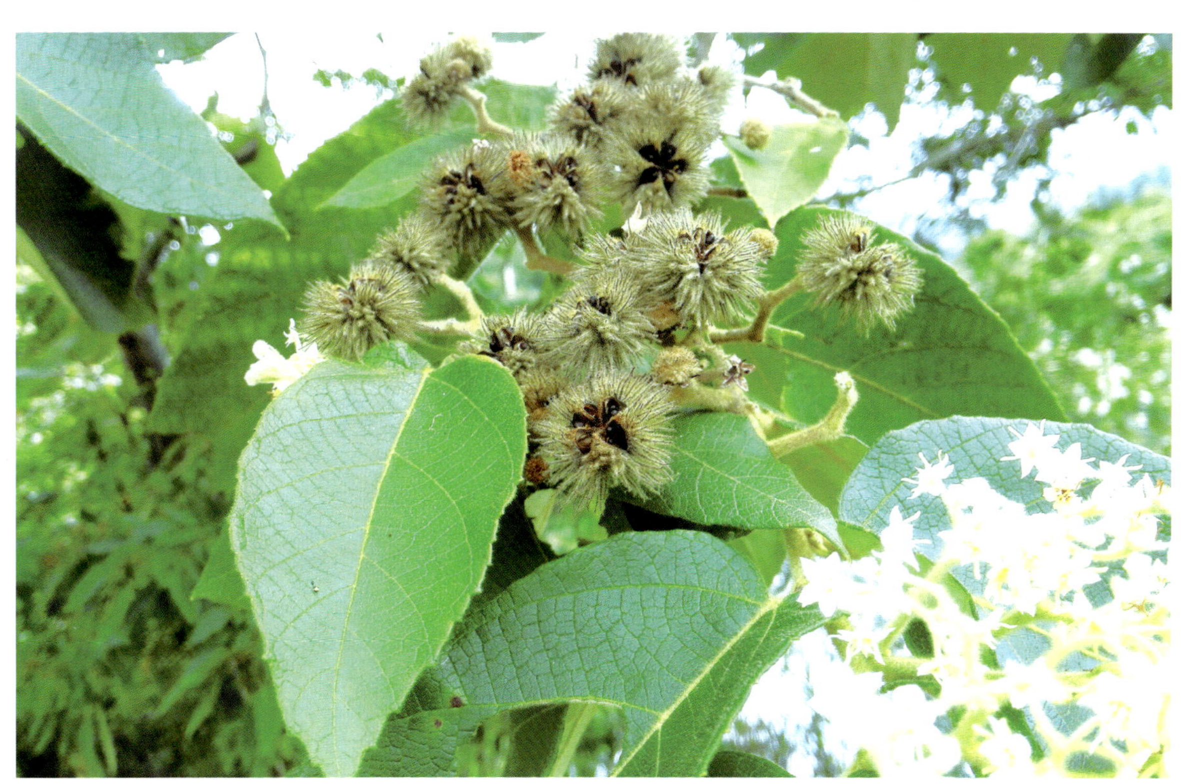

山麻树

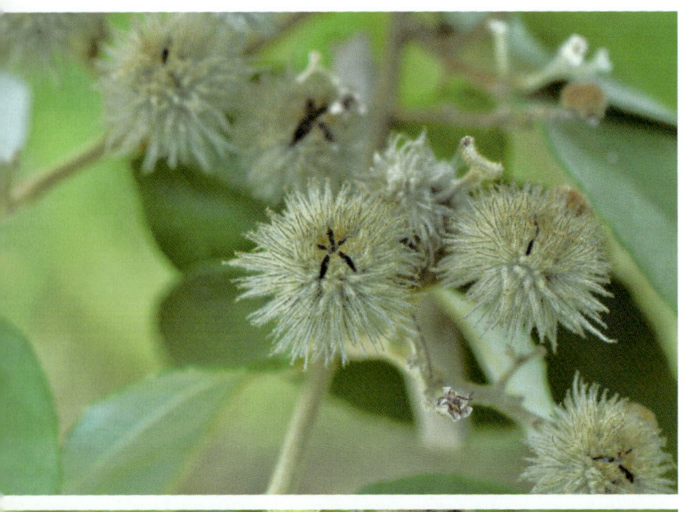

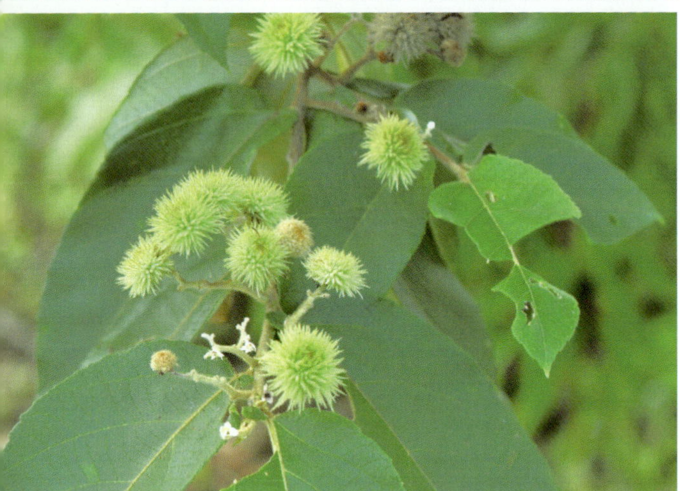

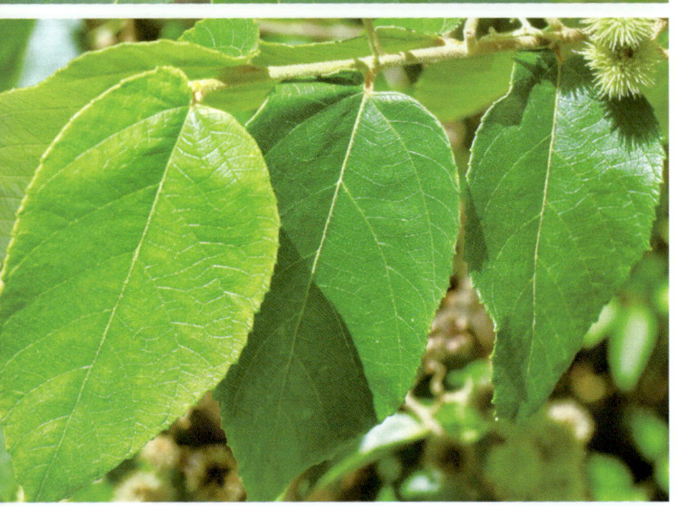

刚毛；种子椭圆形，长 2mm，黑褐色，光亮。花期 2~10 月。

| 分布区域 |

产于海南三亚、乐东、昌江、白沙、保亭、陵水、万宁、琼中、儋州、临高、定安、琼海。亦分布于中国广西、云南。越南、马来西亚、菲律宾、印度尼西亚、印度以及大洋洲也有分布。

| 资　　源 |

生于山谷、山坡林中，常见。

| 采收加工 |

夏、秋季采收，洗净，鲜用或晒干。

| 功能主治 |

本种功能主治少有报道，有待进一步研究。

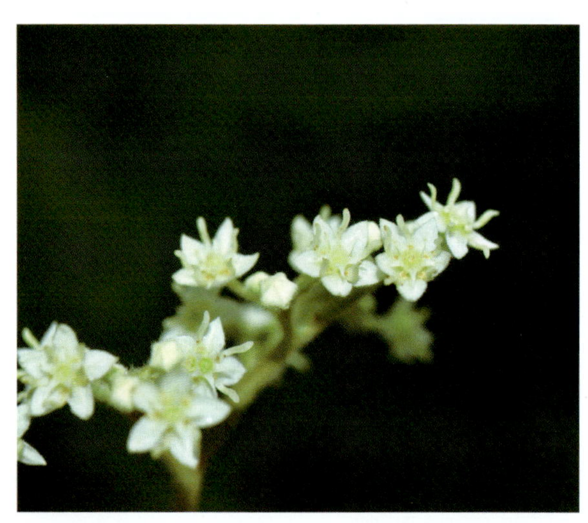

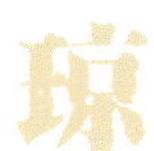

梧桐科 Sterculiaceae 山芝麻属 *Helicteres*

山芝麻 *Helicteres angustifolia* L.

｜中 药 名｜ 山芝麻（药用部位：全株或根）

｜植物形态｜ 小灌木，高达 1m，小枝被灰绿色短柔毛。叶狭矩圆形或条状披针形，长 3.5~5cm，宽 1.5~2.5cm，先端钝或急尖，基部圆形，上面无毛或几无毛，下面被灰白色或淡黄色星状茸毛，间或混生刚毛；叶柄长 5~7mm。聚伞花序有 2 至数朵花；花梗通常有锥尖状的小苞片 4；萼管状，长 6mm，被星状短柔毛，5 裂，裂片三角形；花瓣 5，不等大，淡红色或紫红色，比萼略长，基部有耳状附属体 2；雄蕊 10，退化雄蕊 5，线形，甚短；子房 5 室，被毛，较花柱略短，每室有胚珠约 10。蒴果卵状矩圆形，长 12~20mm，宽 7~8mm，先端急尖，密被星状毛及混生长绒毛；种子小，褐色，有椭圆形小斑点。花期几全年。

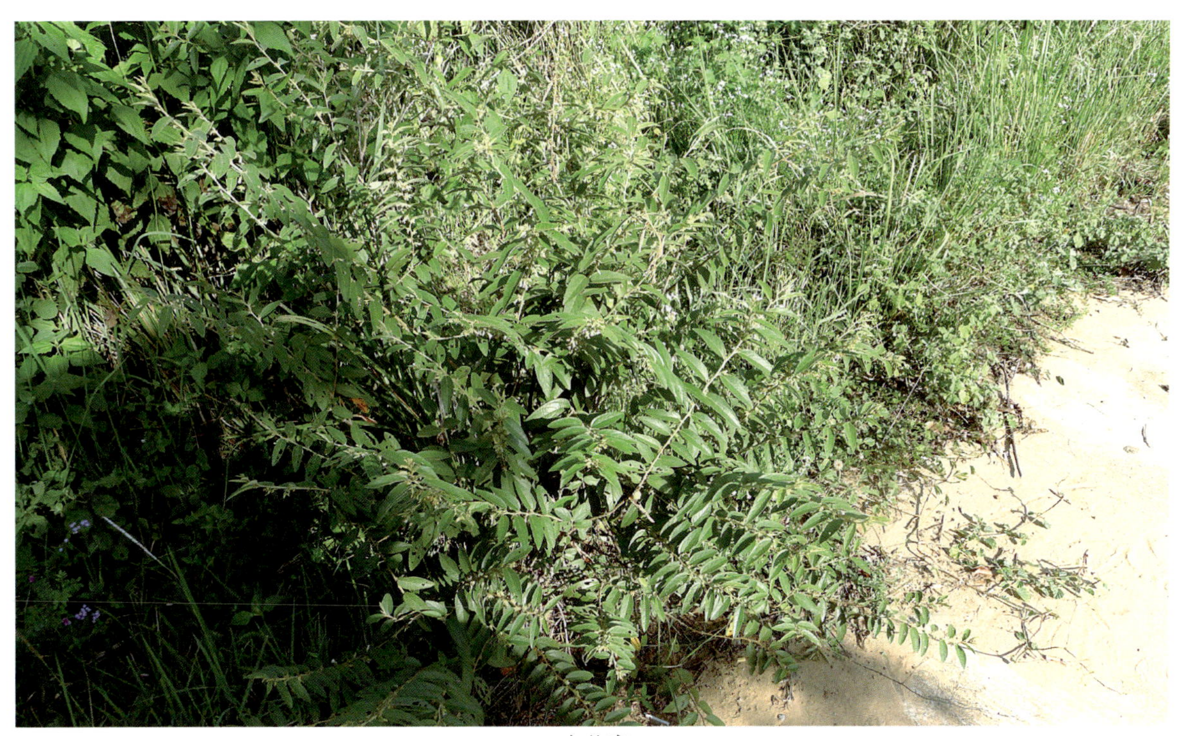

山芝麻

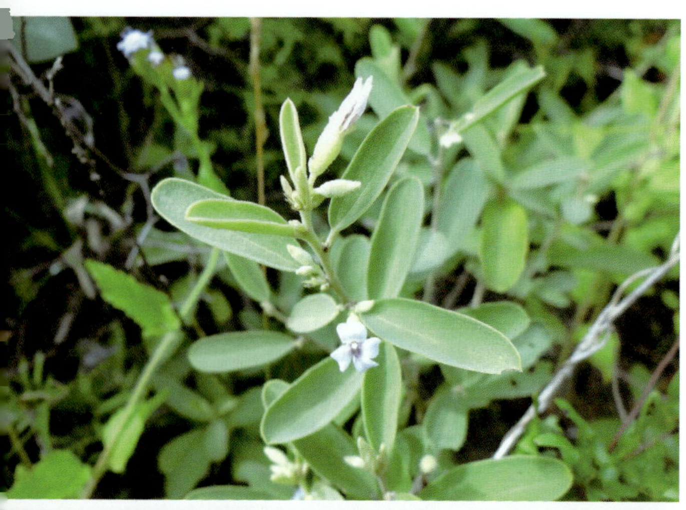

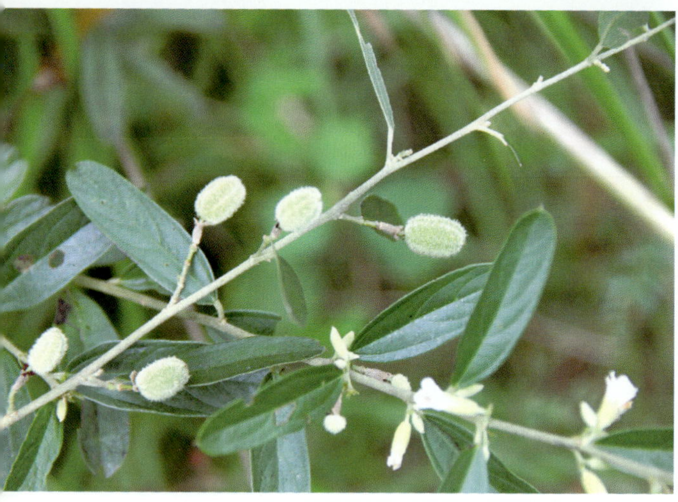

分布区域

产于海南三亚、东方、昌江、五指山、保亭、万宁、儋州、琼海。亦分布于中国华南其他区域，以及湖南、江西、福建、台湾、贵州、云南。东南亚、印度也有分布。

资　源

生于丘陵地区，常见。

采收加工

全株全年可采，洗净，切断，晒干。

药材性状

根呈圆柱形，略扭曲，头部常带有结节状的茎枝残基，长 15~25cm（商品多已切成长约 2cm 的段块），直径 0.5~1.5cm。表面灰黄色至灰褐色，间有坚韧的侧根或侧根痕，栓皮粗糙，有纵斜裂纹，老根栓皮易片状剥落。枝坚硬，断面皮部较厚，暗棕色或灰黄色，强纤维性，易与木质部剥离并撕裂；木质部黄白色，具微密放射状纹理。气微香，味苦、微涩。

功能主治

全株、根：清热解毒，消肿止痒。用于感冒发热、头痛、口渴、流行性腮腺炎、痢疾、泄泻、痈肿、瘰疬、疮毒、湿疹、痔疮。

梧桐科 Sterculiaceae 山芝麻属 *Helicteres*

雁婆麻 *Helicteres hirsuta* Lour.

| 中 药 名 | 雁婆麻（药用部位：根）

| 植物形态 | 灌木，高 1~3m，小枝被星状柔毛。叶卵形或卵状矩圆形，长 5~15cm，宽 2.5~5cm，先端渐尖或急尖，基部斜心形或截形，边缘有不规则的锯齿，两面均密被星状柔毛，尤于下面为甚，基生脉 5；叶柄长约 2cm，密被柔毛。聚伞花序腋生，伸长如穗状，不及叶长之半，通常仅有花数朵；花梗比花短，有关节，基部有早落的小苞片；萼管状，长 12~15mm，4~5 裂，被短柔毛；花瓣 5，红色或红紫色，长 2~2.5cm；雌雄蕊柄无毛，雄蕊 10，假雄蕊 5，与花丝等长；子房 5 室，具乳头状小突起，花柱与子房等长，子房每室有胚珠 20~30。成熟的蒴果圆柱状，长 3.5~4cm，宽 11~12mm，先端具喙，

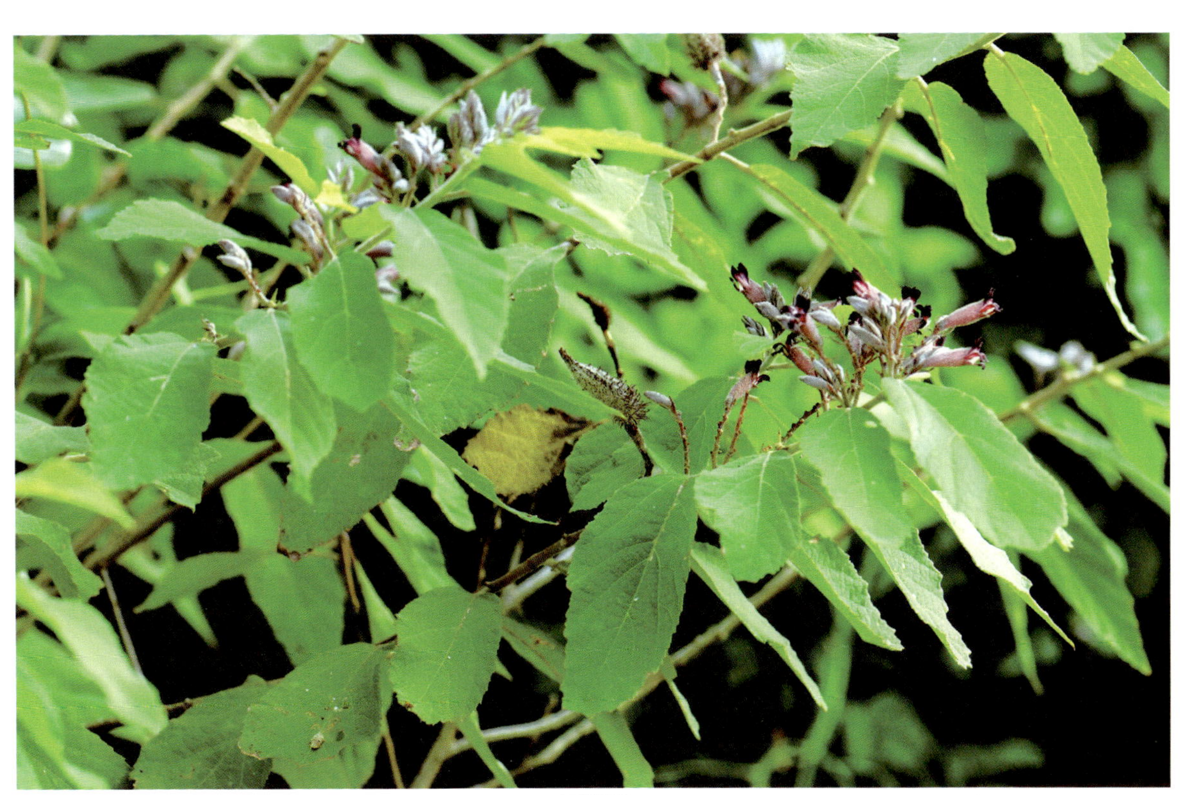

雁婆麻

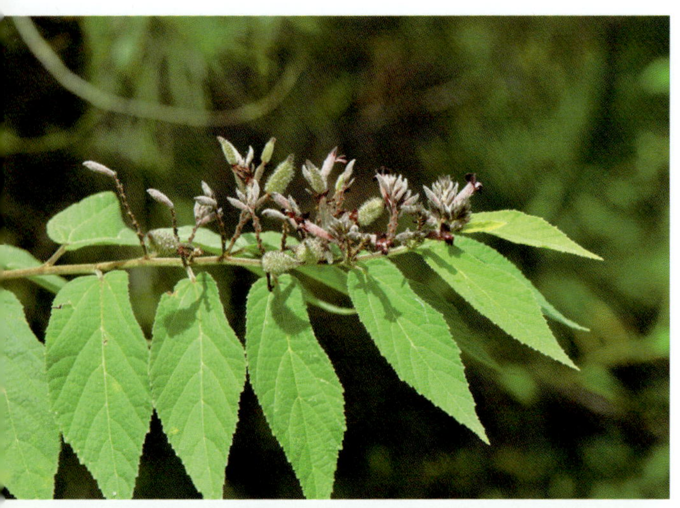

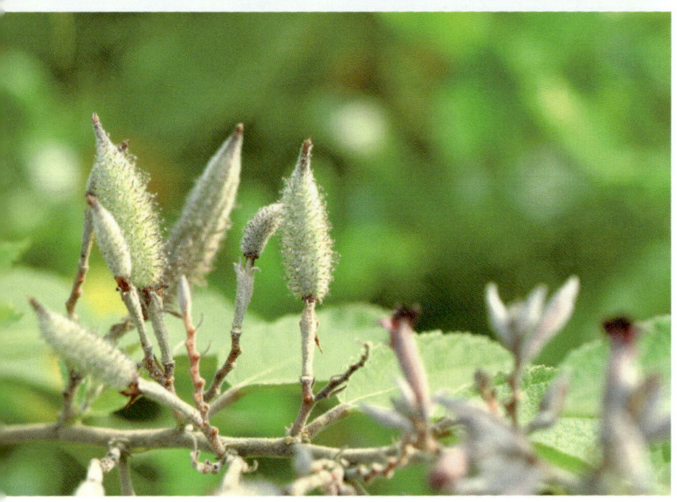

密被长绒毛和具乳头状突起；种子多数，直径1~2mm，表面多皱纹。花期4~9月。

分布区域

产于海南三亚、乐东、东方、昌江、白沙、五指山、保亭、陵水、琼中、儋州、临高、澄迈、定安、琼海、文昌。亦分布于中国华南其他区域。印度、马来西亚、菲律宾也有分布。

资　源

生于旷野及疏林，十分常见。

采收加工

全年皆可采，洗净，切片，晒干。

功能主治

用于慢性胃炎、胃痛、胃溃疡、消化不良。

梧桐科 Sterculiaceae 山芝麻属 *Helicteres*

火索麻 *Helicteres isora* L.

| 中 药 名 | 火索麻（药用部位：根）

| 植物形态 | 灌木，高达 2m；小枝被星状短柔毛。叶卵形，长 10~12cm，宽 7~9cm，先端短渐尖且常具小裂片，基部圆形或斜心形，边缘具锯齿，上面被星状短柔毛，下面密被星状短柔毛，基生脉 5；叶柄长 8~25mm，被短柔毛；托叶条形，长 7~10mm，早落。聚伞花序腋生，常 2~3 簇生，长达 2cm；小苞片钻形，长 7mm；花红色或紫红色，直径 3.5~4cm；萼长 17mm，通常 4~5 浅裂，裂片三角形且排成二唇状；花瓣 5，不等大，前面 2 较大，长 12~15mm，斜镰刀形；雄蕊 10，退化雄蕊 5，与花丝等长；子房略具乳头状突起，授粉后螺旋状扭曲。蒴果圆柱状，螺旋状扭曲，成熟时黑色，长 5cm，宽 7~9mm，先端

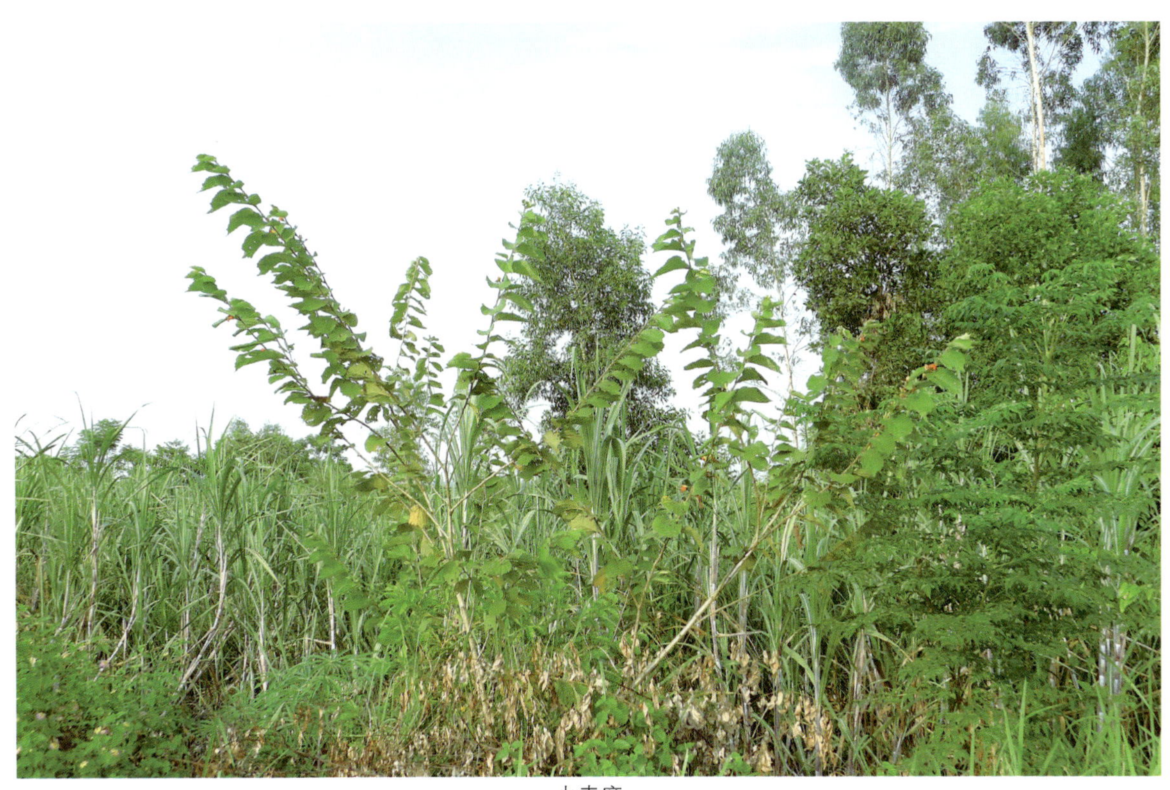

火索麻

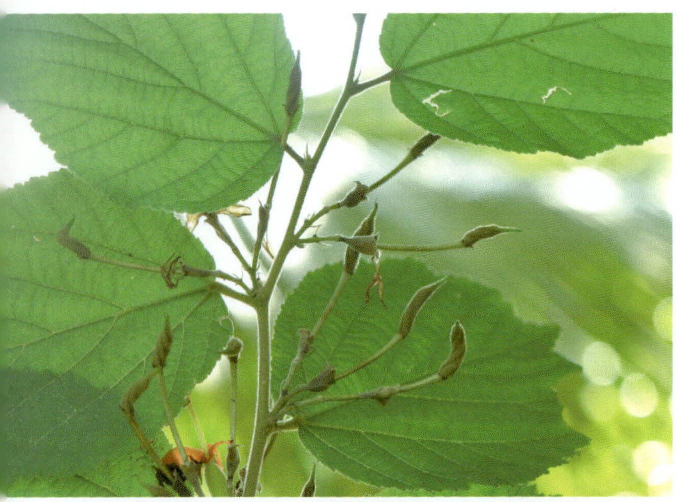

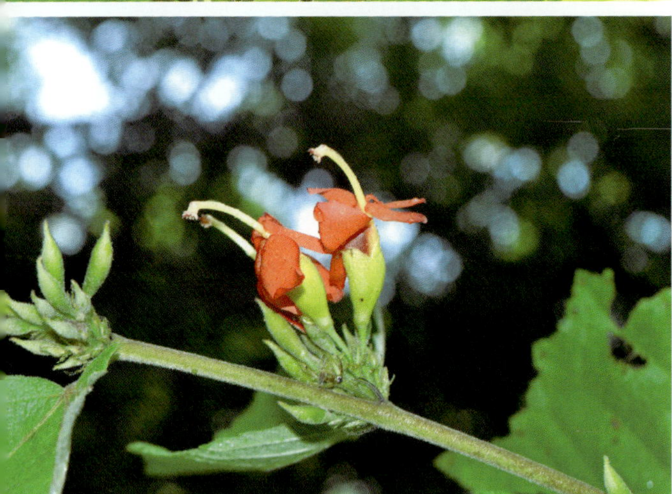

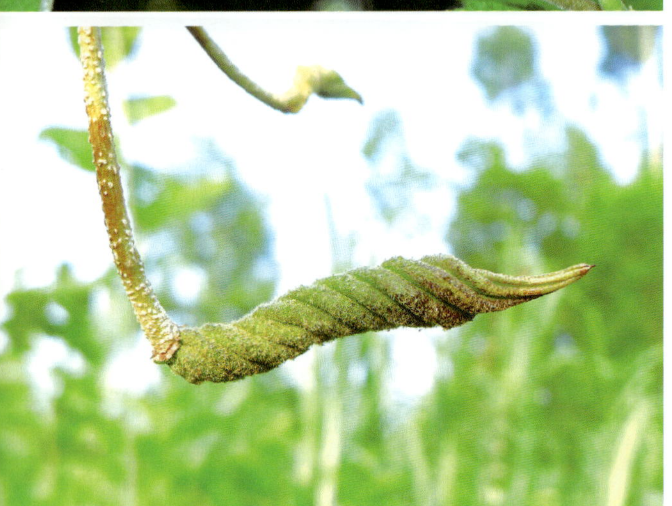

锐尖，并有长喙，初被星状柔毛，后逐渐脱落；种子细小，直径不及 2mm。花期 4~10 月。

分布区域

产于海南三亚、乐东、昌江、五指山、陵水、琼中、儋州、临高。亦分布于中国云南。越南、泰国、马来西亚、印度、斯里兰卡、澳大利亚也有分布。

资　源

生于荒坡和丘陵，十分常见。

采收加工

全年皆可采，洗净，切片，晒干。

功能主治

解表，理气，止痛。用于胃痛、慢性胃炎、胃溃疡、肠梗阻。

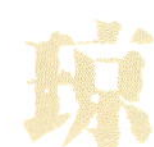

梧桐科 Sterculiaceae 山芝麻属 *Helicteres*

剑叶山芝麻 *Helicteres lanceolata* DC.

| 中 药 名 | 大山芝麻（药用部位：全株或根、叶）

| 植物形态 | 灌木，高 1~2m，小枝密被黄褐色星状短柔毛。叶披针形或矩圆状披针形，长 3.5~7.5cm，宽 2~3cm，先端急尖或渐尖，基部钝，两面均被黄褐色星状短柔毛，尤于下面更密，全缘或在近先端有数个小锯齿；叶柄长 3~9mm。花簇生或排成长 1~2cm 的聚伞花序，腋生；花细小，长约 12mm；萼筒状，5 浅裂，被毛；花瓣 5，红紫色，不等大；雌雄蕊柄的基部被柔毛；雄蕊 10，花药外向，退化雄蕊 5，条状披针形；子房 5 室，每室有胚珠约 12。蒴果圆筒状，长 2~2.5cm，宽约 8mm，先端有喙，密被长绒毛。花期 7~11 月。

| 分布区域 | 产于海南三亚、乐东、白沙、昌江、陵水、保亭、万宁、琼中、儋州、澄迈。亦分布于中国广西、云南。越南、泰国、印度尼西亚也有分布。

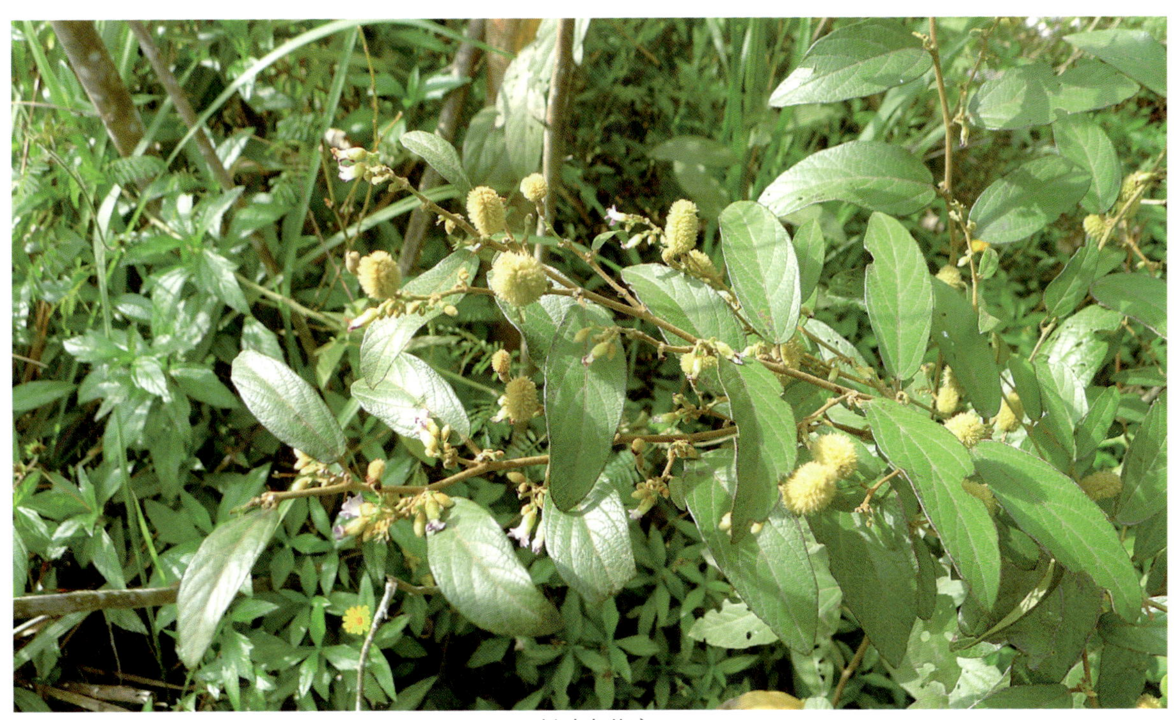

剑叶山芝麻

| 资　　源 | 生于丘陵灌丛中，少见。

| 采收加工 | 冬季采挖根部，洗净泥沙，切片，晒干。

| 功能主治 | 根：清热解毒，止咳，解表透疹。用于鼻塞流涕、发热恶风、咳嗽咳痰、便秘尿赤、毒蛇咬伤。全株：清热解表，止痛。用于流行性感冒、痢疾。叶：用于腮腺炎、痈疮肿毒。

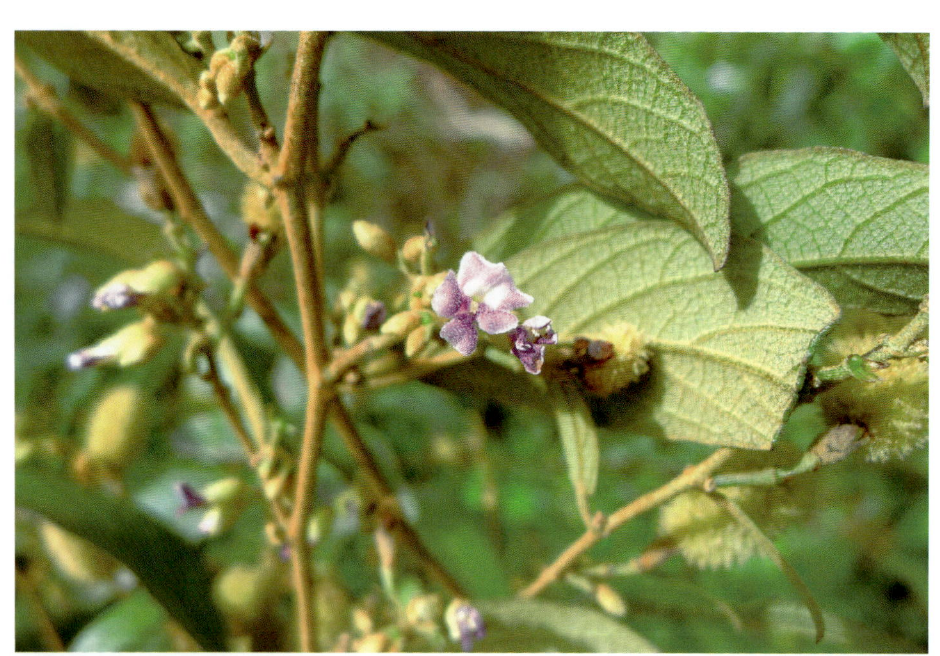

梧桐科 Sterculiaceae 山芝麻属 *Helicteres*

粘毛山芝麻 *Helicteres viscida* Bl.

| 中 药 名 | 牙新渊（药用部位：茎、叶）

| 植物形态 | 灌木，高达 2m；小枝幼时被短柔毛，后脱净。叶卵形或近圆形，长 6~15cm，宽 4.5~8.5cm，先端长渐尖，在中部以上常有浅裂，基部心形，边缘有不规则的锯齿，上面被稀疏的星状短柔毛，下面密被白色星状茸毛，基生脉 5~7；叶柄长 3~10mm，被毛。花单生于叶腋或排成腋生的聚伞花序；花梗有关节；萼长 15~18mm，密被白色星状长柔毛和混生短柔毛，5 裂，裂片急尖；花瓣 5，白色，不等大，匙形；雄蕊 10，退化雄蕊 5；子房有很多乳头状突起。蒴果圆筒形，长 2.5~3.5cm，宽 10~12mm，先端急尖，密被星状长柔毛和皱卷的长达 4mm 的长绒毛；种子多数，菱形，长约 2mm，宽约 1mm，有小纵沟。花期 5~6 月。

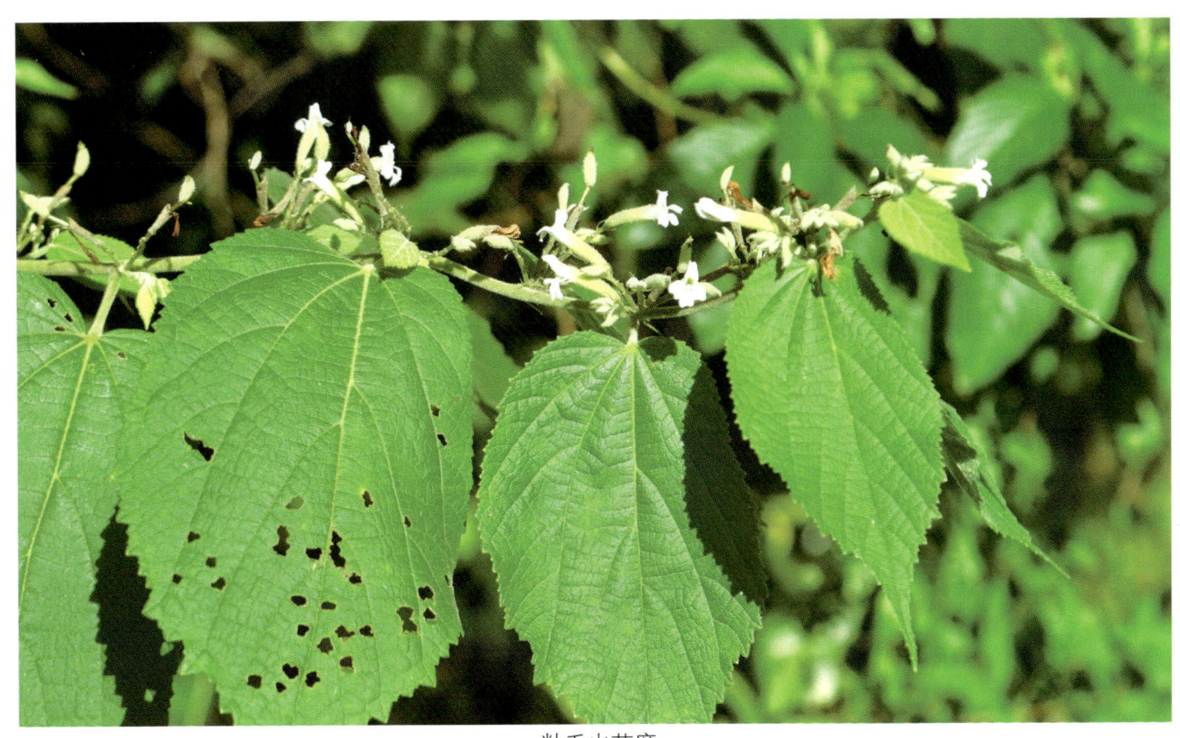

粘毛山芝麻

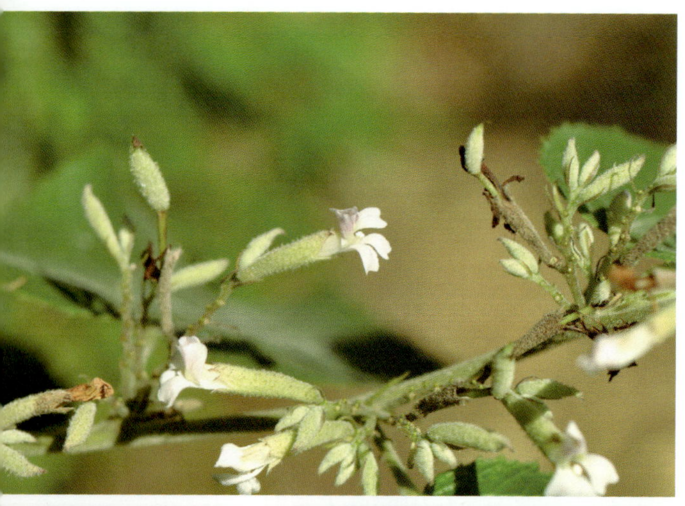

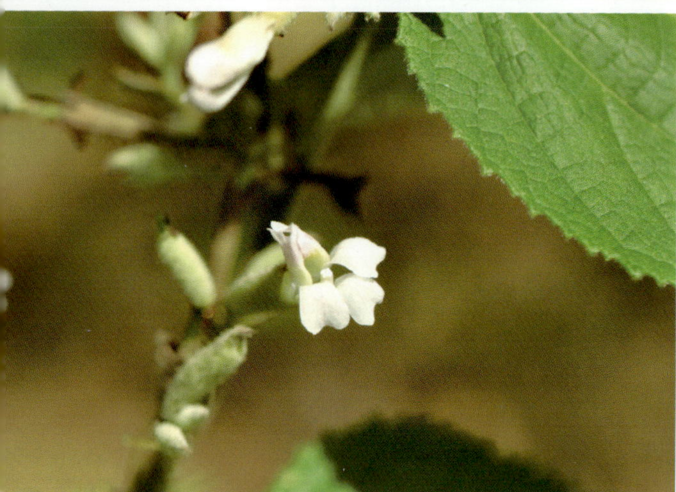

| 分布区域 |

产于海南五指山、保亭、陵水、琼中。亦分布于中国云南。越南、缅甸、马来西亚、印度尼西亚也有分布。

| 资　　源 |

生于丘陵或山坡，偶见。

| 采收加工 |

茎、叶全年均可采，鲜用或晒干。

| 药材性状 |

茎类圆形，有纵皱，幼枝被短柔毛。叶卵圆形或近圆形，长 6~15cm，宽 4.5~8.5cm，先端长渐尖，中部以上常有浅裂，基部心形，边缘有不规则的锯齿，上面黄绿色，被稀疏的星状短柔毛，下面色较浅，被白色星状茸毛，基生脉5~7，叶柄长 3~10mm，被毛。

| 功能主治 |

行气止痛，清热利湿。用于脘腹胀痛、痢疾、便血、脱肛。

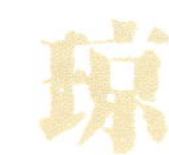

长柄银叶树 *Heritiera angustata* Pierre.

中药名 长柄银叶树（药用部位：树皮、种子）

植物形态 常绿乔木，高达12m，树皮灰色，小枝幼时被柔毛。叶革质，矩圆状披针形，全缘，长10~30cm，宽5~15cm，先端渐尖或钝，基部尖锐或近心形，上面无毛，下面被银白色或略带金黄色的鳞秕；叶柄长2~9cm；托叶条状披针形，早落。圆锥花序顶生或腋生，花红色；萼坛状，长约6mm，宽2.5~4mm，4~6浅裂，两面均被星状柔毛，裂片三角形；雄花的雌雄蕊柄长2~3mm，花药8~12，群集在雌雄蕊柄先端排成两环；雌花较少，且比雄花短，不育花药4~10，围绕在子房基部；子房圆球形，略有5棱，被短柔毛，柱短，柱头5。果实为核果状，坚硬，椭圆形，褐色，长约3.5cm，先端有长约1cm的翅；种子卵圆形。花期6~11月。

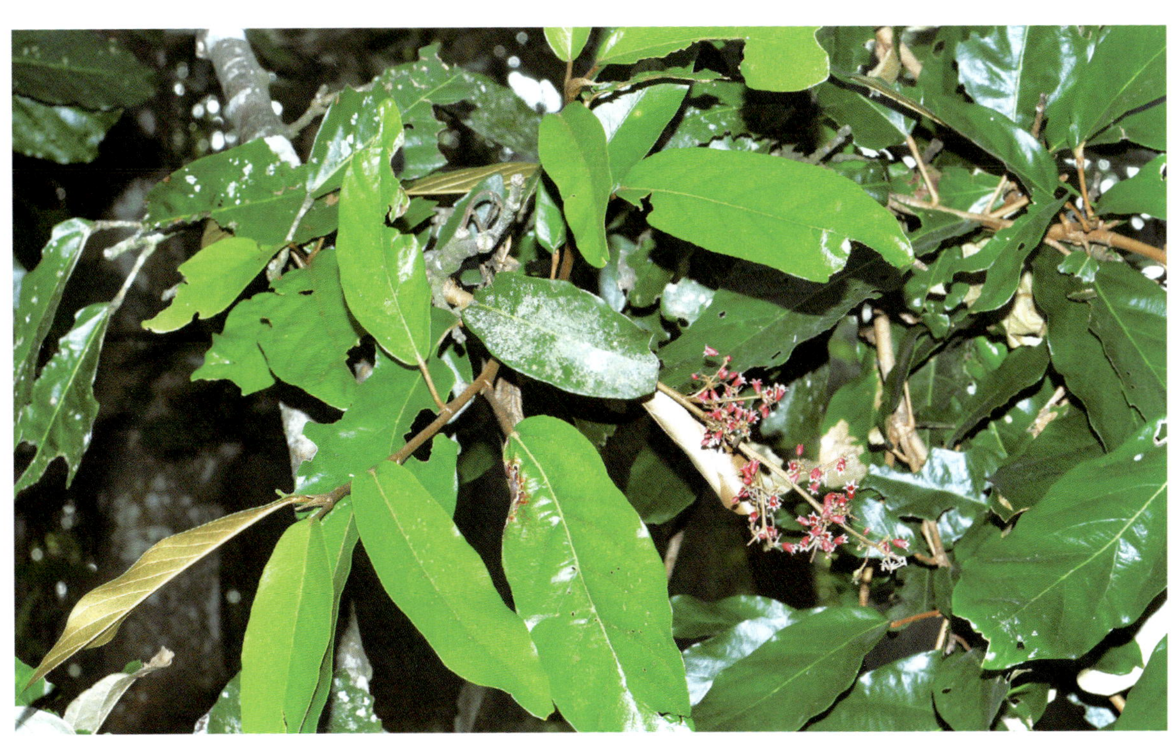

长柄银叶树

|分布区域| 产于海南三亚、乐东、陵水、万宁。亦分布于中国云南。越南、缅甸、印度也有分布。

|资　　源| 生于海边山中，少见。

|采收加工| 夏、秋季采收，鲜用或晒干。

|功能主治| 同属植物银叶树的树皮可用于血尿症，种子有利于涩肠止泻。但本种的功能主治鲜有报道，有待进一步研究。

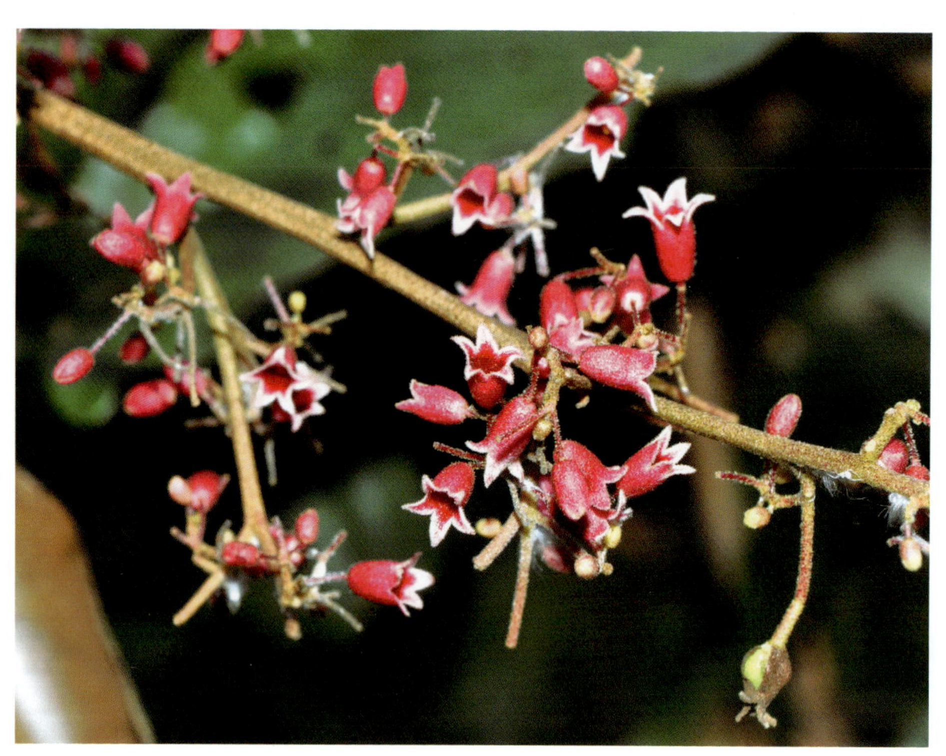

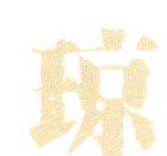

梧桐科 Sterculiaceae 银叶树属 *Heritiera*

银叶树 *Heritiera littoralis* Dryand.

中药名 银叶树（药用部位：树皮、种子）

植物形态 常绿乔木，高约 10m；树皮灰黑色，小枝幼时被白色鳞秕。叶革质，矩圆状披针形、椭圆形或卵形，长 10~20cm，宽 5~10cm，先端锐尖或钝，基部钝，上面无毛或几无毛，下面密被银白色鳞秕；叶柄长 1~2cm；托叶披针形，早落。圆锥花序腋生，长约 8cm，密被星状毛和鳞秕；花红褐色；萼钟状，长 4~6mm，两面均被星状毛，5 浅裂，裂片三角形，长约 2mm；雄花的花盘较薄，有乳头状突起，雌雄蕊柄短而无毛，花药 4~5，在雌雄蕊柄先端排成一环；雌花的心皮 4~5，柱头与心皮同数且短而向下弯。果实木质，坚果状，近椭圆形，光滑，干时黄褐色，长约 6cm，宽约 3.5cm，背部有龙骨状突起；种子卵形，长 2cm。花期夏季。

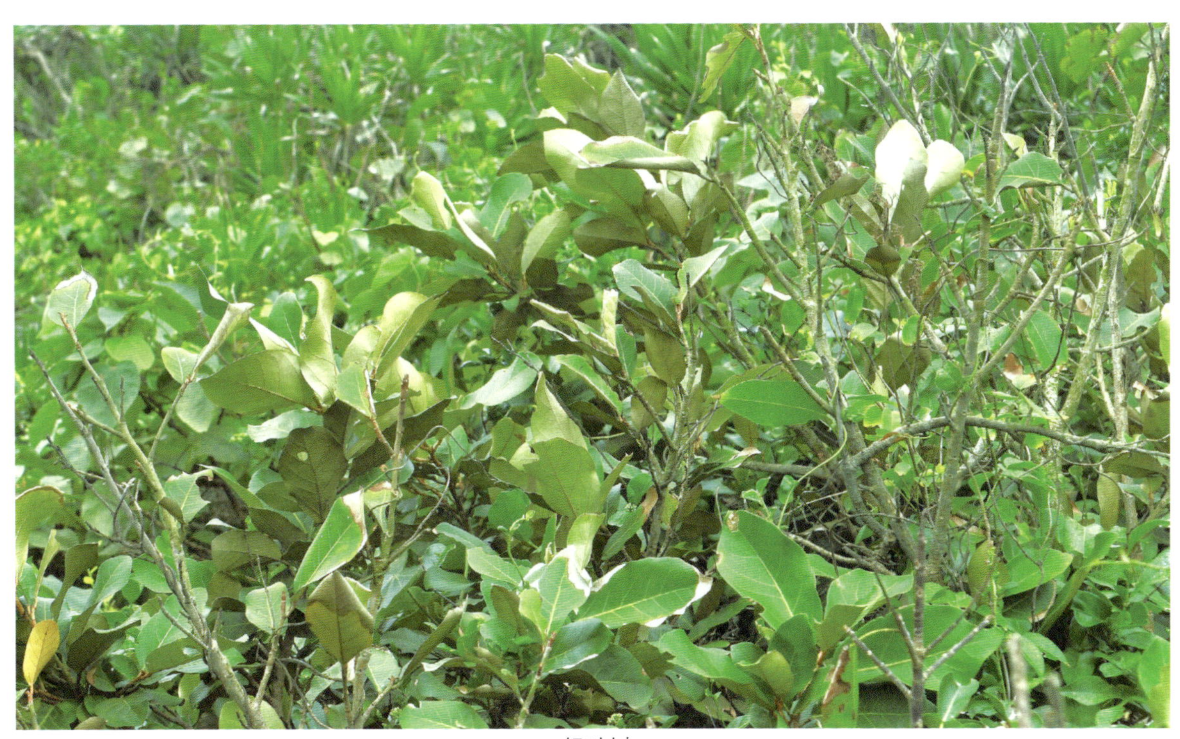

银叶树

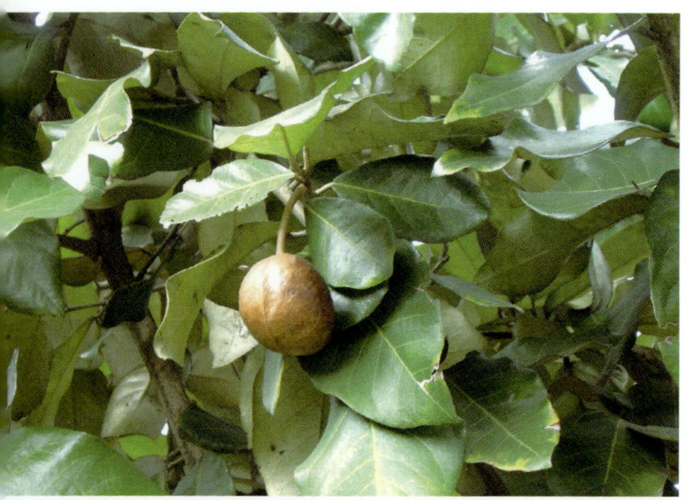

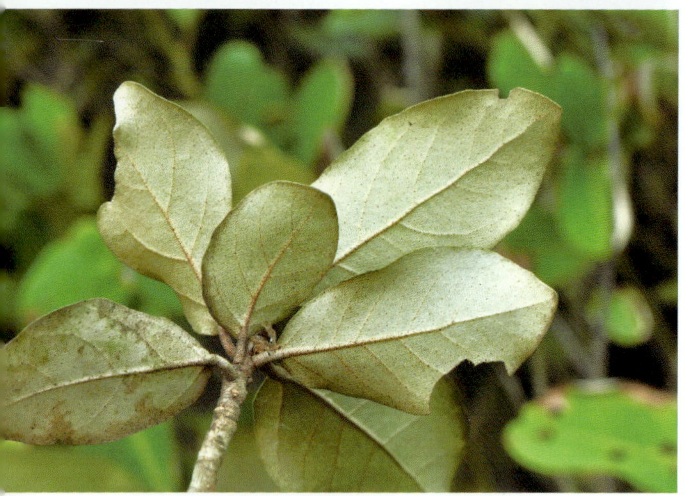

分布区域

产于海南三亚、万宁、文昌。亦分布于中国华南其他区域，以及台湾。东南亚、印度、日本、澳大利亚、非洲也有分布。

资　源

生于红树林中，偶见。

采收加工

夏、秋季采收，鲜用或晒干。

功能主治

树皮：用于血尿症。种子：涩肠止泻。用于腹泻、痢疾。

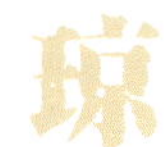

梧桐科 Sterculiaceae 银叶树属 *Heritiera*

蝴蝶树 *Heritiera parvifolia* Merr.

中药名 蝴蝶树（药用部位：树皮、种子）

植物形态 常绿乔木；高达30m，树皮灰褐色，小枝密被鳞秕。叶椭圆状披针形，长6~8cm，宽1.5~3cm，先端渐尖，基部短尖或近圆形，上面无毛，下面密被银白色或褐色鳞秕，侧脉约6对；叶柄长1~1.5cm。圆锥花序腋生，密被锈色星状短柔毛；花小，白色，萼长约4mm，5~6裂，两面均有星状短柔毛，裂片矩圆状卵形，长1.5~2mm；雄花的雌雄蕊柄长约1mm，花盘厚，直径约0.8mm，围绕在雌雄蕊柄的基部，花药8~10，排成一环，有不发育的雌蕊；雌花的子房长约2mm，被毛，不育花药位于子房基部。果实有长翅，长4~6cm，含种子的部分仅长1~2cm，翅鱼尾状，先端钝，宽约2cm，密被鳞秕，果皮革质；种子椭圆形。花期5~6月。

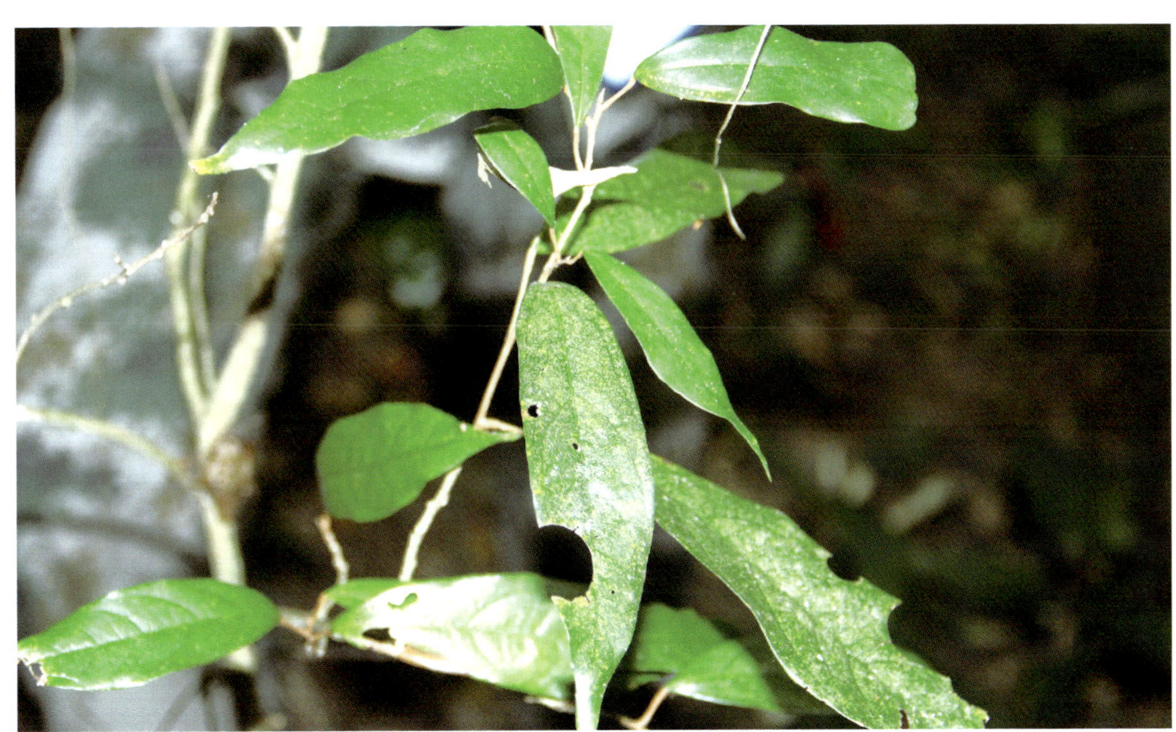

蝴蝶树

分布区域 产于海南三亚、东方、保亭、陵水。海南特有种。

资　　源 生于山地热带雨林。

采收加工 夏、秋季采收，鲜用或晒干。

功能主治 树皮：用于血尿症。种子：涩肠止泻。用于腹泻、痢疾。

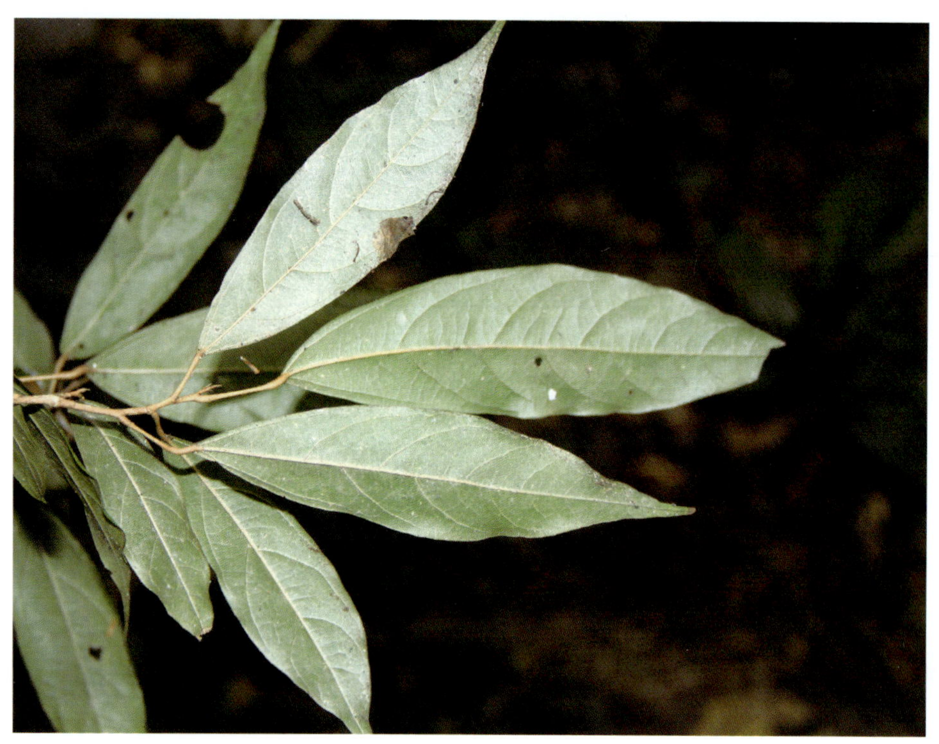

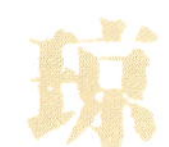

鹧鸪麻 *Kleinhovia hospita* L.

| 中 药 名 | 面头叶（药用部位：全株或树皮、叶）

| 植物形态 | 乔木，高达 12m；树皮灰色，片状剥落；小枝灰绿色，有稀疏的短柔毛。叶广卵形或卵形，长 5.5~18cm，先端渐尖或急尖，基部心形或浅心形，上面无毛，下面在幼时被稀疏的短柔毛，全缘或在上部有数小齿；叶柄长 3~5.5cm。聚伞状圆锥花序长 50cm，被毛；花浅红色，密集；萼片浅红色，如花瓣状，长约 6mm；花瓣比萼短，其中一片呈唇状，具囊，先端黄色，且较其他各瓣为短；子房圆球形，被毛，每室通常只有 1 胚珠发育。蒴果梨形或略呈圆球形，膨胀，长 1~1.7cm，成熟时淡绿色而带淡红色；种子圆球形，直径 1.5~2mm，黑色或黑褐色。花期 3~7 月。

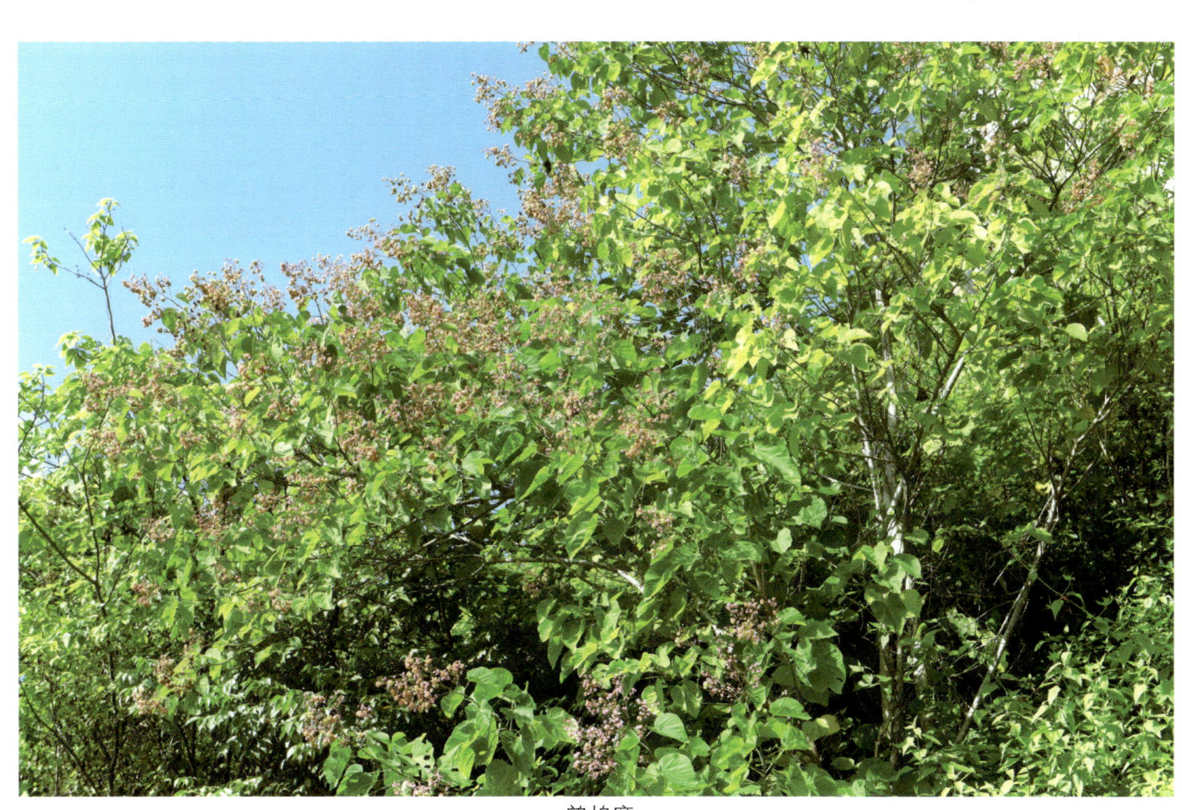

鹧鸪麻

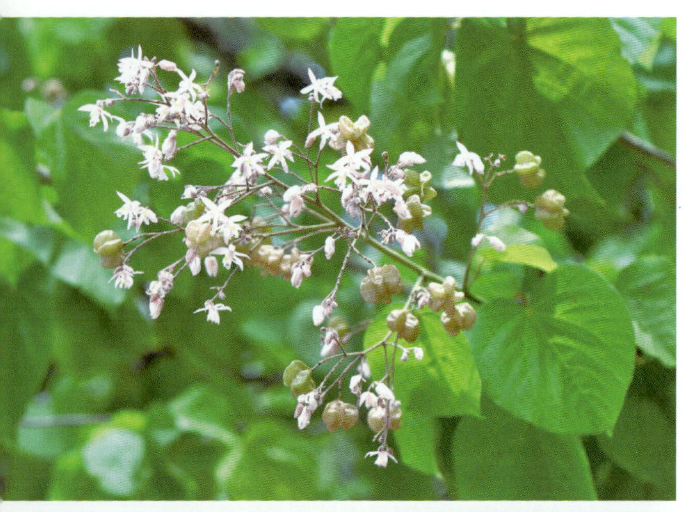

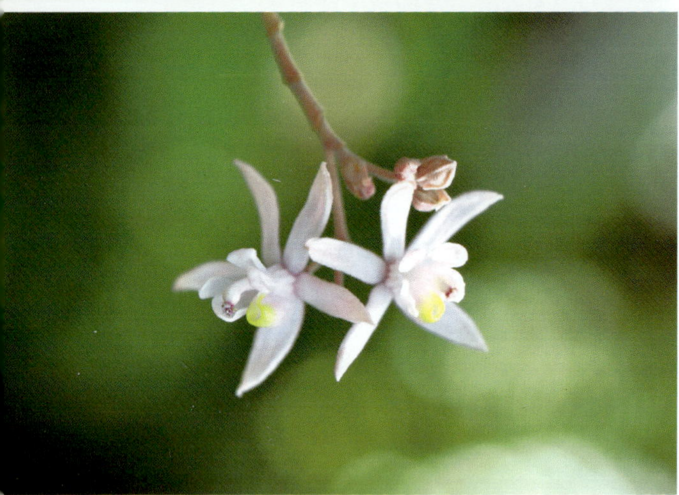

分布区域

产于海南三亚、乐东、东方、昌江、白沙、陵水、保亭、万宁、琼海、临高及海口。亦分布于中国台湾。东南亚、南亚也有分布。

资　源

生于丘陵或山地丛林中，常见。

采收加工

夏、秋季采收，晒干或备用。

药材性状

叶宽卵形或卵形，先端短渐尖或微尖，基部浅心形，近截形或圆形，上面黄绿色，下面疏生微柔毛，全缘或上部生少数小齿，叶柄细长。气微，味微苦、涩。

功能主治

全草、树皮、叶：燥湿止痒，杀虫疗癣。用于皮疹、痒痛、疥癣、头虱病。

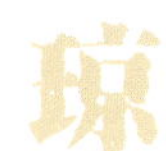

梧桐科 Sterculiaceae 马松子属 *Melochia*

马松子 *Melochia corchorifolia* L.

| **中药名** | 木达地黄（药用部位：茎、根、叶）

| **植物形态** | 半灌木状草本，高不及 1m；枝黄褐色，略被星状短柔毛。叶薄纸质，卵形、矩圆状卵形或披针形，稀有不明显的 3 浅裂，长 2.5~7cm，宽 1~1.3cm，先端急尖或钝，基部圆形或心形，边缘有锯齿，上面近于无毛，下面略被星状短柔毛，基生脉 5；叶柄长 5~25mm；托叶条形，长 2~4mm。花排成顶生或腋生的密聚伞花序或团伞花序；小苞片条形，混生在花序内；萼钟状，5 浅裂，长约 2.5mm，外面被长柔毛和刚毛，内面无毛，裂片三角形；花瓣 5，白色，后变为淡红色，矩圆形，长约 6mm，基部收缩；雄蕊 5，下部连合成筒，与花瓣对生；子房无柄，5 室，密被柔毛，花柱 5，线状。蒴果圆球形，

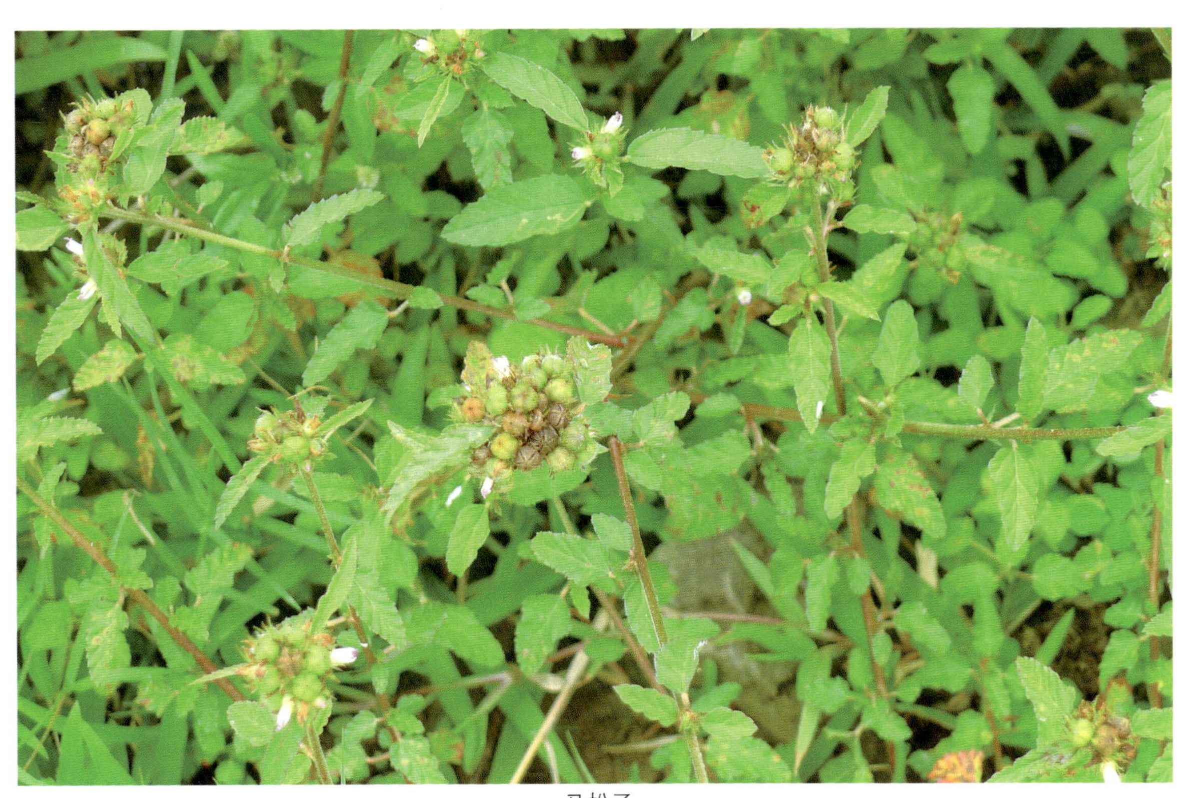

马松子

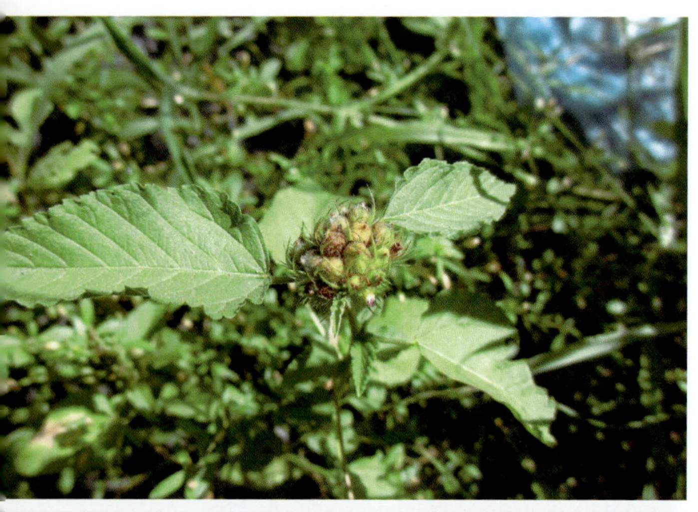

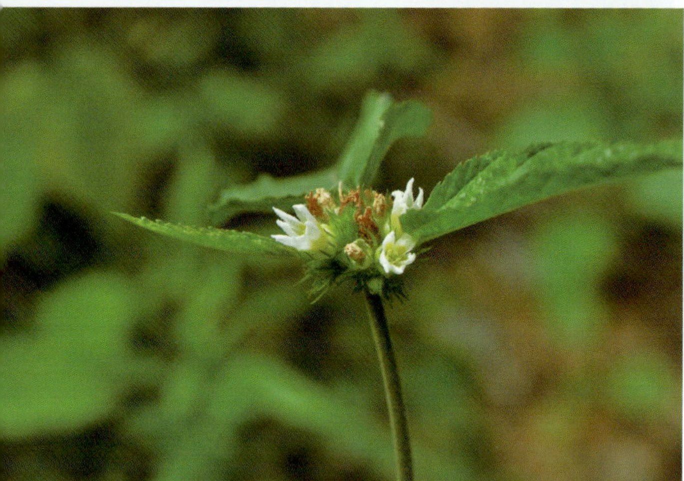

有5棱，直径5~6mm，被长柔毛，每室有种子1~2；种子卵圆形，略呈三角状，褐黑色，长2~3mm。花期夏、秋季。

分布区域

产于海南乐东、东方、白沙、五指山、陵水、万宁、琼中、儋州、澄迈、屯昌。亦分布于中国华南其他区域及华东。亚洲、亚热带其他区域也有分布。

资　　源

生于旷野间，常见。

采收加工

夏、秋季采收，扎成把，晒干。

药材性状

叶卵形或三角状披针形，基部圆形，截形或浅心形，边缘有小齿，下面沿叶脉疏被短毛，叶长2.5~7cm，宽1~1.3cm；叶柄长5~20mm。气微，味苦。

功能主治

茎、根、叶：清热利湿，止痒退疹。用于急性黄疸型肝炎、皮肤瘙痒、阴部湿痒、湿疮、疥癣、湿疹、斑疹、荨麻疹。

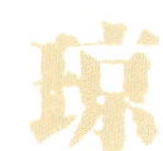

梧桐科 Sterculiaceae 翅子树属 *Pterospermum*

翻白叶树 *Pterospermum heterophyllum* Hance

|中 药 名| 半枫荷根（药用部位：根），半枫荷叶（药用部位：叶）

|植物形态| 乔木，高达 20m；树皮灰色或灰褐色；小枝被黄褐色短柔毛。叶二型，生于幼树或萌蘖枝上的叶盾形，直径约 15cm，掌状 3~5 裂，基部截形而略近半圆形，上面几无毛，下面密被黄褐色星状短柔毛；叶柄长 12cm，被毛；生于成长的树上的叶矩圆形至卵状矩圆形，长 7~15cm，宽 3~10cm，先端钝、急尖或渐尖，基部钝、截形或斜心形，下面密被黄褐色短柔毛；叶柄长 1~2cm，被毛。花单生或 2~4 组成腋生的聚伞花序；花梗长 5~15mm，无关节；小苞片鳞片状，与萼紧靠；花青白色；萼片 5，条形，长达 28mm，宽 4mm，两面均被柔毛；花瓣 5，倒披针形，与萼片等长；雌雄蕊柄长 2.5mm；雄蕊 15，退化雄蕊 5，线状，比雄蕊略长；子房卵圆形，5 室，被长柔毛，花柱

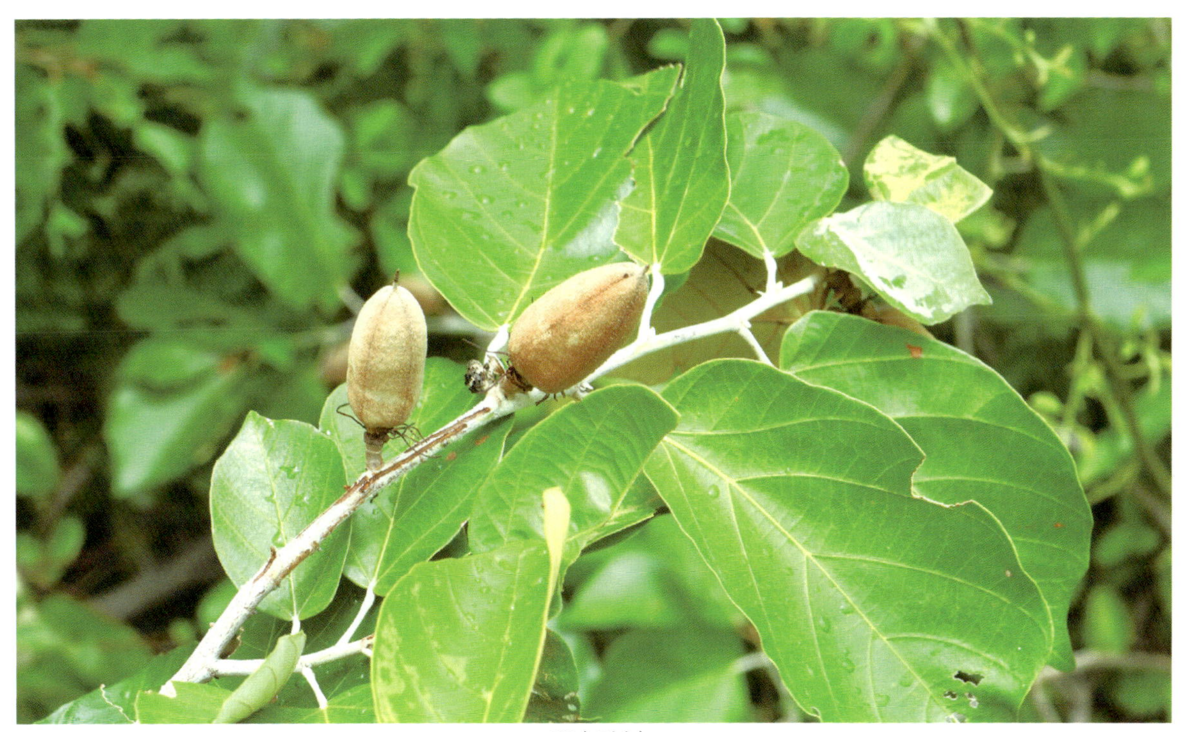

翻白叶树

无毛。蒴果木质，矩圆状卵形，长约 6cm，宽 2~2.5cm，被黄褐色绒毛，先端钝，基部渐狭，果柄粗壮，长 1~1.5cm；种子具膜质翅。花期秋季。

| 分布区域 | 产于海南三亚、乐东、东方、陵水、保亭、昌江、万宁、琼中、儋州、澄迈、文昌。亦分布于中国华南其他区域，以及福建。

| 资　　源 | 生于山地林中，常见。

| 采收加工 | 根：全年均可采，挖取根部，除去须根及泥沙，切片，晒干。叶：全年均可采，洗净，鲜用或晒干。

| 药材性状 | 本品呈不规则的片块状，宽 3~6cm，厚 0.5~2cm。栓皮表面灰褐色或红褐色，有纵皱纹。质坚硬。断面皮部棕褐色；木质部红褐色，具细密纹理。纵断面有纵向纹理及不规则的纵裂隙，纤维性。气微，味淡、微涩。以片块薄、大小均匀、色红棕者为佳。

| 功能主治 | 根：祛风除湿，活血消肿。用于风湿痹痛、腰肌劳损、手足酸麻无力、跌打损伤。叶：活血止血。用于外伤出血。

| 附　　注 | 《中华本草》中翻白叶树与窄叶半枫荷的采收加工和药材性状几乎相同。

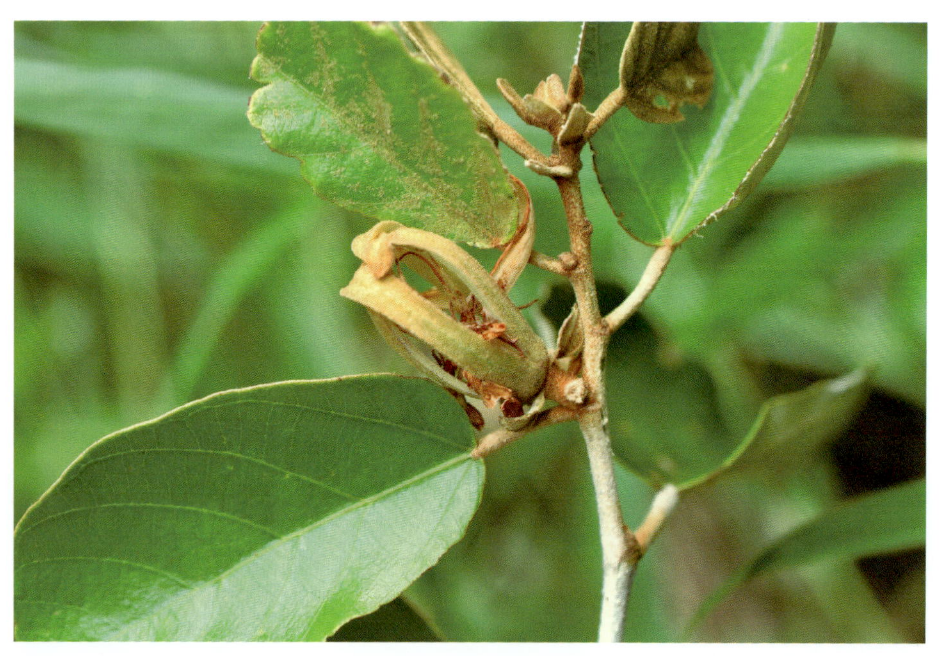

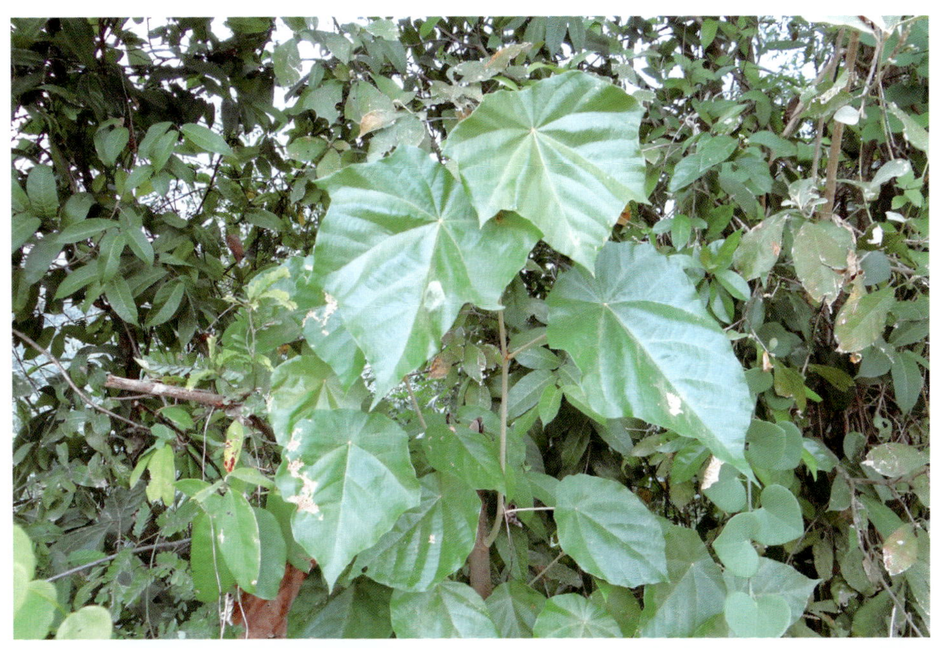

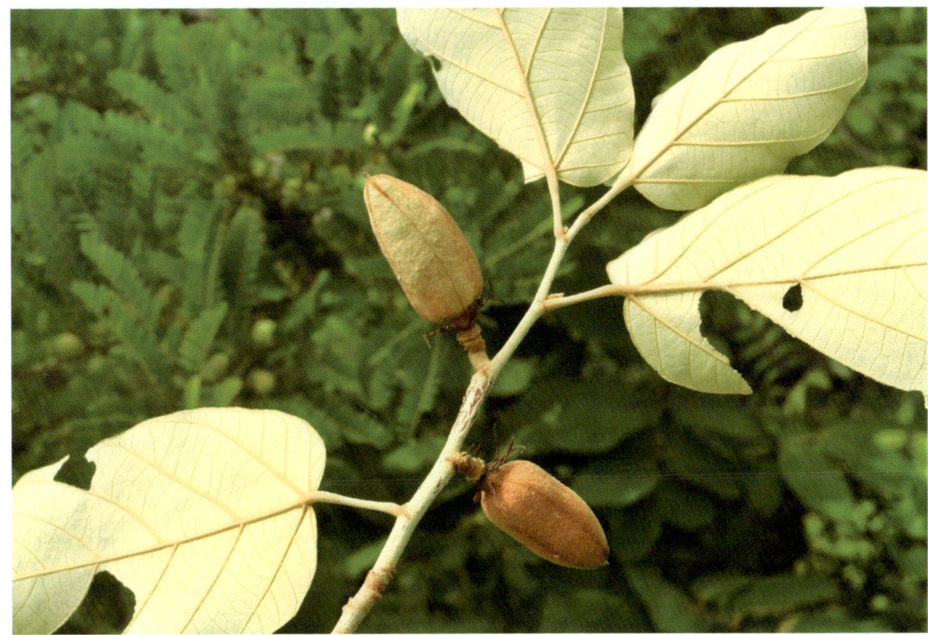

梧桐科 Sterculiaceae 翅子树属 *Pterospermum*

窄叶半枫荷 *Pterospermum lanceaefolium* Roxb.

中药名 半枫荷根（药用部位：根）

植物形态 乔木，高达 25m；树皮黄褐色或灰色，有纵裂纹；小枝幼时被黄褐色茸毛。叶披针形或矩圆状披针形，长 5~9cm，宽 2~3cm，先端渐尖或急尖，基部偏斜或钝，全缘或在先端有数个锯齿，上面几无毛，下面密被黄褐色或黄白色茸毛；叶柄长约 5mm；托叶 2~3 条裂，被茸毛，比叶柄长。花白色，单生于叶腋；花梗长 3~5cm，有关节，被茸毛；小苞片位于花梗的中部，4~5 条裂，或条形，长 7~8mm；萼片 5，条形，长 2cm，宽 3mm，两面均被柔毛；花瓣 5，披针形，先端钝，与萼片等长或略短；雄蕊 15，退化雄蕊线形，比雄蕊长，基部被长茸毛；子房被柔毛。蒴果木质，矩圆状卵形，长 5cm，宽约 2cm，先端钝，基部渐狭，被黄褐色绒毛，果柄柔弱，

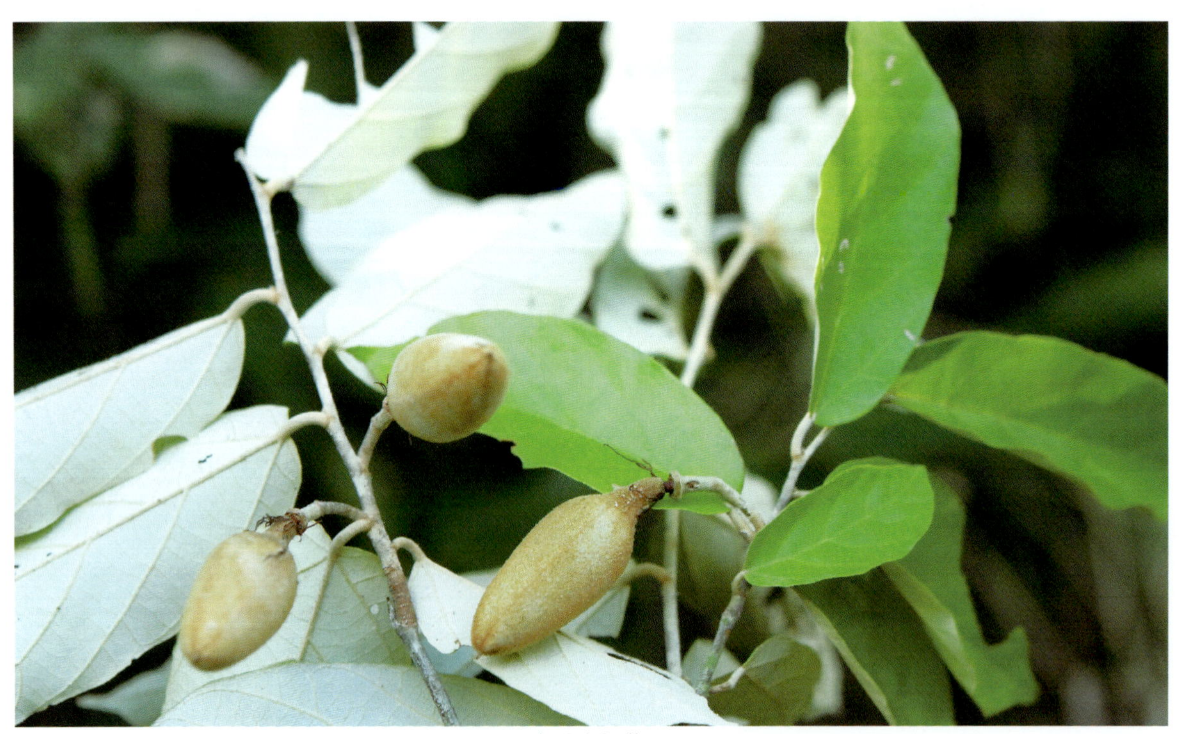

窄叶半枫荷

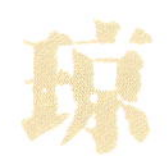

长 3~5cm，种子每室 2~4，连翅长 2~2.5cm。花期春、夏季。

| 分布区域 |

产于海南三亚、乐东、东方、昌江、白沙、保亭、万宁、琼中、儋州、澄迈、定安。亦分布于中国华南其他区域。越南、缅甸、印度也有分布。

| 资　　源 |

生于山野、路旁、湿地。

| 采收加工 |

全年均可采，挖取根部，除去须根及泥沙，切片，晒干。

| 药材性状 |

本品呈不规则的片块状，宽 3~6cm，厚 0.5~2cm。栓皮表面灰褐色或红褐色，有纵皱纹。质坚硬。断面皮部棕褐色；木质部红褐色，具细密纹理。纵断面有纵向纹理及不规则的纵裂隙，纤维性。气微，味淡、微涩。以片块薄、大小均匀、色红棕者为佳。

| 功能主治 |

祛风除湿，止痛。用于风湿痹痛、关节痛、筋骨痛。

| 附　　注 |

《中华本草》中翻白叶树与窄叶半枫荷的采收加工和药材性状几乎相同。

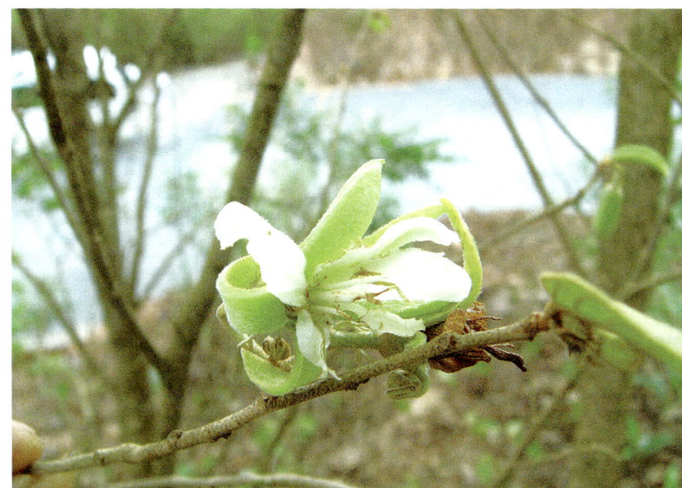

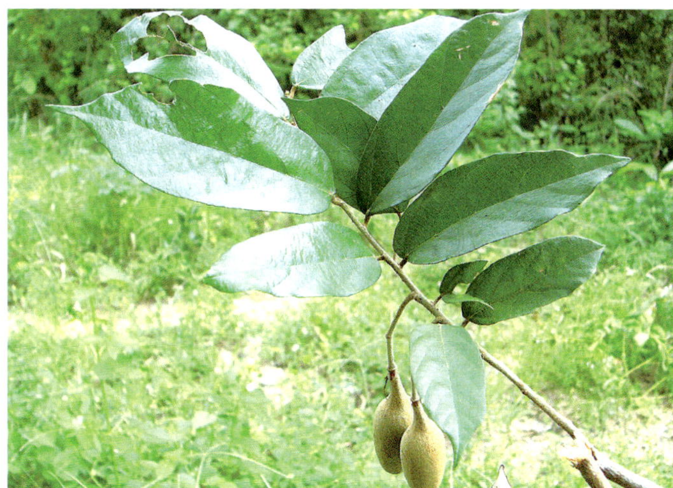

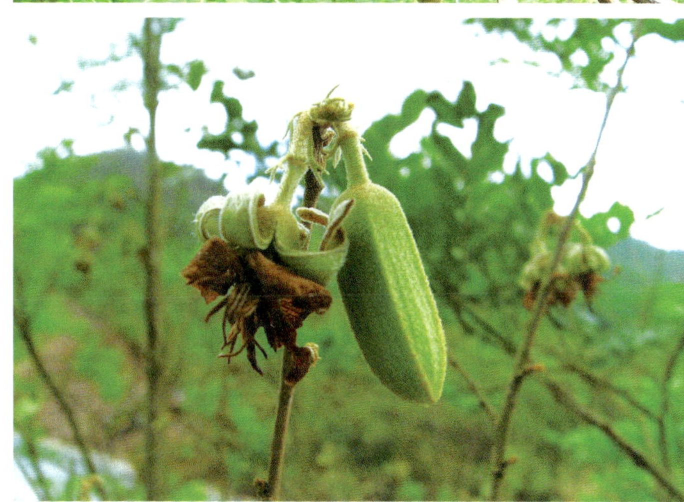

梧桐科 Sterculiaceae 翅苹婆属 *Pterygota*

翅苹婆 *Pterygota alata* (Roxb.) R. Br.

中药名 翅苹婆（药用部位：根）

植物形态 大乔木，高达 30m；树皮灰色或褐灰色；小枝幼时密被金黄色短柔毛。叶大，心形或广卵形，先端急尖或钝，基部截形、心形或近圆形，成长时两面均无毛；叶柄长 5~15cm；托叶钻状。圆锥花序生于叶腋，比叶柄短；花稀疏，红色，几无花梗；萼钟状，5 深裂，裂片长条状披针形，密被短柔毛；雄花的雌雄蕊柄长圆柱状锥形，长不及萼之半，被毛，花药约 20，每 3~5 聚合成群，集生于雌雄蕊柄的先端，有明显的退化雌蕊；雌花的雌雄蕊柄颇短，子房圆球形且被短柔毛，花柱 5，弯曲，被短柔毛，每个心皮有胚珠 40~50，排成 3 列。蓇葖果木质，扁球形，直径约 12cm，外面被粉状短柔毛，内面为软木状，种子多数，长圆形，压扁状，先端有长而阔的翅，连翅长约 7cm。

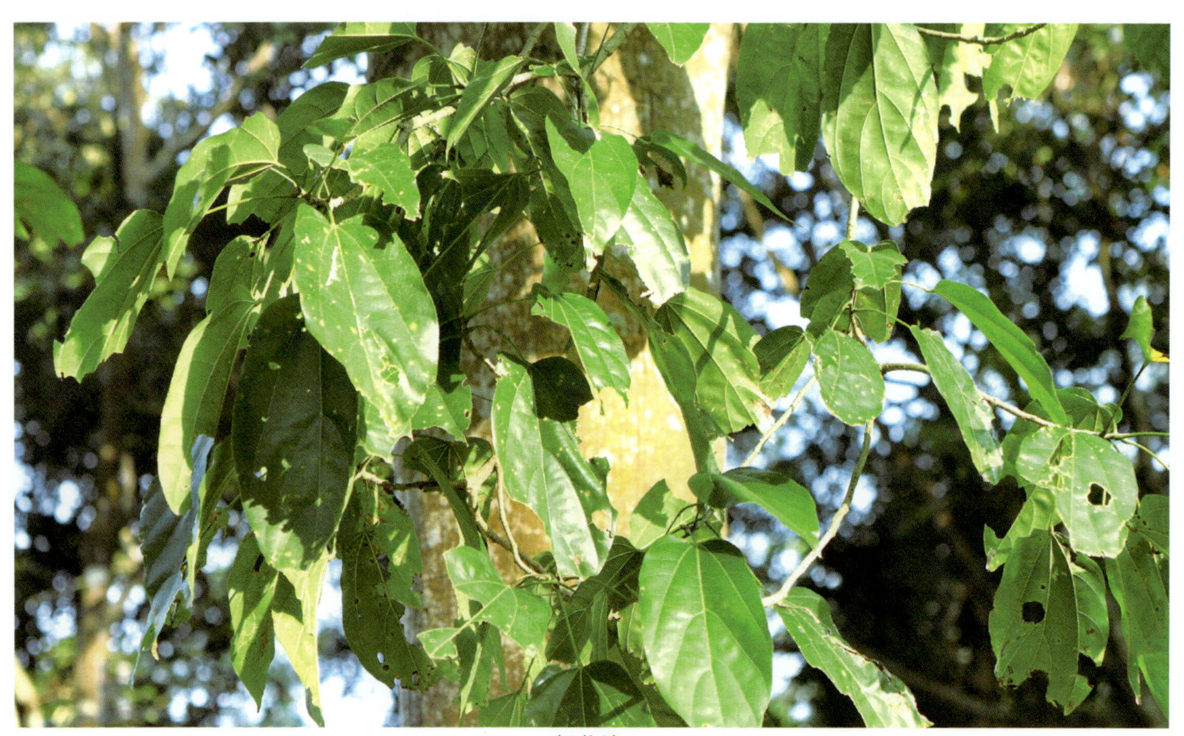

翅苹婆

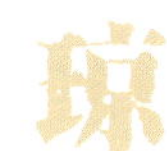

果期12月。

分布区域 产于海南乐东、东方、昌江、白沙、保亭、陵水、万宁。越南、菲律宾、印度也有分布。

资　　源 生于山坡疏林中，偶见。

采收加工 全年均可采，洗净晒干。

功能主治 本种的功能主治鲜有报道，有待进一步研究。

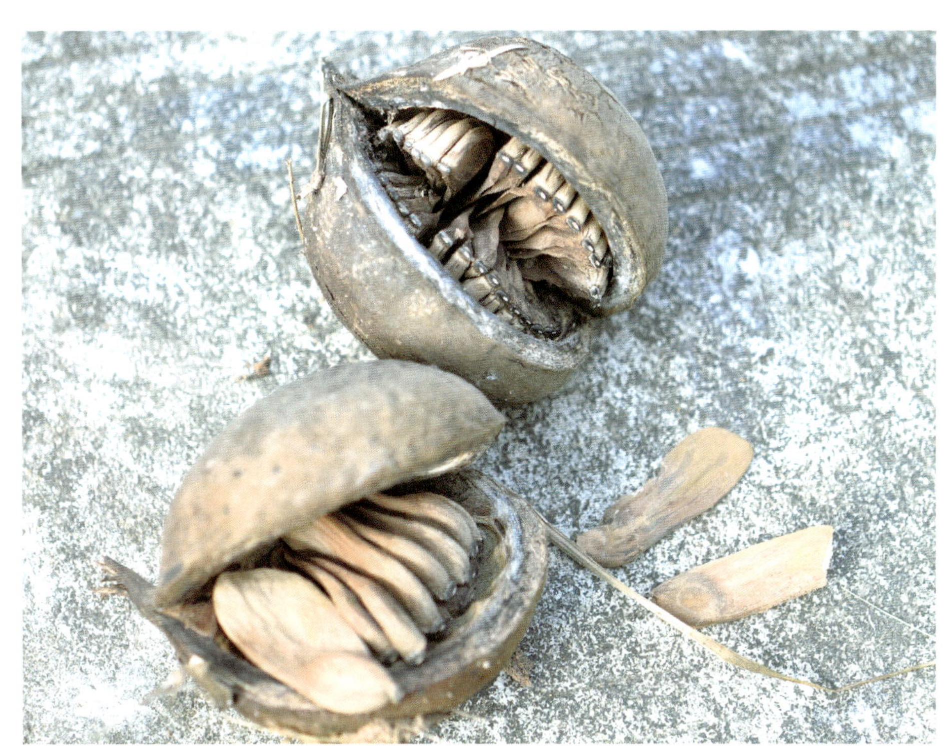

梧桐科 Sterculiaceae 苹婆属 *Sterculia*

香苹婆 *Sterculia foetida* L.

中药名 香苹婆（药用部位：根、果实、叶、种子油）

植物形态 乔木；枝轮生，平伸。叶聚生于小枝先端，为掌状复叶，有小叶7~9，小叶椭圆状披针形，长10~15cm，宽3~5cm，先端长渐尖或尾状渐尖，基部楔形，幼时有毛，成长后无毛；叶柄长10~20cm；托叶剑状，早落。圆锥花序直立，着生在新枝的近顶部，有多花；小苞片细小，花梗比花短；萼红紫色，长约12mm，5深裂几至基部，萼片椭圆状披针形，向外广展，外面被淡黄褐色短柔毛，内面的上部密被白色长绒毛，远比萼筒长；雄花花药12~15，聚生成头状；雌花心皮5，被毛，花柱弯曲，柱头5裂。蓇葖果木质，椭圆形且似船状，长5~8cm，先端急尖如喙状，几无毛，每果有种子10~15；种子椭圆形，黑色而光滑，长约1.5cm。花期4~5月。

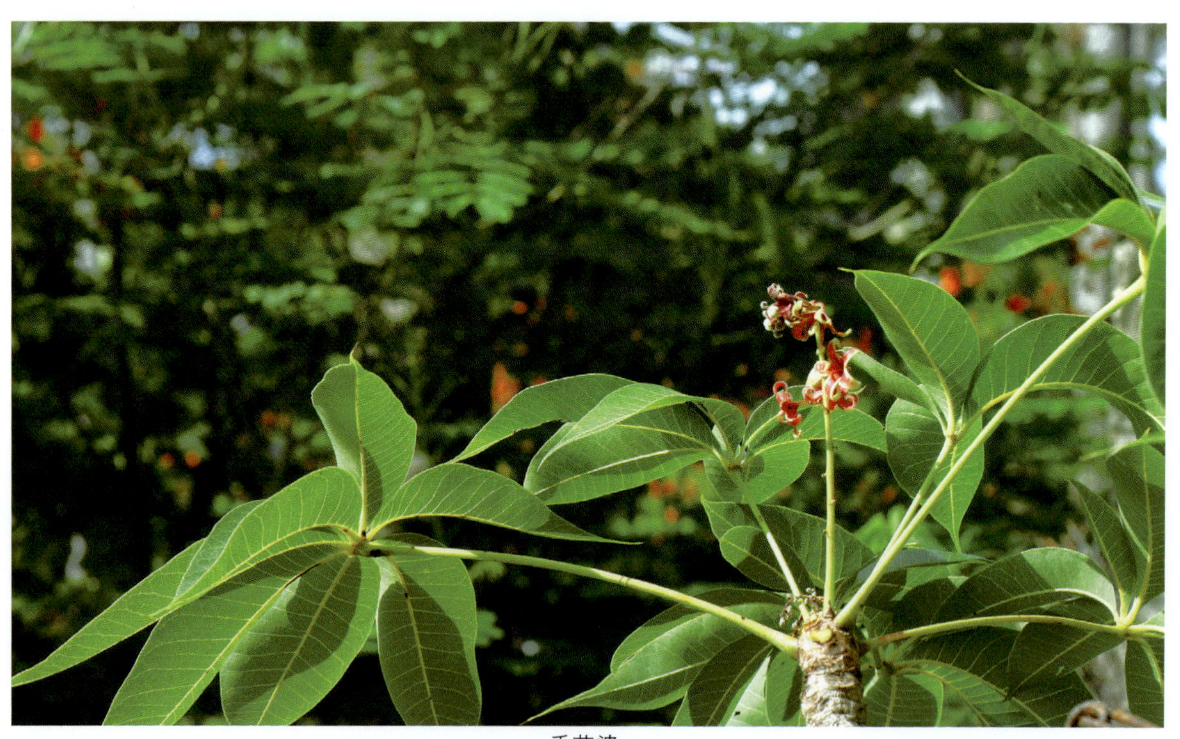

香苹婆

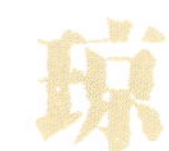

分布区域 产于海南三亚、海口。亦分布于中国广西。缅甸、印度、斯里兰卡、澳大利亚、非洲也有分布。

资　　源 生于荒地、路旁及山坡。

采收加工 根：全年均可采，挖根，洗净，切片，晒干。果实：秋季采成熟的果实，剥取外壳，晒干。叶：全年均可采，剥取树皮，晒干。种子：果实成熟时采收，剥取种子，晒干备用。

功能主治 根：清热利湿。用于湿热黄疸、淋证。果实：收敛止泻。用于腹泻。叶：消散滑肠。用于便秘，用作缓泻剂。种子油：似橄榄油，有泻下作用。

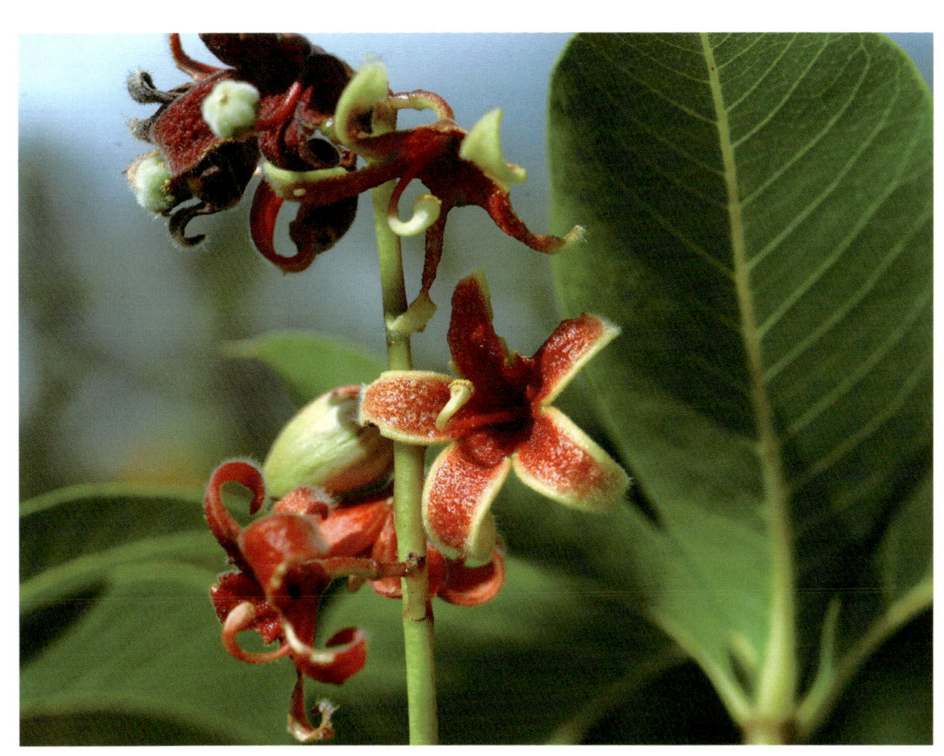

梧桐科 Sterculiaceae 苹婆属 *Sterculia*

海南苹婆 *Sterculia hainanensis* Merr. et Chun

中药名 红郎伞（药用部位：叶）

植物形态 小乔木或灌木，小枝无毛或仅在幼嫩部分略被星状短柔毛。叶长矩圆形或条状披针形，长 15~23cm，宽 2.5~6cm，先端钝或近渐尖，基部急尖或钝，两面均无毛，侧脉 13~18 对，在远离叶缘处明显地弯拱联结；叶柄长 1.5~2.5cm。花红色，排成总状花序；雄花长约 8mm，萼 5 裂几至基部，萼片矩圆形或矩圆状椭圆形，长约 6mm，外面被稀疏的星状毛；雌雄蕊柄弯曲，花药约 8，排成一环；雌花略大，长约 10mm，子房圆球形，花柱弯曲。蓇葖果长椭圆形，红色，长约 4cm，先端有长约 6mm 的喙，外面密被短茸毛；种子椭圆形，直径约 1cm，黑褐色。花期 1~4 月。

分布区域 产于海南三亚、乐东、东方、白沙、保亭、陵水、万宁、儋州、昌江、定安及琼海。亦分布于中国华南其他区域。

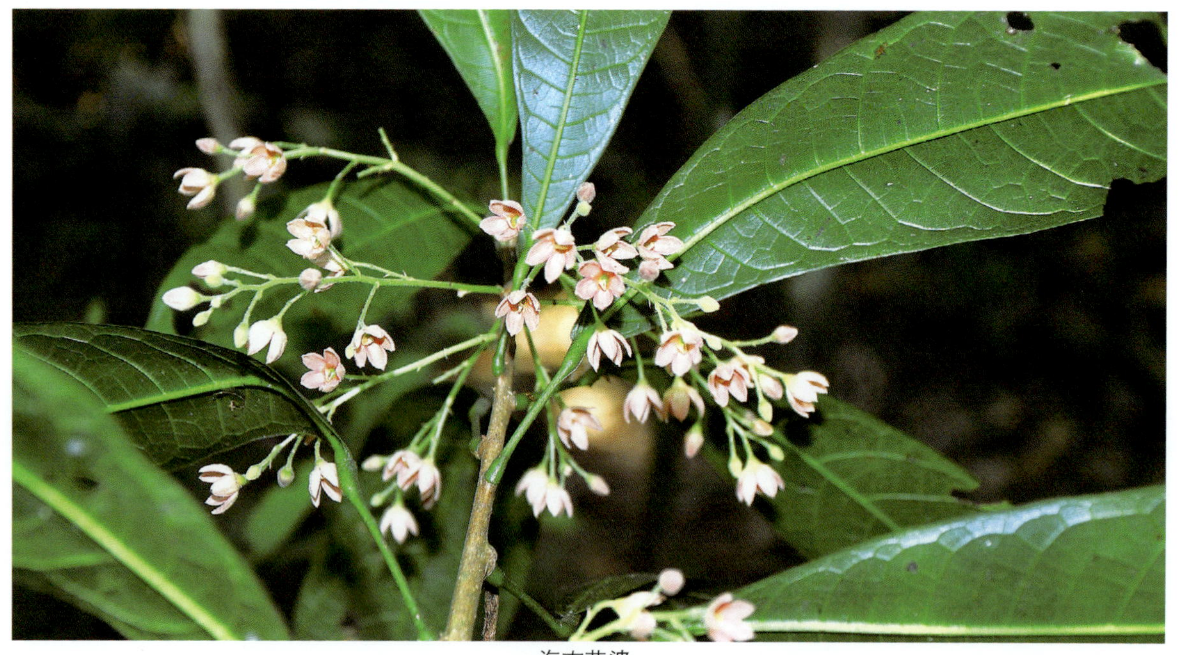

海南苹婆

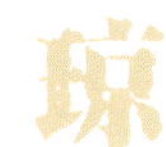

| 资　　源 | 喜生于沙土上，常见。

| 采收加工 | 夏、秋季采叶，鲜用或晒干。

| 药材性状 | 叶椭圆状长圆形或披针形，长 15~23cm，宽 2.5~6cm，先端急尖，基部钝或近圆形，侧脉约 13~18 对，弯曲，在远离叶缘处联结。叶革质，叶柄细，长 1.5~2.5cm。

| 功能主治 | 外用于跌打损伤。

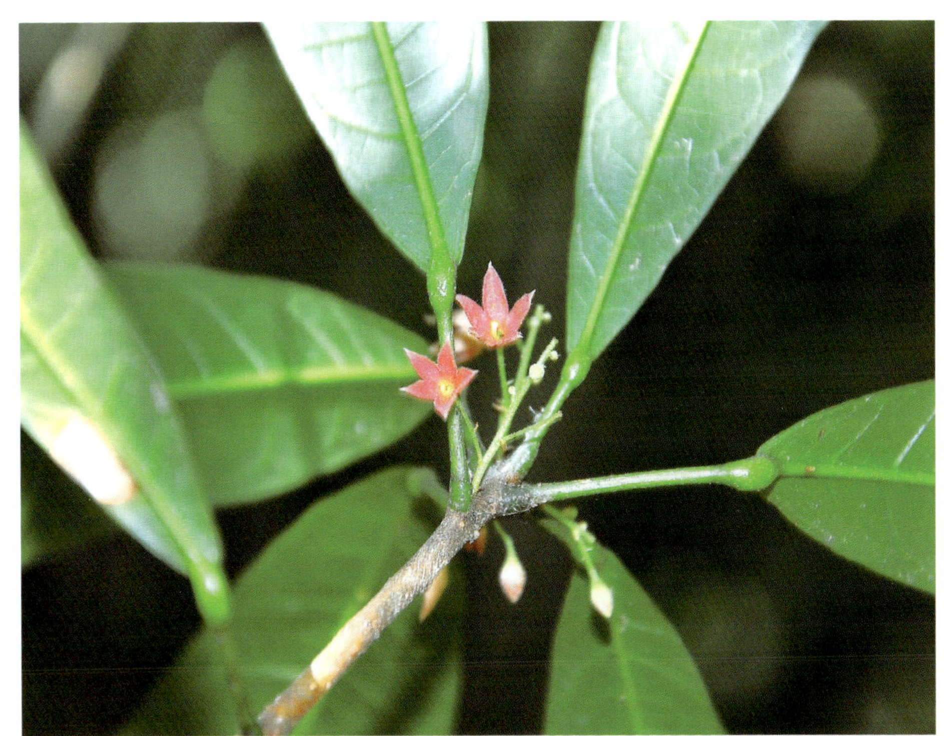

梧桐科 Sterculiaceae 苹婆属 *Sterculia*

假苹婆 *Sterculia lanceolata* Cav.

中药名 假苹婆（药用部位：根、叶）

植物形态 乔木，小枝幼时被毛。叶椭圆形、披针形或椭圆状披针形，先端急尖，基部钝形或近圆形，上面无毛，下面几无毛，侧脉每边7~9，弯拱，在近叶缘处不明显联结；叶柄长2.5~3.5cm。圆锥花序腋生，长4~10cm，密集且多分枝；花淡红色，萼片5，仅于基部连合，向外开展如星状，矩圆状披针形或矩圆状椭圆形，先端钝或略有小短尖突，长4~6mm，外面被短柔毛，边缘有缘毛；雄花的雌雄蕊柄长2~3mm，弯曲，花药约10；雌花子房圆球形，被毛，花柱弯曲，柱头不明显5裂。蓇葖果鲜红色，长卵形或长椭圆形，长5~7cm，宽2~2.5cm，先端有喙，基部渐狭，密被短柔毛；种子黑褐色，椭圆状卵形，直径约1cm。每个果实有种子2~4。花期4~6月。

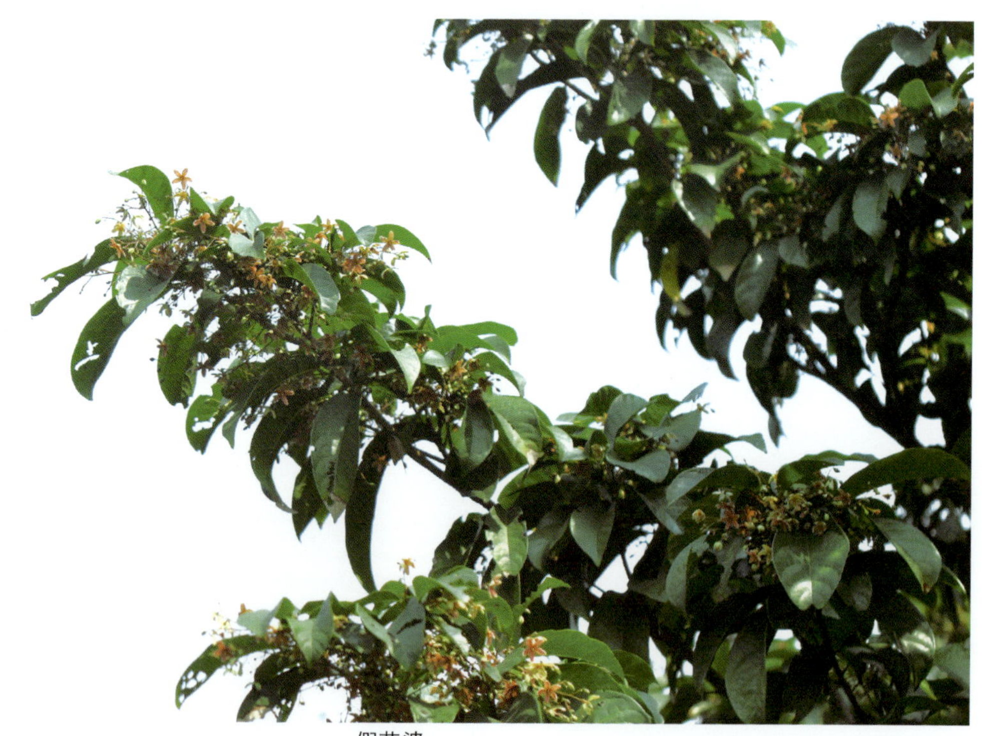

假苹婆

分布区域

产于海南三亚、乐东、东方、昌江、白沙、五指山、保亭、万宁、儋州、琼海。亦分布于中国华南其他区域，以及贵州、云南、四川。越南、泰国也有分布。

资　源

生于山谷溪边，常见。

采收加工

夏、秋季采收叶，鲜用或晒干。

药材性状

叶片椭圆形、披针形或椭圆状披针形，叶的基部有基生脉 1~3，侧脉 7~9 对；圆锥花序密集，长 4~10cm，花密生；萼片长圆形或长圆状披针形，长 4~6mm，先端钝，略具小而短的尖突。

功能主治

根及叶：舒筋活络，祛风活血。用于风湿痛、产后风瘫、跌打损伤、腰腿痛、黄疸、外伤出血。

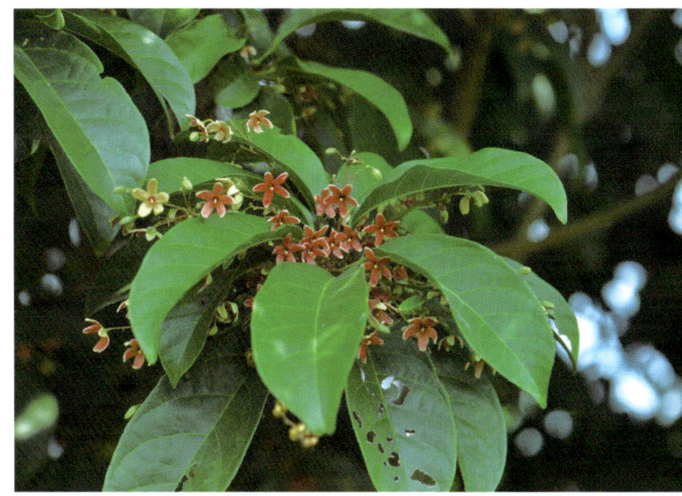

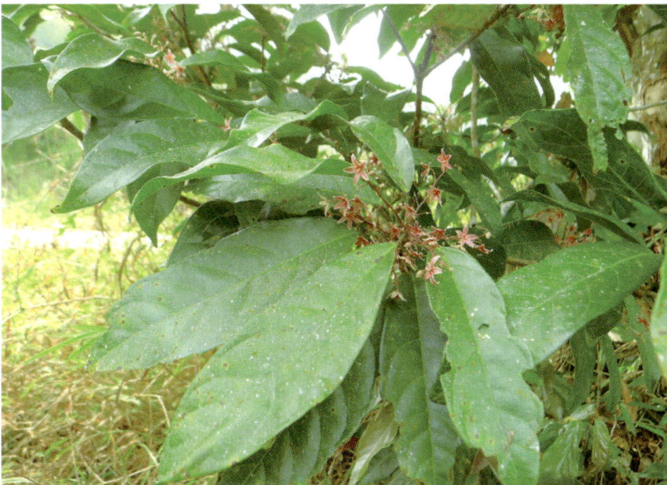

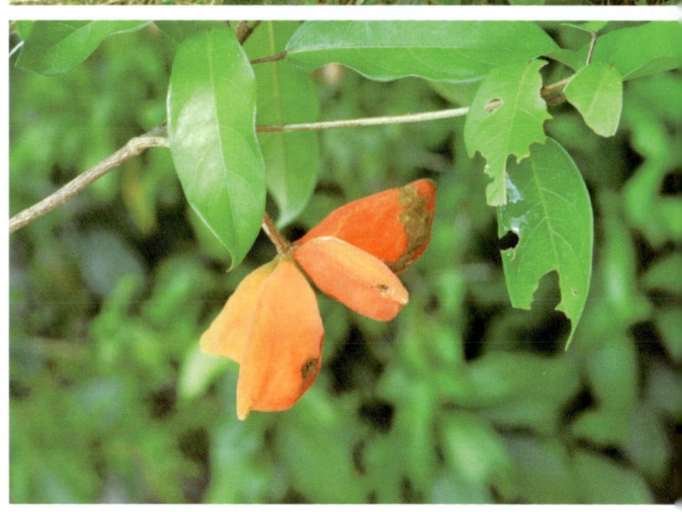

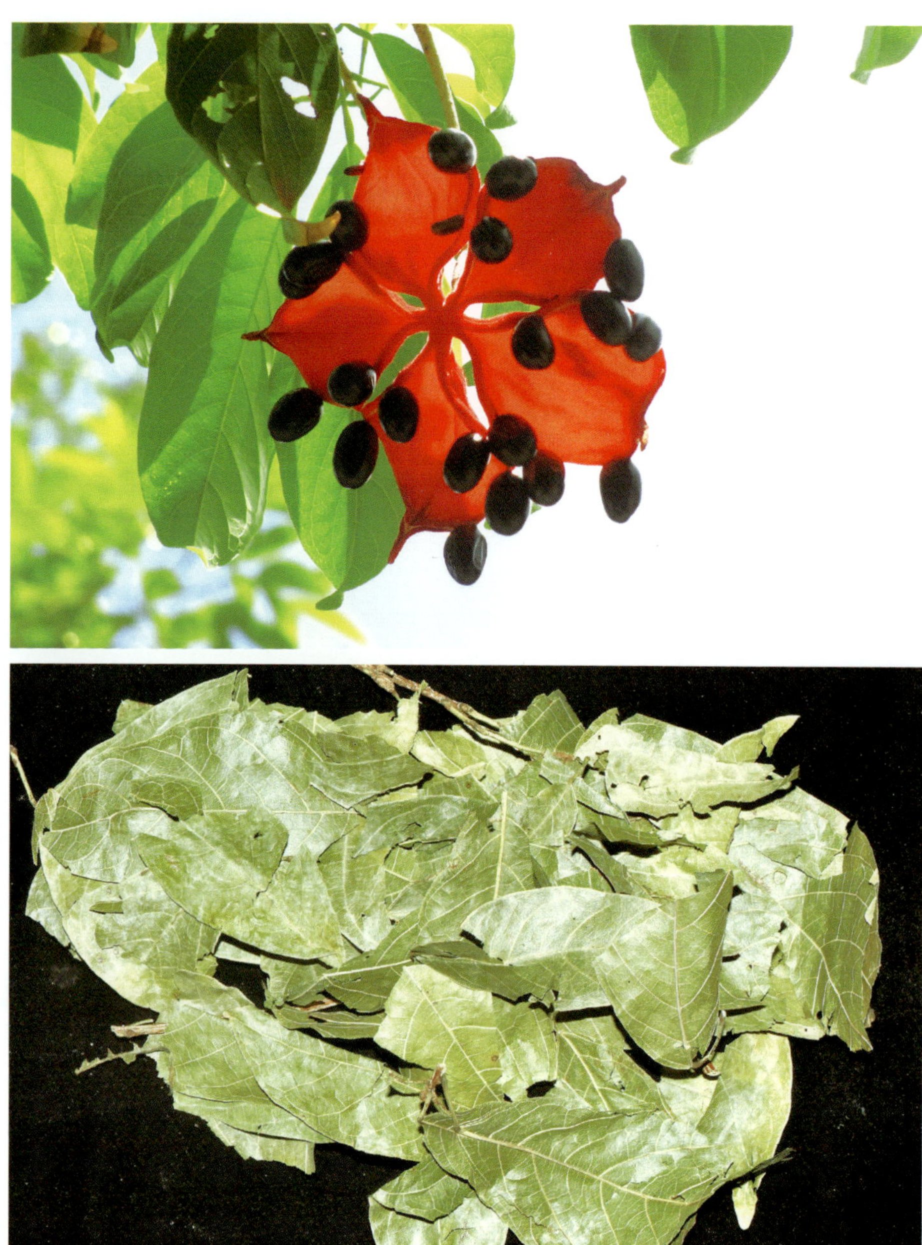

梧桐科 Sterculiaceae 苹婆属 *Sterculia*

胖大海 *Sterculia lychnophora* Hance

中药名

胖大海（药用部位：种子、果实）

植物形态

落叶乔木，高可达 40m。单叶互生，叶片革质，卵形或椭圆状披针形，长 10~20cm，宽 6~12cm，通常 3 裂，全缘，光滑无毛。圆锥花序顶生或腋生，花杂性同株；花萼钟状，深裂；雄花具 10~15 雄蕊；雌花具 1 雌蕊。蓇葖果 1~5，着生于果梗，呈船形，长可达 24cm。种子棱形或倒卵形，深褐色和土黄色，种皮脆而薄，浸水后膨大成海绵状，内含丰富的黏液质。

分布区域

海南万宁、海口等地有栽培。越南、印度、马来西亚等也有分布。原产于热带区域。

资源

少见。

采收加工

4~6 月果实开裂时采取成熟的种子，晒干。胖大海外种皮遇水即膨胀发芽，故果熟时要

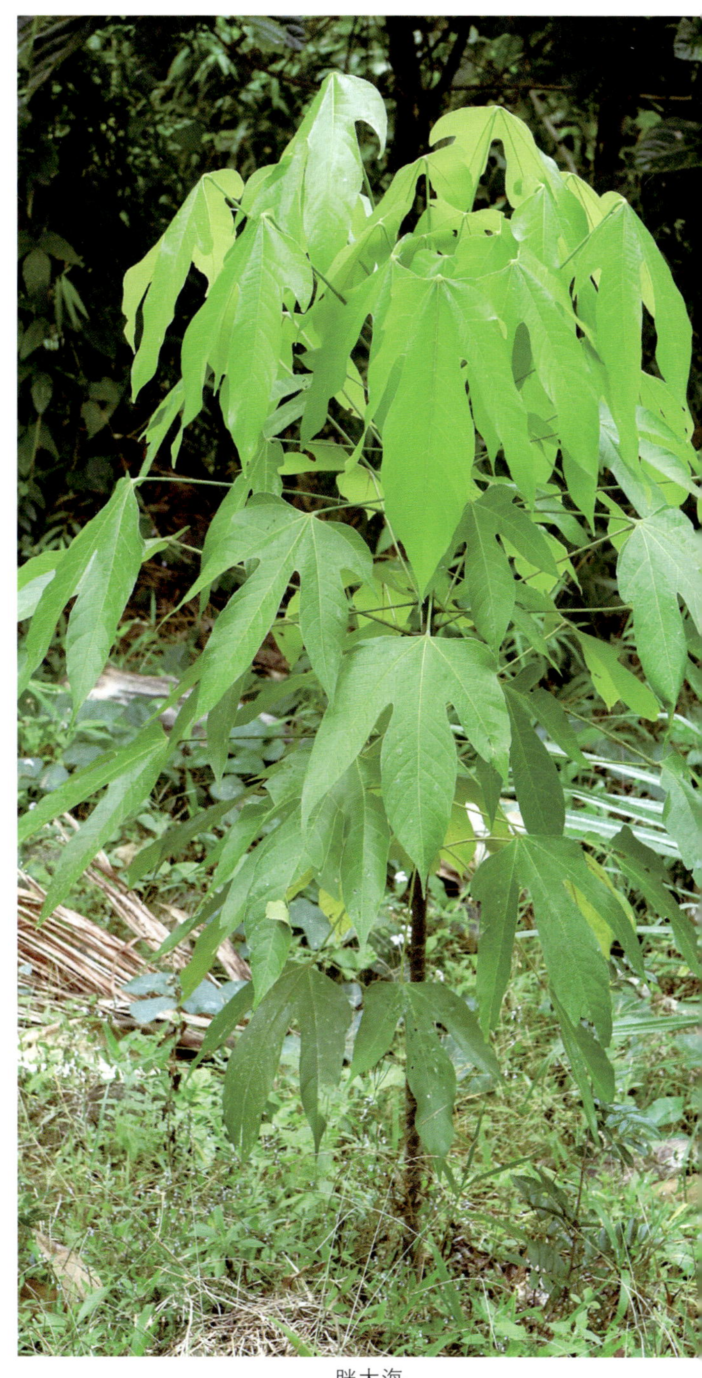

胖大海

及时采收。产区因植株高大，一般都是采取砍树的方式采摘果实。

| 药材性状 | 种子椭圆形，状如橄榄，长2~3cm，直径1.1~1.8cm，两端稍尖。表面黄棕色或棕色，稍有光泽，具不规则的细皱纹，基部稍尖，有淡色的圆形种脐。种皮外层极薄，质脆，易脱落；中层种皮较厚，黑棕色，为薄壁组织，质松易脆，在水中浸泡后迅速膨胀成海绵状而使外层种皮破裂，断面可见散在的树脂状小点；内层种皮红棕色，稍革质，可与中层剥离，胚乳肥厚、淡黄色，子叶2，菲薄，黄色，紧贴于胚乳内侧。气微，味微甘，久嚼有黏性。以个大、质坚、棕色、有细皱纹及光泽者为佳。

| 功能主治 | 种子、果实：消炎，清热解毒，清肺利咽，润肠通便。用于干咳无痰、咽喉痛、音哑、头痛、骨蒸内热、鼻衄、目赤、牙痛、热结便秘、痔疮瘘管。

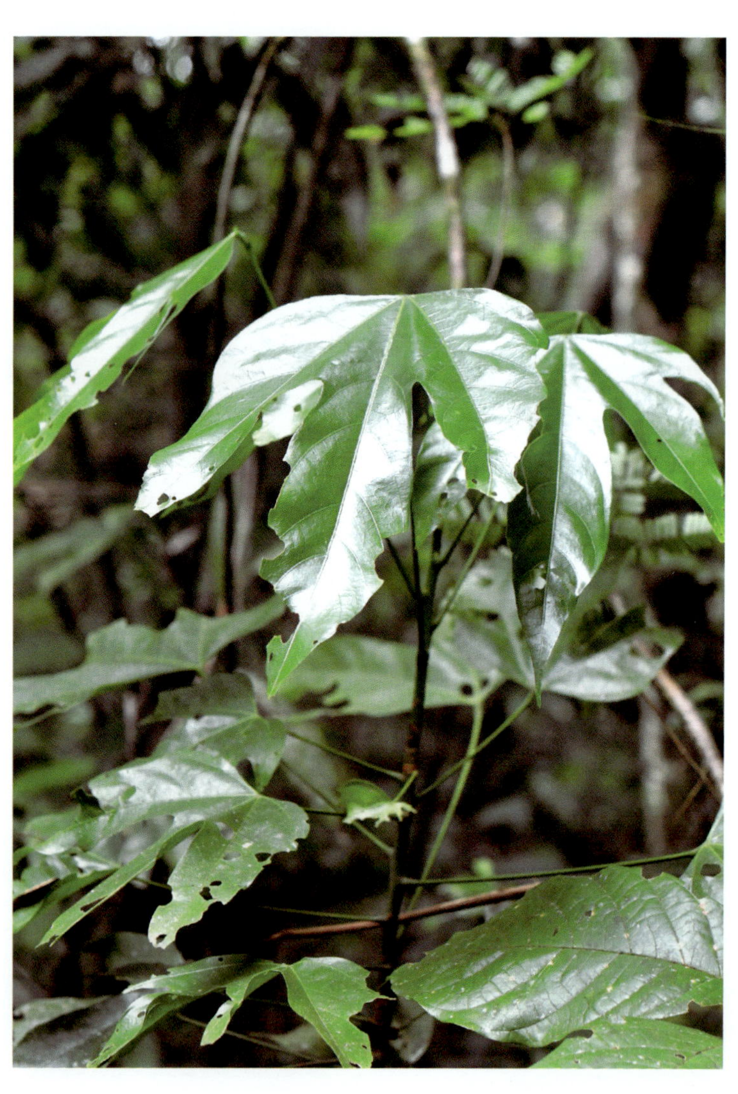

梧桐科 Sterculiaceae 苹婆属 *Sterculia*

苹 婆 *Sterculia nobilis* Smith

| 中 药 名 | 凤眼果（药用部位：种子），凤眼果壳（药用部位：果壳），凤眼果根（药用部位：根），凤眼果树皮（药用部位：树皮）

| 植物形态 | 乔木，树皮褐黑色，小枝幼时略有星状毛。叶薄革质，矩圆形或椭圆形，长 8~25cm，宽 5~15cm，先端急尖或钝，基部浑圆或钝，两面均无毛；叶柄长 2~3.5cm，托叶早落。圆锥花序顶生或腋生，柔弱且披散，长达 20cm，有短柔毛；花梗远比花长；萼初时乳白色，后转为淡红色，钟状，外面有短柔毛，长约 10mm，5 裂，裂片条状披针形，先端渐尖且向内曲，在先端互相黏合，与钟状萼筒等长；雄花较多，雌雄蕊柄弯曲，无毛，花药黄色；雌花较少，略大，子房圆球形，有 5 沟纹，密被毛，花柱弯曲，柱头 5 浅裂。蓇葖果鲜红色，厚革质，矩圆状卵形，长约 5cm，宽 2~3cm，先端有喙，每个果实内有种子 1~4；

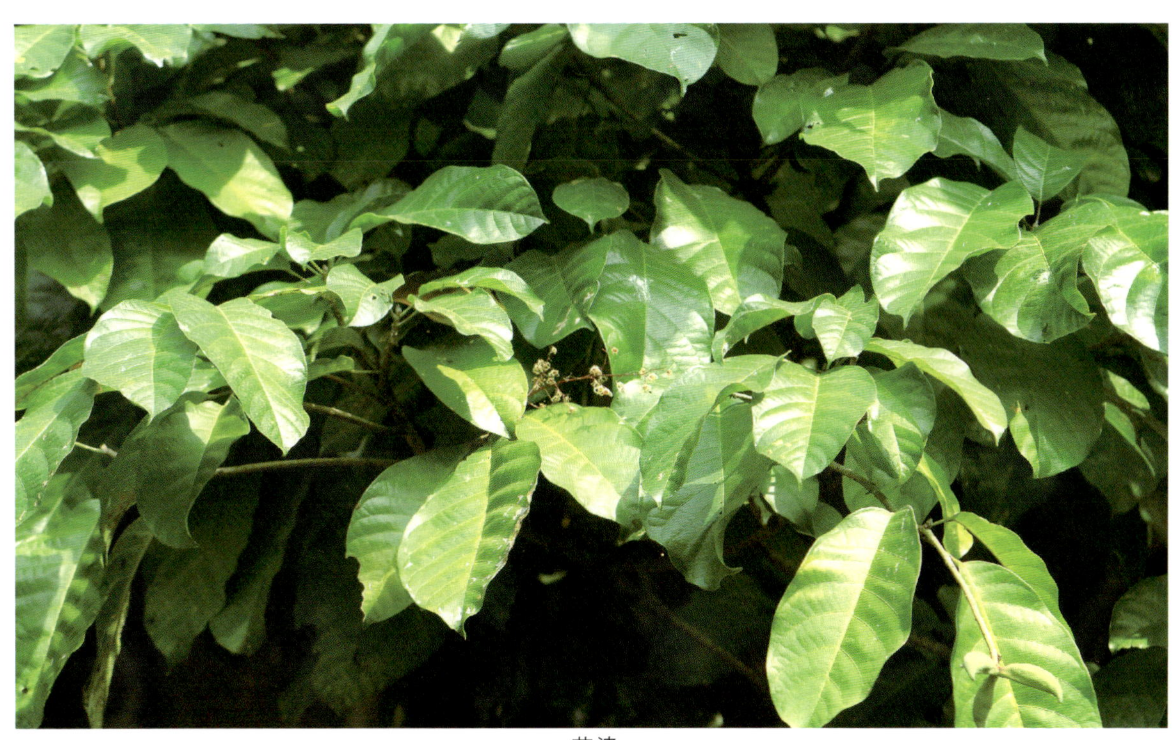

苹婆

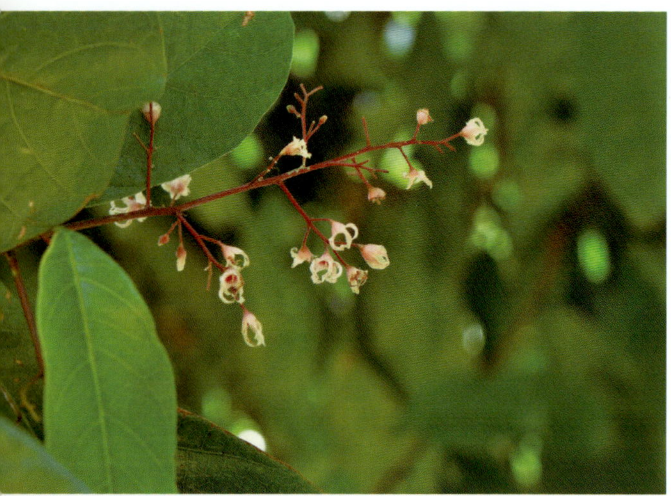

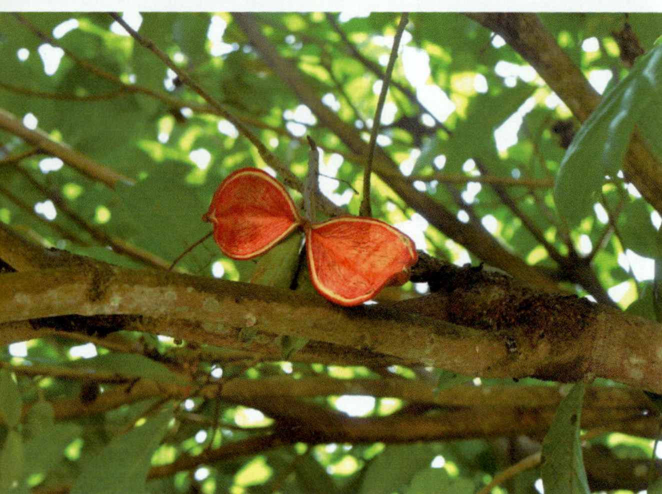

种子椭圆形或矩圆形，黑褐色，直径约 1.5cm。花期 4~5 月，但在 10~11 月常可见少数植株开第 2 次花。

分布区域

产于海南万宁、海口。亦分布于中国华南其他区域，以及福建、台湾、云南。越南、印度也有分布。

资　源

生于密林中，少见。

采收加工

种子：果实成熟时采收，剥取种子，晒干备用。果壳：秋季采成熟的果实，剥取外壳，晒干。根：全年均可采，挖根，洗净，切片，晒干。树皮：全年均可采，剥取树皮，晒干。

药材性状

种子：椭圆球形，黑褐色或暗栗色，直径约 1.5cm。气微，味淡。果壳：长圆状卵形，先端有喙，长约 5cm，宽 2~3cm，外表暗红棕色。厚革质，气微，味淡。

功能主治

种子、果实：温胃，杀虫。用于虫积腹痛、翻胃吐食、疝痛、小儿食泥土、小儿烂头疡、痞块积硬、咳嗽、目翳。叶：用于风湿痛、水肿。

附　注

在 FOC 中，其学名被修订为 *Sterculia monosperma* Vent.。

梧桐科 Sterculiaceae 可可属 *Theobroma*

可　可 *Theobroma cacao* L.

中药名

可可（药用部位：种子）

植物形态

常绿乔木，高达12m，树冠繁茂；树皮厚，暗灰褐色；嫩枝褐色，被短柔毛。叶具短柄，卵状长椭圆形至倒卵状长椭圆形，长20~30cm，宽7~10cm，先端长渐尖，基部圆形、近心形或钝，两面均无毛或在叶脉上略有稀疏的星状短柔毛；托叶条形，早落。花排成聚伞花序，花的直径约18mm；花梗长约12mm；萼粉红色，萼片5，长披针形，宿存，边缘有毛；花瓣5，淡黄色，略比萼长，下部盔状并急狭窄而反卷，先端急尖；退化雄蕊线状；发育雄蕊与花瓣对生；子房倒卵形，稍有5棱，5室，每室有胚珠14~16，排成两列，花柱圆柱状。核果椭圆形或长椭圆形，长15~20cm，直径约7cm，表面有10纵沟，干燥后内侧5纵沟不明显，初为淡绿色，后变为深黄色或近于红色，干燥后为褐色；果皮厚，肉质，干燥后硬如木质，厚4~8mm，每室有种子12~14；种子卵形，稍呈压扁状，长2.5cm，宽1.5cm，子叶肥厚，无胚乳。花期几全年。

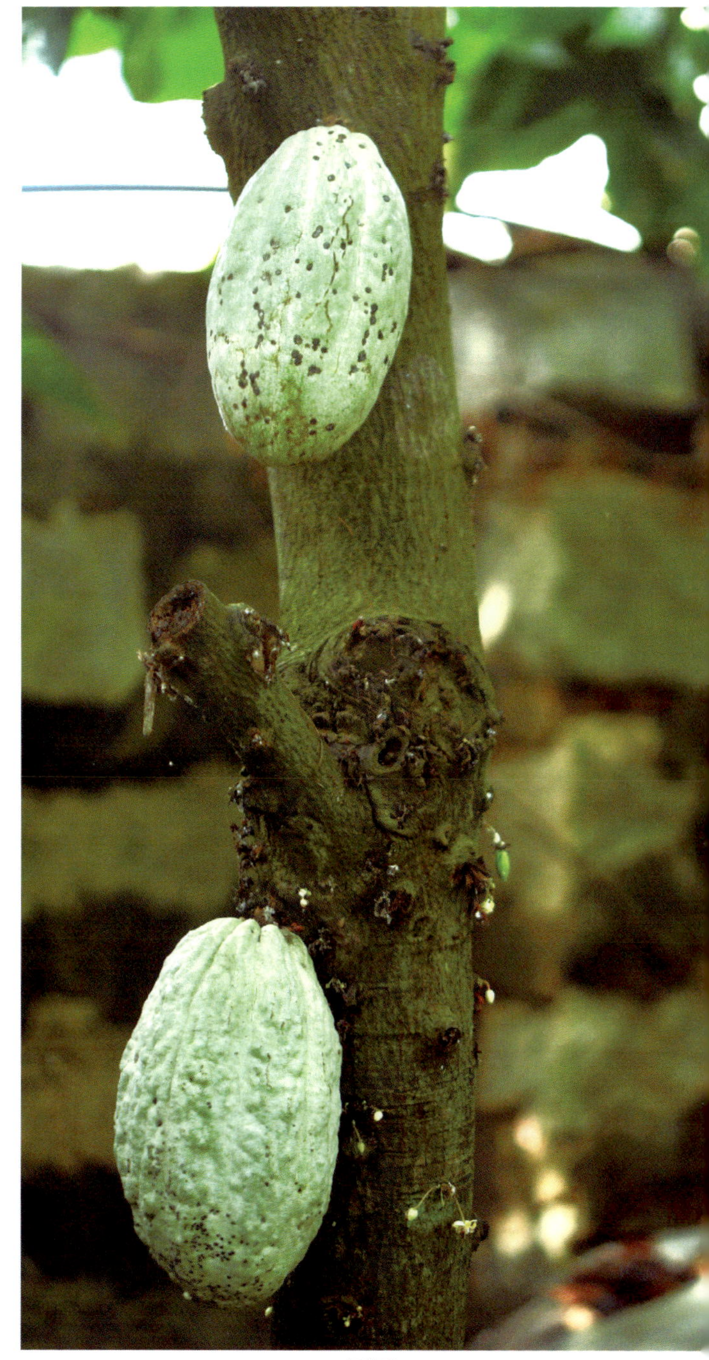

可可

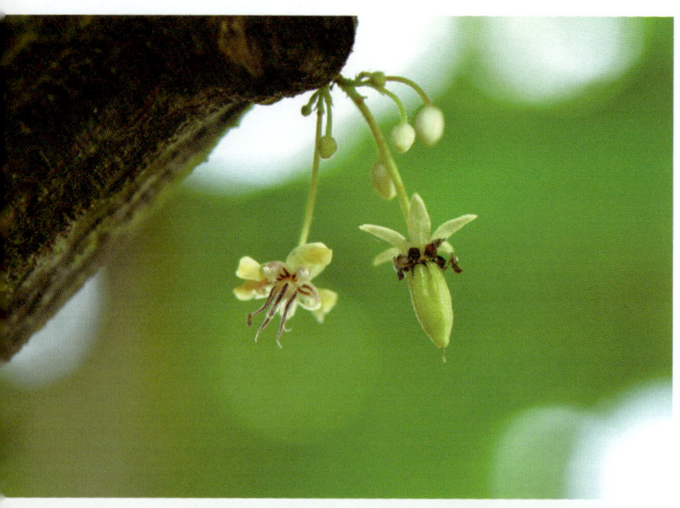

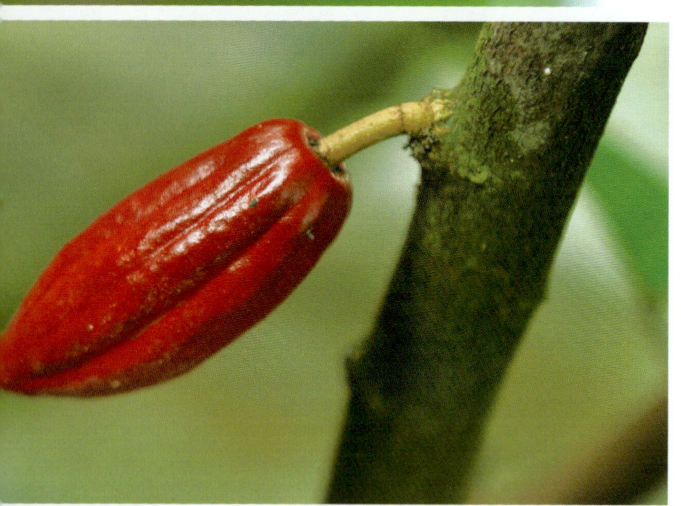

分布区域

产于海南万宁、海口。中国其他热带地区亦有栽培。原产于美洲，现东南亚、非洲和南美洲均有栽培。

资　　源

栽培，少见。

采收加工

果实成熟时采收，剥取种子，晒干备用。

功能主治

种子：温阳，利尿，提神，强心，康复，可做饮料和生产利尿药可可碱。

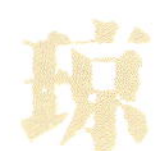

梧桐科 Sterculiaceae 蛇婆子属 *Waltheria*

蛇婆子 *Waltheria indica* L.

中 药 名 蛇婆子（药用部位：根、茎）

植物形态 略直立或匍匐状半灌木，长达1m，多分枝，小枝密被短柔毛。叶卵形或长椭圆状卵形，长2.5~4.5cm，宽1.5~3cm，先端钝，基部圆形或浅心形，边缘有小齿，两面均密被短柔毛；叶柄长0.5~1cm。聚伞花序腋生，头状，近于无轴或有长约1.5cm的花序轴；小苞片狭披针形，长约4mm；萼筒状，5裂，长3~4mm，裂片三角形，远比萼筒长；花瓣5，淡黄色，匙形，先端截形，比萼略长；雄蕊5，花丝合生成筒状，包围着雌蕊；子房无柄，被短柔毛，花柱偏生，柱头流苏状。蒴果小，2瓣裂，倒卵形，长约3mm，被毛，为宿存的萼所包围，内有种子1；种子倒卵形，很小。花期夏、秋季。

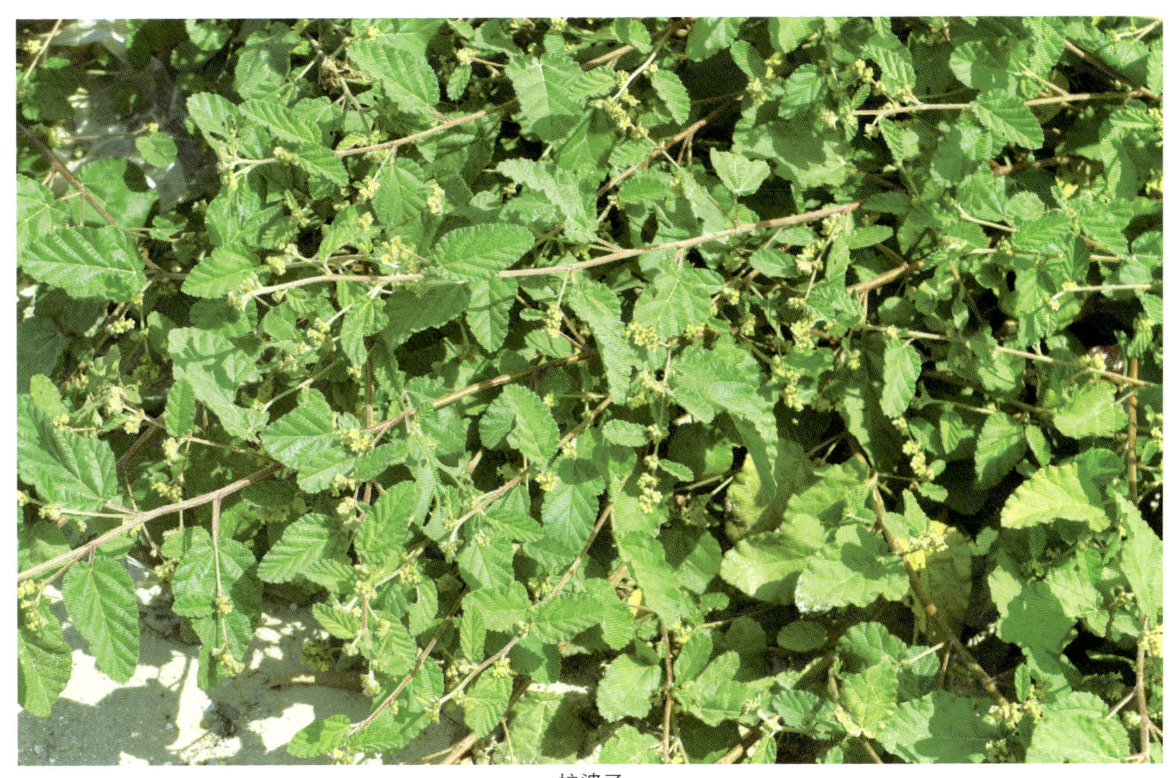

蛇婆子

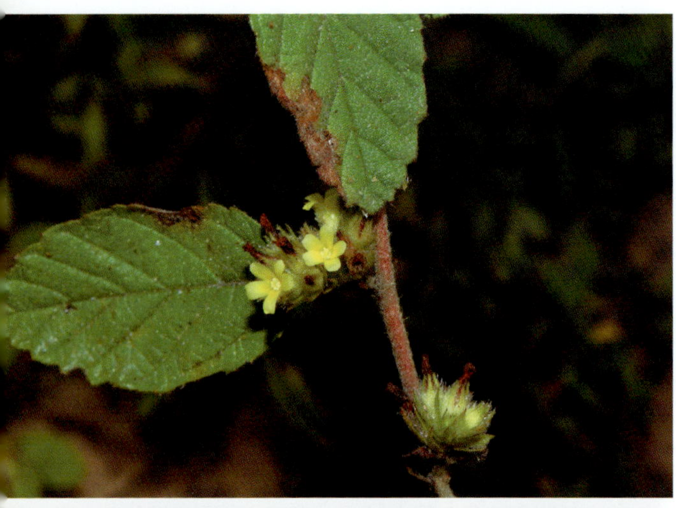

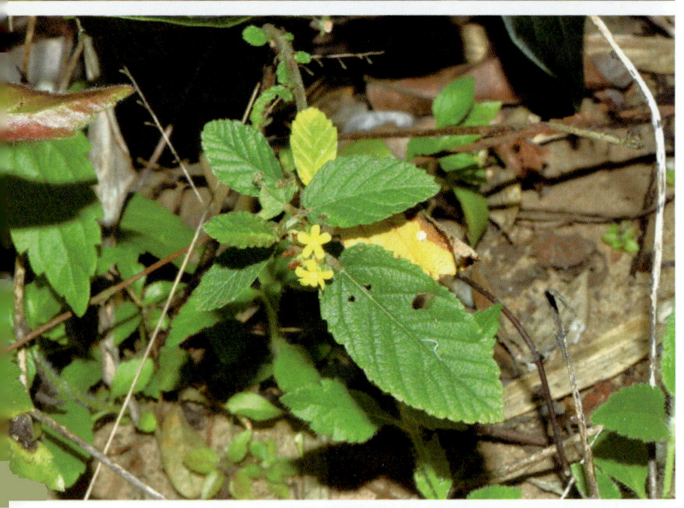

分布区域

产于海南三亚、乐东、东方、昌江、五指山、万宁、琼中、儋州、澄迈、文昌、西沙群岛。亦分布于中国华南其他区域，以及云南。越南、泰国、印度尼西亚、印度也有分布。

资　　源

生于旷野地上，常见。

采收加工

秋季将全株挖出，去掉叶片，洗净泥土，把根和茎分别切片或切断，晒干。

功能主治

根、茎：清热解毒，祛湿，祛风，消炎解毒。用于乳腺炎、痈疖、白带。

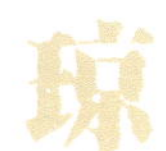

梧桐科 Sterculiaceae 文定果属 *Muntingia*

文定果 *Muntingia colabura* L.

中药名 文定果（药用部位：根、花）

植物形态 常绿小乔木，高达 5~8m；树皮光滑、较薄，灰褐色。小枝及叶被短腺毛，叶片纸质，单叶互生，长圆状卵形，长 4~10cm，宽 1.5~4cm。掌状，先端渐尖，基部斜心形，主脉 3~5，叶缘中上部有疏齿，两面有星状绒毛。花两性，单生或成对着生于上部小枝的叶腋，花萼合生，萼片 5，分离，长 10~12mm，宽约 3mm，两侧边缘内折而呈舟状，先端有长尾尖，开花时花萼反折。花期长，花瓣 5，白色，倒阔卵形，具有瓣柄，全缘。先端边缘波状，长 10~11mm，宽约 9mm，雄蕊多数，子房无毛，5~6 室，每室有胚珠多枚。柱头 5~6 浅裂，宿存。花盘杯状。盛花期 3~4 月，周年有果成熟，6~8 月为

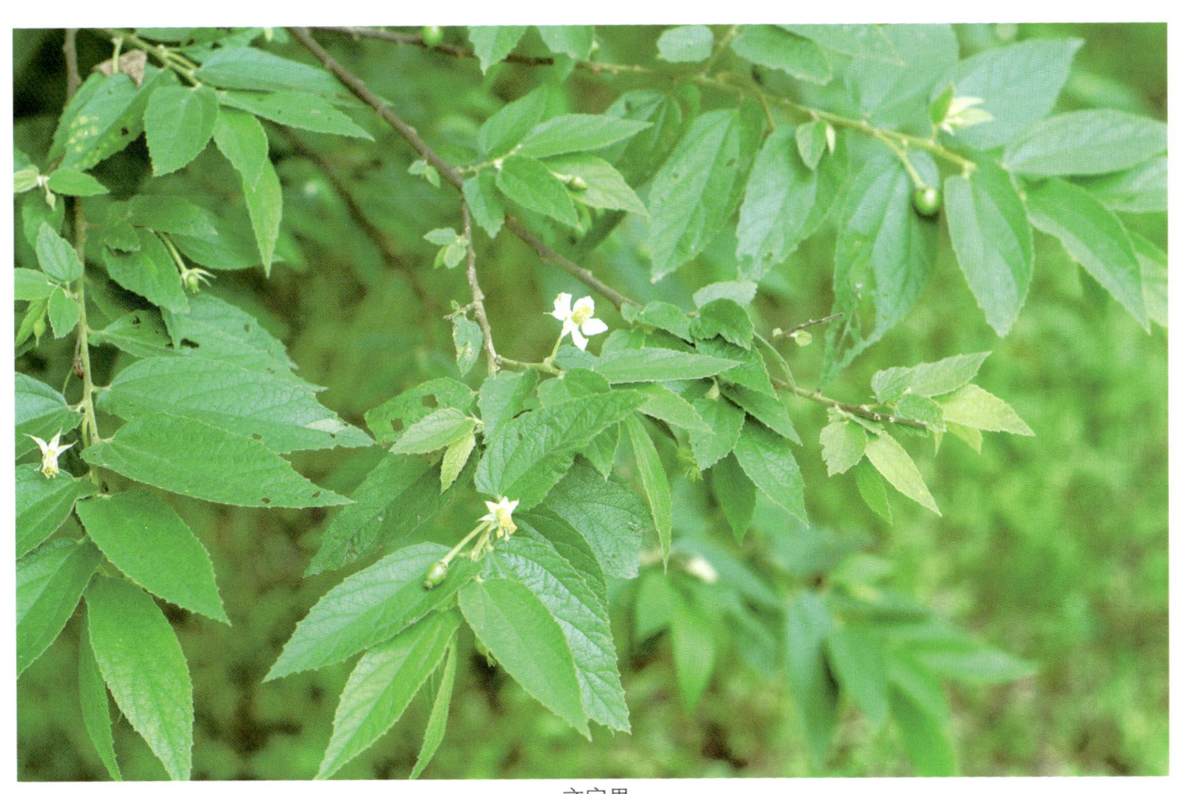

文定果

果熟期。果实为多汁浆果，球形或近球形，直径约 1cm。成熟时为红色，无毛，内含种子。种子椭圆形，极细小。

| 分布区域 | 产于海南昌江、乐东、东方、万宁、海口。中国广东、台湾等地亦有引种。原产于美洲热带地区。

| 资　　源 | 生于海拔 0~1000m 的热带地区。

| 采收加工 | 全年均可采，以秋、冬季采者质佳。

| 功能主治 | 根和花：用作通经药、堕胎药、解痉药、发汗药、镇定药、强壮药。用于头痛、消化不良。叶：用于胎儿出生。

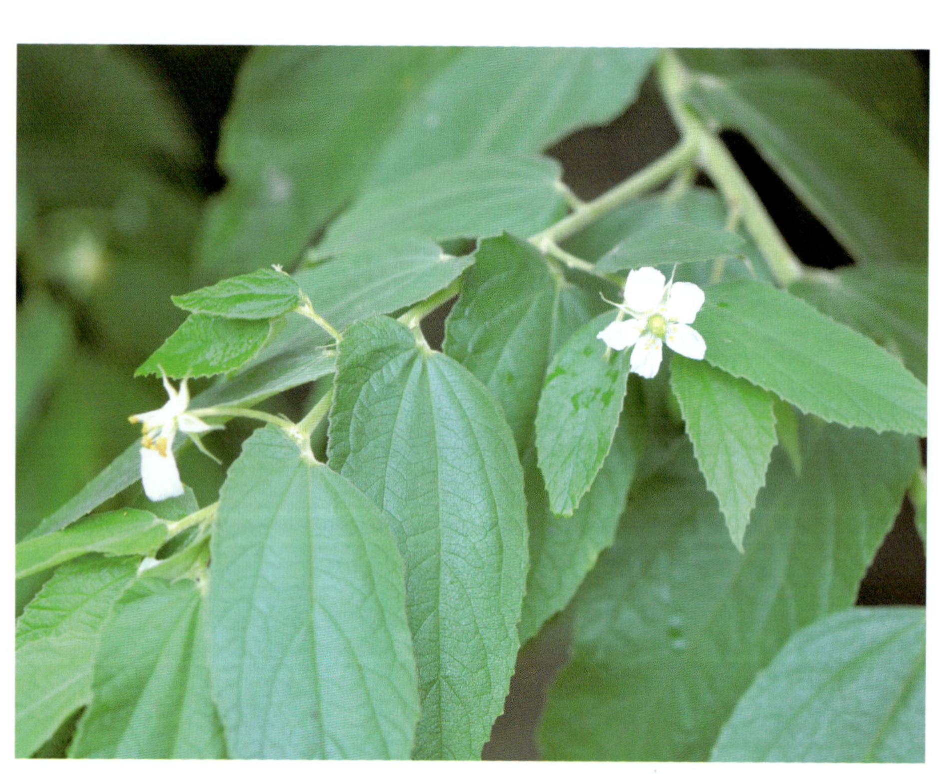

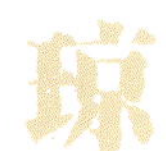

木棉科 Bombacaceae 木棉属 *Bombax*

木 棉 *Bombax malabaricum* DC.

|中 药 名| 木棉花（药用部位：花），木棉皮（药用部位：树皮），木棉根（药用部位：根）

|植物形态| 大乔木，高25m，树皮灰白色，幼树的树干通常有圆锥状的粗刺。掌状复叶，小叶5~7，长圆形至长圆状披针形，长10~16cm，宽3.5~5.5cm，先端渐尖，基部阔或渐狭，两面均无毛，羽状侧脉15~17对，其间有1较细的2级侧脉，两面微突起；叶柄长10~20cm；小叶柄长1.5~4cm。花单生于枝顶叶腋，通常红色，直径约10cm；萼杯状，长2~3cm，外面无毛，内面密被淡黄色短绢毛，萼齿3~5，半圆形，高1.5cm，宽2.3cm，花瓣肉质，倒卵状长圆形，长8~10cm，宽3~4cm，两面被星状柔毛；雄蕊管短，花丝较粗，基部粗，向上渐细，内轮部分花丝上部分二叉，中间10雄蕊较短，外轮雄蕊多数，集成

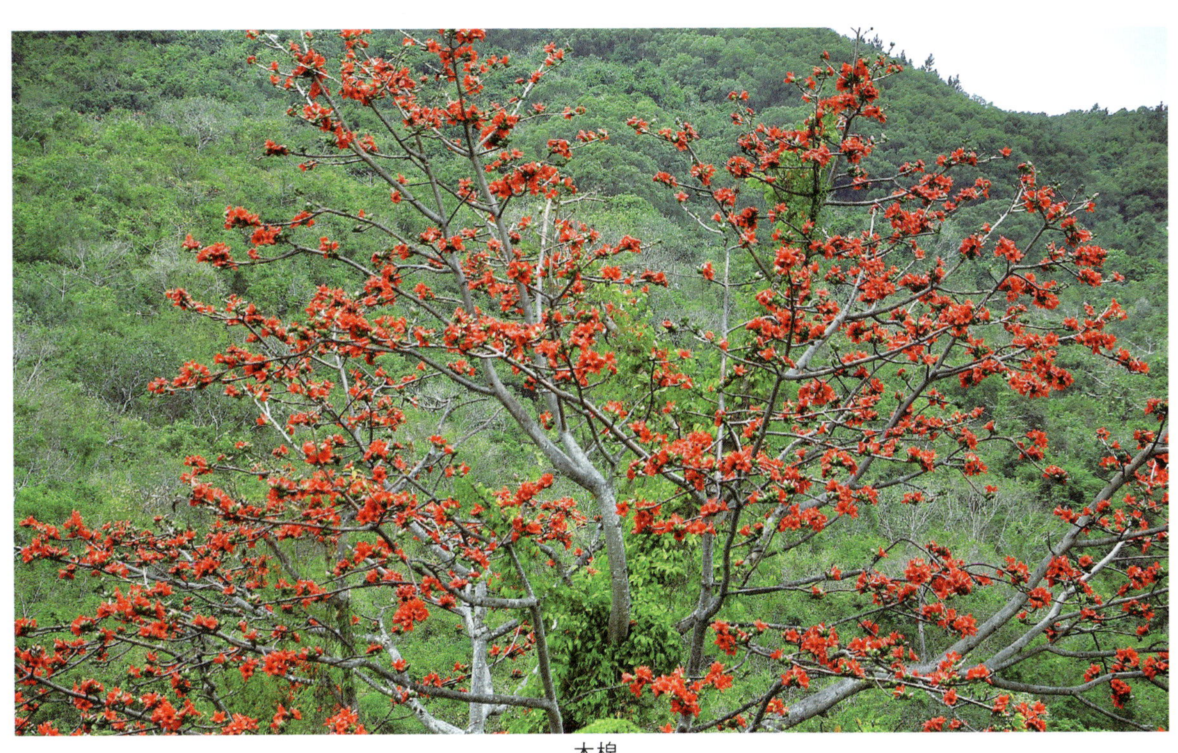

木棉

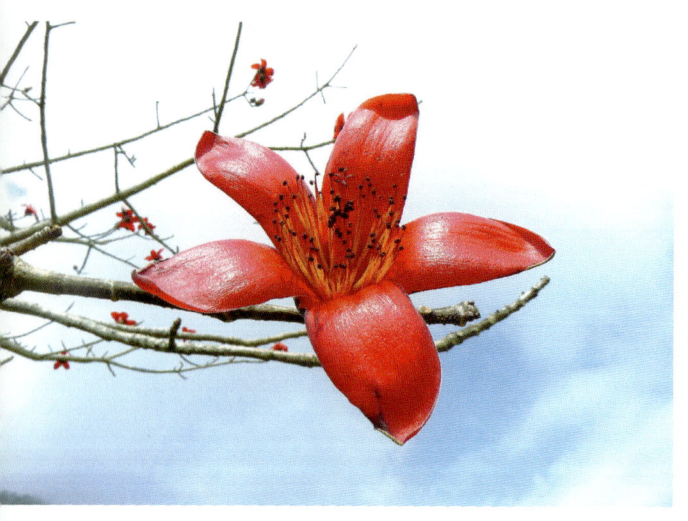

5束，每束花丝10以上，较长；花柱长于雄蕊。蒴果长圆形、钝，长10~15cm，粗4.5~5cm，密被灰白色长柔毛和星状柔毛；种子多数，倒卵形，光滑。

分布区域 产于海南东方、昌江。亦分布于中国华南其他区域，以及江西、福建、台湾、贵州、云南、四川。中南半岛，以及马来西亚、菲律宾、印度尼西亚、印度、斯里兰卡、澳大利亚也有分布。

资　　源 生于干热河谷或稀树草地，常见。

采收加工 花：春末采收，阴干。树皮：全年均可采，剥取树皮，晒干。根或根皮：全年均可采，以秋、冬季采者质佳，挖根，洗净，鲜用或切片；或剥取根皮，晒干。

药材性状 花：呈干缩的不规则团块状，长5~8cm；子房及花柄多脱落。花萼杯状，长2~3cm，3~5浅裂，裂片钝圆、反卷，厚革质而脆，外表棕褐色或棕黑色，有细皱纹；内表面灰黄色，密被有光泽的卷毛。花瓣5，皱缩或破碎，完整者倒卵状椭圆形或披针状椭圆形，外表棕黄色或深棕色，密被星状毛，内表面紫棕色或红棕色，疏被毛。雄蕊多数，卷曲；残留花柱稍粗，略长于雄蕊。

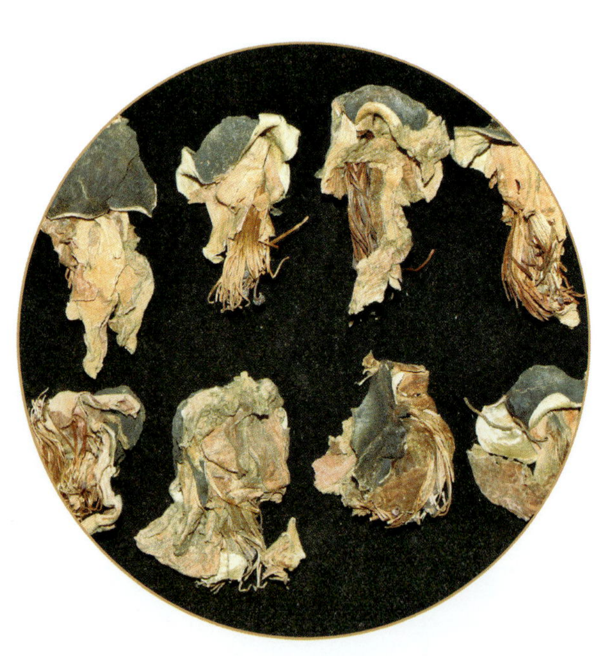

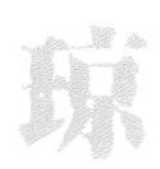

气微，味淡、微甘、涩。树皮：树皮条片状或卷筒状，长5~6cm，宽2~3cm，厚0.3~1.5cm。外表灰黄棕色或红棕色，粗糙，密生椭圆形钉刺，乳头状。

| 功能主治 | 花：清热利湿，解毒止血。用于泄泻、痢疾、咯血、吐血、血崩、金疮出血、疮毒、湿疹。树皮：清热解毒，散瘀止血。用于风湿痹痛、泄泻、痢疾、慢性胃炎、胃溃疡、崩漏下血。根或根皮：祛风除湿，清热解毒，散结止痛。用于风湿痹痛、胃痛、赤痢、产后浮肿、跌打扭伤。

| 附　　注 | 在 FOC 中，其学名被修订为 *Bombax ceiba* L.。

木棉科 Bombacaceae 吉贝属 *Ceiba*

吉 贝 *Ceiba pentandra* (L.) Gaertn.

中 药 名 吉贝（药用部位：根皮、叶、花）

植物形态 落叶大乔木，板状根小或不存在，高达 30m，有大而轮生的侧枝；幼枝平伸，有刺。小叶 5~9，长圆披针形，短渐尖，基部渐尖，全缘或近先端有极疏细齿，两面均无毛，背面带白霜；叶柄长 7~14cm，比小叶长；小叶柄极短，长仅 3~4mm。花先叶或与叶同时开放，多数簇生于上部叶腋间，花梗长 2.5~5cm，无总梗，有时单生；萼高 1.25~2cm，内面无毛；花瓣倒卵状长圆形，长 2.5~4cm，外面密被白色长柔毛；雄蕊管上部花丝不等高分离，不等长，花药肾形；子房无毛，花柱长 2.5~3.5cm，柱头棒状，5 浅裂。蒴果长圆形，向上渐狭，长 7.5~15cm，直径 3~5cm，果梗长 7~25cm，5 裂，果爿内面密生丝状绵毛，种子圆形，种皮革质、平滑。花期 3~4 月。

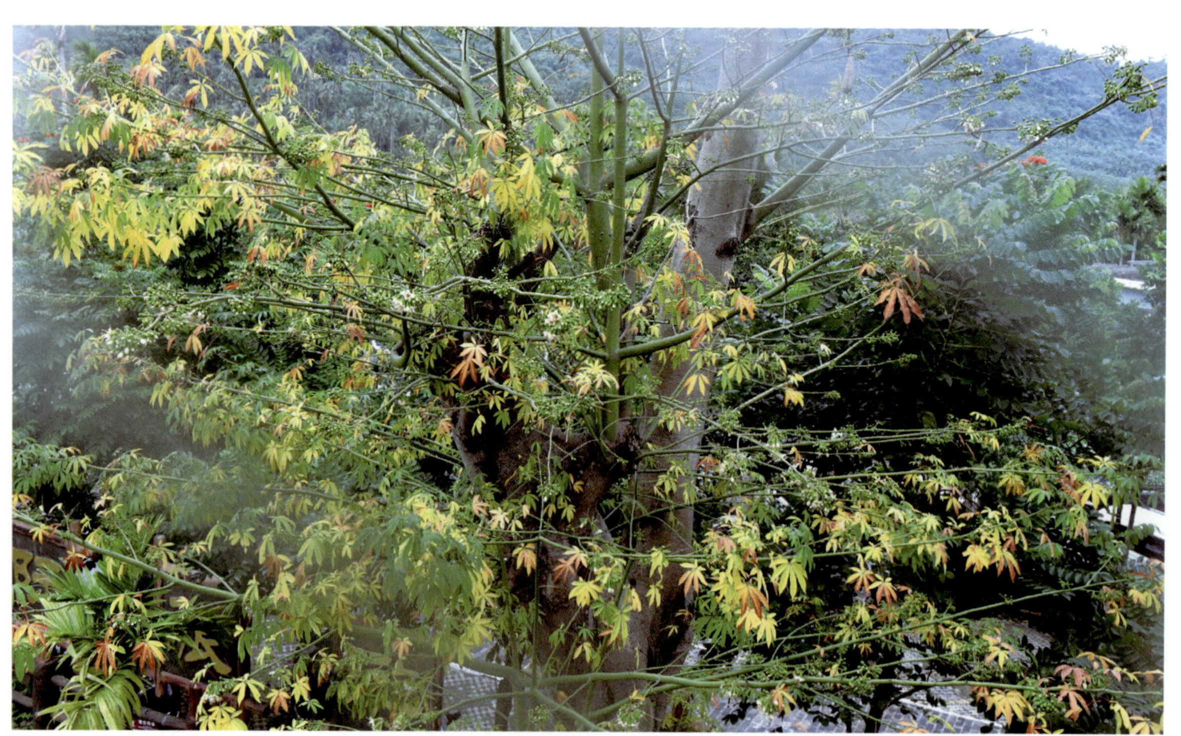

吉贝

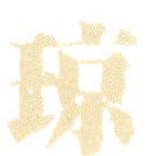

分布区域

产于海南三亚、乐东、东方、昌江、万宁。中国华南其他区域，以及贵州、云南亦有栽培。原产于美洲热带地区。

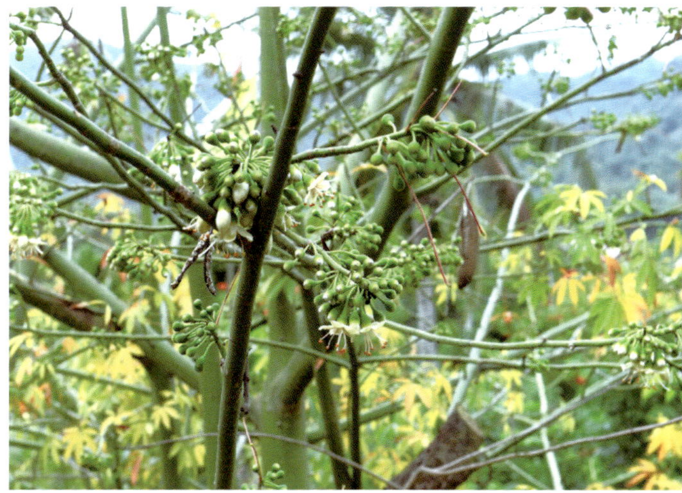

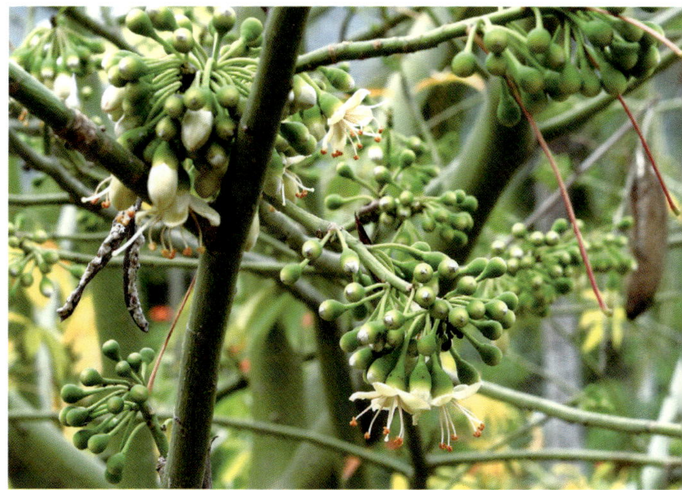

资　　源

栽培，常见。

采收加工

全年均可采，以秋、冬季采者质佳。

功能主治

根皮、叶、花：清热解毒，降火除湿，抗炎，利尿，通经，解痉，助消化，催吐，润肤。用于发热、腹泻、胃痛、慢性胃炎、胃及十二指肠溃疡、寄生虫病、便秘、气喘、哮喘、咳嗽、风湿性关节炎、产后水肿、淋病、创伤、外伤。种子油：外用于恶疮疥癣。

木棉科 Bombacaceae 瓜栗属 *Pachira*

瓜栗 *Pachira macrocarpa* (Schltdl. & Cham.) Walp.

中药名 瓜栗（药用部位：果实）

植物形态 小乔木，高 4~5m，树冠较松散，幼枝栗褐色，无毛。小叶 5~11，具短柄或近无柄，长圆形至倒卵状长圆形，渐尖，基部楔形，全缘，上面无毛，背面及叶柄被锈色星状茸毛；中央小叶长 13~24cm，宽 4.5~8cm，外侧小叶渐小；中肋表面平坦，背面强烈隆起，侧脉 16~20 对，几平伸，至边缘附近联结为一圈波状集合脉，其间网脉细密，均于背面隆起；叶柄长 11~15cm。花单生于枝顶叶腋；花梗粗壮，长 2cm，被黄色星状茸毛，脱落；萼杯状，近革质，高 1.5cm，直径 1.3cm，疏被星状柔毛，内面无毛，平截或具 3~6 不明显的浅齿，宿存，基部有 2~3 圆形腺体；花瓣淡黄绿色，狭披针形至线形，长达 15cm，上半部反卷；雄蕊管较短，分裂为多数雄蕊束，每束再

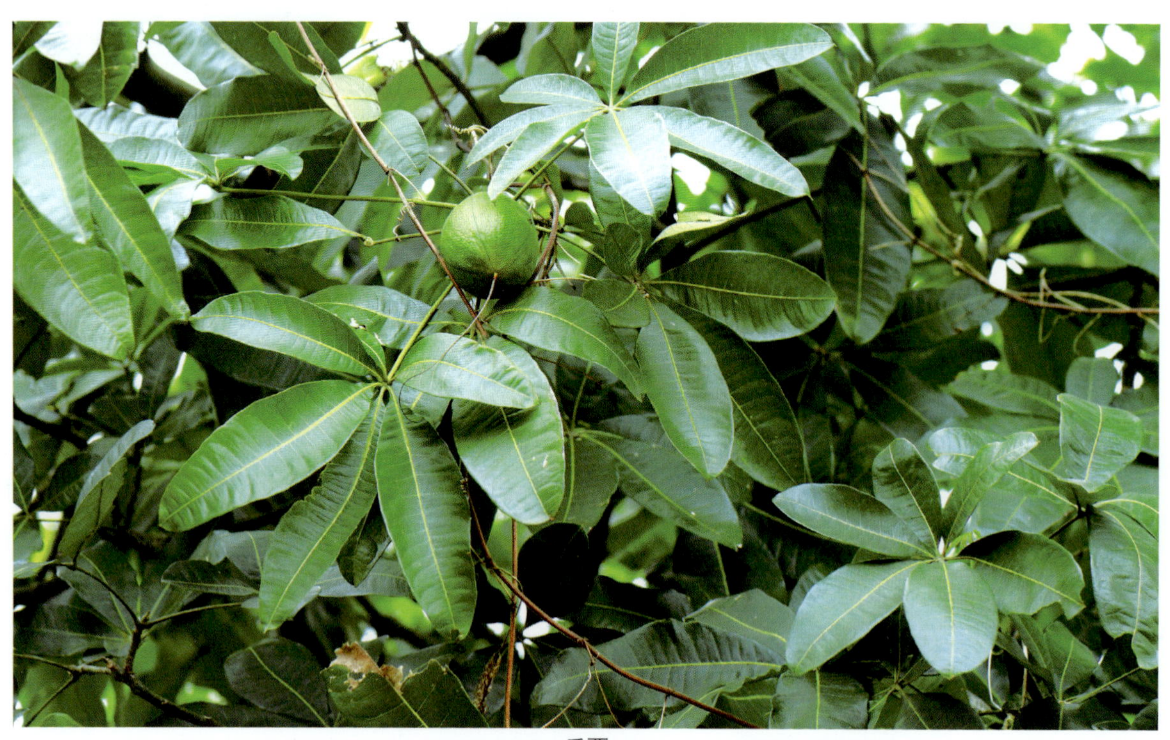

瓜栗

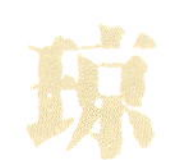

分裂为7~10细长的花丝，花丝连雄蕊管长13~15cm，下部黄色，向上变红色，花药狭线形，弧曲，长2~3mm，横生；花柱长于雄蕊，深红色，柱头小，5浅裂。蒴果近梨形，长9~10cm，直径4~6cm，果皮厚，木质，几黄褐色，外面无毛，内面密被长绵毛，开裂，每室种子多数。种子大，呈不规则的梯状楔形，长2~2.5cm，宽1~1.5cm，表皮暗褐色，有白色螺纹，内含多胚。花期5~11月，果实先后成熟，种子落地后自然萌发。

| 分布区域 | 海南各地有栽培。中国云南亦有栽培。原产于中美洲墨西哥至哥斯达黎加。

| 资　　源 | 生于潮湿、无霜冻的热带地区。

| 采收加工 | 果实成熟时采收。

| 功能主治 | 本种功能主治鲜有报道，有待进一步研究。

| 附　　注 | 在FOC中，其学名被修订为 *Pachira aquatica* AuBlume。

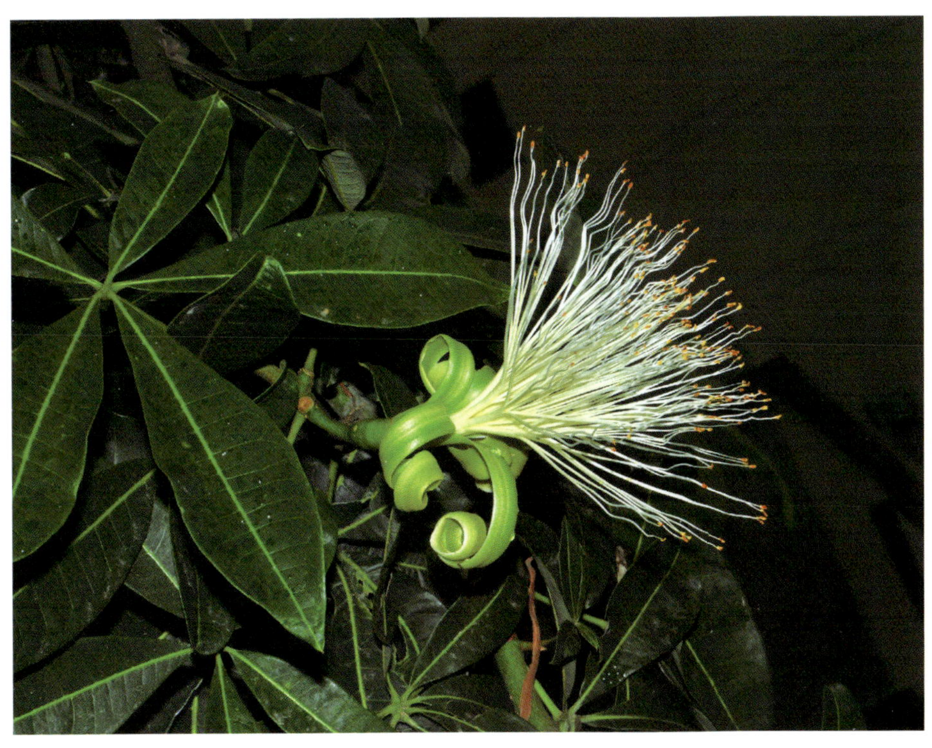

锦葵科 Malvaceae 秋葵属 *Abelmoschus*

咖啡黄葵 *Abelmoschus esculentus* (L.) Moench

| 中 药 名 | 秋葵（药用部位：根、茎皮、果实、种子或全草）

| 植物形态 | 一年生草本，高 1~2m；茎圆柱形，疏生散刺。叶掌状 3~7 裂，直径 10~30cm，裂片阔至狭，边缘具粗齿及凹缺，两面均被疏硬毛；叶柄长 7~15cm，被长硬毛；托叶线形，长 7~10mm，被疏硬毛。花单生于叶腋间，花梗长 1~2cm，疏被糙硬毛；小苞片 8~10，线形，长约 1.5cm，疏被硬毛；花萼钟形，较长于小苞片，密被星状短绒毛；花黄色，内面基部紫色，直径 5~7cm，花瓣倒卵形，长 4~5cm。蒴果筒状尖塔形，长 10~25cm，直径 1.5~2cm，先端具长喙，疏被糙硬毛；种子球形，多数，直径 4~5mm，具毛脉纹。花期 5~9 月。

| 分布区域 | 产于海南万宁、海口、西沙群岛。亦分布于中国南部其他区域。原

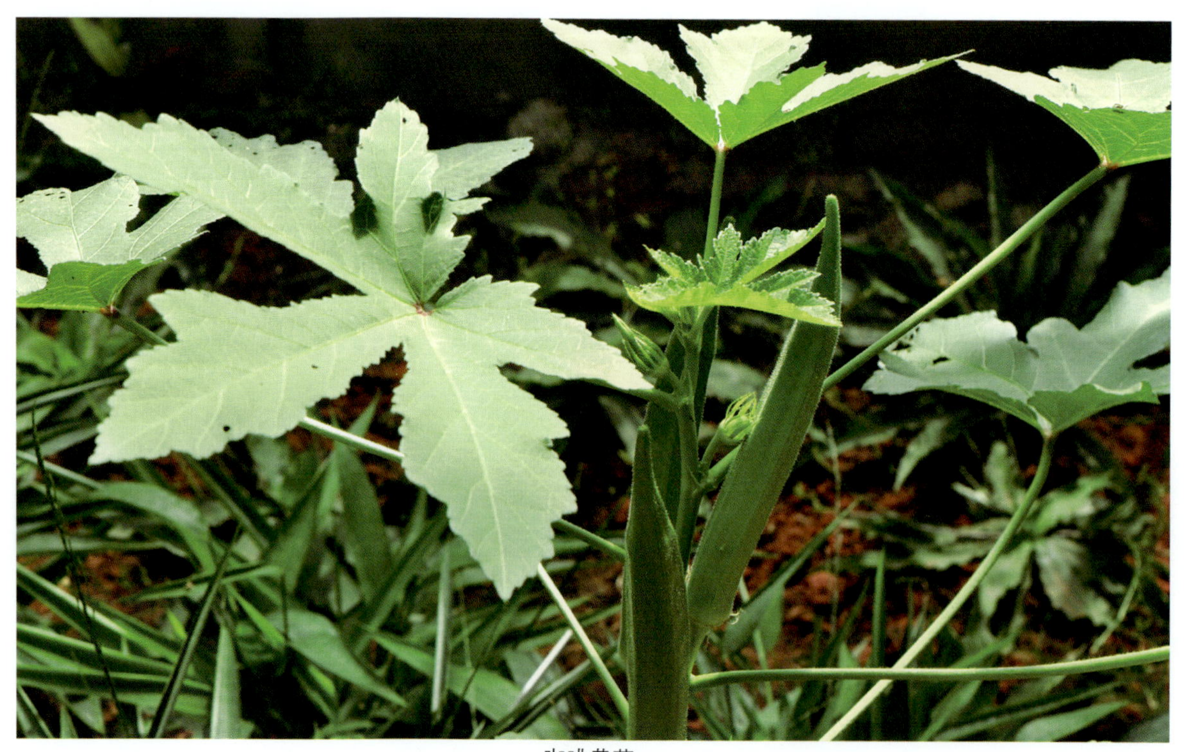

咖啡黄葵

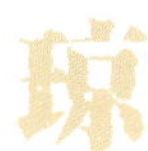

产于印度，现已广泛栽培于热带和亚热带地区。

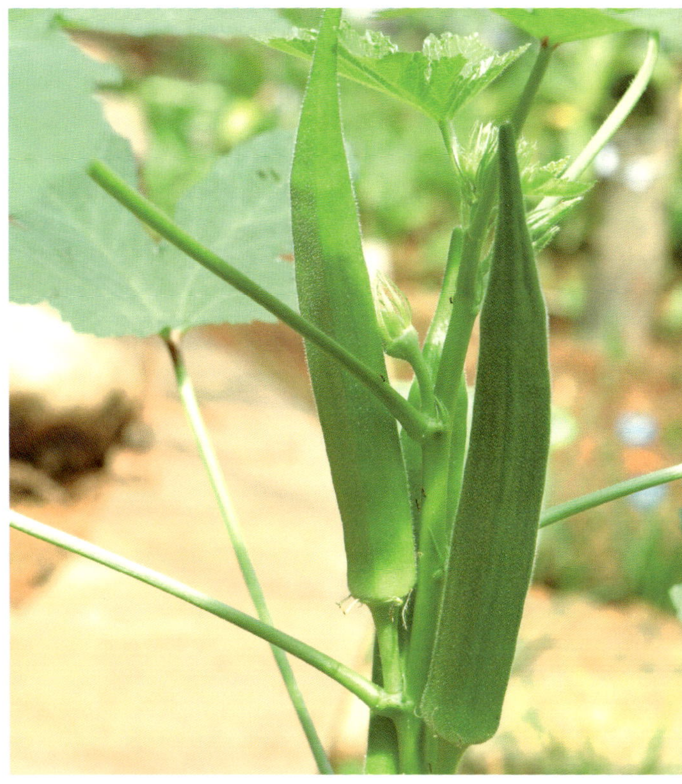

| 资 源 |

栽培，常见。

| 采收加工 |

根于 11 月至翌年 2 月挖取，抖去泥土，晒干或烘干。叶于 9~10 月采收，晒干。花于 6~8 月采摘，晒干。种子于 9~10 月果成熟时采摘，脱粒，晒干。

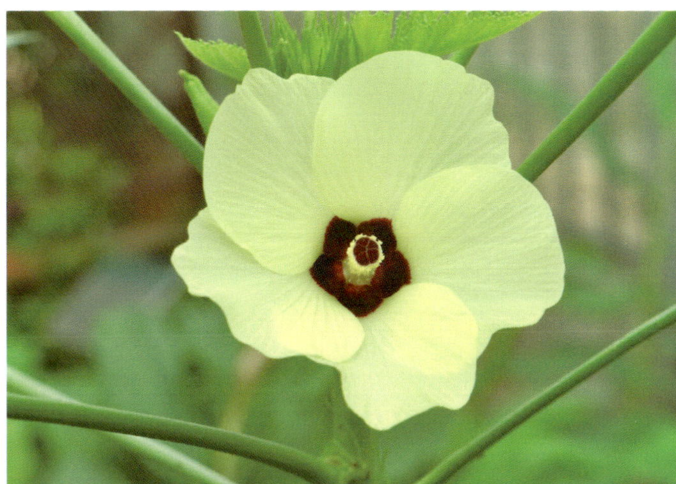

| 功能主治 |

根：止咳。茎皮：通经，用于月经不调。果实：用于淋病、喉痛。种子：催乳，用于乳汁不足。全草：清热解毒，润燥滑肠。

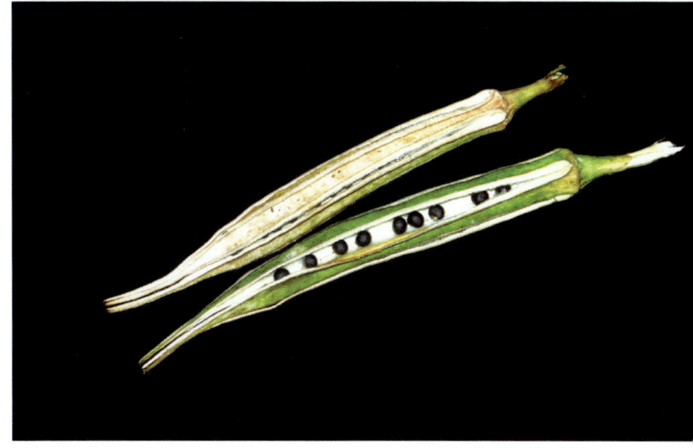

锦葵科 Malvaceae 秋葵属 *Abelmoschus*

黄蜀葵 *Abelmoschus manihot* (L.) Medicus

中药名 黄蜀葵花（药用部位：花），黄蜀葵子（药用部位：种子），黄蜀葵叶（药用部位：叶），黄蜀葵茎（药用部位：茎），黄蜀葵根（药用部位：根）

植物形态 一年生或多年生草本，高 1~2m，疏被长硬毛。叶掌状 5~9 深裂，直径 15~30cm，裂片长圆状披针形，具粗钝锯齿，两面疏被长硬毛；叶柄长 6~18cm，疏被长硬毛；托叶披针形。花单生于枝端叶腋；小苞片 4~5，卵状披针形，疏被长硬毛；萼佛焰苞状，5 裂，近全缘，较长于小苞片，被柔毛，果时脱落；花大，淡黄色，内面基部紫色，直径约 12cm；雄蕊柱长 1.5~2cm，花药近无柄；柱头紫黑色，匙状盘形。蒴果卵状椭圆形，长 4~5cm，直径 2.5~3cm，被硬毛；种子多数，肾形，被柔毛组成的条纹多条。花期 8~10 月。

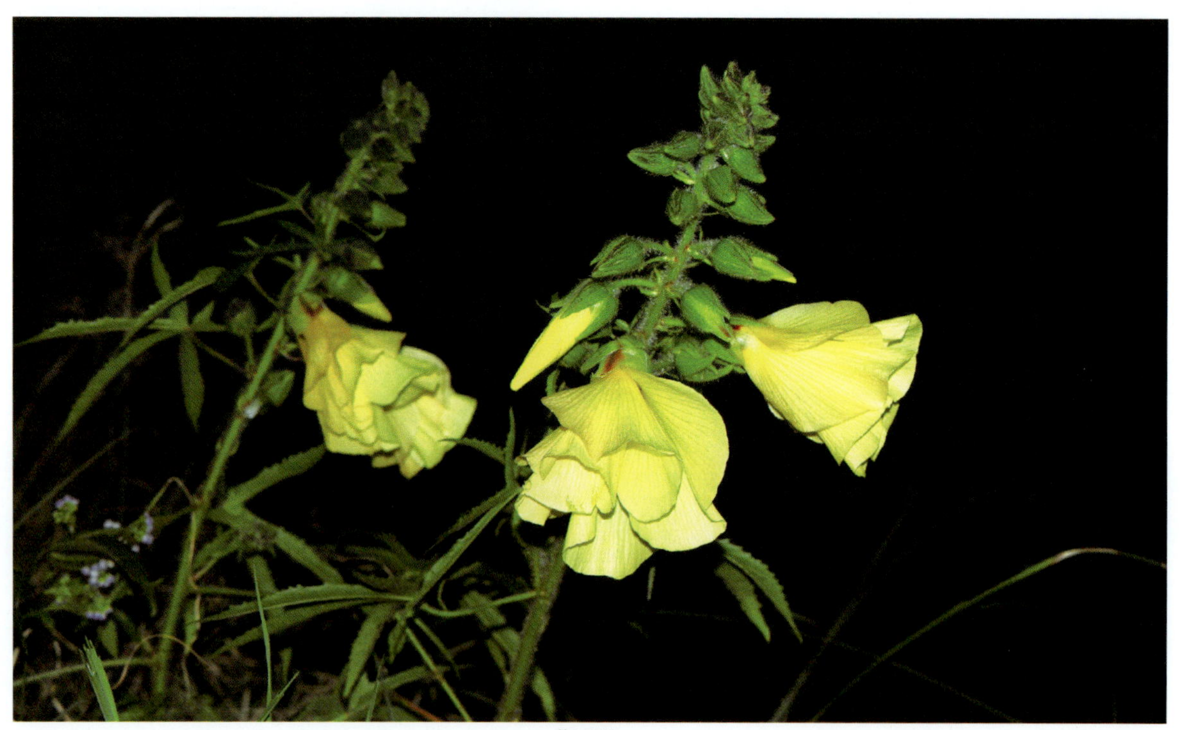

黄蜀葵

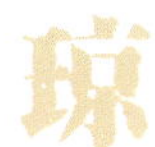

分布区域

产于海南万宁、陵水等地。

资　　源

生于水沟、池塘及田野荒地等处。

采收加工

花：7~10 月，除留种外，分批采摘花蕾，晒干。种子：9~11 月果实成熟时采收，晒干脱粒，簸去杂质，再晒至全干。叶：春、夏季采收，鲜用或晒干。茎：秋、冬季采收，晒干或烘干。根：秋季挖取根部，洗净，晒干。

功能主治

花：通淋，消肿，解毒。种子：健胃润肠，利水，通乳，消肿。叶：解毒托疮，排脓生肌。茎或茎皮：活血，除邪热。根：利水，散瘀，解毒。

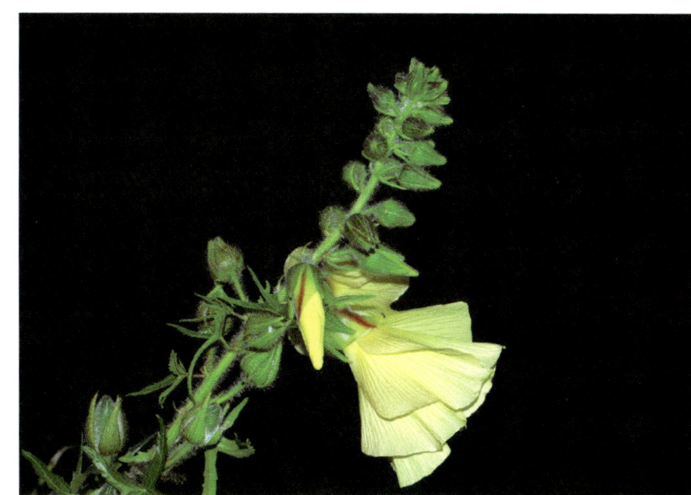

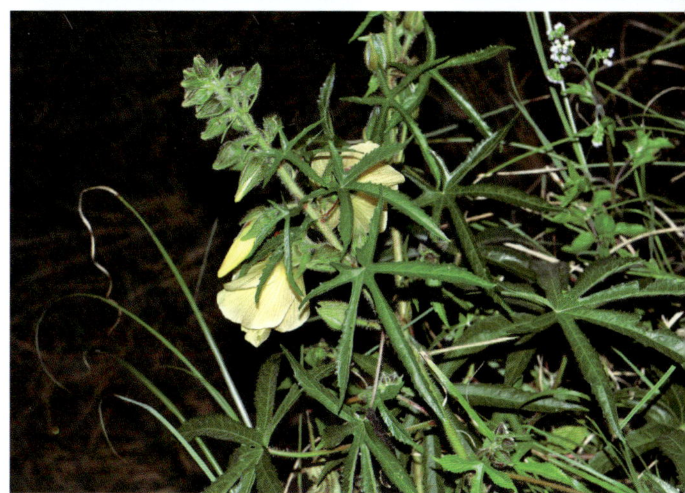

锦葵科 Malvaceae 秋葵属 *Abelmoschus*

黄葵 *Abelmoschus moschatus* Medic.

| 中 药 名 | 黄葵（药用部位：根、叶、花）

| 植物形态 | 一年生或二年生草本，高 1~2m，被粗毛。叶通常掌状 5~7 深裂，直径 6~15cm，裂片披针形至三角形，边缘具不规则锯齿，偶有浅裂似槭叶状，基部心形，两面均疏被硬毛；叶柄长 7~15cm，疏被硬毛；托叶线形，长 7~8mm。花单生于叶腋间，花梗长 2~3cm，被倒硬毛；小苞片 8~10，线形，长 10~13mm；花萼佛焰苞状，长 2~3cm，5 裂，常早落；花黄色，内面基部暗紫色，直径 7~12cm；雄蕊柱长约 2.5cm，平滑无毛；花柱分枝 5，柱头盘状。蒴果长圆形，长 5~6cm，先端尖，被黄色长硬毛；种子肾形，具腺状脉纹，具香味。花期 6~10 月。

| 分布区域 | 产于海南万宁、海口。亦分布于中国台湾、广东、广西、江西、湖南和云南等省区。越南、老挝、柬埔寨、泰国和印度也有分布。

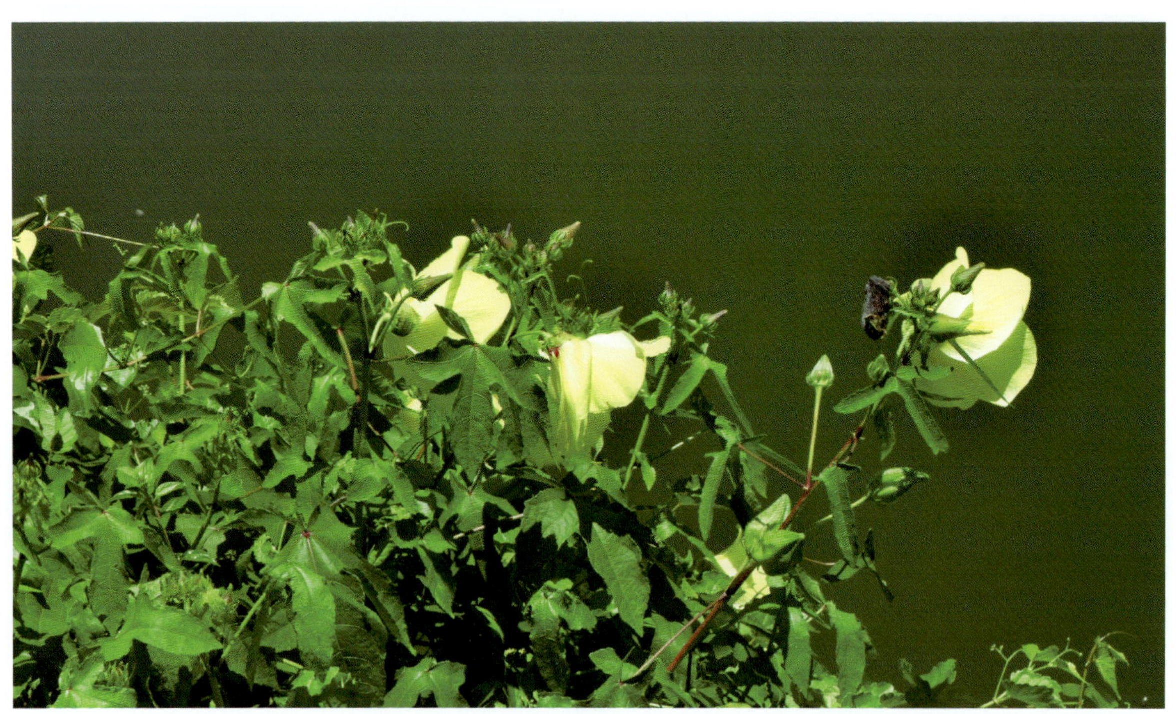

黄葵

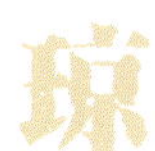

资　源

生于平原、山谷、溪涧旁或山坡灌丛中，常见。

采收加工

夏、秋季采收，洗净，鲜用或晒干。

功能主治

根、叶、花：清热解毒，利湿，润肠通乳，拔毒排脓。根：用于肺热咳嗽、产后乳汁不通、大便秘结、阿米巴痢疾、尿路结石。叶：外用于痈疮肿毒、骨折。花：外用于烫火伤。

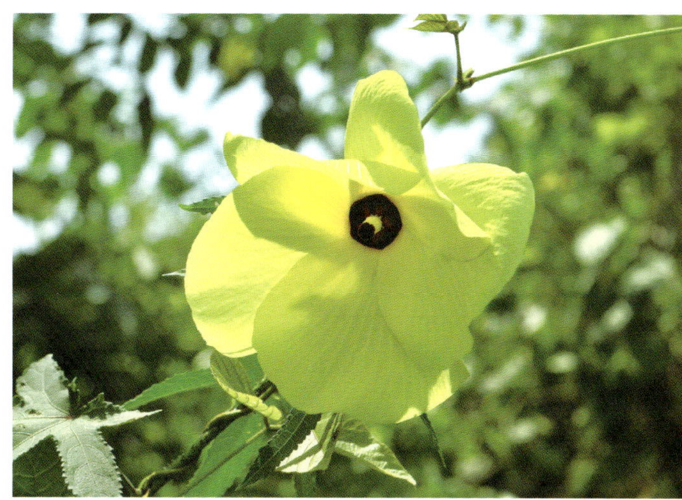

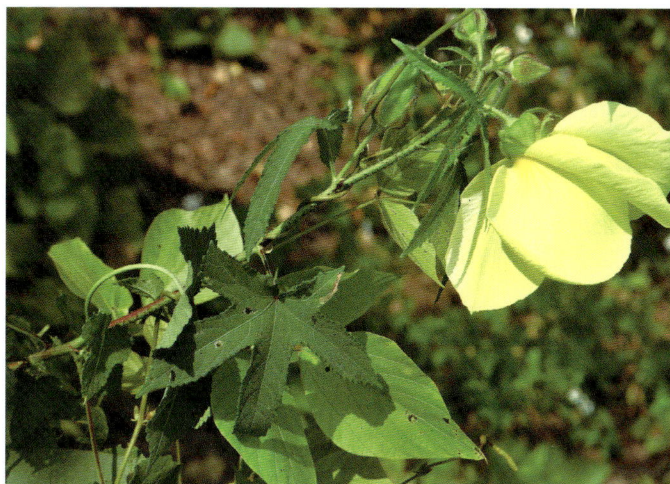

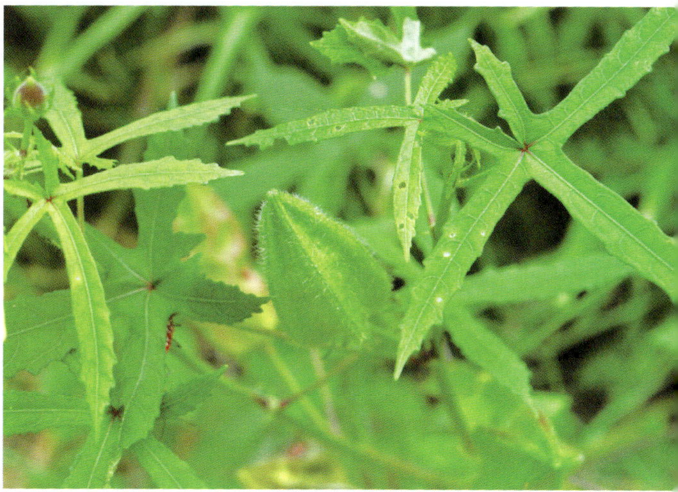

锦葵科 Malvaceae 秋葵属 *Abelmoschus*

箭叶秋葵 *Abelmoschus sagittifolius* (Kurz) Merr.

中药名 五指山参（药用部位：根、叶、种子），火炮草果（药用部位：果实）

植物形态 多年生草本，高40~100cm，具萝卜状肉质根，小枝被糙硬长毛。叶形多样，下部的叶卵形，中部以上的叶卵状戟形、箭形至掌状3~5浅裂或深裂，裂片阔卵形至阔披针形，长3~10cm，先端钝，基部心形或戟形，边缘具锯齿或缺刻，上面疏被刺毛，下面被长硬毛；叶柄长4~8cm，疏被长硬毛。花单生于叶腋，花梗纤细，长4~7cm，密被糙硬毛；小苞片6~12，线形，宽1~1.7mm，长约1.5cm，疏被长硬毛；花萼佛焰苞状，长约7mm，先端具5齿，密被细绒毛；花红色或黄色，直径4~5cm，花瓣倒卵状长圆形，长3~4cm；雄蕊柱长约2cm，平滑无毛；花柱分枝5，柱头扁平。蒴果椭圆形，长约3cm，直径约2cm，被刺毛，具短喙；种子肾形，具腺状条纹。花期5~9月。

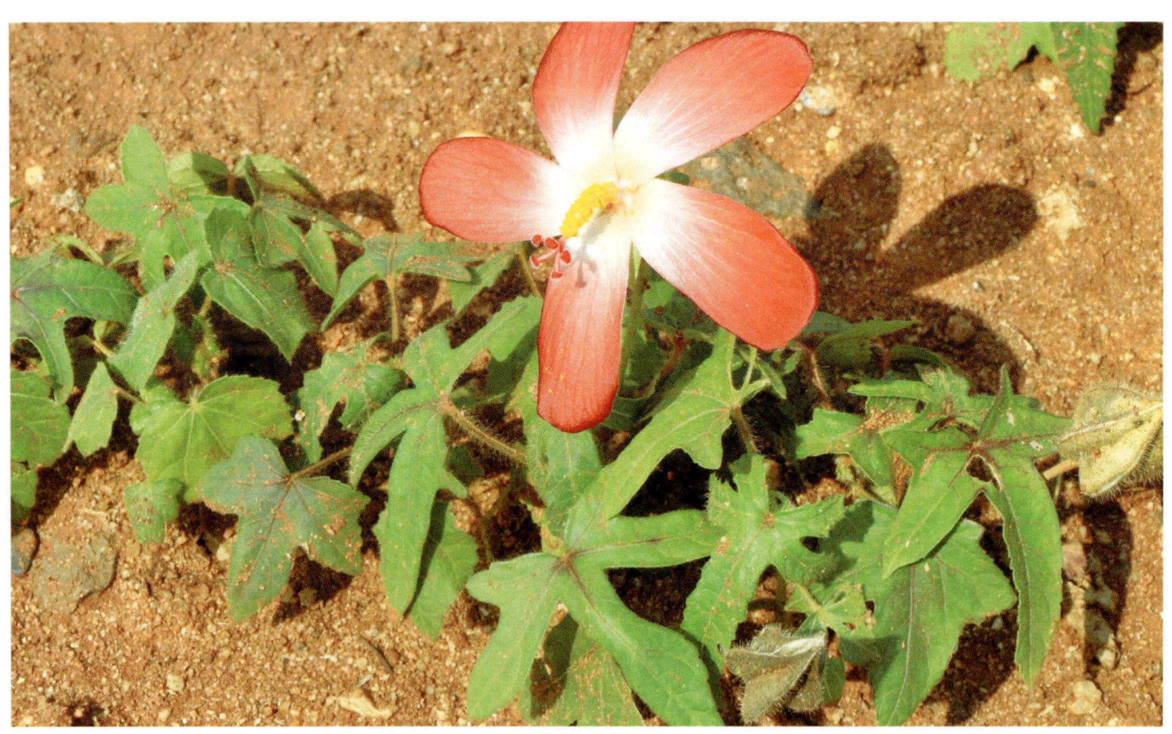

箭叶秋葵

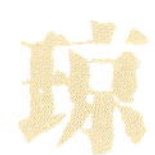

分布区域

产于海南昌江、五指山、三亚、乐东、东方、保亭、陵水、万宁、儋州、海口。亦分布于中国华南其他区域，以及贵州、云南。越南、老挝、柬埔寨、泰国、马来西亚、澳大利亚也有分布。

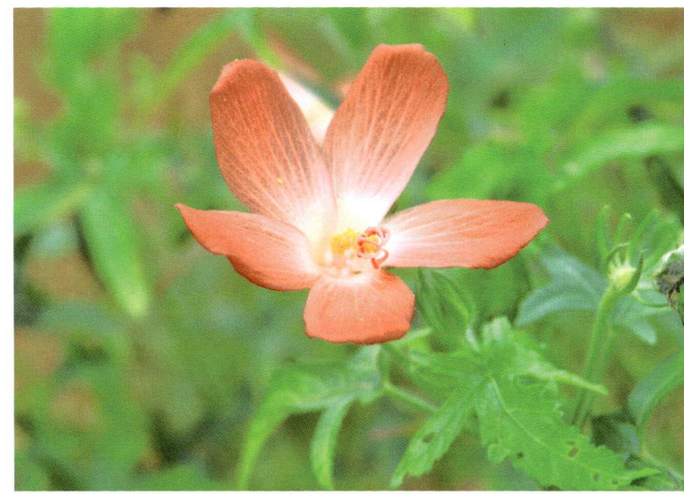

资　源

常见于低丘、草坡、旷地、稀疏松林下或干燥的瘠地，常见。

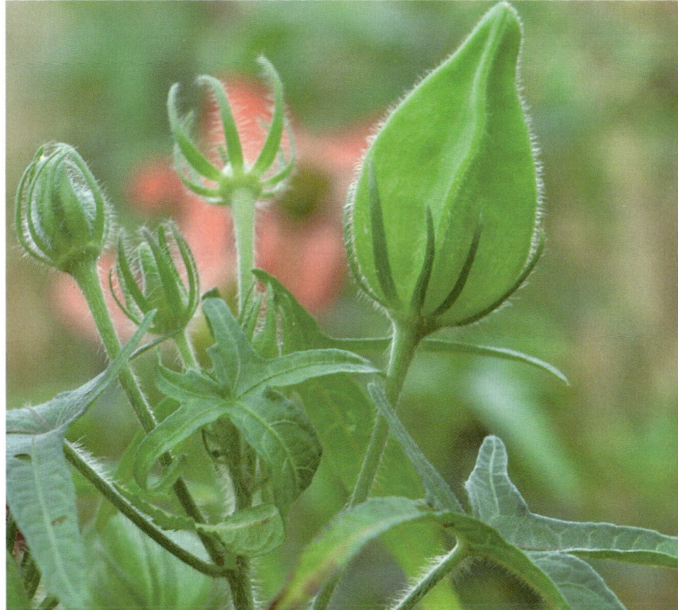

采收加工

根：秋、冬季采挖，洗净，切片，晒干。叶：春、秋季采收，洗净，鲜用或晒干。种子：果实成熟时采收，取出种子，晒干。果实：秋、冬季采摘，鲜用或晒干。

功能主治

根、叶：清热解毒，滑肠润燥。用于风湿痛、肺结核、肺燥咳嗽、产后便秘、痈疮肿毒。种子：用于便秘、水肿、乳汁缺少、耳聋。果实：味甘，性平。柔肝补肾，和胃止痛。用于肾虚耳聋、胃痛、疳积、少年白发。

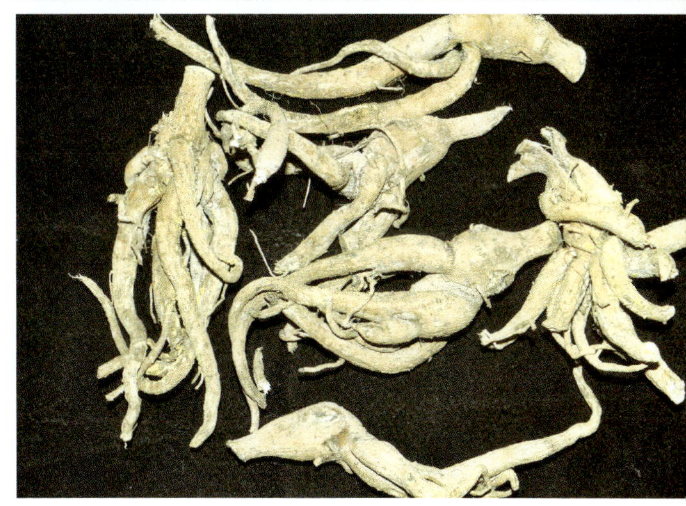

锦葵科 Malvaceae 苘麻属 *Abutilon*

泡果苘 *Abutilon crispum* (L.) Medicus

| 中 药 名 | 泡果苘（药用部位：全草）

| 植物形态 | 多年生草本，高 1m，有时平卧地面，枝被白色长毛和星状细柔毛。叶心形，长 2~7cm，先端渐尖，边缘具圆锯齿，两面均被星状长柔毛；叶柄长 2~50mm，被星状长柔毛；托叶线形，长 3~7mm，被柔毛。花黄色，花梗丝形，长 2~4cm，被长柔毛，近端处具节而膝曲；花萼碟状，长 4~5mm，密被星状细柔毛和长柔毛，裂片 5，卵形，先端渐尖头；花冠直径约 1cm，花瓣倒卵形。蒴果球形，直径 9~13mm，膨胀呈灯笼状，疏被长柔毛，熟时室背开裂，果瓣脱落，宿存花托长约 2mm；种子肾形，黑色。花期全年。

| 分布区域 | 产于海南东方和西沙群岛。亦分布于中国台湾。原产于美洲。

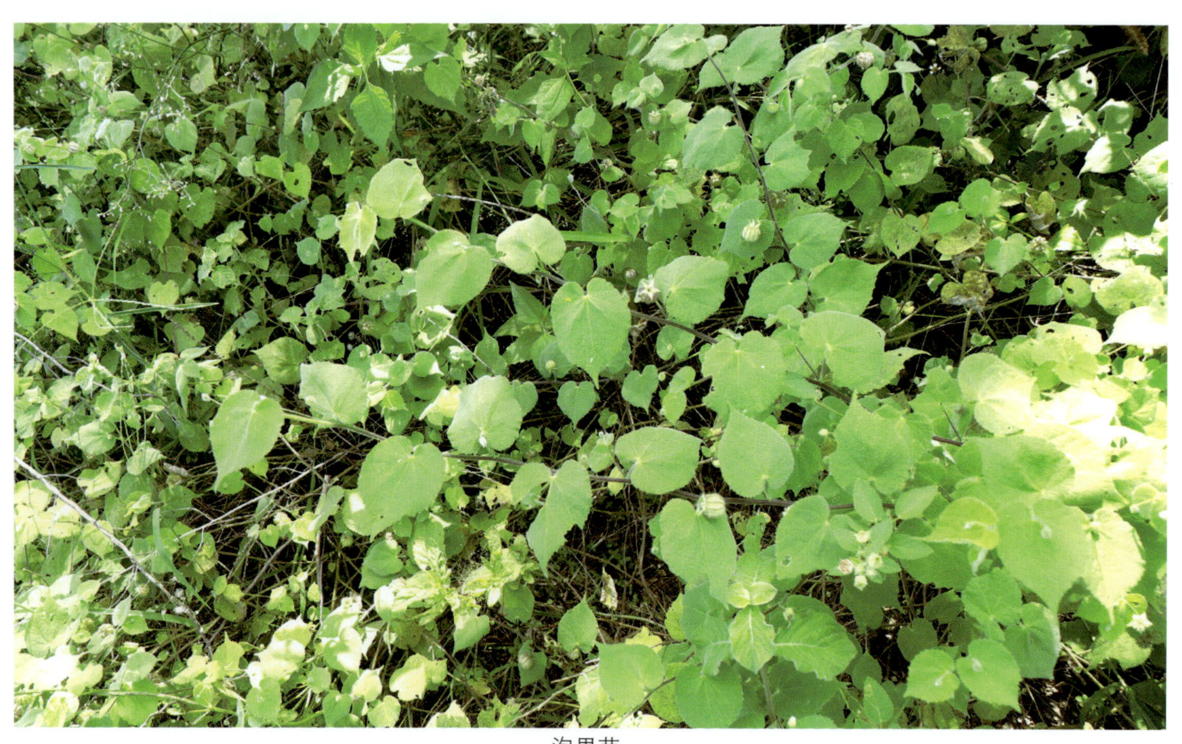

泡果苘

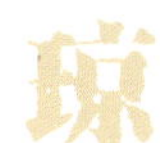

|资　　源|

生于海滨荒地或低海拔山地灌丛，偶见。

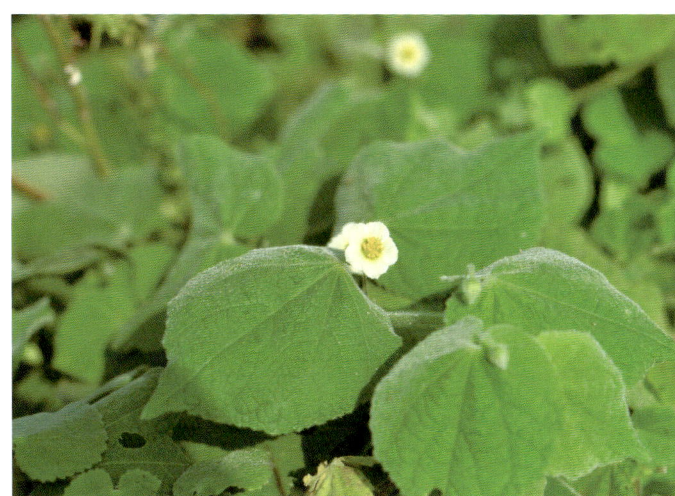

|采收加工|

夏、秋季采收，切碎晒干。

|功能主治|

同属植物磨盘草具有散风、清血热、开窍活血等作用。本种植物形态特征与其相似，但功能主治鲜有报道，有待进一步研究。

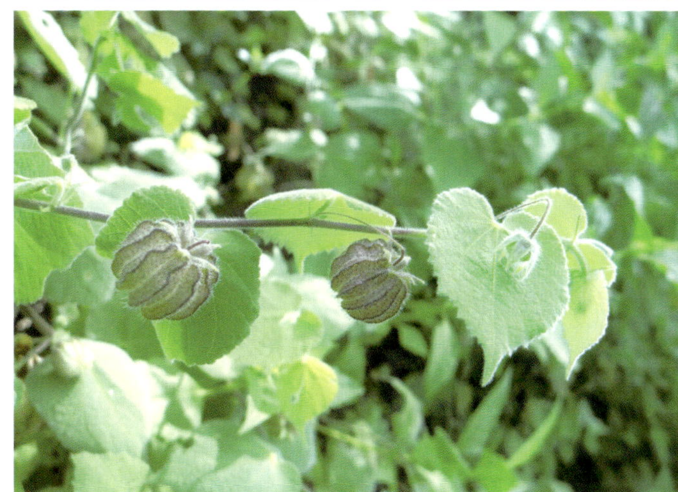

|附　　注|

在 FOC 中，其学名被修订为 *Herissantia crispa* (L.) Brizicky。

锦葵科 Malvaceae 苘麻属 *Abutilon*

磨盘草 *Abutilon indicum* (L.) Sweet

| 中 药 名 | 磨盘草（药用部位：全草），磨盘草子（药用部位：种子），磨盘草根（药用部位：根）

| 植物形态 | 一年生或多年生直立的亚灌木状草本，高达 1~2.5m，分枝多，全株均被灰色短柔毛。叶卵圆形或近圆形，长 3~9cm，宽 2.5~7cm，先端短尖或渐尖，基部心形，边缘具不规则锯齿，两面均密被灰色星状柔毛；叶柄长 2~4cm，被灰色短柔毛和疏丝状长毛，毛长约 1mm；托叶钻形，长 12mm，外弯。花单生于叶腋，花梗长达 4cm，近先端具节，被灰色星状柔毛；花萼盘状，绿色，直径 6~10mm，密被灰色柔毛，裂片 5，宽卵形，先端短尖；花黄色，直径 2~2.5cm，花瓣 5，长 7~8mm；雄蕊柱被星状硬毛；心皮 15~20，呈轮状，花柱分枝 5，柱头头状。果实倒圆形，似磨盘，直径约 1.5cm，黑色，分果爿 15~20，先端截形，具短芒，被星状长硬毛；种子肾形，被星

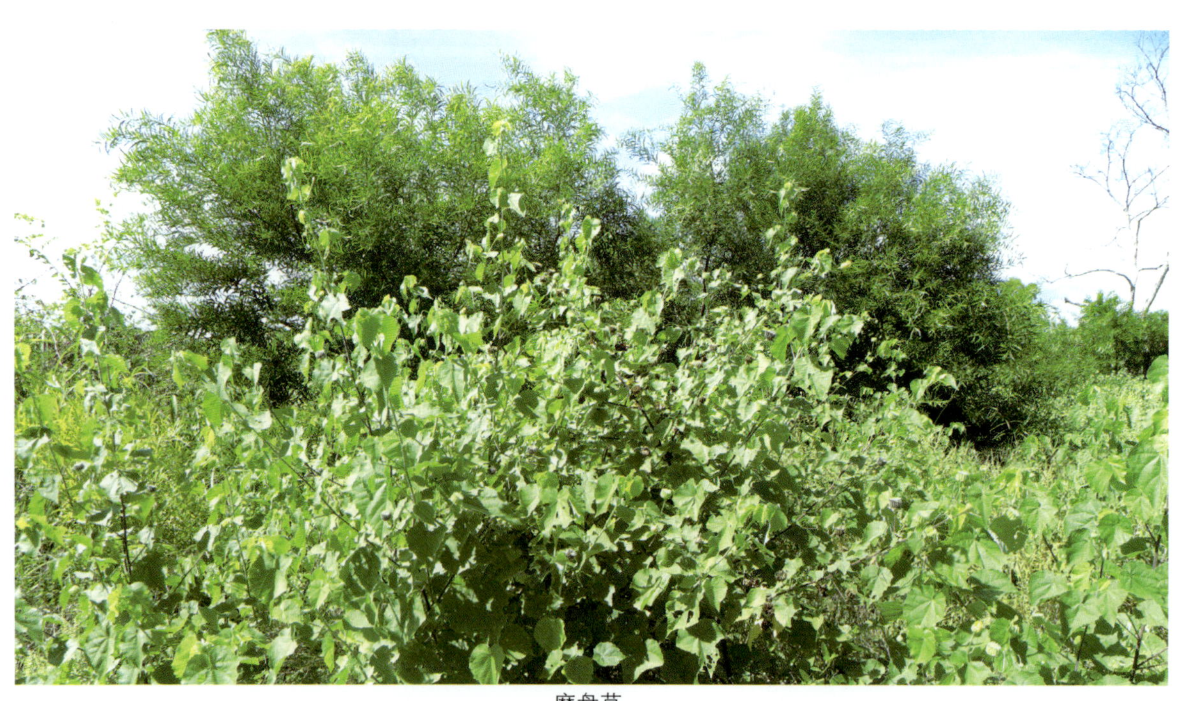

磨盘草

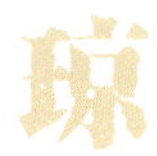

状疏柔毛。花期 7~10 月。

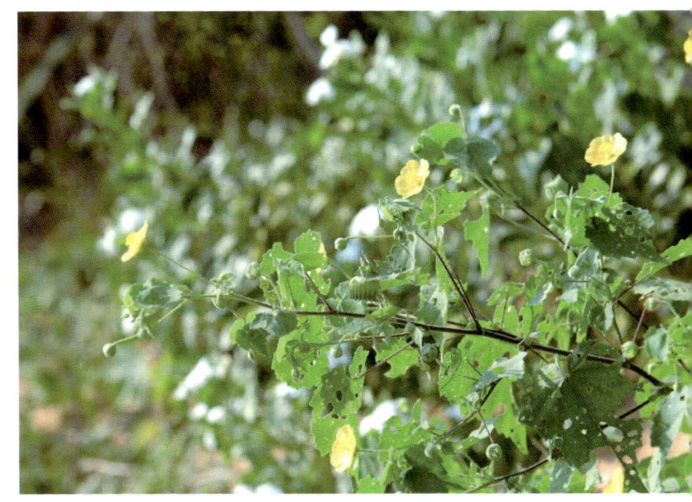

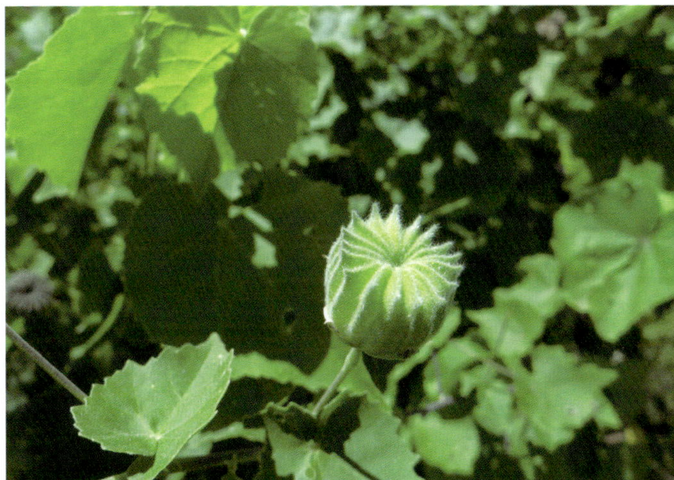

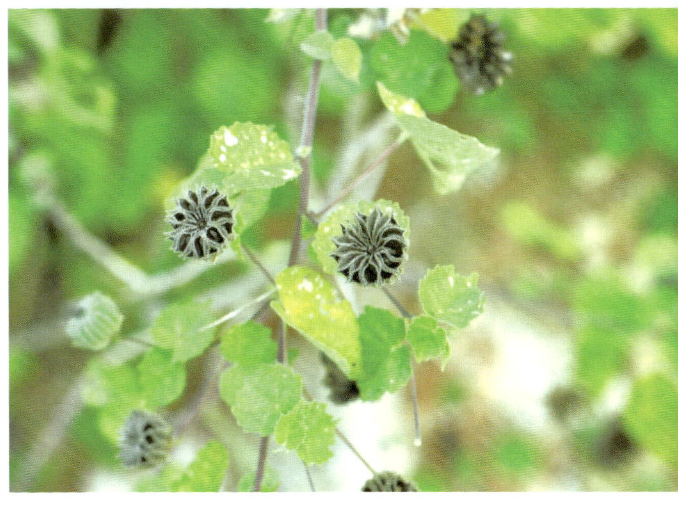

| 分布区域 |

产于海南三亚、乐东、东方、昌江、白沙、五指山、保亭、陵水、万宁、儋州、临高、澄迈、琼海、文昌、海口、西沙群岛。亦分布于中国长江以南其他区域。热带和亚热带其他区域也有分布。

| 资　　源 |

生于海拔 800m 以下，十分常见。

| 采收加工 |

全草：夏、秋季采收，切碎晒干。种子：冬季果实成熟时采摘，打下种子，晒干。根：4 月采挖，洗净，切片晒干。

| 药材性状 |

全草：全草主干直径约 2cm，有分枝，外皮有网格状皱纹，淡灰褐色如被粉状，触之有柔滑感。叶皱缩，浅灰绿色，背面色淡，少数呈浅黄棕色，被短柔毛，手捻之较柔韧而不易碎，有时叶腋有花或果。气微。根：本品呈圆锥形，粗大，长达 15cm，直径约 2cm，有分枝，表面土黄色，皮孔横列，支根痕呈点状突起。质韧，断面白色，纤维性，皮部较厚，与木质部易于分离，气微。

| 功能主治 |

根、种子：散风，清血热，开窍活血，滑肠通便，利尿下乳。用于感冒、久热不退、耳鸣、耳聋、肺结核、小便不利。根：用于泄泻、疝气、淋证、痈肿、流行性腮腺炎。种子：用于便秘、水肿、乳汁少、耳聋。

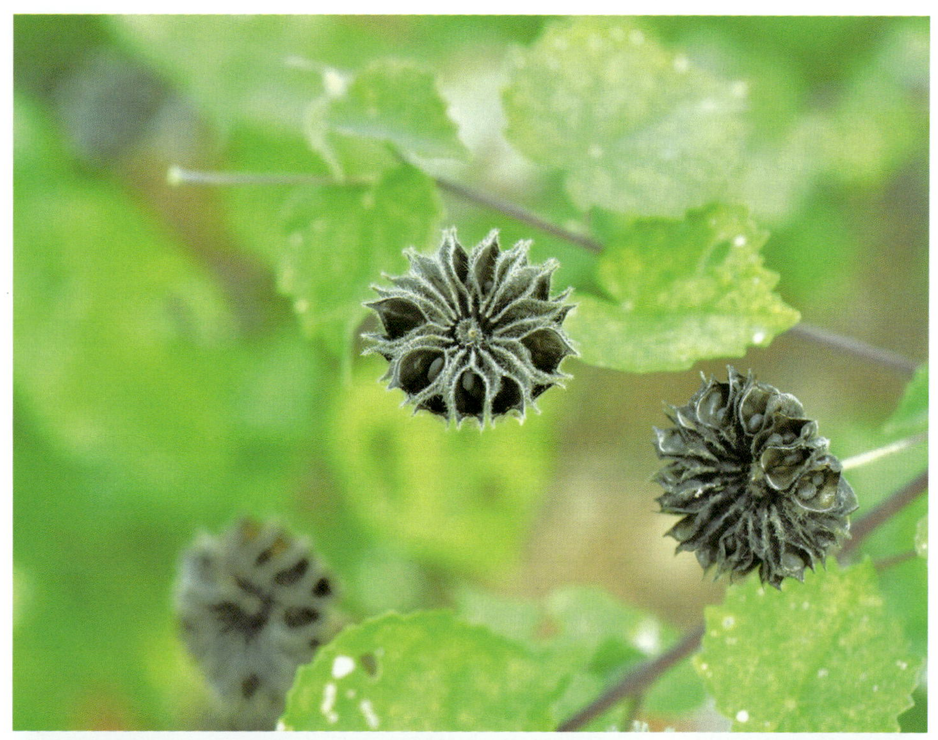

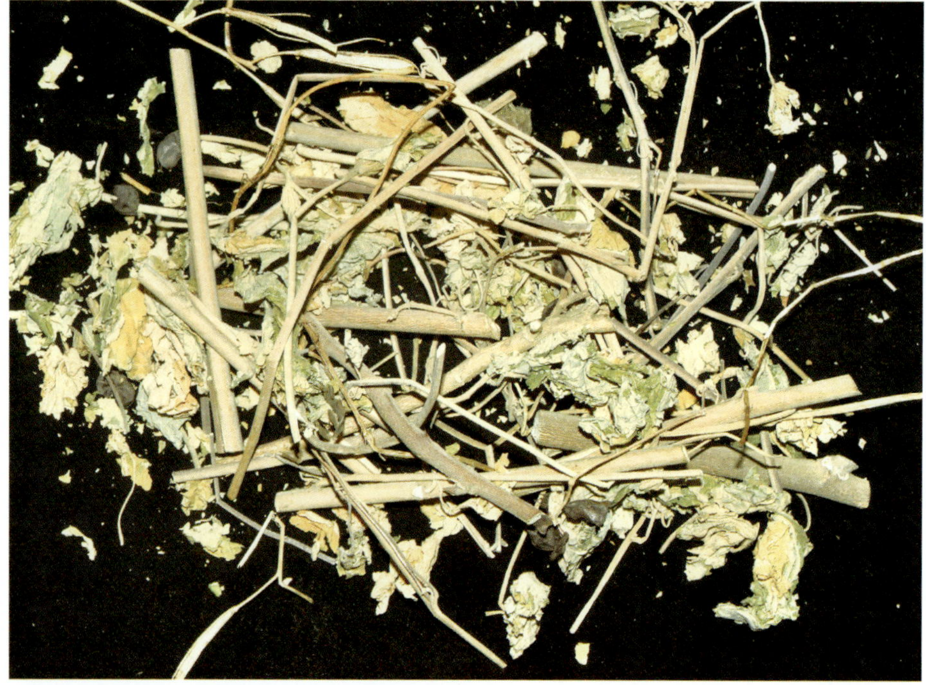

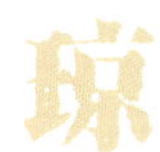

锦葵科 Malvaceae 棉属 *Gossypium*

海岛棉 *Gossypium barbadense* L.

| 中 药 名 | 棉花（药用部位：种毛）

| 植物形态 | 多年生亚灌木或灌木，高 2~3m，被毛或除叶柄和叶背脉外近无毛；小枝暗紫色，具棱角。叶掌状 3~5 深裂，直径 7~12cm，裂片卵形或长圆形，深裂达叶片中部以下，先端长渐尖，中裂片较长，侧裂片通常广展，基部心形；叶柄较长于叶片，被散生黑色腺点；托叶披针状镰形，长约 1cm，常早落。花顶生或腋生，花梗常短于叶柄，被星状长柔毛和黑色腺点；小苞片 5 或更多，分离，基部心形，宽卵形，长 3.5~5cm，边缘具长粗齿 10~15；花萼杯状，截头形，具黑色腺点；花冠钟形，淡黄色，内面基部紫色，长为小苞片的 2~3 倍，花瓣倒卵形，具缺刻，外面被星状长柔毛；雄蕊柱无毛。蒴果长圆状卵形，长 3~5cm，基部大，先端急尖，外面被明显腺点，通常 3 室，

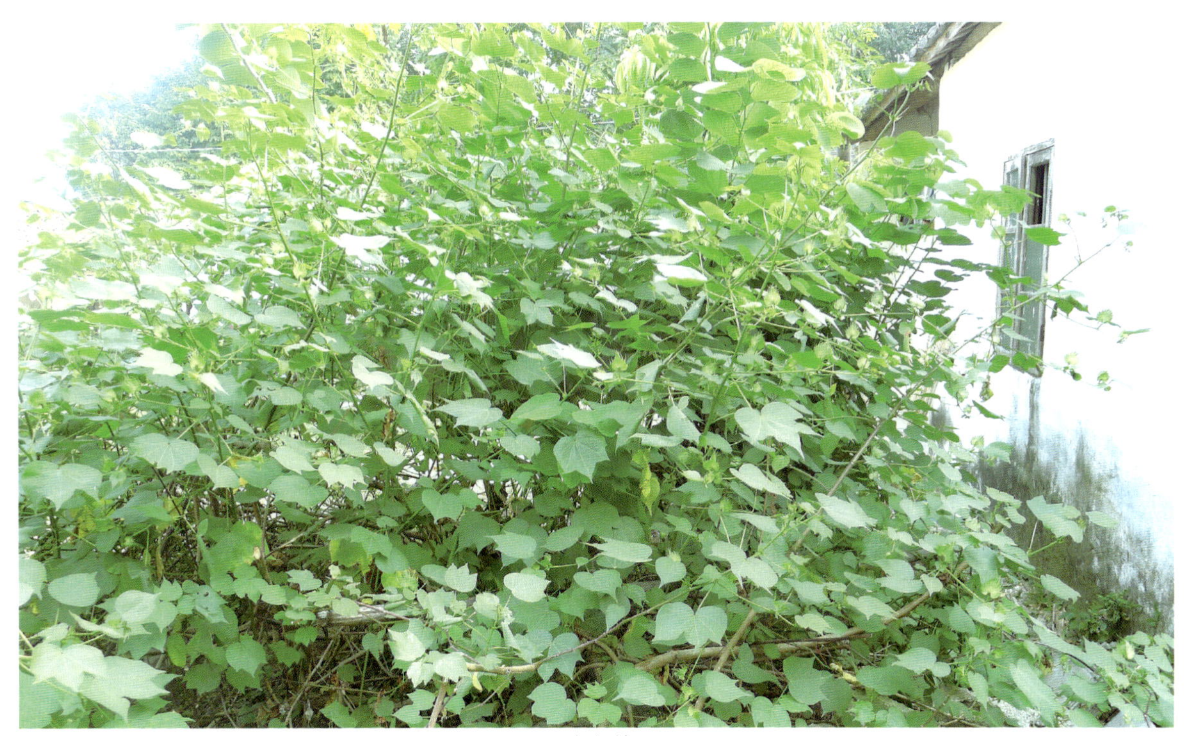

海岛棉

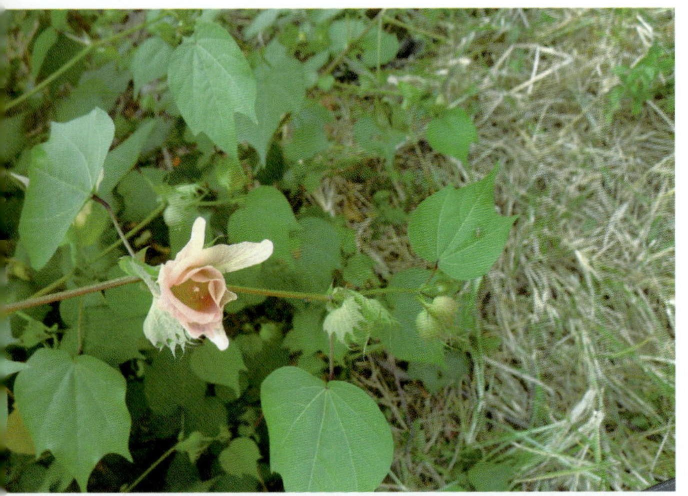

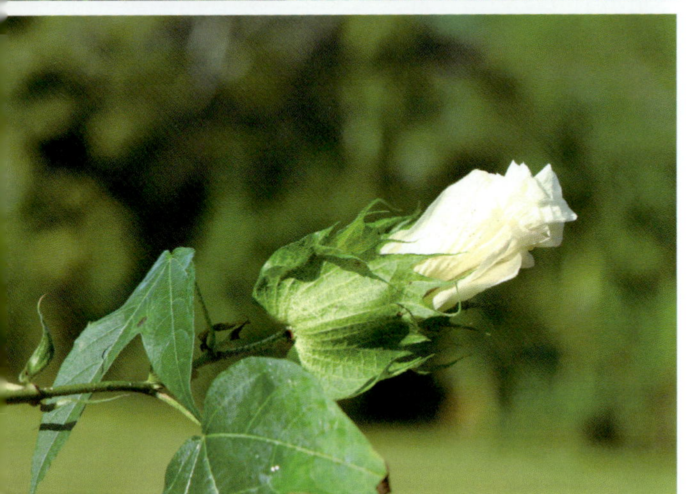

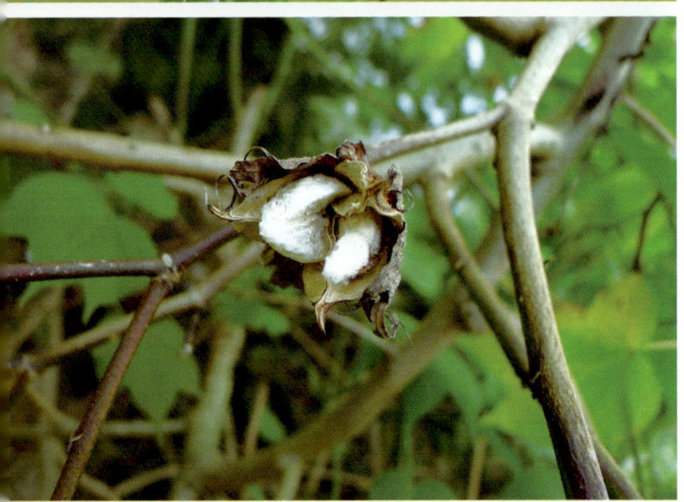

很少为 4 室；种子卵形，具喙，长约 8mm，彼此离生，被易剥离的白色长绵毛，剥毛后表面黑色，光滑，仅一端或两端具少量不易剥离的短绵毛。花期夏、秋季间。

分布区域

产于海南三亚、乐东、东方、海口。中国各地均有栽培。原产于美洲热带地区。

资　源

生于海拔约800m以下无霜的热带、亚热带地区，少见。

采收加工

种毛：秋季采收，晒干。种子：秋季采收棉花时，收集种子，晒干。根：秋季采挖，洗净，切片，晒干；或剥取根皮，切断，晒干。

药材性状

种子：种子呈卵状，长约 8mm，直径约 0.5cm。外被两层白色绵毛，一层长绵毛及一层短茸毛。少数仅具一层长绵毛。质柔韧，研开后，种仁黄褐色，富油性。有油香气，味微辛。

功能主治

种毛：止血。用于吐血、下血、血崩、金疮出血。

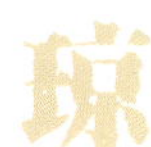

锦葵科 Malvaceae 木槿属 *Hibiscus*

木芙蓉 *Hibiscus mutabilis* L.

中药名 芙蓉花（药用部位：花），芙蓉叶（药用部位：叶），芙蓉根（药用部位：根、树皮）

植物形态 落叶灌木或小乔木，高 2~5m；小枝、叶柄、花梗和花萼均密被星状毛与直毛相混的细绵毛。叶宽卵形至圆卵形或心形，直径 10~15cm，常 5~7 裂，裂片三角形，先端渐尖，具钝圆锯齿，上面疏被星状细毛和点，下面密被星状细绒毛；主脉 7~11；叶柄长 5~20cm；托叶披针形，长 5~8mm，常早落。花单生于枝端叶腋间，花梗长 5~8cm，近端具节；小苞片 8，线形，长 10~16mm，宽约 2mm，密被星状绵毛，基部合生；萼钟形，长 2.5~3cm，裂片 5，卵形，渐尖头；花初开时白色或淡红色，后变深红色，直径约 8cm，花瓣近圆形，直径 4~5cm，外面被毛，基部具髯毛；雄蕊柱长 2.5~3cm，

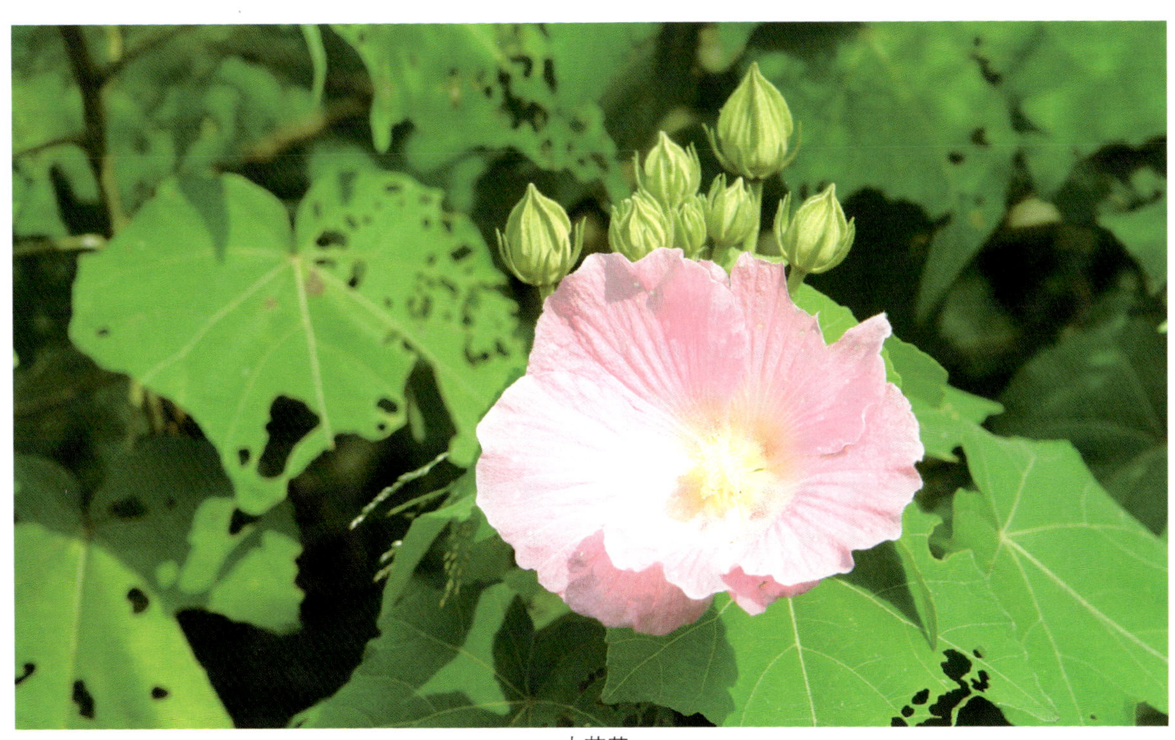

木芙蓉

无毛；花柱分枝5，疏被毛。蒴果扁球形，直径约2.5cm，被淡黄色刚毛和绵毛，果爿5；种子肾形，背面被长柔毛。花期8~10月。

| 分布区域 | 产于海南万宁。亦分布于中国长江以南其他区域。

| 资　　源 | 生于坡地、路边、平原较干燥的向阳处。

| 采收加工 | 花：8~10月采摘初开花的花朵，晒干或烘干。叶：夏、秋季采摘叶，阴干或晒干，研成粉末贮藏。根：秋季采挖，或剥取根皮，均洗净，切片，晒干。

| 药材性状 | 花：花呈不规则圆柱状，具副萼，10裂，裂片条形；花萼裂片5，卵形；花冠直径约9cm，花瓣5或为重瓣，为淡棕色至棕红色；花瓣呈倒卵圆形，边缘微弯曲，基部与雄蕊柱合生；花药多数，生于柱顶；雌蕊1，柱头5裂。气微香，味微辛。叶：全体被灰白色星状毛。叶片大，多皱缩破碎，完整者展平后呈卵圆状心形，直径10~15cm，掌状5~7裂，裂片三角形，先端渐尖，基部心形，边缘有钝齿，叶面深绿色，叶背灰绿色，叶脉7~11，两面突起。叶柄圆柱形，长5~20cm，直径约0.3mm，黄褐色。质脆，易碎，气微，味微辛。

| 功能主治 | 根：清热解毒。用于痈肿、肺痈、臁疮、咳嗽气喘、带下病。叶：清热解毒。用于痈疽疔疮、流行性腮腺炎、缠腰火丹、烫火伤、肺痈、肠痈。花：清热解毒，凉血。用于疔疮、肺痈、肺热咳嗽、吐血、崩漏、带下病。

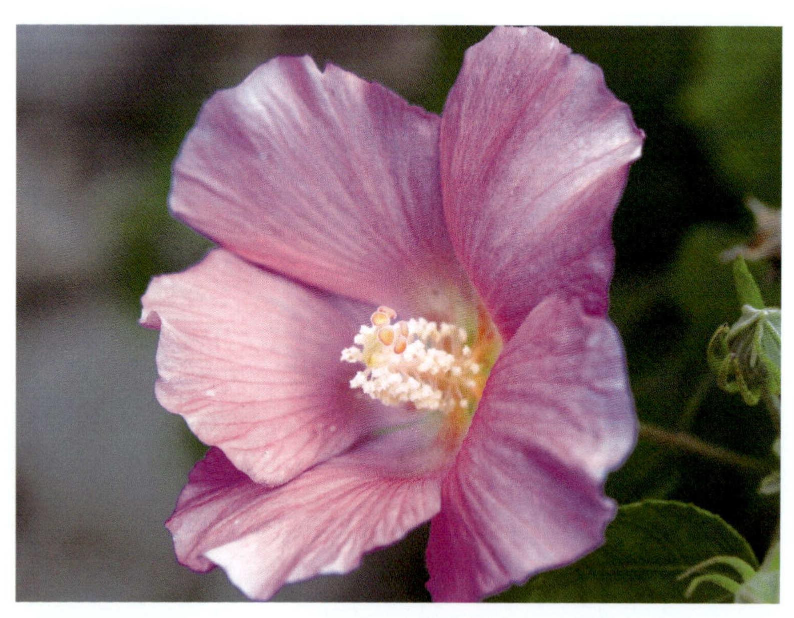

锦葵科 Malvaceae 木槿属 *Hibiscus*

朱 槿 *Hibiscus rosa-sinensis* L.

中药名 扶桑花（药用部位：花），扶桑叶（药用部位：叶），扶桑根（药用部位：根）

植物形态 常绿灌木，高 1~3m；小枝圆柱形，疏被星状柔毛。叶阔卵形或狭卵形，先端渐尖，基部圆形或楔形，边缘具粗齿或缺刻，两面除背面沿脉上有少许疏毛外均无毛；叶柄长 5~20mm，上面被长柔毛；托叶线形，被毛。花单生于上部叶腋间，常下垂，花梗长 3~7cm，疏被星状柔毛或近平滑无毛，近端有节；小苞片 6~7，线形，长 8~15mm，疏被星状柔毛，基部合生；萼钟形，被星状柔毛，裂片 5，卵形至披针形；花冠漏斗形，直径 6~10cm，玫瑰红色或淡红、淡黄色等，花瓣倒卵形，先端圆，外面疏被柔毛；雄蕊柱长 4~8cm，平滑无毛；花柱分枝 5。蒴果卵形，长约 2.5cm，平滑无毛，有喙。花期全年。

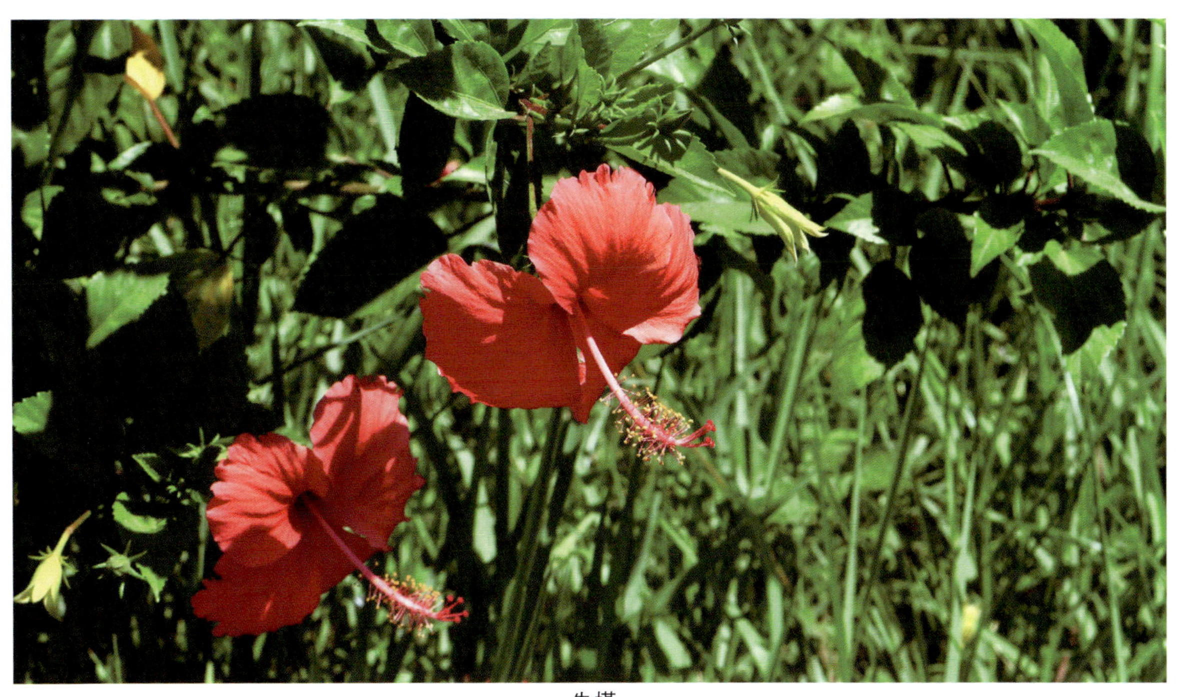

朱槿

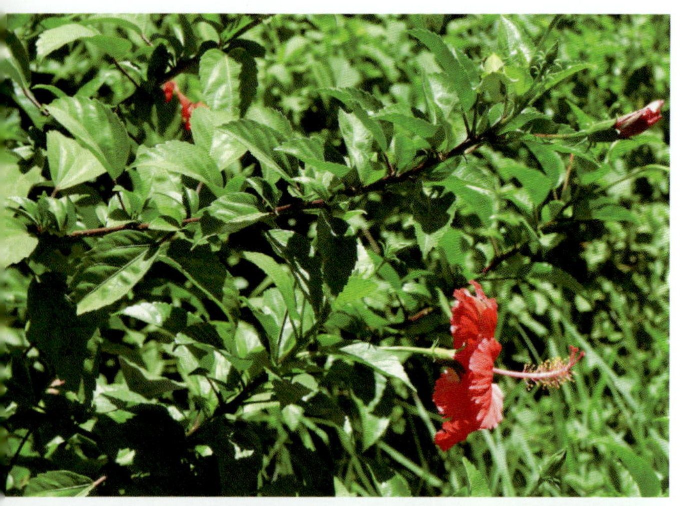

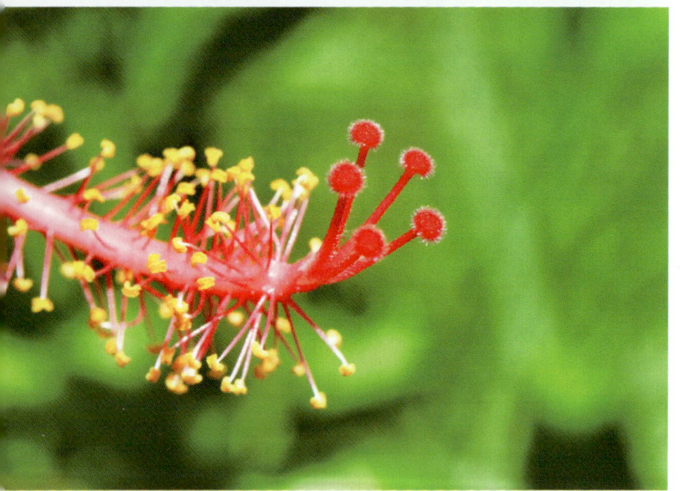

分布区域

产于海南三亚、五指山、陵水、万宁、琼中、临高、澄迈、海口、西沙群岛。亦分布于中国长江以南其他区域。

资　源

栽培，常见。

采收加工

花：花半开时采摘，晒干。叶：随用随采。根：秋末挖取，洗净，晒干。

药材性状

花皱缩成长条状，长 5.5~7cm。小苞片 6~7，线形，分离，比萼短。花萼黄棕色，长约 2.5cm，有星状毛，5 裂，裂片披针形或尖三角形；花瓣 5，紫色或淡棕红色，有的为重瓣，花瓣先端圆或具粗圆齿，但不分裂。雄蕊管长，突出于花冠之外，上部有多数具花药的花丝。子房五棱形，被毛，花柱 5。体轻，气微香，味淡。

功能主治

根：清热解毒，止咳，利尿，调经。用于流行性腮腺炎、目赤、咳嗽、小便淋痛、带下病、白浊、月经不调、闭经、血崩。叶：清热解毒。外用于痈疮肿毒、白癜风。花：清肺化痰，凉血解毒。用于肺热咳嗽、咯血、衄血、痢血、赤白浊、月经不调、疔疮痈肿、乳痈。花：煎剂口服用于高血压。

锦葵科 Malvaceae 木槿属 *Hibiscus*

玫瑰茄 *Hibiscus sabdariffa* L.

| 中 药 名 | 玫瑰茄（药用部位：花萼、种子、叶）

| 植物形态 | 一年生直立草本，高达 2m，茎淡紫色，无毛。叶异型，下部的叶卵形，不分裂，上部的叶掌状 3 深裂，裂片披针形，长 2~8cm，宽 5~15mm，具锯齿，先端钝或渐尖，基部圆形至宽楔形，两面均无毛，主脉 3~5，背面中肋具腺；叶柄长 2~8cm，疏被长柔毛；托叶线形，长约 1cm，疏被长柔毛。花单生于叶腋，近无梗；小苞片 8~12，红色，肉质，披针形，长 5~10mm，宽 2~3mm，疏被长硬毛，近先端具刺状附属物，基部与萼合生；花萼杯状，淡紫色，直径约 1cm，疏被刺和粗毛，基部 1/3 处合生，裂片 5，三角状渐尖形，长 1~2cm；花黄色，内面基部深红色，直径 6~7cm。蒴果卵球形，直径约 1.5cm，密被粗毛，果爿 5；种子肾形，无毛。花期夏、秋季间。

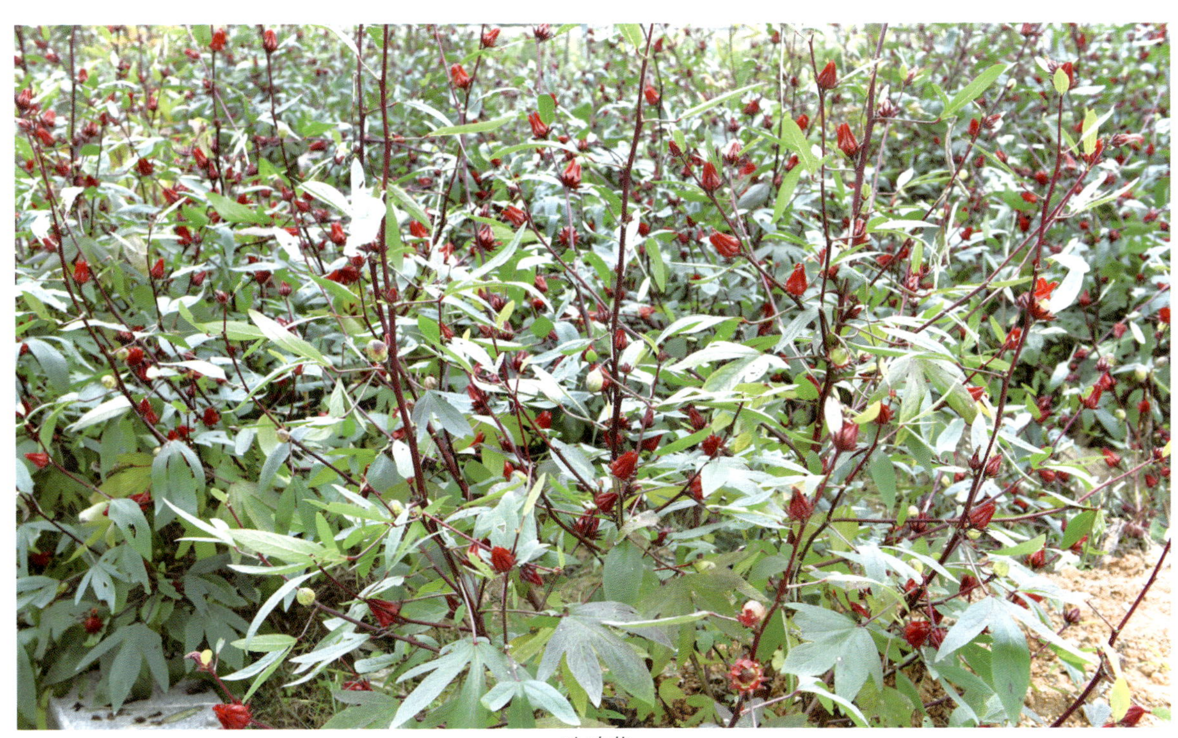

玫瑰茄

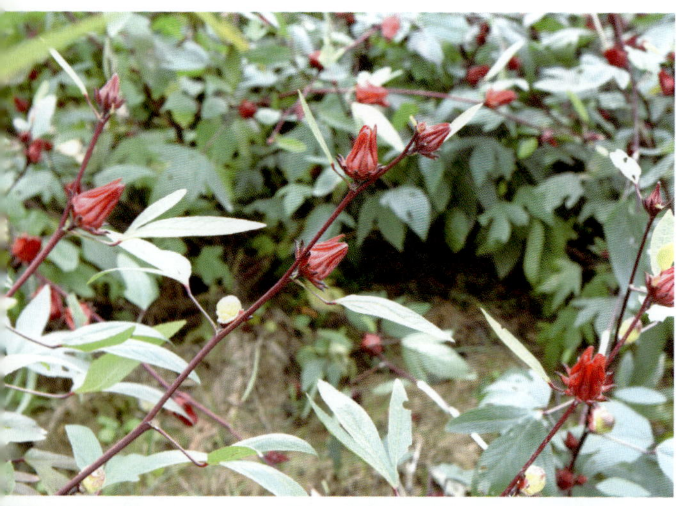

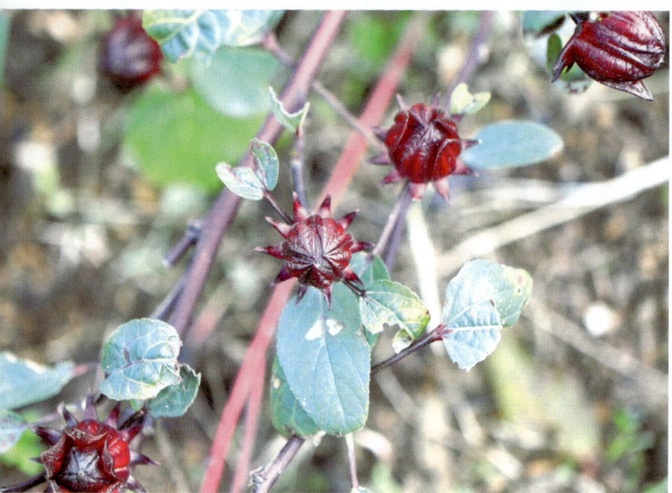

| 分布区域 |

产于海南乐东、文昌、海口。亦分布于中国华南其他区域，以及福建、台湾、云南。原产于东半球热带地区。

| 资　源 |

栽培，少见。

| 采收加工 |

11 月中下旬，叶黄籽黑时，将果枝剪下，摘取花萼连同果实，晒 1 天，待缩水后脱出花萼，置干净草席或竹箩上晒干。

| 药材性状 |

花略呈圆锥状或不规则形，长 2.5~4cm，直径约2cm，花萼紫红色至紫黑色，5裂，裂片披针形，下部可见与花萼愈合的小苞片，约 10 裂，披针形，基部具有去除果实后留下的空洞。花冠黄棕色，外表面有线状条纹，内表面基部黄褐色，偶见稀疏的粗毛。体轻，质脆。气微清香，味酸。

| 功能主治 |

花萼：清热解渴，敛肺止咳。用于高血压、咳嗽、中暑、酒醉。种子：强壮，泻下，利尿。叶：外用于疥疮。

锦葵科 Malvaceae 木槿属 *Hibiscus*

吊灯扶桑 *Hibiscus schizopetalus* (Mast.) Hook. f.

中药名 吊灯花（药用部位：根），吊灯花叶（药用部位：叶）

植物形态 常绿直立灌木，高达3m；小枝细瘦，常下垂，平滑无毛。叶椭圆形或长圆形，长4~7cm，宽1.5~4cm，先端短尖或短渐尖，基部钝或宽楔形，边缘具齿缺，两面均无毛；叶柄长1~2cm，上面被星状柔毛；托叶钻形，长约2mm，常早落。花单生于枝端叶腋间，花梗细瘦，下垂，长8~14cm，平滑无毛或具纤毛，中部具节；小苞片5，极小，披针形，长1~2mm，被纤毛；花萼管状，长约1.5cm，疏被细毛，具5浅齿裂，常一边开裂；花瓣5，红色，长约5cm，深细裂作流苏状，向上反曲；雄蕊柱长而突出，下垂，长9~10cm，无毛；花柱分枝5，无毛。蒴果长圆柱形，长约4cm，直径约1cm。花期全年。

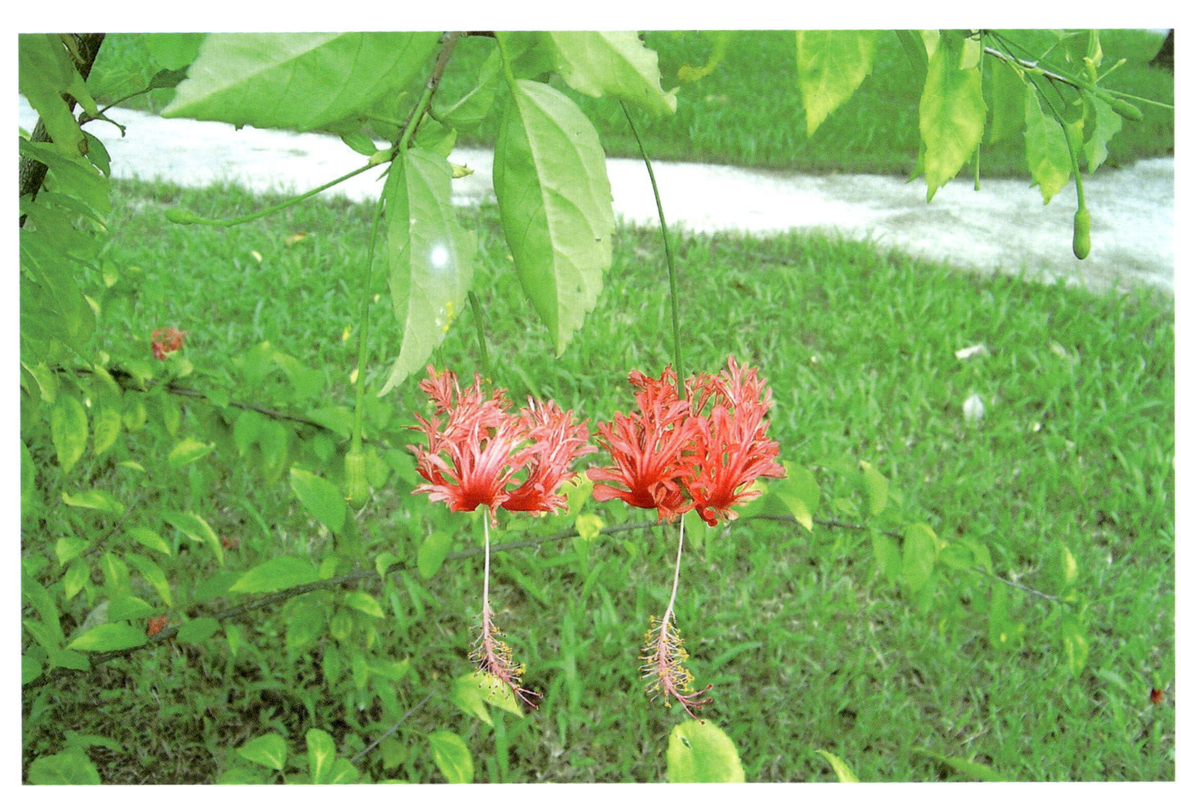

吊灯扶桑

| **分布区域** | 产于海南三亚、万宁、琼中、屯昌、海口。中国华南其他区域，以及福建、台湾、云南亦有栽培。原产于非洲东部。

| **资　　源** | 栽培，少见。

| **采收加工** | 根：秋后或冬季采挖，洗去泥沙，切片，晒干。叶：全年均可采，鲜用或晒干。

| **功能主治** | 叶：消肿，拔毒生肌。用于腋下疮疡、肿毒。

锦葵科 Malvaceae 木槿属 *Hibiscus*

刺芙蓉 *Hibiscus surattensis* L.

中药名

刺芙蓉（药用部位：根、叶）

植物形态

一年生亚灌木状草本，高 0.5~2m，常平卧，疏被长毛和倒生皮刺。叶掌状 3~5 裂，长 5~10cm，宽 5~11cm，裂片卵状披针形，长 3~7cm，宽 1.5~3cm，具不整齐锯齿，两面均疏被糙硬毛，主脉 5，疏被倒生刺；叶柄长 2~7cm，上面密被长硬毛，下面疏被倒生刺；托叶耳形，叶状，长约 5mm，疏被长硬毛。花单生于叶腋，花梗长 1~5cm，疏被倒生刺和长柔毛；小苞片 10，线形，长 1~1.5cm，近中部具匙形附属物，并被长刺；花萼浅杯状，深 5 裂，裂片卵状披针形，先端长尾状，具刺，长约 2.5cm；花黄色，内面基部暗红色，长约 3.5cm。蒴果卵球形，长约 1.2cm，直径约 1cm，具短喙，密被粗长硬毛；种子肾形，疏被白色细糙毛。花期 9 月至翌年 3 月。

分布区域

产于海南三亚、乐东、昌江、五指山、陵水、万宁、琼中、儋州、临高、海口。亦分布于中国云南。亚洲、澳大利亚、非洲热带地区也有分布。

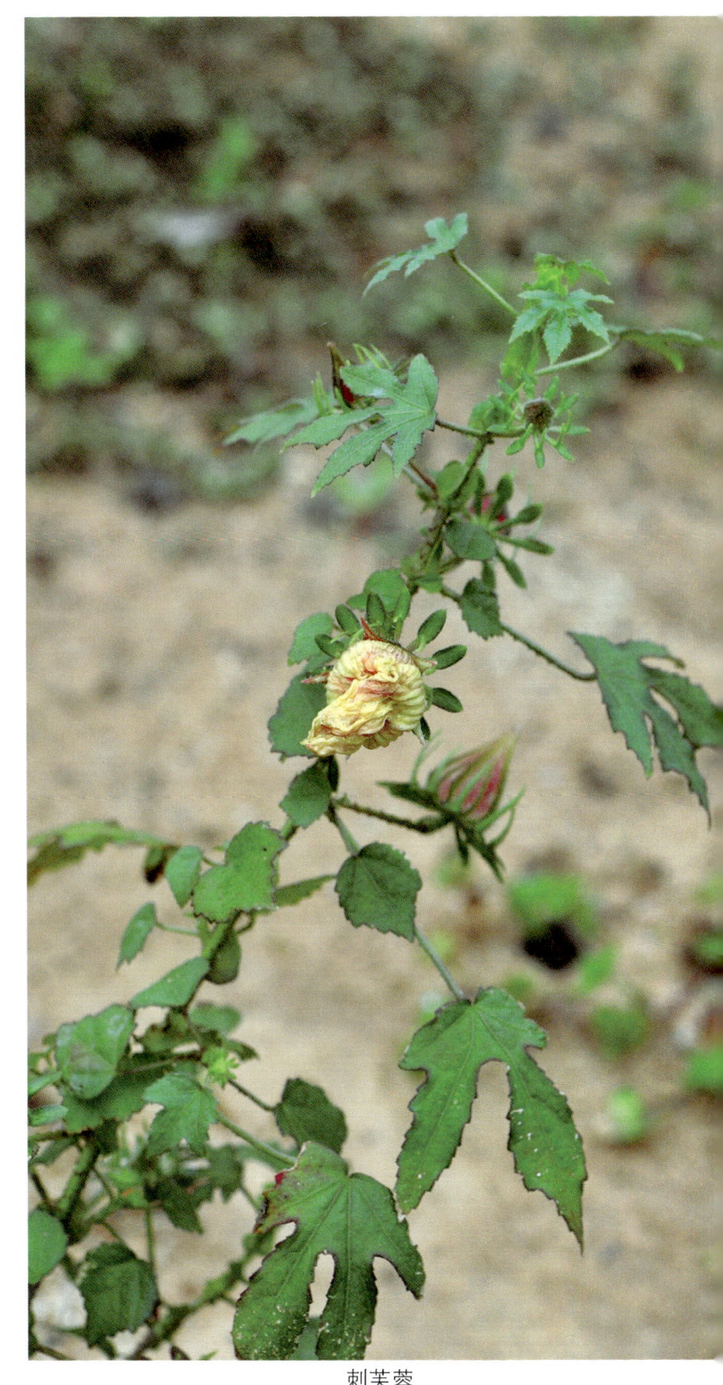

刺芙蓉

资　源 生于低丘陵地、草坡、河边、海滨灌木丛或疏林中，常见。

采收加工 夏、秋季采收，鲜用。

功能主治 根、叶：用于皮肤病。

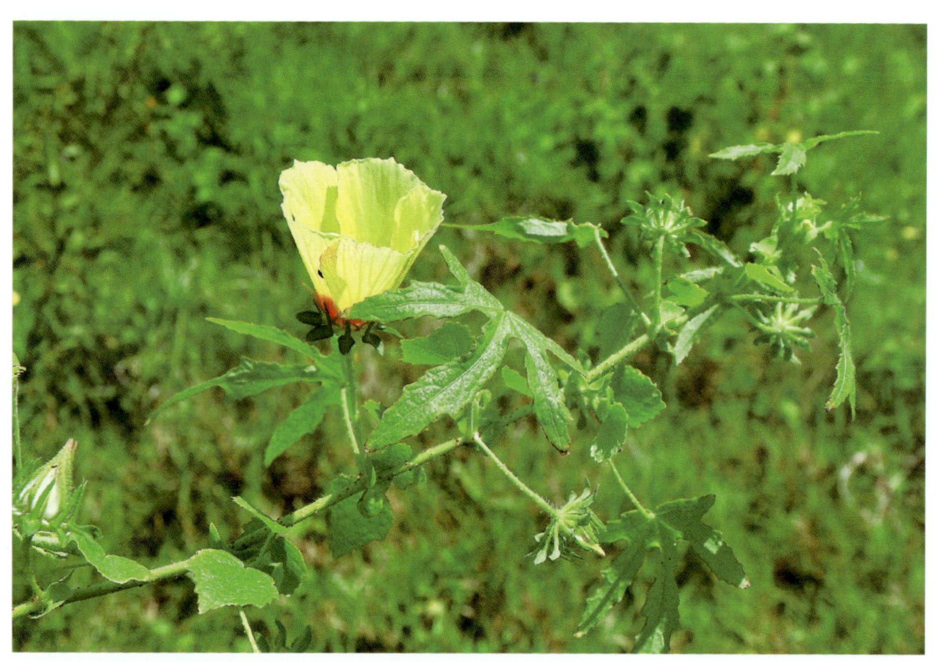

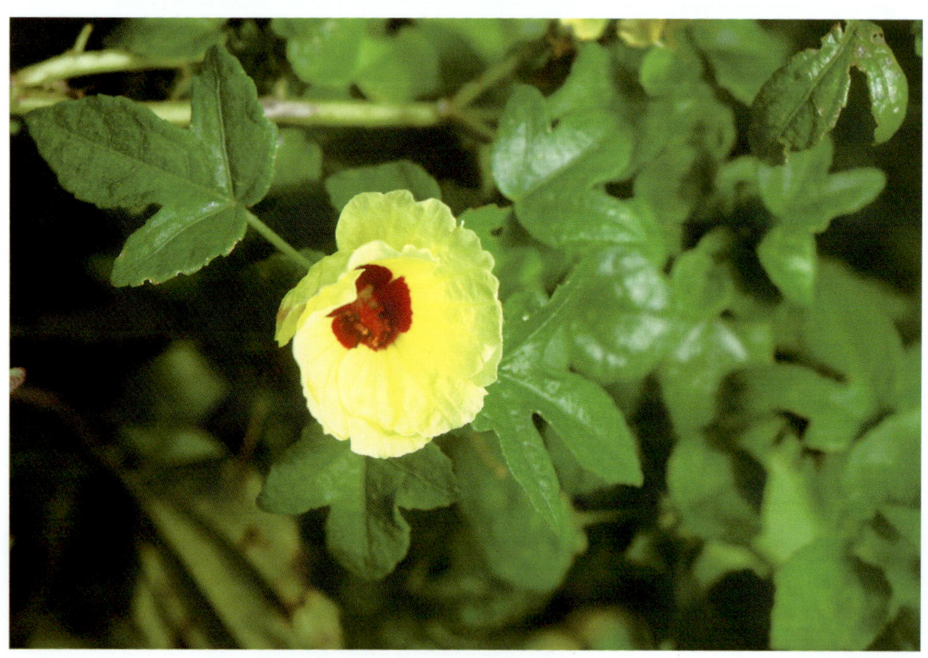

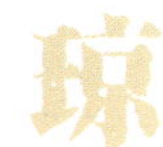

锦葵科 Malvaceae 木槿属 *Hibiscus*

木 槿 *Hibiscus syriacus* L.

中药名 木槿花（药用部位：花），木槿根（药用部位：根），木槿皮（药用部位：根皮、茎皮），木槿叶（药用部位：叶），木槿子（药用部位：果实）

植物形态 落叶灌木，高 3~4m，小枝密被黄色星状绒毛。叶菱形至三角状卵形，长 3~10cm，宽 2~4cm，具深浅不同的 3 裂或不裂，先端钝，基部楔形，边缘具不整齐齿缺，下面沿叶脉微被毛或近无毛；叶柄长 5~25mm，上面被星状柔毛；托叶线形，长约 6mm，疏被柔毛。花单生于枝端叶腋间，花梗长 4~14mm，被星状短绒毛；小苞片 6~8，线形，长 6~15mm，宽 1~2mm，密被星状疏绒毛；花萼钟形，长 14~20mm，密被星状短绒毛，裂片 5，三角形；花钟形，淡紫色，直径 5~6cm，花瓣倒卵形，长 3.5~4.5cm，外面疏被纤毛和星状长柔

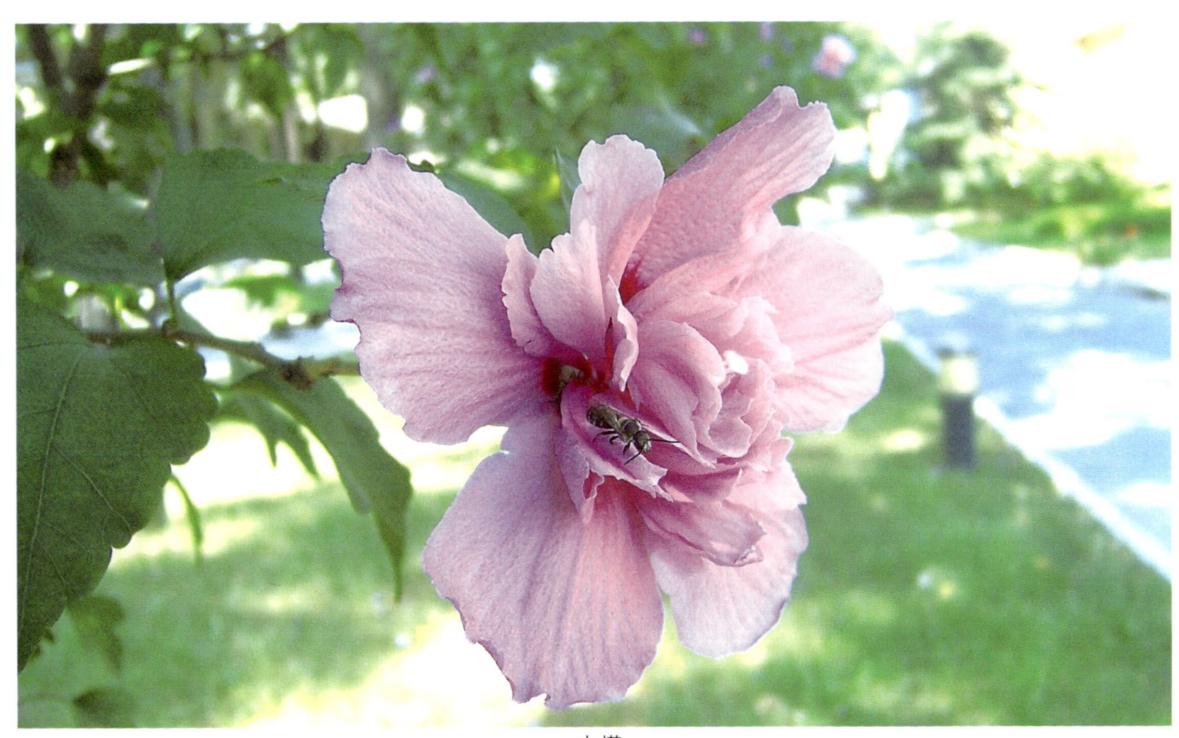

木槿

毛；雄蕊柱长约 3cm；花柱分枝无毛。蒴果卵圆形，直径约 12mm，密被黄色星状绒毛；种子肾形，背部被黄白色长柔毛。花期 7~10 月。

| 分布区域 | 海南有栽培。亦分布于中国黄河以南其他区域。

| 资　　源 | 栽培，少见。

| 采收加工 | 花：夏、秋季选晴天早晨，花半开时采摘，晒干。果实：9~10 月果实现黄绿色时采收，晒干。根：全年均可采挖，洗净，切片，鲜用或晒干。茎皮：于 4~5 月剥取，晒干。根皮：于秋末挖取根，剥取根皮，晒干。叶：全年均可采，鲜用或晒干。

| 药材性状 | 花多皱缩成团状或不规则形，长 2~4cm，宽 1~2cm，全体被毛。花萼钟形，黄绿色或黄色，先端 5 裂，裂片三角形，萼筒外方有苞片 6~8，条形，萼筒下常带花梗，长 4~14mm，花萼、苞片、花梗表面均密被细毛及星状毛；花瓣 5 或重瓣，黄白色至黄棕色，基部与雄蕊合生，并密生白色长柔毛；雄蕊多数，花丝下部连合成筒状，包围花柱，柱头 5 分歧，伸出花丝筒外。质轻脆，气微香，味淡。茎皮多内卷成长槽状或单筒状，大小不一，厚 1~2mm。外表面青灰色或灰褐色，有细而略弯曲的纵皱纹，皮孔点状。

| 功能主治 | 根、根皮、茎皮：清热利湿，解毒止痒。用于黄疸、痢疾、肠风泻血、肺痈、肠痈、带下病、痔疮、脱肛、阴囊湿疹、疥癣。叶：清热。花：清热利湿，凉血。用于肺热咳嗽、吐血、肠风便血、痢疾、痔血、带下病、痈肿疮毒。果实：清肺化痰，解毒止痛。用于肺热咳嗽、痰喘、偏正头痛、黄水疮。

锦葵科 Malvaceae 木槿属 *Hibiscus*

黄　槿 *Hibiscus tiliaceus* L.

中药名

黄槿（药用部位：树皮、叶、花）

植物形态

常绿灌木或乔木，高4~10m，胸径粗达60cm；树皮灰白色；小枝无毛或近于无毛，很少被星状绒毛或星状柔毛。叶革质，近圆形或广卵形，直径8~15cm，先端突尖，有时短渐尖，基部心形，全缘或具不明显细圆齿，上面绿色，嫩时被极细星状毛，逐渐变平滑无毛，下面密被灰白色星状柔毛，叶脉7或9；叶柄长3~8cm；托叶叶状，长圆形，长约2cm，宽约12mm，先端圆，早落，被星状疏柔毛。花序顶生或腋生，常数花排列成聚伞花序，总花梗长4~5cm，花梗长1~3cm，基部有一对托叶状苞片；小苞片7~10，线状披针形，被绒毛，中部以下连合呈杯状；萼长1.5~2.5cm，基部1/4~1/3处合生，萼裂5，披针形，被绒毛；花冠钟形，直径6~7cm，花瓣黄色，内面基部暗紫色，倒卵形，长约4.5cm，外面密被黄色星状柔毛；雄蕊柱长约3cm，平滑无毛；花柱分枝5，被细腺毛。蒴果卵圆形，长约2cm，被绒毛，果爿5，木质；种子光滑，肾形。花期6~8月。

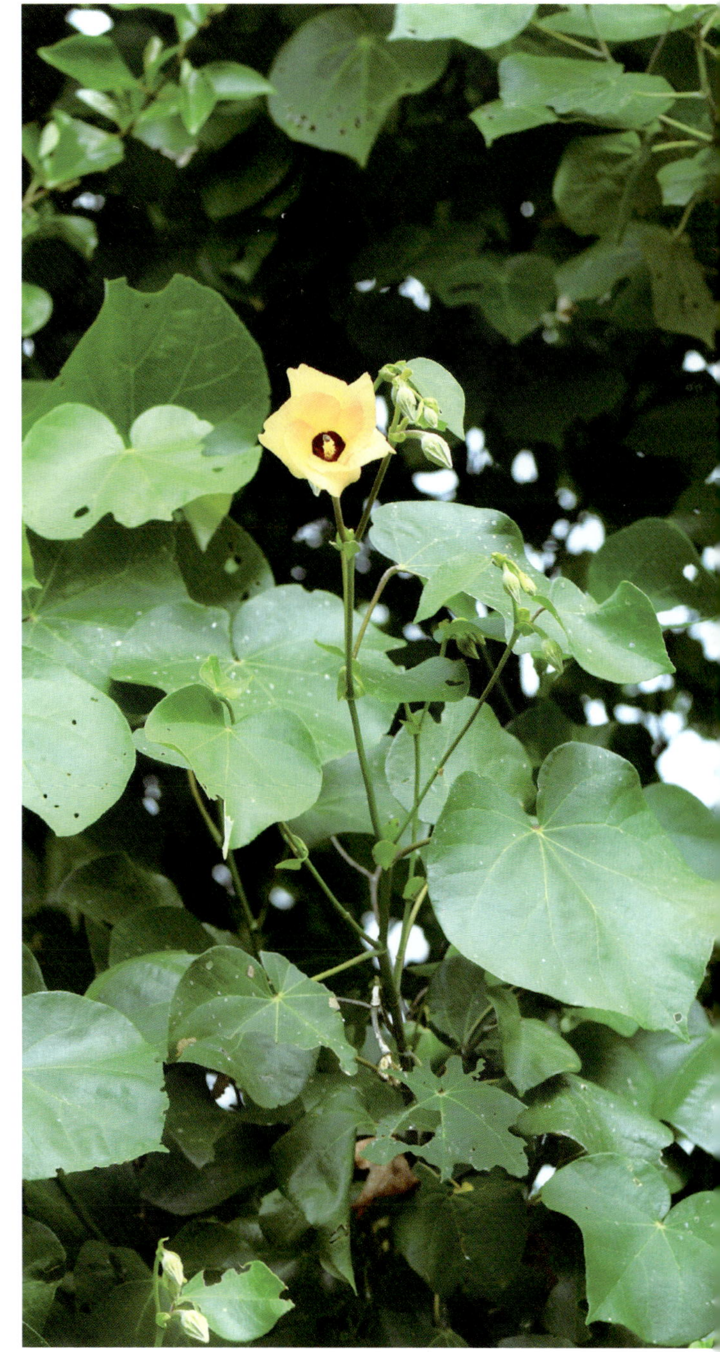
黄槿

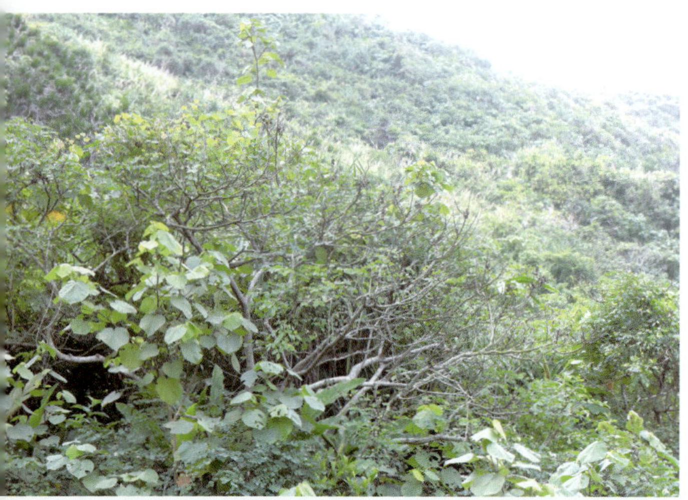

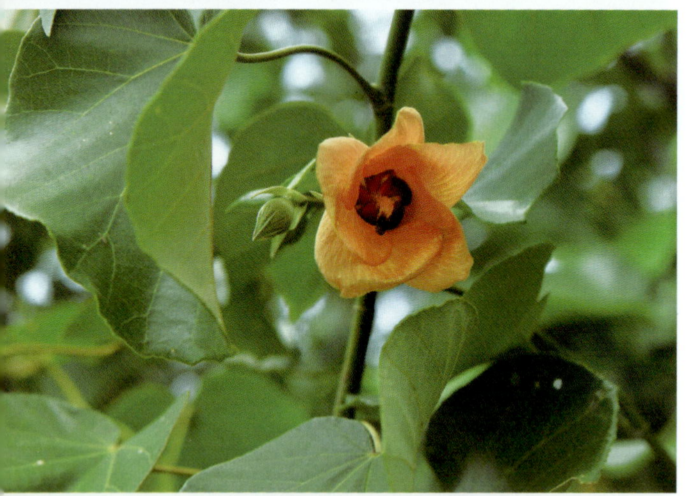

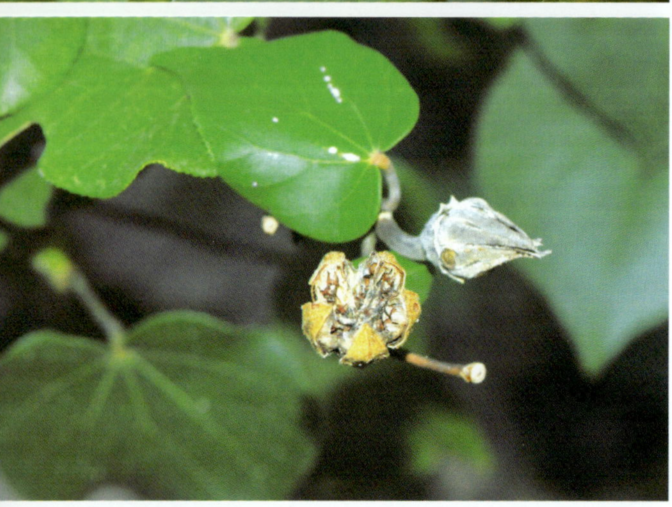

分布区域

产于海南三亚、乐东、昌江、保亭、万宁、琼中、儋州、澄迈、文昌、海口。亦分布于中国广西、福建、台湾。世界其他热带、亚热带沿海地区也有分布。

资　　源

常生于港湾或潮水能到达的河岸，常见。

采收加工

树皮、叶：全年均可采。花：6~8 月，未完全开放时开始采摘，阴干或晒干。

药材性状

叶大多破碎或皱缩，完整叶近圆形或广卵形，直径 8~15cm，先端突尖，有时短渐尖，基部心形，全缘或具不明显细圆齿，叶下面密被星状柔毛，叶脉 7 或 9；叶柄长 3~8cm，质脆，气微，味淡。花多皱缩成团或不规则形，全体被毛；花萼钟形，先端 5 裂，萼筒外有苞片 7~10，线状披针形，花梗长 1~3cm，花萼、苞片被绒毛；花冠钟形，花瓣黄色，内面基部暗紫色，倒卵形，长约 4.5cm，外面密被星状柔毛，雄蕊柱长约 3cm，平滑无毛，花柱分枝 5，被细腺毛。质轻脆。气微，味淡。

功能主治

树皮、叶、花：清热解毒，散瘀消肿，止咳，润肤杀菌。用于外感风热、咳嗽、痰火郁结、咳痰黄稠、木薯中毒、疮痈肿毒。

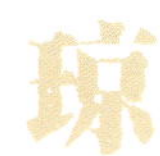

锦葵科 Malvaceae 赛葵属 *Malvastrum*

赛　葵 *Malvastrum coromandelianum* (L.) Gürcke

中药名 赛葵（药用部位：全株或叶）

植物形态 亚灌木状，直立，高达 1m，疏被单毛和星状粗毛。叶卵状披针形或卵形，长 3~6cm，宽 1~3cm，先端钝尖，基部宽楔形至圆形，边缘具粗锯齿，上面疏被长毛，下面疏被长毛和星状长毛；叶柄长 1~3cm，密被长毛；托叶披针形，长约 5mm。花单生于叶腋，花梗长约 5mm，被长毛；小苞片线形，长 5mm，宽 1mm，疏被长毛；萼浅杯状，5 裂，裂片卵形，渐尖头，长约 8mm，基部合生，疏被单长毛和星状长毛；花黄色，直径约 1.5cm，花瓣 5，倒卵形，长约 8mm，宽约 4mm；雄蕊柱长约 6mm，无毛。果实直径约 6mm，分果爿 8~12，肾形，疏被星状柔毛，直径约 2.5mm，背部宽约 1mm，具 2 芒刺。

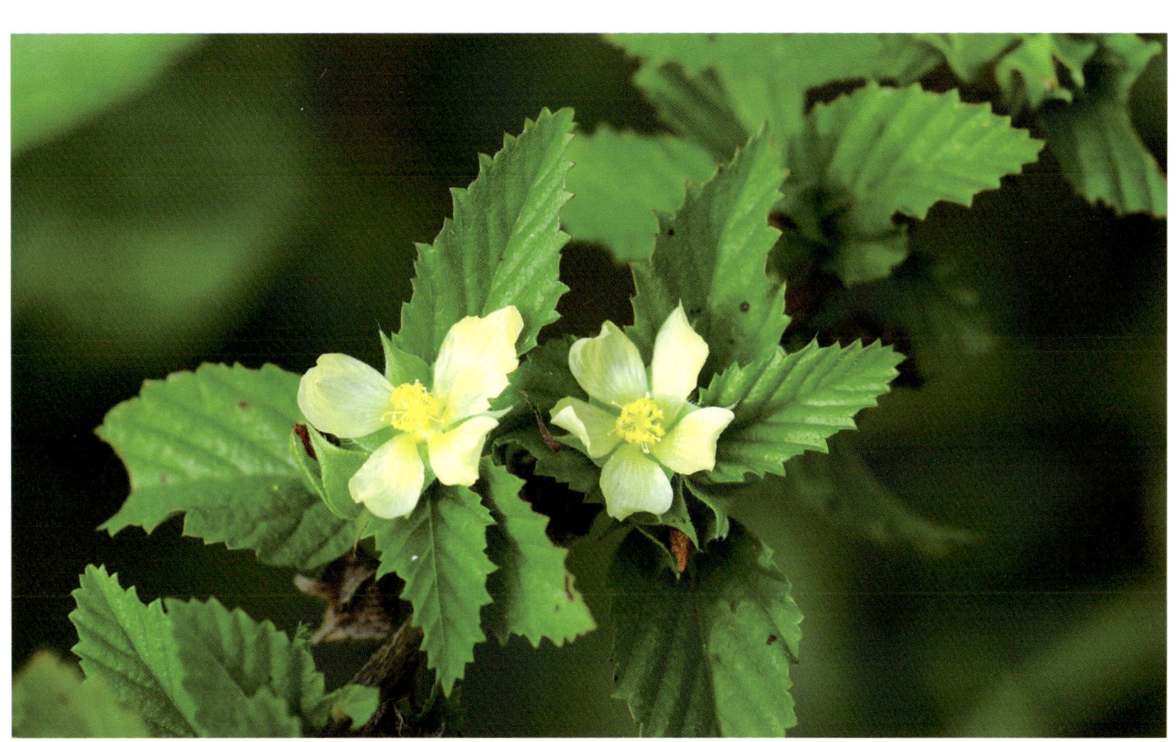

赛葵

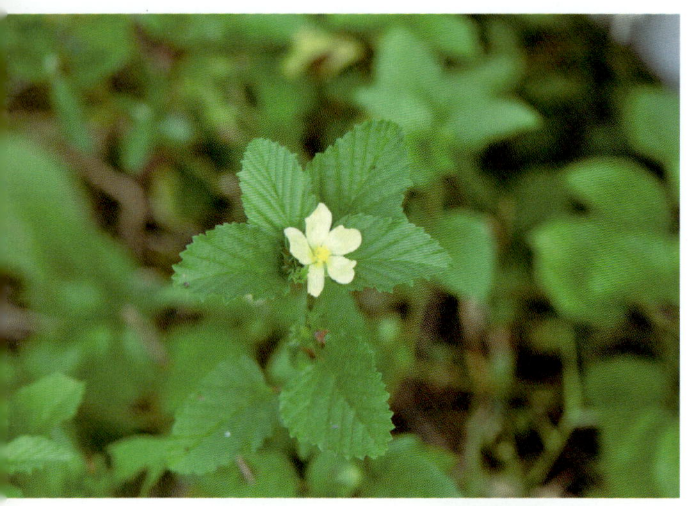

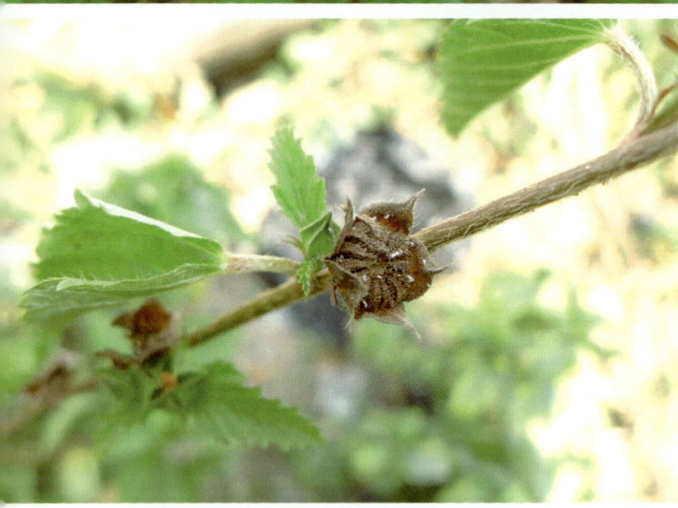

分布区域

产于海南东方、陵水、万宁、昌江、海口、南沙群岛、西沙群岛。亦分布于中国华南其他区域，以及福建、台湾、云南。世界其他热带地区也广布。

资　源

生于旷地上，常见。

采收加工

秋季采挖全株，除去泥沙及杂质，切碎，晒干，或鲜用。

功能主治

全株、叶：清热解毒，利湿，抗炎镇痛，祛瘀消肿。用于感冒发热、咽炎、喉炎、肺热咳嗽、泄泻、痢疾、黄疸、急性肝炎、小儿食滞、疟疾、风湿关节痛。外用于跌打损伤、扭伤、疔疮痈肿。

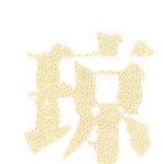

锦葵科 Malvaceae 悬铃花属 *Malvaviscus*

垂花悬铃花（变种） *Malvaviscus arboreus* Cav. var. *penduliflocus* (DC.) Schery

中 药 名 垂花悬铃花（药用部位：根、树皮、叶）

植物形态 灌木，高达2m，小枝被长柔毛。叶卵状披针形，长6~12cm，宽2.5~6cm，先端长尖，基部广楔形至近圆形，边缘具一钝齿，两面近于无毛或仅脉上被星状疏柔毛，主脉3；叶柄长1~2cm，上面被长柔毛；托叶线形，长约4mm，早落。花单生于叶腋，花梗长约1.5cm，被长柔毛；小苞片匙形，长1~1.5cm，边缘具长硬毛，基部合生；萼钟状，直径约1cm，裂片5，较小苞片略长，被长硬毛；花红色，下垂，筒状，仅于上部略开展，长约5cm，雄蕊柱长约7cm；花柱分枝10。果实未见。

分布区域 产于海南三亚、东方、昌江、白沙、万宁、琼中、定安、琼海。

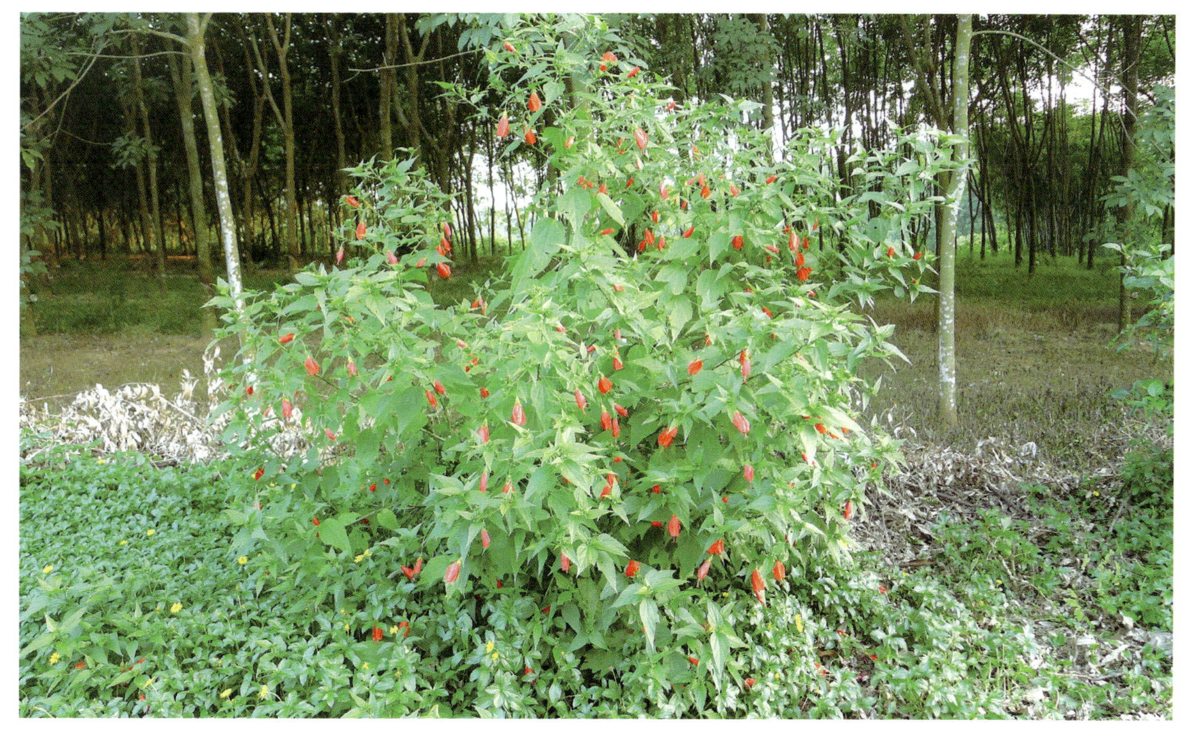

垂花悬铃花（变种）

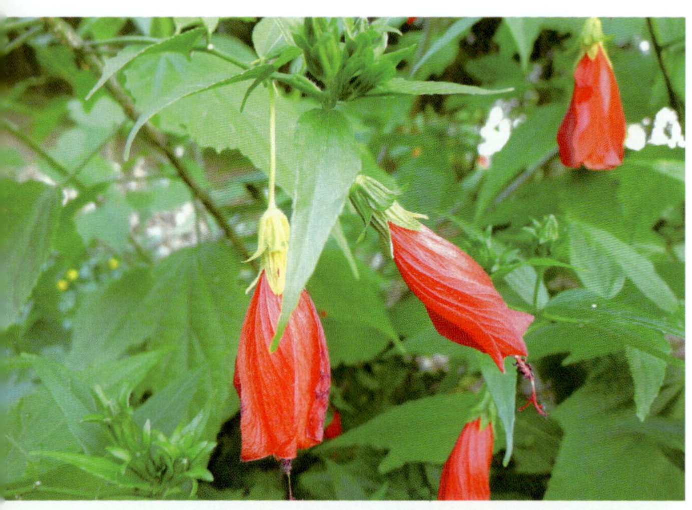

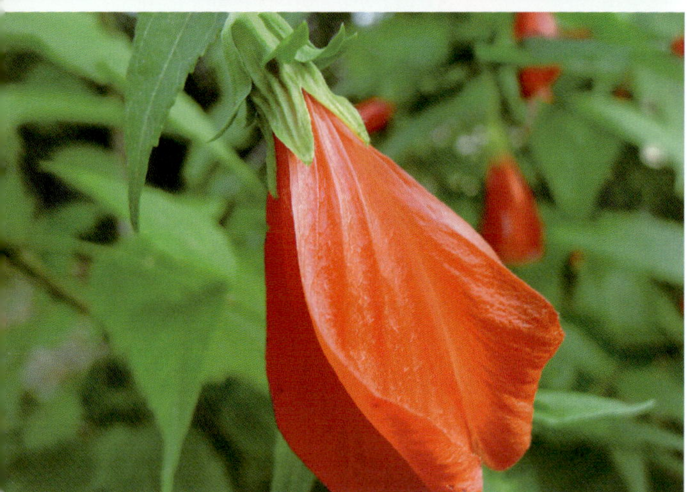

资　　源

生于疏林或灌丛中。

采收加工

夏、秋季采挖，洗净，鲜用或切片晒干。

功能主治

根、树皮、叶：清热解毒，拔毒消肿，收湿敛疮，生肌定痛。用于恶疮、湿疮流水、溃疡不敛、牙疳口疮、下疳。

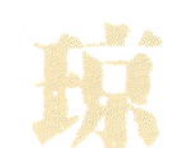

锦葵科 Malvaceae 黄花稔属 *Sida*

黄花稔 *Sida acuta* Burm. f.

中药名 黄花稔（药用部位：叶、根）

植物形态 直立亚灌木状草本，高1~2m；分枝多，小枝被柔毛至近无毛。叶披针形，长2~5cm，宽4~10mm，先端短尖或渐尖，基部圆或钝，具锯齿，两面均无毛或疏被星状柔毛，上面偶被单毛；叶柄长4~6mm，疏被柔毛；托叶线形，与叶柄近等长，常宿存。花单朵或成对生于叶腋，花梗长4~12mm，被柔毛，中部具节；萼浅杯状，无毛，长约6mm，下半部合生，裂片5，尾状渐尖；花黄色，直径8~10mm，花瓣倒卵形，先端圆，基部狭，长6~7mm，被纤毛；雄蕊柱长约4mm，疏被硬毛。蒴果近圆球形，分果爿4~9，但通常为5~6，长约3.5mm，先端具2短芒，果皮具网状皱纹。花期冬、春季。

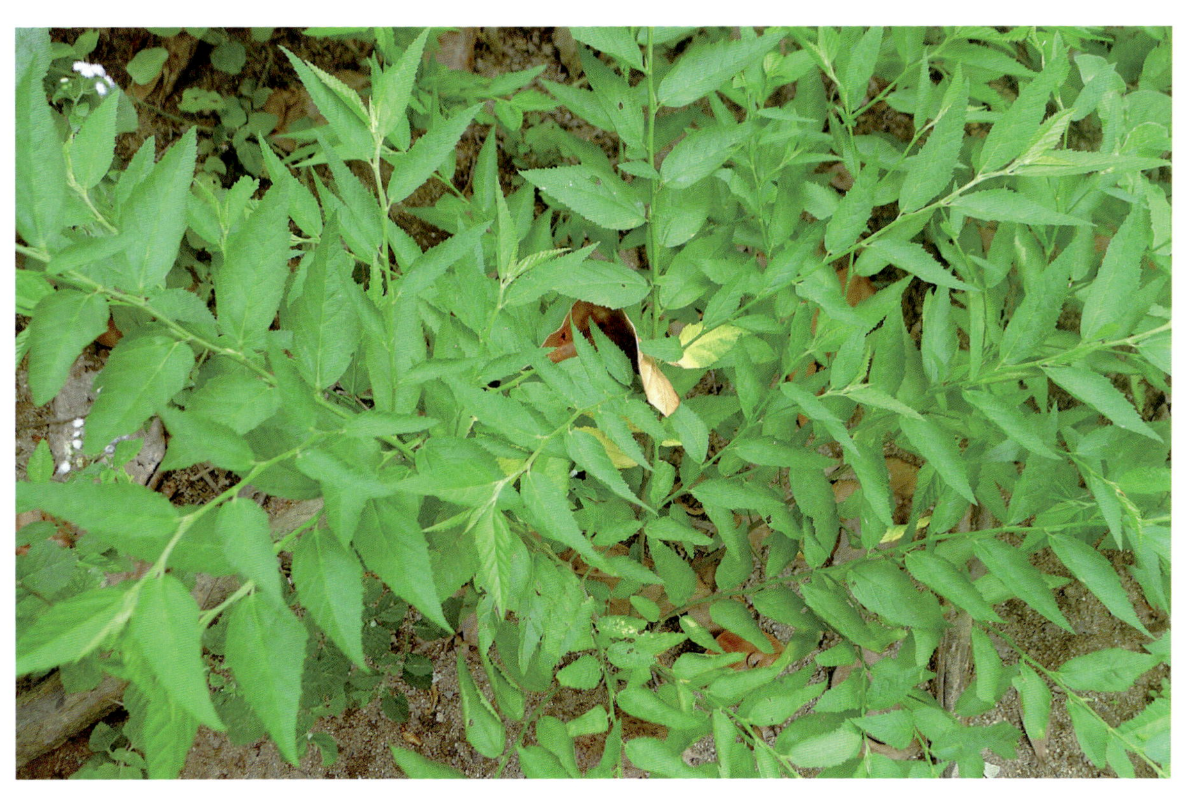

黄花稔

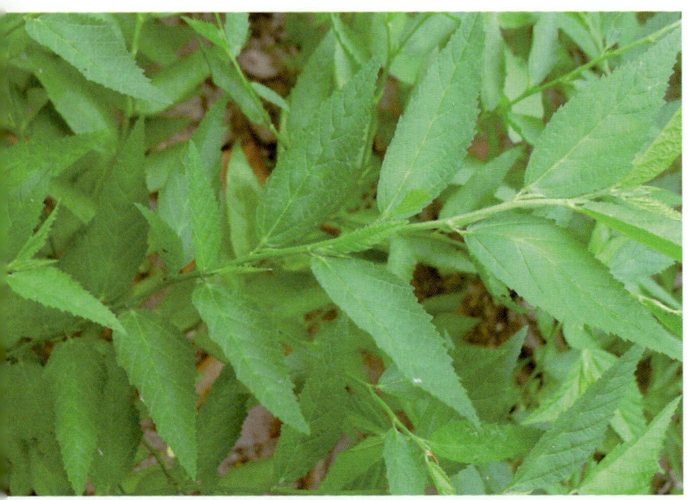

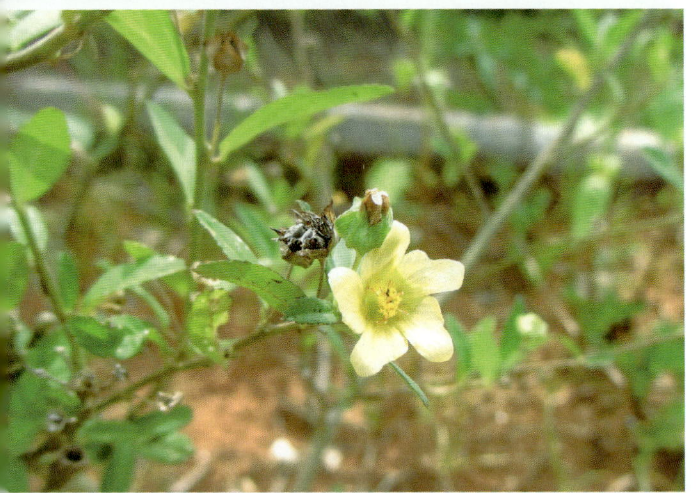

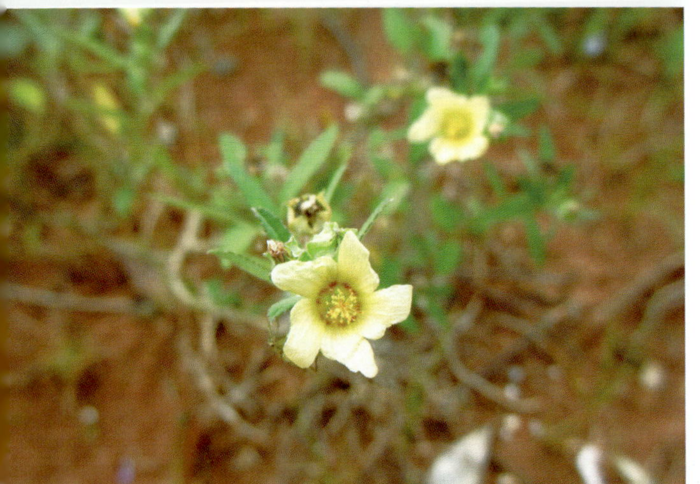

| 分布区域 |

产于海南三亚、乐东、东方、昌江、白沙、五指山、保亭、陵水、万宁、儋州、西沙群岛。亦分布于中国华南其他区域，以及台湾、云南。世界其他热带地区也广布。

| 资　　源 |

生于市镇及村庄附近旷地上，常见。

| 采收加工 |

叶：在夏、秋季采收，鲜用或晾干或晒干。根：在早春植株萌发前挖取，洗去泥沙，切片，晒干。

| 功能主治 |

叶、根：清热解毒，消肿止痛，收敛生肌。用于感冒、乳腺炎、痢疾、肠炎、跌打损伤、骨折、痈疮疖肿、外伤出血。

锦葵科 Malvaceae 黄花稔属 *Sida*

桤叶黄花稔 *Sida alnifolia* L.

中药名

脓见愁（药用部位：全草）

植物形态

直立亚灌木或灌木，高 1~2m，小枝细瘦，被星状柔毛。叶倒卵形、卵形、卵状披针形至近圆形，长 2~5cm，宽 8~30mm，先端尖或圆，基部圆至楔形，边缘具锯齿，上面被星状柔毛，下面密被星状长柔毛，叶柄长 2~8mm，被星状柔毛；托叶钻形，常短于叶柄。花单生于叶腋，花梗长 1~3cm，中部以上具节，密被星状绒毛；萼杯状，长 6~8mm，被星状绒毛，裂片 5，三角形；花黄色，直径约 1cm，花瓣倒卵形，长约 1cm；雄蕊柱长 4~5mm，被长硬毛。果实近球形，分果爿 6~8，长约 3mm，具 2 芒，被长柔毛。花期 7~12 月。

分布区域

产于海南三亚、乐东、五指山、陵水、万宁、保亭、文昌、海口、西沙群岛。亦分布于中国华南其他区域，以及福建、台湾、云南。越南、印度也有分布。

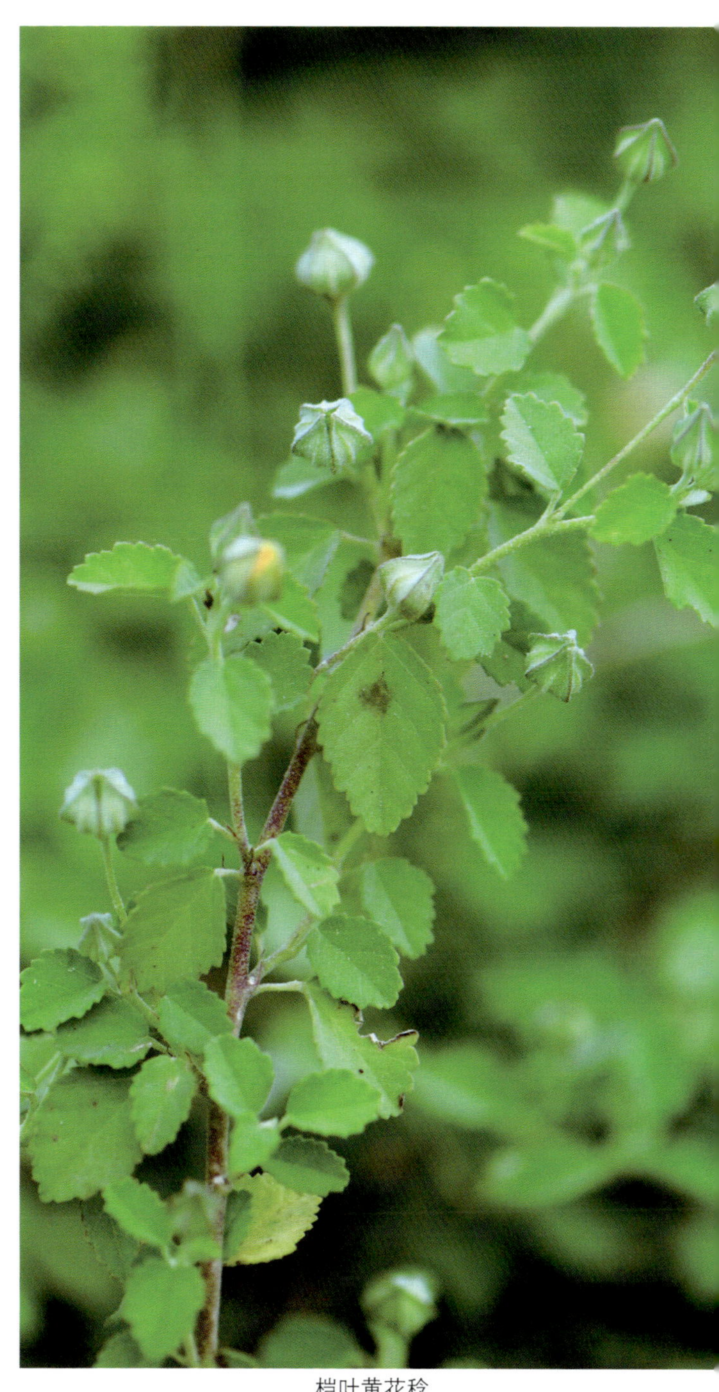

桤叶黄花稔

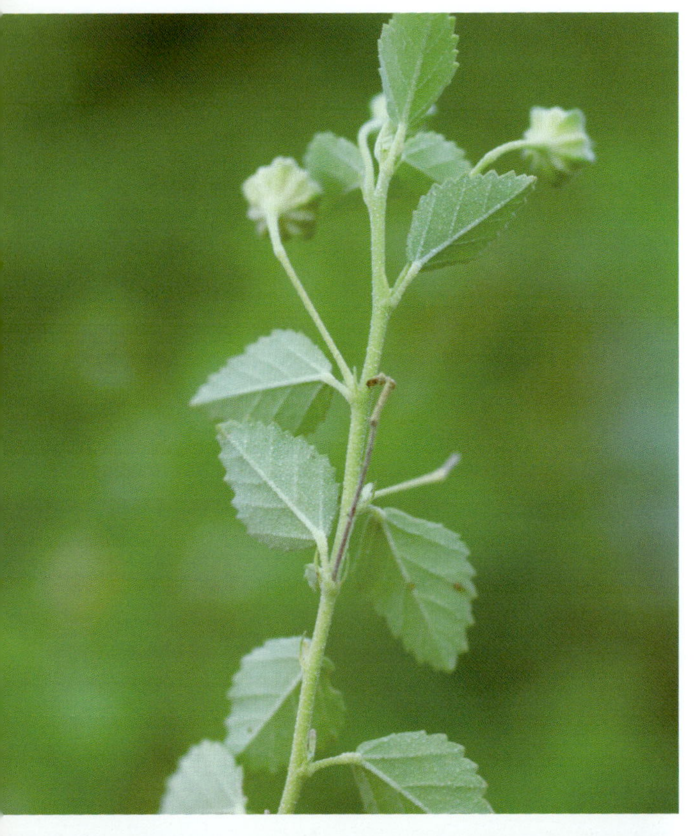

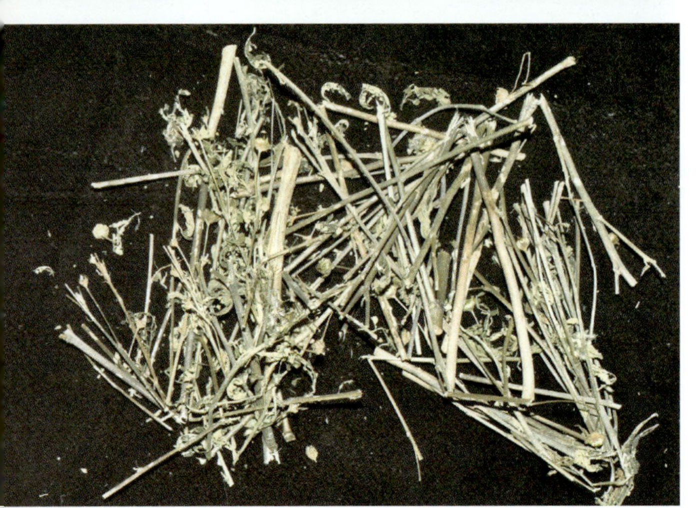

|资　源|

生于村旁疏林下，常见。

|采收加工|

夏、秋季采收。叶：鲜用。根：洗净，鲜用或切片晒干。

|功能主治|

清湿热，解疮毒。用于痢疾、黄疸、疔疮、肿毒、刀伤。

锦葵科 Malvaceae 黄花稔属 *Sida*

中华黄花稔 *Sida chinensis* Retz.

中 药 名 中华黄花稔（药用部位：全草）

植物形态 直立小灌木，高达 70cm，分枝多，密被星状柔毛。叶倒卵形、长圆形或近圆形，长 5~20mm，宽 3~10mm，先端圆，基部楔形至圆形，具细圆锯齿，上面疏被星状柔毛几无毛，下面被星状柔毛；叶柄长 2~4mm，被星状柔毛；托叶钻形。花单生于叶腋，花梗长约 1cm，中部具节，被星状柔毛；萼钟形，直径约 6mm，绿色，5 齿裂，裂片三角形，长约 2.5mm，密被星状柔毛；花黄色，直径约 1.2cm，花瓣 5，倒卵形，长约 6mm；雄蕊柱被硬毛，长约 4mm，花丝细，花药黄色。果实圆球形，直径约 4mm，分果爿 7~8，包藏于宿萼内，平滑而无芒，先端疏被柔毛。花期冬、春季。

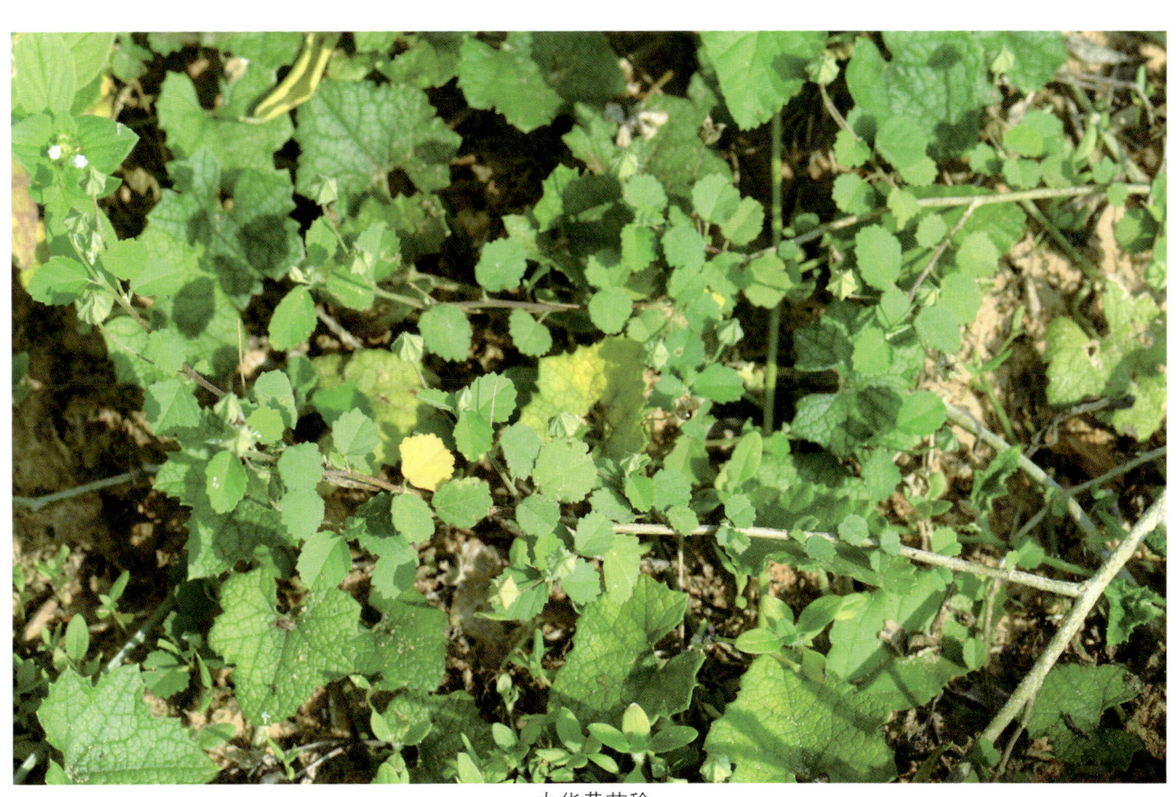

中华黄花稔

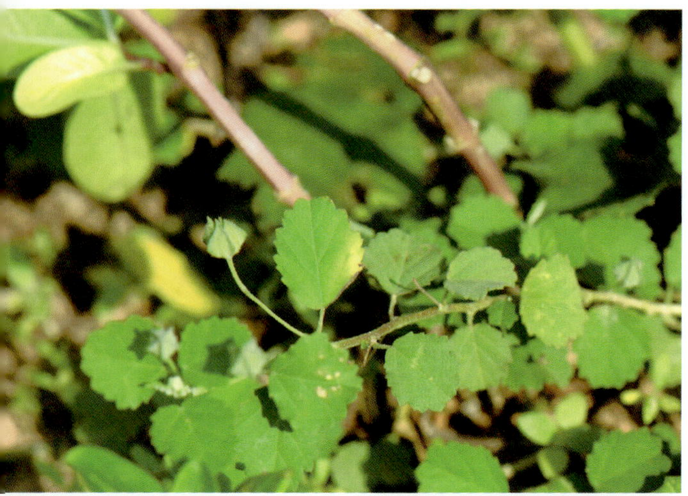

分布区域

产于海南三亚、陵水、万宁、文昌、海口、西沙群岛。亦分布于中国广东、云南。

资　　源

生于沿海干旱地上，常见。

采收加工

夏、秋季采收。叶：鲜用。

功能主治

清热解毒，活血排脓。

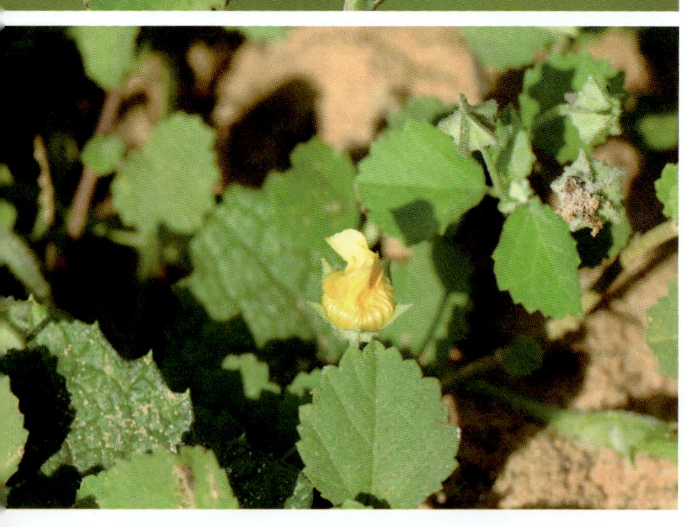

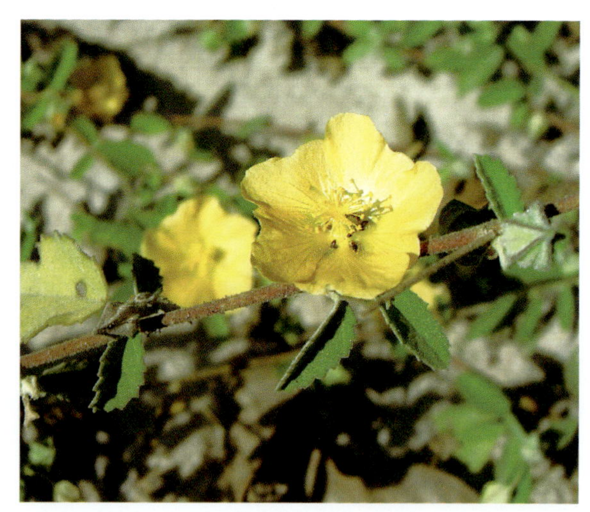

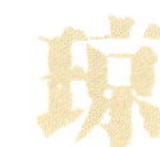

锦葵科 Malvaceae 黄花稔属 *Sida*

长梗黄花稔 *Sida cordata* (Burm. f.) Borss.

中药名 长梗黄花稔（药用部位：全草）

植物形态 披散近灌木状，高达 1m，小枝细瘦，被黏质和星状柔毛及长柔毛。叶心形，长 1~5cm，先端渐尖，边缘具钝齿或锯齿，两面均被星状柔毛；叶柄长 1~3cm，被星状长柔毛；托叶线形，长 2~3mm，疏被柔毛。花腋生，通常单生或簇生成具叶的总状花序状，疏被星状柔毛和长柔毛，花梗纤细，长 2~4cm，中部以上具节，花后延长；花萼杯状，长约 4mm，疏被长柔毛，裂片三角形，锐尖头；花黄色；雄蕊柱疏被长硬毛。蒴果近球形，直径约 3mm，分果爿 5，卵形，不具芒，先端截形，疏被柔毛。花期 7 月至翌年 2 月。

分布区域 产于海南乐东、东方、昌江、万宁、海口。亦分布于中国华南其他区域，以及福建、台湾。亚洲东南部热带地区也有分布。

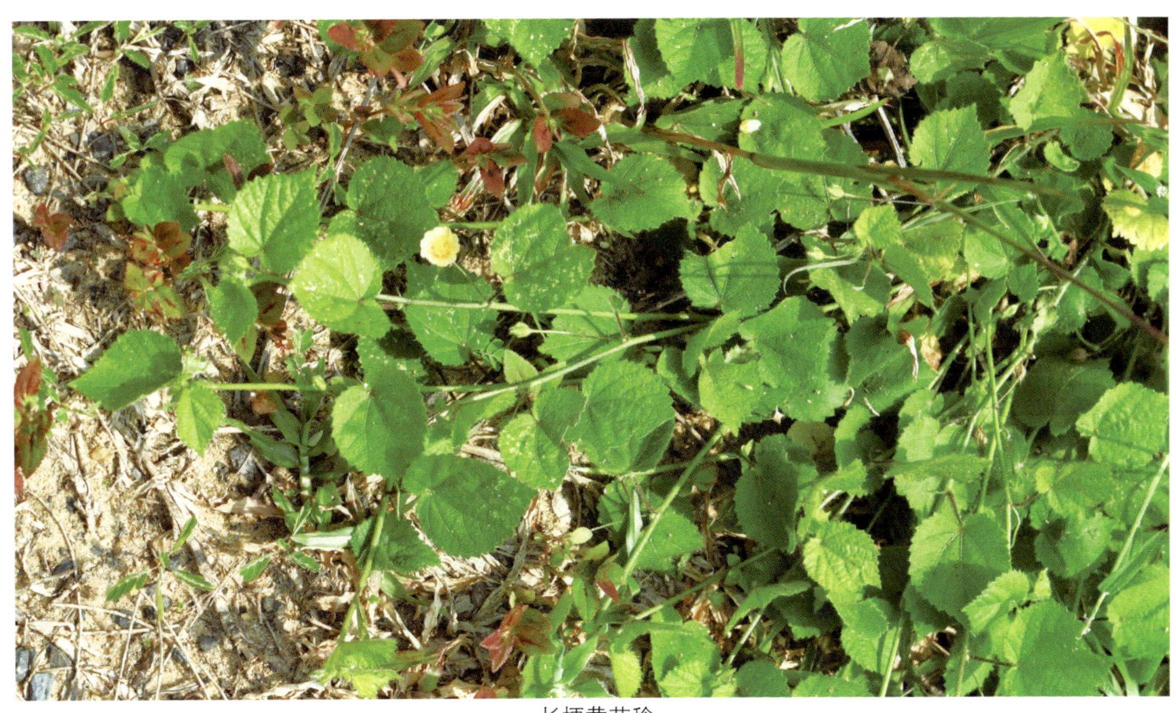

长梗黄花稔

| **资　　源** | 生于山谷、山坡、路旁、旷地，常见。

| **采收加工** | 夏、秋季采收。叶：鲜用。

| **功能主治** | 清热解毒，利尿。用于肾炎。

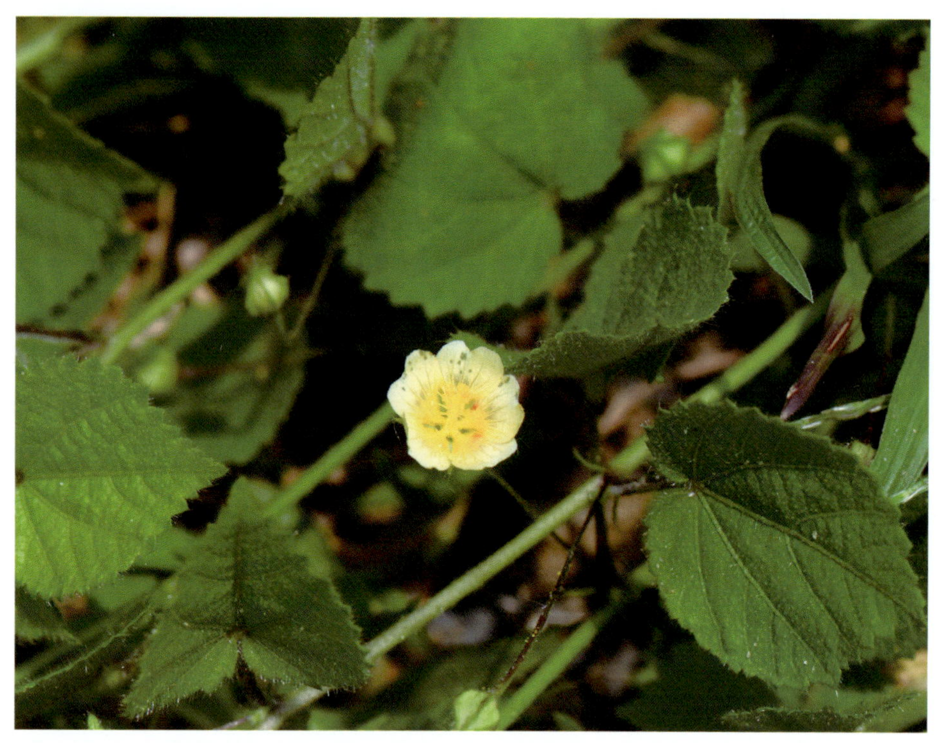

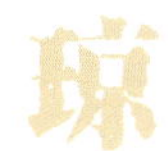

锦葵科 Malvaceae 黄花稔属 *Sida*

心叶黄花稔 *Sida cordifolia* L.

中药名 心叶黄花仔（药用部位：全株或叶、根）

植物形态 直立亚灌木，高约1m；小枝密被星状柔毛并混生长柔毛，毛长3mm。叶卵形，长1.5~5cm，宽1~4cm，先端钝或圆，基部微心形或圆，边缘具钝齿，两面均密被星状柔毛，下面脉上混生长柔毛；叶柄长1~2.5cm，密被星状柔毛和混生长柔毛；托叶线形，长约5mm，密被星状柔毛。花单生或簇生于叶腋或枝端，花梗长5~15mm，密被星状柔毛和混生长柔毛，上端具节；萼杯状，裂片5，三角形，长5~6mm，密被星状柔毛并混生长柔毛；花黄色，直径约1.5cm，花瓣长圆形，长6~8mm；雄蕊柱长约6mm，被长硬毛。蒴果直径6~8mm，分果爿10，先端具2长芒，芒长3~4mm，突出于萼外，被倒生刚毛；种子长卵形，先端具短毛。花期全年。

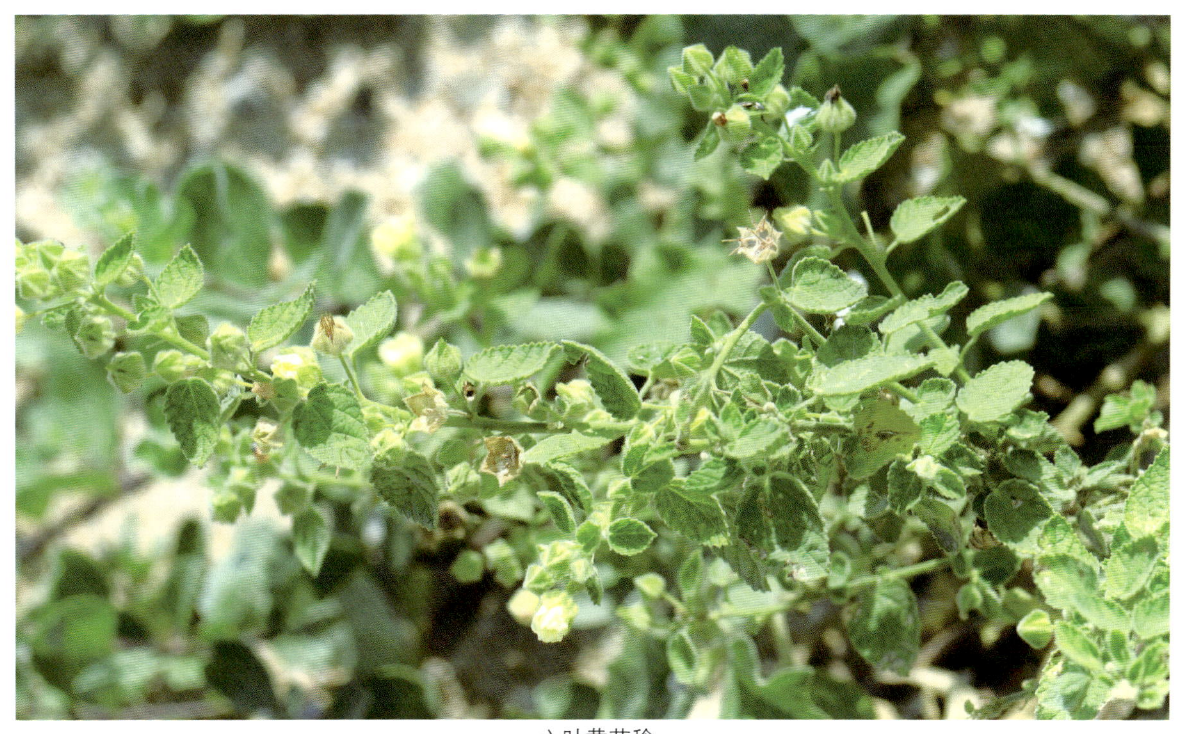

心叶黄花稔

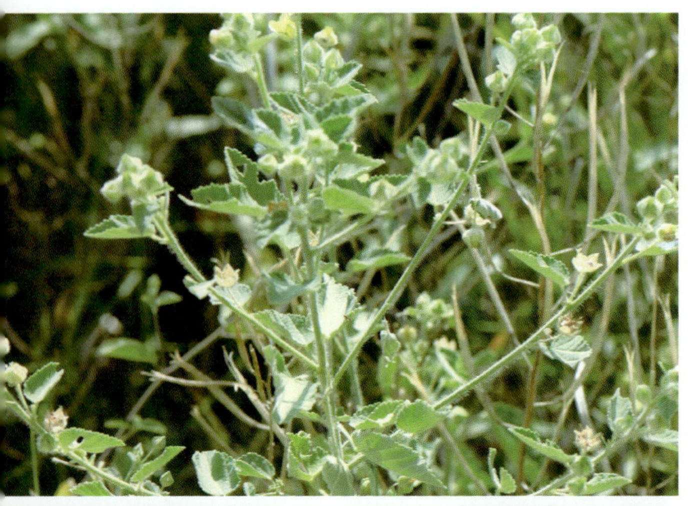

| 分布区域 |

产于海南三亚、东方、昌江、陵水、万宁、儋州、临高、澄迈、文昌、西沙群岛。亦分布于中国华南其他区域，以及福建、台湾、云南。热带、亚热带其他地区也有分布。

| 资　　源 |

生于村旁、旷地上，常见。

| 采收加工 |

夏、秋季采收，洗去泥沙，除去杂质，切碎，鲜用或晒干。

| 功能主治 |

全株、叶、根：活血行气，清热解毒。用于肝炎、痢疾、腰肌劳损、乏力、脓肿。

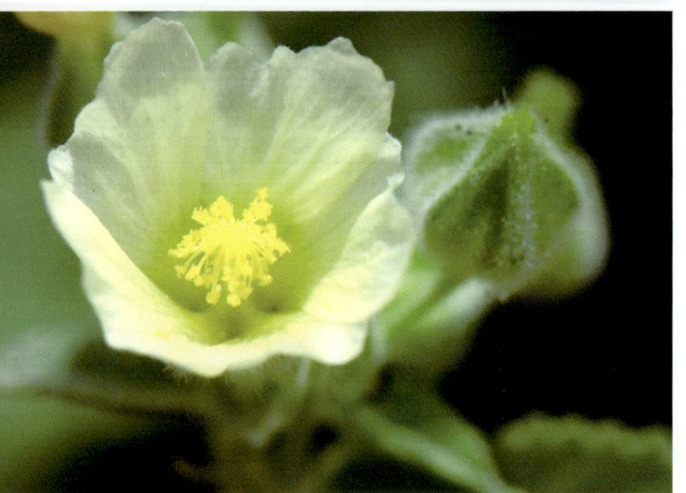

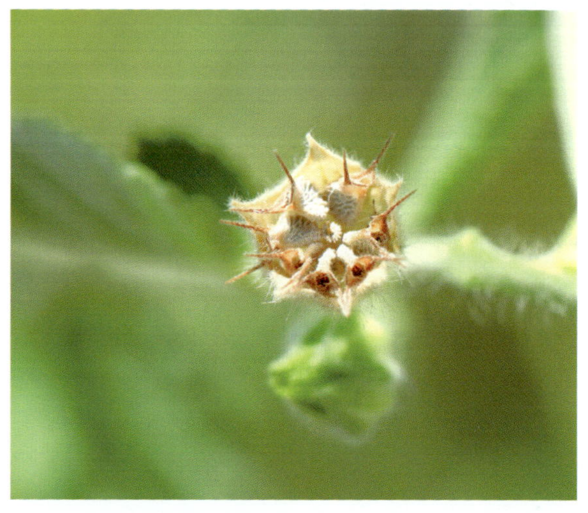

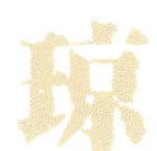

锦葵科 Malvaceae 黄花稔属 *Sida*

粘毛黄花稔 *Sida mysorensis* Wight & Arn.

| 中 药 名 | 粘毛黄花稔（药用部位：全草或叶、根）

| 植物形态 | 直立草本或亚灌木状，高达 1m，茎枝被黏质的星状腺毛和长柔毛。叶卵心形，长 3~6cm，宽 25~45mm，先端渐尖，基部心形，边缘具钝齿，两面均被黏质星状柔毛；叶柄长 1~3cm，被长柔毛；托叶线形，长约 5mm。花单生或成对，或几朵簇生于短枝上腋生，而排列成具叶的圆锥花序，花梗纤弱，长 2~6mm，近中部具节；萼绿色，疏被长毛；花黄色，直径约 1cm，雄蕊柱被长硬毛。蒴果近球形，直径 3~4mm，分果爿 5，卵状三角形，长约 2.5mm，先端无芒，具短尖头，包藏于宿萼内；种子卵形，无毛。花期冬、春季。

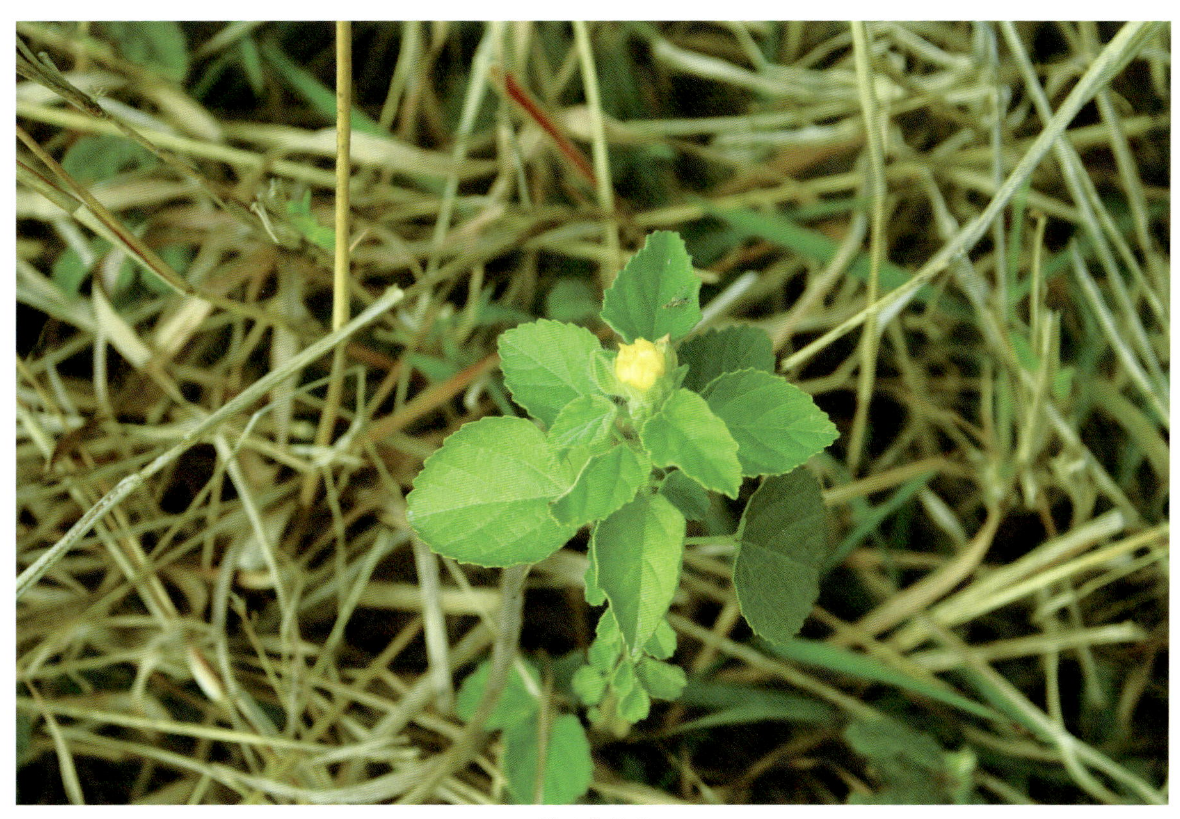

粘毛黄花稔

| 分布区域 | 产于海南三亚、昌江、五指山、西沙群岛。亦分布于中国华南其他区域，以及台湾、云南。越南、老挝、柬埔寨、菲律宾、印度尼西亚、印度也有分布。

| 资　　源 | 生于林缘、草坡或路旁。

| 采收加工 | 夏、秋季采收，洗净，鲜用。

| 功能主治 | 全草：清肺止咳，散瘀消肿。用于气管炎、乳腺炎、阑尾炎、痈疮。叶、根：活血行气，清热解毒。用于肝炎、痢疾、腰肌劳损、乏力、肠病。

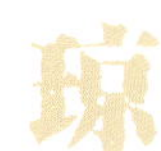

锦葵科 Malvaceae 黄花稔属 *Sida*

白背黄花稔 *Sida rhombifolia* L.

| 中 药 名 | 黄花母（药用部位：全草），黄花母根（药用部位：根）

| 植物形态 | 直立亚灌木，高约 1m，分枝多，枝被星状绵毛。叶菱形或长圆状披针形，长 25~45mm，宽 6~20mm，先端浑圆至短尖，基部宽楔形，边缘具锯齿，上面疏被星状柔毛至近无毛，下面被灰白色星状柔毛；叶柄长 3~5mm，被星状柔毛；托叶纤细，刺毛状，与叶柄近等长。花单生于叶腋，花梗长 1~2cm，密被星状柔毛，中部以上有节；萼杯形，长 4~5mm，被星状短绵毛，裂片 5，三角形；花黄色，直径约 1cm，花瓣倒卵形，长约 8mm，先端圆，基部狭；雄蕊柱无毛，疏被腺状乳突，长约 5mm，花柱分枝 8~10。果实半球形，直径 6~7mm，分果爿 8~10，被星状柔毛，先端具 2 短芒。花期秋、冬季。

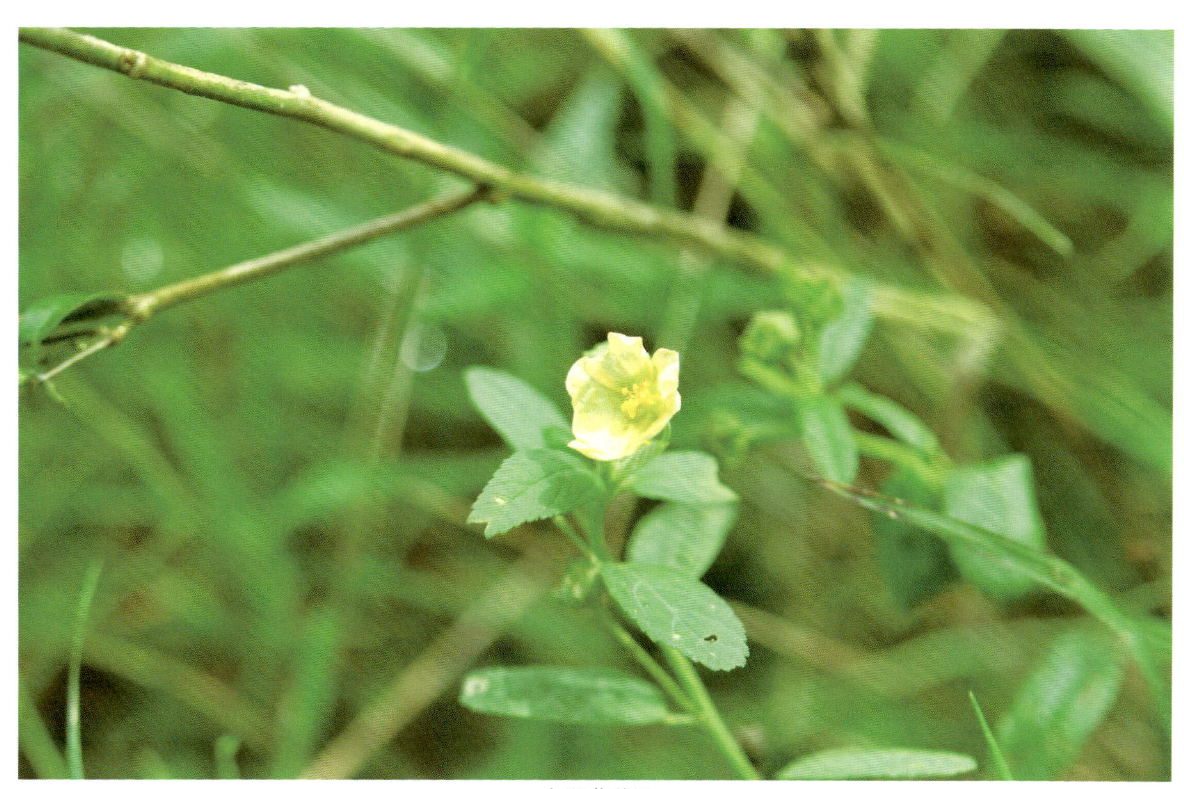

白背黄花稔

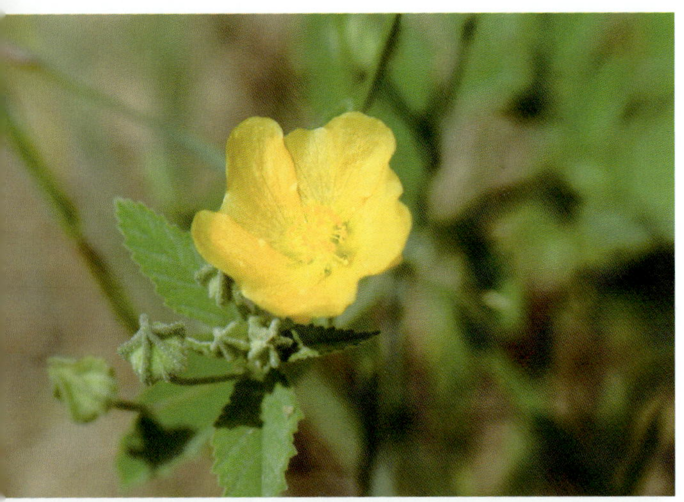

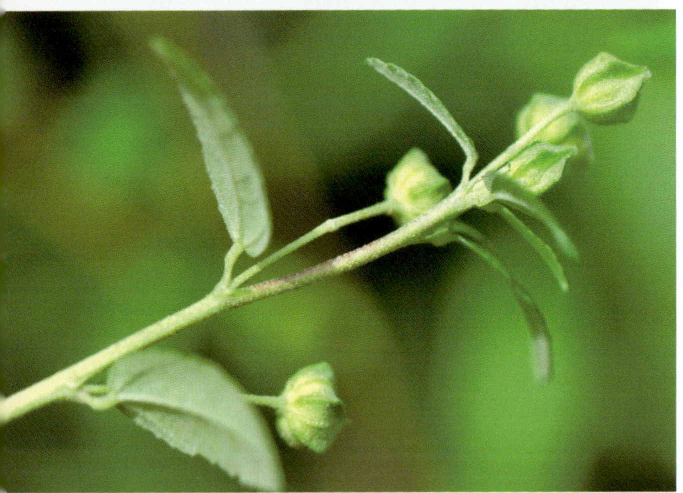

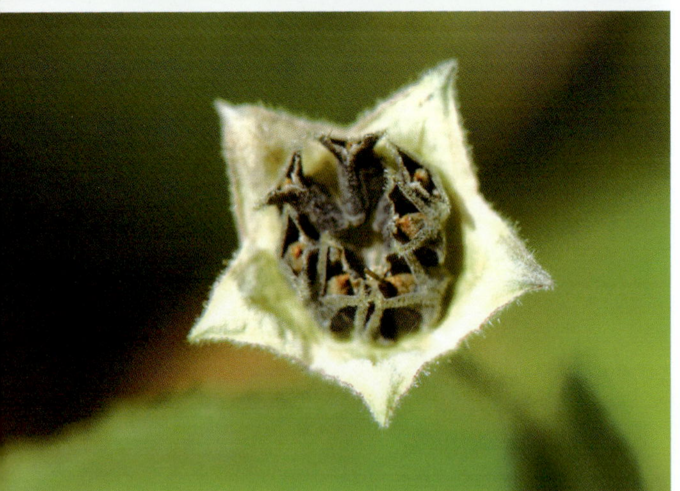

分布区域

产于海南三亚、乐东、东方、昌江、白沙、五指山、保亭、陵水、万宁、琼中、儋州、澄迈、西沙群岛、南沙群岛。亦分布于中国华南其他区域及西南，以及福建、台湾。世界热带地区广布。

资　源

生于旷地或海岛荒地上，常见。

采收加工

夏、秋季采挖根，洗净，鲜用或切片晒干。

药材性状

干燥全草长短不一，幼枝被星状柔毛，老枝无毛，有网眼状纹理。叶多破碎、卷缩，完整叶呈长圆状披针形或菱形，叶上面暗绿色，下面灰绿色，被星状柔毛。花生于叶腋，黄色。气微香，味淡。

功能主治

全草：清热利湿，活血排脓，消炎镇痛。用于流行性感冒、感冒、扁桃体炎、痢疾、肠炎、泄泻、黄疸、痔血、吐血、痈疽疔疮、乳蛾。根：清热利湿，益气排脓。用于感冒、哮喘、泻痢、黄疸、疮痈、气虚、新肌不生、难溃或溃后排脓不清。

锦葵科 Malvaceae 黄花稔属 *Sida*

棒叶黄花稔 *Sida subcordata* Span

中药名

棒叶黄花稔（药用部位：全株）

植物形态

直立亚灌木，高1~2m，小枝疏被星状柔毛。叶长圆形或卵形，先端短渐尖，基部圆形，边缘具细圆锯齿，两面均疏被星状柔毛；叶柄长2~6cm，疏被星状柔毛；托叶线形，长3~4mm，疏被星状柔毛。花序为顶生或腋生的伞房花序或近圆锥花序，总花梗长2~7cm，小花梗长0.6~2cm，中部具节，均疏被星状柔毛；花萼长8~11mm，疏被星状柔毛，裂片5，三角形；花黄色，直径2~3.5cm，花瓣倒卵形，长约1.2cm；雄蕊柱长约1cm，无毛，花丝纤细，多数，长约3mm；花柱分枝8~9。蒴果近球形，直径约1cm，分果爿8~9，具2长芒，突出于萼外，芒长3~6mm，被倒生刚毛；种子卵形，先端密被褐色短柔毛。花期冬、春季。

分布区域

产于海南东方、白沙、保亭。亦分布于中国华南其他区域，以及云南。亚洲东南部也有分布。

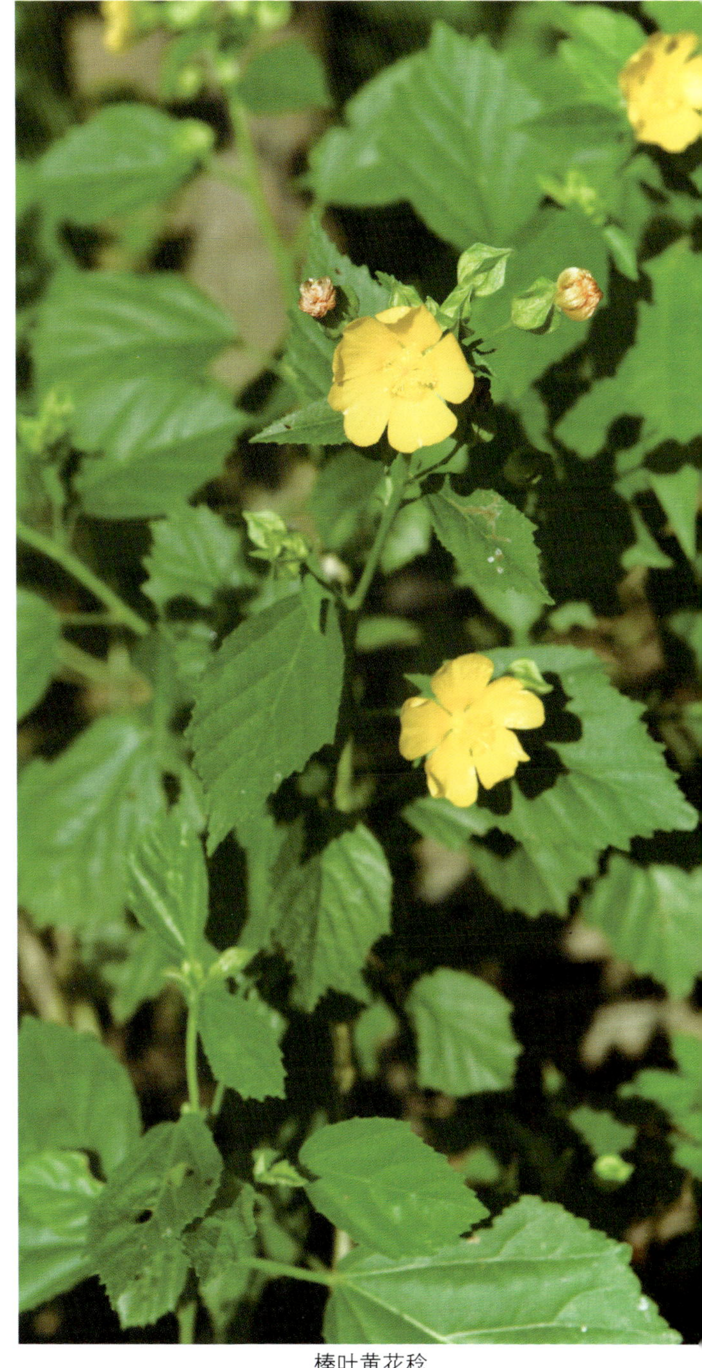

棒叶黄花稔

资　源　生于海滨草地、平原或低山疏林下，偶见。

采收加工　夏、秋季采收。叶：鲜用。

功能主治　清热解毒，消肿止痛，收敛生肌。用于感冒、乳腺炎、痢疾、肠炎、跌打损伤、骨折、黄疸、疟疾、外伤出血。外用于痈疖疔疮。

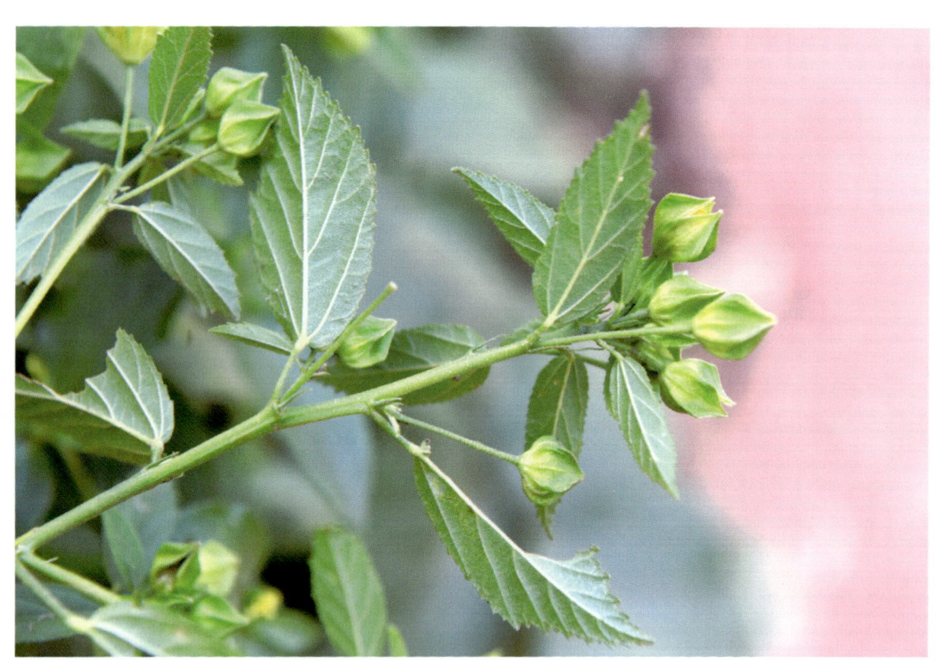

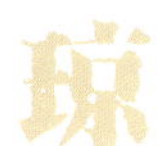

锦葵科 Malvaceae 桐棉属 *Thespesia*

白脚桐棉 *Thespesia lampas* (Cavan.) Dalz. & Gibs

|中药名| 白脚桐棉（药用部位：果实、根皮）

|植物形态| 常绿灌木，高1~2m；小枝被星状茸毛。叶卵形至掌状3裂，长8~13cm，宽6~13cm，先端渐尖，基部圆形至近心形，两侧裂片浅裂，先端渐尖至圆头，上面疏被星状柔毛，下面密被灰锈色星状茸毛；叶柄长1~4cm，被星状柔毛；托叶线形，长5~7mm。花单生于叶腋间或排列成聚伞花序，花梗长3~8cm，小花梗长5~10mm，均被星状柔毛；小苞片5，钻形，长2~3mm；花萼截形，浅杯状，被星状柔毛，具5钻形齿，齿长4~8mm；花冠钟形，黄色，长约6cm，花瓣外面密被锈色柔毛；花柱棒状，具5槽纹。蒴果椭圆形，具5棱，直径约2cm，被星状柔毛，室背开裂；种子卵形，黑色，长5mm，光滑，仅种脐旁侧具一环短柔毛。花期9月至翌年1月。

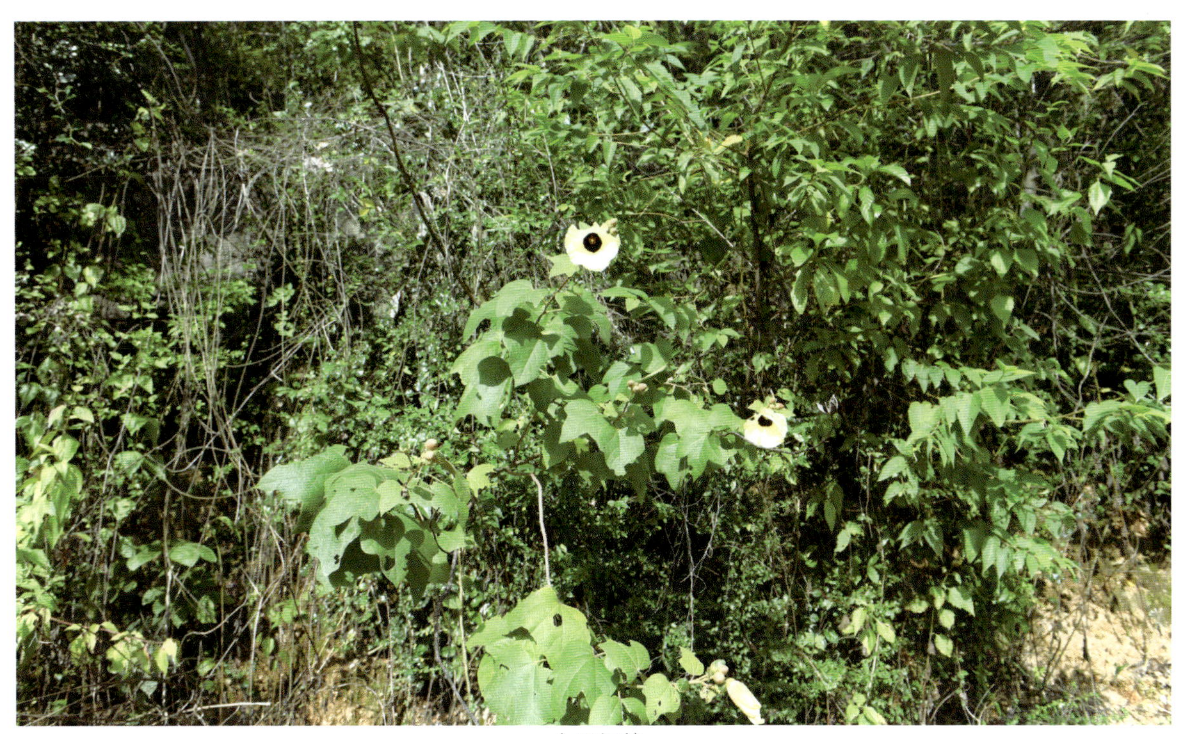

白脚桐棉

| 分布区域 | 产于海南三亚、乐东、东方、昌江、白沙、保亭、陵水。亦分布于中国广西、云南。亚洲南部和东南部、非洲东部也有分布。

| 资　　源 | 生于低海拔山地灌丛中，常见。

| 采收加工 | 秋、冬季采收，洗净，鲜用或晒干。

| 功能主治 | 尼泊尔传统药用植物。果实、根皮：用于淋病、梅毒。

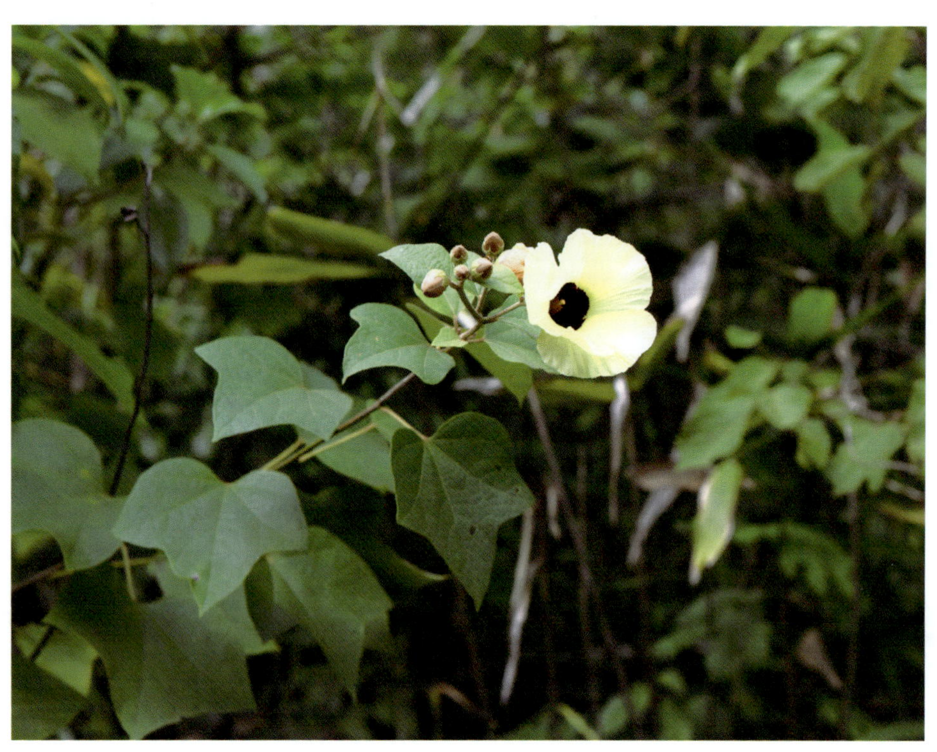

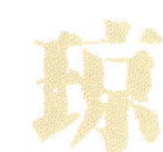

锦葵科 Malvaceae 桐棉属 *Thespesia*

桐 棉 *Thespesia populnea* (L.) Soland. ex Corr.

中药名 伞杨（药用部位：叶、果实）

植物形态 常绿乔木，高约6m；小枝具褐色盾形细鳞秕。叶卵状心形，长7~18cm，宽4.5~11cm，先端长尾状，基部心形，全缘，上面无毛，下面被稀疏鳞秕；叶柄长4~10cm，具鳞秕；托叶线状披针形，长约7mm。花单生于叶腋间；花梗长2.5~6cm，密被鳞秕；小苞片3~4，线状披针形，被鳞秕，长8~10mm，常早落；花萼杯状，截形，直径约15mm，具5尖齿，密被鳞秕；花冠钟形，黄色，内面基部具紫色块，长约5cm；雄蕊柱长约25mm；花柱棒状，端具5槽纹。蒴果梨形，直径约5cm；种子三角状卵形，长约9mm，被褐色纤毛，间有脉纹。花期几全年。

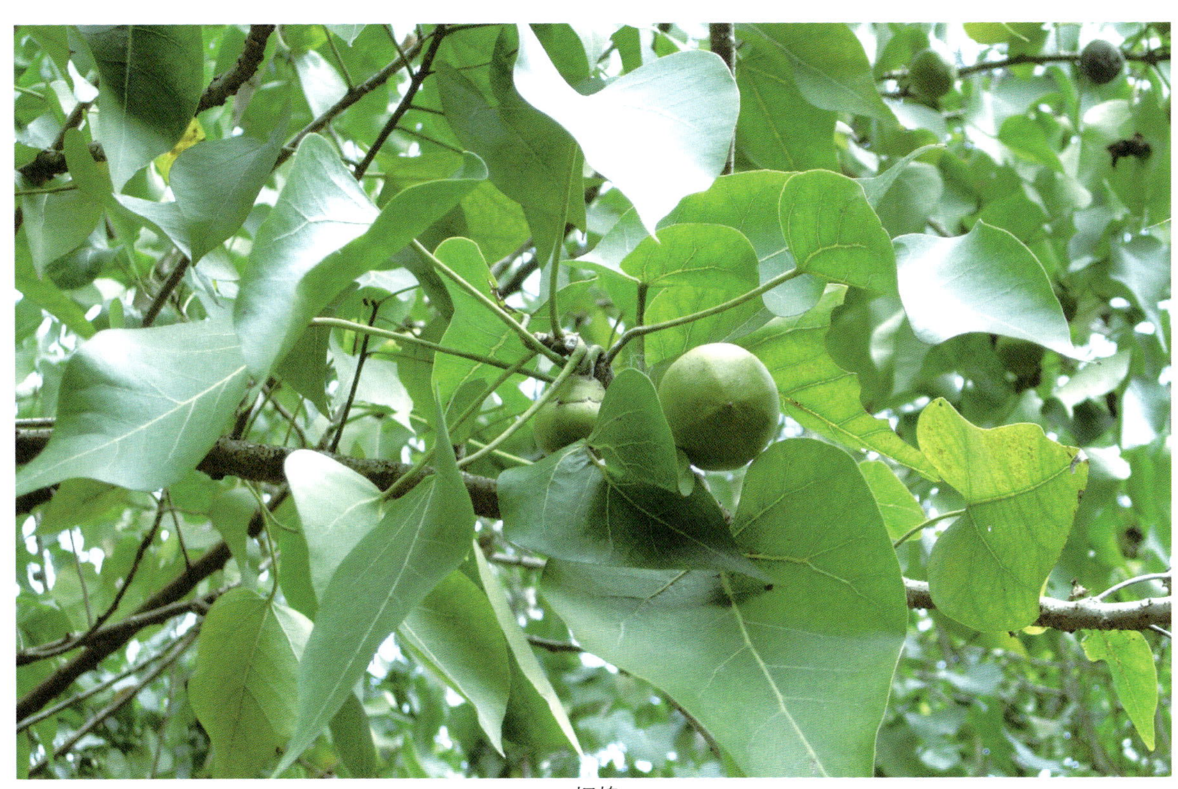

桐棉

| 分布区域 | 产于海南三亚、屯昌、海口、文昌。亦分布于中国华南其他区域，以及台湾。世界热带地区海岸广布。

| 资　　源 | 生于海滨灌丛中，常见。

| 采收加工 | 秋、冬季采收，洗净，鲜用或晒干。

| 功能主治 | 叶：用于头痛、疥疮。果实：制药膏，杀虱。

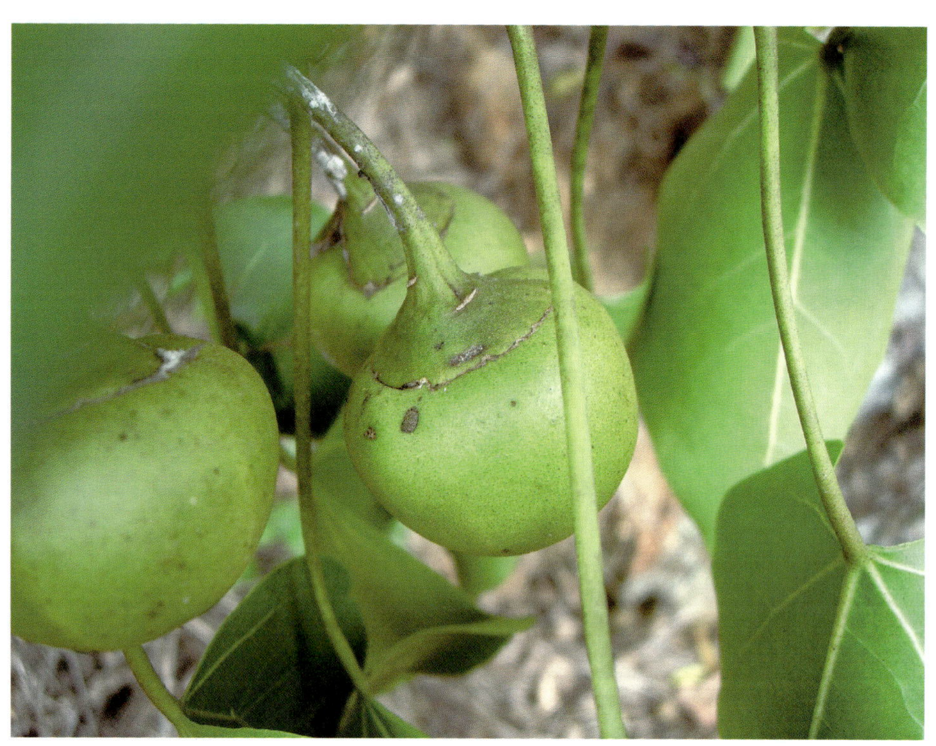

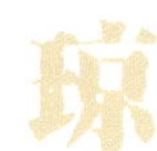

锦葵科 Malvaceae 梵天花属 *Urena*

地桃花 *Urena lobata* L.

| 中 药 名 | 地桃花（药用部位：根或全草）

| 植物形态 | 直立亚灌木状草本，高达 1m，小枝被星状绒毛。茎下部的叶近圆形，先端浅 3 裂，基部圆形或近心形，边缘具锯齿；中部的叶卵形，长 5~7cm，宽 3~6.5cm；上部的叶长圆形至披针形，长 4~7cm，宽 1.5~3cm；叶上面被柔毛，下面被灰白色星状绒毛；叶柄长 1~4cm，被灰白色星状毛；托叶线形，长约 2mm，早落。花腋生、单生或稍丛生，淡红色，直径约 15mm；花梗长约 3mm，被绵毛；小苞片 5，长约 6mm，基部 1/3 合生；花萼杯状，裂片 5，较小苞片略短，两者均被星状柔毛；花瓣 5，倒卵形，长约 15mm，外面被星状柔毛；雄蕊柱长约 15mm，无毛；花柱分枝 10，微被长硬毛。果实扁球形，直径约 1cm，分果爿被星状短柔毛和锚状刺。花期 7~10 月。

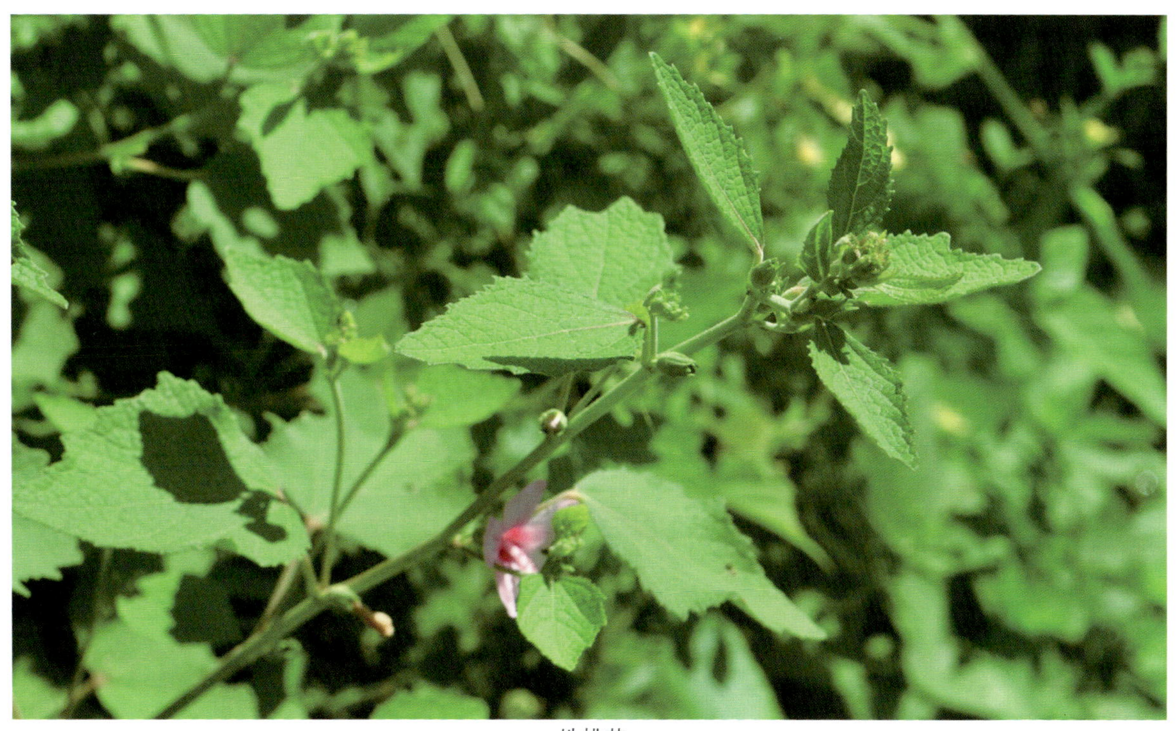

地桃花

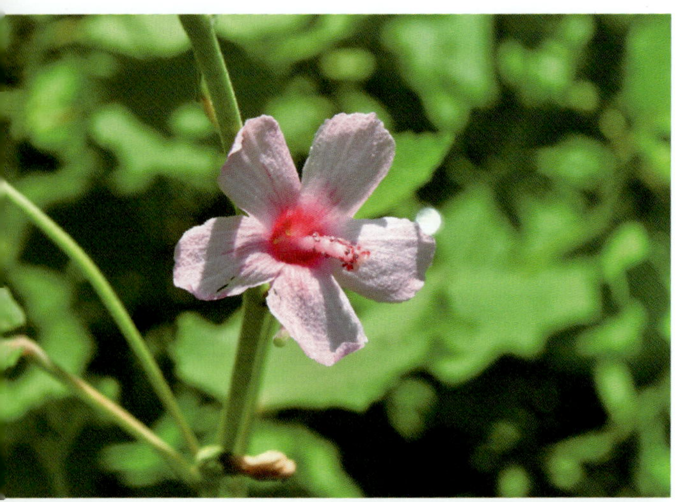

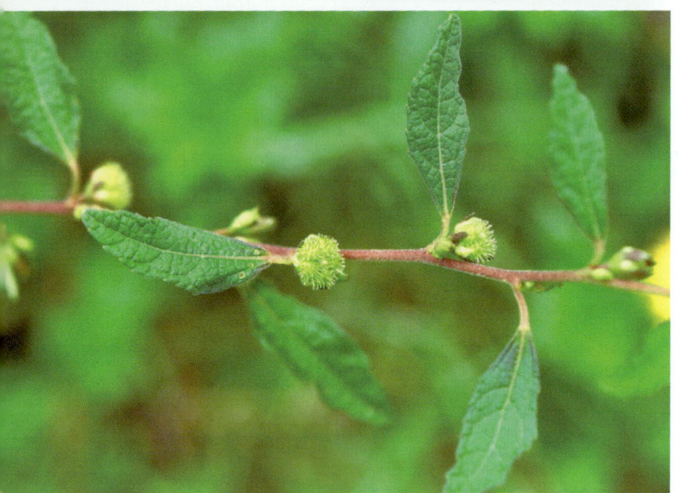

分布区域

产于海南乐东、东方、昌江、白沙、五指山、保亭、万宁、琼中、儋州。亦分布于中国西南至东南部。世界热带地区广布。

资　源

生于路旁、旷地上，常见。

采收加工

全年均可采，洗净，鲜用或晒干。

药材性状

干燥根呈圆柱形，略弯曲，支根少数，上生多数须根，表面淡黄色，具纵皱纹；质硬，断面呈破裂状。茎灰绿色至暗绿色，具粗浅的纵纹，密被星状毛和柔毛，上部嫩枝具数条纵棱；质硬，木质部断面不平坦，皮部附纤维，难以折断。叶多破碎，完整者多卷曲，上表面深绿色，下表面粉绿色，密被短柔毛或星状毛，掌状网脉，下面突出，叶腋有宿存的托叶。气微，味淡。

功能主治

根或全草：祛风利湿，清热解毒。用于感冒发热、风湿痹痛、痢疾、水肿、淋证、白带、吐血、痈肿、外伤出血。

锦葵科 Malvaceae 梵天花属 *Urena*

梵天花 *Urena procumbens* L.

中药名

梵天花（药用部位：全株或根）

植物形态

小灌木，高 80cm，枝平铺，小枝被星状绒毛。叶下部生的轮廓为掌状 3~5 深裂，裂口深达中部以下，圆形而狭，长 1.5~6cm，宽 1~4cm，裂片菱形或倒卵形，呈葫芦状，先端钝，基部圆形至近心形，具锯齿，两面均被星状短硬毛，叶柄长 4~15mm，被绒毛；托叶钻形，长约 1.5mm，早落。花单生或近簇生，花梗长 2~3mm；小苞片长约 7mm，基部 1/3 处合生，疏被星状毛；萼短于小苞片或近等长，卵形，尖头，被星状毛；花冠淡红色，花瓣长 10~15mm；雄蕊柱无毛，与花瓣等长。果实球形，直径约 6mm，具刺和长硬毛，刺端有倒钩，种子平滑无毛。花期 6~9 月。

分布区域

产于海南保亭、万宁、琼中、澄迈。亦分布于中国华南其他区域及东南。

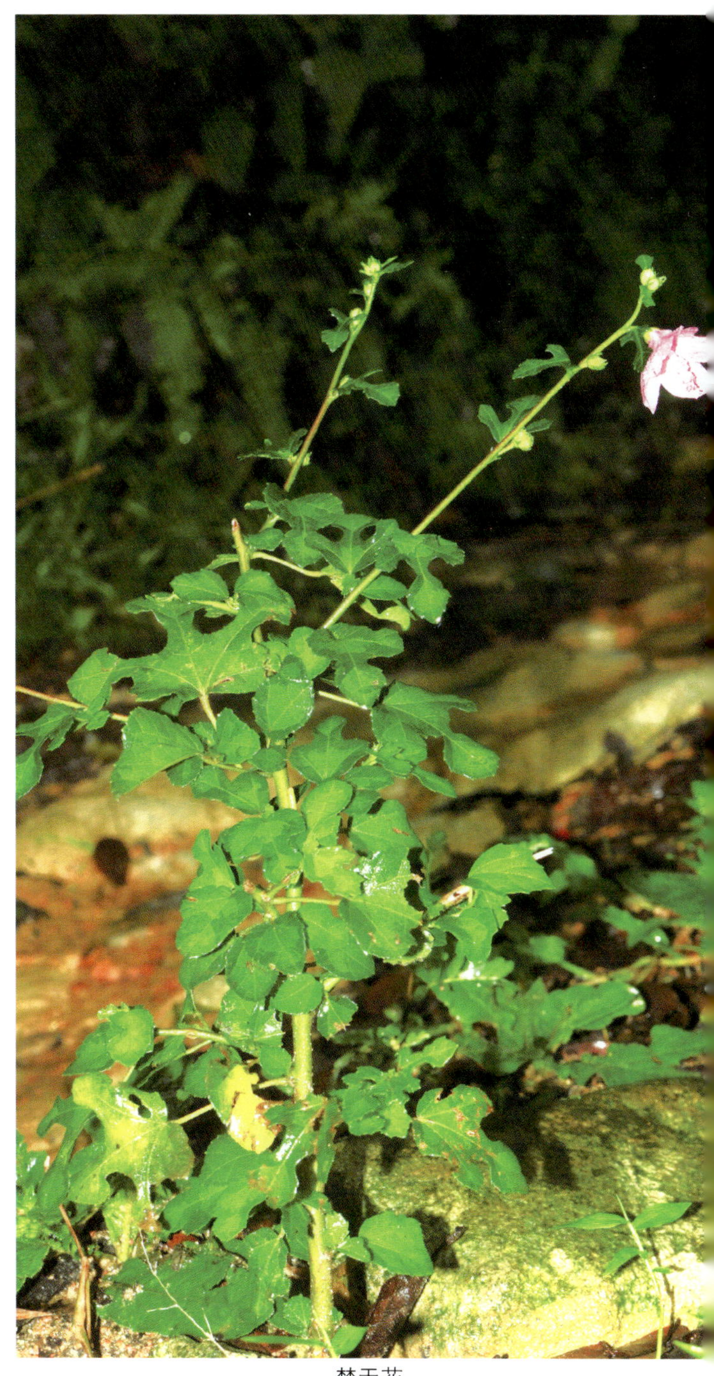

梵天花

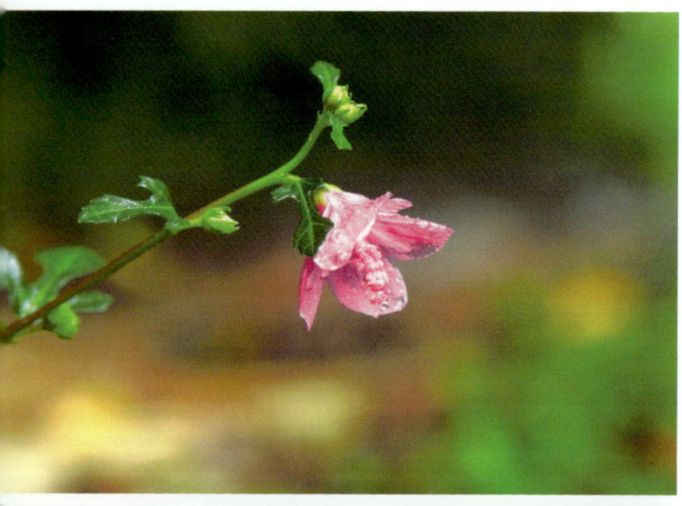

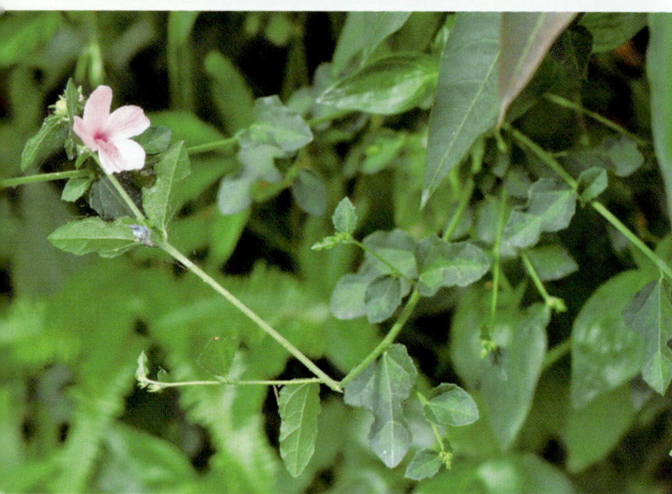

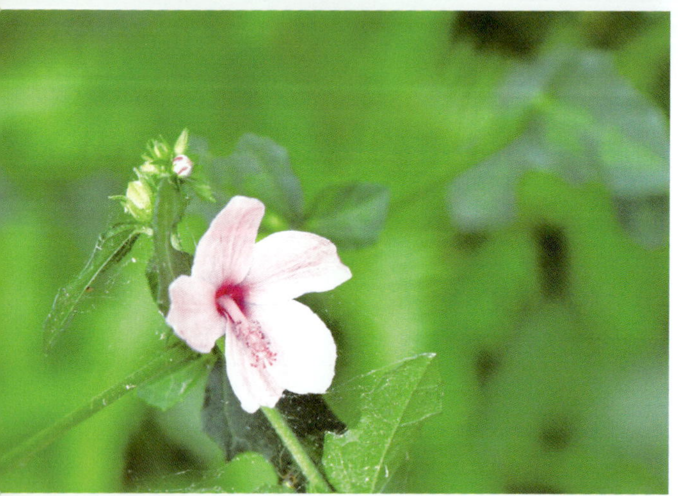

资　源

生于路旁、旷地上，常见。

采收加工

全草：夏、秋季采挖全草，洗净，除去杂质，切碎，晒干。根：全年均可采，洗净，切片晒干或鲜用。

药材性状

干燥全株长 80cm；茎粗 3~7mm，圆柱形，棕黑色，幼枝暗绿色至灰绿色；质坚硬，纤维性，木质部白色，中心有髓。叶通常 3~5 深裂，裂片倒卵形或菱形，灰褐色至暗绿色，微被毛；幼叶卵圆形。蒴果腋生，扁球形，副萼宿存，被毛茸和倒钩刺，果皮干燥厚膜质。

功能主治

全株：祛风解毒。用于痢疾、疮疡、风毒流注、毒蛇咬伤。根：健脾利湿，化瘀活血。用于风湿性关节炎、劳伤、脚弱、水肿、疟疾、痛经、白带、跌打损伤、痈疽肿毒。

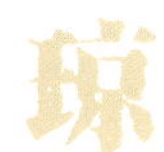

锦葵科 Malvaceae 隔蒴苘属 *Wissadula*

隔蒴苘 *Wissadula periplocifolia* (L.) Presl ex Thwaites

中药名 隔蒴苘（药用部位：叶子）

植物形态 小灌木，高约1m；小枝灰色，密被星状短柔毛。叶卵形至卵状披针形，先端长尾状，基部截形，全缘，上面被不明显星状细柔毛，背面密被星状绒毛；叶柄长3~20mm，被星状绒毛和丛卷毛；托叶钻形，长约3mm。花小，黄色，排列成疏散的圆锥花序，或单生于叶腋间，花梗长1~2cm，果时延长，达4cm，被细柔毛，近端具节；花萼碟状，长约3mm，裂片正三角形，锐尖；花冠直径约7mm，花瓣黄色，倒卵形，长约4mm；雄蕊柱无毛，先端具数束分离花丝；花柱短，柱头头状。蒴果倒圆锥形，直径约1cm，先端平截；分果爿5，具横隔膜，先端具喙，近无毛；种子黑色，长约3mm，上面2种子被星状毛或单毛，下面1种子密被单长毛。花期9月至翌年2月。

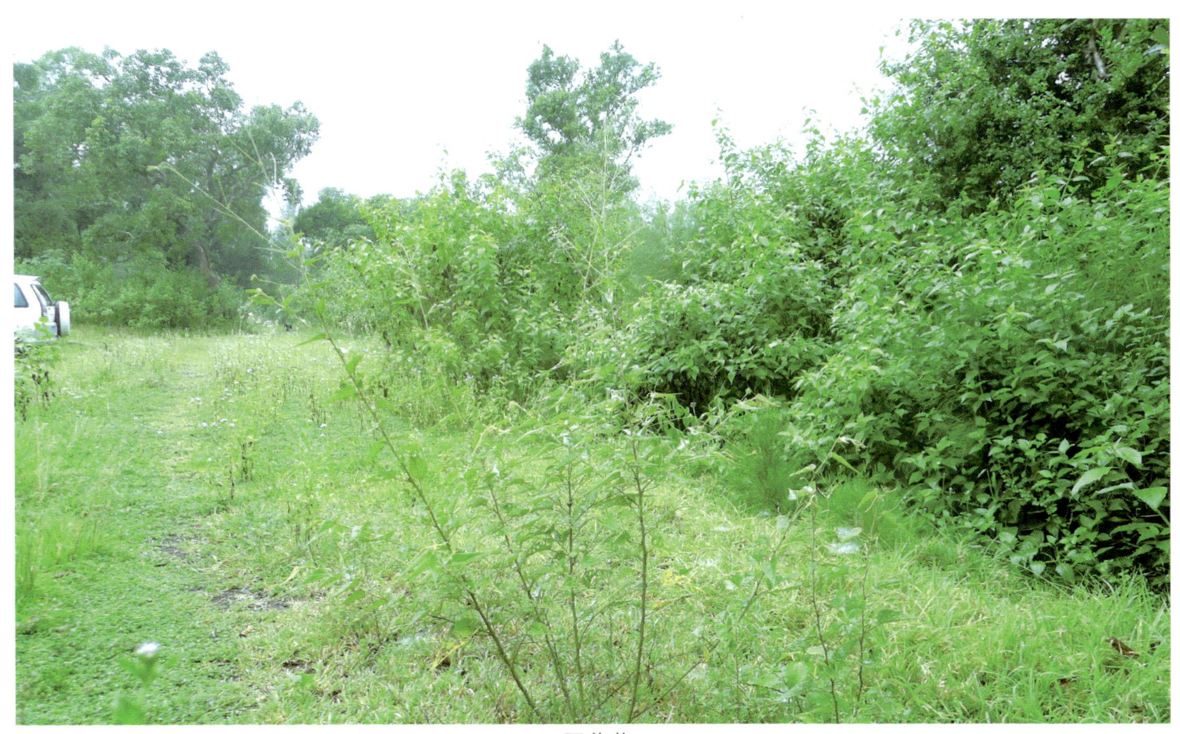

隔蒴苘

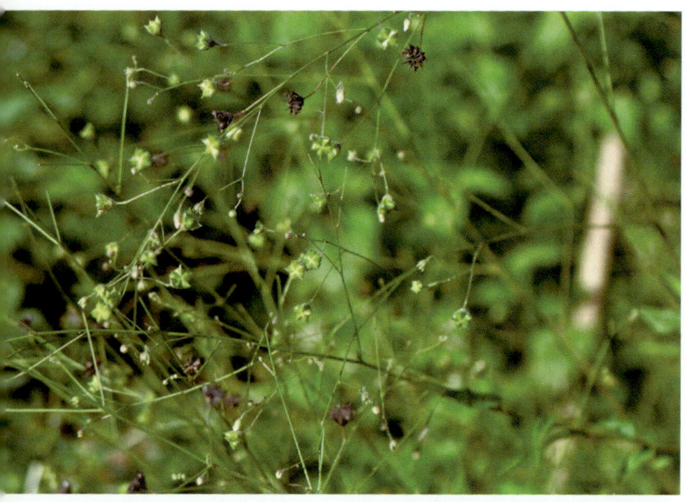

| 分布区域 |

产于海南三亚、乐东、东方、保亭。老挝、柬埔寨、泰国、印度尼西亚、印度、斯里兰卡、非洲、美洲热带地区也有分布。

| 资　　源 |

常见于干燥砂质土的山坡或灌丛中，偶见。

| 采收加工 |

叶全年可采收，洗净鲜用。

| 功能主治 |

本种的功能主治少有报道，有待进一步研究。

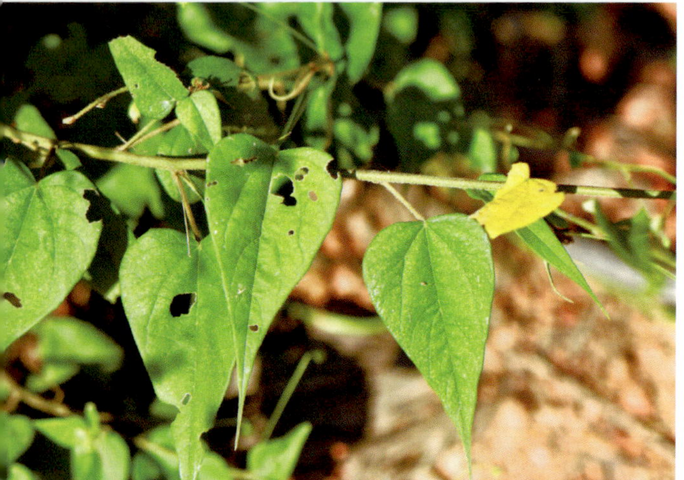

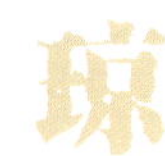

古柯科 Erythroxylaceae 古柯属 *Erythroxylum*

古　柯 *Erythroxylum novogranatense* (D. Morris) Hieron.

| 中 药 名 | 古柯（药用部位：叶）

| 植物形态 | 灌木或小灌木。树皮褐色，小枝干后黑褐色或棕褐色。单叶互生，表面绿色，干后墨绿色或橄绿色，背面浅黄色，干后灰色或灰黄色，倒卵形或狭椭圆形，长 12~47mm，宽 10~18mm，顶部钝圆、微凹入，中有一小凸尖，基部狭渐尖，全缘，表面主脉凹陷，背面主脉两侧各有纵脉 1，两侧纵脉外的叶脉相连成网状；叶柄长 4~7mm；托叶三角形，长 1.5~3mm。花小，黄白色，1~6，单生或簇生于叶腋内，花蕾期花梗极短，开花期花梗伸长，达 4mm；萼片 5，长约 1.5mm，基部合生成环状；花瓣 5，卵状长圆形，长 3~3.5mm，内面有 2 长 1~1.5mm 的舌状体贴生于基部；雄蕊 10，基部合生呈浅杯状，不等长或近等长，长 2~4mm；子房近圆形或长圆形，长 1~3.5mm。3 室，

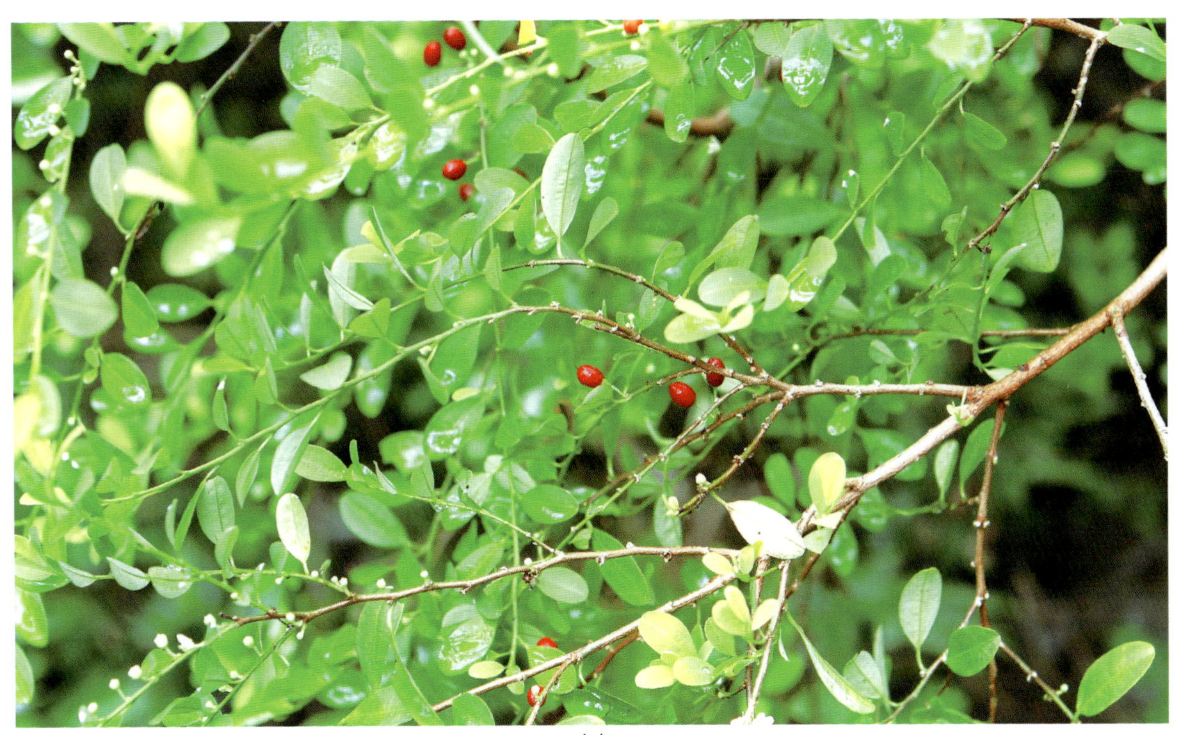

古柯

1 室发育，每室有胚珠 1；花柱 3，分离，长 1~3mm，宿存。成熟核果红色，长圆形，有 5 纵棱，长 7~8mm，宽 3mm，顶部渐尖，有种子 1。全年开花，盛花期常为 2~3 月，果期 5~12 月。

| 分布区域 | 产于海南万宁、儋州、琼海、海口。原产于秘鲁。

| 资　　源 | 栽培，少见。

| 采收加工 | 夏、秋季采叶，鲜用或晒干。

| 功能主治 | 叶：提神，补肾助阳，镇痛，强壮。用于局部麻醉、消除疲劳、肾虚遗精、梦遗、滑泄、阳痿、疲乏无力、各种疼痛，亦用作兴奋剂、强壮剂，并作为提取古柯碱的原料。

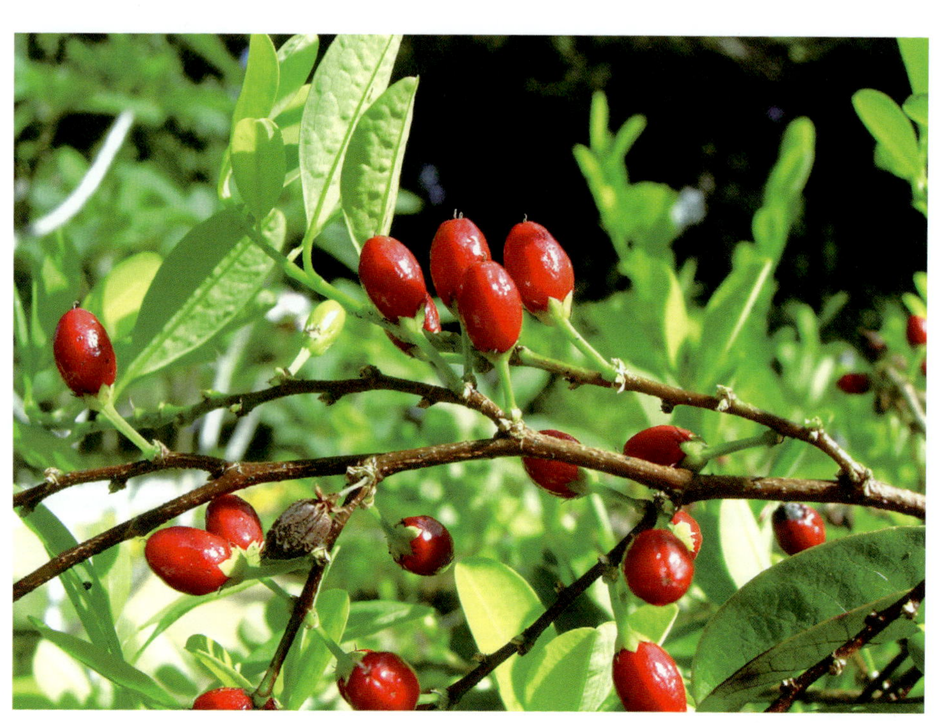

古柯科 Erythroxylaceae 古柯属 *Erythroxylum*

东方古柯 *Erythroxylum sinensis* C. Y. Wu

| 中 药 名 | 东方古柯（药用部位：叶）

| 植物形态 | 灌木或小乔木，高 1~6m；小枝无毛，干后黑褐色，树皮灰色。叶纸质，长椭圆形、倒披针形或倒卵形，长 2~14cm，宽 1~4cm，顶部尾状尖、短渐尖、急尖或钝，基部狭楔形，中部以上较宽；幼叶带红色，干后红带褐色，成长叶干后表面暗橄绿色，背面暗紫色；中脉纤细；叶柄长 3~8mm；托叶三角形或披针形，长 1~3mm，有时更长，顶部渐尖，全缘、齿裂、深裂或流苏状。花腋生，2~7 花簇生于极短的总花梗上，或单花腋生；花梗长 4~6mm，果期伸长，约 9mm；萼片 5，基部合生呈浅杯状，萼裂片长 1~1.5mm，深裂 1/2~3/4，裂片阔卵形，顶部短尖，花瓣卵状长圆形，长 3~6mm，内面有 2 舌状体贴生在基部；雄蕊 10，不等长或近于等长，基部合生呈浅杯状，

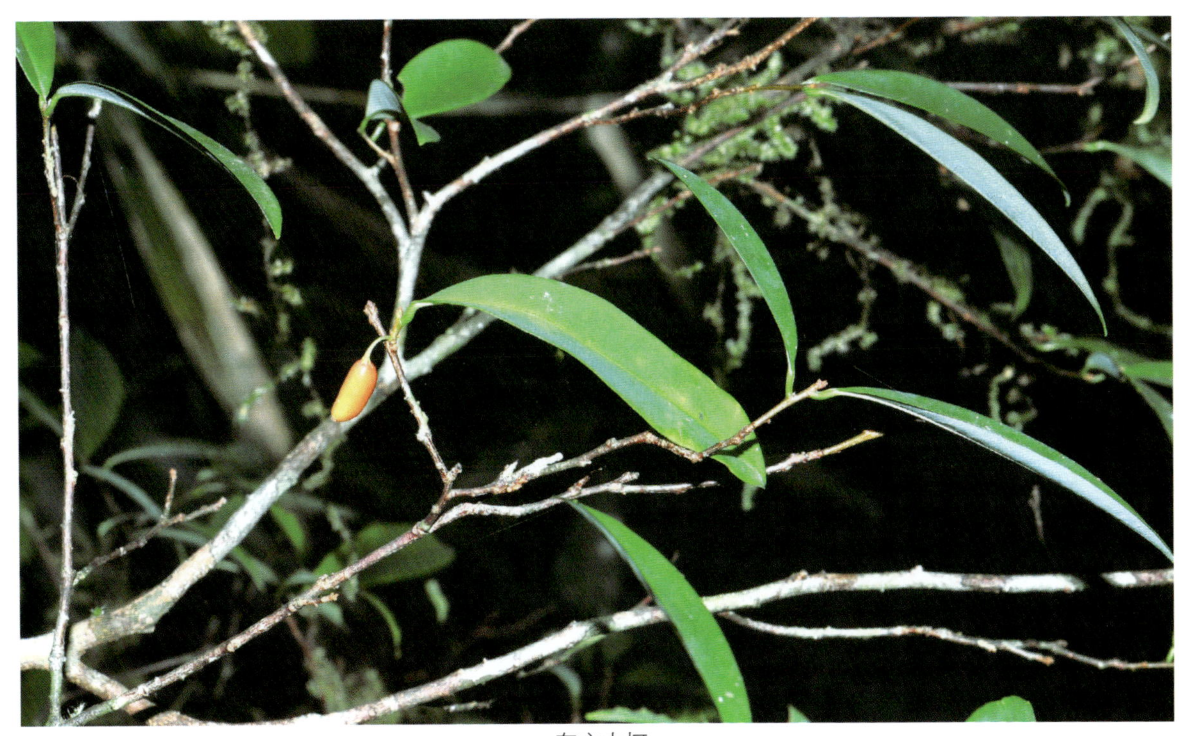

东方古柯

花丝有乳头状毛状体，短花柱花的雄蕊几与花瓣等长，长花柱花的雄蕊几与萼片等长；子房长圆形，长花柱花的子房比雄蕊约长2倍，3室，1室发育。花柱3，分离。核果长圆形，有3纵棱，稍弯，先端钝，叶顶部是尾状尖类型的，其果长为1~1.7cm，宽为3~6mm；叶顶部是其他类型的，其核果长圆形或阔椭圆形，长6~10mm，宽4~6mm。花期4~5月，果期5~10月。

| 分布区域 | 产于海南三亚、东方、白沙、万宁、定安。分布于中国华南其他区域，以及江西、福建、浙江、贵州、云南。越南、缅甸、印度也有分布。

| 资　　源 | 生于中海拔林中。

| 采收加工 | 全年可采，洗净，鲜用或晒干。

| 功能主治 | 定喘，止痛，缓解疲劳。用于哮喘、骨折疼痛、提神、疲劳。

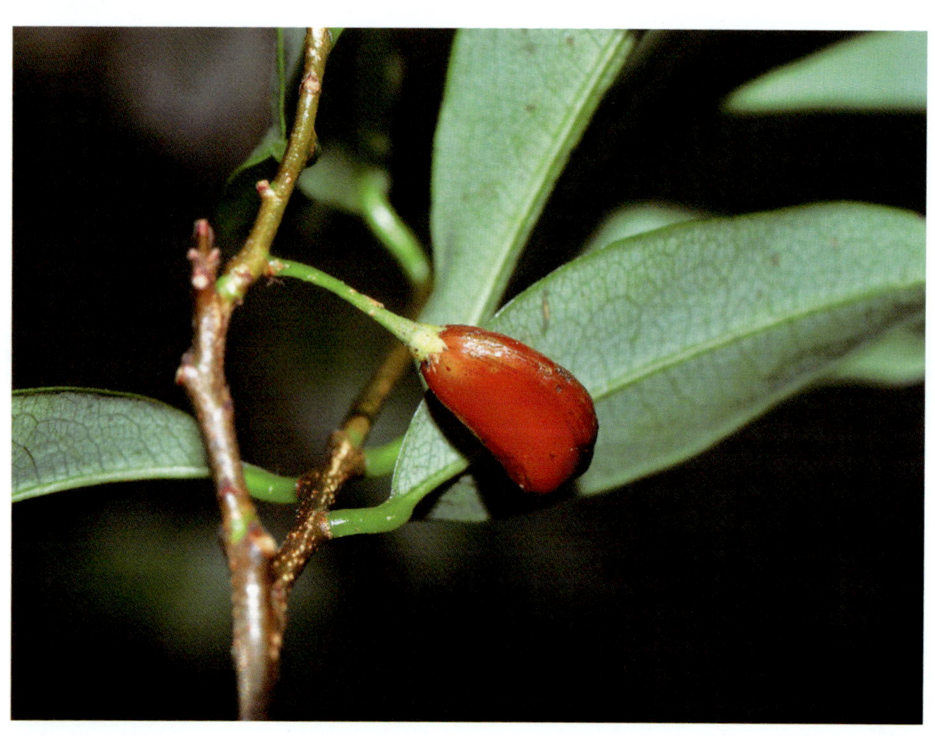

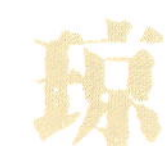

粘木科 Ixonanthes 粘木属 *Ixonanthes*

粘　木 *Ixonanthes chinensis* (Hook. & Arn.) Champ.

| 中 药 名 | 粘木（药用部位：树皮）

| 植物形态 | 灌木或乔木，高 4~20m；树皮干后褐色，嫩枝先端压扁状。单叶互生，纸质，无毛，椭圆形或长圆形，长 4~16cm，宽 2~8cm，表面亮绿色，背面绿色，干后茶褐色或黑褐色，有时有光泽，顶部急尖，为镰刀状或圆而微凹，基部圆或楔尖，表面中脉凹陷，侧脉 5~12 对，通常侧脉有间脉。纤细，干后两面均突起；叶柄长 1~3cm，有狭边。二歧或三歧聚伞花序，生于枝近顶部叶腋内，总花梗长于叶或与叶等长；花梗长 5~7mm；花白色；萼片 5，基部合生，卵状长圆形或三角形，长 2~3mm，顶部钝，宿存；花瓣 5，卵状椭圆形或阔圆形，比萼片长 1~1.5 倍；花盘杯状，有槽 10；雄蕊 10，花蕾期花丝内卷，包于花瓣内，花期伸出花冠外，长约 2cm；子房近球形；花柱稍长

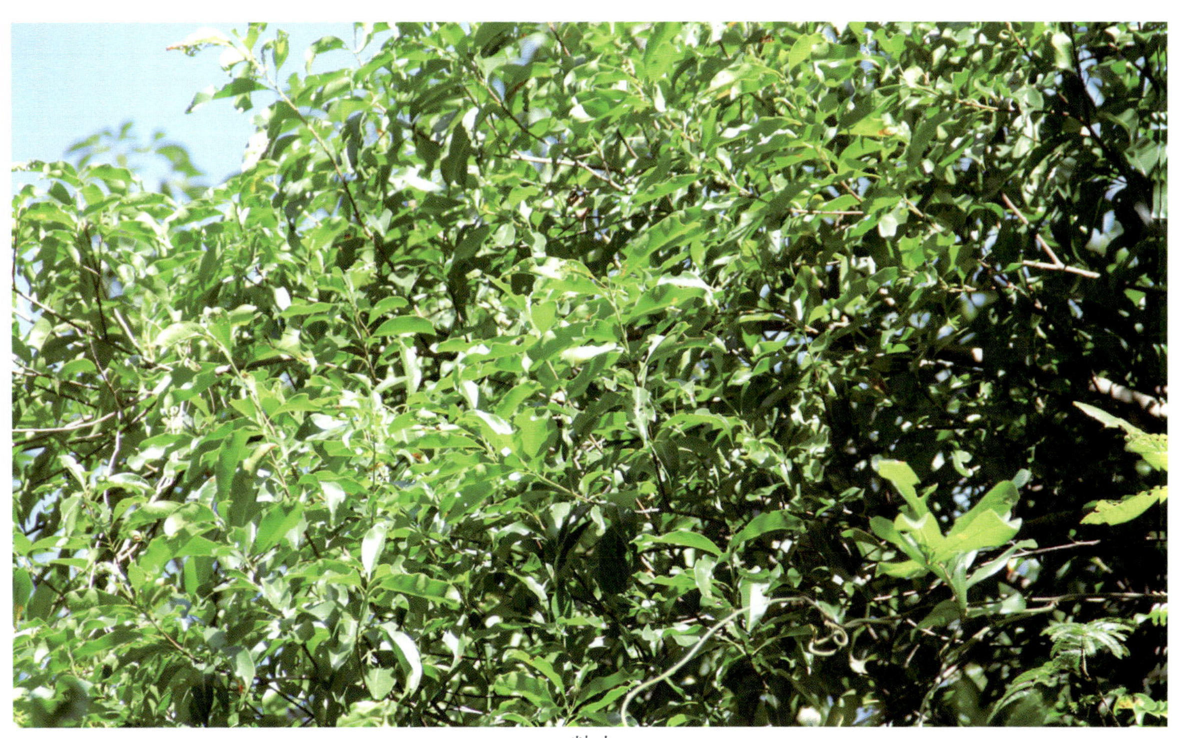

粘木

于雄蕊，柱头头状。蒴果卵状圆锥形或长圆形，长 2~3.5cm，宽 1~1.7cm，顶部短锐尖，黑褐色，室间开裂为 5 果瓣，室背有较宽的纵纹凹陷。种子长圆形，长 8~10mm，一端有膜质种翅，种翅长 10~15mm。花期 5~6 月，果期 6~10 月。

| 分布区域 | 产于海南三亚、乐东、昌江、白沙、五指山、陵水、万宁、琼中、儋州、琼海。亦分布于中国华南其他区域。

| 资　　源 | 生于中海拔林中，偶见。

| 采收加工 | 树皮全年可采。

| 功能主治 | 同属植物叶柄粘木为加里曼丹岛药用植物，其树皮可用于消化系统疾病。但是本种植物功能主治报道较少，有待进一步研究。

| 附　　注 | 在 FOC 中，其学名被修订为 *Ixonanthes reticulata* Jack。

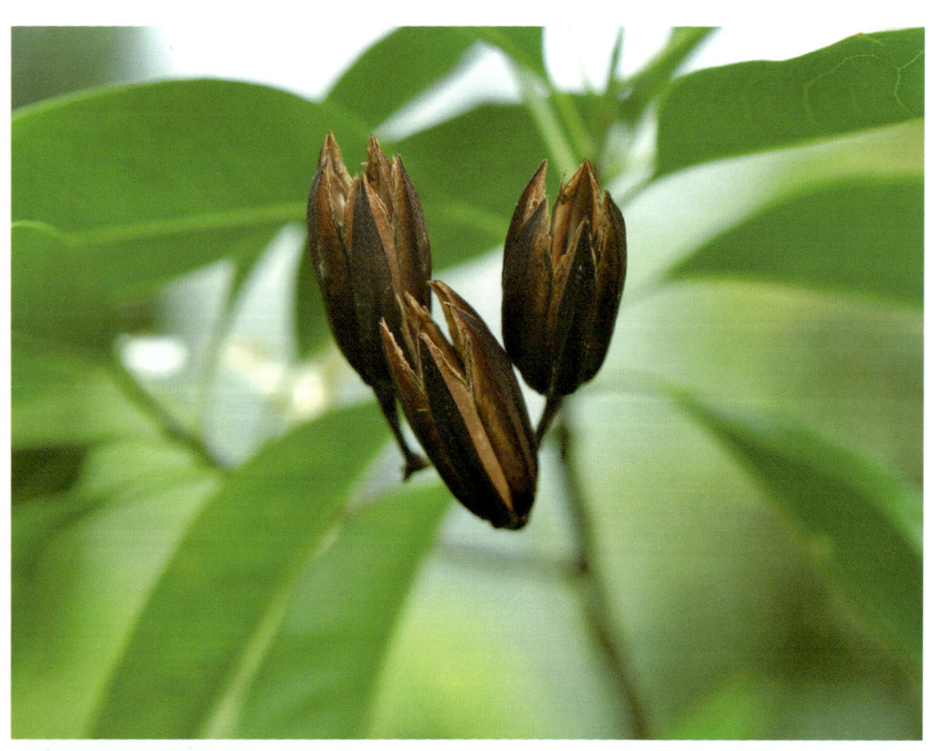

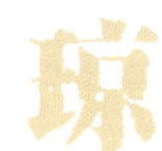

大戟科 Euphorbiaceae 铁苋菜属 *Acalypha*

铁苋菜 *Acalypha australis* L.

中药名

铁苋（药用部位：全草或地上部分）

植物形态

一年生草本，高 0.2~0.5m，小枝细长，被贴毛柔毛，毛逐渐稀疏。叶膜质，长卵形、近菱状卵形或阔披针形，先端短渐尖，基部楔形，稀圆钝，边缘具圆锯齿，上面无毛，下面沿中脉具柔毛；基出脉 3，侧脉 3 对；叶柄长 2~6cm，具短柔毛；托叶披针形，具短柔毛。雌雄花同序，花序腋生，稀顶生，长 1.5~5cm，花序梗长 0.5~3cm，花序轴具短毛，雌花苞片 1~2（~4），卵状心形，花后增大，长 1.4~2.5cm，宽 1~2cm，边缘具三角形齿，外面沿掌状脉具疏柔毛，苞腋具雌花 1~3；花梗无；雄花生于花序上部，排列成穗状或头状，雄花苞片卵形，长约 0.5mm，苞腋具雄花 5~7，簇生；花梗长 0.5mm；雄花花蕾时近球形，无毛，花萼裂片 4，卵形，长约 0.5mm；雄蕊 7~8；雌花萼片 3，长卵形，长 0.5~1mm，具疏毛；子房具疏毛，花柱 3，长约 2mm，撕裂 5~7 条。蒴果直径 4mm，分果爿 3，果皮具疏生毛和毛基变厚的小瘤体；种子近卵状，长 1.5~2mm，种皮平滑，假种阜细长。花果期 4~12 月。

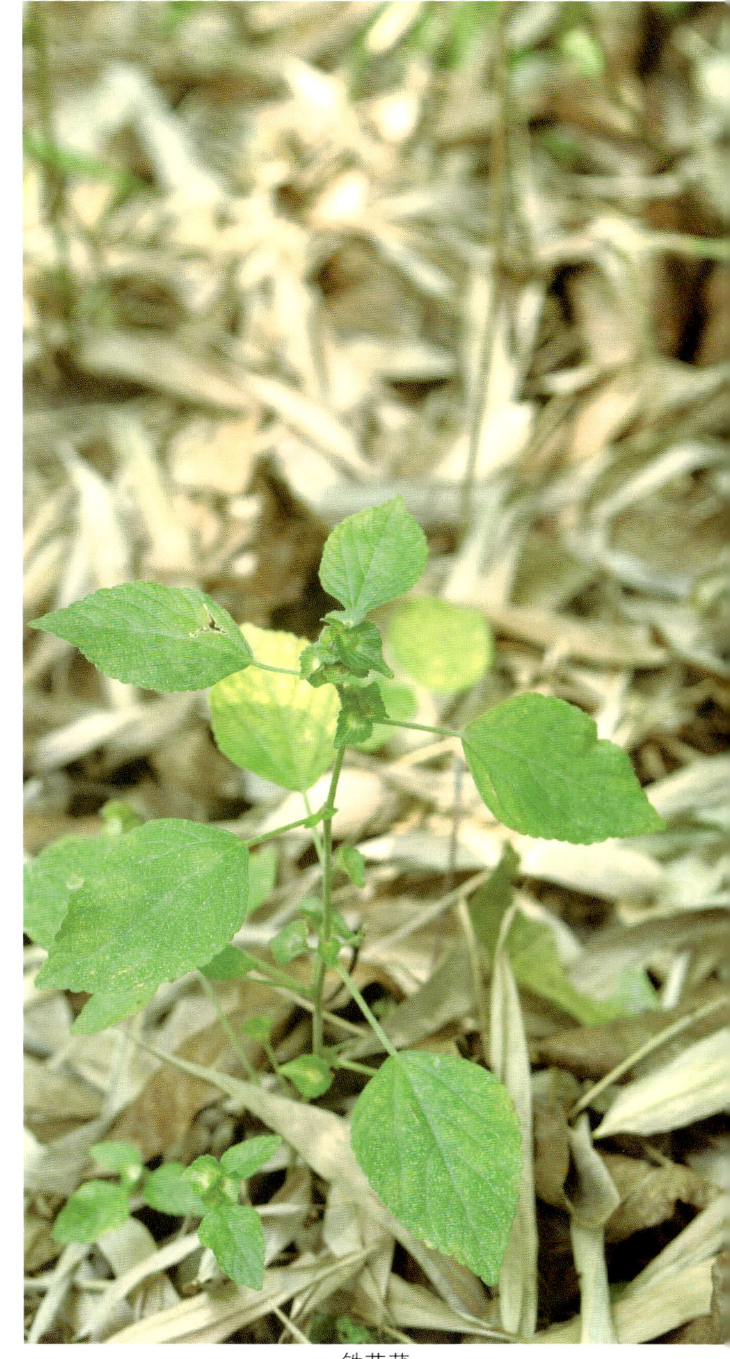

铁苋菜

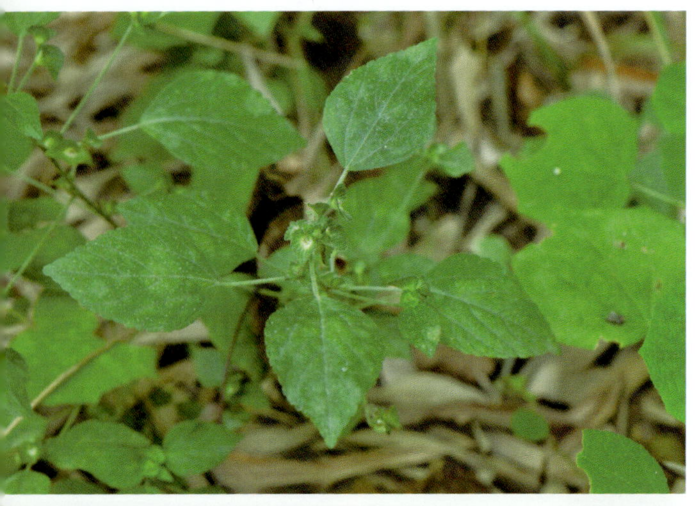

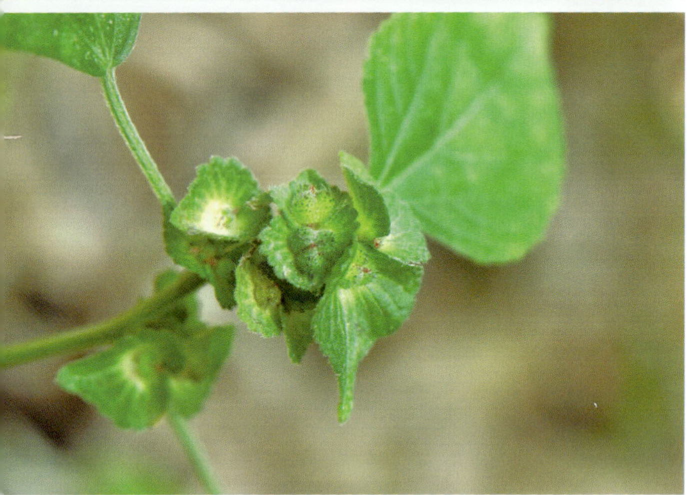

分布区域

产于海南澄迈、临高。亦分布于中国其他区域。越南、缅甸、印度尼西亚、菲律宾、印度、斯里兰卡、日本、澳大利亚、太平洋岛屿也有分布。

资　源

生于林边、路旁、旷野潮湿处，少见。

采收加工

5~7 月采收，除去泥土，晒干或鲜用。

药材性状

全草长 20~50cm，茎细，单一或分枝，棕绿色，有纵条纹，具灰白色细柔毛。单叶互生，具柄；叶片膜质，卵形或卵状菱形或近椭圆形，长 2.5~5.5cm，宽 1.2~3cm，先端渐尖，基部广楔形，边缘有钝齿，表面棕绿色，两面略粗糙，均有白色细柔毛。花序自叶腋抽出，单性，无花瓣；苞片呈三角状肾形。蒴果小，三角状半圆形，直径 4cm，表面淡褐色，被粗毛。气微，味苦、涩。

功能主治

全草、地上部分：清热解毒，利水，化痰止咳，杀虫，收敛止血。用于痢疾、肠炎、腹泻、腹胀、吐血、便血、衄血、尿血、子宫出血、咳嗽气喘、疳积。外用于皮炎、湿疹、创伤出血、痈疖疮疡。

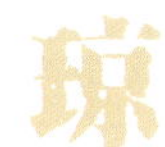

大戟科 Euphorbiaceae 铁苋菜属 *Acalypha*

红穗铁苋菜 *Acalypha hispida* Burm. f.

中药名 红穗铁苋菜（药用部位：花、叶、根、树皮）

植物形态 灌木，高 0.5~3m；嫩枝被灰色短绒毛，毛逐渐脱落，小枝无毛。叶纸质，阔卵形或卵形，长 8~20cm，宽 5~14cm，先端渐尖或急尖，基部阔楔形、圆钝或微心形，上面近无毛，下面沿中脉和侧脉具疏毛，边缘具粗锯齿；基出脉 3~5；叶柄长 4~8cm，具短柔毛；托叶狭三角形，长 0.6~1cm，具疏柔毛。雌雄异株，雌花序腋生，穗状，长 15~30cm，下垂，花序轴被柔毛；雌花苞片卵状菱形，散生，长约 1mm，全缘，外面具柔毛，苞腋具雌花 3~7，簇生；雌花萼片 4，近卵形，长约 0.8mm，先端急尖，具短毛；子房近球形，密生灰黄色粗毛，花柱 3，长 6~7mm，撕裂 5~7 条，红色或紫红色；雄花序未见。蒴果未见。花期 2~11 月。

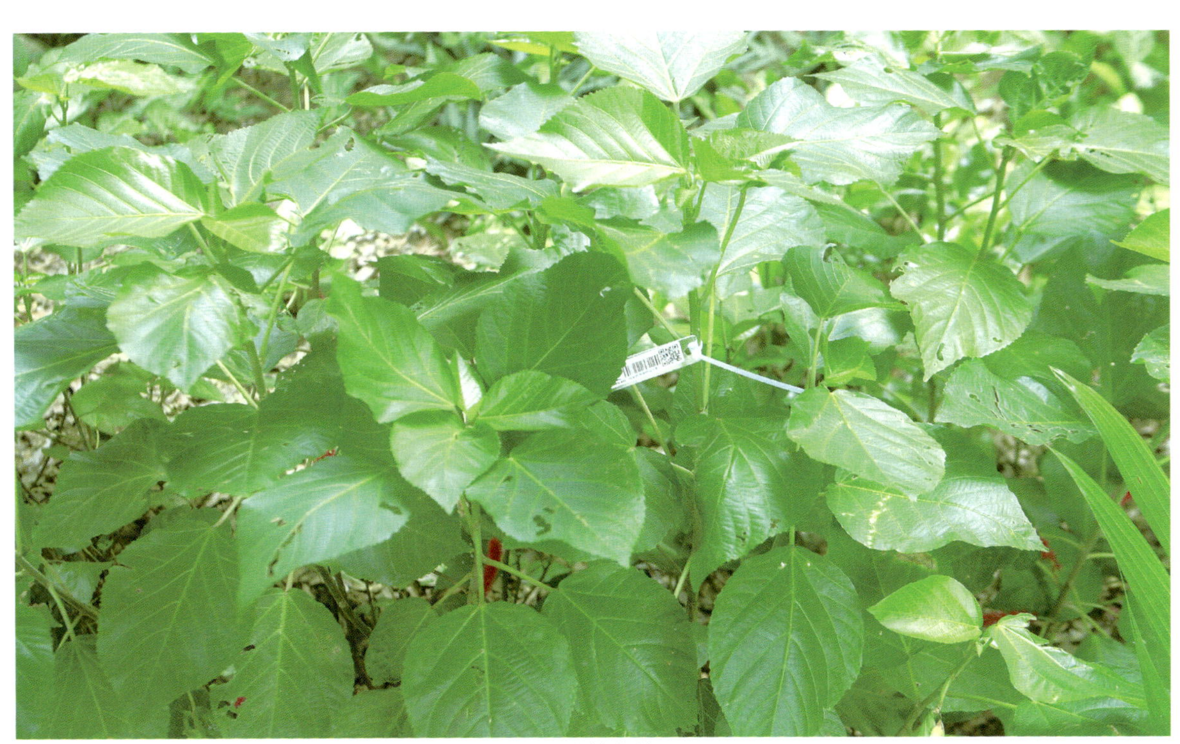

红穗铁苋菜

| 分布区域 | 产于海南万宁、海口。中国华南其他区域，以及福建、台湾、云南也有栽培。原产于印度，现世界热带、亚热带地区广泛栽培。

| 资　　源 | 栽培，少见。

| 采收加工 | 夏、秋季采叶，鲜用或晒干。

| 功能主治 | 花、叶、根：收敛。用于溃疡病、腹泻、吐血。树皮：祛痰。用于哮喘。

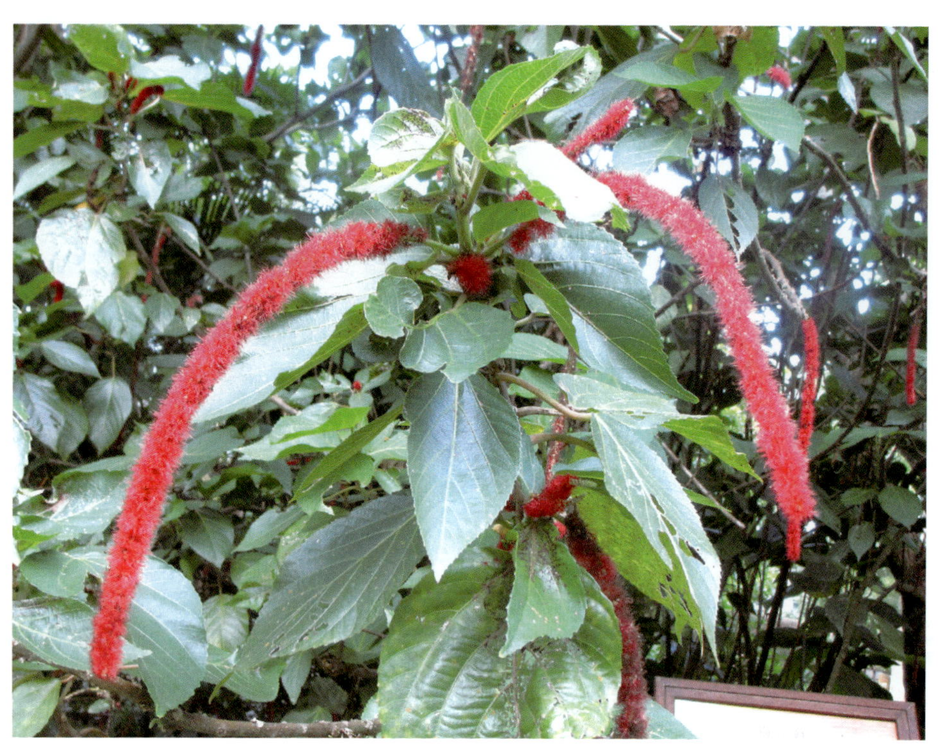

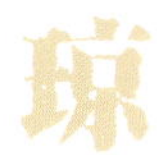

大戟科 Euphorbiaceae 铁苋菜属 *Acalypha*

热带铁苋菜 *Acalypha indica* L.

中药名 热带铁苋菜（药用部位：叶、嫩梢）

植物形态 一年生直立草本，高0.5~1m；嫩枝具紧贴的柔毛。叶膜质，菱状卵形或近卵形，长2~3.5cm，宽1.5~2.5cm，先端急尖，基部楔形，上半部边缘具锯齿，两面沿叶脉具短柔毛；基出脉5；叶柄细长，长1.5~3.5cm，具柔毛；托叶狭三角形，长约1mm。雌雄花同序，花序1（~2），腋生，长2~7cm，花序梗和花序轴均具短柔毛，雌花苞片3~7，圆心形，长约5mm，上部边缘具浅钝齿，缘毛稀疏，掌状脉明显，苞腋具雌花1~2；雄花生于花序的上部，排列成短穗状，雄花苞片卵状三角形或阔三角形，长约0.5mm，苞腋具雄花5~7，排成团伞花序；花序轴先端具1异形雌花。雄花：花蕾时近球形，花萼裂片4，长卵形，长约0.4mm；雄蕊8；花梗长约0.5mm。雌

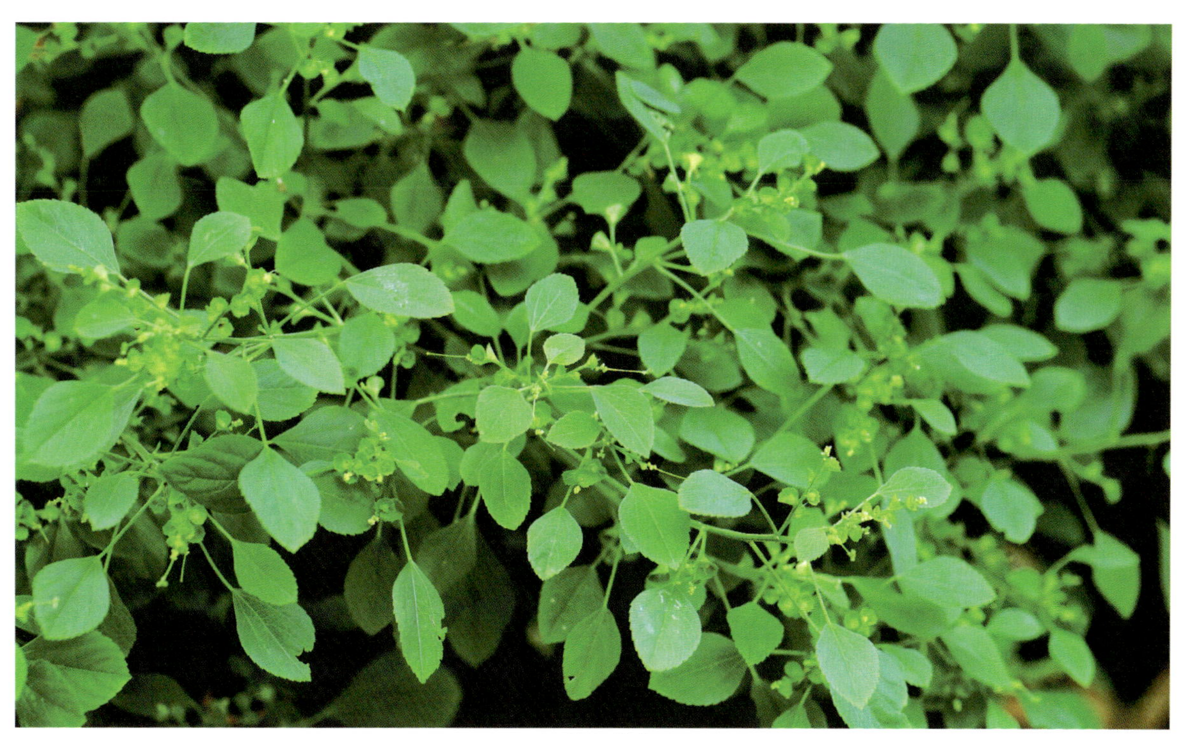

热带铁苋菜

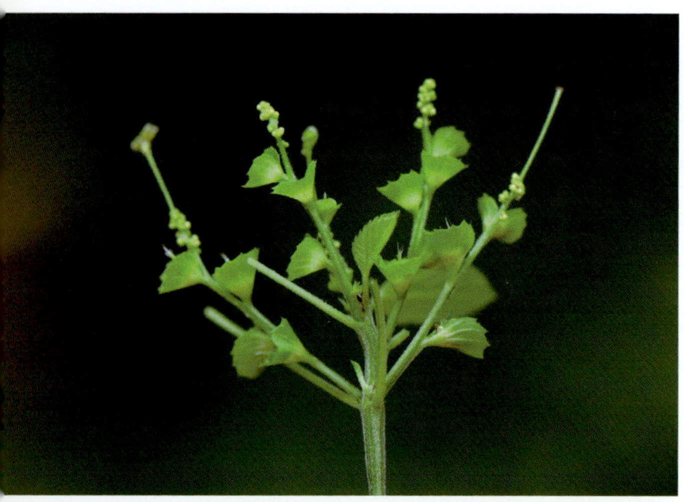

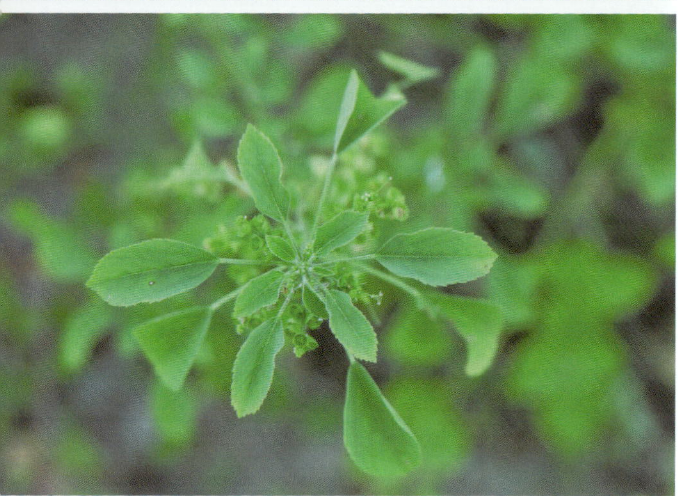

花：萼片 3，狭三角形，长约 0.5mm，具疏缘毛；子房被毛，花柱 3，长 2.5~3mm，撕裂 5 条；花梗几无。异形雌花：萼片 4，长约 0.5mm；子房近心形，1 室，花后长约 2mm，宽约 2.5mm，顶部两侧撕裂；花柱 1，位于子房基部，撕裂。蒴果直径约 2mm，分果爿 3，具短柔毛；种子卵状，长约 1.5mm，种皮具细小颗粒体，假种阜细小。花果期 3~10 月。

分布区域

产于海南乐东、陵水、琼海、文昌、海口、南沙群岛。亦分布于中国台湾。亚洲其他地区及非洲热带地区也有分布。

资　源

生于低海拔平原湿润荒地或水沟旁，常见。

采收加工

夏、秋季采叶，鲜用或晒干。

功能主治

叶、嫩梢：解毒，祛虫。用于耳痛、痛风、疥癣、蛇或蜈蚣咬伤。可代替吐根和美远志作发汗剂、祛痰剂和催吐剂。水煎可作轻泻剂。

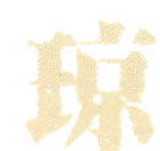

大戟科 Euphorbiaceae 铁苋菜属 *Acalypha*

麻叶铁苋菜 *Acalypha lanceolata* Willd.

中药名 麻叶铁苋菜（药用部位：叶）

植物形态 一年生直立草本，高0.4~0.7m；嫩枝密生黄褐色柔毛及疏生的粗毛。叶膜质，菱状卵形或长卵形，长（4~）6.5~8cm，宽（2~）3.5~4cm，先端渐尖，基部楔形或阔楔形，边缘具锯齿，两面具疏毛；基出脉5；叶柄长（2~）4.5~5.5cm，具柔毛；托叶披针形，长约4mm。雌雄同序，花序1~3，腋生，长1~2.5cm，花序梗几无，花序轴被短柔毛；雌花苞片3~9，半圆形，长2.5~4mm，宽5~6mm，约具11短尖齿，边缘散生具头的腺毛，外面被柔毛，掌状脉明显，苞腋具雌花1，花梗无；雄花生于花序的上部，排列成短穗状，雄花苞片披针形，长约0.5mm，苞腋具簇生雄花5~7；花序轴的顶部或中部具1~2（~3）异形雌花，其花梗长约1mm；雄花花蕾时球形，长约0.4mm，

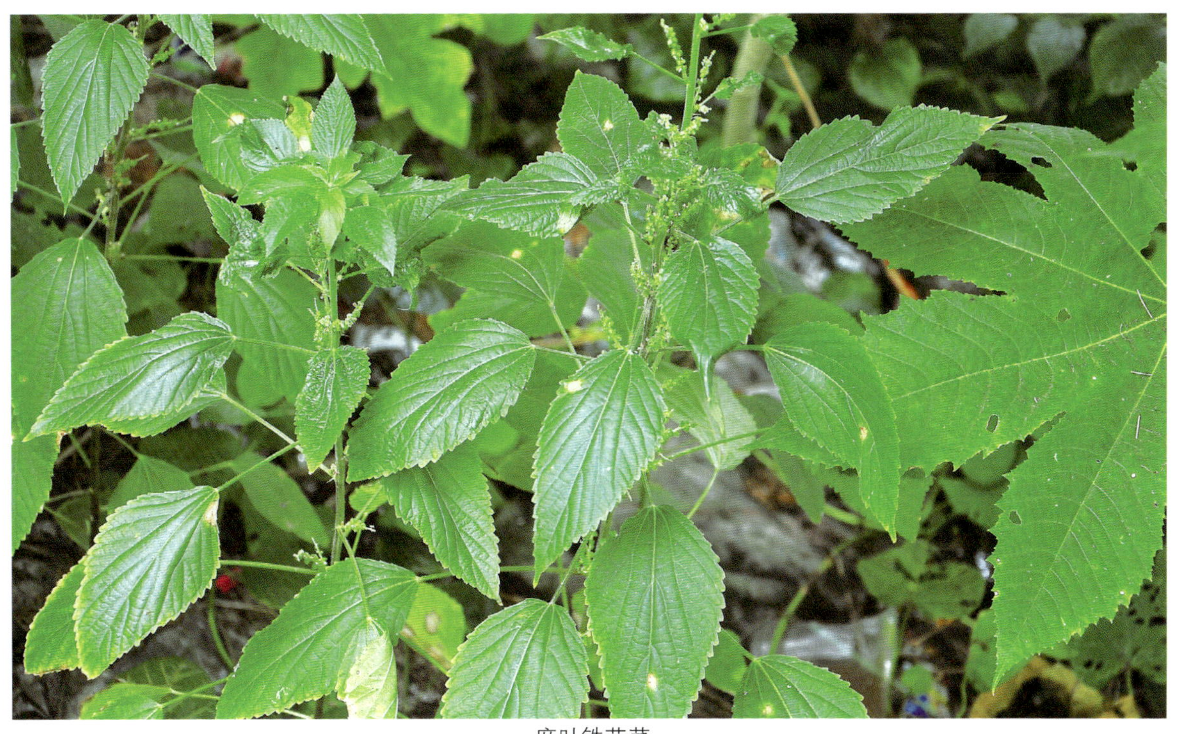

麻叶铁苋菜

花萼裂片 4；雄蕊 8；花梗长约 0.5mm；雌花萼片 3，狭三角形，长约 0.5mm；子房具柔毛，花柱 3，长约 2mm，撕裂各 5 条；异形雌花萼片 4，披针形，长约 0.7mm；子房扁倒卵状，1 室，花后长 2.5mm，宽约 3mm，顶部两侧具环形撕裂，花柱 1，位于子房基部，撕裂。蒴果直径约 2.5mm，分果爿 3，具柔毛；种子卵状，长约 1.8mm，种皮平滑，假种阜小。花果期 3~10 月。

| 分布区域 | 产于海南三亚、乐东、东方和西沙群岛。亚洲南部至东南部也有分布。

| 资　　源 | 生于旷野，偶见。

| 采收加工 | 夏、秋季采叶，鲜用或晒干。

| 功能主治 | 同属植物有解毒和祛痰等作用。但本种的功能主治少有报道，有待进一步研究。

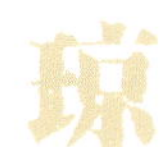

大戟科 Euphorbiaceae 喜光花属 *Actephila*

喜光花 *Actephila merrilliana* Chun

中药名 喜光花（药用部位：种子）

植物形态 灌木，高 1~2m；小枝上部幼时被疏短柔毛，老时毛被脱落，有皮孔。叶片近革质，长椭圆形、倒卵状披针形或倒披针形，长 7~20cm，宽 2~5.5cm，先端钝或短渐尖，基部楔形或宽楔形，叶面具光泽，绿色，叶背淡绿色，两面均无毛；中脉在叶的两面均突起，侧脉每边 6~10，纤细，斜升，在叶缘前联结；叶柄长 1~4cm，有时粗壮，与托叶和萼片外面同样被有稀疏短柔毛；托叶三角状披针形，长 1~2mm，黄褐色。雄花：单生或几朵簇生于叶腋，直径 5~9mm；花梗长 1~8mm；萼片宽卵形，长 3mm，宽 2mm；花瓣 5，远比萼片小，匙形或线形，全缘；雄蕊 5，离生；退化雌蕊先端 3 裂，稀 2 裂。雌花：单朵腋生；花梗长 2~4cm，果时长达 5cm，纤细；花直

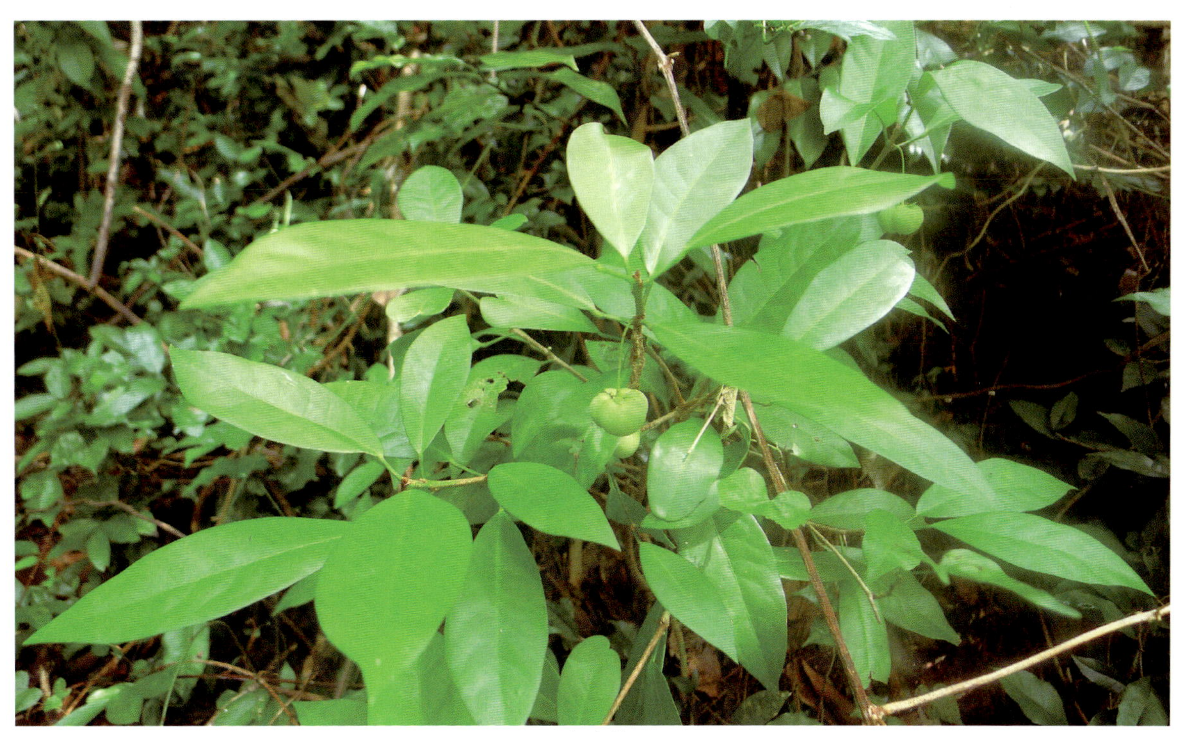

喜光花

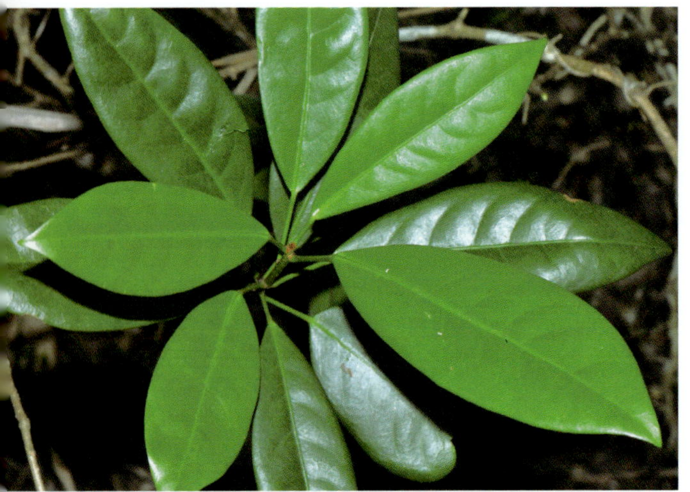

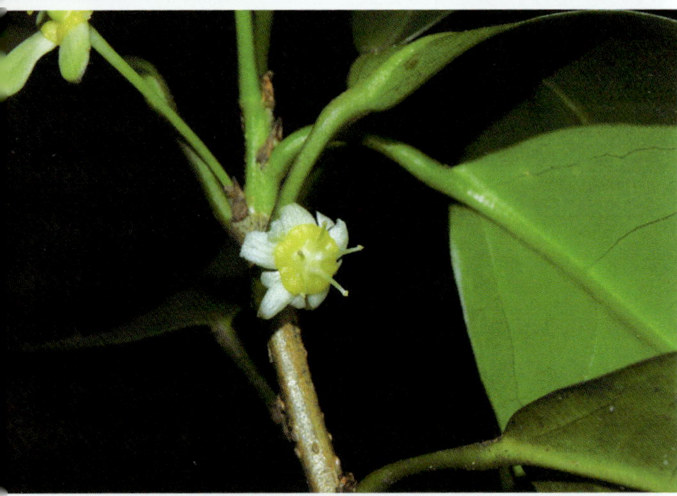

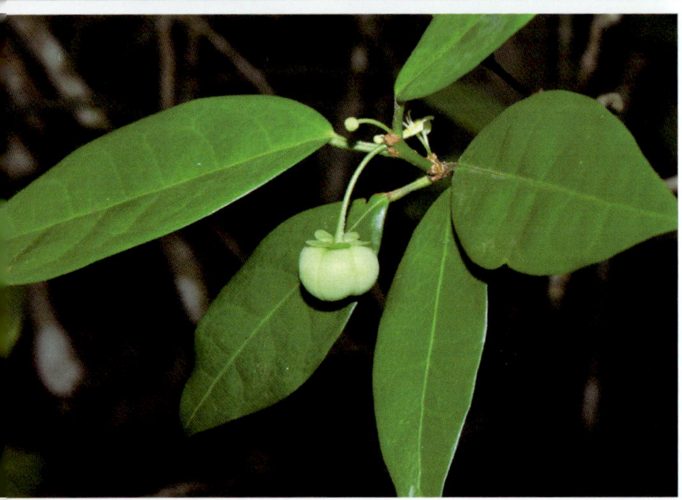

径 1.5cm；萼片 5，倒卵形或长倒卵形，长 5~6mm，上部宽 2~5mm，黄绿色，膜质，有 4~5 纵脉纹；花瓣 5，线形或披针形，长 0.8~1.2mm；花盘环状，肥厚，不分裂；子房卵圆形，光滑无毛，花柱 3，先端 2 裂。蒴果扁圆球形，直径约 2cm，无毛，有宿存的萼片，外果皮褐色，薄壳质，内面黄白色；种子三棱形，长约 1cm。花果期几全年。

分布区域

产于海南三亚、乐东、东方、昌江、五指山、保亭、万宁、儋州。亦分布于中国广东。

资　源

生于山谷、山地阴湿的密林或疏林下的溪旁或近水处，十分常见。

采收加工

种子成熟时可采收。

功能主治

本种的功能主治少有报道，有待进一步研究。

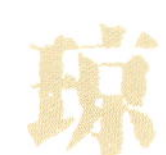

大戟科 Euphorbiaceae 山麻杆属 *Alchornea*

羽脉山麻杆 *Alchornea rugosa* (Lour.) Muell. Arg.

中药名 羽脉山麻杆（药用部位：嫩枝叶、种子）

植物形态 灌木或小乔木，高 1.5~5m；嫩枝被短柔毛，小枝无毛。叶纸质，狭长倒卵形、倒卵形至阔披针形，长 10~21cm，宽 4~10cm，先端渐尖，基部略钝或浅心形，边缘具细腺齿，上面无毛，下面在侧脉脉腋具柔毛，有时沿中脉具疏毛，基部具斑状腺体 2；侧脉 8~12 对；无小托叶；叶柄长 0.5~3cm，无毛；托叶钻状，长 5~7mm，具疏毛，脱落。雌雄异株，雄花序圆锥状，顶生，长 8~25cm，花序轴被微柔毛或无毛，苞片三角形，长 0.7~1mm，被微柔毛，有时基部具 2 腺体，雄花 5~11 簇生于苞腋；花梗长约 0.5mm，具柔毛；雌花序总状或圆锥状，顶生，长 7~16cm，花序轴被微柔毛或无毛，苞片三角形，长约 1.5mm，具短柔毛，基部通常具 2 腺体，小苞片长 0.5mm，雌花单生，

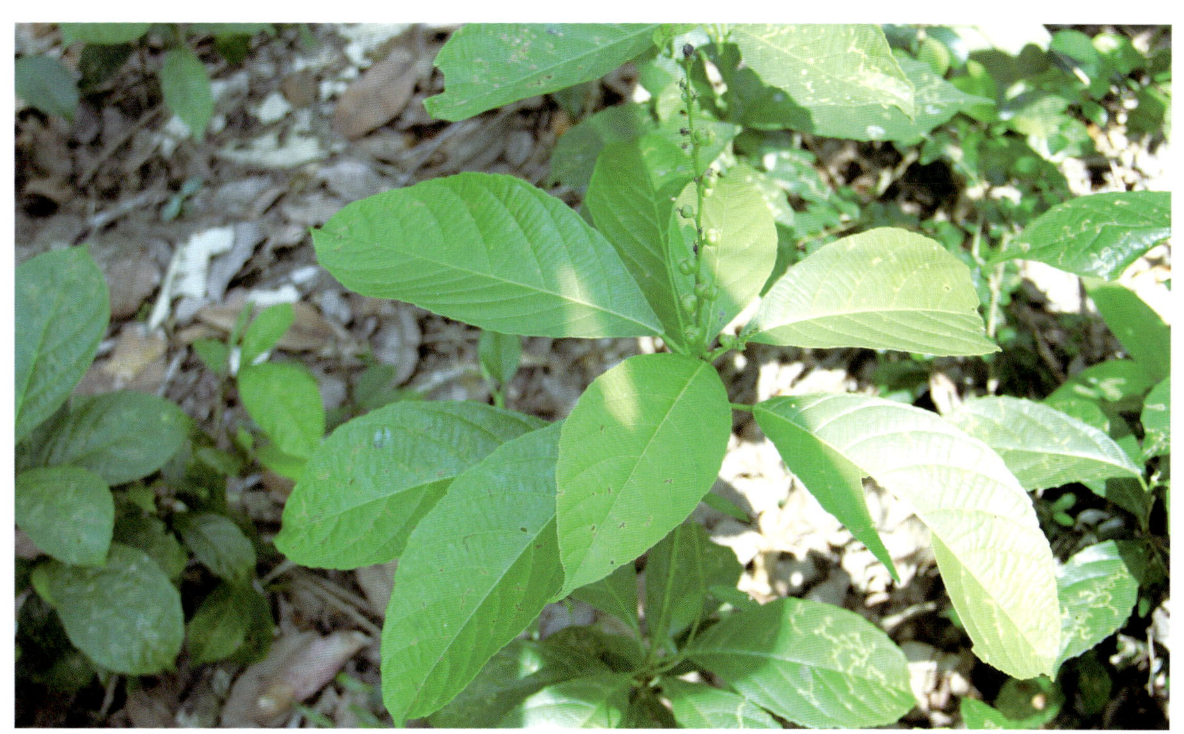

羽脉山麻杆

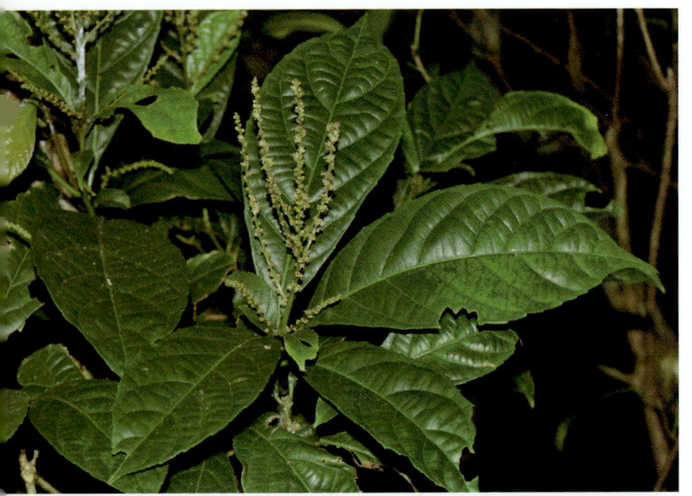

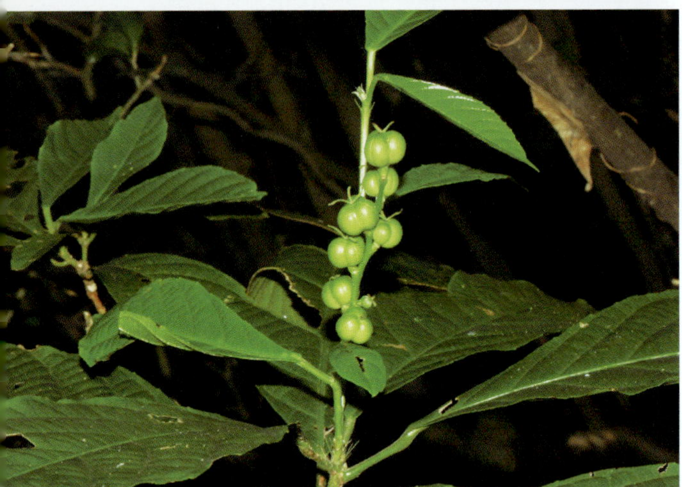

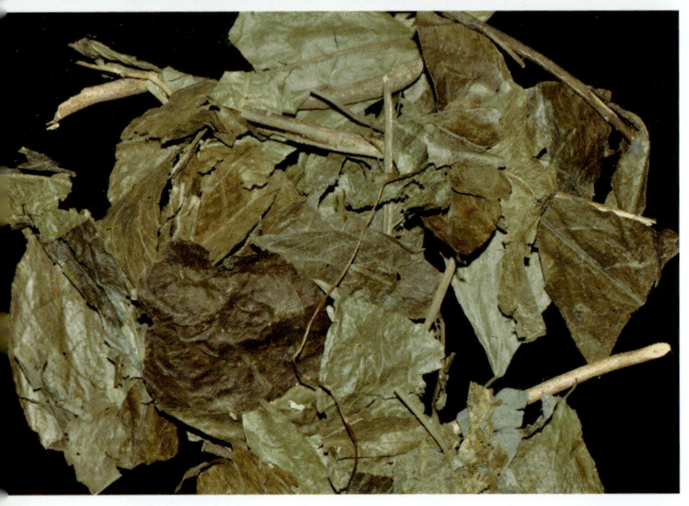

花梗长 1mm，具柔毛；果梗长 2mm，无毛；雄花花萼、花蕾时球形，直径约 1mm，具疏柔毛，萼片 2 或 4；雄蕊 4~8；雌花萼片 5，三角形，长约 1mm，被短柔毛；子房被微柔毛，花柱 3，线状，长 6~7mm，近基部合生。蒴果近球形，直径 8mm，具 3 圆棱，近无毛；种子卵球形，长约 5mm，种皮浅褐色，具小突起。花果期几全年。

分布区域

产于海南三亚、乐东、东方、昌江、白沙、保亭、万宁、儋州、澄迈、琼海、文昌、海口。亦分布于中国广东、广西、云南。东南亚各国也有分布。

资　源

生于疏林或旷野中，常见。

采收加工

春、夏季采叶，洗净，鲜用或晒干。全年均可采根，洗净，晒干。

功能主治

嫩枝叶：接骨生肌。用于跌打损伤、骨折、外伤不愈。种子：泻下。

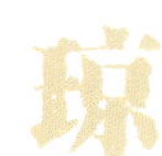

大戟科 Euphorbiaceae 山麻杆属 *Alchornea*

红背山麻杆 *Alchornea trewioides* (Benth.) Muell. Arg.

中 药 名 红背叶（药用部位：根、叶）

植物形态 灌木，高1~2m；小枝被灰色微柔毛，后变无毛。叶薄纸质，阔卵形，长8~15cm，宽7~13cm，先端急尖或渐尖，基部浅心形或近平截，边缘疏生具腺小齿，上面无毛，下面浅红色，仅沿脉被微柔毛，基部具斑状腺体4；基出脉3；小托叶披针形，长2~3.5mm；叶柄长7~12cm；托叶钻状，长3~5mm，具毛，凋落。雌雄异株，雄花序穗状，腋生或生于一年生小枝已落叶腋部，长7~15cm，具微柔毛，苞片三角形，长约1mm，雄花11~15，簇生于苞腋；花梗长约2mm，无毛，中部具关节；雌花序总状，顶生，长5~6cm，具花5~12，各部均被微柔毛，苞片狭三角形，长约4mm，基部具腺体2，小苞片披针形，长约3mm；花梗长1mm；雄花花萼、花蕾时球形，无毛，

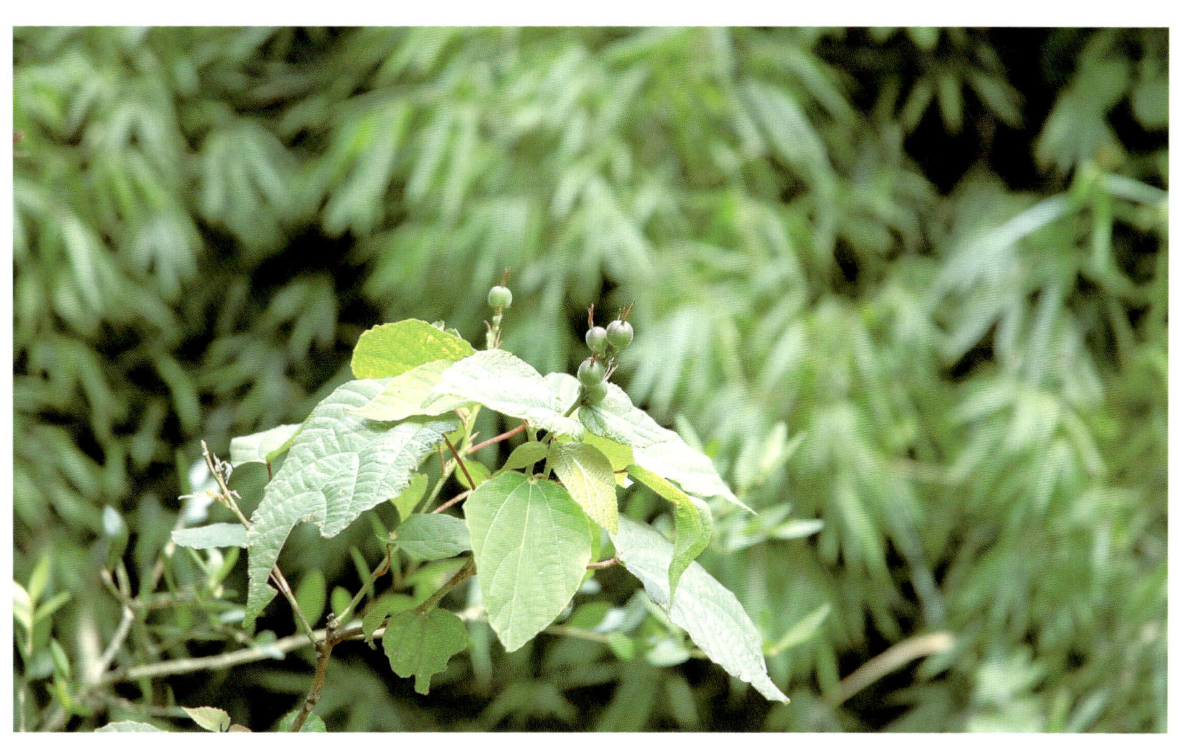

红背山麻杆

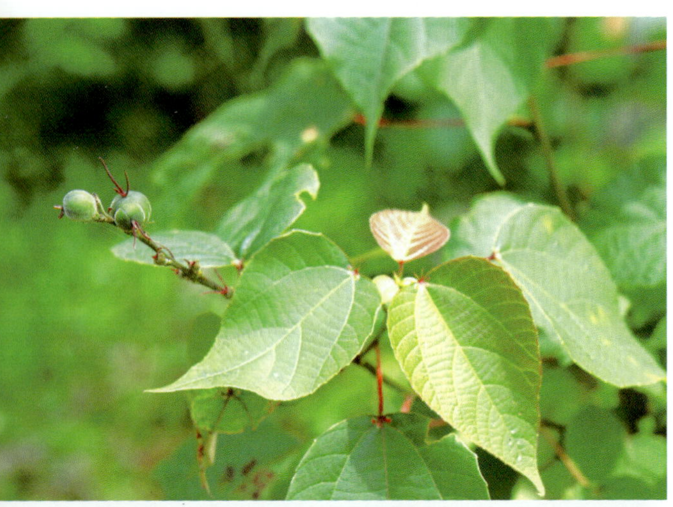

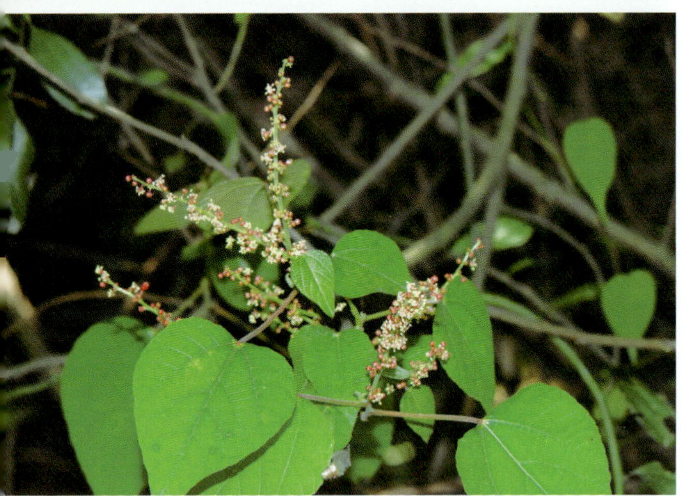

直径 1.5mm，萼片 4，长圆形；雄蕊（7~）8；雌花萼片 5（~6），披针形，长 3~4mm，被短柔毛，其中 1 枚的基部具 1 腺体；子房球形，被短绒毛，花柱 3，线状，长 12~15mm，合生部分长不及 1mm。蒴果球形，具 3 圆棱，直径 8~10mm，果皮平坦，被微柔毛；种子扁卵状，长 6mm，种皮浅褐色，具瘤体。花期 3~5 月，果期 6~8 月。

分布区域

产于海南东方、白沙、万宁、儋州、澄迈、屯昌。亦分布于中国广东、广西、湖南、江西、福建、云南、四川。越南、老挝、泰国、缅甸、日本也有分布。

资　源

生于疏林或旷野，常见。

采收加工

叶：春、夏季采叶，洗净，鲜用或晒干。根：全年均可采根，洗净，晒干。

功能主治

根、叶：清热利湿，散瘀止血。用于痢疾、小便涩痛、石淋、血崩、带下病、风疹、疥疮、脚癣、龋齿、外伤出血、腰腿痛。

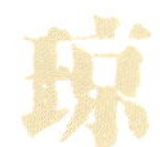

大戟科 Euphorbiaceae 石栗属 *Aleurites*

石　栗 *Aleurites moluccana* (L.) Willd.

中药名

石栗叶（药用部位：叶），石栗子（药用部位：种子）

植物形态

常绿乔木，高达 18m，树皮暗灰色，浅纵裂至近光滑；嫩枝密被灰褐色星状微柔毛，成长枝近无毛。叶纸质，卵形至椭圆状披针形（萌生枝上的叶有时圆肾形，具 3~5 浅裂），长 14~20cm，宽 7~17cm，先端短尖至渐尖，基部阔楔形或钝圆，稀浅心形，全缘或（1~）3（~5）浅裂，嫩叶两面被星状微柔毛，成长叶上面无毛，下面疏生星状微柔毛或几无毛；基出脉 3~5；叶柄长 6~12cm，密被星状微柔毛，先端有 2 扁圆形腺体。雌雄同株，同序或异序，花序长 15~20cm；花萼在开花时具整齐或不整齐的 2~3 裂，密被微柔毛；花瓣长圆形，长约 6mm，乳白色至乳黄色；雄花雄蕊 15~20，排成 3~4 轮，生于突起的花托上，被毛；雌花子房密被星状微柔毛，2（~3）室，花柱 2，短，2 深裂。核果近球形或稍偏斜的圆球状，长约 5cm，直径 5~6cm，具 1~2 种子；种子圆球状，侧扁，种皮坚硬，有疣状突棱。花期 4~10 月。

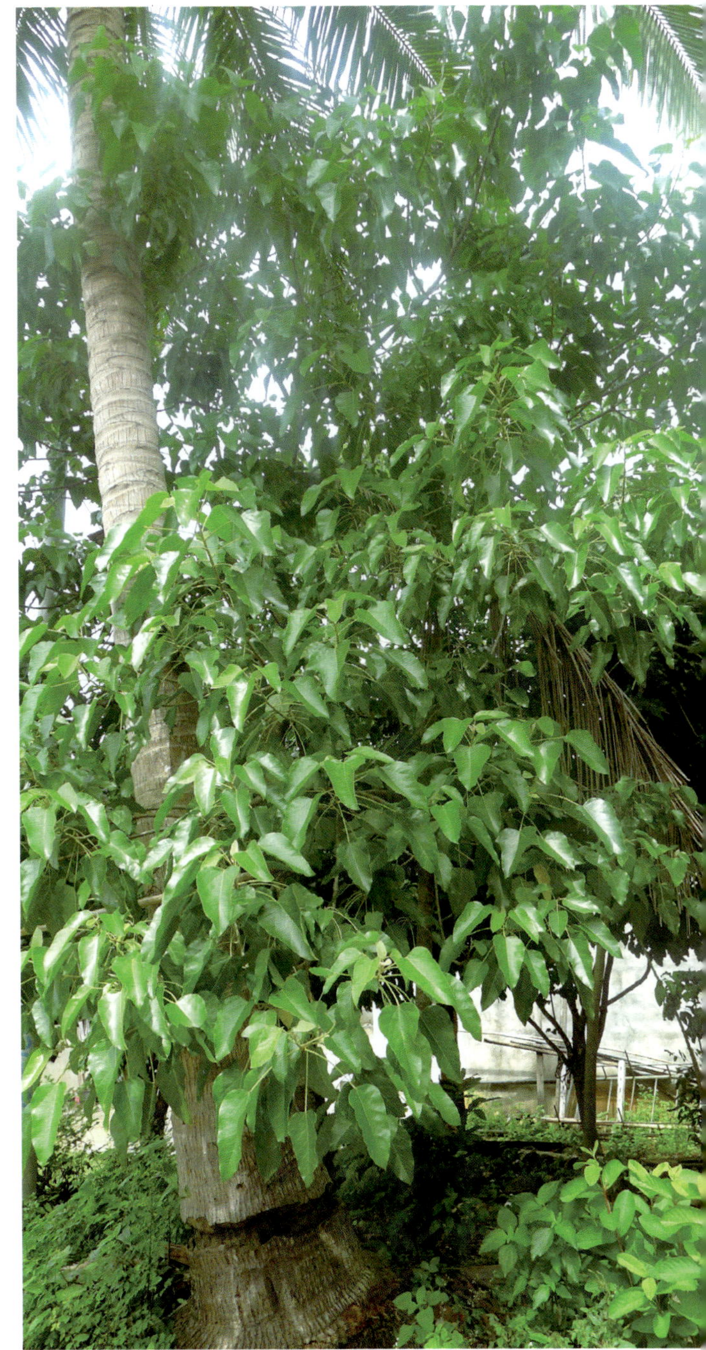

石栗

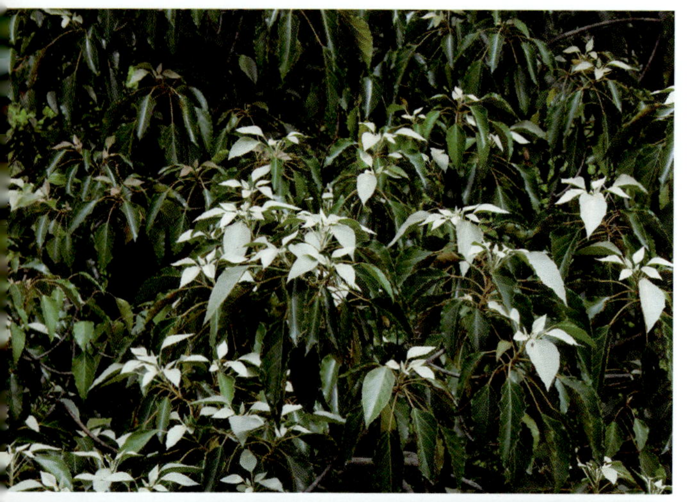

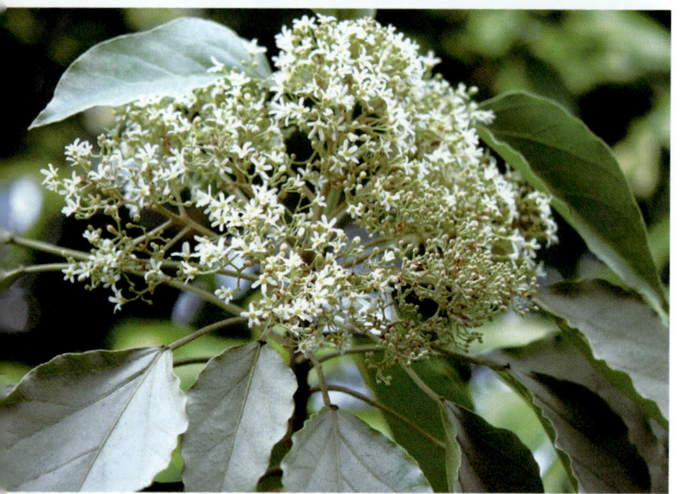

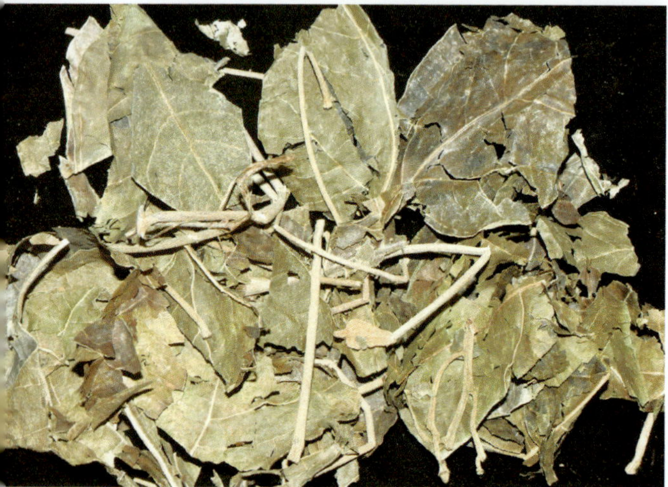

分布区域

产于海南三亚、昌江、白沙、保亭、陵水、儋州。亦分布于中国广东、广西、福建、台湾、云南。越南、泰国、缅甸、印度尼西亚、菲律宾、印度、斯里兰卡、新西兰、波利尼西亚也有分布。

资　源

生于村旁或疏林中，少见。

采收加工

叶：全年均可采，鲜用或晒干。种子：秋季果熟时采收，取出种子，晒干。

药材性状

叶卵形至阔披针形或近圆形，长 14~20cm，宽 7~17cm，表面棕色，两面均被锈色星状短柔毛，有时脱落；叶片不分裂或 3~5 浅裂；叶柄长 6~12cm，先端有 2 小腺体。

功能主治

叶：止血，通经。用于闭经、外伤出血。种子：清热解毒。用于痈疮肿毒。树皮流汁：用于发炎性腹泻。根：用于咳嗽、劳伤、斑痧。

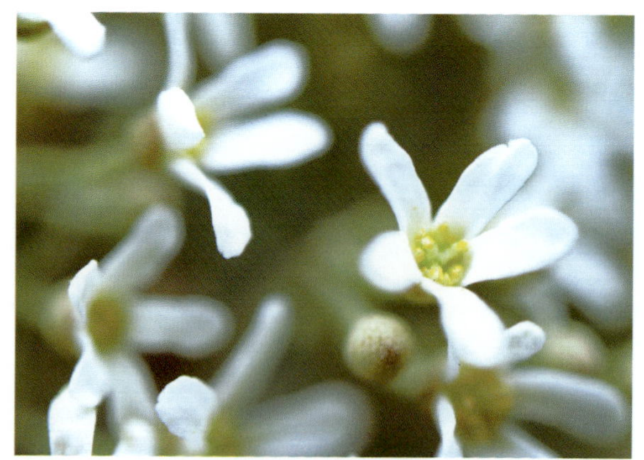

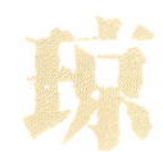

大戟科 Euphorbiaceae 五月茶属 *Antidesma*

五月茶 *Antidesma bunius* (L.) Spreng.

中药名 五月茶（药用部位：根、叶、果实）

植物形态 乔木，高达10m；小枝有明显皮孔；除叶背中脉、叶柄、花萼两面和退化雌蕊被短柔毛或柔毛外，其余均无毛。叶片纸质，长椭圆形、倒卵形或长倒卵形，长8~23cm，宽3~10cm，先端急尖至圆，有短尖头，基部宽楔形或楔形，叶面深绿色，常有光泽，叶背绿色；侧脉每边7~11，在叶面扁平，干后突起，在叶背稍突起；叶柄长3~10mm；托叶线形，早落。雄花序为顶生的穗状花序，长6~17cm；雄花花萼杯状，先端3~4裂，裂片卵状三角形；雄蕊3~4，长2.5mm，着生于花盘内面；花盘杯状，全缘或不规则分裂；退化雌蕊棒状；雌花序为顶生的总状花序，长5~18cm；雌花花萼和花盘与雄花的相同；雌蕊稍长于萼片，子房宽卵圆形，花柱顶生，柱头短而宽，先端微

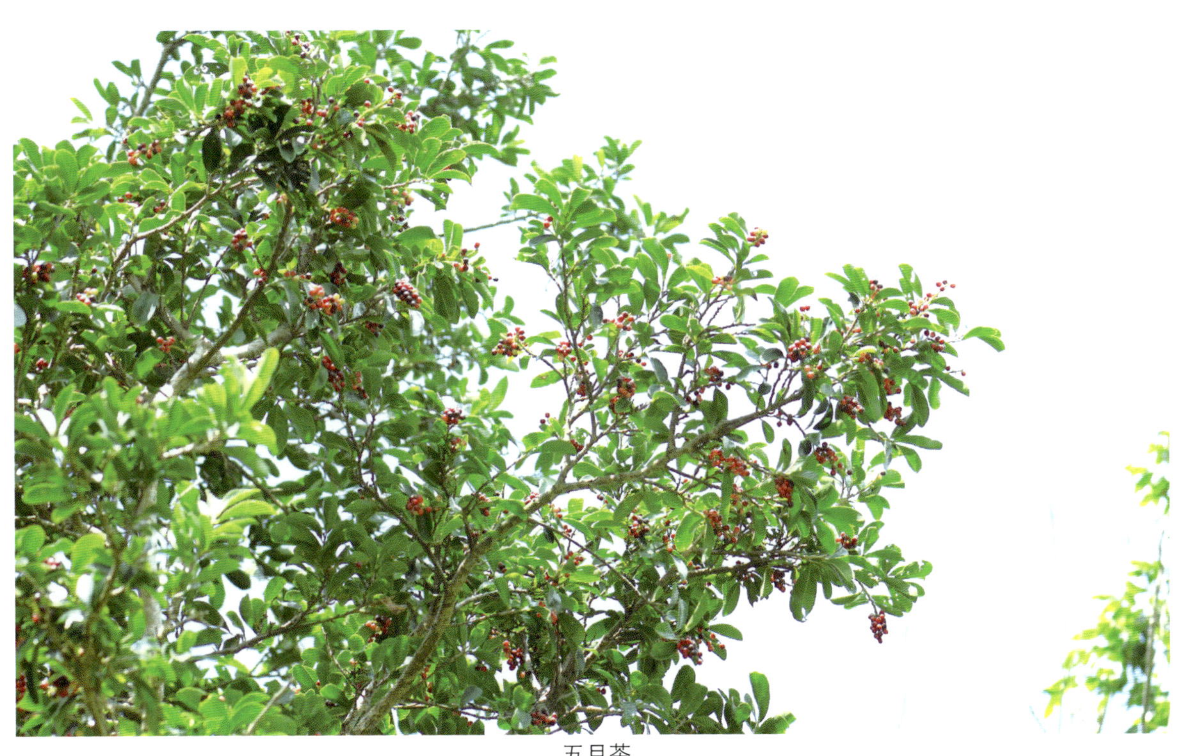

五月茶

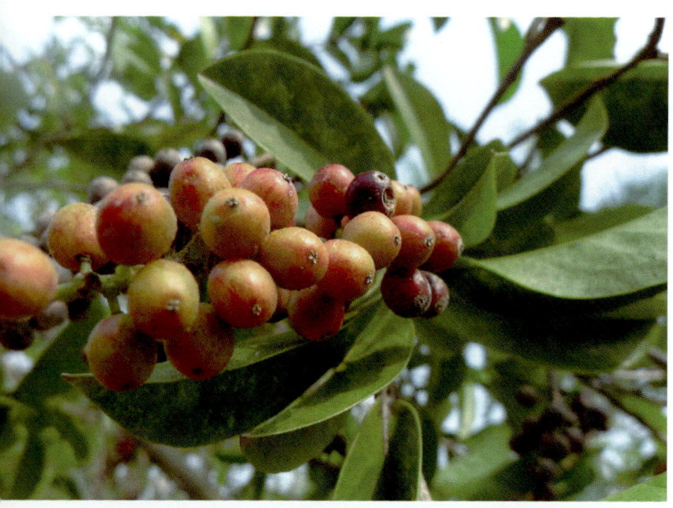

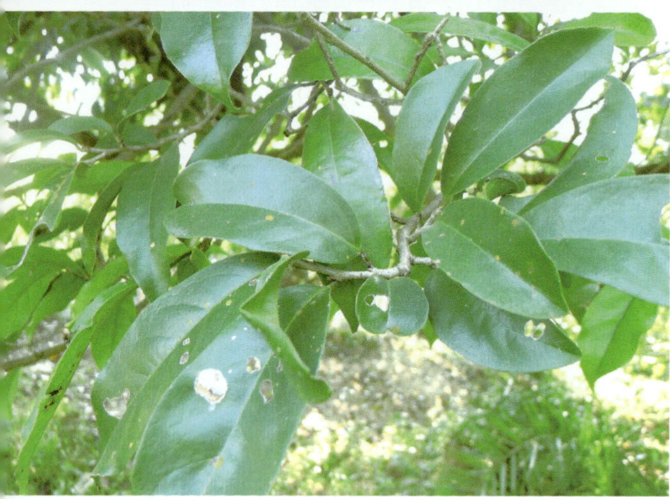

凹缺。核果近球形或椭圆形，长 8~10mm，直径 8mm，成熟时红色；果梗长约 4mm。花期 3~5 月，果期 6~11 月。

| 分布区域 |

产于海南三亚、乐东、东方、昌江、白沙、五指山、保亭、儋州、琼中、屯昌。亦分布于中国华南其他区域，以及江西、福建、贵州、云南、西藏。亚洲其他热带地区、大洋洲、太平洋岛屿也有分布。

| 资　　源 |

生于林中，常见。

| 采收加工 |

根、叶：全年均可采。果实：夏、秋季采收。采后洗净，晒干。

| 药材性状 |

叶矩圆形至披针状矩圆形，长 8~23cm，宽 3~10cm，革质，淡棕绿色，两面无毛，有光泽；侧脉 7~11 对。气微，味涩。核果近球形，深红色，干后呈棕红色或紫红色，长 8~10mm，直径约 8mm。气微，味苦、涩。

| 功能主治 |

根、叶、果实：收敛止泻，生津止渴，行气活血，解毒发汗。用于食欲不振、消化不良、津液缺乏、咳嗽口渴、跌打损伤、疮毒。

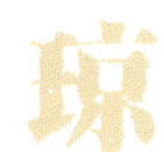

大戟科 Euphorbiaceae 五月茶属 *Antidesma*

方叶五月茶 *Antidesma ghaesembilla* Gaertn.

中药名 方叶五月茶（药用部位：茎、叶、果实、根）

植物形态 乔木，高达 10m（国外有达 20m 者）；除叶面外，全株各部均被柔毛或短柔毛。叶片长圆形、卵形、倒卵形或近圆形，长 3~9.5cm，宽 2~5cm，先端圆、钝或急尖，有时有小尖头或微凹，基部圆、钝、截形或近心形，边缘微卷；侧脉每边 5~7；叶柄长 5~20mm；托叶线形，早落。雄花：黄绿色，多朵组成分枝的穗状花序；萼片通常 5，有时 6 或 7，倒卵形；雄蕊 4~5（~7），长 2~2.5mm，花丝着生于分离的花盘裂片之间；花盘 4~6 裂；退化雌蕊倒锥形，长 0.7mm。雌花：多朵组成分枝的总状花序；花梗极短；花萼与雄花的相同；花盘环状；子房卵圆形，长约 1mm，花柱 3，顶生。核果近圆球形，直径约 4.5mm。花期 3~9 月，果期 6~12 月。

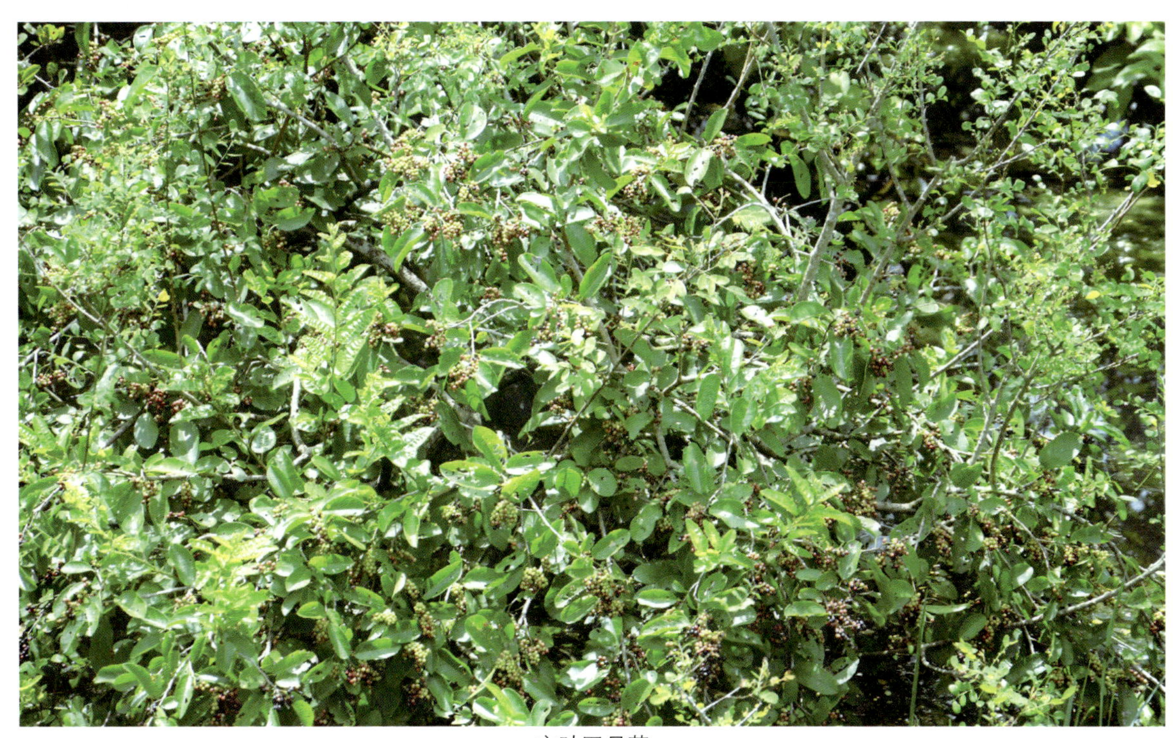

方叶五月茶

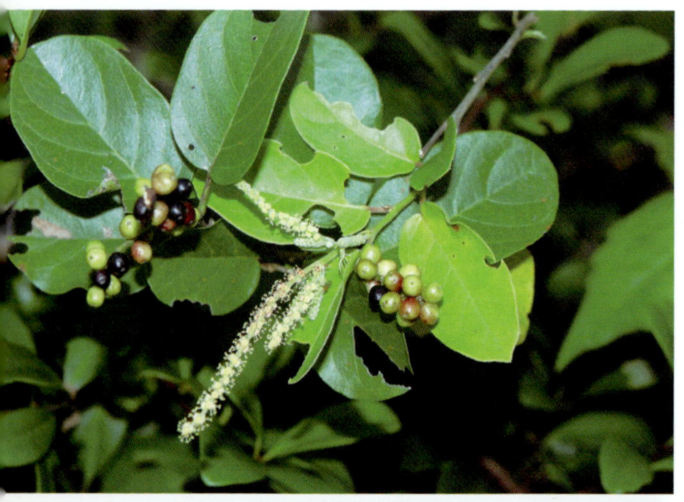

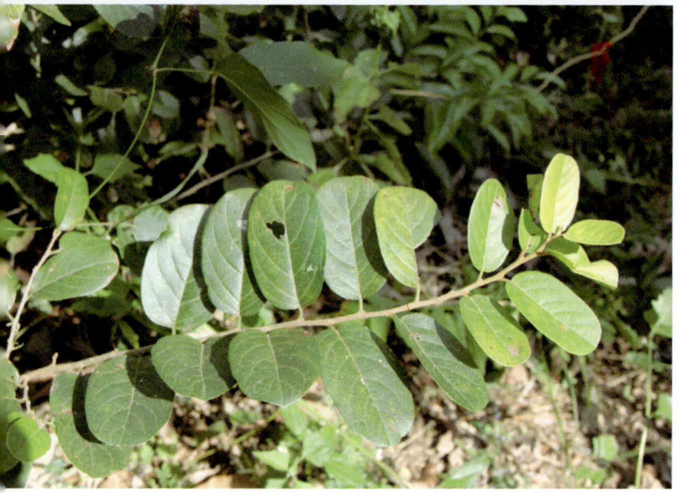

分布区域

产于海南三亚、昌江、白沙、五指山、保亭、万宁、琼中、儋州、海口。亦分布于中国广东、广西、云南。亚洲其他热带地区、澳大利亚也有分布。

资　源

生于山坡、旷野或疏林中，常见。

采收加工

春、夏季采摘，洗净，鲜用。

功能主治

茎：通经。用于月经不调。叶、果实、根：活血解毒，生津止渴。用于小儿头疮。

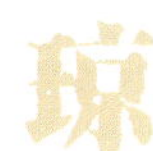

大戟科 Euphorbiaceae 五月茶属 *Antidesma*

海南五月茶 *Antidesma hainanense* Merr.

| 中 药 名 | 海南五月茶（药用部位：根、叶）

| 植物形态 | 灌木，高达 4m；枝条圆柱形；除小枝和叶柄被污色绒毛外，其余（叶片无毛除外）各部分均被短柔毛。叶片纸质，长圆形、长椭圆形或倒卵状披针形，先端短尾状渐尖，有小尖头，基部急尖或钝；侧脉每边 7~10，在叶面凹陷，在叶背与网脉均明显突起；叶柄长约 5mm；托叶披针形，长约 5mm，早落。雌雄花序均为腋生的总状花序，长达 3cm；苞片线形，长 0.7mm；雄花花梗长 0.3~0.4mm；萼片 4，圆形，直径约 0.7mm；雄蕊 4，花丝着生在花盘上；花盘垫状；退化雌蕊长倒卵形；雌花花梗长约 0.7mm；萼片 4~5，披针形或椭圆状长圆形，长约 1mm；花盘杯状；子房卵圆形，长于萼片 2 倍，花柱顶生。核果卵形或近圆形，直径 5~6mm。花期 4~7 月，果期 8~11 月。

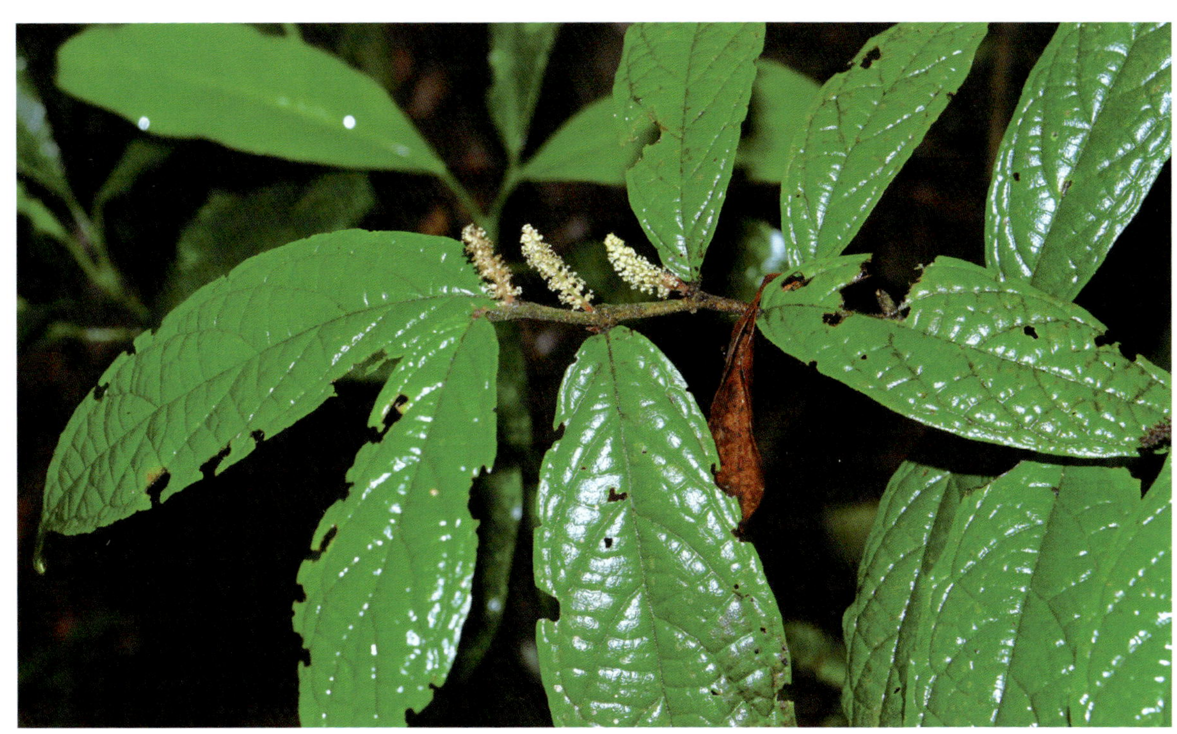

海南五月茶

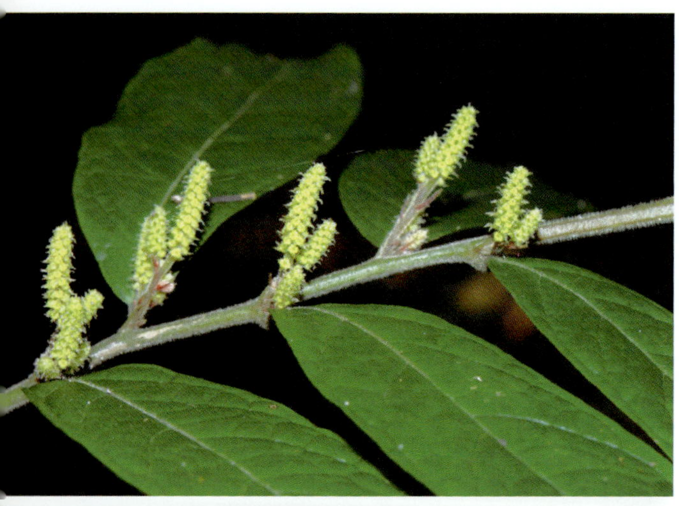

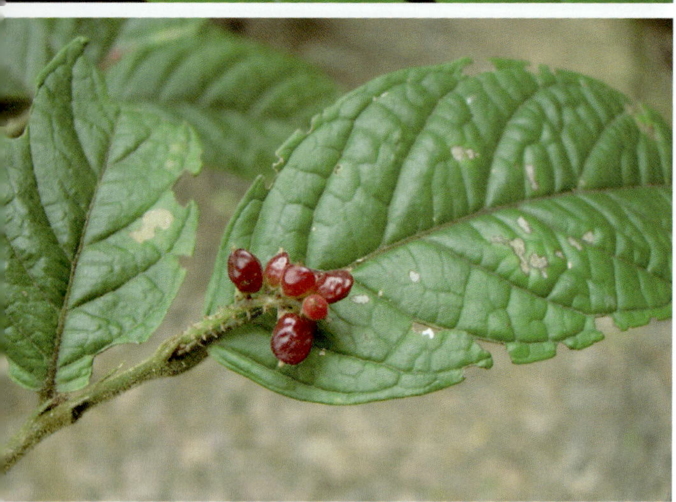

分布区域

产于海南三亚、白沙、五指山、保亭。亦分布于中国广东、广西、云南。越南、老挝也有分布。

资　源

生于林中，偶见。

采收加工

根、叶全年均可采。

功能主治

同属植物多具有活血解毒、生津止渴等作用。本种的功能主治少有报道，有待进一步研究。

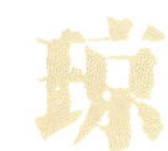

大戟科 Euphorbiaceae 五月茶属 *Antidesma*

山地五月茶 *Antidesma montanum* Bl.

中药名 山地五月茶（药用部位：根、叶）

植物形态 乔木，高达 15m；幼枝、叶脉、叶柄、花序和花萼的外面及内面基部被短柔毛或疏柔毛，其余无毛。叶片纸质，椭圆形、长圆形、倒卵状长圆形、披针形或长圆状披针形，长 7~25cm，宽 2~10cm，先端具长或短的尾状尖，或渐尖有小尖头，基部急尖或钝；侧脉每边 7~9，在叶面扁平，在叶背突起；叶柄长达 1cm；托叶线形，长 4~10mm。总状花序顶生或腋生，长 5~16cm，分枝或不分枝；雄花花梗长 1mm 或近无梗；花萼浅杯状，3~5 裂，裂片宽卵形，先端钝，边缘具有不规则的牙齿；雄蕊 3~5，着生于花盘裂片之间；花盘肉质，3~5 裂；退化雌蕊倒锥状至近圆球状，先端钝，有时不明显地分裂；雌花花萼杯状，3~5 裂，裂片长圆状三角形；花盘小，分离；

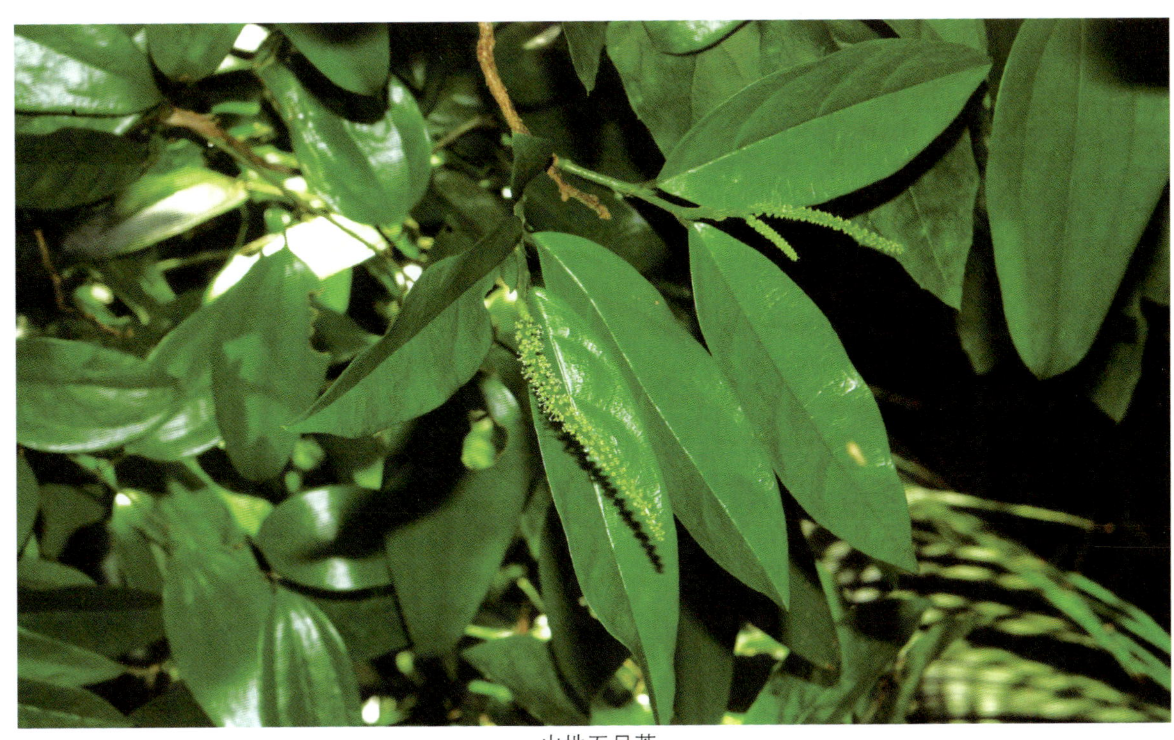

山地五月茶

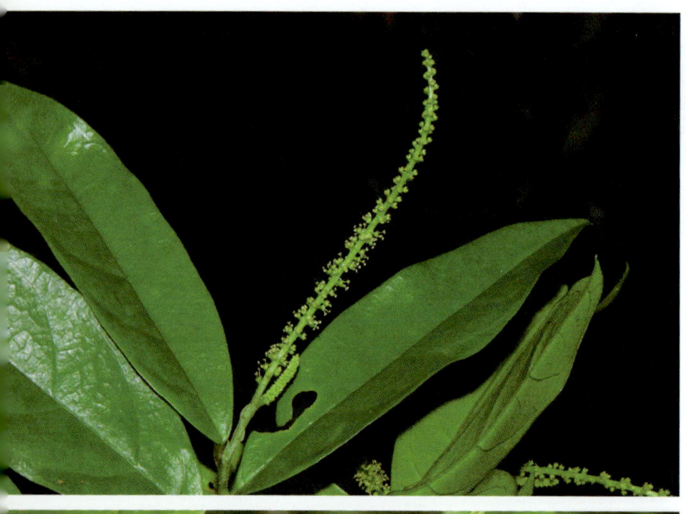

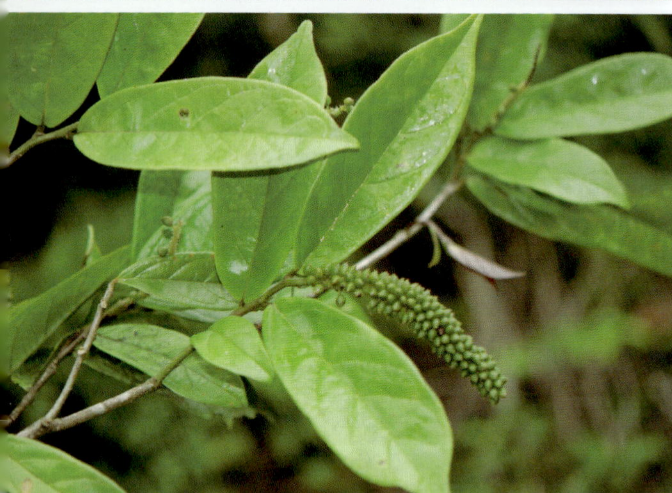

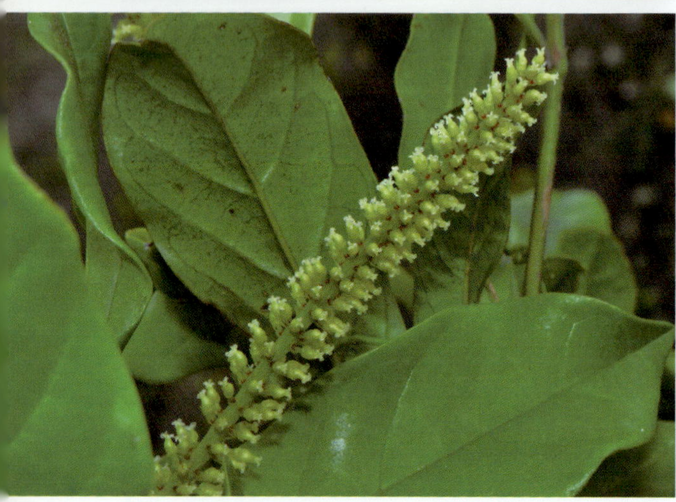

子房卵圆形，花柱顶生。核果卵圆形，长5~8mm；果梗长3~4mm。花期4~7月，果期7~11月。

分布区域

产于海南三亚、乐东、东方、昌江、白沙、陵水、万宁、儋州、琼中、澄迈、琼海、文昌。亦分布于中国广东、广西、湖南、台湾、贵州、云南、四川、西藏。亚洲热带地区以及澳大利亚也有分布。

资　源

生于山地林中，十分常见。

采收加工

根、叶全年均可采。

功能主治

同属植物多具有活血解毒、生津止渴等作用。本种的功能主治少有报道，有待进一步研究。

附　注

叶为西藏藏医处方药。

大戟科 Euphorbiaceae 银柴属 *Aporusa*

银　柴 *Aporusa dioica* Müll. Arg.

| 中 药 名 | 大沙叶（药用部位：叶）

| 植物形态 | 乔木，高达 9m，在次森林中常呈灌木状，高约 2m；小枝被稀疏粗毛，老渐无毛。叶片革质，椭圆形、长椭圆形、倒卵形或倒披针形，长 6~12cm，宽 3.5~6cm，先端圆至急尖，基部圆或楔形，全缘或具有稀疏的浅锯齿，上面无毛而有光泽，下面初时仅叶脉上被稀疏短柔毛，老渐无毛；侧脉每边 5~7，未达叶缘而弯拱联结；叶柄长 5~12mm，被稀疏短柔毛，先端两侧各具 1 小腺体；托叶卵状披针形，长 4~6mm。雄穗状花序长约 2.5cm，宽约 4mm；苞片卵状三角形，长约 1mm，先端钝，外面被短柔毛；雌穗状花序长 4~12mm；雄花萼片通常 4，长卵形；雄蕊 2~4，长过萼片；雌花萼片 4~6，三角形，先端急尖，边缘有睫毛；子房卵圆形，密被短柔毛，2 室，

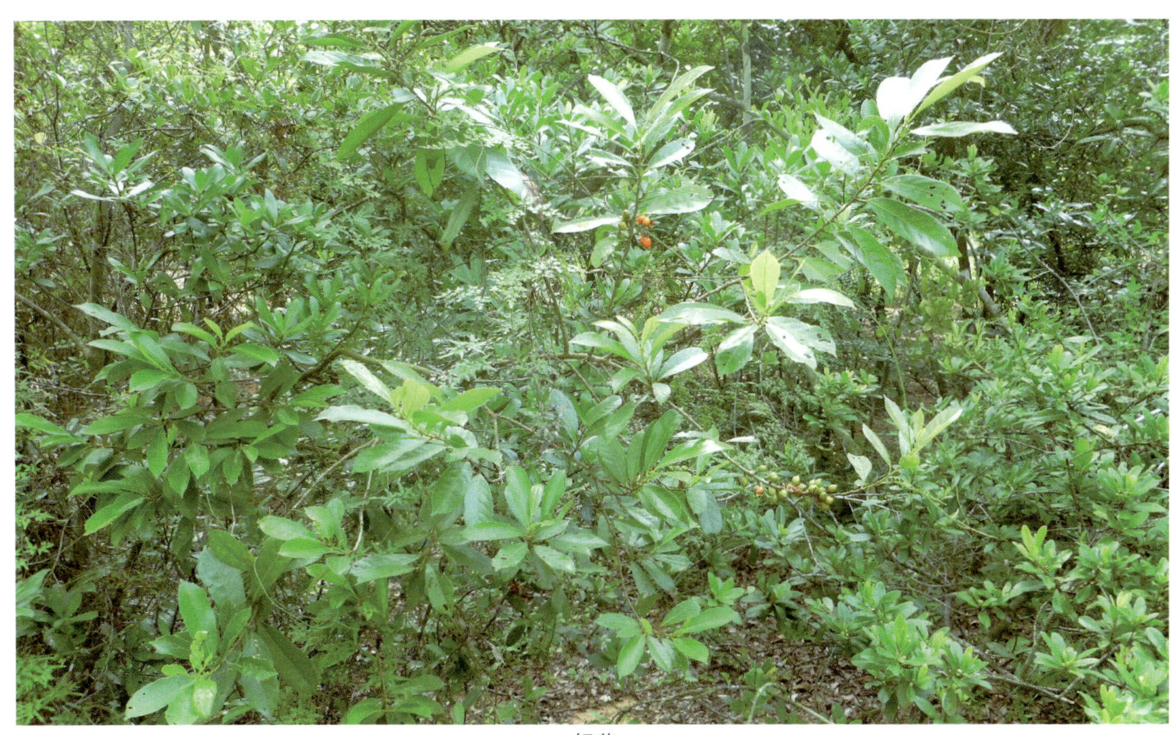

银柴

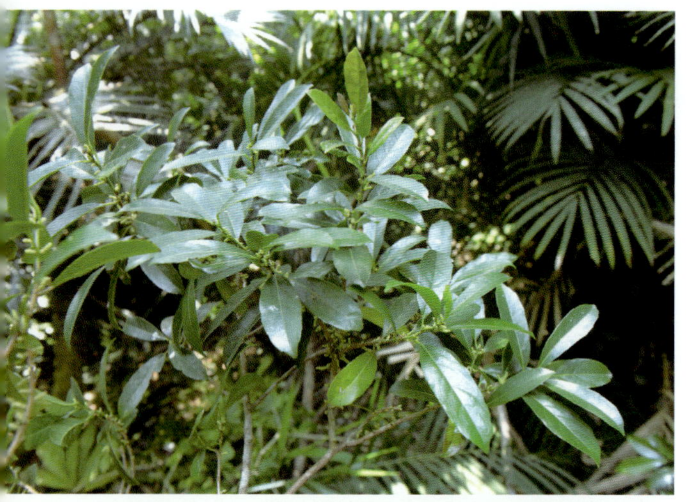

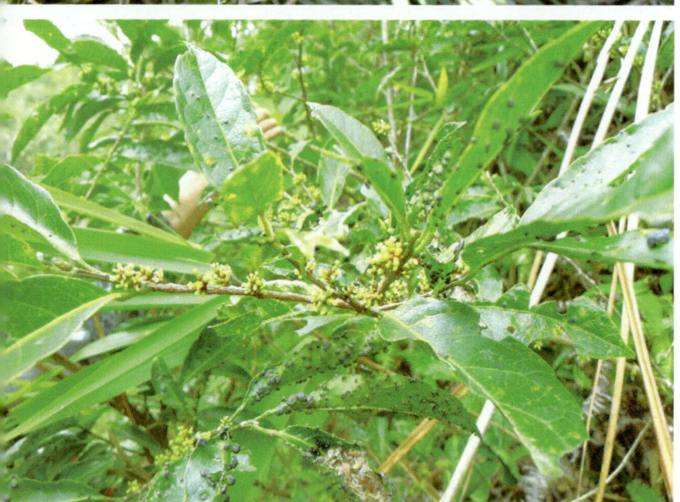

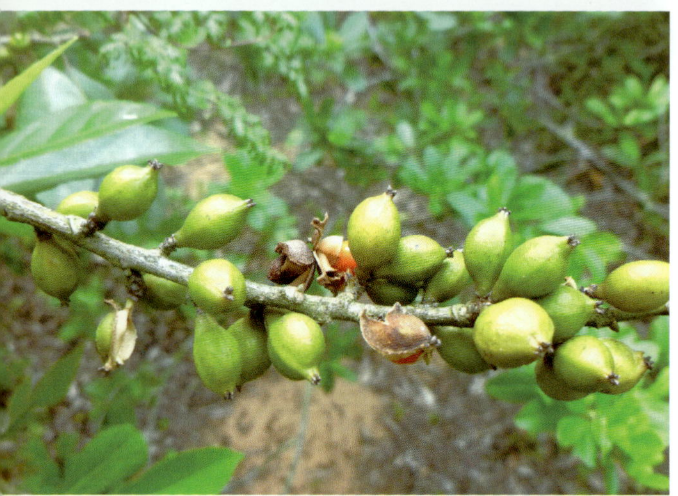

每室有胚珠2。蒴果椭圆状，长1~1.3cm，被短柔毛，内有种子2，种子近卵圆形，长约9mm，宽约5.5mm。花果期几全年。

分布区域

产于海南三亚、乐东、东方、昌江、白沙、五指山、陵水、万宁、儋州、澄迈、琼海、文昌。亦分布于中国广东、广西、云南。越南、泰国、缅甸、马来西亚、印度尼西亚、不丹、尼泊尔也有分布。

资　源

生于低海拔至中海拔的旷野、路旁、灌丛中，常见。

采收加工

夏、秋季采叶，鲜用或晒干。

功能主治

拔毒生肌。用于痈疮肿毒。

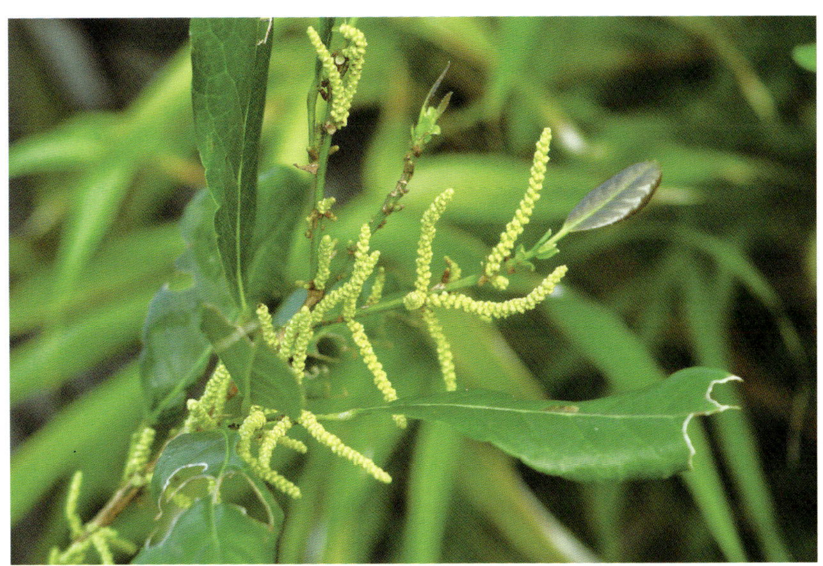

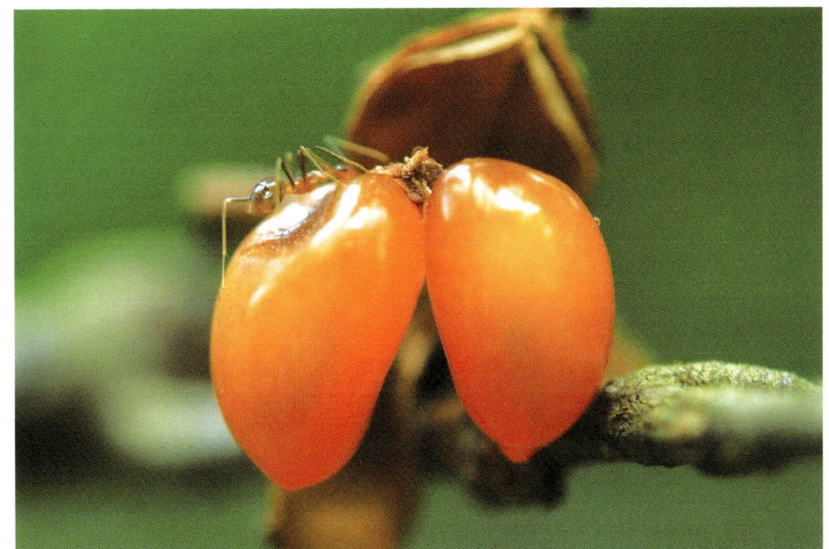

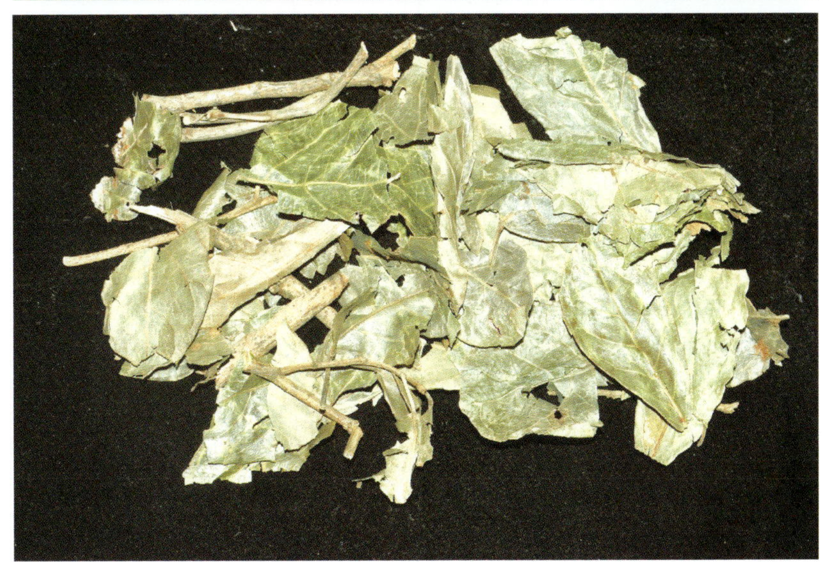

大戟科 Euphorbiaceae 银柴属 *Aporusa*

毛银柴 *Aporusa villosa* (Lindl.) Baill.

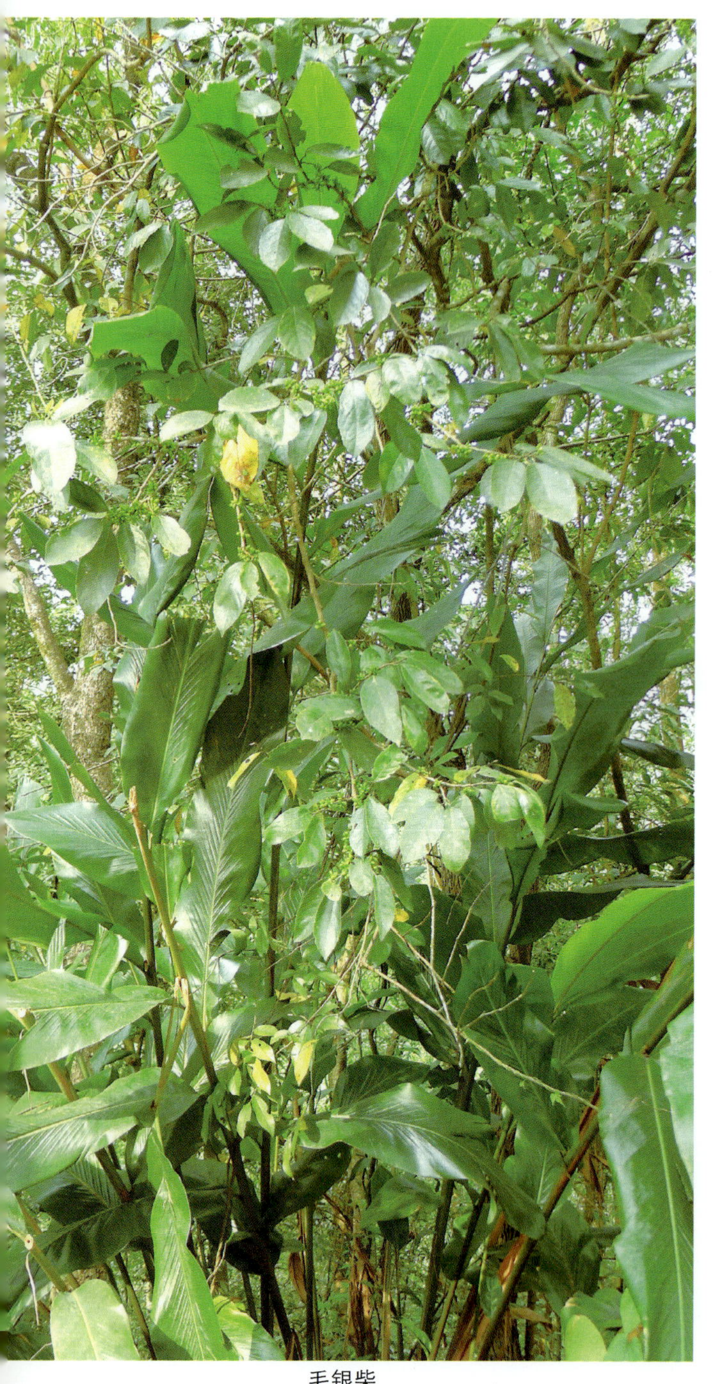
毛银柴

中药名

毛银柴（药用部位：全株）

植物形态

灌木或小乔木，高 2~7m；除老枝条和叶片上面（叶脉除外）无毛外，全株各部均被锈色短绒毛或短柔毛。叶片革质，阔椭圆形、长圆形或圆形，长 8~13cm，宽 4.5~8cm，先端圆或钝，基部宽楔形、钝，或近心形、全缘，或具有稀疏的波状腺齿；侧脉每边 6~8，两面均明显；叶柄长 1~2cm，先端两侧各具 1 小腺体；托叶斜卵形。雄穗状花序长 1~2cm；苞片半圆形，长 2~3mm；雌穗状花序长 2~7mm；苞片较雄花序的窄；雄花萼片 3~6，卵状三角形或卵形；雄蕊 2~3；雌花萼片 3~6，卵状三角形，先端急尖；子房卵圆形，2 室。蒴果椭圆形，长约 1cm，先端渐窄呈短嘴状，内有种子 1；种子椭圆形，长约 9mm。花果期几全年。

分布区域

产于海南三亚、乐东、东方、五指山、保亭、陵水、万宁、儋州。亦分布于中国广东、广西、云南。中南半岛也有分布。

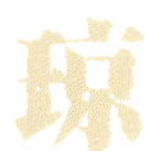

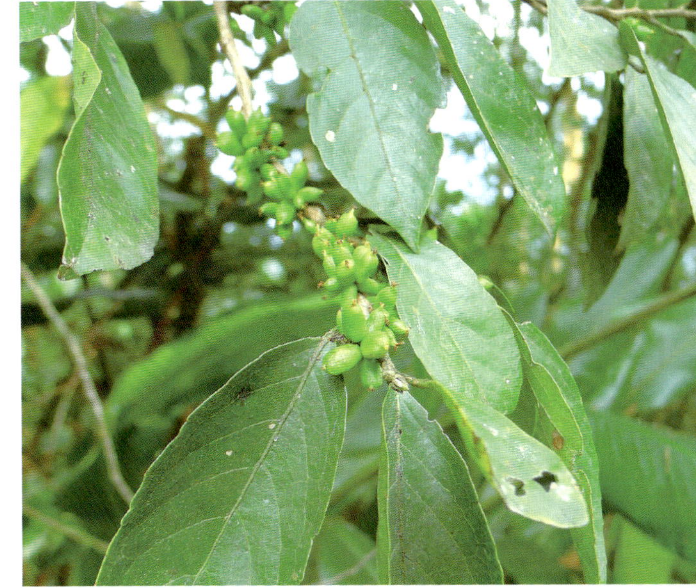

资　源

生于山地、路旁、山谷，常见。

采收加工

夏、秋季采挖，洗净，除去杂质，切碎，晒干。

功能主治

用于麻风。

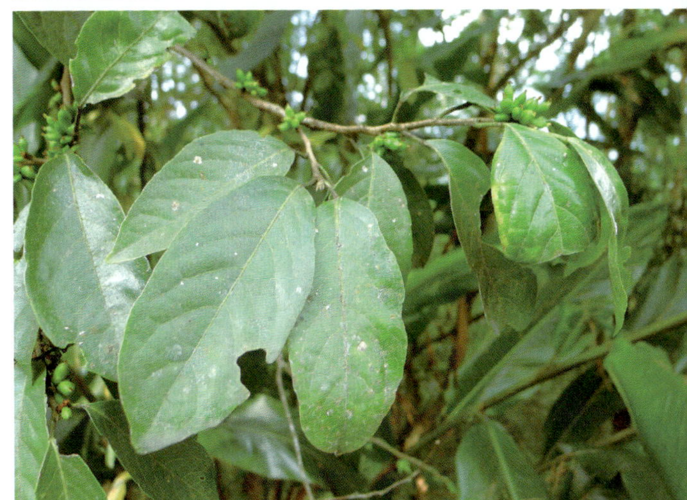

大戟科 Euphorbiaceae 银柴属 *Aporusa*

云南银柴 *Aporusa yunnanensis* (Pax et Hoffm.) Metc.

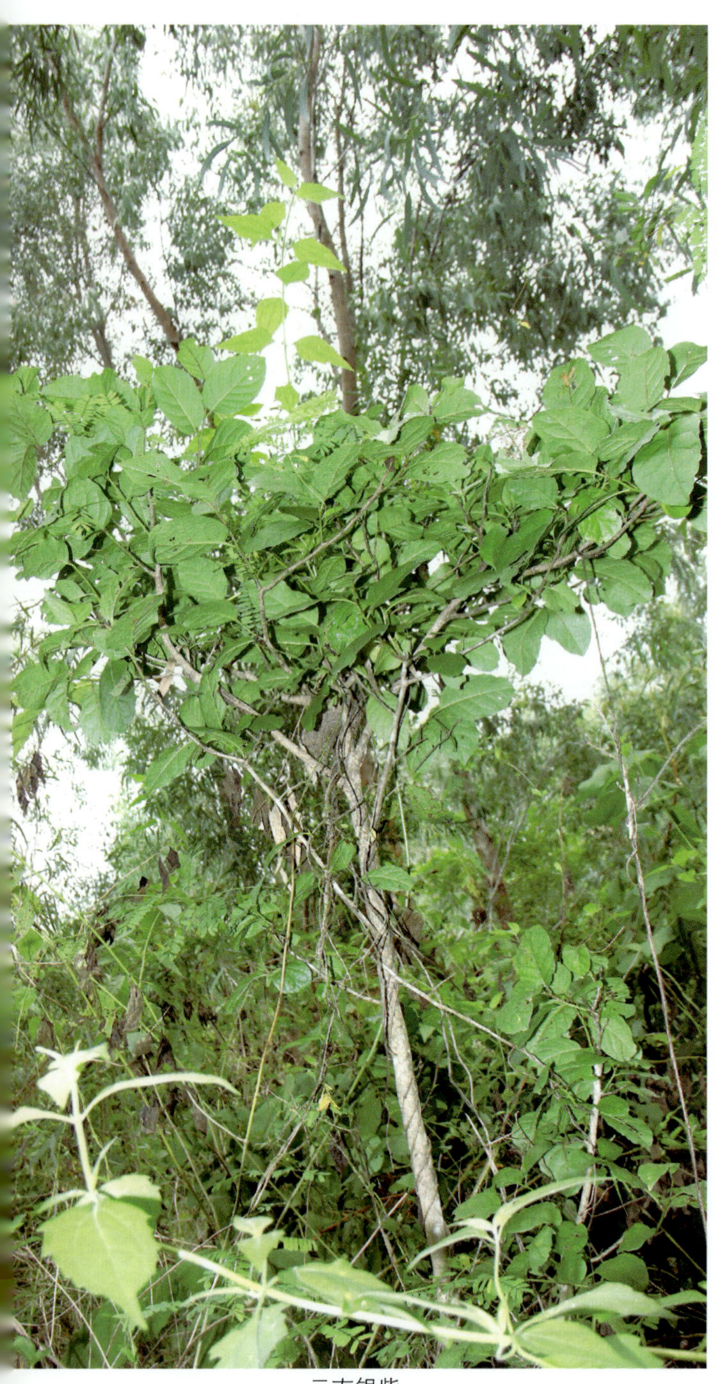
云南银柴

中药名

云南银柴（药用部位：全株）

植物形态

小乔木，高达 8m；枝条光滑无毛。叶片膜质至薄纸质，长圆形、长椭圆形、长卵形至披针形，长 6~20cm，宽 2~8cm，先端尾状渐尖，基部钝或宽楔形，全缘或边缘有稀疏腺齿，上面深绿色，无毛，密被黑色小斑点，下面淡绿色，幼时仅叶脉上被稀疏柔毛，老渐无毛；侧脉每边 5~7，未达叶缘而弯拱联结，两面均明显而下面突起；叶柄长 1~1.3cm，先端两侧各具 1 小腺体；托叶早落。雄穗状花序长 2~4cm；苞片三角形，宽 1.2mm，外面基部及边缘被短柔毛；雌穗状花序长达 8mm；雄花萼片 3~5，长倒卵形，外面被柔毛；雄蕊 2；雌花萼片通常 3，三角形，先端急尖，外面被柔毛；子房椭圆形，无毛，2 室，每室有胚珠 2，花柱 2，先端 2 裂。蒴果近圆球状，长 8~13mm，直径 6~8mm，成熟时红黄色，无毛，先端常有宿存的花柱；种子椭圆形，黑褐色。花果期 1~10 月。

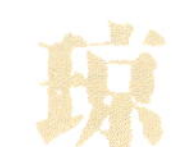

| 分布区域 | 产于海南澄迈、白沙、三亚。亦分布于中国广东、广西、贵州、江西、云南。印度、缅甸、泰国、越南也有分布。

| 资　　源 | 生于海拔 100~700m 的山地或溪畔密林中。

| 采收加工 | 夏、秋季采挖，洗净，除去杂质，切碎，晒干。

| 功能主治 | 同属植物毛银柴可用于治疗麻风病。本种植物形态特征与其相似，但功能主治少有报道，有待进一步研究。

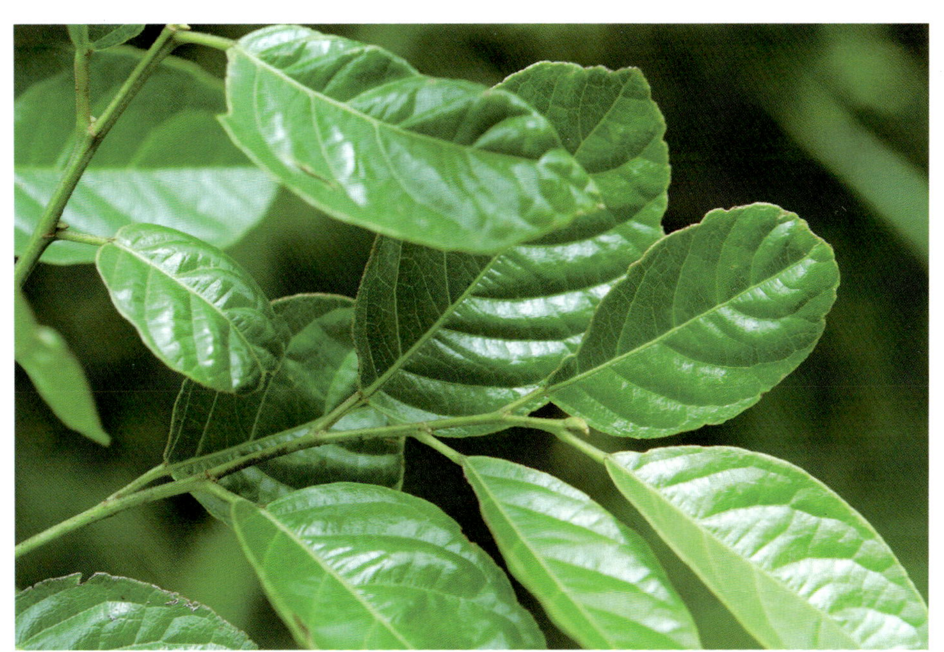

大戟科 Euphorbiaceae 木奶果属 *Baccaurea*

木奶果 *Baccaurea ramiflora* Lour.

|中 药 名| 木奶果（药用部位：果实），铁东木（药用部位：树皮）

|植物形态| 常绿乔木，高 5~15m，胸径达 60cm；树皮灰褐色；小枝被糙硬毛，后变无毛。叶片纸质，倒卵状长圆形、倒披针形或长圆形，长 9~15cm，宽 3~8cm，先端短渐尖至急尖，基部楔形，全缘或浅波状，上面绿色，下面黄绿色，两面均无毛；侧脉每边 5~7，上面扁平，下面突起；叶柄长 1~4.5cm。花小，雌雄异株，无花瓣；总状圆锥花序腋生或茎生，被疏短柔毛，雄花序长达 15cm，雌花序长达 30cm；苞片卵形或卵状披针形，长 2~4mm，棕黄色；雄花萼片 4~5，长圆形，外面被疏短柔毛；雄蕊 4~8；退化雌蕊圆柱状，2 深裂；雌花萼片 4~6，长圆状披针形，外面被短柔毛；子房卵形或圆球形，密被锈色糙伏毛，花柱极短或无，柱头扁平，2 裂。浆果

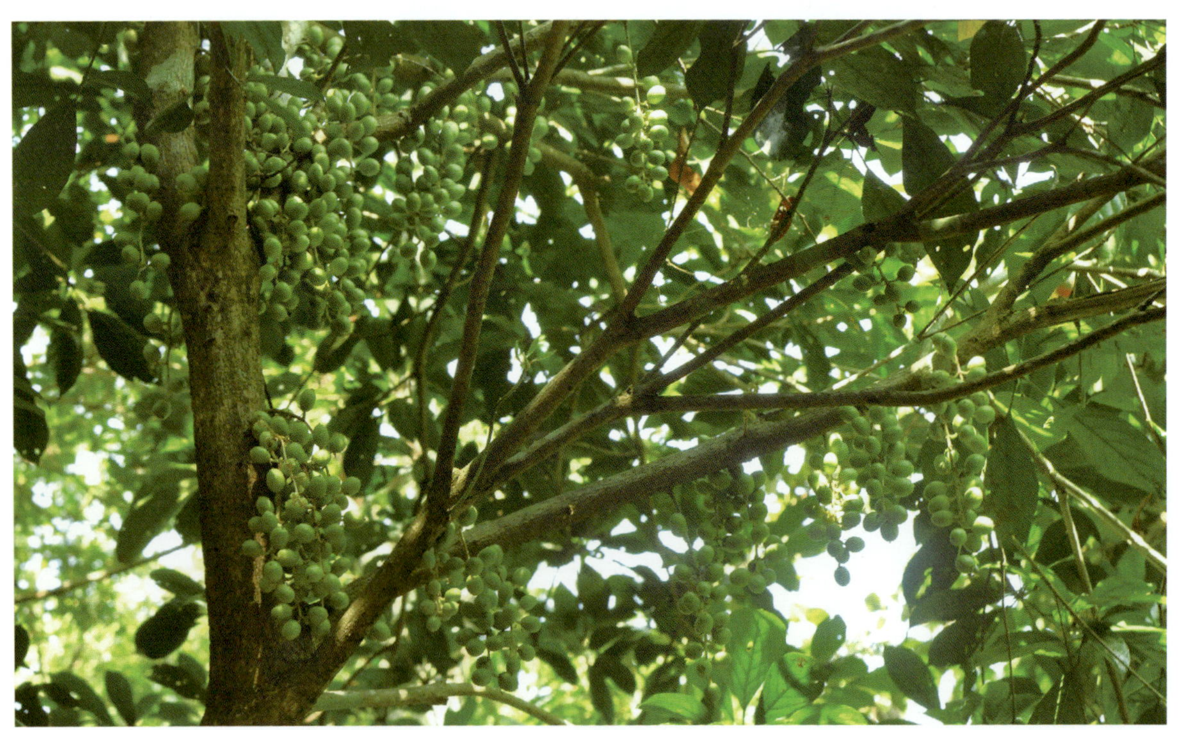

木奶果

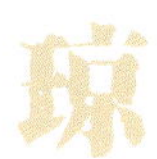

状蒴果卵状或近圆球状，长 2~2.5cm，直径 1.5~2cm，黄色后变紫红色，不开裂，内有种子 1~3；种子扁椭圆形或近圆形，长 1~1.3cm。花期 3~4 月，果期 6~10 月。

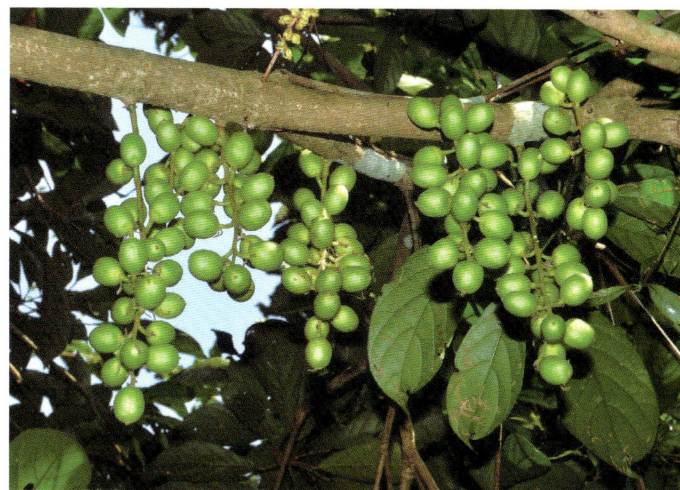

| 分布区域 |

产于海南三亚、乐东、东方、昌江、白沙、保亭、陵水、万宁、儋州、澄迈。亦分布于中国广东、广西、云南。越南、老挝、柬埔寨、泰国、缅甸、马来西亚、不丹、尼泊尔也有分布。

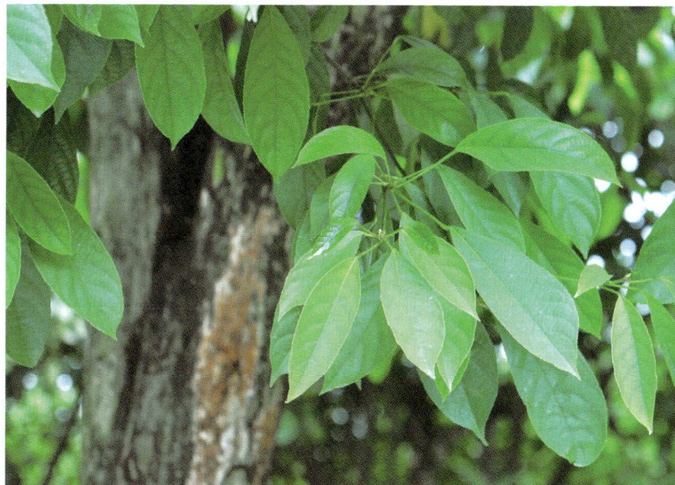

| 资　　源 |

生于低海拔至中海拔山坡林中，常见。

| 采收加工 |

果实：9~10 月果实成熟时采摘，洗净，捣烂熬成膏备用。树皮：全年均可采收，切片晒干，或鲜用。

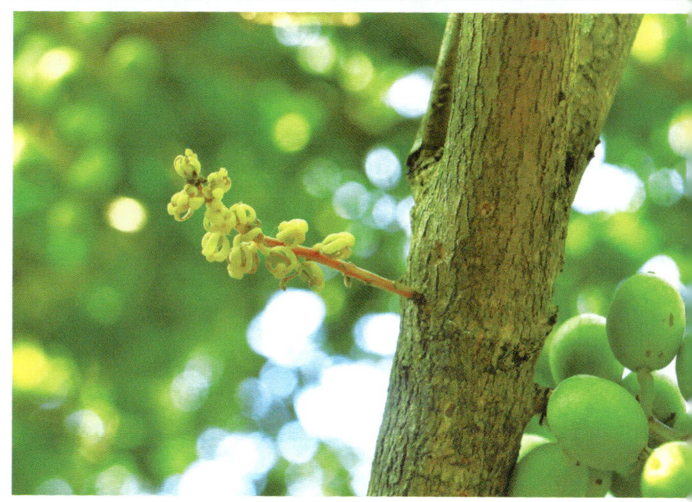

| 功能主治 |

果实：生津止渴，消积。用于津液亏损、口渴、食积、足癣、皮炎。树皮：止咳，定喘，消烦解渴，解菌毒。用于产后消瘦、恶露淋沥。

大戟科 Euphorbiaceae 秋枫属 *Bischofia*

秋　枫 *Bischofia javanica* Bl.

| 中 药 名 | 秋枫木（药用部位：根、树皮），秋枫木叶（药用部位：叶）

| 植物形态 | 常绿或半常绿大乔木，高达 40m，胸径可达 2.3m；树干圆满通直，但分枝低，主干较短；树皮灰褐色至棕褐色，厚约 1cm，近平滑，老树皮粗糙，内皮纤维质，稍脆；砍伤树皮后流出汁液红色，干凝后变瘀血状；木材鲜时有酸味，干后无味，表面槽棱突起；小枝无毛。三出复叶，稀 5 小叶，总叶柄长 8~20cm；小叶片纸质，卵形、椭圆形、倒卵形或椭圆状卵形，长 7~15cm，宽 4~8cm，先端急尖或短尾状渐尖，基部宽楔形至钝，边缘有浅锯齿，每 1cm 长有 2~3 个，幼时仅叶脉上被疏短柔毛，老渐无毛；顶生小叶柄长 2~5cm，侧生小叶柄长 5~20mm；托叶膜质，披针形，长约 8mm，早落。花小，雌雄异株，多朵组成腋生的圆锥花序；雄花序长 8~13cm，被微柔毛至

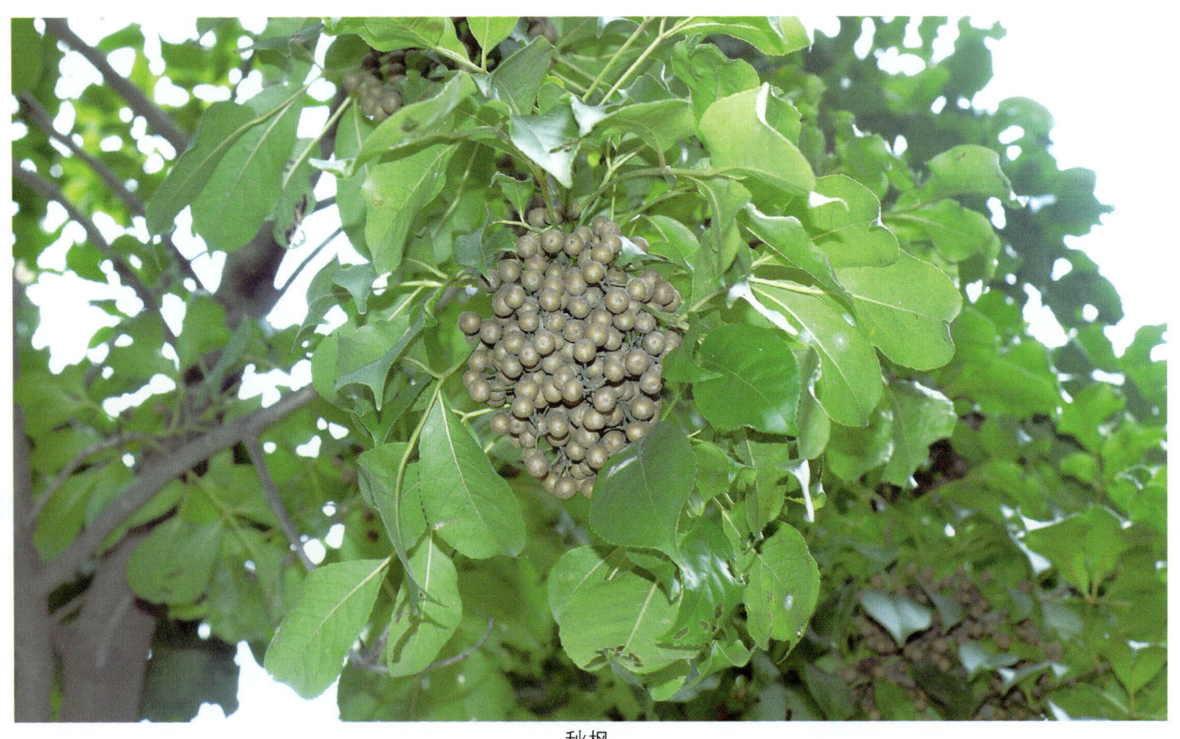

秋枫

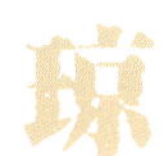

无毛；雌花序长 15~27cm，下垂；雄花直径达 2.5mm；萼片膜质，半圆形，内面凹成勺状，外面被疏微柔毛；花丝短；退化雌蕊小，盾状，被短柔毛；雌花萼片长圆状卵形，内面凹成勺状，外面被疏微柔毛，边缘膜质；子房光滑无毛，3~4 室，花柱 3~4，线形，先端不分裂。果实浆果状，圆球形或近圆球形，直径 6~13mm，淡褐色；种子长圆形，长约 5mm。花期 4~5 月，果期 8~10 月。

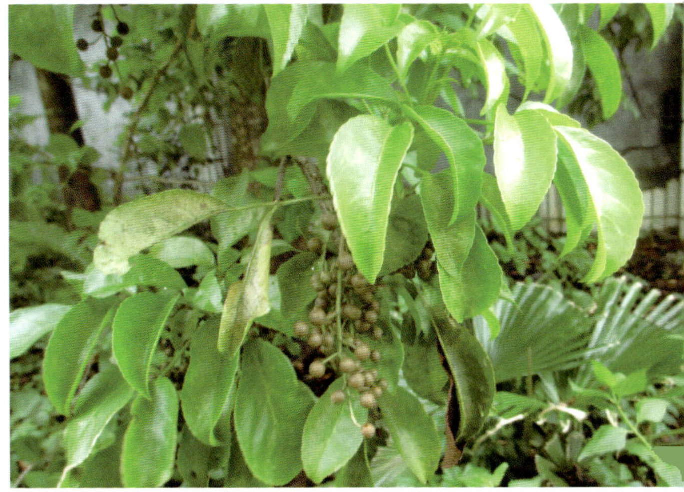

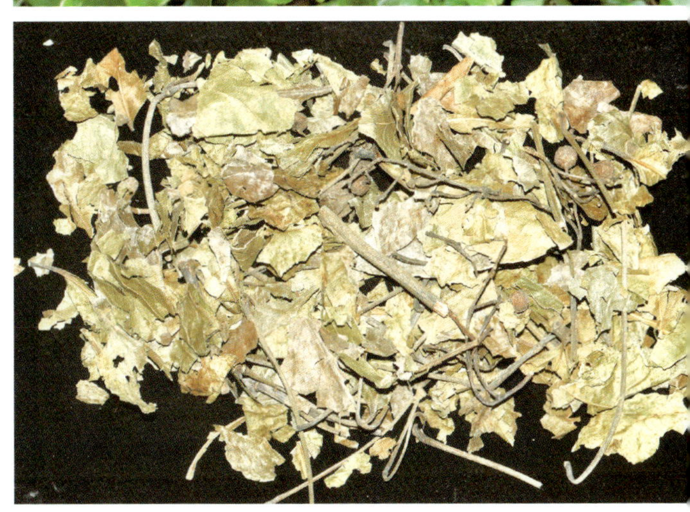

分布区域

产于海南乐东、昌江、白沙、保亭、陵水、万宁、澄迈、海口。亦分布于中国长江以南各地。中南半岛，以及印度尼西亚、菲律宾、印度、日本、澳大利亚也有分布。

资　　源

生于山谷林中，常见。

采收加工

根或树皮：夏、秋季采收，鲜用、浸酒或晒干用。叶：全年均可采收，洗净，鲜用。

药材性状

3 小叶复叶互生；顶生小叶柄长 2~5cm，侧生小叶柄长 0.5~2cm；叶片近革质，棕绿色，卵形、矩圆形或椭圆状卵形，长 7~15cm，宽 4~8cm，先端渐尖，基部宽楔形，边缘有波状齿。气微，味微辛、涩。

功能主治

根、树皮、叶：行气活血，消肿解毒。根及树皮：用于风湿骨痛。叶：用于食管癌、胃癌、传染性肝炎、小儿疳积、风热咳喘、咽喉痛。外用于痈疽、疮疡。

大戟科 Euphorbiaceae 留萼木属 *Blachia*

海南留萼木 *Blachia chunii* Y. T. Chang & P. T. Li

| 中 药 名 | 海南留萼木（药用部位：叶）

| 植物形态 | 灌木，高 1~2m；当年生小枝被细柔毛，老枝无毛，有时具木栓质狭棱。叶纸质，倒卵状椭圆形，长 2~4.5cm，宽 1.5~2.5cm，先端圆形，稀微凹，基部阔楔形，少有近圆形，全缘，边缘明显背卷，两面无毛，干后下面灰棕色；侧脉 3~5 对，在近叶缘处叉开呈网状消失；叶柄长 2~6mm。雄花序未见；雌花 1~4 生于小枝先端或近先端叶腋，花梗长约 5mm；萼片 5，卵状三角形，长约 1.5mm，被疏柔毛；子房被疏长柔毛，后无毛，花柱 3，基部 0.5mm 以下合生，上部 2 深裂，线形。蒴果近球形，直径约 8mm，无毛；种子椭圆形，长约 5mm，直径约 2.5mm，暗棕色，有灰棕色斑纹。花期 6~7 月，果期 8~9 月。

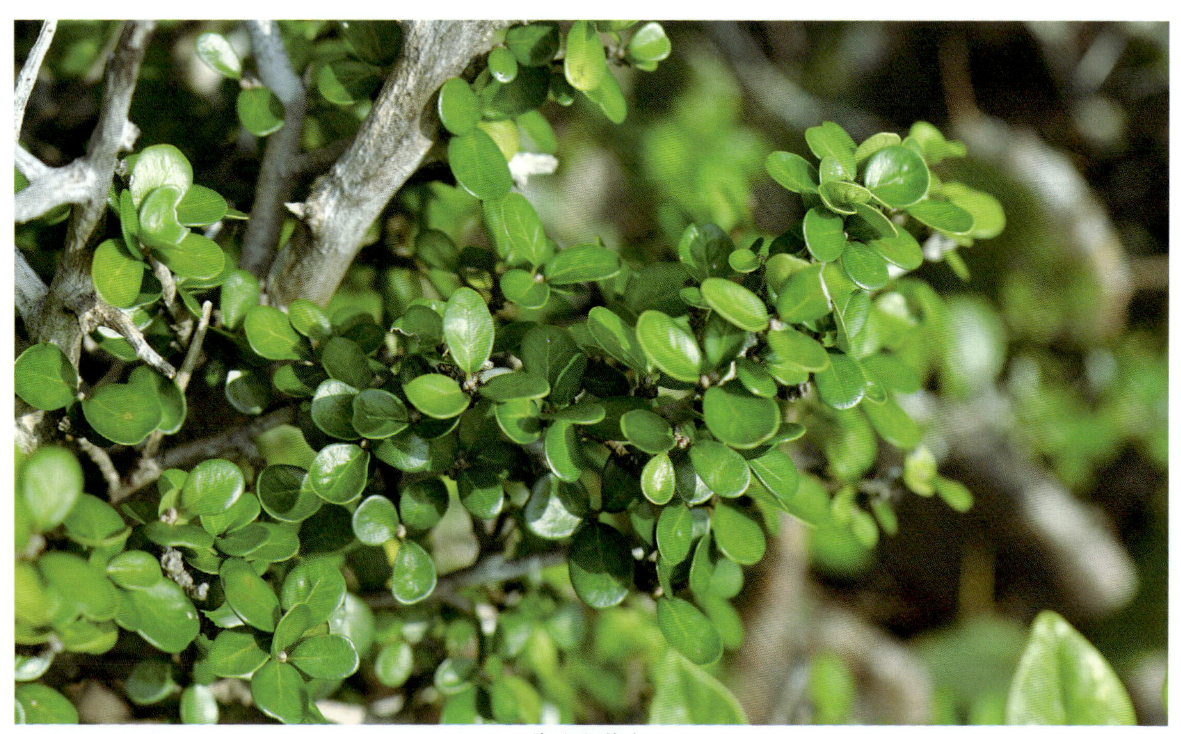

海南留萼木

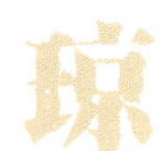

| **分布区域** | 产于海南三亚。亦分布于中国广东。泰国也有分布。

| **资　　源** | 生于海拔 100~200m 的海边树林中，偶见。

| **采收加工** | 叶全年可采收，洗净，鲜用或晒干。

| **功能主治** | 本种的功能主治鲜有报道，有待进一步研究。

| **附　　注** | 在 FOC 中，其学名被修订为 *Blachia siamensis* Gagnep.。

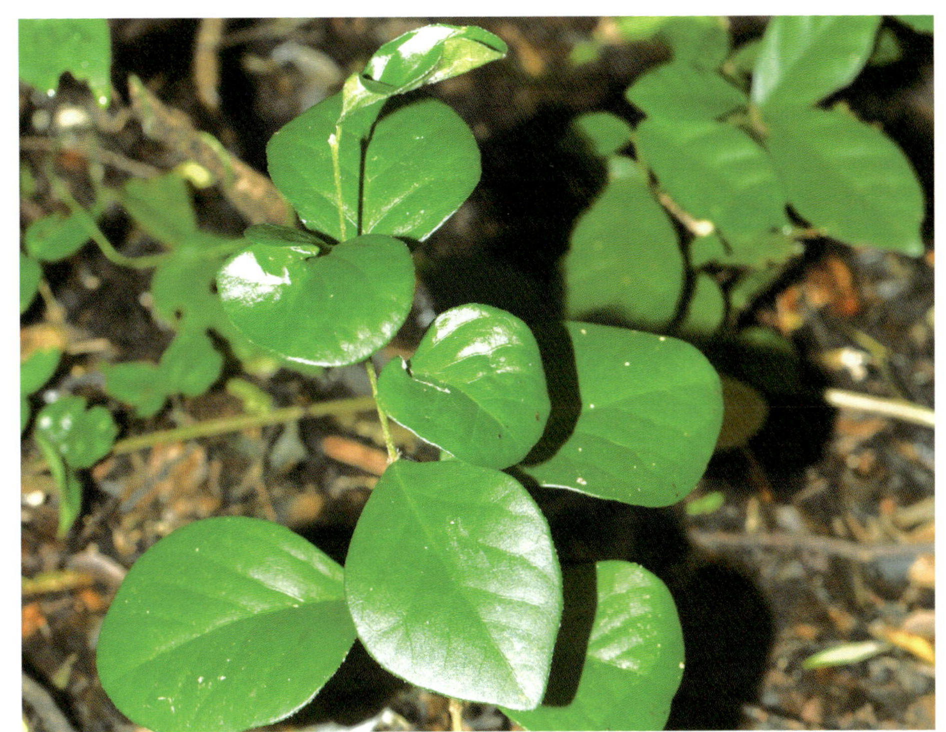

大戟科 Euphorbiaceae 留萼木属 *Blachia*

留萼木 *Blachia pentzii* (Müll. Arg.) Benth.

| 中 药 名 | 留萼木（药用部位：叶）

| 植物形态 | 灌木，高 1~4m；枝条常灰白色。密生褐色突起皮孔，无毛。叶纸质或近膜质，形状、大小变异很大，卵状披针形、倒卵形、长圆形至长圆状披针形，长（4~）5~10（~18）cm，宽（1~）2~3.5（~6）cm，先端短尖至长渐尖，基部渐狭、阔楔形或钝，全缘，两面无毛；侧脉 6~12 对；叶柄长 0.5~2（~3）cm。花序顶生或腋生，雌花序常呈伞形花序状，总花梗长 1~2cm；雄花序总状，总花梗长 2~8cm；雄花花梗细长，长 8~12mm；萼片近圆形，长约 2mm；花瓣宽倒卵形，先端平截或微凹，长约 1mm，黄色；腺体宽且扁；雄蕊约 15；雌花花梗长 5~10mm，花后伸长，棒状增粗；萼片卵形至卵状披针形，长 2~3mm，花后稍增大；腺体 4~5；子房球形，无毛，花柱 3，2 深裂，

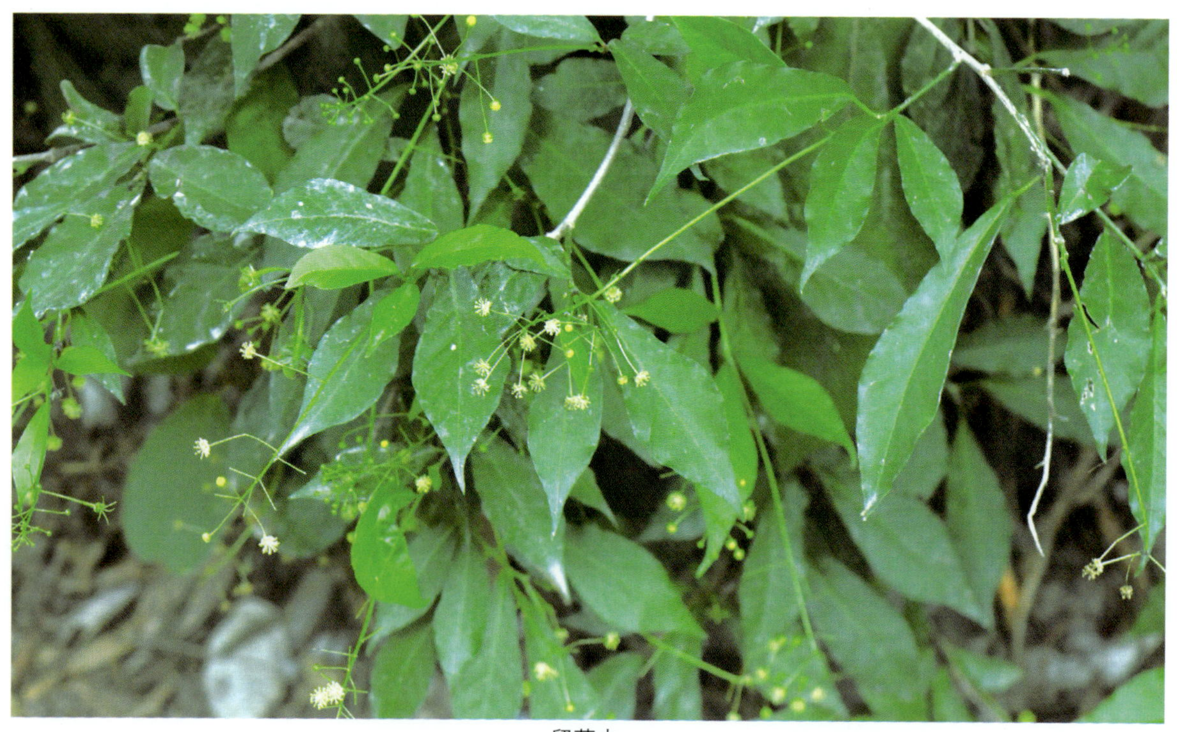

留萼木

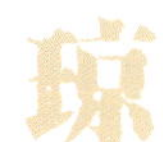

线状。蒴果近球形，先端稍压扁，直径约1.5cm，无毛；种子卵状至椭圆状，有斑纹。花期几全年。

| 分布区域 |

产于海南三亚、乐东、东方、昌江、白沙、陵水、万宁、琼中、儋州、临高、澄迈、琼海、海口。亦分布于中国广东。越南也有分布。

| 资　　源 |

生于山谷林下或灌丛中，常见。

| 采收加工 |

叶全年可采收，洗净，鲜用或晒干。

| 功能主治 |

本种的功能主治鲜有报道，有待进一步研究。

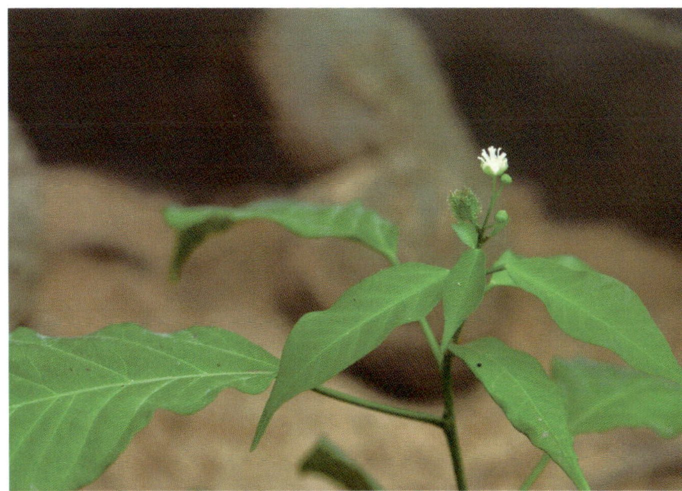

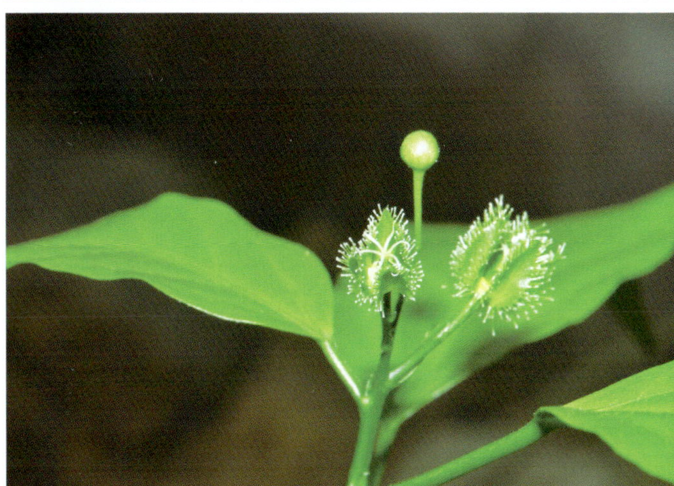

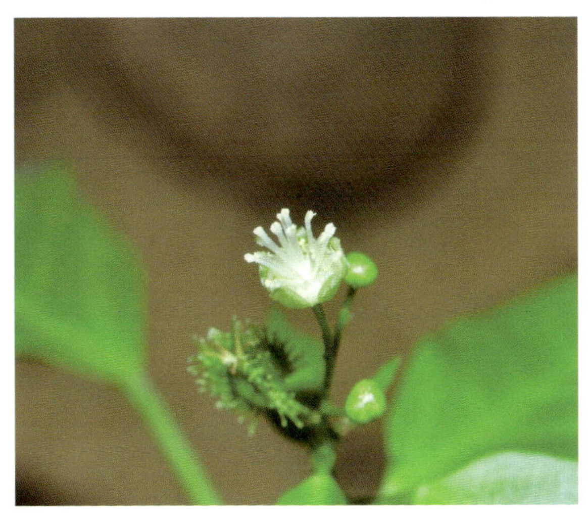

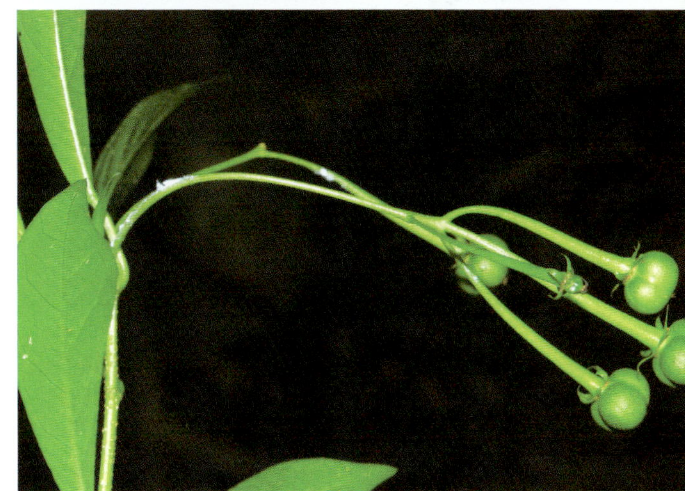

大戟科 Euphorbiaceae 黑面神属 *Breynia*

黑面神 *Breynia fruticosa* (L.) Hook. f.

中药名 黑面神根（药用部位：根），黑面神叶（药用部位：叶、枝）

植物形态 灌木，高1~3m；茎皮灰褐色；枝条上部常呈扁压状，紫红色；小枝绿色；全株均无毛。叶片革质，卵形、阔卵形或菱状卵形，长3~7cm，宽1.8~3.5cm，两端钝或急尖，上面深绿色，下面粉绿色，干后变黑色，具有小斑点；侧脉每边3~5；叶柄长3~4mm；托叶三角状披针形，长约2mm。花小，单生或2~4簇生于叶腋内，雌花位于小枝上部，雄花则位于小枝下部，有时生于不同的小枝上；雄花花梗长2~3mm；花萼陀螺状，长约2mm，厚，先端6齿裂；雄蕊3，合生呈柱状；雌花花梗长约2mm；花萼钟状，6浅裂，直径约4mm，萼片近相等，先端近截形，中间有突尖，结果时约增大1倍，上部辐射张开呈盘状；子房卵状，花柱3，先端2裂，裂片外弯。

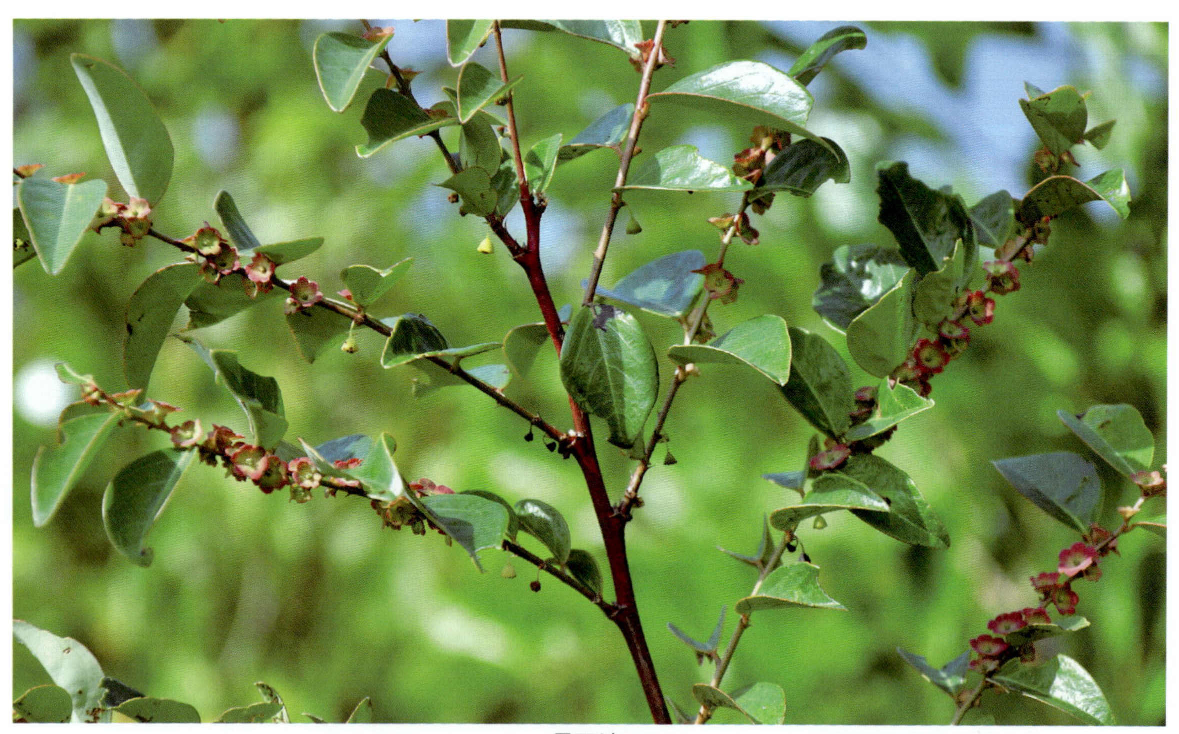

黑面神

蒴果圆球状，直径 6~7mm，有宿存的花萼。花期 4~9 月，果期 5~12 月。

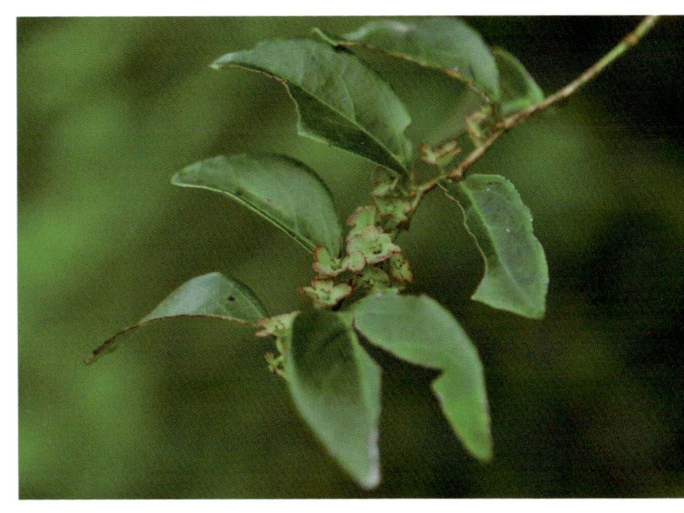

| 分布区域 | 产于海南各地。亦分布于中国广东、广西、福建、浙江、贵州、云南、四川。越南、老挝、泰国也有分布。

| 资　　源 | 生于山地、旷野、疏林中，常见。

| 采收加工 | 嫩枝、叶：全年均可采收，晒干或鲜用。根：全年均可采收，洗净，切片，晒干。

| 药材性状 | 枝：常呈紫红色，小枝灰绿色，无毛。叶：互生，单叶，具短柄；叶片革质，卵形或宽卵形，长 3~6cm，宽 2~3.5cm，先端钝或急尖，全缘，上面有虫蚀斑纹，下面灰白色，具细点，托叶三角状披针形。枝干后变为黑色。气微，味淡、微涩。根：呈圆柱形，稍弯曲，有支根，长 15~20cm，直径 0.5~1.5cm，灰褐色，有纵纹及横长皮孔样的突起。质硬不易折断，断面皮薄，棕褐色，木质部淡黄色。小枝圆柱形，长 20~30cm，直径 1~3mm，棕褐色，表面有纵棱及小沟，并可见突起的横长小皮孔。质脆易折断，断面皮薄，棕褐色，木质部黄白色，髓部中空，味淡、微涩。

| 功能主治 | 根、叶：清热解毒，散瘀止痛，止痒。根：用于急性吐泻、咳嗽、砂淋、产后子宫收缩痛、风湿关节痛。叶：外用于烫火伤、湿疹、过敏性皮炎、皮肤瘙痒、阴道炎。枝、叶：清湿热，化瘀滞。用于腹痛吐泻、疔毒疮疖、湿疹、皮炎、漆疮、鹤膝风、跌打肿痛。

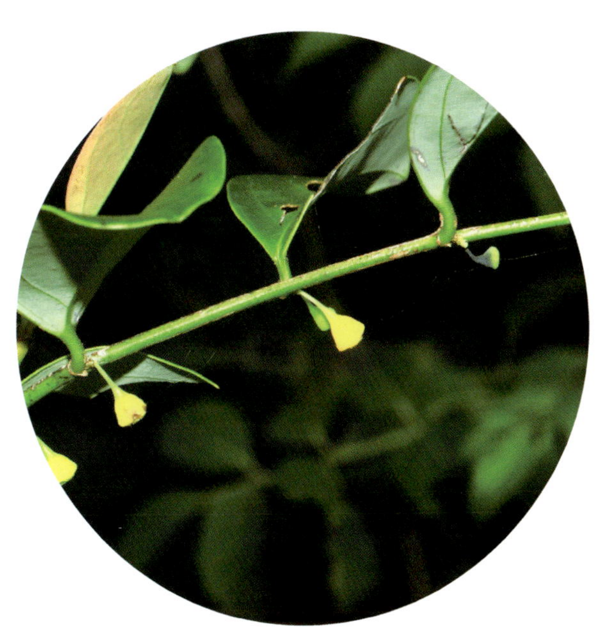

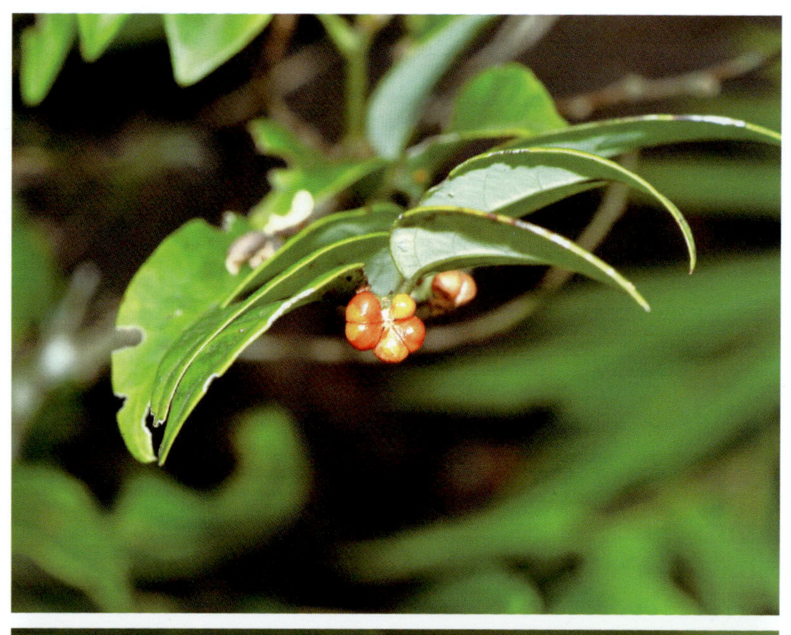

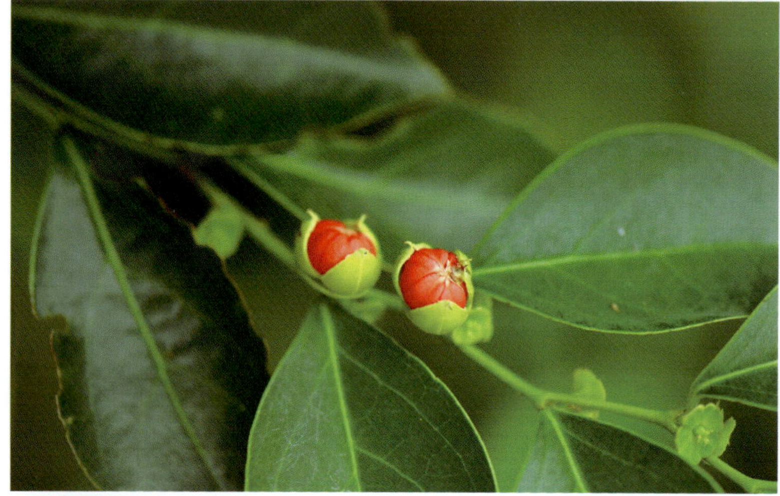

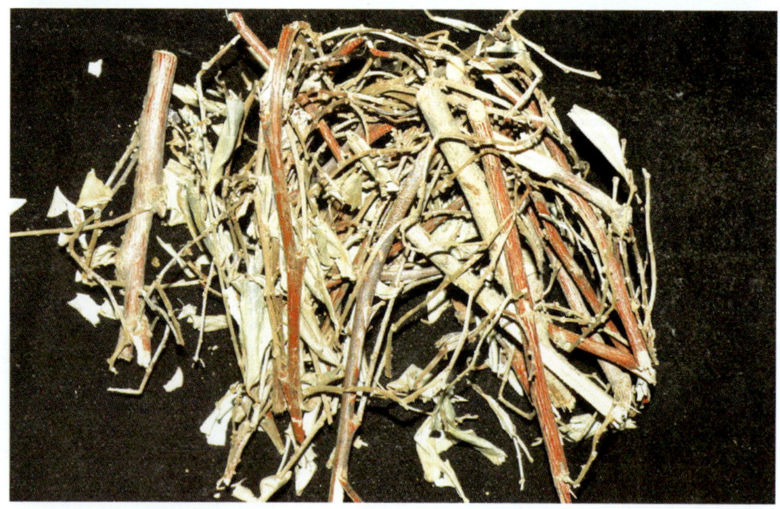

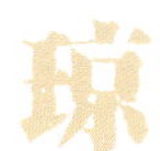

大戟科 Euphorbiaceae 黑面神属 *Breynia*

喙果黑面神 *Breynia rostrata* Merr.

中 药 名 喙果黑面神（药用部位：根、叶或全株）

植物形态 常绿灌木或乔木，高 4~5m，少数可达 10m；小枝和叶片干后呈黑色；全株均无毛。叶片纸质或近革质，卵状披针形或长圆状披针形，长 3~7cm，宽 1.5~3cm，先端渐尖，基部急尖至钝，上面绿色，下面灰绿色；侧脉每边 3~5；叶柄长 2~3mm；托叶三角状披针形，稍短于叶柄。单生或 2~3 雌花与雄花同簇生于叶腋内；雄花花梗长约 3mm，宽卵形；花萼漏斗状，先端 6 细齿裂，直径 2.5~3mm；雌花花梗长约 3mm；花萼 6 裂，裂片 3 较大，宽卵形，长约 3mm，另 3 较小，卵形，先端急尖，花后常反折，结果时不增大；子房圆球状，长 2~3mm，花柱先端 2 深裂。蒴果圆球状，直径 6~7mm，先端具有宿存喙状花柱；种子长约 3mm。花期 3~9 月，果期 6~11 月。

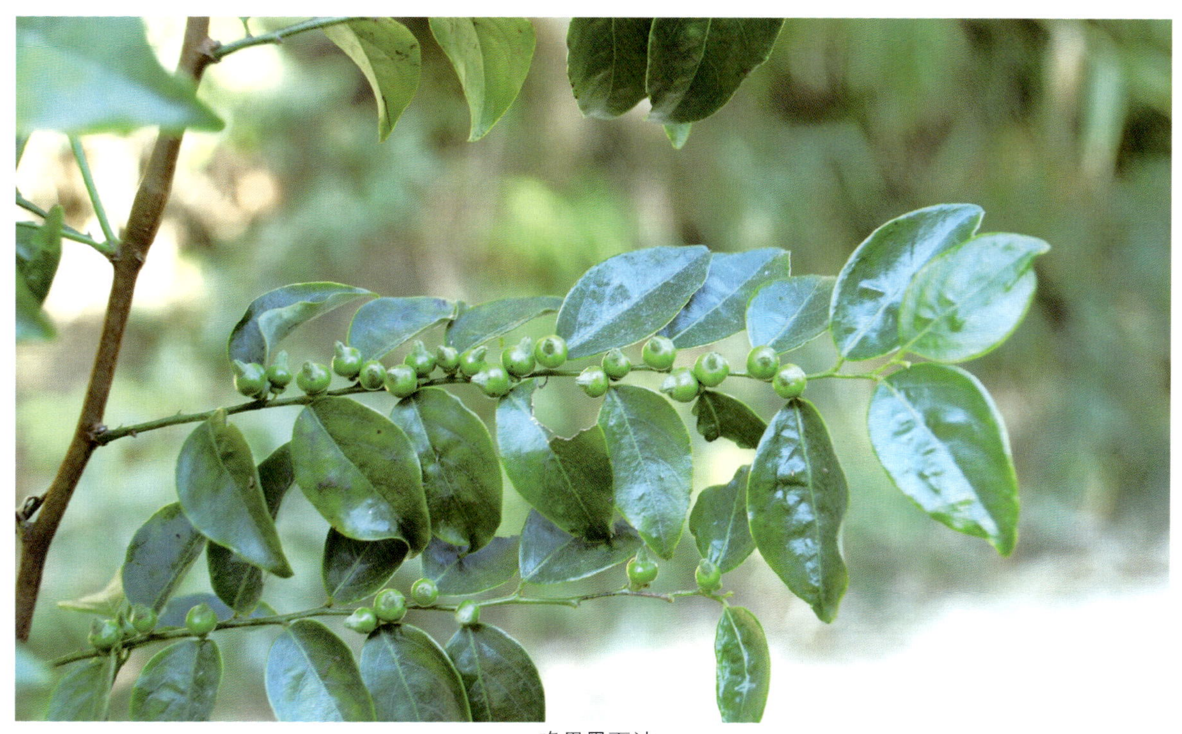

喙果黑面神

| 分布区域 | 产于海南乐东、白沙、五指山、保亭、琼中。亦分布于中国广东、广西、福建、浙江、云南。越南也有分布。

| 资　　源 | 生于山坡、山谷林中，偶见。

| 采收加工 | 全年均可采收，鲜用或晒干。

| 功能主治 | 根、叶：清热解毒，止血止痛。用于感冒发热、乳蛾、咽喉痛、吐泻、痢疾、崩漏、带下病、痛经。外用于出血、疮疖、湿疹、皮肤瘙痒、烧伤、风湿骨痛、皮炎。全株：用于急慢性肠胃炎、产后食欲不振、痢疾、感冒。

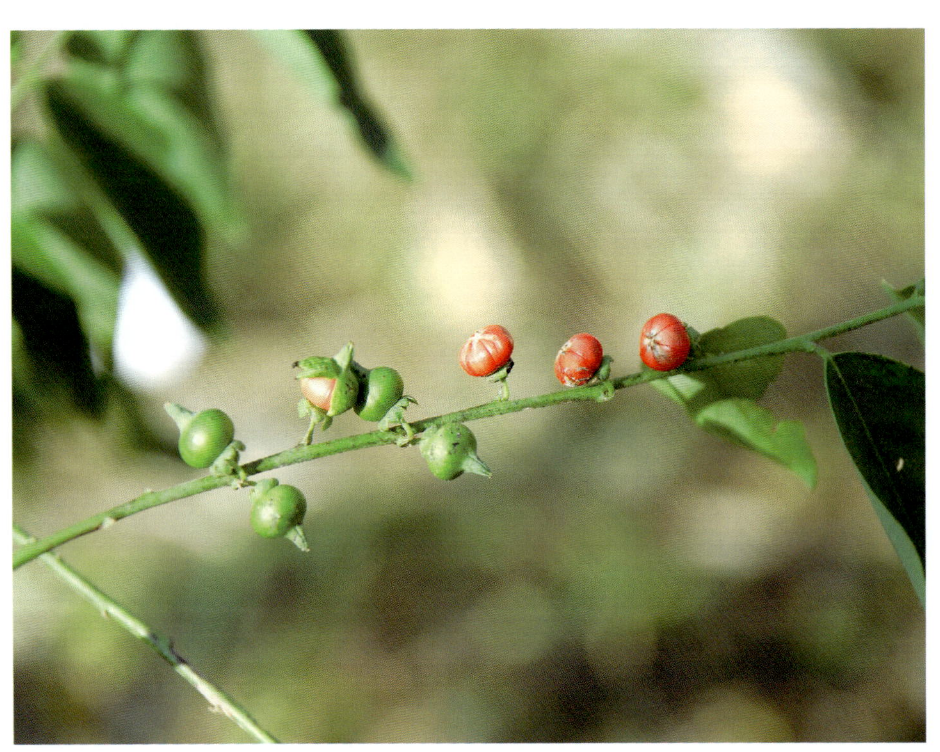

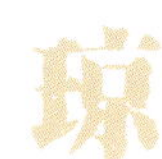

大戟科 Euphorbiaceae 土蜜树属 *Bridelia*

禾串树 *Bridelia insulana* Hance

中药名 禾串树（药用部位：根、叶）

植物形态 乔木，高达 17m，树干通直，胸径达 30cm，树皮黄褐色，近平滑，内皮褐红色；小枝具有突起的皮孔，无毛。叶片近革质，椭圆形或长椭圆形，长 5~25cm，宽 1.5~7.5cm，先端渐尖或尾状渐尖，基部钝，无毛或仅在背面被疏微柔毛，边缘反卷；侧脉每边 5~11；叶柄长 4~14mm；托叶线状披针形，长约 3mm，被黄色柔毛。花雌雄同序，密集成腋生的团伞花序；除萼片及花瓣被黄色柔毛外，其余无毛；雄花直径 3~4mm，花梗极短；萼片三角形，长约 2mm，宽约 1mm；花瓣匙形，长约为萼片的 1/3；花丝基部合生，上部平展；花盘浅杯状；退化雌蕊卵状锥形；雌花直径 4~5mm，花梗长约 1mm；萼片与雄花的相同；花瓣菱状圆形，长约为萼片之半；花盘

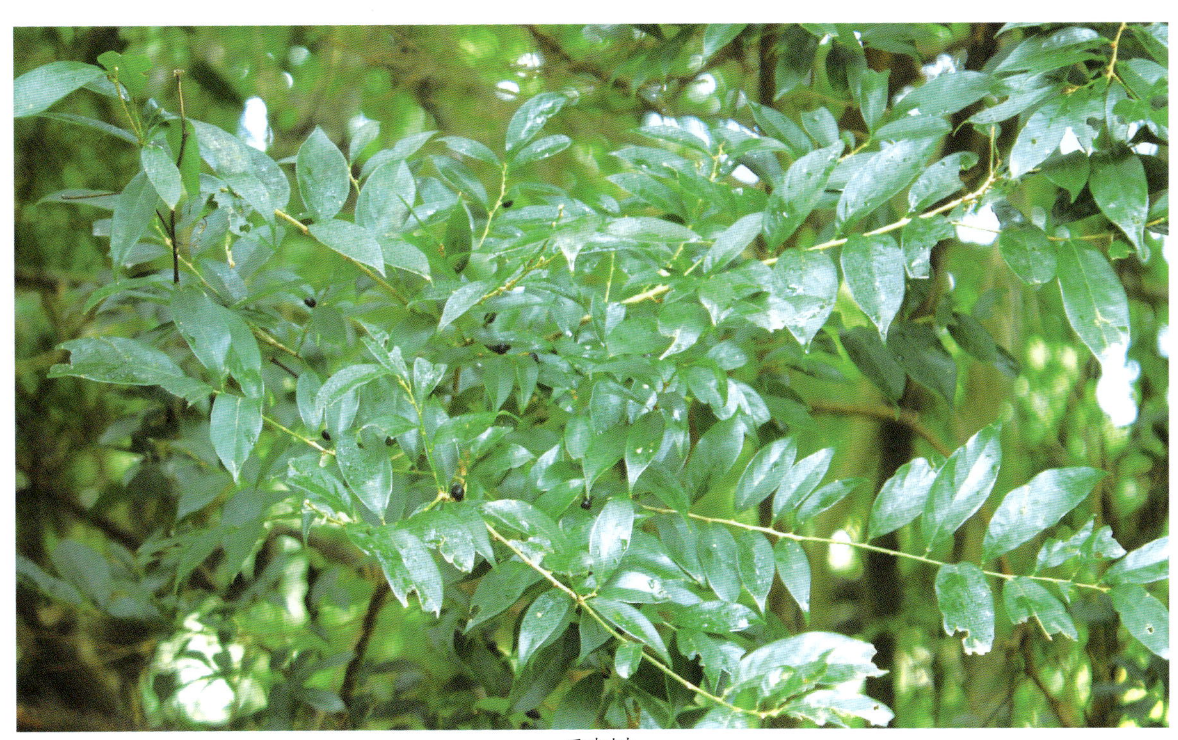

禾串树

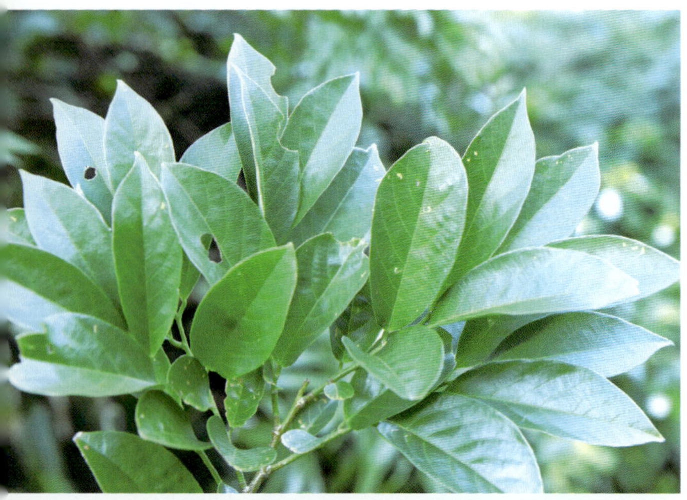

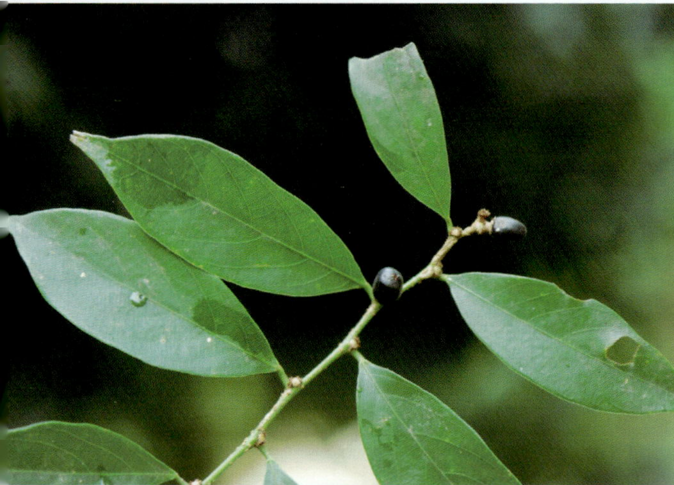

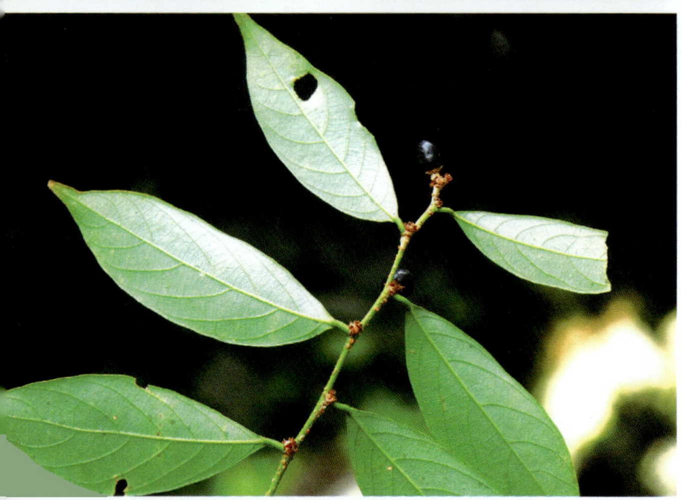

坛状，全包子房，后期由于子房膨大而撕裂；子房卵圆形，花柱 2，分离，长约 1.5mm，先端 2 裂，裂片线形。核果长卵形，直径约 1cm，成熟时紫黑色，1 室。花期 3~8 月，果期 9~11 月。

| 分布区域 |

产于海南乐东、东方、昌江、万宁、文昌。亦分布于中国广东、广西、福建、台湾、贵州、云南、四川。越南也有分布。

| 资　　源 |

生于密林中，偶见。

| 采收加工 |

全年均可采收，鲜用或晒干。

| 功能主治 |

根：用于骨折、跌打损伤。叶：用于慢性肝炎、慢性支气管炎。

| 附　　注 |

在 FOC 中，其学名被修订为 *Bridelia balansae* Tutcher。

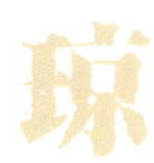

大戟科 Euphorbiaceae 土蜜树属 *Bridelia*

土蜜藤 *Bridelia stipularis* (L.) Bl.

中药名 大串连果（药用部位：果实），土蜜藤根（药用部位：根）

植物形态 木质藤本，长达 15m；小枝蜿蜒状；除枝条下部、花瓣、子房和核果无毛外，其余均被黄褐色柔毛。叶片近革质，椭圆形、宽椭圆形、倒卵形或近圆形，长 6~15cm，宽 2~9cm，先端急尖或钝，稀微凹，基部钝至近圆，边缘干后背卷；侧脉每边 10~14，在叶面扁平，在叶背突起；叶柄长 5~13mm；托叶卵状三角形，长约 9mm，宽 3mm，先端长渐尖，常早落。雌雄同株，通常 2~3 朵着生于小枝的叶腋内，有时多花在小枝上部作穗状花序式排列；雄花直径约 1cm，花梗极短；花托杯状；萼片卵状三角形，长约 4mm，宽 2.5mm；花瓣匙形，长约 2mm，先端具 3~5 齿裂；花盘浅杯状；退化雌蕊圆柱状，先端 2 深裂；雌花直径约 1.2cm，花梗极短；花托近漏斗状；

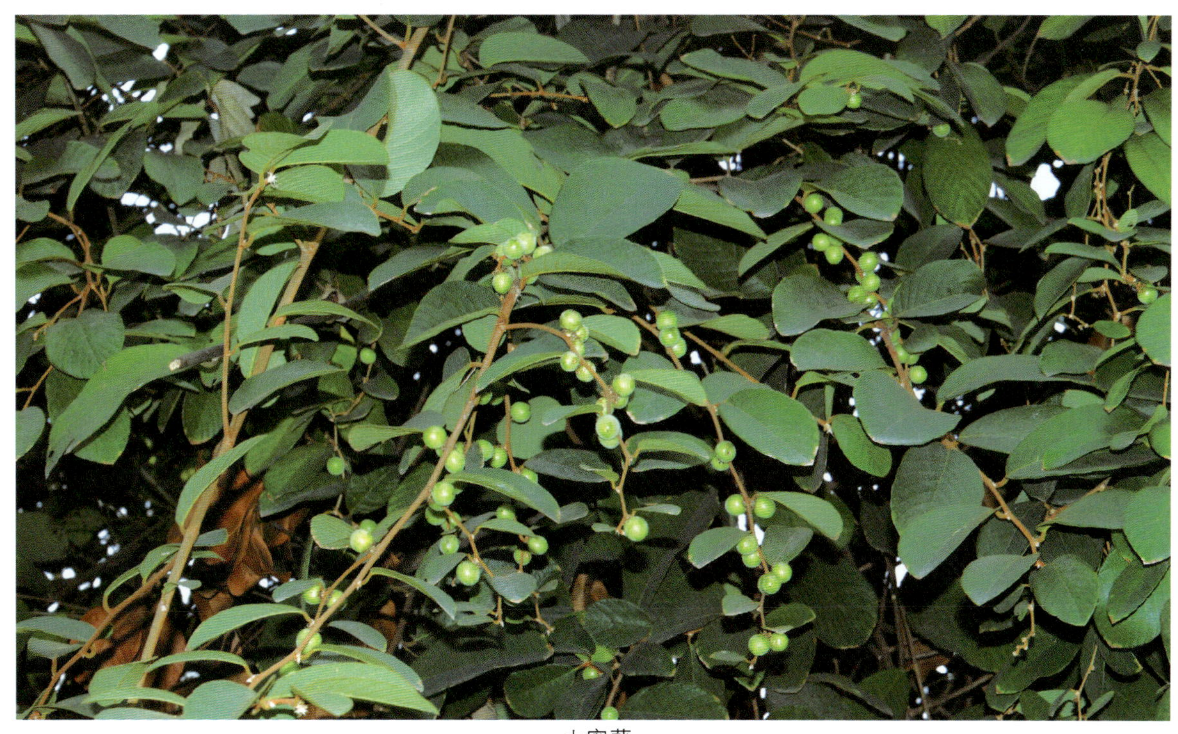

土蜜藤

萼片卵状三角形，长约 4mm，宽 3mm；花瓣菱状匙形，先端全缘或 2 浅裂；花盘坛状，子房膨大后花盘变成撕裂状；子房卵圆形，长 3mm，花柱 2，先端 2 裂，裂片线形。核果卵形，长约 1.2cm，直径 8mm，2 室；种子长圆形，长 8mm，宽约 6mm，黄色，光滑，腹面扁或稍凹陷，背面稍突起。花果期几全年。

| 分布区域 | 产于海南三亚、乐东、东方、昌江、保亭、陵水、万宁、琼中。亦分布于中国广东、广西、台湾、云南。东南亚也有分布。

| 资　　源 | 生于山地林中，常见。

| 采收加工 | 果实：果熟时采摘，鲜用。根：全年均可采挖，洗净，切片晒干。

| 功能主治 | 根：解毒，消炎，止泻。用于泄泻、脱肛。果实：催吐，解毒。用于解草乌、五楞金刚、曼陀罗、雪上一枝蒿中毒。

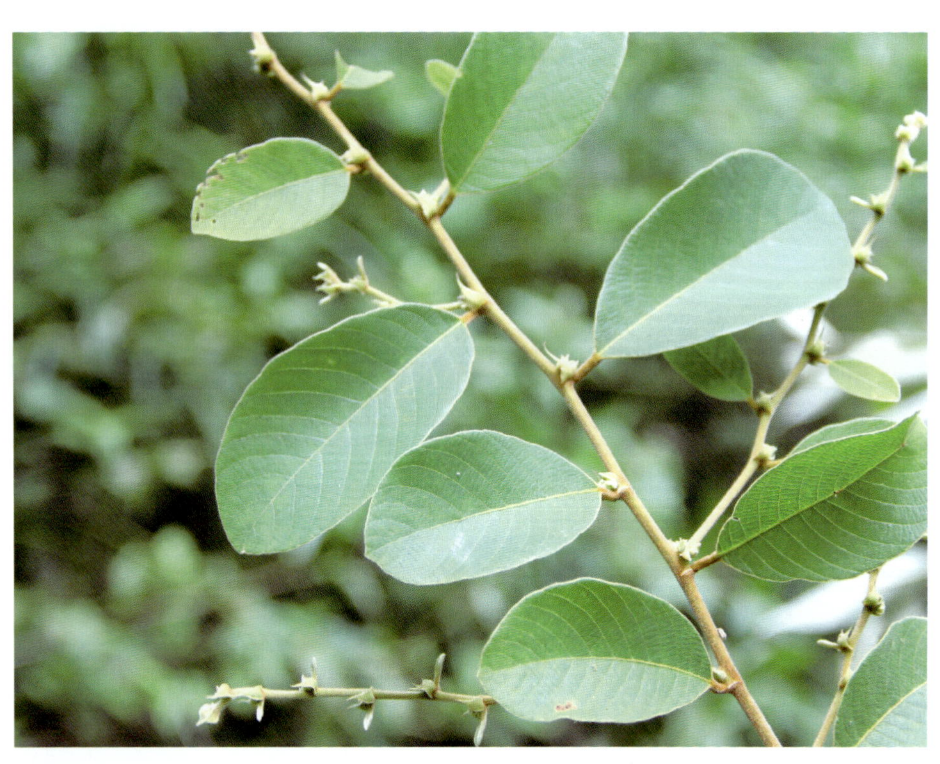

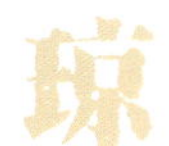

大戟科 Euphorbiaceae 土蜜树属 *Bridelia*

土蜜树 *Bridelia tomentosa* Bl.

| 中 药 名 | 土蜜树根（药用部位：根皮），土蜜树（药用部位：茎、叶）

| 植物形态 | 直立灌木或小乔木，通常高为2~5m，稀达12m；树皮深灰色；枝条细长；除幼枝、叶背、叶柄、托叶和雌花的萼片外面被柔毛或短柔毛外，其余均无毛。叶片纸质，长圆形、长椭圆形或倒卵状长圆形，稀近圆形，长3~9cm，宽1.5~4cm，先端锐尖至钝，基部宽楔形至近圆，叶面粗涩，叶背浅绿色；侧脉每边9~12，与支脉在叶面明显，在叶背突起；叶柄长3~5mm；托叶线状披针形，长约7mm，先端刚毛状渐尖，常早落。雌雄同株或异株，簇生于叶腋；雄花花梗极短；萼片三角形，长约1.2mm，宽约1mm；花瓣倒卵形，膜质，先端3~5齿裂；花丝下部与退化雌蕊贴生；退化雌蕊倒圆锥形；花盘浅杯状；雌花几无花梗；通常3~5簇生；萼片三角形，长和宽约为1mm；

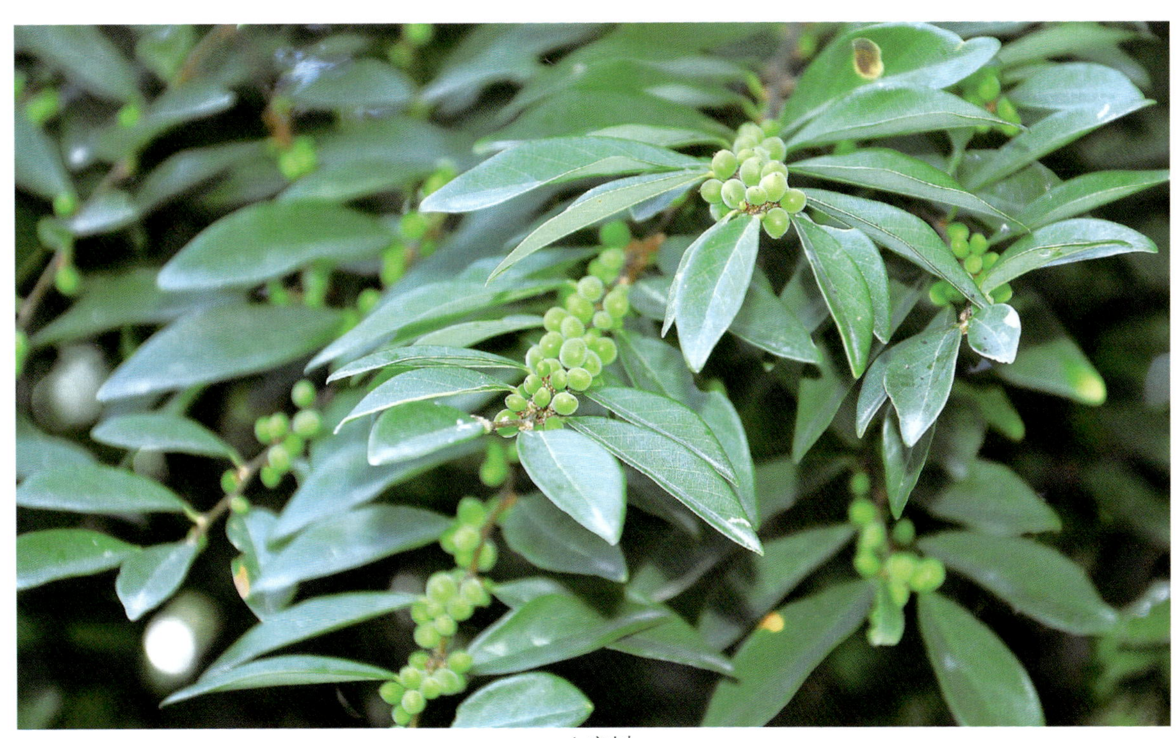

土蜜树

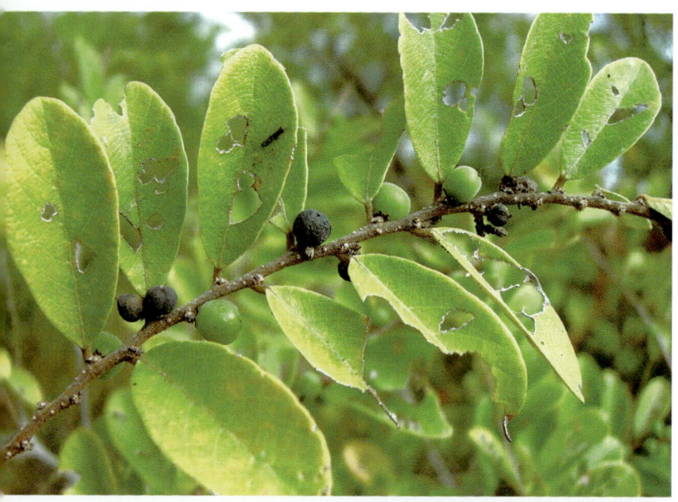

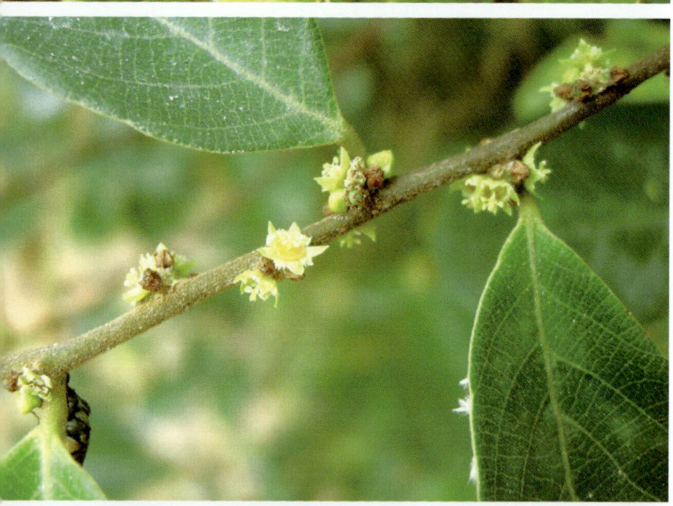

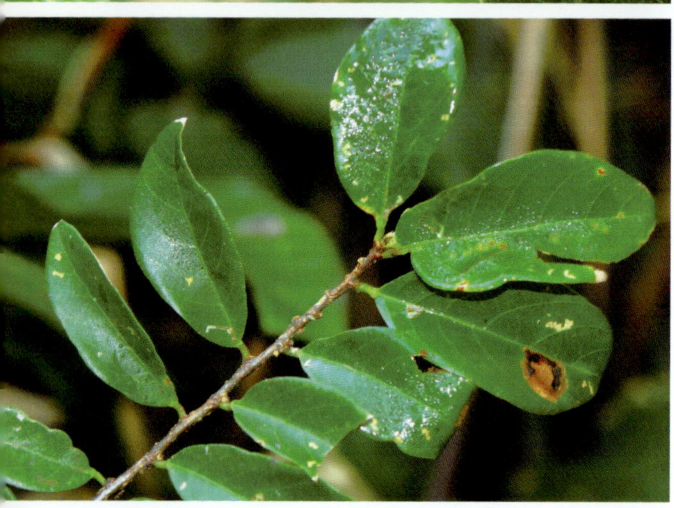

花瓣倒卵形或匙形，先端全缘或有齿裂，比萼片短；花盘坛状，包围子房；子房卵圆形，花柱2深裂，裂片线形。核果近圆球形，直径4~7mm，2室；种子褐红色，长卵形，长3.5~4mm，宽约3mm，腹面压扁状，有纵槽，背面稍突起，有纵条纹。花果期几全年。

分布区域

产于海南三亚、乐东、东方、白沙、五指山、保亭、万宁、琼中、澄迈。亦分布于中国广东、广西、福建、台湾、云南。东南亚、印度、澳大利亚也有分布。

资　源

生于山林地中，常见。

采收加工

茎、叶：秋季采摘，鲜用或晒干。根：秋季采收，洗净，切片，晒干。

功能主治

根皮、茎、叶：安神调经，清热解毒。根皮：用于肾虚、神经衰弱、月经不调。茎、叶：清心泻火，解毒。用于狂犬咬伤、跌打骨折、疔疮肿毒。鲜叶：用于疔疮肿毒。

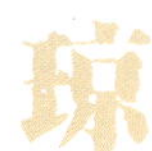

大戟科 Euphorbiaceae 白桐树属 *Claoxylon*

白桐树 *Claoxylon indicum* (Reinw. ex Bl.) Hassk.

|中 药 名| 丢了棒（药用部位：根、叶或全株）

|植物形态| 小乔木或灌木，高3~12m；嫩枝被灰色短绒毛，小枝粗壮，灰白色，具散生皮孔。叶纸质，干后有时淡紫色，通常卵形或卵圆形，长10~22cm，宽6~13cm，先端钝或急尖，基部楔形或圆钝或稍偏斜，两面均被疏毛，边缘具不规则的小齿或锯齿；叶柄长5~15cm，顶部具2小腺体。雌雄异株，花序各部均被绒毛，苞片三角形，长约2mm；雄花序长10~30cm，雄花3~7簇生于苞腋，花梗长约4mm；雌花序长5~20cm，雌花通常1朵生于苞腋；雄花花萼裂片3~4，长3mm，具毛；雄蕊15~25，花丝长约2mm；靠近雄蕊的腺体长卵状，长0.5mm，先端具柔毛；雌花萼片3，近三角形，长1.5mm，被绒毛；花盘3裂或边缘浅波状；子房被绒毛，花柱3，长约2mm，具羽毛

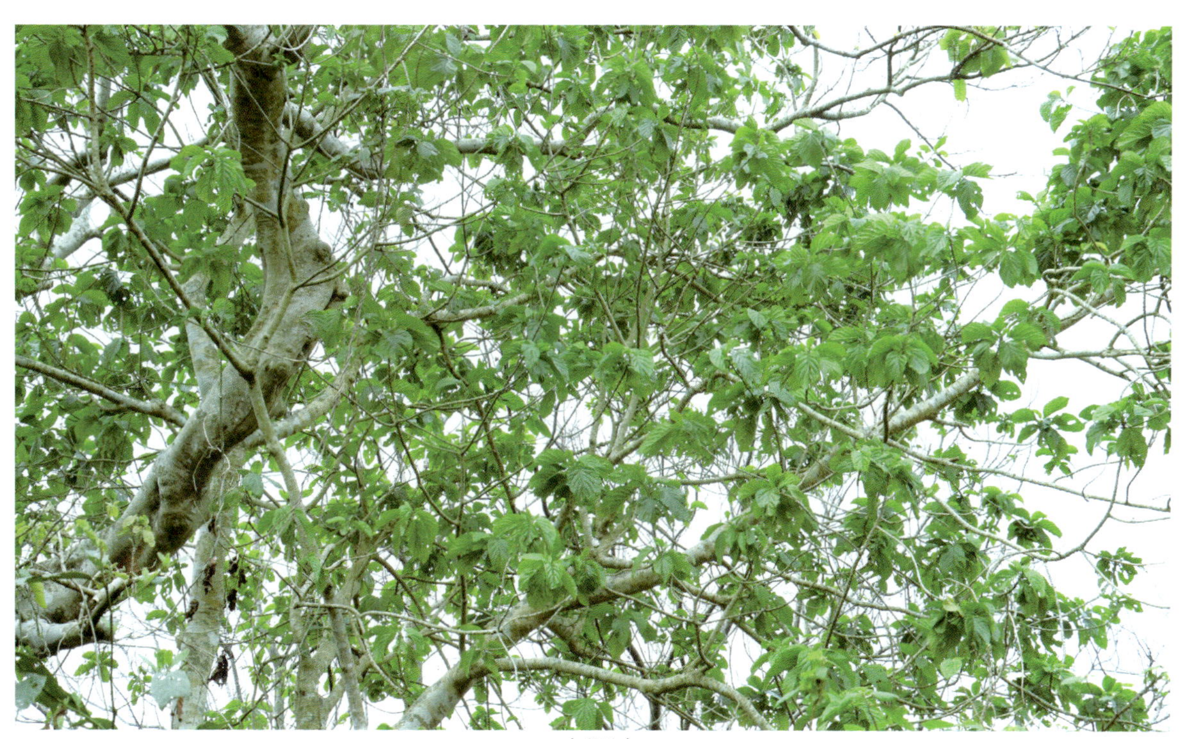

白桐树

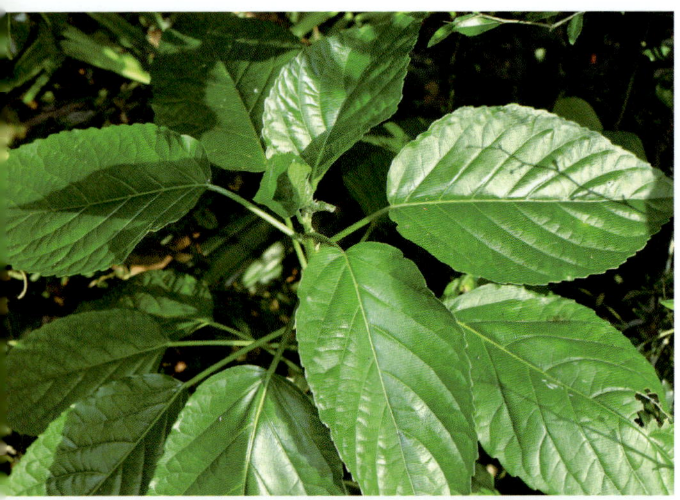

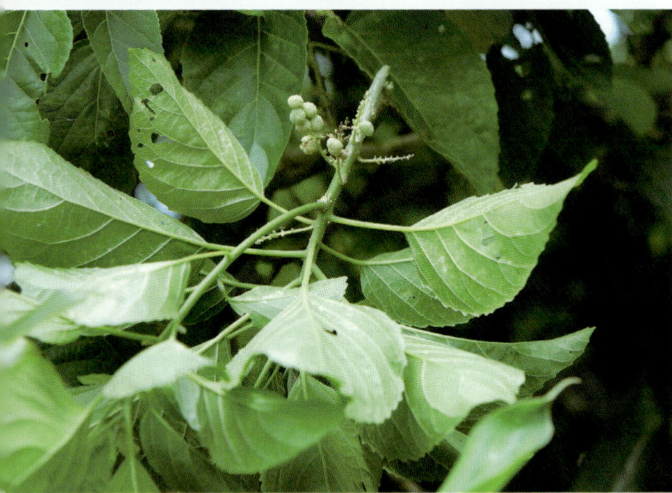

状突起。蒴果具3个分果爿，脊线突起，直径7~8mm，被灰色短绒毛；种子近球形，直径4mm，外种皮红色。花果期3~12月。

分布区域

产于海南三亚、乐东、东方、白沙、万宁、儋州、临高。亦分布于中国广东、广西、云南。东南亚、印度也有分布。

资　　源

生于山地林中，常见。

采收加工

秋季采收，洗净，晒干。

药材性状

单叶互生，叶柄长5~14cm，柄的先端有2腺体；叶片宽卵形至卵状长圆形，长10~20cm，宽6~12cm，先端钝或短尾尖，基部圆或宽楔形，边缘有不规则的齿缺；两面沿脉被柔毛，干后渐脱落。气微，味辛、微苦。

功能主治

根、叶、全株：祛风除湿，散瘀，消肿止痛。用于风湿关节痛、腰腿痛、脚痛、跌打损伤、外伤瘀痛、产后身痛、脚气、水肿、出血、烫火伤。

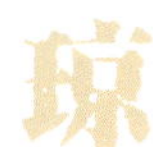

大戟科 Euphorbiaceae 白桐树属 *Claoxylon*

海南白桐树 *Claoxylon hainanense* Pax et Hoffm.

中药名 海南白桐树（药用部位：根、叶或全株）

植物形态 灌木或小乔木，高1~5m；嫩枝被疏毛。叶膜质，干后浅紫色，长圆状披针形或披针形，先端渐尖，基部楔形或阔楔形，无毛，边缘具钝腺齿或锯齿；叶柄长1.5~5cm，顶部具2小腺体；托叶钻状。雌雄异株，雄花序长11~13cm，苞片卵状三角形，雄花2~3簇生于苞腋；雌花序长4~5cm，苞片三角形，长1mm，雌花1，生于苞腋；雄花花萼裂片3，无毛；雄蕊40~50，花丝长1.5mm；靠近雄蕊的腺体棒状先端具数条柔毛；花梗长3~4mm；雌花萼片3，近三角形，长约1mm；腺体3，卵形；子房近球形，无毛，花柱3，长约1.5mm，基部合生，具羽毛状突起；花梗长3mm。蒴果具3个分果爿，直径9mm，果皮纸质；种子近球形，直径约4.5mm。花果期2~11月。

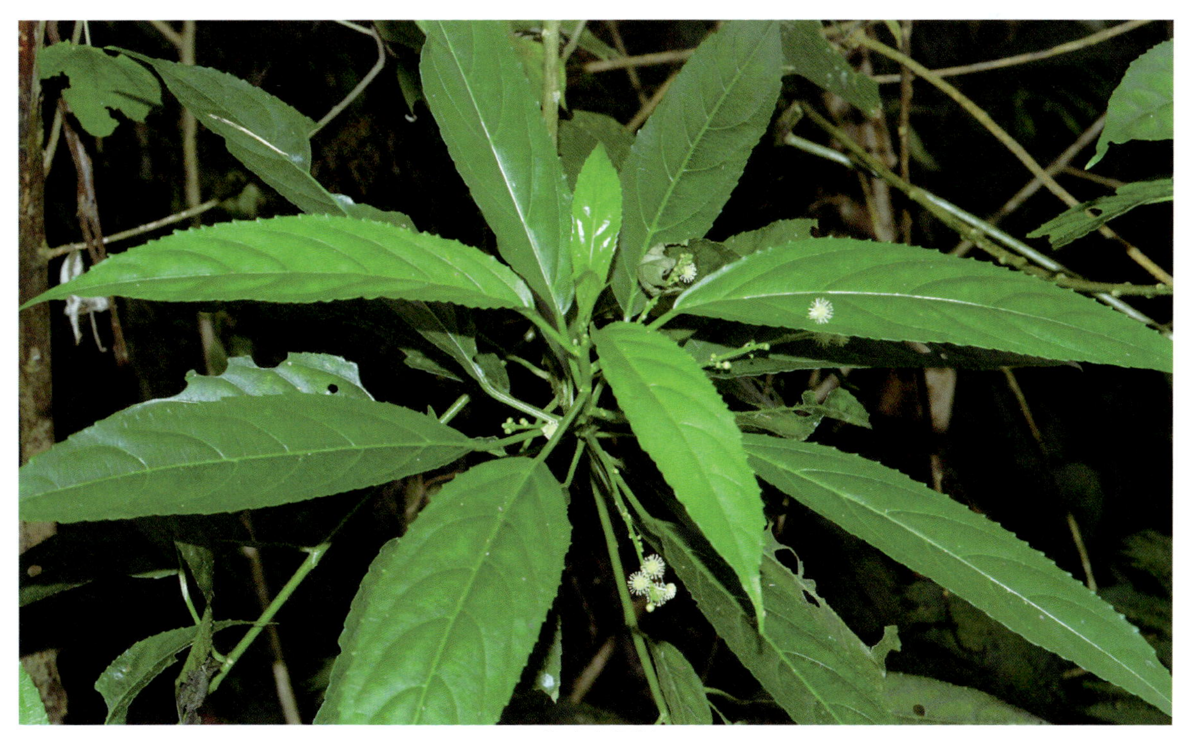

海南白桐树

|分布区域| 产于海南乐东、昌江、白沙、五指山、保亭、万宁、琼中、儋州、澄迈、定安、琼海、海口。亦分布于中国广东、广西。越南也有分布。

|资　　源| 生于山谷林中，常见。

|采收加工| 秋季采收，洗净，晒干。

|功能主治| 同属的白桐树根、叶及全株多具有祛风除湿、散瘀、消肿止痛等作用。但本种功能主治鲜有报道，有待进一步研究。

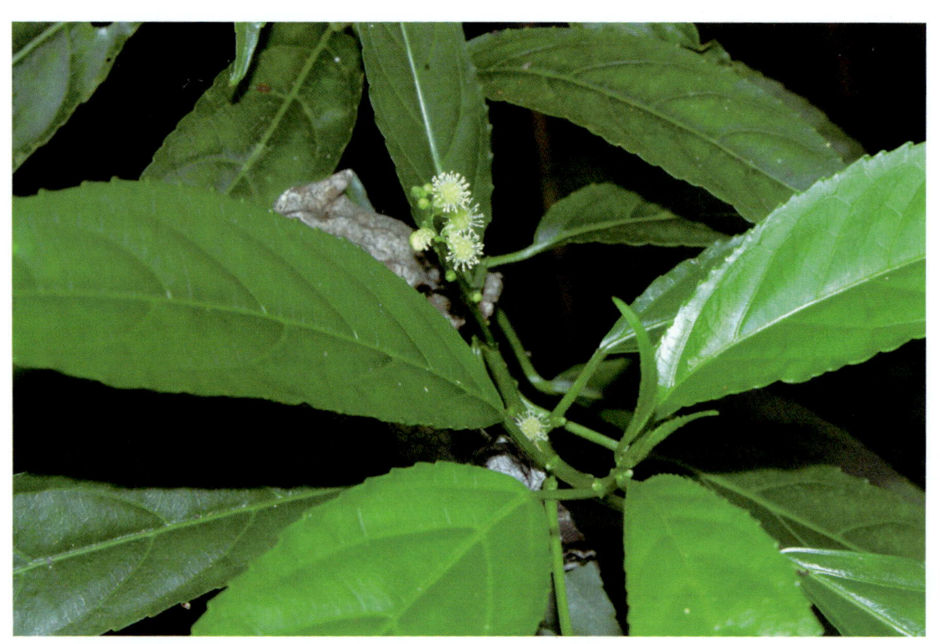

大戟科 Euphorbiaceae 蝴蝶果属 *Cleidiocarpon*

蝴蝶果 *Cleidiocarpon cavaleriei* (H. Lév.) Airy-Shaw

中药名

蝴蝶果（药用部位：果实）

植物形态

乔木，高达25m；幼嫩枝、叶疏生微星状毛，后变无毛。叶纸质，椭圆形、长圆状椭圆形或披针形，长6~22cm，宽1.5~6cm，先端渐尖，稀急尖，基部楔形；小托叶2，钻状，长0.5mm，上部凋萎，基部稍膨大，干后黑色；叶柄长1~4cm，先端枕状，基部具叶枕；托叶钻状，长1.5~2.5mm，有时基部外侧有腺体1。圆锥状花序，长10~15cm，各部均密生灰黄色微星状毛，雄花7~13密集成的团伞花序，疏生于花序轴，雌花1~6，生于花序的基部或中部；苞片披针形，长2~4（~8）mm，小苞片钻状，长约1mm；雄花花萼裂片（3~）4~5，长1.5~2mm；雄蕊（3~）4~5，花丝长3~5mm，花药长约0.5mm；不育雌蕊柱状，长约1mm；花梗短或几无；雌花萼片5~8，卵状椭圆形或阔披针形，长3~5mm；被短绒毛；副萼5~8，披针形或鳞片状，长1~4mm，早落；子房被短绒毛，2室，通常1室发育，1室仅具痕迹，花柱长约7mm，上部3~5裂，裂片又裂为2~3短裂片，密生小乳头。果实呈偏斜的卵球形或双球形，具

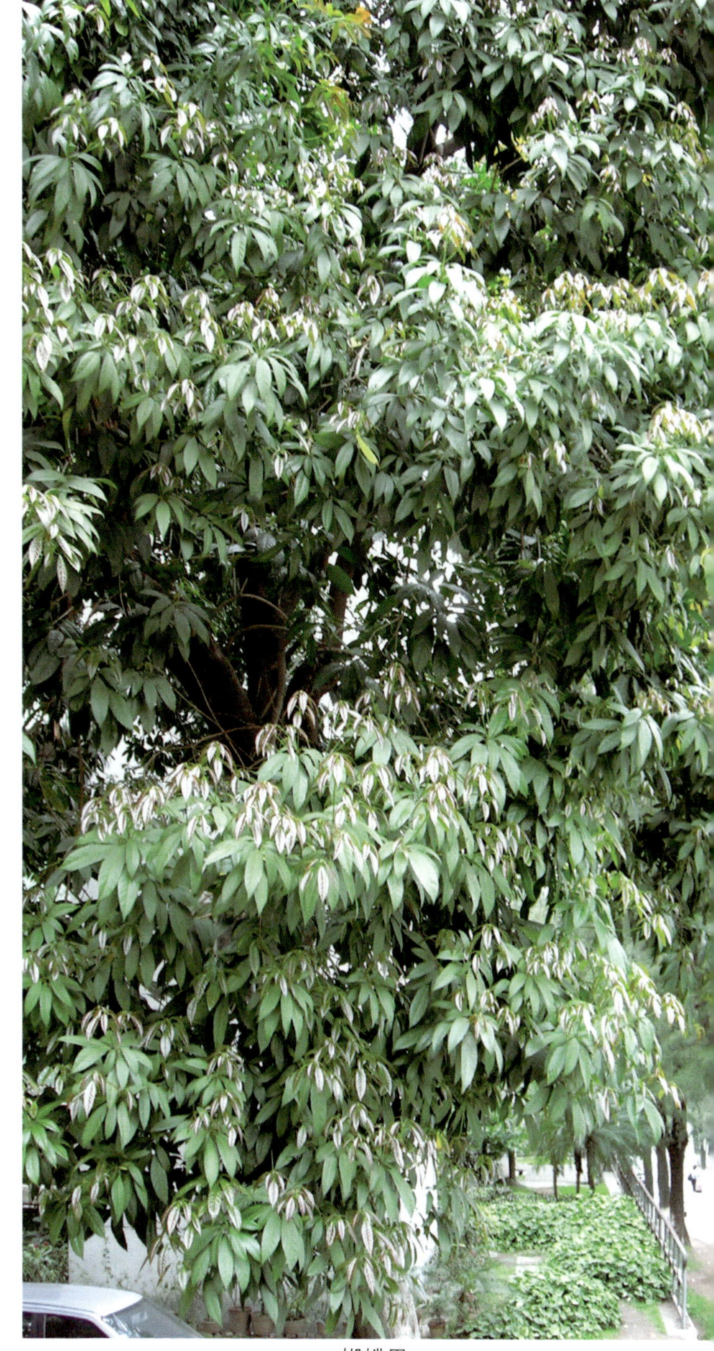

蝴蝶果

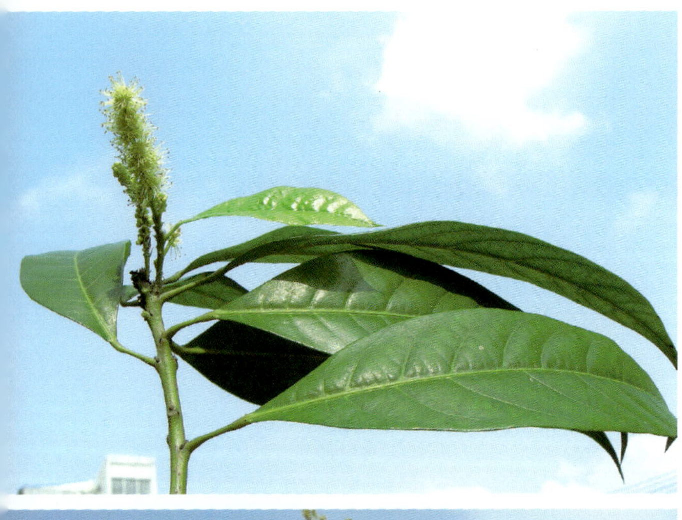

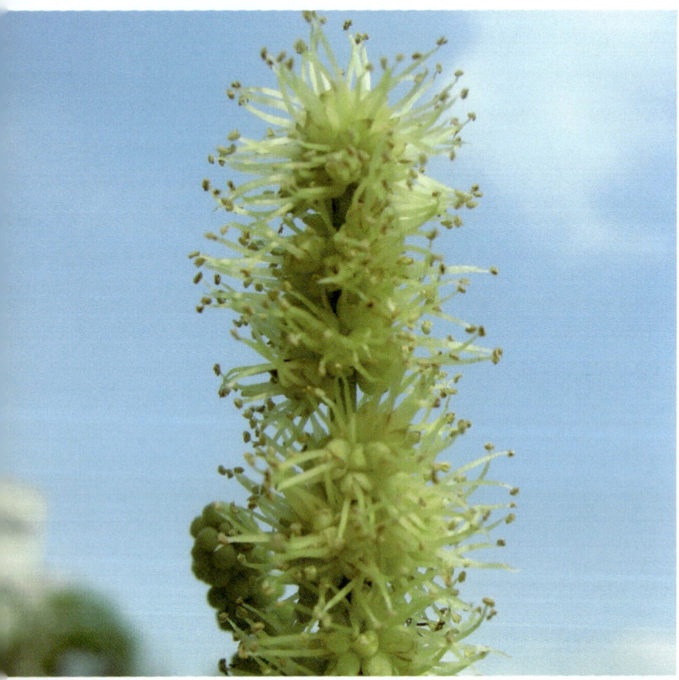

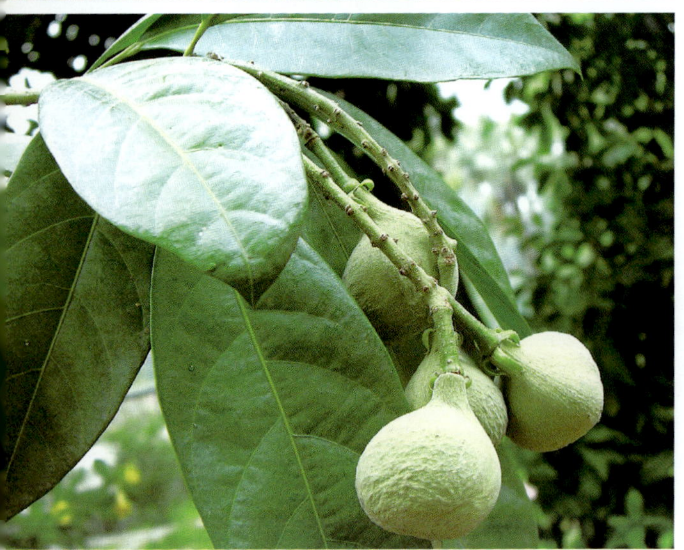

微毛，直径约 3cm 或 5cm，基部骤狭呈柄状，长 0.5~1.5cm，花柱基喙状，外果皮革质，中果皮薄革质，不开裂；种子近球形，直径约 2.5cm，种皮骨质，厚约 1mm。花果期 5~11 月。

分布区域

海南有栽培。中国广西、贵州、云南亦有栽培。越南也有分布。原产于中国南部。

资　源

生于海拔150~1000m的山地山坡或沟谷常绿林中。

采收加工

果实成熟后采收。

功能主治

本种的功能主治鲜有报道，有待进一步研究。

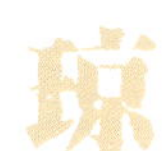

大戟科 Euphorbiaceae 闭花木属 *Cleistanthus*

闭花木 *Cleistanthus sumatranus* (Miq.) Muell. Arg.

中药名 闭花木（药用部位：枝、叶）

植物形态 常绿乔木，高达18m，胸径达40cm，树干通直，树皮红褐色，平滑；除幼枝、幼果被疏短柔毛和子房密被长硬毛外，其余均无毛。叶片纸质，卵形、椭圆形或卵状长圆形，长3~10cm，宽2~5cm，先端尾状渐尖，基部钝至近圆；侧脉每边5~7，两面略不明显；叶柄长3~7mm，有横皱纹；托叶卵状三角形，长0.5mm，常早落。雌雄同株，单生或3至数朵簇生于叶腋内或退化叶的腋内；苞片三角形；雄花萼片5，卵状披针形，长2mm；花瓣5，倒卵形，宽0.4mm；花盘环状；退化雌蕊三棱形；雌花长4mm，萼片5，卵状披针形，长2.5~3mm；花瓣5，倒卵形，长1mm；花盘筒状，近全包围子房；子房卵圆形，花柱3，先端2裂。蒴果卵状三棱形，长和直径约为

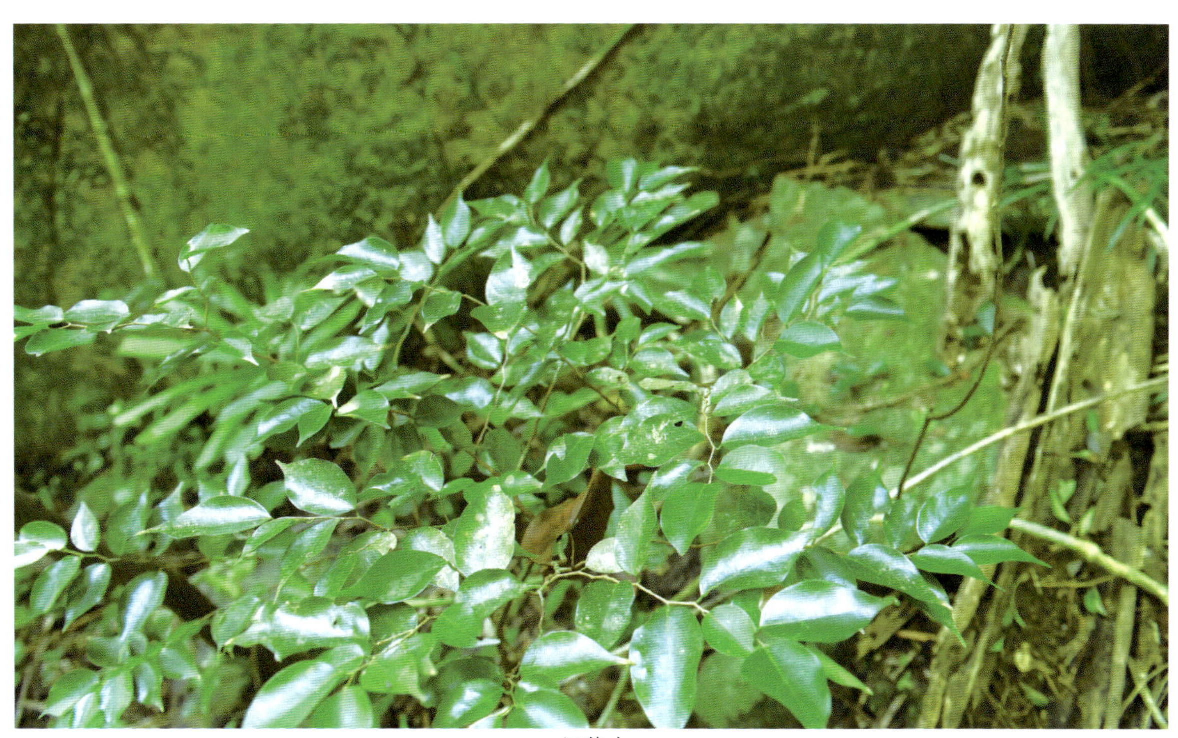

闭花木

1cm，果皮薄而脆，成熟时分裂成 3 个分果爿，每个分果爿内常有种子 1；种子近球形，直径约 6mm。花期 3~8 月，果期 4~10 月。

| 分布区域 | 产于海南乐东、东方、五指山、保亭、陵水、万宁、琼海，昌江有分布记录。亦分布于中国广东、广西、云南。越南、柬埔寨、泰国、马来西亚、菲律宾、印度尼西亚、新加坡也有分布。

| 资　　源 | 生于海拔 500m 以下的山地密林中，常见。

| 采收加工 | 夏、秋季采叶，鲜用或晒干。

| 功能主治 | 枝、叶：解毒，止咳，润肺。民间用于硅沉着病（矽肺）、苯中毒。

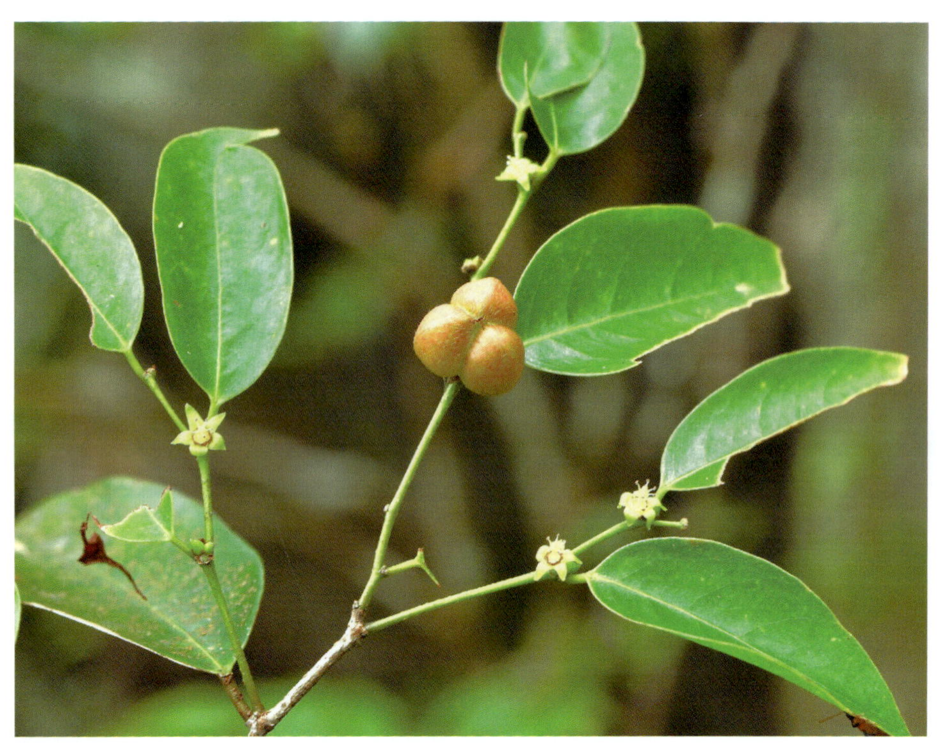

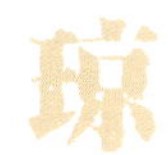

大戟科 Euphorbiaceae 粗毛藤属 *Cnesmone*

海南粗毛藤 *Cnesmone hainanensis* (Merr. et Chun) Croiz.

中药名 海南粗毛藤（药用部位：枝、叶）

植物形态 藤本或攀缘状灌木；小枝圆柱形，稍具纵棱，被灰白色短柔毛。叶近纸质，长圆形，长3~6.5cm，宽2~3.5cm，先端急尖或骤狭渐尖，基部圆形，全缘或上部叶缘具疏齿，上面初被短柔毛，后渐脱落，下面被灰色短柔毛；基出脉3~5，侧脉3~4对；叶柄于离叶基部约1mm处盾状着生，长1~2cm，被毛；托叶卵状三角形，长2~3mm，先端急尖或渐尖，宿存。总状花序顶生，长3~5cm，被短柔毛；苞片和小苞片披针形或线状披针形，长1.5~2mm，被粗毛；雄花花梗长1~2mm；花萼裂片3，卵状三角形，长约2mm，被疏柔毛。雌花1~2，生于花序下部，花梗长2~3mm；花萼裂片3，卵形，近等大，长约6mm，宽5mm，具疏生粗毛；子房近球形；花柱长约3mm，

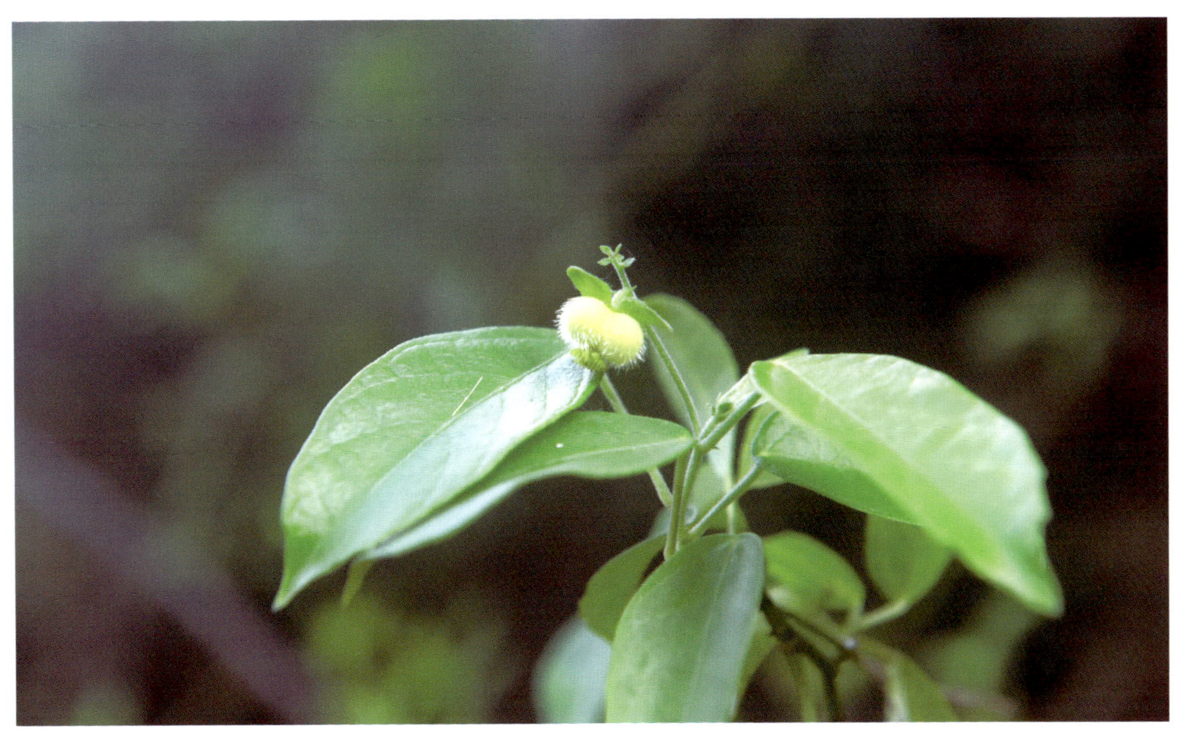

海南粗毛藤

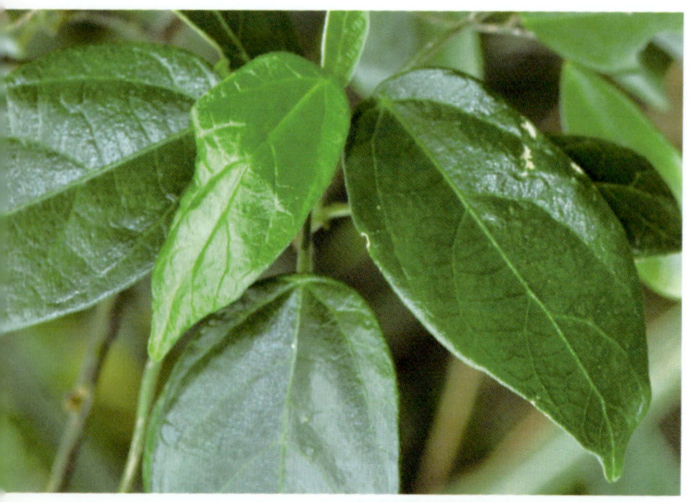

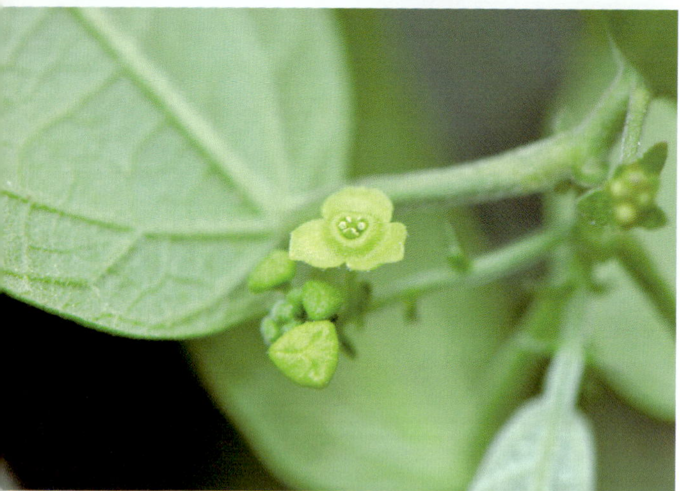

柱头密生羽毛状突起。蒴果扁球形，直径约1cm，被短柔毛；种子球形，直径约3mm。花期4~10月，果期10~12月。

分布区域

产于海南昌江、万宁、文昌。亦分布于中国广东、广西。

资　源

生于海边，偶见。

采收加工

夏、秋季采叶，鲜用或晒干。

功能主治

本种的功能主治少有报道，有待进一步研究。

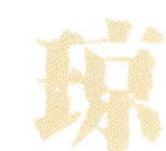

大戟科 Euphorbiaceae 粗毛藤属 *Cnesmone*

异萼粗毛藤 *Cnesmone tonkinensis* (Gagnep.) Croiz.

中 药 名 异萼粗毛藤（药用部位：叶）

植物形态 藤本或攀缘状灌木；小枝圆柱形，直径约3mm，具棱，稍木质，被粗毛。叶纸质或膜质，长卵形或长圆状卵形，长9~15cm，宽4~8cm，先端渐尖，基部心形，边缘具不规则的锯齿，两面均被长粗毛，沿叶脉的毛较密；基出脉3，侧脉4~5对；叶柄长2~5cm，被粗毛；托叶卵状三角形，长5~7mm，先端渐尖，具疏生毛。总状花序长约10cm；苞片和小苞片均线状披针形，长1.5~2mm，被粗毛；雄花花梗长1~2mm；花萼裂片3，阔卵形，长约1.5mm，被粗毛；雄蕊3，花丝长不及1mm。雌花通常2~3疏生于花序下部，花萼裂片6，不等大，并大小相间，大的倒卵状椭圆形或近匙形，长8~9mm，宽约4mm，先端急尖，小的线形或倒披针形，长约3mm，宽0.5mm；花

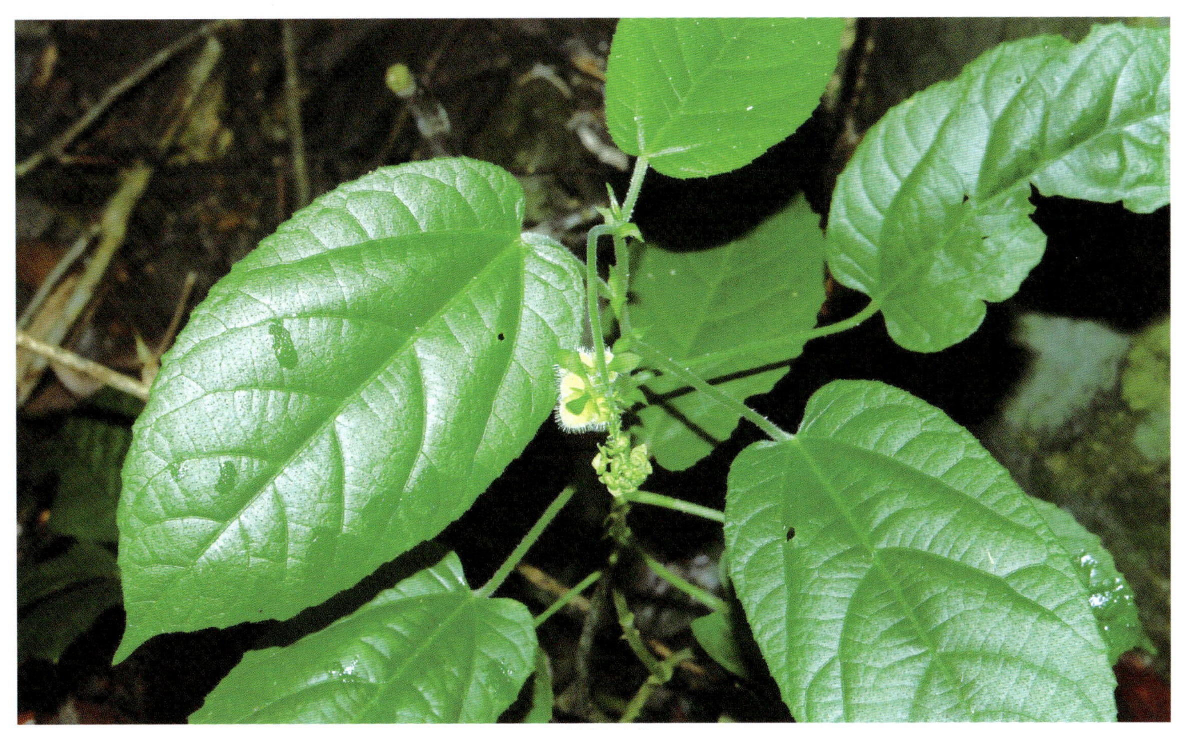

异萼粗毛藤

柱长约 3mm，柱头密生羽毛状突起。蒴果球形，直径约 1cm，被白色粗毛；种子直径约 5mm，有斑纹。花期 4~6 月，果期 8~10 月。

| 分布区域 | 产于海南各地。中国广东、广西、福建、云南有栽培。原产于亚洲马来半岛、大洋洲等，现广泛栽培于世界热带地区。

| 资　　源 | 生于山谷林中，偶见。

| 采收加工 | 夏、秋季采叶，鲜用或晒干。

| 功能主治 | 本种的功能主治少有报道，有待进一步研究。

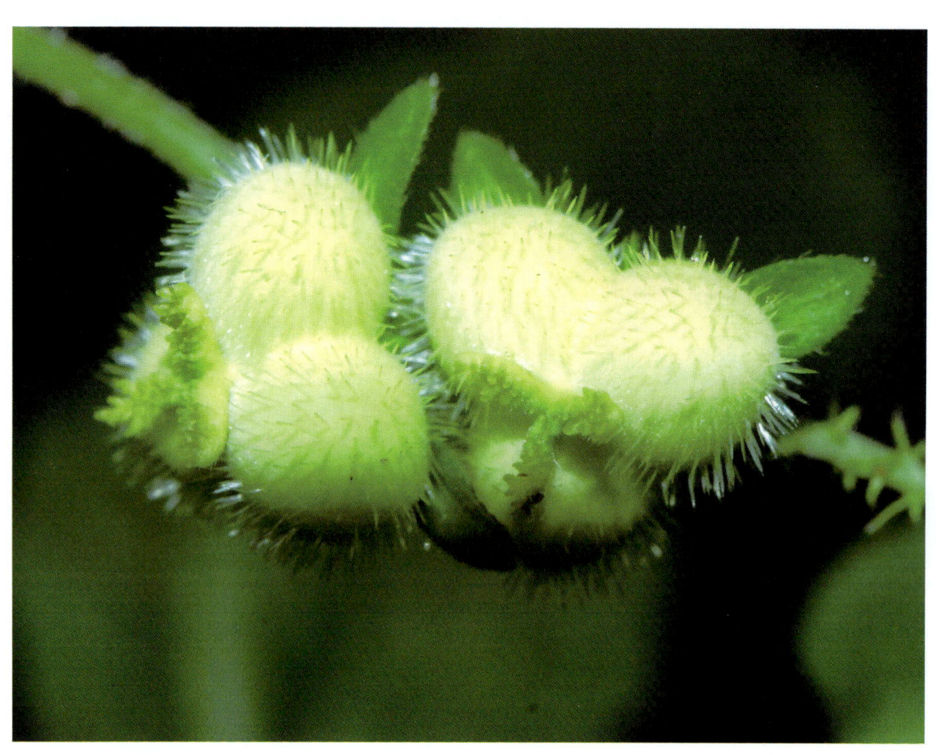

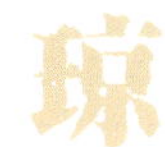

大戟科 Euphorbiaceae 变叶木属 *Codiaeum*

变叶木 *Codiaeum variegatum* (L.) Rumph. ex A. Juss.

中药名

酒金榕（药用部位：叶及其汁液）

植物形态

灌木或小乔木，高可达 2m。枝条无毛，有明显叶痕。叶薄革质，形状大小变异很大，线形、线状披针形、长圆形、椭圆形、披针形、卵形、匙形、提琴形至倒卵形，有时由长的中脉把叶片间断成上下两片；长 5~30cm，宽（0.3~）0.5~8cm，先端短尖、渐尖至圆钝，基部楔形、短尖至钝，边全缘、浅裂至深裂，两面无毛，绿色、淡绿色、紫红色、紫红与黄色相间、黄色与绿色相间或有时在绿色叶片上散生黄色或金黄色斑点或斑纹；叶柄长 0.2~2.5cm。总状花序腋生，雌雄同株异序，长 8~30cm，雄花白色，萼片 5；花瓣 5，远较萼片小；腺体 5；雄蕊 20~30；花梗纤细；雌花淡黄色，萼片卵状三角形；无花瓣；花盘环状；子房 3 室，花往外弯，不分裂；花梗稍粗。蒴果近球形，稍扁，无毛，直径约 9mm；种子长约 6mm。花期 9~10 月。

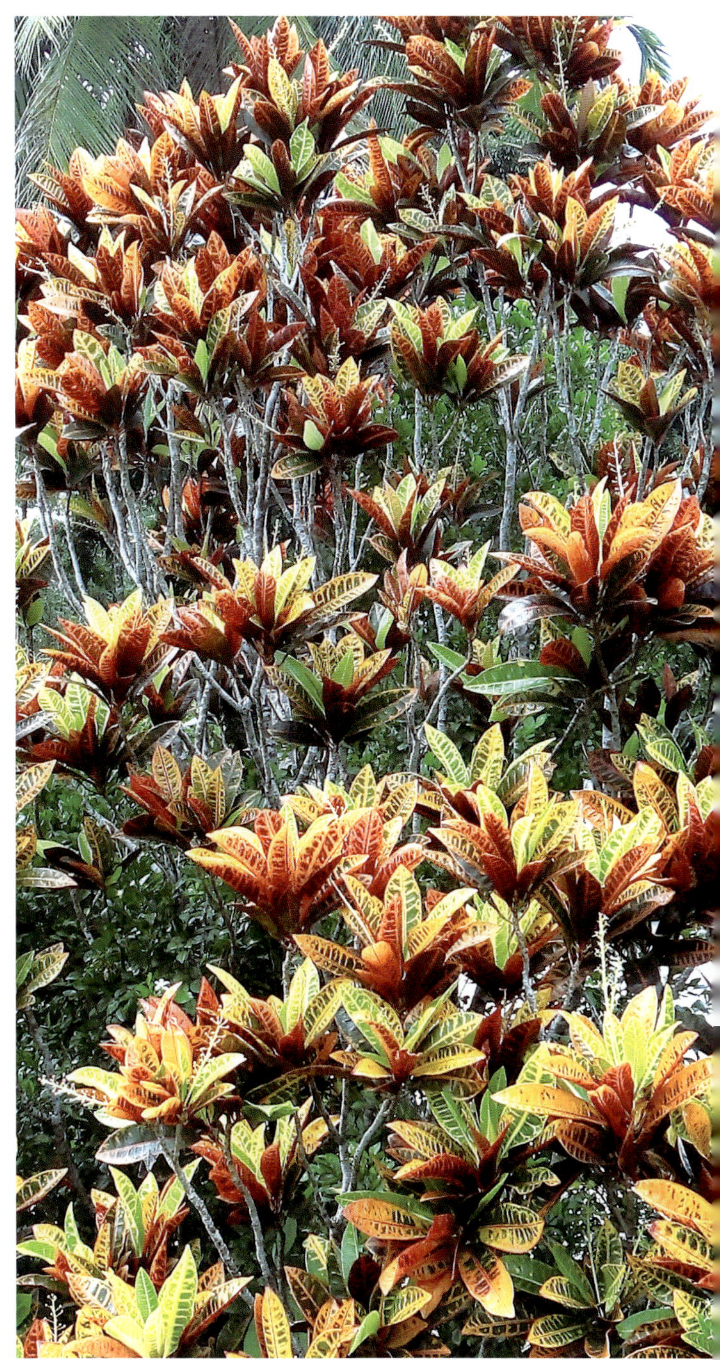

变叶木

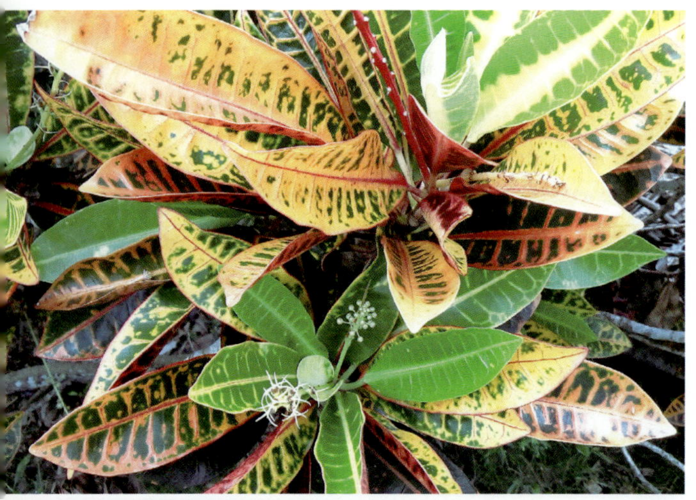

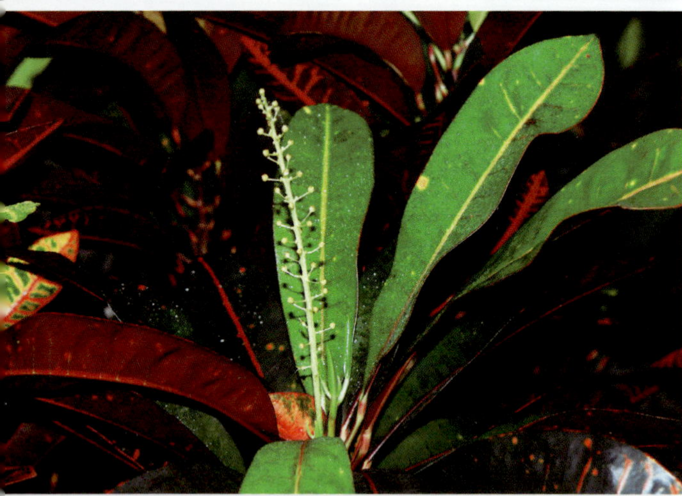

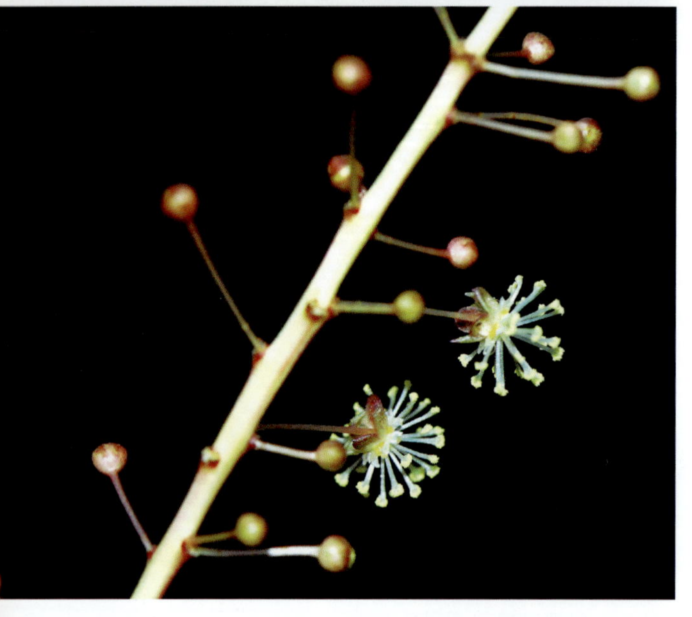

| 分布区域 |

产于海南各地。中国广东、广西、福建、云南有栽培。原产于亚洲马来半岛、大洋洲等，现广泛栽培于世界热带地区。

| 采收加工 |

全年均可采，鲜用或晒干。

| 药材性状 |

叶形多变化，倒披针形、条状倒披针形、条形、椭圆形或匙形，长 8~30cm，宽 0.5~4cm，不分裂或在叶片中段将叶片分成上下两片，质厚。干后枯绿色或杂以白色、黄色或红色斑纹；叶柄长 0.5~2.5cm。气微，味苦、涩。

| 功能主治 |

叶：散瘀消肿，清热理肺。用于肺热咳嗽、痰火、小儿泌尿系疾患、跌打损伤、痈疮肿毒、毒蛇咬伤。叶汁：用作泻剂、发汗剂。根：外用于梅毒溃疡。

大戟科 Euphorbiaceae 巴豆属 *Croton*

银叶巴豆 *Croton cascarilloides* Raeusch.

中药名 银叶巴豆（药用部位：根茎、叶、果实、根）

植物形态 灌木，高 1~2m；幼枝、叶、叶柄、花序和果实均密被紧贴鳞腺，鳞腺圆形，半透明，膜质；枝条具粗皱纹。叶互生，常密生于枝顶部，披针形、倒披针形或椭圆形至倒卵状椭圆形，长 8~14（~23）cm，宽 2~5（~10）cm，先端短尖、渐尖或近圆形或微凹，向基部渐狭，基部钝或微心形，全缘，上面的鳞腺早脱落，下面被苍灰色或浅褐色鳞腺；羽状脉，侧脉 8~12 对，远离叶缘弯拱联结；叶片基部有盘状腺体 2；叶柄长 1.5~3cm；托叶钻状，早落。花序顶生，长 1~4cm，苞片早落；雄花花萼裂片卵形，有白色缘毛；花瓣倒卵形，长约 2mm，具白色缘毛；雄蕊 15~20，花丝下部被白色长柔毛；雌花花萼裂片具白色缘毛；子房和花柱密被鳞腺，花柱 4~8 裂，裂片丝状。

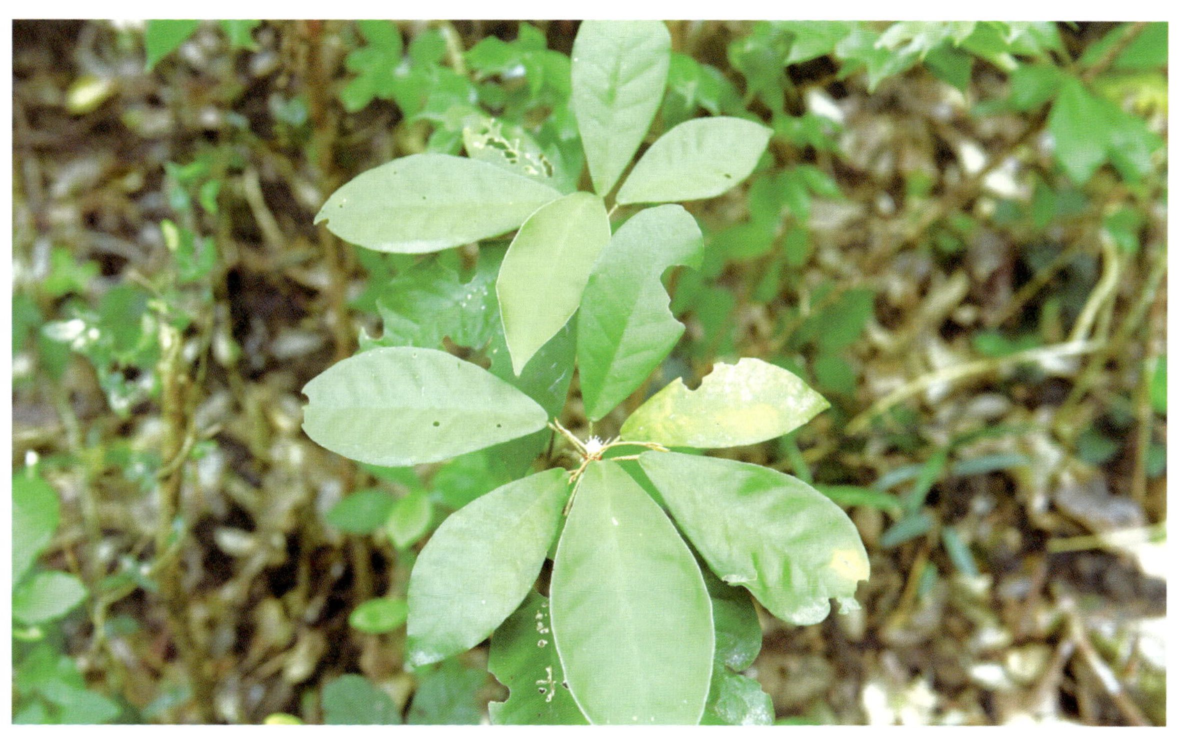

银叶巴豆

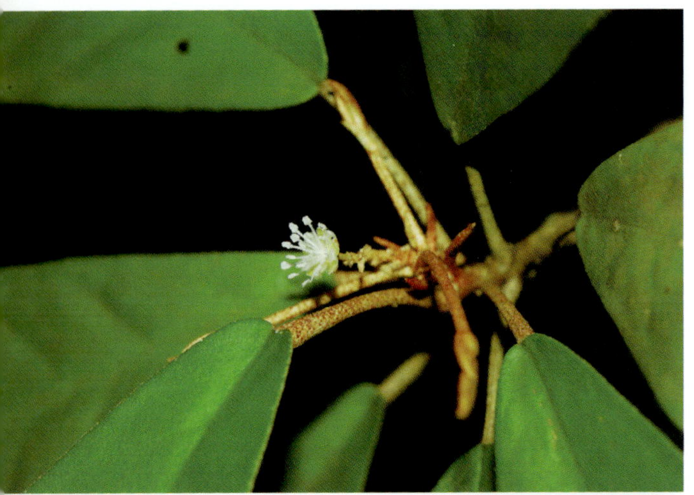

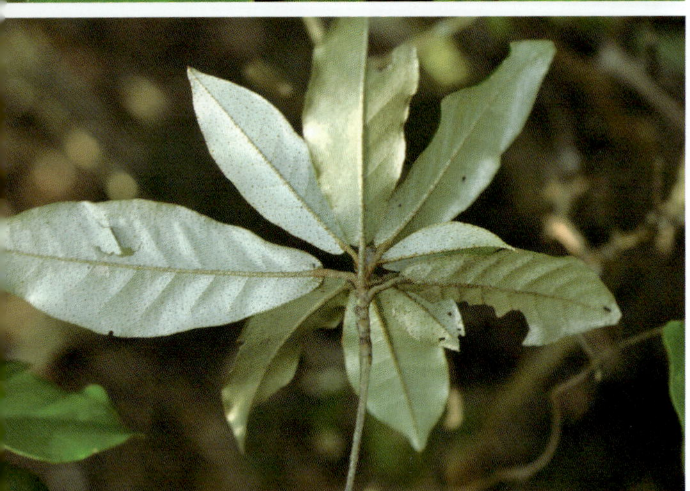

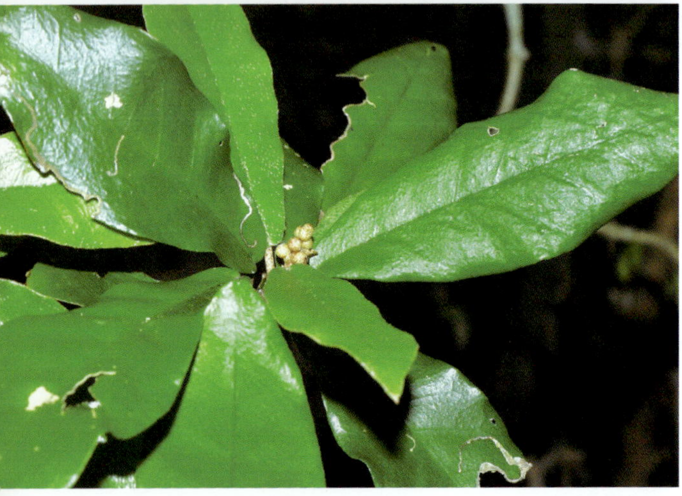

蒴果近球形，直径约7mm；种子椭圆状，长约4mm。花期几全年。

| 分布区域 |

产于海南三亚、乐东、东方、昌江、保亭、陵水、万宁、琼中、琼海、文昌、海口。亦分布于中国广东、广西、福建、台湾、云南。越南、老挝、泰国、缅甸、马来西亚、菲律宾、日本也有分布。

| 资　　源 |

生于山谷林中，常见。

| 采收加工 |

夏、秋季采叶，鲜用或晒干。

| 功能主治 |

根：祛风解热，壮筋骨。用于急性胃肠炎、呕吐、风湿骨痛、瘰疬、咽喉肿痛、疟疾、头部皮疹、口角疮。根茎：中国台湾民间用作退热药和止吐药。叶、果实、根：煎剂口服，尼加拉瓜民间用于热病、感染病。

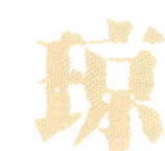

大戟科 Euphorbiaceae 巴豆属 *Croton*

光果巴豆 *Croton chunianus* Croizat

中 药 名 光果巴豆（药用部位：根、叶）

植物形态 灌木，高约 2m；嫩枝、花序轴和花梗均被平展的星状毛；枝条无毛。叶密生于枝顶，纸质，椭圆状长圆形至倒卵状披针形，长 8~14cm，宽 2~4cm，先端渐尖，向基部渐狭，基端钝，全缘或有不明显的细齿，嫩叶仅下面沿中脉疏生星状毛，成长叶无毛；侧脉 10~12 对；基部中脉两侧各有 1 无柄的杯状腺体；叶柄长 5~10（~25）mm，散生星状毛。总状花序顶生，长约 6cm；雄花萼片椭圆形，长 3~4mm，外面被星状毛；花瓣倒卵形，长约 3mm，有绵毛；雄蕊约 14；雌花萼片卵状椭圆形，长约 3mm，疏生星状毛或近无毛；子房近球形，直径约 3mm，无毛，花柱 2 深裂。蒴果近球形，直径约 8mm，无毛；种子椭圆形，长约 6mm。花期 1~6 月。

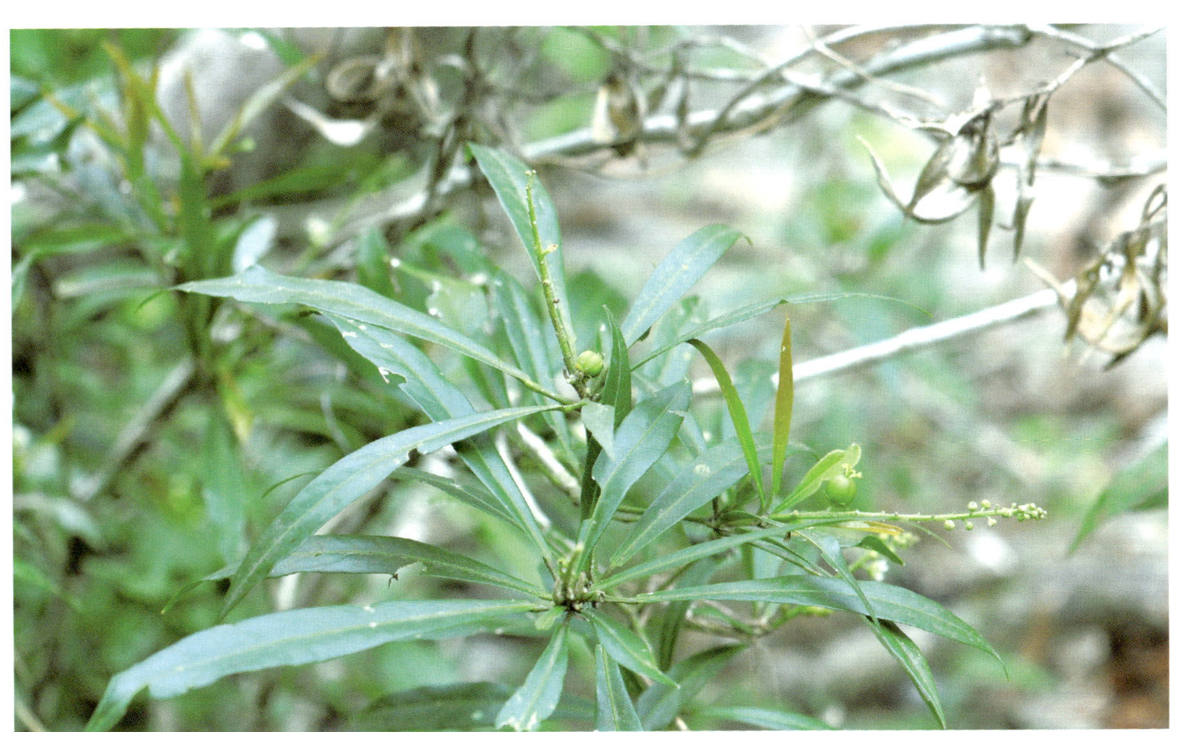

光果巴豆

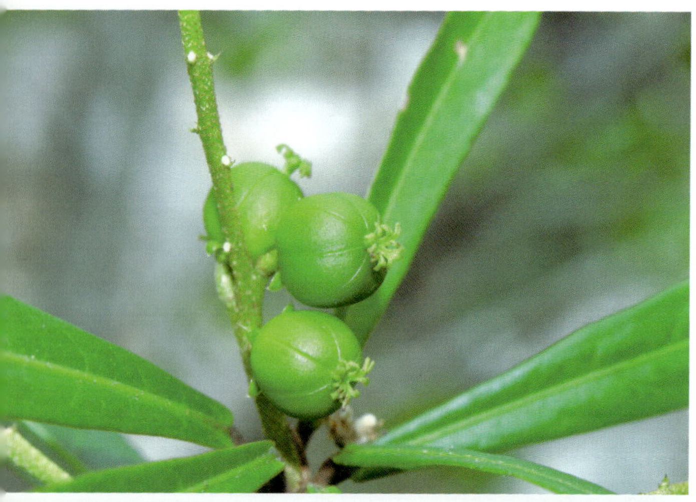

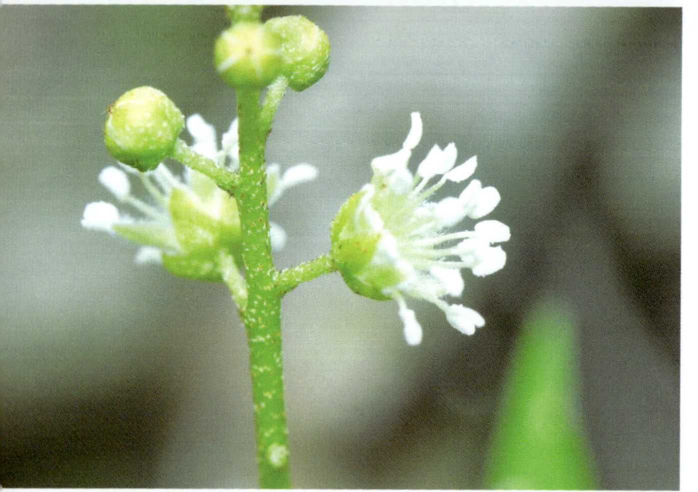

| 分布区域 |

产于海南东方、保亭、陵水、乐东、儋州等地。海南特有种。

| 资　　源 |

生于中海拔林中，偶见。

| 采收加工 |

夏、秋季采叶，鲜用或晒干。

| 功能主治 |

根、叶：解毒止痛，祛风除湿，散瘀消肿。用于毒蛇咬伤、皮肤瘙痒、风湿关节痛、肌肉疼痛、风湿脚痛、皮肤瘙痒、产后风瘫、缠腰火丹、跌打损伤、脓肿、瘰疬、带状疱疹、虫蛇咬伤、无名肿毒、痈疽。

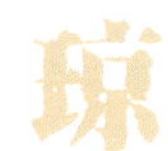

大戟科 Euphorbiaceae 巴豆属 *Croton*

鸡骨香 *Croton crassifolius* Geisel.

中 药 名 鸡骨香（药用部位：根）

植物形态 灌木，高 20~50cm；一年生枝、幼叶、成长叶下面、花序和果实均密被星状绒毛；老枝近无毛。叶卵形、卵状椭圆形至长圆形，长 4~10cm，宽 2~6cm，先端钝至短尖，基部近圆形至微心形，边缘有不明显的细齿，齿间有时具腺，成长叶上面的毛渐脱落，残存的毛基粗糙，干后色暗；基出脉 3（~5），侧脉（3~）4~5 对；叶柄长 2~4cm；叶片基部中脉两侧或叶柄先端有 2 枚具柄的杯状腺体；托叶钻状，长 2~3mm，早落。总状花序顶生，长 5~10cm；苞片线形，长 2~4mm，边缘有线形撕裂齿，齿端有细小头状腺体；雄花萼片外面被星状绒毛；花瓣长圆形，约与萼片等长，边缘被绵毛；雄蕊 14~20；雌花萼片外面被星状绒毛；子房密被黄色绒毛，花柱 4 深裂，

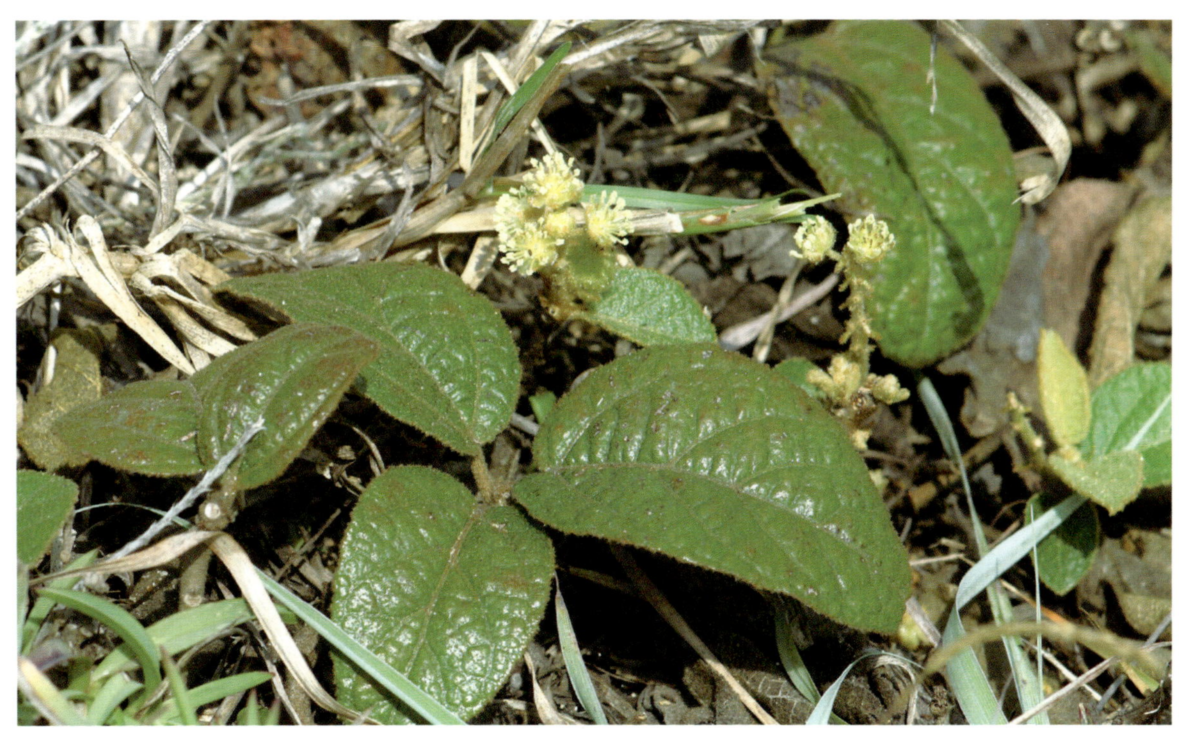

鸡骨香

线形。果实近球形，直径约 1cm；种子椭圆状，褐色，长约 5mm。花期 11 月至翌年 6 月。

| 分布区域 | 产于海南三亚、乐东、昌江、陵水、澄迈、文昌。亦分布于中国广东、广西、福建。越南、老挝、泰国、缅甸也有分布。

| 资　　源 | 生于空旷处，少见。

| 采收加工 | 全年均可挖根，切片，晒干。

| 药材性状 | 本品根呈细长条状，直径 2~10mm，表面黄色或淡黄色，有纵纹及突起，有时栓皮脱落。质脆易断，断面不平坦，纤维性。皮部占半径的 1/4~1/3，呈淡黄色；木质部黄色。气微香，味苦、涩。

| 功能主治 | 根：行气止痛，祛风消肿，舒筋活络，解毒。用于胃痛、胃及十二指肠溃疡、胃肠功能紊乱、胃肠气胀、咽喉肿痛、心气痛、黄疸、贫血、疝气、风湿痹痛、跌打损伤、扭伤、毒蛇咬伤。

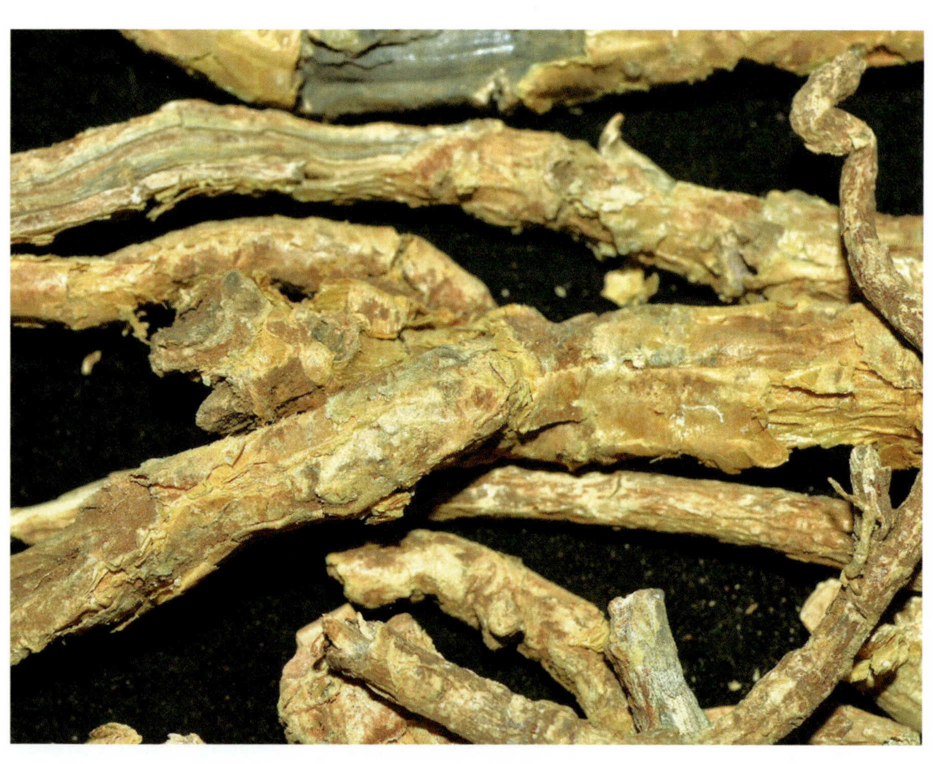

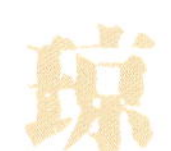

大戟科 Euphorbiaceae 巴豆属 *Croton*

越南巴豆 *Croton kongensis* Gagnep.

中 药 名 越南巴豆（药用部位：根）

植物形态 灌木，高1~3（~5）m；一年生枝条、叶、叶柄、花序和果实均密被苍灰色至灰棕色紧贴鳞腺；老枝苍灰色，鳞腺脱落。叶纸质，卵形至椭圆状披针形，先端渐尖，稀短尖，基部圆形至阔楔形，全缘，干后上面常暗褐色，鳞腺稀少，下面苍灰色至灰褐色；基出脉3，侧脉3~5对，远离边缘弯拱联结；叶柄长1~3（~5）cm，先端有2杯状腺体。总状花序，顶生，长5~15cm，苞片卵状披针形，长2~3mm。雄花：萼片卵形，被鳞腺；花瓣长椭圆形至线形，长约2mm，边缘被绵毛；雄蕊12，花丝下部被绵毛。雌花：萼片披针形，长约2.5mm，被鳞腺；子房近球形，被鳞腺，花柱2裂。蒴果近球形，长4~6mm；种子卵状，长约3.5mm，暗红色。花期几全年。

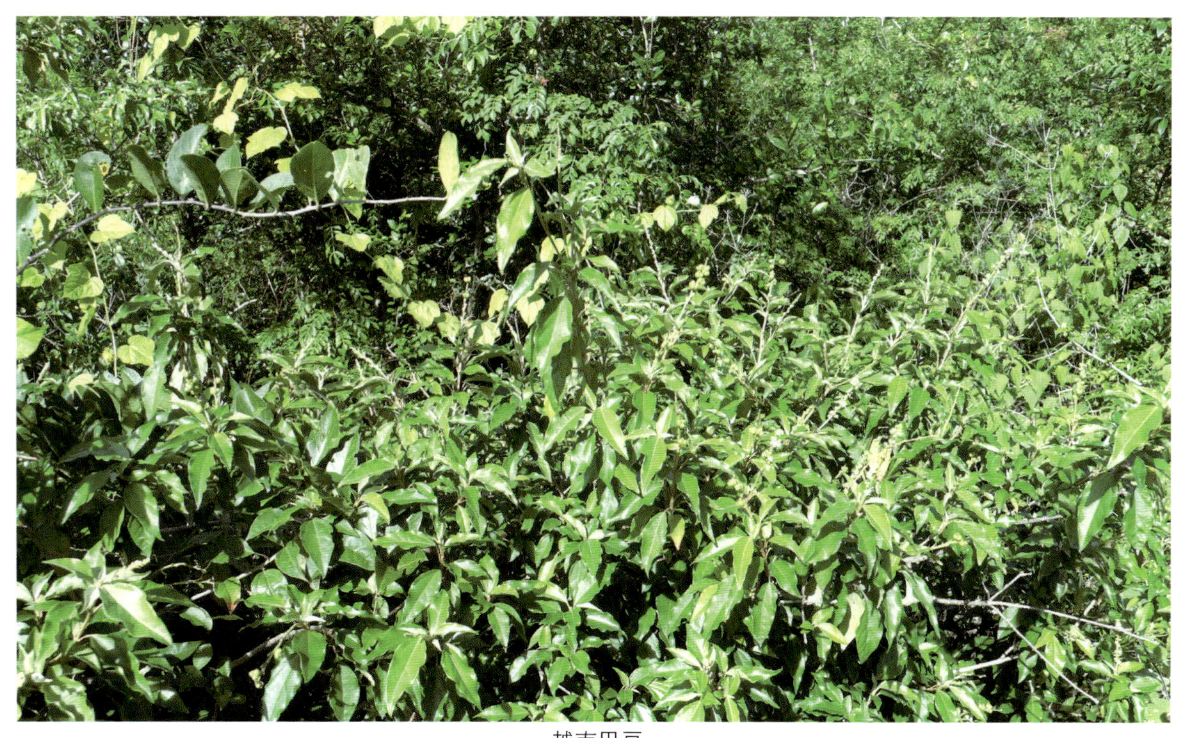

越南巴豆

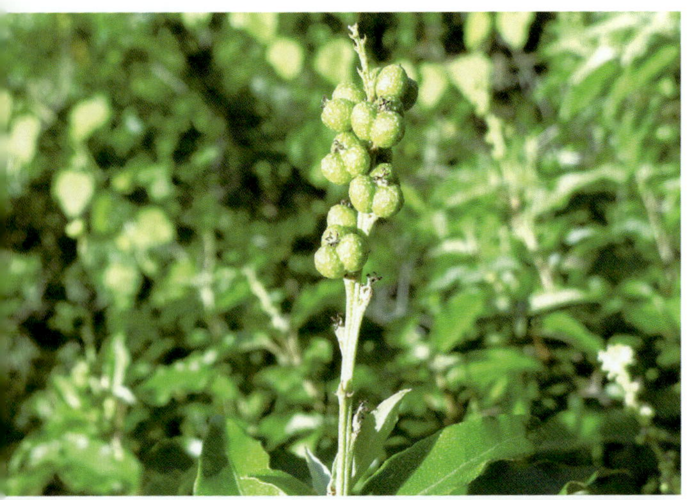

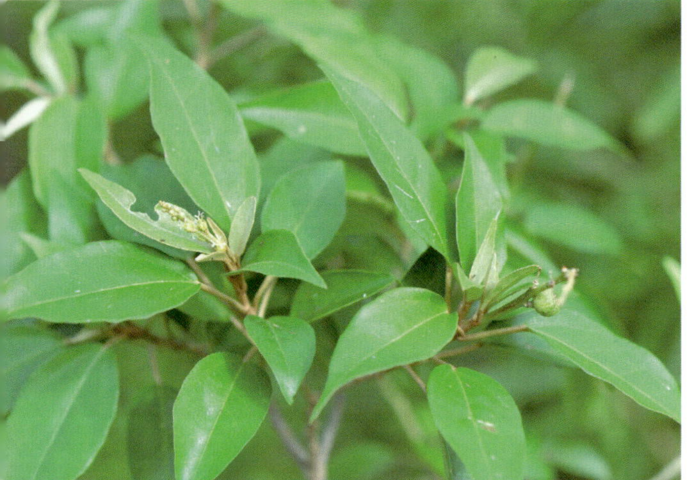

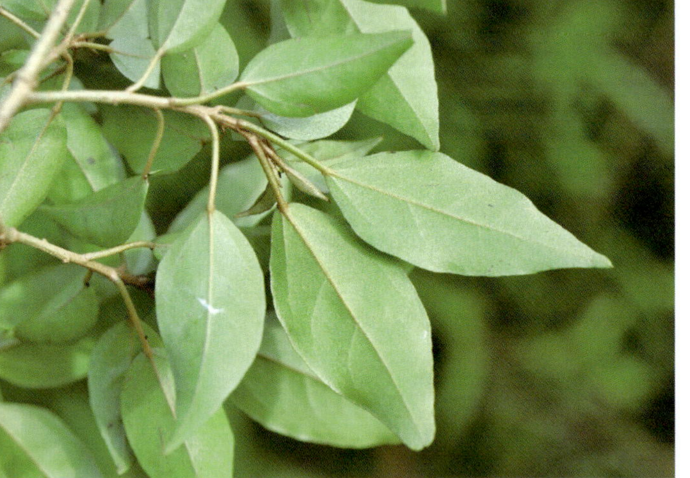

分布区域

产于海南三亚、东方、昌江、陵水、儋州。亦分布于中国云南。越南、老挝、泰国、缅甸也有分布。

资　源

生于林中，偶见。

采收加工

全年均可采收，鲜用或晒干备用。

功能主治

根：强壮，消腹水。用于腹水、急性胃肠炎、头部皮疹、口角疮。

大戟科 Euphorbiaceae 巴豆属 *Croton*

光叶巴豆 *Croton laevigatus* Vahl

中药名

光叶巴豆（药用部位：根、叶）

植物形态

灌木至小乔木，高可达 15m；嫩枝、叶柄和花序均密生蜡质贴伏星状鳞毛；枝条的毛渐脱落，呈银灰色。叶密生于枝顶，纸质，椭圆形、长圆状椭圆形至倒披针形，长 7~18（~25）cm，宽 3~5.5（~9）cm，先端渐尖，向基部渐狭，边缘有细锯齿，齿间弯缺处常有 1 腺体，嫩叶上面近无毛，下面散生很快脱落的星状鳞毛，成长叶无毛，干后苍灰色；侧脉 10~13 对；下面基部中脉两侧各有 1 无柄的半圆形腺体；叶柄长 1~3（~5）cm；托叶钻状，长约 2mm，早落。总状花序簇生于枝顶，长 15~30cm；雄花萼片长约 2mm，密被贴伏星状鳞毛；花瓣长圆形，长约 2mm，边缘被绵毛；雄蕊 12~15；雌花萼片与雄花相似；花瓣细小；子房密被蜡质贴伏星状鳞毛。蒴果倒卵状，长约 1cm，直径约 8mm，散生贴伏星状鳞毛。花期 10~12 月。

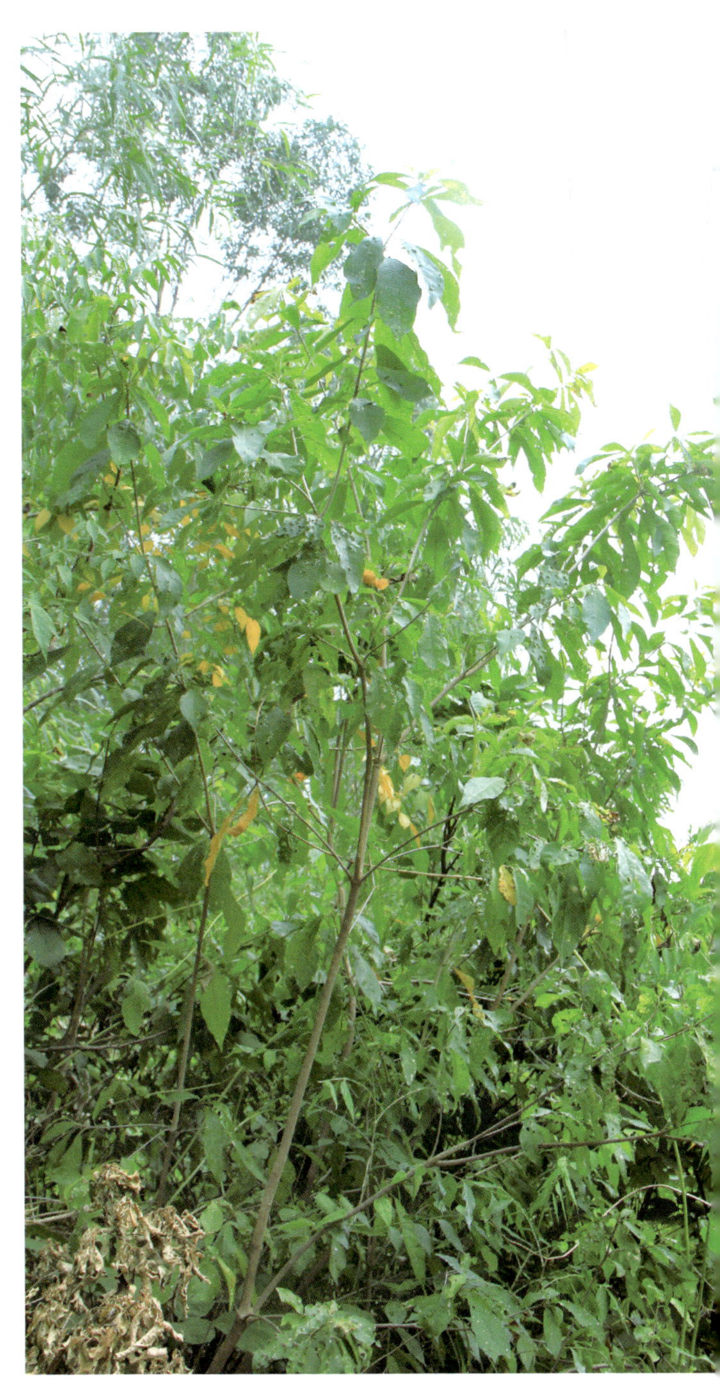

光叶巴豆

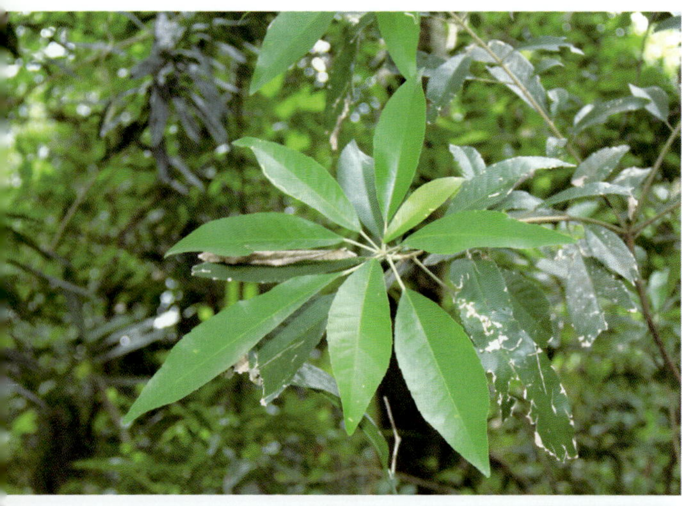

| 分布区域 |

产于海南三亚、乐东、东方、昌江、白沙、万宁。

| 资　　源 |

生于山地林中。

| 采收加工 |

全年均可采收，鲜用或晒干备用。

| 功能主治 |

根、叶：活血散瘀，止痛止血，消肿退热，通经，接骨杀虫。用于跌打损伤、扭挫伤、骨折、疟疾、胃痛、痈疮、过敏性皮炎、阴道滴虫、外伤出血。

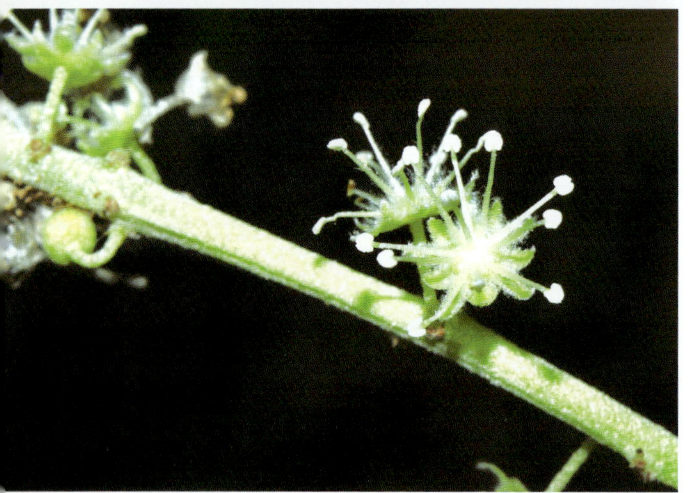

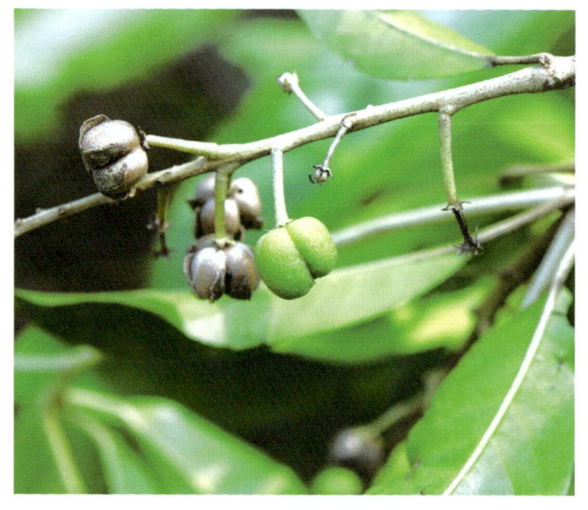

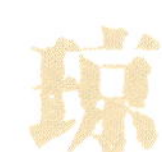

大戟科 Euphorbiaceae 巴豆属 *Croton*

海南巴豆 *Croton laui* Merr. & Metcalf

中药名 海南巴豆（药用部位：根、叶）

植物形态 灌木，高 1~5m；嫩枝密被星状柔毛；毛渐脱落，老枝无毛。叶常密生于枝顶，纸质，倒卵形、长圆状倒卵形至倒披针形，稀椭圆形，长 4~12（~14）cm，宽 1.5~4（~5）cm，先端钝、短尖至近圆形，向基部渐狭，基端钝至微心形，近全缘或有不整齐细锯齿，嫩叶被星状绒毛，成长叶几无毛，干后黄褐色；侧脉每边 5~9，在近叶缘处弯拱消失；下面基部中脉两侧或第一对侧脉基部各有 1 杯状无柄腺体；叶柄长 5~20mm，初被星状毛。总状花序，长 2~13cm，密被星状绒毛。雄花：萼片椭圆形，长约 2mm；花瓣长圆形，与萼片近等长，被绵毛；雄蕊 10，花丝被绵毛。雌花：萼片长约 3mm；子房近圆球状，密被星状绒毛，花柱自基部 2 裂。蒴果近球形，直径约

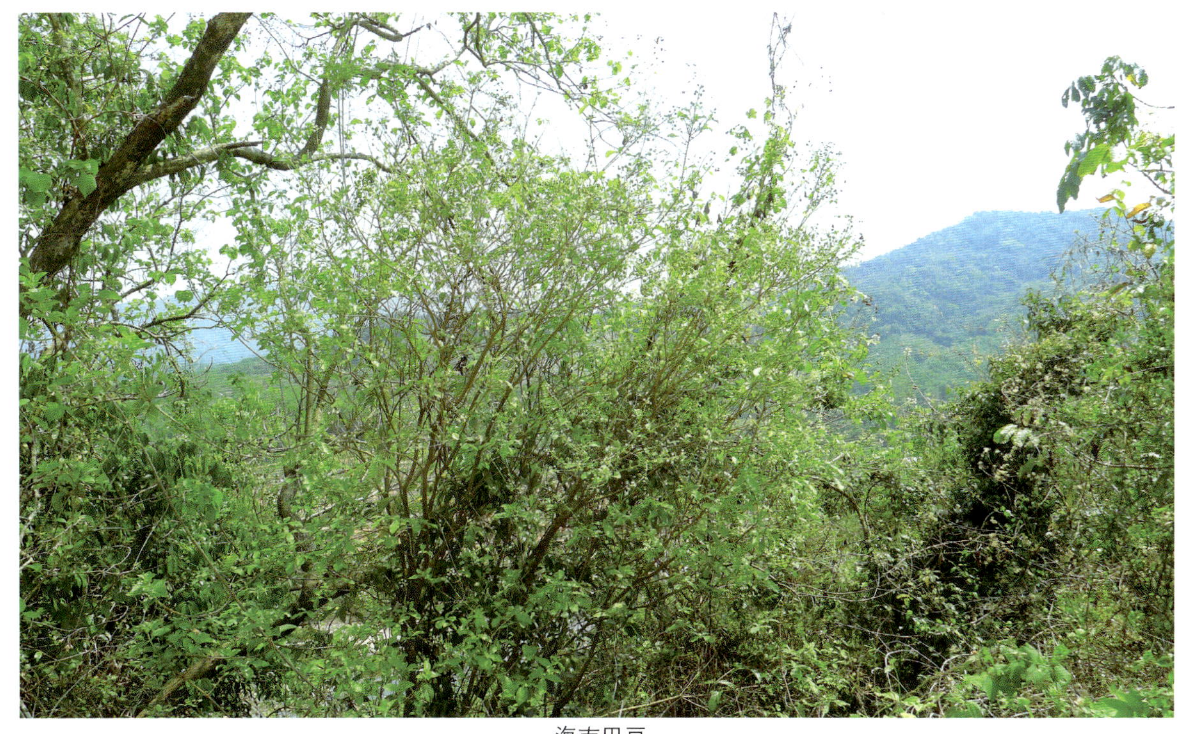

海南巴豆

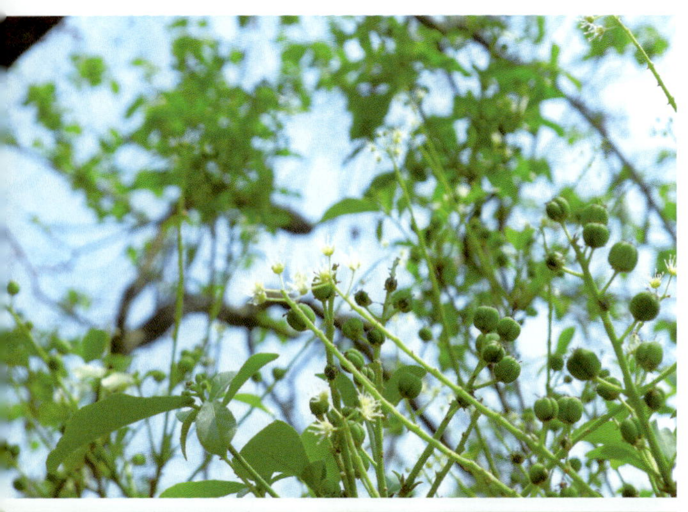

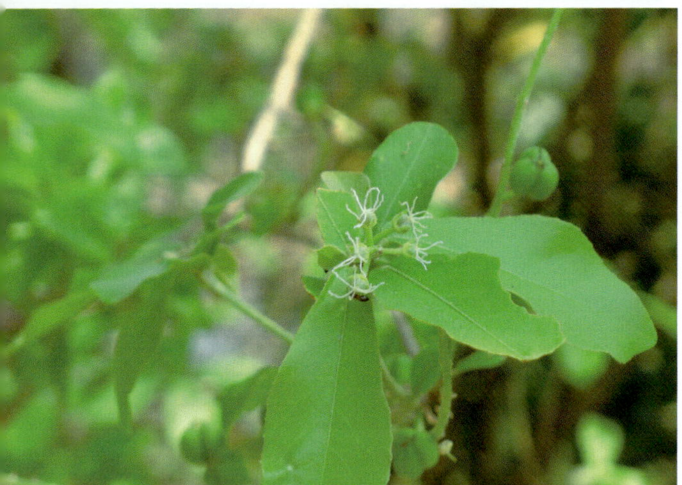

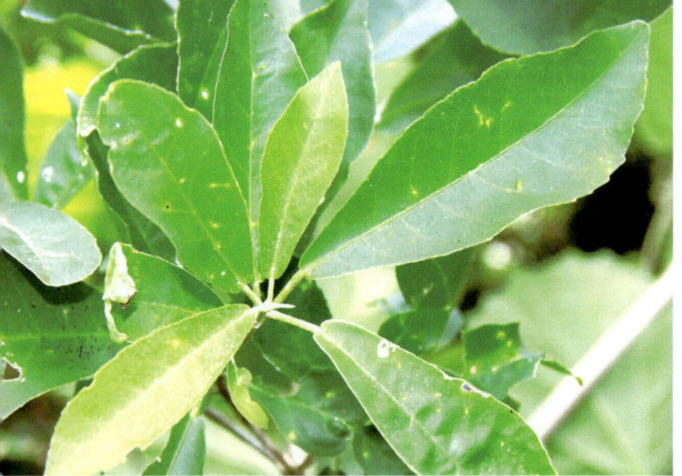

9mm，疏生星状柔毛。种子椭圆状，略扁。花期 1~5 月。

| 分布区域 |

产于海南三亚、乐东、东方、昌江、儋州、文昌。海南特有种。

| 资　源 |

生于低海拔至中海拔林中，常见。

| 采收加工 |

全年均可采收，鲜用或晒干备用。

| 功能主治 |

同属物种的根和叶多用于活血散瘀、治疗胃病等。但本种功能主治少有报道，有待进行进一步研究。

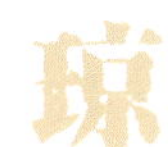

大戟科 Euphorbiaceae 巴豆属 *Croton*

巴　豆 *Croton tiglium* L.

中药名 巴豆（药用部位：种子），巴豆油（药用部位：种仁的脂肪油），巴豆壳（药用部位：种皮），巴豆叶（药用部位：叶），巴豆树根（药用部位：根）

植物形态 灌木或小乔木，高3~6m；嫩枝被稀疏星状柔毛，枝条无毛。叶纸质，卵形，长7~12cm，宽3~7cm，先端短尖、渐尖，基部阔楔形至近圆形，稀微心形，边缘有细锯齿，叶无毛或近无毛，淡黄色至淡褐色；基出脉3（~5），侧脉3~4对；基部两侧叶缘上各有1盘状腺体；叶柄长2.5~5cm；托叶线形，长2~4mm。总状花序顶生，长8~20cm，苞片钻状，长约2mm。雄花：花蕾近球形，疏生星状毛。雌花：萼片长圆状披针形，长约2.5mm，几无毛；子房密被星状柔毛，花柱2深裂。蒴果椭圆状，长约2cm，直径1.4~2cm，被疏生短星状毛或

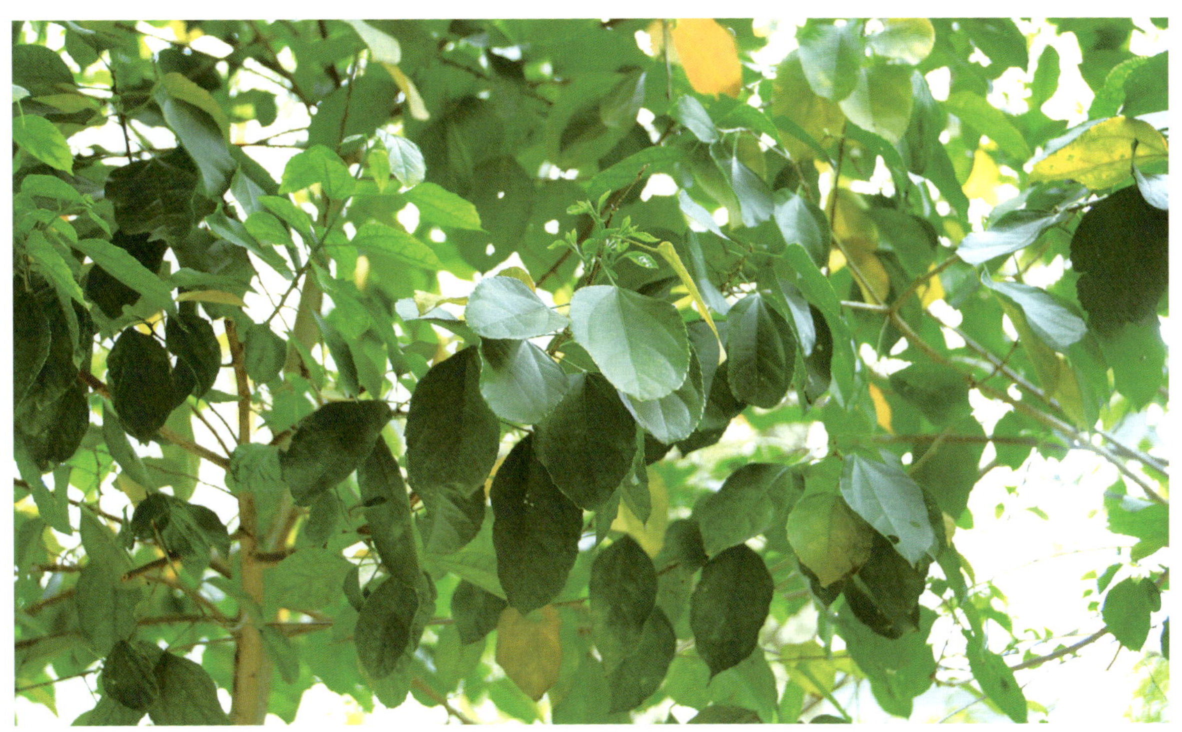

巴豆

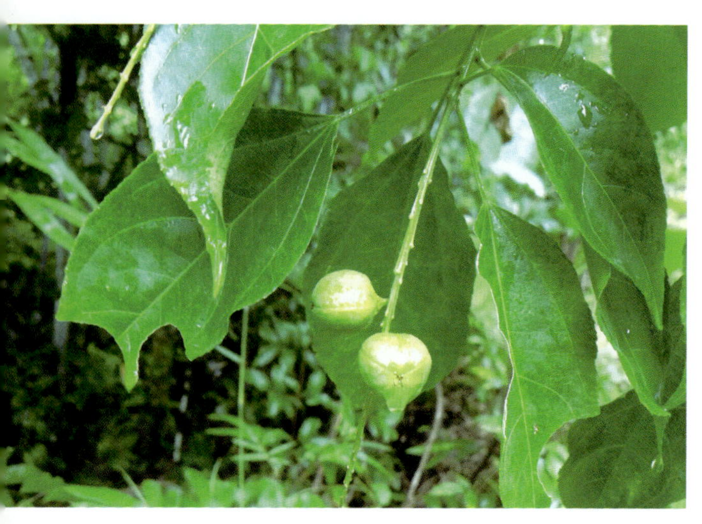

近无毛；种子椭圆状，长约1cm，直径6~7mm。

分布区域 产于海南三亚、东方、保亭、万宁、昌江、白沙、儋州、琼中、澄迈。亦分布于中国西南至东南。越南、柬埔寨、泰国、缅甸、不丹、孟加拉国、菲律宾、印度尼西亚、印度斯里兰卡、尼泊尔、日本也有分布。

资　　源 生于林旁旷野或林中，常见。

采收加工 种子：栽种5~6年始结果，8~11月果实成熟，采收，除去残枝落叶，摊放2~3天，晒干或烘干，去果壳，将种子扬净。种仁的脂肪油：取巴豆种仁，研烂，压取油。种皮：8~9月采收种子时，剥取种皮，鲜用或晒干。叶：随采随用，或采后晒干用。根：全年均可采，洗净，切片，晒干。

药材性状 种子：果实呈卵圆形，一般具3棱，长1.8~2.2cm，直径1.4~2cm，表面灰黄色或稍深，粗糙，有纵线6条，先端平截，基部有果梗痕。剖开果壳，可见3室，每室含种子1。种子椭圆形，略扁，长约1cm，直径6~7mm；表面棕色或灰棕色，一端有小点状的种脐及种阜的疤痕，另一端有微凸的合点，其间有隆起的种脊；外种皮薄而脆，内种皮呈白色薄膜状；种仁黄白色，油质。无臭，味辛辣。叶：单叶，具柄；叶片卵形或椭圆状卵形，长7~12cm，宽3~7cm，先端长尖，基部阔楔形，边缘有浅疏锯齿；上面深绿色，下面较淡。

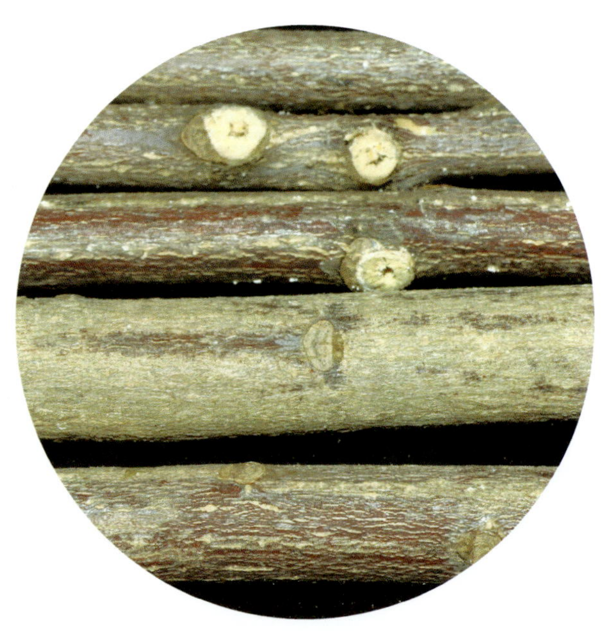

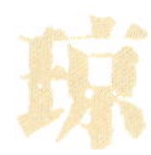

功能主治 果实：泻寒积，通关窍，逐痰，行水，杀虫。用于冷积凝滞、胸腹胀满急痛、血瘕、痰癖、泻痢、水肿。外用于喉风、喉痹、恶疮疥癣。巴豆的炮制加工品：峻下积滞，逐水消肿，豁痰利咽。叶：用于疟疾、疮癣、跌打损伤、蛇咬伤。根：温中散寒，祛风活络。用于痈疽、疥疮、跌打损伤。

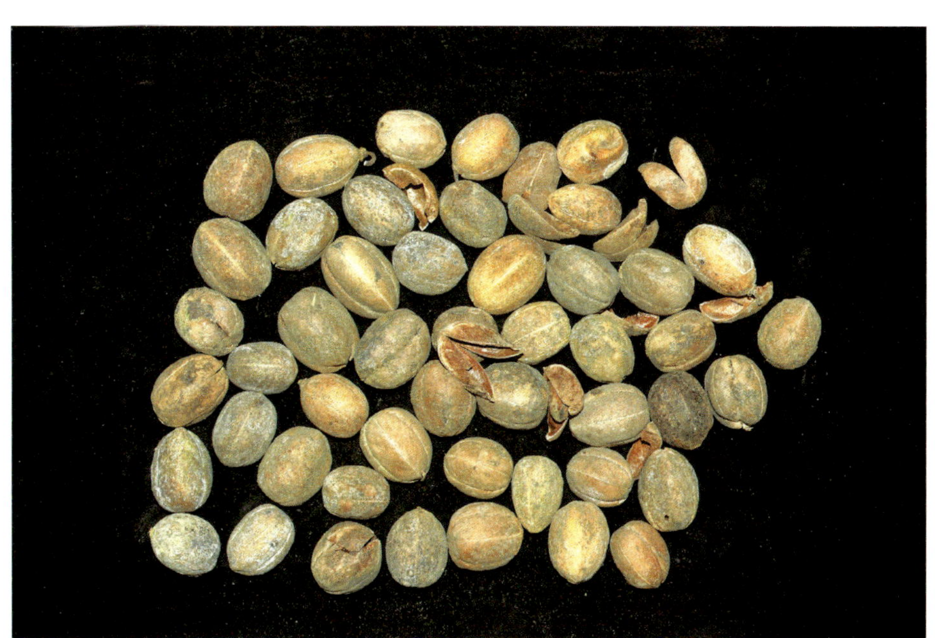

大戟科 Euphorbiaceae 黄桐属 *Endospermum*

黄 桐 *Endospermum chinense* Benth.

| 中 药 名 | 大树铁打（药用部位：树皮、叶）

| 植物形态 | 乔木，高 6~20m，树皮灰褐色；嫩枝、花序和果实均密被灰黄色星状微柔毛；小枝的毛渐脱落，叶痕明显，灰白色。叶薄革质，椭圆形至卵圆形，长 8~20cm，宽 4~14cm，先端短尖至钝圆形，基部阔楔形、钝圆、平截至浅心形，全缘，两面近无毛或下面被疏生微星状毛，基部有球形腺体 2；侧脉 5~7 对；叶柄长 4~9cm；托叶三角状卵形，长 3~4mm，具毛。花序生于枝条近顶部叶腋，雄花序长 10~20cm，雌花序长 6~10cm，苞片卵形，长 1~2mm。雄花：花萼杯状，有 4~5 浅圆齿；雄蕊 5~12，2~3 轮，生于长约 4mm 的突起花托上，花丝长约 1mm。雌花：花萼杯状，长约 2mm，具 3~5 波状浅裂，被毛，宿存；花盘环状，2~4 齿裂；子房近球形，被微绒毛，2~3 室，花柱短，柱

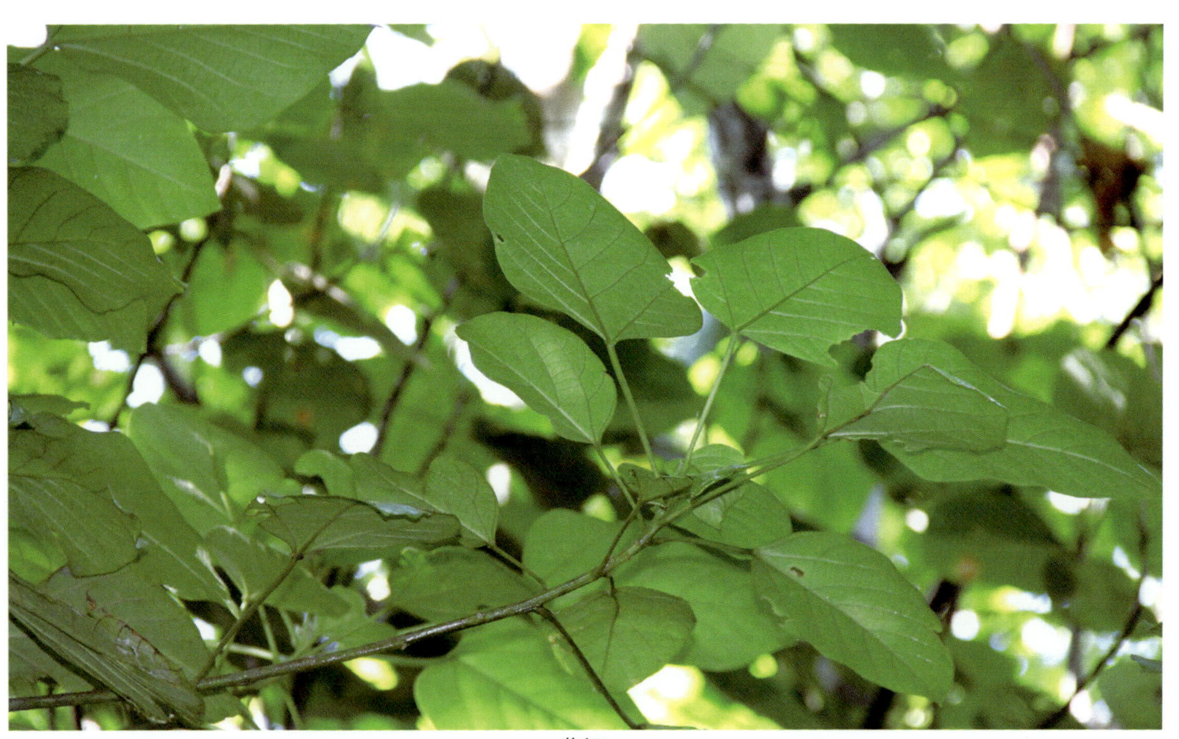

黄桐

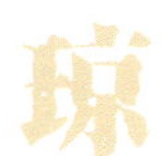

头盘状。果实近球形，直径约 10mm，果皮稍肉质；种子椭圆形，长约 7mm。花期 5~8 月，果期 8~11 月。

| 分布区域 | 产于海南三亚、乐东、昌江、陵水、万宁、琼中、儋州、澄迈、琼海。亦分布于中国广东、广西、福建、云南。越南、缅甸、泰国、印度也有分布。

| 资　　源 | 生于山地林中，常见。

| 采收加工 | 全年均可采收树皮，夏、秋季采叶，晒干。

| 药材性状 | 叶宽卵形、椭圆形或近圆形，薄革质，棕绿色，长 10~18cm，宽 7~14cm，两面被星状茸毛，下面较密；叶柄有密星状毛，长 4~9cm，背面先端近叶片处有 2 枚黄色大腺体。气微，味苦、涩。

| 功能主治 | 树皮、叶：祛瘀生新，消肿镇痛，舒筋活络。用于疟疾、骨折、跌打损伤、风湿痹痛、关节疼痛、腰腿痛、四肢麻木。

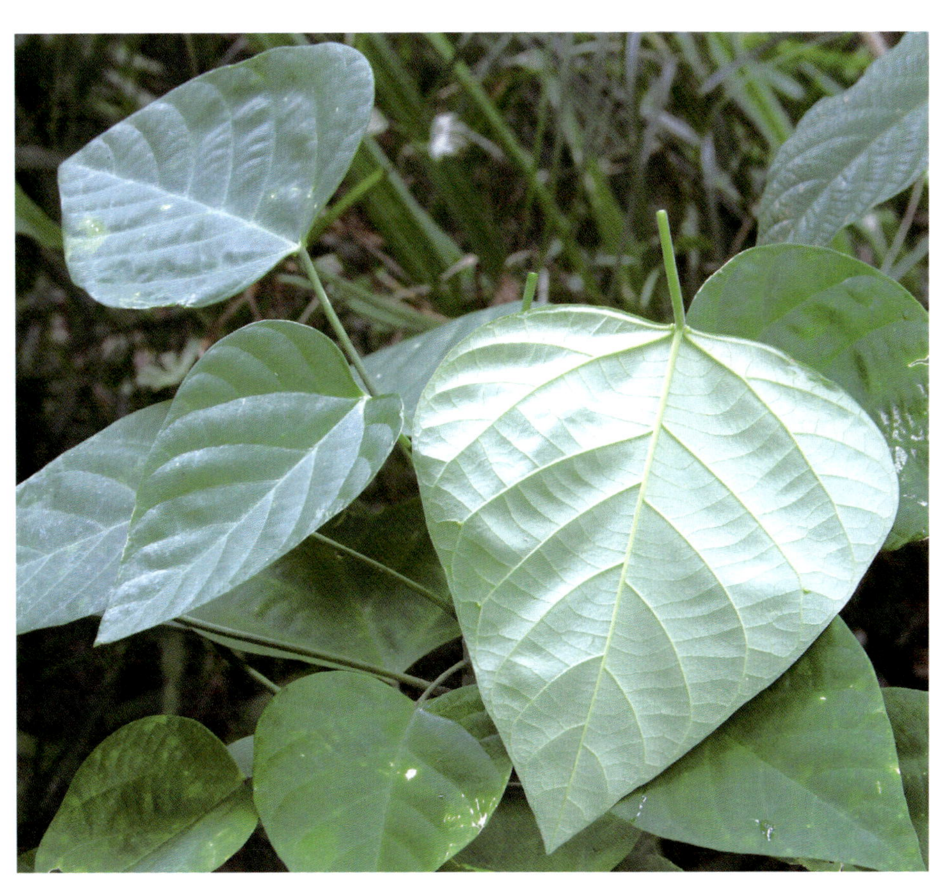

大戟科 Euphorbiaceae 轴花木属 *Erismanthus*

轴花木 *Erismanthus sinensis* Oliv.

| 中 药 名 | 轴花木（药用部位：叶）

| 植物形态 | 乔木或灌木，高 3~11m；嫩枝暗紫红色，疏生柔毛，后变无毛。叶革质，长圆形、椭圆形或长圆状披针形，长 7~18cm，宽 2~7cm，先端钝渐尖，基部浅的斜心形，叶缘疏生细齿；侧脉 8~10 对；叶柄长 3~5mm，通常红色；托叶长圆形，长 6~8mm，具贴生毛。花序长约 1cm，雄花密生，苞片卵圆形，长 1.5~2mm，具柔毛；雌花 1，生于花序基部，有时单朵腋生。雄花：萼片 5，椭圆形，长约 1mm，具柔毛；花瓣 5，倒披针形，小；雄蕊约 15，花药卵圆形；不育雌蕊棒状，长约 3mm，疏生柔毛；花梗纤细，长 2cm 或更长，疏生柔毛。雌花：萼片 5，长圆形，不等大，长 2~3mm，花后长 3.5~5mm，外面具毛，边缘疏生小腺体；子房球形，密生浅黄

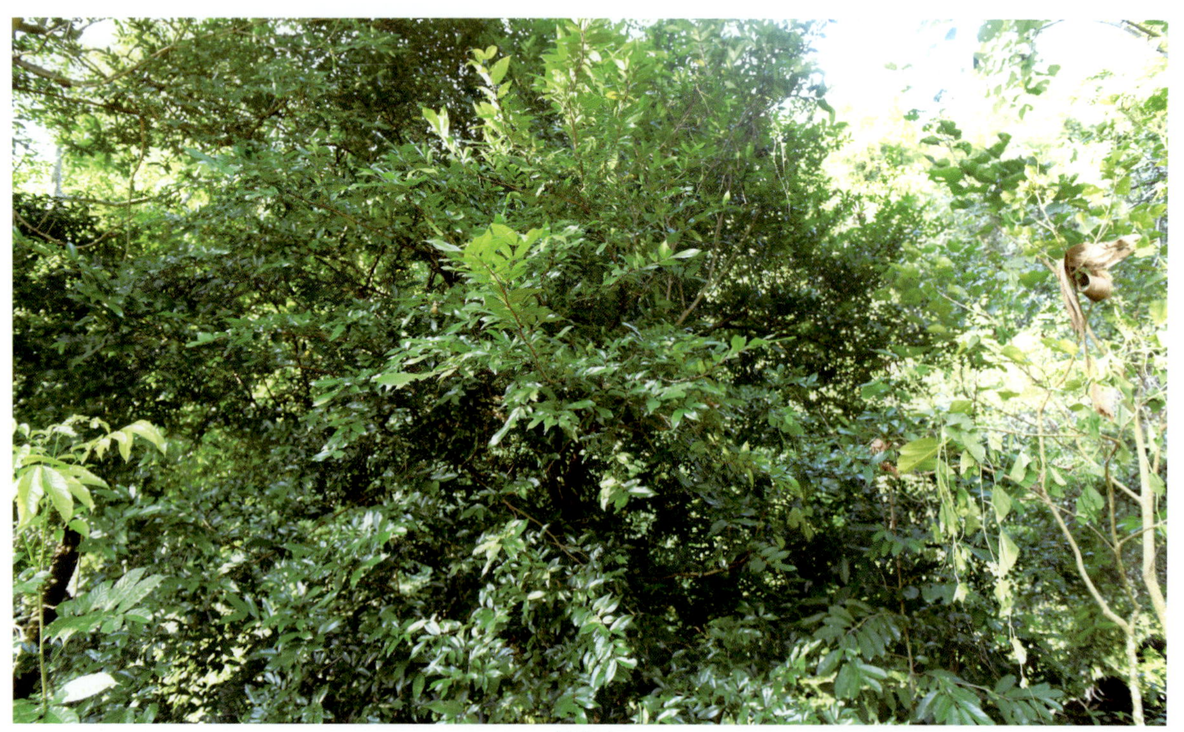

轴花木

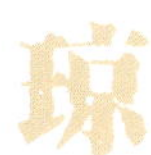

色贴生硬毛，花柱3，长约1cm，近基部合生，上部2裂。蒴果近球形，直径约1cm，具疏毛；果梗长1.5~2cm；种子近球形，直径5mm，具褐色斑纹。花果期几全年。

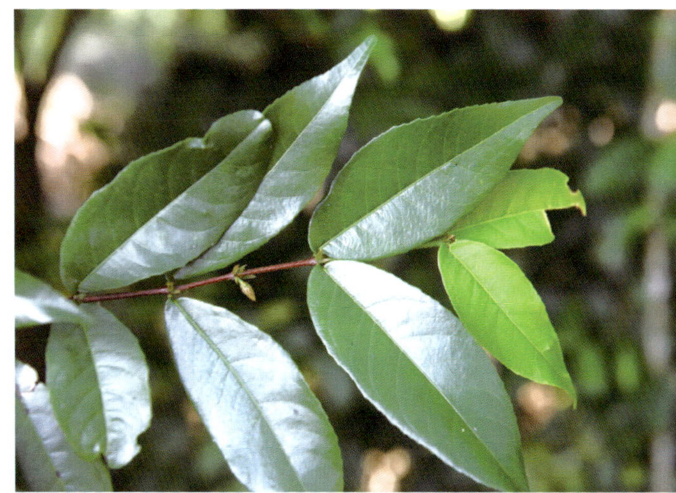

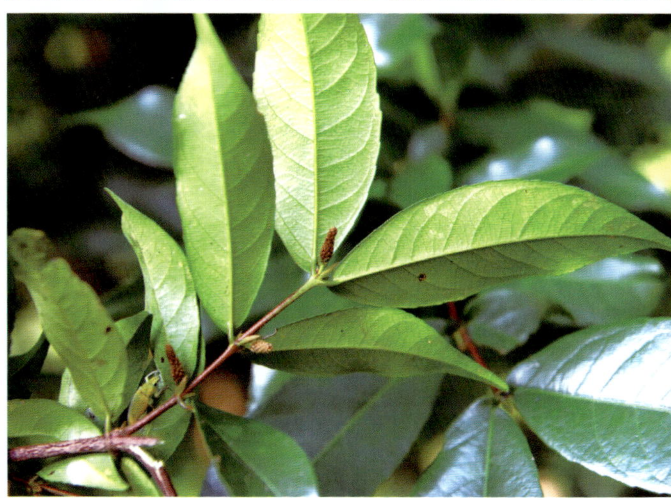

| 分布区域 |

产于海南东方、昌江、白沙。越南、老挝、柬埔寨、泰国也有分布。

| 资　　源 |

生于密林中或山谷阴处，常见。

| 采收加工 |

叶全年可采收。

| 功能主治 |

本种的功能主治少有报道，有待进一步研究。

大戟科 Euphorbiaceae 大戟属 *Euphorbia*

火殃勒 *Euphorbia antiquorum* L.

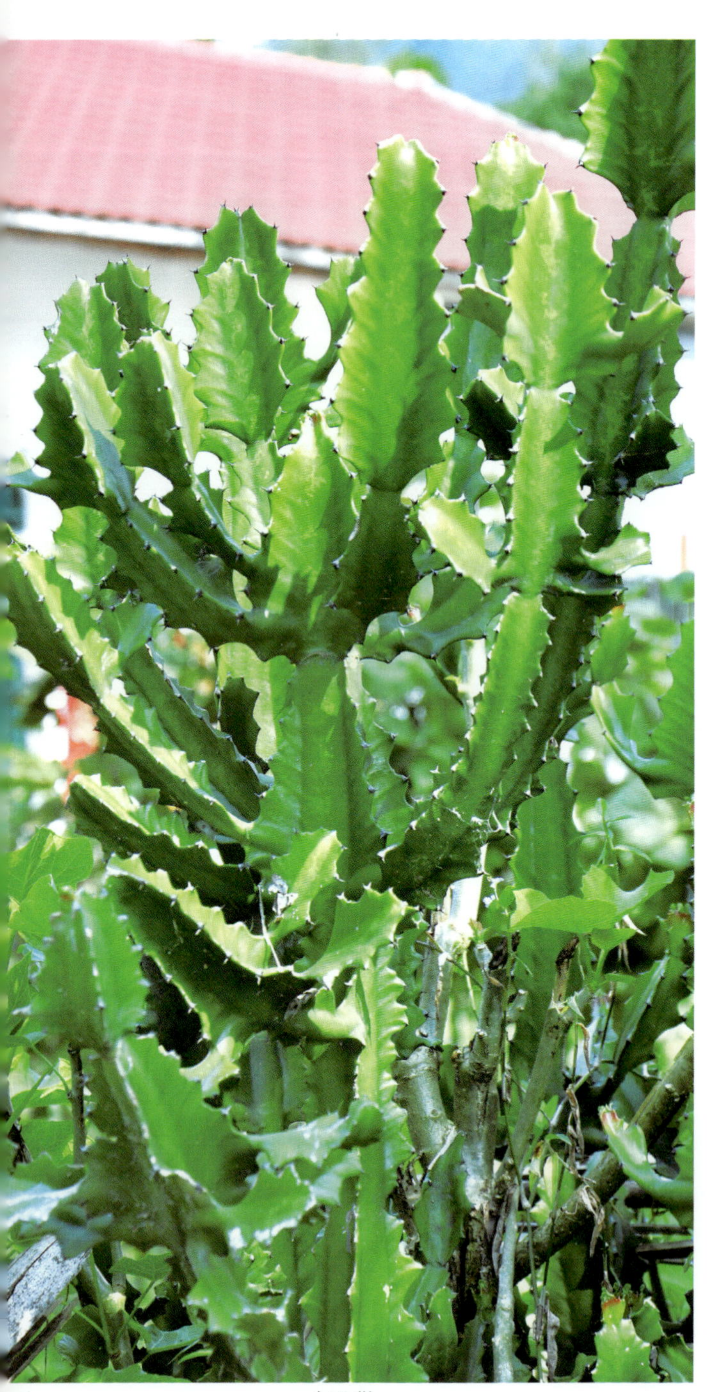
火殃勒

中药名

金刚纂（药用部位：茎），火殃勒叶（药用部位：叶），火殃勒蕊（药用部位：花蕊）

植物形态

肉质灌木状小乔木，乳汁丰富。茎常三棱状，偶有四棱状并存，高3~5（~8）m，直径5~7cm，上部多分枝；棱脊3条，薄而隆起，高达1~2cm，厚3~5mm，边缘具明显的三角状齿，齿间距离约1cm；髓三棱状，糠质。叶互生于齿尖，少而稀疏，常生于嫩枝顶部，倒卵形或倒卵状长圆形，先端圆，基部渐狭，全缘，两面无毛；叶脉不明显，肉质；叶柄极短；托叶刺状，宿存；苞叶2，下部结合，紧贴花序，膜质，与花序近等大。花序单生于叶腋，基部具2~3mm的短柄；总苞阔钟状，高约3mm，直径约5mm，边缘5裂，裂片半圆形，边缘具小齿；腺体5，全缘。雄花多数；苞片丝状；雌花1，花柄较长，常伸出总苞之外；子房柄基部具3枚退化的花被片；子房三棱状扁球形，光滑无毛；花柱3，分离；柱头2浅裂。蒴果三棱状扁球形，长3.4~4mm，直径4~5mm，成熟时分裂为分果爿3。种子近球状，长与直径约2mm，褐黄色，平滑；无种阜。花果期全年。

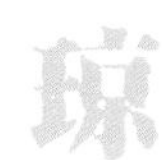

| 分布区域 | 产于海南五指山、海口。中国华南其他区域，以及云南、贵州亦有栽培。原产于印度。

| 资　源 | 生于草坡、路边、山坡石隙及灌丛中。

| 采收加工 | 茎：全年均可采收，去皮、刺，鲜用；或切片，晒干，炒成焦黄。叶：随用随采。花蕊：4~5 月采摘，鲜用。

| 药材性状 | 茎：茎枝肥厚，圆柱状，或有 3~4 钝棱，棕绿色；小枝肉质，绿色，扁平，有 3~5 翅状纵棱。气微，味苦。叶：叶对生，托叶坚硬、刺状，成对宿存；叶片倒卵形、卵状长圆形或匙形，长 4~6cm，宽 1.5~2cm，先端圆，有小尖。气微，味苦、涩。

| 功能主治 | 茎：消肿，通便，杀虫。用于鼓胀、急性吐泻、肿毒、疥癞。叶：清热化滞，解毒行瘀。用于热滞泄泻、痧秽、吐泻转筋、疔疮、跌打积瘀。花蕊：解毒消肿。用于鼓胀。乳汁：泻下，逐水，止痒。

大戟科 Euphorbiaceae 大戟属 *Euphorbia*

海滨大戟 *Euphorbia atoto* G. Forst.

| 中 药 名 | 海滨大戟（药用部位：茎）

| 植物形态 | 多年生亚灌木状草本。根圆柱状，长可达 17~20cm，直径可达 8~10mm。茎基部木质化，向上斜展或近匍匐，多分枝，每个分枝向上常呈二歧分枝，高 20~40cm，直径于基部可达 8~10mm，中部仅 5~7mm；茎节膨大而明显。叶对生，长椭圆形或卵状长椭圆形，长 1~3cm，宽 4~13mm，质地近于薄革质，先端钝圆，中间常具极短的小尖头，基部偏斜，近圆形或圆心形，边缘全缘；叶柄长 1~3mm；侧脉羽状；托叶膜质，三角形，边缘撕裂，干时易脱落。花序单生于多歧聚伞状分枝的先端，基部具 2~5mm 的短柄；总苞杯状，高约 2mm，直径约 1.5mm，边缘 5 裂，有时 4~5 裂，裂片三角状卵形，先端急尖，边缘撕裂；腺体 4，浅盘状，边缘具白色附属物。雄花

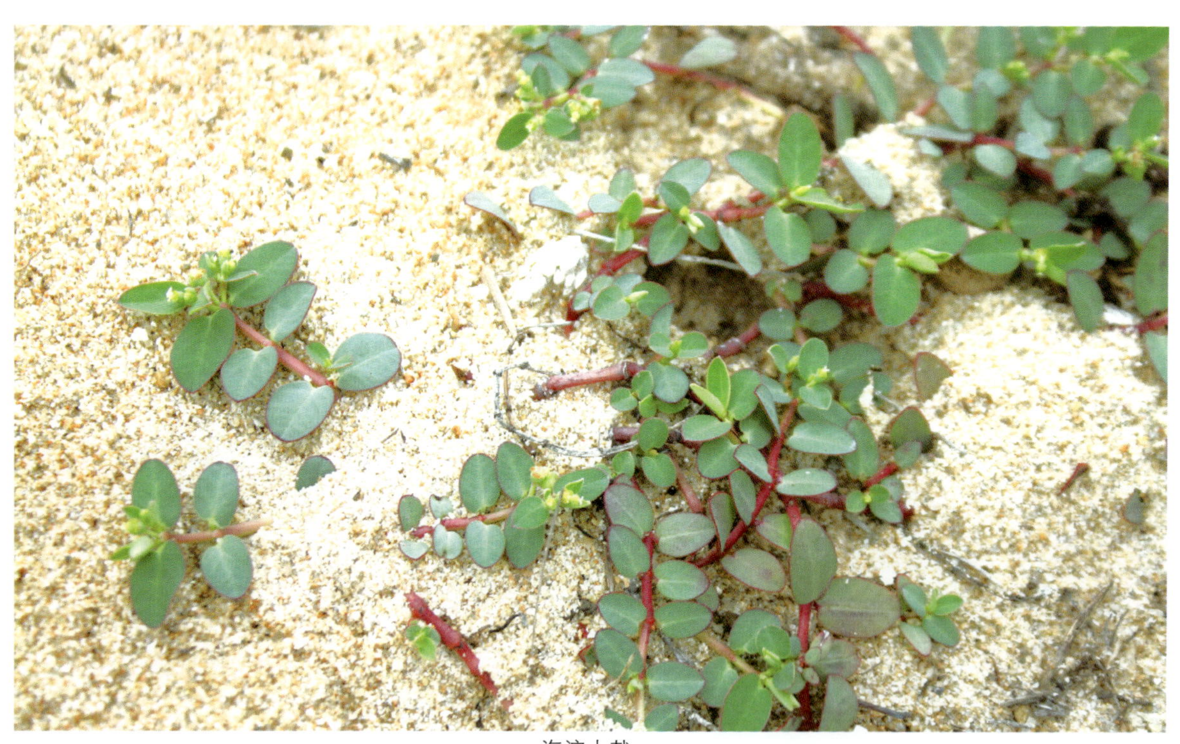

海滨大戟

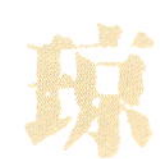

数枚，略伸出总苞外；苞片披针形，边缘撕裂；雌花1，花柄长2~4mm，明显伸出总苞外；子房光滑无毛；花柱3，分离；柱头2浅裂。蒴果三棱状，长与直径均约3.5mm，成熟时分裂为3个分果爿；花柱易脱落。种子球状，长与直径均约1.5mm，淡黄色。腹面具不明显的淡褐色条纹，无种阜。花果期6~11月。

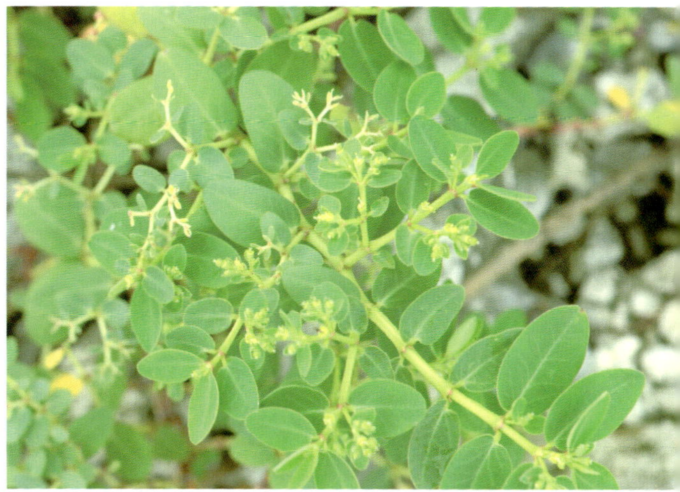

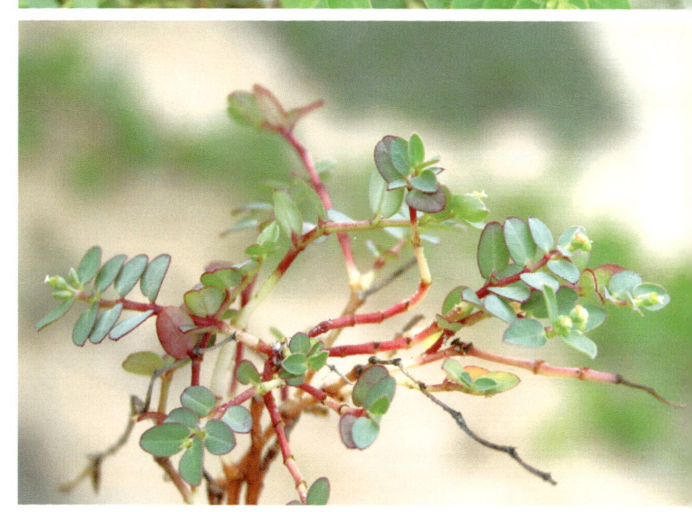

| 分布区域 |

产于海南三亚、乐东、东方、陵水、万宁、琼海、文昌、海口。亦分布于中国广东、福建、台湾。越南、老挝、柬埔寨、缅甸、泰国、马来西亚、印度尼西亚、日本、太平洋岛屿也有分布。

| 资　　源 |

生于海岸沙地。

| 采收加工 |

全年均可采收，去皮，鲜用；或切片，晒干。

| 功能主治 |

澳大利亚土著居民使用的植物药。全草：乳汁有毒。用于杀菌、止咳、泻下、通经。

大戟科 Euphorbiaceae 大戟属 *Euphorbia*

细齿大戟 *Euphorbia bifida* Hook. & Arn.

| 中 药 名 | 细叶大戟（药用部位：全草）

| 植物形态 | 一年生草本。根细，长 10~18cm，直径 3~5mm。茎基部木质化，向上多分枝，每个分枝再作二歧分枝，高 20~40（~50）cm，直径 3~5mm；茎节环状，明显。叶对生，长椭圆形至宽线形，长 1~2.5cm，宽 2~5mm，先端钝尖或渐尖，基部不对称，近平截或稍偏斜；边缘具细锯齿，齿尖有短尖；主脉于叶背隆起，于叶面下凹，侧脉羽状、清晰；叶柄短，长不足 3mm；托叶膜质，钻状三角形，易脱落。花序常聚生，偶单生；总苞杯状，高与直径各约 1mm；边缘 5 裂，裂片三角形，先端撕裂；腺体 4；附属物粉红色，较腺体宽。雄花数枚，略伸出总苞外；雌花 1，略伸出总苞外；子房光滑无毛；花柱 3，分离；柱头 2 裂。蒴果三棱状，直径与长均约 2mm，近无毛。种子

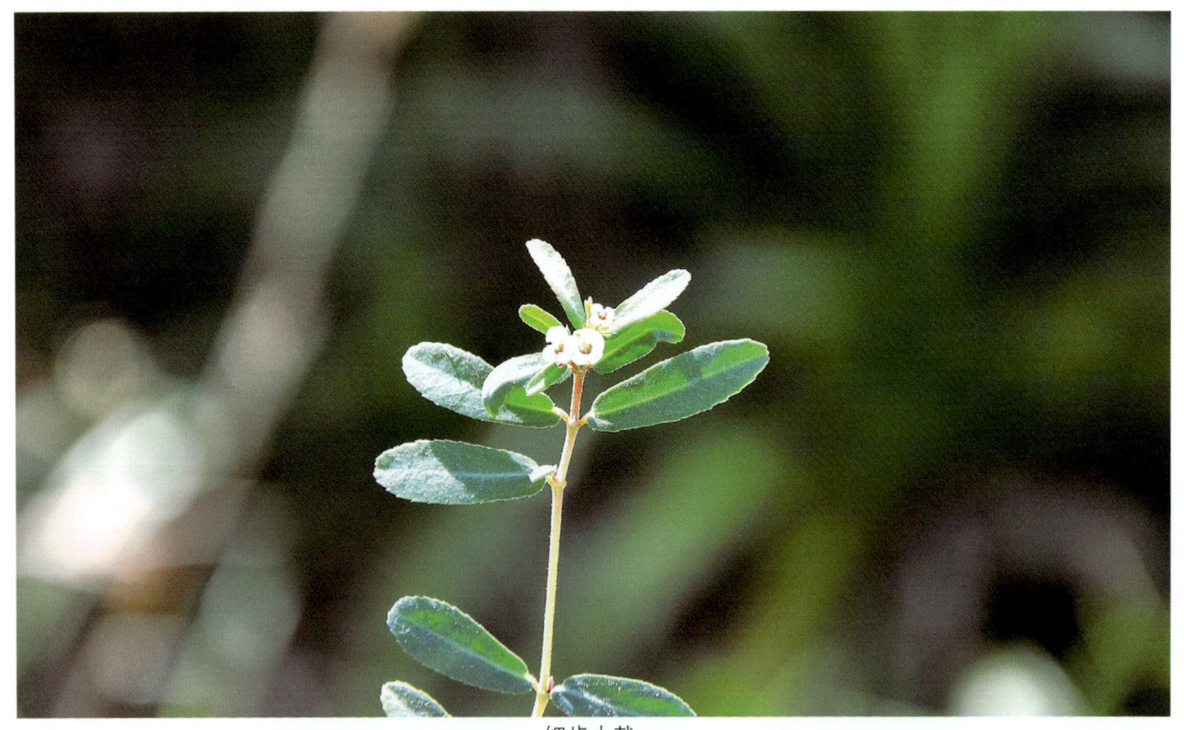

细齿大戟

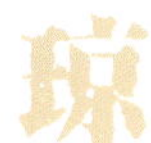

三棱圆柱状，长约 1.5mm，直径约 1mm，褐色，被稀疏的横纹，无种阜。花果期 4~10 月。

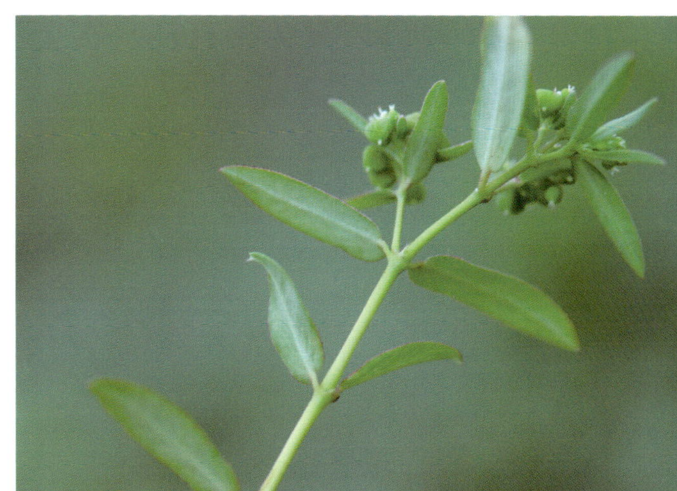

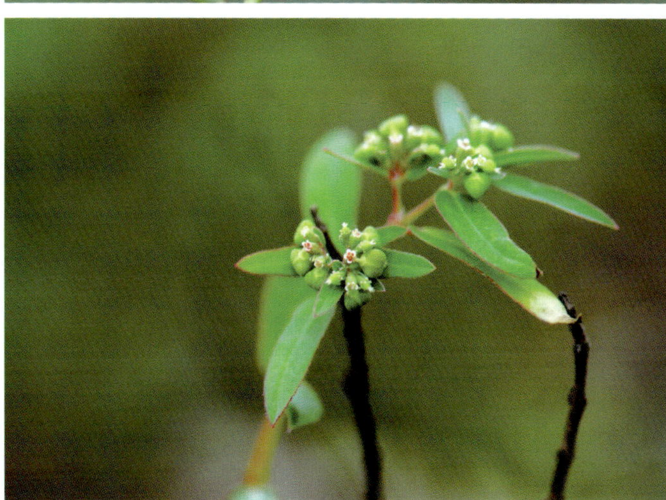

| 分布区域 |

产于海南三亚、东方、白沙、海口。亦分布于中国广东、广西、江西、福建、台湾、浙江、江苏、云南、贵州。中南半岛，以及菲律宾、印度尼西亚也有分布。

| 资　　源 |

生于向阳坡地，常见。

| 采收加工 |

6~8 月采收全草，晒干。

| 功能主治 |

中国台湾药用植物。全草：有毒，解热。

大戟科 Euphorbiaceae 大戟属 *Euphorbia*

猩猩草 *Euphorbia cyathophora* Murray

| 中药名 | 叶象花（药用部位：全草）

| 植物形态 | 一年生或多年生草本。根圆柱状，长30~50cm，直径2~7mm，基部有时木质化。茎直立，上部多分枝，高可达1m，直径3~8mm，光滑无毛。叶互生，卵形、椭圆形或卵状椭圆形，先端尖或圆，基部渐狭，长3~10cm，宽1~5cm，边缘波状分裂或具波状齿或全缘，无毛；叶柄长1~3cm；总苞叶与茎生叶同形，较小，长2~5cm，宽1~2cm，淡红色或仅基部红色。花序单生，数枚聚伞状排列于分枝先端，总苞钟状，绿色，高5~6mm，直径3~5mm，边缘5裂，裂片三角形，常呈齿状分裂；腺体常1，偶2，扁杯状，近二唇形，黄色。雄花多枚，常伸出总苞之外；雌花1，子房柄明显伸出总苞外；子房三棱状球形，光滑无毛；花柱3，分离；柱头2浅裂。蒴果三

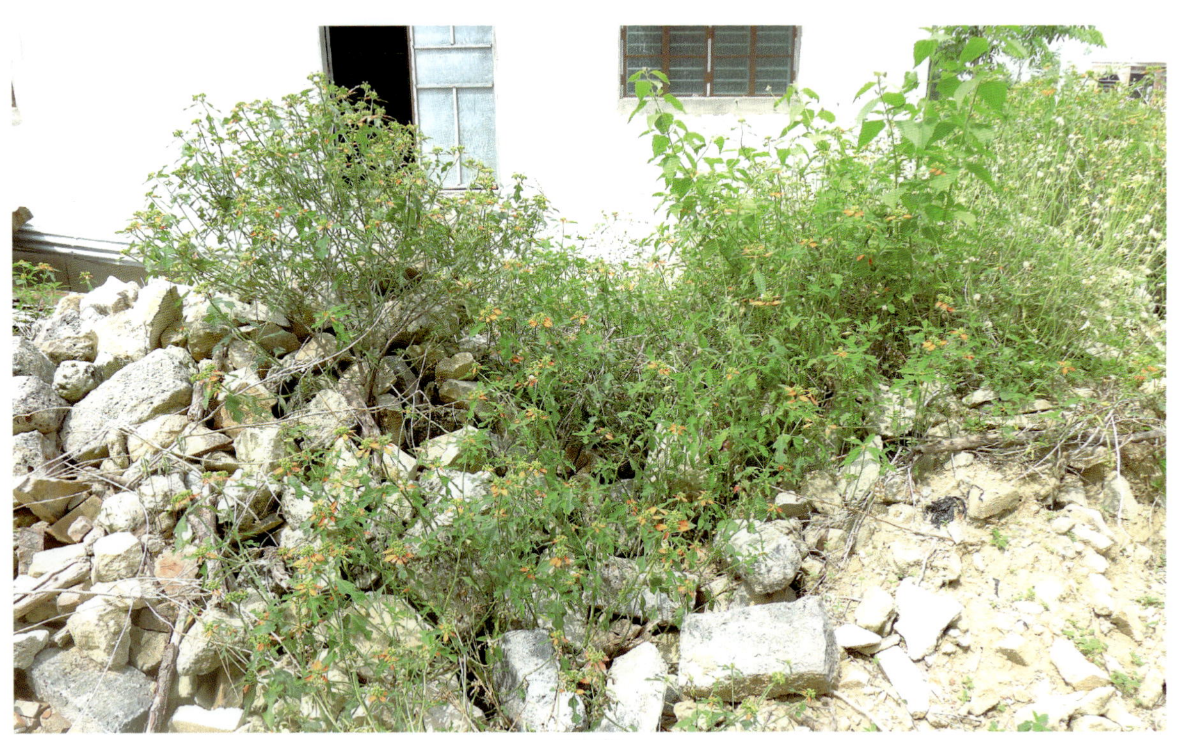

猩猩草

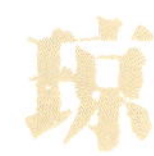

棱状球形，长 4.5~5mm，直径 3.5~4mm，无毛；成熟时分裂为 3 个分果瓣。种子卵状椭圆形，长 2.5~3mm，直径 2~2.5mm，褐色至黑色，具不规则的小突起；无种阜。花果期 5~11 月。

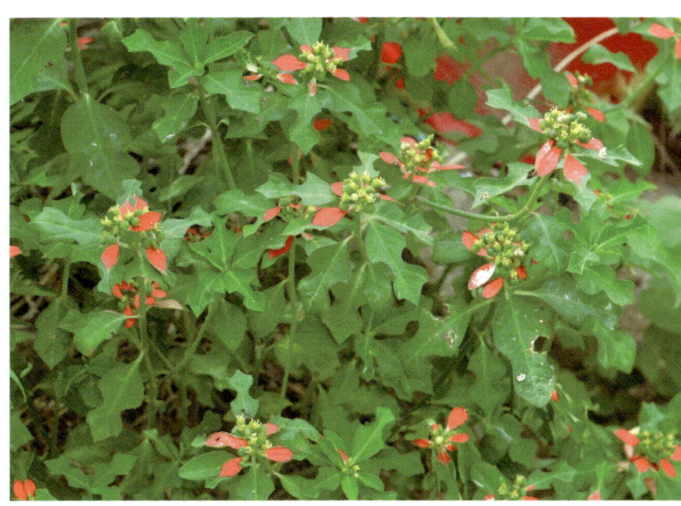

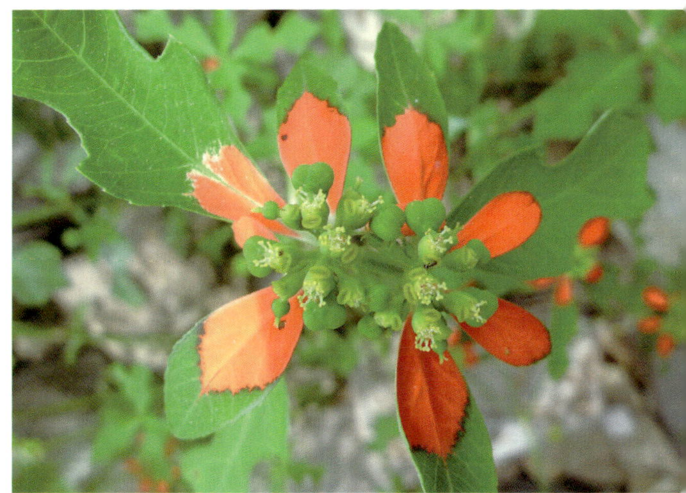

｜分布区域｜

产于海南文昌、西沙群岛。中国南部其他区域也有栽培或逸为野生。原产于南美洲。

｜资　　源｜

生于海拔 1000m 以下的山地路旁、沟边及林荫下。

｜采收加工｜

四季均可采收，洗净，鲜用或晒干。

｜药材性状｜

全草长达 80cm。叶互生，叶形多变化，卵形、椭圆形、披针形或条形，中部及下部的叶长 4~10cm，宽 2.5~5cm，提琴状分裂或不分裂；叶柄长 2~3cm；花序下部的叶基部或全部紫红色。杯状花序多数在茎及分枝先端排列成密集的伞房状；总苞钟形，宽 3~4mm，先端 5 裂；腺体 1~2，杯状，无花瓣状附属物。蒴果近球形，直径 3.5~4mm，无毛；种子卵形，有突起。

｜功能主治｜

全草：调经，止血，止咳，接骨，消肿。用于月经过多、跌打损伤、外伤出血、骨折、风寒咳嗽、肺部疾病。

大戟科 Euphorbiaceae 大戟属 *Euphorbia*

白苞猩猩草 *Euphorbia heterophylla* L.

中药名 白苞猩猩草（药用部位：全草）

植物形态 多年生草本。茎直立，高达 1m，被柔毛。叶互生，卵形至披针形，长 3~12cm，宽 1~6cm，先端尖或渐尖，基部钝至圆，边缘具锯齿或全缘，两面被柔毛；叶柄长 4~12mm；苞叶与茎生叶同形，较小，长 2~5cm，宽 5~15mm，绿色或基部白色。花序单生，基部具柄，无毛；总苞钟状，高 2~3mm，直径 1.5~5mm，边缘 5 裂，裂片卵形至锯齿状，边缘具毛；腺体常 1，偶 2，杯状，直径 0.5~1mm。雄花多枚；苞片线形至倒披针形；雌花 1，子房柄不伸出总苞外；子房被疏柔毛；花柱 3；中部以下合生；柱头 2 裂。蒴果卵球状，长 5~5.5mm，直径 3.5~4mm，被柔毛。种子棱状卵形，长 2.5~3mm，直径约 2.2mm，被瘤状突起，灰色至褐色；无种阜。花果期 2~11 月。

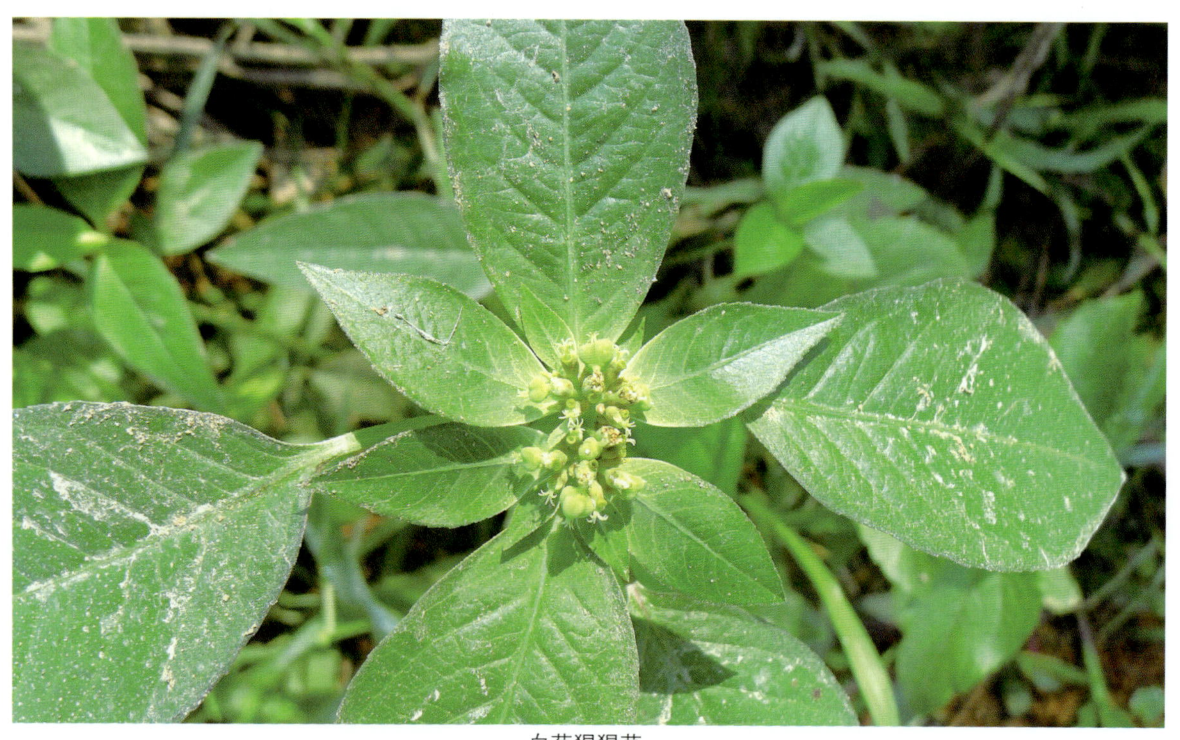

白苞猩猩草

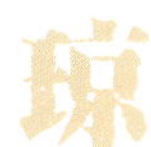

分布区域

产于海南乐东。亦分布于中国广东、广西、湖南、福建、台湾、浙江、江苏、安徽、湖北、贵州、云南、四川、河南、河北、山东。原产于美洲，现世界泛热带地区也有分布。

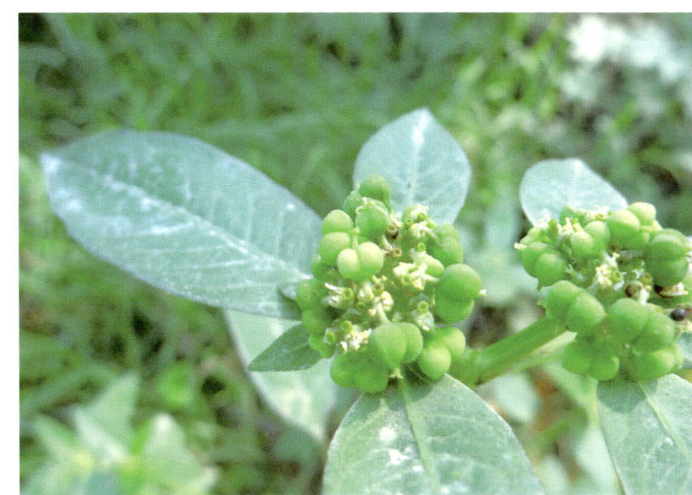

资　　源

生于路边、旷野，常见。

采收加工

采收全草，晒干。

功能主治

全草：调经，止血，止咳，接骨，消肿。用于月经过多、跌打损伤、外伤出血、骨折、风寒咳嗽、肺部疾病。

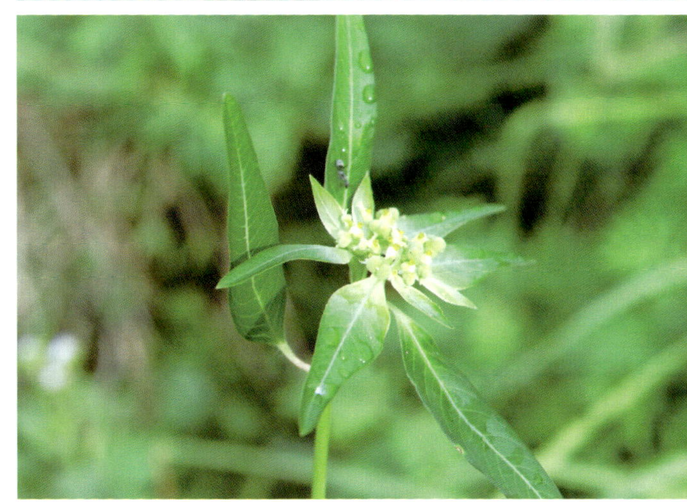

大戟科 Euphorbiaceae 大戟属 *Euphorbia*

飞扬草 *Euphorbia hirta* L.

中 药 名 大飞扬草（药用部位：全草、叶的提取物）

植物形态 一年生草本。根纤细，长 5~11cm，直径 3~5mm，常不分枝，偶 3~5 分枝。茎单一，自中部向上分枝或不分枝，高 30~60（~70）cm，直径约 3mm，被褐色或黄褐色的多细胞粗硬毛。叶对生，披针状长圆形、长椭圆状卵形或卵状披针形，长 1~5cm，宽 0.5~1.3cm，先端极尖或钝，基部略偏斜；边缘于中部以上有细锯齿，中部以下较少或全缘；叶面绿色，叶背灰绿色，有时具紫色斑，两面均具柔毛，叶背面脉上的毛较密；叶柄极短，长 1~2mm。花序多数，于叶腋处密集成头状，基部无梗或仅具极短的柄，变化较大，且具柔毛；总苞钟状，高与直径各约 1mm，被柔毛，边缘 5 裂，裂片三角状卵形；腺体 4，近于杯状，边缘具白色附属物；雄花数枚，微达总苞边缘；

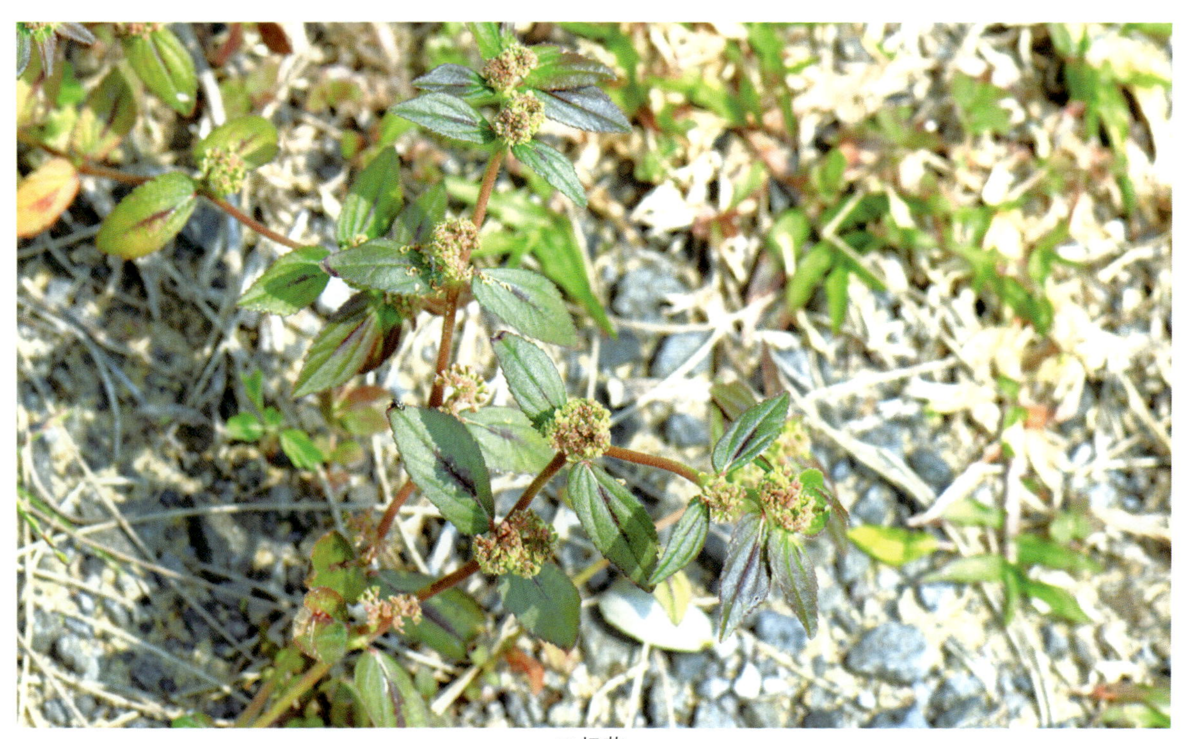

飞扬草

雌花1，具短梗，伸出总苞之外；子房三棱状，被少许柔毛；花柱3，分离；柱头2浅裂。蒴果三棱状，长与直径均1~1.5mm，被短柔毛，成熟时分裂为3个分果爿。种子近圆状四棱形，每个棱面有数个纵槽，无种阜。花果期6~12月。

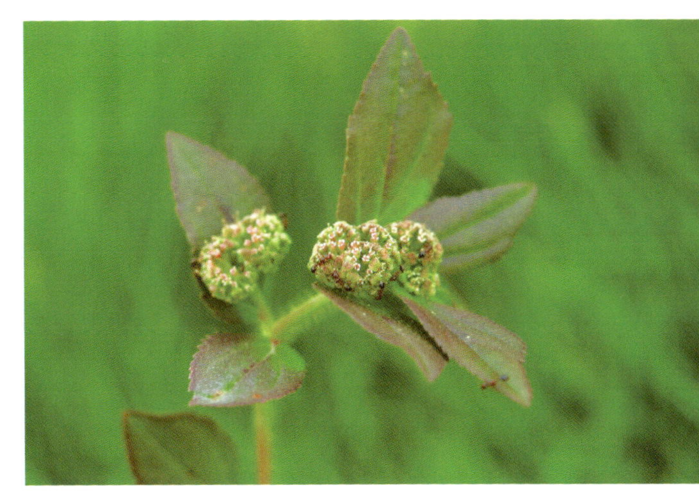

｜分布区域｜ 产于海南三亚、乐东、昌江、白沙、保亭、万宁、临高、澄迈、西沙群岛。亦分布于中国广东、广西、湖南、江西、福建、台湾、贵州、云南、四川。世界其他热带、亚热带地区也有分布。

｜资　　源｜ 生于路旁、旷野、林旁，常见。

｜采收加工｜ 夏、秋季采收，晒干。

｜药材性状｜ 全草长15~50cm，地上部分被粗毛。根细长而弯曲，表面土黄色。老茎近圆柱形，嫩茎稍扁或具棱，直径约3mm；表面土黄色至浅棕红色或褐色；质脆，易折断，断面中空。叶对生，皱缩，展平后呈椭圆状卵形至近棱形，或破碎不完整；完整叶长1~4cm，宽0.5~1.3cm，灰绿色至褐绿色，先端急尖，基部偏斜，边缘有细锯齿，有3条较明显的叶脉。杯状聚伞花序密集呈头状，腋生。蒴果卵状三棱形。无臭，味淡、微涩。

｜功能主治｜ 全草：清热解毒，利湿止痒，通乳，抗菌，利尿，抗癌，驱虫，祛痰，促进伤口愈合，有抗组胺作用。用于消化不良、阴道滴虫、痢疾、泄泻、咳嗽、肾盂肾炎、肠道疾病、便秘、气喘、支气管炎、多痰、肠虫、牙龈炎。外用于湿疹、皮炎、皮肤瘙痒。叶：提取物为利尿剂，大鼠口服可增加尿和电解质排出量。

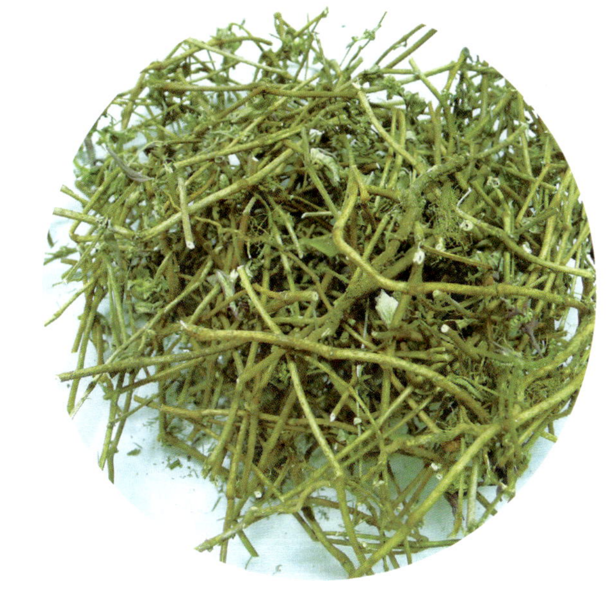

大戟科 Euphorbiaceae 大戟属 *Euphorbia*

地锦 *Euphorbia humifusa* Willd.

| 中 药 名 | 地锦草（药用部位：全草）

| 植物形态 | 一年生草本。根纤细，长 10~18cm，直径 2~3mm，常不分枝。茎匍匐，自基部以上多分枝，偶尔先端斜向上伸展，基部常红色或淡红色，长达 20（~30）cm，直径 1~3mm，被柔毛或疏柔毛。叶对生，矩圆形或椭圆形，长 5~10mm，宽 3~6mm，先端钝圆，基部偏斜，略渐狭，边缘常于中部以上具细锯齿；叶面绿色，叶背淡绿色，有时淡红色，两面被疏柔毛；叶柄极短，长 1~2mm。花序单生于叶腋，基部具 1~3mm 的短柄；总苞陀螺状，高与直径各约 1mm，边缘 4 裂，裂片三角形；腺体 4，矩圆形，边缘具白色或淡红色附属物。雄花数枚，近与总苞边缘等长；雌花 1，子房柄伸出至总苞边缘；子房三棱状卵形，光滑无毛；花柱 3，分离；柱头 2 裂。蒴果三棱状卵

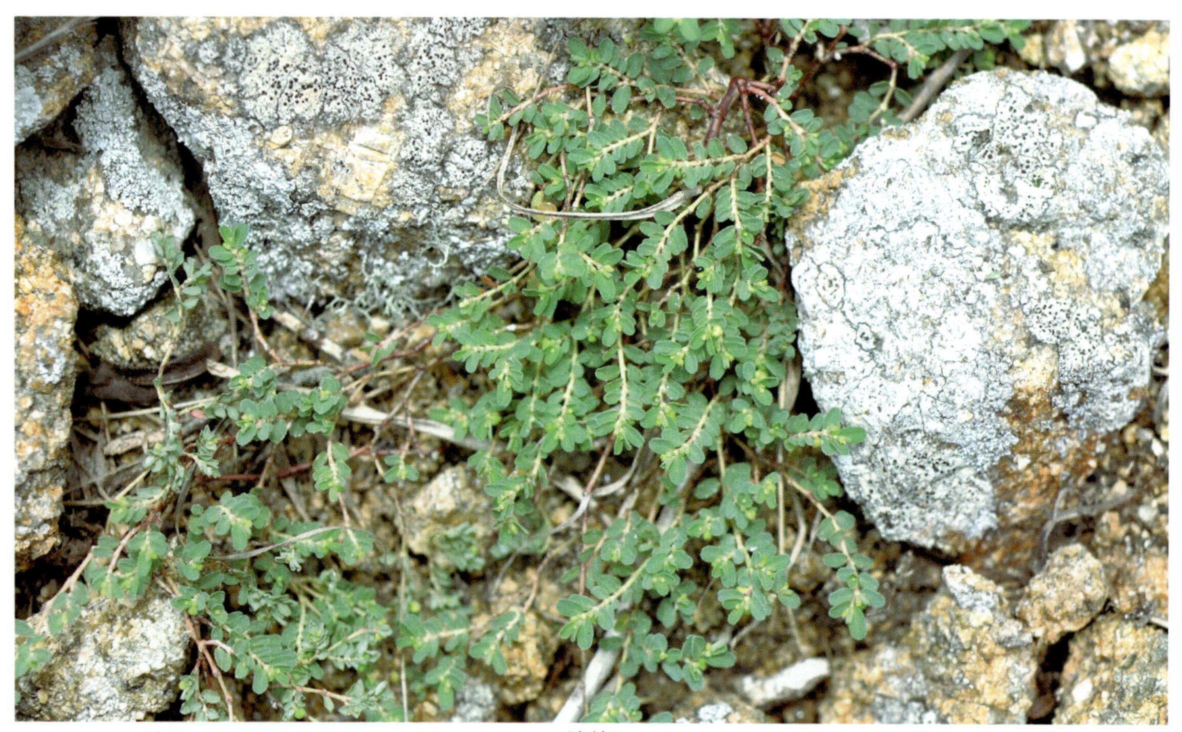

地锦

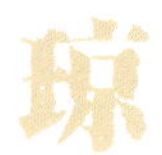

球形，长约 2mm，直径约 2.2mm，成熟时分裂为 3 个分果爿，花柱宿存。种子三棱状卵球形，长约 1.3mm，直径约 0.9mm，灰色，每个棱面无横沟，无种阜。花果期 5~10 月。

| 分布区域 | 产于海南东方。亦分布于中国台湾。

| 资　　源 | 生于珊瑚礁沙地上。

| 采收加工 | 10 月采收全株，洗净，晒干或鲜用。

| 药材性状 | 常皱缩卷曲，根细小，茎细，呈叉状分枝，表面带紫红色，光滑无毛或疏生白色细柔毛；质脆，易折断，断面黄白色，中空。叶对生，具淡红色短柄或几无柄；叶片多皱缩或已脱落，平展后呈长椭圆形，长 5~10mm，宽 4~6mm；绿色或带紫红色，通常无毛或疏生细柔毛；先端钝圆，基部偏斜，边缘具小锯齿或呈微波状。杯状聚伞花序腋生，细小。蒴果三棱状球形，表面光滑，种子细小，卵形，褐色。无臭，味微涩。

| 功能主治 | 全草：清热解毒，活血止血，利湿通乳。用于痢疾、泄泻、咳喘、吐血、便血、崩漏、外伤出血、湿热黄疸、乳汁不通、痈肿疔疮、跌打肿痛。

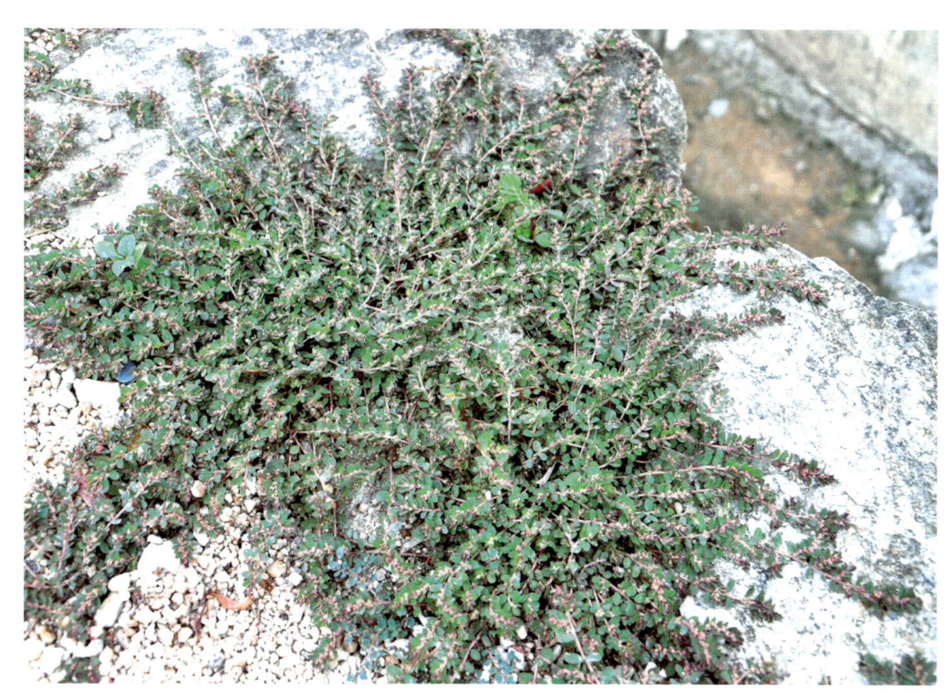

大戟科 Euphorbiaceae 大戟属 *Euphorbia*

铁海棠 *Euphorbia milii* Ch. des Moulins

| 中药名 | 铁海棠（药用部位：根、茎、叶、乳汁或全草）

| 植物形态 | 蔓生灌木。茎多分枝，长 60~100cm，直径 5~10mm，具纵棱，密生硬而尖的锥状刺，刺长 1~1.5（~2）cm，直径 0.5~1mm，常呈 3~5 列排列于棱脊上，呈旋转状。叶互生，通常集中于嫩枝上，倒卵形或长圆状匙形，长 1.5~5cm，宽 0.8~1.8cm，先端圆，具小尖头，基部渐狭，全缘；无柄或近无柄；托叶钻形，长 3~4mm，极细，早落。花序 2 或 8 个组成二歧状复花序，生于枝上部叶腋；复花序具柄，长 4~7cm；每个花序基部具 6~10mm 长的柄，柄基部具 1 枚膜质苞片，长 1~3mm，宽 1~2mm，上部近平截，边缘具微小的红色尖头；苞叶 2，肾圆形，长 8~10mm，宽 12~14mm，先端圆且具小尖头，其部渐狭，无柄，上面鲜红色，下面淡红色，紧贴花序；总苞钟状，

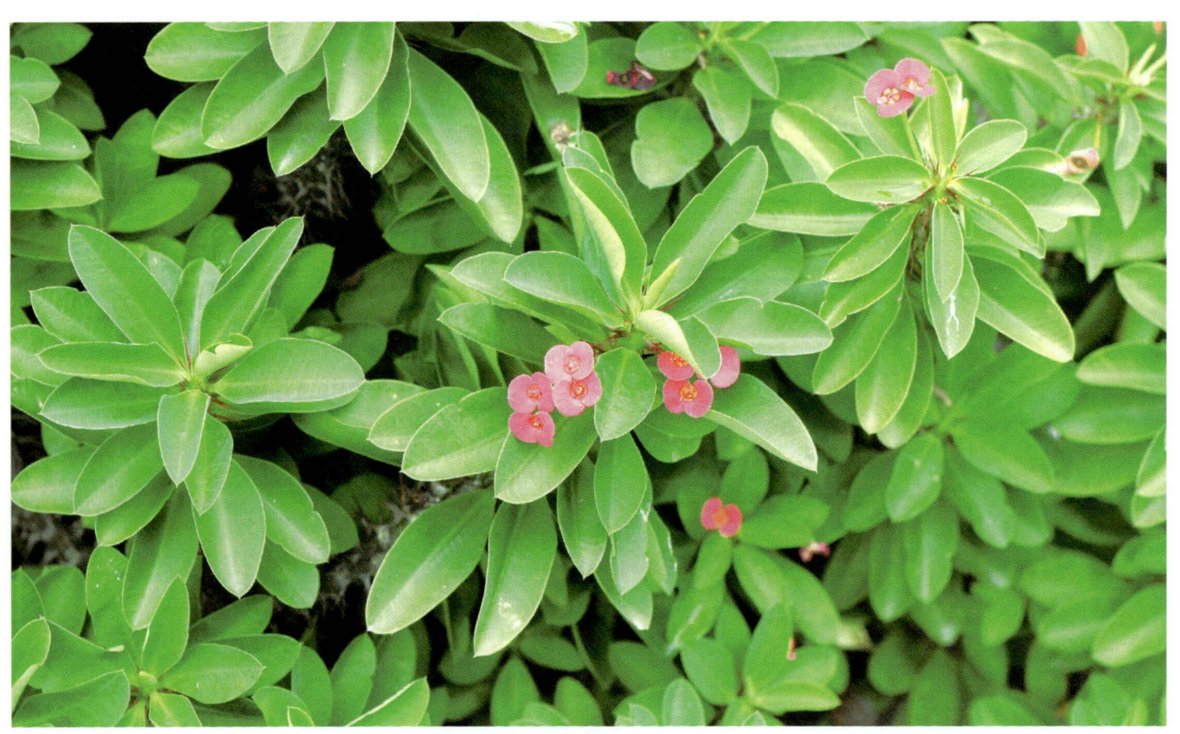

铁海棠

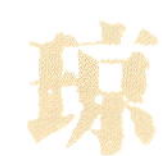

高 3~4mm，直径 3.5~4mm，边缘 5 裂，裂片琴形，上部具流苏状长毛，且内弯；腺体 5，肾圆形，长约 1mm，宽约 2mm，黄红色。雄花数枚；苞片丝状，先端具柔毛；雌花 1，常不伸出总苞外；子房光滑无毛，常包于总苞内；花柱 3，中部以下合生；柱头 2 裂。蒴果三棱状卵形，长约 3.5mm，直径约 4mm，平滑无毛，成熟时分裂为 3 个分果爿。种子卵柱状，长约 2.5mm，直径约 2mm，灰褐色，具微小的疣点；无种阜。花果期全年。

| 分布区域 | 产于海南万宁、海口。原产于非洲马达加斯加，现栽培于世界热带地区。

| 资　　源 | 常见于公园、植物园和庭园中。中国各地有栽培。

| 采收加工 | 花随用随采。

| 药材性状 | 杯状花序 2 或 8，具长花序梗，形成二歧聚伞花序。总苞钟形，先端 5 裂，腺体 5，无花瓣状附属物；总苞基部具 2 苞片，苞片鲜红色，倒卵状圆形，直径 10~12mm。气微香，味苦、涩。

| 功能主治 | 根、茎、叶、乳汁：排脓解毒，消肿逐水。用于痈疮肿毒、肝炎、水肿。花：止血。用于子宫出血。根：用于鱼口、便毒、跌打损伤。全草：解毒，逐水。用于痈疮、便毒、肝炎、腹水。

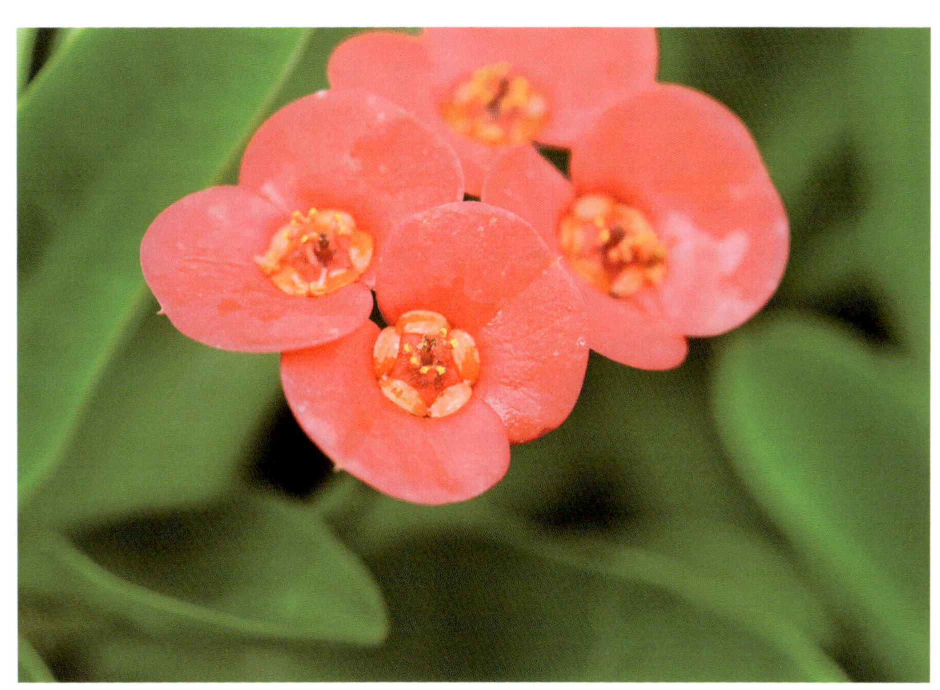

大戟科 Euphorbiaceae 大戟属 *Euphorbia*

匍匐大戟 *Euphorbia prostrata* Ait.

中药名 匍匐大戟（药用部位：全草）

植物形态 一年生草本。根纤细，长7~9cm。茎匍匐状，自基部多分枝，长15~19cm，通常呈淡红色或红色，少绿色或淡黄绿色，无毛或被少许柔毛。叶对生，椭圆形至倒卵形，长3~7（~8）mm，宽2~4（~5）mm，先端圆，基部偏斜，不对称，边缘全缘或具不规则的细锯齿；叶面绿色，叶背有时略呈淡红色或红色；叶柄极短或近无；托叶长三角形，易脱落。花序常单生于叶腋，少为数个簇生于小枝先端，具2~3mm的柄；总苞陀螺状，高约1mm，直径近1mm，常无毛，少被稀疏的柔毛，边缘5裂，裂片三角形或半圆形；腺体4，具极窄的白色附属物。雄花数朵，常不伸出总苞外；雌花1，子房柄较长，常伸出总苞之外；子房于脊上被稀疏的白色柔毛；花柱3，近基部

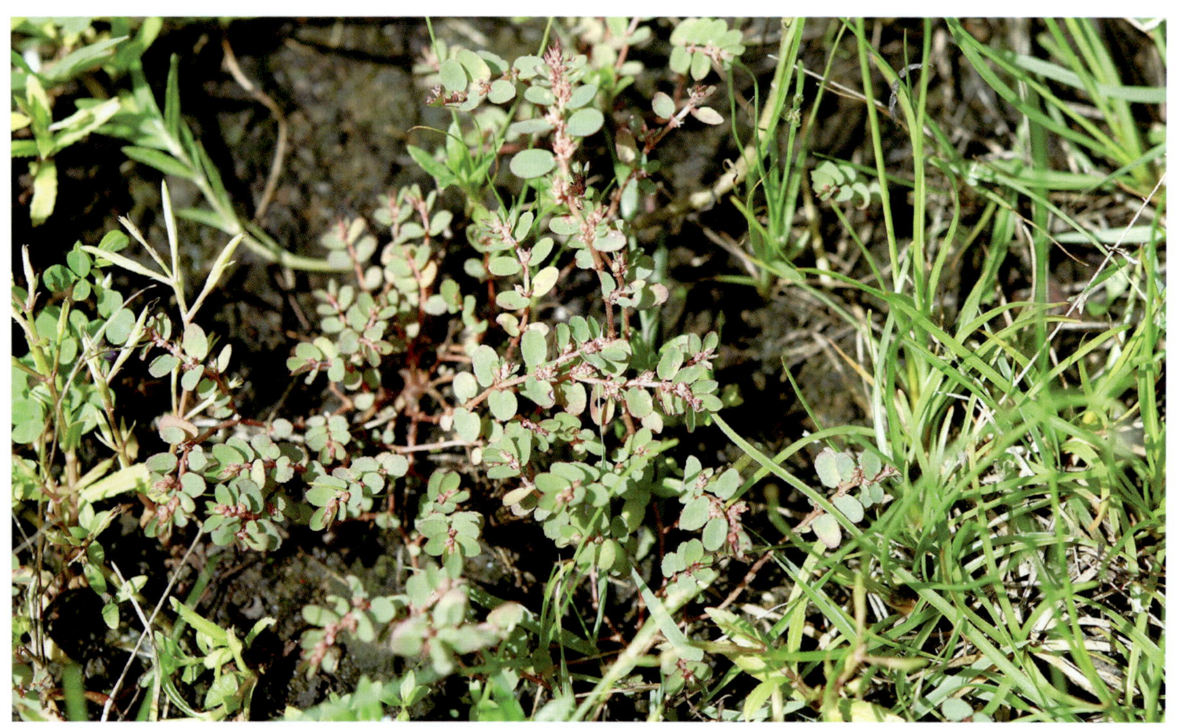

匍匐大戟

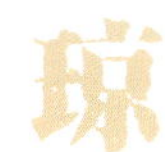

合生；柱头 2 裂。蒴果三棱状，长约 1.5mm，直径约 1.4mm，除果棱上被白色疏柔毛外，其他无毛。种子卵状四棱形，长约 0.9mm，直径约 0.5mm，黄色，每个棱面上有 6~7 个横沟；无种阜。花果期 4~10 月。

| 分布区域 | 产于海南万宁、文昌。亦分布于中国广东、湖北、福建、台湾、江苏、云南。世界其他热带、亚热带地区亦有分布。

| 资　　源 | 生于路旁、屋旁和荒地灌丛中。

| 采收加工 | 采收全草，晒干。

| 功能主治 | 全草：清热解毒，凉血消肿。用于痢疾、吐泻。外用于口疮、乳痈、疔疖。

| 附　　注 | 古巴用作响尾蛇咬伤后的解毒剂。

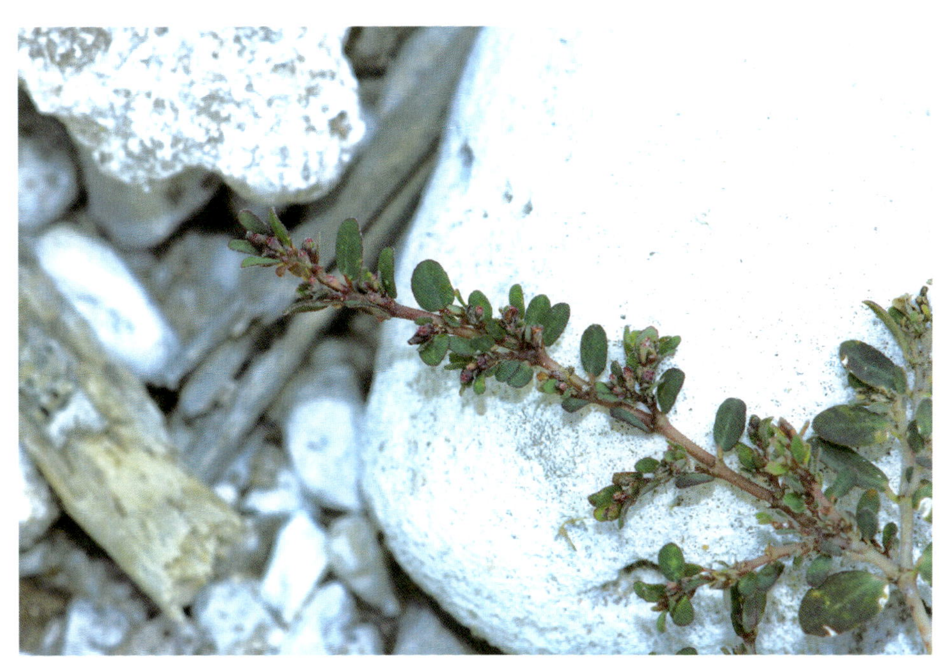

大戟科 Euphorbiaceae 大戟属 *Euphorbia*

一品红 *Euphorbia pulcherrima* Willd. ex Klotzsch.

| 中 药 名 | 一品红（药用部位：全株）

| 植物形态 | 灌木。根圆柱状，极多分枝。茎直立，高 1~3（~4）m，直径 1~4（~5）cm，无毛。叶互生，卵状椭圆形、长椭圆形或披针形，长 6~25cm，宽 4~10cm，先端渐尖或急尖，基部楔形或渐狭，绿色，边缘全缘或浅裂或波状浅裂，叶面被短柔毛或无毛，叶背被柔毛；叶柄长 2~5cm，无毛；无托叶；苞叶 5~7，狭椭圆形，长 3~7cm，宽 1~2cm，通常全缘，极少边缘浅波状分裂，朱红色；叶柄长 2~6cm。花序数个聚伞状排列于枝顶；花序柄长 3~4mm；总苞坛状，淡绿色，高 7~9mm，直径 6~8mm，边缘齿状 5 裂，裂片三角形，无毛；腺体常 1，极少 2，黄色，常压扁，呈二唇状，长 4~5mm，宽约 3mm。雄花多数，常伸出总苞之外；苞片丝状，具柔毛；雌花 1，

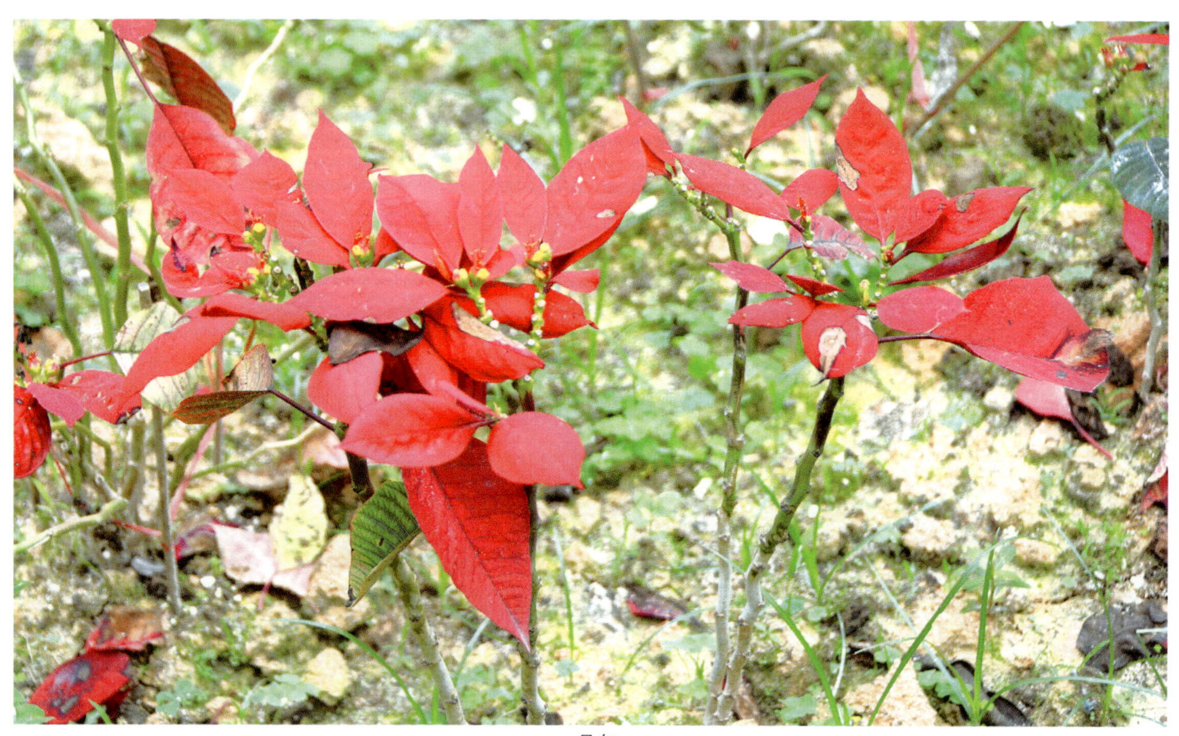

一品红

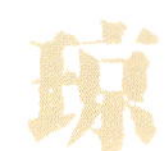

子房柄明显伸出总苞之外，无毛；子房光滑；花柱 3，中部以下合生；柱头 2 深裂。蒴果三棱状圆形，长 1.5~2cm，直径约 1.5cm，平滑无毛。种子卵状，长约 1cm，直径 8~9mm，灰色或淡灰色，近平滑；无种阜。花果期 10 月至翌年 4 月。

| 分布区域 | 产于海南万宁、海口。中国各地亦均有栽培。原产于中美洲。

| 资　　源 | 生于路旁和屋旁，常见。

| 采收加工 | 夏、秋季割取地上部分，鲜用或晒干。

| 功能主治 | 全株：调经止血，接骨消肿。用于月经过多、跌打损伤、外伤出血、骨折。

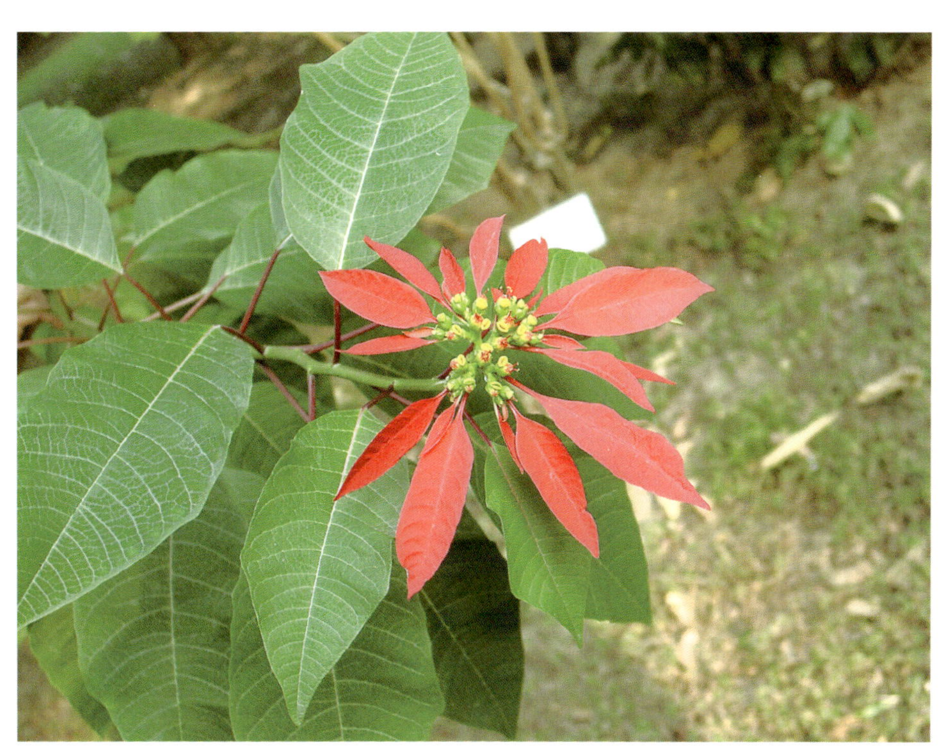

大戟科 Euphorbiaceae 大戟属 *Euphorbia*

千根草 *Euphorbia thymifolia* L.

中 药 名 小飞羊草（药用部位：全草）

植物形态 一年生草本。根纤细，长约10cm，具多数不定根。茎纤细，常呈匍匐状，自基部极多分枝，长可达10~20cm，直径仅1~2（~3）mm，被稀疏柔毛。叶对生，椭圆形、长圆形或倒卵形，长4~8mm，宽2~5mm，先端圆，基部偏斜，不对称，呈圆形或近心形，边缘有细锯齿，稀全缘，两面常被稀疏柔毛，稀无毛；叶柄极短，长约1mm，托叶披针形或线形，长1~1.5mm，易脱落。花序单生或数个簇生于叶腋，具短柄，长1~2mm，被稀疏柔毛；总苞狭钟状至陀螺状，高约1mm，直径约1mm，外部被稀疏的短柔毛，边缘5裂，裂片卵形；腺体4，被白色附属物。雄花少数，微伸出总苞边缘；雌花1，子房柄极短；子房被贴伏的短柔毛；花柱3，分离；柱头2裂。蒴果卵状三棱形，

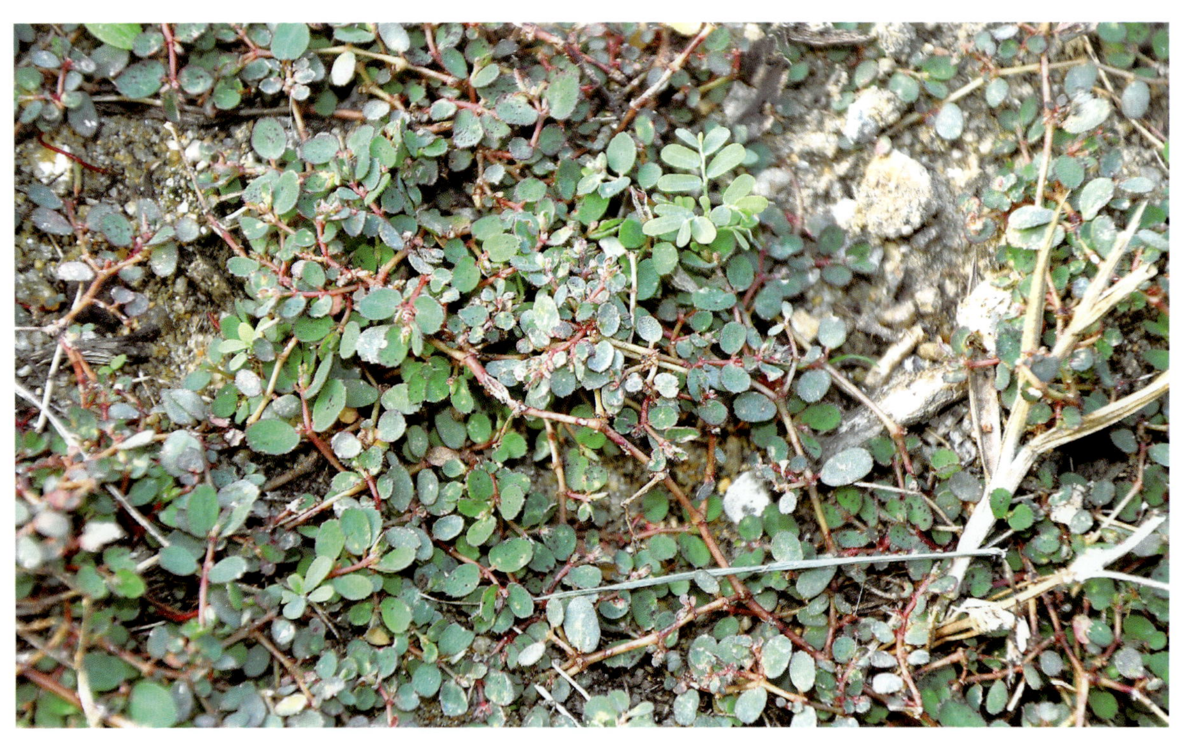

千根草

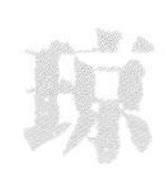

长约 1.5mm，直径 1.3~1.5mm，被贴伏的短柔毛，成熟时分裂为 3 个分果爿。种子长卵状四棱形，长约 0.7mm，直径约 0.5mm，暗红色，每个棱面具 4~5 个横沟；无种阜。花果期 6~11 月。

| 分布区域 | 产于海南三亚、乐东、东方、陵水、万宁、澄迈、屯昌、西沙群岛。亦分布于中国广东、广西、湖南、江西、福建、台湾、浙江、江苏、云南。亚洲热带、亚热带其他地区也有分布。

| 资　　源 | 生于低海拔旷野、路旁，常见。

| 采收加工 | 夏、秋季采收，鲜用或晒干。

| 药材性状 | 全草长约 13cm，根细小。茎细长，直径约 1mm，红棕色，稍被毛，质稍韧，中空。叶对生，多皱缩，灰绿色或稍带紫色，花序生于叶腋，花小，干缩。有的带有三角形的蒴果。气微，味微酸、涩。

| 功能主治 | 全草：清热利湿，收敛止痒。用于疟疾、细菌性痢疾、肠炎、泄泻、痔疮出血、乳痈、肉赘、小便不利、泌尿系感染。外用于湿疹、过敏性皮炎、皮肤瘙痒。

大戟科 Euphorbiaceae 大戟属 *Euphorbia*

绿玉树 *Euphorbia tirucalli* L.

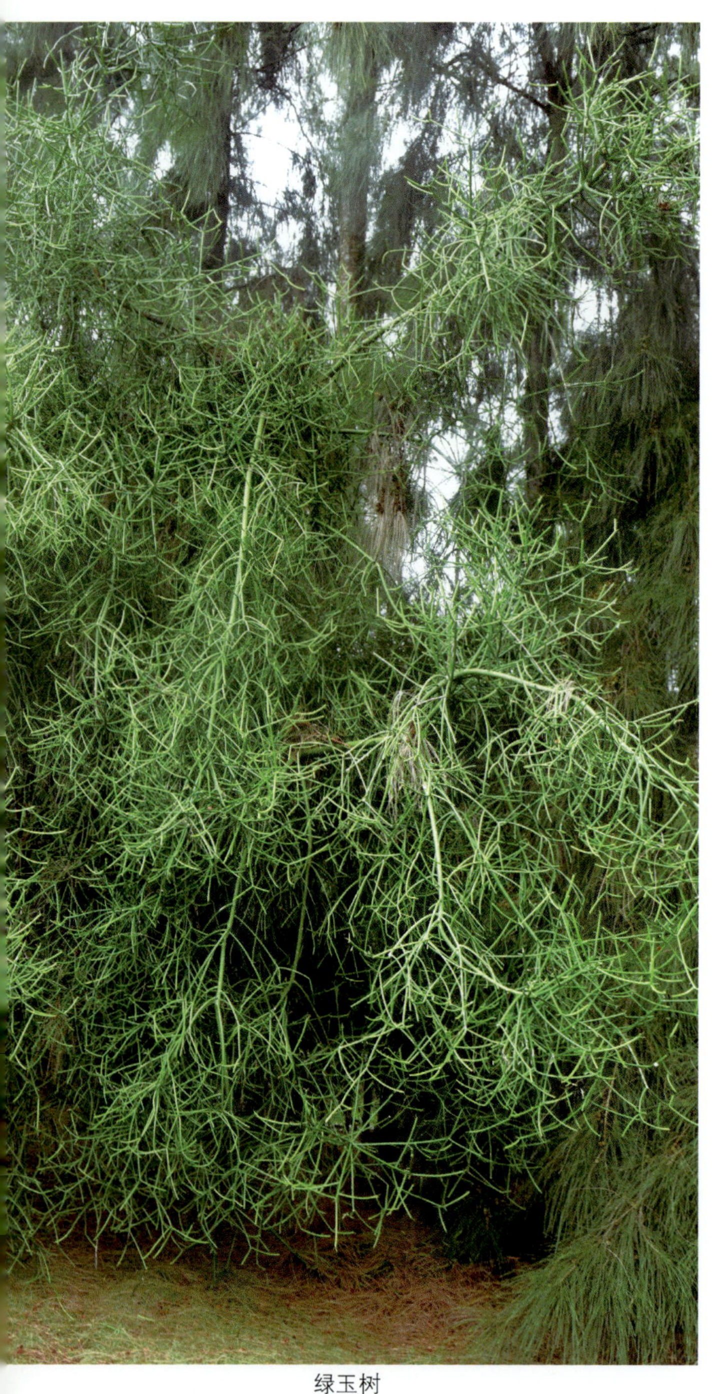
绿玉树

中药名

绿玉树（药用部位：全草）

植物形态

小乔木，高 2~6m，直径 10~25cm，老时呈灰色或淡灰色，幼时绿色，上部平展或分枝；小枝肉质，具丰富的乳汁。叶互生，长圆状线形，先端钝，基部渐狭，全缘，无柄或近无柄；常生于当年生嫩枝上，稀疏且很快脱落，由茎行使光合功能，故常呈无叶状态；总苞叶干膜质，早落。花序密集于枝顶，基部具柄；总苞陀螺状，高约 2mm，直径约 1.5mm，内侧被短柔毛；腺体 5，盾状卵形或近圆形。雄花数朵，伸出总苞之外；雌花 1，子房柄伸出总苞边缘；子房光滑无毛；花柱 3，中部以下合生；柱头 2 裂。蒴果棱状三角形，长度与直径均约 8mm，平滑，略被毛或无毛。种子卵球状，长与直径均约 4mm，平滑；具微小的种阜。花果期 7~10 月。

分布区域

产于海南三亚、东方、万宁、昌江。中国南部地区广泛栽培。原产于南非，现亚洲其他热带地区也广泛栽培。

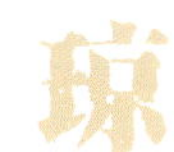

| 资　　源 | 逸为野生或栽培，常见。

| 采收加工 | 全年均可采，鲜用或晒干备用。

| 功能主治 | 全草：催乳，杀虫。用于缺乳、癣疾。

| 附　　注 | 马来西亚民族药，外敷用于跌打损伤、创伤。斯里兰卡用于蝎蜇伤。尼泊尔用于风湿肿痛。泰国用树脂治疗疣。非洲和印度用于毒鱼。

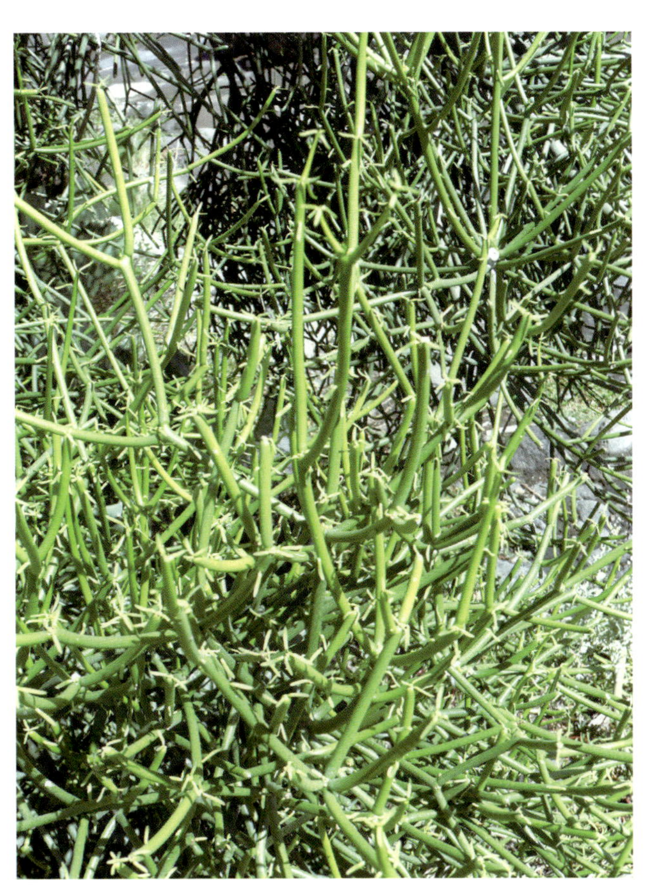

大戟科 Euphorbiaceae 大戟属 *Euphorbia*

续随子 *Euphorbia lathylris* L.

| 中药名 | 千金子（药用部位：种子），续随子叶（药用部位：叶），续随子茎中白汁（药用部位：乳汁）

| 植物形态 | 二年生草本，全株无毛。根柱状，长 20cm 以上，直径 3~7mm，侧根多而细。茎直立，基部单一，略带紫红色，顶部二歧分枝，灰绿色，高可达 1m。叶交互对生，于茎下部密集，于茎上部稀疏，线状披针形，先端渐尖或尖，基部半抱茎，全缘；侧脉不明显；无叶柄；总苞叶和茎叶均为 2，卵状长三角形，先端渐尖或急尖，基部近平截或半抱茎，全缘，无柄。花序单生，近钟状，高约 4mm，直径 3~5mm，边缘 5 裂，裂片三角状长圆形，边缘浅波状；腺体 4，新月形，两端具短角，暗褐色。雄花多数，伸出总苞边缘；雌花 1，子房柄几与总苞近等长；子房光滑无毛，直径 3~6mm；花柱 3，细长，

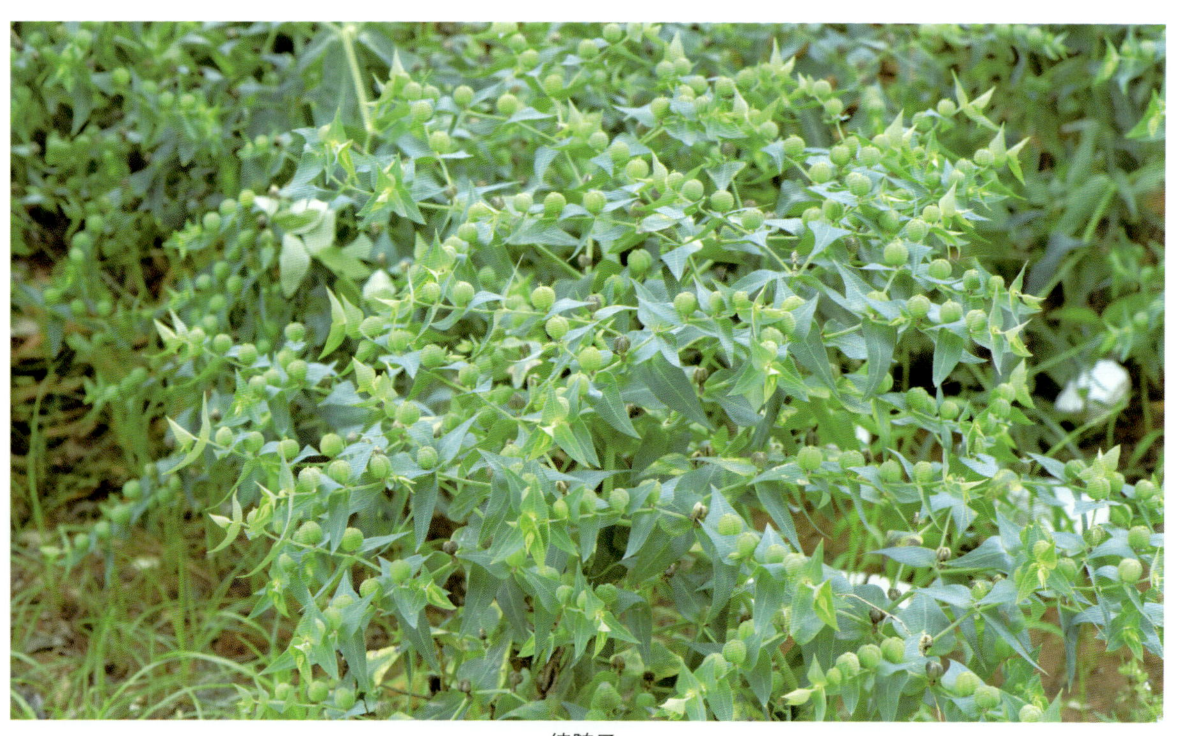

续随子

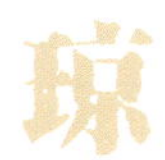

分离；柱头 2 裂。蒴果三棱状球形，长与直径各约 1cm，光滑无毛，花柱早落，成熟时不开裂。种子柱状至卵球状，褐色或灰褐色，无皱纹，具黑褐色斑点；种阜无柄，极易脱落。花期 4~7 月，果期 6~9 月。

| 分布区域 | 海南有分布记录。亚洲其他地区、北非、美国、欧洲也有分布，可能原产于地中海地区。

| 资　　源 | 海南有少量栽培，资源量小。

| 采收加工 | 种子：南方 7 月中下旬，北方 8~9 月上旬，待果实变黑褐色时采收，晒干，脱粒，扬净，再晒至全干。乳汁：夏、秋季折断茎部，取液汁，随采随用。叶：随用随采。

| 药材性状 | 种子：椭圆形或倒卵形，长约 5mm，直径约 4mm。表面灰棕色或灰褐色，具不规则网状皱纹，网孔凹陷处灰黑色，形成细斑点。一侧有纵沟状种脊，先端为突起的合点，下端为线形种脐，基部有类白色突起的种阜或脱落后的痕迹。种皮薄脆，种仁白色或黄白色，富油质。气微，味辛。叶：单叶交互对生，平展，有短柄；叶片披针形或卵状披针形，由下而上渐大，长 5~12cm，宽 0.8~1.3cm，先端锐尖，基部心形而多少抱茎，全缘。

| 功能主治 | 种子：逐水消肿，破瘀杀虫。用于水肿胀满、痰饮、积滞胀满、血瘀闭经、大小肠不利。外用于顽癣、疣赘。叶：用于白癜风、面皮干、蝎蜇。茎中的白色乳汁：用于白癜风、面皯（黑斑病）、蛇咬伤。

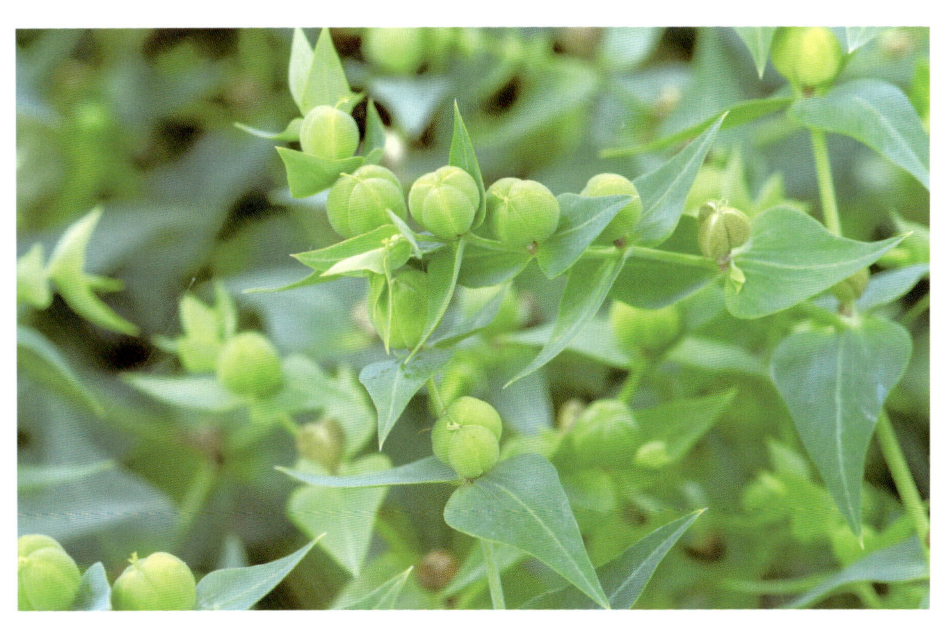

大戟科 Euphorbiaceae 海漆属 *Excoecaria*

海　漆 *Excoecaria agallocha* L.

|中 药 名| 海漆（药用部位：树汁、木材、种子）

|植物形态| 常绿乔木，高 2~3m，稀有更高；枝无毛，具多数皮孔。叶互生，厚，近革质，叶片椭圆形或阔椭圆形，少有卵状长圆形，长 6~8cm，宽 3~4.2cm，先端短尖，尖头钝，基部钝圆或阔楔形，边全缘或有不明显的疏细齿，干时略背卷，两面均无毛，腹面光滑；中脉粗壮，在腹面凹入，背面显著突起，侧脉约 10 对，纤细，斜伸，离缘 2~5mm 弯拱连接，网脉不明显；叶柄粗壮，长 1.5~3cm，无毛，先端有 2 个圆形的腺体；托叶卵形，先端尖，长 1.5~2mm。花单性，雌雄异株，聚集成腋生、单生或双生的总状花序，雄花序长 3~4.5cm，雌花序较短。雄花：苞片阔卵形，肉质，长和宽近相等，约 2mm，先端平截或略凸，基部腹面两侧各具腺体 1，每一苞片内

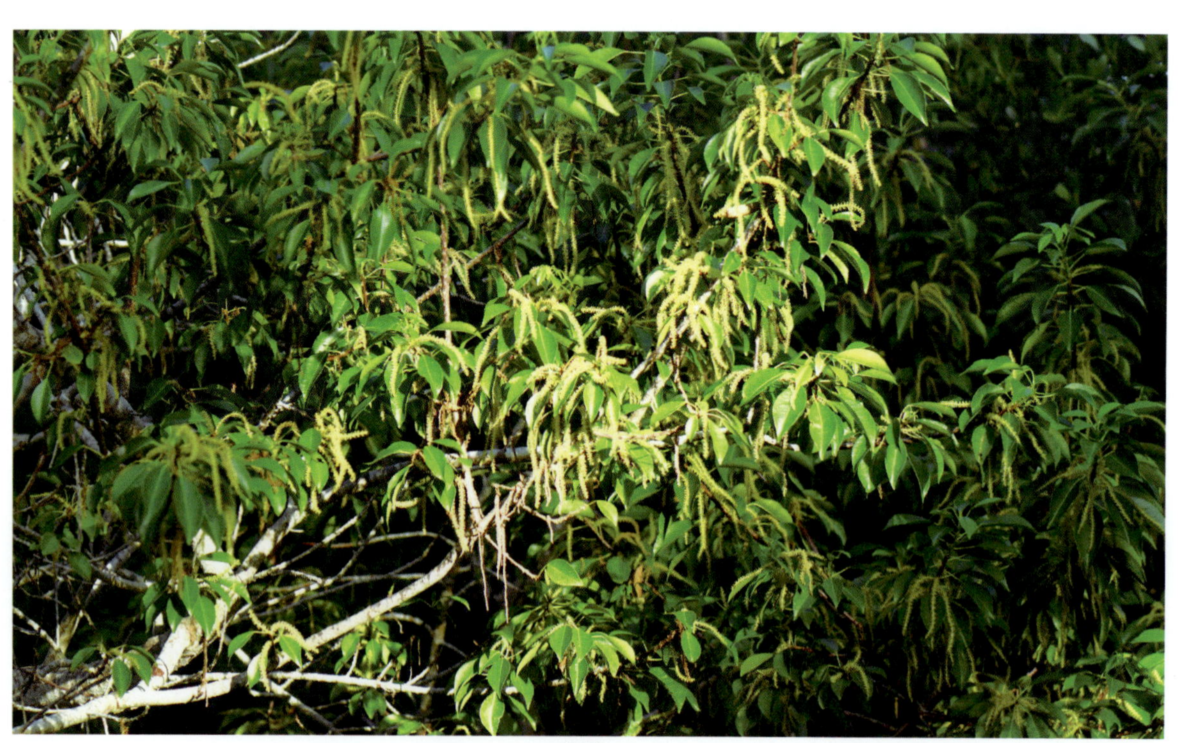

海漆

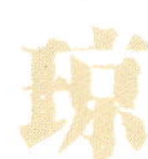

含花 1；小苞片 2，披针形，长约 2mm，宽约 0.6mm，基部两侧各具腺体 1；花梗粗短或近无花梗；萼片 3，线状渐尖，长约 1.2mm；雄蕊 3，常伸出于萼片之外；花丝向基部渐粗。雌花：苞片和小苞片与雄花的相同，花梗比雄花的略长；萼片阔卵形或三角形，先端尖，基部稍连合，长约 1.4mm，基部宽近 1mm；子房卵形，花柱 3，分离，先端外卷。蒴果球形，具 3 沟槽，长 7~8mm，宽约 10mm；分果爿尖卵形，先端具喙；种子球形，直径约 4mm。花果期 1~9 月。

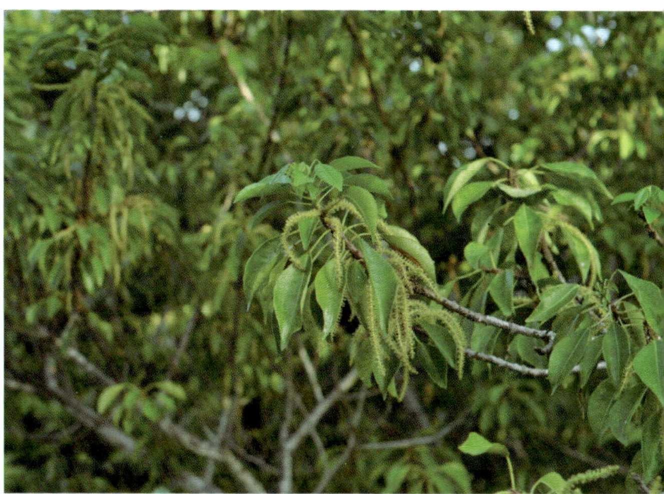

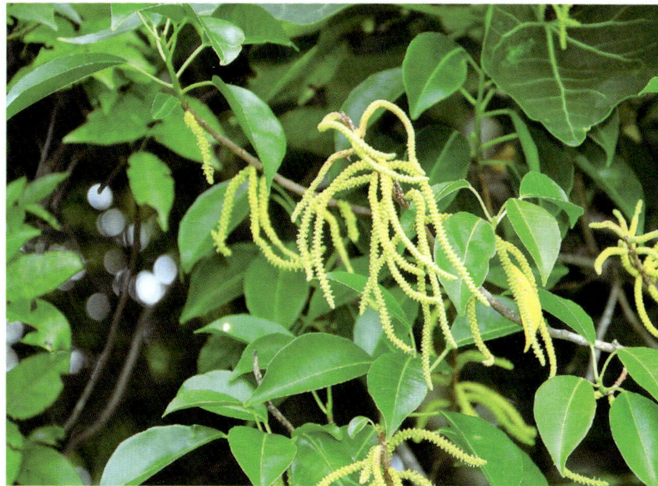

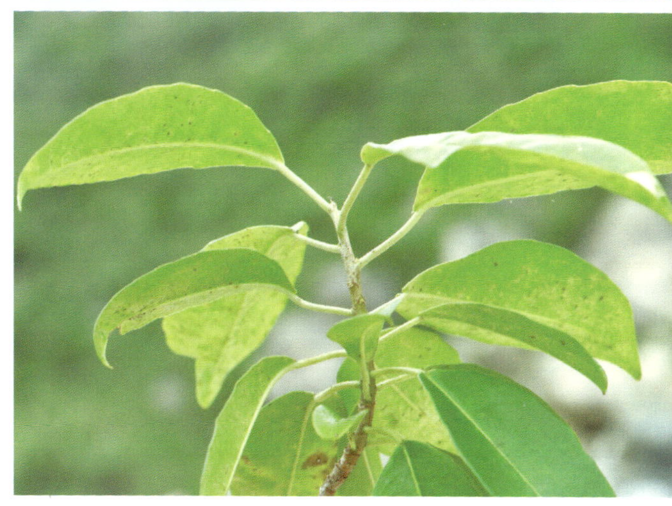

| 分布区域 |

产于海南三亚、澄迈、文昌。亦分布于中国广东、广西、台湾。中南半岛，以及菲律宾、印度、澳大利亚也有分布。

| 资　　源 |

生于海滨潮湿处。

| 采收加工 |

全株均可采，分部位晒干，乳汁随采随用。

| 功能主治 |

树汁、木材：通便缓泻。用作泻剂、腐蚀剂。种子：用于腹泻。茎、根：壮阳。用作壮阳药。叶：用于癫痫、溃疡、麻风。

大戟科 Euphorbiaceae 海漆属 *Excoecaria*

红背桂花 *Excoecaria cochinchinensis* Lour.

| 中 药 名 | 红背桂（药用部位：全株）

| 植物形态 | 常绿灌木，高约 1m；枝无毛，具多数皮孔。叶对生，稀兼有互生或近 3 轮生，纸质，叶片狭椭圆形或长圆形，长 6~14cm，宽 1.2~4cm，先端长渐尖，基部渐狭，边缘有疏细齿，齿间距 3~10mm，两面均无毛，腹面绿色，背面紫红或血红色；中脉于两面均突起，侧脉 8~12 对，弧曲上升，离缘弯拱连接，网脉不明显；叶柄长 3~10mm，无腺体；托叶卵形，先端尖，长约 1mm。花单性，雌雄异株，聚集成腋生或稀兼有顶生的总状花序，雄花序长 1~2cm，雌花序由 3~5 花组成，略短于雄花序。雄花：花梗长约 1.5mm；苞片阔卵形，长和宽近相等，约 1.7mm，先端凸尖而具细齿，基部于腹面两侧各具 1 腺体，每一苞片仅有 1 花；小苞片 2，线形，长约 1.5mm，先端尖，上部具撕

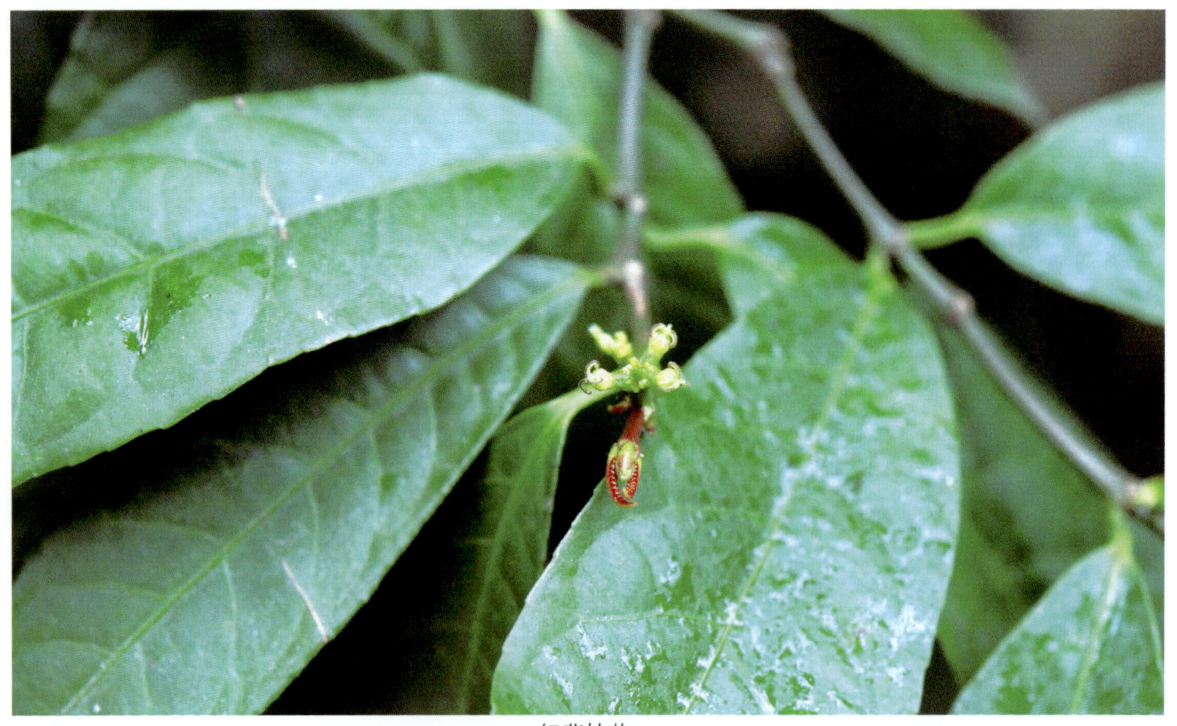

红背桂花

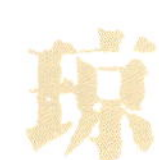

裂状细齿，基部两侧亦各具腺体 1；萼片 3，披针形，长约 1.2mm，先端有细齿；雄蕊长伸出于萼片之外，花药圆形，略短于花丝。雌花：花梗粗壮，长 1.5~2mm，苞片和小苞片与雄花的相同；萼片 3，基部稍连合，卵形，长 1.8mm，宽近 1.2mm；子房球形，无毛，花柱 3，分离或基部多少合生，长约 2.2mm。蒴果球形，直径约 8mm，基部平截，先端凹陷；种子近球形，直径约 2.5mm。花期几全年。

| 分布区域 | 产于海南万宁、海口。亦分布于中国广东、广西、福建、台湾、云南。原产于越南，现世界热带地区广泛栽培。

| 资　　源 | 栽培，常见。

| 采收加工 | 全年均可采，洗净，晒干或备用。

| 功能主治 | 全株：通经活络，止痛。用于麻疹、流行性腮腺炎、扁桃体炎、乳蛾、心绞痛、肾绞痛、腰肌劳损。外用于疥癣。

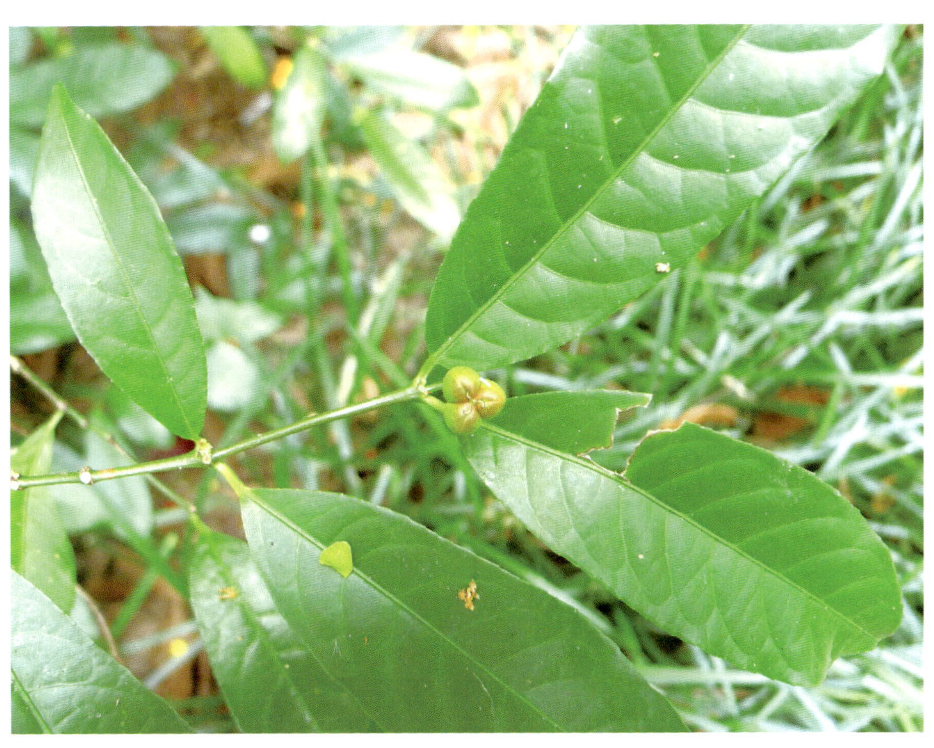

大戟科 Euphorbiaceae 海漆属 *Excoecaria*

绿背桂花 *Excoecaria formosana* (Hayata) Hayata

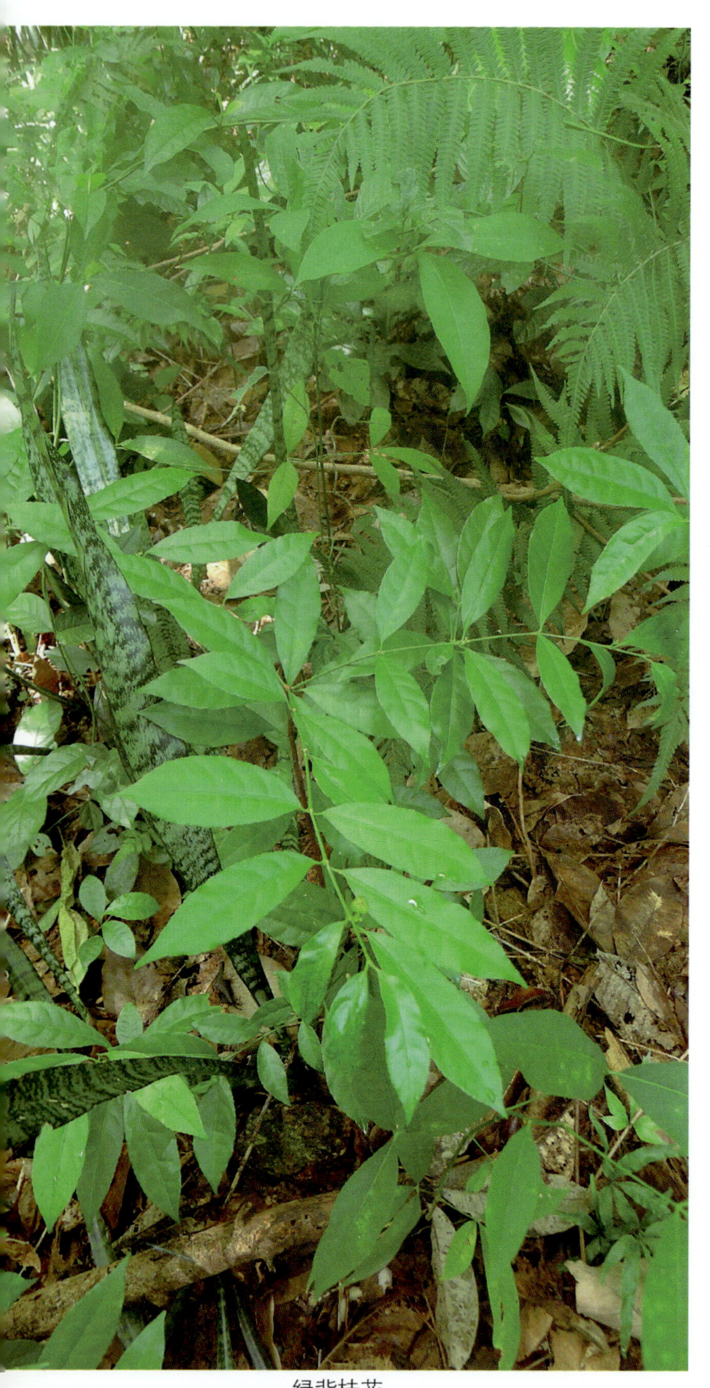
绿背桂花

中药名

东方绿白（药用部位：叶）

植物形态

灌木，高约1m，老枝圆柱形，幼枝有较强的纵棱而呈四棱柱形，有皮孔，无毛。叶对生或稀兼有互生，纸质，叶片椭圆形或长圆状披针形，长6~12cm，宽2~4cm，先端渐尖，基部急狭或楔形，边缘有疏细齿，齿间距3~7mm，两面绿色，无毛；中脉两面均突起，侧脉8~12对，弧形上升，离缘2~3mm弯拱网结。网脉在背面明显；叶柄长5~13mm，无腺体；托叶阔卵形，先端尖，长约1mm。花单性，雌雄同株，异序或同序而雄花生于花序轴上部，雌花2~3生于花序轴下部，聚集成腋生、长1.5~2cm的总状花序。雄花：花梗极短或几无花梗；苞片阔卵形，长和宽近相等，约1.8mm，先端短尖，基部于腹面两侧各具一长约1mm的腺体；每一苞片内有1花；小苞片2，线形，先端尖，长约1.6mm，基部有2枚长约0.5mm的腺体；萼片3，长圆状披针形，长约1.5mm，宽约0.4mm，边缘有撕裂状疏细齿；雄蕊3，伸出于萼片之外。花药近圆形，比花丝短。雌花：苞片与雄花的相同，唯小苞片比雄花

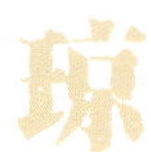

的略宽，基部2腺体常不等大；萼片3，基部多少合生，卵形。长约1.5mm，宽约1.2mm，边缘有疏齿；子房球形，直径约2mm，平滑，花柱3，外反，长约2.5mm。蒴果具长约4mm的柄，球形，直径8~10mm；种子球形，直径约4mm，表面有大小不等的斑纹或斑点。花期4~5月及8~10月。

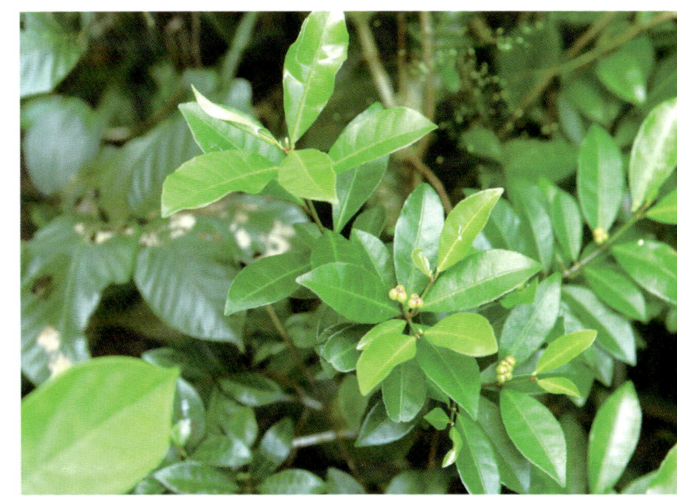

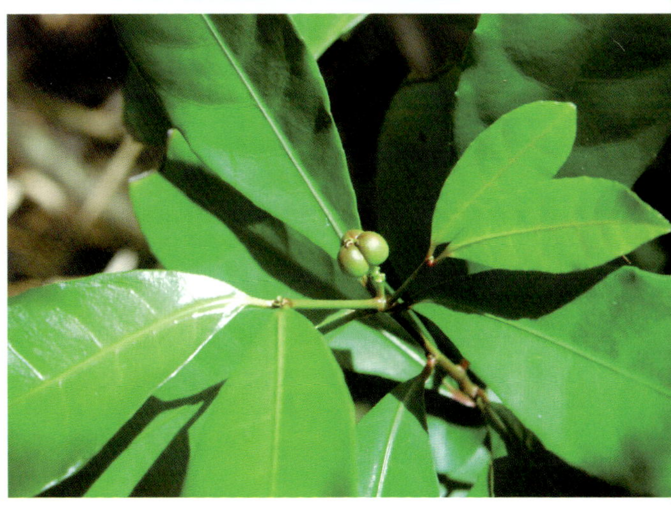

| 分布区域 |

产于海南三亚、乐东、东方、昌江、白沙、保亭、陵水、万宁、琼中、琼海。亦分布于中国广东、广西、台湾。越南、老挝、泰国、缅甸、马来西亚也有分布。

| 资　　源 |

生于山谷林下、路旁，常见。

| 采收加工 |

全年均可采收，多为鲜用。

| 功能主治 |

杀虫止痒。外用于牛皮癣、慢性湿疹、神经性皮炎。

| 附　　注 |

在FOC中，其学名被修订为 *Excoecaria cochinchinensis* Lour. var. *viridis* (Pax et Hoffm.) Merr.。

大戟科 Euphorbiaceae 白饭树属 *Flueggea*

白饭树 *Flueggea virosa* (Roxb. ex Willd.) Voigt.

| 中 药 名 | 白饭树（药用部位：全株或枝叶），白饭树根（药用部位：根）

| 植物形态 | 灌木，高1~6m；小枝具纵棱槽，有皮孔；全株无毛。叶片纸质，椭圆形、长圆形、倒卵形或近圆形，长2~5cm，宽1~3cm，先端圆至急尖，有小尖头，基部钝至楔形，全缘，下面白绿色；侧脉每边5~8；叶柄长2~9mm；托叶披针形，长1.5~3mm，边缘全缘或微撕裂。花小，淡黄色，雌雄异株，多朵簇生于叶腋；苞片鳞片状，长不及1mm；雄花花梗纤细，长3~6mm；萼片5，卵形，长0.8~1.5mm，宽0.6~1.2mm，全缘或有不明显的细齿；雄蕊5，花丝长1~3mm，花药椭圆形，长0.4~0.7mm，伸出萼片之外；花盘腺体5，与雄蕊互生；退化雌蕊通常3深裂，高0.8~1.4mm，先端弯曲；雌花3~10簇生，有时单生；花梗长1.5~12mm；萼片与雄花的相同；花盘环状，先

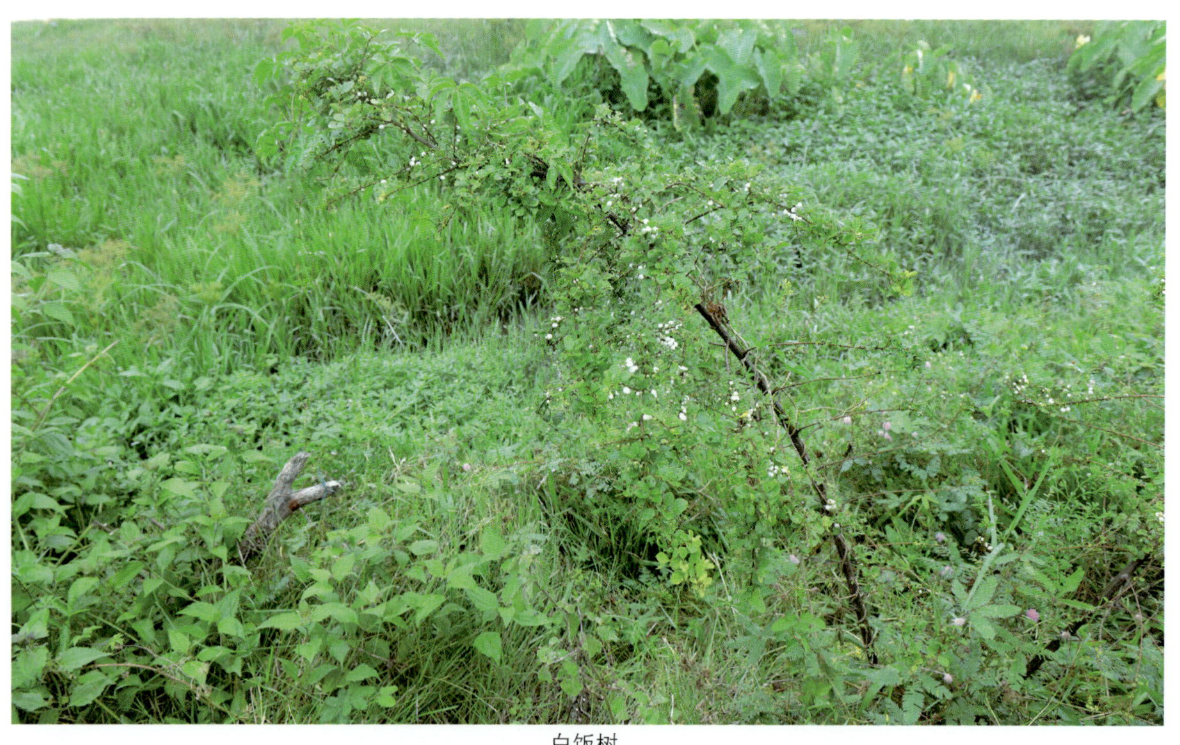

白饭树

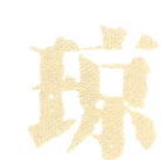

端全缘，围绕子房基部；子房卵圆形，3 室，花柱 3，长 0.7~1.1mm，基部合生，顶部 2 裂，裂片外弯。蒴果浆果状，近圆球形，直径 3~5mm，成熟时果皮淡白色，不开裂；种子栗褐色，具光泽，有小疣状突起及网纹，种皮厚，种脐略圆形，腹部内陷。花期 3~8 月，果期 7~12 月。

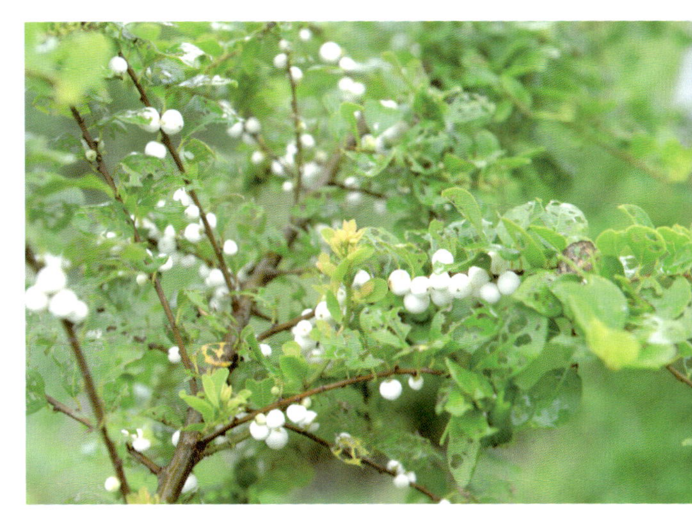

| 分布区域 | 产于海南东方、昌江、五指山、万宁。亦分布于中国广东、广西、湖南、贵州、云南、台湾、河南、河北、山东。菲律宾、印度也有分布。

| 资　　源 | 生于疏林中，常见。

| 采收加工 | 叶：全年均可采，多为鲜用。根：全年均可采，洗净，鲜用或晒干。

| 药材性状 | 单叶，叶柄长 3~6mm，叶片纸质，长圆状倒卵形至椭圆形，长 2~5cm，宽 1~3cm，先端钝圆而有极小的凸尖，基部楔形，边缘全缘，上面绿色，下面苍白色。气微，味苦、微涩。

| 功能主治 | 全株：清热解毒，消肿止痛，止痒止血。用于湿疹、脓疱疮、过敏性皮炎、疮疖、烫火伤。枝叶：祛风除湿，解毒杀虫。根：清热止痛，杀虫拔脓。用于风湿关节痛、湿疹、脓疱疮、咳嗽、毒蛇咬伤。

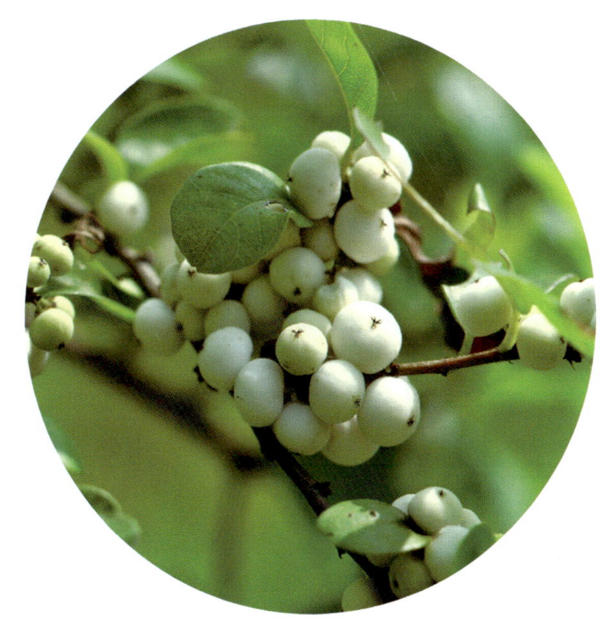

大戟科 Euphorbiaceae 算盘子属 *Glochidion*

毛果算盘子 *Glochidion eriocarpum* Champ. ex Benth.

中药名 漆大姑（药用部位：枝叶）

植物形态 灌木，高达5m，小枝密被淡黄色、扩展的长柔毛。叶片纸质，卵形、狭卵形或宽卵形，先端渐尖或急尖，基部钝、截形或圆形，两面均被长柔毛，下面毛被较密；侧脉每边4~5；叶柄长1~2mm，被柔毛；托叶钻状，长3~4mm。花单生或2~4簇生于叶腋内；雌花生于小枝上部，雄花则生于下部；雄花花梗长4~6mm；萼片6，长倒卵形，长2.5~4mm，先端急尖，外面被疏柔毛；雄蕊3；雌花几无花梗；萼片6，长圆形，长2.5~3mm，其中3片较狭，两面均被长柔毛；子房扁球状，密被柔毛，4~5室，花柱合生呈圆柱状，直立，长约1.5mm，先端4~5裂。蒴果扁球状，直径8~10mm，具4~5纵沟，密被长柔毛，先端具圆柱状稍伸长的宿存花柱。花果期几全年。

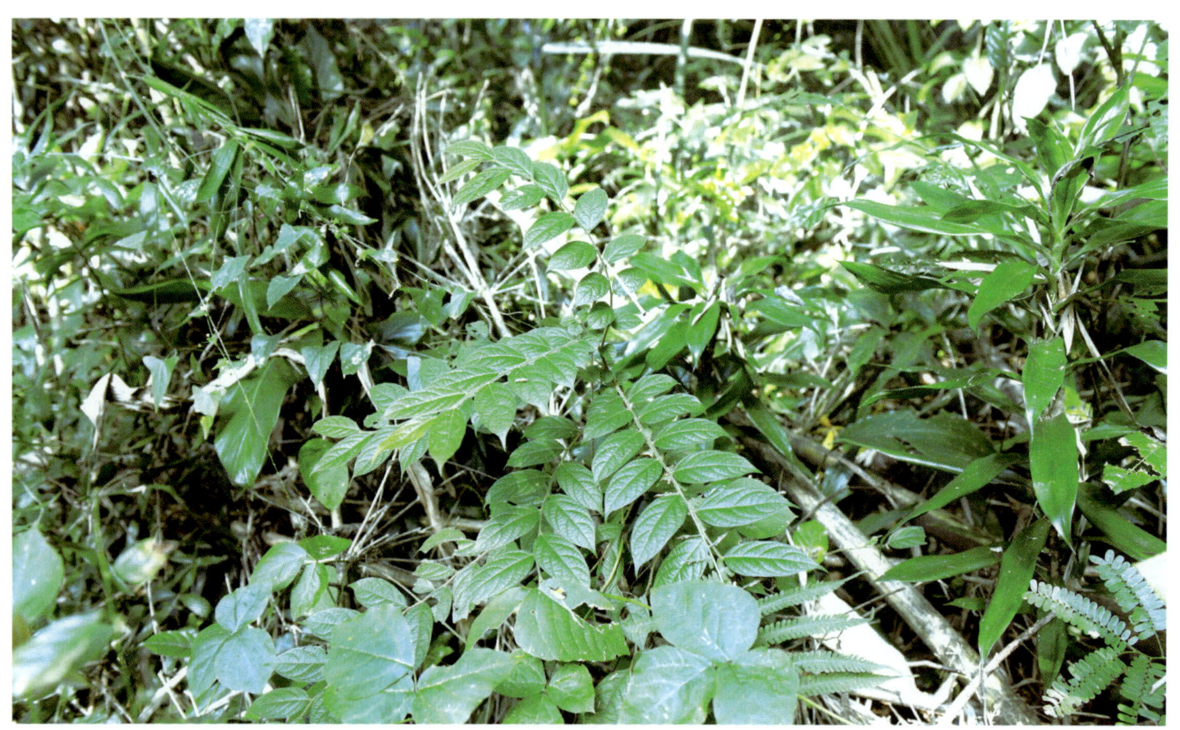

毛果算盘子

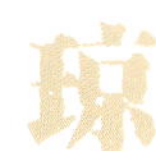

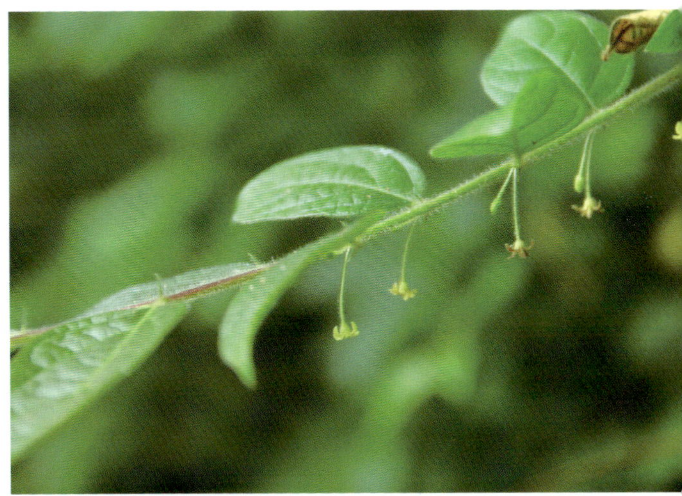

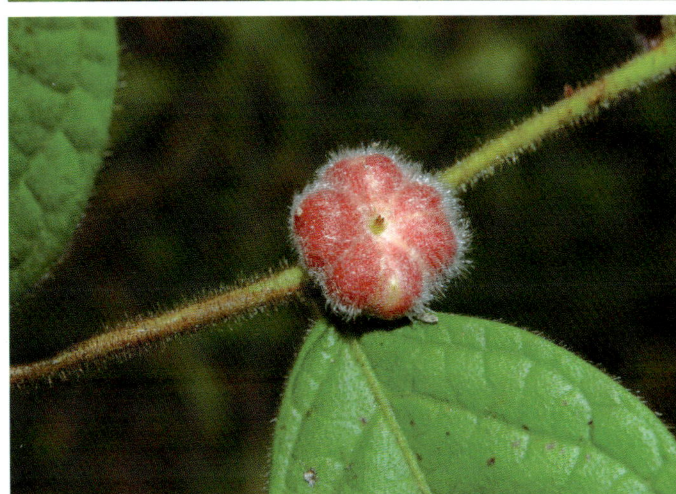

分布区域

产于海南白沙、澄迈、屯昌。亦分布于中国湖南、福建、台湾、贵州、云南。越南、泰国也有分布。

资　　源

生于山坡、山谷、路旁阳处灌丛中，常见。

采收加工

夏、秋季采收，鲜用或晒干。

药材性状

单叶互生，具短柄；叶片长4~8cm，宽1.5~3.5cm，卵形或窄卵形，先端渐尖，基部钝或圆形，全缘，两面均被长柔毛，下面的毛较密；托叶锥尖形。纸质。气特异，味苦、涩。

功能主治

枝叶：祛风利湿，清热解毒，消肿，散瘀止血。用于急性胃肠炎、痢疾、生漆过敏、稻田性皮炎、皮肤瘙痒、瘾疹、湿疹、剥脱性皮炎、风湿关节痛、跌打损伤、创伤出血。

大戟科 Euphorbiaceae 算盘子属 *Glochidion*

厚叶算盘子 *Glochidion hirsutum* (Roxb.)Voigt

|中 药 名| 毛叶算盘子（药用部位：根），毛叶算盘子叶（药用部位：叶）

|植物形态| 灌木或小乔木，高 1~8m；小枝密被长柔毛。叶片革质，卵形、长卵形或长圆形，长 7~15cm，宽 4~7cm，先端钝或急尖，基部浅心形、截形或圆形，两侧偏斜，上面疏被短柔毛，脉上毛被较密，老渐近无毛，下面密被柔毛；侧脉每边 6~10；叶柄长 5~7mm，被柔毛；托叶披针形，长 3~4mm。聚伞花序通常腋上生；总花梗长 5~7mm 或短缩；雄花花梗长 6~10mm；萼片 6，长圆形或倒卵形，长 3~4mm，其中 3 片较宽，外面被柔毛；雄蕊 5~8；雌花花梗长 2~3mm；萼片 6，卵形或阔卵形，长约 2.5mm，其中 3 片较宽，外面被柔毛；子房圆球状，直径约 2mm，被柔毛，5~6 室；花柱合生，呈近圆锥状，先端平截。蒴果扁球状，直径 8~12mm，被柔毛，具 5~6 纵沟。花果期几全年。

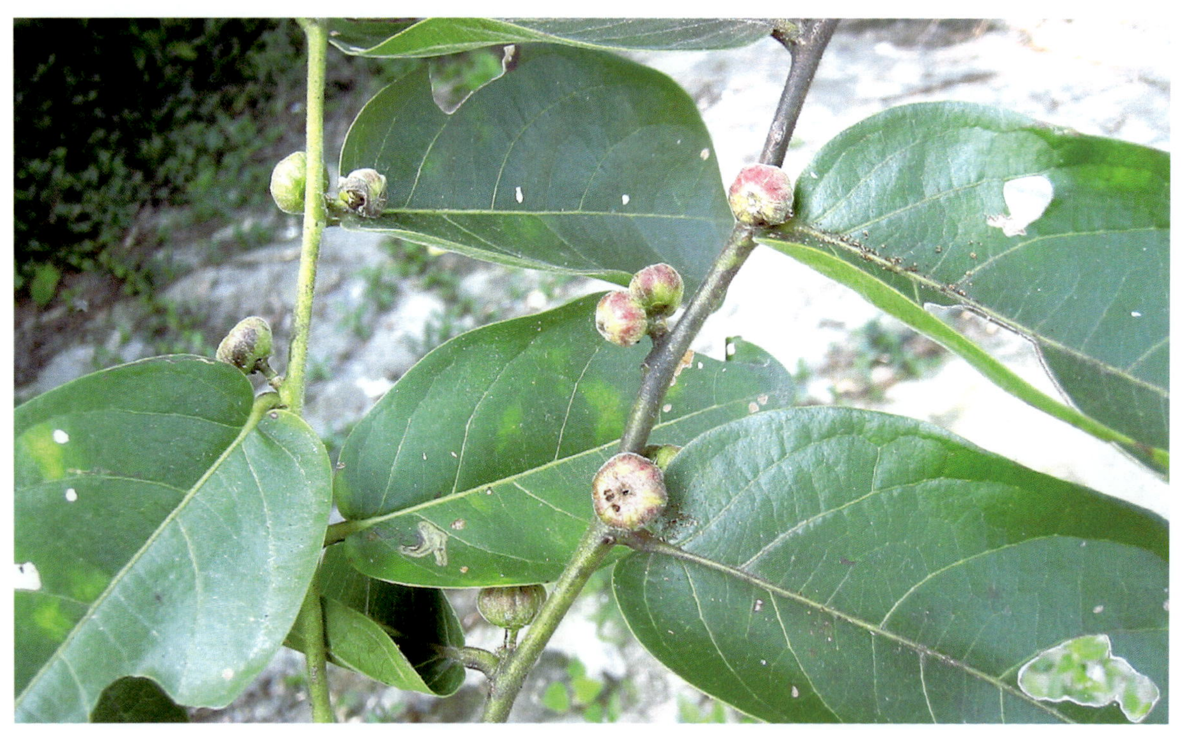

厚叶算盘子

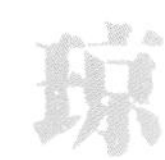

| **分布区域** | 产于海南三亚、五指山、保亭、陵水、万宁、琼中、儋州、琼海。亦分布于中国广东、广西、福建、台湾、云南、西藏。印度也有分布。

| **资　　源** | 生于河边、沼地边或山地林下，常见。

| **采收加工** | 全年均可采，洗净，晒干。

| **功能主治** | 根、叶：收敛固脱，祛风消肿。用于风湿骨痛、跌打肿痛、脱肛、阴挺、带下病、泄泻、肝炎。

大戟科 Euphorbiaceae 算盘子属 *Glochidion*

艾胶算盘子 *Glochidion lanceolarium* (Roxb.) Voigt

| 中 药 名 | 艾胶算盘子（药用部位：茎、叶、根）

| 植物形态 | 常绿灌木或乔木，通常高 1~3m，稀 7~12m；除子房和蒴果外，全株均无毛。叶片革质，椭圆形、长圆形或长圆状披针形，长 6~16cm，宽 2.5~6cm，先端钝或急尖，基部急尖或阔楔形而稍下延，两侧近相等，上面深绿色，下面淡绿色，干后黄绿色；侧脉每边 5~7；叶柄长 3~5mm；托叶三角状披针形，长 2.5~3mm。花簇生于叶腋内，雌花、雄花分别着生于不同的小枝上或雌花 1~3 生于雄花束内；雄花花梗长 8~10mm；萼片 6，倒卵形或长倒卵形，长约 3mm，黄色；雄蕊 5~6；雌花花梗长 2~4mm；萼片 6，3 片较大，3 片较小，大的卵形，小的狭卵形，长 2.5~3mm；子房圆球状，6~8 室，密被短柔毛；花柱合生，呈卵形，长不及 1mm，约为子房长的一半，先端

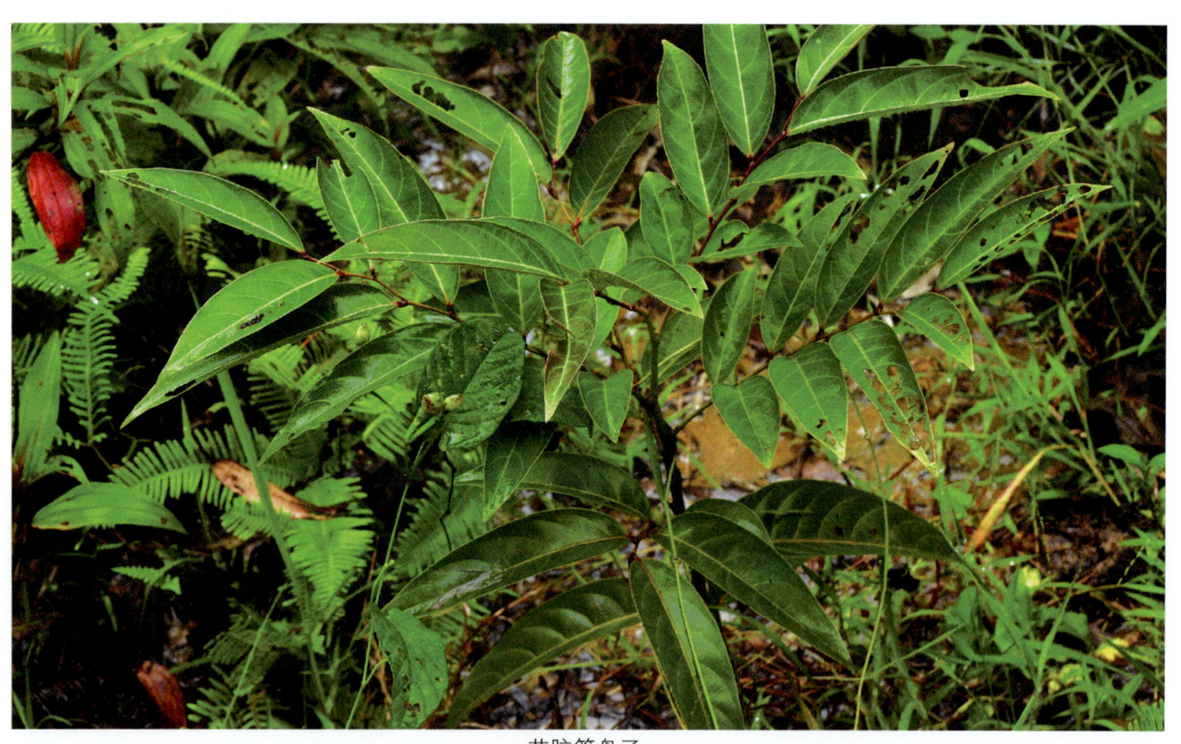

艾胶算盘子

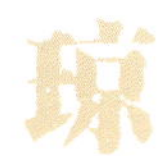

近平截。蒴果近球状，直径 12~18mm，高 7~10mm，先端常凹陷，边缘具 6~8 纵沟，先端被微柔毛，后变无毛。花期 4~9 月，果期 7 月至翌年 2 月。

| 分布区域 |

产于海南三亚、乐东、昌江、白沙、五指山、保亭、陵水、万宁、儋州、澄迈、琼海、文昌。亦分布于中国广东、广西、福建、云南。越南、老挝、泰国、缅甸、印度也有分布。

| 资　　源 |

生于山地林下或路旁，常见。

| 采收加工 |

全年均可采，洗净，晒干。

| 功能主治 |

茎、叶：散瘀，消炎止痛。用于口疮、口腔炎、牙龈肿痛、齿龈炎、跌打损伤。根：退黄。用于黄疸。

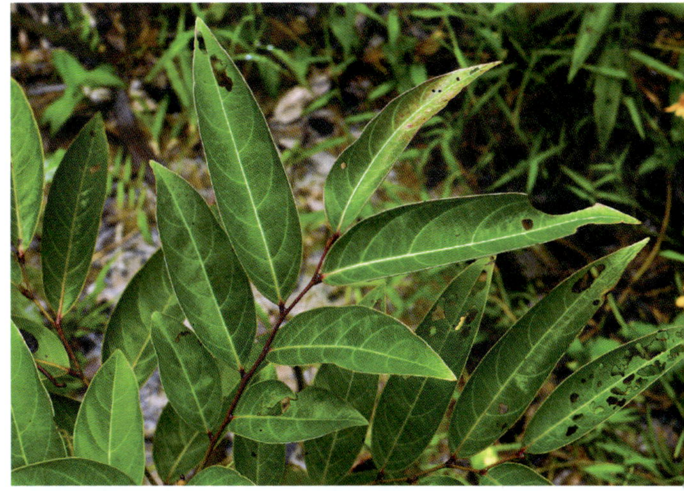

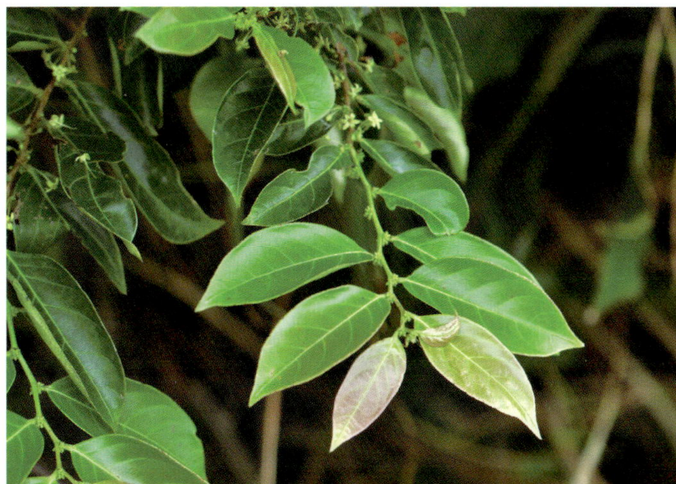

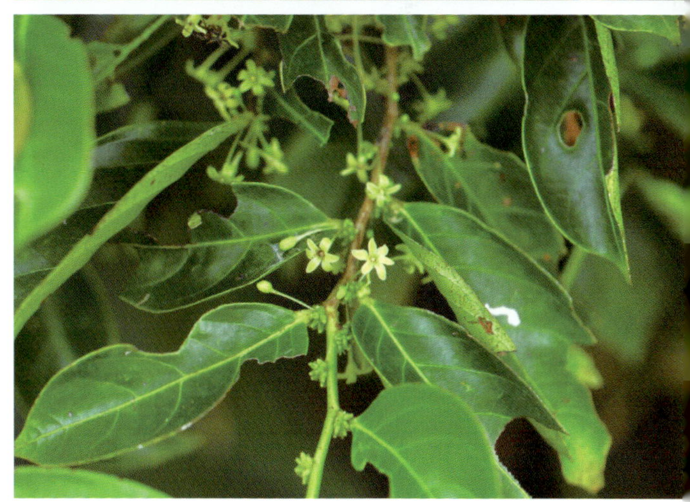

大戟科 Euphorbiaceae 算盘子属 *Glochidion*

算盘子 *Glochidion puberum* (L.) Hutch.

中药名 算盘子（药用部位：果实），算盘子根（药用部位：根），算盘子叶（药用部位：叶）

植物形态 直立灌木，高 1~5m，多分枝；小枝灰褐色；小枝、叶片下面、萼片外面、子房和果实均密被短柔毛。叶片纸质或近革质，长圆形、长卵形或倒卵状长圆形，稀披针形，长 3~8cm，宽 1~2.5cm，先端钝、急尖、短渐尖或圆，基部楔形至钝，上面灰绿色，仅中脉被疏短柔毛或几无毛，下面粉绿色；侧脉每边 5~7，下面突起，网脉明显；叶柄长 1~3mm；托叶三角形，长约 1mm。花小，雌雄同株或异株，2~5 簇生于叶腋内，雄花束常着生于小枝下部，雌花束则在上部，或有时雌花和雄花生于同一叶腋内；雄花花梗长 4~15mm；萼片 6，狭长圆形或长圆状倒卵形，长 2.5~3.5mm；雄蕊 3，合生，呈圆柱状；

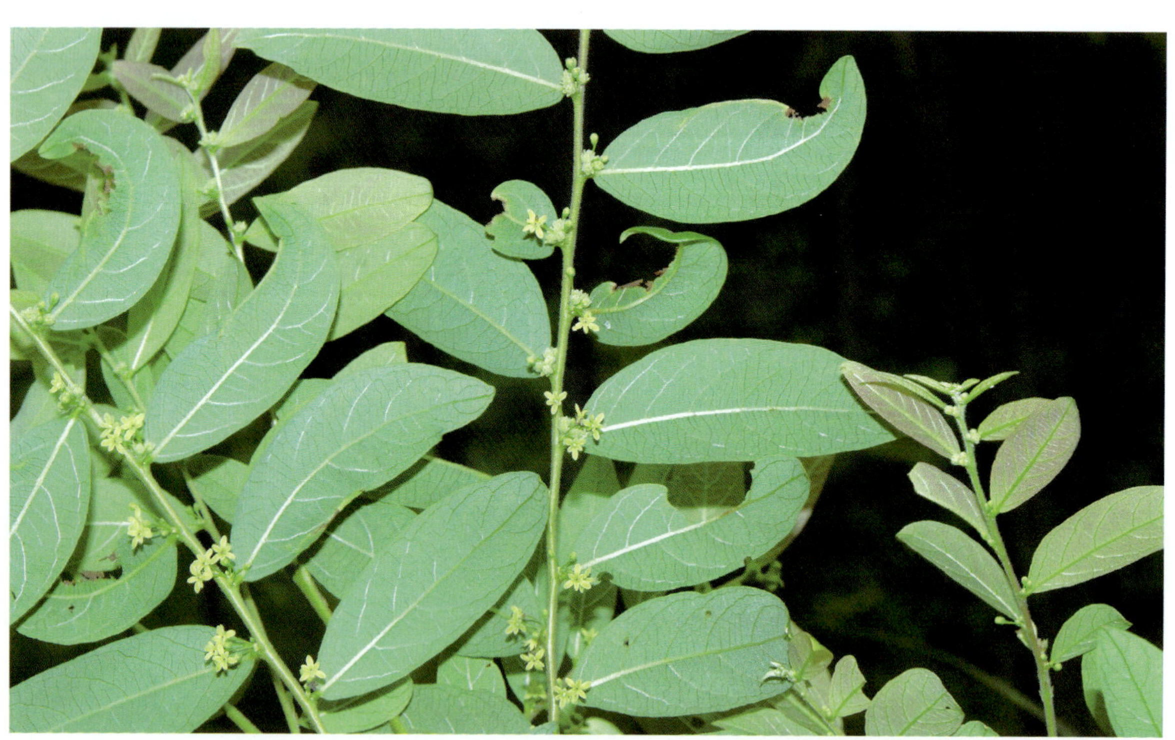

算盘子

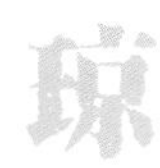

雌花花梗长约 1mm；萼片 6，与雄花的相似，但较短而厚；子房圆球状，5~10 室，每室有 2 胚珠；花柱合生，呈环状，长、宽与子房几相等，在与子房连接处缢缩。蒴果扁球状，直径 8~15mm，边缘有 8~10 纵沟，成熟时带红色，先端具有环状而稍伸长的宿存花柱；种子近肾形，具三棱，长约 4mm，朱红色。花期 4~8 月，果期 7~11 月。

| 分布区域 | 产于海南五指山、陵水。亦分布于中国长江以南其他大部分省区，以及西藏、甘肃、陕西。日本也有分布。

| 资　　源 | 生于海拔 300m 以上的山坡、溪边灌丛、林缘，少见。

| 采收加工 | 果实：秋季采摘，拣净杂质，晒干。根：全年均可采挖，洗净，鲜用或晒干。叶：夏、秋季采收，鲜用或晒干备用。

| 药材性状 | 果实：蒴果扁球形，形如算盘珠，常具 8~10 纵沟。红色或红棕色，被短绒毛，先端具环状稍伸长的宿存花柱。内有数颗种子，种子近肾形，具纵棱，表面红褐色。气微，味苦、涩。叶：具短柄，叶片长圆形、长圆状卵形或披针形，长 3~8cm，宽 1~2.5cm，先端尖或钝，基部宽楔形、全缘，上面仅脉上被疏短柔毛或几无毛；下面粉绿色，密被短柔毛；叶片较厚，纸质或革质。气微，味苦、涩。

| 功能主治 | 果实：清热利湿。用于感冒发热、咽喉痛、疟疾、吐泻、消化不良、痢疾、风湿关节痛、跌打损伤、带下病、痛经。根、叶：清热利湿，活血解毒。用于痢疾、疟疾、黄疸、白浊、劳伤咳嗽、风湿痹痛、崩漏、带下病、咽喉痛、牙痛、痈肿、瘰疬、跌打损伤。

大戟科 Euphorbiaceae 算盘子属 *Glochidion*

里白算盘子 *Glochidion triandrum* (Blanco) C. B. Rob.

中 药 名 里白算盘子（药用部位：根、叶）

植物形态 灌木或小乔木，高 3~7m；小枝具棱，被褐色短柔毛。叶片纸质或膜质，长椭圆形或披针形，长 4~13cm，宽 2~4.5cm，先端渐尖、急尖或钝，基部宽楔形或钝，两侧略不对称，上面绿色，幼时仅中脉上被疏短柔毛，后变无毛，下面带苍白色，被白色短柔毛；中脉和侧脉上面稍突起，下面突起，侧脉每边 5~7；叶柄长 2~4mm，被疏短柔毛；托叶卵状三角形，长 1~1.5mm，被褐色短柔毛。花 5~6 簇生于叶腋内，雌花生于小枝上部，雄花生在下部；雄花花梗长 6~7mm，纤细，基部具有小苞片，小苞片卵状三角形，长约 1mm；萼片 6，2 轮，倒卵形，长 2mm，外面被短柔毛；雄蕊 3，合生；雌花几无花梗；萼片与雄花的相似，长约 1.5mm，内凹；子房卵

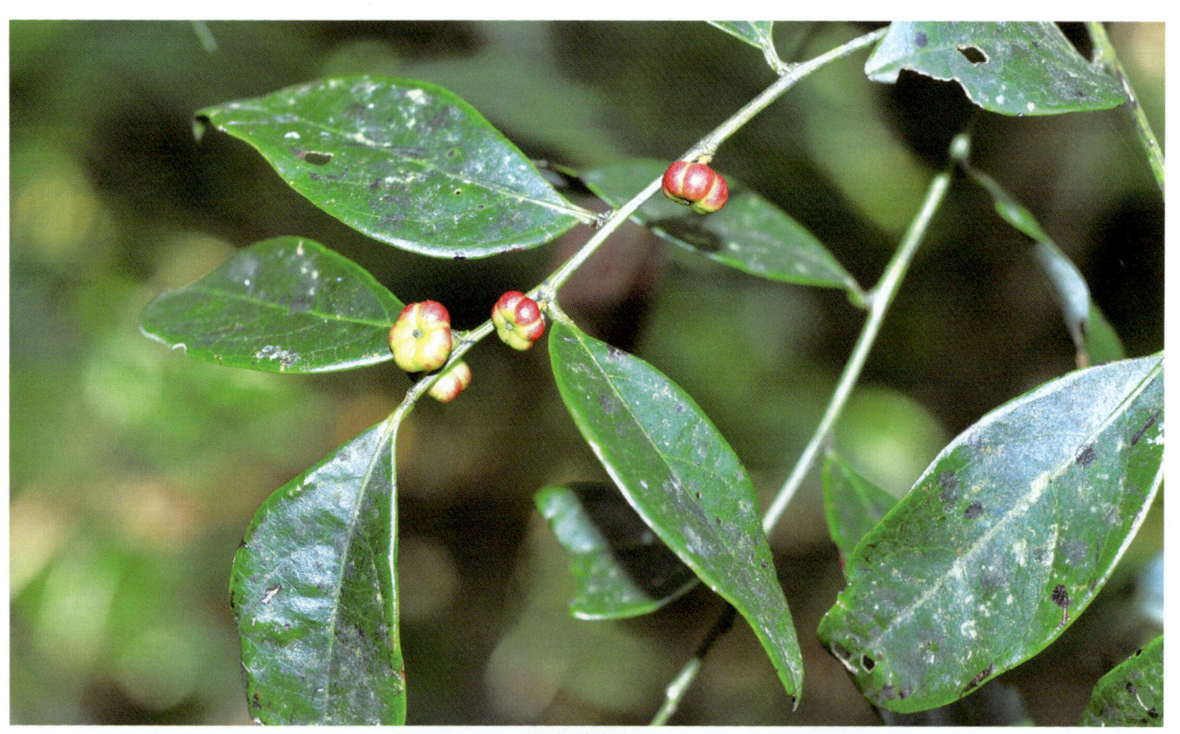

里白算盘子

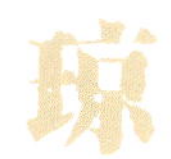

状，4~5 室，被短柔毛；花柱合生，呈圆柱状，先端膨大。蒴果扁球状，直径 5~7mm，高约 4mm，有 8~10 纵沟，被疏柔毛，先端常有宿存的花柱，基部萼片宿存；果梗长 5~6mm；种子三角形，长约 3mm，褐红色，有光泽。花期 3~7 月，果期 7~12 月。

| 分布区域 | 产于海南白沙、琼中、儋州、澄迈、定安。亦分布于中国广东、广西、湖南、福建、台湾、贵州、云南、四川。泰国、缅甸、菲律宾、印度、尼泊尔、日本也有分布。

| 资　　源 | 生于山地灌丛中，少见。

| 采收加工 | 全年均可采，洗净，晒干。

| 功能主治 | 同属的植物多用于清热利湿、跌打损伤和风湿骨痛。但本种的功能主治少有报道，有待进一步研究。

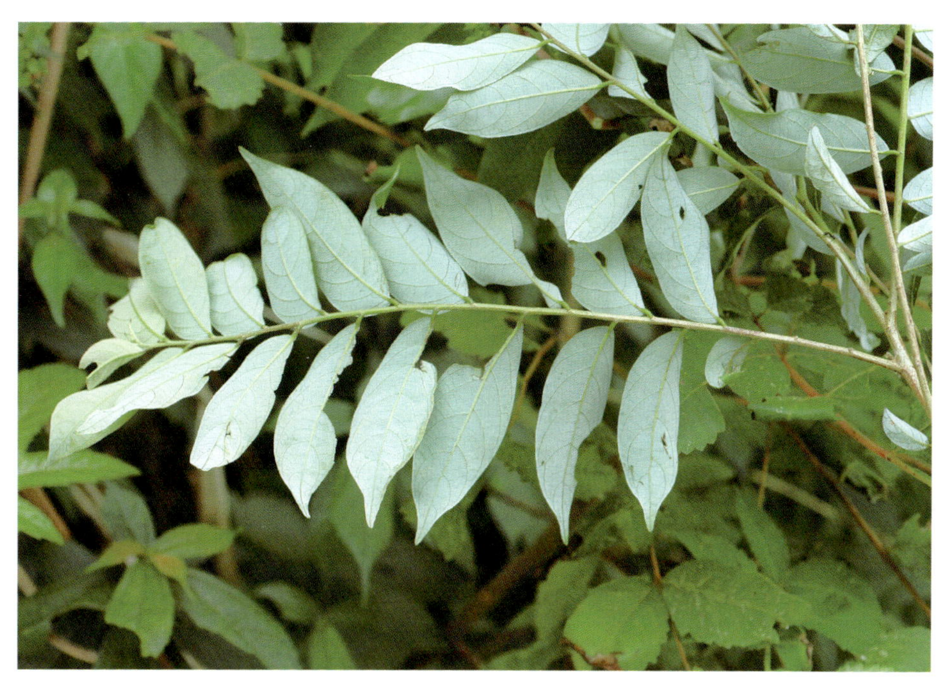

大戟科 Euphorbiaceae 算盘子属 *Glochidion*

白背算盘子 *Glochidion wrightii* Benth.

| 中 药 名 | 白背算盘子（药用部位：根、叶）

| 植物形态 | 灌木或乔木，高 1~8m；全株无毛。叶片纸质，长圆形或长圆状披针形，常呈镰刀状弯斜，长 2.5~5.5cm，宽 1.5~2.5cm，先端渐尖，基部急尖，两侧不相等，上面绿色，下面粉绿色，干后灰白色；侧脉每边 5~6；叶柄长 3~5mm。雌花或雌雄花同簇生于叶腋内；雄花花梗长 2~4mm；萼片 6，长圆形，长约 2mm，黄色；雄蕊 3，合生；雌花几无花梗；萼片 6，其中 3 片较宽而厚，卵形、椭圆形或长圆形，长约 1mm；子房圆球状，3~4 室；花柱合生，呈圆柱状，长不及 1mm。蒴果扁球状，直径 6~8mm，红色，先端有宿存的花柱。花期 5~9 月，果期 7~11 月。

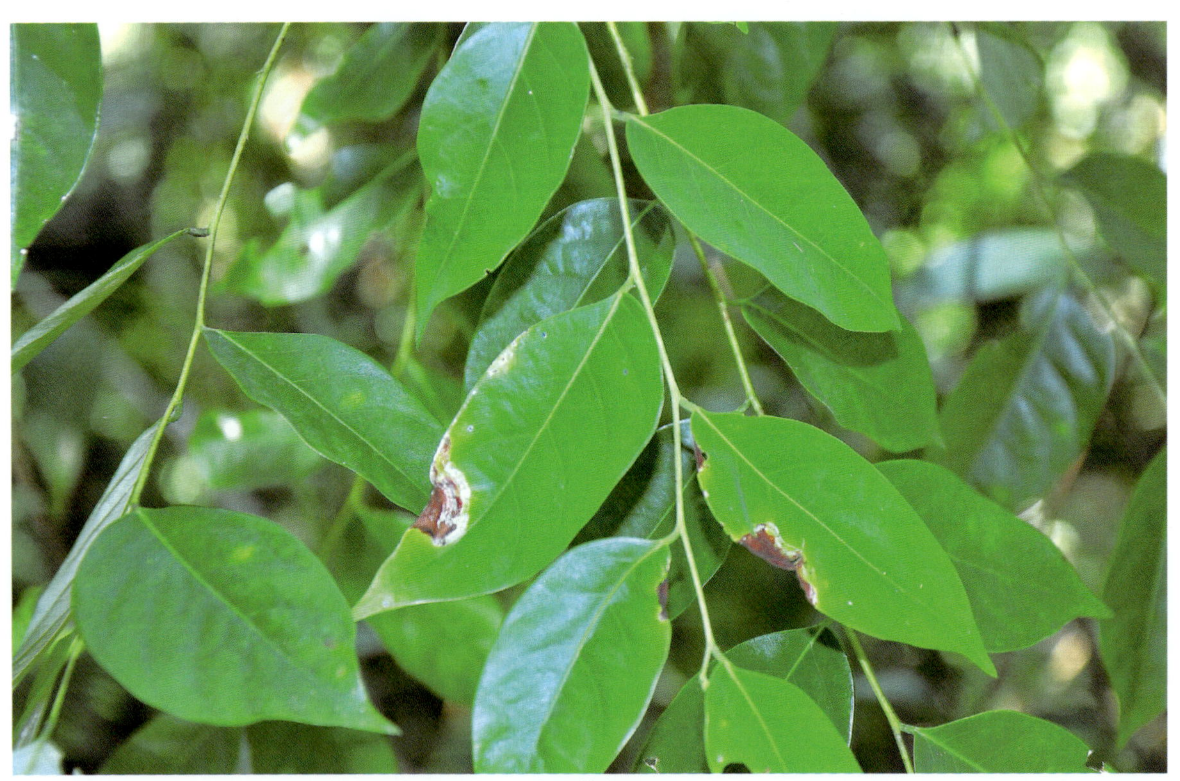

白背算盘子

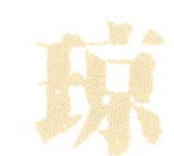

| 分布区域 | 产于海南三亚、乐东、昌江、五指山、万宁、琼中。亦分布于中国广东、广西、福建、云南。

| 资　　源 | 生于山谷、山坡林中，常见。

| 采收加工 | 全年均可采收，洗净，鲜用或晒干。

| 功能主治 | 根、叶：用于痢疾、湿疹、小儿麻疹。

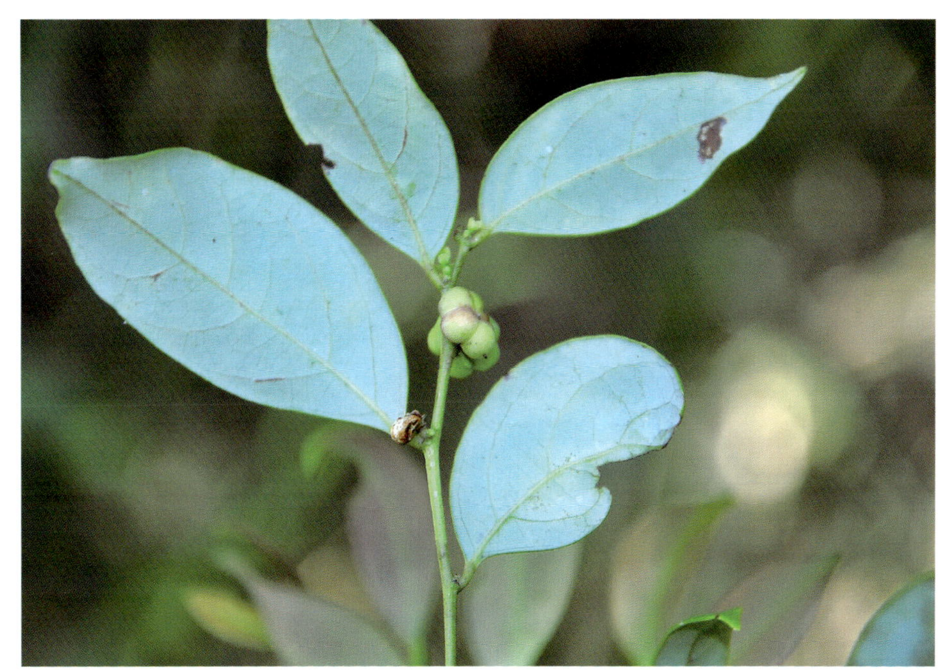

大戟科 Euphorbiaceae 算盘子属 *Glochidion*

四裂算盘子 *Glochidion assamicum* (Muell. Arg.) Hook. f.

中药名 四裂算盘子（药用部位：叶）

植物形态 乔木，高达 10m；枝和叶无毛。叶片纸质或近革质，宽椭圆形、卵形至披针形，长 9~15cm，宽 3.5~4.5cm，先端渐尖或短渐尖，基部钝，下面干时淡褐色；侧脉每边 6~8；叶柄长 2~3mm；托叶三角形，长 2mm。多朵雄花与少数几朵雌花同时簇生于叶腋内；雄花直径约 3mm，花梗长 13~20mm，纤细，被短柔毛；萼片 6，长圆形或倒卵状长圆形，外面被短柔毛；雄蕊 3，合生，花药长卵形，药隔凸尖；雌花几无梗；萼片与雄花的相同；子房圆球状，3~4 室，初时被短柔毛，后变无毛；花柱合生，呈圆锥状，无毛。蒴果扁球状，直径 6~8mm，高 2~3mm，通常 4 室，果皮薄；果梗短；种子半圆球形，红色。

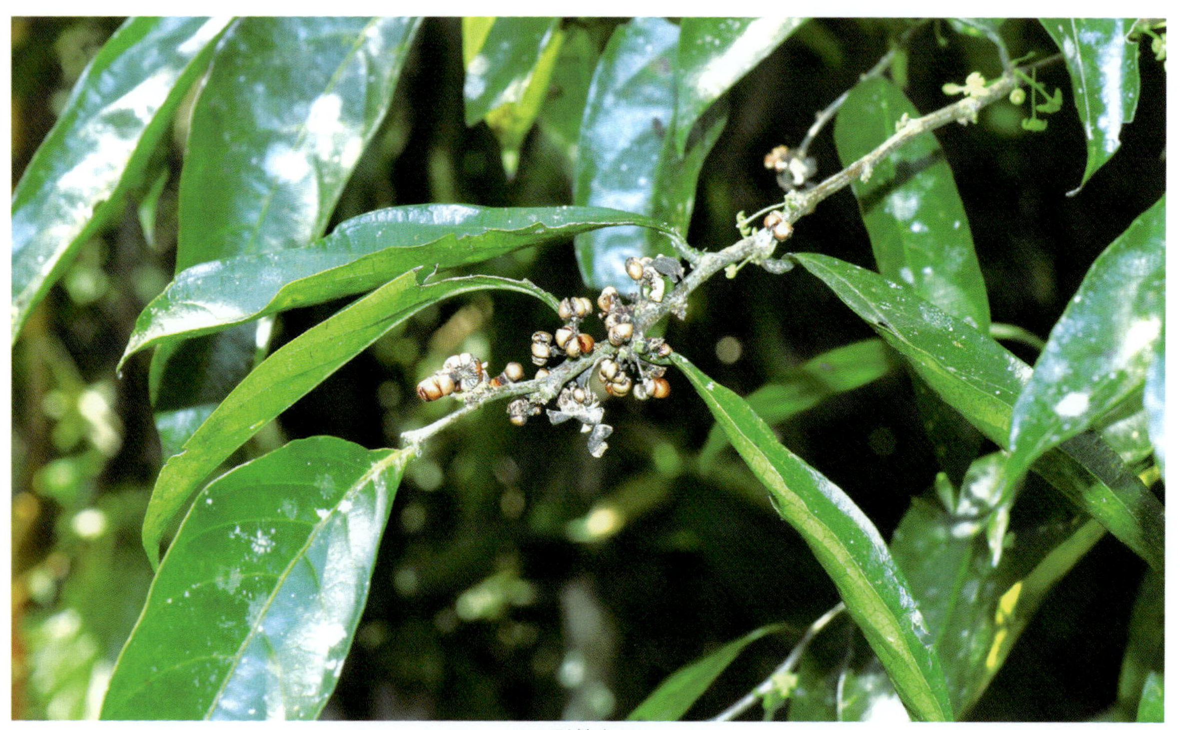

四裂算盘子

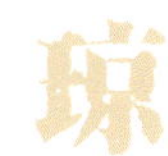

| 分布区域 | 海南有分布记录。亦分布于中国广东、广西、台湾、贵州、云南。越南、泰国、缅甸、不丹、尼泊尔、印度也有分布。

| 资　源 | 生于海拔 100~1700m 的常绿阔叶林、溪边灌丛中，少见。

| 采收加工 | 全年均可采，洗净，晒干。

| 功能主治 | 外用于湿疹、痈疮肿毒、牛皮癣。

| 附　注 | 在 FOC 中，其学名被修订为 *Glochidion ellipticum* Wight。

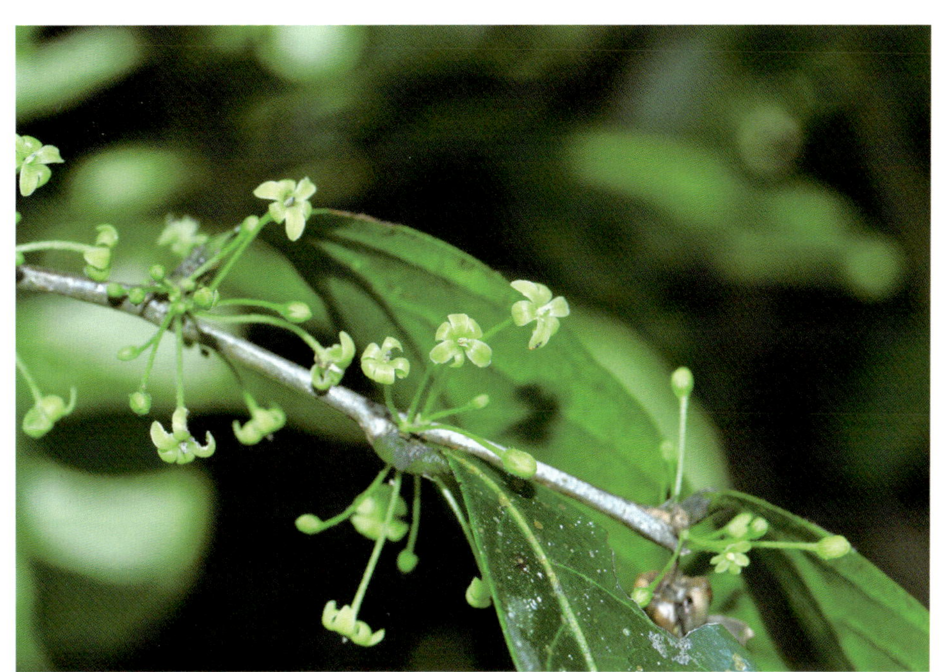

大戟科 Euphorbiaceae 橡胶树属 *Hevea*

橡胶树 *Hevea brasiliensis* (Willd. ex A. Juss.) Müll. Arg.

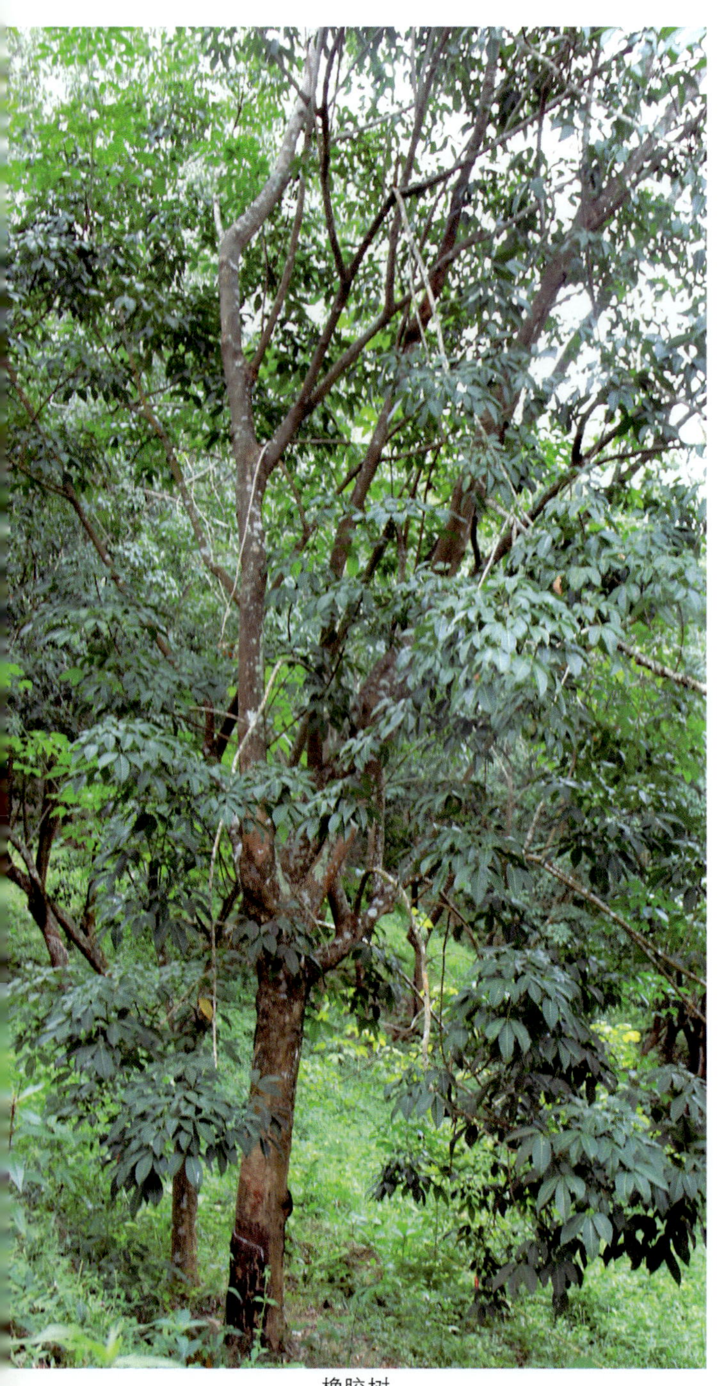
橡胶树

中药名

橡胶树（药用部位：叶、树皮、种子、乳汁）

植物形态

大乔木，高可达 30m，有丰富的乳汁。指状复叶具小叶 3；叶柄长达 15cm，先端有 2（3~4）腺体；小叶椭圆形，长 10~25cm，宽 4~10cm，先端短尖至渐尖，基部楔形，全缘，两面无毛；侧脉 10~16 对，网脉明显；小叶柄长 1~2cm。花序腋生，圆锥状，长达 16cm，被灰白色短柔毛；雄花花萼裂片卵状披针形，长约 2mm；雄蕊 10，排成 2 轮，花药 2 室，纵裂；雌花花萼与雄花同，但较大；子房（2~）3（~6）室，花柱短，柱头 3。蒴果椭圆状，直径 5~6cm，有 3 纵沟，先端有喙尖，基部略凹，外果皮薄，干后有网状脉纹，内果皮厚、木质；种子椭圆状，淡灰褐色，有斑纹。花期 5~6 月。

分布区域

产于海南万宁、琼中、儋州、临高、屯昌、琼海。中国广东、广西、福建、云南亦有栽培。原产于巴西。

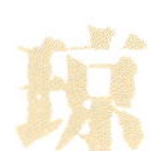

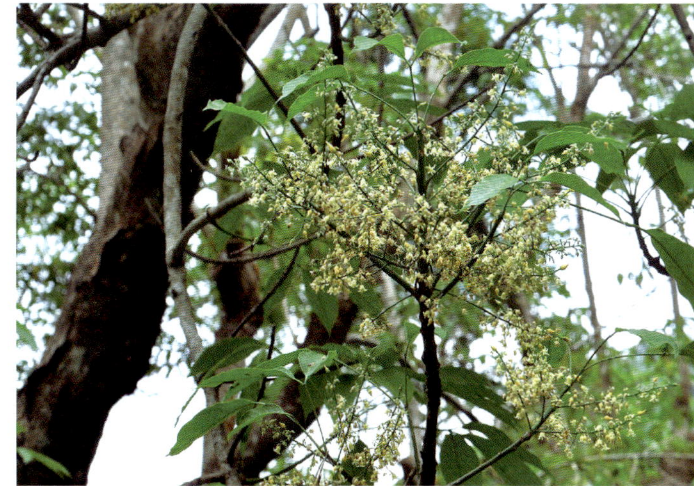

资　源

生于旷野或田间，常见。

采收加工

夏、秋季采收，鲜用或晒干。

功能主治

叶、树皮：祛瘀消肿，止血止痛，杀虫止痒。用于跌打损伤、水火烫伤、湿疹、皮肤瘙痒。从树干割取的弹性橡胶：用于制造橡胶膏药。种子：泻下。用作催泻剂。

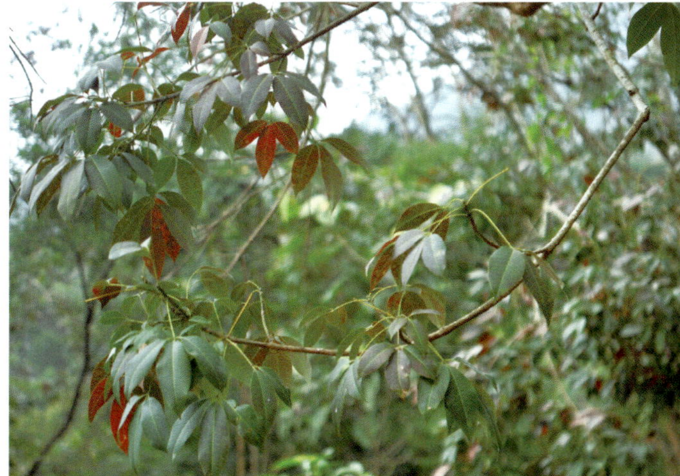

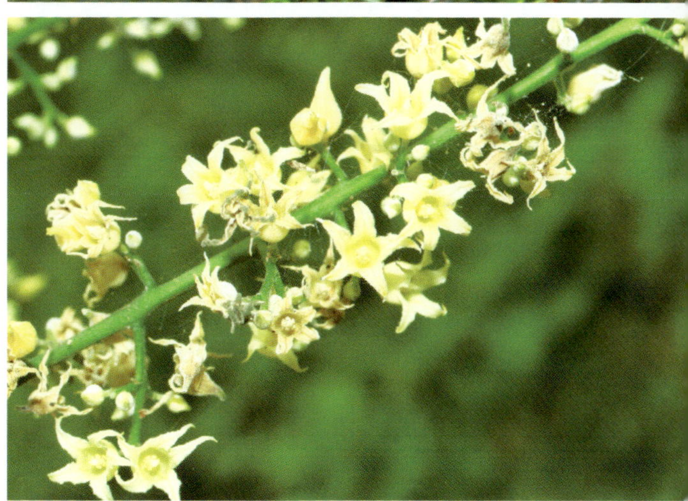

大戟科 Euphorbiaceae 水柳属 *Homonoia*

水柳 *Homonoia riparia* Lour.

中药名 水杨柳（药用部位：根）

植物形态 灌木，高1~3m；小枝具棱，被柔毛。叶纸质，互生，线状长圆形或狭披针形，长6~20cm，宽1.2~2.5cm，先端渐尖，具尖头，基部急狭或钝，全缘或具疏生腺齿，上面疏生柔毛或无毛，下面密生鳞片和柔毛；侧脉9~16对，网脉略明显；叶柄长5~15mm；托叶钻状，长5~8mm，脱落。雌雄异株，花序腋生，长5~10cm；苞片近卵形，长1.5~2mm，小苞片2，三角形，长约1mm，花单生于苞腋；雄花花萼裂片3，长3~4mm，被短柔毛，雄蕊众多，花丝合生成约10雄蕊束，花药小，药室几分离；花梗长0.2mm；雌花萼片5，长圆形，先端渐尖，长1~2mm，被短柔毛；子房球形，密被紧贴的柔毛，花柱3，长4~7mm，基部合生，柱头密生羽毛状突起。蒴果近球形，

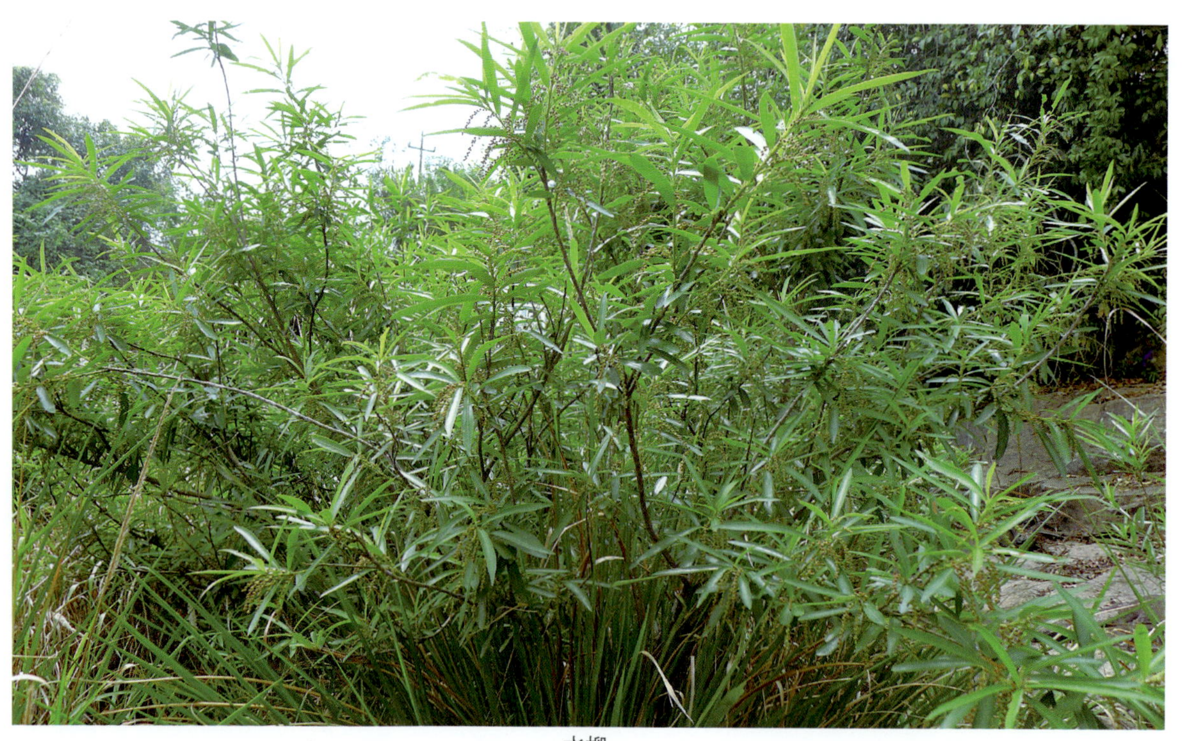

水柳

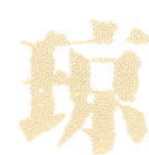

直径 3~4mm，被灰色短柔毛；种子近卵状，长约 2mm，外种皮肉质，干后淡黄色，具皱纹。花期 3~5 月，果期 4~7 月。

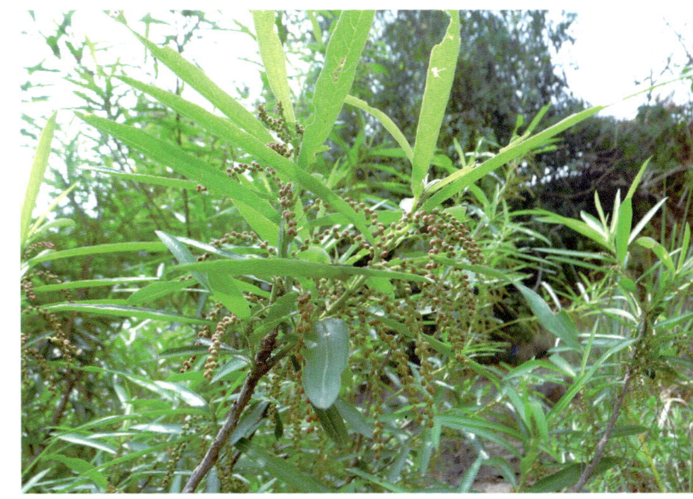

| 分布区域 |

产于海南三亚、乐东、昌江、白沙、保亭、陵水、万宁、琼中。亦分布于中国广西、台湾、贵州。印度、东南亚各国也有分布。

| 资　　源 |

生于河边，常见。

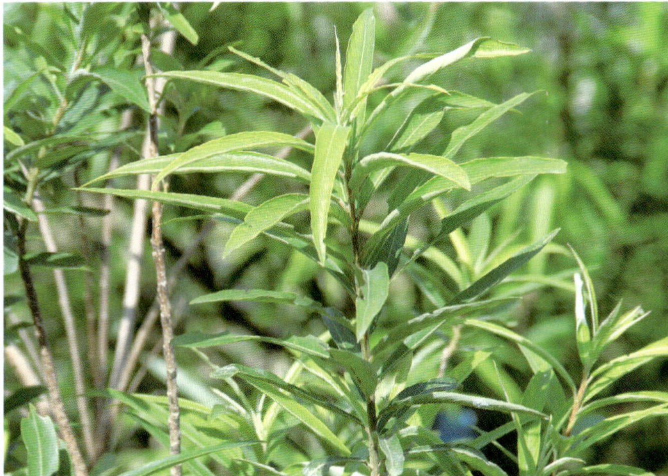

| 采收加工 |

全年均可采挖，洗净泥土，切片，晒干。

| 功能主治 |

清热利胆，消炎解毒。用于急慢性肝炎、黄疸、石淋、膀胱结石。

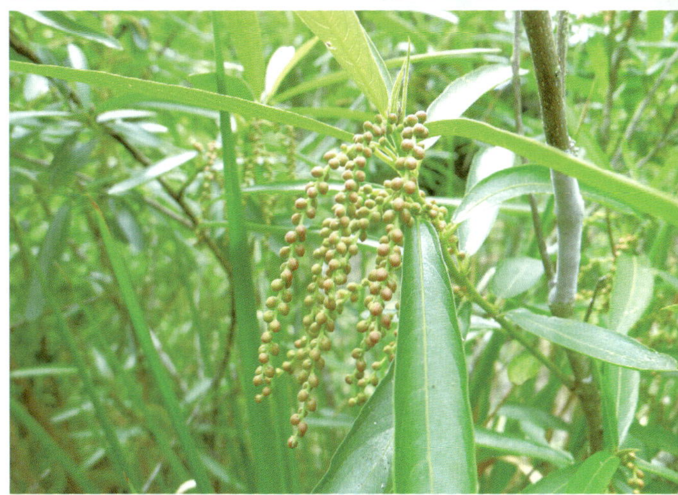

大戟科 Euphorbiaceae 麻疯树属 *Jatropha*

麻疯树 *Jatraopha curcas* L.

| 中 药 名 | 麻疯树（药用部位：叶、树皮、果实）

| 植物形态 | 灌木或小乔木，高 2~5m，具水状液汁，树皮平滑；枝条苍灰色，无毛，疏生突起皮孔，髓部大。叶纸质，近圆形至卵圆形，先端短尖，基部心形，全缘或 3~5 浅裂，上面亮绿色，无毛，下面灰绿色，初沿脉被微柔毛，后变无毛；掌状脉 5~7；叶柄长 6~18cm；托叶小。花序腋生，长 6~10cm，苞片披针形，长 4~8mm；雄花萼片 5，长约 4mm，基部合生；花瓣长圆形，黄绿色，长约 6mm，合生至中部，内面被毛；腺体 5，近圆柱状；雄蕊 10，外轮 5 离生，内轮花丝下部合生；雌花花梗花后伸长；萼片离生，花后长约 6mm；花瓣和腺体与雄花同；子房 3 室，无毛，花柱先端 2 裂。蒴果椭圆状或球形，长 2.5~3cm，黄色；种子椭圆状，长 1.5~2cm，黑色。花期 9~10 月。

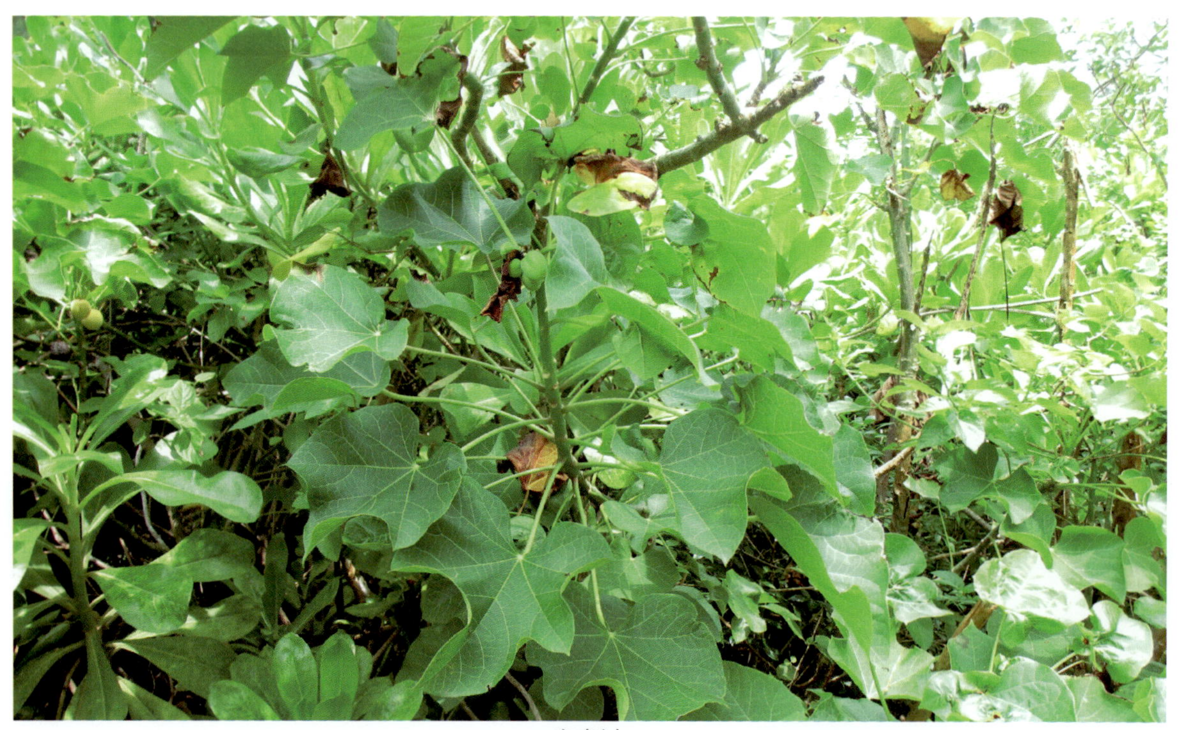

麻疯树

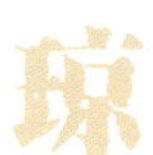

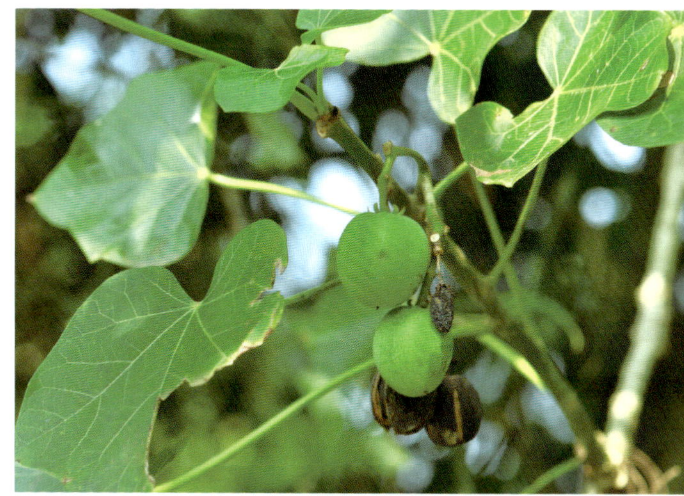

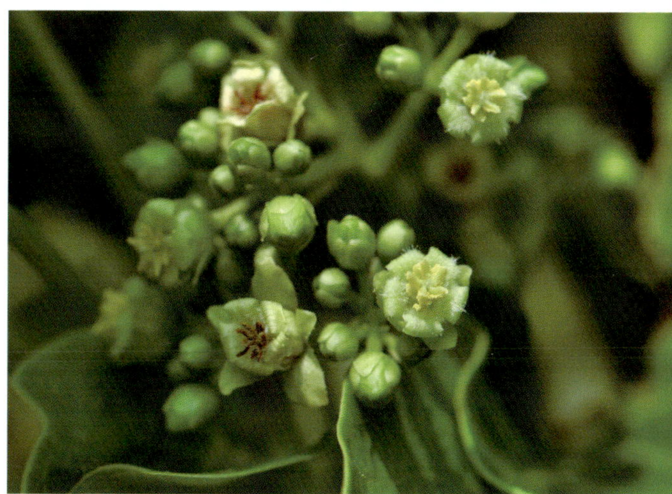

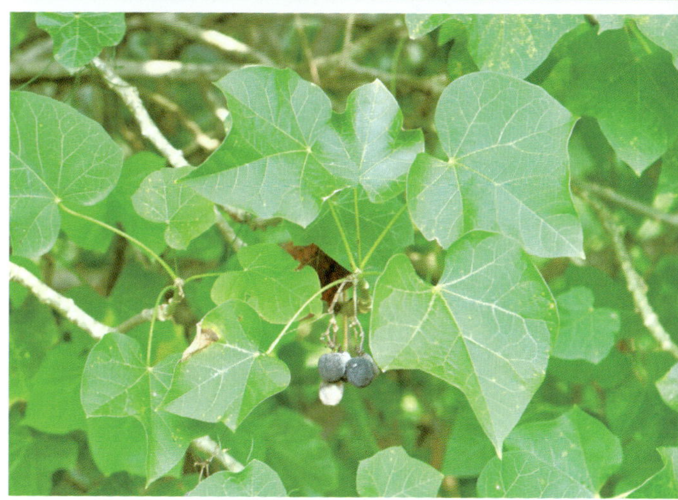

| 分布区域 |

产于海南三亚、乐东、昌江、白沙、五指山、陵水、万宁、琼中、儋州、澄迈。中国广东、广西、福建、台湾、云南、四川有栽培。原产于美洲。

| 资　　源 |

多为栽培，亦有逸为野生，常见。

| 采收加工 |

叶、树皮：全年均可采收，洗净，鲜用或晒干。果实：秋季成熟时采摘，去净果柄及杂质，晒干或榨油备用。

| 功能主治 |

叶、树皮：散瘀消肿，止血止痒。用于跌打肿痛、创伤出血、皮肤瘙痒、麻风、头癣、慢性溃疡、关节挫伤、阴道滴虫、湿疹、脚癣。种子：用于皮肤病。还可用作通便药、呕吐药。

| 附　　注 |

根：喀麦隆用煎剂治疗高血压和性传播疾病，亦有利尿作用。

大戟科 Euphorbiaceae 麻疯树属 *Jatropha*

琴叶珊瑚 *Jatropha pandurifolia* Andrews

| 中 药 名 | 琴叶珊瑚（药用部位：叶）

| 植物形态 | 常绿灌木。单叶互生，倒阔披针形，常丛生于枝条先端；叶基有2~3对锐刺，叶端渐尖，叶面为浓绿色，叶背为紫绿色，叶柄具茸毛，叶面平滑。聚伞花序，花瓣5，花冠红色；且为单性花，雌雄同株，各自着生于不同的花序上；另有粉红品种。蒴果成熟时呈黑褐色。

| 分布区域 | 海南有栽培。中国华南其他区域亦有栽培。原产于古巴以及西印度群岛。

| 采收加工 | 全年均可采收，洗净，鲜用或晒干。

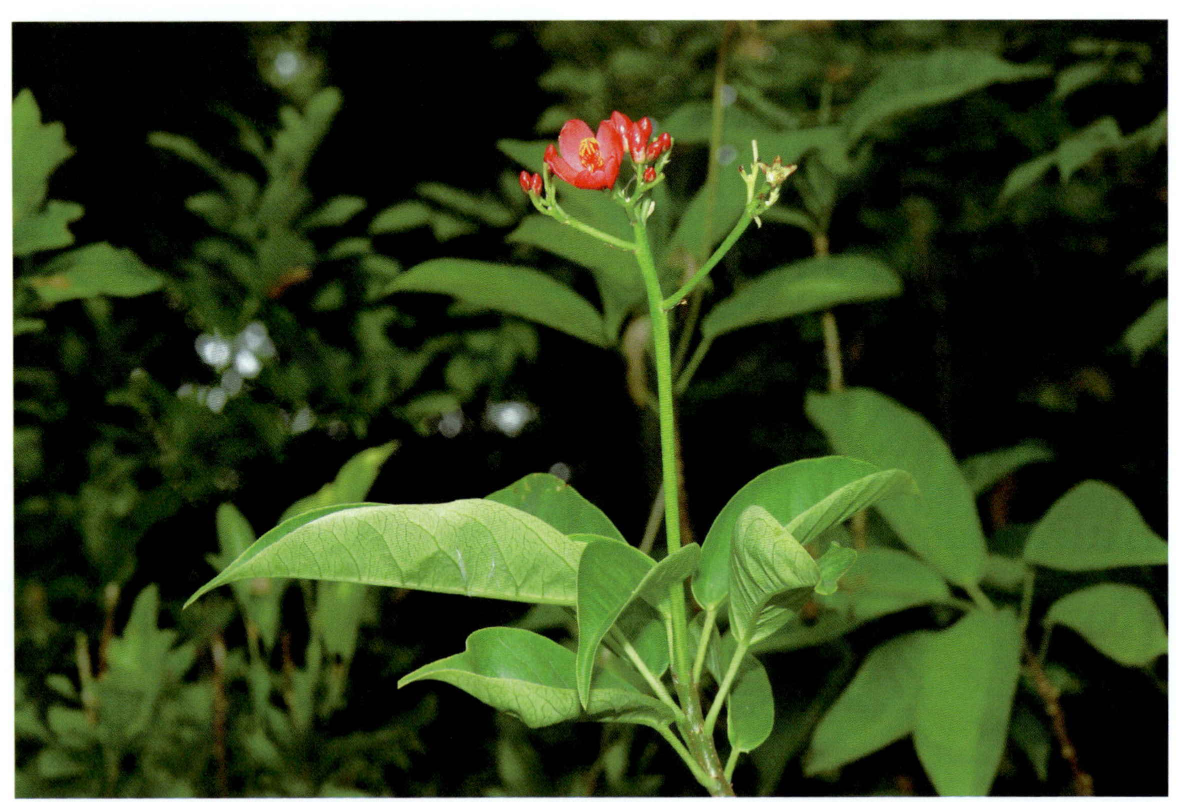

琴叶珊瑚

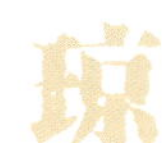

功能主治 同属植物多用于散瘀消肿和跌打肿痛。但本种的功能主治少有报道，有待进一步研究。

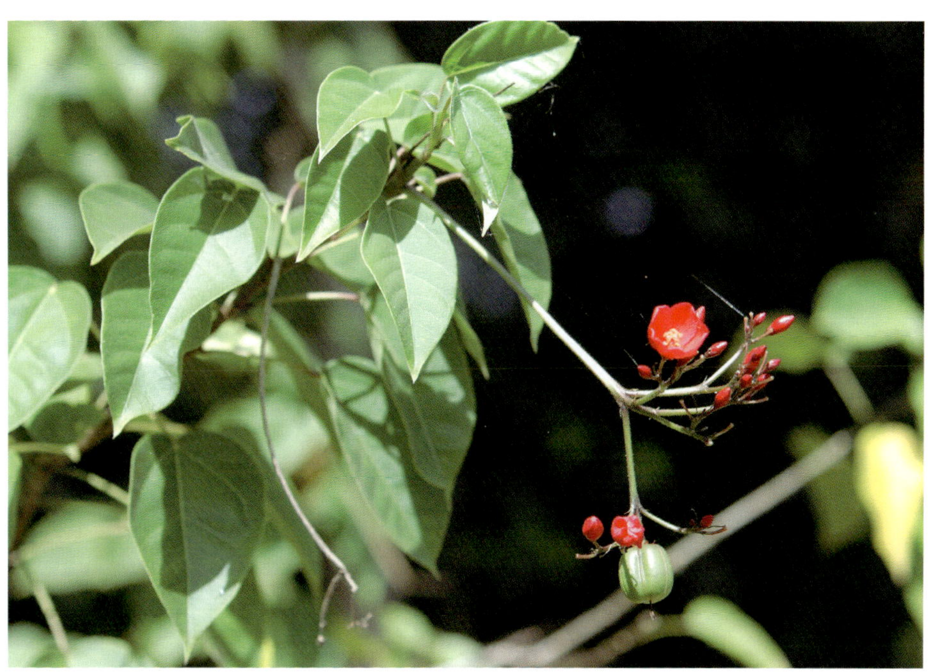

大戟科 Euphorbiaceae 麻疯树属 *Jatropha*

佛肚树 *Jatropha podagrica* Hook.

| 中 药 名 | 佛肚树（药用部位：全株）

| 植物形态 | 直立灌木，不分枝或少分枝，高 0.3~1.5m，茎基部或下部通常膨大成瓶状；枝条粗短，肉质，具散生突起皮孔，叶痕大且明显。叶盾状着生，轮廓近圆形至阔椭圆形，先端圆钝，基部截形或钝圆，全缘或 2~6 浅裂，上面亮绿色，下面灰绿色，两面无毛；掌状脉 6~8，其中上部 3 直达叶缘；叶柄长 8~16cm，无毛；托叶分裂呈刺状，宿存。花序顶生，具长总梗，分枝短，红色，花萼长约 2mm，裂片近圆形，长约 1mm；花瓣倒卵状长圆形，长约 6mm，红色；雄花雄蕊 6~8，基部合生，花药与花丝近等长；雌花子房无毛，花柱 3，基部合生，先端 2 裂。蒴果椭圆状，长 13~18mm，直径约 15mm，具 3 纵沟；种子长约 1.1cm，平滑。花期几全年。

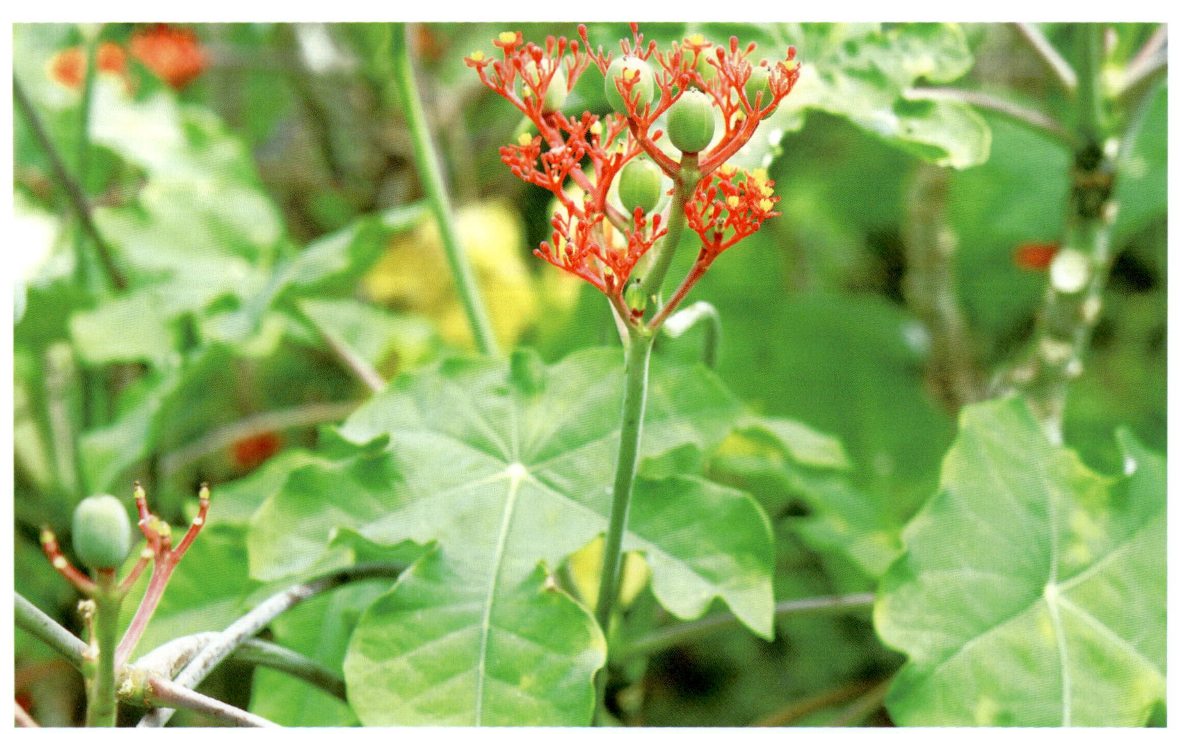

佛肚树

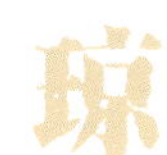

| 分布区域 | 产于海南海口、万宁。中国广东、广西、福建、云南亦有栽培。原产于中美洲，现世界广泛栽培。

| 资　　源 | 生于屋旁、林缘、山坡草丛中。

| 采收加工 | 全年均可采，洗净，鲜用或切片晒干。

| 功能主治 | 清热解毒，消肿止痛，利尿。用于发热、毒蛇咬伤、小便不利、性病。

| 附　　注 | 茎、根：非洲民间用于黄疸、淋病。从茎中分离得到四甲基吡嗪（川芎嗪），此化合物即是川芎的有效成分，临床已用于缺铁性心脑血管疾病，疗效良好。

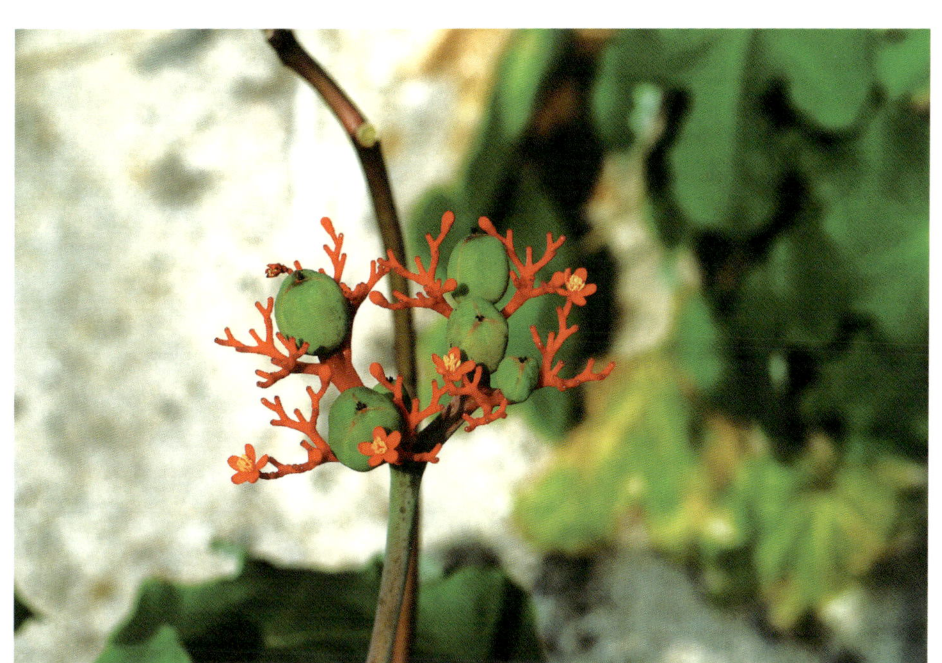

大戟科 Euphorbiaceae 麻疯树属 *Jatropha*

棉叶珊瑚花 *Jatropha gossypiifolia* L.

中 药 名 棉叶珊瑚花（药用部位：种子油、叶或全株）

植物形态 多年生落叶灌木或小乔木，株高 2~6m。树皮光滑，苍白色；具乳汁，无毛。全株有毒。嫩叶紫红色，渐变绿色；叶背紫红色。单叶互生，近革质，掌状 3 或 4 深裂，裂片线状披针形或羽状，叶缘具锯齿，叶柄长 10~25cm，具刚毛，紫红色；托叶细裂为刚毛状，长约 2cm。花红色，雄花花瓣长约 4mm，雌花花瓣长 6~7mm。聚伞花序，腋生；花总梗长，被毛，中部以上分枝。雄花花萼长 2~3mm，裂片 5，近圆形，无毛；雌花花萼同；雄花花瓣 5，匙形；雌花花瓣同；花单性，雌雄同株；开花时往往雄花多，雌花少。蒴果近球形，直径约 2.5cm，嫩果绿色，成熟时裂成 3 个 2 瓣裂的分果爿，成熟种子为黑色。花期 7~12 月。

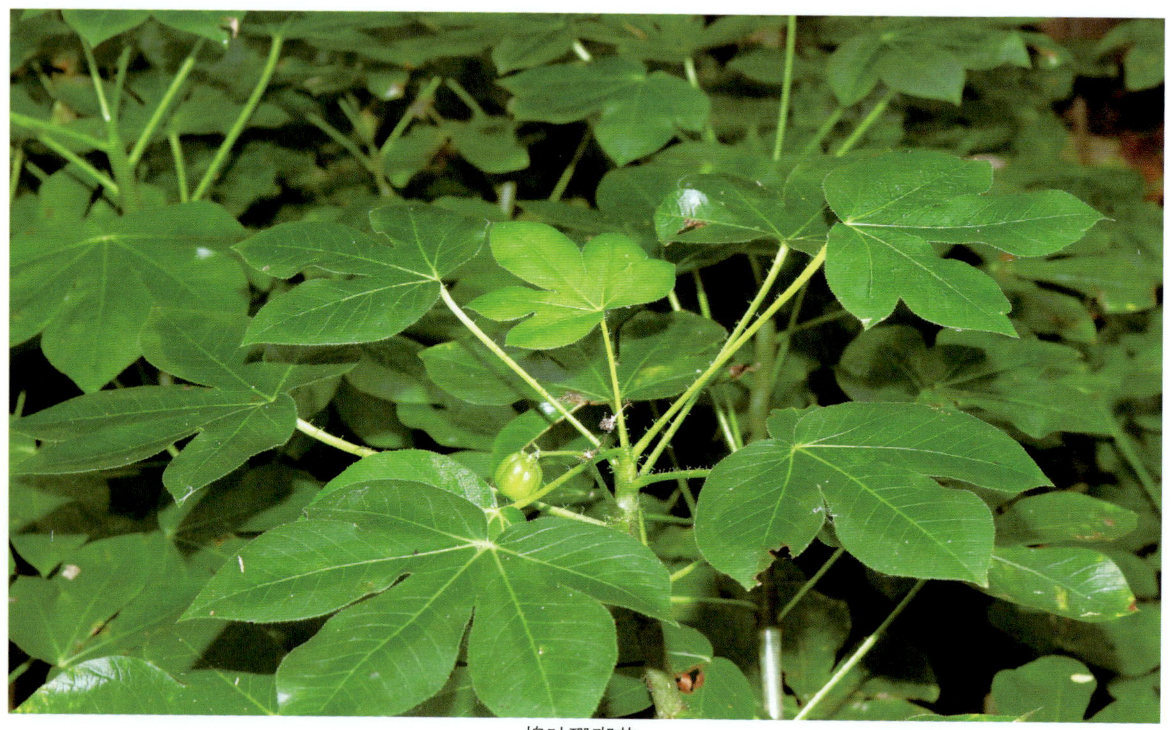

棉叶珊瑚花

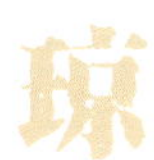

| **分布区域** | 海南有栽培。原产于南美洲。

| **资　　源** | 海南有少量栽培，资源量小。

| **采收加工** | 叶和全株全年均可采收，洗净，鲜用或晒干。

| **功能主治** | 种子油：通便。用于躯体痛。叶：马来西亚捣碎外用于乳腺肿胀、皮肤瘙痒、疖子。浸剂：用于性病。菲律宾用作毒鱼剂。全株：用于牙痛。乳汁：用于脓肿、烫伤、溃疡。植物水提物：有抗疟活性。

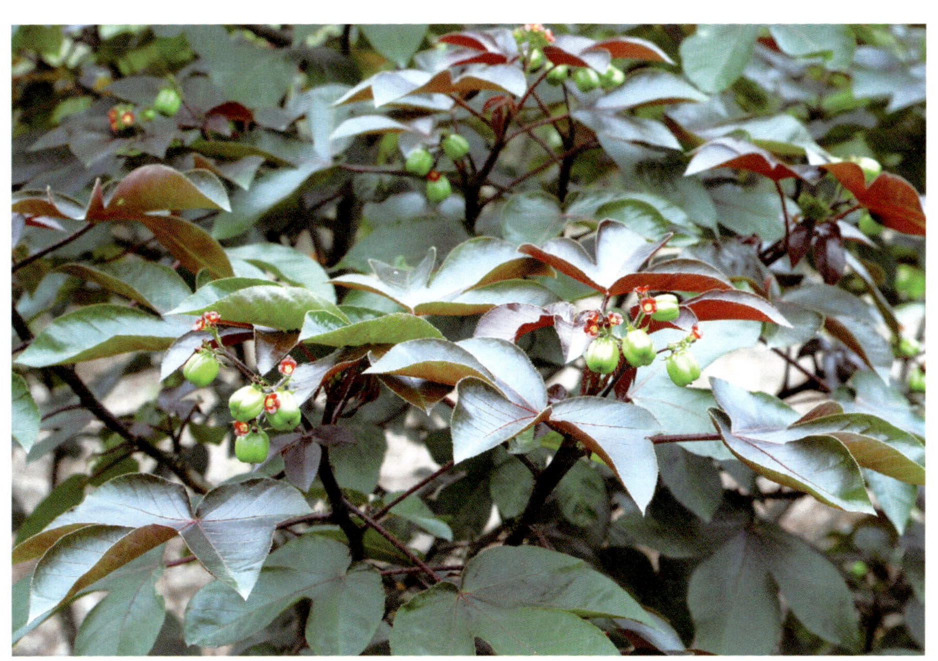

大戟科 Euphorbiaceae 白茶树属 *Koilodepas*

白茶树 *Koilodepas hainanense* (Merr.) Airy-Shaw

|中 药 名| 白茶树（药用部位：叶）

|植物形态| 乔木或灌木，高 3~15m；嫩枝密生灰黄色星状短柔毛，小枝无毛。叶纸质或薄革质，长椭圆形或长圆状披针形，长（8~）12~32cm，宽（2~）3~8.5cm，先端渐尖，基部阔楔形、圆钝或微心形，边缘具细钝齿或圆齿，两面无毛，干后暗褐色；侧脉两面均明显；叶柄长 5~10mm，被绒毛；托叶披针形，长 5~7mm。花序穗状，长 4~6（~10）cm，被绒毛；苞片阔卵形，长 1.5~2.5mm；雄花 5~11 排成的团伞花序，稀疏排列在花序轴上，雌花 1~3，生于花序基部；雄花花萼长约 1mm，具短星状毛，萼裂片 3~4；雄蕊 3~5，花丝短，基部合生，药室叉开；不育雌蕊球形，小；雌花花萼杯状，长 3~4mm，萼裂片 5~6，披针形或卵形，被绒毛；子房陀螺状，长约 3mm，3 室，密生

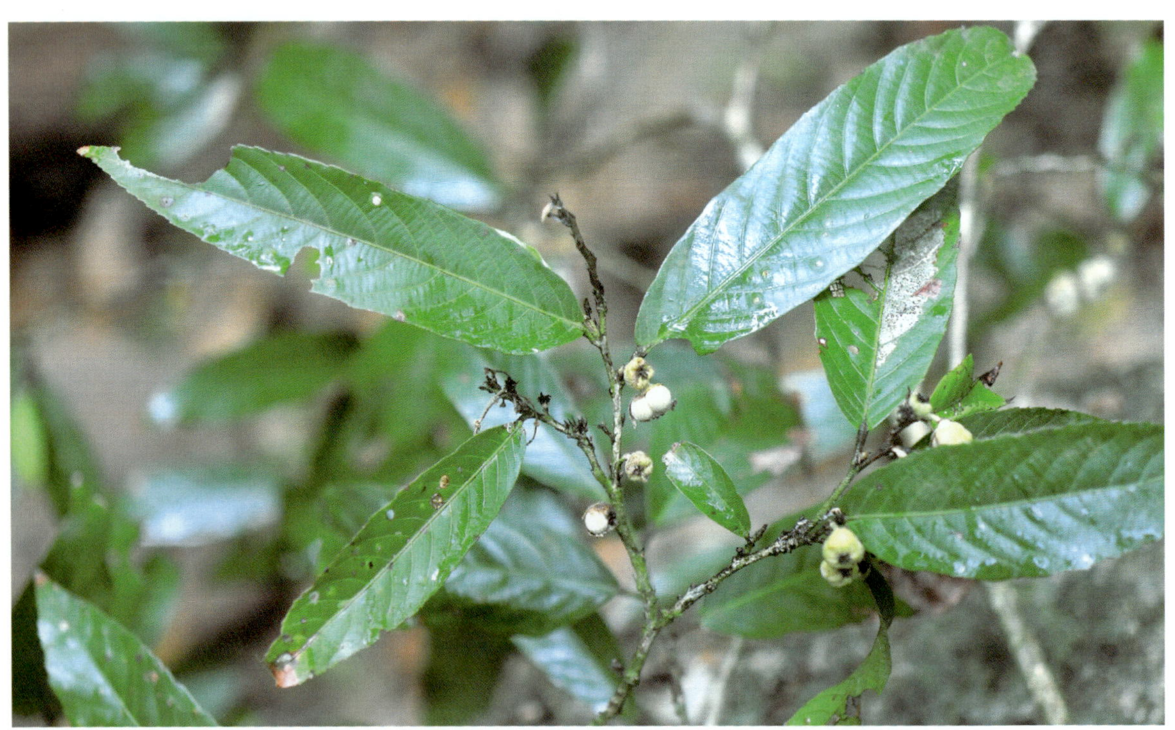

白茶树

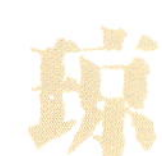

短星状毛，花柱长约 2.5mm，上部开展，多裂，密生羽毛状突起。蒴果扁球形，褐色，直径约 1.7cm，被短绒毛，内果皮木质；宿萼膜质，直径约 1.7cm，疏生星状毛；果梗长 3~4mm，被绒毛；种子近球形，直径约 8mm，具斑纹。花期 3~4 月，果期 4~5 月。

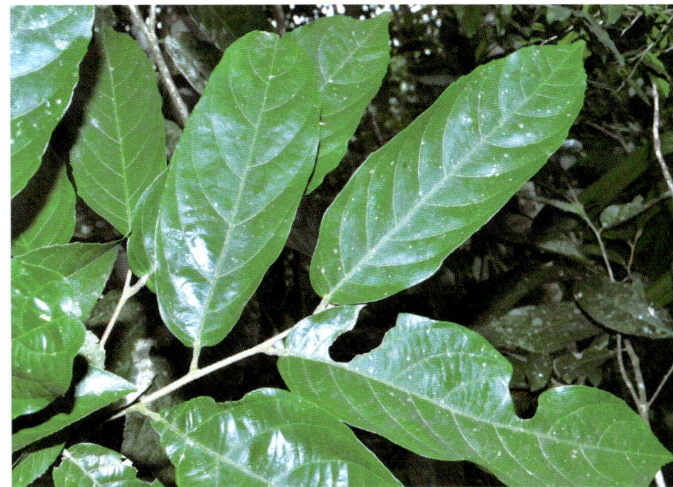

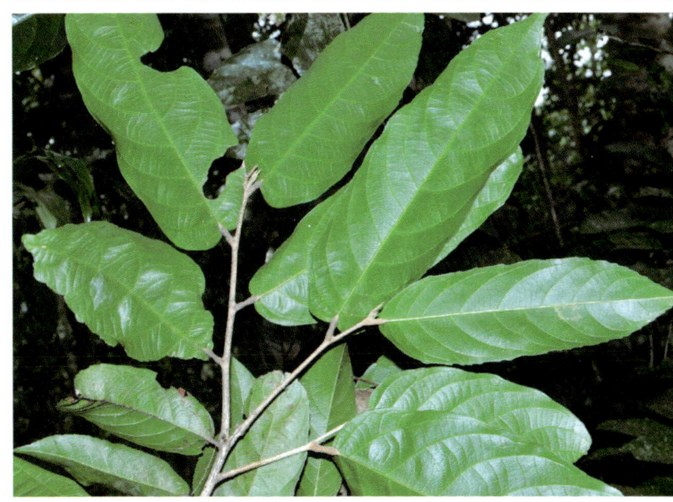

| 分布区域 |

产于海南三亚、乐东、白沙、保亭、万宁、琼中、儋州、澄迈、琼海、文昌。越南北部也有分布。

| 资　　源 |

生于林中或灌丛中，常见。

| 采收加工 |

全年均可采收，洗净，鲜用或晒干。

| 功能主治 |

本种的功能主治鲜有报道，有待进一步研究。

大戟科 Euphorbiaceae 血桐属 *Macaranga*

刺果血桐 *Macaranga auriculata* (Merr.) Airy-Shaw

中药名 刺果血桐（药用部位：根）

植物形态 乔木，高 5~15m；小枝初被毛，毛逐渐全脱落。叶纸质，椭圆形至阔披针形，长 8~13（~16）cm，宽 3~4（~6）cm，先端长渐尖，基部微耳状心形，两侧各具斑状腺体 1~2，边全缘或浅波状，具疏生腺齿；下面具颗粒状腺体，沿中脉具疏毛；侧脉 8~10 对；叶柄长 2~3.5cm，疏生长毛；托叶钻状，长 2.5~3mm，脱落。雄花序总状或为少分枝的复总状花序，长 6~9cm，花序轴疏生柔毛；苞片长卵形，长 2~3mm，被毛，偶有数枚披针形、叶状，长 1~2cm，苞腋具花 5~7，花梗长 1.5mm，被短柔毛；雄花萼片 3（~4），长卵形，具疏柔毛；雄蕊 12~16，花药 4 室。雌花序总状，长 4~6cm，花序轴具疏柔毛，苞片 4~7，疏生，其中 2~3 叶状、披针形，长 1~1.2cm，

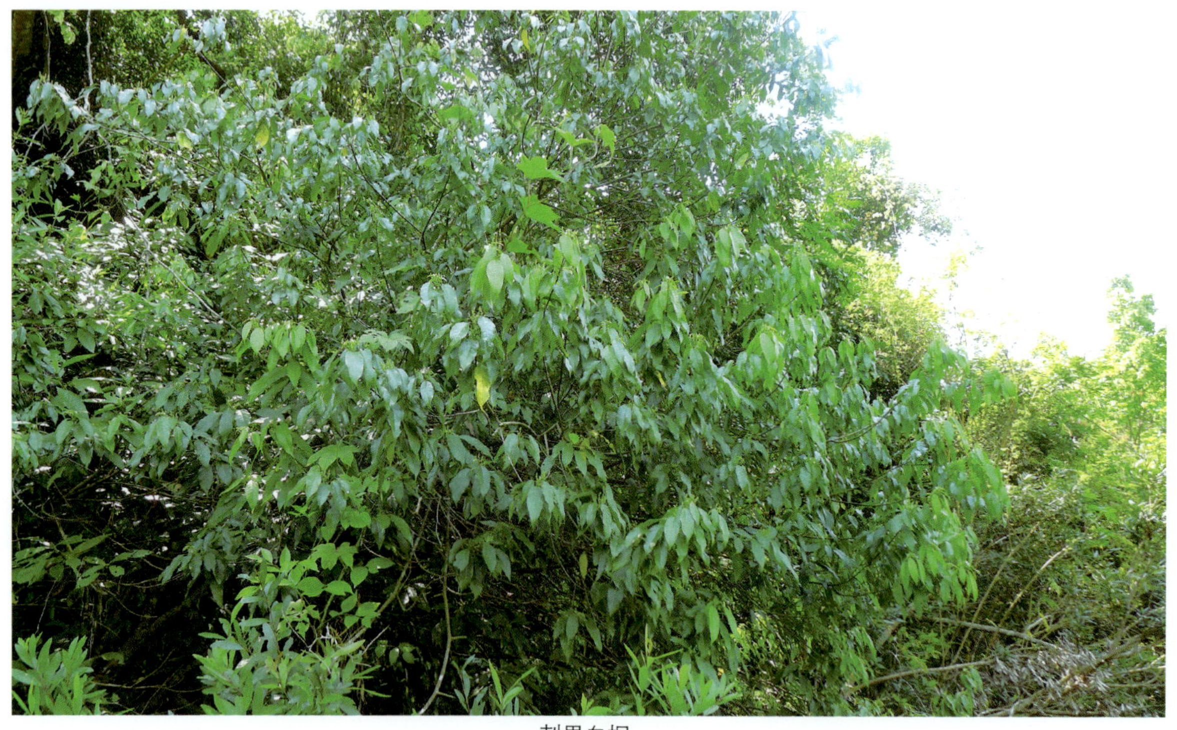

刺果血桐

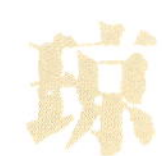

宽 3~4mm，边缘具小齿，无毛，其余为卵状三角形，长约 1mm，被柔毛；雌花萼片 3~4，披针形，长约 2mm，被毛，宿存；子房 2 室，具数枚或多枚圆锥状软刺，长 1~2mm，花柱 2，线状，长 7~12mm，近基部合生，具乳头状突起；花梗长 1~2（~6）mm，被短柔毛。蒴果双球形，长 6mm，宽 12mm，具数枚或多枚软刺和颗粒状腺体；种子近球形，直径 5mm，黑褐色，具斑纹。花期 1~5 月，果期 5~6 月。

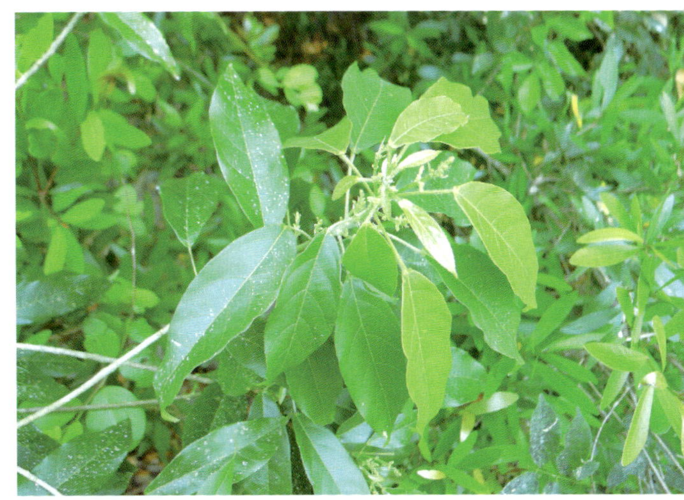

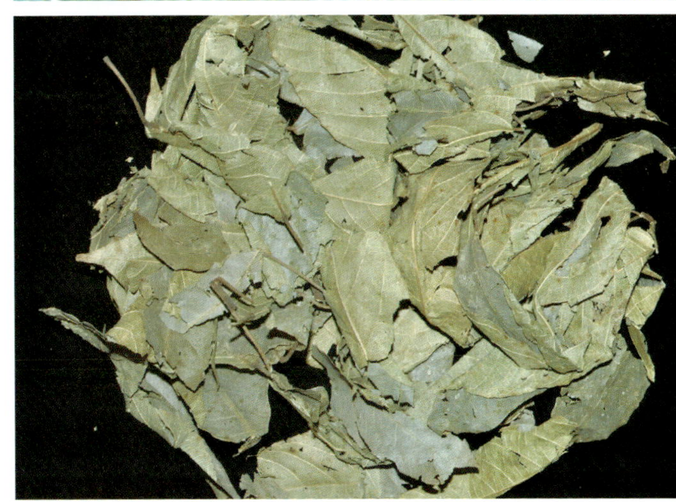

| 分布区域 |

产于海南昌江、白沙、保亭、万宁、琼中、儋州、琼海。亦分布于中国广东、广西、福建。亚洲东南部也有分布。

| 资　　源 |

生于密林中，常见。

| 采收加工 |

全年均可采收，洗净，鲜用或晒干。

| 功能主治 |

同属的血桐多用于解热、止血以及外用敷治创伤。本种植物形态特征与其相似，但功能主治少有报道，有待进一步研究。

| 附　　注 |

在 FOC 中，其学名被修订为 *Macaranga lowii* King ex Hook. f。

大戟科 Euphorbiaceae 血桐属 *Macaranga*

中平树 *Macaranga denticulata* (Bl.) Muell. Arg.

中 药 名 中平树根（药用部位：根），中平树皮（药用部位：茎皮）

植物形态 乔木，高 3~10（~15）m；嫩枝、叶、花序和花均被锈色或黄褐色绒毛；小枝粗壮，具纵棱，绒毛呈粉状脱落。叶纸质或近革质，三角状卵形或卵圆形，长 12~30cm，宽 11~28cm，盾状着生，先端长渐尖，基部钝圆或近平截，稀浅心形，两侧通常各具斑状腺体 1~2，下面密生柔毛或仅脉序上被柔毛，具颗粒状腺体，叶缘微波状或近全缘，具疏生腺齿；掌状脉 7~9，侧脉 8~9 对；叶柄长 5~20cm，被毛或无毛；托叶披针形，长 7~8mm，被绒毛，早落。雄花序圆锥状，长 5~10cm，苞片近长圆形，长 2~3mm，被绒毛，边缘具 2~4 腺体，或呈鳞片状，长 1mm，苞腋具花 3~7；雄花花萼（2~）3 裂，长约 1mm，雄蕊 9~16（~21），花药 4 室；花梗长 0.5mm。雌花序圆锥状，

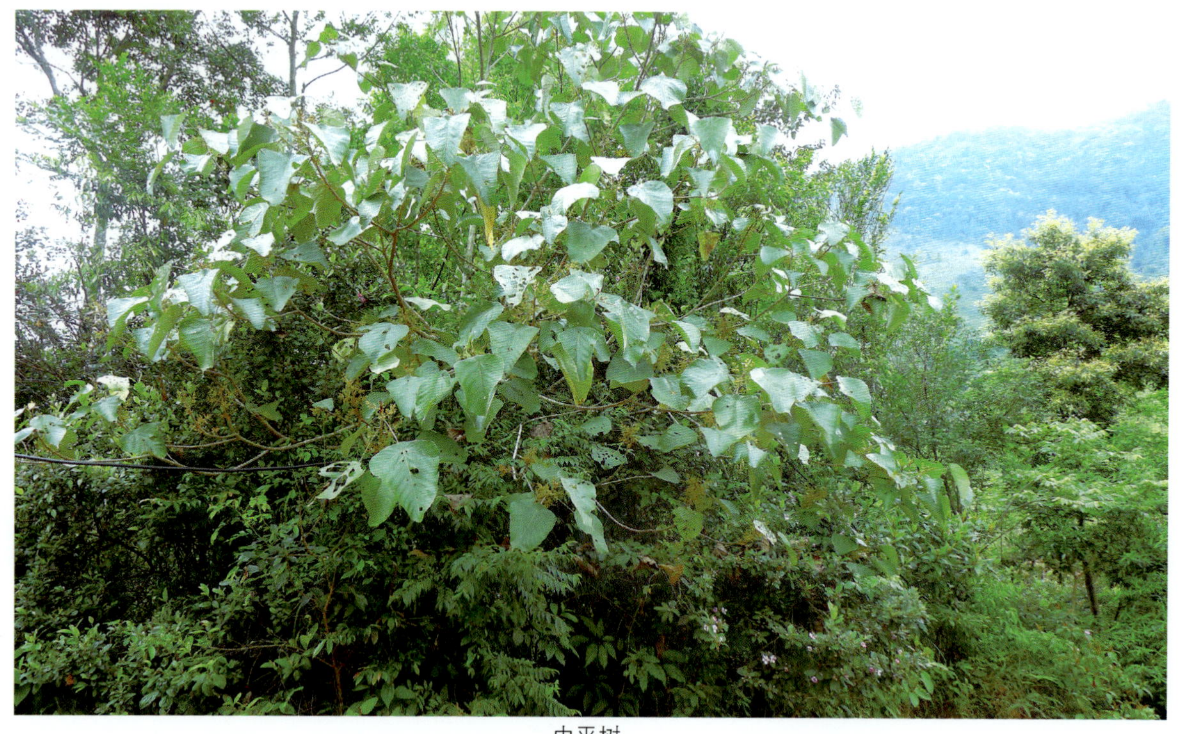

中平树

长 4~8cm，苞片长圆形或卵形、叶状，长 5~7mm，边缘具腺体 2~6，或呈鳞片状；雌花花萼 2 浅裂，长 1.5mm；子房 2 室，稀 3 室，沿背缝线具短柔毛，花柱 2（~3），长 1mm；花梗长 1~2mm。蒴果双球形，长 3mm，宽 5~6mm，具颗粒状腺体；宿萼 3~4 裂；果梗长 3~5mm。花期 4~6 月，果期 5~8 月。

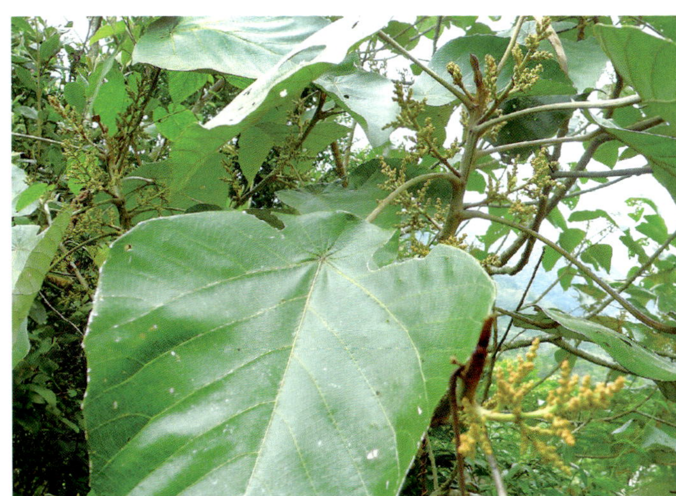

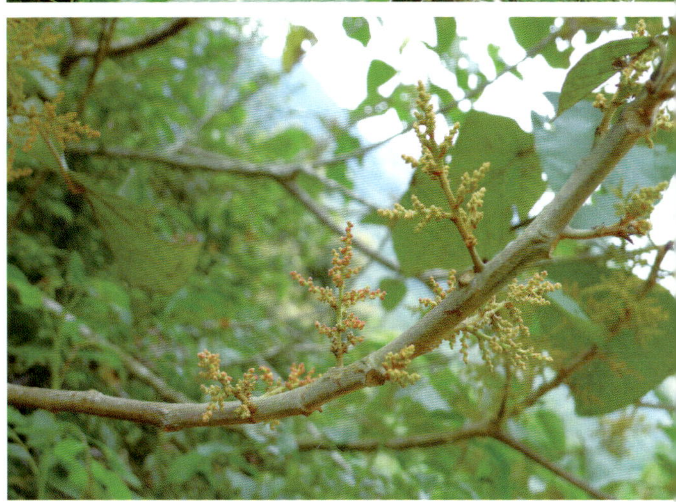

| 分布区域 |

产于海南三亚、乐东、东方、昌江、白沙、五指山、保亭、陵水、万宁、澄迈、屯昌、琼海。亦分布于中国广西、贵州、云南、西藏。东南亚及印度也有分布。

| 资　　源 |

生于林中，常见。

| 采收加工 |

根：全年均可采挖，洗净，切片，晒干。茎皮：全年均可采剥，洗净，晒干。

| 功能主治 |

根：行气止痛，清热利湿。用于黄疸型肝炎、胸胁胀满、胃痛、湿热、湿疹、妇人白带腥臭、阴肿阴痒。茎皮：清热消炎，泻下。用于腹水、便秘。尼泊尔制成浸膏剂外用于肿痛、内伤。

大戟科 Euphorbiaceae 血桐属 *Macaranga*

血 桐 *Macaranga tanarius* (L.) Müll. Arg.

| 中 药 名 | 血桐（药用部位：叶、根、树皮及根皮、心材）

| 植物形态 | 乔木，高5~10m；嫩枝、嫩叶、托叶均被黄褐色柔毛或有时嫩叶无毛；小枝粗壮，无毛，被白霜。叶纸质或薄纸质，近圆形或卵圆形，长17~30cm，宽14~24cm，先端渐尖，基部钝圆，盾状着生，全缘或叶缘具浅波状小齿，上面无毛。下面密生颗粒状腺体，沿脉序被柔毛；掌状脉9~11，侧脉8~9对；叶柄长14~30cm；托叶膜质，长三角形或阔三角形，长1.5~3cm，宽0.7~2cm，稍后凋落。雄花序圆锥状，长5~14cm，花序轴无毛或被柔毛；苞片卵圆形，长3~5mm，宽3~4.5mm，先端渐尖，基部兜状，边缘流苏状，被柔毛，苞腋具花约11；雄花萼片3，长约1mm，具疏生柔毛；雄蕊（4~）5~6（~10），花药4室；花梗长不及1mm，近无毛。雌花序圆锥状，

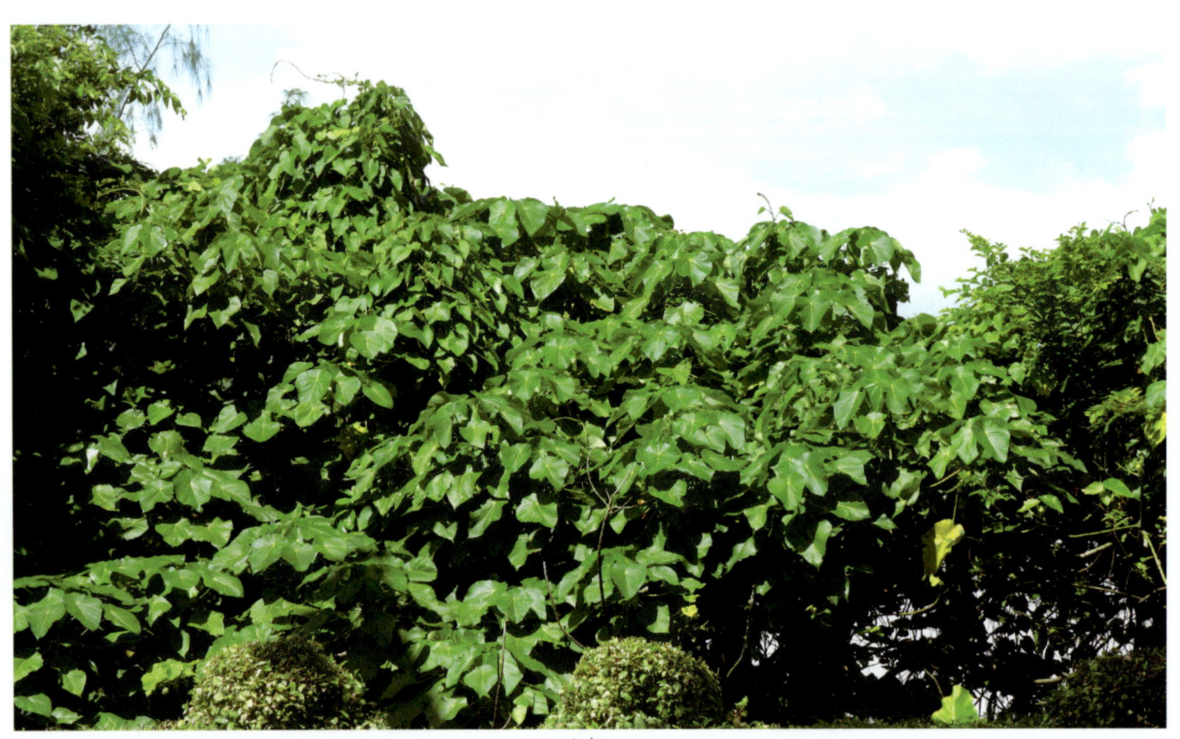

血桐

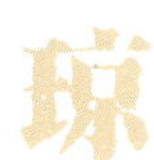

长 5~15cm，花序轴疏生柔毛；苞片卵形、叶状，长 1~1.5cm，先端渐尖，基部骤狭呈柄状，边缘篦齿状条裂，被柔毛；雌花花萼长约 2mm，2~3 裂，被短柔毛；子房 2~3 室，近脊部具软刺数枚，花柱 2~3，长约 6mm，稍呈舌状，疏生小乳头。蒴果具 2~3 分果爿，长 8mm，宽 12mm，密被颗粒状腺体和数枚长约 8mm 的软刺；果梗长 5~7mm，具微柔毛。种子近球形，直径约 5mm。花期 4~5 月，果期 6 月。

| 分布区域 | 产于海南昌江、白沙、五指山、琼中。亦分布于中国广西、福建、台湾、贵州、云南、四川、西藏、甘肃。亚洲、大洋洲、非洲、美洲热带和亚热带地区均有分布。

| 资　　源 | 生于沿海低山灌木林或次生林中。

| 采收加工 | 叶：全年均可采收，鲜用或晒干。根：夏、秋季采收，洗净，鲜用或切片晒干。

| 功能主治 | 根：解热，催吐，止血。中国台湾用于咯血。树皮、根皮：中国台湾用于痢疾。叶：外用敷治创伤。心材：中国台湾用于癌症。

| 附　　注 | 果实：含生物碱。茎：从中分得无羁萜-3β-醇，其对角叉菜胶引起的大鼠足跖肿有抗炎抑制作用。尚分得续随二萜酯，其有导泻作用。

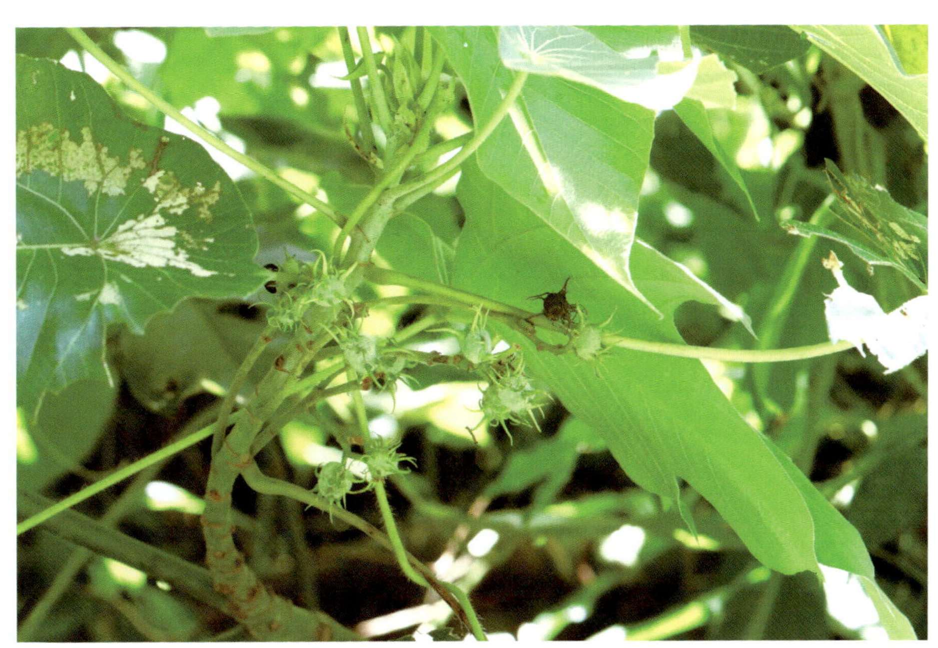

大戟科 Euphorbiaceae 野桐属 *Mallotus*

锈毛野桐 *Mallotus anomalus* Merr. & Chun

中药名 锈毛野桐（药用部位：根、叶）

植物形态 灌木，高1~3m；小枝、叶和花序均密被锈色星状短柔毛；树皮灰褐色。叶纸质，对生，同对的叶形状和大小稍不同，阔椭圆形、倒卵形或倒卵状椭圆形，长10~20cm，宽6~14cm，小型叶长5~13cm，宽3~8cm，先端急尖，基部圆形或钝，稀近心形，边近全缘或具疏齿，成长叶上面仅沿脉被毛，下面被锈色星状短柔毛；羽状脉，侧脉7~9对，近基部有斑状腺体2~4；叶柄长1~7cm；托叶卵状披针形，先端长渐尖，被星状毛或无毛。雌雄异株，雄花序总状，腋生，长2.5~4cm；苞片披针形，长约5mm，苞腋有雄花3~5；雄花花梗长1~3mm；花萼裂片3，长圆状卵形，长约4mm，被星状毛；雄蕊约25，花药2室，药隔稍宽，花丝长约4mm；雌花序总状，顶生

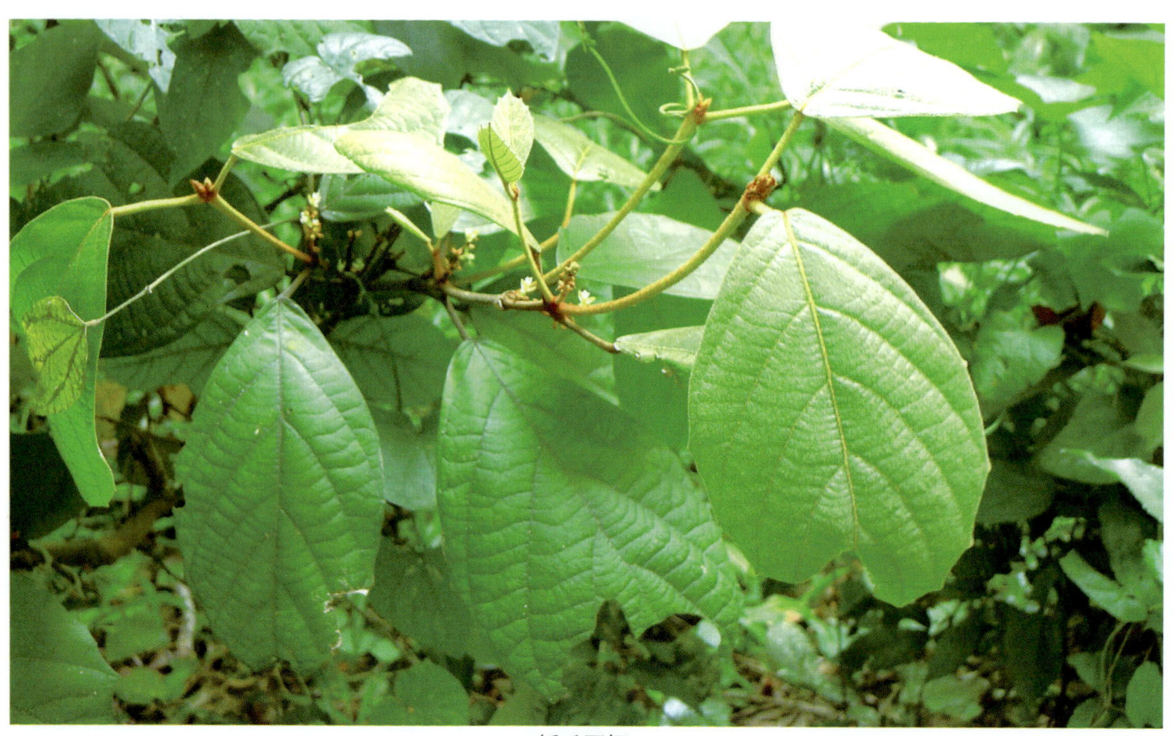

锈毛野桐

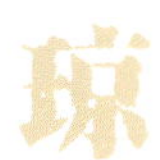

或腋生，长 2~4cm，有雌花 3~8，苞片长圆状卵形或卵状披针形，先端渐尖或急尖；雌花花梗长 2~4mm，果梗长达 2cm；花萼裂片 3，披针形，长 4~7mm；子房卵形，花柱基部合生，柱头长 2~3mm，密生羽毛状突起。蒴果球形，钝三棱，直径 1~1.2cm，密生细长软刺和锈色星状柔毛；种子卵形，稍三棱，长约 4mm，直径约 3mm，褐色，平滑。花期 5~10 月，果期 11~12 月。

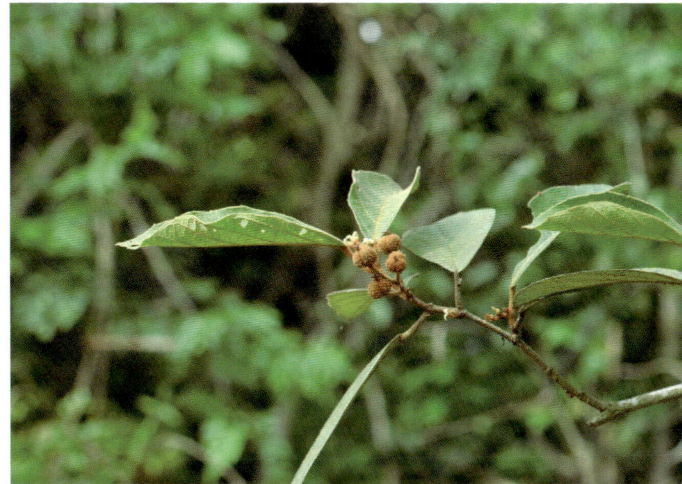

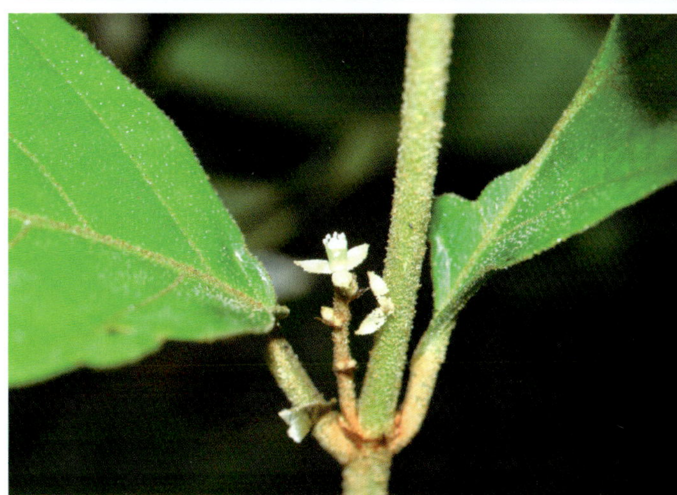

| 分布区域 |

产于海南大部分地区。

| 资　　源 |

生于低海拔林中，常见。海南特有种。

| 采收加工 |

叶：全年均可采收，鲜用或晒干。根：夏、秋季采收，洗净，鲜用或切片晒干。

| 功能主治 |

叶：清热解毒，利湿止痛，消炎止血。用于蜂窝织炎、中耳炎、疖肿、跌打损伤、外伤出血、湿疹。根：清热利湿，收敛固脱，活血消肿，健脾利肝。用于慢性肝炎、肝脾肿大、胃痛、风湿关节痛、流行性腮腺炎、尿路感染、带下病、产后身痛、子宫脱垂、妊娠水肿、目赤目翳、跌打损伤、脱肛。茎皮：清热解毒，消肿逐水。

大戟科 Euphorbiaceae 野桐属 *Mallotus*

白背叶 *Mallotus apelta* (Lour.) Muell. Arg.

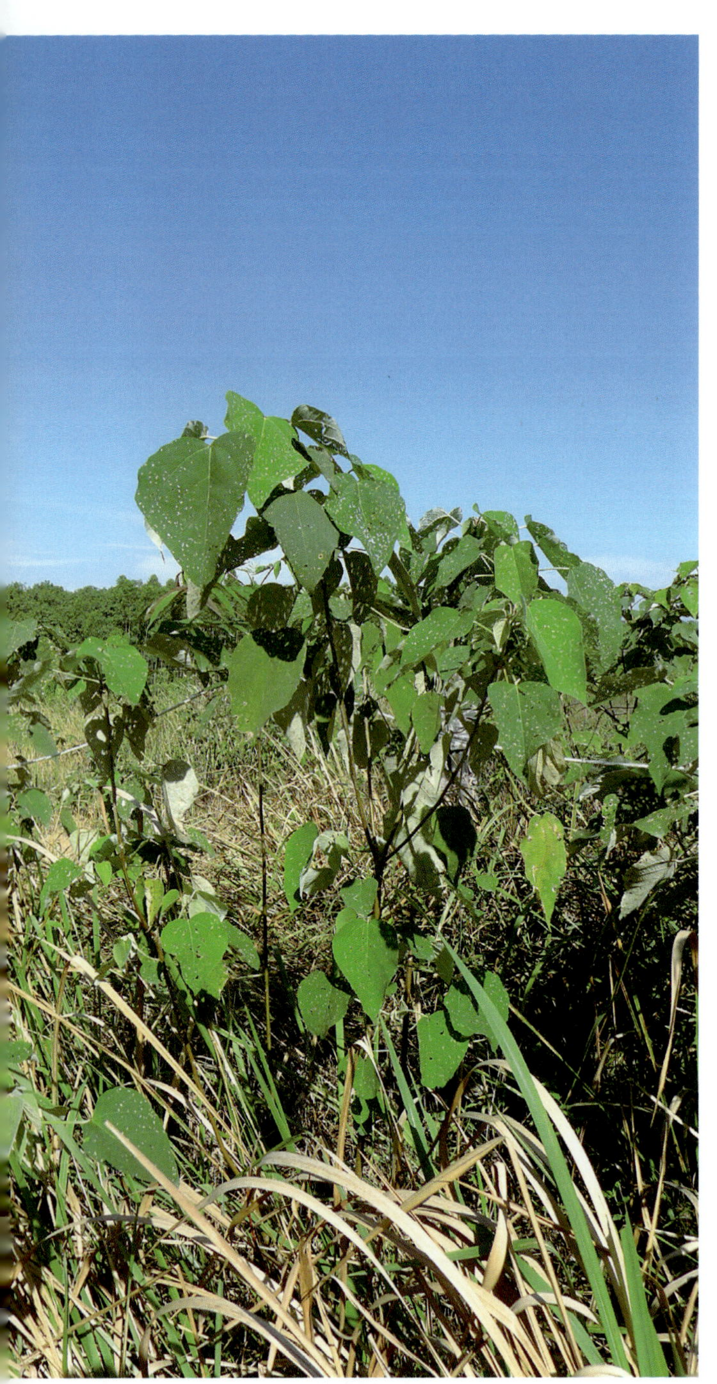
白背叶

中药名

白背叶（药用部位：叶、茎皮），白背叶根（药用部位：根）

植物形态

灌木或小乔木，高 1~3（~4）m；小枝、叶柄和花序均密被淡黄色星状柔毛和散生橙黄色颗粒状腺体。叶互生，卵形或阔卵形，稀心形，长和宽均为 6~16（~25）cm，先端急尖或渐尖，基部平截或稍心形，边缘具疏齿，上面干后黄绿色或暗绿色，无毛或被疏毛，下面被灰白色星状绒毛，散生橙黄色颗粒状腺体；基出脉 5，最下一对常不明显，侧脉 6~7 对；基部近叶柄处有褐色斑状腺体 2；叶柄长 5~15cm。雌雄异株，雄花序为开展的圆锥花序或穗状，长 15~30cm，苞片卵形，长约 1.5mm，雄花多朵簇生于苞腋；雄花花梗长 1~2.5mm；花蕾卵形或球形，长约 2.5mm，花萼裂片 4，卵形或卵状三角形，长约 3mm，外面密生淡黄色星状毛，内面散生颗粒状腺体；雄蕊 50~75，长约 3mm；雌花序穗状，长 15~30cm，稀有分枝，花序梗长 5~15cm，苞片近三角形，长约 2mm；雌花花梗极短；花萼裂片 3~5，卵形或近三角形，长 2.5~3mm，外面密生灰白色星状毛

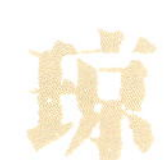

和颗粒状腺体；花柱 3~4，长约 3mm，基部合生，柱头密生羽毛状突起。蒴果近球形，密生被灰白色星状毛的软刺，软刺线形，黄褐色或浅黄色，长 5~10mm；种子近球形，直径约 3.5mm，褐色或黑色，具皱纹。花期 6~9 月，果期 8~11 月。

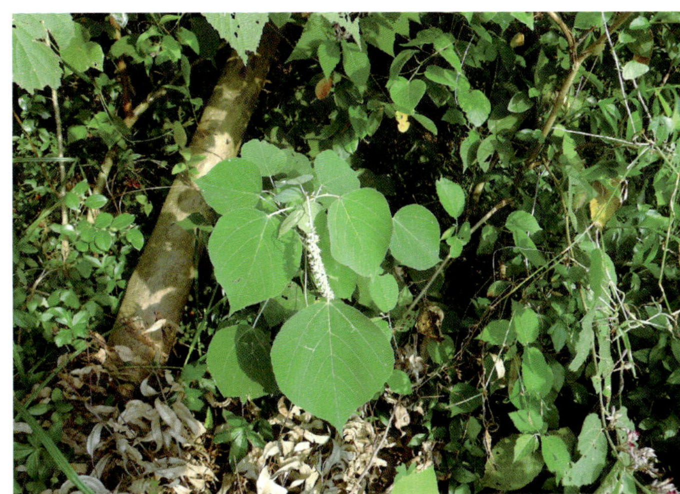

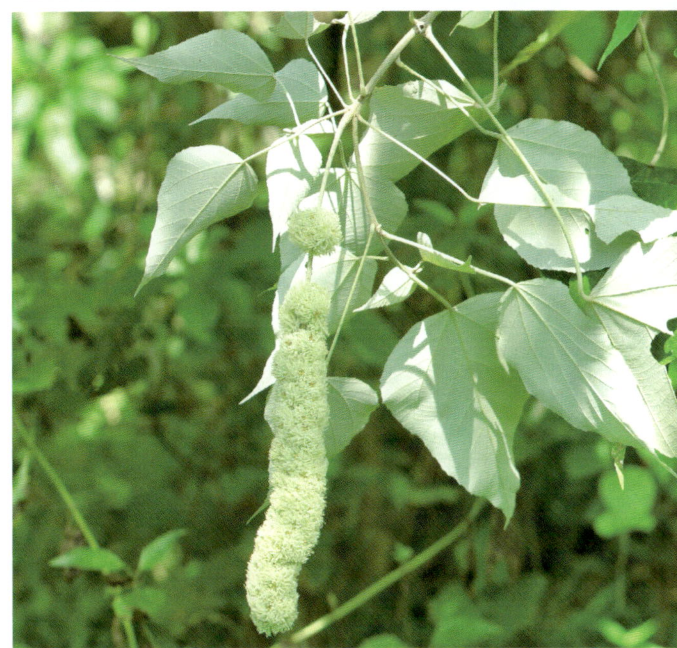

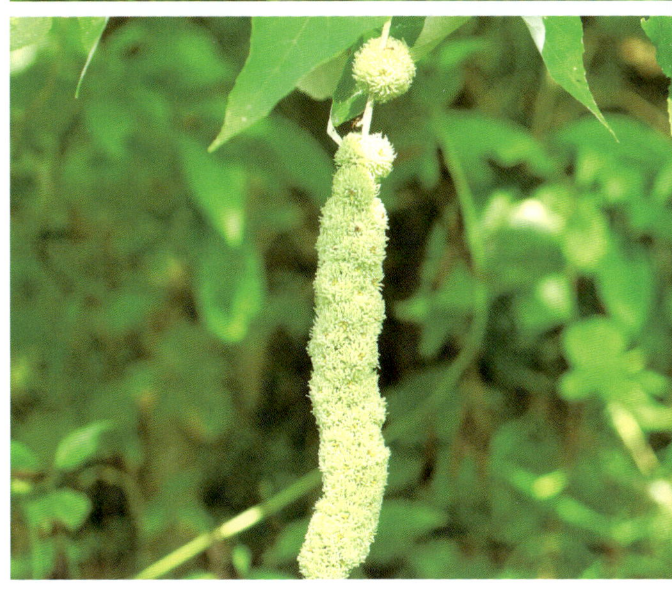

| 分布区域 |

产于海南乐东、东方、昌江、五指山、保亭、万宁、儋州、澄迈、屯昌。亦分布于中国广东、广西、湖南、江西、福建、云南。越南也有分布。

| 资　　源 |

生于灌丛或疏林中，常见。

| 采收加工 |

叶：全年均可采收，鲜用或晒干。根：夏、秋季采收，洗净，鲜用或切片晒干。

| 药材性状 |

单叶互生，具长柄；叶片卵圆形，长 6~16（~25）cm，宽 6~16（~25）cm，先端渐尖，基部近截形或短截形，具 2 腺点，全缘或不规则 3 浅裂，上面近无毛，下面灰白色，密被星状毛，有细密棕色腺点。气微，味苦、涩。

| 功能主治 |

叶：清热解毒，利湿止痛，消炎止血。用于蜂窝织炎、中耳炎、疖肿、跌打损伤、外伤出血、湿疹。根：清热利湿，收敛固脱，活血消肿，健脾利肝。用于慢性肝炎、肝脾肿大、胃痛、风湿关节痛、流行性腮腺炎、尿路感染、带下病、产后身痛、子宫脱垂、妊娠水肿、目赤目翳、跌打损伤、脱肛。茎皮：清热解毒，消肿逐水。

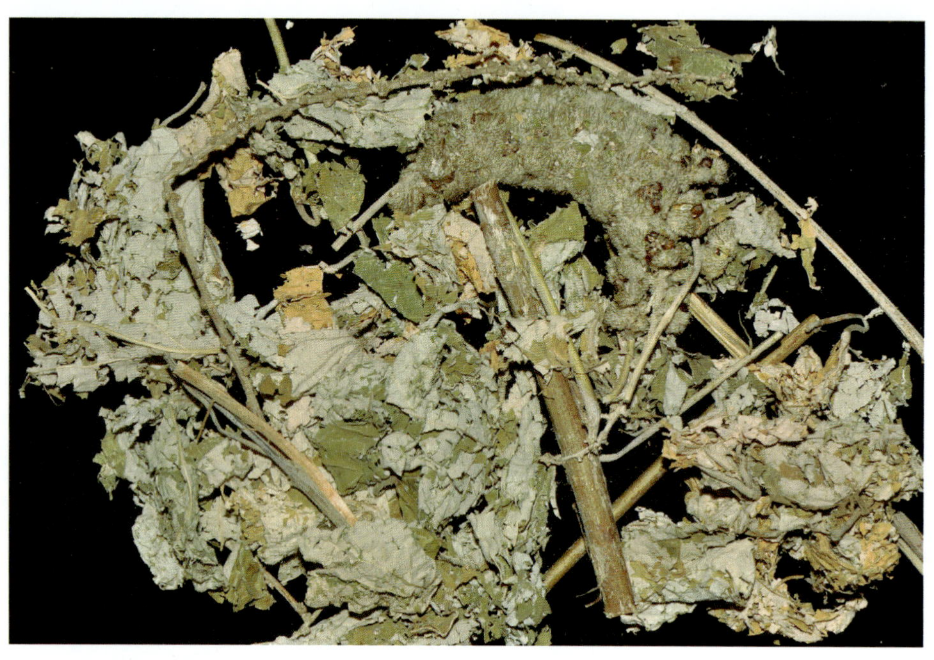

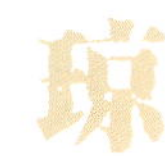

大戟科 Euphorbiaceae 野桐属 *Mallotus*

山苦茶 *Mallotus oblongifolius* (Miq.) Müll. Arg.

| 中 药 名 | 山苦茶（药用部位：叶）

| 植物形态 | 灌木或小乔木，高 2~10m，植物体干后有零陵香味；小枝被星状短柔毛或变无毛，具颗粒状腺体。叶互生或有时近对生，长圆状倒卵形，长 5~15cm，宽 2~6cm，先端急尖或尾状渐尖，下部渐狭，其部圆形或微心形，全缘或上部边缘微波状，上面无毛，下面中脉被星状毛或柔毛，侧脉腋有簇生柔毛，散生橙色颗粒状腺体；羽状脉，侧脉 8~10 对；基部有褐色斑状腺体 4~6；叶柄长 0.5~3.5cm；托叶卵状披针形，被星状毛，早落。雌雄异株；雄花序总状，顶生，长 4~12cm，苞片卵状披针形，长 2~3mm，雄花（1~）2~5 簇生于苞腋，花梗长约 3mm；雄花花蕾卵形，长约 1.5mm，花萼裂片 3，阔卵形，不等大，长约 1.5mm，无毛；雄蕊 25~45，药隔宽。雌花序总状，

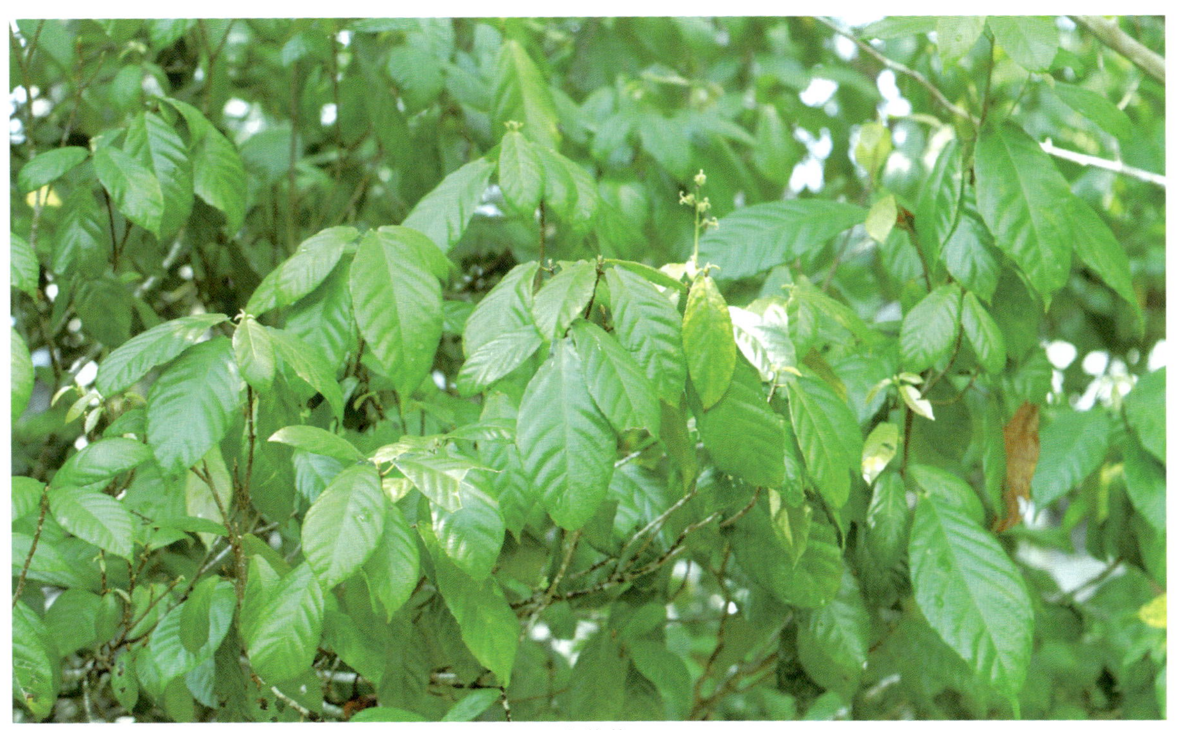

山苦茶

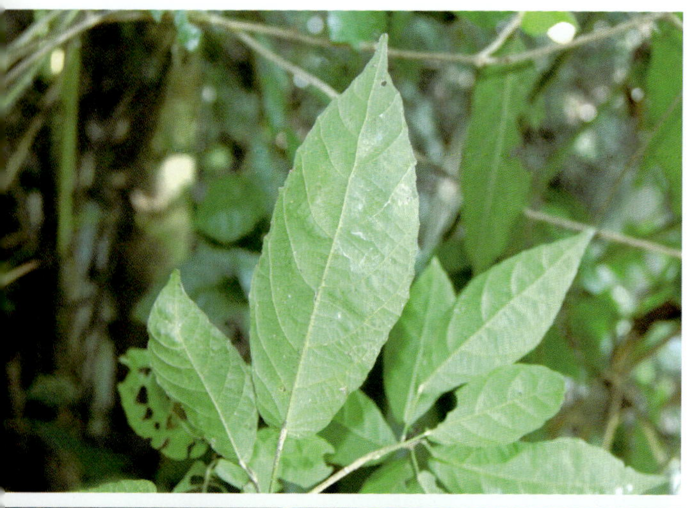

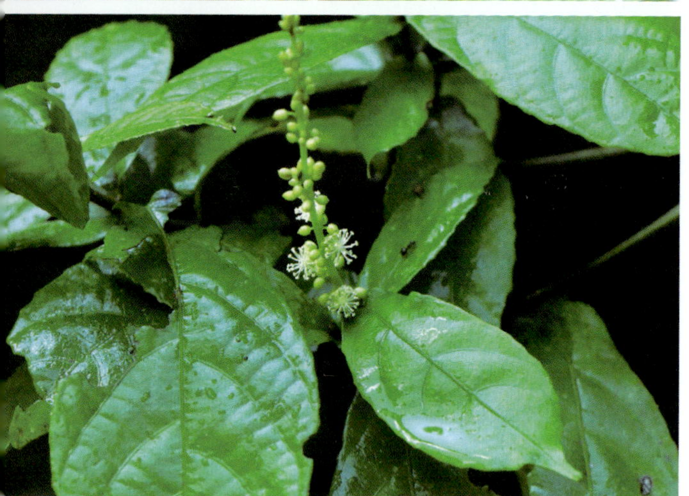

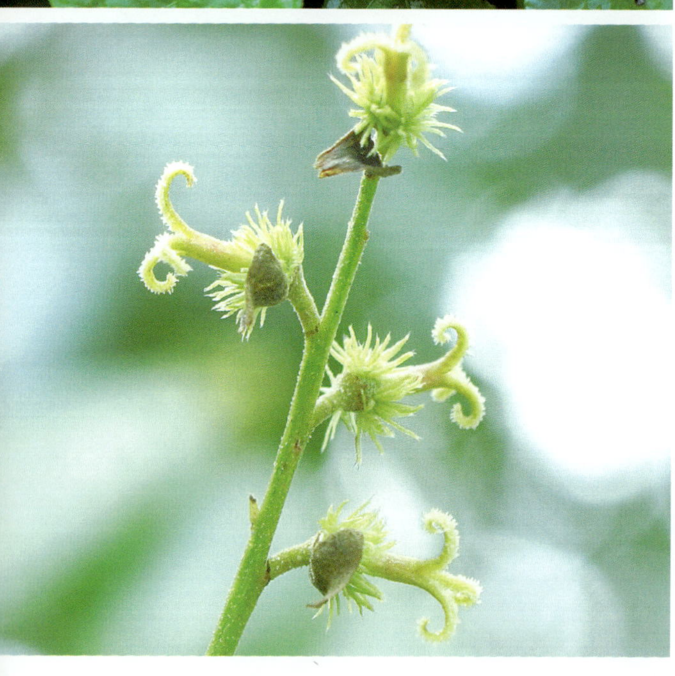

顶生，长 7~10cm，苞片钻形，长约 2mm，被毛，花梗长约 2.5mm；雌花花萼佛焰苞状，长约 4.5mm，一侧开裂，先端 3 齿裂，外面被星状毛和疏生黄色颗粒状腺体；子房球形，密生软刺和微柔毛，花柱中部以下合生，柱头长 4~5mm，密生羽毛状突起。蒴果扁球形。直径约 1.4cm，具 3 分果爿，具 3 纵槽，被微柔毛和橙黄色颗粒状腺体，疏生稍弯的软刺；种子球形，直径约 5mm，具斑纹。花期 2~4 月，果期 6~11 月。

| 分布区域 |

产于海南三亚、乐东、昌江、白沙、保亭、陵水、万宁、琼中、儋州、澄迈。亦分布于中国广东。亚洲东南部各国均有分布。

| 资　　源 |

生于山谷林中，常见。

| 采收加工 |

夏、秋季采收，鲜用或晒干。

| 功能主治 |

消炎止痛。用于胆囊炎、胆结石。

| 附　　注 |

在 FOC 中，其学名被修订为 *Mallotus peltatus* (Geiseler) Matus。

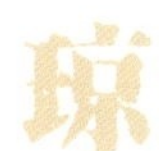

大戟科 Euphorbiaceae 野桐属 *Mallotus*

白楸 *Mallotus paniculatus* (Lam.) Muell. Arg.

|中药名| 白楸（药用部位：根、茎、叶、果实）

|植物形态| 乔木或灌木，高3~15m；树皮灰褐色，近平滑；小枝被褐色星状绒毛。叶互生，生于花序下部的叶常密生，卵形、卵状三角形或菱形，长5~15cm，宽3~10cm，先端长渐尖，基部楔形或阔楔形，边缘波状或近全缘，上部有时具2裂片或粗齿；嫩叶两面均被灰黄色或灰白色星状绒毛，成长叶上面无毛；基出脉5，基部近叶柄处具斑状腺体2，叶柄稍盾状着生，长2~15cm。雌雄异株，总状花序或圆锥花序，分枝广展，顶生，雄花序长10~20cm；苞片卵状披针形，长约2mm，渐尖，苞腋有雄花2~6，雄花花梗长约2mm；花蕾卵形或球形；花萼裂片4~5，卵形，长2~2.5mm，外面密被星状毛；雄蕊50~60。雌花序长5~25cm；苞片卵形，长不及1mm，苞腋有雌花1~2；雌

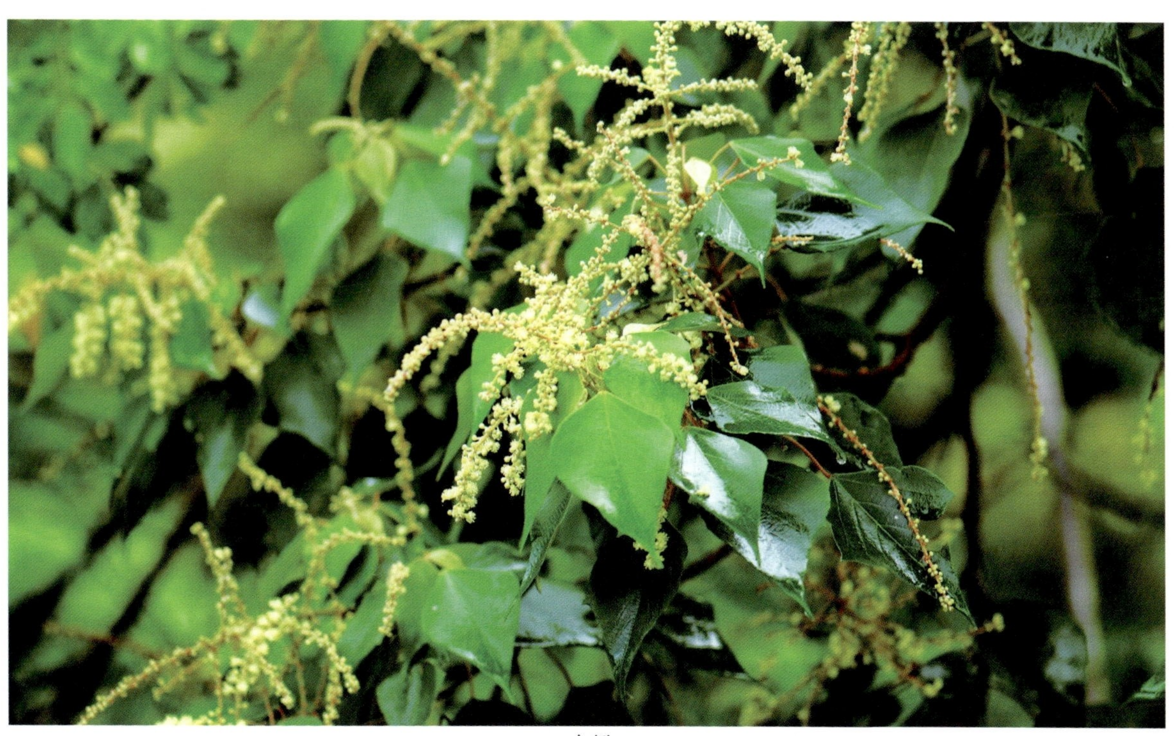

白楸

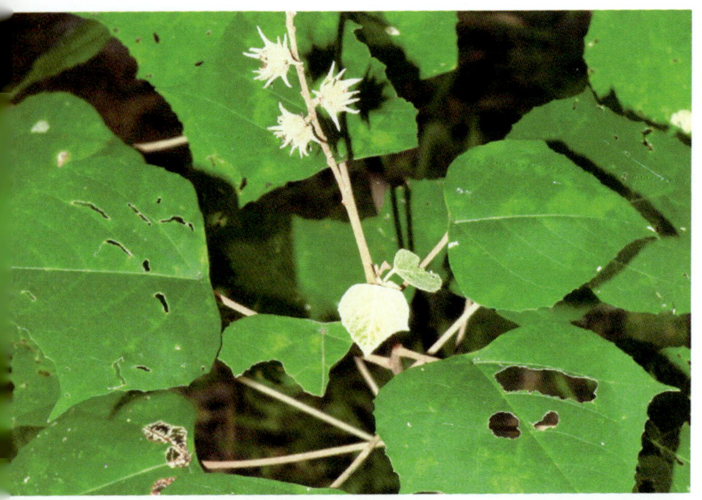

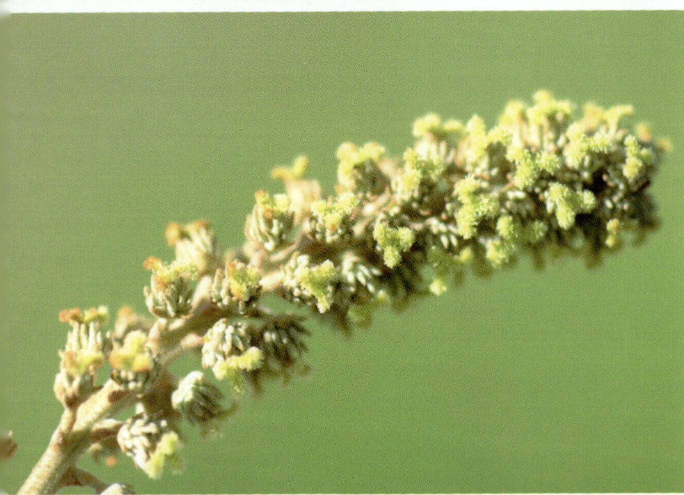

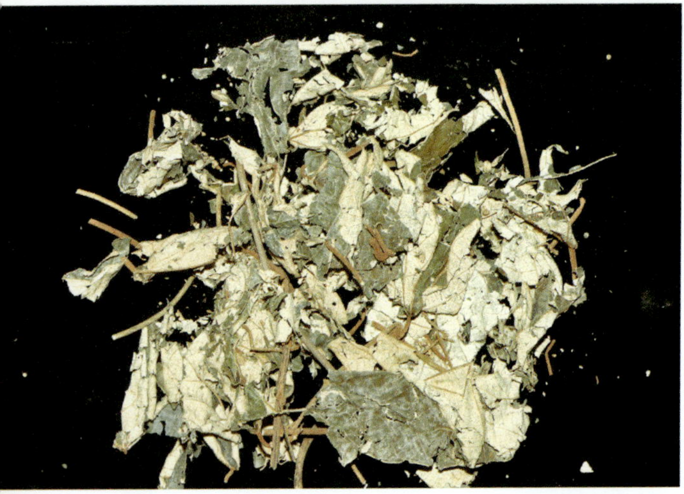

花花梗长约2mm；花萼裂片4~5，长卵形，长2~3mm，常不等大，外面密生星状毛；花柱3，基部稍合生，柱头长2~3mm，密生羽毛状突起。蒴果扁球形，具3分果爿，直径1~1.5cm，被褐色星状绒毛和疏生钻形软刺，长4~5mm，具毛；种子近球形，深褐色，常具皱纹。花期7~10月，果期11~12月。

分布区域

产于海南三亚、乐东、东方、昌江、白沙、保亭、陵水、万宁、琼中、儋州、澄迈。亦分布于中国广东、广西、福建、台湾、贵州、云南。东南亚也有分布。

资　源

生于山地、丘陵灌丛或疏林中，常见。

采收加工

根、茎：全年均可采，洗净，切片，晒干。叶：夏、秋季采收，鲜用或晒干。

功能主治

根、茎、叶、果实：固脱，止痢，消炎。用于痢疾、阴挺（子宫脱垂）、中耳炎、头痛、肿毒、创伤、跌打损伤。

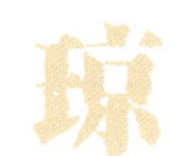

大戟科 Euphorbiaceae 野桐属 *Mallotus*

粗糠柴 *Mallotus philippensis* (Lam.) Müll. Arg.

中药名 吕宋楸毛（药用部位：果实的腺毛及毛茸），粗糠柴根（药用部位：根），粗糠柴叶（药用部位：叶）

植物形态 小乔木或灌木，高 2~18m；小枝、嫩叶和花序均密被黄褐色短星状柔毛。叶互生或有时小枝顶部的对生，近革质，卵形、长圆形或卵状披针形，长 5~18（~22）cm，宽 3~6cm，先端渐尖，基部圆形或楔形，边近全缘，上面无毛，下面被灰黄色星状短绒毛，叶脉上具长柔毛，散生红色颗粒状腺体；基出脉 3，侧脉 4~6 对；近基部有褐色斑状腺体 2~4；叶柄长 2~5（~9）cm，两端稍增粗，被星状毛。雌雄异株，花序总状，顶生或腋生，单生或数个簇生；雄花序长 5~10cm，苞片卵形，长约 1mm，雄花 1~5 簇生于苞腋，花梗长 1~2mm；雄花花萼裂片 3~4，长圆形，长约 2mm，密被星状毛，具红色颗粒状腺体；

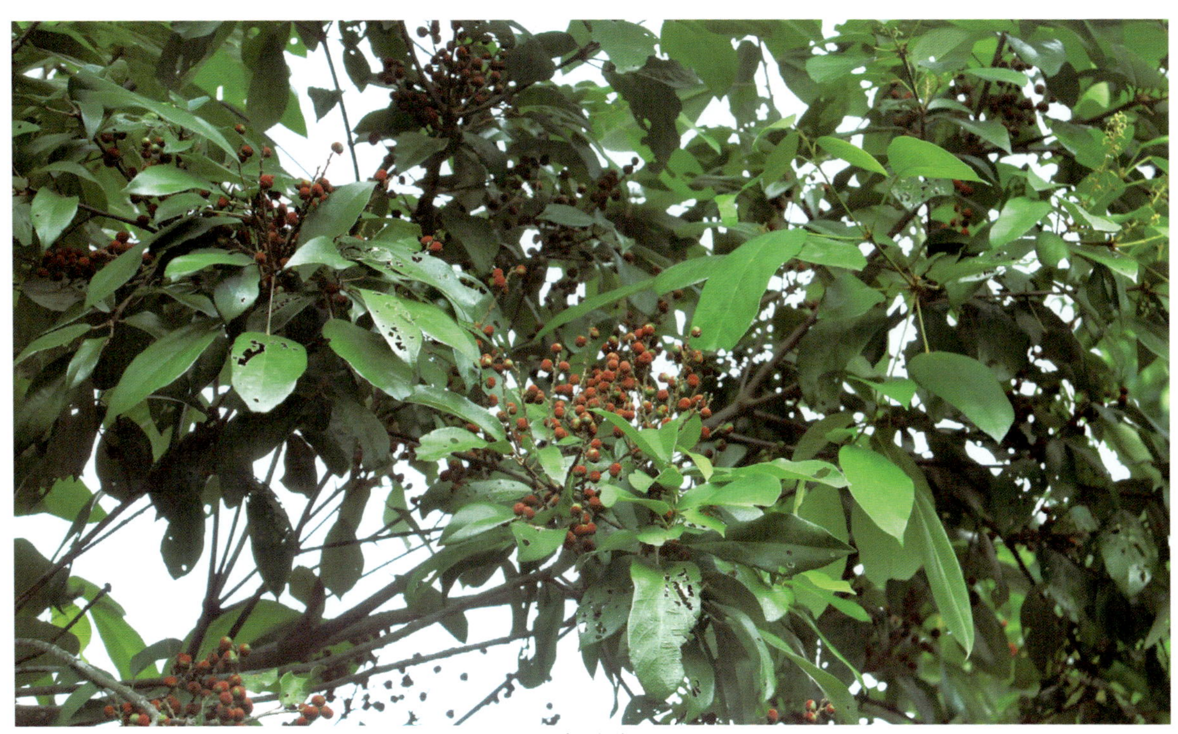

粗糠柴

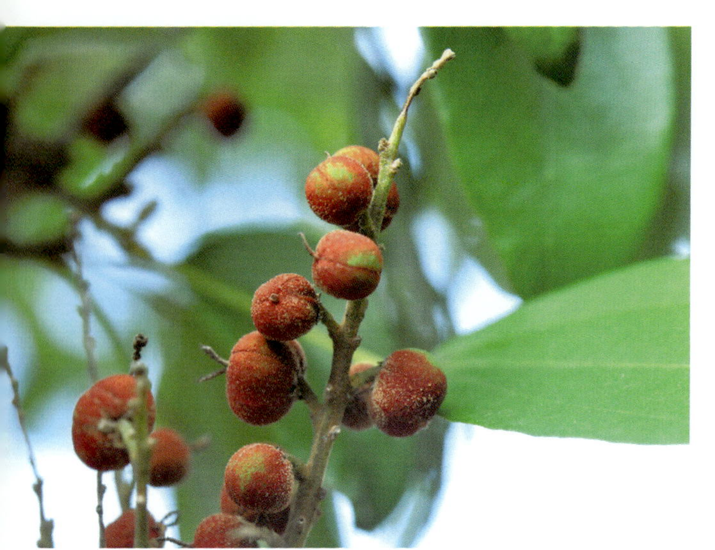

雄蕊 15~30，药隔稍宽。雌花序长 3~8cm，果序长达 16cm，苞片卵形，长约 1mm；雌花花梗长 1~2mm；花萼裂片 3~5，卵状披针形，外面密被星状毛，长约 3mm；子房被毛，花柱 2~3，长 3~4mm，柱头密生羽毛状突起。蒴果扁球形，直径 6~8mm，具 2（~3）分果爿，密被红色颗粒状腺体和粉末状毛；种子卵形或球形，黑色，具光泽。花期 4~5 月，果期 5~8 月。

| 分布区域 | 产于海南三亚、乐东、东方、昌江、白沙、五指山、万宁、琼中、儋州、临高、澄迈、海口。亦分布于中国广东、广西、湖南、江西、福建、台湾、浙江、江苏、安徽、湖北、贵州、云南、四川、西藏。东南亚各国也有分布。

| 采收加工 | 腺毛及毛绒：果实充分成熟时采摘，入布袋中，摩擦搓揉抖振，擦落毛茸，拣去果实，收集毛茸，干燥即可。根：全年均可采收，洗净，切片，晒干。叶：全年均可采收，鲜用或晒干。

| 药材性状 | 毛茸为细粒状、暗红色、浮动性粉末，无臭，无味。投水面上浮，微使水色变红。投乙醇、醚、氯仿及氢氧化钾试液中，能使溶液呈深红色。徐徐振荡之，其灰色部分（非腺毛）聚集于表面。

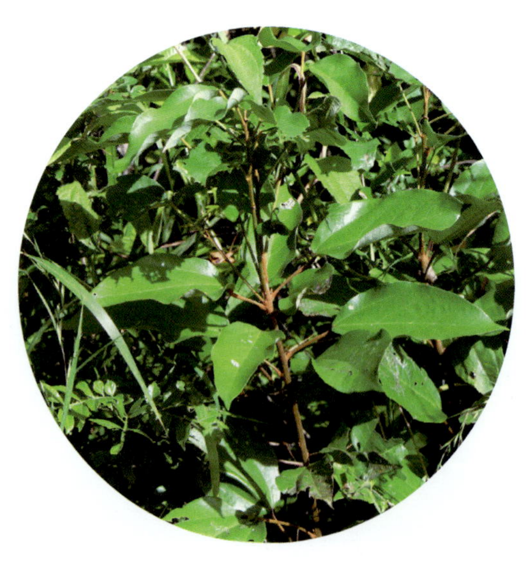

| 功能主治 | 根：清热利湿。用于急慢性痢疾、咽喉肿痛。果实的腺毛及毛茸：驱虫，通便。用于驱绦虫、蛔虫、线虫，及烂疮、跌打损伤、大便秘结。茎内皮：收敛止泻，止血生肌。用于外伤出血、疮疡溃烂。

大戟科 Euphorbiaceae 野桐属 *Mallotus*

石岩枫 *Mallotus repandus* (Rottler) Müll. Arg.

中药名 石岩枫（药用部位：根、茎、叶）

植物形态 攀缘状灌木；嫩枝、叶柄、花序和花梗均密生黄色星状柔毛；老枝无毛，常有皮孔。叶互生，纸质或膜质，卵形或椭圆状卵形，长3.5~8cm，宽2.5~5cm，先端急尖或渐尖，基部楔形或圆形，边全缘或波状，嫩叶两面均被星状柔毛，成长叶仅下面叶脉腋部被毛和散生黄色颗粒状腺体；基出脉3，有时稍离基，侧脉4~5对；叶柄长2~6cm。雌雄异株，总状花序或下部有分枝；雄花序顶生，稀腋生，长5~15cm；苞片钻状，长约2mm，密生星状毛，苞腋有花2~5；花梗长约4mm；雄花花萼裂片3~4，卵状长圆形，长约3mm，外面被绒毛；雄蕊40~75，花丝长约2mm，花药长圆形，药隔狭。雌花序顶生，长5~8cm，苞片长三角形；雌花花梗长约3mm；花萼裂片5，

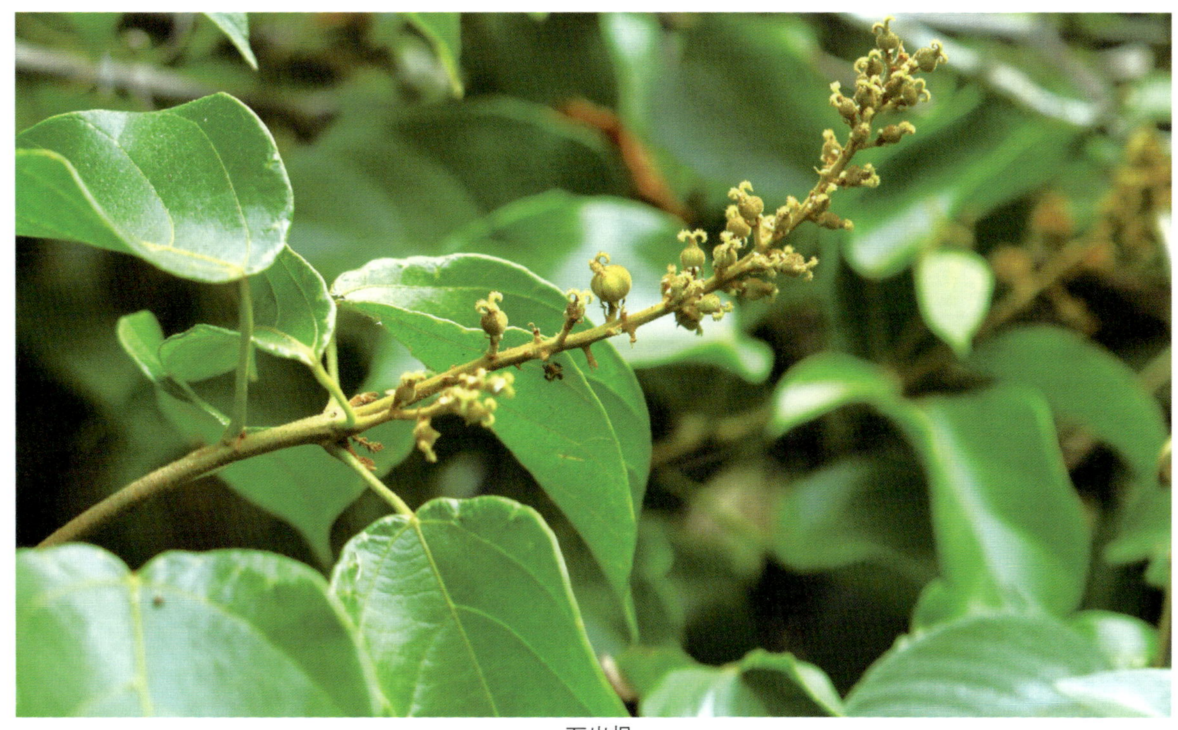

石岩枫

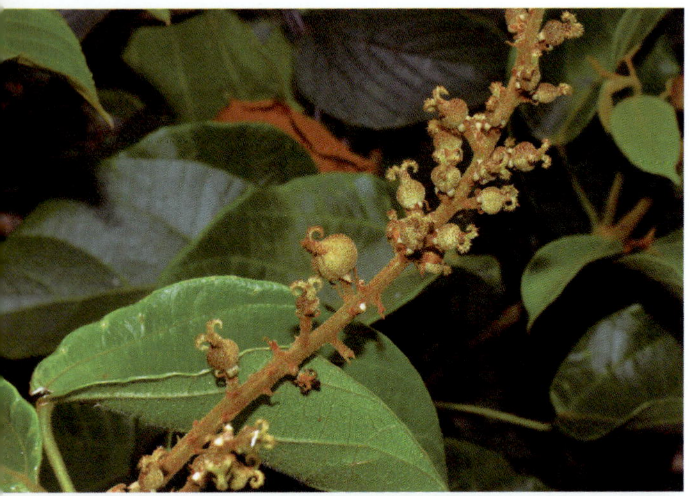

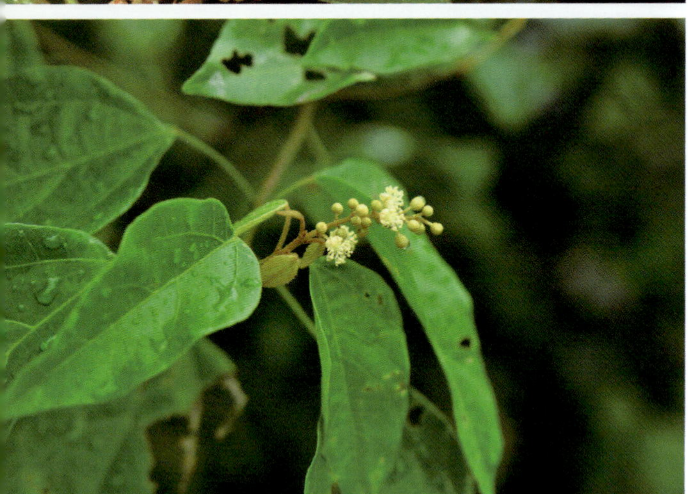

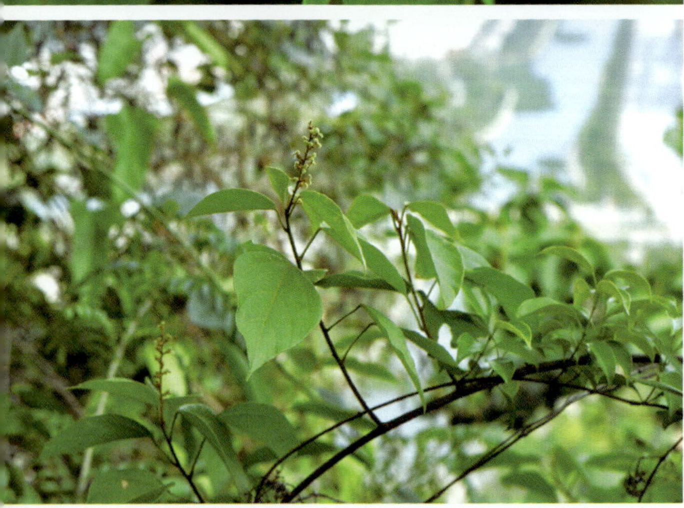

卵状披针形，长约 3.5mm，外面被绒毛，具颗粒状腺体；花柱 2（~3），柱头长约 3mm，被星状毛，密生羽毛状突起。蒴果具 2（~3）分果爿，直径约 1cm，密生黄色粉末状毛和具颗粒状腺体；种子卵形，直径约 5mm，黑色，有光泽。花期 3~5 月，果期 8~9 月。

分布区域

产于海南三亚、乐东、东方、昌江、五指山、儋州、澄迈、文昌、海口。亦分布于中国西南至东南。亚洲其他地区、澳大利亚、太平洋岛屿也有分布。

资　源

生于林中，常见。

采收加工

根、茎：全年均可采，洗净，切片，晒干。叶：夏、秋季采收，鲜用或晒干。

药材性状

叶互生；叶柄长 2.5~4cm；叶片三角卵形或卵形，长 3.5~8cm，宽 2.5~5cm，先端渐尖，基部圆、平截或稍呈心形，全缘，两面被毛，多少有变异。气微，味辛。

功能主治

根、茎、叶：祛风活络，舒筋止痛，散血解表，解热。用于风湿病、风湿性关节炎、腰腿痛、产后风瘫、毒蛇咬伤、慢性溃疡。外用于跌打损伤。叶：酒炒，中国台湾用于驱蛔虫，外用于痤疮、止痒、杀虫。

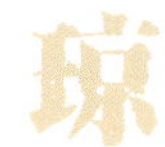

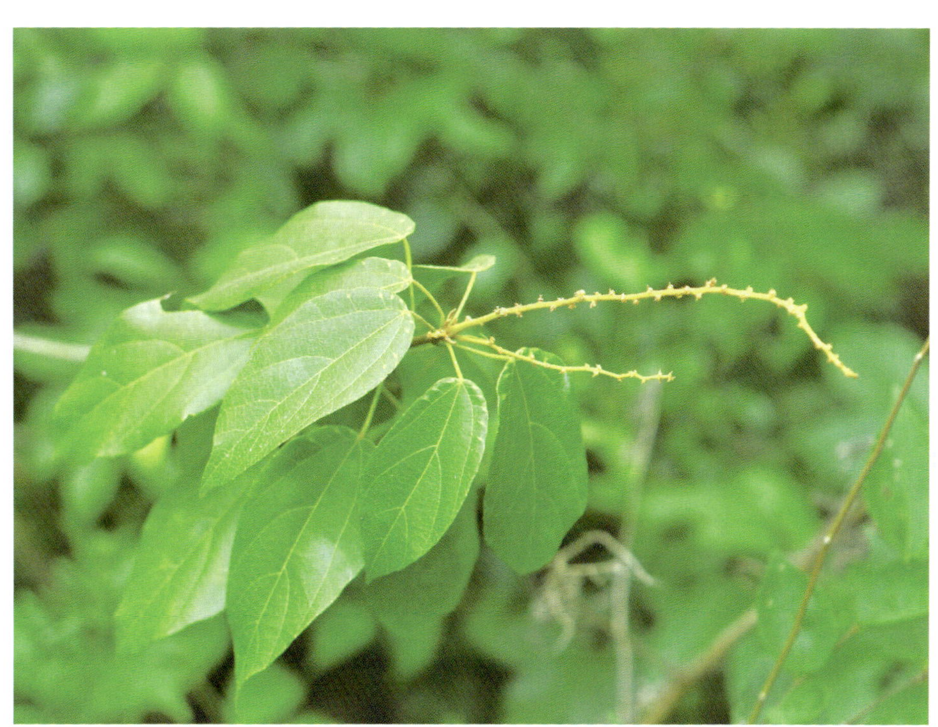

大戟科 Euphorbiaceae 野桐属 *Mallotus*

粗毛野桐 *Mallotus hookerianus* (Seem.) Muell. Arg.

中药名 粗毛野桐（药用部位：根、叶）

植物形态 灌木或小乔木，高 1.5~6m；嫩枝和叶柄被疏生黄色长粗毛。叶对生，同对的叶形状和大小极不相同，小型叶退化成托叶状，钻形，长 1~1.2cm，疏被长粗毛；大型叶近革质，长圆状披针形，先端渐尖，基部钝或圆形，边近全缘或波状，上面无毛，下面中脉近基部被长粗毛，侧脉腋部常被短柔毛，其余无毛；羽状脉，侧脉 8~9 对，叶基部有时具褐色斑状腺体；叶柄长 1~1.5cm，两端增厚；托叶线状披针形，长约 1cm，疏被长粗毛，宿存。雌雄异株，雄花序总状，生于小型叶叶腋，长 4~10cm；苞片钻形或披针形，长 1~5mm，被毛，苞腋有雄花 1~2，雄花花梗长 3~4mm，中部具关节；花萼裂片 4，椭圆形或近圆形，长约 4mm；雄蕊 60~70。雌花单生，有时 2~3

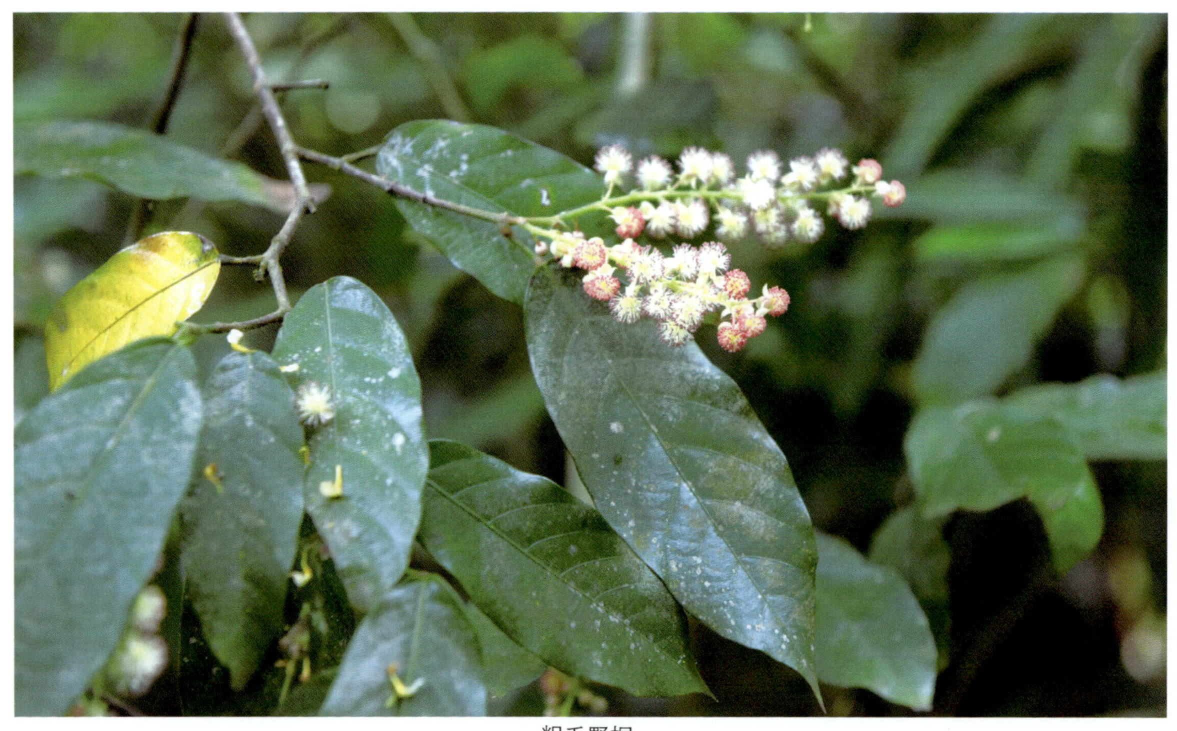

粗毛野桐

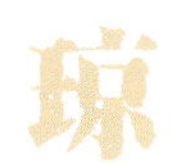

组成总状花序；花梗长 3~4mm，果梗长达 5cm；花萼裂片 5，披针形，长约 5mm，被粗毛；子房球形，具刺，花柱近基部合生，柱头长 10~15mm，密生羽毛状突起。蒴果三棱状球形，直径 1~1.4cm，密生稍硬而直的软刺，被灰黄色星状毛；种子球形，褐色，平滑。花期 3~5 月，果期 8~10 月。

| 分布区域 | 产于海南乐东、昌江、白沙、陵水、琼中、万宁、儋州、定安、文昌、琼海。亦分布于中国广东、广西。越南也有分布。

| 资　　源 | 生于山地林中，常见。

| 采收加工 | 根：全年可采收，洗净，鲜用或晒干。叶：夏、秋季采收。

| 功能主治 | 同属的植物多用于收敛止血和消炎止痛等方面。但本种的功能主治少有报道，有待进一步研究。

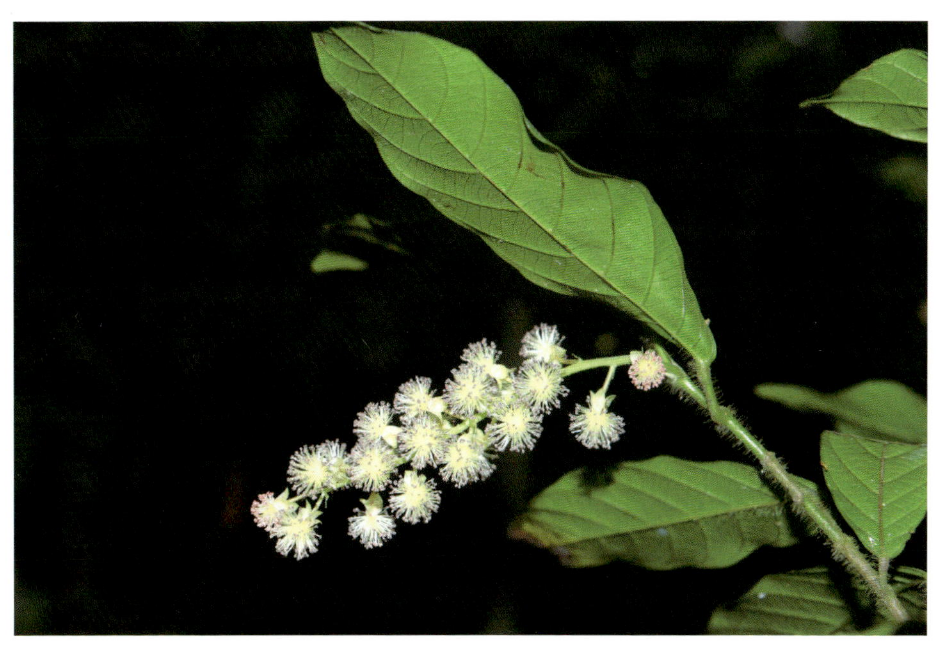

大戟科 Euphorbiaceae 野桐属 *Mallotus*

云南野桐 *Mallotus yunnanensis* Pax & K. Hoffm.

中药名 云南野桐（药用部位：根、叶）

植物形态 灌木，高1.5~3m，小枝和花序密被褐色星状短柔毛。叶对生，同对的叶形状和大小稍不同，通常椭圆形、阔卵形或卵状椭圆形，长4~11cm，宽2~4.5cm，先端急渐尖或急尖，基部阔楔形或近圆形，边近全缘或稍波状齿，上面无毛，下面侧脉腋和叶脉被长柔毛，疏生黄色颗粒状腺体，干后褐色；羽状脉，侧脉4~6对，基部的一对常最长；基部常具褐色斑状腺体2~4；大型叶叶柄长5~30mm，小型叶叶柄长2~5mm，疏被短柔毛；托叶钻形或卵状披针形，长2~4mm，先端长渐尖，灰褐色，无毛或疏被星状毛。雌雄异株；雄花序总状，顶生或腋生，长1.2~5cm；苞片卵形或卵状披针形，长2~3mm，先端渐尖或急尖，被毛，苞腋有雄花3；雄花花梗长约

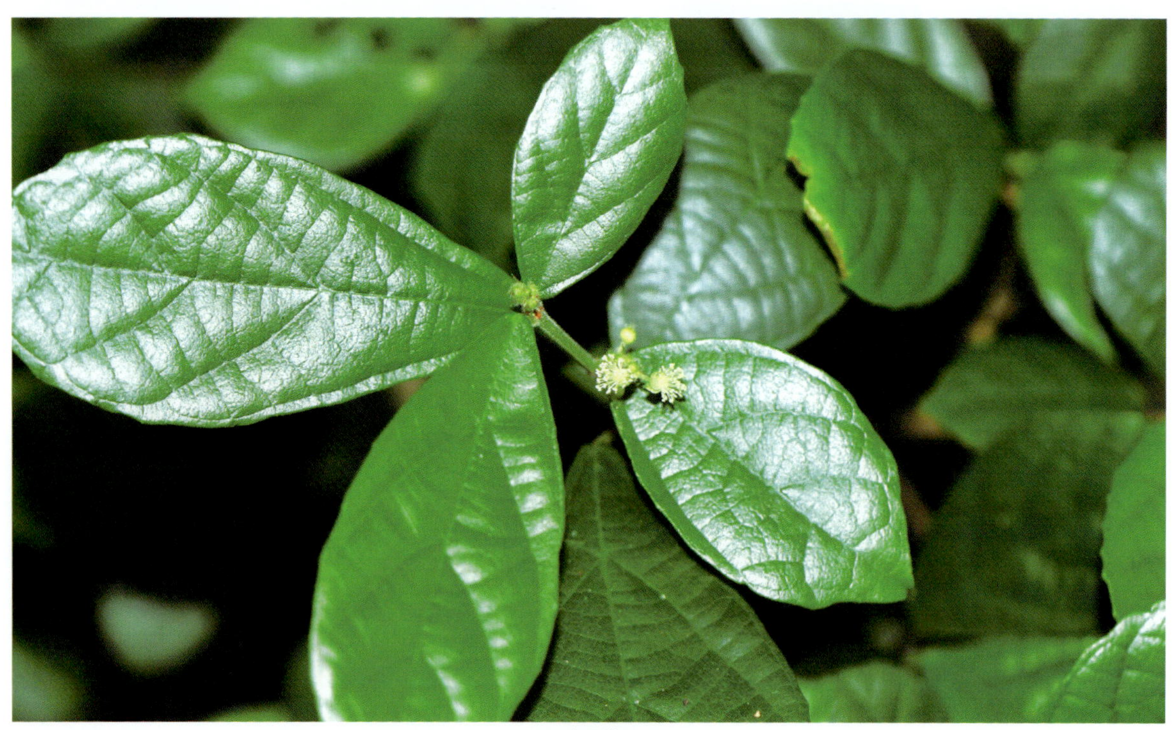

云南野桐

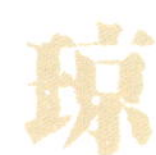

2mm；花萼裂片 3~4，卵形，长约 2mm，被柔毛；雄蕊 35~40，药隔稍宽；雌花序总状，顶生，长 1~2cm，有雌花 2~9，苞片卵形或卵状披针形；雌花花梗长 1~2mm；花萼裂片 3~5，披针形，长约 3mm，外面被柔毛和黄色腺点；子房扁球形，疏被柔毛和刺，花柱中部以下合生，柱头长 2~3mm，密生羽毛状突起。蒴果扁球形，钝三棱，直径约 7mm，散生黄色颗粒状腺体和被毛，具稀疏的短刺；种子卵形或球形，直径 3~4mm，褐色或暗褐色，平滑。花期 4~10 月，果期 10~12 月。

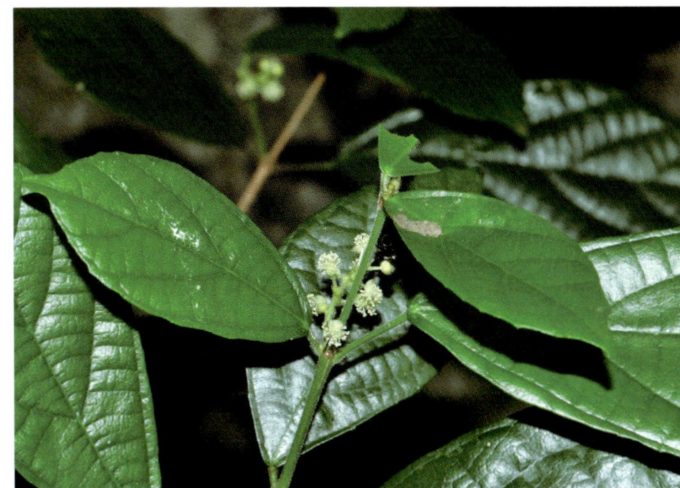

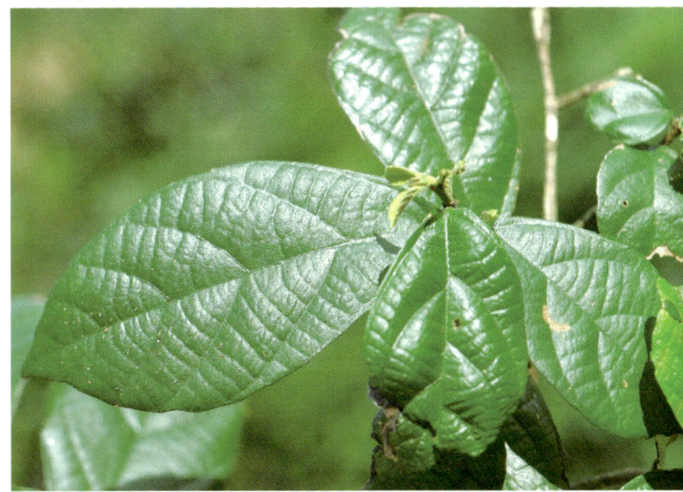

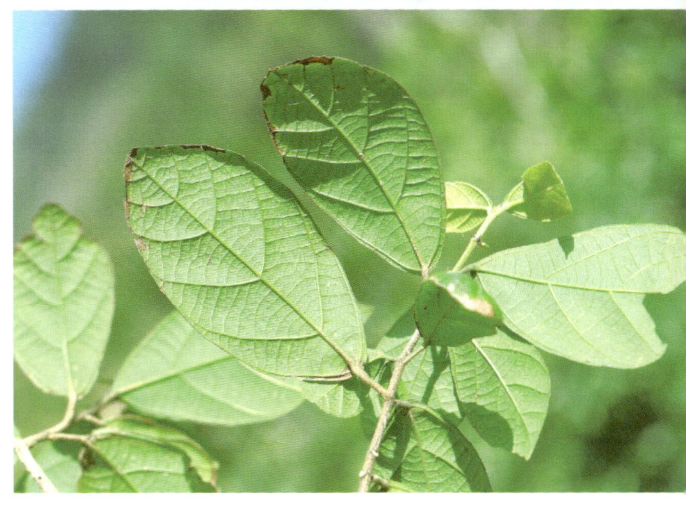

| 分布区域 |

产于海南三亚、乐东、东方、昌江、五指山、万宁、琼中、儋州。亦分布于中国广西、贵州、云南。越南也有分布。

| 资　　源 |

生于灌丛中，常见。

| 采收加工 |

根：全年可采收，洗净，鲜用或晒干。叶：夏、秋季采收。

| 功能主治 |

同属的植物多用于收敛止血和消炎止痛等方面。但本种的功能主治少有报道，有待进一步研究。

| 附　　注 |

在 FOC 中，海南野桐 *Mallotus hainanensis* Hwang 被归并到云南野桐 *Mallotus yunnanensis* Pax&K.Hoffm.。

大戟科 Euphorbiaceae 木薯属 *Manihot*

木　薯 *Manihot esculenta* Crantz

中药名 木薯（药用部位：叶、树皮、块根及其淀粉）

植物形态 直立灌木，高 1.5~3m；块根圆柱状。叶纸质，轮廓近圆形，长 10~20cm，掌状深裂几达基部，裂片 3~7，倒披针形至狭椭圆形，长 8~18cm，宽 1.5~4cm，先端渐尖，全缘，侧脉（5~）7~15；叶柄长 8~22cm，稍盾状着生，具不明显细棱；托叶三角状披针形，长 5~7mm，全缘或具 1~2 刚毛状细裂。圆锥花序顶生或腋生，长 5~8cm，苞片条状披针形；花萼带紫红色且有白粉霜；雄花花萼长约 7mm，裂片长卵形，近等大，长 3~4mm，宽 2.5mm，内面被毛；雄蕊长 6~7mm，花药顶部被白色短毛；雌花花萼长约 10mm，裂片长圆状披针形，长约 8mm，宽约 3mm；子房卵形，具 6 纵棱，柱头外弯，折扇状。蒴果椭圆状，长 1.5~1.8cm，直径 1~1.5cm，表面

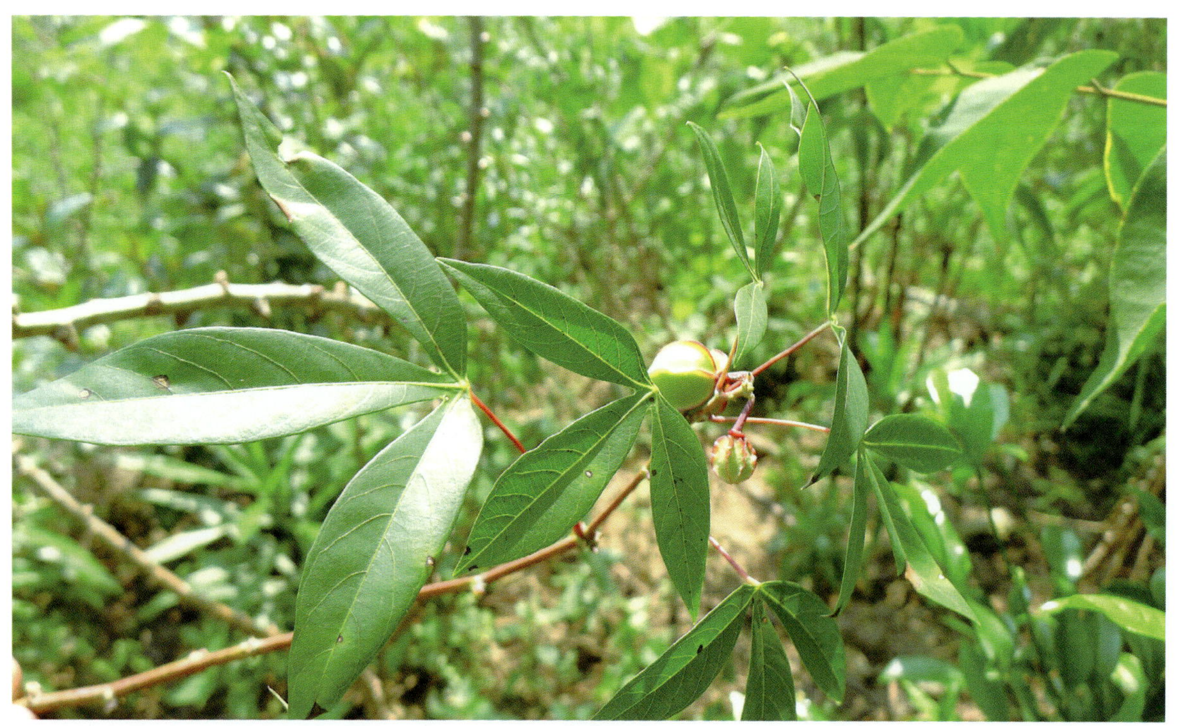

木薯

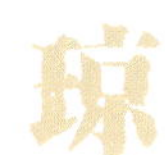

粗糙，具 6 狭而波状的纵翅；种子长约 1cm，多少具 3 棱，种皮硬壳质，具斑纹，光滑。花期 9~11 月。

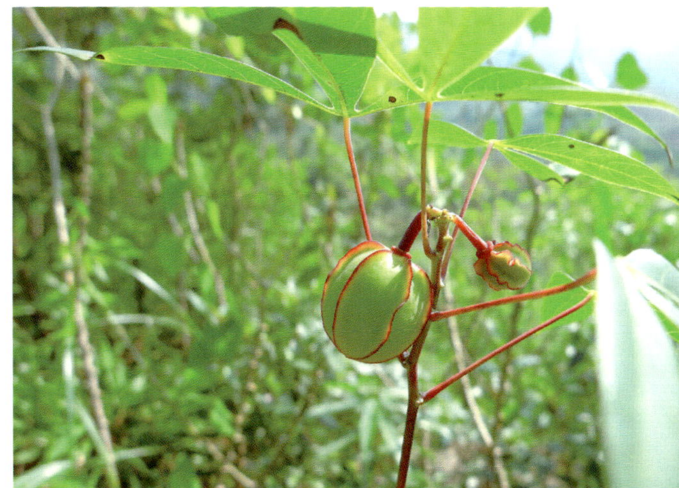

| 分布区域 |

海南乐东、白沙、五指山、万宁、定安、琼海有栽培。中国广东、广西、福建、台湾、贵州、云南亦有栽培。原产于美洲热带地区。

| 采收加工 |

夏、秋季采收，鲜用或晒干。

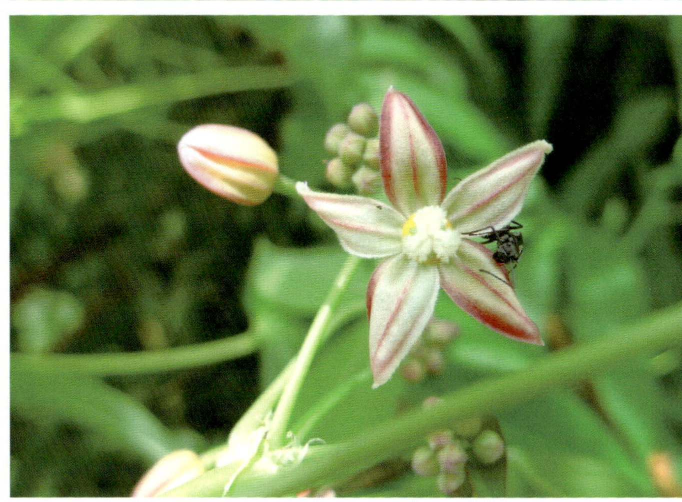

| 功能主治 |

块根及其淀粉：清热解毒，凉血杀虫。用于水肿。叶：清热解毒，消肿。用于疮癣、痈疮肿毒、瘀肿疼痛、跌打损伤、外伤。叶为喀麦隆传统草药。浸剂内服用于高血压。树皮：用于风湿。

大戟科 Euphorbiaceae 红雀珊瑚属 *Pedilanthus*

红雀珊瑚 *Pedilanthus tithymaloides* (L.) Poit.

中药名 扭曲草（药用部位：全株）

植物形态 直立亚灌木，高40~70cm；茎、枝粗壮，肉质，呈“之”字状扭曲，无毛或嫩时被短柔毛。叶肉质，近无柄或具短柄，叶片卵形或长卵形，长3.5~8cm，宽2.5~5cm，先端短尖至渐尖，基部钝圆，两面被短柔毛，毛随叶变老而逐渐脱落；中脉在背面显著突起，侧脉7~9对，远离边缘网结，网脉略明显；托叶为一圆形的腺体，直径约1mm。聚伞花序丛生于枝顶或上部叶腋内，每一聚伞花序为一鞋状的总苞所包围，内含多数雄花和1雌花；总苞鲜红或紫红色，仰卧，无毛，两侧对称，长约1cm，先端近唇状2裂，一裂片小，长圆形，长约6mm，先端具3细齿，另一裂片大，舟状，长约1cm，先端2深裂。雄花：每花仅具1雄蕊；花梗纤细，长2.5~4mm，无毛，其与花丝

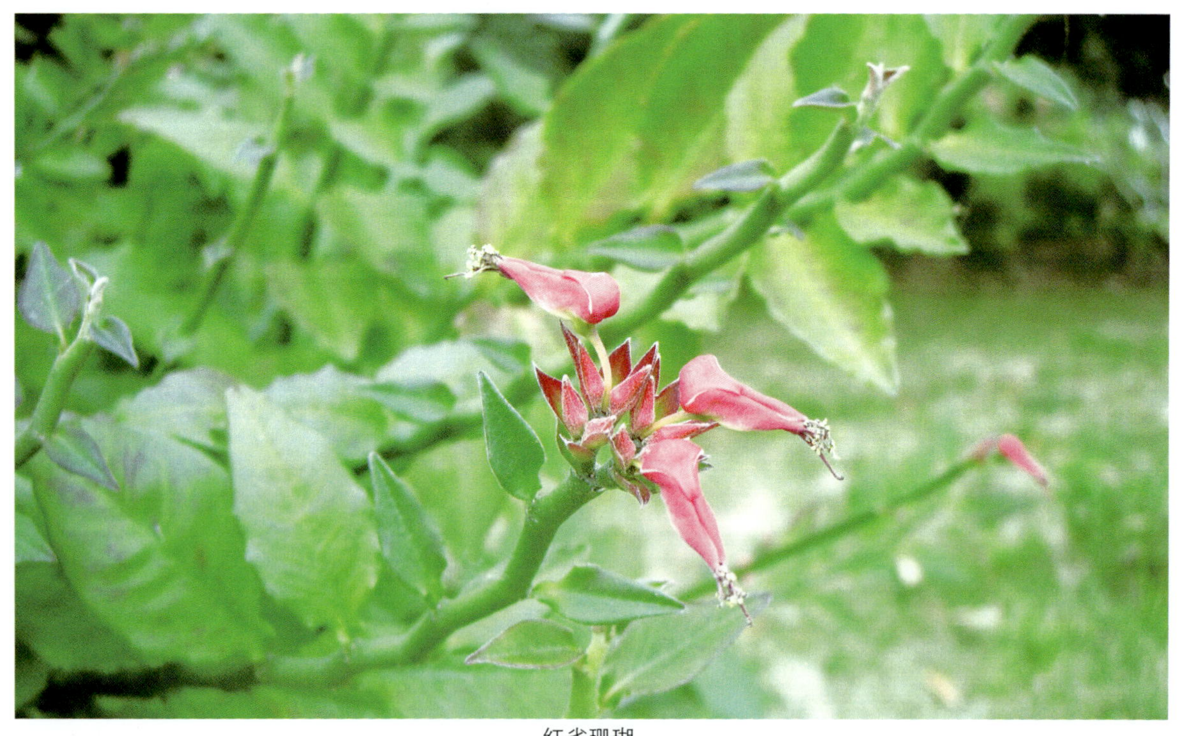

红雀珊瑚

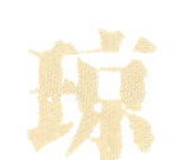

极相似，为关节所连接；花药球形，略短于花丝。雌花：着生于总苞中央而斜伸出于总苞之外；花梗远粗于雄花者，长 6~8mm，无毛；子房纺锤形，花柱大部分合生，柱头 3，2 裂。花期 12 月至翌年 6 月。

| 分布区域 | 产于海南万宁、海口、西沙群岛。中国广东、广西、云南亦有栽培。原产于美洲热带地区，现世界热带地区广泛栽培。

| 资　　源 | 生于路旁或温室，常见。

| 采收加工 | 全年均可采收，多鲜用或晒干。

| 功能主治 | 全株：清热解毒，散瘀消肿，止血生肌，镇痛。用于跌打损伤、骨折、外伤出血、疖肿疮疡、目赤、眼结膜炎、腰痛。

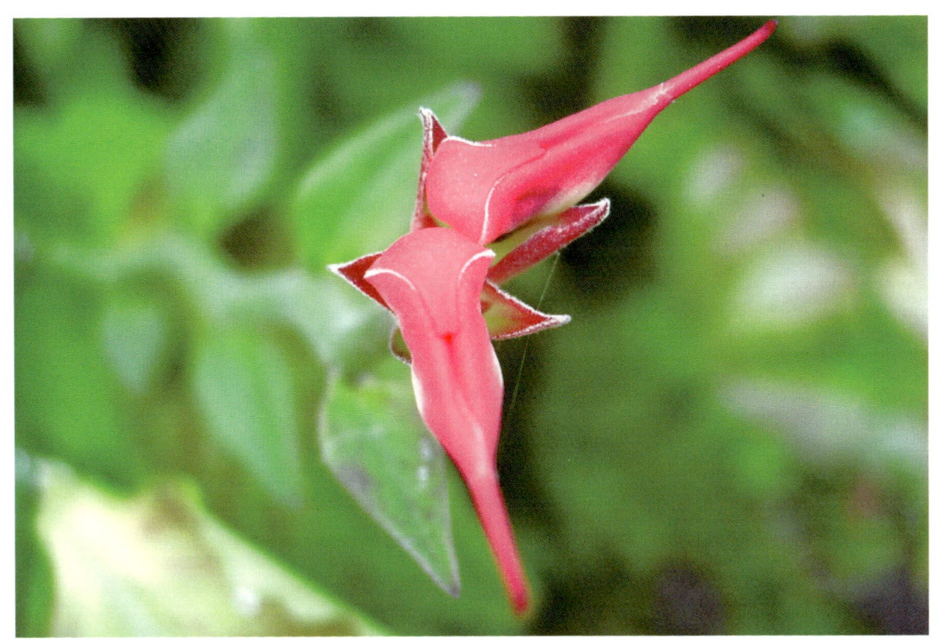

大戟科 Euphorbiaceae 叶下珠属 *Phyllanthus*

沙地叶下珠 *Phyllanthus arenarius* Beille

| 中 药 名 | 沙地叶下珠（药用部位：全草）

| 植物形态 | 多年生草本；茎直立或稍倾卧而后上升，高达 30cm，基部木质化，带紫红色，全株无毛。叶片近革质，椭圆形或倒卵形，长 3~9mm，宽 2.5~4.5mm，先端圆，有锐尖头，基部宽楔形或钝，有多少偏斜，干后边缘稍背卷；侧脉每边约 3；叶柄极短；托叶窄三角形，长不及 1mm，深紫色。雌雄同株。雄花：双生于小枝先端，通常只有 1 花发育；花梗短，基部有许多苞片；苞片膜质，卵形，先端尖，褐色；萼片 6，近相等，长圆形或倒卵形，长约 0.5mm，边缘膜质；雄蕊 3，花丝基部合生，药室纵裂；花粉粒长球形，具 4 孔沟；花盘腺体 6，小，与萼片互生。雌花：单生于小枝中下部叶腋内；花梗极短；萼片形状与雄花的相似，长约 0.7mm，先端钝，紫红色；花盘圆盘状，

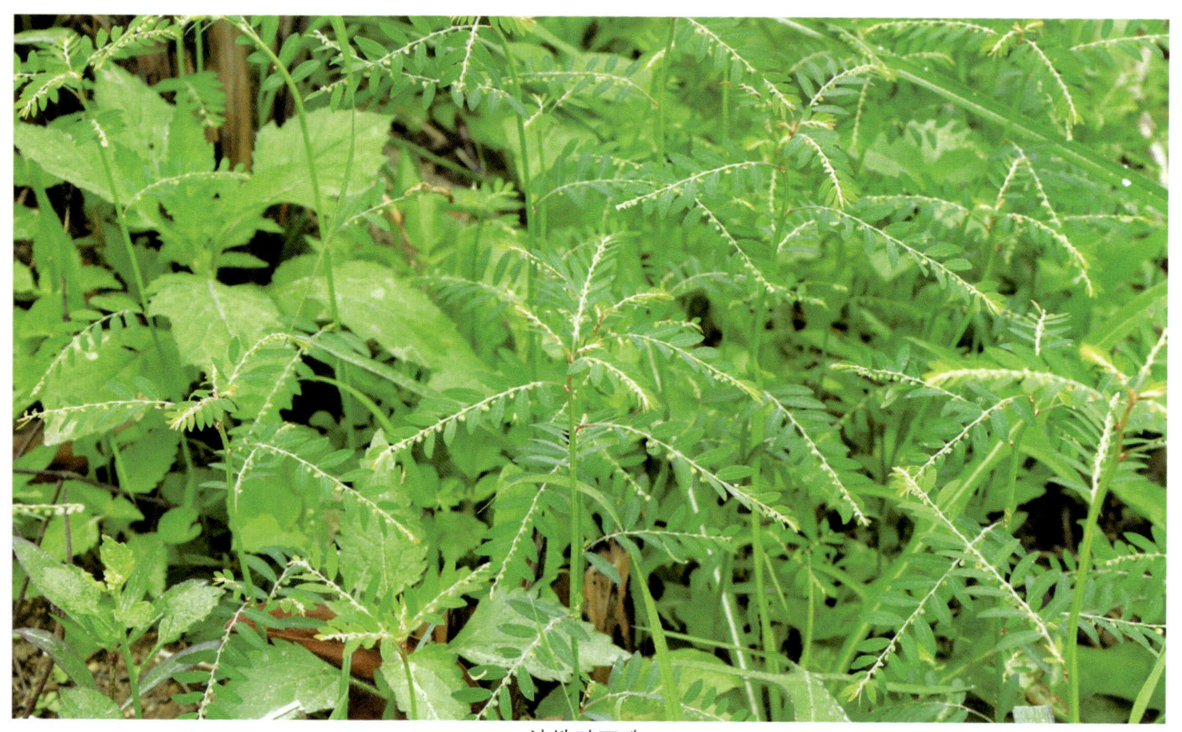

沙地叶下珠

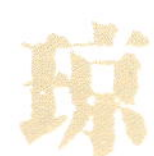

边缘全缘；子房圆球状，3 室，花柱分离，先端 2 裂，裂片向外弯卷。蒴果球状三棱形，直径 2.5~3mm，成熟后开裂为 3 个 2 瓣裂的分果爿，轴柱宿存；种子棕色，表面有颗粒状小突起。花期 5~7 月，果期 7~10 月。

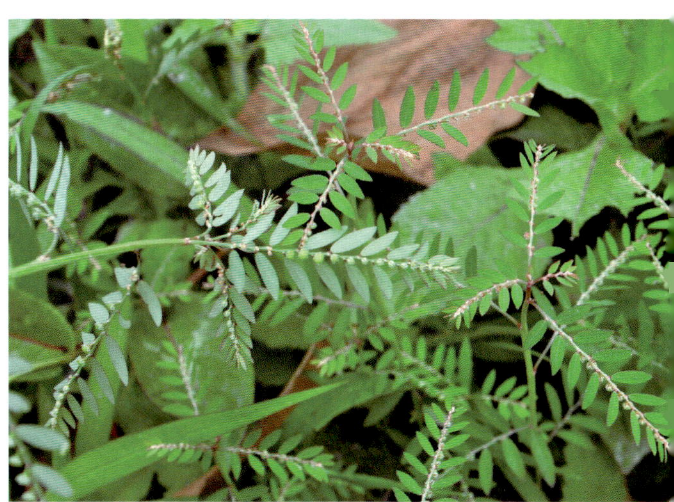

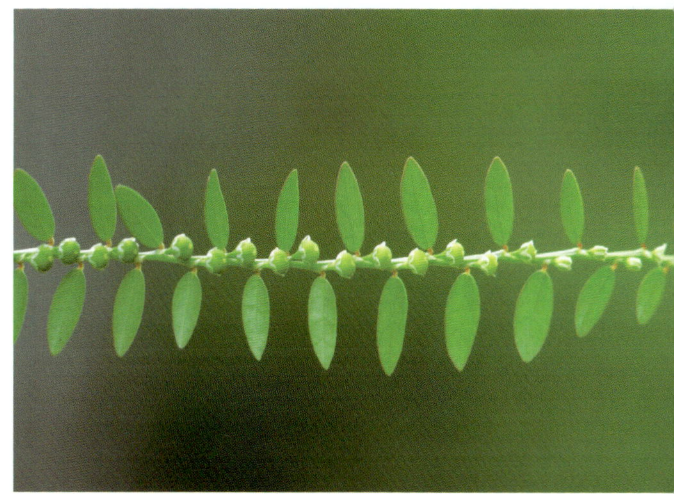

| 分布区域 |

产于海南陵水、万宁、文昌。亦分布于中国广东、云南。越南也有分布。

| 资　　源 |

生于海边沙地，偶见。

| 采收加工 |

全年均可采，鲜用或晒干。

| 功能主治 |

同属植物多具有清热解毒和生津止渴等作用。但本种的功能主治鲜有报道，有待进一步研究。

大戟科 Euphorbiaceae 叶下珠属 *Phyllanthus*

越南叶下珠 *Phyllanthus cochinchinensis* (Lour.) Spreng.

中药名 越南叶下珠（药用部位：全株）

植物形态 灌木，高达3m；茎皮黄褐色或灰褐色；小枝具棱，长10~30cm，直径1~2mm，与叶柄幼时同被黄褐色短柔毛，老时变无毛。叶互生或3~5着生于小枝极短的突起处，叶片革质，倒卵形、长倒卵形或匙形，长1~2cm，宽0.6~1.3cm，先端钝或圆，少数凹缺，基部渐窄，边缘干后略背卷；中脉两面稍突起，侧脉不明显；叶柄长1~2mm；托叶褐红色，卵状三角形，长约2mm，边缘有睫毛。雌雄异株，1~5着生于叶腋垫状突起处，突起处的基部具有多数苞片；苞片干膜质，黄褐色，边缘撕裂状；雄花通常单生；花梗长约3mm；萼片6，倒卵形或匙形，长约1.3mm，宽1~1.2mm，不相等，边缘膜质，基部增厚；雄蕊3，花丝合生成柱，花药3，顶部合生，下部叉开，药室

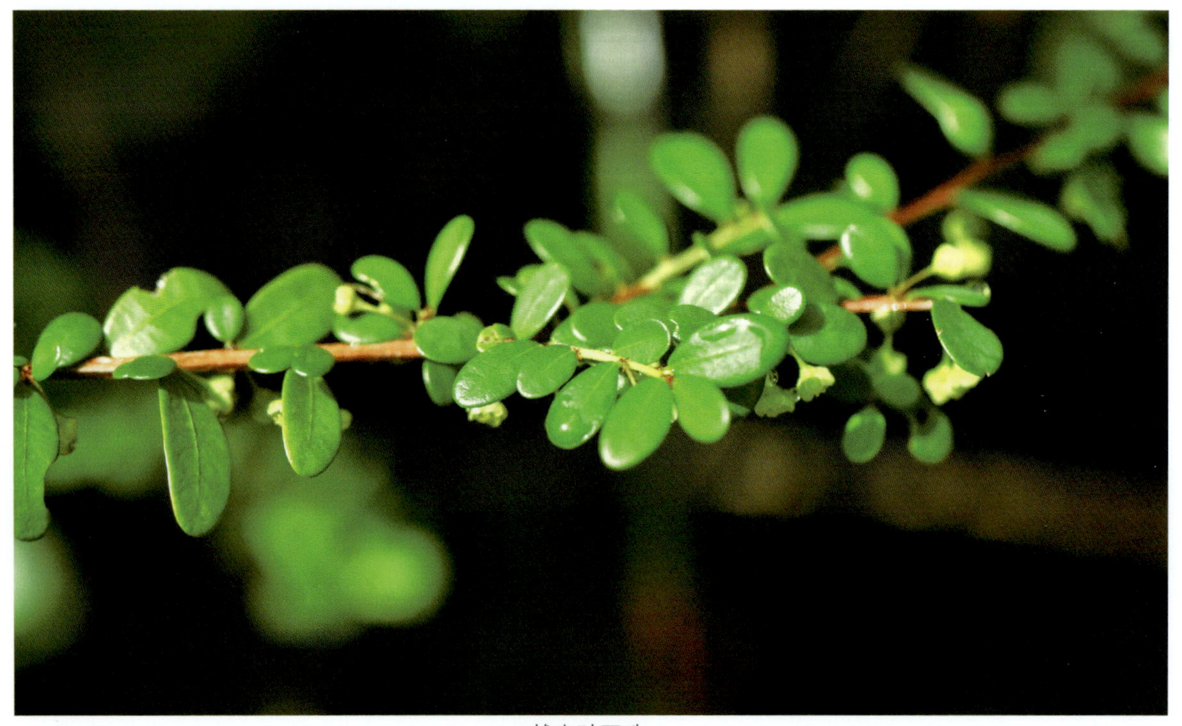

越南叶下珠

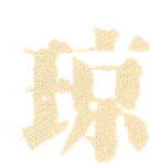

平行，纵裂；花粉粒球形或近球形，有6~10散孔；花盘腺体6，倒圆锥形；雌花：单生或簇生，花梗长2~3mm；萼片6，外面3为卵形，内面3为卵状菱形，长1.5~1.8mm，宽1.5mm，边缘均为膜质，基部增厚；花盘近坛状，包围子房约2/3，表面有蜂窝状小孔；子房圆球形，直径约1.2mm，3室，花柱3，长1.1mm，下部合生成长约0.5mm的柱，上部分离，下弯，先端2裂，裂片线形。蒴果圆球形，直径约5mm，具3纵沟，成熟后开裂成3个2瓣裂的分果爿；种子长和宽约为2mm，外种皮膜质，橙红色，易剥落，上面密被稍突起的腺点。花果期6~12月。

| 分布区域 | 产于海南三亚、乐东、东方、白沙、保亭、万宁、琼海、文昌。亦分布于中国广东、广西、福建、四川、云南、西藏。越南、老挝、柬埔寨、缅甸、泰国、马来西亚、印度也有分布。

| 资　　源 | 生于山坡、草地或疏林中，常见。

| 采收加工 | 全年均可采，鲜用或晒干。

| 功能主治 | 全株：清热解毒，消肿止痛，消积利尿。用于腹泻下痢、五淋白浊、牙龈脓肿、哮喘、小儿疳积、小儿烂头疮、皮肤湿毒、疥疮。

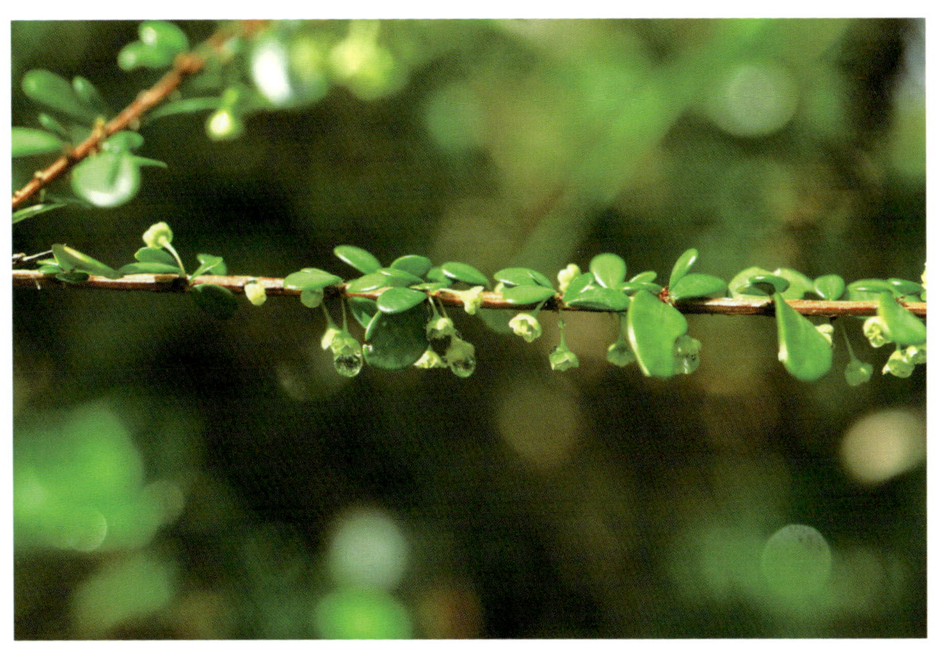

大戟科 Euphorbiaceae 叶下珠属 *Phyllanthus*

余甘子 *Phyllanthus emblica* L.

中药名 油柑根（药用部位：根），油柑叶（药用部位：叶），油柑皮（药用部位：树皮），余甘子（药用部位：果实）

植物形态 乔木，高达23m，胸径50cm；树皮浅褐色；枝条具纵细条纹，被短柔毛。叶片纸质至革质，线状长圆形，先端平截或钝圆，有锐尖头，基部浅心形而稍偏斜，上面绿色，下面浅绿色，边缘略背卷；侧脉每边4~7；叶柄长0.3~0.7mm；托叶三角形，褐红色。多朵雄花和1朵雌花或全为雄花组成腋生的聚伞花序；萼片6。雄花：花梗长1~2.5mm；萼片膜质，黄色，长倒卵形或匙形，先端钝或圆，边缘全缘或有浅齿；雄蕊3，花丝合生成长0.3~0.7mm的柱，花药直立，长圆形，长0.5~0.9mm，先端具短尖头，药室平行；花粉近球形，直径17.5~19μm，具4~6孔沟，内孔多长椭圆形。雌花：花

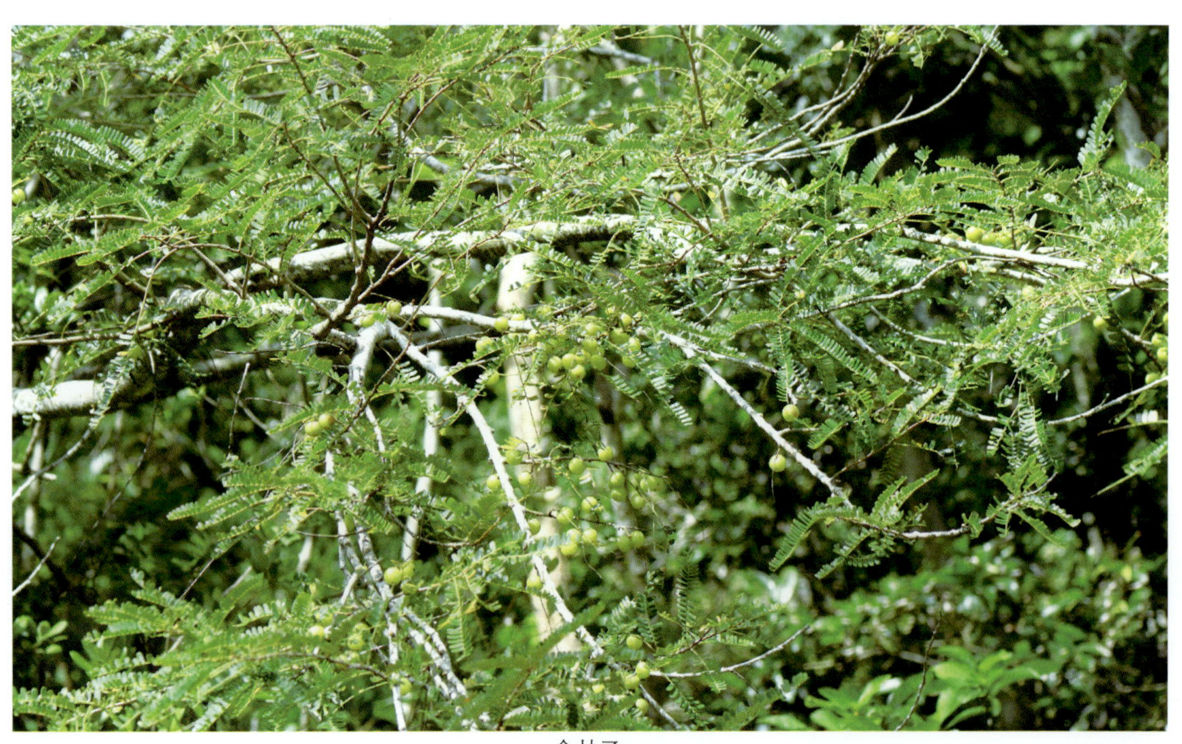

余甘子

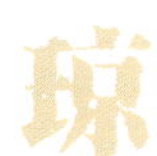

梗长约 0.5mm；萼片长圆形或匙形，先端钝或圆；子房卵圆形，长约 1.5mm，3 室，花柱 3，长 2.5~4mm，基部合生，先端 2 裂，裂片先端再 2 裂。蒴果呈核果状，圆球形，直径 1~1.3cm，外果皮肉质，绿白色，内果皮硬壳质；种子略带红色，长 5~6mm，宽 2~3mm。

分布区域

产于海南三亚、乐东、东方、昌江、白沙、五指山、保亭、万宁、琼中、儋州、澄迈、琼海。亦分布于中国广东、广西、江西、福建、台湾、贵州、云南、四川。越南、老挝、柬埔寨、缅甸、泰国、马来西亚、印度也有分布。

资　源

生于山坡、草地或疏林中，常见。

采收加工

果实：9~10 月果熟时采收，开水烫透或用盐水浸后，晒干。根：全年均可采收，洗净，晒干或鲜用。树皮：全年均可采，鲜用或晒干。叶：夏、秋季枝叶茂盛时采收，鲜用或晒干。

药材性状

果实球形或扁球形，直径 1~1.3cm；表面棕褐色至墨绿色，有淡黄色颗粒状突起，具皱纹及不明显的 6 棱，果梗长约 1mm，果肉（中果皮）厚 1~4mm，质硬而脆。内果皮黄白色，硬核样，表面略具 6 棱，背缝线的偏上部有数条维管束，干后裂成 6 瓣。种子 6，近三棱形，棕色。气微，味酸涩，回甜。

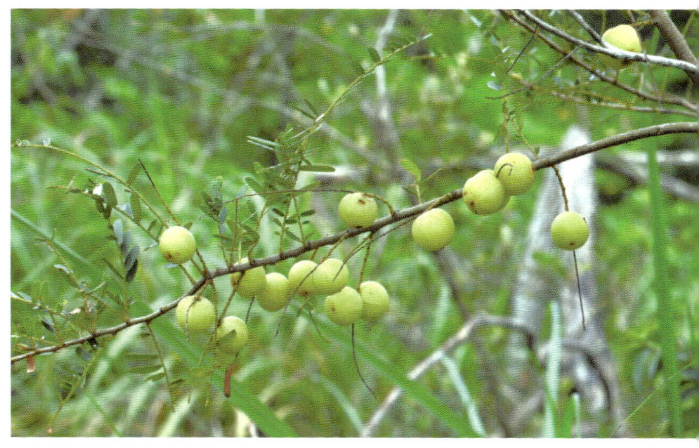

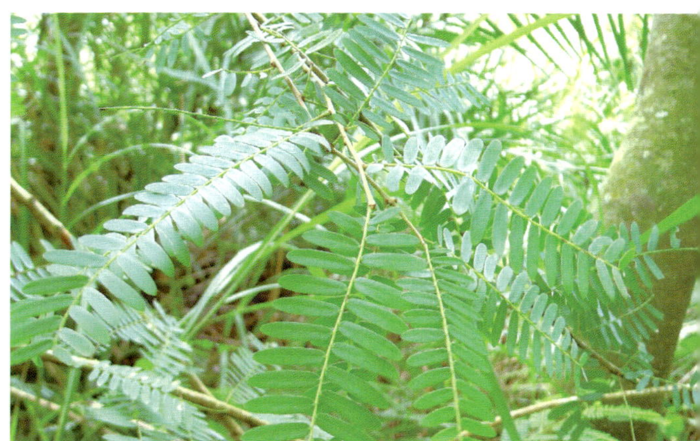

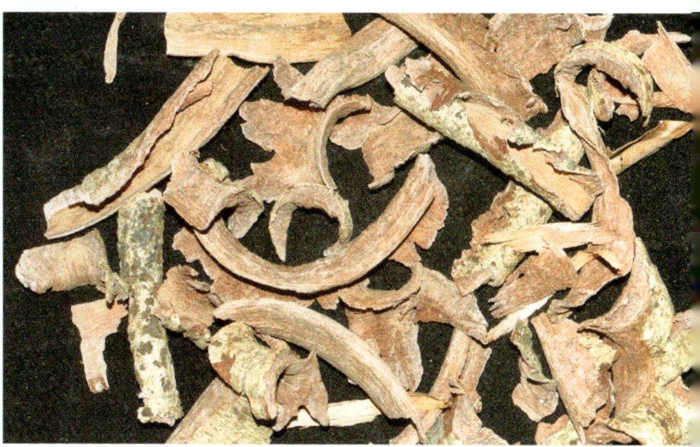

功能主治

果实：清热解毒，利咽，生津止渴，润肺止咳。用于感冒发热、咽喉痛、咳嗽、口干烦渴、牙痛、腹痛、消化不良、维生素 C 缺乏症。根：收敛止泻，消食，利水化痰，杀虫。用于高血压、胃痛、泄泻、瘰疬。叶：用于小便不利、皮肤湿疹、皮炎瘙痒、风湿痛。树皮：杀菌祛腐，杀虫。

大戟科 Euphorbiaceae 叶下珠属 *Phyllanthus*

海南叶下珠 *Phyllanthus hainanensis* Merr.

中药名 海南叶下珠（药用部位：全株）

植物形态 直立灌木，高达 2m；茎皮灰褐色；小枝具棱，长 10~25cm；全株无毛。叶片膜质，近长圆形，长 10~25mm，宽 4~8mm，先端急尖，有锐尖头，基部宽楔形，两侧不相等，通常一侧约为另一侧的 2 倍宽，边缘稍背卷，上面绿色，下面浅绿色或粉绿色；侧脉与主脉呈紫红色，每边 4~5；叶柄极短；托叶线状披针形，长 1~1.5mm，干后变硬。雌雄同株。雄花：通常 2~3 簇生于小枝中下部的叶腋内；花梗长 3~10mm；萼片 4，红色，卵状椭圆形，长约 1.2mm，宽 1mm，中肋稍厚，边缘膜质，具撕裂状齿，先端尖；雄蕊 2，花丝基部合生，花药分离，药室横裂；花粉粒圆球形，具 10~20 孔，孔散布于整个花粉粒球面；花盘腺体 4，圆盘状。雌花：花梗长 20~35mm；萼片 5，

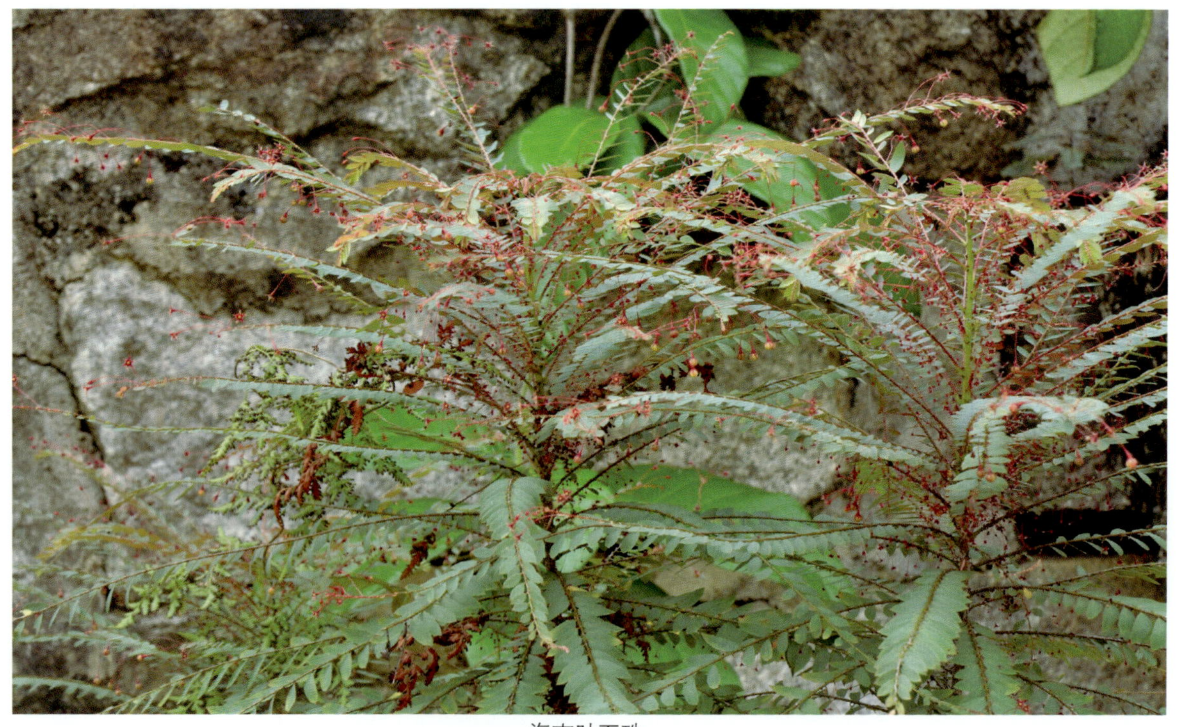

海南叶下珠

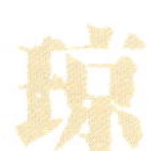

红色，披针形，长约 2.5mm，近等大，中肋稍厚，边缘膜质，深撕裂；花盘腺体 6，近方形，长和宽约为 0.5mm，先端全缘或具不明显的波状小齿；子房近圆球形，3 室，直径约 1mm，花柱 3，分离，2 裂几达基部，平展。蒴果长卵形，长 3mm，直径 2mm，室间及室背均开裂，轴柱及萼片宿存；种子小，长 2mm，宽约 0.8mm，淡红色。花果期几全年。

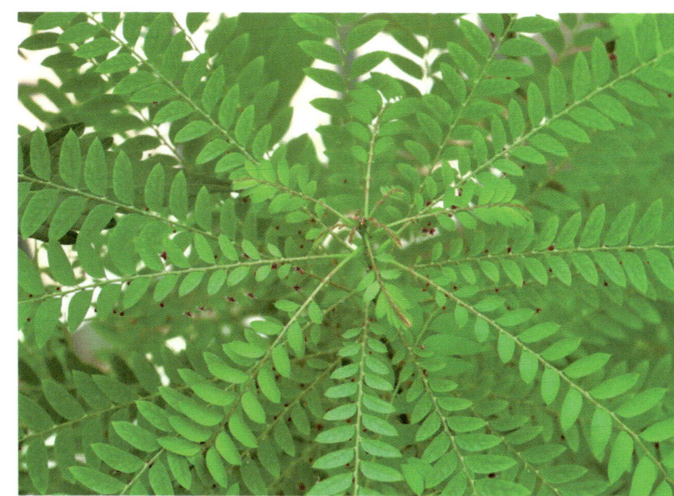

| 分布区域 |

产于海南三亚、乐东、东方、昌江。

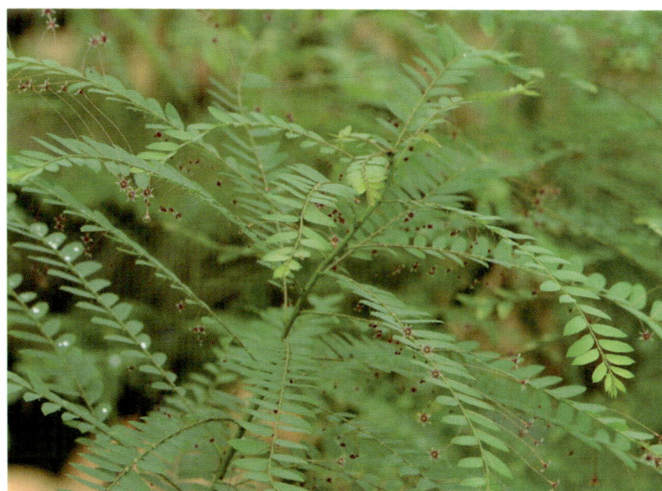

| 资　　源 |

生于林下，常见。

| 采收加工 |

全年均可采，晒干。

| 功能主治 |

全株：用于目赤肿痛、肝大。

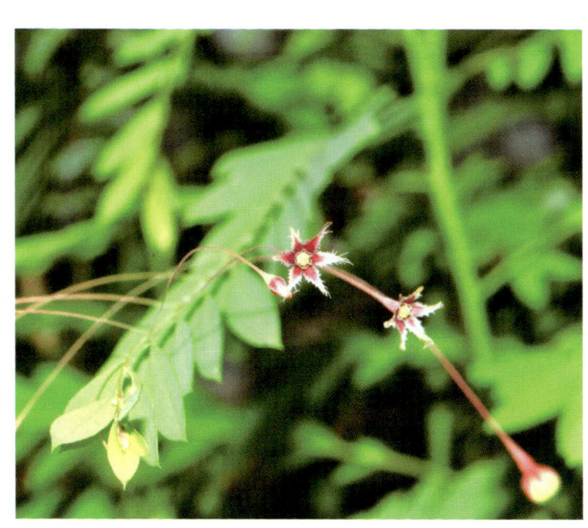

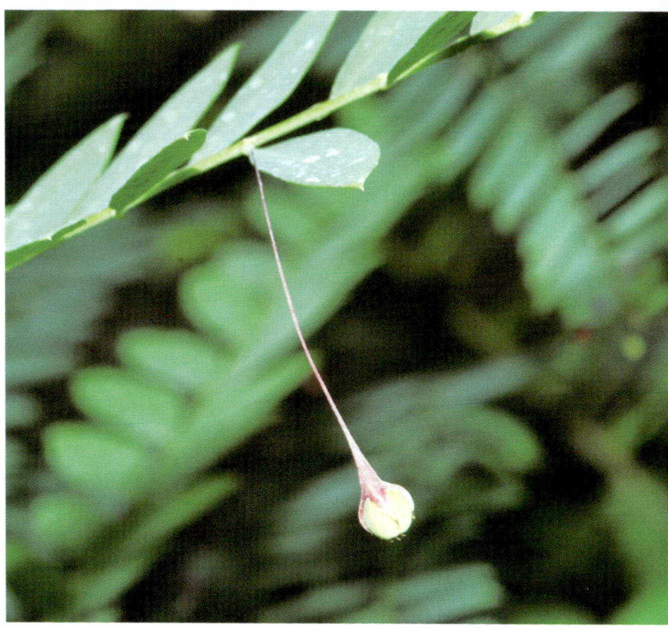

大戟科 Euphorbiaceae 叶下珠属 *Phyllanthus*

单花水油甘 *Phyllanthus nanellus* P. T. Li

|中 药 名| 单花水油甘（药用部位：全株）

|植物形态| 灌木，高约 1m；茎圆柱形，灰褐色；枝条具棱，生叶小枝扁，两侧具翅，小枝互生或 2~4 枝簇生；全株无毛。叶 2 列，叶片薄革质，卵形或长卵形，长 4~5mm，宽 2mm，先端具凸尖，基部偏斜；侧脉每边 3，在叶上面略明显，在叶下面不明显；叶柄极短或无；托叶三角形，两侧边缘膜质。雌雄同株，通常单朵腋生；花梗长约 2mm；雄花萼片 4，近圆形，长 1mm，边缘膜质；雄蕊 2，花丝合生成柱状，花药平行，药室 2；花盘腺体 4，长卵形；雌花萼片 6，宽卵形，长约 1.2mm；花盘盘状，围绕子房基部；子房圆球状，3 室，每室 2 胚珠，花柱 3，先端 2 裂。蒴果圆球状，直径约 3mm，棕褐色，3 瓣裂；轴柱和萼片宿存。

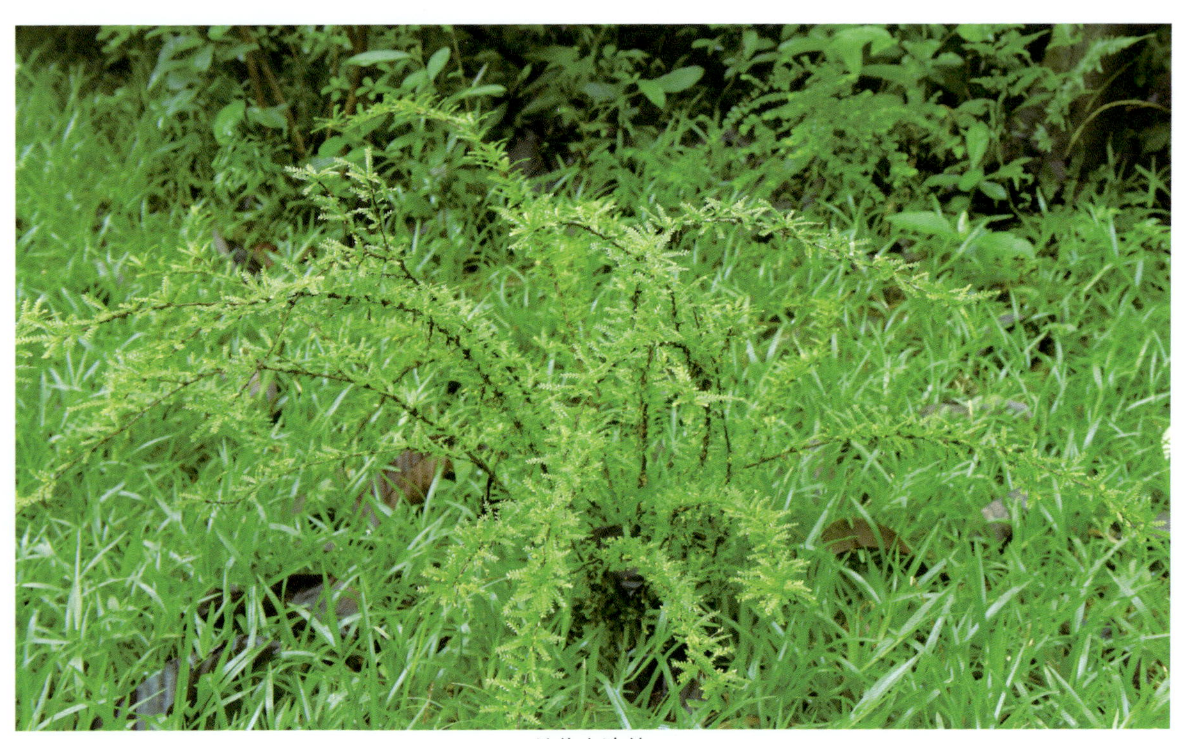

单花水油甘

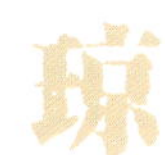

分布区域 产于海南乐东、五指山、陵水、万宁、琼中、定安。海南特有种。

资　　源 生于山地密林中，常见。

采收加工 夏、秋季采收，洗净，晒干。

功能主治 同属植物水油甘的全株多用于清热散结和消炎止痢等方面。本种植物形态特征与其相似，但是功能主治鲜有报道，有待进一步研究。

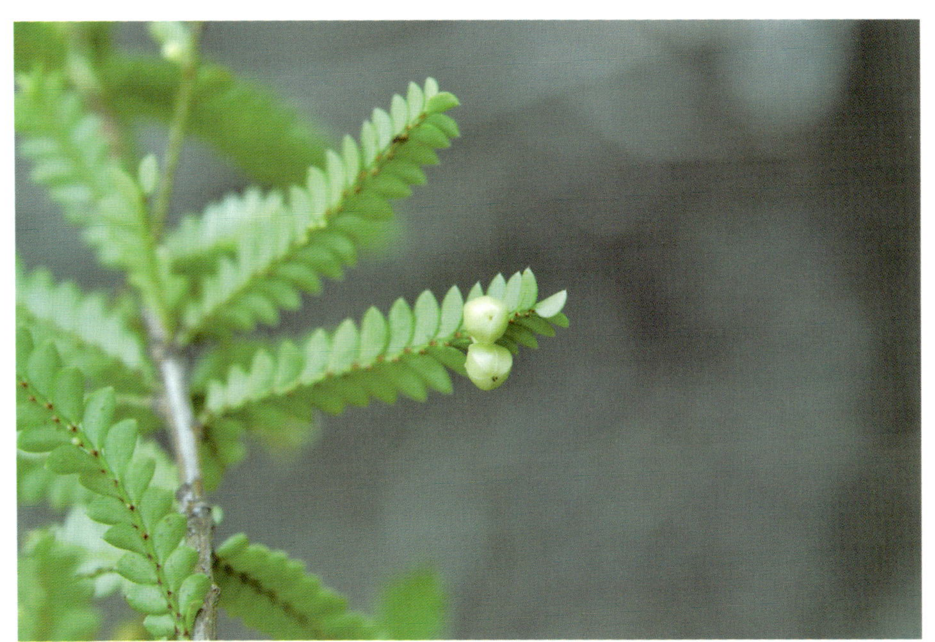

大戟科 Euphorbiaceae 叶下珠属 *Phyllanthus*

珠子草 *Phyllanthus niruri* L.

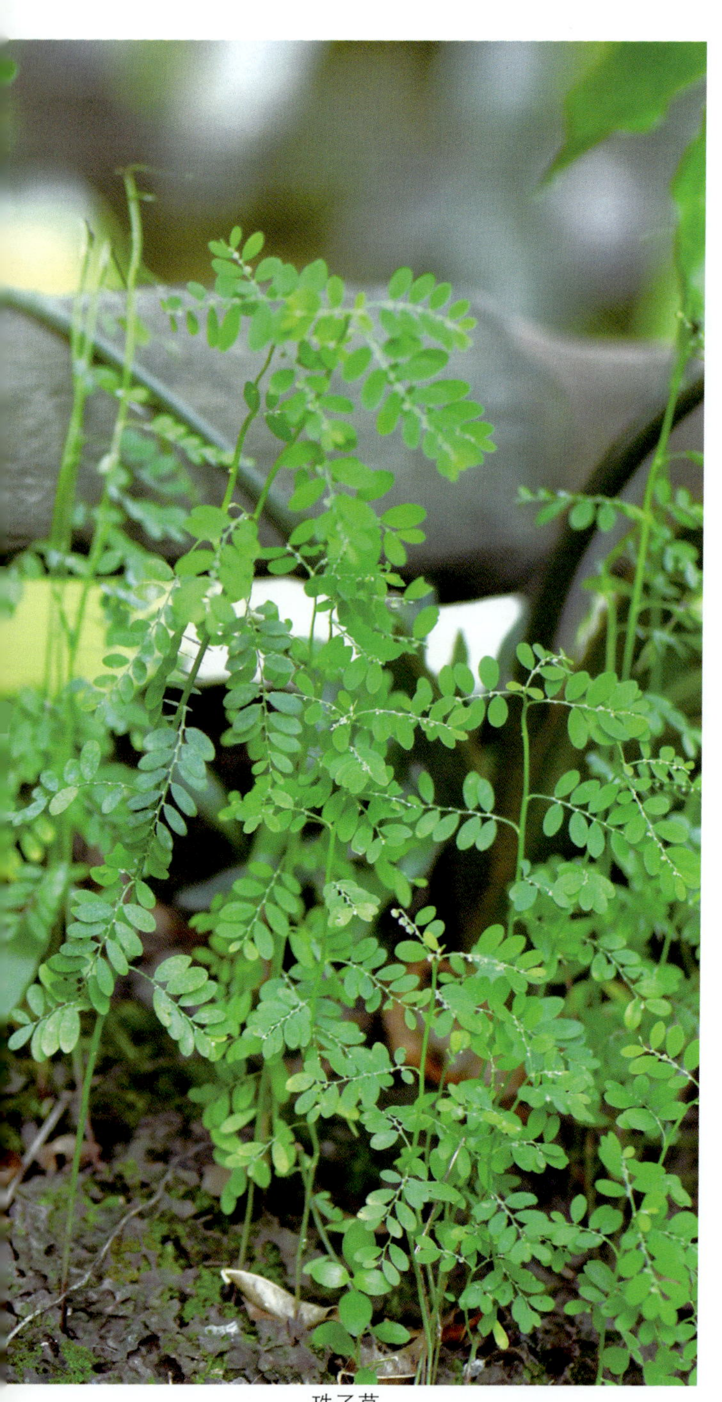

珠子草

中药名

小返魂（药用部位：全草或根、提取物）

植物形态

一年生草本，高达50cm；茎略带褐红色，通常自中上部分枝；枝圆柱形，橄榄色；全株无毛。叶片纸质，长椭圆形，长5~10mm，宽2~5mm，先端钝、圆或近截形，有时具不明显的锐尖头，基部偏斜；侧脉每边4~7；叶柄极短；托叶披针形，长1~2mm，膜质透明。通常1雄花和1雌花双生于每一叶腋内，有时只有1雌花腋生。雄花：花梗长1~1.5mm；萼片5，倒卵形或宽卵形，长1.2~1.5mm，宽1~1.5mm，先端钝或圆，中部黄绿色，基部有时淡红色，边缘膜质；花盘腺体5，倒卵形，宽0.25~0.4mm；雄蕊3，花丝长0.6~0.9mm，2/3~3/4合生成柱，花药近球形，长0.25~0.4mm，药室纵裂；花粉粒长球形，具3孔沟，少数4孔沟，沟狭长。雌花：花梗长1.5~4mm；萼片5，不相等，宽椭圆形或倒卵形，长1.5~2.3mm，宽1.2~1.8mm，先端钝或圆，中部绿色，边缘略带黄白色，膜质；花盘盘状；子房圆球形，3室，花柱3，分离，先端2裂，裂片外弯。蒴果扁球状，直径约3mm，褐红色，平滑，

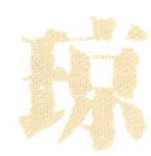

成熟后开裂为3个2裂的分果爿，轴柱及萼片宿存；种子长1~1.5mm，宽0.8~1.2mm，有小颗粒状排成的纵条纹。花果期1~10月。

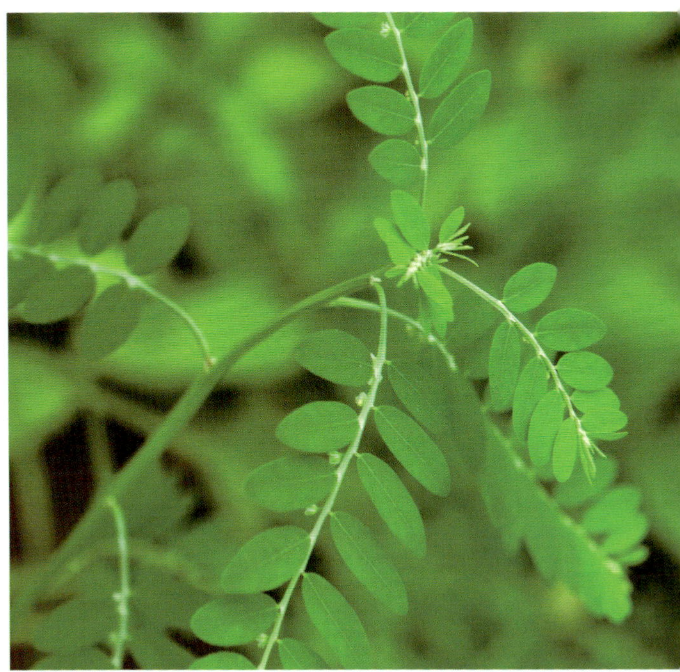

| 分布区域 |

产于海南三亚、乐东、东方、昌江。

| 资　　源 |

生于路旁、旷野，偶见。

| 采收加工 |

夏、秋季采收，洗净，晒干。

| 功能主治 |

全草、根：止咳祛痰，消积，清肝明目，渗湿利水。用于感冒发热、痰咳、小儿疳积、黄疸型肝炎、淋病、梅毒、目赤、角膜云翳、结膜炎、肾炎水肿、尿路感染、尿路结石。外用于毒蛇咬伤。提取制剂口服、静脉或腹腔注射有抗肉瘤病毒、白血病病毒和艾滋病病毒作用，为逆转录酶强抑制剂。

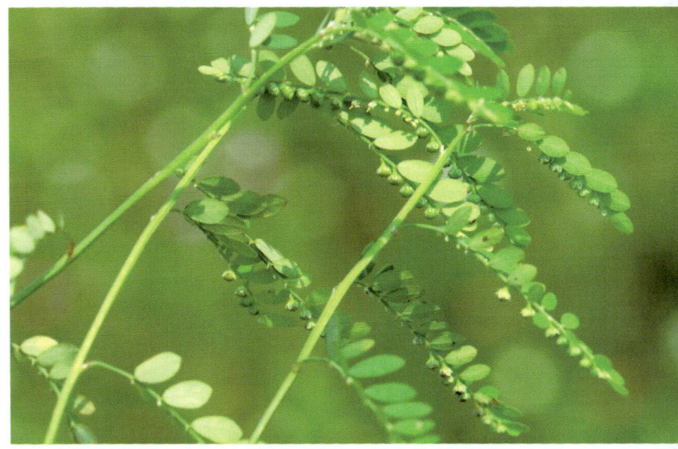

| 附　　注 |

据FOC的描述，珠子草 *Phyllanthus niruri* L. 为鉴定错误，因此该种现被更正为：苦味叶下珠 *Phyllanthus amarus* Shumacher et Thonning。

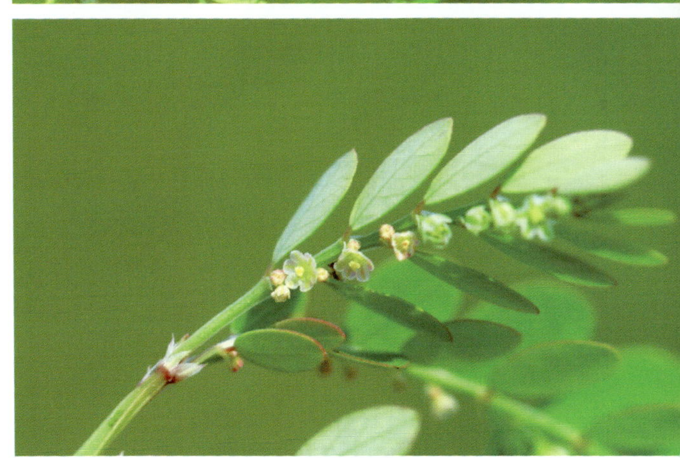

大戟科 Euphorbiaceae 叶下珠属 *Phyllanthus*

水油甘 *Phyllanthus parvifolius* Buch.-Ham. ex D. Don

中 药 名 水油甘（药用部位：全株）

植物形态 直立灌木，高达 2m；茎灰褐色；小枝略具 4 棱，上部稍扁，通常密集于茎顶或老枝条的上部，长达 16cm；全株无毛。叶片薄革质，长圆形或椭圆形，长 6~11mm，宽 2~4mm，先端急尖，有褐红色锐尖头，基部偏斜，边缘背卷；侧脉每边 4~7；叶柄长约 1mm；托叶卵状三角形，长约 1mm，褐红色。花黄白色或白绿色，通常 2~4 雄花和 1 雌花同簇生于叶腋；雄花花梗长 1~2mm；萼片 6，不相等，卵状披针形或倒卵形，长约 1mm，边缘膜质；雄蕊 3，花丝基部合生，花药长圆形，长约 0.2mm，药室平行，纵裂，药隔略突起成小尖头；花粉粒球形，具 4 孔沟，沟细长，内孔圆形；花盘腺体 6；雌花花梗长约 2mm；萼片与雄花的同形，长 1.2mm，宽 0.8~1mm；花盘杯状，

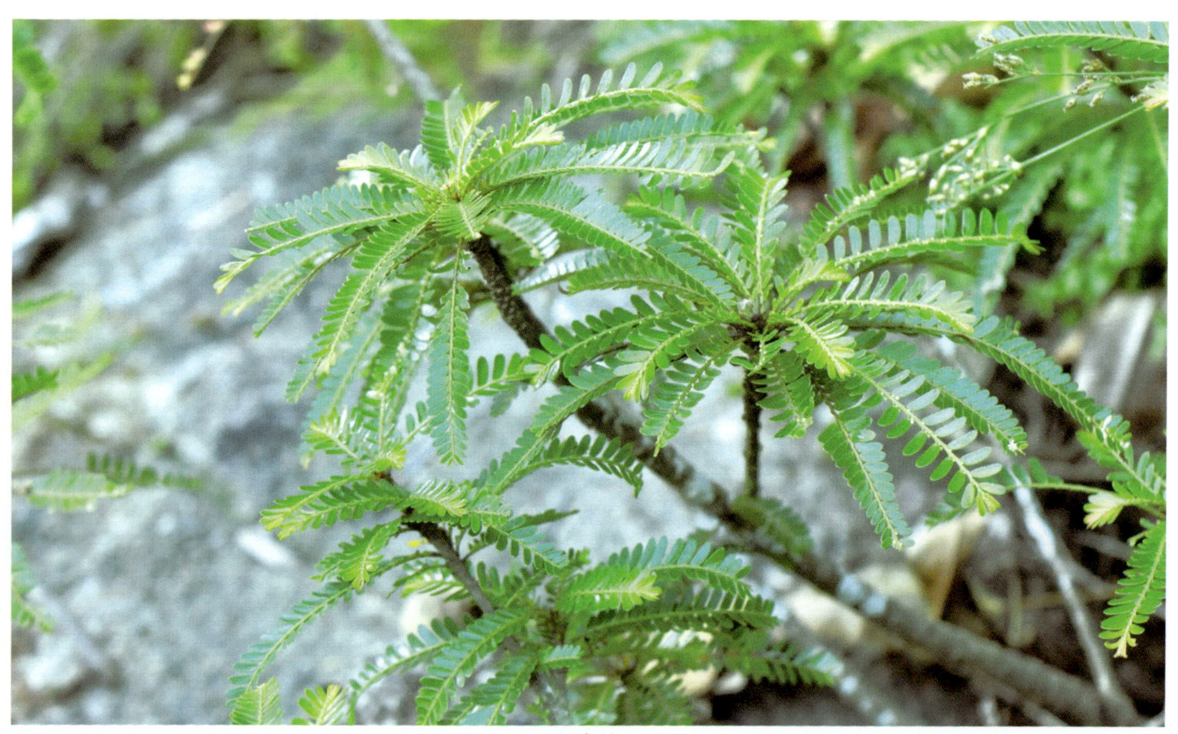

水油甘

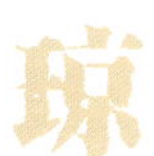

先端6浅裂；子房圆球形，直径约1mm，3室，花柱基部合生，上部2深裂，裂片略外弯。蒴果圆球状，直径约3mm，成熟后开裂为3个2瓣裂的分果爿，轴柱和萼片宿存；种子长约1.5mm，褐色，表面具蜂窝状网纹。

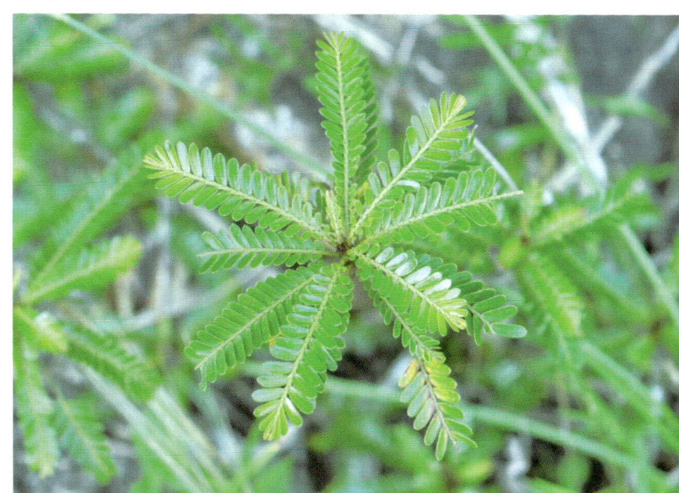

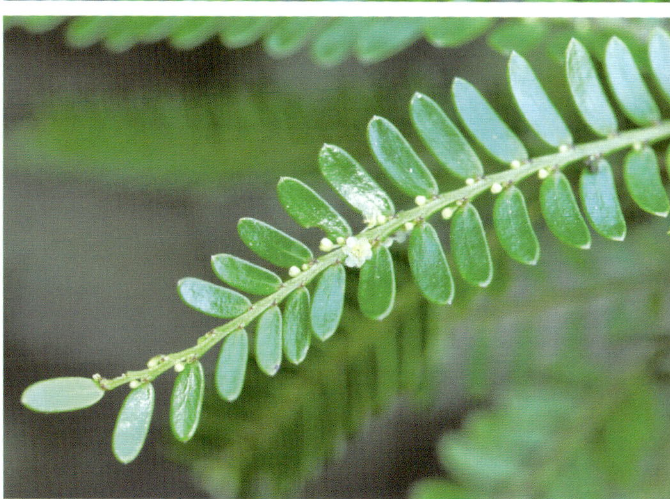

分布区域

产于海南三亚、乐东、东方、昌江、白沙、五指山、陵水、万宁、琼中、儋州、澄迈、海口。亦分布于中国广东。

采收加工

夏、秋季采收，洗净，晒干。

功能主治

全株：清热散结，消炎止痢。用于膀胱结石、腹泻。叶、根：用于发热、感冒头痛、鼻塞、目赤、关节炎。

大戟科 Euphorbiaceae 叶下珠属 *Phyllanthus*

小果叶下珠 *Phyllanthus reticulatus* Poiret

中药名 山兵豆（药用部位：根）

植物形态 灌木，高达 4m；枝条淡褐色；幼枝、叶和花梗均被淡黄色短柔毛或微毛。叶片膜质至纸质，椭圆形、卵形至圆形，长 1~5cm，宽 0.7~3cm，先端急尖、钝至圆，基部钝至圆，下面有时灰白色；叶脉通常两面明显，侧脉每边 5~7；叶柄长 2~5mm；托叶钻状三角形，长达 1.7mm，干后变硬刺状，褐色。通常 2~10 雄花和 1 雌花簇生于叶腋，稀组成聚伞花序。雄花：直径约 2mm；花梗纤细，长 5~10mm；萼片 5~6，2 轮，卵形或倒卵形，不等大，长 0.7~1.5mm，宽 0.5~1.2mm，全缘；雄蕊 5，直立，其中 3 较长，花丝合生，2 较短而花丝离生，花药三角形，药室纵裂；花粉粒球形，具 3 沟孔；花盘腺体 5，鳞片状，宽 0.5mm。雌花：花梗长 4~8mm，纤细；萼片 5~6，2 轮，不等大，

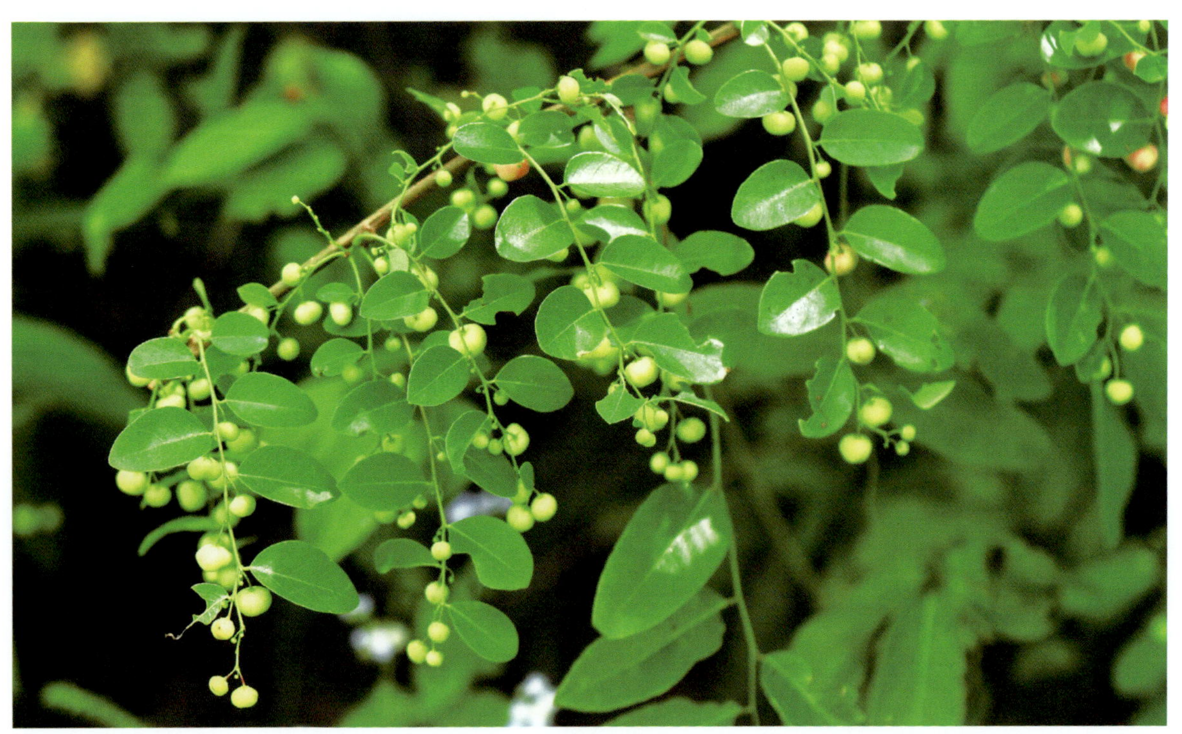

小果叶下珠

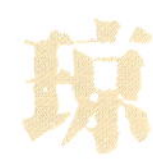

宽卵形，长 1~1.6mm，宽 0.9~1.2mm，外面基部被微柔毛；花盘腺体 5~6，长圆形或倒卵形；子房圆球形，4~12 室，花柱分离，先端 2 裂，裂片线形卷曲平贴于子房先端。蒴果呈浆果状，球形或近球形，直径约 6mm，红色，干后灰黑色，不分裂，4~12 室，每室有 2 种子；种子三棱形，长 1.6~2mm，褐色。花期 3~6 月，果期 6~10 月。

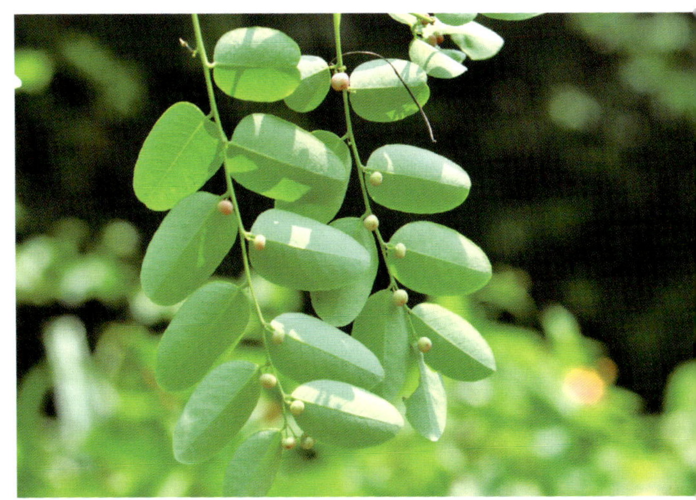

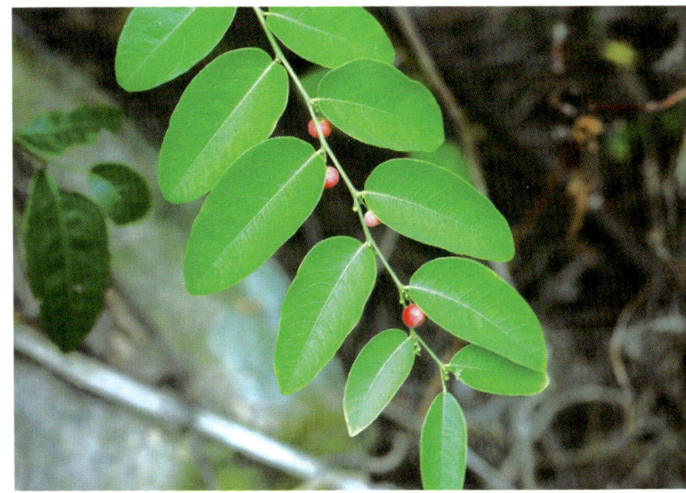

| 分布区域 |

产于海南三亚、乐东、东方、昌江、白沙、保亭、陵水、万宁、琼中、儋州、澄迈、海口。亦分布于中国广东、广西、湖南、江西、福建、台湾、贵州、云南、四川。菲律宾、印度尼西亚、印度、日本、澳大利亚，以及中南半岛也有分布。

| 资　源 |

生于山谷、路旁、林下及岩石上。

| 采收加工 |

夏、秋季采收，鲜用或晒干。

| 功能主治 |

根：祛风活血，消炎，收敛止泻。用于痢疾、肝炎、肾炎、小儿疳积、风湿骨痛、跌打损伤。越南用于外伤和毒蛇咬伤。

大戟科 Euphorbiaceae 叶下珠属 *Phyllanthus*

红叶下珠 *Phyllanthus ruber* (Lour.) Spreng.

中药名 红叶下珠（药用部位：全株）

植物形态 灌木或小乔木，高 1~3m，稀达 6m；茎皮褐红色，分枝常集中于顶部；小枝长 10~20cm，与叶柄、子房及果实同被褐色锚状毛。叶片纸质，椭圆形、卵形或卵状披针形，长 2.5~7.5cm，宽 1~3.5cm，先端渐尖或尾状渐尖，基部宽楔形或钝，有时两侧不相等，边缘干时背卷，除叶下面中脉基部被柔毛外，其余无毛；侧脉每边 5~6；叶柄长 2~3mm；托叶三角形，长约 2mm，褐红色。雌雄同株。雄花：通常 2~6 簇生于枝下部的叶腋内；花梗丝状，长 3~6mm；萼片 4，黄绿色，椭圆形或卵形，彼此近相等，长 2~2.5mm，宽约 1.2mm，内面中央呈龙骨状突起；雄蕊 2，花丝合生成短柱，花药贴生，基部叉开，药室纵裂；花粉粒圆球形，具 10~20 孔；花盘腺体 4，球

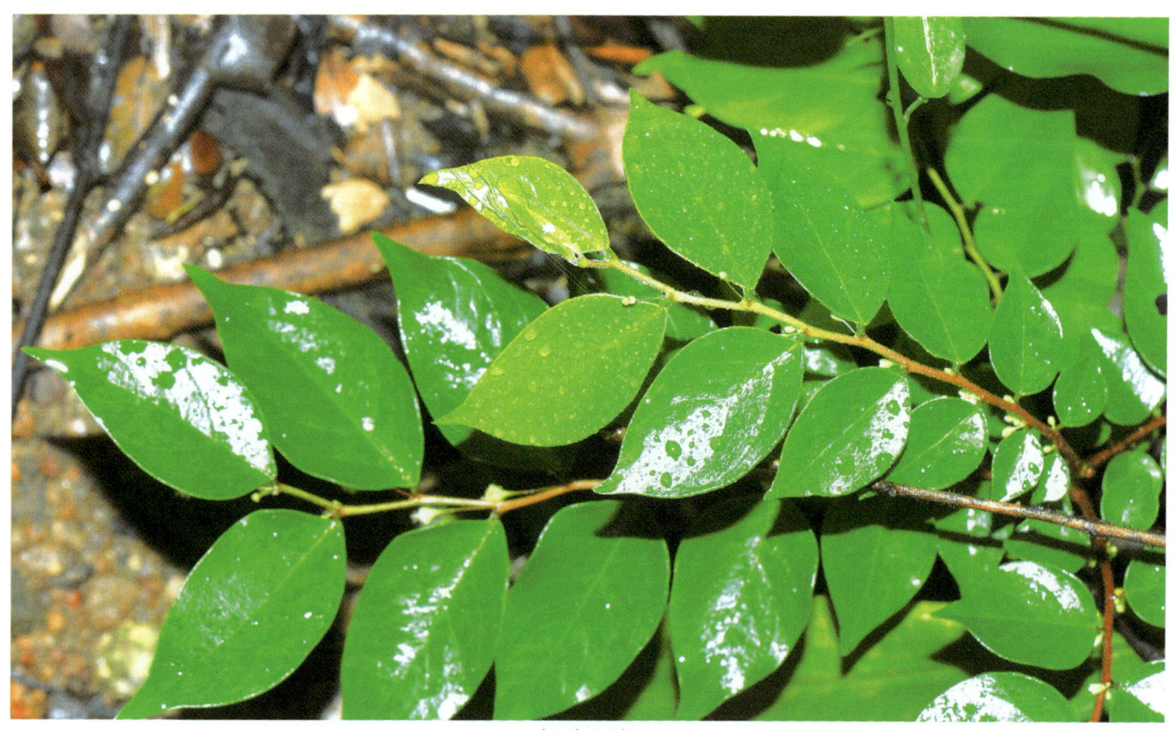

红叶下珠

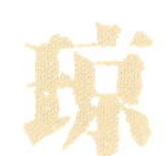

状，腺体间的间隙为萼片内面中央龙骨状突起所嵌入。雌花：直径约 4mm；花梗长 18~25mm，向顶部逐渐增粗；萼片 6，与雄花的相似，内面中央稍突起；花盘杯状，肥厚，先端具齿裂，基部具 6 与萼片互生的三角状腺体；子房圆球状，直径约 2.5mm，4~6 室，花柱分离，直立，长 1~1.5mm，先端 2 裂。蒴果圆球状，直径约 6mm，红褐色，具有纵的凹槽，开裂后轴柱及花萼宿存；种子淡黄褐色，长约 2mm，宽约 1mm。花期 4~10 月，果期 7 月至翌年 4 月。

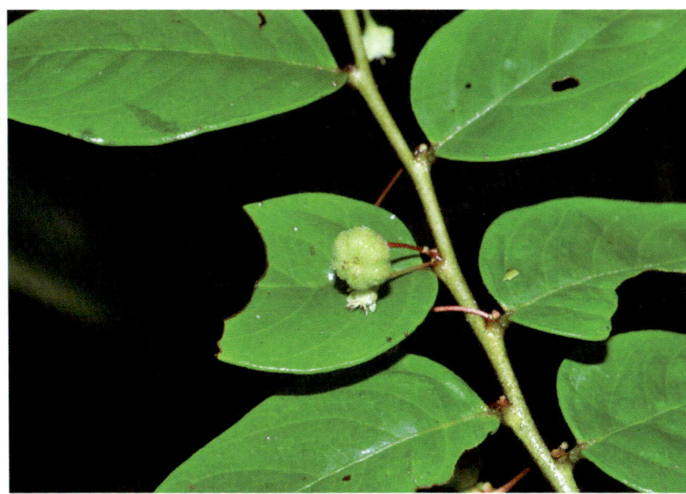

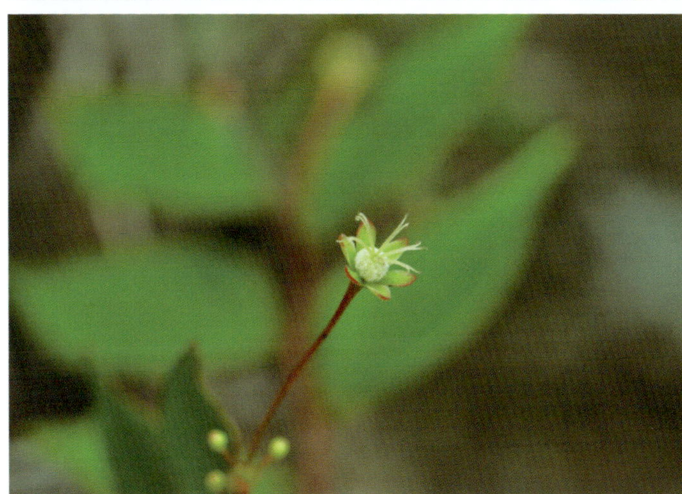

| 分布区域 |

产于海南乐东、东方、昌江、五指山、保亭、万宁、儋州、临高、文昌。越南也有分布。

| 资　　源 |

生于丘陵、山谷林中。

| 采收加工 |

全年均可采，鲜用或晒干。

| 功能主治 |

同属植物多具有清热解毒和生津止渴等作用。但本种的功能主治鲜有报道，有待进一步研究。

大戟科 Euphorbiaceae 叶下珠属 *Phyllanthus*

叶下珠 *Phyllanthus urinaria* L.

| 中 药 名 | 叶下珠（药用部位：全草）

| 植物形态 | 一年生草本，高 10~60cm；茎通常直立，基部多分枝，枝倾卧而后上升；枝具翅状纵棱，上部被一纵列疏短柔毛。叶片纸质，因叶柄扭转而呈羽状排列，长圆形或倒卵形，长 4~10mm，宽 2~5mm，先端圆、钝或急尖而有小尖头，下面灰绿色，近边缘或边缘有 1~3 列短粗毛；侧脉每边 4~5，明显；叶柄极短；托叶卵状披针形，长约 1.5mm。雌雄同株，直径约 4mm。雄花：2~4 簇生于叶腋，通常仅上面 1 朵开花，下面的很小；花梗长约 0.5mm，基部有苞片 1~2；萼片 6，倒卵形，长约 0.6mm，先端钝；雄蕊 3，花丝全部合生成柱状；花粉粒长球形，通常具 5 孔沟，少数 3、4、6 孔沟，内孔横长椭圆形；花盘腺体 6，分离，与萼片互生。雌花：单生于小枝中

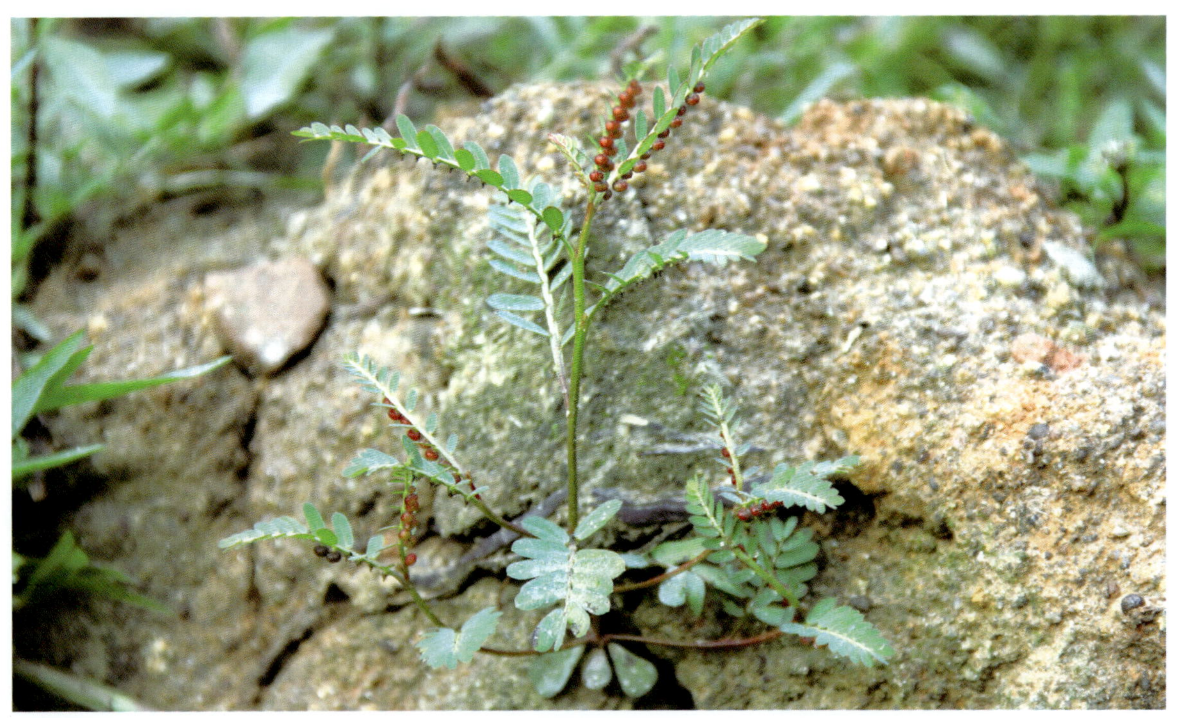

叶下珠

下部的叶腋内；花梗长约0.5mm；萼片6，近相等，卵状披针形，长约1mm，边缘膜质，黄白色；花盘圆盘状，边全缘；子房卵状，有鳞片状突起，花柱分离，先端2裂，裂片弯卷。蒴果圆球状，直径1~2mm，红色，表面具一小凸刺，有宿存的花柱和萼片，开裂后轴柱宿存；种子长1.2mm，橙黄色。花期4~6月，果期7~11月。

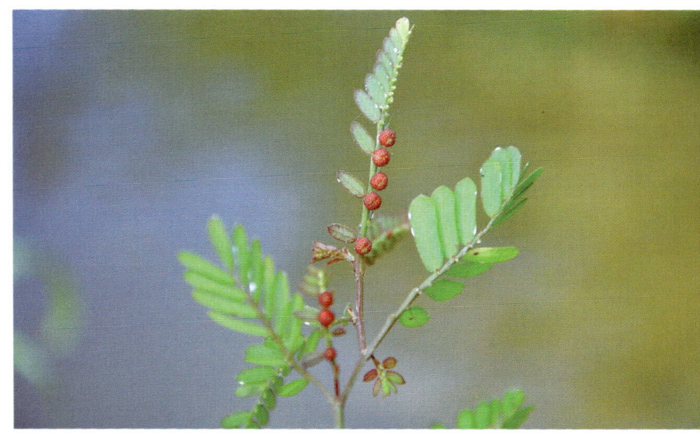

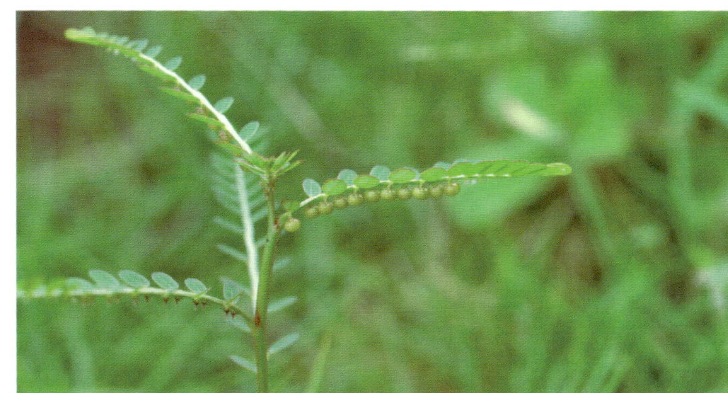

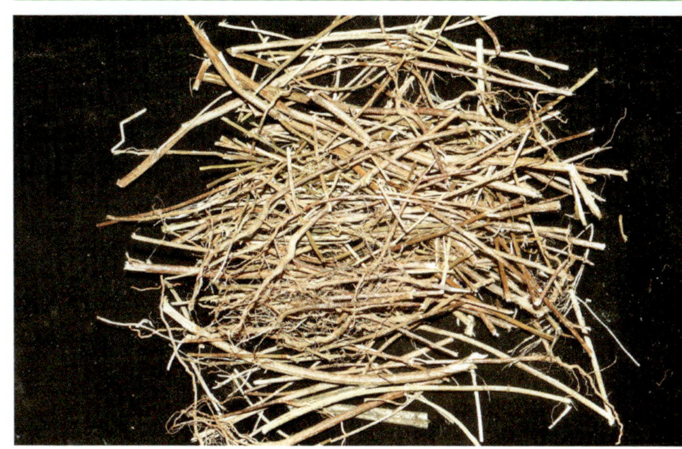

分布区域

产于海南三亚、乐东、昌江、白沙、五指山、保亭、陵水、万宁、琼中、儋州、澄迈、屯昌、南沙群岛。亦分布于中国其他大部分地区。越南、老挝、泰国、缅甸、不丹、印度尼西亚、印度、尼泊尔、日本、南美洲也有分布。

资　　源

生于旷野草地，常见。

采收加工

夏、秋季采收，除去杂质，鲜用或晒干。

药材性状

长短不一，根茎外表浅棕色，主根不发达，须根多数，浅灰棕色。茎直径2~3mm，老茎基部灰褐色。茎枝有纵皱，灰棕色、灰褐色或棕红色，质脆易断，断面中空。分枝有纵皱及不甚明显的膜翅状脊线。叶片薄而小，长椭圆形，尖端有短突尖，基部圆形或偏斜，边缘有白色短毛，灰绿色，皱缩，易脱落。花细小，腋生于叶背之下，多已干缩。有的带有三棱状扁球形黄棕色果实，其表面有鳞状突起，常6纵裂。气微香，味微苦。

功能主治

全草、带根全草：平肝消积，清热解毒，明目渗湿，利水利湿。用于肠炎、泄泻、痢疾、传染性肝炎、黄疸型肝炎、泌尿系统感染、肾炎水肿、小便淋痛、尿路结石、小儿疳积、赤眼目翳、眼结膜炎、夜盲症、口疮头疮、无名肿毒。外用于竹叶青蛇咬伤。

大戟科 Euphorbiaceae 叶下珠属 *Phyllanthus*

黄珠子草 *Phyllanthus virgatus* Forst. f.

中药名 黄珠子草（药用部位：根或全草）

植物形态 一年生草本，通常直立，高达60cm；茎基部具窄棱，或有时主茎不明显；枝条通常自茎基部发出，上部扁平而具棱；全株无毛。叶片近革质，线状披针形、长圆形或狭椭圆形，长5~25mm，宽2~7mm，先端钝或急尖，有小尖头，基部圆而稍偏斜；几无叶柄；托叶膜质，卵状三角形，长约1mm，褐红色。通常2~4雄花和1雌花同簇生于叶腋。雄花：直径约1mm；花梗长约2mm；萼片6，宽卵形或近圆形，长约0.5mm；雄花3，花丝分离，花药近球形；花粉粒圆球形，直径为23μm，具多合沟孔；花盘腺体6，长圆形。雌花：花梗长约5mm；花萼深6裂，裂片卵状长圆形，长约1mm，紫红色，外折，边缘稍膜质；花盘圆盘状，不分裂；子房圆球形，3室，

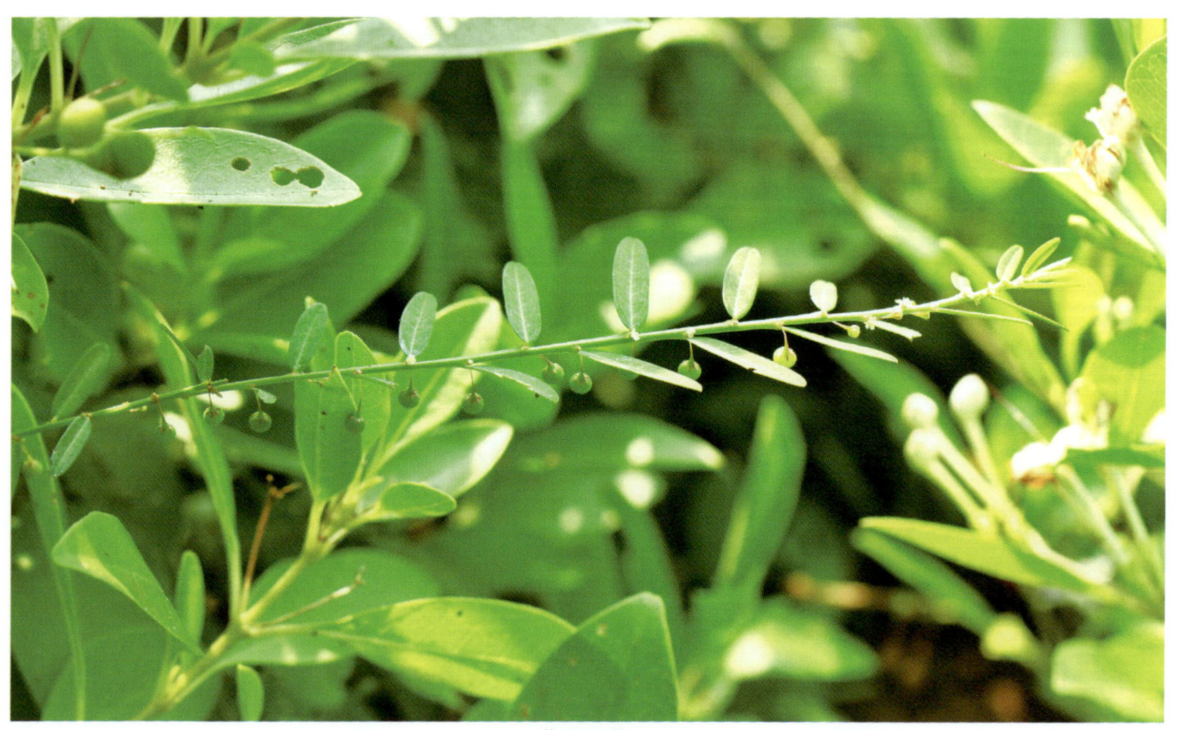

黄珠子草

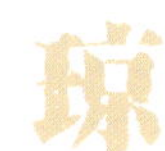

具鳞片状突起，花柱分离，2深裂几达基部，反卷。蒴果扁球形，直径2~3mm，紫红色，有鳞片状突起；果梗丝状，长5~12mm；萼片宿存；种子小，长0.5mm，具细疣点。花期4~5月，果期6~11月。

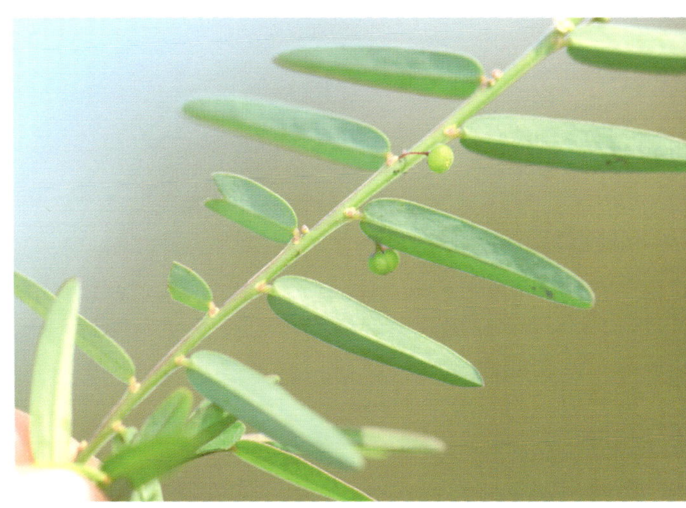

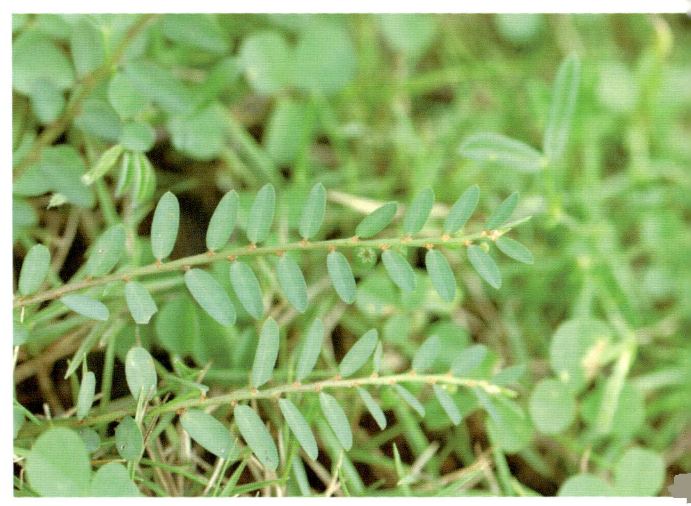

| 分布区域 |

产于海南三亚、东方、昌江、万宁、定安、儋州、文昌。亦分布于中国其他各地。越南、老挝、柬埔寨、缅甸、泰国、马来西亚、菲律宾、斯里兰卡、太平洋岛屿也有分布。

| 资　源 |

生于沟边草丛或路旁灌丛中，常见。

| 采收加工 |

夏、秋季采收，鲜用或晒干。

| 功能主治 |

根、全草：清热散结，补脾胃，消食退翳。用于淋证、骨鲠咽喉。全草：用于小儿疳积。根：用于乳房脓肿、乳腺炎。

大戟科 Euphorbiaceae 蓖麻属 *Ricinus*

蓖麻 *Ricinus communis* L.

｜中药名｜ 蓖麻子（药用部位：种子），蓖麻油（药用部位：脂肪油），蓖麻叶（药用部位：叶），蓖麻根（药用部位：根）

｜植物形态｜ 一年生粗壮草本或草质灌木，高达5m；小枝、叶和花序通常被白霜，茎多液汁。叶轮廓近圆形，长和宽达40cm或更大，掌状7~11裂，裂缺几达中部，裂片卵状长圆形或披针形，先端急尖或渐尖，边缘具锯齿；掌状脉7~11。网脉明显；叶柄粗壮，中空，长可达40cm，先端具2盘状腺体，基部具盘状腺体；托叶长三角形，长2~3cm，早落。总状花序或圆锥花序，长15~30cm或更长；苞片阔三角形，膜质，早落。雄花：花萼裂片卵状三角形，长7~10mm；雄蕊束众多。雌花：萼片卵状披针形，长5~8mm，凋落；子房卵状，直径约5mm，密生软刺或无刺，花柱红色，长约4mm，顶部2裂，密生乳

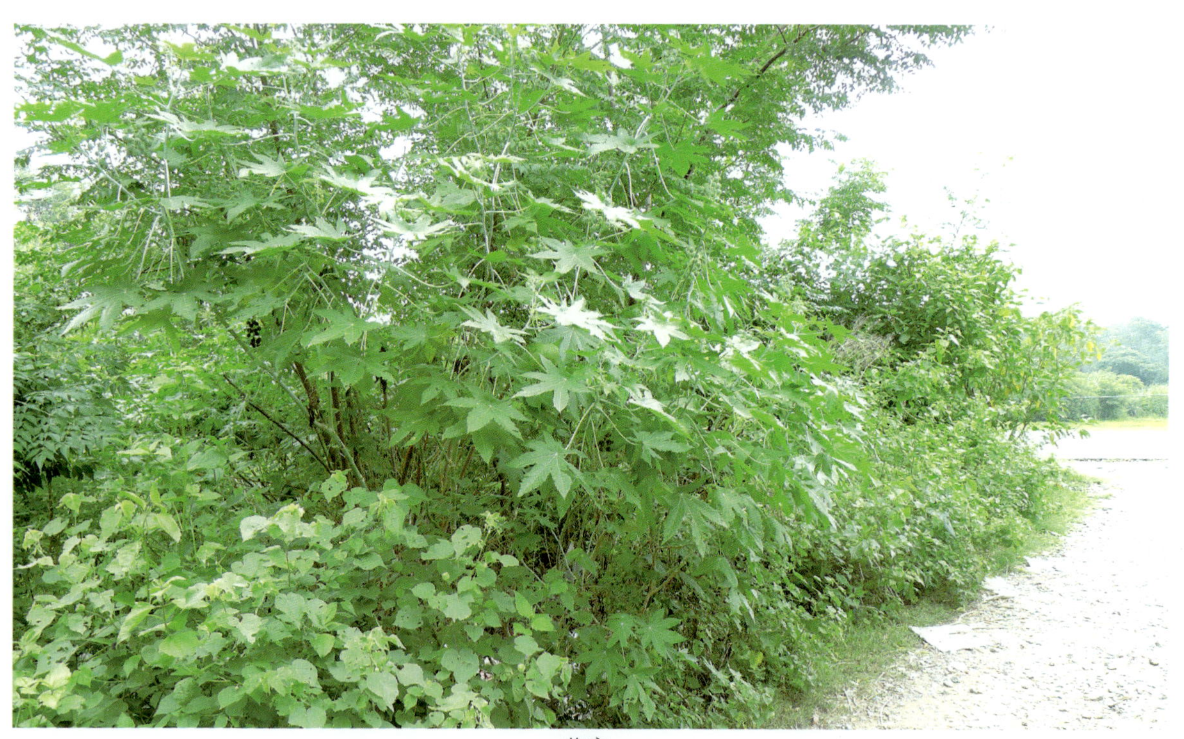

蓖麻

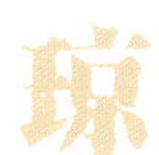

头状突起。蒴果卵球形或近球形，长1.5~2.5cm，果皮具软刺或平滑；种子椭圆形，微扁平，长8~18mm，平滑，斑纹淡褐色或灰白色；种阜大。花期几全年或6~9月（栽培）。

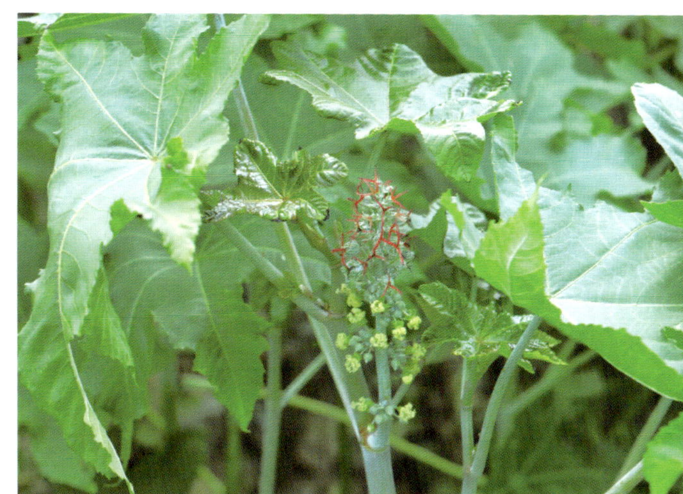

分布区域

产于海南乐东、东方、昌江、白沙、五指山、万宁、儋州、澄迈、海口、南沙群岛。亦分布于中国其他各地。广布于世界热带地区。

资　源

栽培或逸为野生，常见。

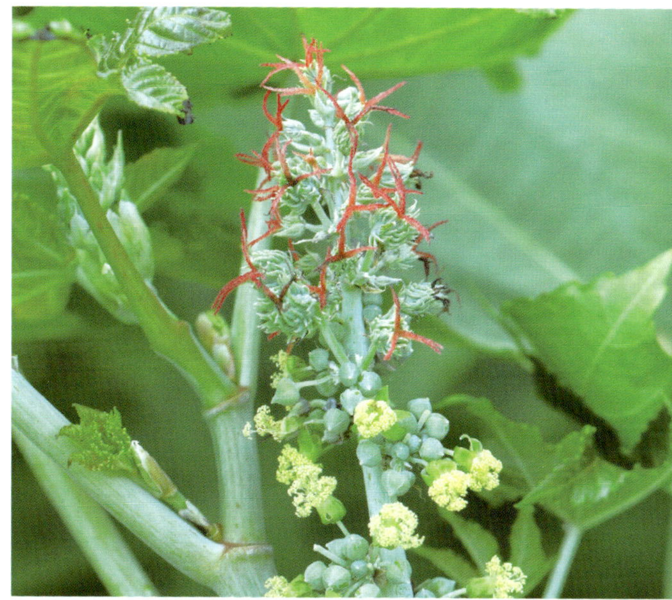

采收加工

种子：当年8~11月蒴果呈棕色、未开裂时，选晴天，分批剪下果序，摊晒，脱粒，扬净。叶：夏、秋季采摘，鲜用或晒干。根：春、秋季采挖，晒干或鲜用。

药材性状

种子：种子椭圆形或卵形，稍扁，长0.9~1.8cm，宽0.5~1cm。表面光滑，有灰白色与黑褐色或黄棕色与红棕色相间的花斑纹。一面较平，一面较隆起，较平的一面有一隆起的种脊；一端有灰白色或浅棕色突起的种阜。种皮薄而脆，胚乳肥厚，白色，富油性。子叶2，菲薄。无臭。味微苦、辛。以个大、饱满者为佳。脂肪油：几乎无色或微带黄色的澄清黏稠液体；气微，味淡而后微辛。叶：叶片皱缩破碎，完整的叶展平后呈盾状圆形，掌状分裂，深达叶片的一半以上，裂片一般7~11，先端长尖，边缘有不规则的锯齿，齿端具腺体，下面被白粉。气微。

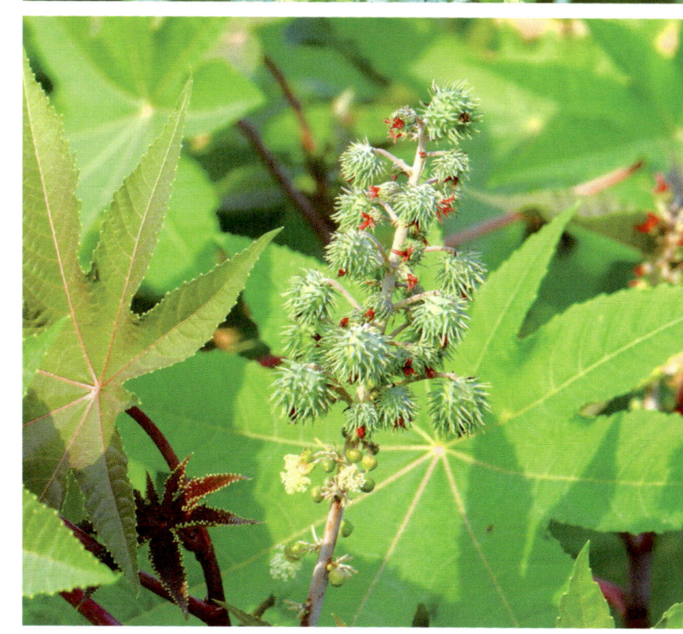

|功能主治| 种子：用于痈疽肿毒、瘰疬、喉痹、疥癞癣疮、水肿腹满、大便燥结。脂肪油：用于大便燥结、疮疥、烧伤。根：用于破伤风、癫痫、风湿关节痛、跌打瘀痛、瘰疬。叶：用于脚气、阴囊肿痛、咳嗽痰喘、鹅掌风、疮疖。

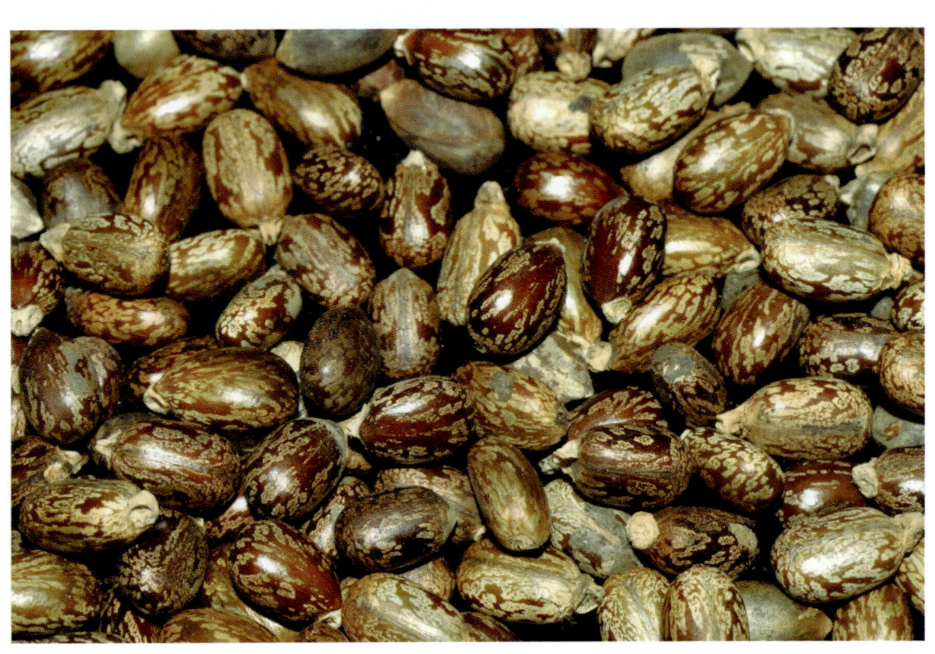

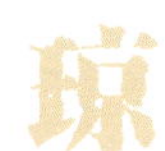

大戟科 Euphorbiaceae 蓖麻属 *Ricinus*

红蓖麻 *Ricinus communis* cv. Sanguineus

| 中 药 名 | 红蓖麻（药用部位：叶、根、种子）

| 植物形态 | 一年或多年生草本植物。茎圆形、中空。叶大，互生，掌状分裂。雌花淡红色，雄花呈淡黄色。从出苗至开花只需 45 天，成株高 1.5m 左右，茎如红竹，红叶形同鹅掌，果穗长 35~50cm，似红色宝塔，美观艳丽。种子椭圆形。

| 分布区域 | 海南有栽培。原产于非洲东部。

| 资　　源 | 是蓖麻属中稀有的观赏品种，通常用于园艺观赏。

| 采收加工 | 叶：夏、秋季采摘，鲜用或晒干。根：春、秋季采挖，晒干或鲜用。种子：成熟后采收。

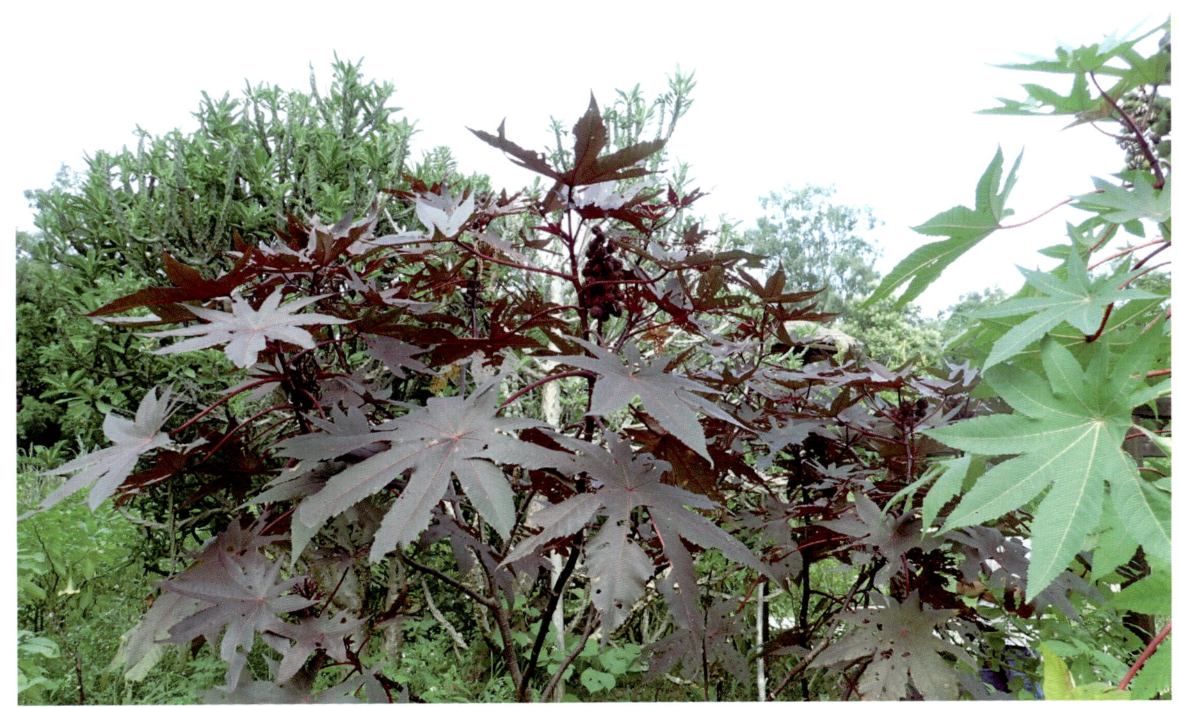

红蓖麻

| 功能主治 | 红蓖麻是蓖麻族群中的一个杂交变种，其功能主治鲜有报道，有待进一步研究。

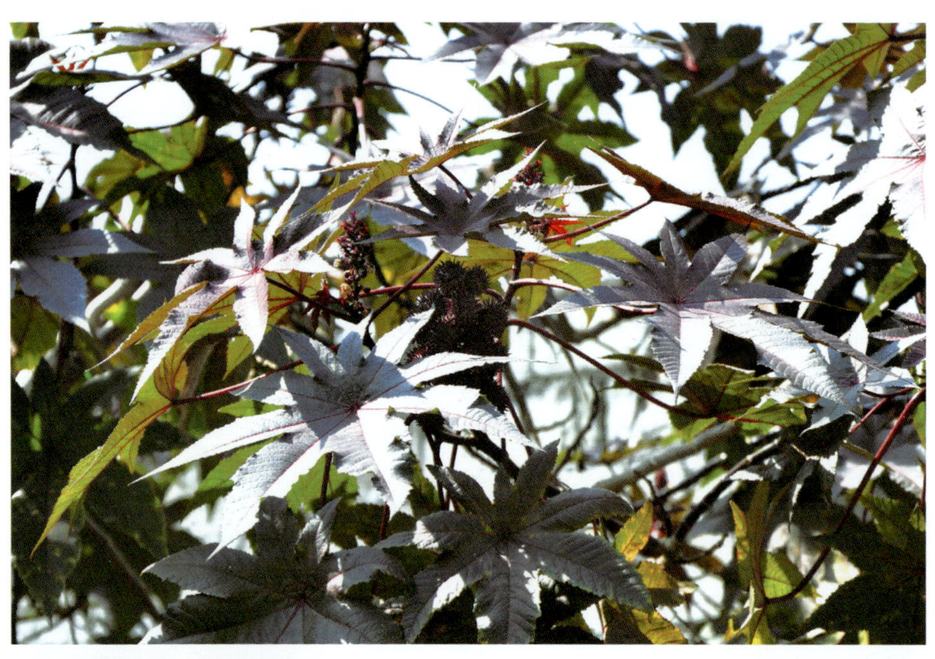

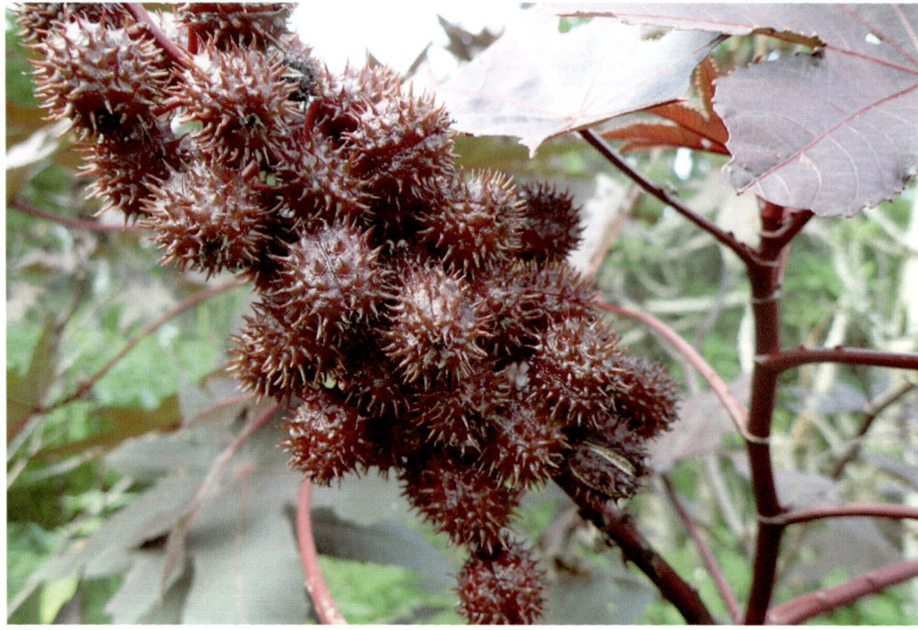

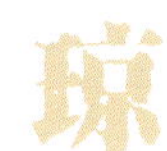

大戟科 Euphorbiaceae 乌桕属 *Sapium*

山乌桕 *Sapium discolor* (Champ. ex Benth.) Muell. Arg.

中药名 山乌桕（药用部位：根、根皮、树皮、叶）

植物形态 乔木或灌木，高 3~12m，罕有达 20m 者，各部均无毛；小枝灰褐色，有皮孔。叶互生，纸质，嫩时呈淡红色，叶片椭圆形或长卵形，先端钝或短渐尖，基部短狭或楔形，背面近缘常有数个圆形的腺体；中脉在两面均突起，于背面尤著，侧脉纤细，8~12 对，互生或有时近对生，略呈弧状上升，离缘 1~2mm 弯拱网结，网脉很柔弱，通常明显；叶柄纤细，长 2~7.5cm，先端具 2 毗连的腺体；托叶小，近卵形，长约 1mm，易脱落。花单性，雌雄同株，密集成长 4~9cm 的顶生总状花序，雌花生于花序轴下部，雄花生于花序轴上部或有时整个花序全为雄花。雄花：花梗丝状，长 1~3mm；苞片卵形，长约 1.5mm，宽近 1mm，先端锐尖，基部两侧各具一长圆形或肾形、长约 2mm、宽近 1mm 的腺体，每一苞片内有 5~7 花；小苞片小、狭，长 1~1.2mm；花萼杯状，具不整齐的裂齿；雄蕊 2，少有 3，花丝短，

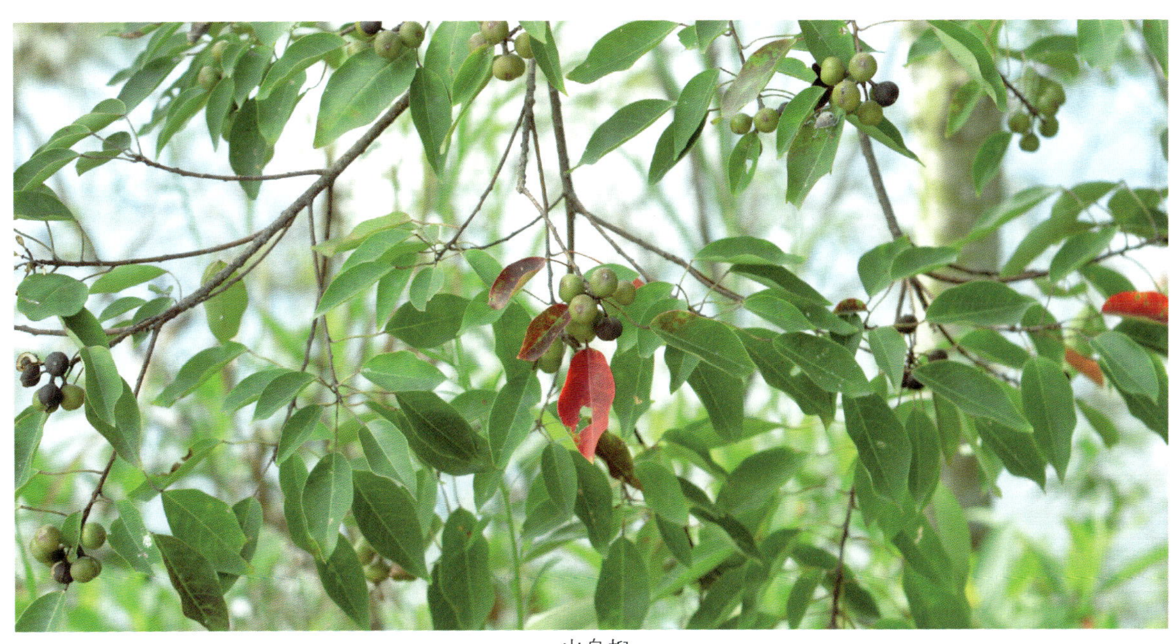

山乌桕

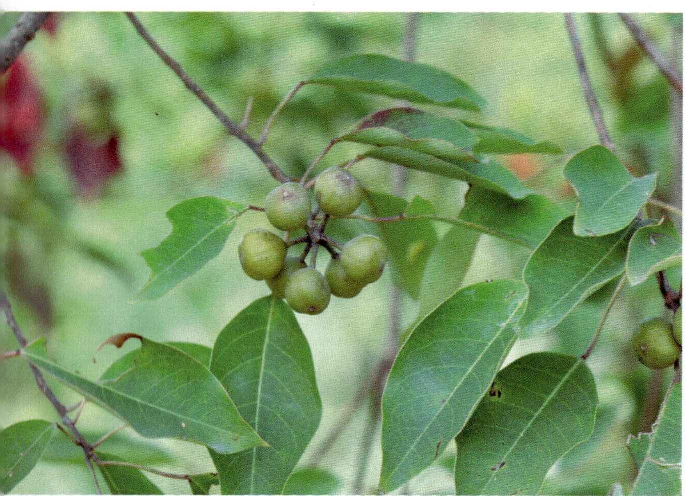

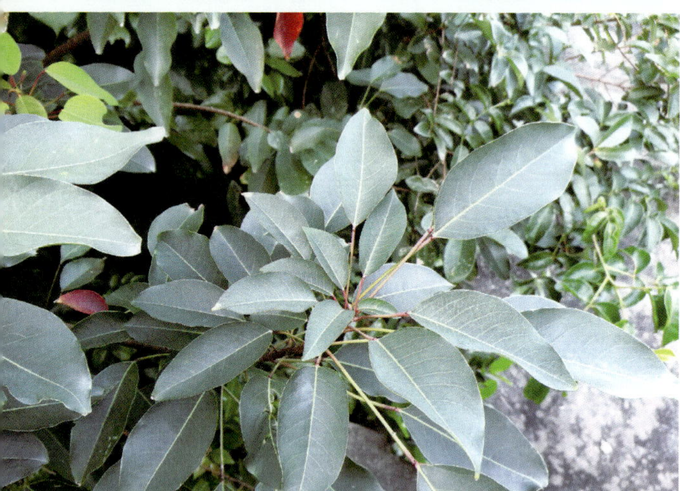

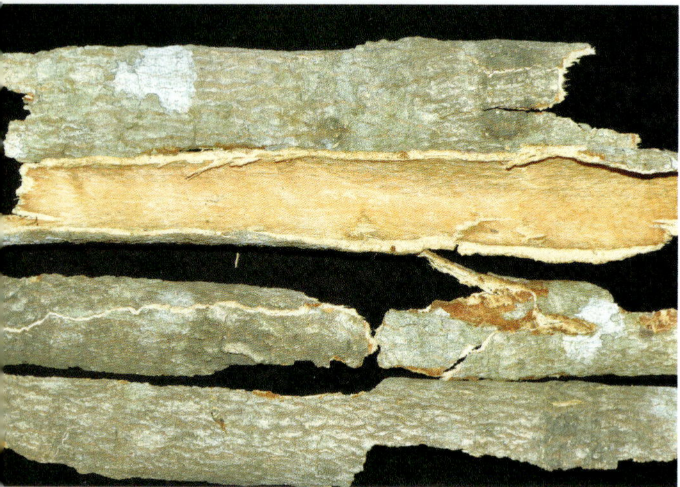

花药球形。雌花：花梗粗壮，圆柱形，长约5mm；苞片几与雄花的相似，每一苞片内仅有1花；花萼3深裂几达基部，裂片三角形，长1.8~2mm，宽约1.2mm，先端短尖，边缘有疏细齿；子房卵形，3室，花柱粗壮，柱头3，外反。蒴果黑色，球形，直径1~1.5cm，分果爿脱落后而中轴宿存，种子近球形，长4~5mm，直径3~4mm，外薄被蜡质的假种皮。花期4~6月。

分布区域

产于海南三亚、乐东、昌江、五指山、保亭、万宁、琼中、儋州、澄迈、琼海。亦分布于中国东部、南部其他地区。印度尼西亚也有分布。

资　　源

生于山地林中，常见。

采收加工

根及根皮：秋后采挖，洗净，晒干或鲜用。叶：夏、秋季采收，鲜用或晒干。

药材性状

叶片菱状卵形，长3~9cm，宽2.5~5cm，先端长尖，基部楔形，全缘，上面暗绿色，微有光泽，下面黄绿色，基部有蜜腺1对。气微，味苦。有小毒。

功能主治

根、根皮、树皮：利水通便，祛瘀消肿。用于大便秘结、白浊、跌打损伤、蛇咬伤、痔疮、皮肤瘙痒。叶：用于毒蛇咬伤、痈肿、妇女乳痈。

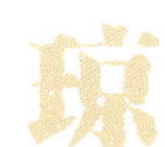

大戟科 Euphorbiaceae 乌桕属 *Sapium*

乌 桕 *Sapium sebiferum* (L.) Roxb.

中药名 乌桕木根皮（药用部位：根皮或茎皮），乌桕子（药用部位：种子），乌桕叶（药用部位：叶），桕油（药用部位：种子榨取油）

植物形态 乔木，高可达15m左右，各部均无毛而具乳状汁液；树皮暗灰色，有纵裂纹；枝广展，具皮孔。叶互生，纸质，叶片菱形、菱状卵形或稀有菱状倒卵形，长3~8cm，宽3~9cm，先端骤然紧缩，基部阔楔形或钝，全缘；中脉两面微突起，侧脉6~10对，纤细，斜上升，在离缘2~5mm处弯拱网结，网状脉明显；叶柄纤细，长2.5~6cm，先端具2腺体；托叶先端钝，长约1mm。花单性，雌雄同株，聚集成顶生、长6~12cm的总状花序，雌花通常生于花序轴最下部或罕有在雌花下部亦有少数雄花着生，雄花生于花序轴上部。雄花：花梗纤细，长1~3mm，向上渐粗；苞片阔卵形，长和宽近相等，约为

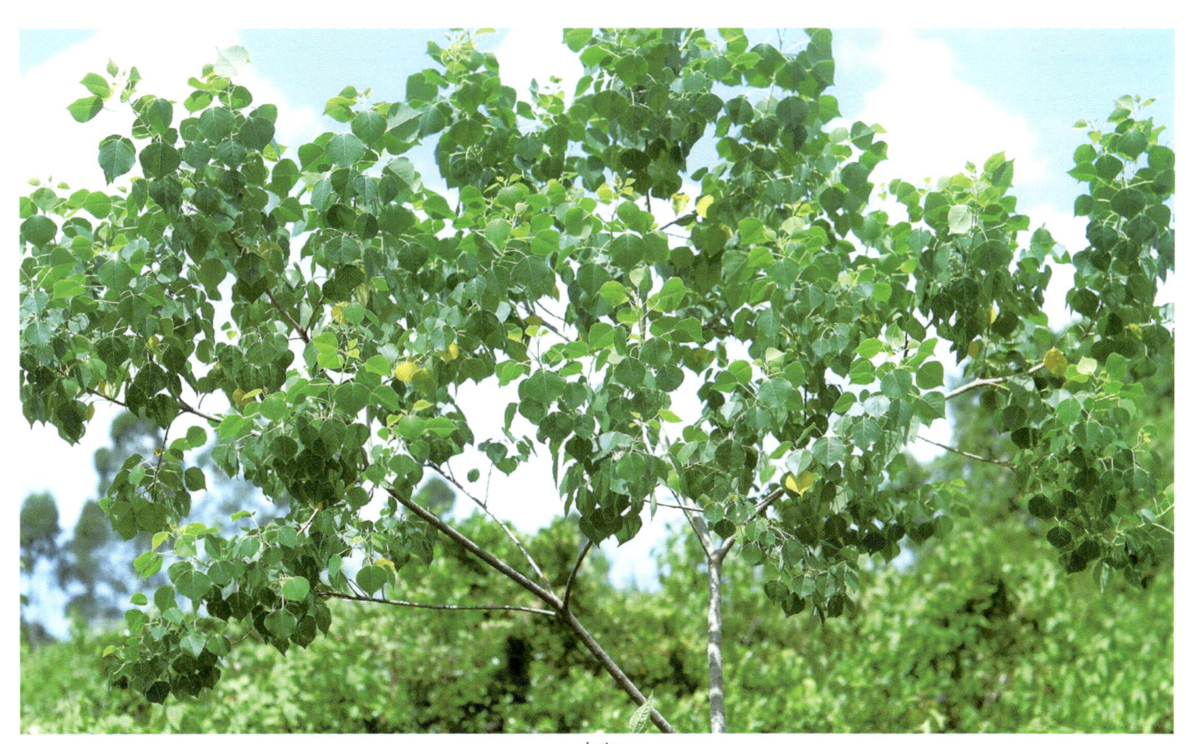

乌桕

2mm，先端略尖，基部两侧各具一近肾形的腺体，每一苞片内具10~15花；小苞片3，不等大，边缘撕裂状；花萼杯状，3浅裂，裂片钝，具不规则的细齿；雄蕊2，罕有3，伸出于花萼之外，花丝分离，与球状花药近等长。雌花：花梗粗壮，长3~3.5mm；苞片3深裂，裂片渐尖，基部两侧的腺体与雄花的相同，每一苞片内仅1雌花，间有1雌花和数朵雄花同聚生于苞腋内；花萼3深裂，裂片卵形至卵头披针形，先端短尖至渐尖；子房卵球形，平滑，3室，花柱3，基部合生，柱头外卷。蒴果梨状球形，成熟时黑色，直径1~1.5cm。种子3，分果爿脱落后而中轴宿存；种子扁球形，黑色，长约8mm，宽6~7mm，外被白色、蜡质的假种皮。

分布区域 产于海南乐东、万宁、儋州、屯昌、海口。亦分布于中国东南部至西南部。越南、日本也有分布，非洲、美洲、欧洲，以及印度有栽培。

资　　源 生于旷野、疏林中，常见。

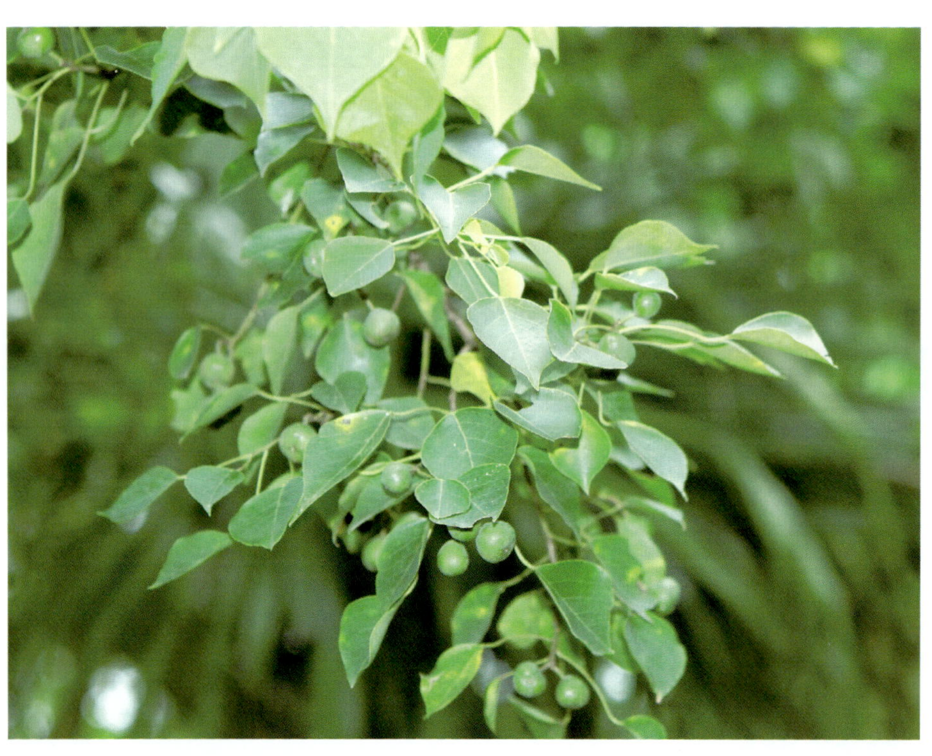

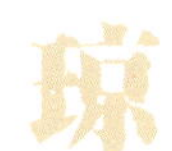

| 采收加工 | 根皮或树皮：全年均可采，将皮剥下，除去栓皮，晒干。叶：全年均可采，鲜用或晒干。种子：果实成熟时采摘，取出种子，鲜用或晒干。

| 功能主治 | 根皮或茎皮：利水，消积，杀虫，解毒。用于水肿、肿胀、癥瘕积聚、二便不通、湿疮、疥癣、疔毒。种子：用于疥疮、湿疹、皮肤皲裂、水肿、便秘。叶：用于痈肿疔疮、疮疥、脚癣、湿疹、蛇伤、阴道炎。

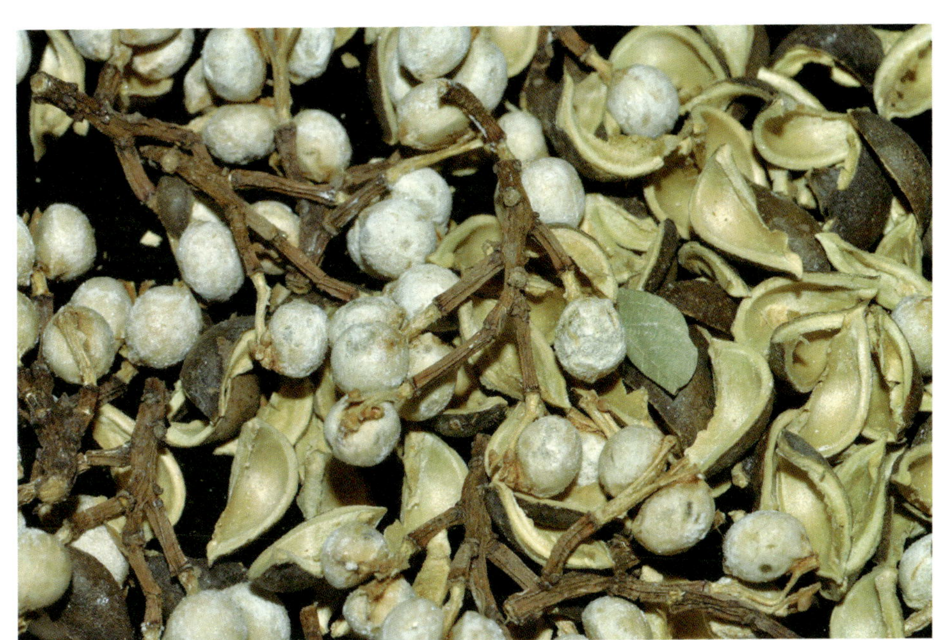

大戟科 Euphorbiaceae 守宫木属 *Sauropus*

守宫木 *Sauropus androgynus* (L.) Merr.

中药名 守宫木（药用部位：根、叶）

植物形态 灌木，高1~3m；小枝绿色，长而细，幼时上部具棱，老渐呈圆柱状；全株均无毛。叶片近膜质或薄纸质，卵状披针形、长圆状披针形或披针形，长3~10cm，宽1.5~3.5cm，先端渐尖，基部楔形、圆或截形；侧脉每边5~7，上面扁平，下面突起，网脉不明显；叶柄长2~4mm；托叶2，着生于叶柄基部两侧，长三角形或线状披针形，长1.5~3mm。雄花：1~2腋生，或几朵与雌花簇生于叶腋，直径2~10mm；花梗纤细，长5~7.5mm；花盘浅盘状，直径5~12mm，6浅裂，裂片倒卵形，覆瓦状排列，无退化雌蕊；雄花3，花丝合生呈短柱状，花药外向，2室，纵裂；花盘腺体6，与萼片对生，上部向内弯而将花药包围。雌花：通常单生于叶腋；花梗长6~8mm；

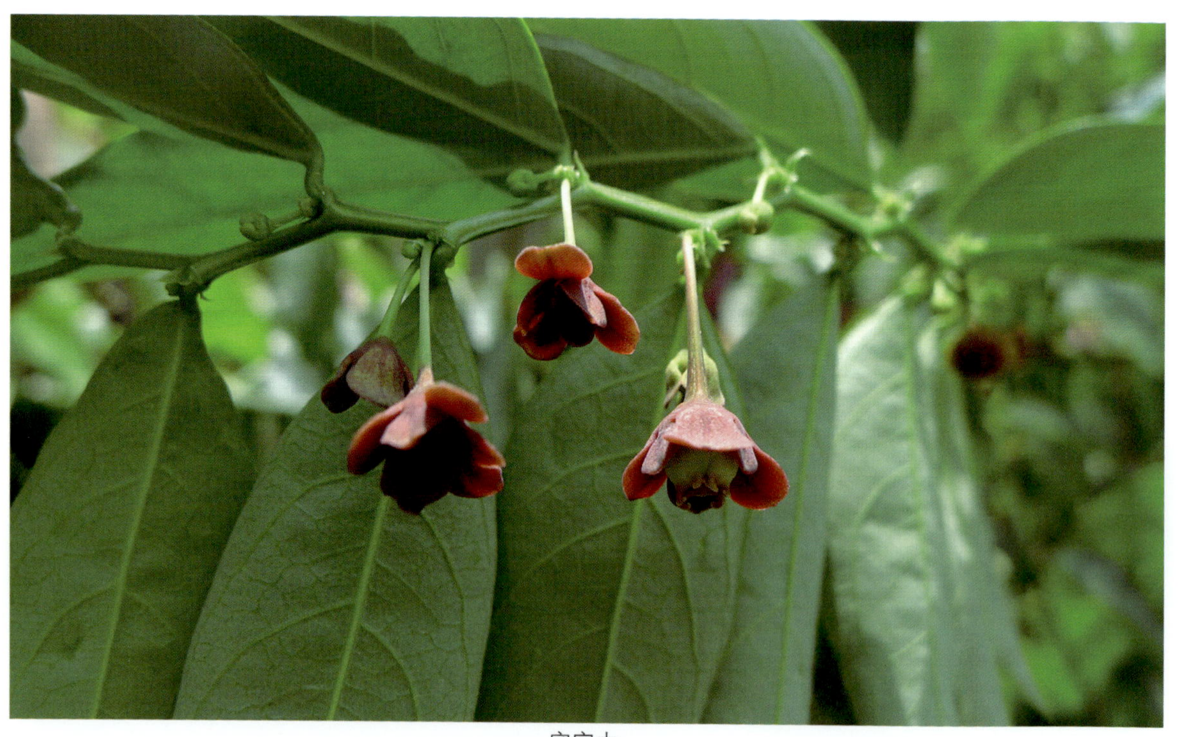

守宫木

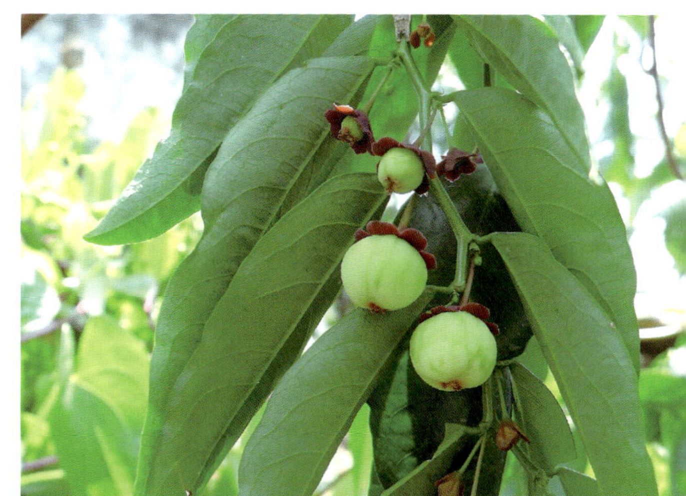

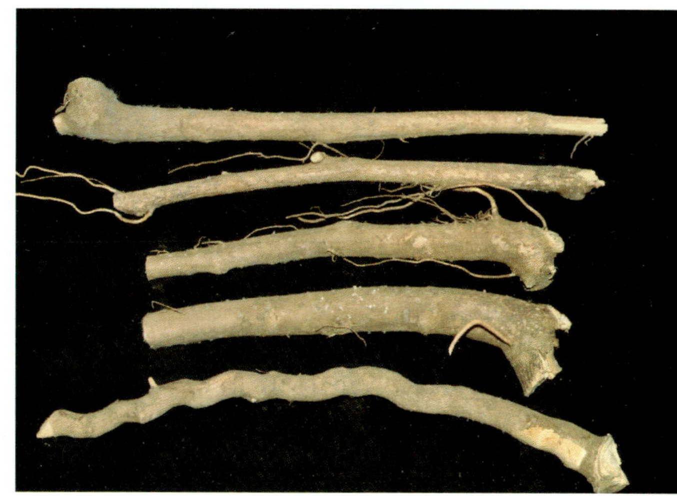

花萼6深裂，裂片红色，倒卵形或倒卵状三角形，长5~6mm，宽3~5.5mm，先端钝或圆，基部渐狭而成短爪，覆瓦状排列；无花盘；雌蕊扁球状，直径约1.5mm，高约0.7mm，子房3室，每室2胚珠，花柱3，先端2裂。蒴果扁球状或圆球状，直径约1.7cm，高1.2cm，乳白色，宿存花萼红色；果梗长5~10mm；种子三棱状，长约7mm，宽约5mm，黑色。花期4~7月，果期7~12月。

分布区域

产于海南乐东、白沙、万宁、琼中、琼海。亦分布于中国广东、广西、云南。东南亚各国也有分布。

资　源

生于低海拔林中。

采收加工

根：秋后采挖，洗净，晒干或鲜用。叶：夏、秋季采收，鲜用或晒干。

功能主治

根：水磨服，用于痢疾、便血、淋巴结结核、疥疮。叶：清热化痰，润肺通便。用于肺燥咳嗽、失音、咽喉痛、哮喘、咯血、大便秘结。越南用于妇科疾病。

大戟科 Euphorbiaceae 守宫木属 *Sauropus*

艾堇 *Sauropus bacciformis* (L.) Airy-Shaw

| 中药名 | 艾堇（药用部位：全草）

| 植物形态 | 一年生或多年生草本，高 14~60cm；茎匍匐状或斜升，单生或自基部有多条斜生或平展的分枝；枝条具锐棱或具狭的膜质的枝翅；全株均无毛。叶片鲜时近肉质，干后变膜质，形状多变，长圆形、椭圆形、倒卵形、近圆形或披针形，长 1~2.5cm，宽 2~12mm，先端钝或急尖，具小尖头，基部圆或钝，有时楔形，侧脉不明显；叶柄长约 1mm；托叶狭三角形，长约 2mm，先端具芒尖。雌雄同株。雄花：直径 1~2mm，数朵簇生于叶腋；花梗长 1~1.5mm；萼片宽卵形或倒卵形，内面有腺槽，先端具有不规则的圆齿；花盘腺体 6，肉质，与萼片对生，黄绿色；雄蕊 3，长 3~4mm，花丝合生。雌花：单生于叶腋，直径 3~4mm；花梗长 1~1.5mm；萼片长圆状披

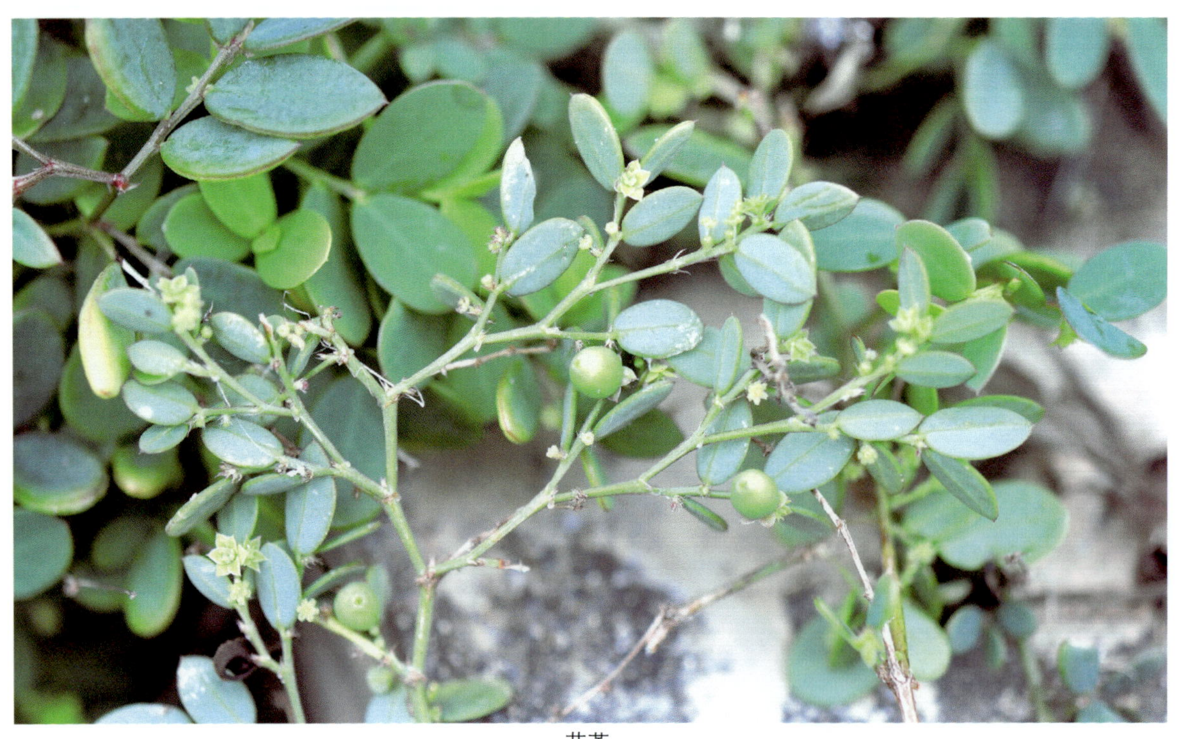

艾堇

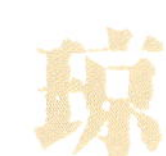

针形，长 2~2.5mm，先端渐尖，内面具腺槽，无花盘；子房 3 室，花柱 3，分离，先端 2 裂。蒴果卵珠状，直径 4~4.5mm，高约 6mm，幼时红色，成熟时开裂为 3 个 2 裂的分果爿；种子浅黄色，长 3.5mm，宽 2mm。

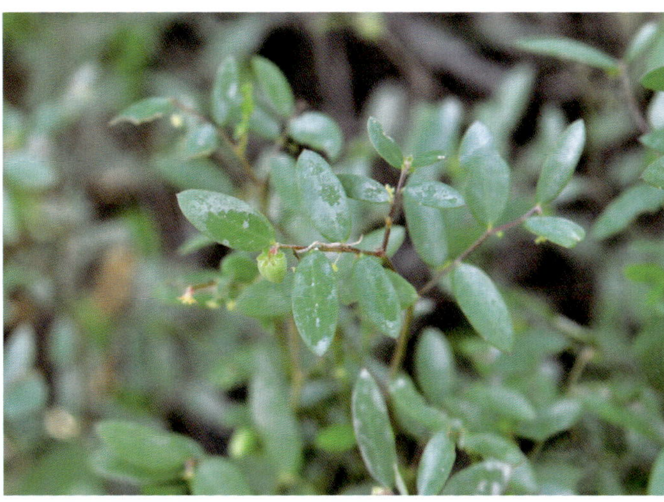

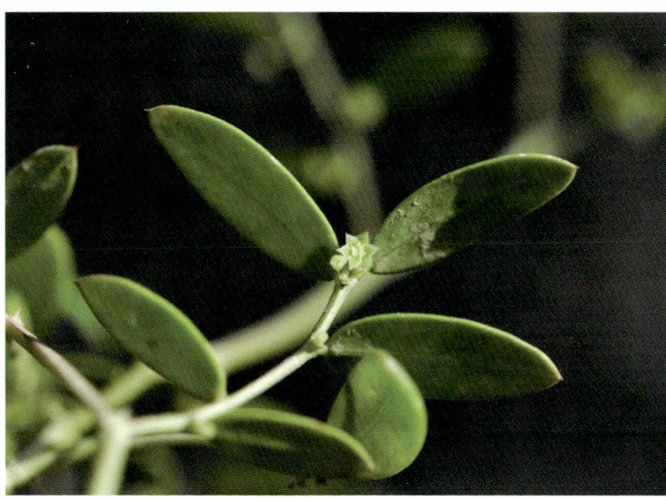

分布区域

产于海南三亚、乐东、万宁、琼海、海口、文昌。亦分布于中国广东、广西、台湾。中南半岛，以及菲律宾、印度尼西亚、印度、斯里兰卡、马达加斯加也有分布。

资　源

生于海边沙滩或湖旁草地上。

采收加工

夏、秋季采收，鲜用或晒干。

功能主治

全草：用于跌打损伤、骨折、乳腺炎。

大戟科 Euphorbiaceae 守宫木属 *Sauropus*

龙脷叶 *Sauropus spatulifolius* Beille

| 中药名 | 龙脷叶（药用部位：叶），龙脷叶花（药用部位：花）

| 植物形态 | 常绿小灌木，高 10~40cm；茎粗糙；枝条圆柱状，直径 2~5mm，蜿蜒状弯曲，多皱纹；幼时被腺状短柔毛，老渐无毛，节间短，长 2~20mm。叶通常聚生于小枝上部，常向下弯垂，叶片鲜时近肉质，干后近革质或厚纸质，匙形、倒卵状长圆形或卵形，有时长圆形，长 4.5~16.5cm，宽 2.5~6.3cm，先端浑圆或钝，有小凸尖，稀凹缺，基部楔形或钝，稀圆形，上面鲜时深绿色，叶脉处呈灰白色，干时黄白色，通常无毛，有时下面基部有腺状短柔毛，后变无毛；中脉和侧脉在鲜叶时扁平，干后中脉两面均突起，侧脉每边 6~9，下面稍突起；叶柄长 2~5mm，初时被腺状短柔毛，老渐无毛；托叶三角状耳形，着生于叶柄基部两侧，长 4~8mm，基部宽 3~4mm，宿

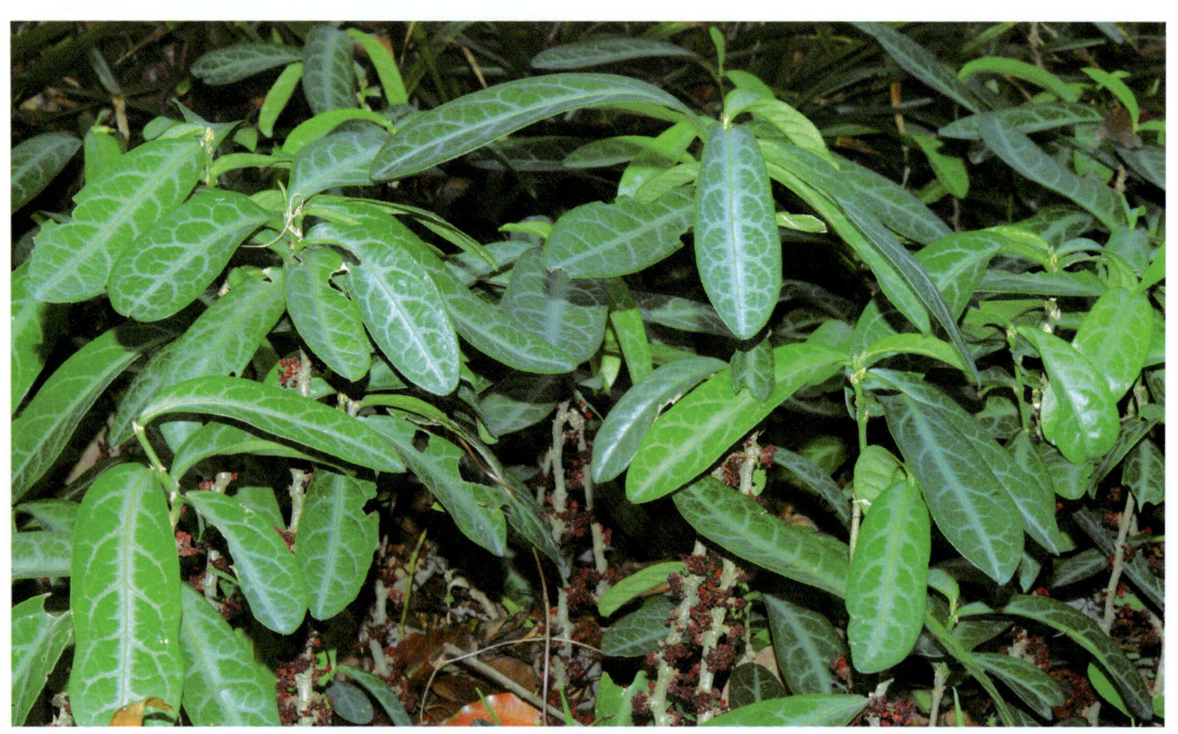

龙脷叶

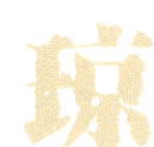

存。花红色或紫红色，雌雄同枝，2~5簇生于落叶的枝条中部或下部，或茎花有时组成短聚伞花序，花序长达15mm；花序梗短而粗壮，着生有许多披针形的苞片；苞片长约2mm。雄花：花梗丝状，长3~5mm；萼片6，2轮，近等大，倒卵形，长2~3mm，宽约1.5mm；花盘腺体6，与萼片对生；雄蕊3，花丝合生，呈短柱状。雌花：花梗长2~3mm；萼片与雄花的相同；无花盘；子房近圆球状，直径约1mm，3室，花柱3，先端2裂。花期2~10月。

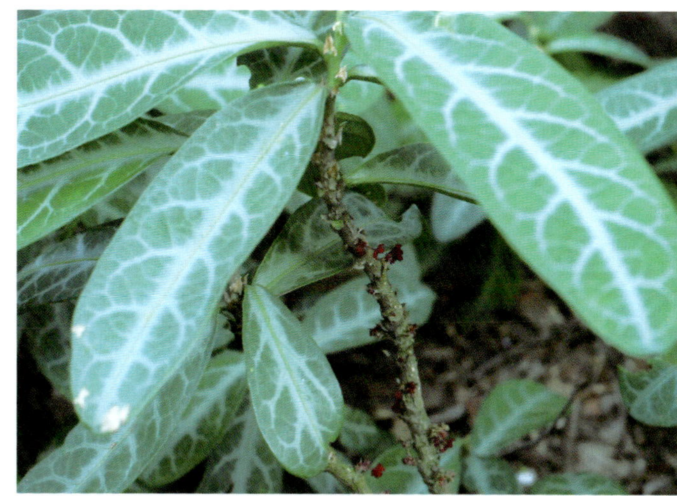

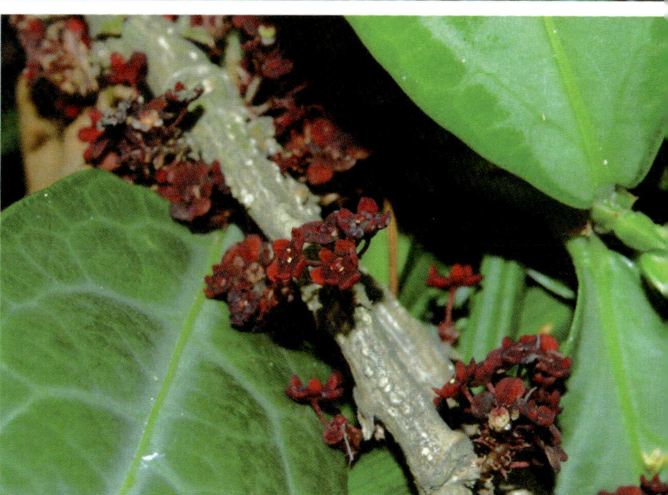

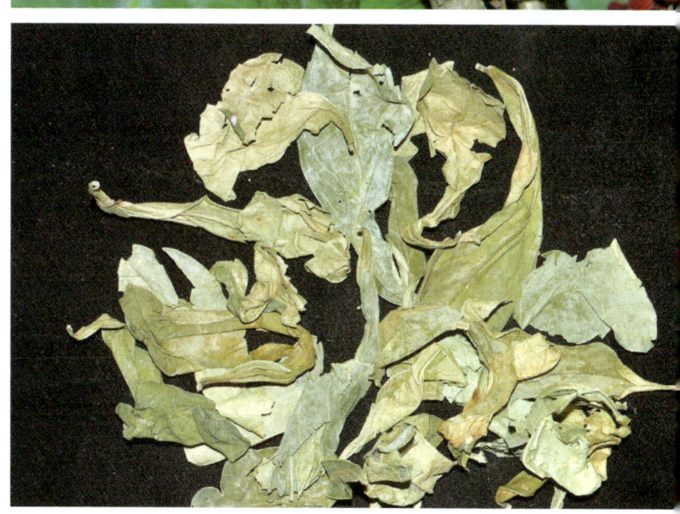

分布区域

产于海南万宁。中国广东、广西、福建有栽培。原产于越南，马来西亚、菲律宾、泰国也有栽培。

资　源

生于药圃、公园、村边及屋旁，少见。

采收加工

叶：5~6月开始，摘取青绿色老叶，晒干，通常每株每次可采叶4~5，每隔15天左右采1次。花：花盛时采收，鲜用或晒干。

功能主治

叶：清热化痰，润肺通便。用于肺热燥咳、失音、咽喉痛、哮喘、咯血、大便秘结。花：用于咯血。

大戟科 Euphorbiaceae 地杨桃属 *Sebastiania*

地杨桃 *Sebastiania chamaelea* (L.) Muell. Arg.

| 中药名 | 地杨桃（药用部位：汁液）

| 植物形态 | 多年生草本；主根粗直而长，直径可达5mm，侧根纤细，丝状；茎基部多少木质化，高20~60cm，多分枝，分枝常呈二歧式，纤细，先外倾而后上升，具锐纵棱，无毛或幼嫩部分被柔毛。叶互生，厚纸质，叶片线形或线状披针形，长20~55mm，宽2~10mm，先端钝，基部略狭，边缘有贴生、钻状的密细齿，基部两侧边缘上常有中央凹陷的小腺体，背面被柔毛；中脉两面均突起。背面尤著，侧脉不明显；叶柄短，长约2mm，常被柔毛；托叶宿存，卵形，长约1mm，先端渐尖，具缘毛。花单性，雌雄同株，聚集成侧生或顶生、长5~10mm的纤弱穗状花序，雄花多数，螺旋排列于被毛的花序轴上部，雌花1或数朵着生于花序轴下部或有时单独侧生。雄花：苞

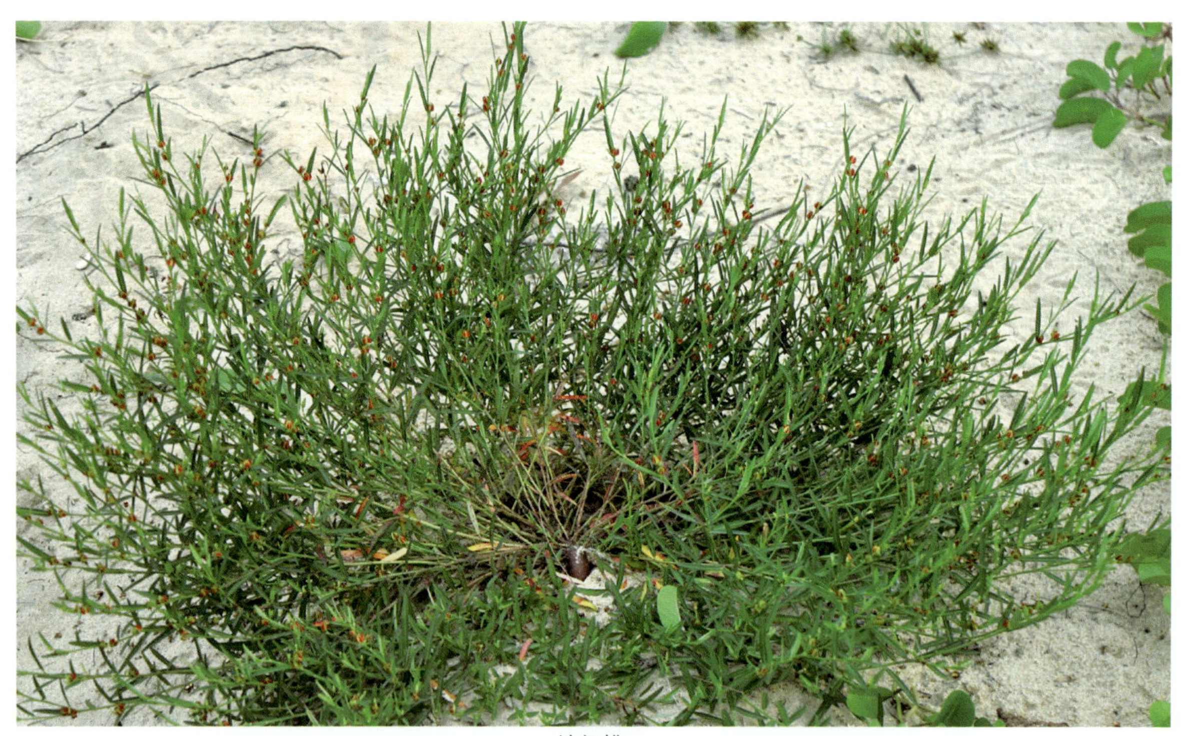

地杨桃

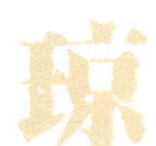

片卵形，长约 1mm，先端尖，具细齿，基部两侧各具一先端钝而近匙形的腺体，每一苞片内有花 1~2；萼片 3，卵形，长约 1mm，先端短尖，边缘具细齿；雄蕊 3，花药球形，花丝远短于花药。雌花：苞片披针形，大小与雄花的相若，具齿，两侧腺体长圆形，先端钝；萼片 3，比雄花的略大，阔卵形，边缘具撕裂状的小齿，基部向轴面有小腺体，子房三棱状球形，3 室，无毛，有皮刺，花柱 3，分离。蒴果三棱状球形，直径 3~4mm，分果爿背部具 2 纵列的小皮刺，脱落后而中轴宿存；种子近圆柱形，光滑，长约 3mm。花期几全年。

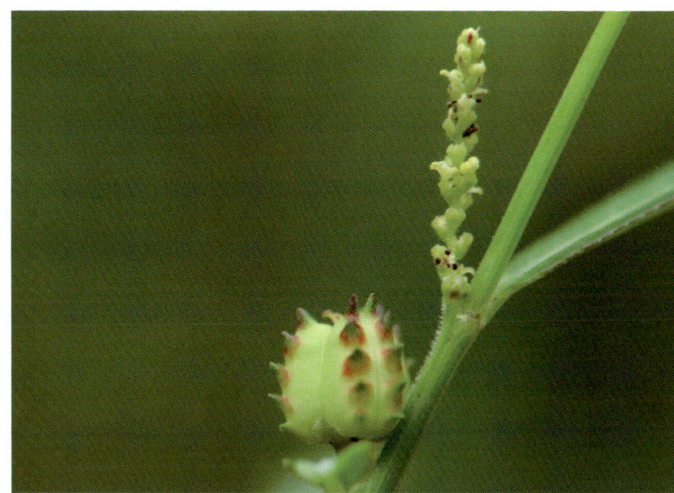

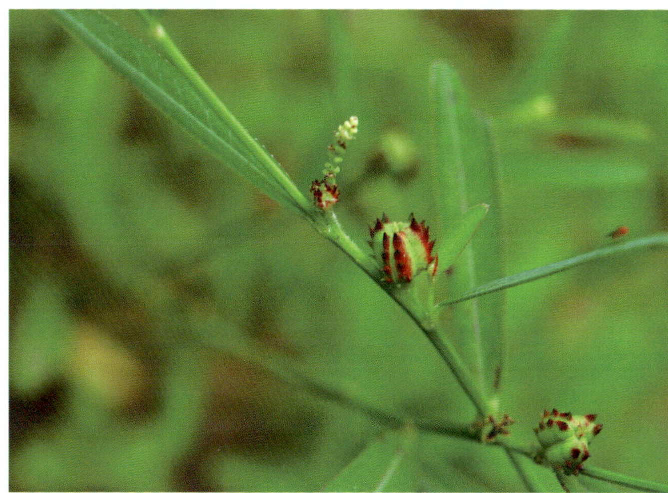

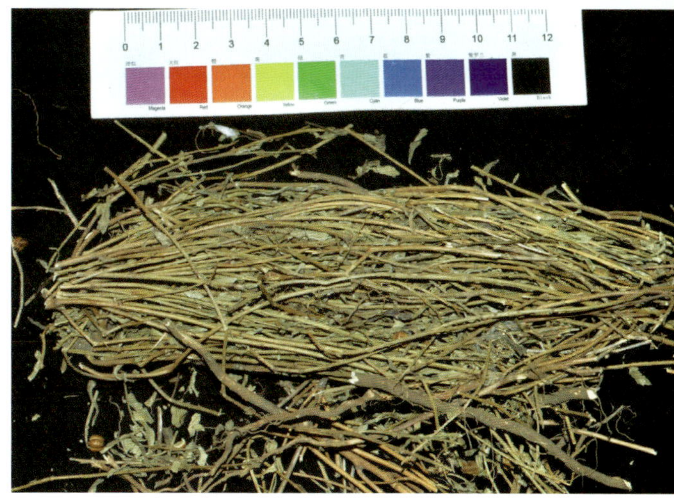

| 分布区域 |

产于海南三亚、东方、昌江、白沙、五指山、万宁、琼中、儋州、临高、海口、西沙群岛。亦分布于中国广东、广西。中南半岛，以及菲律宾、印度尼西亚、印度、斯里兰卡也有分布。

| 资　　源 |

生于山坡、草地、溪旁，常见。

| 采收加工 |

全年均可采，晒干。

| 功能主治 |

汁液：收敛，强壮，清肝明目。用于腹泻、梅毒、头晕目眩。

大戟科 Euphorbiaceae 白树属 *Suregada*

白　树 *Suregada glomerulata* (Bl.) Baill.

| 中 药 名 | 白树（药用部位：茎皮）

| 植物形态 | 灌木或乔木，高 2~13m；枝条灰黄色至灰褐色，无毛。叶薄革质，倒卵状椭圆形至倒卵状披针形，稀长圆状椭圆形，长 5~12（~16）cm，宽 3~6（~8）cm，先端短尖或短渐尖，稀圆钝，基部楔形或阔楔形，全缘，两面均无毛；侧脉每边 5~8；叶柄长 3~8（~12）mm，无毛。聚伞花序与叶对生，花梗和萼片具微柔毛或近无毛，花在开花时直径 3~5mm；萼片近圆形，边缘具浅齿；雄花的雄蕊多数；腺体小，生于花丝基部；雌花花盘环状，子房近球形，无毛，花柱 3，平展，2 深裂，裂片再 2 浅裂。蒴果近球形，有 3 浅纵沟，直径约 1cm，成熟后完全开裂；具宿存萼片。花期 3~9 月。

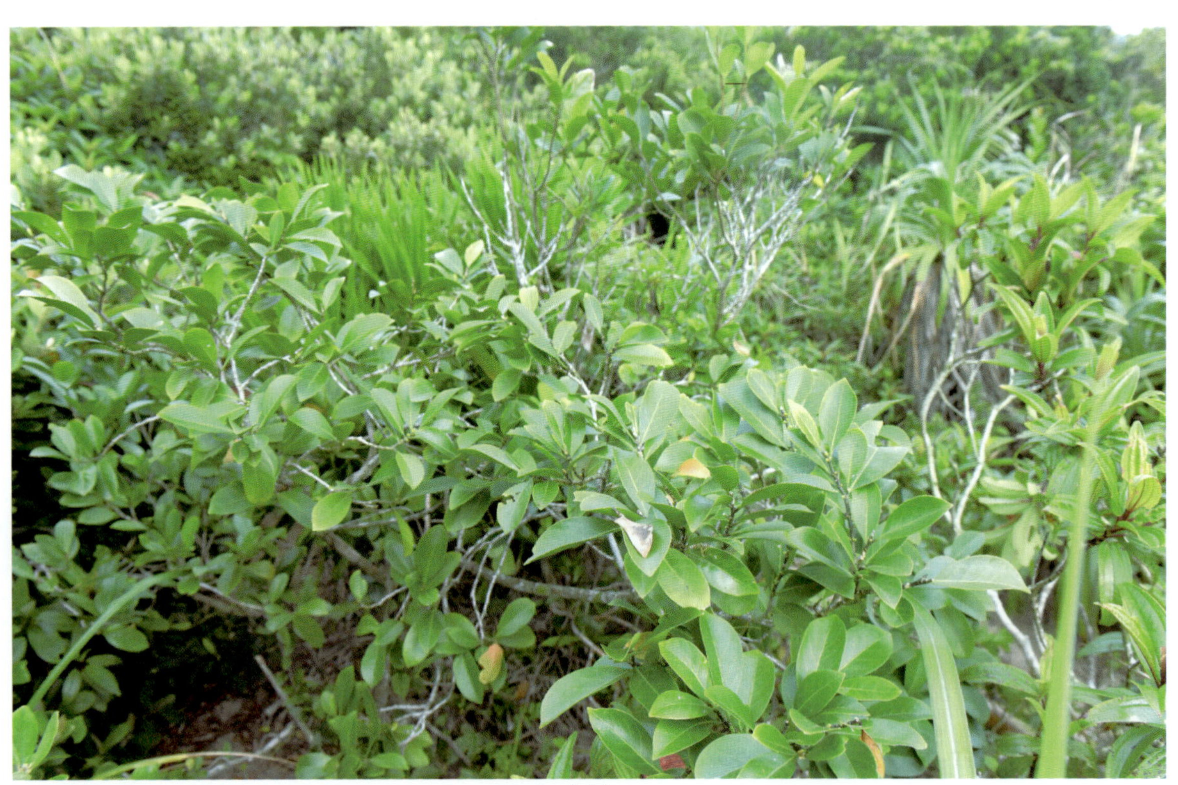

白树

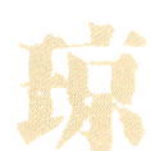

分布区域

产于海南各地。亦分布于中国广西、云南。越南、老挝、柬埔寨、泰国、马来西亚、孟加拉国也有分布。

资　源

生于海拔 100~600m 的低洼地或山地密林中。

采收加工

秋后采挖，洗净，晒干或鲜用。

功能主治

同属植物为泰国传统药用植物。木材：内服解热，用于性病。外用于荨麻疹。茎皮：驱虫，缓泻。外用于杀真菌、强龈护齿。

附　注

在 FOC 中，其学名被修订为 *Suregada multiflora* (A. Juss.) Baill.。

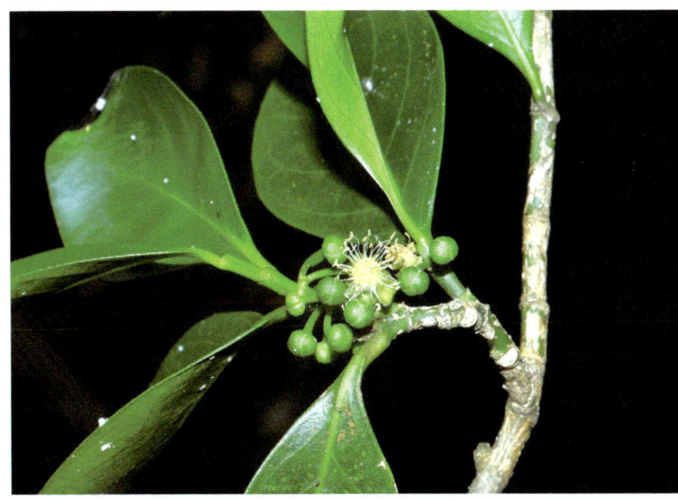

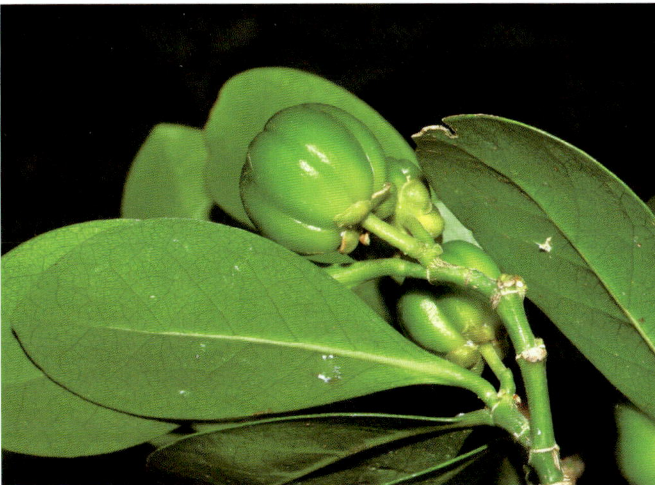

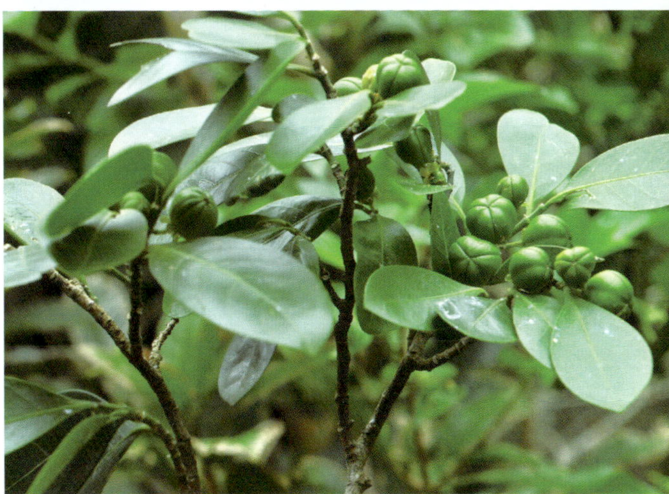

大戟科 Euphorbiaceae 滑桃树属 *Trewia*

滑桃树 *Trewia nudiflora* L.

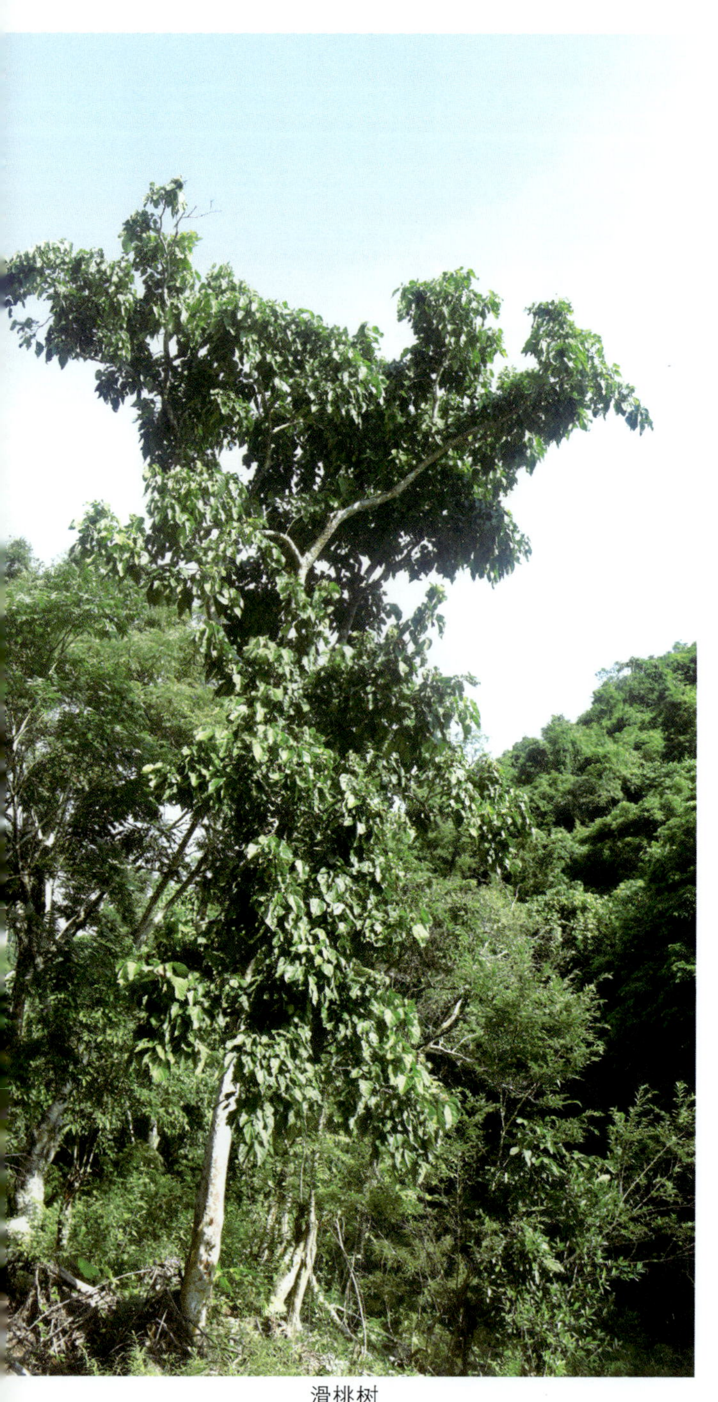
滑桃树

中药名

滑桃树（药用部位：叶、种子）

植物形态

乔木；嫩枝被灰黄色绒毛或长柔毛。叶纸质，卵形或长圆形，先端渐尖，基部心形或平截，稀钝圆，边近全缘，嫩叶两面均密生灰黄色长柔毛，成长叶上面沿叶脉被毛，下面被长柔毛；基出脉 3~5，侧脉 4~5 对，近基部有斑状腺体 2~4；叶柄长 3~12cm，被毛；托叶线形，长约 5mm，密被毛，早落。雄花序长 6~18cm，密被浅黄色长柔毛；苞片卵状披针形，长约 3mm，每个苞腋内有雄花 2~3；雄花花蕾球形，直径约 4mm；花梗长 3~6mm，通常中部具关节，稍被柔毛；花萼裂片椭圆形，长约 5mm，外面稍被毛；花丝长约 3mm，花药长圆形，长约 1.2mm；雌花常单生或 2~4 排成总状花序；花序梗长 2~3cm，稍被毛；花梗长 2~30mm；花萼长约 5mm，柱头长约 2cm。果实近球形，直径 2.5~3cm，被绒毛或无毛；种子近球形。花期 12 月至翌年 3 月，果期 6~12 月。

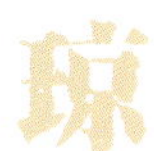

|分布区域|

产于海南三亚、乐东、昌江、白沙、保亭、万宁、琼中、儋州、澄迈、琼海。亦分布于中国广西、云南。亚洲南部、东南部各地也有分布。

|资　源|

生于山地林中，常见。

|采收加工|

叶：夏、秋季采收，鲜用或晒干。种子：果熟时采收。

|功能主治|

叶：用于疥疮。种子：含有美登新类抗癌成分，用于癌症。

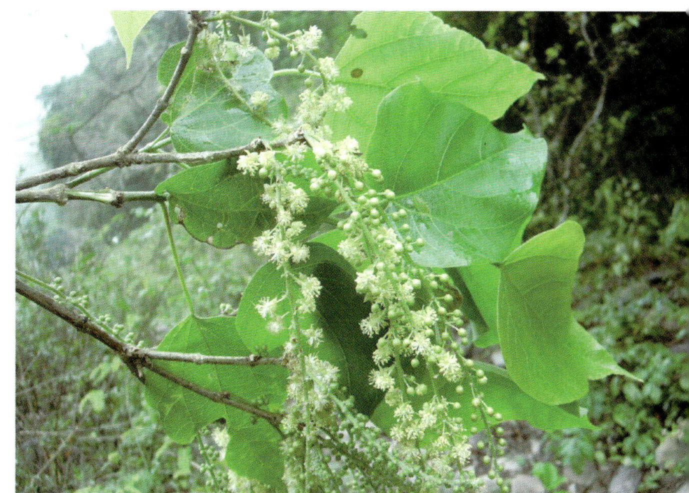

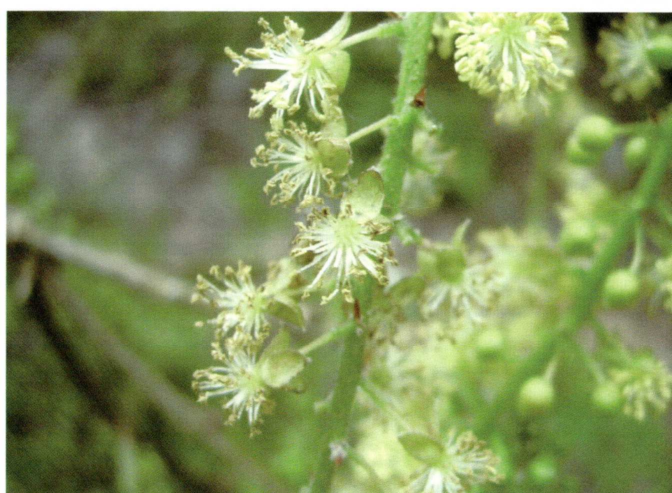

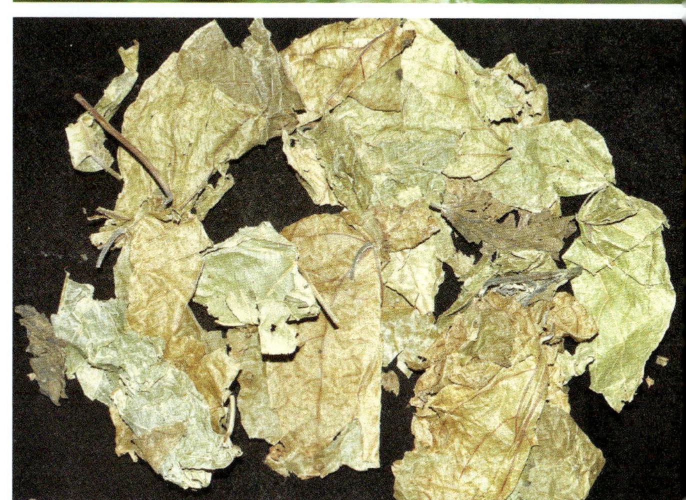

大戟科 Euphorbiaceae 三宝木属 *Trigonostemon*

异叶三宝木 *Trigonostemon heterophyllus* Merr.

| 中 药 名 | 异叶三宝木（药用部位：根）

| 植物形态 | 灌木，高1~2m；小枝密被黄褐色长硬毛，老枝粗糙，几无毛。叶纸质，倒披针形至长圆状倒披针形，长12~35cm，宽4~10cm。先端短渐尖，尖头尾状，基部渐狭，基端耳状或近心形，全缘或中部以上有不明显疏细齿，两面疏生长柔毛，边缘具睫毛；侧脉每边8~10，在近叶缘处弯拱消失；叶柄长3~6mm，密被黄棕色长硬毛。花雌雄异序（或同序），雄花序总状，腋生，长约2.5cm，具少数花；苞片4~5，线状披针形，多少呈镰状，长1~2cm。雄花：萼片5，被长硬毛，其中3较大，长2.5~3mm；花瓣倒卵状椭圆形，长约4.5mm，暗紫红色；腺体5，长约0.8mm；雄蕊3，花丝合生。雌花：单生于叶腋，花梗短，或有时生于长达6cm的花序上部；萼片披针形，长约5mm，被

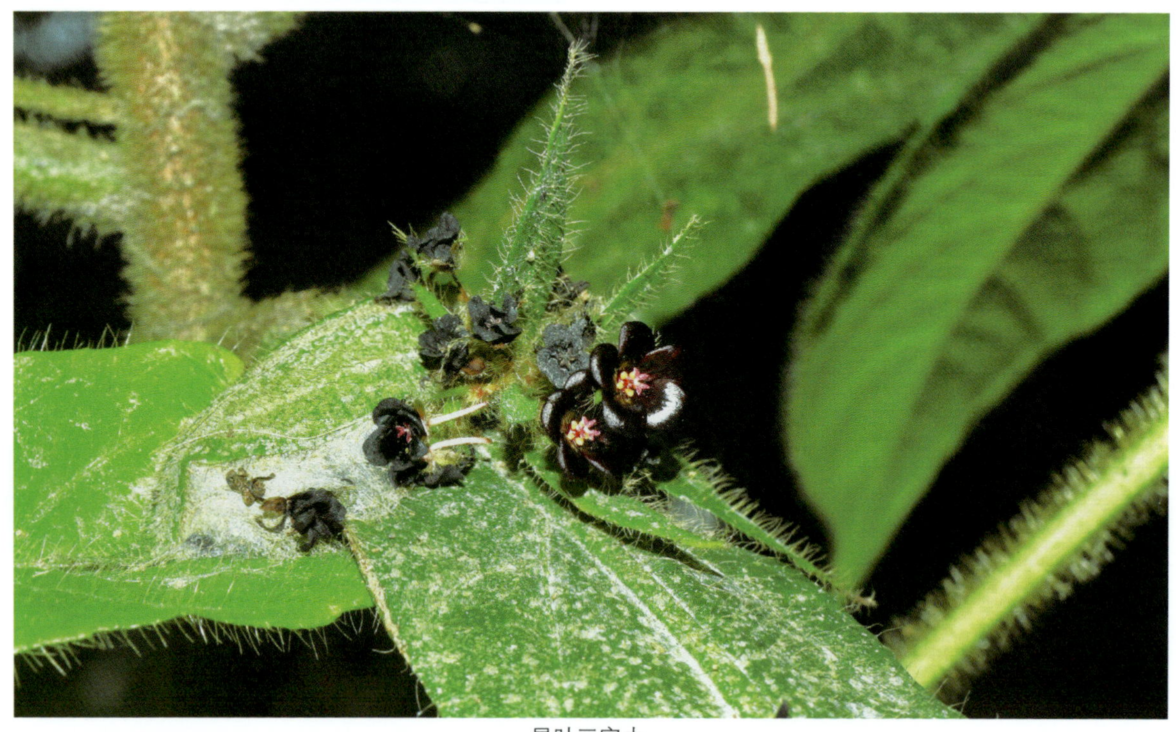

异叶三宝木

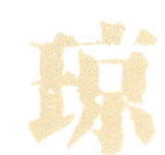

长硬毛；花瓣与雄花同；腺体 5；子房密被毛，花柱先端 2 裂。果序梗长 1~8cm，宿存萼片和苞片均呈披针形，长约 2cm；蒴果近球形，具 3 纵沟，密被黄褐色长硬毛；种子扁球状，直径约 6mm，栗褐色，具黄色斑纹，平滑。花期 5~10 月。

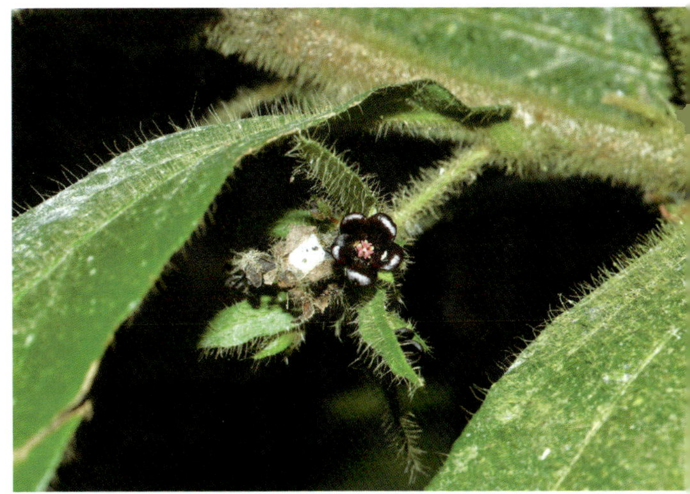

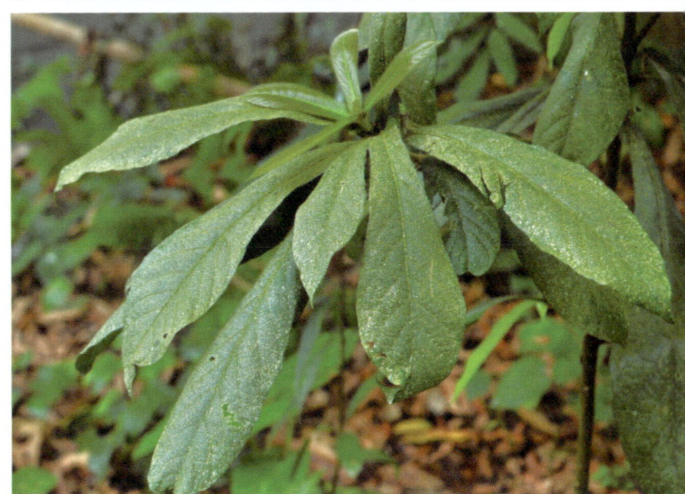

| 分布区域 |

产于海南三亚、东方、保亭、陵水、万宁、儋州。老挝、泰国、缅甸也有分布。

| 资　　源 |

生于低海拔至中海拔林下，常见。

| 采收加工 |

根全年可采收，洗净，鲜用或晒干。

| 功能主治 |

同属植物红花三宝木的根用于风湿骨痛。本种的植物形态特征与其相似，但功能主治鲜有报道，有待进一步研究。

大戟科 Euphorbiaceae 三宝木属 *Trigonostemon*

剑叶三宝木 *Trigonostemon xyphophylloides* (Croizat) Dai & T. L. Wu

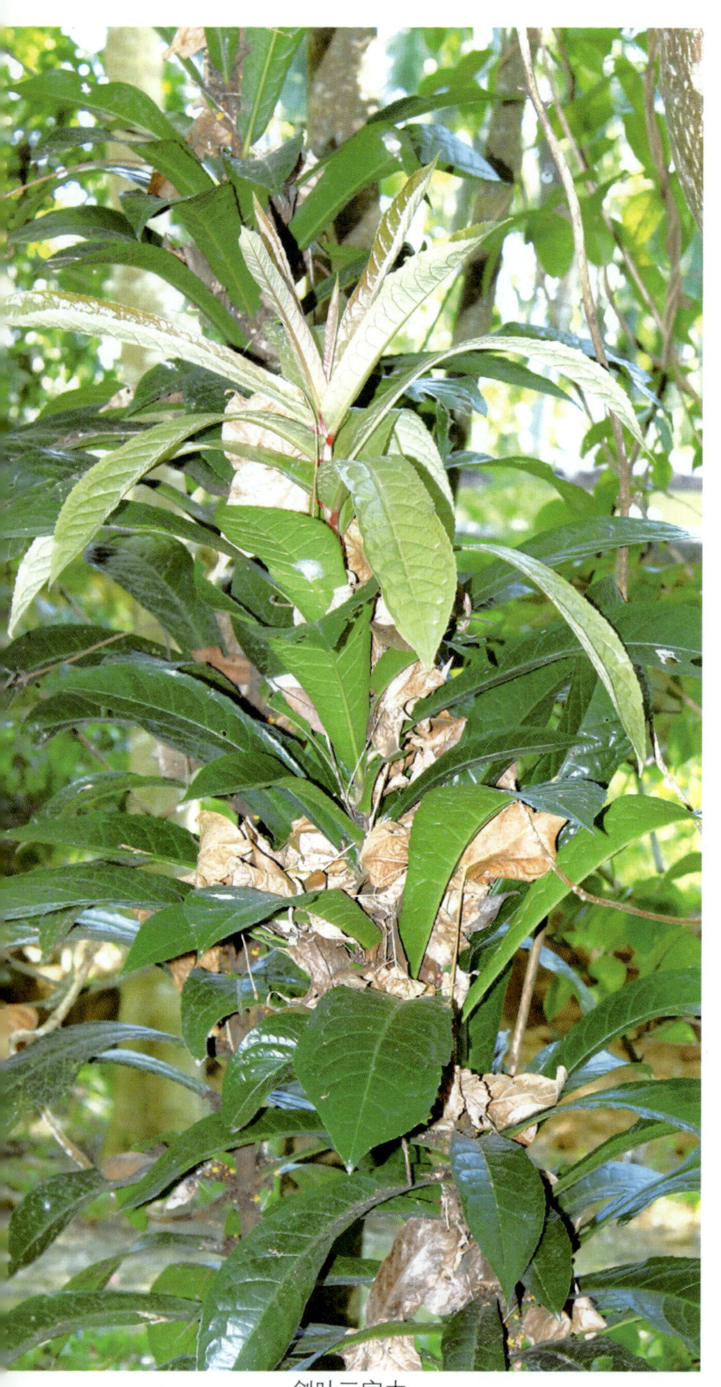

剑叶三宝木

中药名

剑叶三宝木（药用部位：根）

植物形态

灌木，高约3m；小枝暗褐色，粗糙。叶互生，密集于小枝上部，倒披针形至近匙形，长25~50cm，宽7~11cm，先端短尖至渐尖，向着基部渐狭，基端钝，上半部边缘具疏细齿，齿端具腺点，两面无毛；侧脉每边14~22，远离叶缘处弯拱联结；叶柄长3~6mm，先端具2腺体；托叶小。总状花序，腋生，长不及3cm，雌雄花同序；苞片长2~5mm，外面被硬毛。雄花：花梗长4~8mm；萼片椭圆形，长约1.2mm，被硬毛；花瓣倒披针形，长约4mm，黄色，无毛；腺体5；雄蕊3，花丝合生。雌花：花梗长约6mm；萼片长卵形，长约3mm；外面被硬毛；花瓣与雄花同；腺体5；子房无毛，花柱短，柱头头状且微凹。蒴果略扁球形，具3浅沟，长1~1.5cm，直径约1.5cm；种子扁球状，直径约8mm，褐色，具黄色斑纹。花期6~9月。

分布区域

产于海南三亚、五指山、保亭。海南特有种。

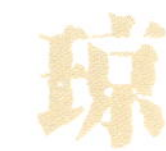

资 源 生于密林下，偶见。

采收加工 根全年可采收，洗净，鲜用或晒干。

功能主治 同属植物红花三宝木的根用于风湿骨痛。本种的植物形态特征与其相似，但功能主治鲜有报道，有待进一步研究。

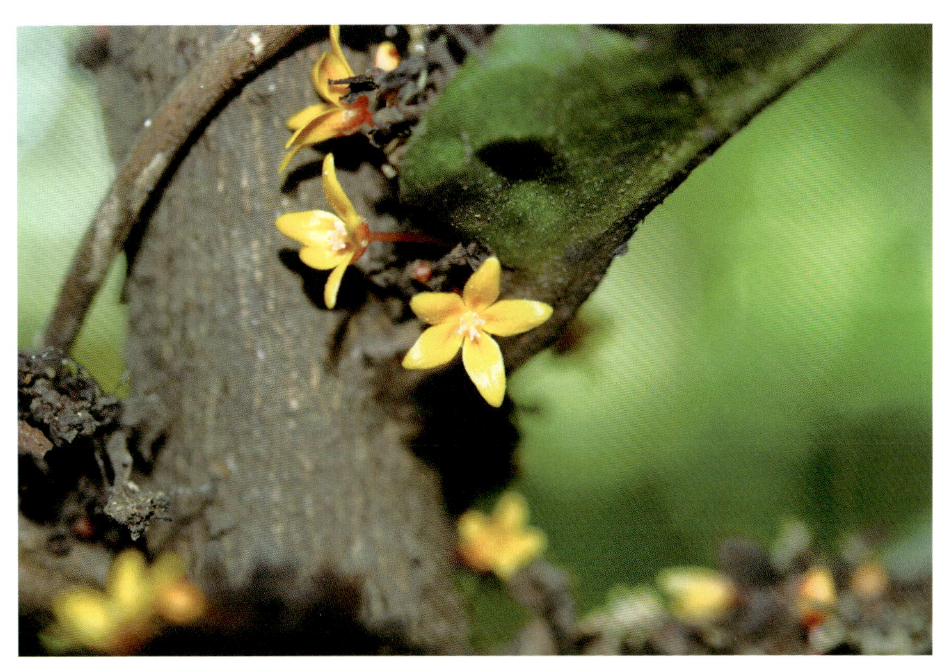

大戟科 Euphorbiaceae 油桐属 *Vernicia*

油桐 *Vernicia fordii* (Hemsl.) Airy Shaw

中药名 油桐子（药用部位：种子），桐油（药用部位：种子榨出的油），气桐子（药用部位：果实），桐子花（药用部位：花），桐子叶（药用部位：叶），桐子根（药用部位：根）

植物形态 落叶乔木，高达 10m；树皮灰色，近光滑；枝条粗壮，无毛，具明显皮孔。叶卵圆形，长 8~18cm，宽 6~15cm，先端短尖，基部平截至浅心形，全缘，稀 1~3 浅裂，嫩叶上面被很快脱落的微柔毛，下面被渐脱落的棕褐色微柔毛，成长叶上面深绿色，无毛，下面灰绿色，被贴伏微柔毛；掌状脉 5（~7）；叶柄与叶片近等长，几无毛，先端有 2 扁平、无柄的腺体。雌雄同株，先叶或与叶同时开放；花萼长约 1cm，2（~3）裂，外面密被棕褐色微柔毛；花瓣白色，有淡红色脉纹，倒卵形，长 2~3cm，宽 1~1.5cm，先端圆形，基部爪状；

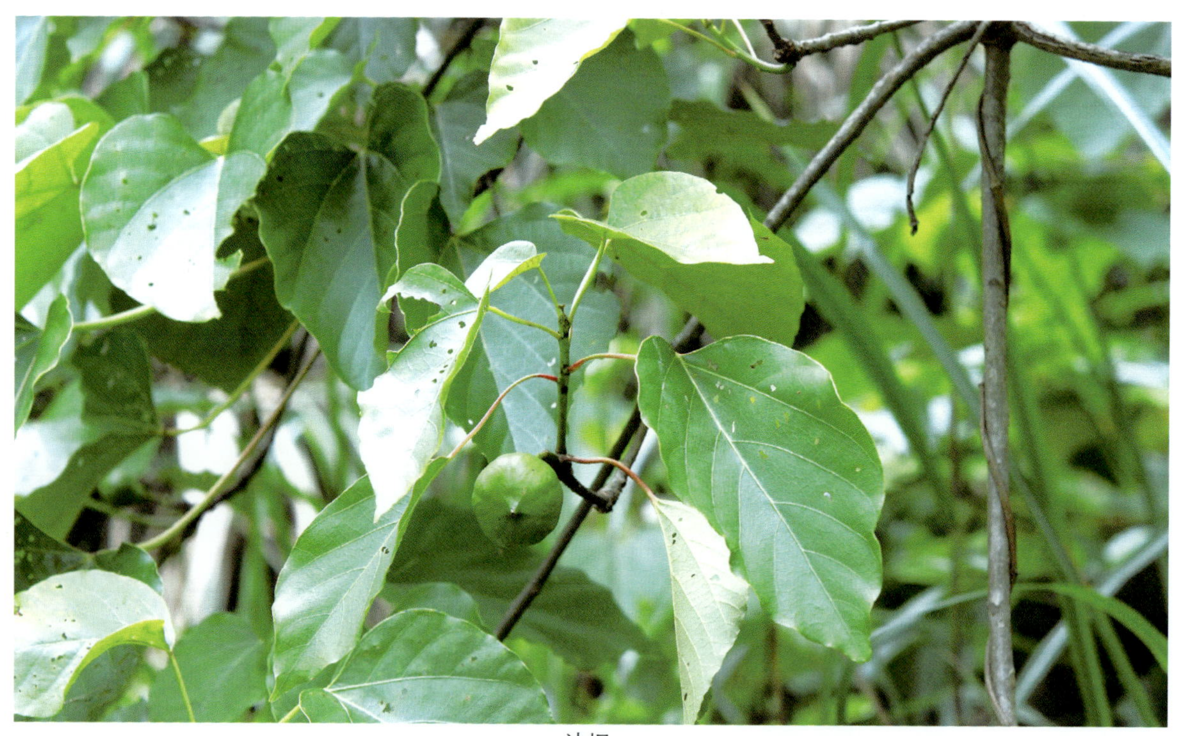

油桐

雄花雄蕊 8~12，2 轮，外轮离生，内轮花丝中部以下合生；雌花子房密被柔毛，3~5（~8）室，每室有 1 胚珠，花柱与子房室同数，2 裂。核果近球状，直径 4~6（~8）cm，果皮光滑；种子 3~4（~8），种皮木质。花期 3~4 月，果期 8~9 月。

| 分布区域 | 产于海南东方。中国秦岭以南其他地区有野生或栽培。越南也有分布。

| 资　　源 | 生于海拔 1000m 以下的丘陵山地。

| 采收加工 | 种子：秋季果实成熟时采收，将其堆积于潮湿处，泼水，覆以干草，经 10 天左右，外壳腐烂，除去种皮，收集种子，晒干。花：4~5 月收集凋落的花，晒干。

| 药材性状 | 花：花白略带红色，聚伞花序；花单性，雌雄同株。萼不规则，2~3裂，裂片镊合状；花瓣5；雄花有雄蕊8~12，花丝基部合生，上端分离，且在花芽中弯曲；雌花子房3~5室，每室1胚珠，花柱与子房室同数。气微香，味涩。叶：单叶互生，具长柄，初被毛，后渐脱落；叶片卵形至心形，长8~18cm，宽6~15cm，先端尖，基部楔形或心形，不裂或有时1~3浅裂，上面深绿色，有光泽，初时疏生微毛，沿脉渐密，后渐脱落，下面有紧贴密生的细毛。气微，味苦、涩。

| 功能主治 | 种子：吐风痰，消肿毒，利二便。用于风痰喉痹、瘰疬、疥癣、烫伤、脓疱疮、丹毒、食积腹胀、大小便不通。

| 附　　注 | 种子油（桐油）：用作防水耐腐油漆，且为外贸商品。

大戟科 Euphorbiaceae 油桐属 *Vernicia*

木油桐 *Vernicia montana* Lour.

| 中 药 名 | 木油桐（药用部位：根、叶、果实）

| 植物形态 | 落叶乔木，高达20m。枝条无毛，散生突起皮孔。叶阔卵形，长8~20cm，宽6~18cm，先端短尖至渐尖，基部心形至平截，全缘或2~5裂。裂缺常有杯状腺体，两面初被短柔毛，成长叶仅下面基部沿脉被短柔毛，掌状脉5；叶柄长7~17cm，无毛，先端有2具柄的杯状腺体。花序生于当年生已发叶的枝条上，雌雄异株或有时同株异序；花萼无毛，2~3裂；花瓣白色或基部紫红色且有紫红色脉纹，倒卵形，长2~3cm，基部爪状，雄花雄蕊8~10，外轮离生，内轮花丝下半部合生，花丝被毛；雌花子房密被棕褐色柔毛，3室，花柱3，2深裂。核果卵球状，直径3~5cm，具3纵棱，棱间有粗疏网状皱纹，有种子3，种子扁球状，种皮厚，有疣突。花期4~5月。

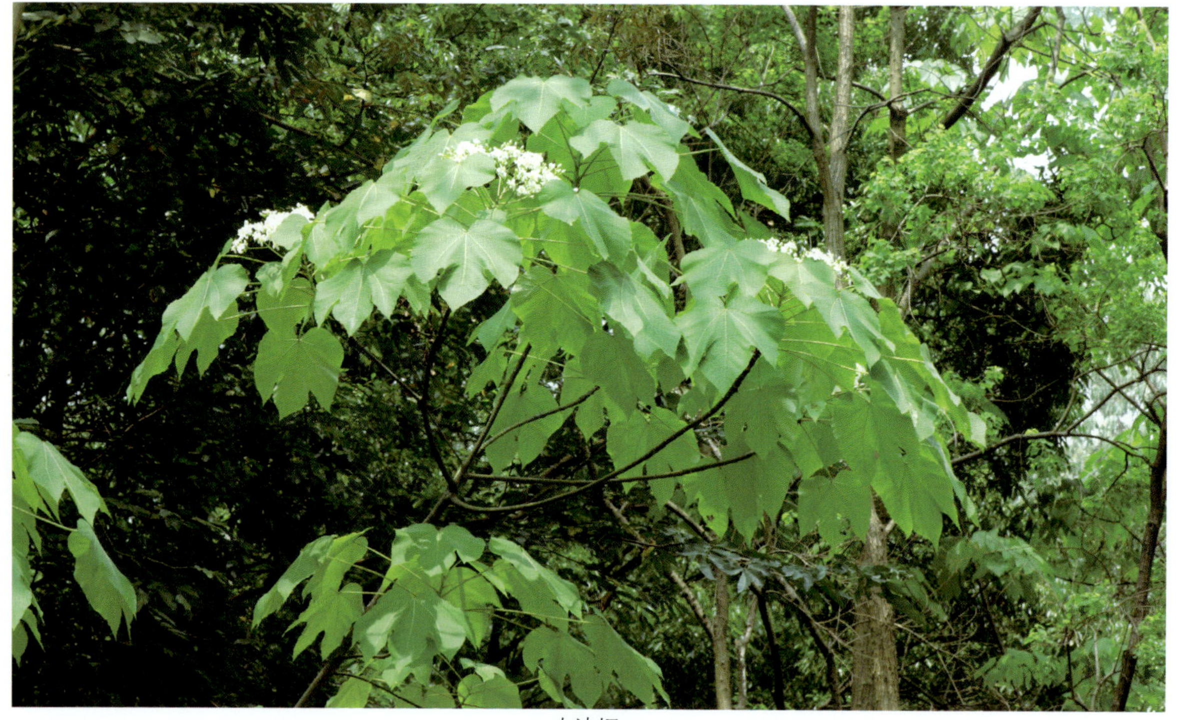

木油桐

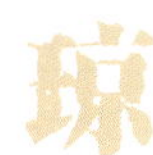

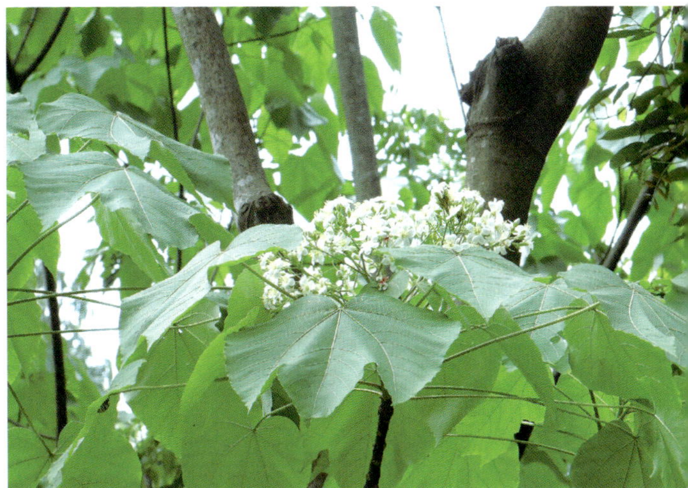

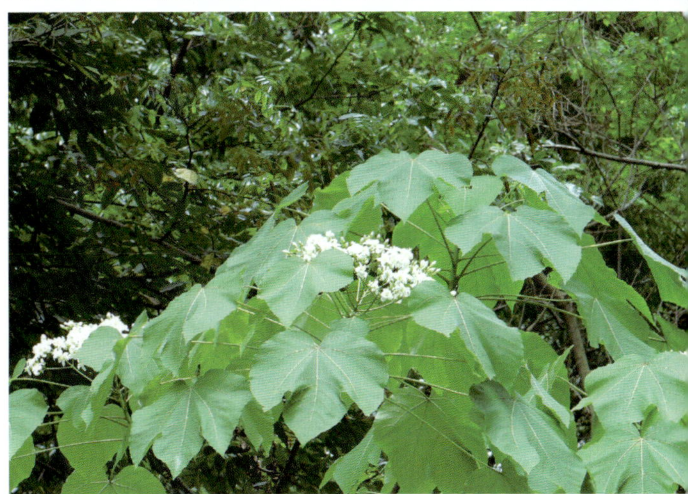

分布区域

产于海南万宁、儋州、琼中、澄迈。亦分布于中国长江以南其他各地。越南、泰国、缅甸也有分布。

资　源

野生或栽培，常见。

采收加工

根：全年均可采挖，洗净，鲜用或晒干。叶：秋季采收，鲜用或晒干。

功能主治

根、叶、果实：杀虫止痒，拔毒生肌。外用于痈疮肿毒、湿疹。

虎皮楠科 Daphniphyllaceae 虎皮楠属 *Daphniphyllum*

牛耳枫 *Daphniphyllum calycinum* Benth.

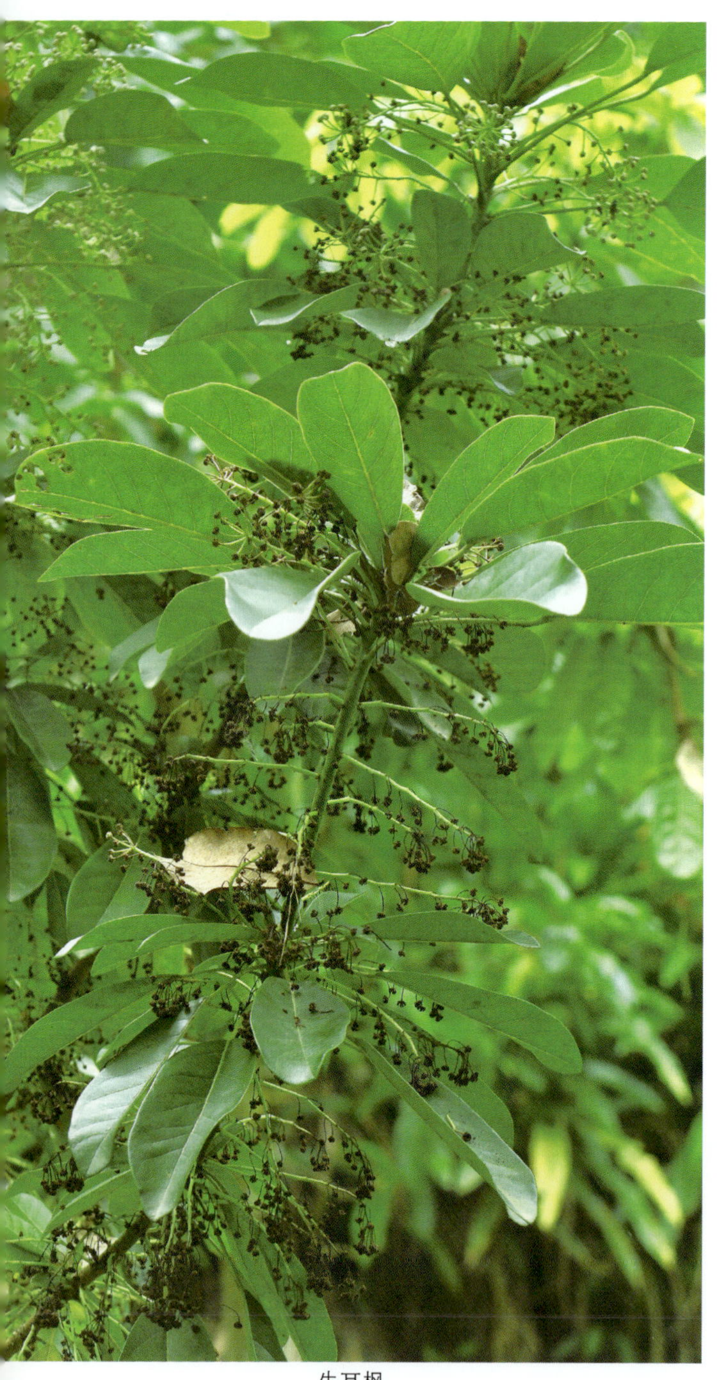
牛耳枫

中药名

牛耳枫（药用部位：根、枝叶、果实）

植物形态

灌木，小枝灰褐色，具稀疏皮孔。叶纸质，阔椭圆形，长12~16cm，宽4~9cm，先端钝或圆形，具短尖头，全缘，干后叶背多少被白粉，具细小乳突体，侧脉8~11对；叶柄长4~8cm。总状花序腋生，长2~3cm，雄花花梗长8~10mm；花萼盘状，直径约4mm，3~4浅裂，裂片阔三角形；雄蕊9~10，长约3mm，花药长圆形，先端内弯；雌花花梗长5~6mm；苞片卵形，长约3mm；萼片3~4，阔三角形，长约1.5mm；子房椭圆形，长1.5~2mm，花柱短，柱头2，直立，先端外弯。果序长4~5cm，密集排列；果实卵圆形，较小，被白粉，具小疣状突起，先端具宿存柱头，基部具宿萼。花期4~6月，果期8~11月。

分布区域

产于海南乐东、万宁、兴隆、琼中、澄迈、屯昌、琼海、文昌。亦分布于中国广东、广西、湖南、江西、福建等地。越南、日本也有分布。

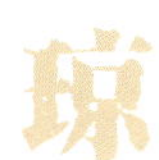

| 资　源 |

生于路旁、山坡、疏林中，常见。

| 采收加工 |

根：全年均可采，挖根，鲜用或切片晒干，备用。枝叶：夏、秋季采收枝叶，鲜用或切段晒干。果实：秋后果实成熟时采收，晒干。

| 药材性状 |

核果卵圆形或卵形，长 7~10mm，直径 5~6mm。表面蓝黑色，有时附有浅灰色粉末，具不规则皱纹或多数疣状突起，先端有短小二歧的柱头残基，基部有圆点状凹入的果柄痕，有时可见果柄和宿萼。果皮较薄而脆，易碎。种子 1，棕色或棕黑色，不饱满。气微，味苦。

| 功能主治 |

根：味辛、苦，性凉；有小毒；归肺、大肠经。祛风止痛，解毒消肿。用于风湿骨痛、疮疡肿毒、跌打骨折、毒蛇咬伤。枝叶：味辛、甘，性凉；有小毒；归肝、肾经。清热解毒，活血舒筋，止痛消肿，祛风。用于感冒发热、咳嗽、乳蛾、扁桃体炎、风湿关节痛、水肿、跌打损伤、骨折、毒蛇咬伤、疮疡肿毒。果实：味苦、涩，性平；有毒；归大肠经。止痢。用于久痢。

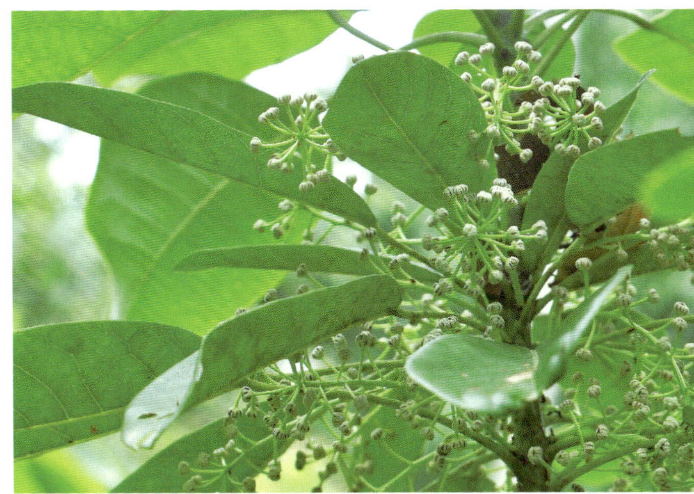

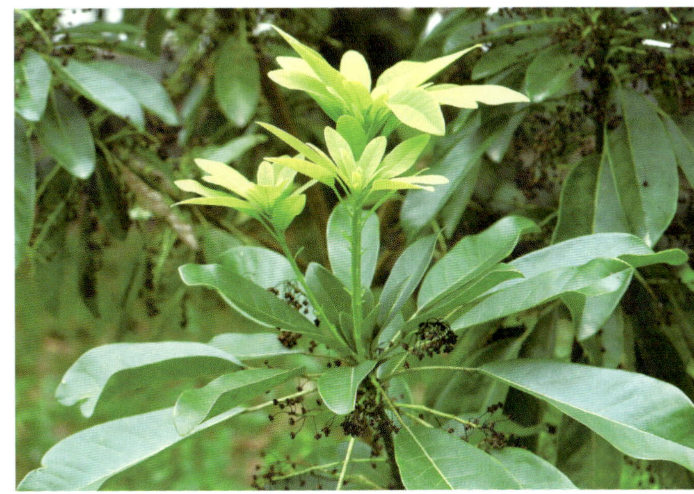

虎皮楠科 Daphniphyllaceae 虎皮楠属 *Daphniphyllum*

海南虎皮楠 *Daphniphyllum paxianum* Rosenth.

| 中 药 名 | 海南虎皮楠（药用部位：根、叶）

| 植物形态 | 小乔木或灌木，高3~8m；小枝暗褐色，疏生灰白色小皮孔。叶薄革质或纸质，长圆形或长圆状披针形或披针形，长9~17cm，宽3~6cm，先端镰状渐尖或短渐尖，基部楔形至阔楔形，边缘略呈皱波状，干后变褐色，叶面具光泽，叶背无粉或略具白粉，无乳突体，侧脉11~13对，侧脉和细脉两面突起；叶柄长1.5~3.5cm，上面具槽。雄花序长2~3cm；苞片卵形，长约1.5mm；花梗长5~7mm，花萼盘状，直径约2mm，边缘4~5裂；雄蕊8~10，花药长圆形，长约2mm，花丝与花药近等长或稍短；雌花序长3~5cm；花梗长5~8mm；萼片4~5，卵形，急尖，长0.5~1mm；子房卵状椭圆形，长约2mm，花柱极短，柱头2，叉开，外卷。果实椭圆形，长8~10mm，直径

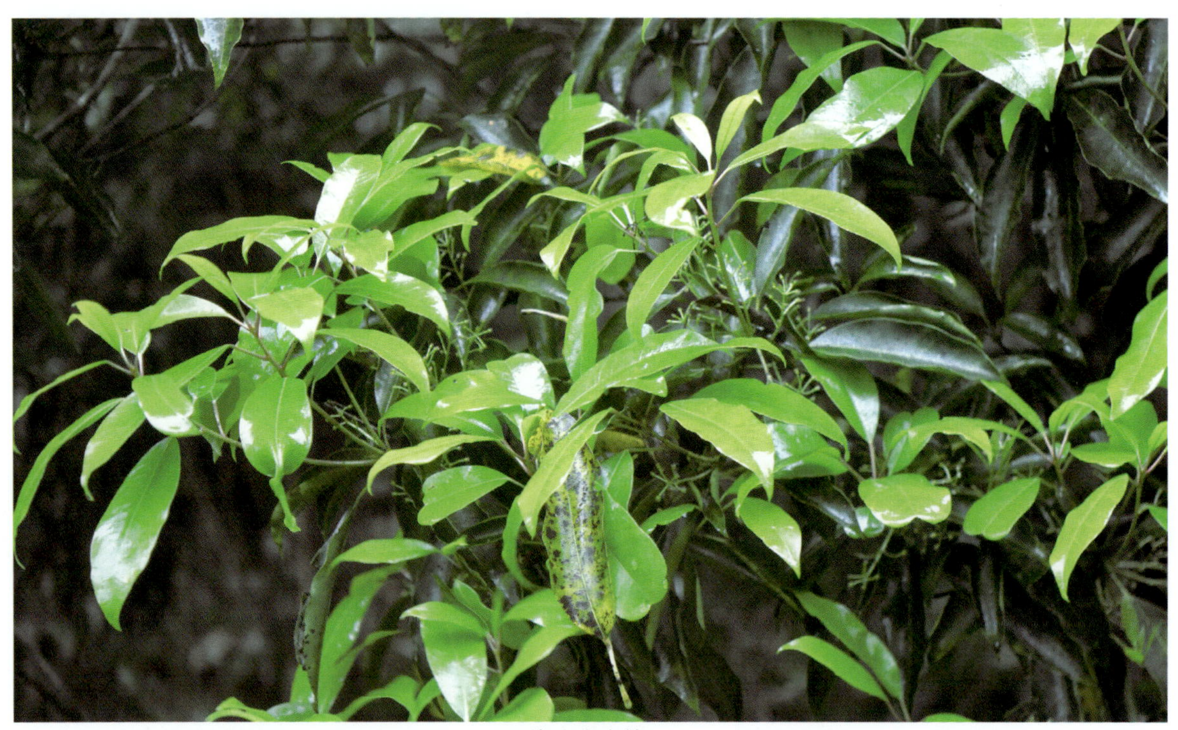

海南虎皮楠

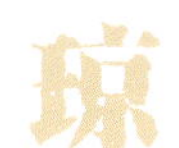

5~6mm，略具疣状皱纹，多少被白粉，先端具鸡冠状叉开的宿存柱头，基部具宿萼。花期 3~5 月，果期 8~11 月。

| 分布区域 | 产于海南白沙、乐东、五指山、保亭、陵水、琼海。亦分布于中国广西、贵州、四川、云南。

| 资　　源 | 生于中海拔至高海拔林中，常见。

| 采收加工 | 根：洗净，鲜用，或切片晒干。叶：秋季采收，鲜用。

| 功能主治 | 根、叶：清热解毒，活血散瘀。用于感冒发热、扁桃体炎、乳蛾、脾大。外敷用于毒蛇咬伤、骨折。

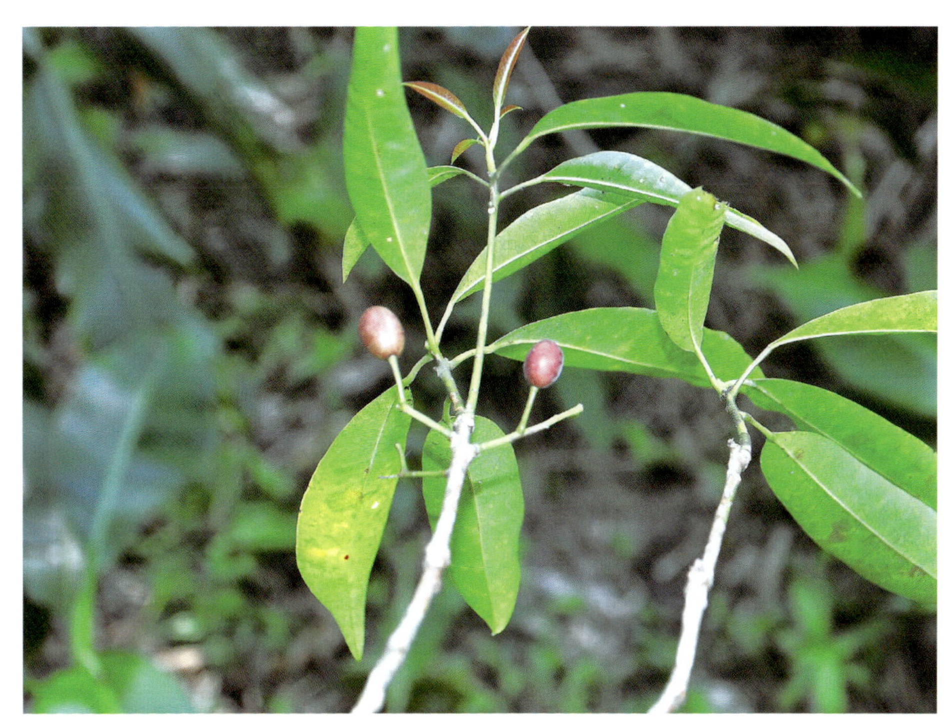

攀打科 Pandaceae 小盘木属 *Microdesmis*

小盘木 *Microdesmis caseariifolia* Planch.

中药名 小盘木（药用部位：嫩枝叶及树汁）

植物形态 小乔木或灌木，嫩枝密被柔毛。叶片纸质至薄革质，披针形，长6~16cm，宽2.5~5cm，先端渐尖，边缘具细锯齿，两面无毛；侧脉每边4~6，纤细；叶柄长3~6mm，被柔毛；托叶小，长约1.2mm。花小，黄色，簇生于叶腋。雄花：花梗长2~3mm；花萼裂片卵形，长约1mm；花瓣椭圆形，长约1.5mm，两面均被柔毛；雄蕊10，2轮，外轮5较长，花丝扁平，向基部渐宽，花药球形，药隔呈三角形，突出于药室之上。雌花：花萼与雄花的相似；花瓣椭圆形，长约3mm，被柔毛；子房圆球状，无毛；退化雌蕊肉质。核果圆球状，直径约5mm，成熟时红色，外果皮肉质。花期3~9月，果期7~11月。

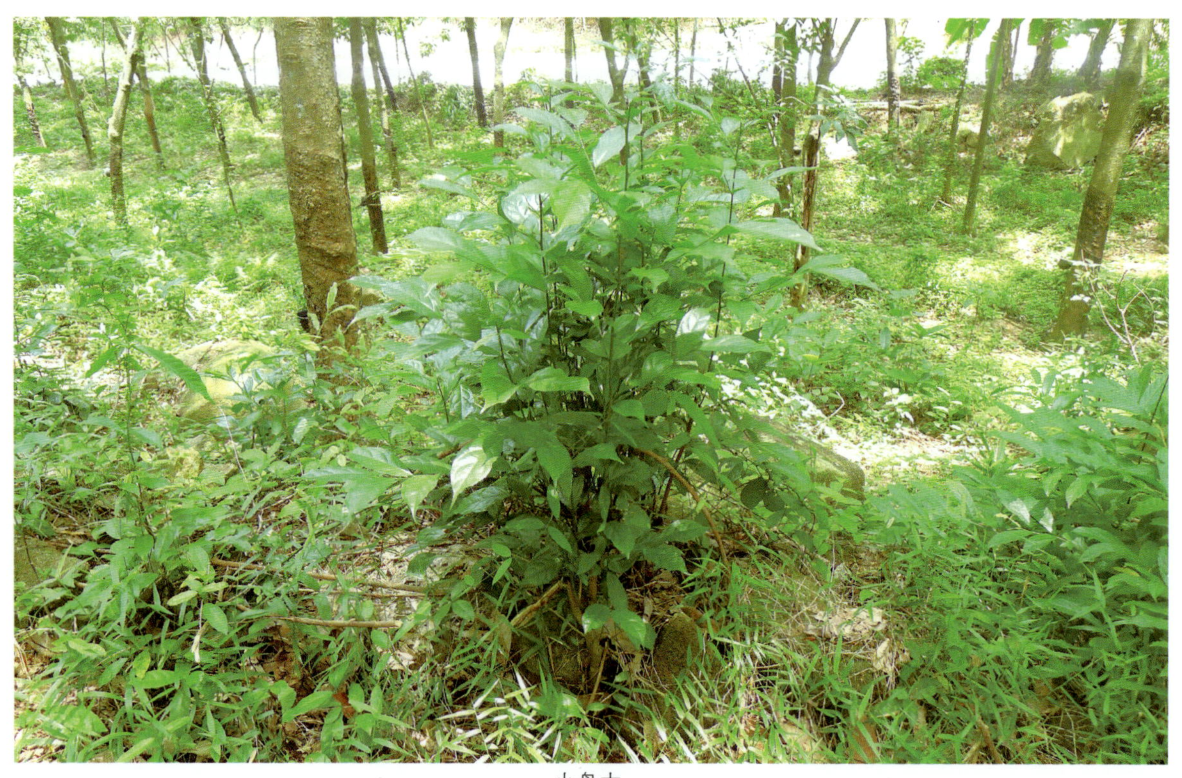

小盘木

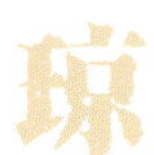

分布区域

产于海南三亚、乐东、东方、昌江、白沙、五指山、保亭、万宁、琼中、儋州、澄迈、琼海。亦分布于中国广东、广西、云南。越南、老挝、柬埔寨、缅甸、泰国、马来西亚、菲律宾、印度尼西亚也有分布。

资　　源

生于山地林中，常见。

采收加工

全年可采收，鲜用。

功能主治

枝叶：味酸、涩，性凉；有小毒；归胃经。散瘀消肿，止痛。用于顽癣。树汁用于牙齿疼痛。

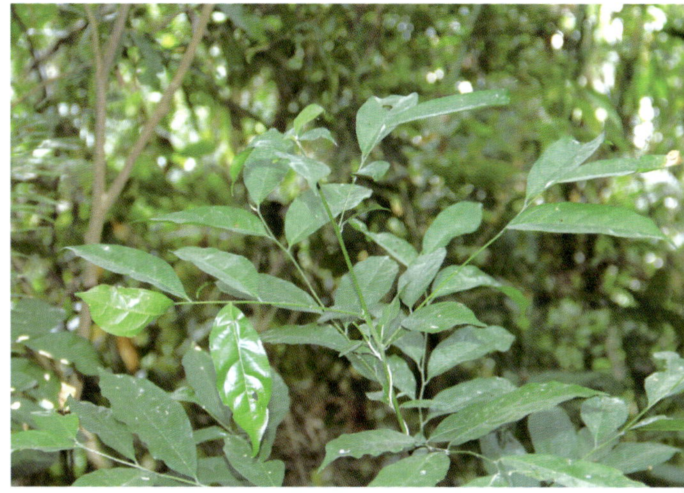

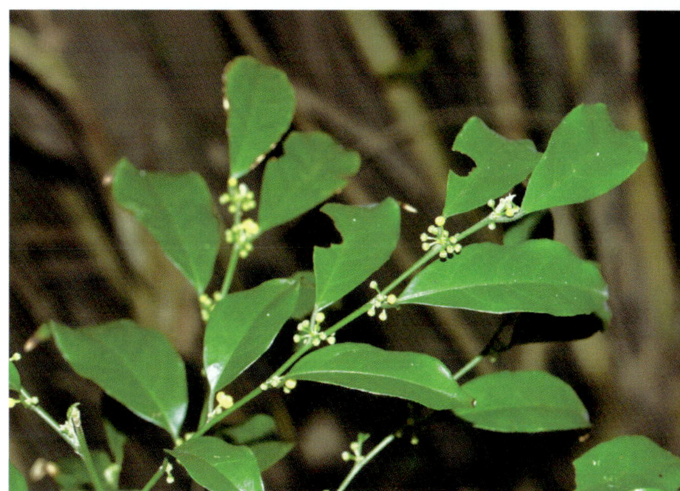

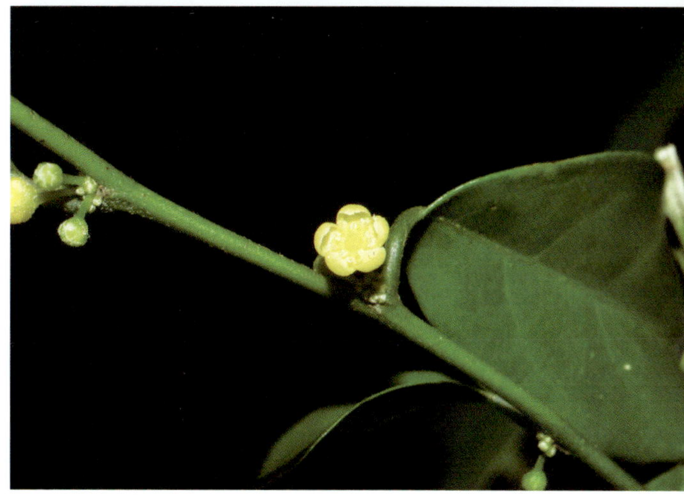

鼠刺科 Escalloniaceae 鼠刺属 *Itea*

鼠　刺 *Itea chinensis* Hook. et Arn.

| 中 药 名 | 大力牛（药用部位：根、叶）

| 植物形态 | 灌木或小乔木。叶薄革质，倒卵形，先端锐尖，基部楔形，边缘上部具不明显圆齿状小锯齿；侧脉 4~5 对，在近缘处相联接，两面无毛；叶柄无毛，上面有浅槽沟。腋生总状花序，通常短于叶，长 3~7cm，单生或稀 2~3 束生，直立；花序轴及花梗被短柔毛；花多数，2~3 个簇生，稀单生；花梗被短毛；苞片线状钻形；萼筒浅杯状，被疏柔毛，萼片三角状披针形，长 1.5mm，被微毛；花瓣白色，披针形；雄蕊与花瓣近等长或稍长于花瓣；花丝有微毛；子房上位，被密长柔毛。蒴果长圆状披针形，长 6~9mm，被微毛，具纵条纹。

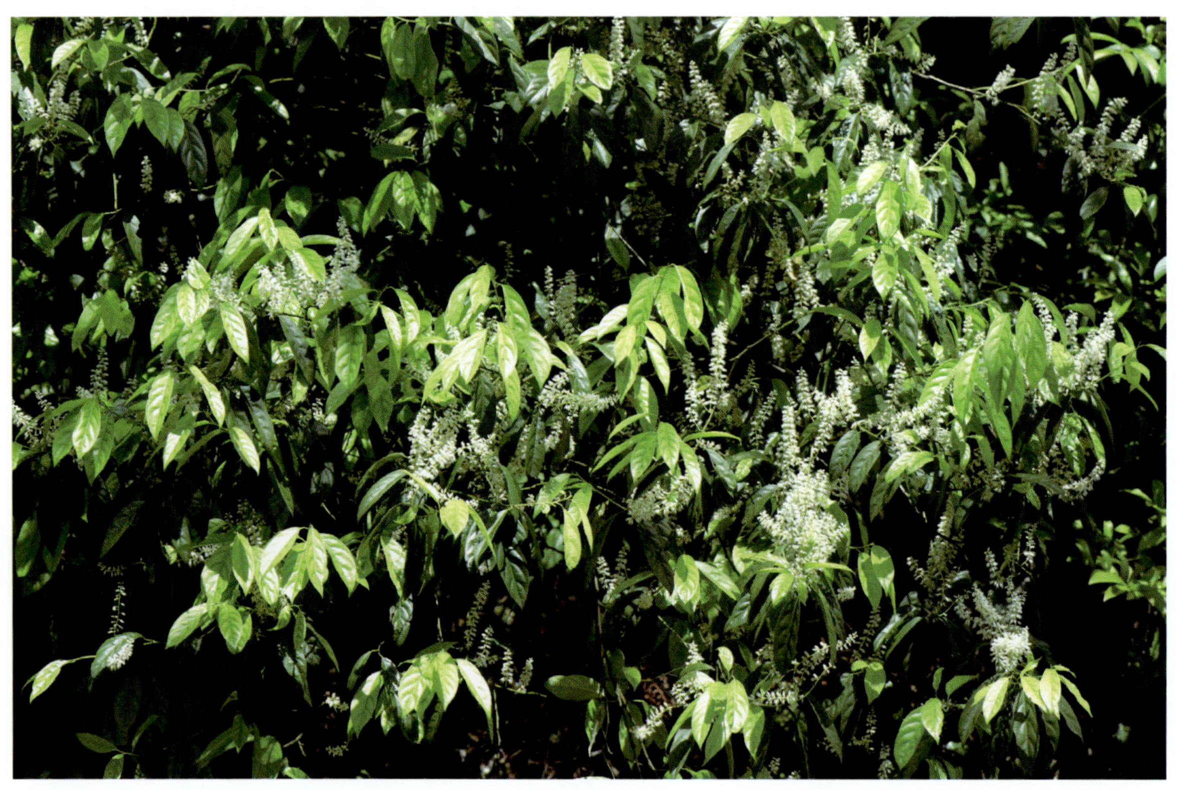

鼠刺

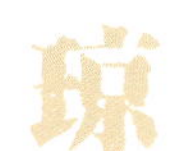

分布区域 产于海南万宁。亦分布于中国福建、湖南、广东、广西、云南西北部及西藏东南部。印度东部、不丹、越南和老挝也有分布。

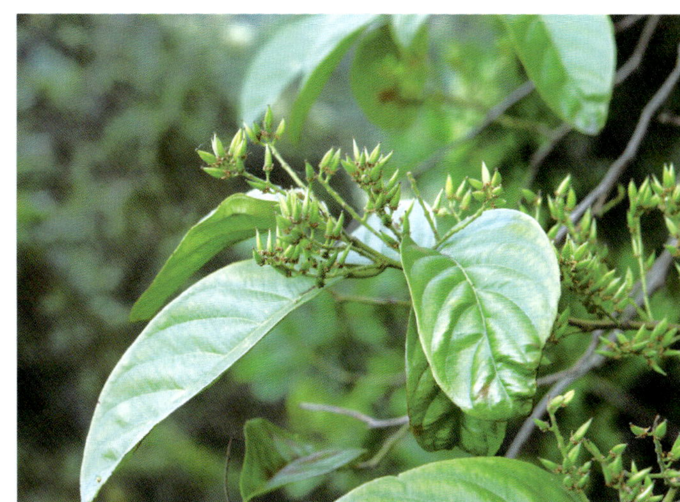

资　　源 生于 140~2400m 的山地、疏林中，少见。

采收加工 根：夏季采挖根，洗净，切断晒干。叶：随采随用。

功能主治 活血消肿，止痛。用于风湿痹痛、跌打肿痛。

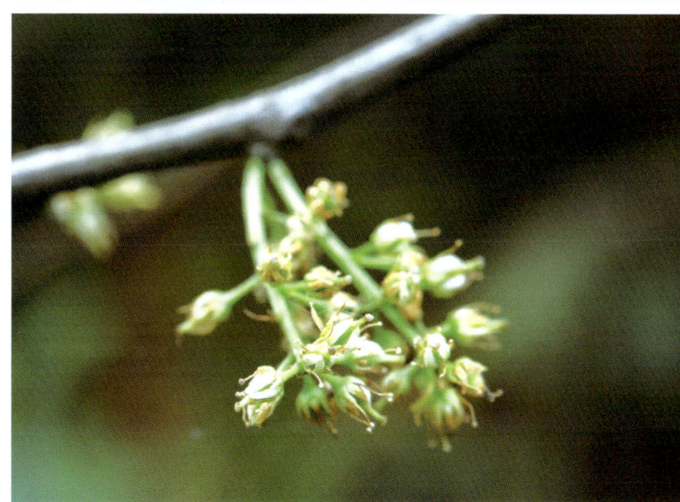

鼠刺科 Escalloniaceae 鼠刺属 *Itea*

大叶鼠刺 *Itea macrophylla* Wall. ex Roxb.

| 中 药 名 | 大叶鼠刺（药用部位：根、花）

| 植物形态 | 小乔木，高达 8~10m；小枝无毛，具纵条纹。叶薄革质，阔卵形或宽椭圆形，先端急尖或渐尖，基部圆钝，边缘具腺锯齿，两面无毛；侧脉 7~10 对，中脉在上面下陷，中脉和侧脉在下面明显突起，脉细而平行，与网脉在下面稍突起；叶柄粗壮，无毛。总状花序腋生，通常 2~3 个簇生，稀单生，直立，长 10~15（~20）cm；花序轴及花梗被短柔毛，稀近无毛；花梗长 1.5~2mm，苞片钻形；萼筒杯状；萼片三角状披针形，被微毛；花瓣白色，狭披针形，长 3~4mm，稍尖，花时常反折；雄蕊短于花瓣之半；花丝无毛；花药长圆形，背向着生；子房半下位，无毛；心皮 2，紧贴；柱头头状。蒴果狭锥形，长 7~8mm，无毛，具纵条纹，平展或下垂。花果期 4~6 月。

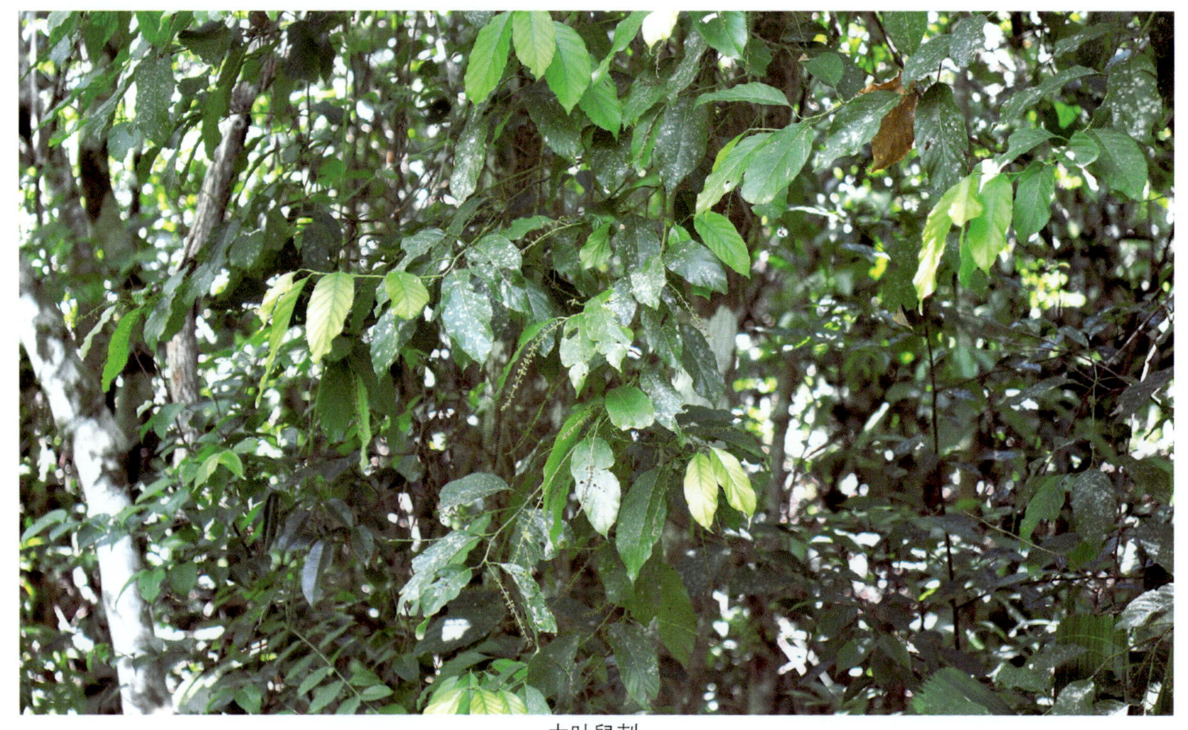

大叶鼠刺

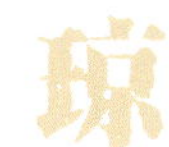

| **分布区域** | 产于海南乐东、东方、白沙、陵水、万宁、儋州、澄迈。亦分布于中国广西、云南。越南、泰国、缅甸、不丹、菲律宾、印度尼西亚、印度也有分布。

| **资　　源** | 生于低海拔林中，常见。

| **采收加工** | 根：全年可采收，鲜用。花：开放时采摘。

| **功能主治** | 根：用于滋补。花：用于咳嗽、喉干。

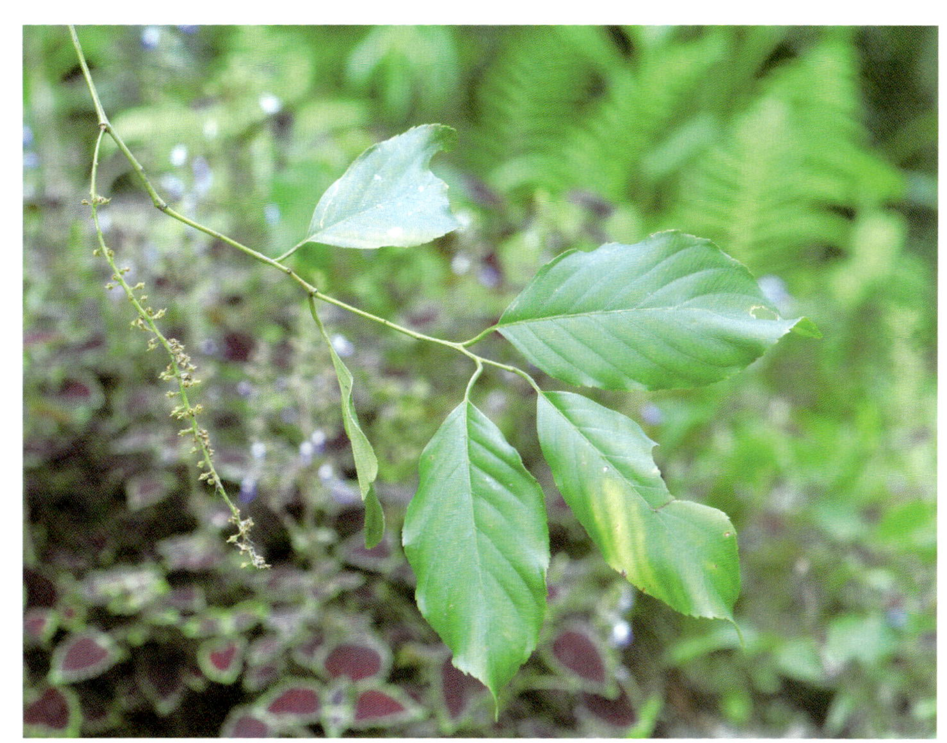

绣球花科 Hydrangeaceae 常山属 *Dichroa*

常山 *Dichroa febrifuga* Lour.

中药名 常山（药用部位：根、枝叶）

植物形态 灌木，叶形状大小变异大，长 6~25cm，宽 2~10cm，先端渐尖，基部楔形，边缘具锯齿，侧脉每边 8~10，网脉稀疏；叶柄长 1.5~5cm，无毛或疏被毛。伞房状圆锥花序顶生，有时叶腋有侧生花序，直径 3~20cm，花蓝色或白色；花蕾倒卵形，盛开时直径 6~10mm；花梗长 3~5mm；花萼倒圆锥形，4~6 裂；裂片阔三角形，急尖，无毛或被毛；花瓣长圆状椭圆形，稍肉质，花后反折；雄蕊 10~20，一半与花瓣对生，花丝线形，扁平，初与花瓣合生，后分离，花药椭圆形；花柱 4，棒状，柱头长圆形，子房 3/4 下位。浆果直径 3~7mm，蓝色，干时黑色；种子长约 1mm，具网纹。花期 2~4 月，果期 5~8 月。

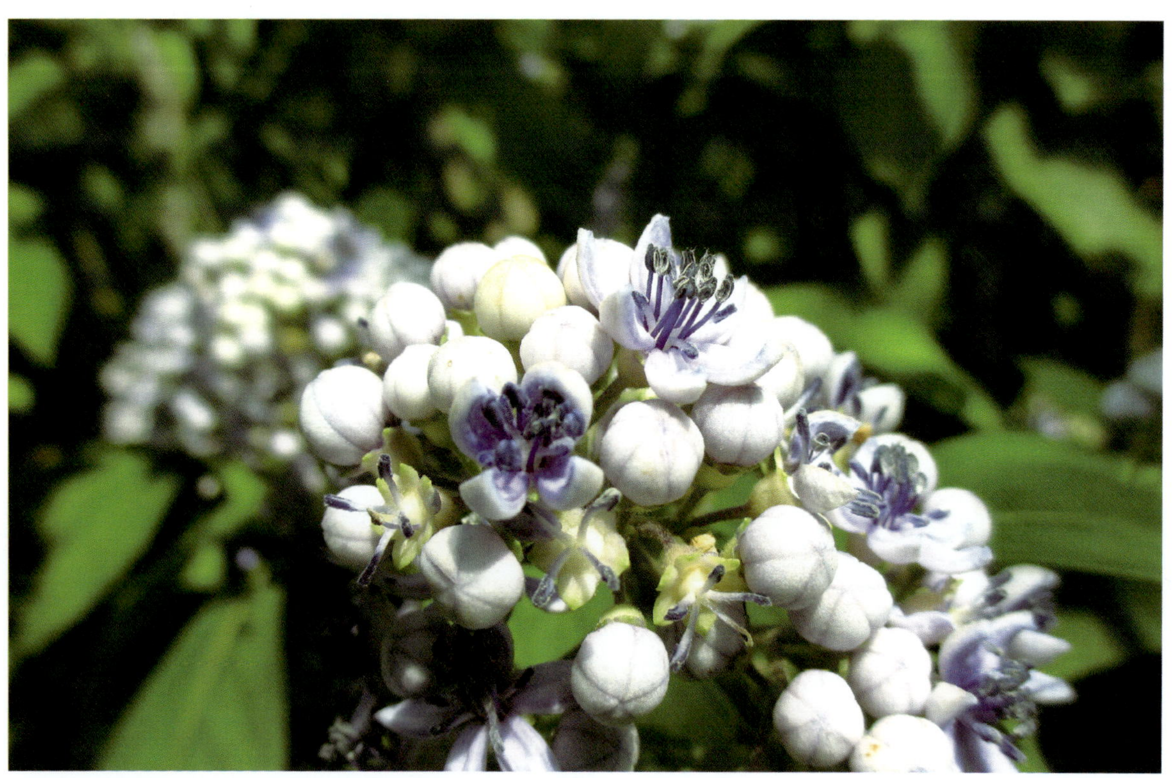

常山

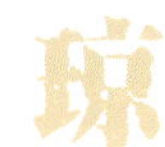

|分布区域| 产于海南乐东、东方、五指山。亦分布于中国西南部至东南部。中南半岛，以及印度尼西亚、印度、日本也有分布。

|资　　源| 生于山谷阴湿处，少见。

|采收加工| 秋季采挖，除去茎苗及须根，洗净，晒干。

|药材性状| 干燥的根呈圆柱形，常分歧，弯曲扭转，长 9~15cm，直径 0.5~2cm。表面黄棕色，有明显的细纵纹及支根痕，栓皮易剥落，显出淡黄色木质部。质坚硬，折断时有粉飞出。横断面黄白色，用水湿润后可见明显的类白色射线，呈放射状排列。根茎类圆柱形而近块状。横断面除中央有髓外，其他均与根的横断面相同。气微弱，味苦。以质坚实而重、形如鸡骨、表面及断面淡黄色、光滑者为佳，根粗长顺直、质松、色深黄、无苦味者不可入药。

|功能主治| 味苦、辛，性寒；有毒；归肝、脾、肺、胃经。截疟，解热，催吐，祛痰。用于疟疾、痰饮、感冒、停积、胸胁胀满、伤寒、鼠瘘、狂躁、癫痫、惊厥。

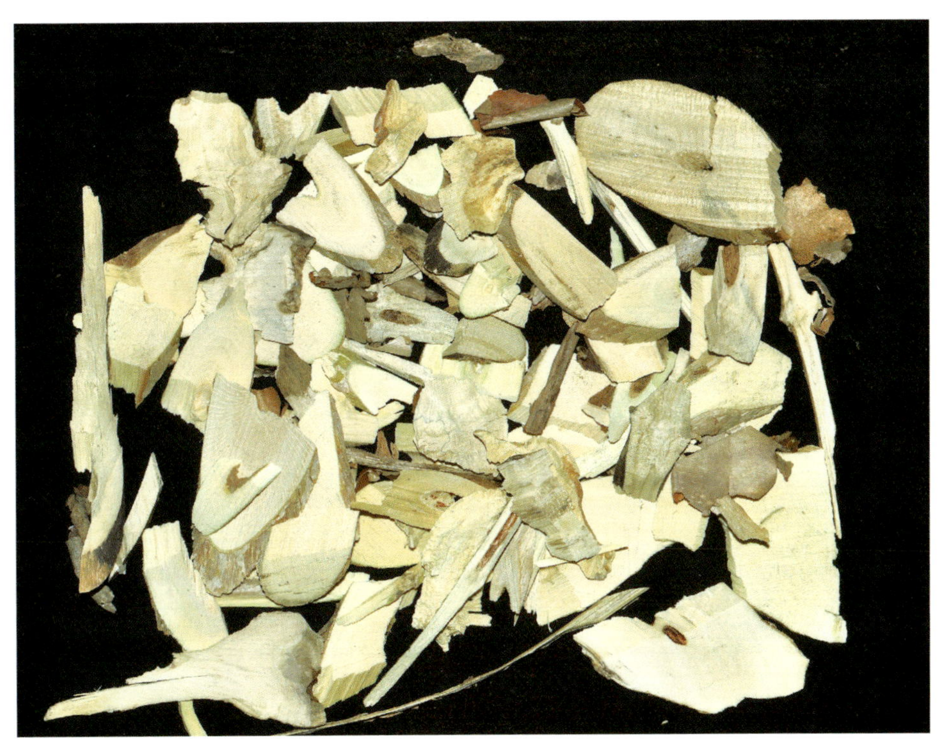

蔷薇科 Rosaceae 龙芽草属 *Agrimonia*

龙芽草 *Agrimonia pilosa* Ledeb.

中药名 仙鹤草（药用部位：地上部分、地下冬芽）

植物形态 多年生草本。根多呈块茎状，基部常有1至数个地下芽。茎高30~120cm。叶为间断奇数羽状复叶，通常有小叶3~4对，向上减少至3小叶；小叶片倒卵形、倒卵状椭圆形，边缘有急尖到圆钝的锯齿；托叶草质，绿色，镰形，稀卵形，先端急尖或渐尖，边缘有尖锐锯齿或裂片，茎下部托叶有时卵状披针形，常全缘。花序穗状总状顶生，分枝或不分枝，花序轴被柔毛，花梗长1~5mm，被柔毛；苞片通常3深裂，裂片带形，小苞片对生，卵形，全缘或边缘分裂；花直径6~9mm；萼片5，三角卵形；花瓣黄色，长圆形；雄蕊5~15；花柱2，丝状，柱头头状。果实倒卵圆锥形，外面有10肋，被疏柔毛，先端有数层钩刺，幼时直立，成熟时靠合，连钩刺长7~8mm，最宽处直径3~4mm。花果期5~12月。

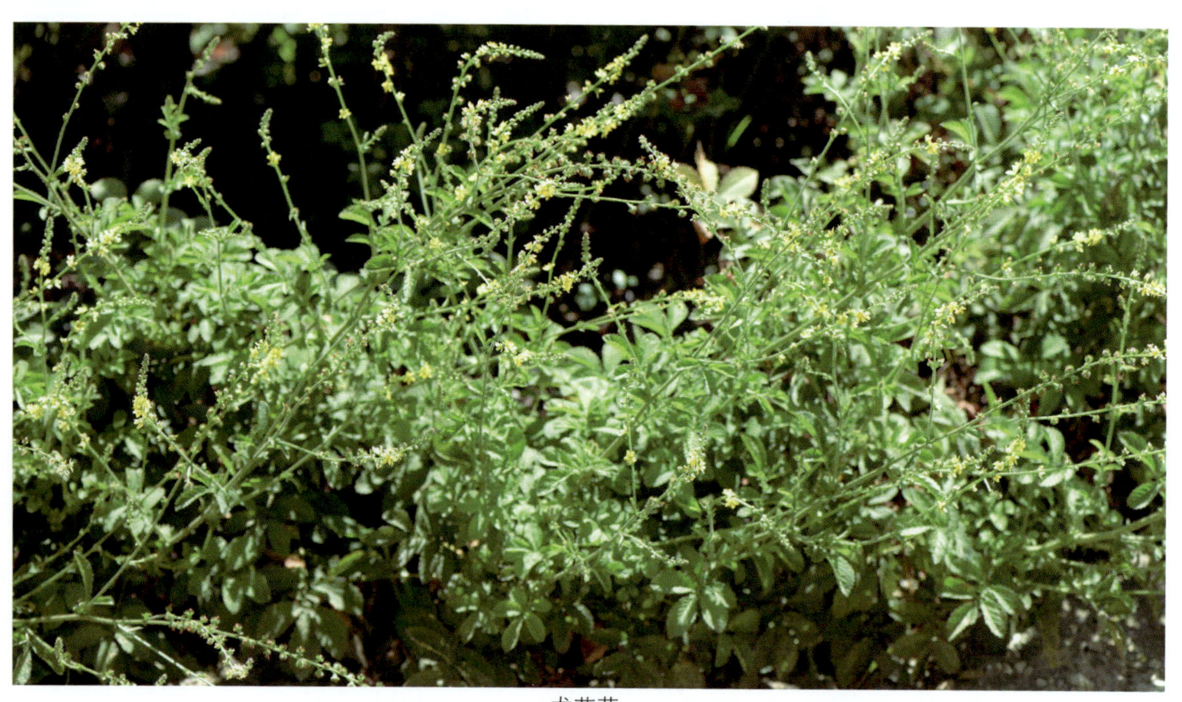

龙芽草

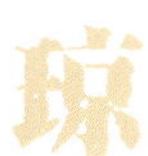

分布区域

海南有栽培。亦分布于中国各地。欧洲中部、朝鲜、日本和越南北部也有分布。

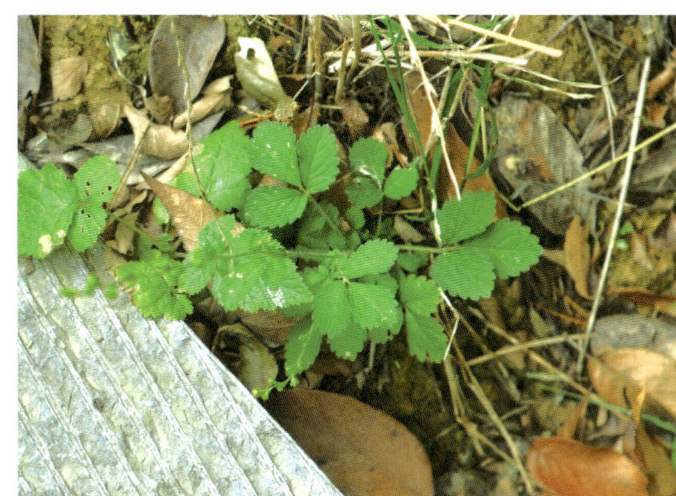

资　　源

常生于溪边、路旁、草地、灌丛、林缘及疏林下，少见。

采收加工

夏、秋季间，在枝叶茂盛未开花时，割取全草，除净泥土，晒干。

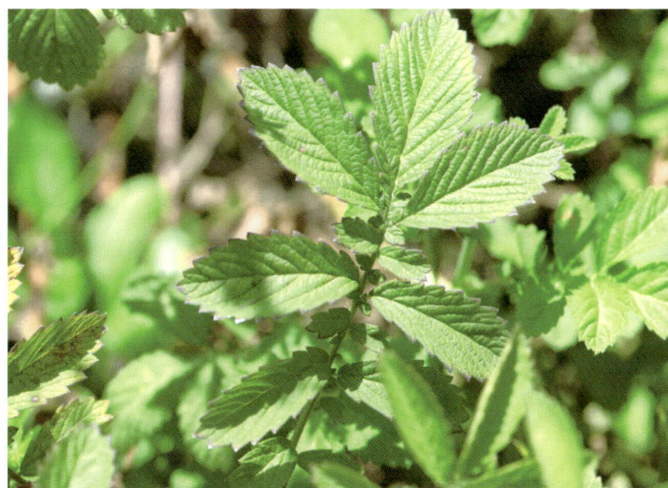

药材性状

全草长50~100cm，被白色柔毛。茎下部圆柱形，直径0.4~0.6cm，红棕色，上部方柱形，四面略凹陷，被绿褐毛，有纵沟及棱线，有节；体轻，质硬，易折断，断面中空。单数羽状复叶互生，暗绿色，皱缩卷曲；质脆，易碎；叶片有大小2种，相间生于叶轴上，先端小叶较大，完整小叶片展开后呈卵形或长椭圆形，先端尖，基部楔形，边缘有锯齿；托叶2，抱茎，斜卵形。总状花序细长；花直径0.6~0.9cm，花萼下部呈筒状，萼筒上部有钩刺，先端5裂；花瓣黄色。果实长0.7~0.8cm，直径0.3~0.4cm。气微，味微苦。以质嫩、叶多者为佳。

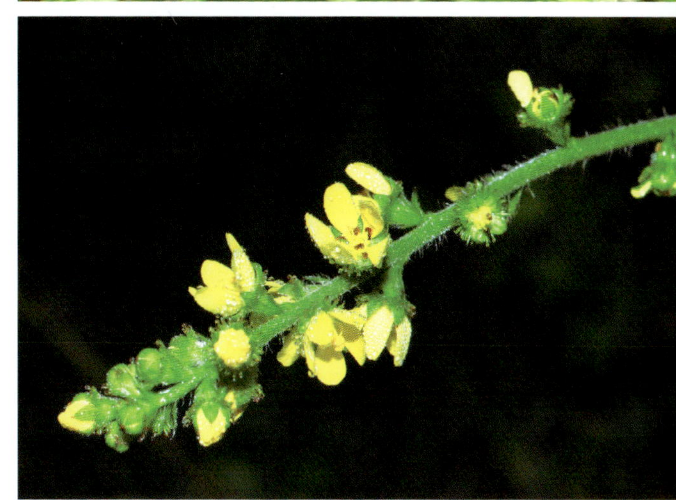

功能主治

地上部分：味苦、涩，性平；归肺、肝、脾经。收敛止血，截疟，止痢，解毒。用于吐血、咯血、尿血、便血、阴痒带下、崩漏下血、疟疾、痈肿疮毒、劳伤。地下冬芽：驱虫。用于绦虫病。

蔷薇科 Rosaceae 桃属 *Amygdalus*

桃 *Amygdalus persica* L.

中药名 桃（药用部位：花、根、枝叶、种子），桃胶（药用部位：树脂）

植物形态 乔木，树皮暗红褐色，老时粗糙，呈鳞片状。叶片长圆披针形，叶边具细锯齿或粗锯齿；叶柄粗壮，常具1至数枚腺体。花单生，先于叶开放，直径2.5~3.5cm；花梗极短；萼筒钟形，被短柔毛，稀几无毛，绿色而具红色斑点；萼片卵形至长圆形，外被短柔毛；花瓣长圆状椭圆形至宽倒卵形，粉红色，罕为白色；雄蕊20~30，花药绯红色；子房被短柔毛。果实形状和大小均有变异，卵形、宽椭圆形或扁圆形，色泽变化由淡绿白色至橙黄色，外面密被短柔毛，腹缝明显，果梗短而深入果洼；果肉多汁有香味，甜或酸甜；核大，椭圆形，两侧扁平，先端渐尖，表面具纵、横沟纹和孔穴；种仁味苦。花期3~4月，果实成熟期因品种而异，通常为8~9月。

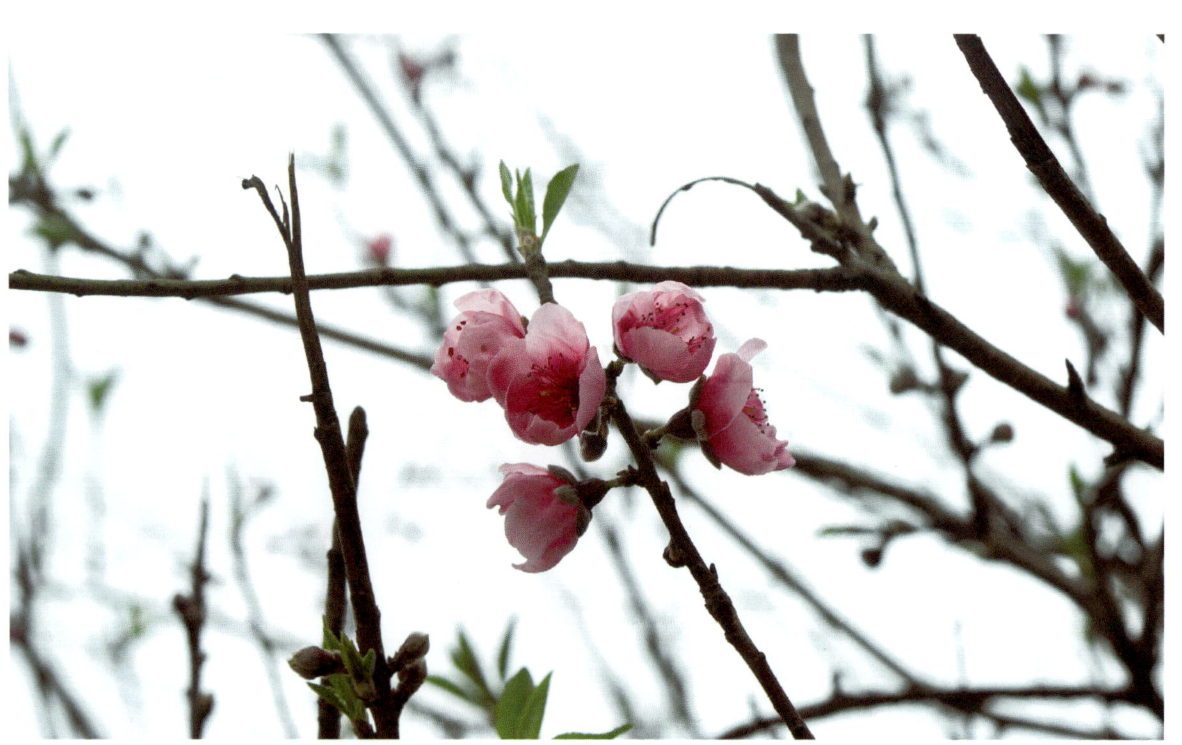

桃

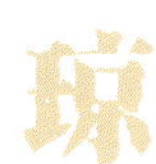

| 分布区域 | 产于海南白沙、五指山。原产于中国，现广植于世界各地。

| 资　　源 | 生于海拔 800~1200m 的山坡、山谷沟底或荒野疏林及灌丛内，栽培常见。

| 采收加工 | 桃花：3 月间桃花将开放时采收，阴干，放干燥处。桃胶：夏季采收，用刀切割树皮，待树脂溢出后收集，水浸，洗去杂质，晒干。桃根：全年可采。枝叶：夏季采收。果实：成熟时采摘。种子：6~7 月果实成熟时采摘，除去果肉及核壳，取出种子，晒干，放阴凉干燥处，防虫蛀、走油。

| 药材性状 | 枝叶：枝条呈圆柱形，长短不一，直径 0.5~1cm。表面红褐色，较光滑，有类白点状皮孔。质脆，断面黄白色，木质部占大部分，中央有白色髓部。气微，味微苦、涩。叶片多卷缩成条状，湿润展平后呈长圆状披针形，长 6~15cm，宽 2~3.5cm。先端渐尖，基部宽楔形，边缘具锯齿。上面深绿色，较光亮，下面色较淡。质脆。气微，味微苦。桃仁：种子呈扁椭圆形，先端具尖，中部略膨大，基部钝圆而偏斜，边缘较薄。长 1.2~1.8cm，宽 0.8~1.2cm，厚 2~4mm。表面红棕色或黄棕色，有细小颗粒状突起。尖端一侧有一棱线状种脐，基部有合点，并自该处分散出多数棕色维管束脉纹，形成布满种皮的纵向凹纹，种皮薄。子叶肥大，富油质。气微，味微苦。桃胶：呈不规则的块状、泪滴状等，大小不一，表面淡黄色、黄棕色，角质样，半透明。质韧软，干透较硬，断面有光泽。气微，加水有黏性。

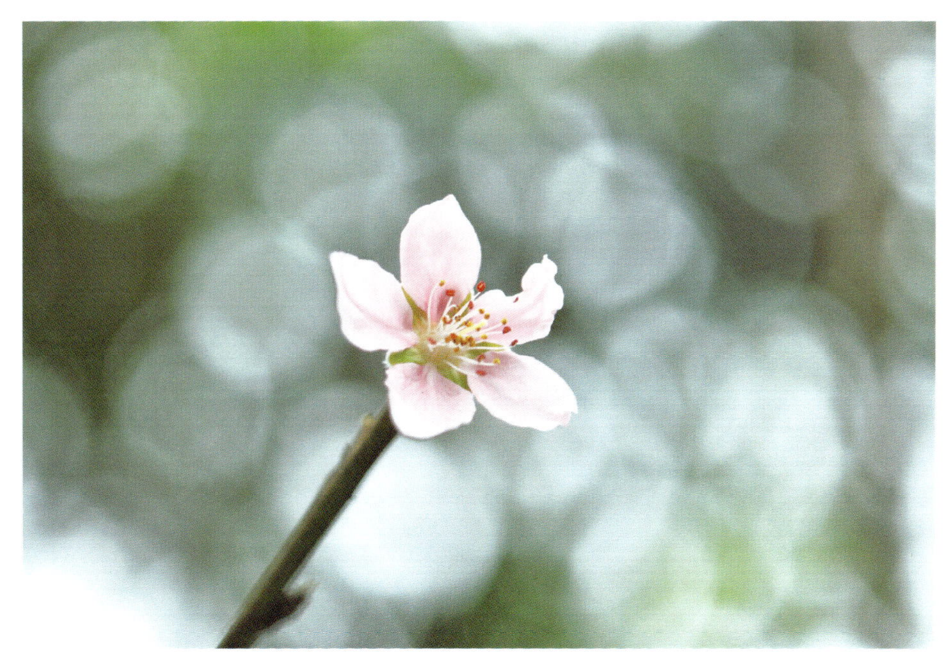

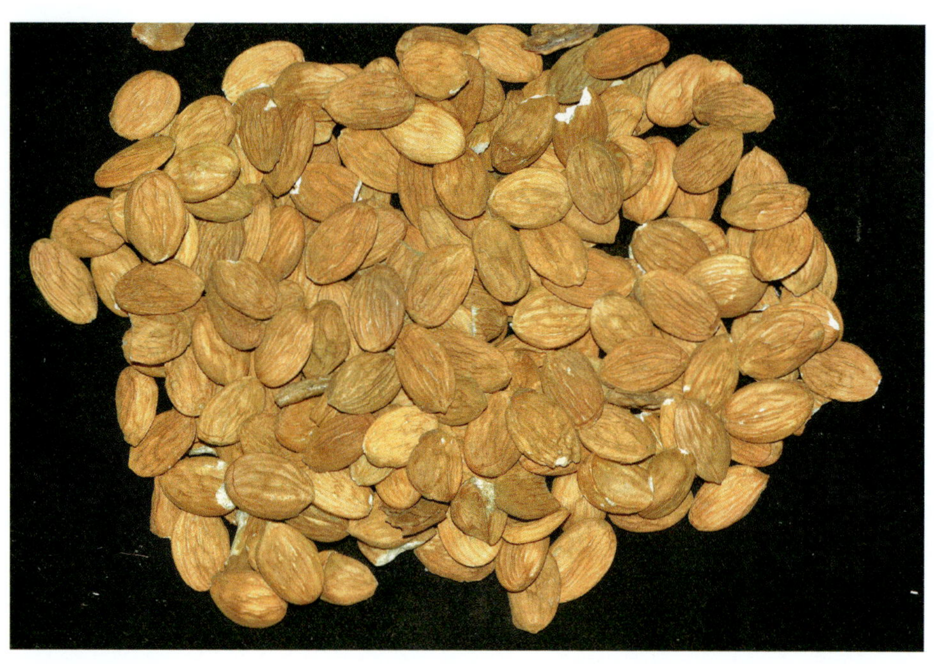

| 功能主治 |

桃花：味苦，性平；归心、肝、大肠经。利水通便，活血化瘀。用于水肿、脚气、痰饮、砂石淋、便秘、闭经、癫狂、疮疹。桃枝：味苦，性平。活血通络，解毒杀虫。用于心腹痛、风湿关节痛、腰痛、跌打损伤、疮癣。桃叶：味苦、辛，性平；归脾、肾经。祛风清热，杀虫。用于头风、头痛、风痹、疟疾、湿疹、疮疡、癣疮。果实：生津，润肠，活血，消积。用于津少口渴、肠燥便秘、闭经、积聚。桃仁：味苦、甘，有小毒。归心、肝、大肠经。破血行瘀，润燥滑肠。用于经闭、癥瘕、热病蓄血、风痹、疟疾、跌打损伤、瘀血肿痛、血燥便秘。桃胶：味苦，性平。和血，通淋，止痢。用于石淋、血淋、痢疾、腹痛、糖尿病、乳糜尿。桃根：味苦，性平。清热利湿，活血止痛，消痈肿。用于黄疸、吐血、衄血、经闭、痈肿、痔疮、风湿痹痛、跌打劳伤疼痛、腰痛、痧气腹痛。

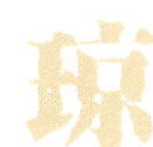

蔷薇科 Rosaceae 蛇莓属 *Duchesnea*

皱果蛇莓 *Duchesnea chrysantha* (Zoll. et Mor.) Miq.

| 中 药 名 | 皱果蛇莓（药用部位：全草或茎叶、果实、种子）

| 植物形态 | 多年生草本，匍匐茎长 30~50cm，有柔毛。小叶片菱形，长 1.5~2.5cm，宽 1~2cm，边缘有钝或锐锯齿，近基部全缘，下面疏生长柔毛，中间小叶有时具 2~3 深裂，有短柄；叶柄长 1.5~3cm，有柔毛；托叶披针形，有柔毛。花直径 5~15mm；花梗长 2~3cm，疏生长柔毛；萼片卵形或卵状披针形，长 3~5mm，先端渐尖，外面有长柔毛，具缘毛；副萼片三角状倒卵形，长 3~7mm，外面疏生长柔毛，先端有 3~5 锯齿；花瓣倒卵形，长 2.5~5mm，黄色，无毛；花托在果期粉红色，无光泽，直径 8~12mm。瘦果卵形，长 4~6mm，红色，具多数明显皱纹，无光泽。花期 5~7 月，果期 6~9 月。

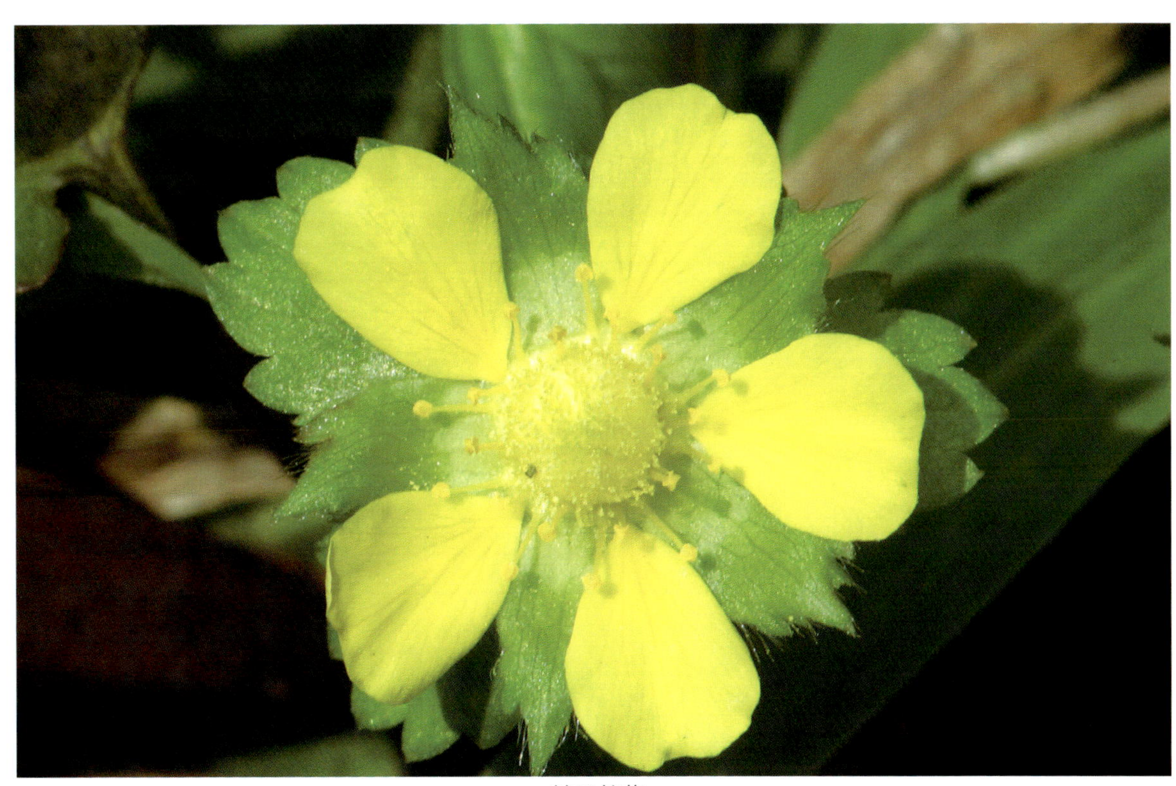

皱果蛇莓

| 分布区域 | 产于海南昌江、白沙、五指山、万宁、屯昌。亦分布于中国广东、广西、福建、台湾、云南、四川、陕西等地。印度尼西亚、印度、朝鲜、日本也有分布。

| 资　　源 | 生于溪边草地，少见。

| 采收加工 | 茎叶、全草：全年可采，鲜用或晒干。果实、种子：在夏、秋季果实成熟时采摘，除去果肉及核壳，取出种子，晒干。

| 功能主治 | 茎叶：外敷用于毒蛇咬伤、烫伤、疔疮。全草：止血。用于崩漏。果实、种子：乙醇提取物有活血镇痛作用。用于脚气、龋齿以及外伤的消毒。

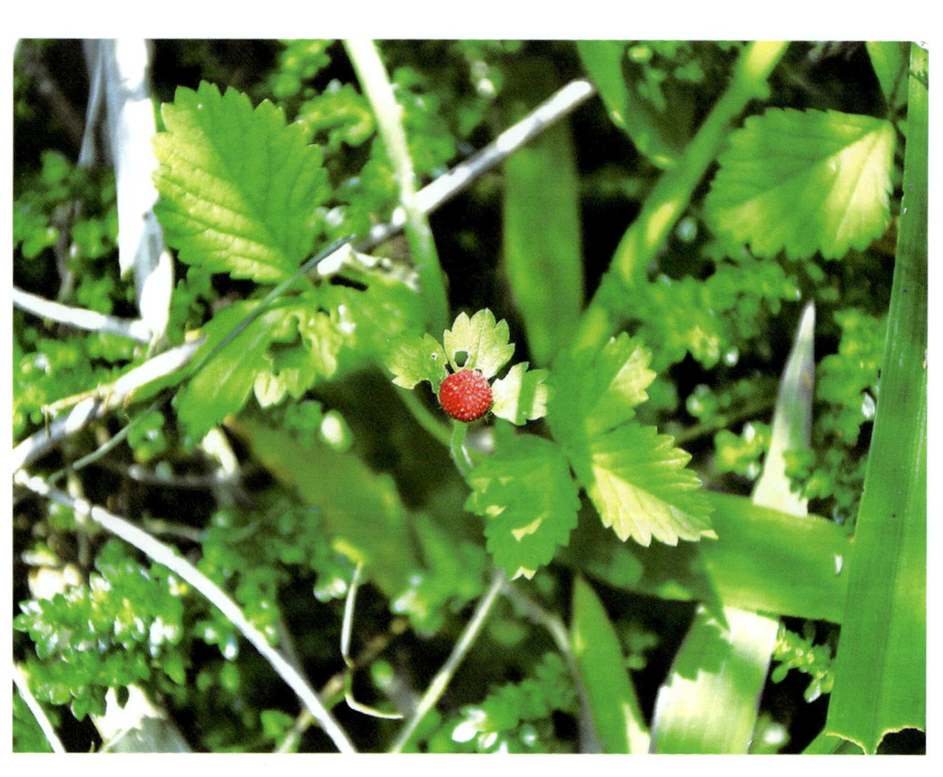

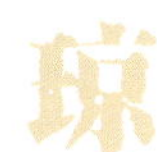

蔷薇科 Rosaceae 蛇莓属 *Duchesnea*

蛇　莓 *Duchesnea indica* (Andr.) Focke

| 中 药 名 | 蛇莓（药用部位：全草）

| 植物形态 | 多年生草本；根茎短，粗壮；匍匐茎多数，有柔毛。小叶片倒卵形至菱状长圆形，长 2~3.5cm，宽 1~3cm，边缘有钝锯齿，两面皆有柔毛，具小叶柄；叶柄长 1~5cm，有柔毛；托叶窄卵形至宽披针形，长 5~8mm。花单生于叶腋；直径 1.5~2.5cm；花梗长 3~6cm，有柔毛；萼片卵形，长 4~6mm，外面有散生柔毛；副萼片倒卵形，长 5~8mm，比萼片长，先端常具 3~5 锯齿；花瓣倒卵形，长 5~10mm，黄色，先端圆钝；雄蕊 20~30；花托在果期膨大，海绵质，鲜红色，有光泽，直径 10~20mm，外面有长柔毛。瘦果卵形，长约 1.5mm，光滑或具不明显突起，鲜时有光泽。花期 6~8 月，果期 8~10 月。

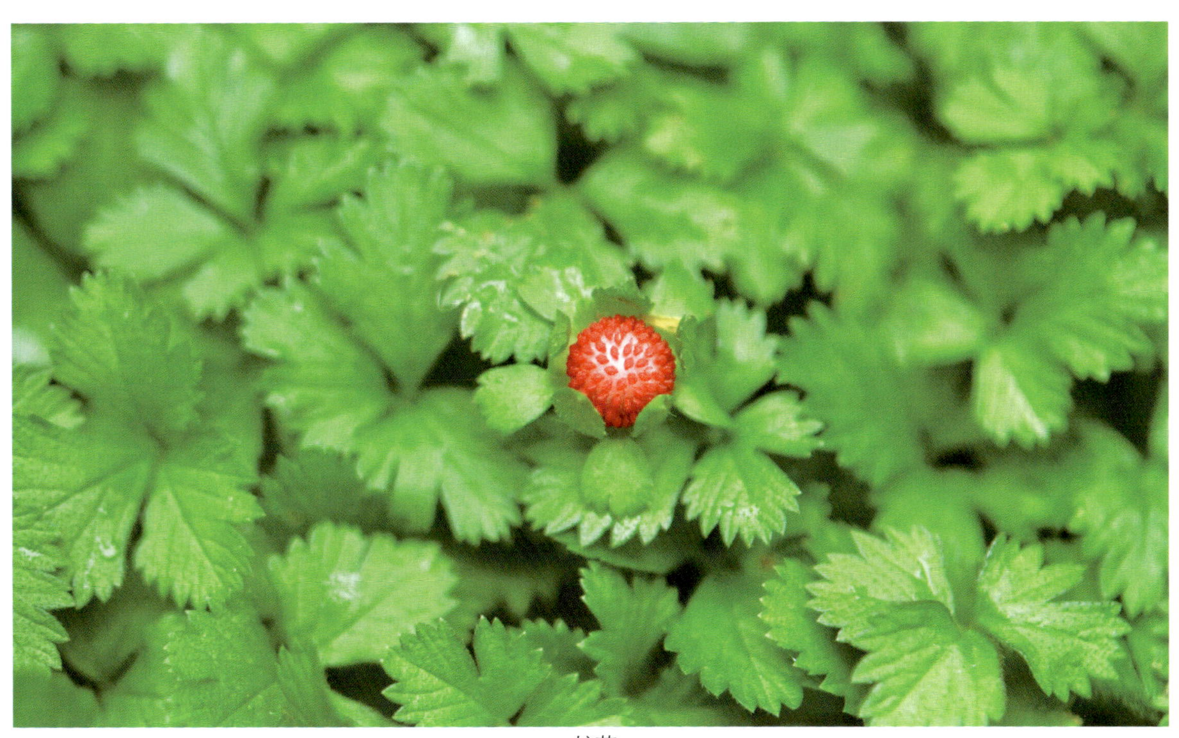

蛇莓

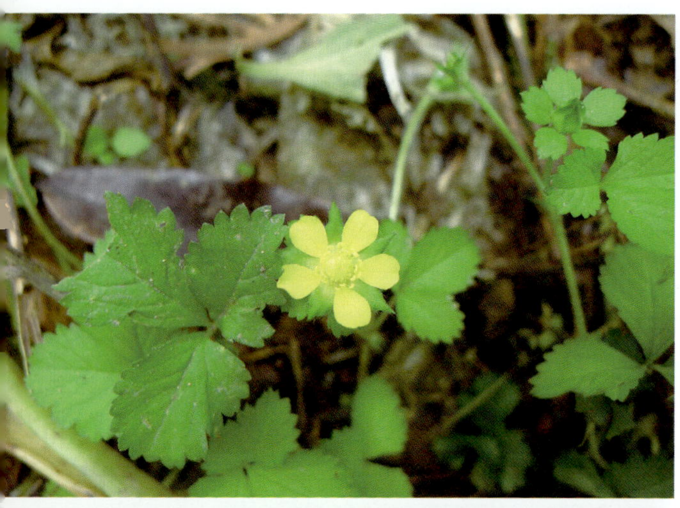

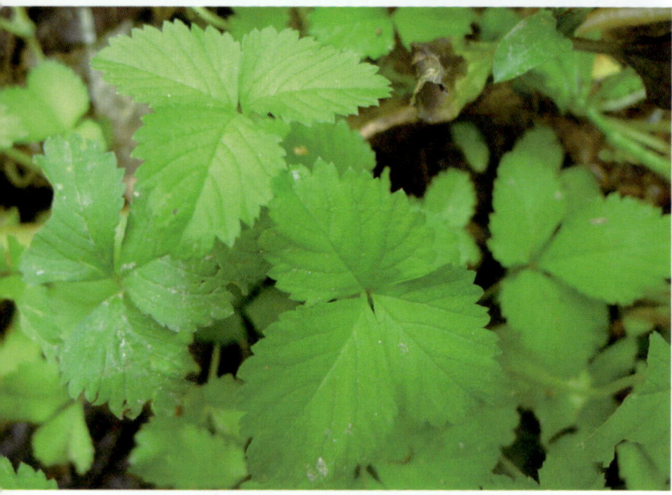

分布区域

产于海南昌江、白沙。亦分布于中国辽宁以南。亚洲、欧洲、美洲均有分布。

资　　源

生于溪边草地，少见。

采收加工

6~11 月采收全草。

药材性状

全草多缠绕成团，被白色毛茸，具匍匐茎，叶互生。三出复叶，基生叶的叶柄长 1~5cm，小叶多皱缩，完整者倒卵形，长 2~3.5cm，宽 1~3cm，基部偏斜，边缘有钝齿，表面黄绿色，上面近无毛，下面被疏毛。花单生于叶腋，具长柄。聚合果棕红色，瘦果小，花萼宿存。气微，味微涩。

功能主治

全草：味甘、苦，性寒。清热解毒，散瘀消肿，凉血调经，祛风化痰。用于感冒发热、咳嗽吐血、小儿高热惊风、咽喉肿痛、白喉、痢疾、黄疸型肝炎、月经过多。外用于腮腺炎、眼结膜炎、目赤、烫伤、疔疮肿毒、湿疹、狂犬咬伤、毒蛇咬伤。

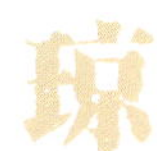

蔷薇科 Rosaceae 枇杷属 *Eriobotrya*

台湾枇杷 *Eriobotrya deflexa* (Hemsl.) Nakai

中药名 台湾枇杷（药用部位：果实、叶）

植物形态 常绿乔木，小枝棕灰色。叶集生于小枝先端，长圆形，先端短尾尖，边缘微向外卷，具疏生不规则的内弯粗钝锯齿，侧脉 10~12 对，弯达齿端；叶柄长 2~4cm，无毛。圆锥花序顶生，长 6~8cm，直径 10~12cm，总花梗和花梗均密生棕色绒毛；花梗长 6~12mm；苞片和小苞片披针形，长 4~6mm，外面有绒毛；花直径 15~18mm；萼筒杯状，直径 6~7mm，外面密生棕色绒毛；萼片三角卵形，长约 2mm，外面有棕色绒毛，内面无毛；花瓣白色，圆形，直径 7~9mm，先端微缺至深裂，无毛；雄蕊 20，长约为花瓣的一半；花柱 3~5，在中部合生，并有柔毛，子房无毛。果实近球形，直径 1.2~2cm，黄红色，无毛；种子 1~2，卵形。花期 5~6 月，果期 6~8 月。

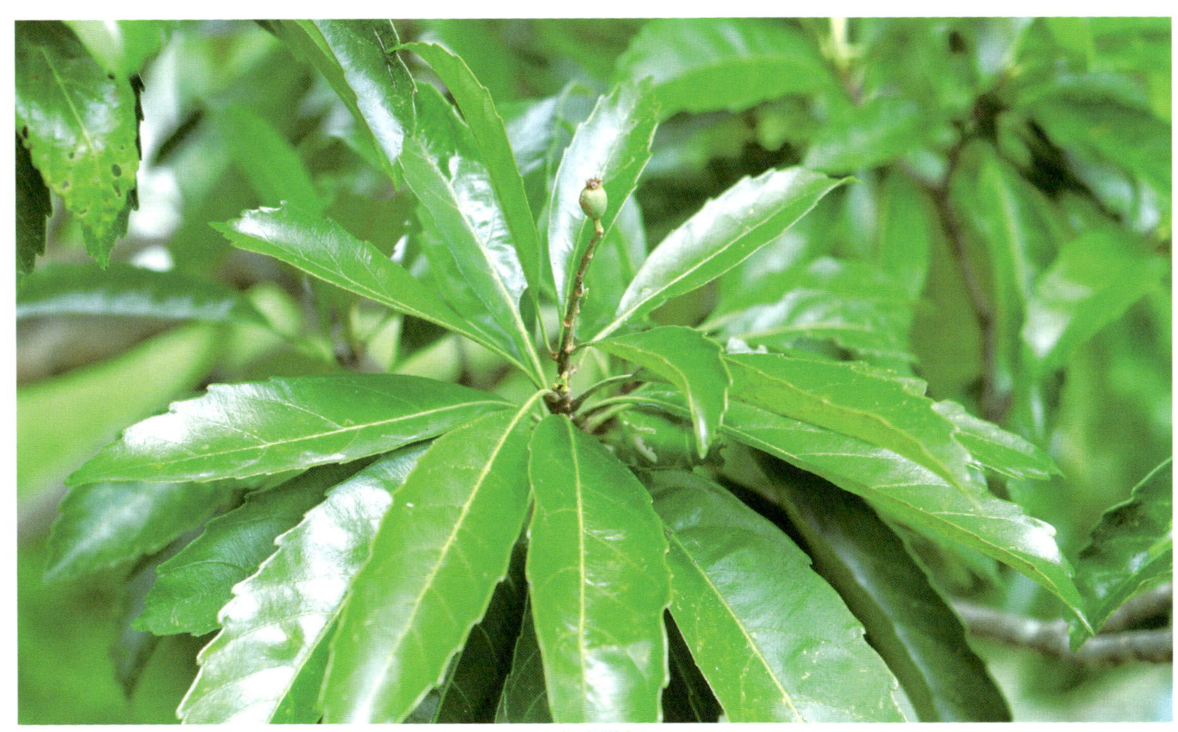

台湾枇杷

| 分布区域 | 产于海南三亚、乐东、东方、昌江、霸王岭、陵水、万宁、琼中、琼海。亦分布于中国广东、台湾等地。越南也有分布。

| 资　　源 | 生于中海拔林中，常见。

| 采收加工 | 果实：成熟时采收。叶：全年可采，鲜用或晒干。

| 功能主治 | 果实：清热解毒。用于发热。叶：清肺止咳。

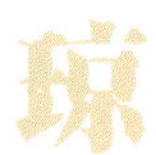

蔷薇科 Rosaceae 枇杷属 *Eriobotrya*

枇 杷 *Eriobotrya japonica* (Thunb.) Lindl.

中药名 枇杷（药用部位：果实、果壳、种仁、根、叶、花）

植物形态 常绿小乔木，小枝黄褐色，密生锈色。叶片革质，倒卵形，长12~30cm，宽3~9cm，上部边缘有疏锯齿，基部全缘，下面密生灰棕色绒毛，侧脉11~21对；叶柄短，长6~10mm，有灰棕色绒毛；托叶钻形，有毛。圆锥花序顶生，长10~19cm，具多花；总花梗和花梗密生锈色绒毛；花梗长2~8mm；苞片钻形，长2~5mm，密生锈色绒毛；花直径12~20mm；萼筒浅杯状，长4~5mm，萼片三角卵形，长2~3mm，先端急尖，萼筒及萼片外面有锈色绒毛；花瓣白色，长圆形或卵形，长5~9mm，基部具爪，有锈色绒毛；雄蕊20，远短于

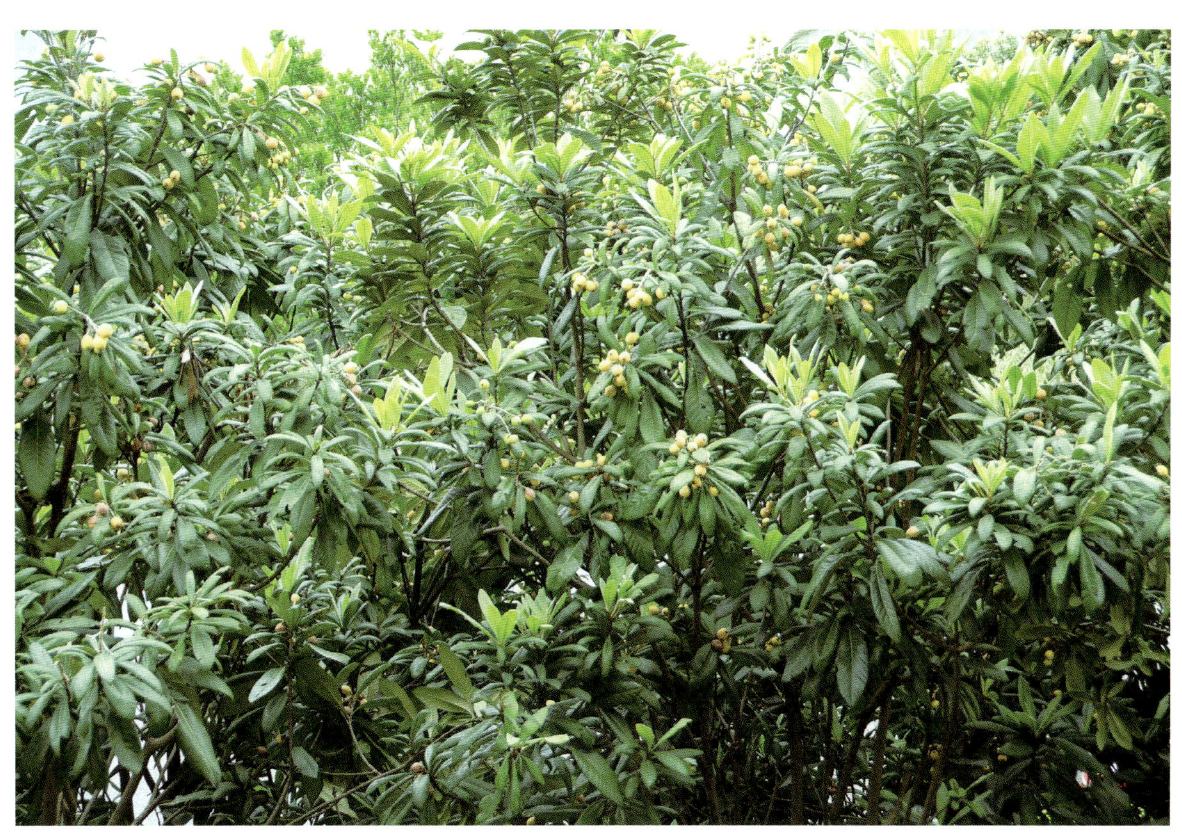

枇杷

花瓣，花丝基部扩展；花柱 5，离生，子房先端有锈色柔毛。果实球形或长圆形，直径 2~5cm，黄色；种子 1~5，球形，直径 1~1.5cm，褐色，光亮，种皮纸质。花期 10~12 月，果期 5~6 月。

分布区域 产于海南万宁、海口。中国广泛栽培，东南亚也有栽培。

资　　源 常栽种于村边、平地或坡地，栽培常见。

采收加工 枇杷果实因成熟不一致，宜分次采收。叶、根：全年均可采挖，洗净泥土，切片，晒干。花：冬、春季采花，晒干。种子：春、夏季果实成熟时采收，剥取种子。

药材性状 圆锥花序，密被绒毛。苞片凿状，有褐色绒毛。花萼 5 浅裂，萼管短，密被绒毛。花瓣 5，黄白色，倒卵形，内面近基部有毛。气微清香。种子呈扁球形，直径 1~1.5cm，表面棕褐色，有光泽。种皮纸质，子叶 2，外表为淡绿色或类白色，

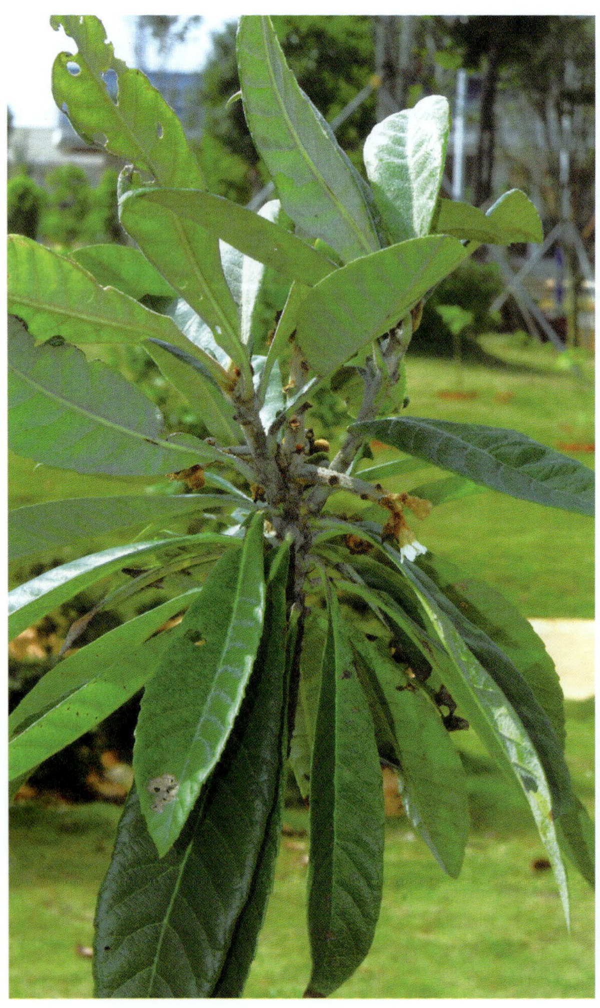

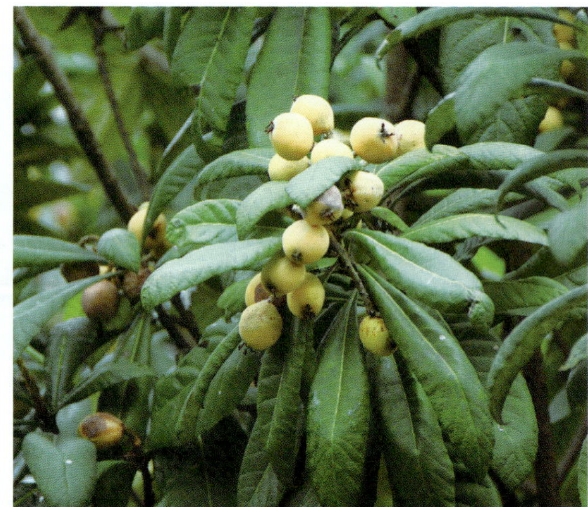

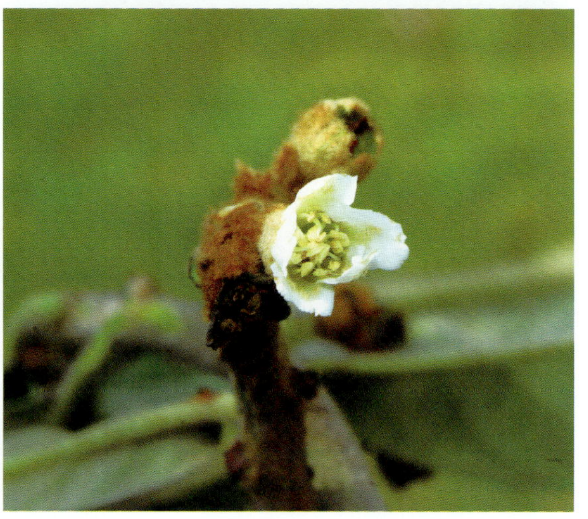

内面为白色，富油性，气微香。叶呈长椭圆形，上表面灰绿色，有光泽，下表面淡灰色，密被黄色茸毛。叶柄极短，被棕黄色茸毛。革质而脆，易折断。气微，味微苦。果实椭圆形，直径 2~5cm，外果皮黄色或橙黄色，具柔毛，顶部具黑色宿存萼齿。基部有短果柄，具糙毛。外果皮薄，中果皮肉质，厚 3~7mm，内果皮纸膜质，棕色，内有 1 至多数种子。气微清香。根表面棕褐色，较平，无纵沟纹。质坚韧，不易折断，断面不平整，类白色。气清香。

| 功能主治 | 根：味苦，性平。清肺止咳，清热解暑，降逆止呕。用于咳嗽痰喘、肺热气逆、烦热口渴、咯血、衄血、食欲不振。果实、种仁：味甘、酸，性凉；归肺、脾经。止咳祛痰。用于发热、咳嗽、疝气、水肿、瘰疬。核：味苦，性平；有小毒；归肺、肝经。止咳祛痰。花：味苦，性平；归肺经。疏风止咳，通鼻窍。用于感冒咳嗽、鼻塞流涕、虚劳久嗽、痰中带血。叶：味苦、微辛，性微寒；归肺、胃经。清肺止咳，和胃降逆，止渴。用于肺热痰嗽、阴虚劳嗽、咯血、衄血、胃热呕哕。

蔷薇科 Rosaceae 桂樱属 *Laurocerasus*

腺叶桂樱 *Laurocerasus phaeosticta* (Hance) Schneid.

中药名 腺叶桂樱（药用部位：全株或种子）

植物形态 小乔木，小枝具稀疏皮孔，无毛。叶片近革质，狭椭圆形，长6~12cm，宽2~4cm，先端长尾尖，叶边全缘，两面无毛，下面散生黑色小腺点，基部近叶缘常有2较大而扁平的基腺，侧脉6~10对；叶柄长4~8mm，无腺体，无毛；托叶小，无毛，早落。总状花序单生于叶腋，具花数朵至10余朵，长4~6cm，无毛；苞片长达4mm，无毛，早落；花直径4~6mm；花萼外面无毛；萼筒杯形；萼片卵状三角形，有缘毛或具小齿；花瓣近圆形，白色，直径2~3mm，无毛；雄蕊20~35，长5~6mm；子房无毛。果实近球形，直径8~10mm，或横径稍大于纵径，紫黑色，无毛；核壁薄而平滑。花期4~5月，果期7~10月。

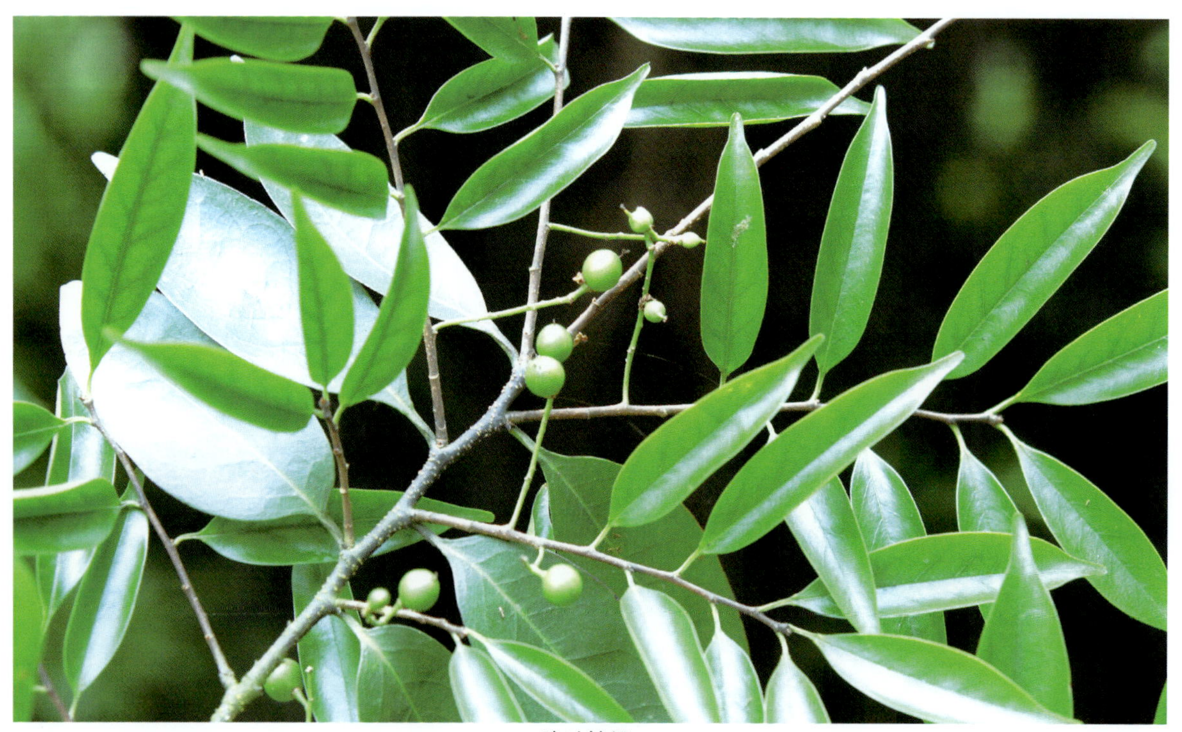

腺叶桂樱

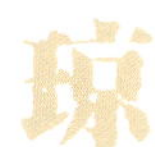

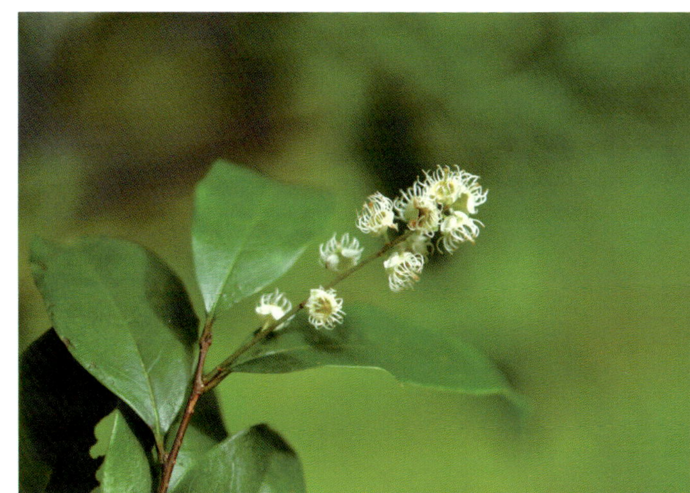

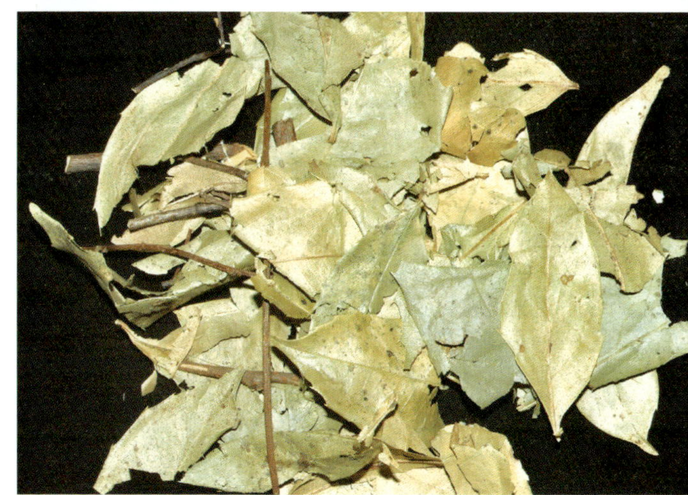

| 分布区域 |

产于海南三亚、昌江、白沙、五指山、儋州、陵水、万宁、临高、屯昌、定安。分布于中国南部。越南、缅甸、孟加拉国、泰国、印度也有分布。

| 资　　源 |

生于山地林中，常见。

| 采收加工 |

种子在果实成熟时采收，剥去果皮，晒干。其余部位全年可采。

| 功能主治 |

活血祛瘀，镇咳利尿，润燥滑肠。用于闭经、疮疡肿毒、大便燥结。

蔷薇科 Rosaceae 石楠属 *Photinia*

闽粤石楠 *Photinia benthamiana* Hance

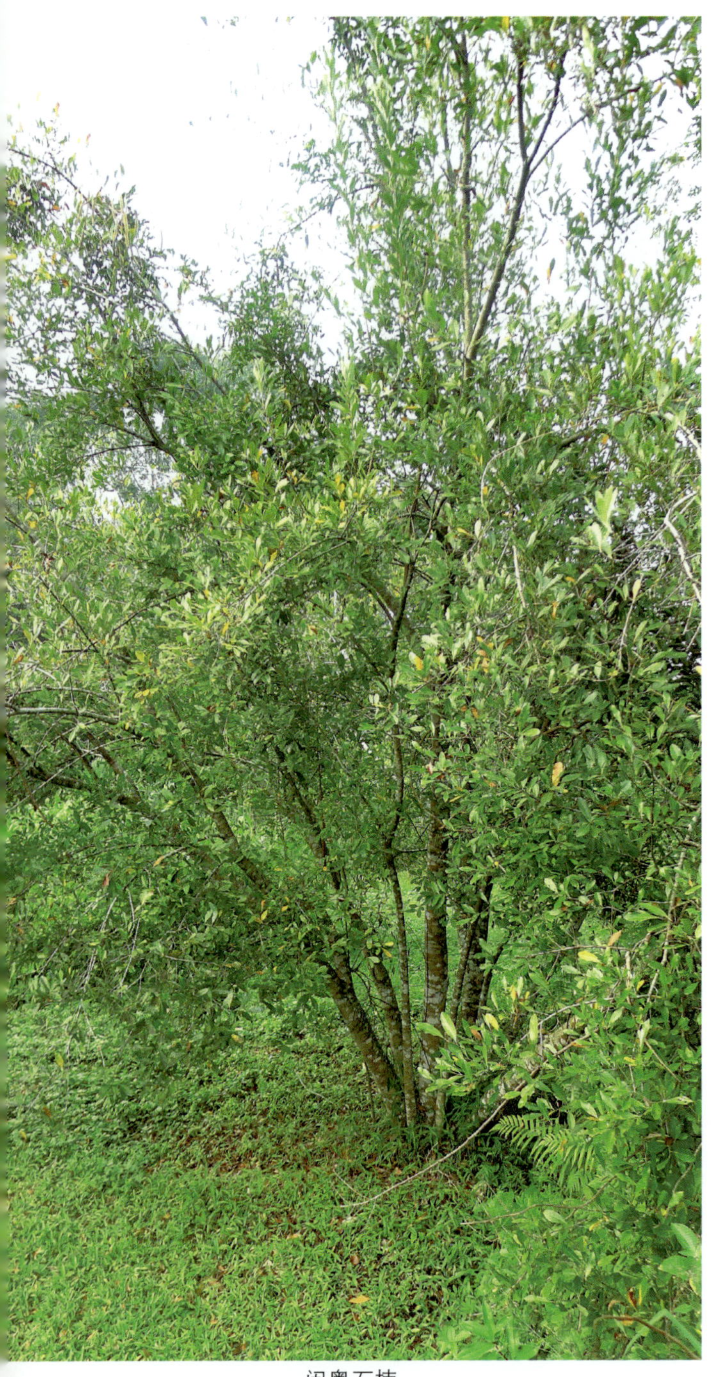
闽粤石楠

中药名

闽粤石楠（药用部位：叶）

植物形态

落叶小乔木，小枝暗棕红色或紫褐色，老枝浅灰色，具椭圆形皮孔；芽狭卵形；鳞片数枚，褐色，具长柔毛。叶柄 3~10mm，具灰色长柔毛；叶片倒卵状长圆形，长 5~11cm，宽 2~5cm，纸质，脉 5~8 对，边缘疏生锯齿。复伞房花序，长 7cm，宽 4cm，花多数；花序梗和花梗被灰色长柔毛；苞片钻形，具长柔毛。花梗 3~5mm。花直径 7~8mm。萼筒杯状，背面具长柔毛。萼片三角形，长 1~1.5mm。花瓣白色，倒卵形或圆形，3~4mm。雄蕊 20，花柱 2 或 3，不超过雄蕊，无毛，基部合生。果实卵球形或近球形，长 4~6mm，宽 3~5mm，疏生黄色短柔毛。花期 3~5 月，果期 7~8 月。

分布区域

产于海南三亚、昌江、白沙、保亭、陵水、万宁。亦分布于中国广东、广西、福建、湖南、浙江、湖北等地。越南、老挝、泰国也有分布。

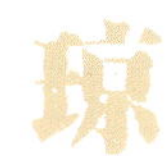

| 资　　源 | 生于低海拔林中，常见。

| 采收加工 | 全年可采，鲜用或晒干。

| 功能主治 | 补肾，强腰膝，除风湿。用于肾虚、腰膝软弱、风湿痹痛。

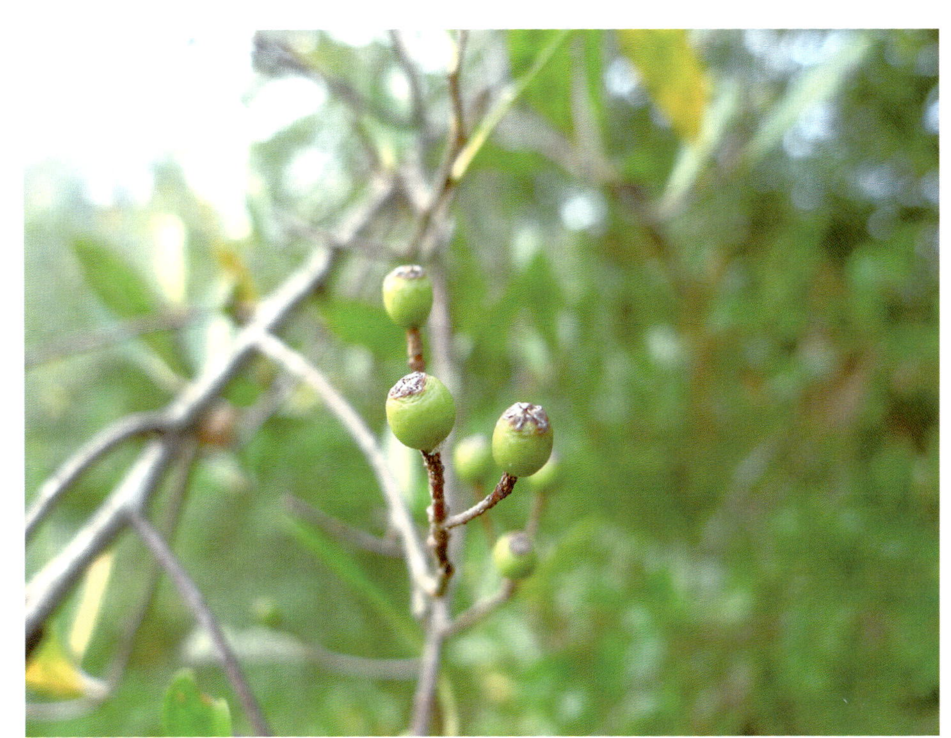

蔷薇科 Rosaceae 石楠属 *Photinia*

桃叶石楠 *Photinia prunifolia* (Hook. et Arn.) Lindl.

| 中 药 名 | 桃叶石楠（药用部位：叶）

| 植物形态 | 常绿乔木，高 10~20m；小枝无毛，灰黑色，具黄褐色皮孔。叶片革质，长圆形或长圆披针形，先端渐尖，基部圆形至宽楔形，边缘有密生具腺的细锯齿，上面光亮，下面满布黑色腺点，两面均无毛，侧脉 13~15 对；叶柄长 10~25mm，无毛，具多数腺体，有时且有锯齿。花多数，密集成顶生复伞房花序，直径 12~16cm，总花梗和花梗微有长柔毛；花直径 7~8mm；萼筒杯状，外面有柔毛；萼片三角形，长 1~2mm，先端渐尖，内面微有绒毛；花瓣白色，倒卵形，长约 4mm，先端圆钝，基部有绒毛；雄蕊 20，与花瓣等长或稍长；花柱 2（~3），离生，子房先端有毛。果实椭圆形，长 7~9mm，直径 3~4mm，红色，内有 2（~3）种子。花期 3~4 月，果期 10~11 月。

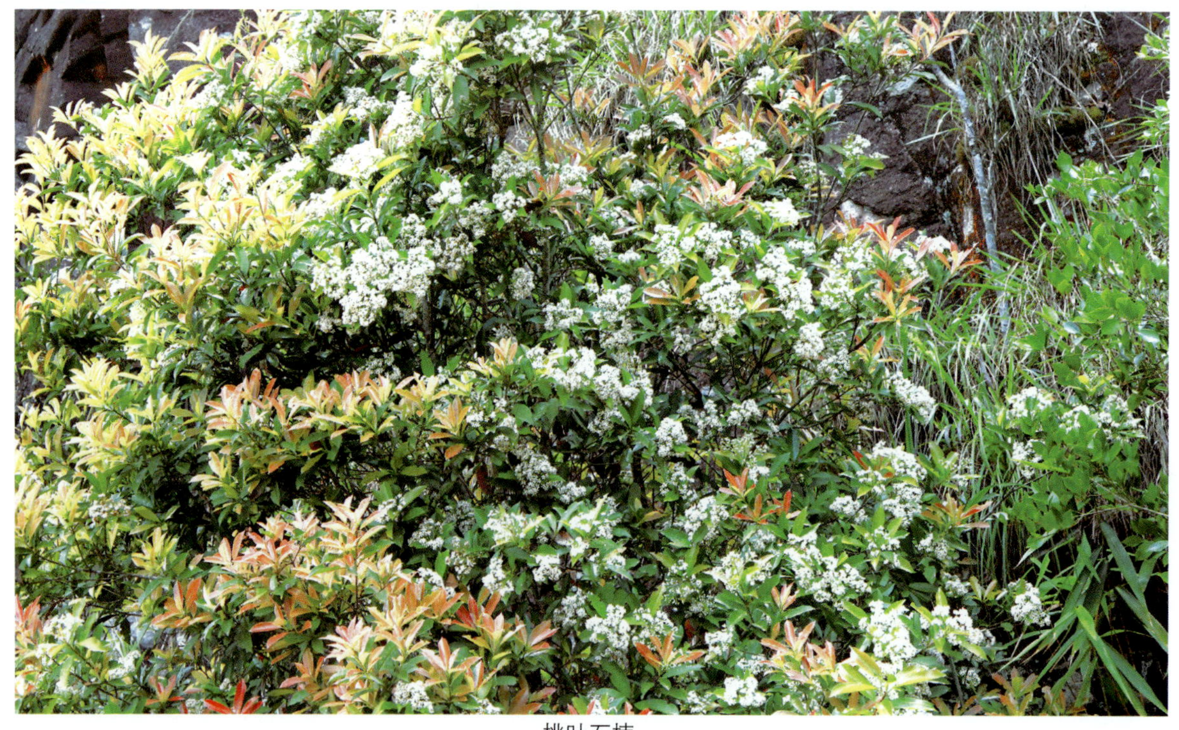

桃叶石楠

| **分布区域** | 产于海南东方、昌江、白沙、五指山、保亭、万宁。亦分布于中国广东、广西、江西、福建、浙江、湖南、贵州、云南。越南、马来西亚、印度尼西亚、日本也有分布。

| **资　　源** | 生于林中，常见。

| **采收加工** | 全年可采，鲜用或晒干。

| **功能主治** | 叶：祛风，通络，益肾。

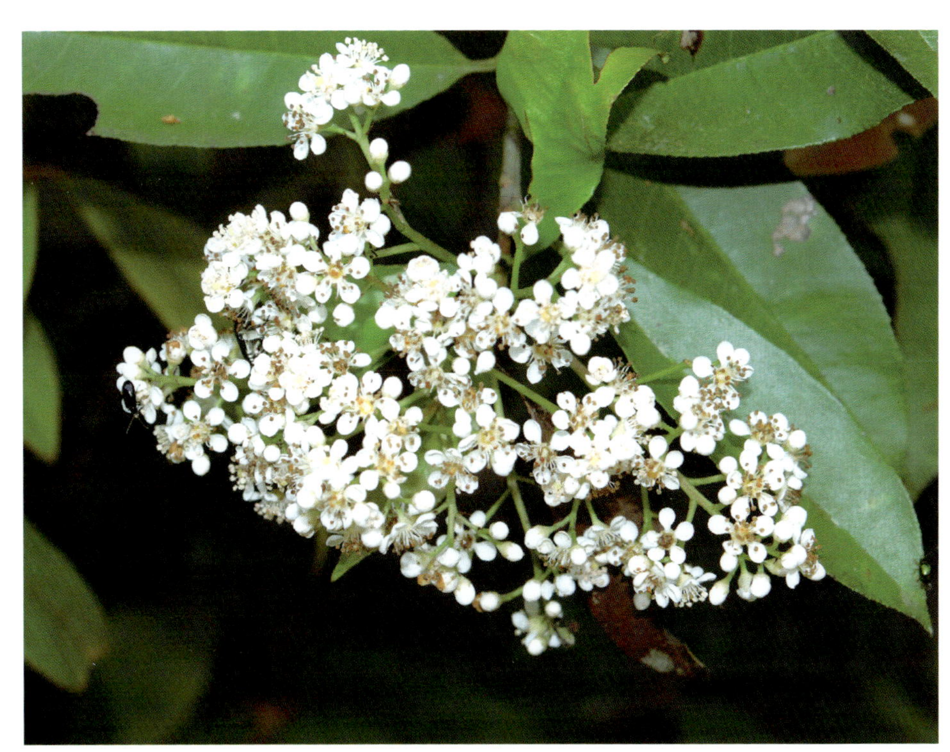

蔷薇科 Rosaceae 石斑木属 *Rhaphiolepis*

石斑木 *Rhaphiolepis indica* (L.) Lindl. ex Ker

| 中 药 名 | 石斑木（药用部位：根、叶）

| 植物形态 | 常绿灌木。叶片集生于枝顶，卵形、长圆形，稀倒卵形或长圆披针形，长4~8cm，宽1.5~4cm，基部渐狭连于叶柄，边缘具细钝锯齿，网脉明显；叶柄长5~18mm，近于无毛；托叶钻形，长3~4mm，脱落。顶生圆锥花序或总状花序，总花梗和花梗被锈色绒毛，花梗长5~15mm；苞片及小苞片狭披针形，长2~7mm，近无毛；花直径1~1.3cm；萼筒筒状，长4~5mm，边缘及内外面有褐色绒毛，或无毛；萼片5，三角披针形至线形，长4.5~6mm，两面被疏绒毛；花瓣5，白色或淡红色，倒卵形或披针形，长5~7mm，宽4~5mm，先端圆钝，基部具柔毛；雄蕊15；花柱2~3，基部合生，近无毛。果实球形，紫黑色，直径约5mm，果梗短粗，长5~10mm。花期4月，果期7~8月。

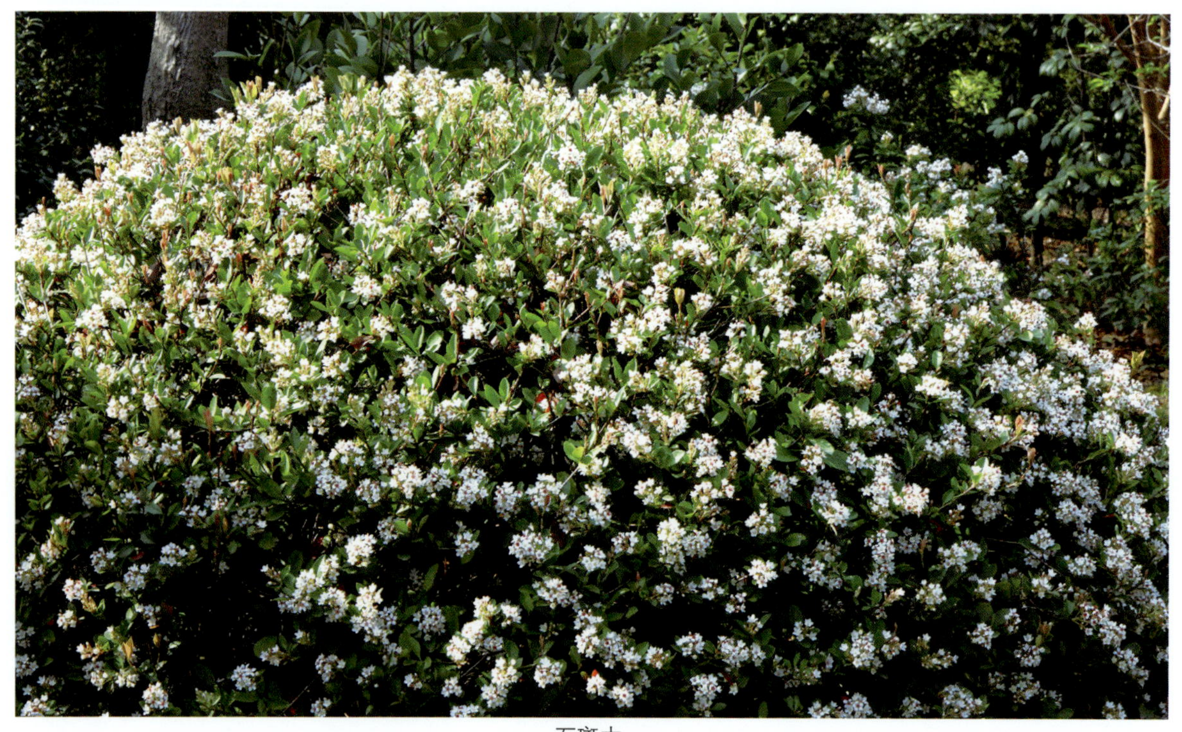

石斑木

| 分布区域 | 产于海南乐东、五指山、保亭、陵水、万宁、儋州、澄迈、琼海、文昌。亦分布于中国广东、广西、湖南、江西、福建、台湾、浙江、安徽、贵州、云南等地。越南、老挝、柬埔寨、泰国、日本也有分布。

| 资　　源 | 生于中海拔山谷中，常见。

| 采收加工 | 全年可采，鲜用或晒干。

| 功能主治 | 根：味苦、涩，性寒。活血祛风，止痛，消肿解毒。用于溃疡红肿、风湿胃痛、跌打损伤、冻伤。叶：味微苦、涩，性寒。清热解毒，散寒，消肿，止血。用于感冒、痢疾、跌打损伤、瘀血肿痛、刀伤出血、风湿疼痛。

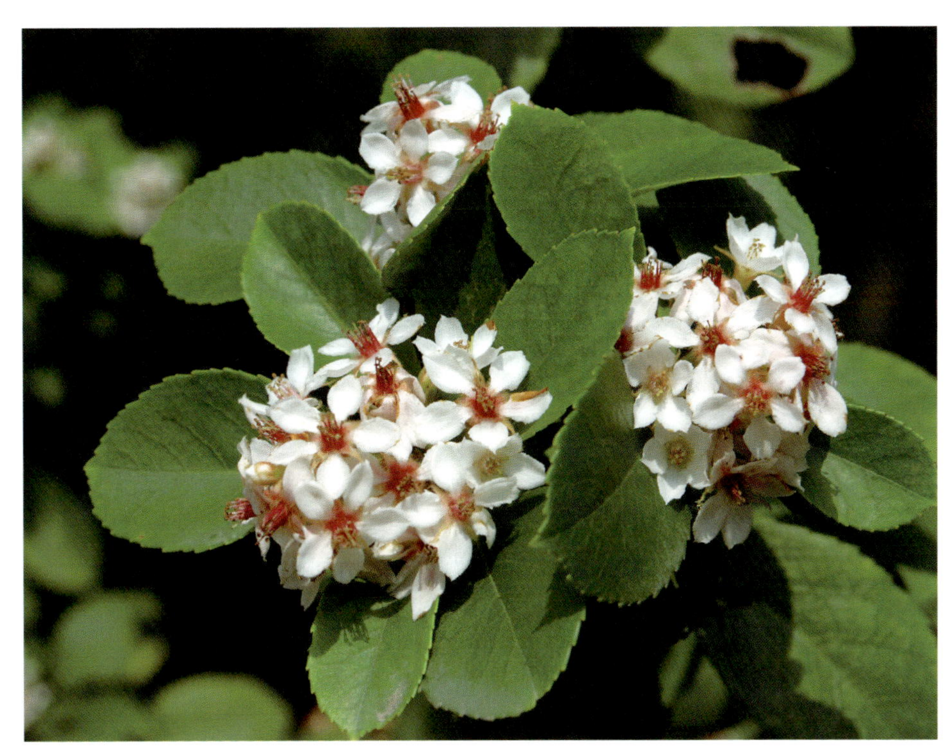

蔷薇科 Rosaceae 石斑木属 *Rhaphiolepis*

细叶石斑木 *Rhaphiolepis lanceolata* Hu

中 药 名 细叶石斑木（药用部位：根）

植物形态 常绿灌木，树皮暗灰色，分枝多。叶片革质，集生于枝顶，带状披针形，长3~7.5cm，宽5~14mm，基部狭楔形向下延伸，边缘略向下卷，具疏生圆钝锯齿；叶柄有翅，长2~4mm，无毛。顶生圆锥花序，总花梗及花梗均有褐色柔毛；苞片披针形，长3~4mm，边缘及两面均有毛；萼筒筒状，长约4mm，外面有褐色柔毛；萼片披针形，长4.5~6mm，先端尖，内外两面均有毛；花瓣椭圆披针形，长6~7mm，宽1.5~4mm，白色或淡红色；雄蕊15。花柱3，基部合生，子房有毛。果实球形，黑色，直径4~7mm；果梗长4~5mm，有毛；种子1，球形或稍扁，黑褐色，直径约3mm。花期6~7月，果期10~11月。

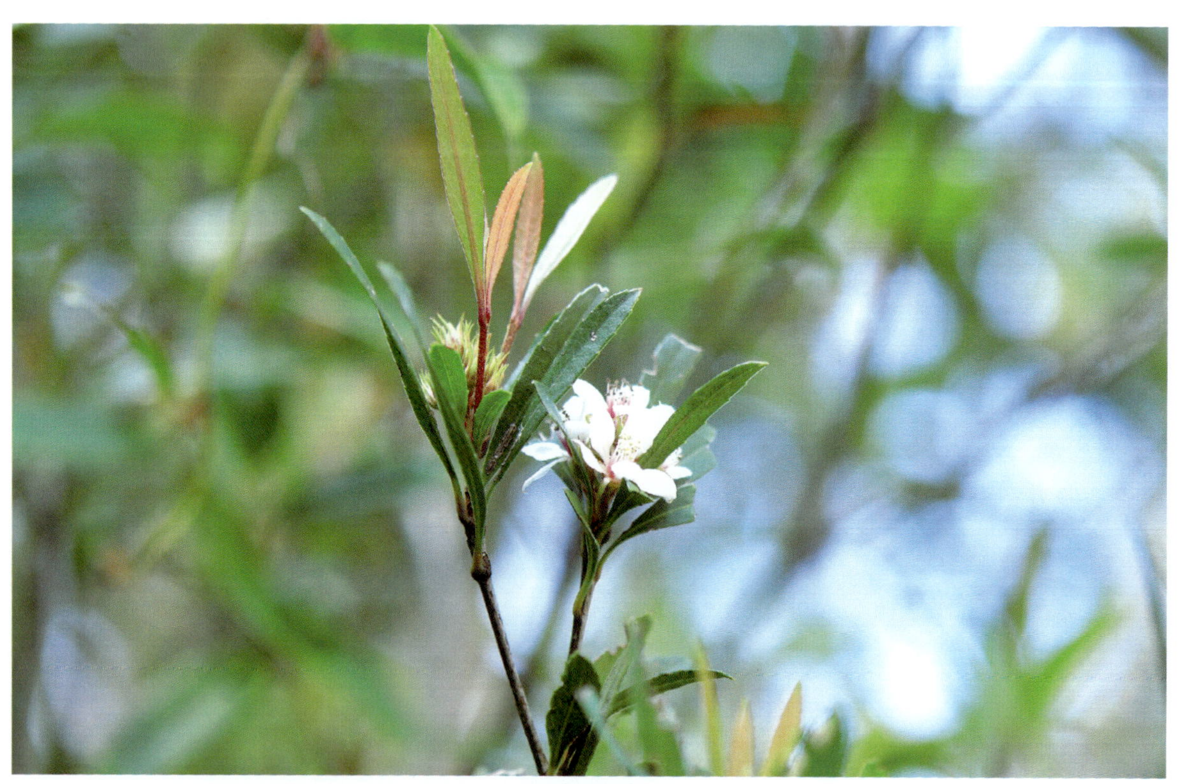

细叶石斑木

|分布区域| 产于海南三亚、乐东、东方、昌江、五指山、万宁。亦分布于中国广东、广西。

|资　　源| 生于中海拔山谷或溪边，偶见。

|采收加工| 全年可采，鲜用或晒干。

|功能主治| 用于半身不遂、风湿痹痛。

蔷薇科 Rosaceae 蔷薇属 *Rosa*

月季花 *Rosa chinensis* Jacq.

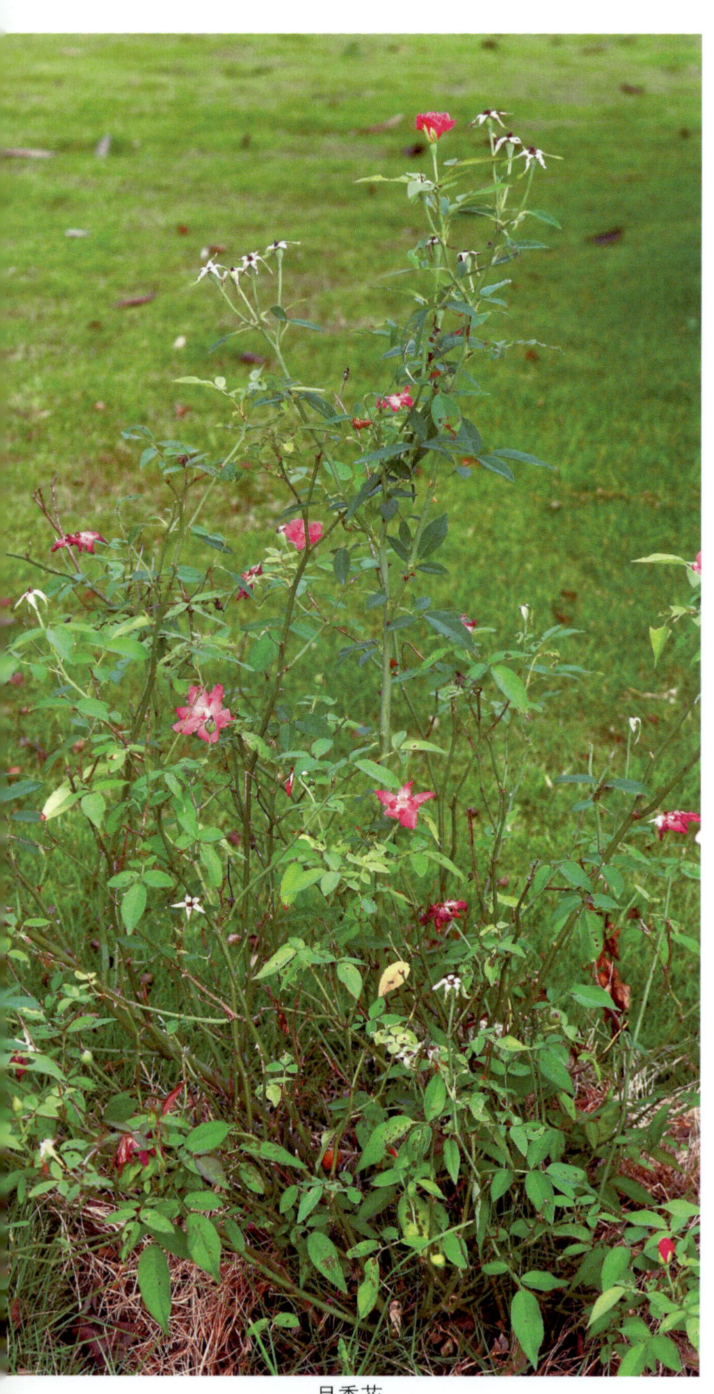

月季花

中药名

月季花（药用部位：花蕾、叶、根）

植物形态

直立灌木，小枝粗壮，圆柱形，近无毛，有短粗的钩状皮刺。小叶 3~5，连叶柄长 5~11cm，小叶片宽卵形至卵状长圆形，长 2.5~6cm，宽 1~3cm，边缘有锐锯齿，两面近无毛，顶生小叶片有柄，侧生小叶片近无柄，总叶柄较长，有散生皮刺和腺毛；托叶大部分贴生于叶柄，仅先端分离部分呈耳状，边缘常有腺毛。花几朵集生，稀单生，直径 4~5cm；花梗长 2.5~6cm，近无毛，萼片卵形，先端尾状渐尖，有时呈叶状，边缘常有羽状裂片，稀全缘，外面无毛，内面密被长柔毛；花瓣重瓣至半重瓣，红色、粉红色至白色，倒卵形，先端有凹缺；花柱离生，伸出萼筒口外，约与雄蕊等长。果实卵球形，长 1~2cm，红色，萼片脱落。花期 4~9 月，果期 6~11 月。

分布区域

海南万宁、兴隆有栽培。原产于中国，现世界各地广泛栽培。

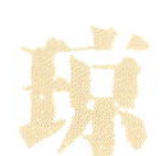

| 资　源 |

生于山野阴湿地带，栽培常见。

| 采收加工 |

花蕾：夏、秋季选晴天采收半开放的花朵，及时摊开晾干，或用微火烘干。叶：春至秋季，枝叶茂盛时采叶，鲜用或晒干。根：全年均可采挖，洗净，切段晒干。

| 药材性状 |

花多呈圆球形，直径 4~5cm。花托倒圆锥形，长 5~7mm，直径 3~5mm，棕紫色，基部较尖，常带有花梗。萼片 5，先端尾尖，大多向下反折，短于或等于花冠，背面黄绿色或橙黄色，有疏毛，内面被白色绵毛。花瓣 5 或重瓣，覆瓦状排列，少数杂有散瓣，长 2~2.5cm，宽 1~2.5cm，紫色或淡红色，脉纹明显。雄蕊多数，黄棕色，卷曲，着生于花萼筒上。雌蕊多数，有毛，花柱伸出花托口。体轻，质脆，易碎。气清香，味微苦、涩。叶为羽状复生叶，小叶 3~5，有的仅小叶入药。叶片宽卵形或卵状长圆形，长 2.5~6cm，宽 1.5~3cm，先端渐尖，基部宽楔形或近圆形，边缘有锐锯齿，两面光滑无毛，质较硬，有皱缩。叶柄和叶轴散生小皮刺。气微，味微涩。

| 功能主治 |

花蕾：味甘、微苦，性温；归肝经。活血调经，消肿解毒。用于月经不调、经来腹痛、白带肋痛、跌打损伤、血瘀肿痛、痈疽肿毒、瘰疬。叶：味微苦，性平；归肝经。活血消肿。根：味甘、苦、微涩，性温；归肝经。活血调经，涩精止带，消肿散结。用于遗精、滑精、带下、月经不调、瘰疬。全株：用于风湿、跌打损伤、骨折。

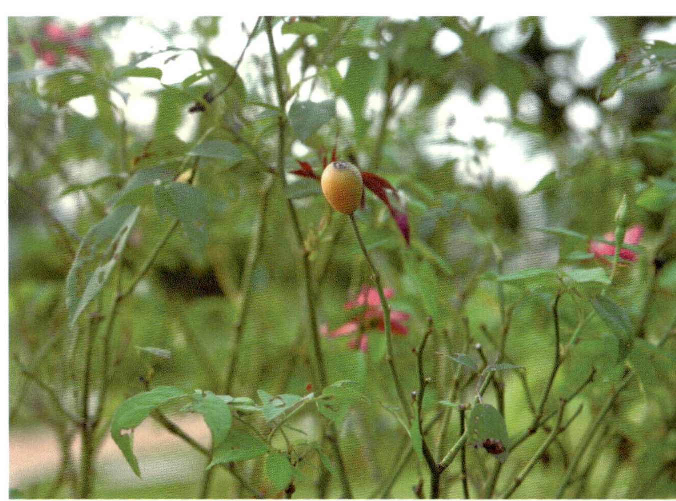

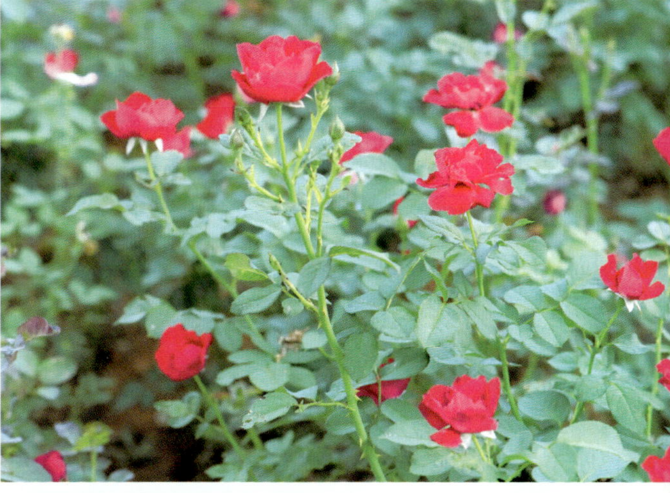

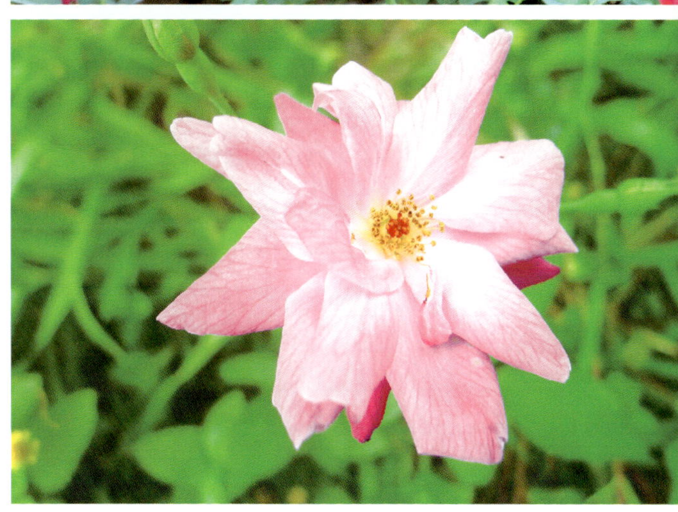

蔷薇科 Rosaceae 蔷薇属 *Rosa*

金樱子 *Rosala evigata* Michaux

中药名 金樱子（药用部位：花、根、叶、果实）

植物形态 常绿攀缘灌木，小枝粗壮，散生扁弯皮刺，无毛。小叶革质，通常3，连叶柄长5~10cm；小叶片椭圆状卵形，长2~6cm，宽1.2~3.5cm；小叶柄和叶轴有皮刺和腺毛；托叶离生或基部与叶柄合生，披针形，边缘有细齿，齿尖有腺体，早落。花单生于叶腋，直径5~7cm；花梗长1.8~2.5cm，花梗和萼筒密被腺毛，随果实成长变为针刺；萼片卵状披针形，先端呈叶状，边缘羽状浅裂，常有刺毛和腺毛，内面密被柔毛，比花瓣稍短；花瓣白色，宽倒卵形，先端微凹；雄蕊多数；心皮多数，花柱离生，有毛，比雄蕊短很多。果实梨形，紫褐色，外面密被刺毛，果梗长约3cm，萼片宿存。花期4~6月，果期7~11月。

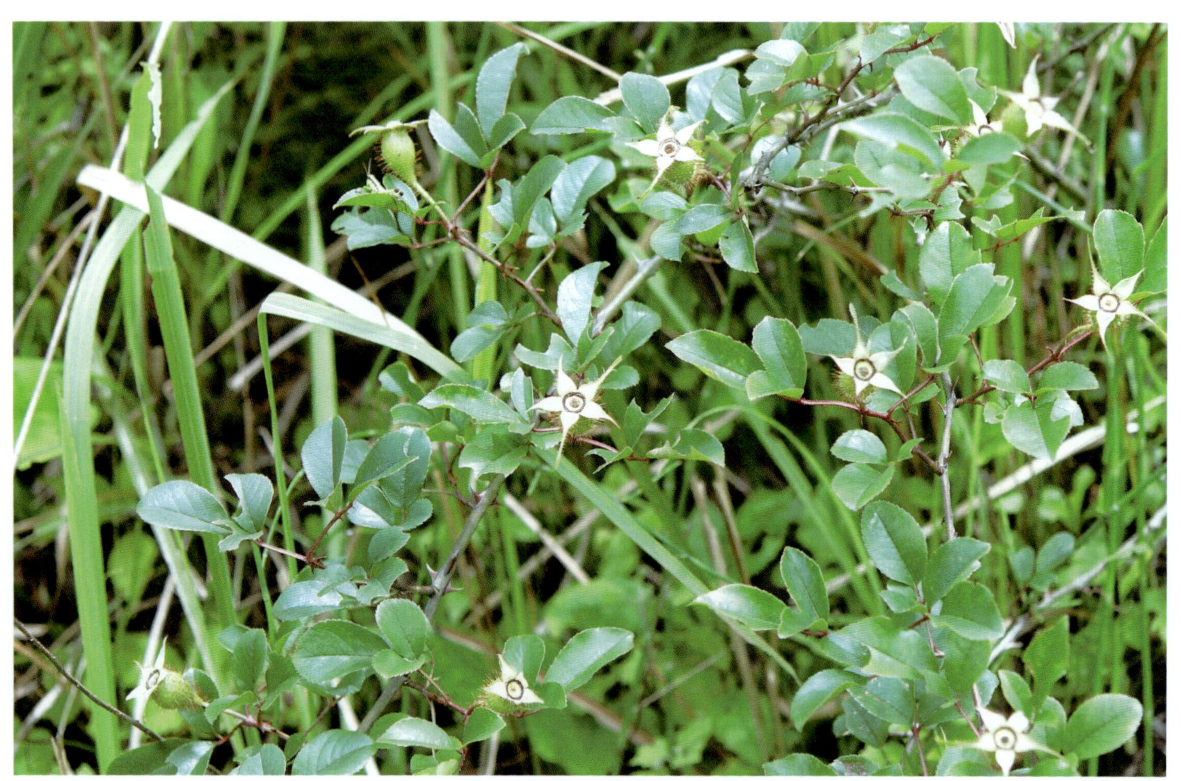

金樱子

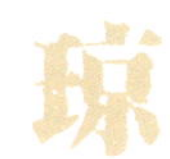

|分布区域| 海南有分布记录。亦分布于中国华南其他区域、华东、华中。

|资　　源| 喜生向阳山野、田边、溪旁灌丛中，偶见。

|采收加工| 花：4~6月采收将开放的花蕾，干燥即得。根：全年均可采收，挖取根部，除去幼根。叶：全年均可采收，多鲜用。果实：10~11月间，成熟时采摘，除去毛刺，晒干。

|药材性状| 花托倒卵形，与花萼基部相连，表面绿色具直刺。萼片5，卵状披针形，黄绿色，伸展。花瓣5，白色或淡棕色，倒卵形。气微香，味微苦、涩。根为厚约1cm的斜片或长3~4cm的短段，直径1~3.5cm。表面暗棕红色至红褐色，有细纵条纹，外皮略浮离，可片状剥落。切段面棕色，具明显的放射状纹理。果实为花托发育而成的假果，呈倒卵形，长2~3.5cm，直径1~2cm。表面黄红色至棕红色，略具光泽，有多数刺状刚毛脱落后的残基形成棕色小突起；无端宿存花萼呈盘状，其中央稍隆起，有黄色花柱基；基部渐细，有残留果柄。质坚硬，纵切后可见花萼筒壁厚1~2mm，内壁密生淡黄色有光泽的绒毛，瘦果数十粒，扁纺锤形，长约7mm，淡黄棕色，木质，外被淡黄色绒毛。以个大、色红黄、有光泽、去净毛刺者为佳。

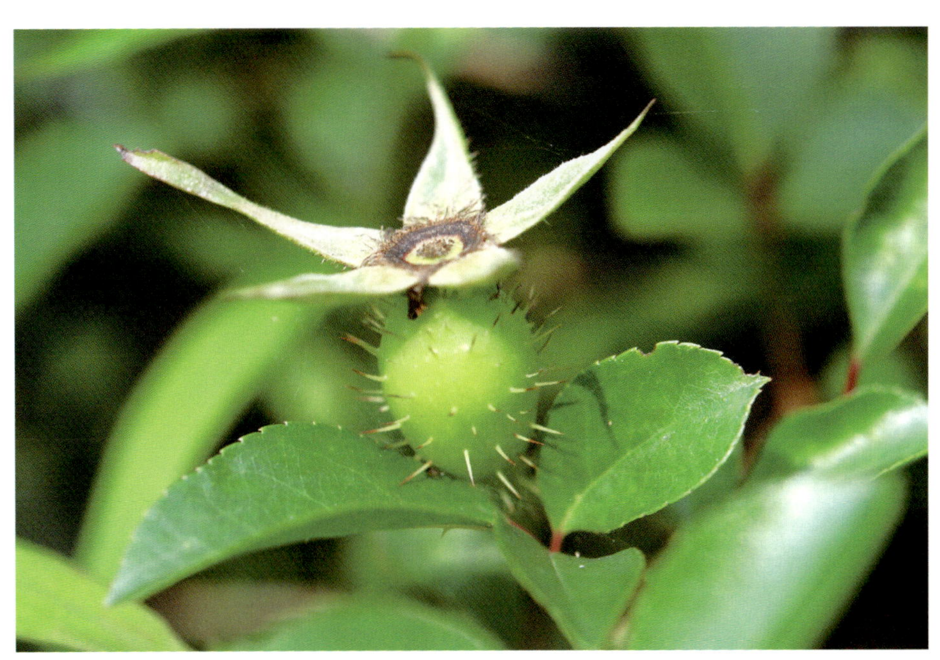

| 功能主治 | 花：味酸、涩，性平。涩肠，固精，缩尿，止带，杀虫。用于久泻久痢、遗精、尿频、带下、绦虫病、蛔虫病、蛲虫病、须发早白。根：味酸、涩，性平；归脾、肾、肝经。收敛固涩，止血敛疮，祛风活血，止痛，杀虫。用于滑精、遗尿、痢疾、泄泻、咯血、便血、崩漏、带下、脱肛、子宫下垂、风湿痹痛、跌打损伤、疮疡、烫伤、牙痛、胃痛、蛔虫病、诸骨哽喉、乳糜尿。叶：味苦，性凉。清热解毒，活血止血，止带。用于痈肿疔疮、烫伤、痢疾、闭经、崩漏、带下、创伤出血。果实：味酸、涩，性平；归脾、肾、膀胱经。固精缩尿，涩肠止带。用于滑精、遗尿、尿频、久泻、久痢、白浊、白带、崩漏、脱肛、子宫下垂。

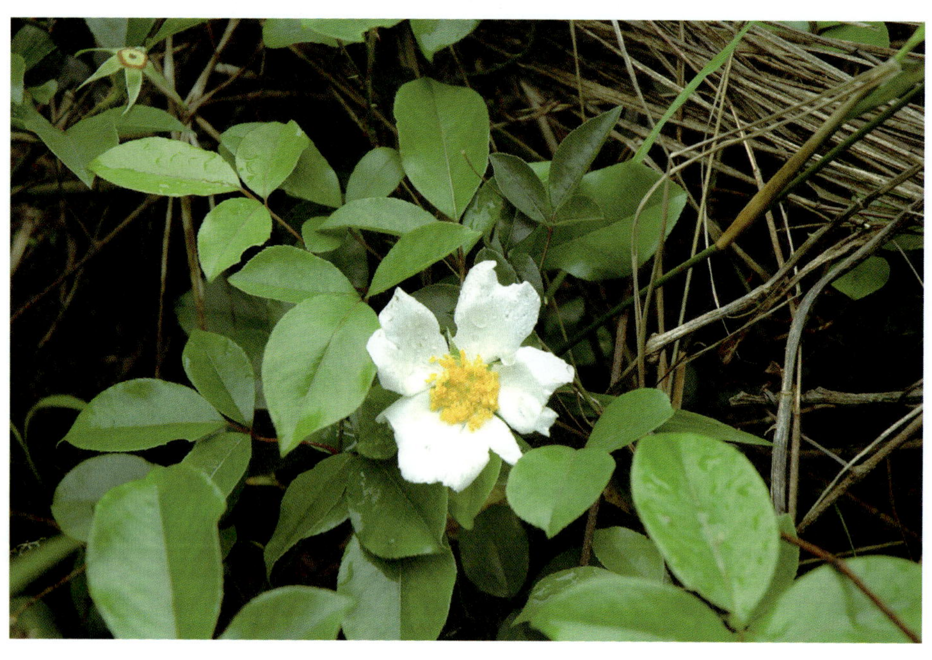

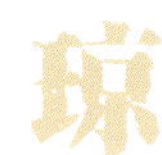

蛇泡筋 *Rubus cochinchinensis* Tratt.

中药名 蛇泡筋（药用部位：根、叶）

植物形态 攀缘灌木；枝、叶柄、花序和叶片下面中脉上疏生弯曲小皮刺；枝幼时有黄色绒毛，逐渐脱落。掌状复叶常具5小叶，小叶片椭圆形，顶生小叶稍宽大，上面无毛，下面密被褐黄色绒毛，边缘有不整齐锐锯齿；叶柄长4~5cm，小叶柄长3~6mm；托叶较宽，扇形，掌状分裂，裂片披针形。花成顶生圆锥花序，也常花数朵簇生于叶腋；总花梗、花梗和花萼均密被黄色绒毛；花梗长4~10mm；苞片掌状，早落；花直径8~12mm；花萼钟状，无刺；萼片卵圆形，外萼片先端3浅裂；花瓣近圆形，白色，短于萼片；雄蕊多数，花丝钻形，无毛，比萼片和花瓣短；雌蕊30~40，无毛，花柱长于萼片。果实球形，幼时红色，熟时变黑色。花期3~5月，果期7~8月。

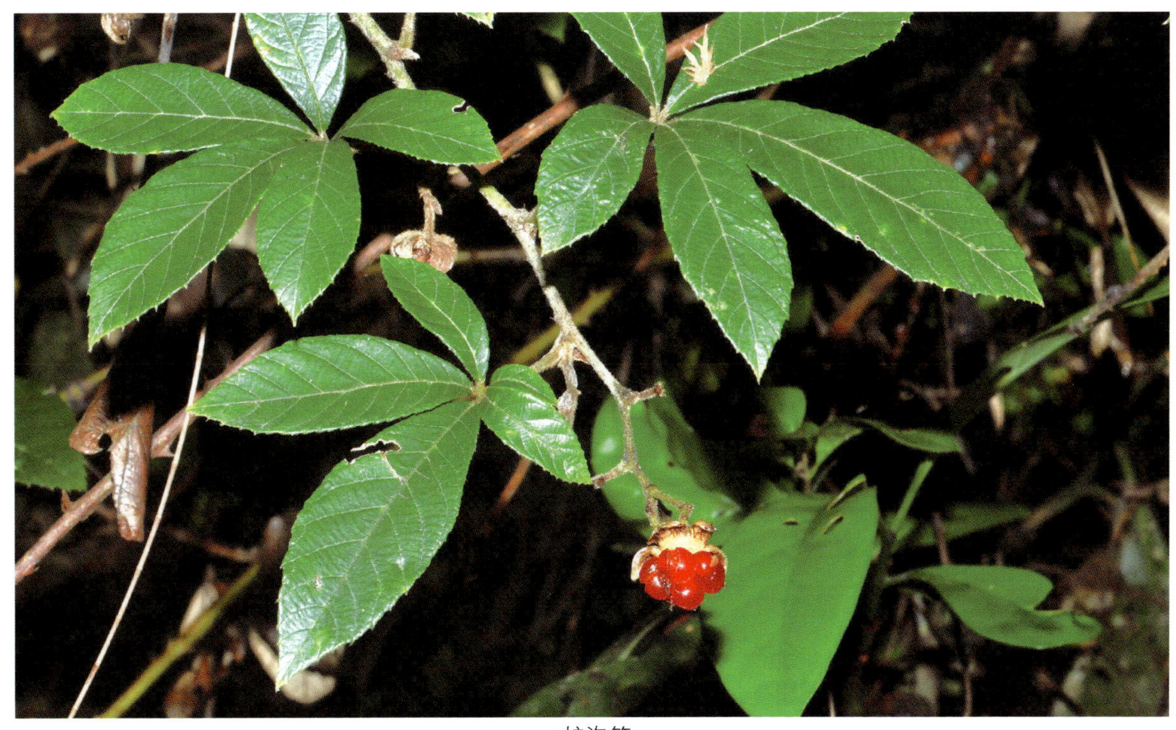

蛇泡筋

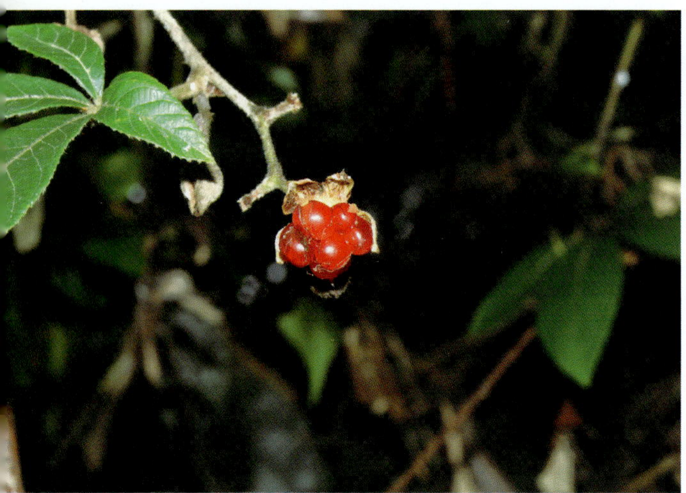

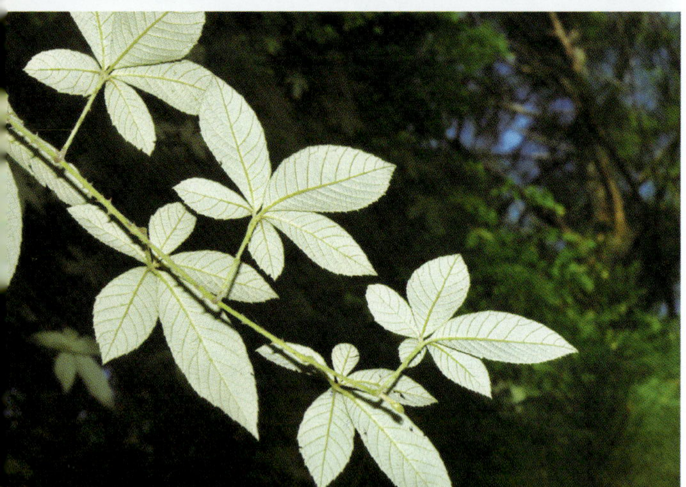

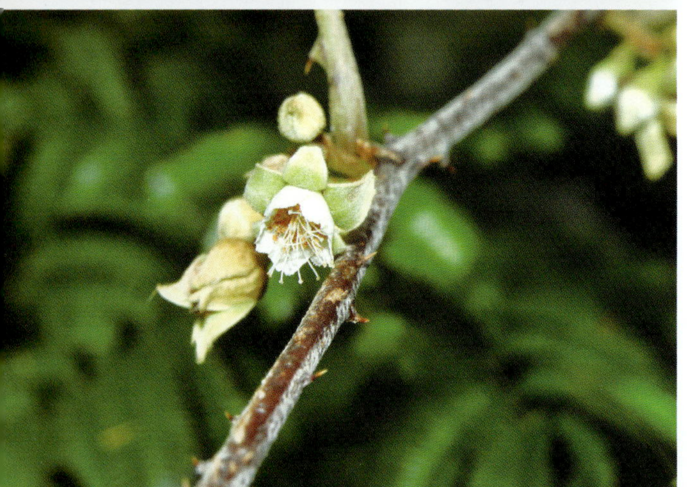

| 分布区域 |

产于海南三亚、乐东、东方、白沙、五指山、保亭、万宁、儋州、澄迈、琼海、海口。亦分布于中国广东、广西、云南、四川。越南、老挝、柬埔寨、泰国也有分布。

| 资　　源 |

生于低海拔至中海拔灌木林中，常见。

| 采收加工 |

夏、秋季采收，晒干。

| 功能主治 |

味苦、辛，性温。祛风除湿，行气。用于腰腿痛、四肢麻痹、风湿骨痛、湿疹、舌痛、跌打损伤、肿痛。

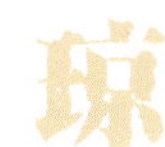

蔷薇科 Rosaceae 悬钩子属 *Rubus*

高粱泡 *Rubus lambertianus* Ser.

|中 药 名| 高粱泡（药用部位：根、叶）

|植物形态| 半落叶藤状灌木，枝幼时有细柔毛或近无毛，有微弯小皮刺。单叶宽卵形，中脉上常疏生小皮刺，边缘明显 3~5 裂或呈波状，有细锯齿；叶柄长 2~4cm，具细柔毛，有稀疏小皮刺；托叶离生，线状深裂，有细柔毛或近无毛，常脱落。圆锥花序顶生；总花梗、花梗和花萼均被细柔毛；花梗长 0.5~1cm；苞片与托叶相似；花直径约 8mm；萼片卵状披针形，先端渐尖、全缘，外面边缘和内面均被白色短柔毛，仅在内萼片边缘具灰白色绒毛；花瓣倒卵形，白色，无毛，稍短于萼片；雄蕊多数，稍短于花瓣，花丝宽扁；雌蕊 15~20，通常无毛。果实小，近球形，直径 6~8mm，由多数小核果组成，无毛，熟时红色；核较小，长约 2mm，有明显皱纹。花期 7~8 月，果期 9~11 月。

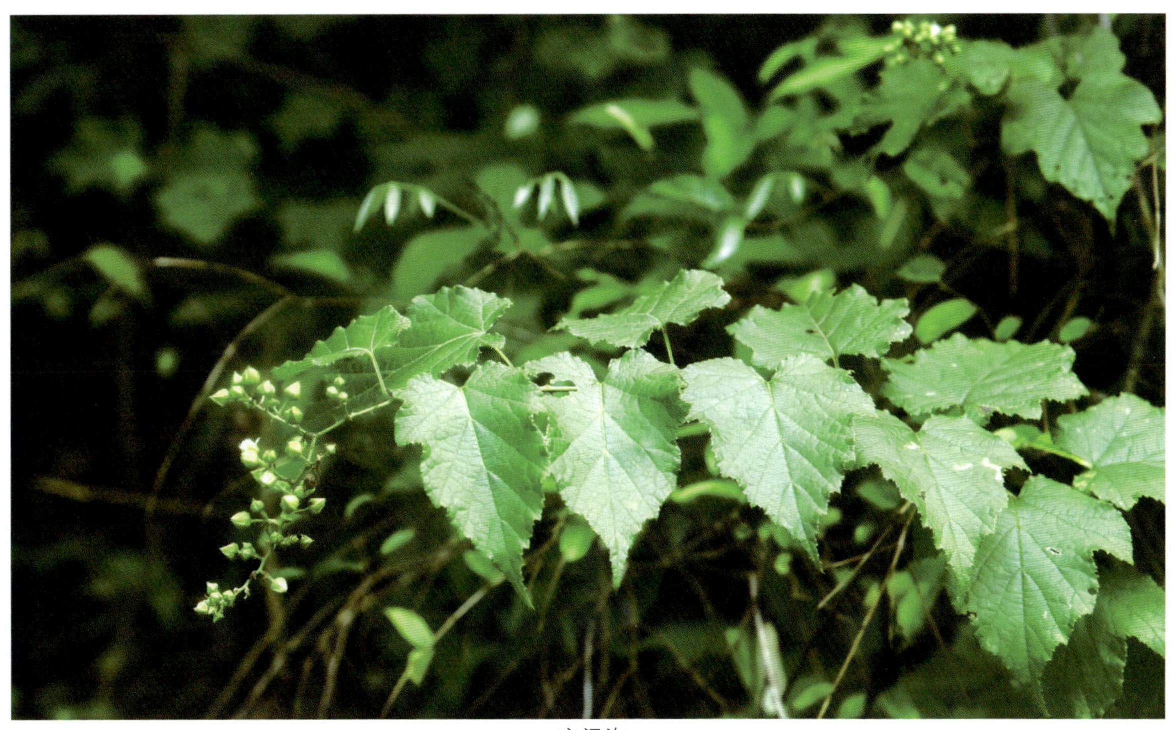

高粱泡

| 分布区域 | 产于海南乐东、白沙、五指山、琼中、儋州。亦分布于中国黄河以南各地。泰国、日本也有分布。

| 资　　源 | 生于低海拔山坡、山谷灌丛中，偶见。

| 采收加工 | 夏、秋季采收，晒干。

| 功能主治 | 根：味苦、涩，性平。清热解毒，清肺止咳，疏风解表，活血调经，凉血散瘀，补肾固精。用于风寒感冒、咳嗽痰喘、头痛咽痛、产后腹痛、胃脘痛、坐骨神经痛、风湿关节痛、出血、产后发热、痛经、崩漏、带下病、阴挺、遗精、痔疮、偏瘫。叶：味甘、苦，性平。清热凉血，解毒疗疮。用于感冒发热、咯血、便血、崩漏、创伤出血、瘰疬溃烂、皮肤糜烂、黄水疮。

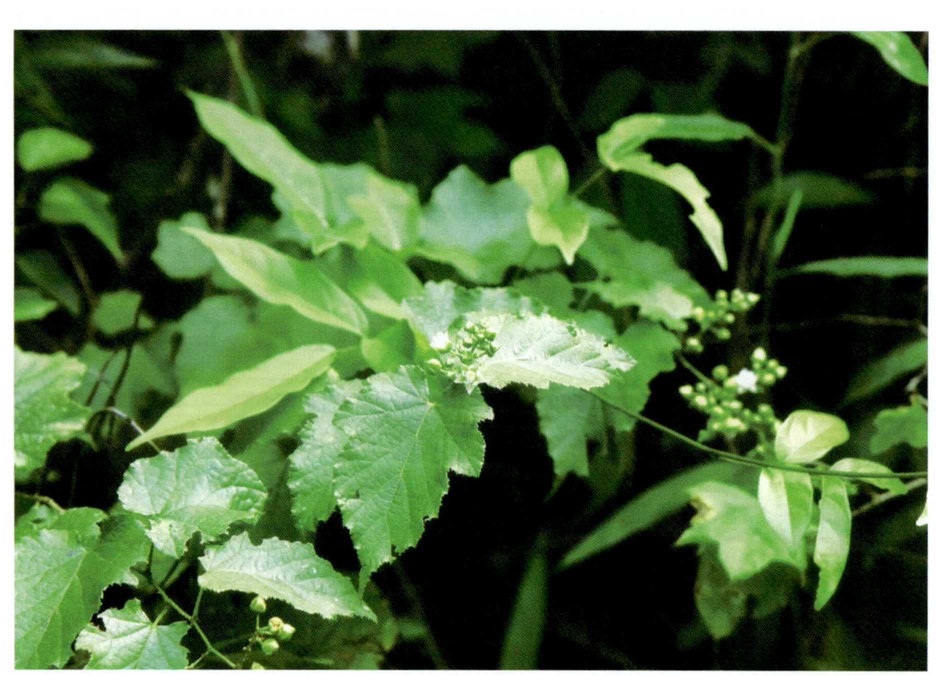

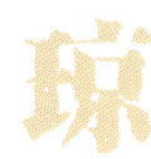

蔷薇科 Rosaceae 悬钩子属 *Rubus*

白花悬钩子 *Rubus leucanthus* Hance

中 药 名 白花悬钩子（药用部位：根）

植物形态 攀缘灌木，枝紫褐色，无毛，疏生钩状皮刺。小叶 3，生于枝上部或花序基部的有时为单叶，革质，卵形或椭圆形，长 4~8cm，宽 2~4cm，两面无毛，侧脉 5~8 对，边缘有粗单锯齿；叶柄长 2~6cm，均无毛，具钩状小皮刺；托叶钻形，无毛。花 3~8 形成伞房状花序，生于侧枝先端；花梗长 0.8~1.5cm，无毛；苞片与托叶相似；花直径 1~1.5cm；萼片卵形；花瓣长卵形，白色，基部微具柔毛，具爪，与萼片等长或稍长；雄蕊多数，花丝较宽扁；雌蕊通常 70~80，有时达 100 或更多，花柱和子房无毛；花托中央突起部分近球形，基部无柄。果实近球形，直径 1~1.5cm，红色，无毛，萼片包于果实；核较小，具洼穴。花期 4~5 月，果期 6~7 月。

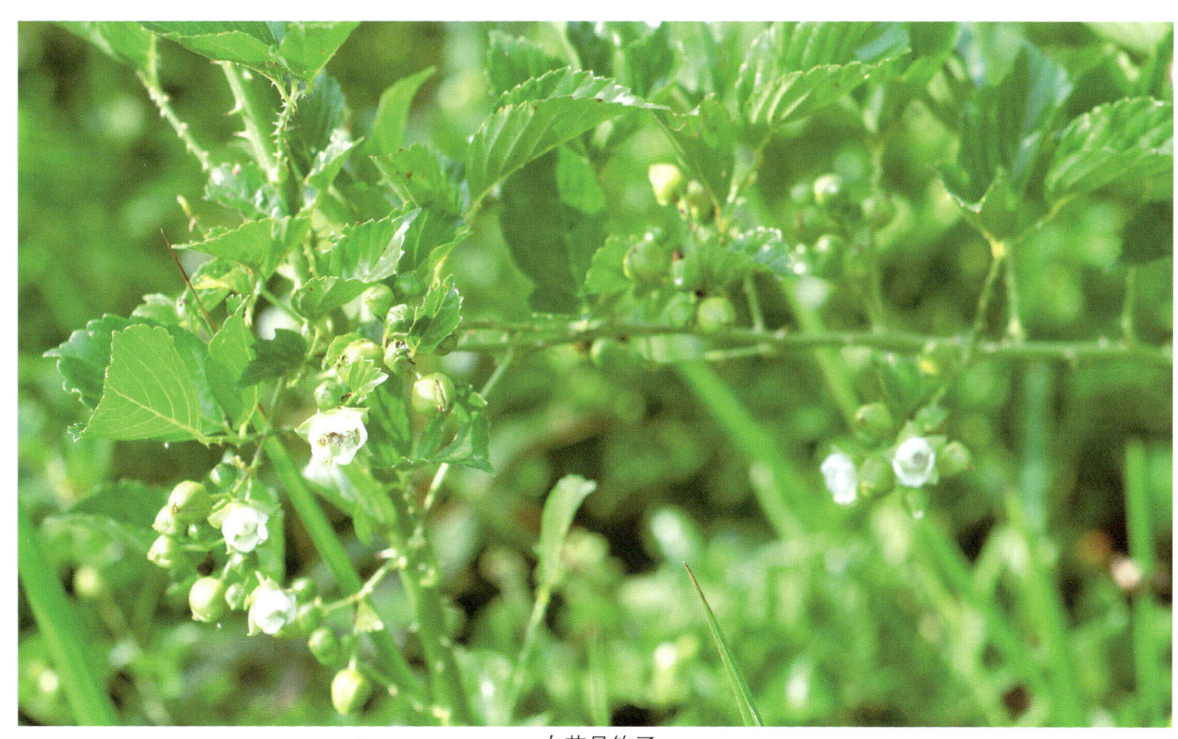

白花悬钩子

分布区域 产于海南白沙、五指山、陵水、万宁、琼中、儋州、琼海。亦分布于中国广东、广西、湖南、福建、贵州、云南等地。越南、老挝、柬埔寨、泰国也有分布。

资　　源 生于低海拔至中海拔疏林中或空旷地，常见。

采收加工 夏、秋季采收，晒干。

功能主治 用于泄泻、赤痢。

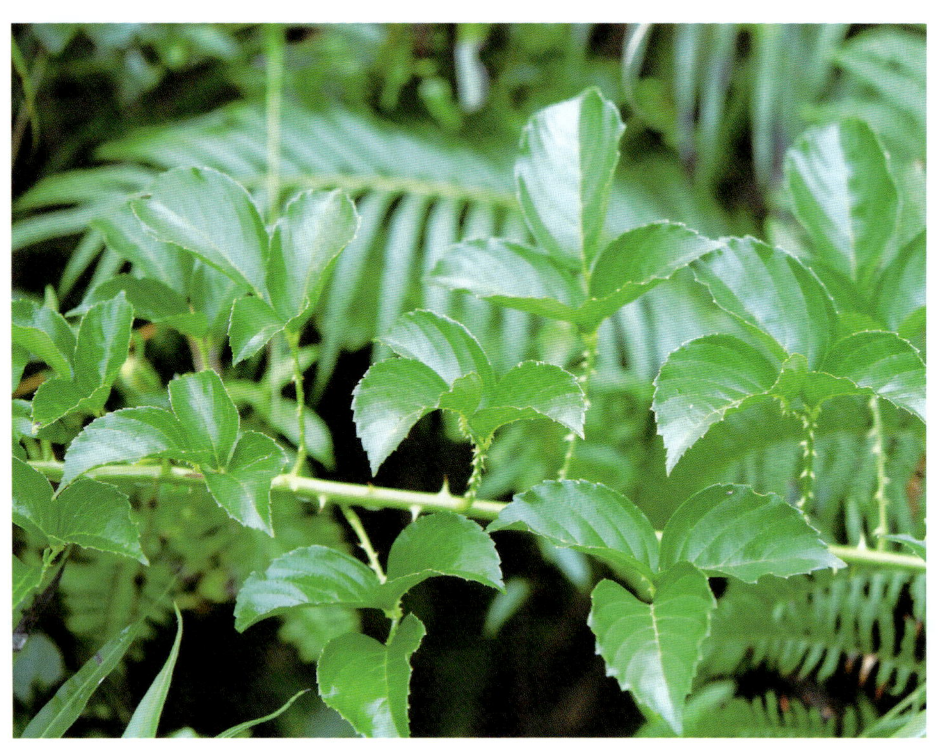

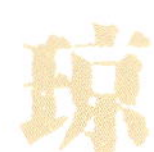

蔷薇科 Rosaceae 悬钩子属 *Rubus*

茅　莓 *Rubus parvifolius* L.

中药名 茅莓（药用部位：全株或根、茎叶）

植物形态 灌木，枝呈弓形弯曲，被柔毛和稀疏钩状皮刺；小叶 3，菱状圆形或倒卵形，长 2.5~6cm，宽 2~6cm，上面伏生疏柔毛，下面密被灰白色绒毛，边缘有不整齐粗锯齿；叶柄长 2.5~5cm，被柔毛和稀疏小皮刺；托叶线形，长 5~7mm，具柔毛。伞房花序顶生或腋生，具花数朵至多朵，被柔毛和细刺；花梗长 0.5~1.5cm，具柔毛和稀疏小皮刺；苞片线形，有柔毛；花直径约 1cm；花萼外面密被柔毛和疏密不等的针刺；萼片卵状披针形；花瓣卵圆形，粉红至紫红色，基部具爪；雄蕊花丝白色，稍短于花瓣；子房具柔毛。果实卵球形，直径 1~1.5cm，红色，无毛或具稀疏柔毛；核有浅皱纹。花期 5~6 月，果期 7~8 月。

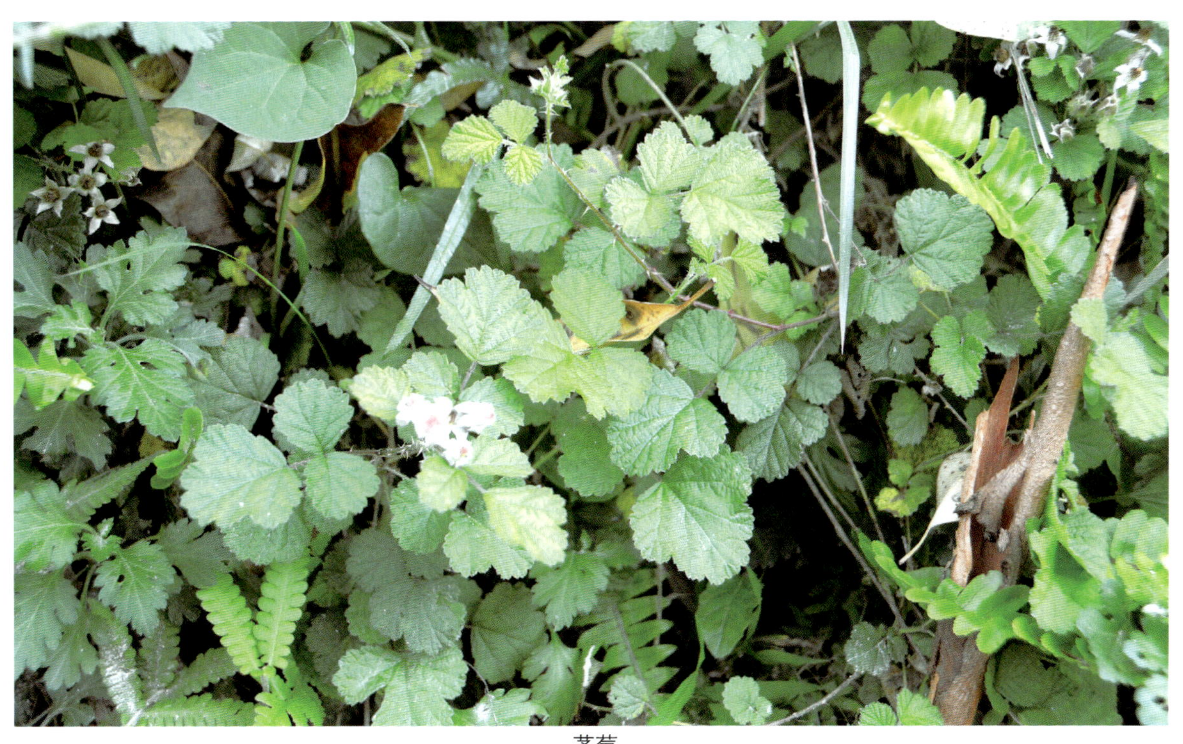

茅莓

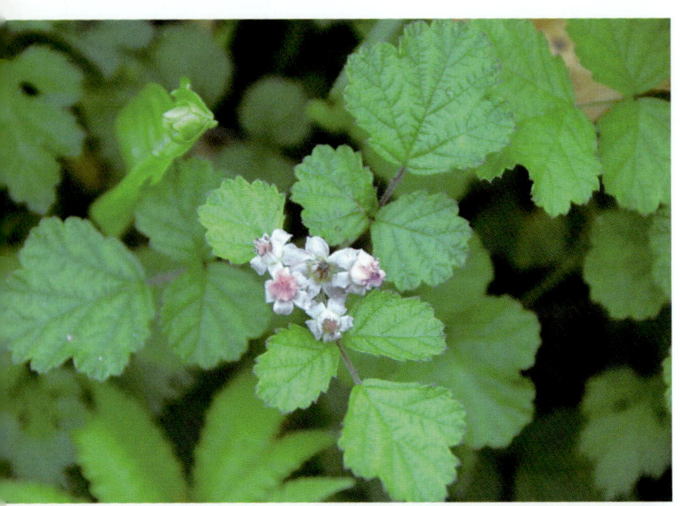

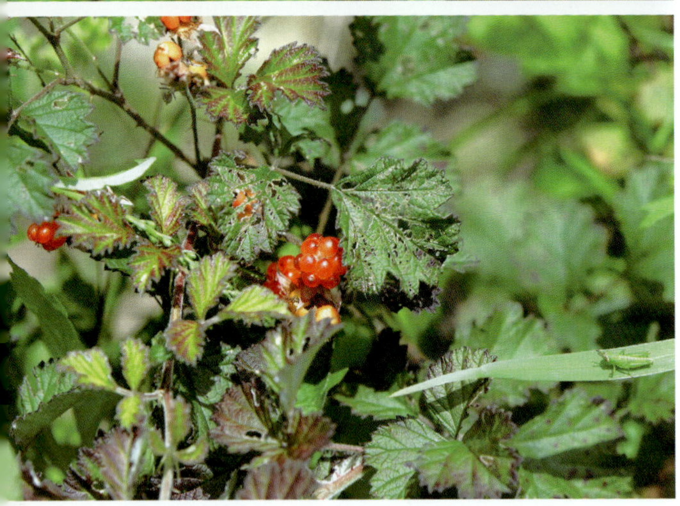

分布区域

产于海南澄迈、海口。亦分布于中国各地。越南、韩国、日本也有分布。

资　源

生于路旁、山谷或荒坡，偶见。

采收加工

夏、秋季采收，晒干。

功能主治

根、茎叶：味甘、苦，性平。清热解毒，活血消肿，利尿。用于感冒高热、咽喉痛、风湿痹痛、肝炎、痢疾、泄泻、水肿、小便淋痛、尿路感染、肾结石、疮疡肿毒、皮肤瘙痒。全株：味甘、酸，性平。用于吐血、跌打损伤、刀伤、风湿痹痛、产后瘀滞腹痛、痢疾、痔疮、瘰疬、疮痈肿毒。

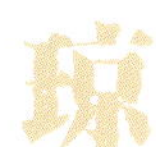

浅裂锈毛莓 *Rubus reflexus* Ker. var. *hui* (Diels apud Hu) Metc.

中药名 浅裂锈毛莓（药用部位：根、叶）

植物形态 攀缘灌木，高达2m。枝被锈色绒毛状毛，有稀疏小皮刺。单叶，心状长卵形，长7~14cm，宽5~11cm，上面无毛或沿叶脉疏生柔毛，有明显皱纹，下面密被锈色绒毛，沿叶脉有长柔毛，边缘3~5裂，有不整齐的粗锯齿或重锯齿，基部心形，顶生裂片长大，披针形或卵状披针形，比侧生裂片长很多，裂片先端钝或近急尖；叶柄长2.5~5cm，被绒毛并有稀疏小皮刺；托叶宽倒卵形，长、宽均为1~1.4cm，被长柔毛，梳齿状或不规则掌状分裂，裂片披针形或线状披针形。花数朵团集生于叶腋或成顶生短总状花序；总花梗和花梗密被锈色长柔毛；花梗很短，长3~6mm；苞片与托叶相似；花直径1~1.5cm；花萼外密被锈色长柔毛和绒毛；萼片卵圆形，外萼片先端

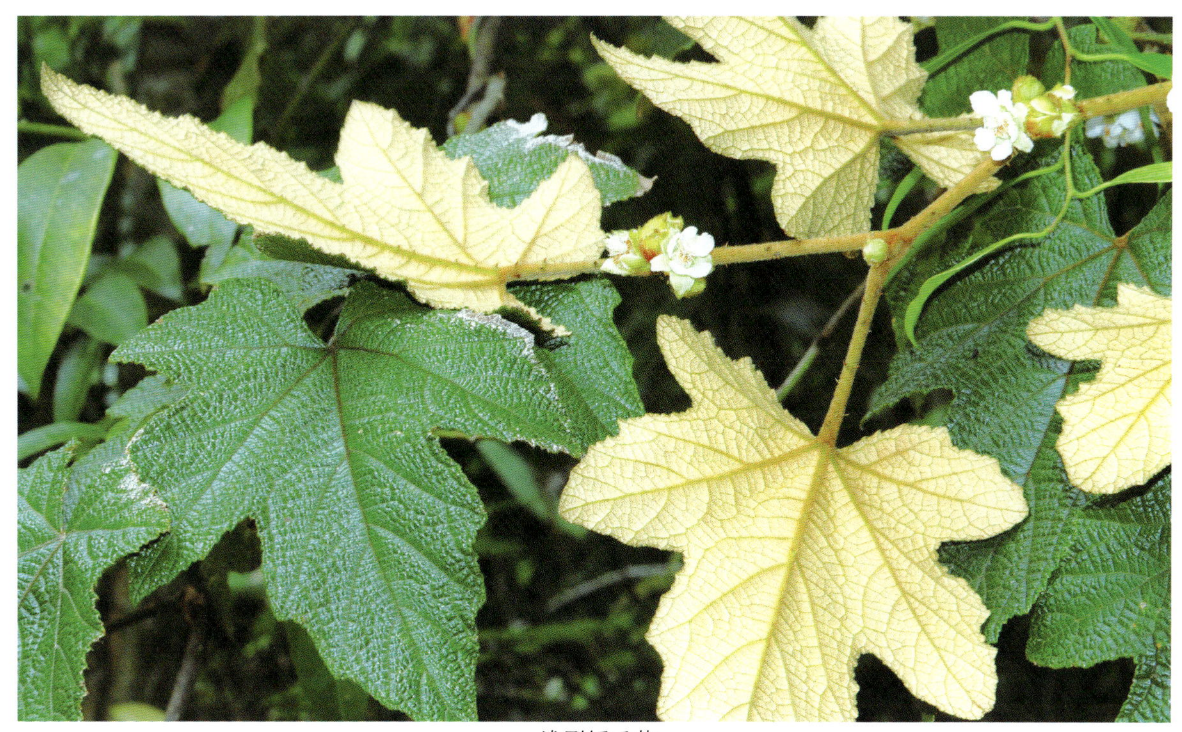

浅裂锈毛莓

常掌状分裂，裂片披针形，内萼片常全缘；花瓣长圆形至近圆形，白色，与萼片近等长；雄蕊短，花丝宽扁，花药无毛或先端有毛；雌蕊无毛。果实近球形，深红色；核有皱纹。花期6~7月，果期8~9月。

| 分布区域 | 产于海南三亚、乐东、昌江、儋州。亦分布于中国广东、广西、湖南、江西、台湾、浙江、贵州、云南。

| 资　　源 | 生于中海拔林中，偶见。

| 采收加工 | 根：全年可采收。叶：夏、秋季采收，晒干。

| 功能主治 | 根、叶：祛风逐湿，舒筋活络，止泻止痢，清热，止痛。用于风湿关节痛、腰痛、跌打损伤、痢疾、腹泻。

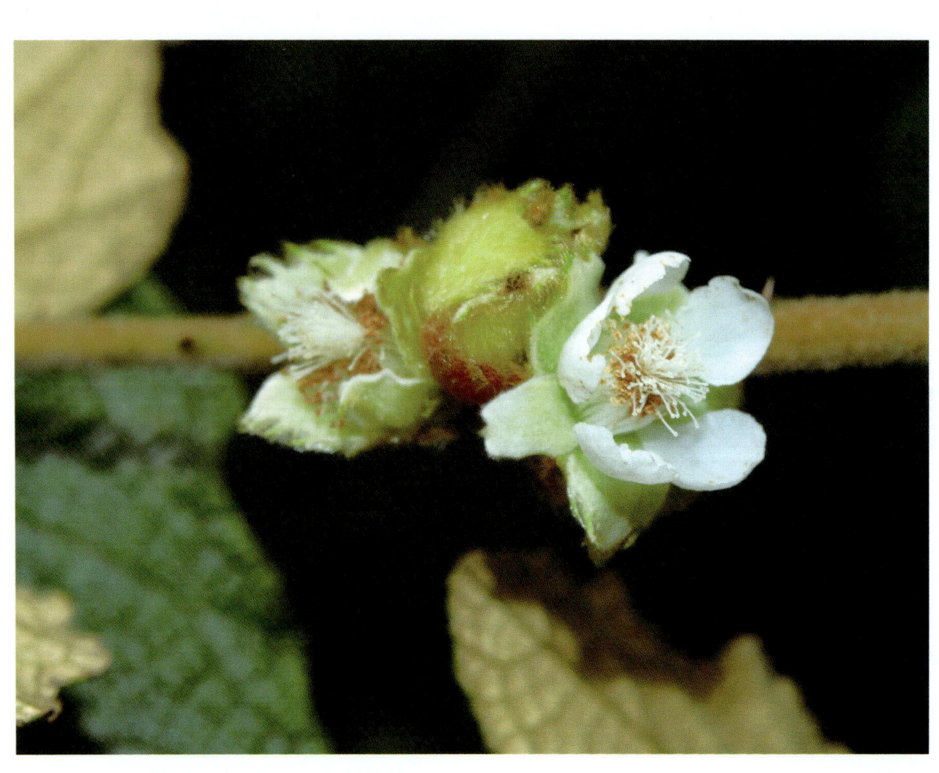

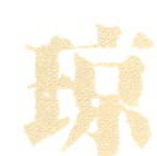

蔷薇科 Rosaceae 悬钩子属 *Rubus*

红腺悬钩子 *Rubus sumatranus* Miq.

中药名 红腺悬钩子（药用部位：根）

植物形态 直立或攀缘灌木；小枝、叶轴、叶柄、花梗和花序均被紫红色腺毛、柔毛和皮刺；腺毛长短不等，长者达4~5mm，短者1~2mm。小叶5~7，稀3，卵状披针形至披针形，先端渐尖，基部圆形，两面疏生柔毛，沿中脉较密，下面沿中脉有小皮刺，边缘具不整齐的尖锐锯齿；叶柄长3~5cm，顶生小叶柄长达1cm；托叶披针形或线状披针形，有柔毛和腺毛。花3或数朵组成伞房状花序，稀单生；花梗长2~3cm；苞片披针形；花直径1~2cm；花萼被长短不等的腺毛和柔毛；萼片披针形，先端长尾尖，在果期反折；花瓣长倒卵形或匙状，白色，基部具爪；花丝线形；雌蕊数可达400，花柱和子房均无毛。果实长圆形，长1.2~1.8cm，橘红色，无毛。花期4~6月，果期7~8月。

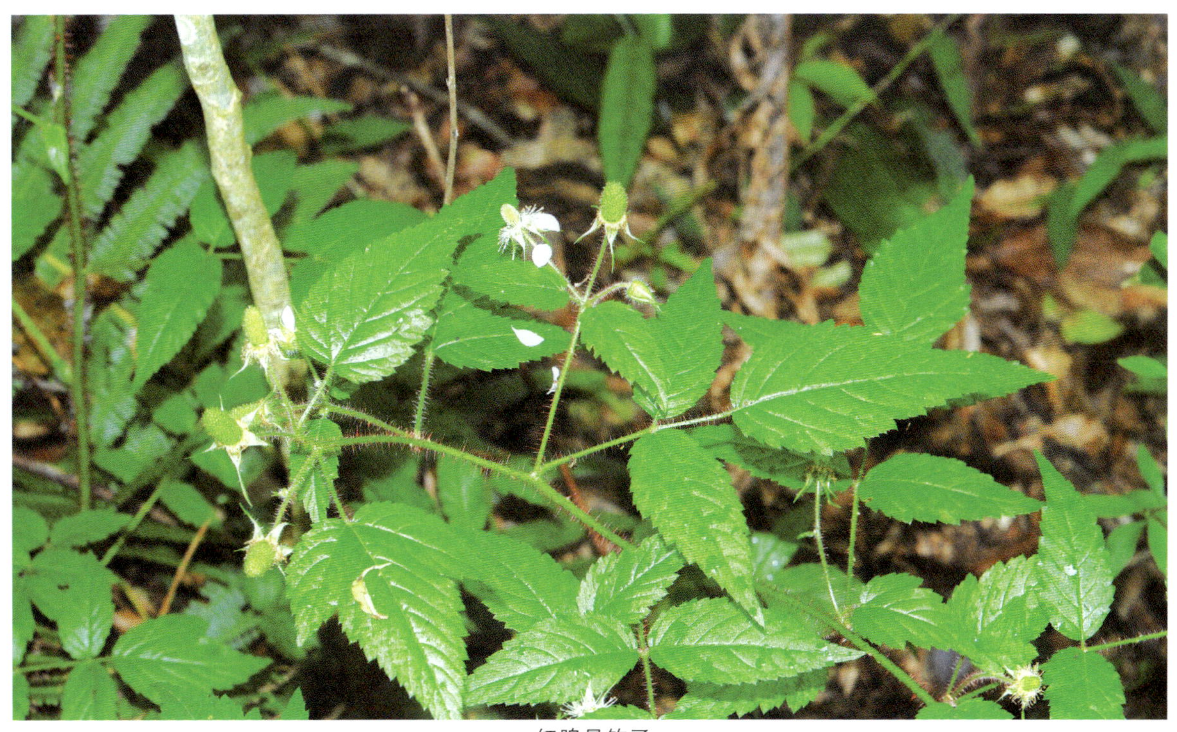

红腺悬钩子

| 分布区域 | 产于海南昌江、白沙、五指山、保亭、陵水。亦分布于中国广东、广西、湖南、江西、福建、台湾、浙江、安徽、湖北、贵州、云南、四川、西藏。越南、老挝、柬埔寨、泰国、印度尼西亚、印度、尼泊尔、朝鲜、日本也有分布。

| 资　　源 | 生于山坡或山谷中，偶见。

| 采收加工 | 全年可采收，洗净，鲜用或晒干。

| 功能主治 | 清热解毒，健脾利水。用于产后寒热、腹痛、食欲不振、风湿骨痛、水肿、急性中耳炎。

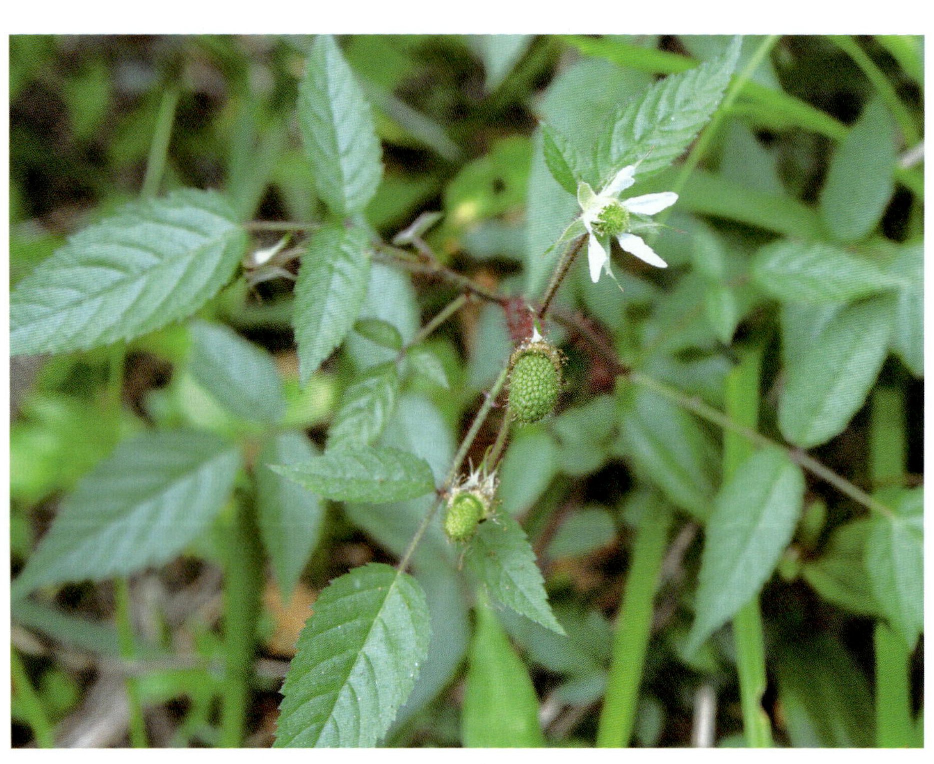

蔷薇科 Rosaceae 悬钩子属 *Rubus*

梨叶悬钩子 *Rubus pirifolius* Smith

| 中 药 名 | 梨叶悬钩子（药用部位：根或全株）

| 植物形态 | 攀缘灌木；枝具柔毛和扁平皮刺。单叶，近革质，卵形、卵状长圆形或椭圆状长圆形，长 6~11cm，宽 3.5~5.5cm，先端急尖至短渐尖，基部圆形，两面沿叶脉有柔毛，逐渐脱落至近无毛，侧脉 5~8 对，在下面突起，边缘具不整齐的粗锯齿；叶柄长达 1cm，伏生粗柔毛，有稀疏皮刺；托叶分离，早落，条裂，有柔毛。圆锥花序顶生或生于上部叶腋内；总花梗、花梗和花萼密被灰黄色短柔毛，无刺或有少数小皮刺；花梗长 4~12mm；苞片条裂成 3~4 线状裂片，有柔毛，早落；花直径 1~1.5cm；萼筒浅杯状；萼片卵状披针形或三角状披针形，内外两面均密被短柔毛，先端 2~3 条裂或全缘；花瓣小，白色，长 3~5mm，长椭圆形或披针形，短于萼片；雄蕊多数，花丝线形；

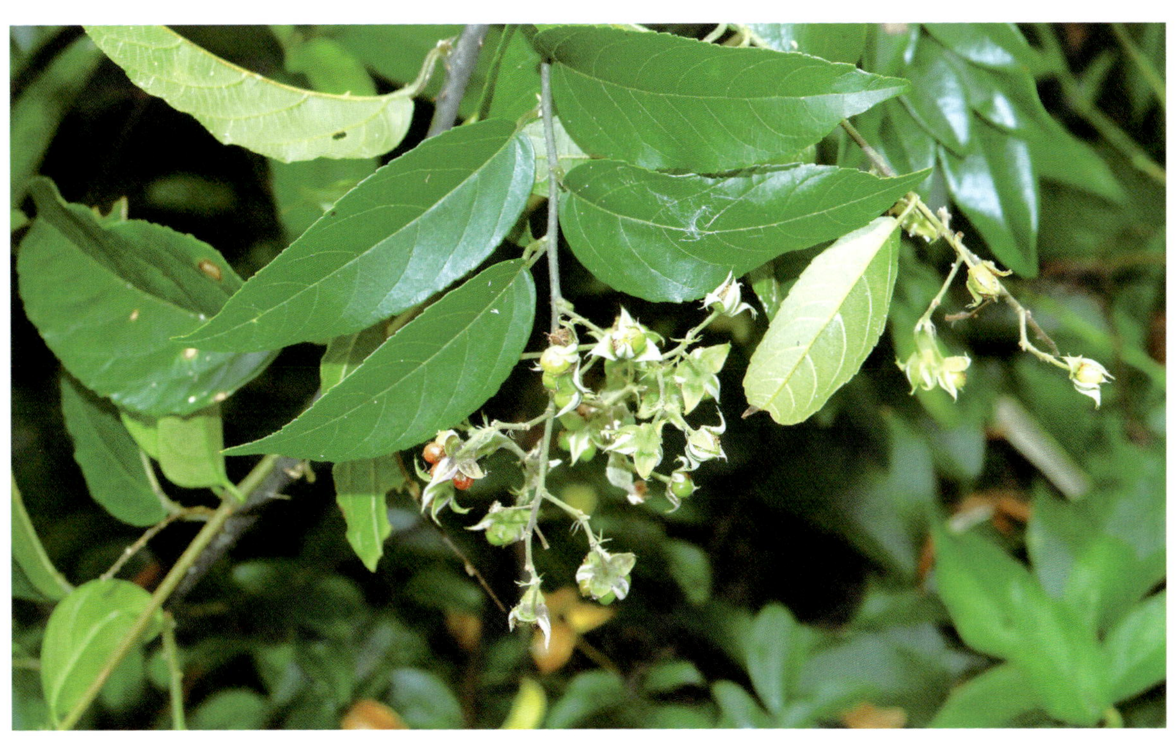

梨叶悬钩子

雌蕊 5~10，通常无毛。果实直径 1~1.5cm，由数个小核果组成，带红色，无毛；小核果较大，长 5~6mm，宽 3~5mm，有皱纹。花期 4~7 月，果期 8~10 月。

| 分布区域 | 产于海南乐东。亦分布于中国广西。

| 资　　源 | 生于山谷林中，偶见。

| 采收加工 | 根和全株全年可采收，洗净，鲜用或晒干。

| 功能主治 | 根：凉血，解郁，清肺热。用于肺热咳嗽、胸闷、吐血、咯血。全株：强筋骨，祛寒湿。用于风湿痹痛、跌打损伤。

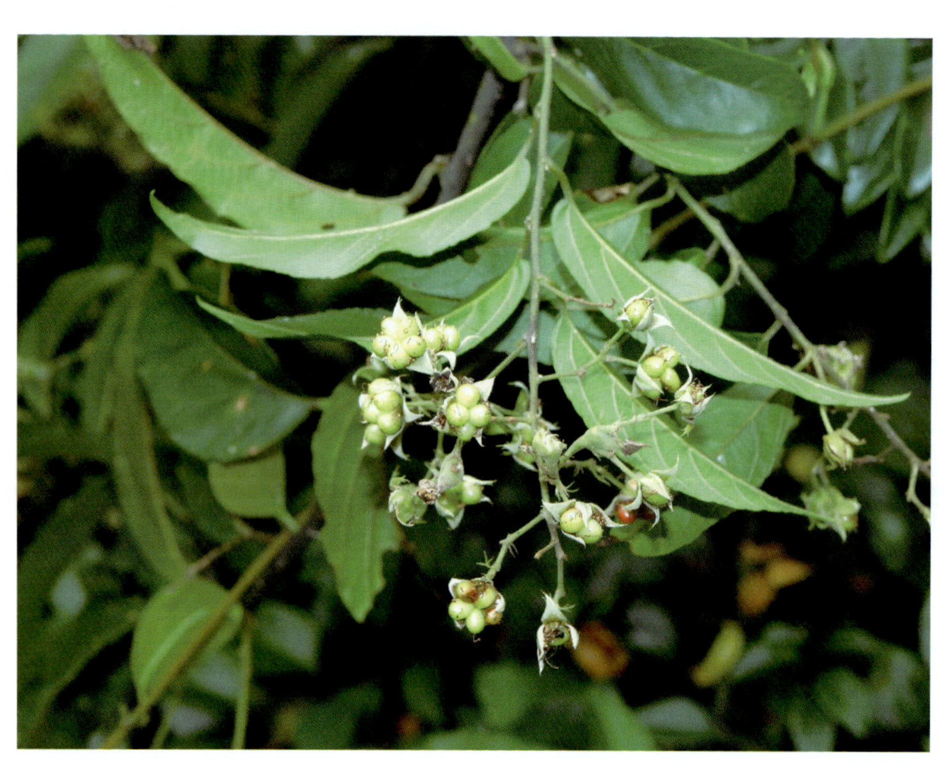

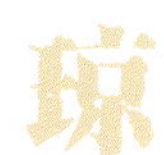

蔷薇科 Rosaceae 悬钩子属 *Rubus*

粗叶悬钩子 *Rubus alceaefolius* Poir.

| 中 药 名 | 粗叶悬钩子（药用部位：根、茎叶）

| 植物形态 | 攀缘灌木，枝被黄灰色至锈色绒毛状长柔毛，有稀疏皮刺。单叶，近圆形，长6~16cm，宽5~14cm，上面有囊泡状小突起，下面密被黄灰色至锈色绒毛，沿叶脉具长柔毛，边缘不规则3~7浅裂，有不整齐粗锯齿；叶柄长3~4.5cm，被黄灰色至锈色绒毛状长柔毛，疏生小皮刺；托叶大，长1~1.5cm，羽状深裂或不规则地撕裂，裂片线形或线状披针形。花成顶生狭圆锥花序或近总状，也成腋生头状花序，稀为单生；总花梗、花梗和花萼被浅黄色至锈色绒毛状长柔毛；花梗短；苞片大，羽状至掌状，裂片线形；花直径1~1.6cm；萼片宽卵形，有浅黄色至锈色绒毛和长柔毛，外萼片有条裂，内萼片常全缘；花瓣宽倒卵形，白色，与萼片近等长；雄蕊多数，花丝宽扁，

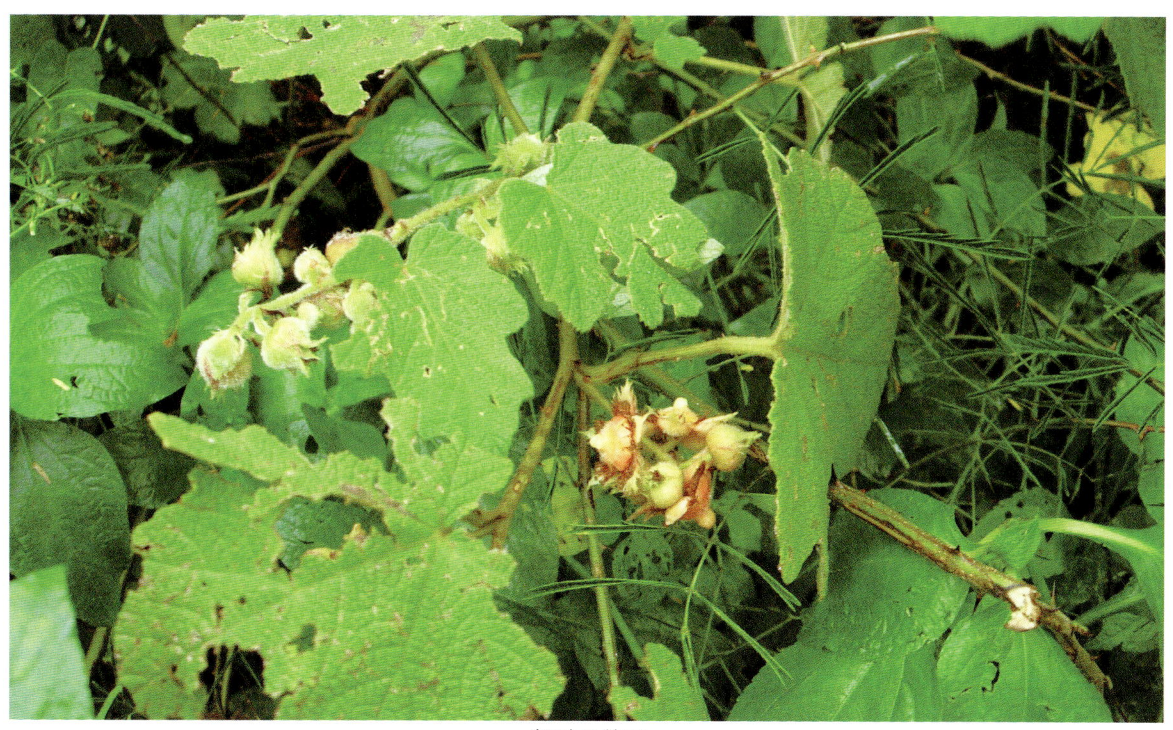

粗叶悬钩子

花药稍有长柔毛；雌蕊多数，子房无毛。果实近球形，直径达 1.8cm，肉质，红色；核有皱纹。花期 7~9 月，果期 10~11 月。

| 分布区域 | 产于海南三亚、乐东、昌江、白沙、保亭、万宁、琼中、儋州、屯昌。亦分布于中国广东、广西、湖南、江西、福建、台湾、浙江、江苏、贵州、云南等地。东南亚以及日本也有分布。

| 资　　源 | 生于低海拔灌木林中，常见。

| 采收加工 | 夏、秋季采收，晒干。

| 功能主治 | 活血祛瘀，消肿止痛，清热止血。用于急慢性肝炎、黄疸、肝脾肿大、痢疾、肠炎、胃脘痛、牙痛、疟疾、乳疮、乳痈、外伤出血、口腔破溃、口腔炎、骨折、跌打损伤、风湿骨痛、疮疡肿毒。

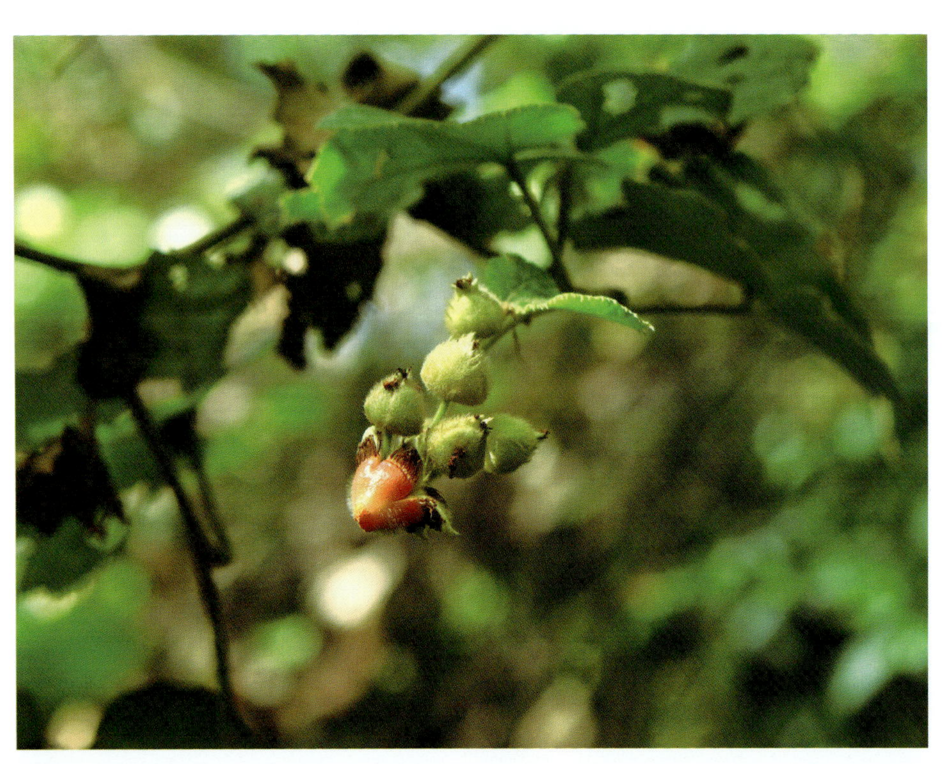

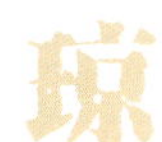

蔷薇科 Rosaceae 地榆属 *Sanguisorba*

地　榆 *Sanguisorba officinalis* L.

中药名

地榆（药用部位：根、根茎）

植物形态

多年生草本，高 30~120cm。根多呈纺锤形，有纵皱及横裂纹，横切面黄白色或紫红色。茎直立，有棱。基生叶为羽状复叶，有小叶 4~6 对；小叶片有短柄，卵形，长 1~7cm，宽 0.5~3cm，边缘有粗大圆钝锯齿，两面绿色，无毛；茎生叶较少，小叶片有短柄，长圆形至长圆披针形，狭长；基生叶托叶膜质，褐色，外面无毛，茎生叶托叶大，草质，半卵形，外侧边缘有尖锐锯齿。穗状花序椭圆形，直立，通常长 1~3cm，横径 0.5~1cm，从花序先端向下开放，花序梗光滑；苞片膜质，披针形，比萼片短，背面及边缘有柔毛；萼片 4 枚，紫红色，椭圆形至宽卵形，背面被疏柔毛，中央微有纵棱脊；雄蕊 4，花丝丝状，不扩大，与萼片近等长或稍短；子房外面无毛或基部微被毛，柱头先端扩大，盘形，边缘具流苏状乳头。果实包藏在宿存萼筒内，外面有 4 棱。花果期 7~10 月。

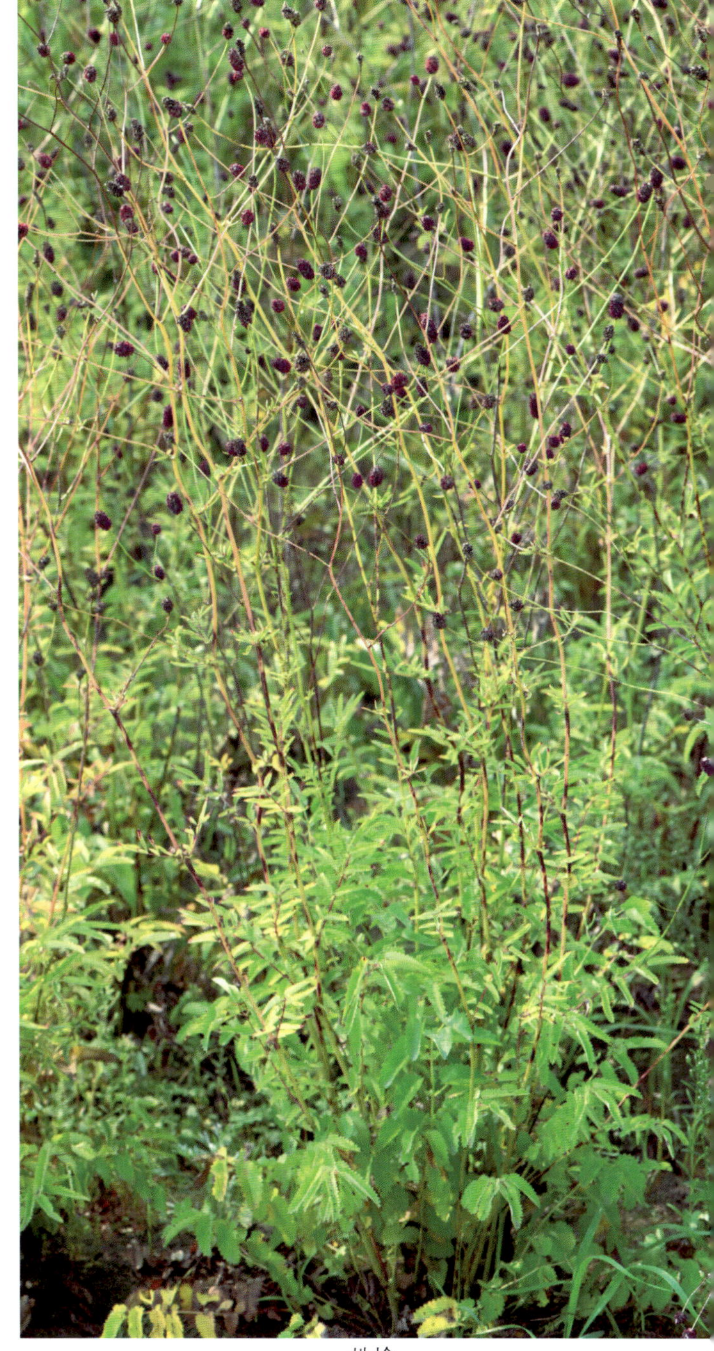

地榆

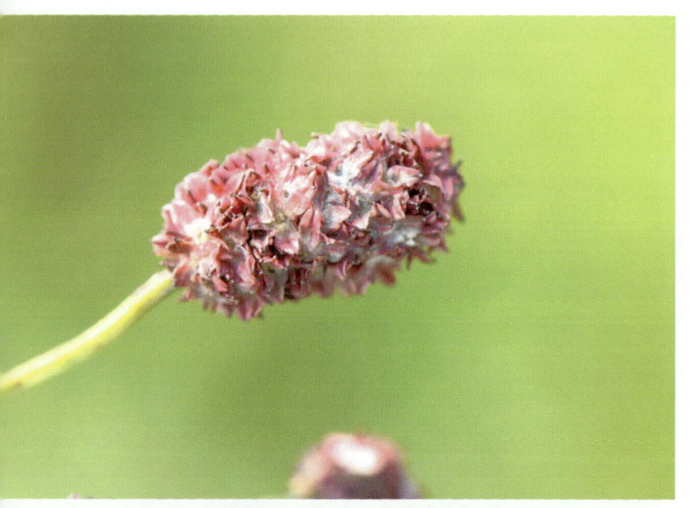

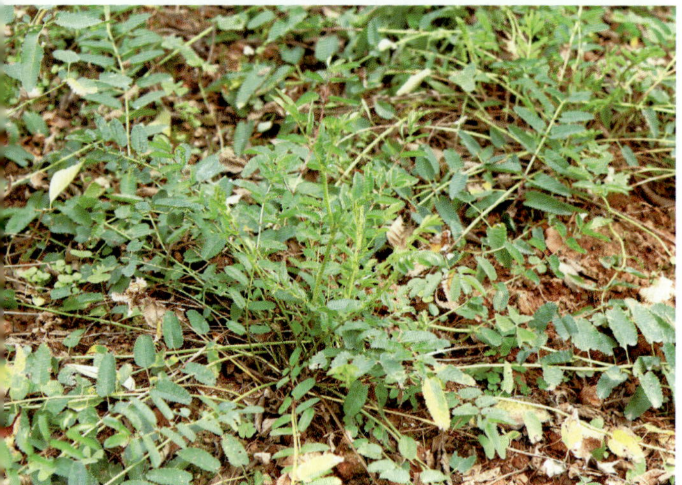

分布区域

产于海南万宁。亦分布于中国各地。亚洲温带地区及欧洲也有分布。

资　源

栽培，少见。

采收加工

播种2~3年后，春、秋季均可采收，于春季发芽前、秋季枯萎前后挖出，除去地上茎叶，洗净晒干，或趁鲜切片干燥。

药材性状

根呈圆柱形，略扭曲状弯曲，长18~22cm，直径0.5~2cm。有时可见侧生支根或支根痕。表面棕褐色，具明显纵皱。先端有圆柱状根茎或其残基。质坚，稍脆，折断面平整，略具粉质。横断面形成层环明显，皮部淡黄色，木质部棕黄色或带粉红色，呈显著放射状排列。气微，味微苦、涩。

功能主治

味苦、酸，性微寒；归肝、胃、大肠经。凉血止血，清热解毒。用于吐血、衄血、血痢、崩漏、肠风、痔漏、痈肿、湿疹、金疮、烧伤、胃痛、胃肠出血、腹痛。

毒鼠子科 Dichapetalaceae 毒鼠子属 *Dichapetalum*

毒鼠子 *Dichapetalum gelonioides* (Roxb.) Engl.

中 药 名 毒鼠子（药用部位：果实）

植物形态 小乔木或灌木；幼枝被紧贴短柔毛，具散生圆形白色皮孔。叶片纸质或半革质，椭圆形，长 6~16cm，宽 2~6cm，全缘，无毛，侧脉 5~6 对，叶柄长 3~5mm，无毛；托叶针状，长约 3mm，被疏柔毛，早落。雌雄异株，组成聚伞花序或单生于叶腋，稍被柔毛；花瓣宽匙形，先端微裂或近全缘；雌花中子房 2 室，稀 3 室，密被黄褐色短柔毛，雄花中的退化子房密被白色绵毛，花柱 1，多少深裂。果实为核果，若 2 室均发育者，则为倒心形，长、宽均约 1.8cm；若仅 1 室发育，则呈偏斜的长椭圆形，长约 1.6cm，幼时密被黄褐色短柔毛，成熟时被灰白色疏柔毛。果期 7~10 月。

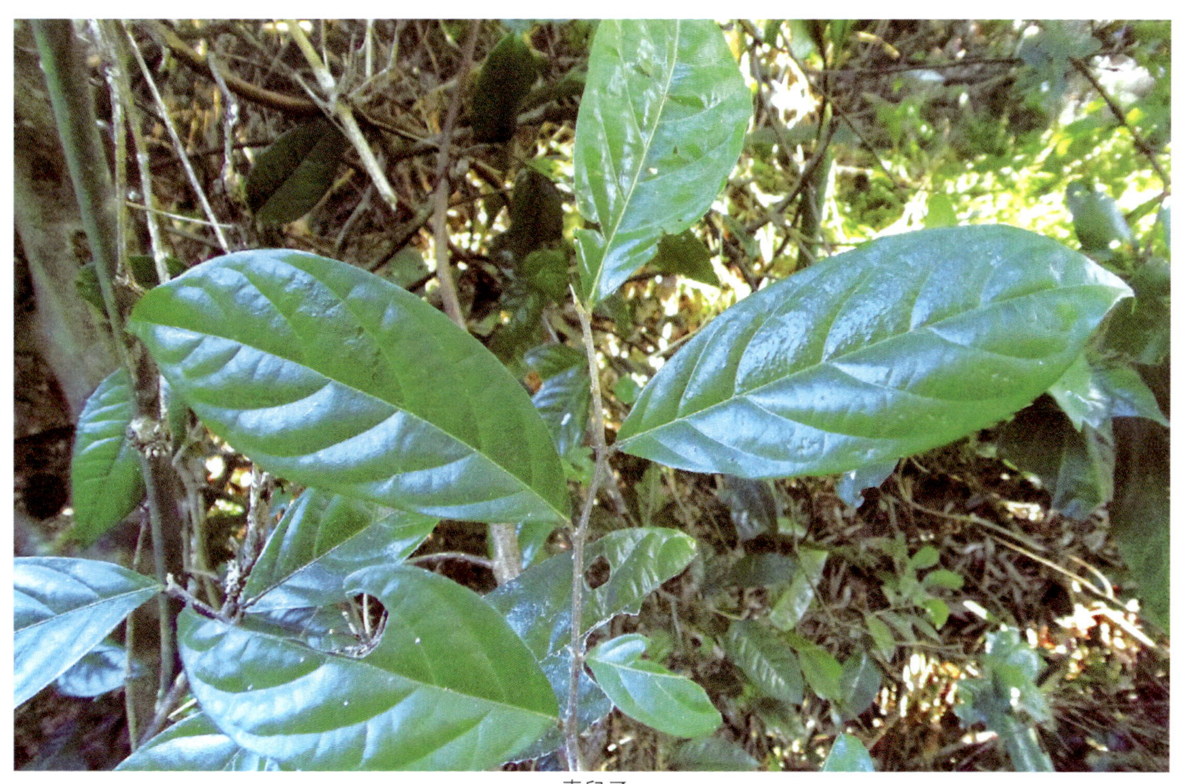

毒鼠子

| 分布区域 | 产于海南三亚、东方、保亭、陵水、万宁。亦分布于中国广东、云南。越南、泰国、缅甸、马来西亚、菲律宾、印度尼西亚、印度、斯里兰卡也有分布。

| 资　　源 | 生于中海拔山地沟谷林中，十分常见。

| 采收加工 | 果实完全成熟时采收，鲜用或晒干。

| 功能主治 | 用于毒鼠、灭蚊蝇。

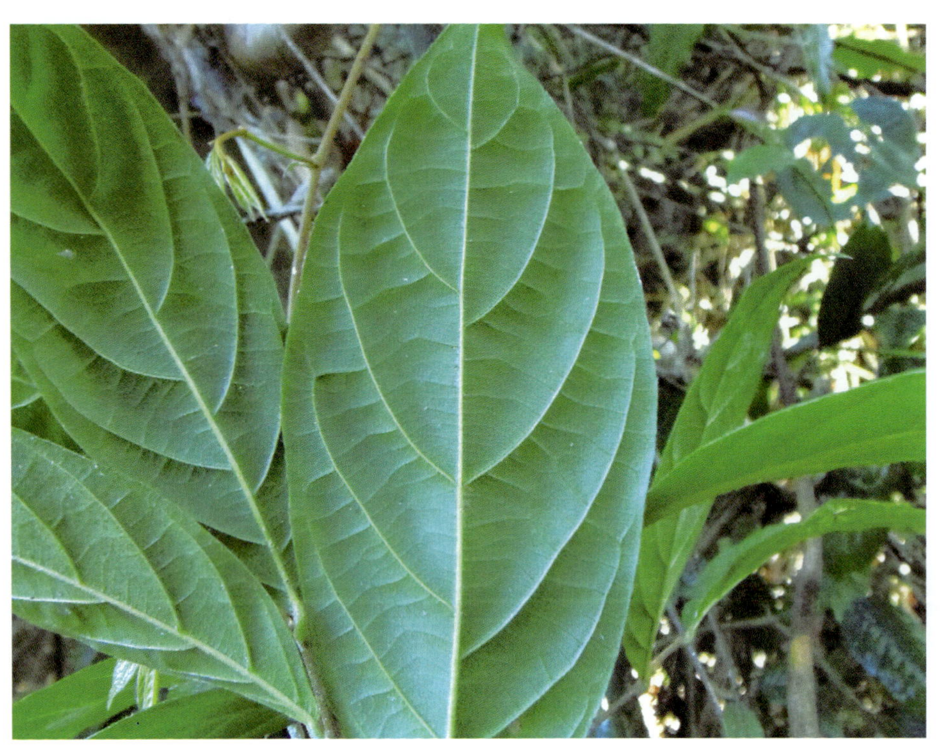

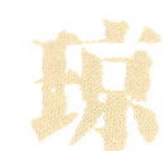

毒鼠子科 Dichapetalaceae 毒鼠子属 *Dichapetalum*

海南毒鼠子 *Dichapetalum longipetalum* (Turcz.) Engl.

中药名 海南毒鼠子（药用部位：茎叶）

植物形态 攀缘灌木，高 3~4m；小枝被锈色长柔毛，老枝无毛，黑褐色，具散生灰色圆形皮孔。叶片纸质或半革质，长圆形、长圆状椭圆形或椭圆形，长 8~17cm，宽 3~6cm，先端渐尖，基部楔形、阔楔形或略圆形，叶面沿中脉和侧脉被锈色粗伏毛，余无毛，背面被锈色长柔毛，侧脉 6~7 对；叶柄长 4~5mm，被粗毛。聚伞花序腋生，被锈色柔毛；花两性，具短梗；萼片长圆形，长 3~4mm，外面密被灰色短柔毛；花瓣白色，近匙形，长约 5mm，无毛，先端 2 裂；雄蕊长约 5mm；腺体小，近方形，2 浅裂；子房被灰褐色柔毛，花柱长于雄蕊，先端 3 裂。核果偏斜倒心形或偏斜椭圆形，直径约 2cm，密被锈色短柔毛。花期 7 月至翌年 1 月，果期 1~6 月。

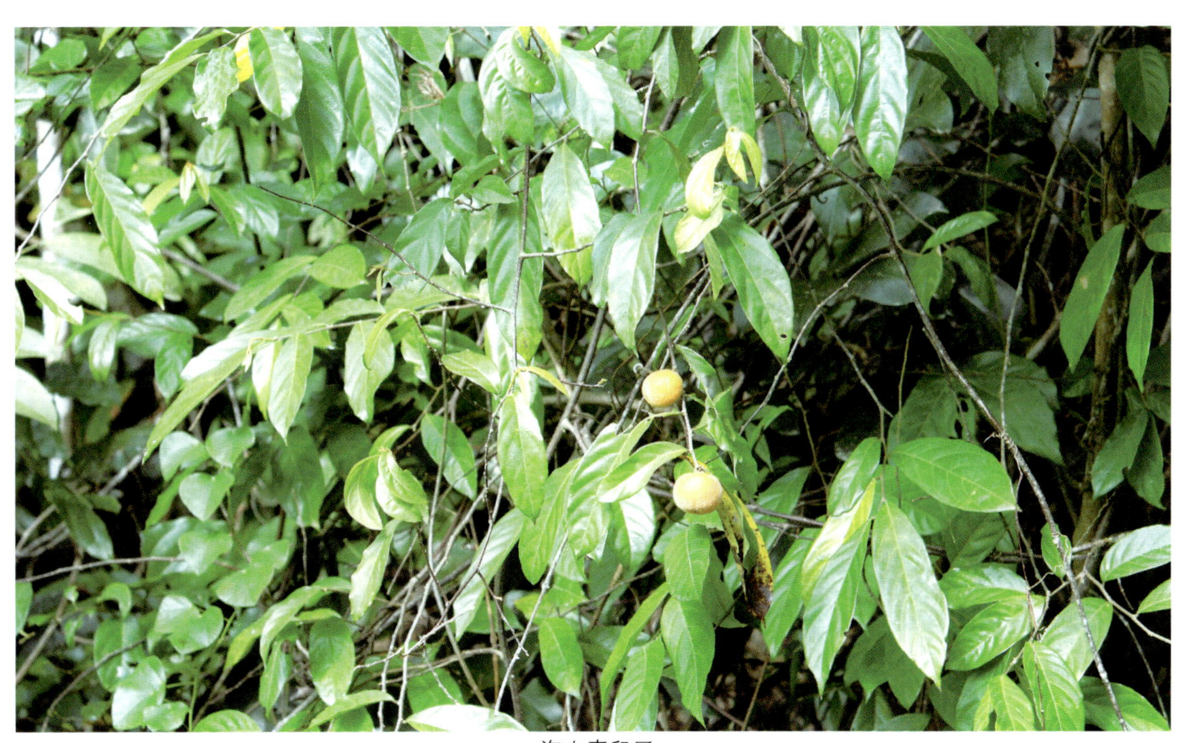

海南毒鼠子

| **分布区域** | 产于海南三亚、昌江、白沙、保亭、七指岭、万宁、澄迈。亦分布于中国广东、广西。中南半岛、马来半岛也有分布。

| **资　　源** | 生于中海拔山地沟谷林中，十分常见。

| **采收加工** | 全年皆可采收，鲜用或晒干。

| **功能主治** | 用于血吸虫病。

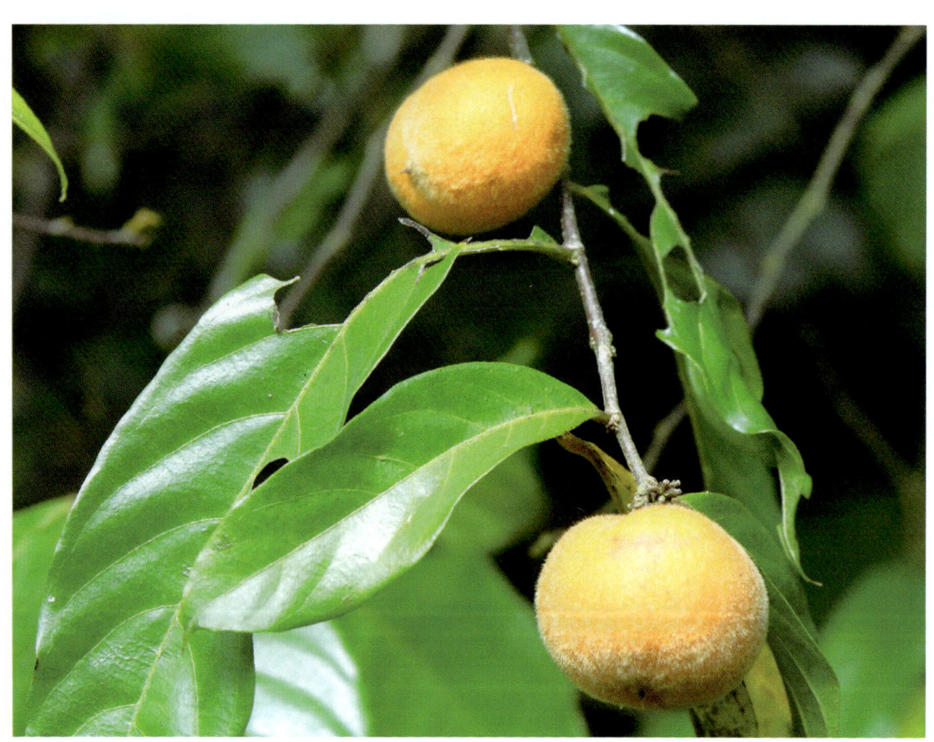

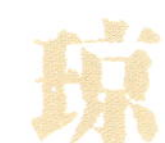

含羞草科 Mimosaceae 金合欢属 *Acacia*

大叶相思 *Acacia auriculiformis* A. Cunn. ex Benth

中药名 大叶相思（药用部位：枝叶、芽）

植物形态 常绿乔木，枝条下垂，树皮平滑，灰白色；小枝无毛，皮孔显著。叶状柄镰状长圆形，长 10~20cm，宽 1.5~4cm，两端渐狭，有显著主脉 3~7。穗状花序长 3.5~8cm，1 至数枝簇生于叶腋或枝顶；花橙黄色；花萼长 0.5~1mm，先端浅齿裂；花瓣长圆形，长 1.5~2mm；花丝长 2.5~4mm。荚果成熟时旋卷，长 5~8cm，宽 8~12mm，果瓣木质，每个果实内有种子约 12；种子黑色，围以折叠的珠柄。

分布区域 产于海南乐东、万宁、海口等地。中国广东、广西、福建、浙江等地亦有栽培。原产于澳大利亚及新西兰。

资　　源 栽培，常见。

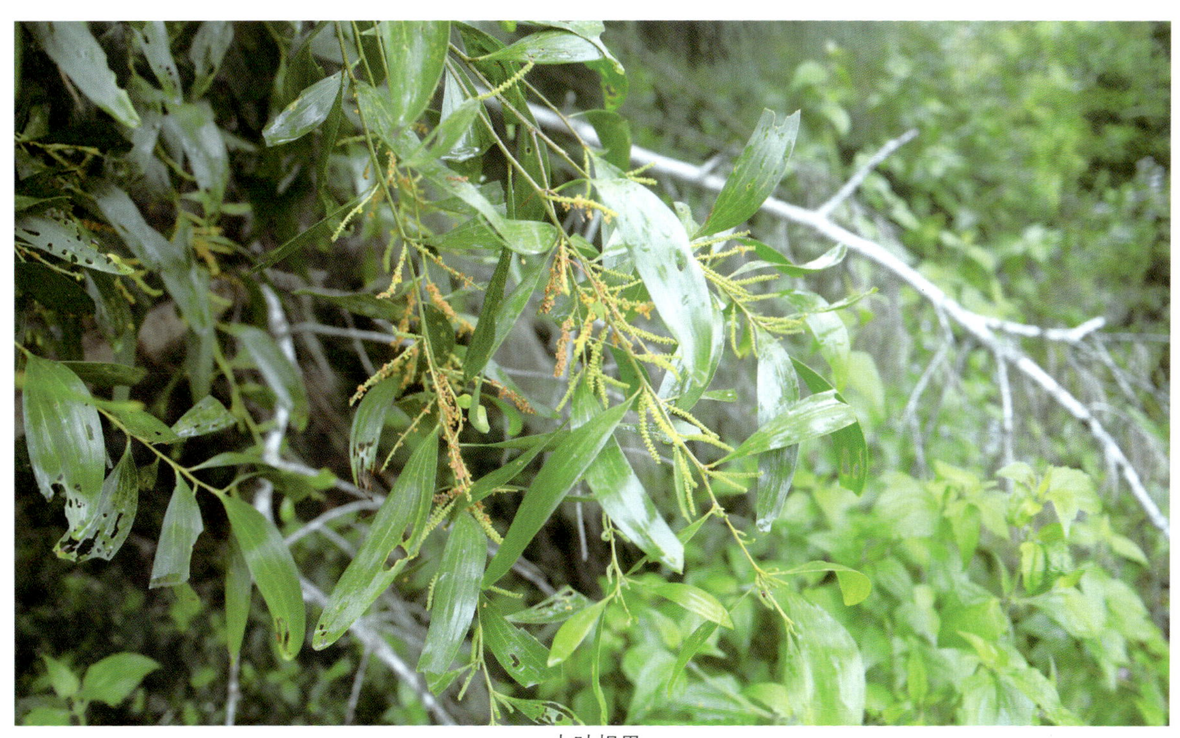

大叶相思

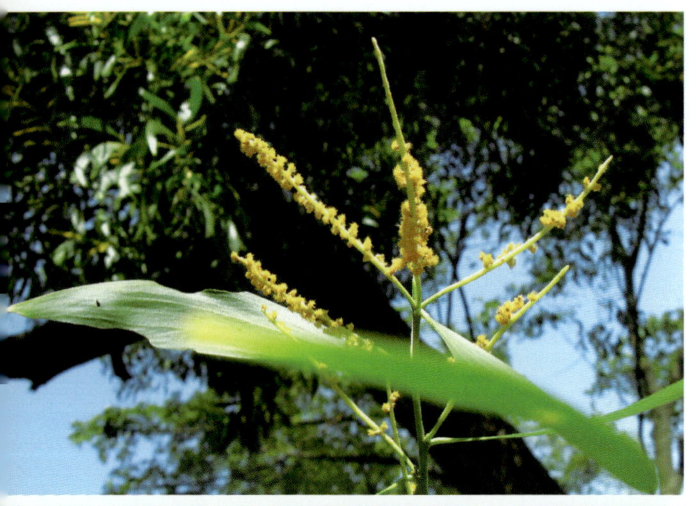

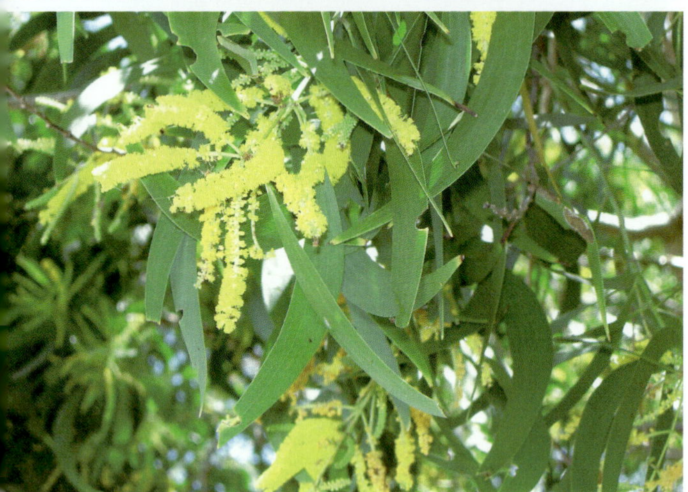

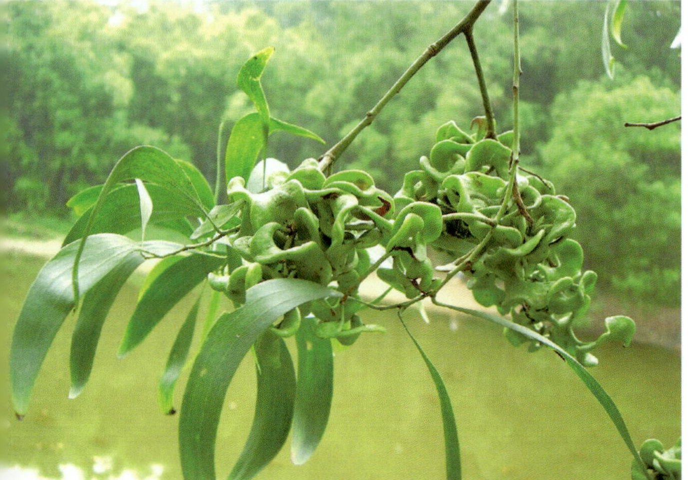

采收加工

夏、秋季采收枝叶或嫩芽，鲜用。

功能主治

同属植物台湾相思有去腐生肌、疗伤等功能，可用于疮疡溃烂、跌打损伤；本种或有类似功能，而且本种容易生长，适合大量栽培，其功能值得深入研究。

附　　注

澳大利亚用于风湿肿胀。

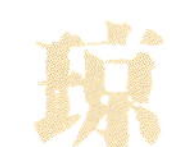

含羞草科 Mimosaceae 金合欢属 *Acacia*

儿 茶 *Acacia catechu* (L. f.) Willd

中 药 名 孩儿茶（药用部位：心材或去皮枝干煎制而成的干燥浸膏）

植物形态 落叶小乔木，树皮棕色，常呈条状薄片开裂，但不脱落；小枝被短柔毛。托叶下面常有一对扁平、棕色的钩状刺或无。二回羽状复叶，总叶柄近基部及叶轴顶部数对羽片间有腺体；叶轴被长柔毛；羽片10~30对；小叶20~50对，线形，长2~6mm，宽1~1.5mm，被缘毛。穗状花序长2.5~10cm，1~4个生于叶腋；花淡黄色或白色；花萼长1.2~1.5cm，钟状，萼齿三角形，被毛；花瓣披针形或倒披针形，长2.5cm，被疏柔毛。荚果带状，长5~12cm，宽1~1.8cm，棕色，有光泽，开裂，柄长3~7mm，先端有喙尖，有3~10种子。花期4~8月，果期9月至翌年1月。

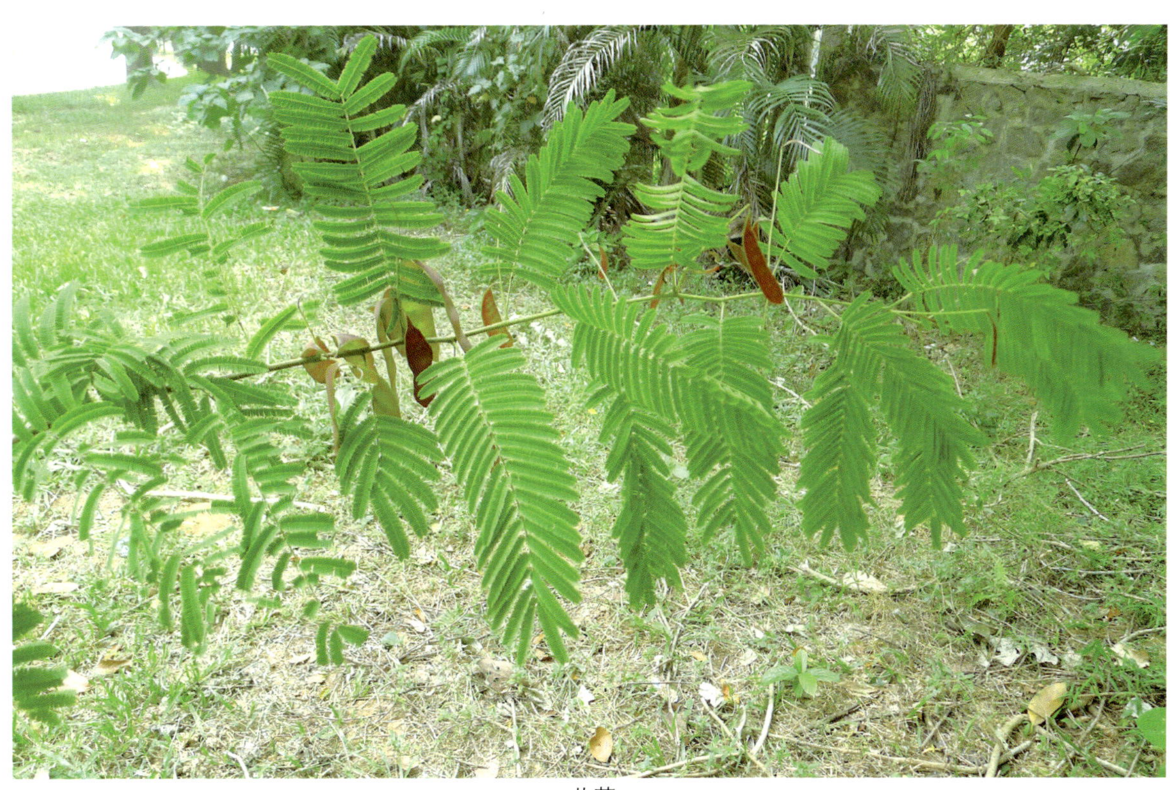

儿茶

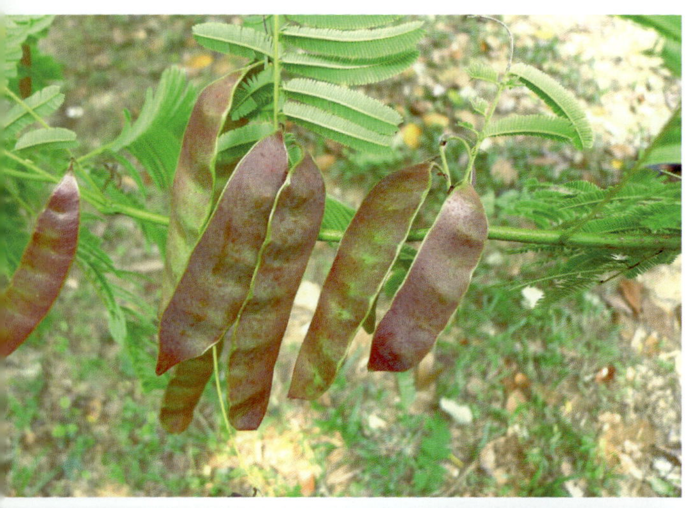

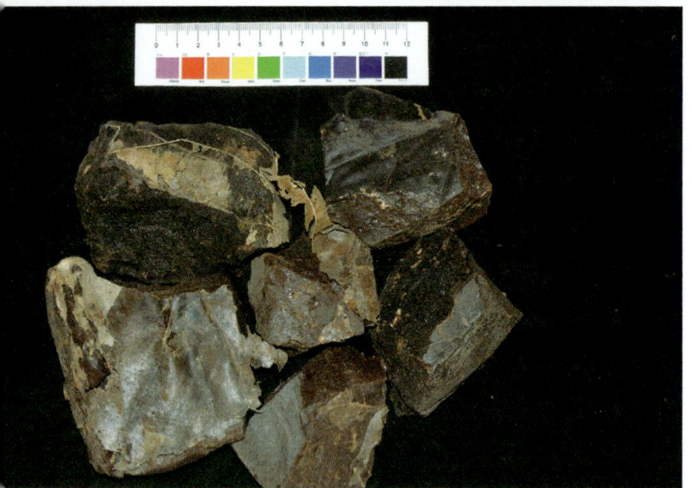

分布区域

海南乐东、万宁、儋州有栽培。中国广东、广西、福建、台湾、浙江、云南等地亦有栽培。缅甸、印度，以及非洲也有分布。

资　　源

栽培量较少。

采收加工

一般儿茶栽培 10 年以上，即可采伐加工。可在冬季落叶后、春季萌芽抽枝前进行，此时正值旱季，儿茶膏易蒸发干燥。将树砍伐后，除去白色边材，取褐色心材砍成碎片，加水 4 倍，煮沸提取 6 次，每次浸提 1.5 小时，合并 6 次浸提液，浓缩成流浸膏，盛入模具干燥成形，即得商品儿茶膏。

药材性状

本品呈类方形块状或不规则块状，大小不一，表面棕褐色或黑褐色，稍具光泽，平滑或有龟裂纹。质脆，易破碎，断面不整齐，具光泽，有细孔。无臭，味涩、苦后略甜。以黑色略带棕色、不焦不碎、味微苦而涩者为佳。

功能主治

味苦、涩，性凉；无毒；归心、肺经。清热生津，收湿，生肌敛疮。用于痰热咳嗽、口渴、急性扁桃体炎、湿疹、口疮、痔疮、痢疾、肺结核咯血、跌打损伤、外伤出血、烫火伤、水肿、宫颈糜烂、溃疡不敛。

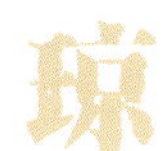

含羞草科 Mimosaceae 金合欢属 *Acacia*

台湾相思 *Acacia confusa* Merr.

中药名 台湾相思（药用部位：枝叶、嫩芽）

植物形态 常绿乔木，高 6~15m，无毛；枝灰色或褐色，无刺，小枝纤细。苗期第 1 片真叶为羽状复叶，长大后小叶退化，叶柄变为叶状柄，叶状柄革质，披针形，长 6~10cm，宽 5~13mm，直或微呈弯镰状，两端渐狭，先端略钝，两面无毛，有明显的纵脉 3~5（~8）。头状花序球形，单生或 2~3 个簇生于叶腋，直径约 1cm；总花梗纤弱，长 8~10mm；花金黄色，有微香；花萼长约为花冠之半；花瓣淡绿色，长约 2mm；雄蕊多数，明显超出花冠之外；子房被黄褐色柔毛，花柱长约 4mm。荚果扁平，长 4~9（~12）cm，宽 7~10mm，干时深褐色，有光泽，于种子间微缢缩，先端钝而有凸头，基部楔形；种子 2~8，椭圆形，压扁，长 5~7mm。花期 3~10 月，果期 8~12 月。

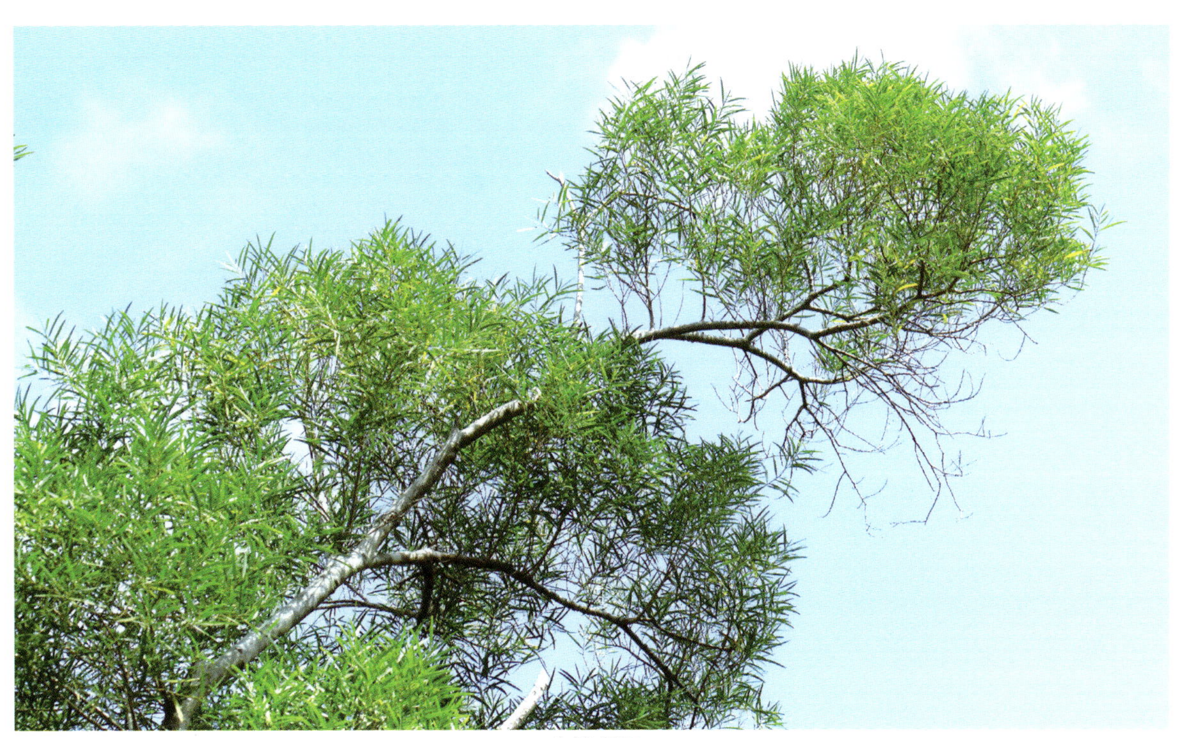

台湾相思

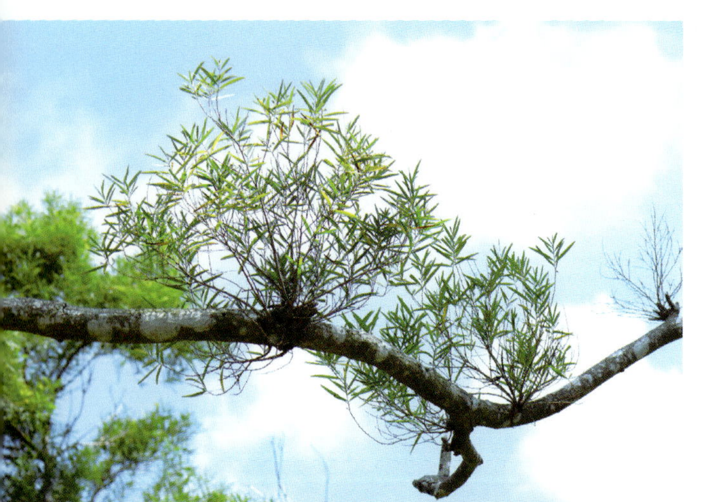

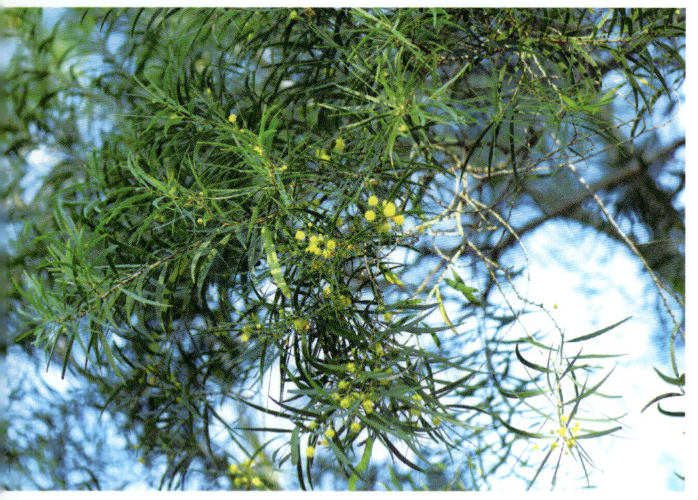

|分布区域|

产于海南乐东、万宁、文昌、海口。亦分布于中国广东、广西、江西、福建、台湾、浙江、云南、四川。菲律宾也有分布。

|资　　源|

生于海拔1000m以下的山地路旁、沟边及林荫下。

|采收加工|

夏、秋季采收枝叶或嫩芽，鲜用。

|功能主治|

味甘、淡，性平。去腐生肌，疗伤。可用于疮疡、跌打损伤。

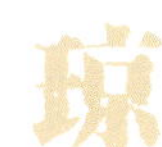

含羞草科 Mimosaceae 金合欢属 *Acacia*

金合欢 *Acacia farnesiana* (L.) Willd.

中药名 鸭皂树（药用部位：树皮、根、茎枝干浸膏）

植物形态 灌木或小乔木，树皮粗糙，褐色，多分枝，小枝常呈“之”字形弯曲，有小皮孔。托叶针刺状，刺长1~2cm，生于小枝上的较短。二回羽状复叶长2~7cm，叶轴糟状，被灰白色柔毛，有腺体；羽片4~8对，长1.5~3.5cm；小叶通常10~20对，线状长圆形，长2~6mm，宽1~1.5mm，无毛。头状花序单生或2~3个簇生于叶腋，直径1~1.5cm；总花梗被毛，长1~3cm，苞片位于总花梗的先端；花黄色，有香味；花萼长1.5mm，5齿裂；花瓣连合呈管状，长约2.5mm，5齿裂；雄蕊长约为花冠的2倍；子房圆柱状，被微柔毛。荚果膨胀，近圆柱状，长3~7cm，宽8~15mm，褐色，无毛，劲直或弯曲；种子多颗，褐色，卵形，长约6mm。花期3~6月，果期7~11月。

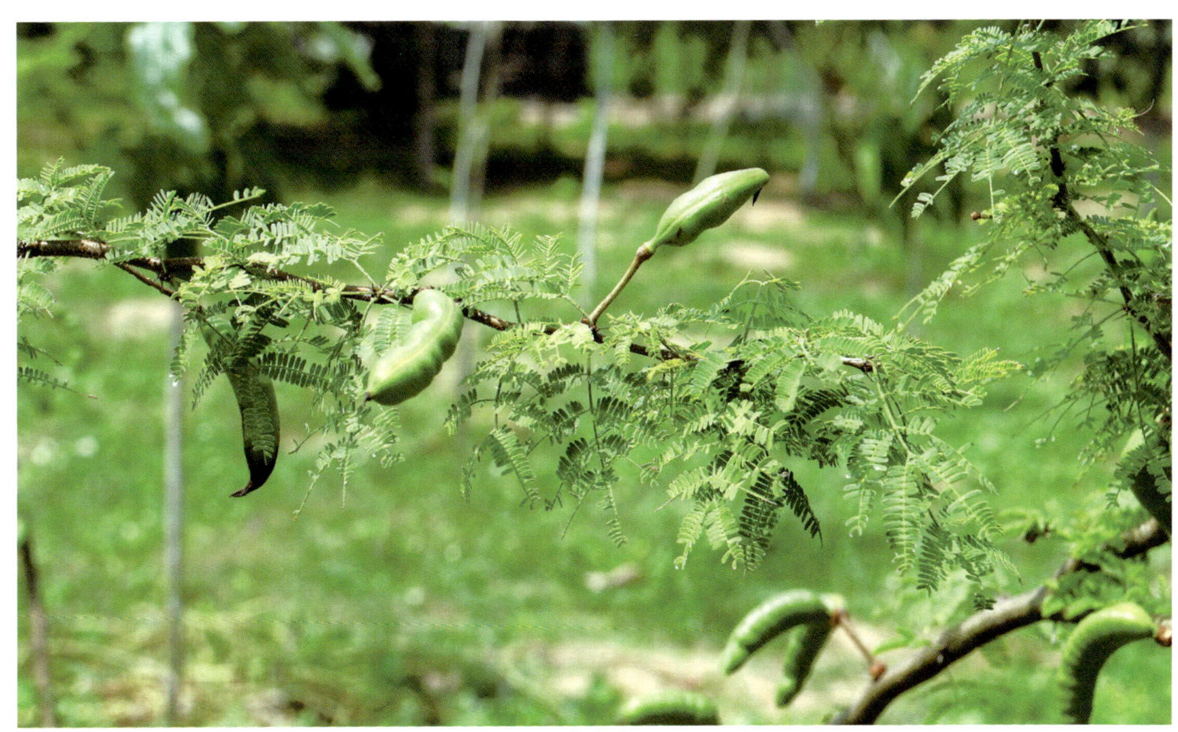

金合欢

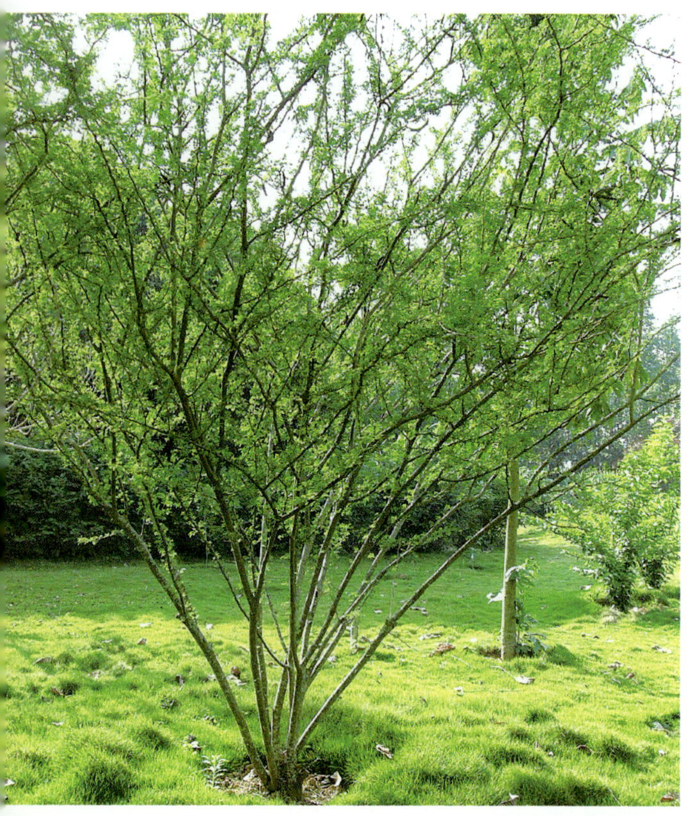

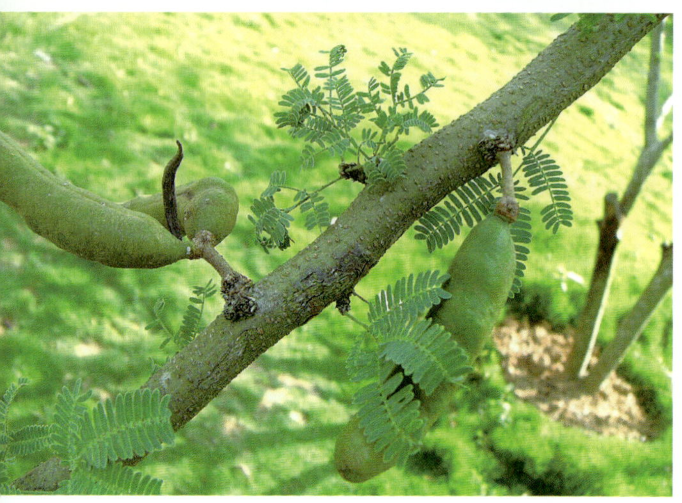

分布区域

产于海南陵水、万宁、儋州、屯昌。中国华南其他区域亦有栽培或逸为野生。原产于美洲热带地区。

资　源

生于阳光充足、土壤肥沃疏松的地方，栽培量不大。

采收加工

全年均可采，剥下树皮，除去杂质，切片，晒干。浸膏做法与儿茶相似，本品可作为儿茶入药。

功能主治

树皮：味酸、涩，性平；归肝经。收敛，止血，止咳。用于遗精、白带、脱肛、外伤出血、慢性咳喘。根：味酸、苦，性寒；归肝、肺经。清热解毒，消痈排脓，祛风除湿。用于疟疾、丹毒、肺结核、结核性脓疡、骨髓炎、风湿性关节炎。煎汁可制儿茶。用于跌打损伤、外伤出血、肺结核、寒性脓肿、风湿性关节炎、疟疾、眼痛。

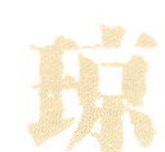

含羞草科 Mimosaceae 金合欢属 *Acacia*

羽叶金合欢 *Acacia pennata* (L.) Willd.

中药名

蛇藤（药用部位：根、茎、叶）

植物形态

攀缘、多刺藤本；小枝和叶轴均被锈色短柔毛。羽状复叶，羽片8~22对；总叶柄基部及叶轴上部羽片着生处有一突起的腺体；小叶30~54对，线形，长5~10mm，宽0.5~1.5mm，彼此紧靠，具缘毛，中脉靠近上边缘。头状花序圆球形，直径约1cm，具1~2cm长的总花梗，单生或2~3个聚生，排成腋生或顶生的圆锥花序，被暗褐色柔毛；花萼近钟状，长约1.5mm，5齿裂；花冠长约2mm；子房被微柔毛。果实带状，长9~20cm，宽2~3.5cm，无毛或幼时有极细柔毛，边缘稍隆起，呈浅波状；种子8~12，长椭圆形而扁。花期3~10月，果期7月至翌年4月。

分布区域

产于海南三亚、东方、昌江、白沙、陵水、万宁、琼中、澄迈。亦分布于中国广东、广西、福建、浙江、贵州、云南等地。亚洲、非洲热带地区也有分布。

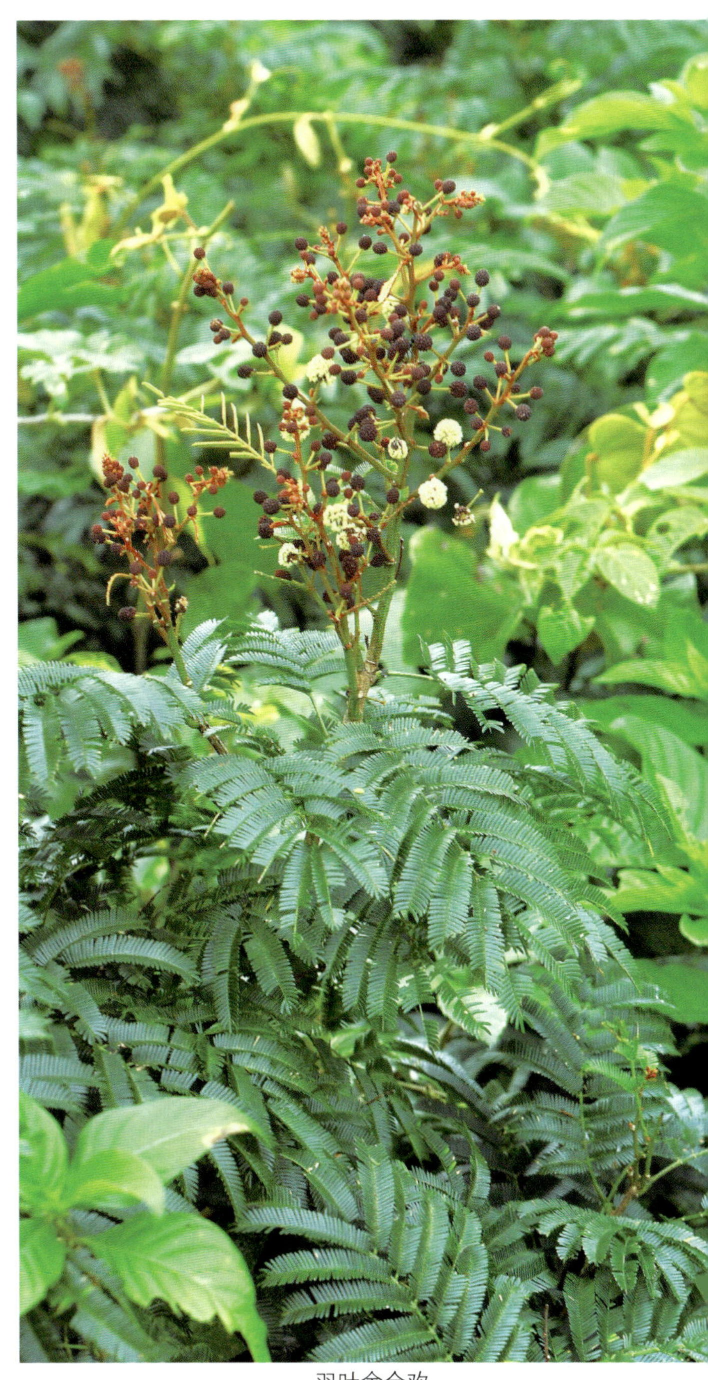

羽叶金合欢

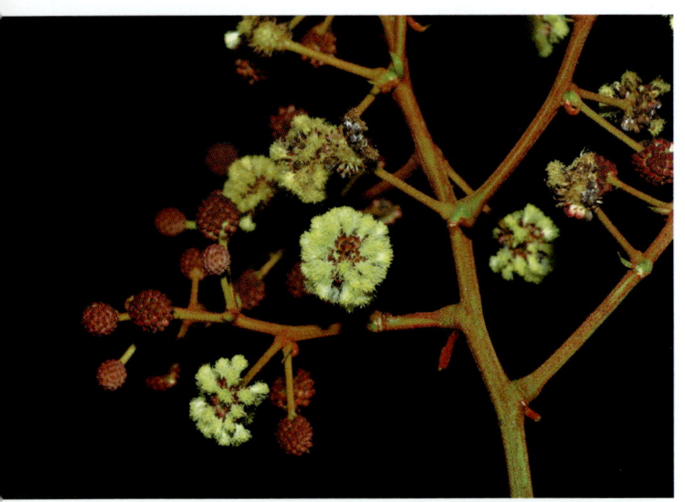

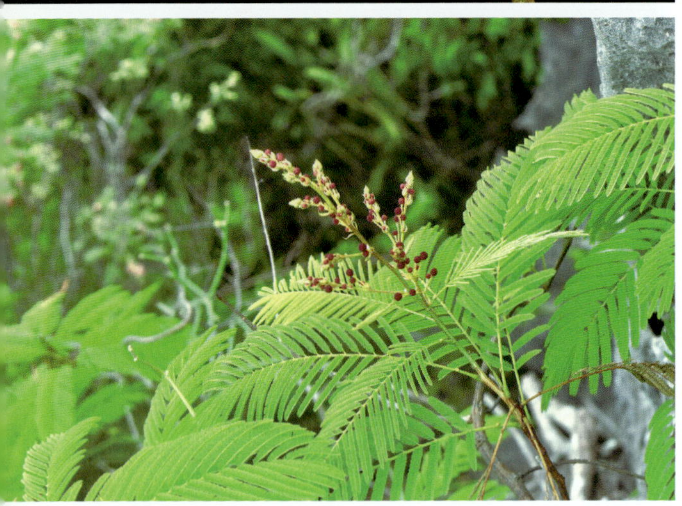

|资　源|

生于低海拔疏林中，常见。

|采收加工|

秋、冬季采收，晒干。

|药材性状|

根呈条状，有分枝，表皮黄褐色，具淡黄色横生皮孔，切面中心呈淡黄色。茎部具5棱，棱上和叶轴散布有钩刺和锈色短柔毛。

|功能主治|

根、茎：味苦、辛、微甘，性温。祛风湿，强筋骨，活血止痛。用于风湿痹痛、腰肌劳伤、跌打损伤、脊椎骨损伤。外用于急性、过敏性、渗出性皮炎。叶：用于难产。

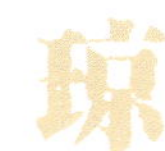

含羞草科 Mimosaceae 金合欢属 *Acacia*

阿拉伯胶树 *Acacia senegal* (L.) Willd.

中药名 阿拉伯胶树（药用部位：树胶）

植物形态 小乔木，树皮呈片状剥落；幼枝被短柔毛，老枝变无毛。托叶 3 刺状，两侧的近直立，中间的下弯；二回羽状复叶，常 3 簇生，叶轴长 2.5~5cm，常有小刺，最上一对羽片着生处及总叶柄上各有 1 腺体；羽片 3~5 对，对生或互生，长 1.2~3cm；小叶 8~15 对，线形，长 2~5mm，宽 1~1.5mm，具疏缘毛。穗状花序长 5~10cm；总花梗长 8~18mm；花白色，芳香；花萼阔钟形，长 1.5~2.5mm，无毛；花冠长约 4mm；雄蕊多数，花丝长 6~7mm。荚果带状，长 5~8cm，宽 1.7~2.5cm，具短柄，先端稍弯，呈喙状；种子 5~6，碟状，长 6~9mm，宽 5~8mm，暗棕色或灰绿色。

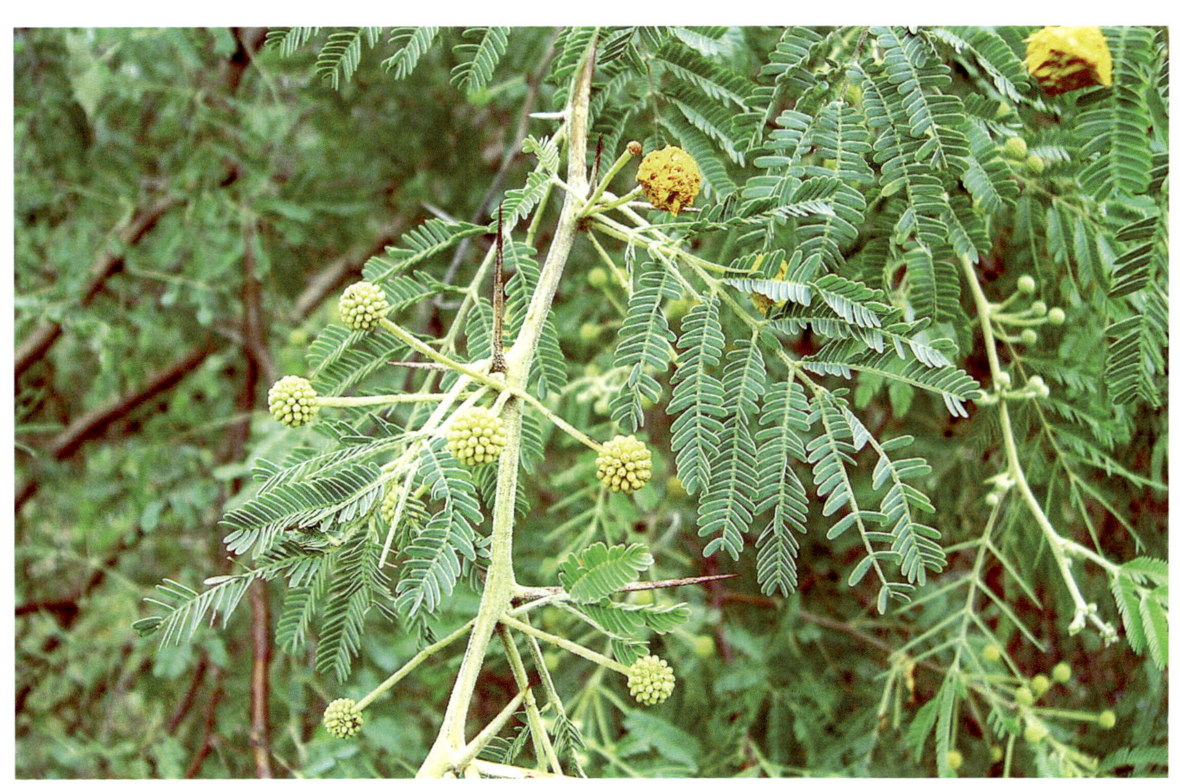

阿拉伯胶树

| 分布区域 | 海南万宁、儋州有栽培。中国云南亦有栽培。原产于非洲、阿拉伯国家、印度。

| 资　　源 | 仅有少量引种。

| 采收加工 | 全年可采收，切断晒干。

| 功能主治 | 树胶收敛。用于腹泻、痢疾、发热、呼吸系统疾病、肾脏慢性疾病、子痫、衄血、水蛭咬伤出血不止。外用于发炎创面、乳头疾患、水火烫伤。既可用作刺激缓和剂，又可用作丸剂的润滑剂，亦常用作乳化剂、赋形剂、混悬剂。

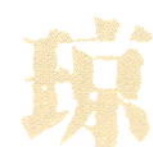

含羞草科 Mimosaceae 金合欢属 *Acacia*

藤金合欢 *Acacia sinuata* (Lour.) Merr.

中 药 名 藤金合欢（药用部位：全株或枝、叶）

植物形态 攀缘藤本；小枝、叶轴被灰色短茸毛，有散生、多而小的倒刺。托叶卵状心形，早落。二回羽状复叶，羽片6~10对，长8~12cm；总叶柄近基部及最顶1~2对羽片之间有1腺体；小叶15~25对，线状长圆形，长8~12mm，宽2~3mm，上面淡绿，下面粉白，两面被粗毛或变无毛，具缘毛；中脉偏于上缘。头状花序球形，直径9~12mm，再排成圆锥花序，花序分枝被茸毛；花白色或淡黄色，芳香；花萼漏斗状，长2mm；花冠稍突出。荚果带形，长8~15cm，宽2~3cm，边缘直或微波状，干时褐色，有种子6~10。花期4~6月，果期7~12月。

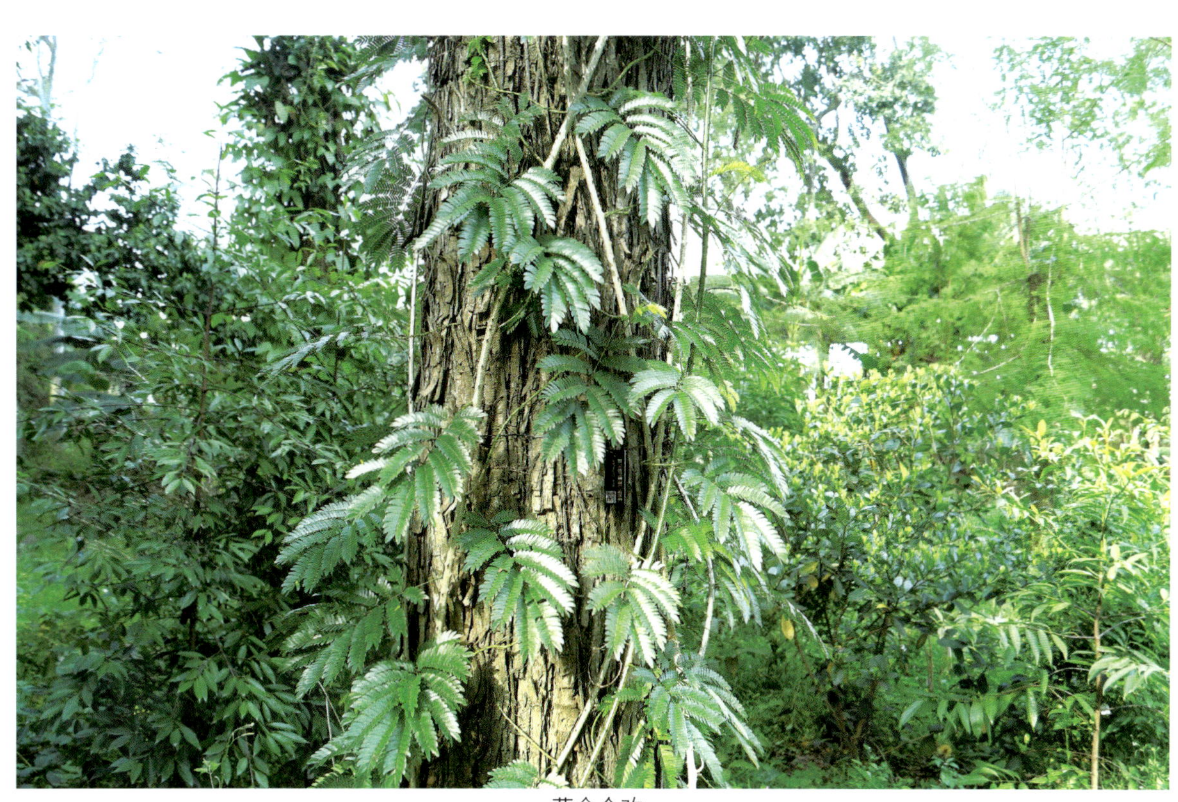

藤金合欢

| 分布区域 | 产于海南昌江。亦分布于中国广东、广西、福建、江西、湖南、贵州、云南等地。亚洲热带地区也有分布。

| 资　　源 | 生于疏林或灌丛中，少见。

| 采收加工 | 全年可采，鲜用或晒干备用。

| 功能主治 | 全株、枝、叶：味甘、微苦，性凉。清热解毒，散血消肿，生发。用于痈肿疮毒、急剧腹痛、牙痛，亦用作生发剂。

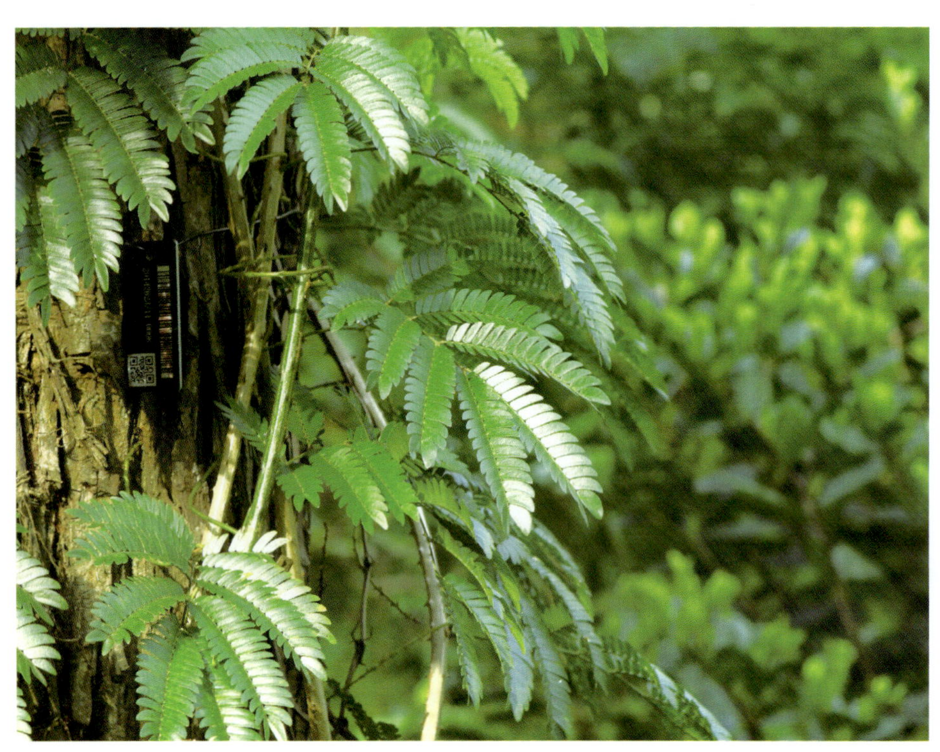

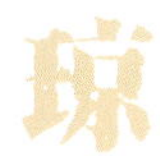

含羞草科 Mimosaceae 海红豆属 *Adenanthera*

海红豆 *Adenanthera pavonina* L. var. *microsperma* (Teijsm. et Binnend.) Nielsen

|中 药 名| 海红豆（药用部位：种子、叶）

|植物形态| 落叶乔木，嫩枝被微柔毛。二回羽状复叶；叶柄和叶轴被微柔毛，无腺体；羽片3~5对，小叶4~7对，互生，长圆形或卵形，长2.5~3.5cm，宽1.5~2.5cm，两端圆钝，两面均被微柔毛，具短柄。总状花序单生于叶腋或排成圆锥花序，被短柔毛；花小，白色或黄色，有香味，具短梗；花萼长不足1mm，与花梗同被金黄色柔毛；花瓣披针形，长2.5~3mm，无毛，基部稍合生；雄蕊10，与花冠等长或稍长；子房被柔毛，几无柄，花柱丝状，柱头小。荚果狭长圆形，盘旋，长10~20cm，宽1.2~1.4cm，开裂后果瓣旋卷；种子近圆形至椭圆形，长5~8mm，宽4.5~7mm，鲜红色，有光泽。花期4~7月，果期7~10月。

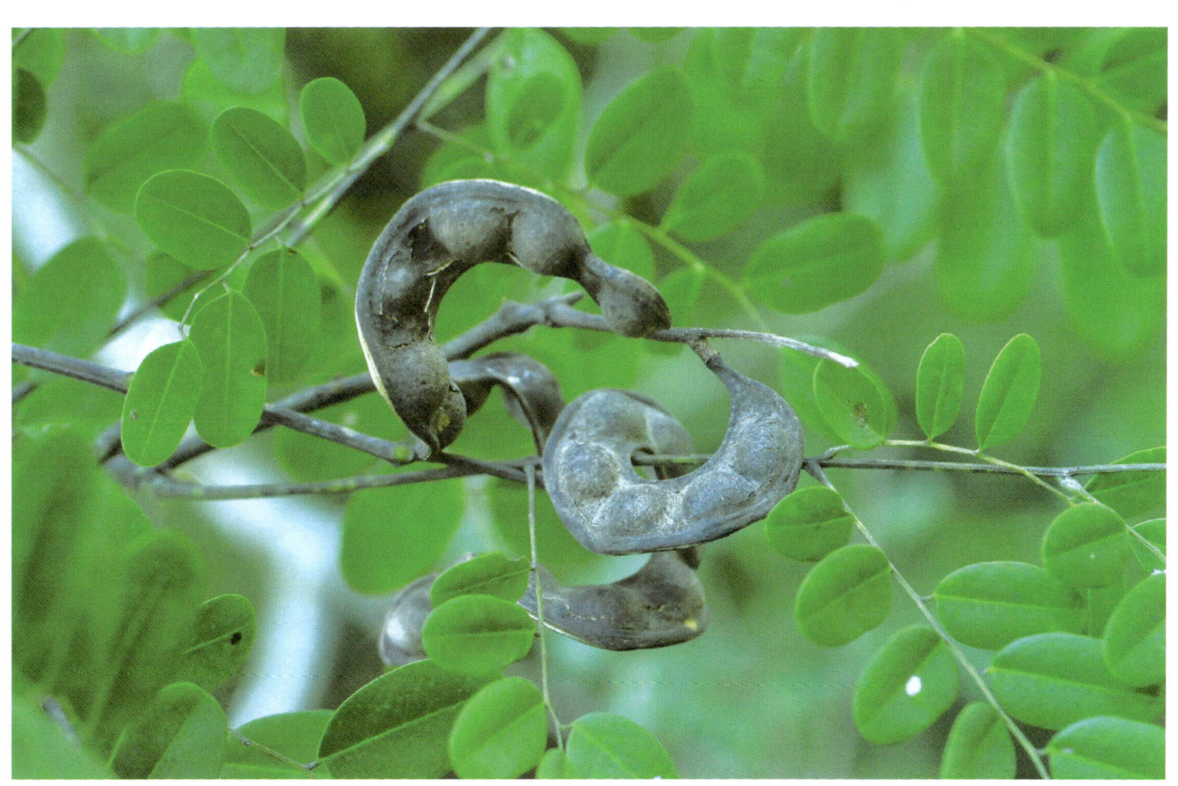

海红豆

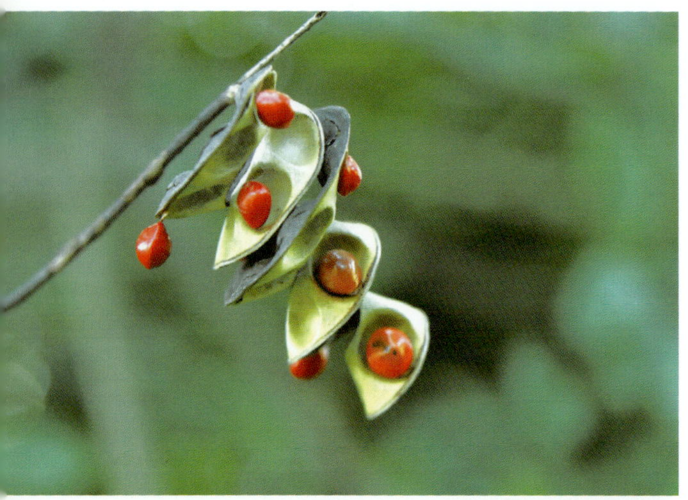

| 分布区域 |

产于海南三亚、乐东、东方、白沙、屯昌。亦分布于中国广东、广西、福建、台湾、贵州、云南等地。越南、老挝、柬埔寨、泰国、缅甸、马来西亚、印度尼西亚也有分布。

| 资　　源 |

生于林中、溪边、沟谷，常见。

| 采收加工 |

种子：秋季采收成熟的果实，剥取种子。叶：全年可采，晒干。

| 药材性状 |

种子呈阔卵形或椭圆形，长 5.5~8mm，表面鲜红色，光亮，一端见种脐。

| 功能主治 |

种子：味苦、辛，性微寒；有小毒。疏风清热，燥湿止痒，润肤养颜。用于面部黑头、痤疮、花斑癣。叶：用于痛风、肠及尿道出血。

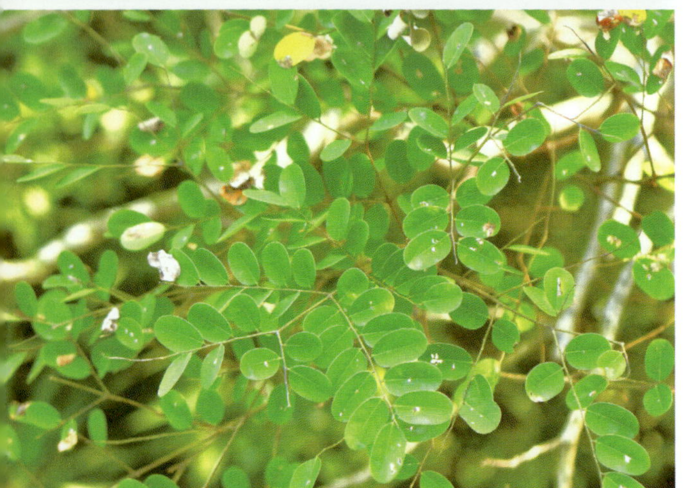

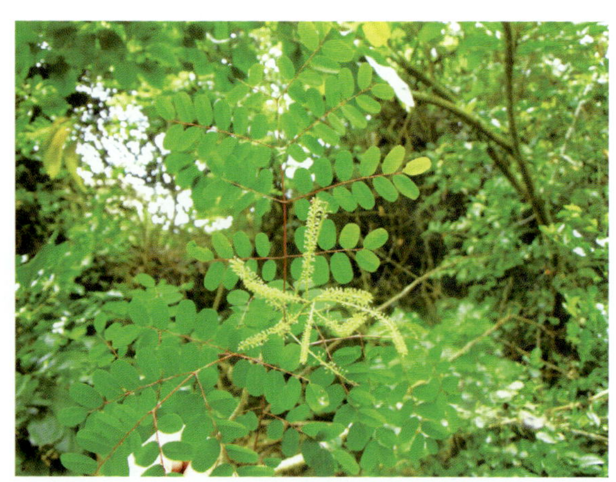

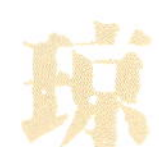

含羞草科 Mimosaceae 合欢属 *Albizia*

楹　树 *Albizia chinensis* (Osbeck) Merr.

中 药 名 楹树（药用部位：树皮）

植物形态 落叶乔木，小枝被黄色柔毛。托叶大，膜质，心形，先端有小尖头，早落。二回羽状复叶，羽片6~12对；总叶柄基部和叶轴上有腺体；小叶20~35对，无柄，长椭圆形，长6~10mm，宽2~3mm，先端渐尖，基部近平截，具缘毛，下面被长柔毛；中脉紧靠上边缘。头状花序有花10~20，生于长短不同、密被柔毛的总花梗上，再排成顶生的圆锥花序；花绿白色或淡黄色，密被黄褐色茸毛；花萼漏斗状，长约3mm，有5短齿；花冠长约为花萼的2倍，裂片卵状三角形；雄蕊长约25mm；子房被黄褐色柔毛。荚果扁平，长10~15cm，宽约2cm，幼时稍被柔毛，成熟时无毛。花期3~5月，果期6~12月。

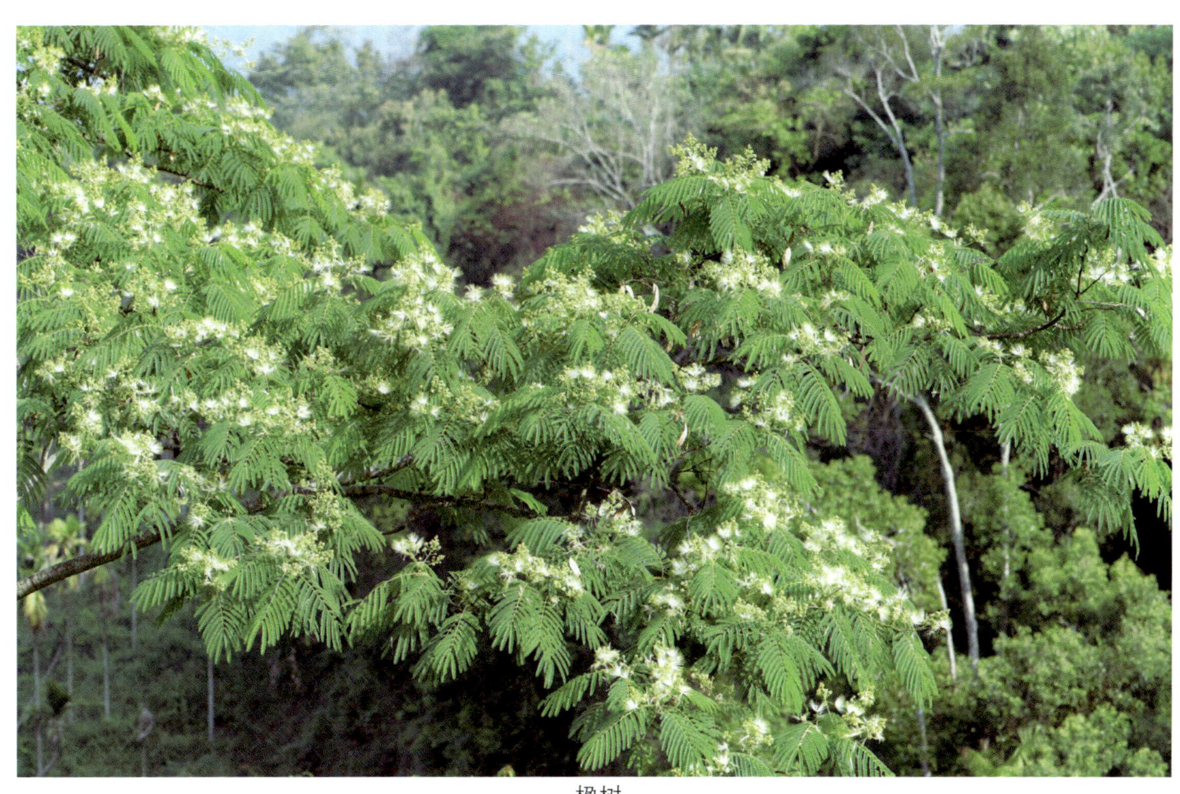

楹树

分布区域 产于海南三亚、东方、昌江、白沙、保亭、琼中、儋州、澄迈、琼海。分布于中国华南其他区域，以及湖南、福建、浙江、贵州、云南、西藏等地。东南亚至南亚也有分布。

资　源 生于林中或旷野，常见。

采收加工 全年可采，除去杂质，切片，鲜用或晒干。

功能主治 味淡、涩，性平。固涩止泻，收敛生肌。用于肠炎痢疾、泄泻，外用于疮疡溃烂、久不收口、外伤出血。

附　注 因含有催产素，东非地区用于催产、引产。

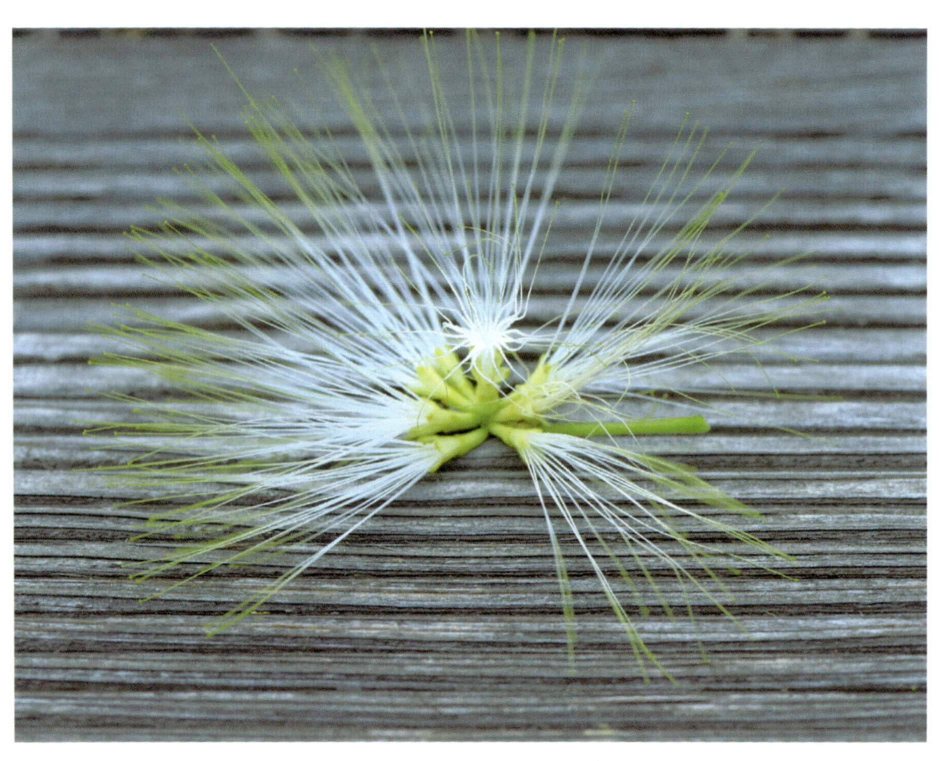

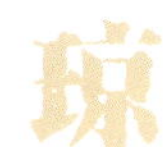

含羞草科 Mimosaceae 合欢属 *Albizia*

天香藤 *Albizia corniculata* (Lour.) Druce

中 药 名 天香藤（药用部位：木质部）

植物形态 攀缘灌木或藤本，幼枝稍被柔毛，在叶柄下常有一下弯的粗短刺。托叶小，脱落。二回羽状复叶，羽片 2~6 对；总叶柄近基部有一压扁的腺体；小叶 4~10 对，长圆形或倒卵形，长 12~25mm，宽 7~15mm，先端极钝或有时微缺，或具硬细尖，基部偏斜，上面无毛，下面疏被微柔毛；中脉居中。头状花序有花 6~12，再排成顶生或腋生的圆锥花序；总花梗柔弱，疏被短柔毛，长 5~10mm；花无梗；花萼长不及 1mm，与花冠同被微柔毛；花冠白色，管长约 4mm，裂片长 2mm；花丝长 1cm。荚果带状，长 10~20cm，扁平，无毛；种子 7~11，长圆形，褐色。花期 4~7 月，果期 8~11 月。

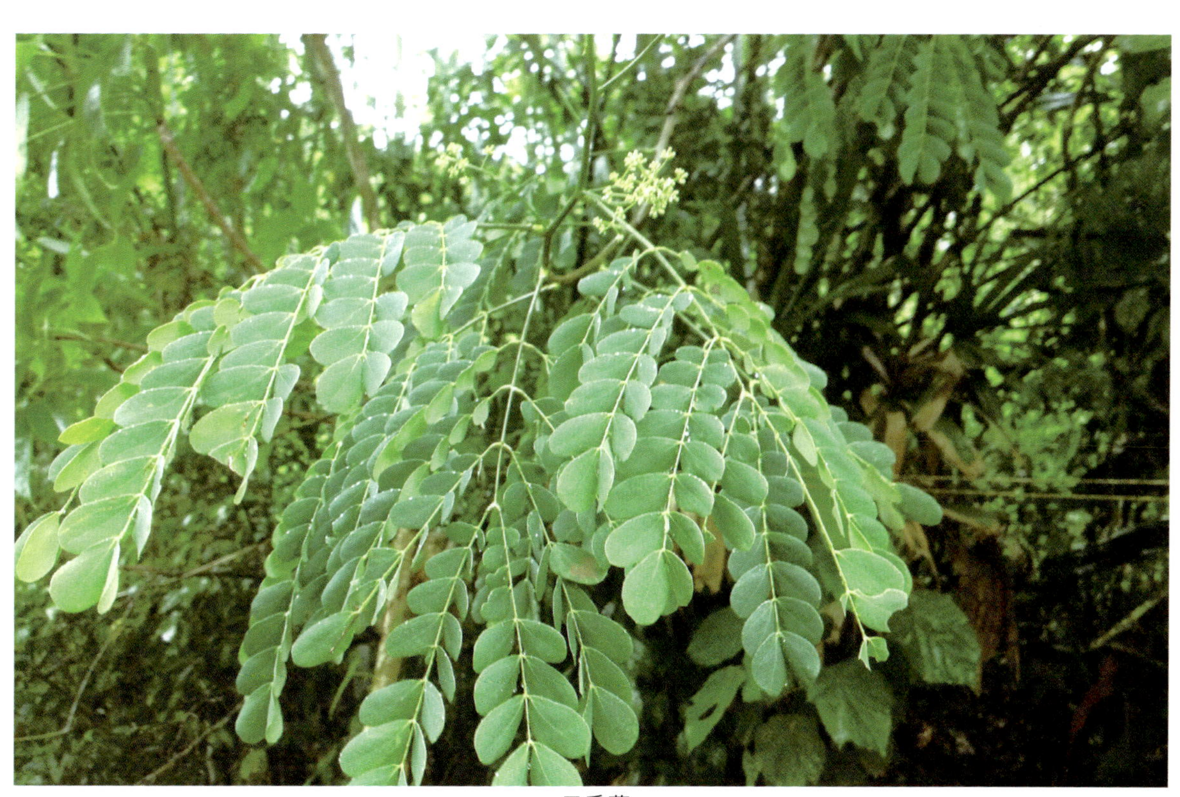

天香藤

| 分布区域 | 产于海南三亚、乐东、东方、昌江、五指山、万宁、琼中、陵水、儋州、琼海、海口。亦分布于中国广东、广西、福建等地。越南、老挝、柬埔寨、泰国、印度尼西亚、菲律宾、马来西亚也有分布。

| 资　　源 | 生于旷野或疏林中，常见。

| 采收加工 | 全年皆可采收，把茎干外面部分去除，只留下木心，切碎，晒干。

| 功能主治 | 行气止痛。

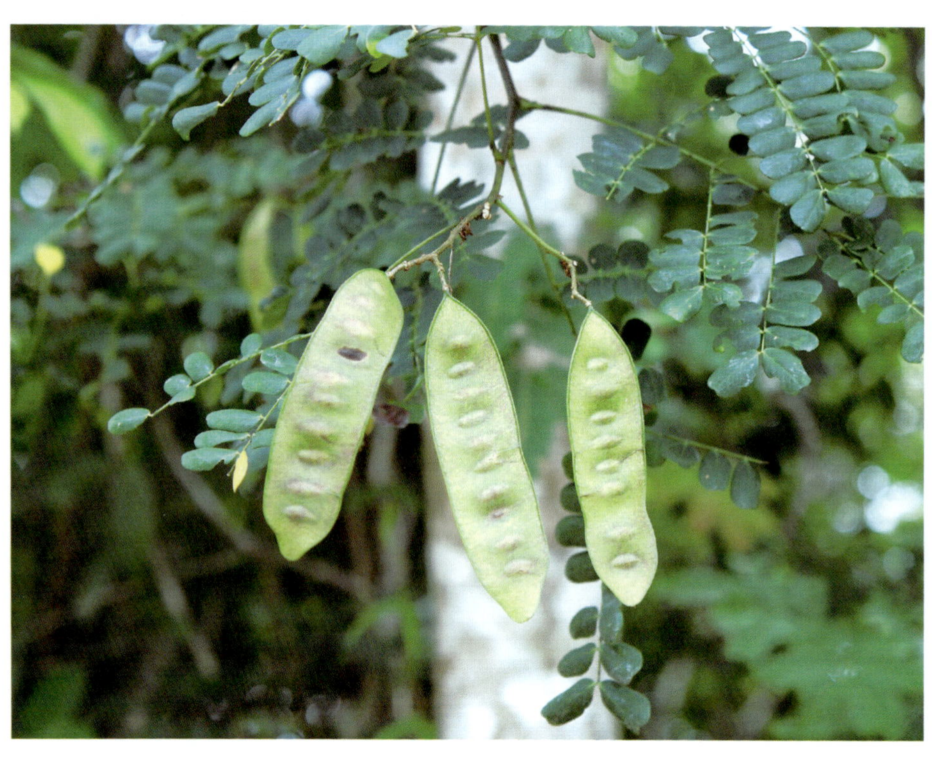

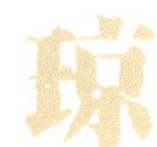

含羞草科 Mimosaceae 合欢属 *Albizia*

南洋楹 *Albizia falcataria* (L.) Fosberg

| 中 药 名 | 南洋楹（药用部位：树皮）

| 植物形态 | 常绿大乔木，树干通直，高可达 45m；嫩枝圆柱状或微有棱，被柔毛。托叶锥形，早落。羽片 6~20 对，上部的通常对生，下部的有时互生；总叶柄基部及叶轴中部以上羽片着生处有腺体；小叶 6~26 对，无柄，菱状长圆形，长 1~1.5cm，宽 3~6mm，先端急尖，基部圆钝或近截形；中脉偏于上边缘。穗状花序腋生，单生或数个组成圆锥花序；花初白色，后变黄；花萼钟状，长 2.5mm；花瓣长 5~7mm，密被短柔毛，仅基部连合。荚果带形，长 10~13cm，宽 1.3~2.3cm，熟时开裂；种子多颗，长约 7mm，宽约 3mm。花期 4~7 月。

| 分布区域 | 海南海口有栽培。中国华南其他区域亦广泛栽培。原产于东南亚。

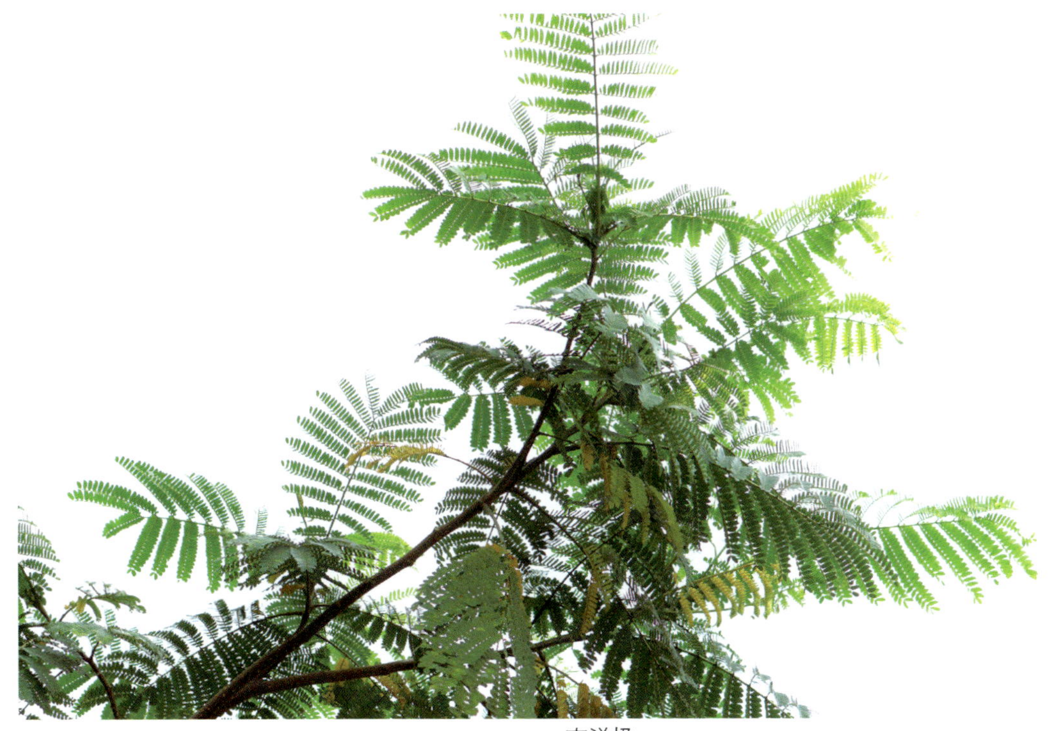

南洋楹

｜资　　源｜ 栽培量少。

｜采收加工｜ 全年可采，除去杂质，切片，鲜用或晒干。

｜功能主治｜ 味淡、涩，性平。固涩止泻，收敛生肌。用于吐泻、疮疡、溃烂久不收口、外伤出血。

｜附　　注｜ 在 FOC 中，其学名被修订为 *Falcataria moluccana* (Miq.) Barneby et Grimes。

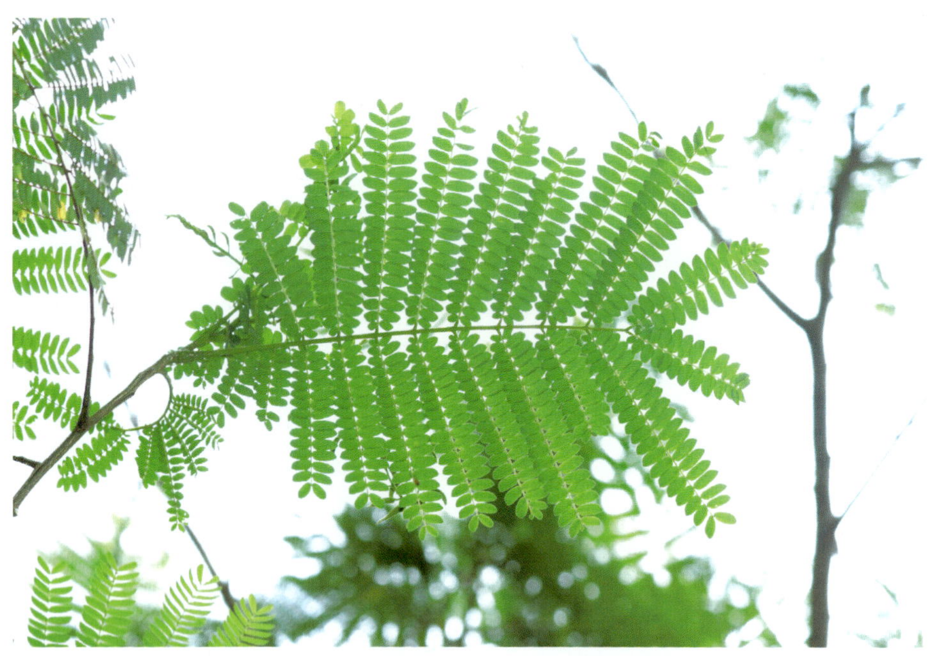

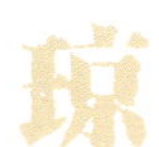

含羞草科 Mimosaceae 合欢属 *Albizia*

合 欢 *Albizia julibrissin* Durazz.

| 中 药 名 | 合欢（药用部位：树皮、花、花蕾）

| 植物形态 | 落叶乔木，小枝有棱角，嫩枝、花序和叶轴被绒毛或短柔毛。托叶线状披针形，较小叶小，早落。二回羽状复叶，总叶柄近基部及最顶 1 对羽片着生处各有 1 腺体；羽片 4~12 对，栽培的有时达 20 对；小叶 10~30 对，线形至长圆形，长 6~12mm，宽 1~4mm，向上偏斜，先端有小尖头，有缘毛，有时在下面或仅中脉上有短柔毛；中脉紧靠上边缘。头状花序于枝顶排成圆锥花序；花粉红色；花萼管状，长 3mm；花冠长 8mm，裂片三角形，长 1.5mm，花萼、花冠外均被短柔毛；花丝长 2.5cm。荚果带状，长 9~15cm，宽 1.5~2.5cm，嫩荚有柔毛，老荚无毛。花期 6~7 月，果期 8~10 月。

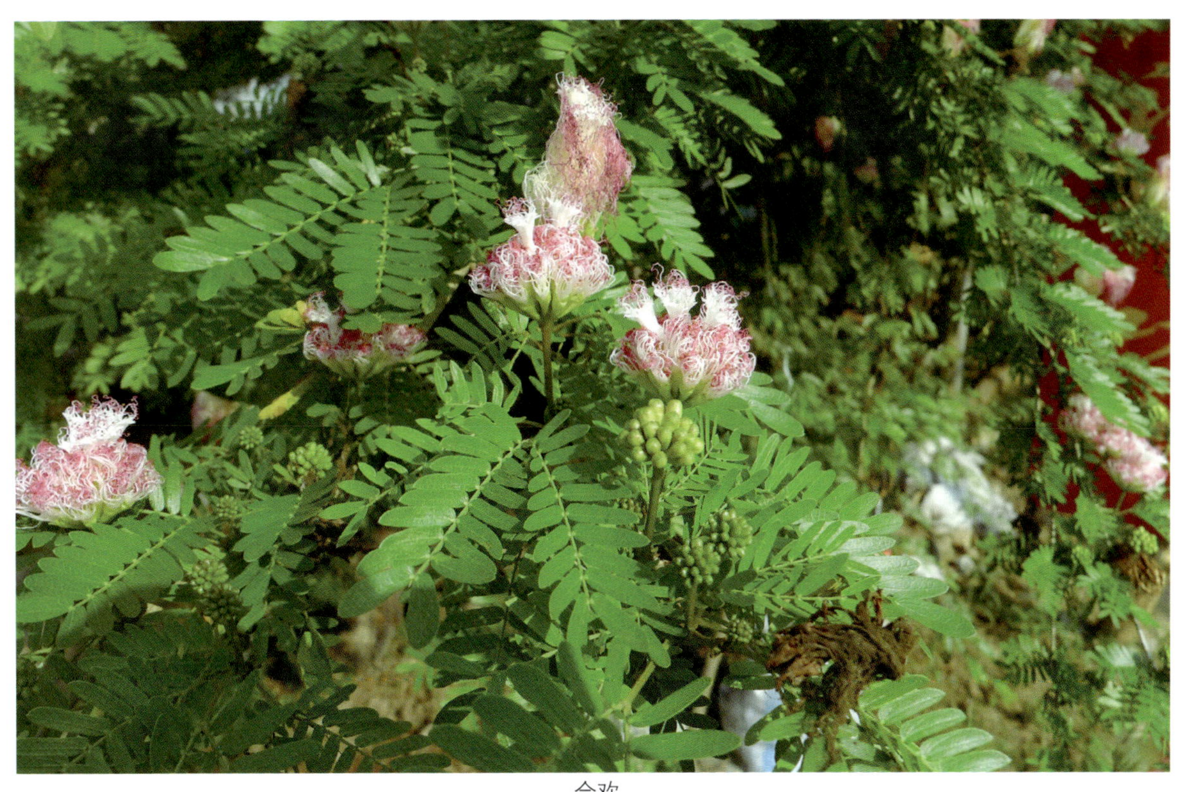

合欢

分布区域 海南有分布。中国华南其他区域、东北、西南各地也有分布。

资　　源 生于山坡或栽培。

采收加工 树皮：夏、秋季间剥皮，切段，晒干。花：在夏季花初开时采收，除去枝叶，晒干。花蕾：夏季花朵盛开前采收，洗净，晒干。

药材性状 本品呈浅槽状或卷成单筒状，长 40~80mm，厚 1~3mm。外表面灰褐色，稍粗糙，皮孔红棕色，椭圆形。内表面平滑，淡黄白色，有纵直的细纹理。质硬而脆，易折断，折断面裂片状。气微香，味微涩，稍刺舌，而后喉部有不适感。合欢花头状花序皱缩成团。花细长而弯曲，长 0.8~1cm，淡黄棕色或淡黄褐色，具短梗。花萼筒状，先端具 5 小齿，疏生短柔毛；花冠筒长约为萼筒的 2 倍，先端具 5 裂，裂片披针形，疏生短柔毛；雄蕊多数，花丝细长，黄棕色或黄褐色，下部合生，上部分离，伸出冠筒外。体轻易碎。气微香，味淡。花蕾米粒状，青绿色或黄绿色，有毛，下部 1/3 被萼筒包裹。

功能主治 味甘，性平；归心、肝、脾经。解郁安神，活血消痈。用于心神不安、忧郁失眠、痈疮肿毒、跌打损伤。此外，花或花蕾尚可理气开胃，消风明目，活血止痛，用于风火眼疾、视物不清。

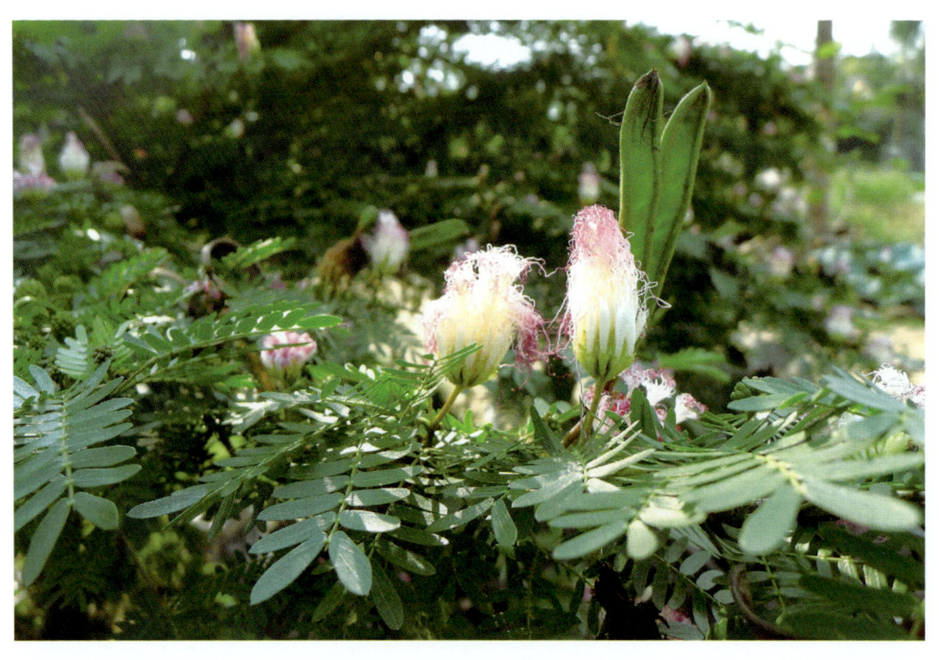

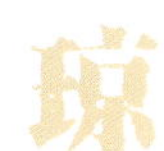

含羞草科 Mimosaceae 合欢属 *Albizia*

黄豆树 *Albizia procera* (Roxb.) Benth.

| 中 药 名 | 黄豆树（药用部位：种子、树皮）

| 植物形态 | 落叶乔木，无刺；小枝略被短柔毛或近无毛。二回羽状复叶；总叶柄近基部有一长圆形大腺体；羽片 3~5 对，长 15~20cm；小叶 6~12 对，近革质，先端圆钝或微凹，基部偏斜，两面疏被伏贴短柔毛，中脉偏于下缘；叶柄长约 2mm。头状花序在枝顶或叶腋排成圆锥花序；花无梗；花萼长 2~3mm，无毛；花冠黄白色，长约 6mm，裂片披针形，长约 2.5mm，顶部被柔毛；子房近无柄。荚果带形，长 10~15cm，宽 1.5~2.5cm，扁平，无毛，有种子 8~12。花期 5~9 月，果期 9 月至翌年 2 月。

| 分布区域 | 产于海南三亚、乐东、东方、昌江、白沙、五指山、保亭、陵水、琼中、

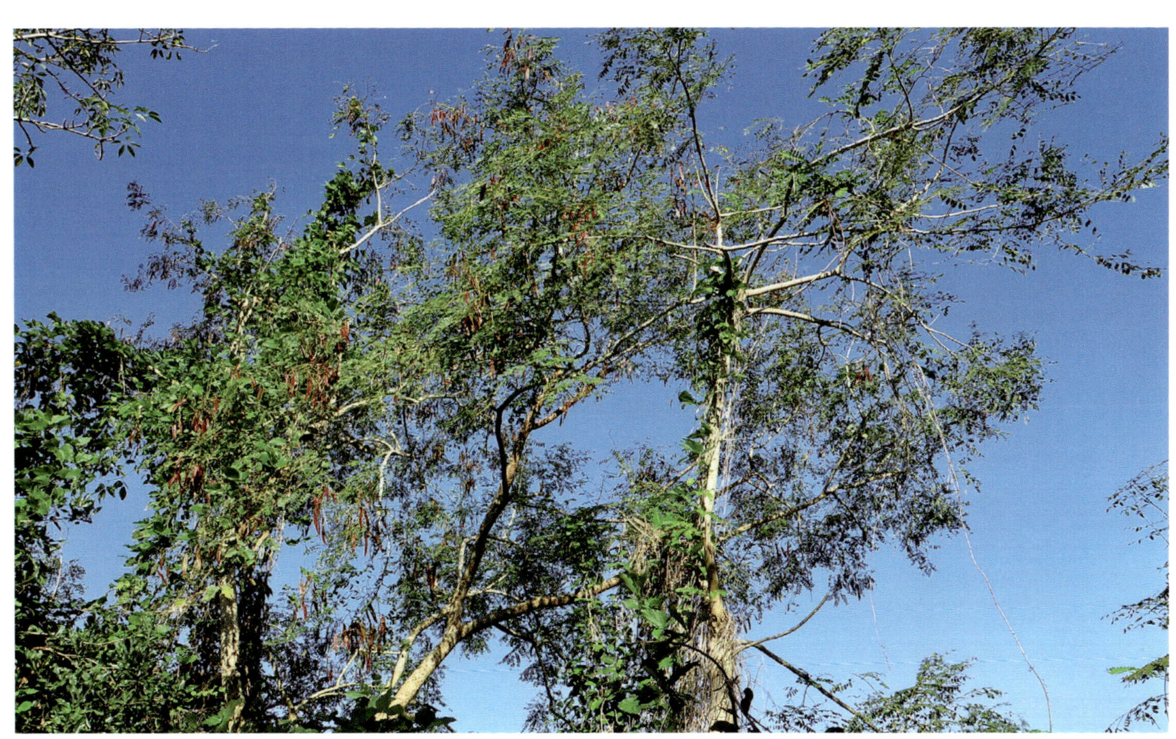

黄豆树

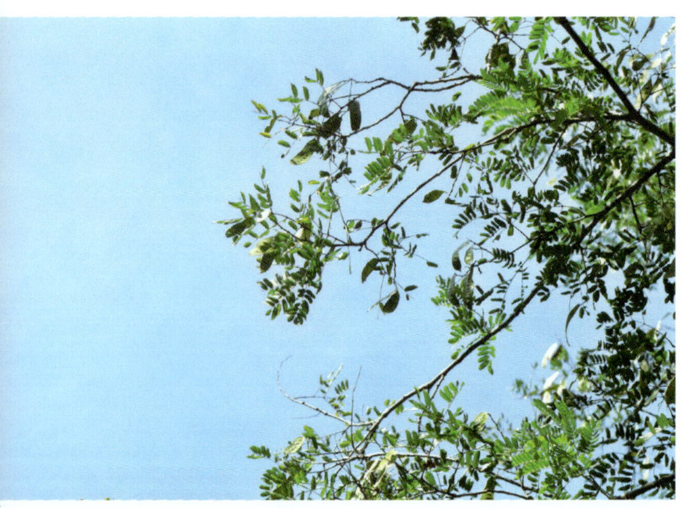

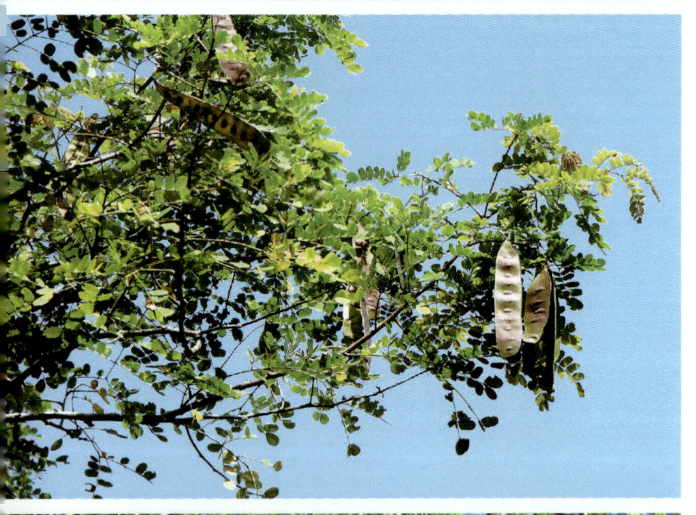

儋州、澄迈。亦分布于中国广东、广西、台湾、云南等地。东南亚至南亚也有分布。

资　源

生于低海拔林中，常见。

采收加工

树皮：全年可采，洗净切段，鲜用或晒干。种子：果实成熟后采收，剥去果荚，晒干。

功能主治

种子：祛风健胃。树皮：毒鱼。

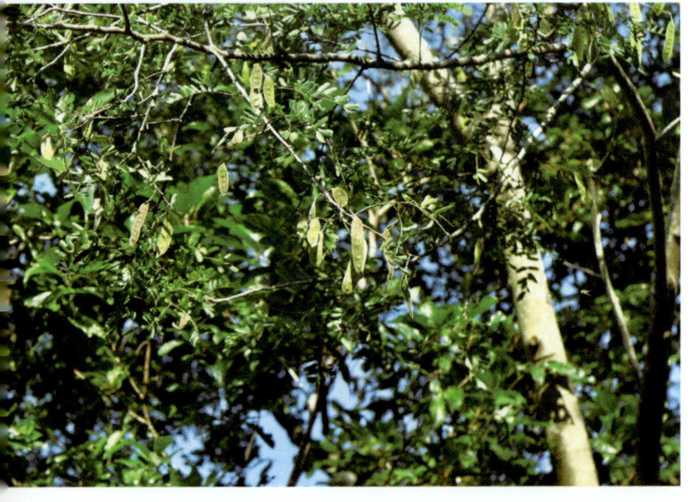

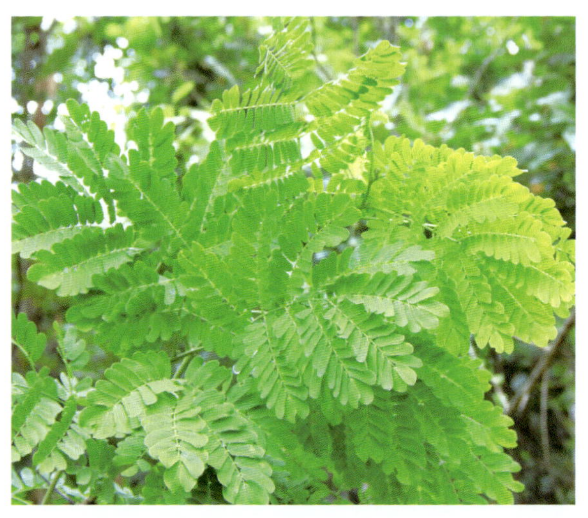

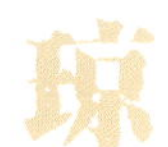

含羞草科 Mimosaceae 朱缨花属 *Calliandra*

朱缨花 *Calliandra haematocephala* Hassk.

| 中 药 名 | 朱缨花（药用部位：树皮）

| 植物形态 | 落叶灌木或小乔木，小枝圆柱形，褐色。托叶卵状披针形，宿存。二回羽状复叶，总叶柄长 1~2.5cm；羽片 1 对，长 8~13cm；小叶 7~9 对，斜披针形，长 2~4cm，宽 7~15mm，中上部的小叶较大，边缘被疏柔毛；小叶柄长仅 1mm。头状花序腋生，直径约 3cm，有花 25~40，总花梗长 1~3.5cm；花萼钟状，长约 2mm，绿色；花冠管长 3.5~5mm，淡紫红色，先端具 5 裂片，裂片反折，无毛；雄蕊突露于花冠之外，非常显著，雄蕊管长约 6mm，白色，管口内有钻状附属体，上部离生的花丝长约 2cm，深红色。荚果线状倒披针形，长 6~11cm，宽 5~13mm，暗棕色，成熟时由顶至基部沿缝线开裂，果瓣外反；种子 5~6，长圆形，棕色。花期 8~9 月，果期 10~11 月。

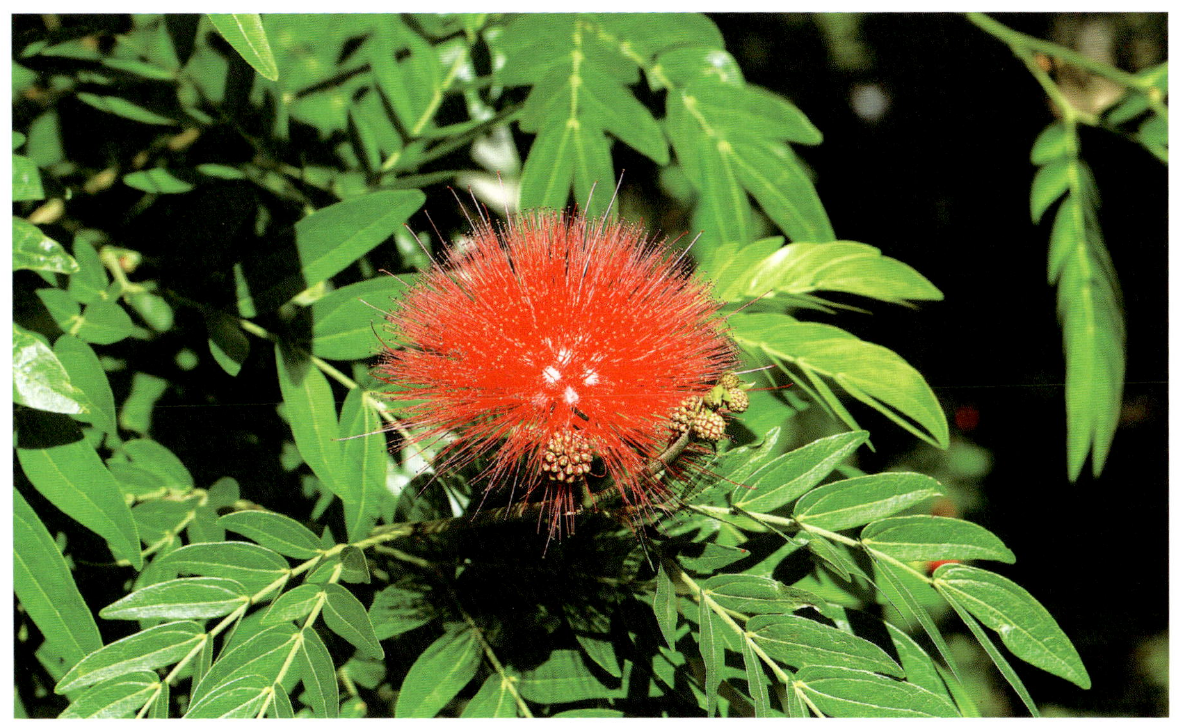

朱缨花

| 分布区域 | 产于海南万宁、海口。中国华南其他区域亦有栽培。原产于南美洲。

| 资　　源 | 栽培，常见。

| 采收加工 | 全年均可采收，洗净切片，晒干。

| 功能主治 | 利尿，驱虫。

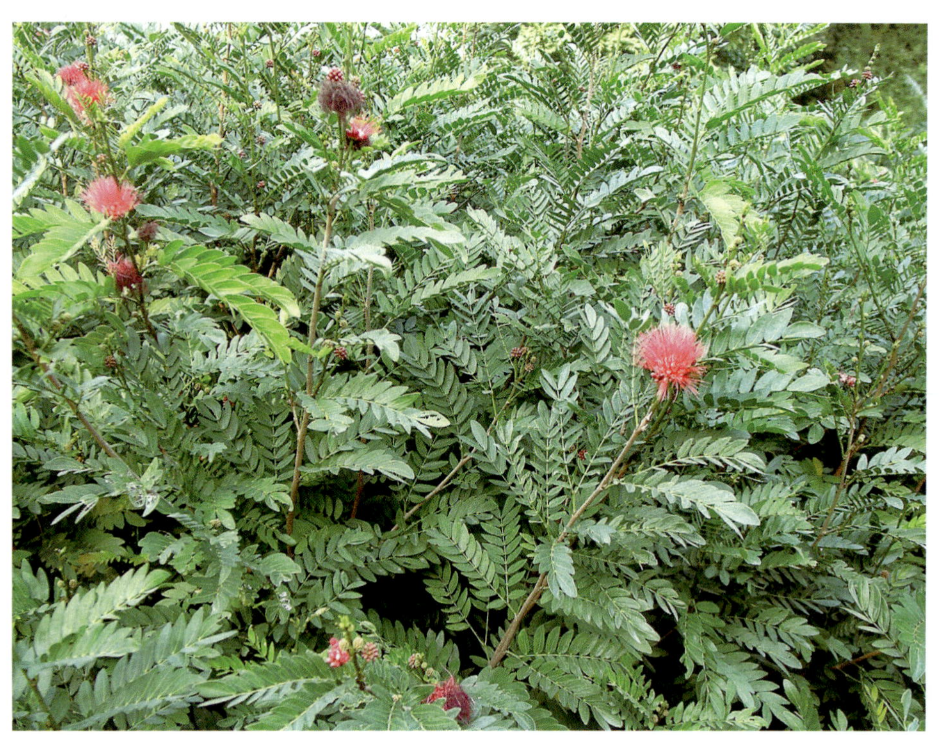

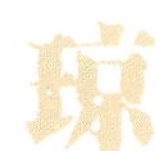

含羞草科 Mimosaceae 榼藤属 *Entada*

榼　藤 *Entada phaseoloides* (L.) Merr.

中药名 榼藤（药用部位：种子、藤茎、根、茎皮）

植物形态 常绿、木质大藤本，茎扭旋，枝无毛。二回羽状复叶，长 10~25cm；羽片通常 2 对，顶生 1 对羽片变为卷须；小叶 2~4 对，对生，革质，长椭圆形或长倒卵形，先端钝、微凹，基部略偏斜，主脉稍弯曲，主脉两侧的叶面不等大，网脉两面明显；叶柄短。穗状花序长 15~25cm，单生或排成圆锥花序式，被疏柔毛；花细小，白色，密集，略有香味；苞片被毛；花萼阔钟状，具 5 齿；花瓣 5，长圆形，长 4mm，先端尖，无毛，基部稍连合；雄蕊稍长于花冠；子房无毛，花柱丝状。荚果长达 1m，宽 8~12cm，弯曲，扁平，木质，成熟时逐节脱落，每节内有 1 种子；种子近圆形，直径 4~6cm，扁平，暗褐色，成熟后种皮木质，有光泽，具网纹。花期 3~6 月，果期 8~11 月。

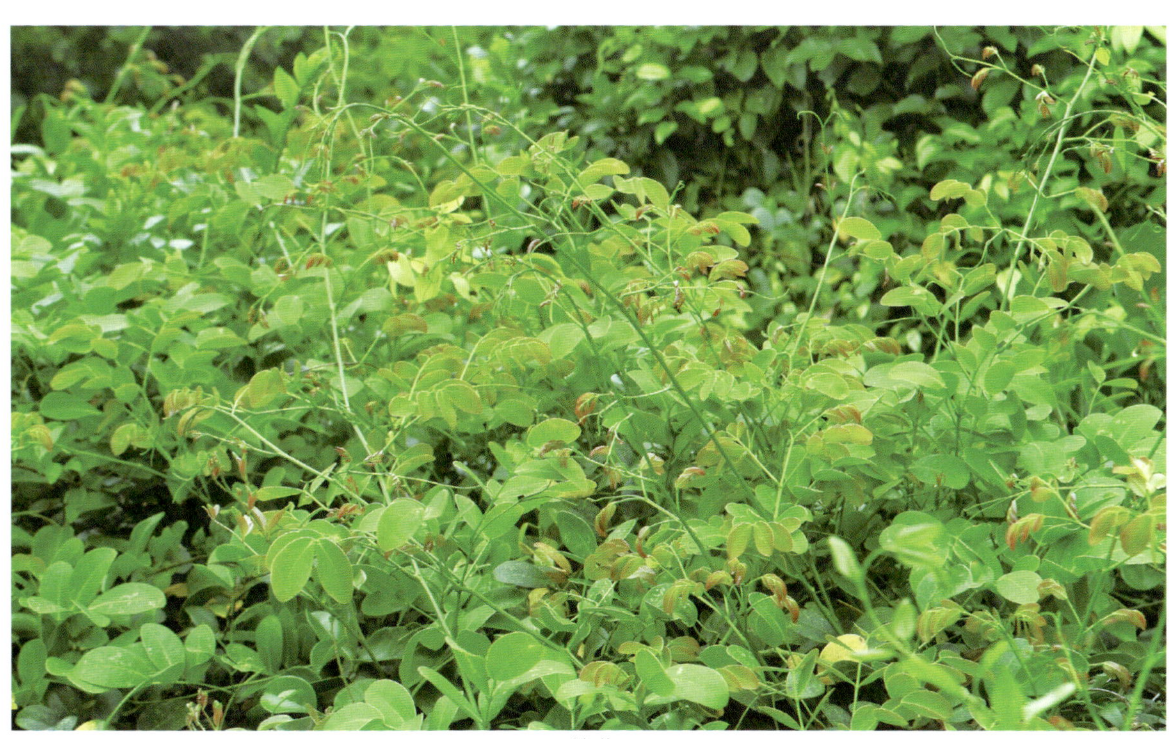

榼藤

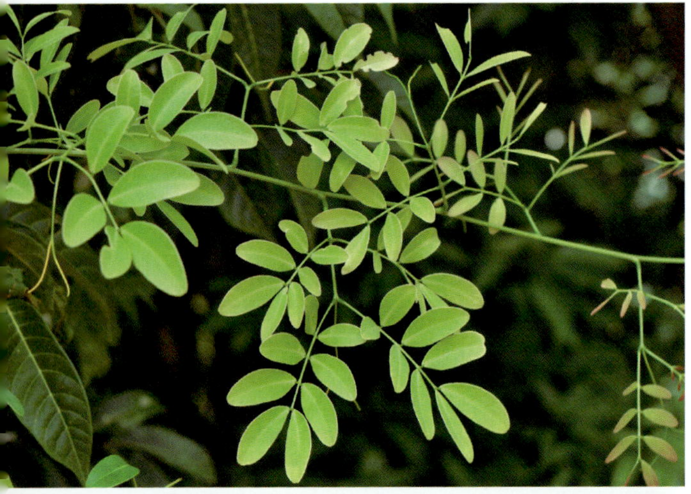

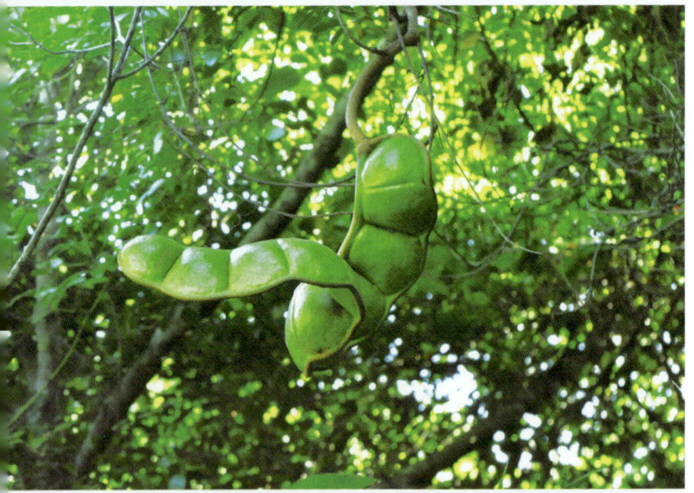

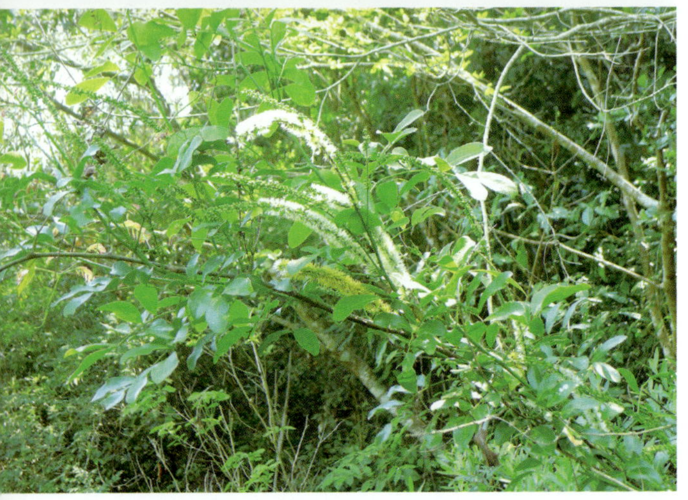

分布区域

产于海南白沙、琼中、万宁、琼海、儋州、昌江，西沙群岛有分布记录。亦分布于中国广东、广西、台湾、福建、云南、西藏等地。亚洲热带、亚热带地区和大洋洲热带地区也有分布。

资　源

生于山涧或山坡混交林中，常见。

采收加工

种子：冬、春季种子成熟后采收，去外壳，晒干。藤茎、根、茎皮：全年均可采，切片，晒干或鲜用。

药材性状

种子为扁圆形，直径 4~5cm，厚 10~18mm。表面棕褐色，具光泽，少数两面中央微凹，被棕黄色粉状物，除去后可见细密的网状纹理。种脐长椭圆形，种皮极坚硬，难破碎，破开后，厚 1~2mm，种仁乳白色，子叶 2，甚大，厚 5~7mm，子叶间中央部分常有空腔，近种脐处有细小的胚。气微，味淡，嚼之有豆腥味。茎的块片呈不规则形，大小不等，斜而扭曲，厚 1~2cm。外皮棕褐色或灰棕色，粗糙，有地衣斑，具明显纵纹或沟纹，常有一棱脊状突起。切面皮部深棕色，有红棕色或棕黑色树脂状物，木质部棕色或浅棕色，有多数小孔，可见红棕色树脂状物环绕髓部呈偏心环纹状，髓部常呈小空洞状，偏于有棱脊一侧。质坚硬，不易折断。气微，味微涩。

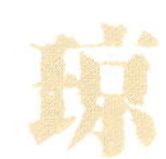

功能主治

藤茎、根：味苦、涩，性平；有毒；归肾经。活血祛风，壮腰固肾。用于风湿关节痛、四肢麻木、跌打损伤、骨折、杀虫灭虱。种子：味涩、甘，性平；归胃、肝、大肠经；无毒。行气止痛，利湿消肿，解热。用于脘腹胀痛、黄疸、脚气水肿、痢疾、痔疮、脱肛、喉痹。茎皮：用于催吐、泄泻。

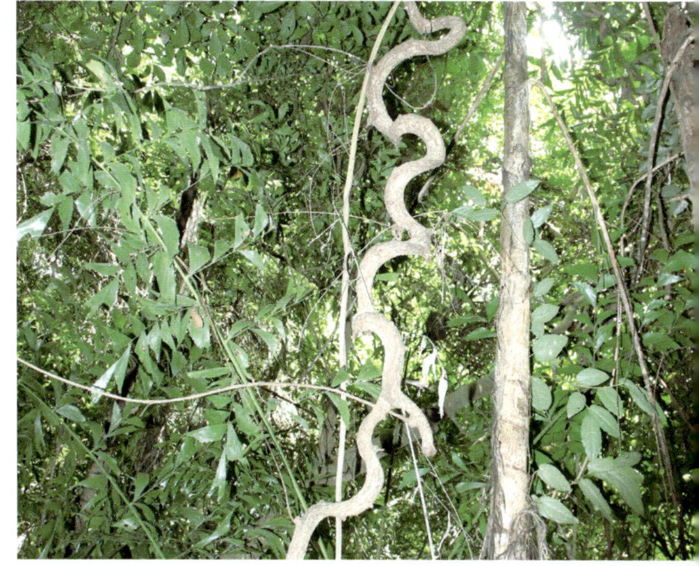

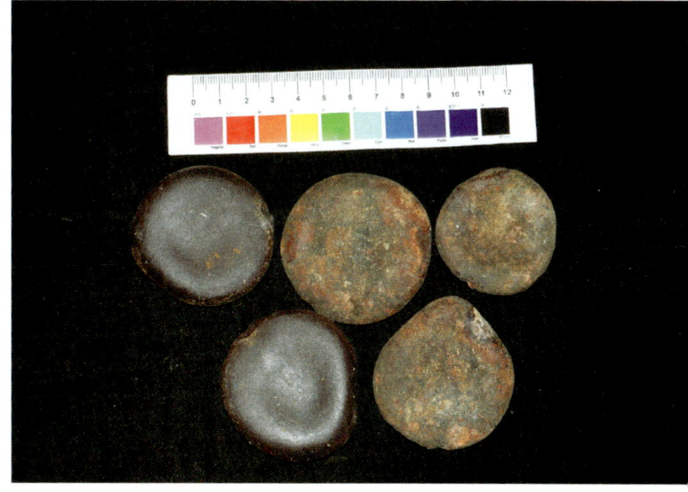

含羞草科 Mimosaceae 格木属 *Erythrophleum*

格　木 *Erythrophleum fordii* Oliv.

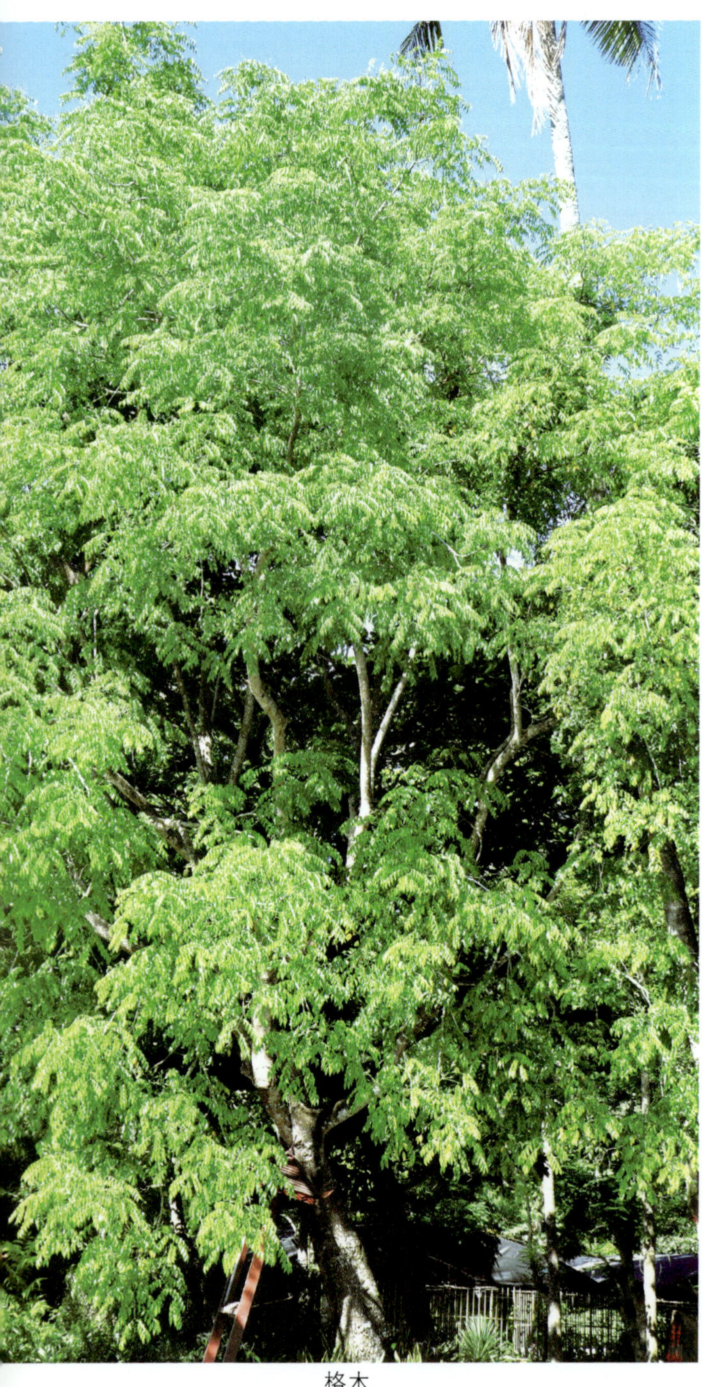
格木

中药名

格木（药用部位：种子、树皮）

植物形态

乔木，嫩枝和幼芽被铁锈色短柔毛。叶互生，二回羽状复叶，无毛；羽片通常3对，对生，长20~30cm，每个羽片有小叶8~12；小叶互生，卵形，长5~8cm，宽2.5~4cm，边全缘；小叶柄长2.5~3mm。由穗状花序所排成的圆锥花序长15~20cm；总花梗上被铁锈色柔毛；萼钟状，外面被疏柔毛，裂片长圆形，边缘密被柔毛；花瓣5，淡黄绿色，长于萼裂片，倒披针形，内面和边缘密被柔毛；雄蕊10，无毛，长为花瓣的2倍；子房长圆形，具柄，外面密被黄白色柔毛。荚果长圆形，扁平，长10~18cm，厚革质，有网脉；种子长圆形，稍扁平，长2~2.5cm，宽1.5~2cm，种皮黑褐色。花期5~6月，果期8~10月。

分布区域

海南万宁有栽培。亦分布于中国华南其他区域，以及福建、台湾、浙江等地。越南也有分布。

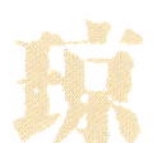

资　源

栽培量较少。

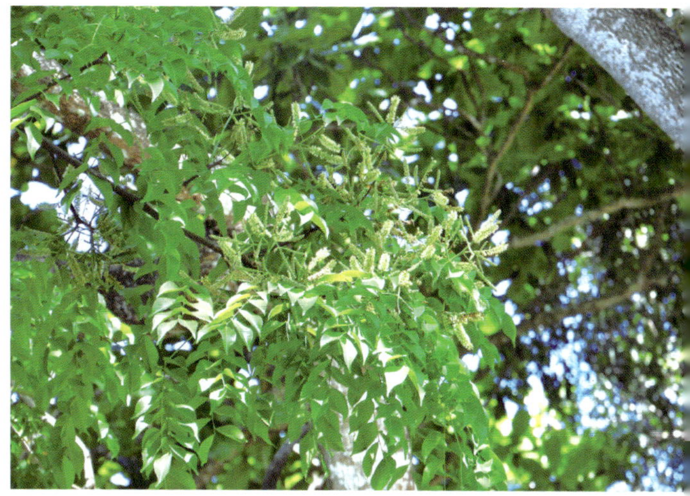

采收加工

种子：夏、秋季种子成熟后采收，去外壳，晒干。树皮：全年均可采，切片，晒干或鲜用。

功能主治

含强心苷。有强心、益气活血等作用。用于心气不足所致的气虚血瘀之证。

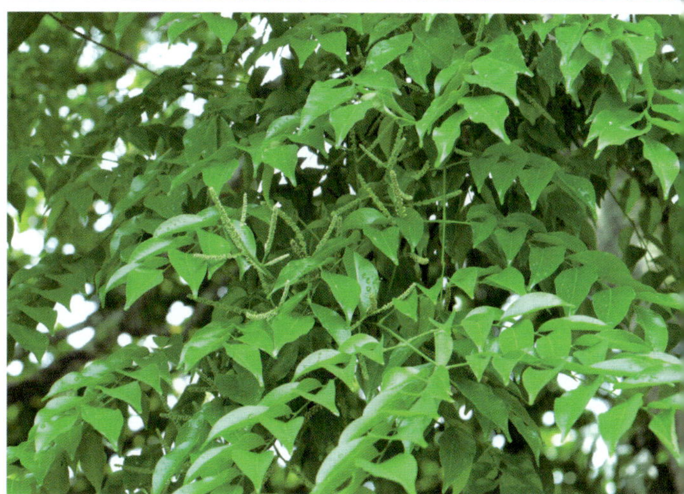

含羞草科 Mimosaceae 银合欢属 *Leucaena*

银合欢 *Leucaena leucocephala* (Lam.) de Wit

中药名 银合欢（药用部位：全株或种子、树皮、叶）

植物形态 灌木或小乔木，老枝具褐色皮孔，无刺；托叶三角形。羽片4~8对，长5~9cm，叶轴被柔毛，在最下1对羽片着生处有黑色腺体1；小叶5~15对，线状长圆形，长7~13mm，宽1.5~3mm，边缘被短柔毛。头状花序通常1~2个腋生，直径2~3cm；苞片紧贴，被毛，早落；总花梗长2~4cm；花白色；花萼长约3mm，先端具5细齿，外面被柔毛；花瓣狭倒披针形，长约5mm，背被疏柔毛；雄蕊10，通常被疏柔毛，长约7mm；子房具短柄，上部被柔毛，柱头凹下呈杯状。荚果带状，长10~18cm，宽1.4~2cm，先端凸尖，基部有柄，纵裂，被微柔毛；种子6~25，卵形，长约7.5mm，褐色，扁平，光亮。花期4~7月，果期8~10月。

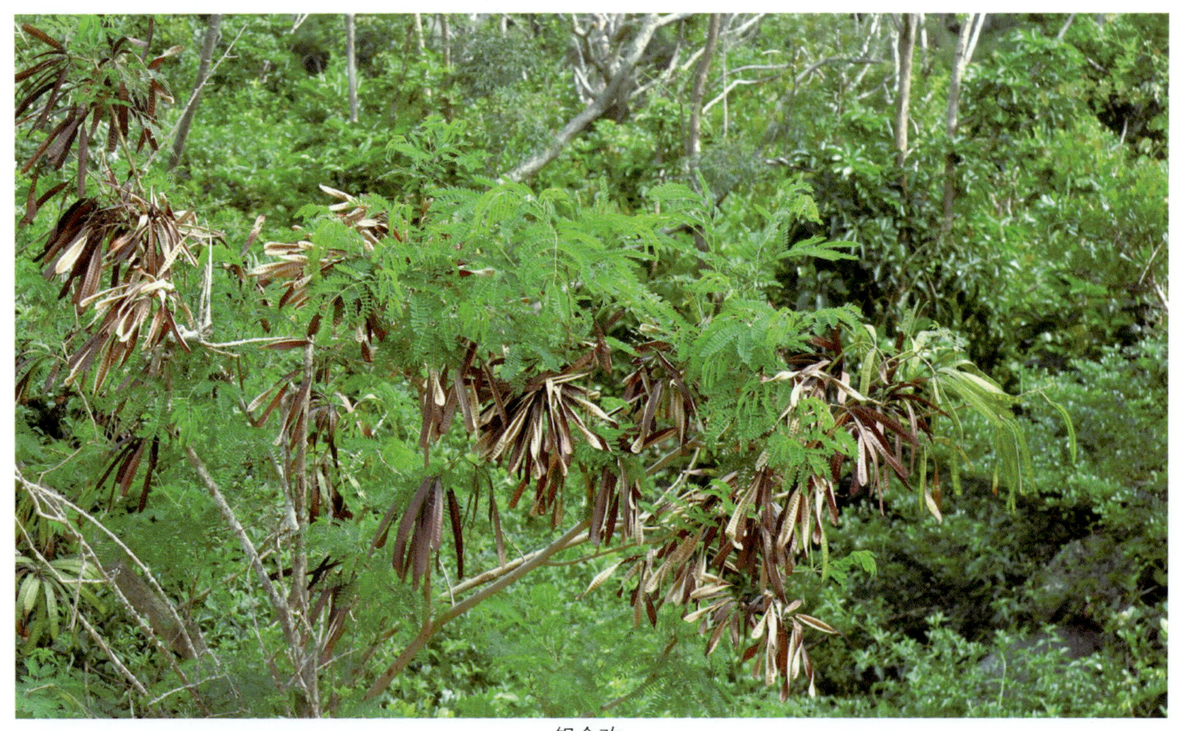

银合欢

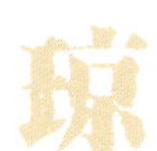

| 分布区域 |

产于海南三亚、乐东、东方、儋州、临高、屯昌、海口、西沙群岛、南沙群岛。中国广东、广西、福建、台湾、贵州、云南亦有栽培或逸为野生。原产于美洲热带地区。

| 资　　源 |

栽培，常见。

| 采收加工 |

种子：冬、春季种子成熟后采收，去外壳，晒干。全株、叶、树皮：全年均可采，切片，晒干或鲜用。

| 功能主治 |

种子：驱虫，消渴。用于糖尿病和制造淀粉。树皮：用于心悸怔忡、骨折、疥疮。全株：用作饲料。亦用于除去动物尾巴和鬃毛，及制造活性炭、燃料。叶：医疗上用作脱毛剂和用于疮疡。

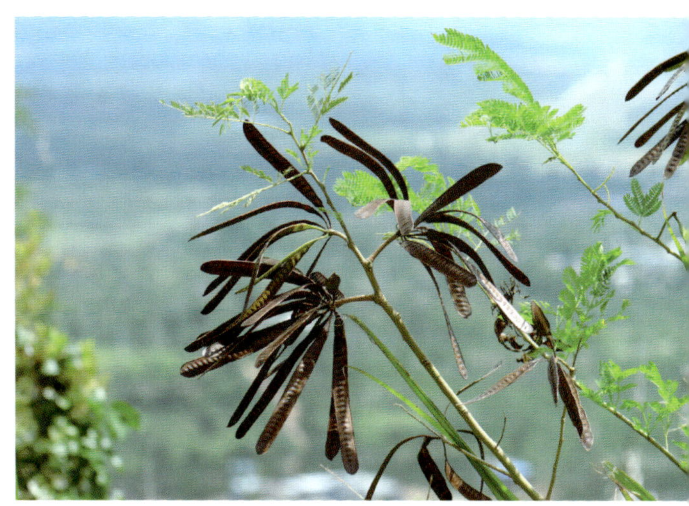

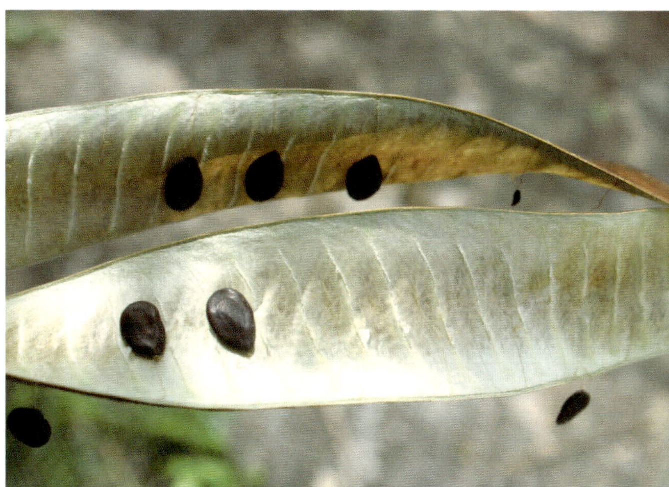

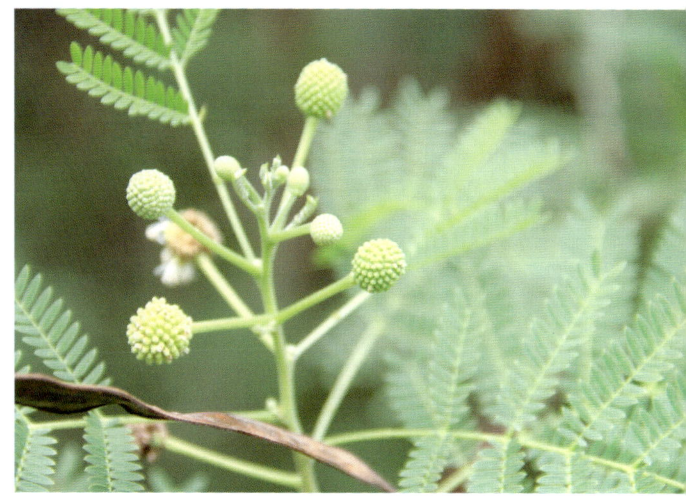

含羞草科 Mimosaceae 含羞草属 *Mimosa*

巴西含羞草 *Mimosa invisa* Mart. ex Colla

中药名 巴西含羞草（药用部位：全草、根）

植物形态 直立、亚灌木状草本；茎攀缘或平卧，五棱柱状，沿棱上密生钩刺，其余被疏长毛，老时毛脱落。二回羽状复叶，长10~15cm；总叶柄及叶轴有钩刺4~5列；羽片7~8对，长2~4cm；小叶20~30对，线状长圆形，长3~5mm，宽约1mm，被白色长柔毛。头状花序花时连花丝直径约1cm，1或2个生于叶腋，总花梗长5~10mm；花紫红色，花萼极小，4齿裂；花冠钟状，长2.5mm，中部以上4瓣裂，外面稍被毛；雄蕊8，花丝长为花冠的数倍；子房圆柱状，花柱细长。荚果长圆形，长2~2.5cm，宽4~5mm，边缘及荚节有刺毛。花果期3~9月。

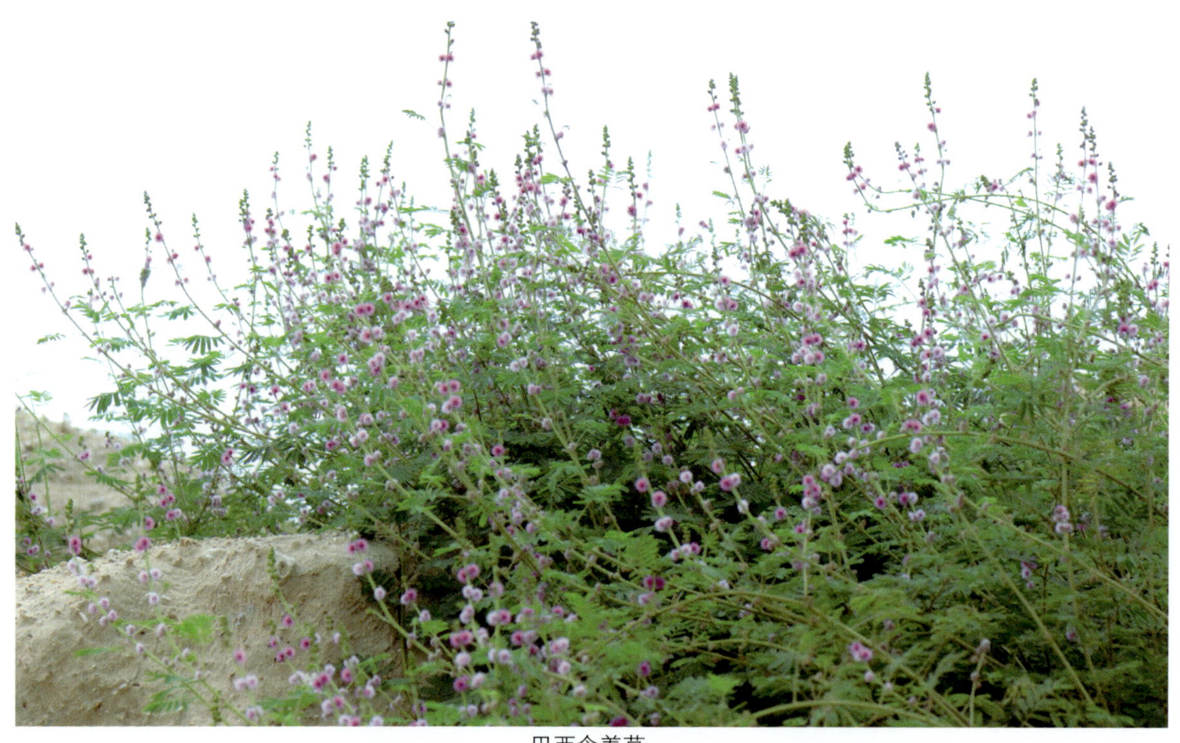

巴西含羞草

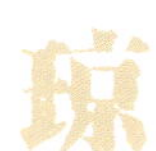

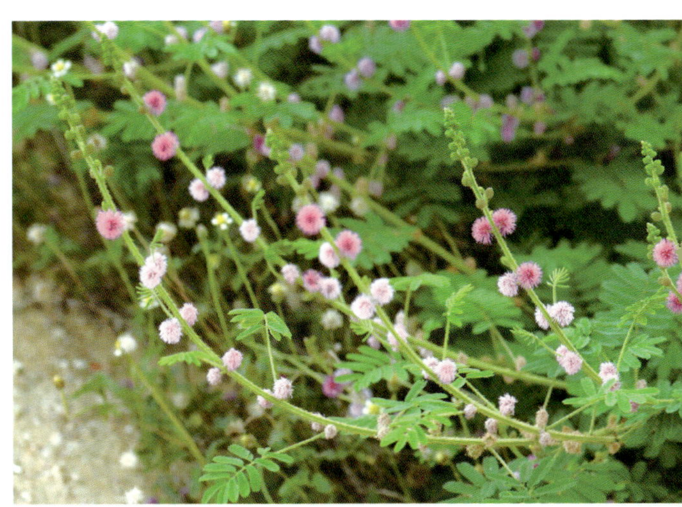

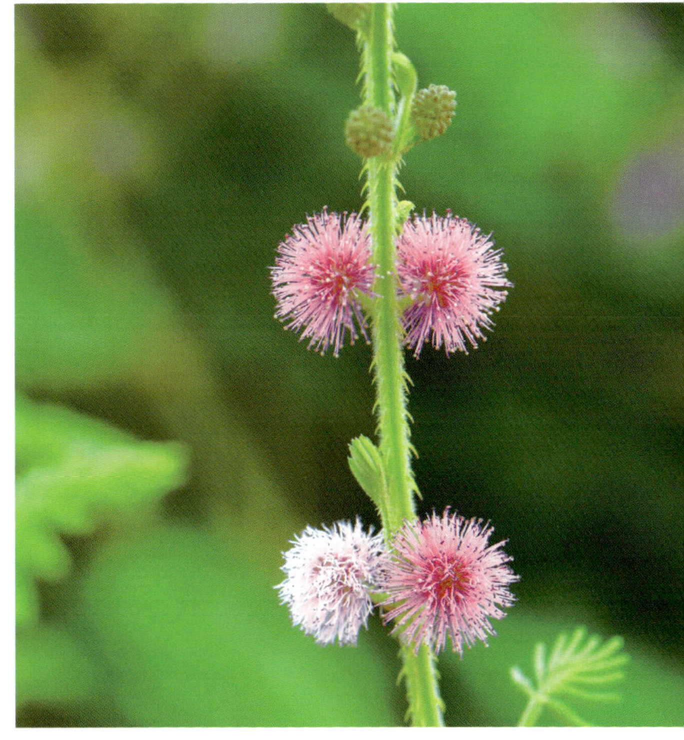

| 分布区域 |

产于海南东方、三亚及西沙群岛。中国广东、台湾、云南亦有栽培或逸为野生。原产于巴西。

| 资　　源 |

生于低海拔荒地或路旁，少见。

| 采收加工 |

全年皆可采收，洗净，切段，鲜用或晒干。

| 功能主治 |

止咳化痰。对多种细菌、甲型流感病毒和鼻病毒均有抑制作用。

含羞草科 Mimosaceae 含羞草属 *Mimosa*

含羞草 *Mimosa pudica* L.

中药名 含羞草（药用部位：全草或根）

植物形态 披散、亚灌木状草本，高可达1m；茎圆柱状，具分枝，有散生、下弯的钩刺及倒生刺毛。托叶披针形，有刚毛。羽片和小叶触之即闭合而下垂；羽片通常2对，指状排列于总叶柄之先端，长3~8cm；小叶10~20对，线状长圆形，长8~13mm，宽1.5~2.5mm，先端急尖，边缘具刚毛。头状花序圆球形，直径约1cm，具长总花梗，单生或2~3个生于叶腋；花小，淡红色，多数；苞片线形；花萼极小；花冠钟状，裂片4，外面被短柔毛；雄蕊4，伸出于花冠之外；子房有短柄，无毛；胚珠3~4，花柱丝状，柱头小。荚果长圆形，长1~2cm，宽约5mm，扁平，稍弯曲，荚缘波状，具刺毛，成熟时荚节脱落，荚缘宿存；种子卵形，长3.5mm。花期3~10月，果期5~11月。

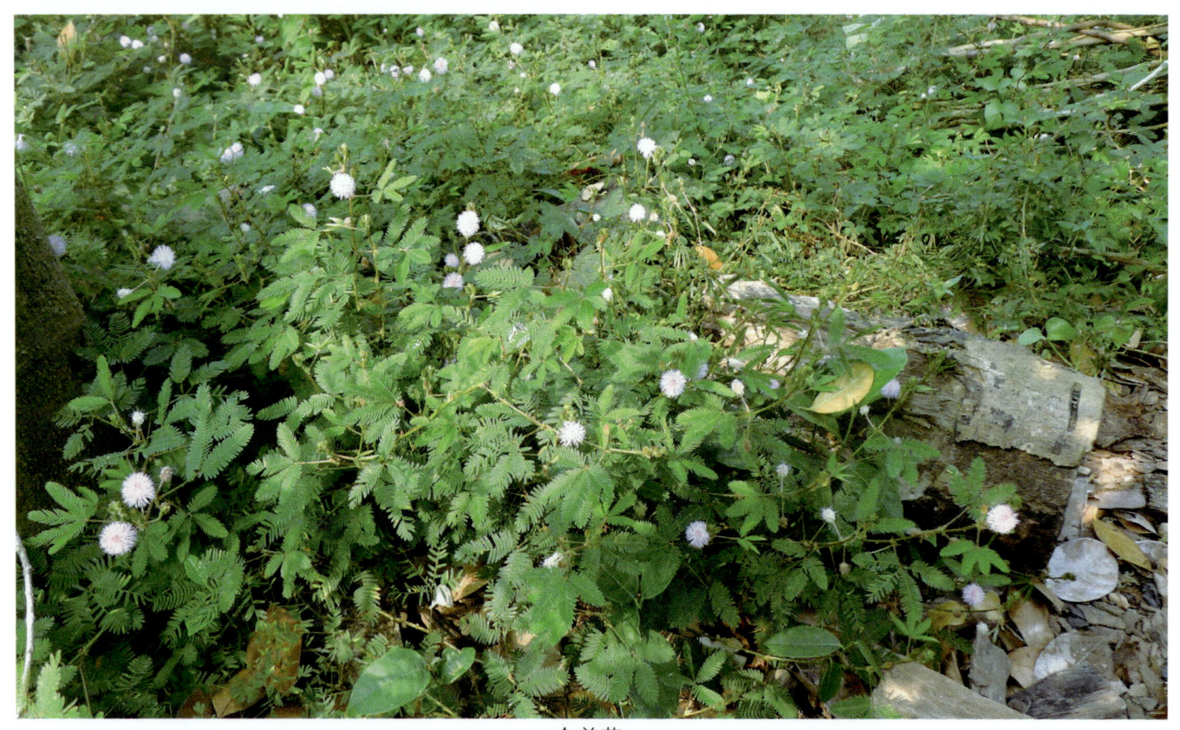

含羞草

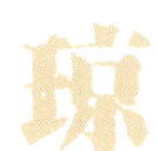

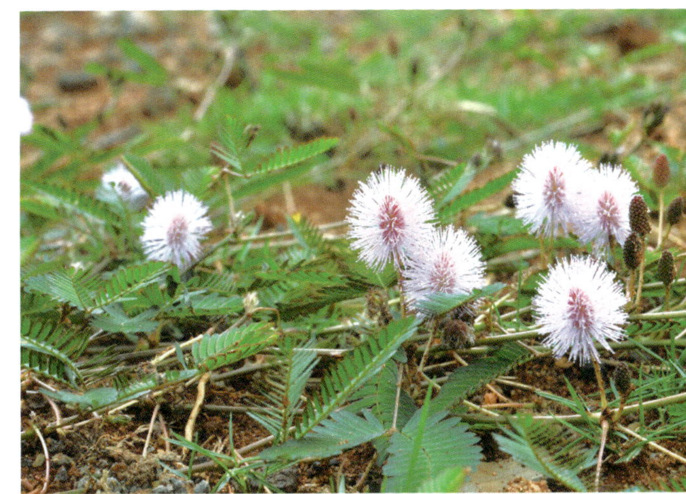

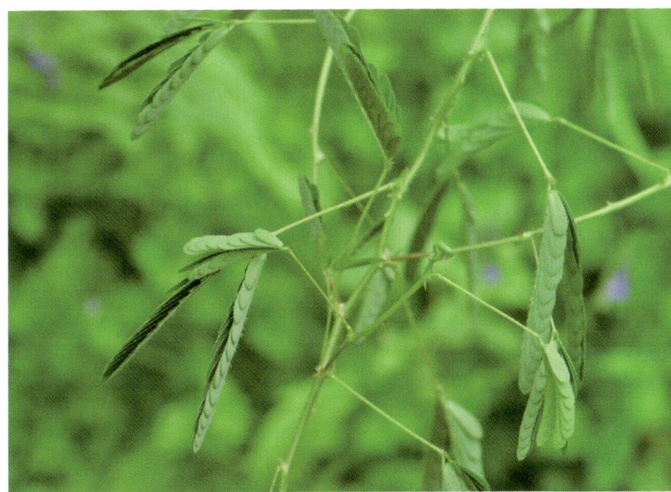

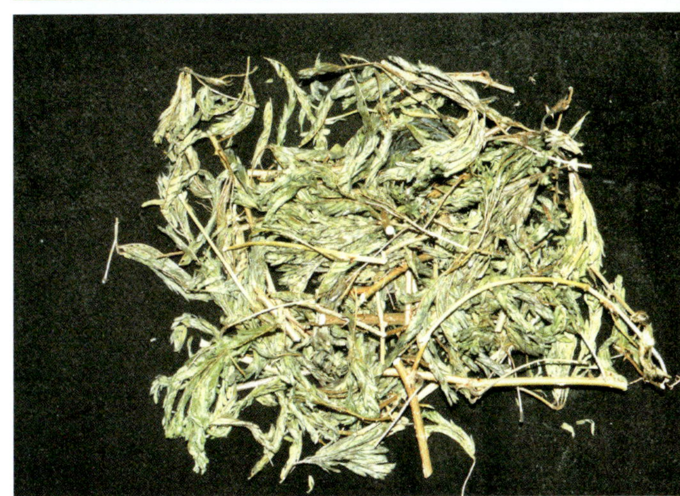

| 分布区域 |

产于海南东方、昌江、万宁、儋州、定安、西沙群岛、南沙群岛。中国华南各地逸为野生。原产于美洲热带地区。

| 资　源 |

生于旷野、荒地，常见。

| 采收加工 |

夏季采收全草，夏、秋季采收根，除去泥沙，洗净，鲜用，或扎成把，晒干。

| 功能主治 |

全草：味甘、涩、微苦，性微寒；有小毒；归心、肝、胃、大肠经。宁心安神，凉血解毒，清热利湿。用于吐泻、失眠、小儿疳积、感冒、小儿高热、支气管炎、目赤肿痛、急性结膜炎、胃炎、肠炎、泌尿系结石、疟疾、神经衰弱、全身水肿、深部脓肿、带状疱疹。根：味涩、微苦，性温；有毒。止咳化痰，利湿通络，和胃消积，明目镇静。用于慢性支气管炎、风湿疼痛、慢性胃炎、小儿消化不良、闭经、头痛失眠、眼花。

含羞草科 Mimosaceae 含羞草属 *Mimosa*

光荚含羞草 *Mimosa sepiaria* Benth.

中 药 名 光荚含羞草（药用部位：全株或根）

植物形态 落叶灌木，小枝无刺，密被黄色茸毛。二回羽状复叶，羽片6~7对，长2~6cm，叶轴无刺，被短柔毛，小叶12~16对，线形，长5~7mm，宽1~1.5mm，革质，先端具小尖头，除边缘疏具缘毛外，余无毛，中脉略偏上缘。头状花序球形；花白色；花萼杯状，极小；花瓣长圆形，长约2mm，仅基部连合；雄蕊8，花丝长4~5mm。荚果带状，劲直，长3.5~4.5cm，宽约6mm，无刺毛，褐色，通常有5~7荚节，成熟时荚节脱落而残留荚缘。

分布区域 产于海南东方、保亭、昌江、万宁、海口。中国广东亦有栽培或逸为野生。原产于美洲。

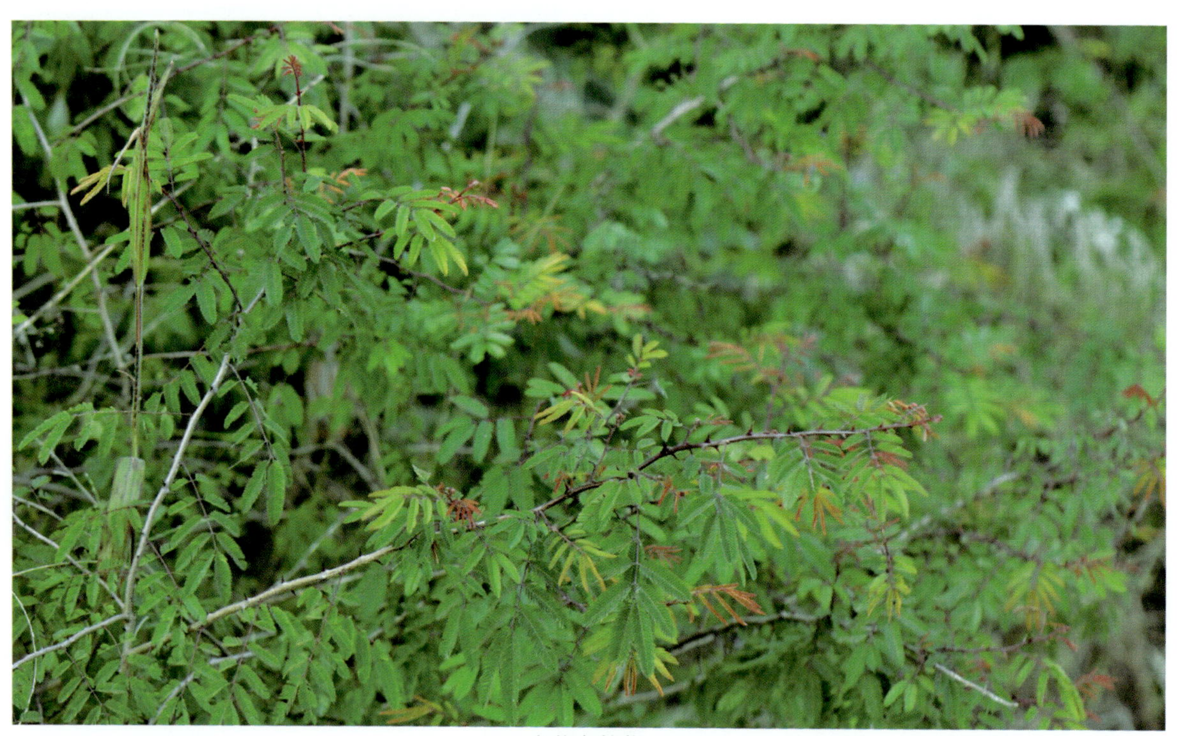

光荚含羞草

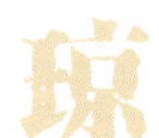

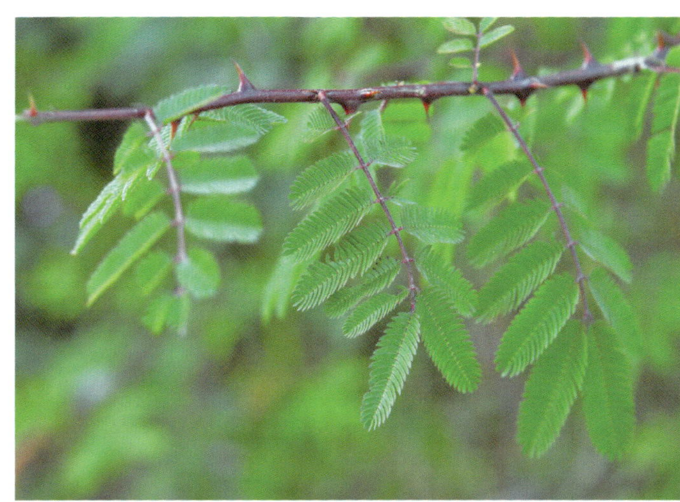

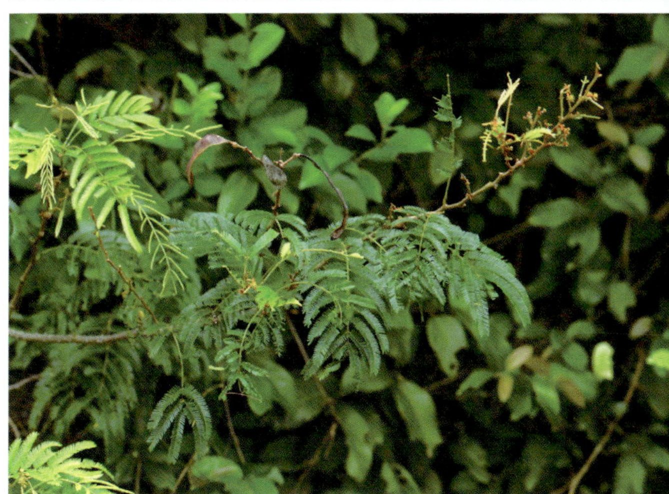

| 资　　源 |

栽培，常见。

| 采收加工 |

全年均可采收，洗净，鲜用或晒干。

| 功能主治 |

本属多种植物的根、地上部分均可入药，本种或有类似作用。

| 附　　注 |

在 FOC 中，其学名被修订为 *Mimosa bimucronata* (DC.) Kuntze。

含羞草科 Mimosaceae 含羞草属 *Mimosa*

无刺含羞草 *Mimosa invisa* Mart. ex Colla var. *inermis* Adelh.

| 中 药 名 | 无刺含羞草（药用部位：枝叶、根）

| 植物形态 | 直立、亚灌木状草本；茎攀缘或平卧，长达 60cm，五棱柱状，沿棱上密生钩刺，其余被疏长毛，老时毛脱落。二回羽状复叶，长 10~15cm；总叶柄及叶轴有钩刺 4~5 列；羽片（4~）7~8 对，长 2~4cm；小叶（12~）20~30 对，线状长圆形，长 3~5mm，宽约 1mm，被白色长柔毛。头状花序花时连花丝直径约 1cm，1 或 2 个生于叶腋，总花梗长 5~10mm；花紫红色，花萼极小，4 齿裂；花冠钟状，长 2.5mm，中部以上 4 瓣裂，外面稍被毛；雄蕊 8，花丝长为花冠的数倍；子房圆柱状，花柱细长。荚果长圆形，长 2~2.5cm，宽 4~5mm，边缘及荚节有刺毛。花果期 3~9 月。

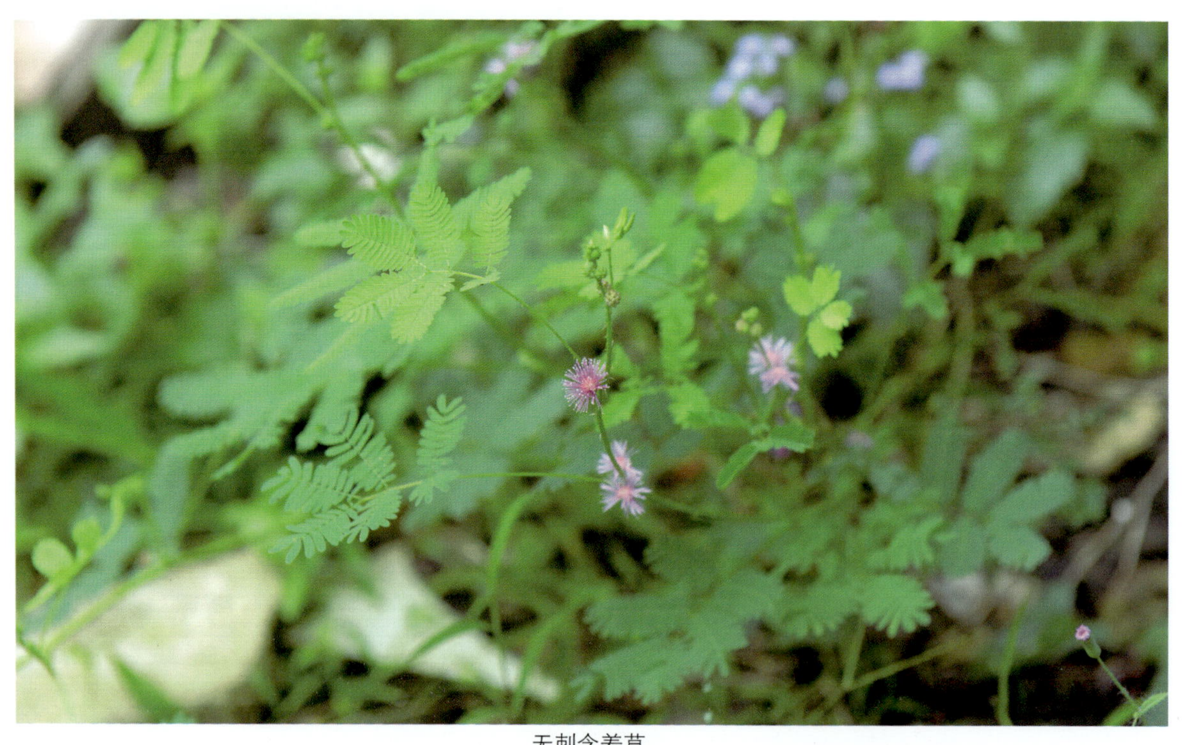

无刺含羞草

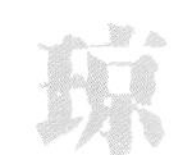

| 分布区域 | 产于海南东方。中国广东、福建、云南等地亦有栽培或逸为野生。原产于印度尼西亚。

| 资　　源 | 生于旷野、荒地，少见。

| 采收加工 | 全年均可采收，洗净，鲜用或晒干。

| 功能主治 | 枝叶：南美洲民间将其制成膏剂，治疗腺癌。根：止咳化痰。对多种细菌、甲型流感病毒和鼻病毒均有抑制作用。

| 附　　注 | 本种全草有毒，牛误食可致死。

含羞草科 Mimosaceae 猴耳环属 *Pithecellobium*

猴耳环 *Pithecellobium clypearia* (Jack) Benth.

| 中 药 名 | 猴耳环（药用部位：叶、果实、种子）

| 植物形态 | 乔木，小枝无刺，有明显的棱角，密被黄褐色绒毛。托叶早落；二回羽状复叶；羽片 3~8 对，通常 4~5 对；总叶柄具 4 棱，密被黄褐色柔毛，叶轴上及叶柄近基部处有腺体，最下部的羽片有小叶 3~6 对，最顶部的羽片有小叶 10~12 对，有时可达 16 对；小叶革质，斜菱形，长 1~7cm，宽 0.7~3cm，顶部的最大，往下渐小，上面光亮，两面稍被褐色短柔毛，基部极不等侧，近无柄。花具短梗，数朵聚成小头状花序，再排成顶生和腋生的圆锥花序；花萼钟状，长约 2mm，5 齿裂，与花冠同密被褐色柔毛；花冠白色或淡黄色，长 4~5mm，中部以下合生，裂片披针形；雄蕊长约为花冠的 2 倍，下部合生；子房具短柄，有毛。荚果旋卷，宽 1~1.5cm，边缘在种子

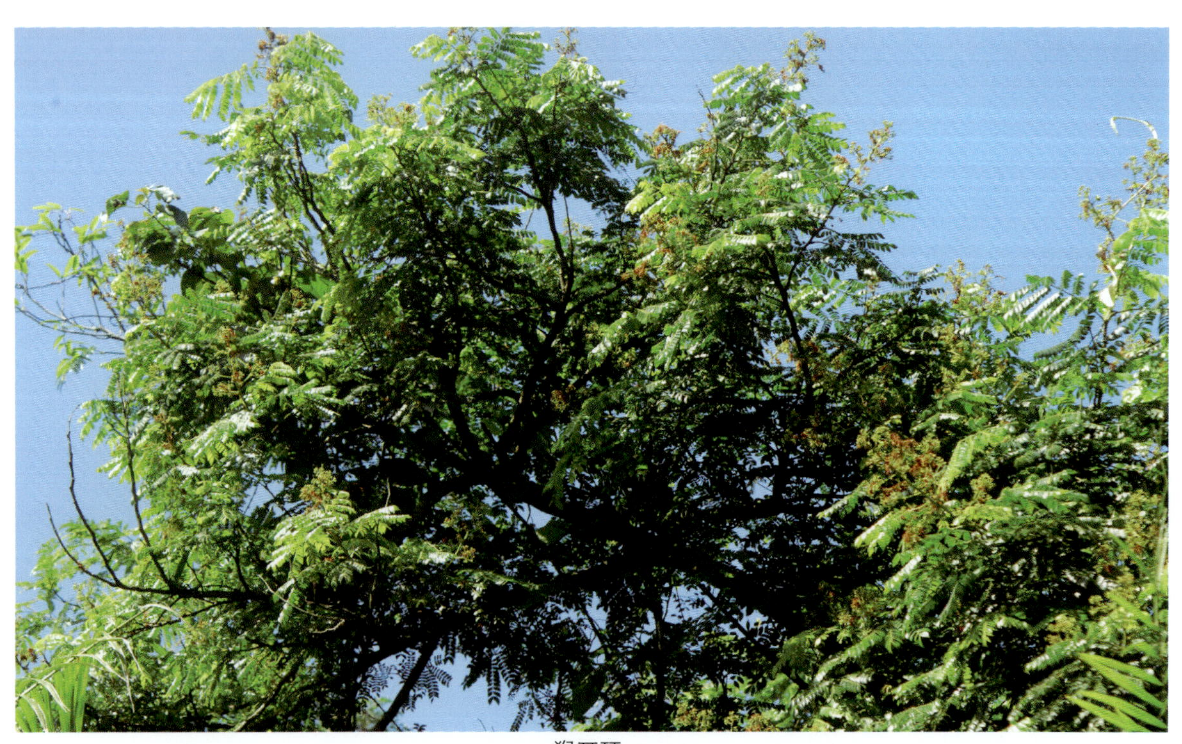

猴耳环

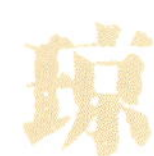

间缢缩；种子 4~10，椭圆形，长约 1cm，黑色，种皮皱缩。花期 2~6 月，果期 4~8 月。

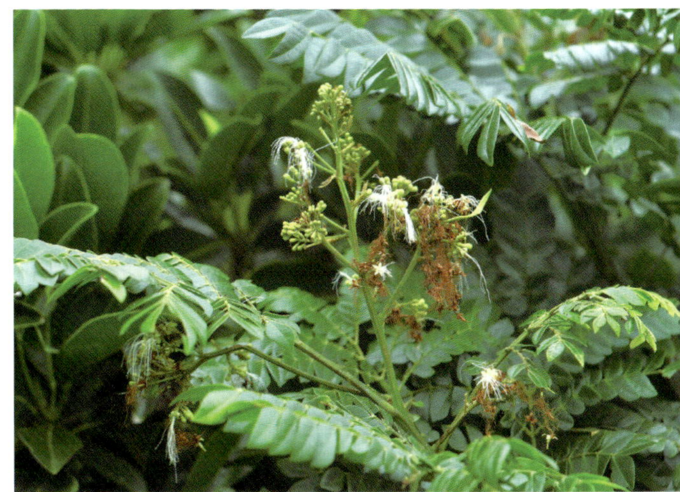

| 分布区域 |

产于海南乐东、昌江、万宁。亦分布于中国广东、广西、福建、台湾、浙江、云南等地。亚洲热带地区也有分布。

| 资　源 |

生于山地林中，常见。

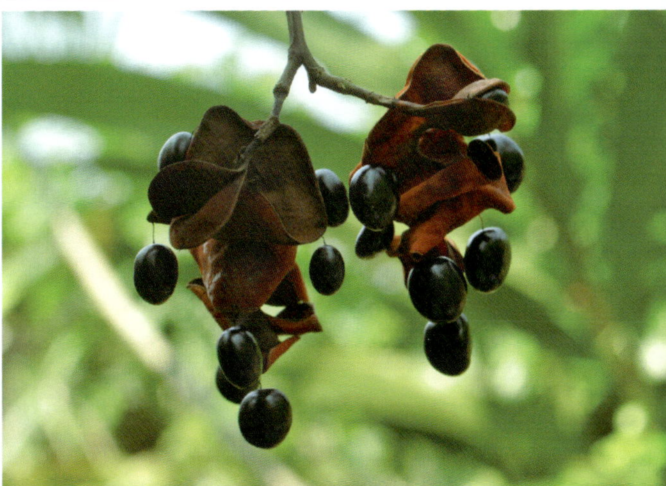

| 采收加工 |

叶：全年可采，鲜用或晒干。果实：果实近成熟时采收。种子：成熟采收的果实剥去外壳可得到种子，晒干。

| 功能主治 |

清热解毒，凉血消肿。外用于烫火伤、疮痈疖肿。也可干品研粉调茶涂患处，或鲜品捣烂敷患处。

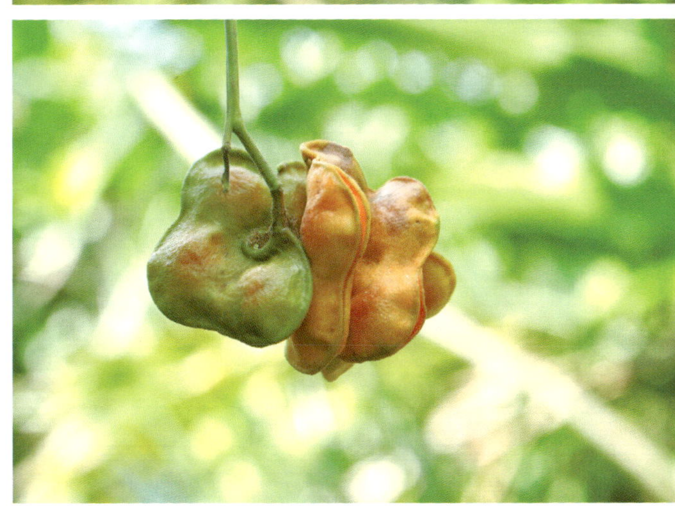

| 附　注 |

中国植物志电子版（FRPS）将猴耳环属的属名修订为 *Abarema*，将本种学名修订为 *Abarema clypearia* (Jack) Kosterm.；但在 FOC 中，猴耳环属名为 *Archidendron* F. Mueller Fragm.，本种学名为 *Archidendron clypearia* (Jack) I. C. Nielsen Adansonia。

含羞草科 Mimosaceae 猴耳环属 *Pithecellobium*

牛蹄豆 *Pithecellobium dulce* (Roxb.) Benth.

中 药 名 牛蹄豆（药用部位：树皮、果实、假种皮）

植物形态 常绿乔木，中等大；枝条通常下垂，小枝有由托叶变成的针状刺。羽片 1 对，每一羽片只有小叶 1 对，羽片和小叶着生处各有一突起的腺体；羽片柄及总叶柄均被柔毛；小叶坚纸质，长倒卵形或椭圆形，长 2~5cm，宽 2~25mm，大小差异甚大，先端钝或凹入，基部略偏斜，无毛；叶脉明显，中脉偏于内侧。头状花序小，于叶腋或枝顶排列成狭圆锥花序式；花萼漏斗状，长 1mm，密被长柔毛；花冠白色或淡黄色，长约 3mm，密被长柔毛，中部以下合生；花丝长 8~10mm。荚果线形，长 10~13cm，宽约 1cm，膨胀，旋卷，暗红色；种子黑色，包于白色或粉红色的肉质假种皮内。花期 3 月，果期 7 月。

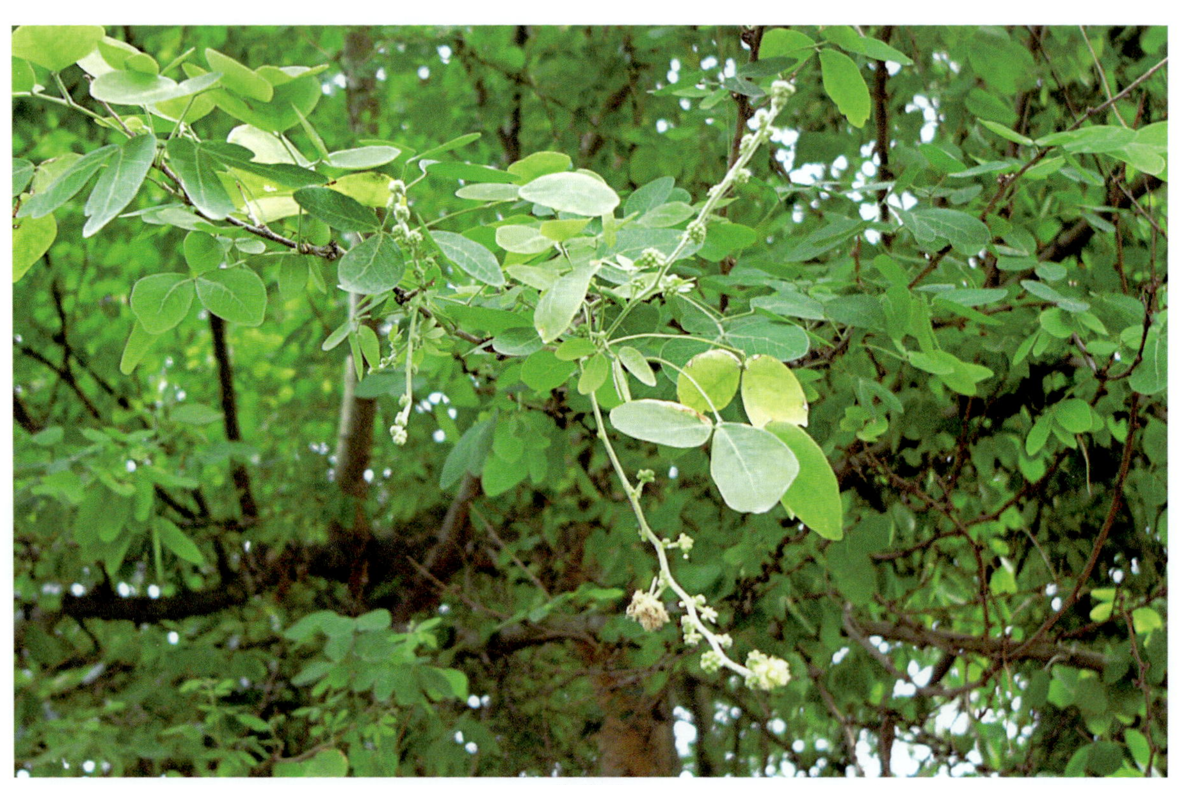

牛蹄豆

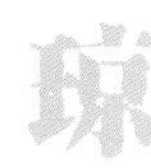

| **分布区域** | 产于海南万宁、文昌。中国广东、广西、福建、台湾、浙江、云南亦有栽培。原产于美洲。

| **资　　源** | 生于林缘或旷野，少见。

| **采收加工** | 树皮：全年可采，洗净，切片，鲜用或晒干。果实：果实近成熟时采收。假种皮：成熟采收的果实剥去外壳及种子，留下假种皮，晒干。

| **功能主治** | 树皮：清热收敛，含鞣质 30 %，煎服止泻。用于痢疾、堕胎、感冒、糖尿病、月经病。外用于痈疮溃烂久不收口、湿疹。果实：可食，收敛。用于肺病止血。假种皮：墨西哥用于制柠檬水。

含羞草科 Mimosaceae 猴耳环属 *Pithecellobium*

亮叶猴耳环 *Pithecellobium lucidum* Benth.

中药名 亮叶猴耳环（药用部位：枝、叶）

植物形态 乔木，高 2~10m；小枝无刺，嫩枝、叶柄和花序均被褐色短茸毛。羽片 1~2 对；总叶柄近基部、每对羽片下和小叶片下的叶轴上均有圆形而凹陷的腺体，下部羽片通常具 2~3 对小叶，上部羽片具 4~5 对小叶；小叶斜卵形或长圆形，顶生的一对最大，对生，余互生且较小，先端渐尖而具钝小尖头，基部略偏斜，两面无毛或仅在叶脉上有微毛，上面光亮，深绿色。头状花序球形，有花 10~20，总花梗长不超过 1.5cm，排成腋生或顶生的圆锥花序；花萼长不及 2mm，与花冠同被褐色短茸毛；花瓣白色，长 4~5mm，中部以下合生；子房具短柄，无毛。荚果旋卷成环状，宽 2~3cm，边缘在种子间缢缩；种子黑色，长约 1.5cm，宽约 1cm。花期 4~6 月，果期 7~12 月。

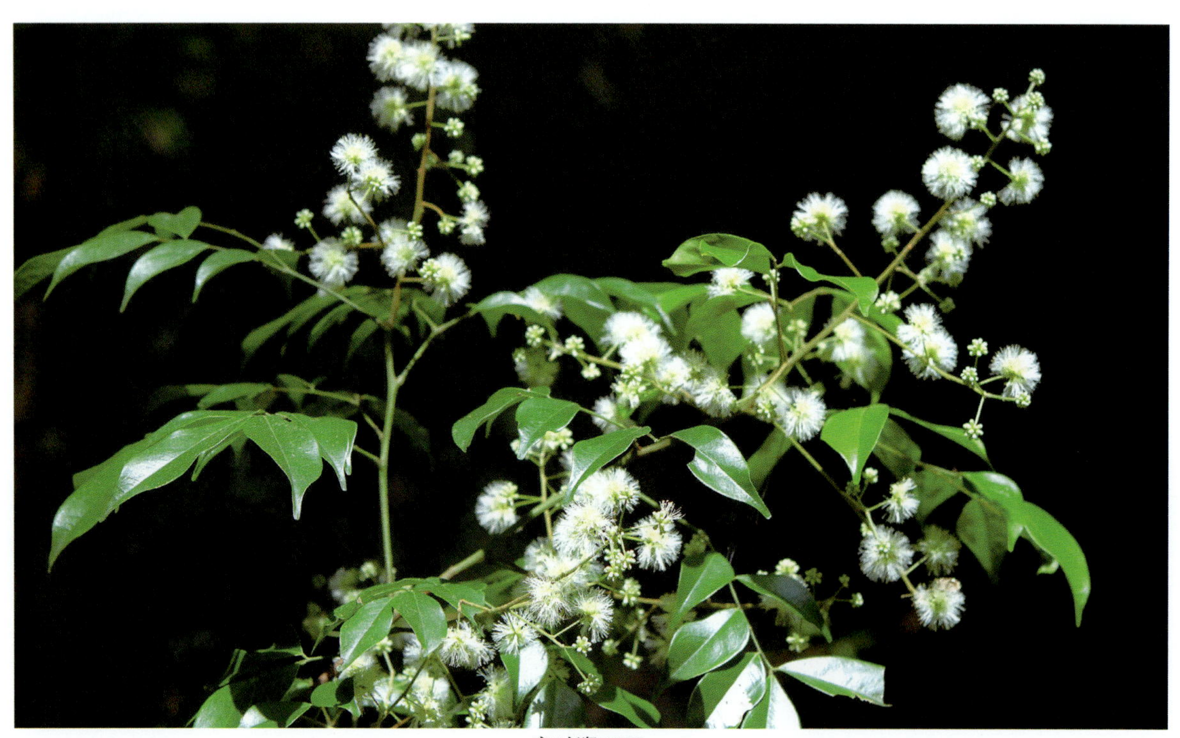

亮叶猴耳环

|分布区域| 产于海南三亚、白沙、保亭、陵水。亦分布于中国广东、广西、福建、台湾、浙江、云南、四川等地。越南、老挝、泰国、缅甸也有分布。

|资　　源| 生于疏林中，少见。

|采收加工| 全年可采，鲜用或晒干。

|功能主治| 性寒。消肿，祛风湿，凉血，消炎生肌。研末用油调敷或煎水洗，用于风湿骨痛、烫火伤、溃疡。

|附　　注| 中国植物志电子版（FRPS）将猴耳环属的属名修订为 *Abarema*，将本种学名修订为 *Abarema lucida* (Benth.) Kosterm；但在 FOC 中，猴耳环属名为 *Archidendron* F. Mueller Fragm.，本种学名为 *Archidendron lucidum* (Bentham) I. C. Nielsen Adansonia。

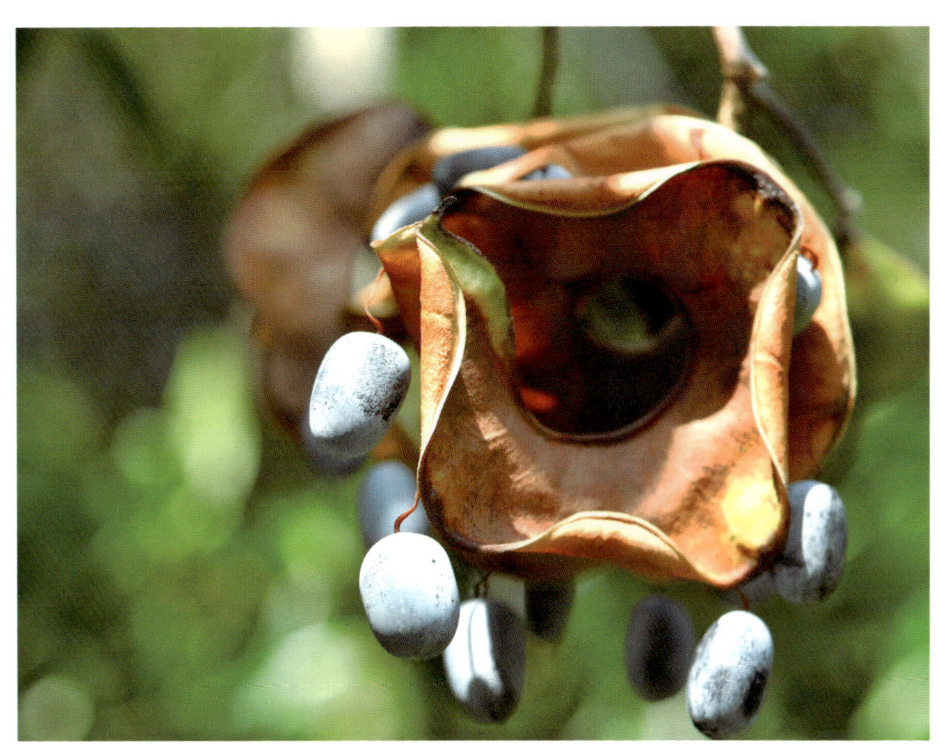

含羞草科 Mimosaceae 猴耳环属 *Pithecellobium*

薄叶猴耳环 *Pithecellobium utile* Chun & F. C. How

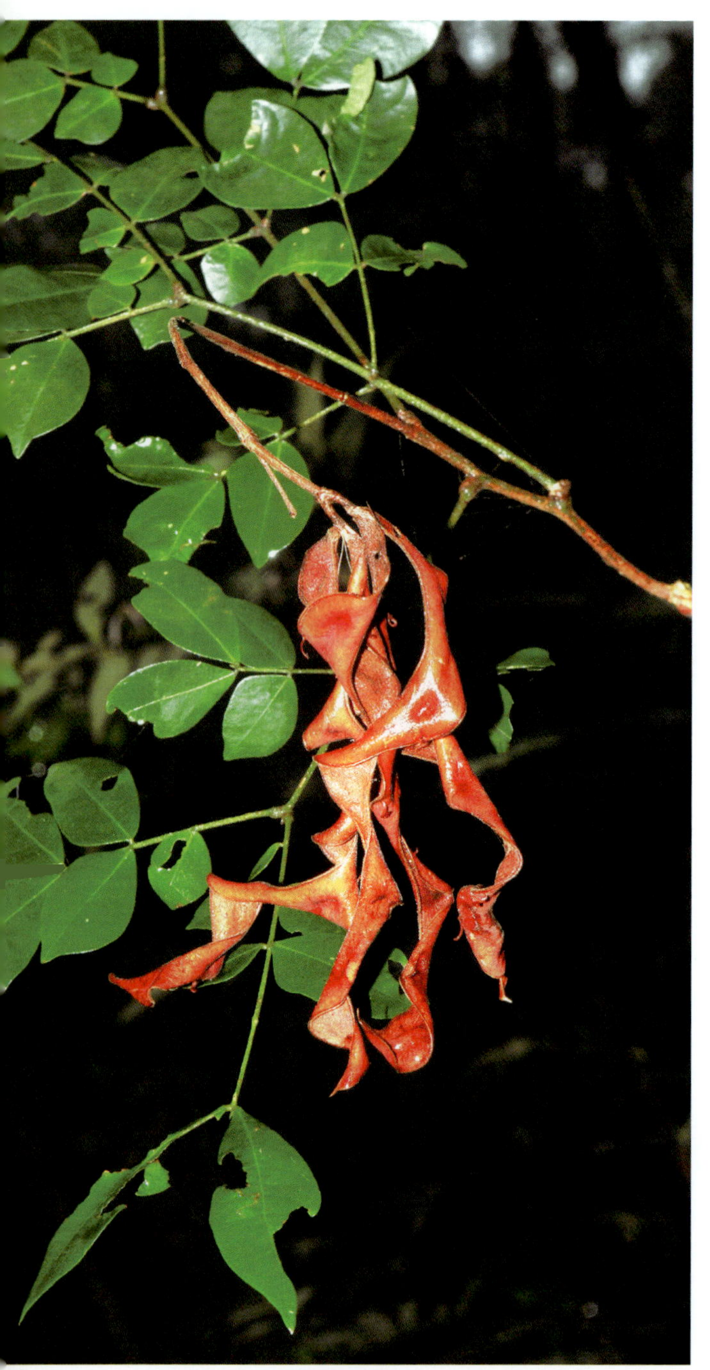
薄叶猴耳环

中药名

薄叶猴耳环（药用部位：枝、叶、果实）

植物形态

灌木，高1~2m，很少为小乔木；小枝圆柱形，无棱，被棕色短柔毛。羽片2~3对，长10~18cm，总叶柄和先端1~2对小叶着生处稍下的叶轴上有腺体；小叶膜质，4~7对，对生，长方菱形，长2~9cm，宽1.5~4cm，顶部的较大，往下渐小，先端钝，有小凸头，基部钝或急尖，上面无毛，下面被短柔毛，具短柄。头状花序直径约1cm（不连花丝），排成近顶生、疏散、被毛、长约30cm的圆锥花序；花无梗，白色，芳香；花萼钟状，长1.5~2mm，裂齿和花冠外面均有柔毛；花冠长6~7mm，裂齿卵状长圆形，长不及2mm；花丝长12~15mm；子房具短柄，无毛。荚果红褐色，弯卷或镰刀状，长6~10cm，宽10~13mm；种子近圆形，长约10mm，黑色，光亮。花期3~8月，果期4~12月。

分布区域

产于海南白沙、五指山、万宁、保亭。亦分布于中国广东、广西、福建、浙江等地。越南也有分布。

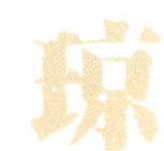

| 资　　源 | 生于海拔 200~800m 的密林中，偶见。

| 采收加工 | 全年可采，鲜用或晒干。

| 功能主治 | 同属植物猴耳环、亮叶猴耳环等的枝叶、果实皆可入药，有清热解毒等作用，本种或有类似作用，其功能有待进一步研究。

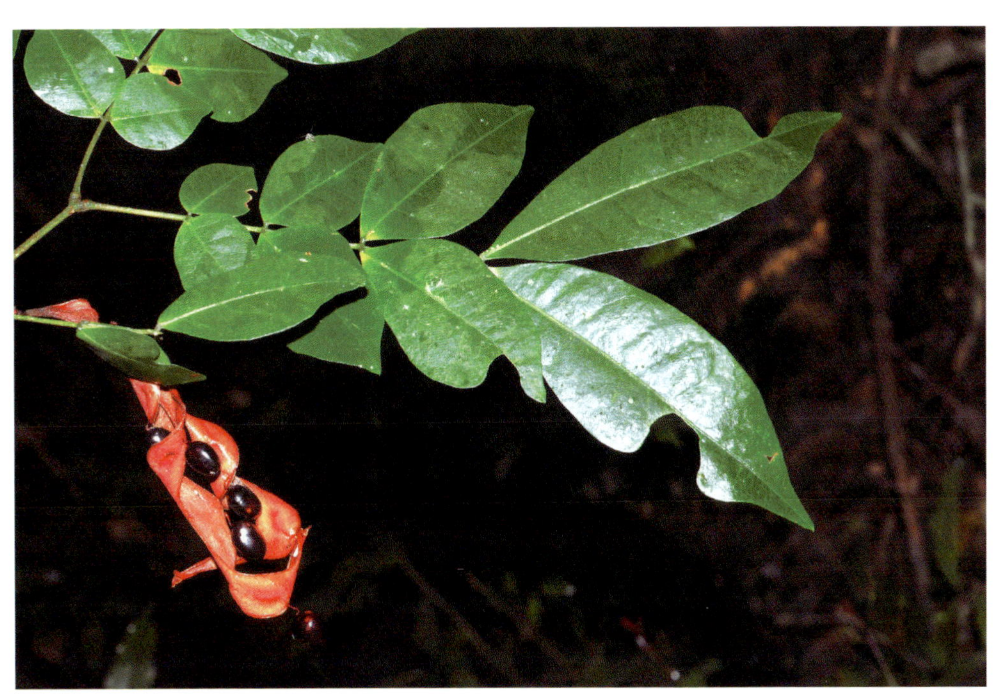

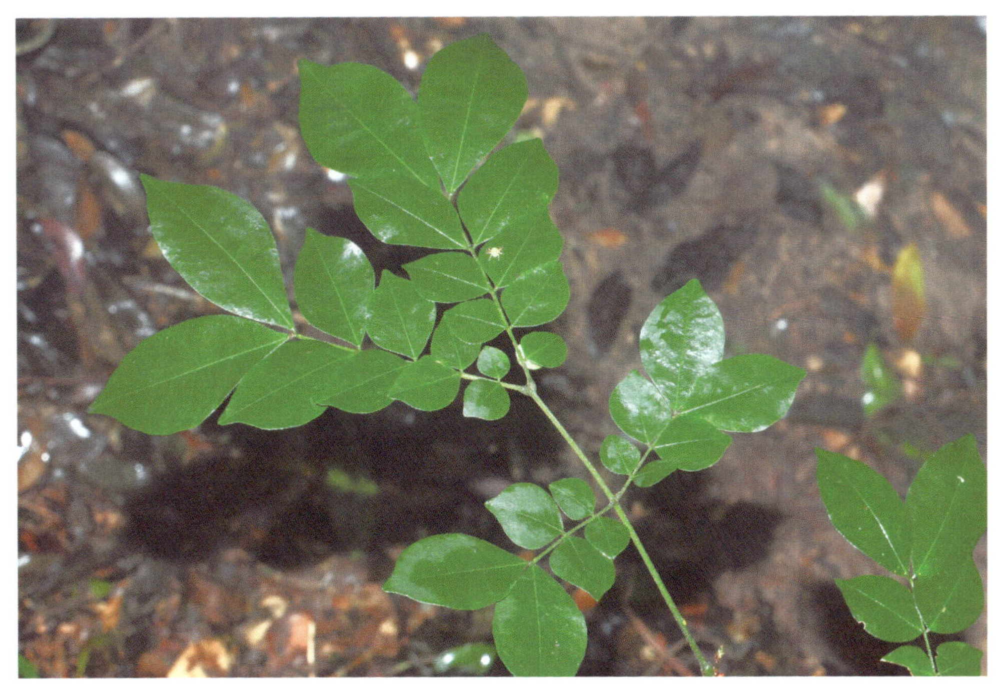

| 附　　注 | 中国植物志电子版（FRPS）将猴耳环属的属名修订为 *Abarema*，将本种学名修订为 *Abarema utile* (Chun et F. C. How) Kosterm；但在 FOC 中，猴耳环属名为 *Archidendron* F. Mueller Fragm，本种学名为 *Archidendron utile* (Chun & F. C. How) I. C. Nielsen Adansonia。

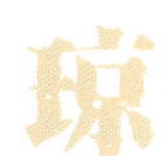

苏木科 Caesalpiniaceae 羊蹄甲属 *Bauhinia*

龙须藤 *Bauhinia championii* (Benth.) Benth.

中药名 九龙藤（药用部位：根、藤茎、叶），过龙江子（药用部位：种子）

植物形态 藤本，有卷须；嫩枝和花序薄被紧贴的小柔毛。叶纸质，心形，长3~10cm，宽2.5~6.5cm，干时粉白褐色；基出脉5~7；叶柄长1~2.5cm，略被毛。总状花序腋生，被灰褐色小柔毛；花蕾椭圆形，长2.5~3mm，具凸头，与萼及花梗同被灰褐色短柔毛；花梗长10~15mm；花托漏斗形，长约2mm；萼片披针形，长约3mm；花瓣白色，具瓣柄，瓣片匙形，长约4mm，外面中部疏被丝毛；能育雄蕊3，花丝长约6mm，无毛；退化雄蕊2；子房具短柄，仅沿两缝线被毛，花柱短，柱头小。荚果倒卵状长圆形，扁平，长7~12cm，宽2.5~3cm，无毛，果瓣革质；种子2~5，圆形，扁平，直径约12mm。花期6~10月，果期7~12月。

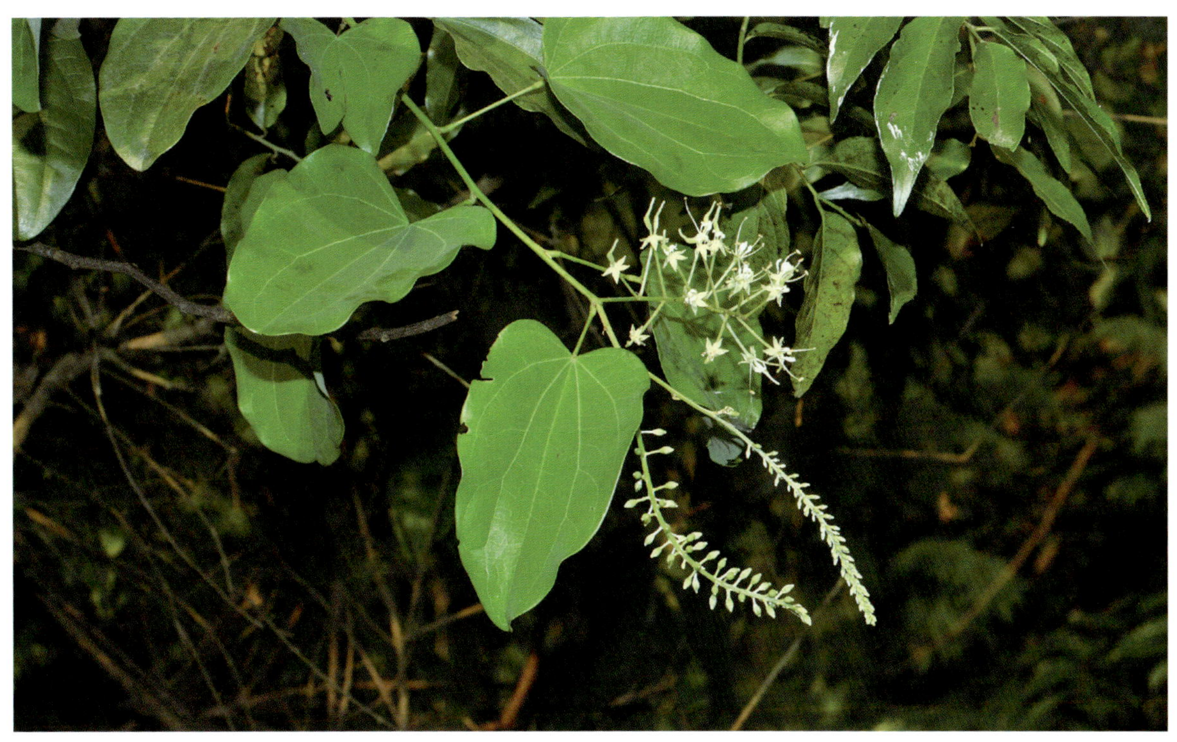

龙须藤

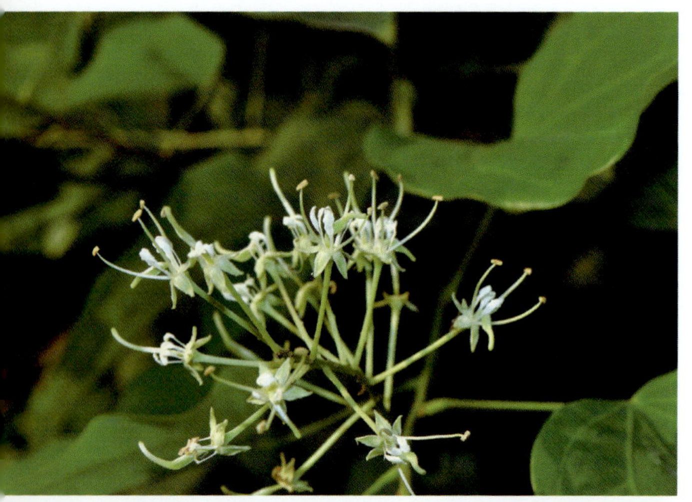

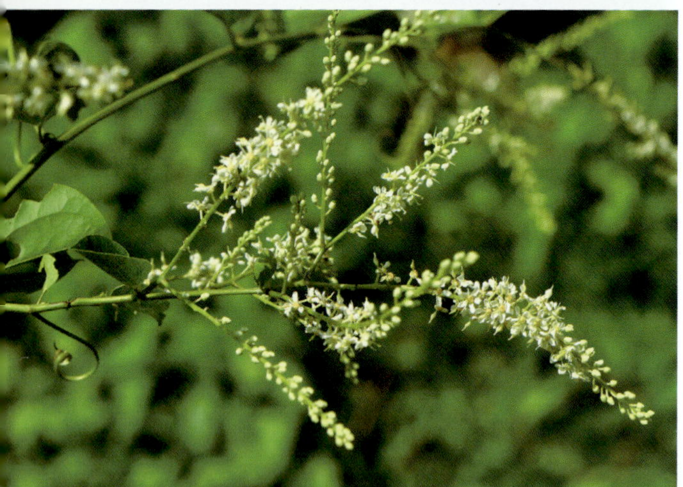

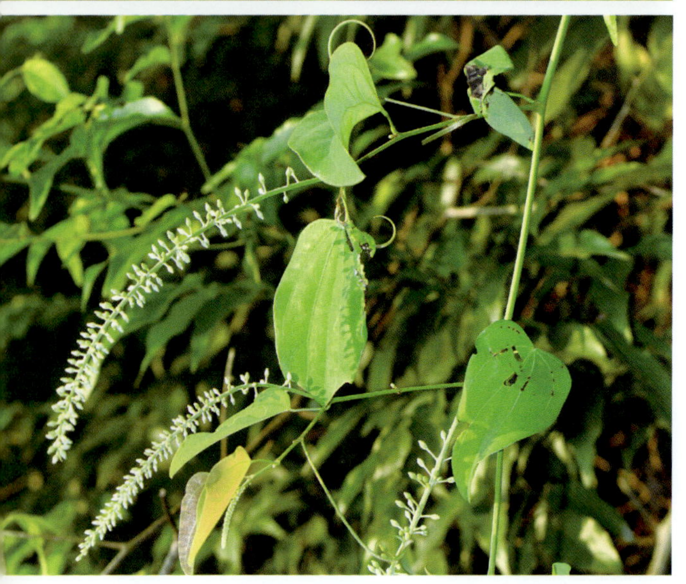

分布区域

产于海南三亚、乐东、东方、昌江、万宁、琼中、儋州。亦分布于中国长江以南各地。越南、印度尼西亚及印度也有分布。

资　源

生于山谷疏林、灌丛中，常见。

采收加工

根、藤茎、叶：全年均可采，砍取茎干或挖出根部，除去杂质、泥土，切片，鲜用或晒干。种子：秋季果实成熟时采收，晒干，打出种子。

药材性状

本品呈圆柱形，稍扭曲。表面粗糙，灰棕色或灰褐色，具不规则皱沟纹。质坚实，难折断，切断面皮部棕红色、木质部浅棕色。有 2~4 圈深红棕色环纹，习称“鸡眼圈纹”。针孔状导管细而密。气无，味微涩。

功能主治

根：祛风湿，行气血。用于跌打损伤、风湿骨痛、心胃气痛。藤：用于风湿骨痛、跌打骨伤、胃痛。种子：理气止痛，活血散瘀。用于跌打损伤、肝痛、胃痛。叶：退翳。

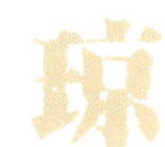

苏木科 Caesalpiniaceae 羊蹄甲属 *Bauhinia*

首冠藤 *Bauhinia corymbosa* Roxb. ex DC.

中药名 首冠藤（药用部位：根、叶、皮、花）

植物形态 木质藤本；嫩枝、花序和卷须的一面被红棕色小粗毛；枝无毛；卷须单生。叶纸质，近圆形，先端深裂达叶长的 3/4，裂片先端圆，基部近平截，两面无毛；基出脉 7；叶柄长 1~2cm。伞房花序式的总状花序顶生于侧枝上，长约 5cm，多花，具短的总花梗；花芳香；花蕾卵形，与纤细的花梗同被红棕色小粗毛；花托长 18~25mm；萼片长约 6mm，外面被毛，开花时反折；花瓣白色，有粉红色脉纹，阔匙形或近圆形，长 8~11mm，宽 6~8mm，外面中部被丝质长柔毛，边缘皱曲，具短瓣柄；能育雄蕊 3，花丝淡红色，长约 1cm；退化雄蕊 2~5；子房无毛，柱头阔截形。荚果带状长圆形，扁平，长 10~16cm，宽 1.5~2.5cm，具果颈，果瓣厚革质；种子 10 余颗，长圆形，长 8mm，褐色。花期 4~6 月，果期 9~12 月。

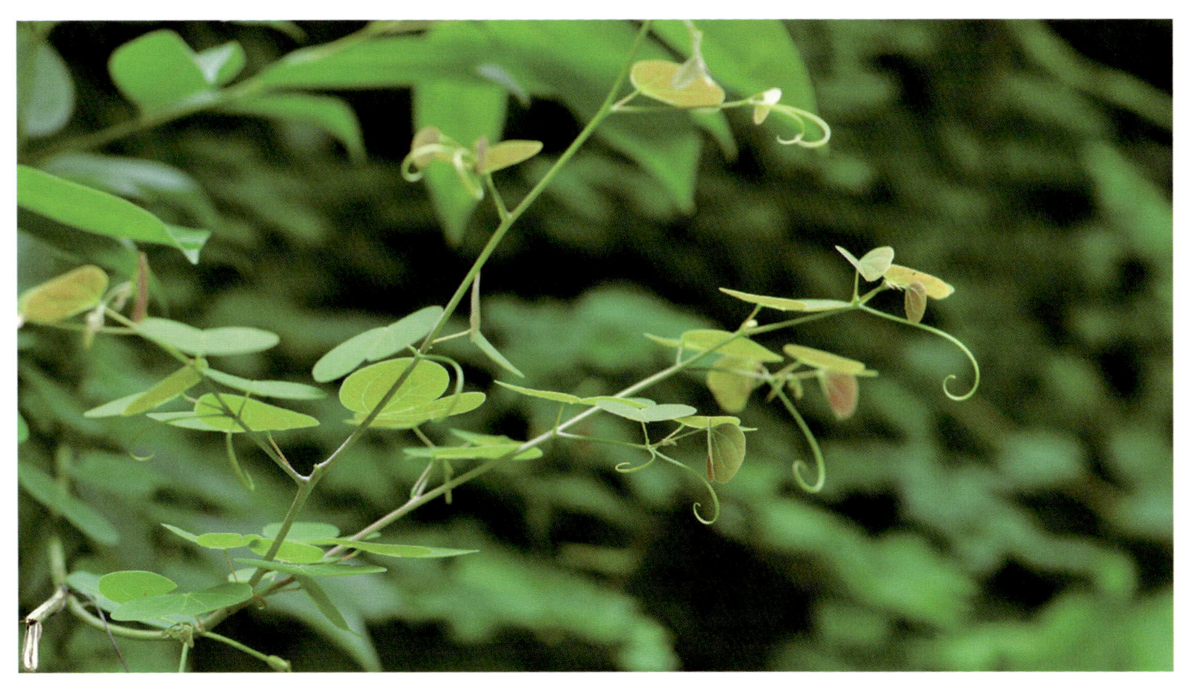

首冠藤

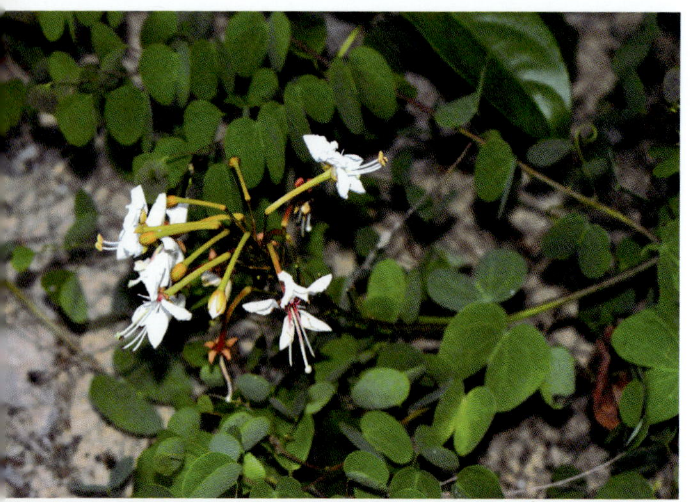

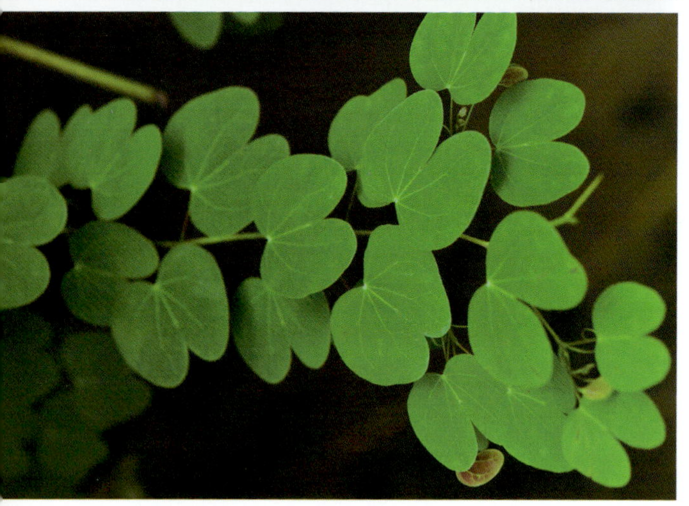

| 分布区域 |

产于海南保亭、陵水、万宁、定安、琼海。亦分布于中国广东。越南也有分布。

| 资　源 |

生于低海拔至中海拔林中，常见。

| 采收加工 |

全年均可采，洗净，鲜用或晒干。

| 功能主治 |

根：清热利湿，消肿止痛。用于痢疾、子痈、阴囊湿疹。叶、根、皮、花：去毒，洗疮。用于疮疡肿毒。

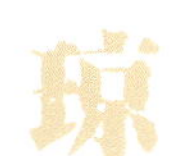

苏木科 Caesalpiniaceae 羊蹄甲属 *Bauhinia*

锈荚藤 *Bauhinia erythropoda* Hayata

中药名 锈荚藤（药用部位：根）

植物形态 木质藤本，嫩枝密被褐色茸毛。叶纸质，心形，长 5~10cm，宽 4~9cm，叶下面沿脉上被锈色柔毛；叶柄长 3~8cm，密被赤褐色茸毛。总状花序顶生，全部密被锈红色茸毛；苞片线形；小苞片丝状；花芳香，长 4~5cm，与萼外面同密被锈红色茸毛；花托圆柱形；萼片长圆状披针形，花瓣白色，阔倒卵形，连瓣柄长 2~2.5cm，边缘皱缩啮蚀状，外面中部至瓣柄均被锈色长柔毛；能育雄蕊 3，子房密被锈色长柔毛，柱头盾状。荚果倒披针状带形，扁平，长可达 30cm，密被锈色短茸毛。花期 3~4 月，果期 6~7 月。

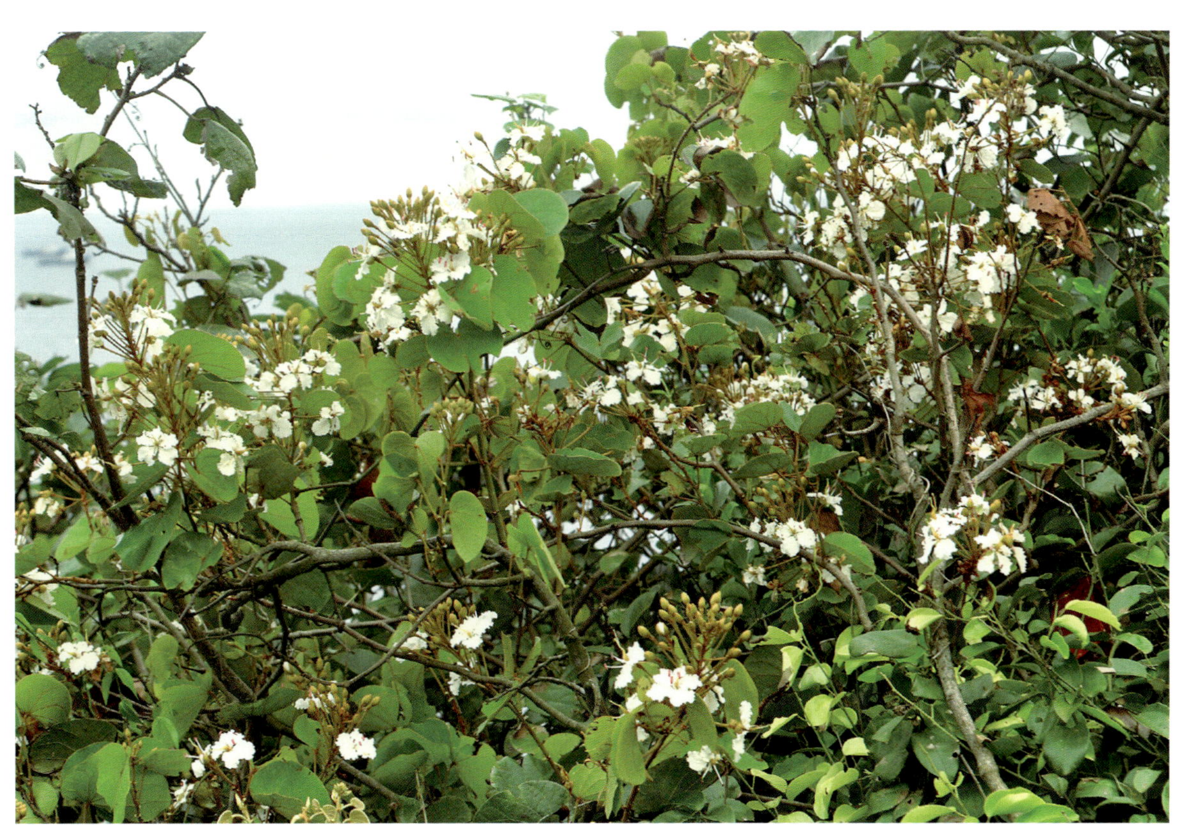

锈荚藤

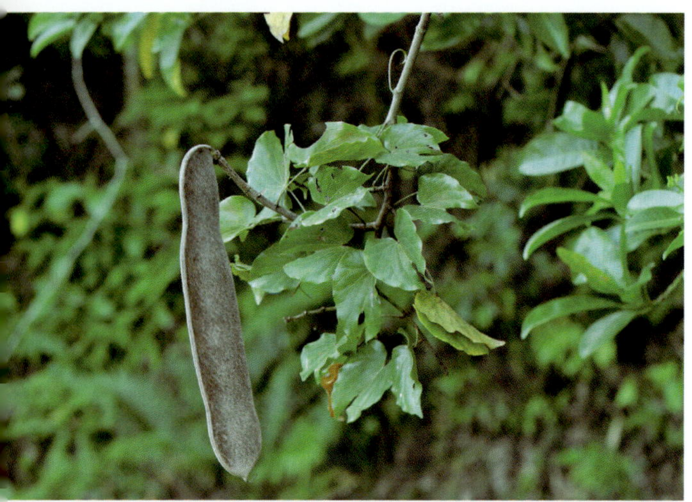

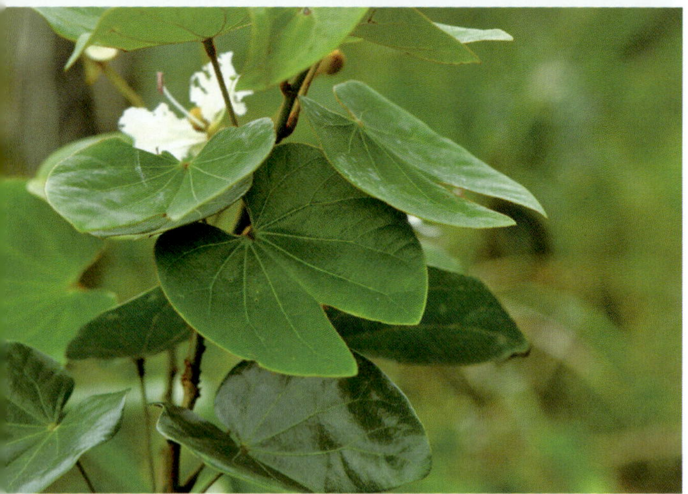

分布区域

产于海南三亚、琼海、东方、陵水、万宁。亦分布于中国华南其他区域，以及云南。菲律宾也有分布。

资　源

生于低海拔林中，常见。

采收加工

全年皆可采收，挖出根部，除去杂质、泥土，切片，鲜用或晒干。

功能主治

同属植物根部多有清热利湿之效，本种或有类似作用，其具体功能有待进一步发掘。

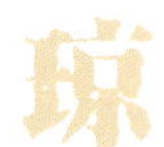

苏木科 Caesalpiniaceae 羊蹄甲属 *Bauhinia*

牛蹄麻 *Bauhinia khasiana* Baker

| 中 药 名 | 牛蹄麻（药用部位：树皮）

| 植物形态 | 木质藤本，除花序外全株无毛。叶纸质，长 7~12cm，宽 6~9.5cm，先端短 2 裂，分裂达叶长的 1/5~1/4，两面无毛，叶柄长 2.5~5cm。伞房花序顶生，长、宽均为 10~15cm，全部密被红棕色、伏贴、有光泽的短绢毛；苞片早落；小苞片锥尖，花托圆柱形，萼裂片 4~5，花瓣红色，阔匙形，与萼外面同被红棕色绢毛，瓣柄长 2~4mm；能育雄蕊 3，退化雄蕊 3。荚果长圆状披针形，扁平，长 15~19cm，果瓣厚革质，种子 4~5，长圆形，长约 2cm。花期 7~8 月，果期 9~12 月。

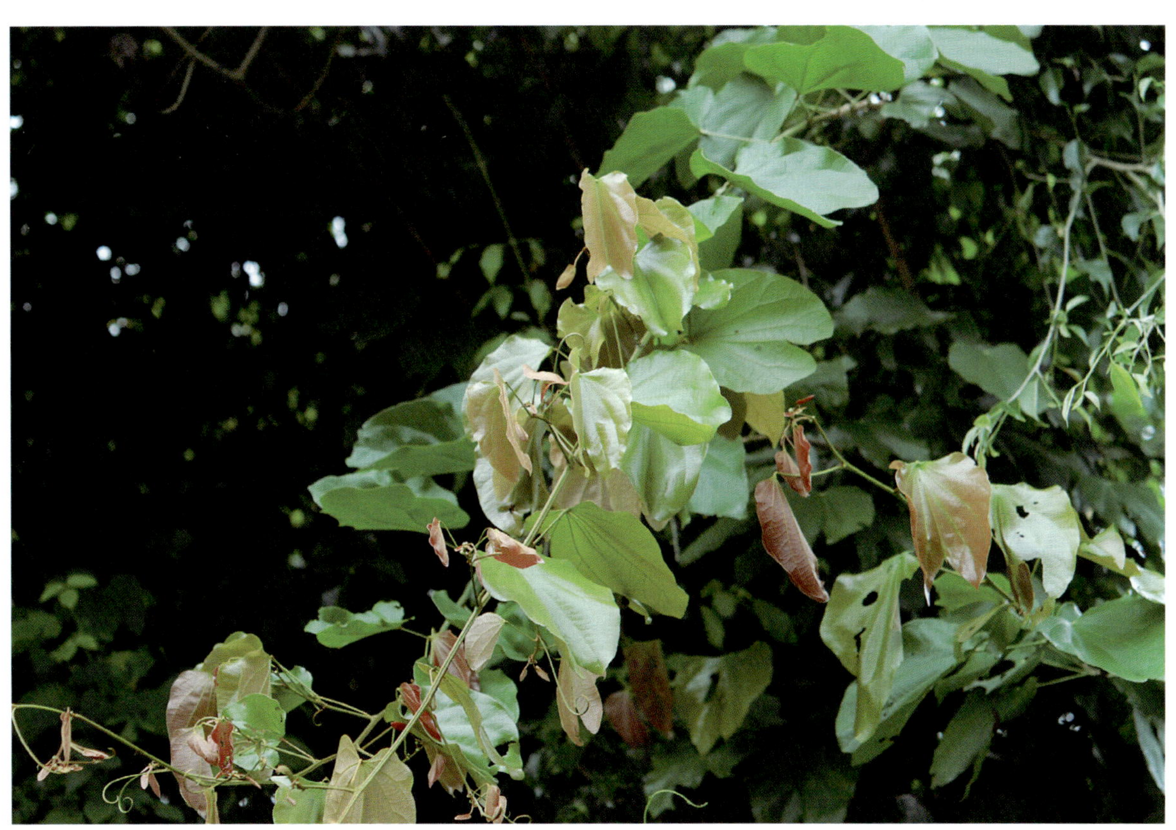

牛蹄麻

| 分布区域 | 产于海南三亚、乐东、东方、保亭、万宁，昌江有分布记录。越南以及印度也有分布。

| 资　　源 | 生于混交林中，常见。

| 采收加工 | 全年皆可采收，鲜用或晒干。

| 功能主治 | 清热收敛。外用于痈疮溃烂、湿疹。

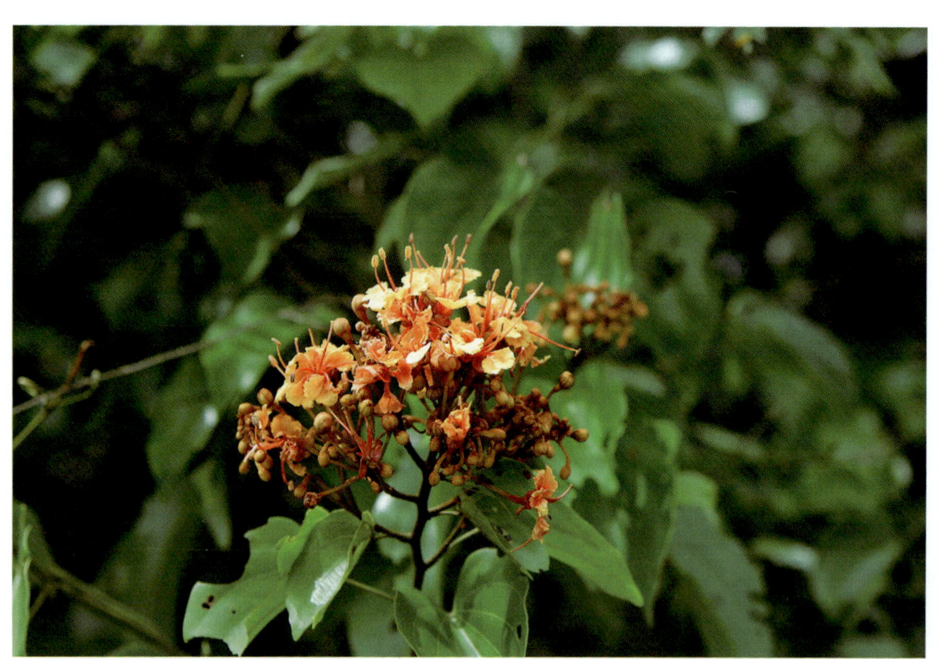

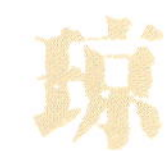

苏木科 Caesalpiniaceae 云实属 *Caesalpinia*

刺果苏木 *Caesalpinia bonduc* (L.) Roxb.

| 中 药 名 | 刺果苏木叶（药用部位：叶），大托叶云实（药用部位：种子）

| 植物形态 | 有刺藤本，各部均被黄色柔毛。叶长 30~45cm；叶轴有钩刺；羽片 6~9 对，对生，柄极短，基部有刺 1；托叶叶状，常分裂，脱落；在小叶着生处常有托叶状小钩刺 1 对；小叶 6~12 对，长 1.5~4cm，宽 1.2~2cm，基部斜，两面均被黄色柔毛。总状花序腋生，具长梗；花梗长 3~5mm；苞片锥状，长 6~8mm，被毛，外折，花时渐脱落；花托凹陷；萼片 5，内外均被锈色毛；花瓣黄色，最上面一片有红色斑点，倒披针形，有柄；花丝基部被绵毛；子房被毛。荚果革质，长圆形，长 5~7cm，宽 4~5cm，先端有喙，膨胀，外面具细长针刺；种子 2~3 颗，近球形，铅灰色，有光泽。花期 8~10 月，果期 10 月至翌年 3 月。

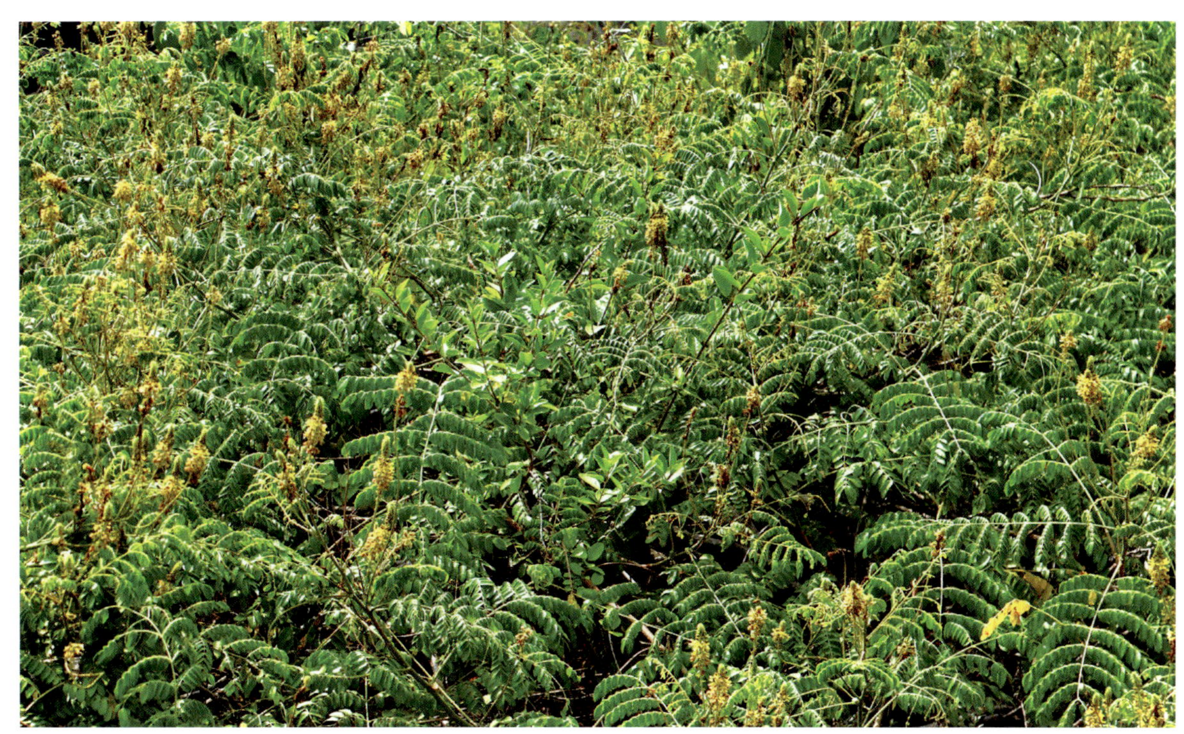

刺果苏木

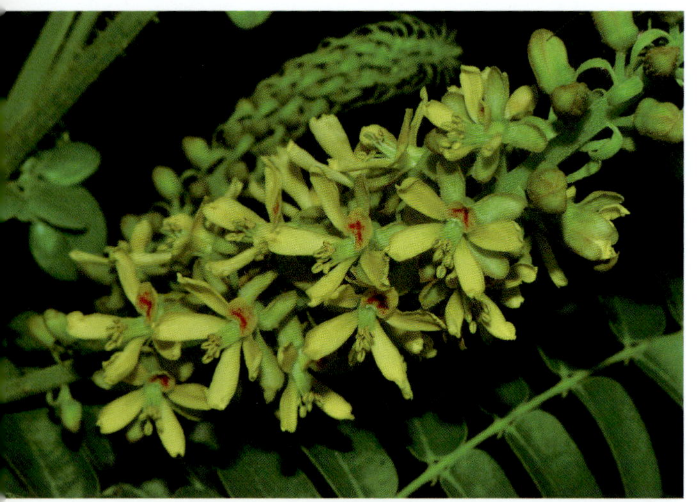

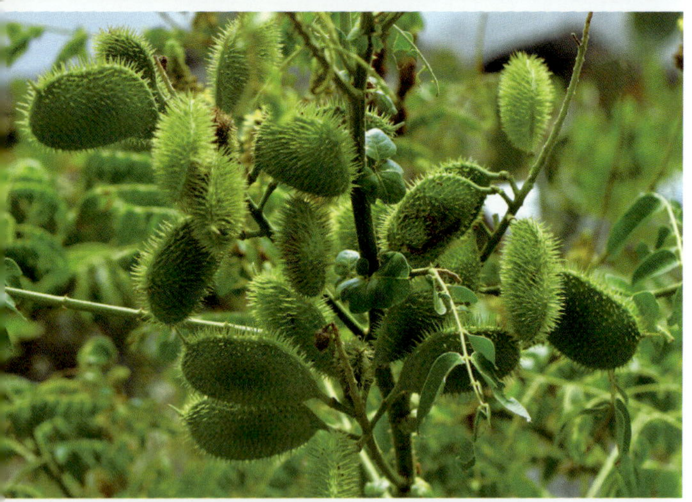

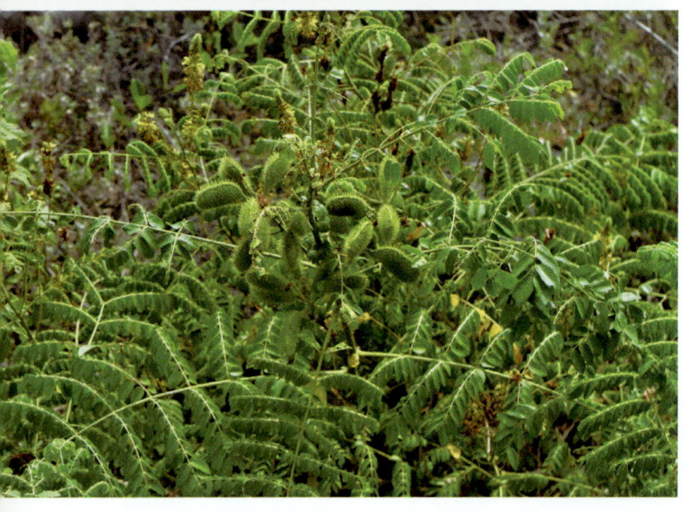

| 分布区域 |

产于海南三亚、乐东、东方、昌江、万宁、文昌、西沙群岛、南沙群岛，琼海有分布记录。亦分布于中国华南其他区域，以及台湾。

| 资　　源 |

生于林中或海边，常见。

| 采收加工 |

叶：夏、秋季采收，鲜用或晒干。种子：秋、冬季及翌年春季果实成熟时采收，剥取种子，晒干。

| 药材性状 |

种子呈不规则状，稍扁，有的一侧平截或有浅凹陷。表面灰绿色，光滑，微具光泽，有同心环纹延及先端，一端有点状种脐，浅黄白色或浅黄棕色。其周围的环纹宽 2~3mm，暗褐色。种皮极坚硬，摇之常发响声，破开后，种皮厚约 1mm，内表面淡黄白色，有稍突起的线纹；子叶扁圆形，黄白色，质坚，表面有不规则沟槽，断面略平坦。气微腥，味苦。

| 功能主治 |

叶：祛风健胃。种子：暖胃补肾。用于肾虚、胃寒。叶、种子：用于多种疾病。全草：用于腹泻、小儿惊风、丝虫病。海南民间广泛用作通经药，促进孕妇分娩。

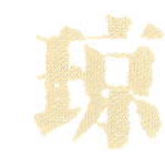

苏木科 Caesalpiniaceae 云实属 *Caesalpinia*

喙荚云实 *Caesalpinia minax* Hance

中药名 苦石莲（药用部位：种子），南蛇簕（药用部位：嫩茎叶、根）

植物形态 有刺藤本，各部被短柔毛。二回羽状复叶长可达 45cm；托叶锥状而硬；羽片 5~8 对；小叶 6~12 对，椭圆形或长圆形，长 2~4cm，宽 1.1~1.7cm，先端圆钝或急尖，基部圆形，微偏斜，两面沿中脉被短柔毛。总状花序顶生；苞片卵状披针形，先端短渐尖；萼片 5，长约 13mm，密生黄色绒毛；白色花瓣 5，有紫色斑点，倒卵形，长约 18mm，宽约 12mm，先端圆钝，基部靠合，外面和边缘有毛；雄蕊 10，较花瓣稍短，花丝下部密被长柔毛；子房密生细刺，花柱稍超出于雄蕊，无毛。荚果长圆形，长 7.5~13cm，宽 4~4.5cm，先端圆钝而有喙，喙长 5~25mm，果瓣表面密生针状刺，有种子 4~8；种子椭圆形，与莲子相仿，一侧稍凹，有环状纹，长约 18mm，宽约 10mm，种子在狭的一端。花期 4~5 月，果期 7 月。

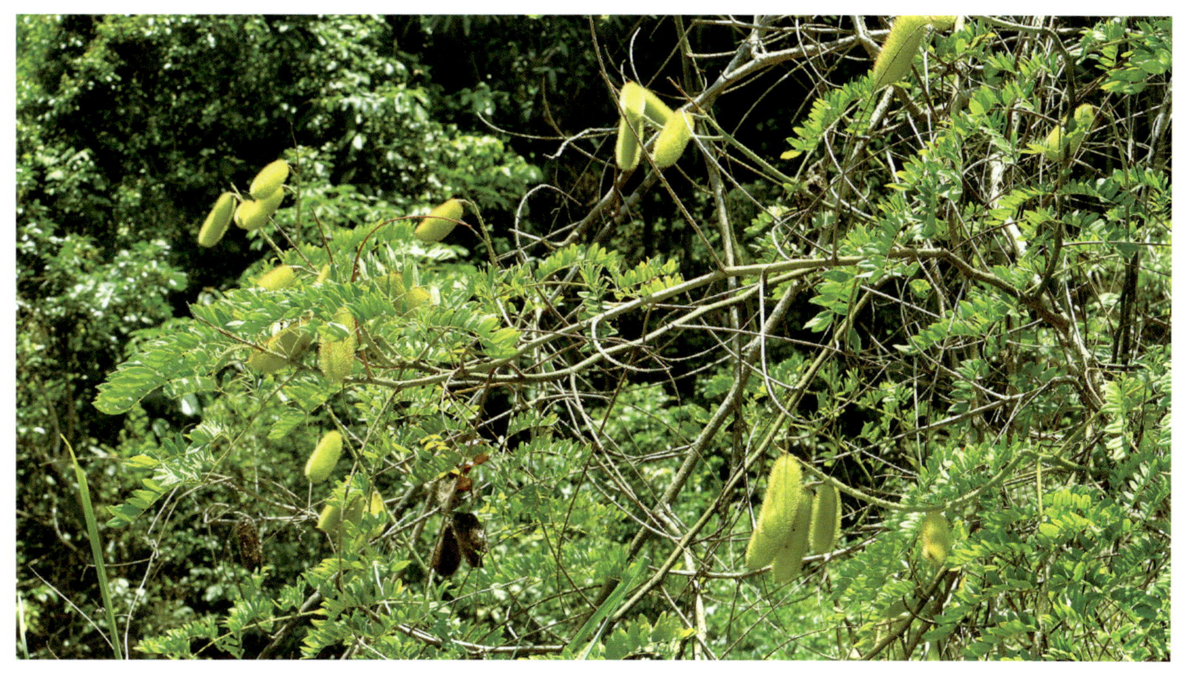

喙荚云实

分布区域 海南西沙群岛有分布记录。亦分布于中国广东、广西、台湾，以及西南地区。越南、老挝、泰国、缅甸、印度也有分布。

资　源 生于丘陵山坡或海边灌丛，偶见。

采收加工 种子：8~10月采收成熟果实，敲破，除去果壳，取出种子，晒干。嫩茎叶：春、夏、秋季均可采收嫩茎叶。根：全年均可采收，挖出根部，洗净，切片，鲜用或晒干。

药材性状 种子呈椭圆形，两端钝圆，长约1.8cm，直径约1cm。表面乌黑色，有光泽，有时可见横环纹或横裂纹。基部有珠柄残基，其旁为小圆形的合点。质坚硬，极难破开。种皮厚约1mm，内表面灰黄色，平滑而有光泽，除去种皮后，内为2棕色肥厚的子叶，富油质，中央有空隙。气微弱，味极苦。

功能主治 种子：散瘀止痛，清热祛湿。用于呃逆、痢疾、淋浊、尿血、跌打损伤。嫩茎叶：清热解毒，活血。用于风热感冒、跌打损伤、湿疹。根：清热，解毒，散瘀。用于外感发热、痧证、风湿关节痛、疮肿、跌打损伤。苗：泻热，祛瘀解毒。用于风热感冒、湿热痧气、跌打损伤、瘰疬、疮疡肿毒。全草：清热解毒，祛瘀消肿，杀虫止痒。用于痧证、感冒发热、风湿关节痛。

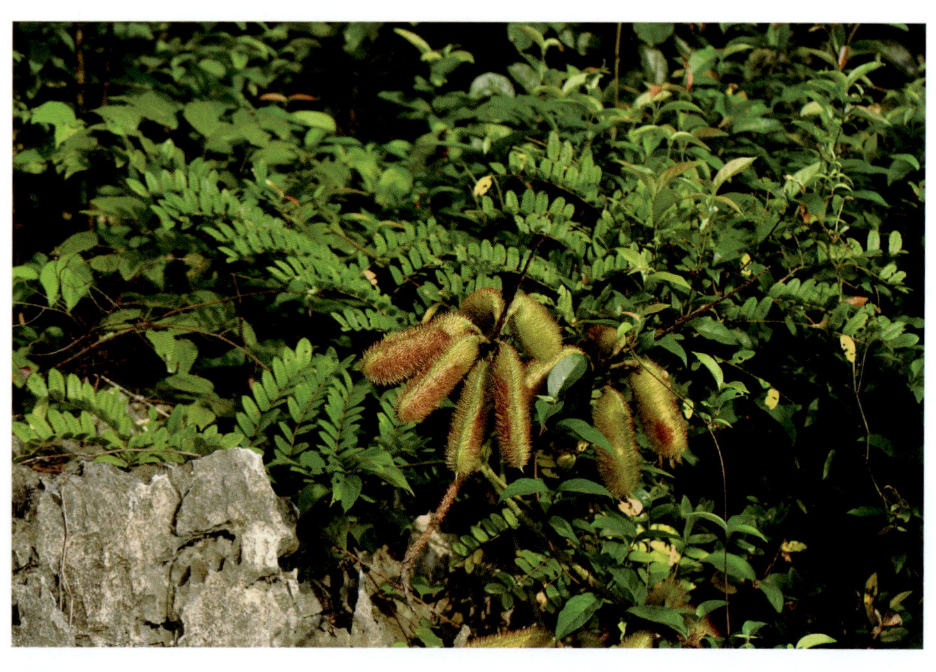

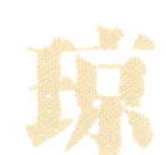

苏木科 Caesalpiniaceae 云实属 *Caesalpinia*

金凤花 *Caesalpinia pulcherrima* (L.) Sw.

中 药 名 金凤花（药用部位：花、根）

植物形态 大灌木，枝光滑，散生疏刺。二回羽状复叶长12~26cm；羽片4~8对，对生，长6~12cm；小叶7~11对，长圆形，长1~2cm，先端凹缺，基部偏斜；小叶柄短。总状花序近伞房状，顶生或腋生，疏松，长达25cm；花梗长4.5~7cm；花托凹陷成陀螺形，无毛；萼片5，无毛，最下一片长约14mm，其余的长约10mm；花瓣橙红色或黄色，圆形，长1~2.5cm，边缘皱波状，柄与瓣片几乎等长；花丝红色，远伸出于花瓣外，长5~6cm，基部粗，被毛；子房无毛，花柱长，橙黄色。荚果狭而薄，倒披针状长圆形，长6~10cm，宽1.5~2cm，无翅，先端有长喙，无毛，不开裂，成熟时黑褐色；种子6~9。花果期几全年。

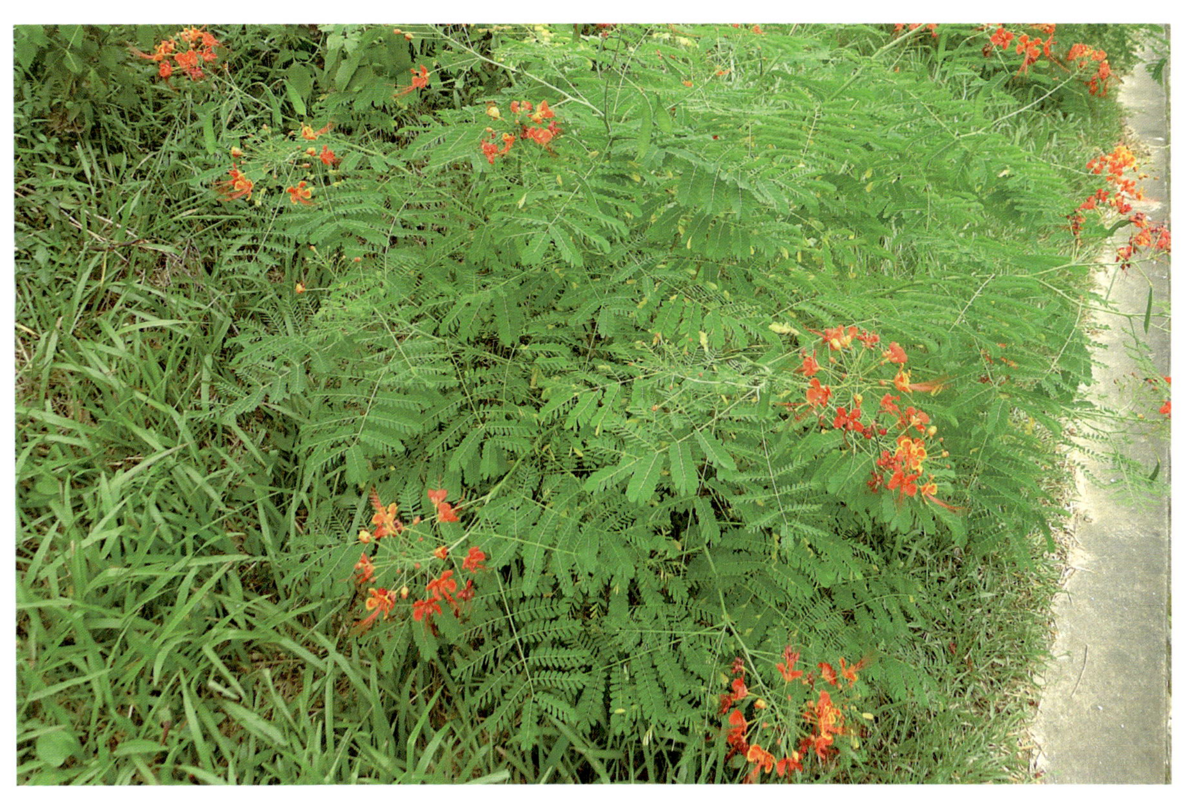

金凤花

| 分布区域 | 产于海南三亚、乐东、五指山、临高、文昌、海口、东方、万宁。中国华南其他区域，以及台湾、云南亦有引种。原产于南美洲，热带地区有栽培。

| 资　　源 | 栽培或逸为野生，十分常见。

| 采收加工 | 开花时采收花，根全年均可采，鲜用或晒干。

| 功能主治 | 花：解热，止咳，驱虫。用于支气管炎、哮喘、疟疾、发热。根：镇惊。用于小儿惊风。

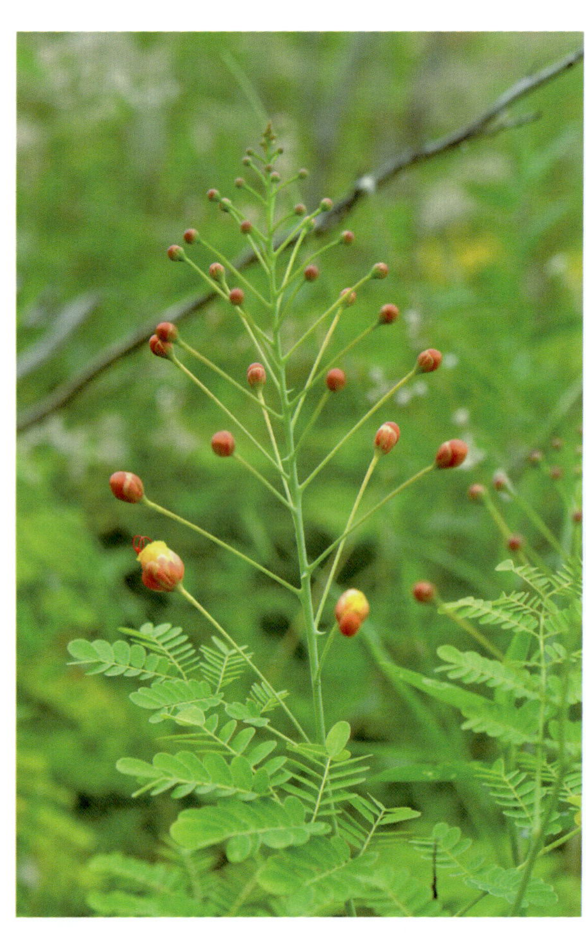

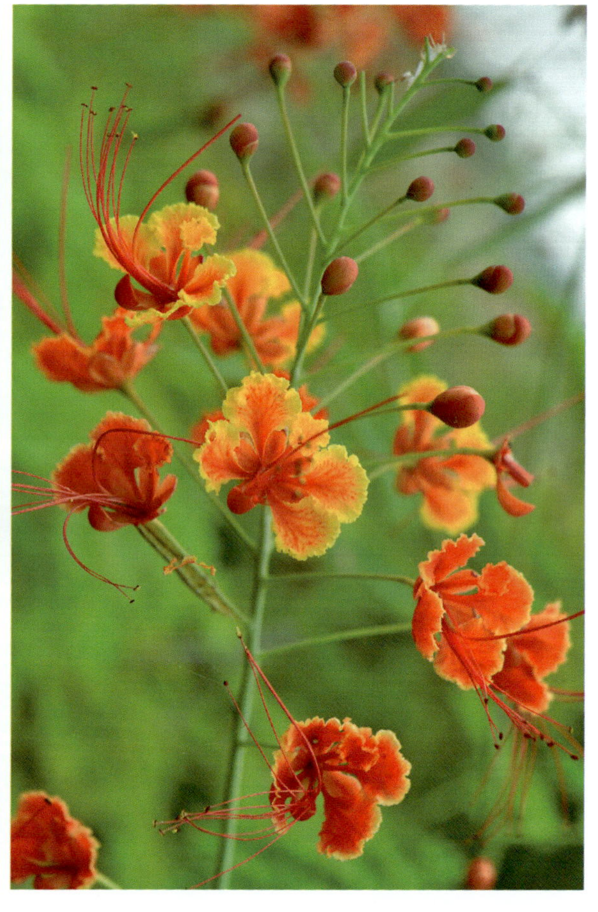

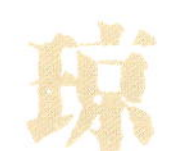

苏木科 Caesalpiniaceae 云实属 *Caesalpinia*

苏木 *Caesalpinia sappan* L.

中药名 苏木（药用部位：心材）

植物形态 小乔木，高达6m，具疏刺，除老枝、叶下面和荚果外，多少被细柔毛；枝上的皮孔密而显著。二回羽状复叶长30~45cm；羽片7~13对，对生，长8~12cm，小叶10~17对，无柄，纸质，长圆形至长圆状菱形，长1~2cm，宽5~7mm，先端微缺，基部歪斜。圆锥花序顶生或腋生，长约与叶相等；苞片披针形，早落；花梗被细柔毛；花托浅钟形；萼片5，下面一片比其他的大，呈兜状；花瓣黄色，长约9mm，最上面一片基部带粉红色，具柄；雄蕊稍伸出，花丝下部密被柔毛；子房被灰色绒毛，花柱细长，被毛，柱头平截。荚果木质，稍压扁，近长圆形，长约7cm，宽3.5~4cm，基部稍狭，先端斜向平截，上角有外弯或上翘的硬喙，不开裂，红棕色，有光泽；种子3~4，长圆形，稍扁，浅褐色。花期5~10月，果期7月至翌年3月。

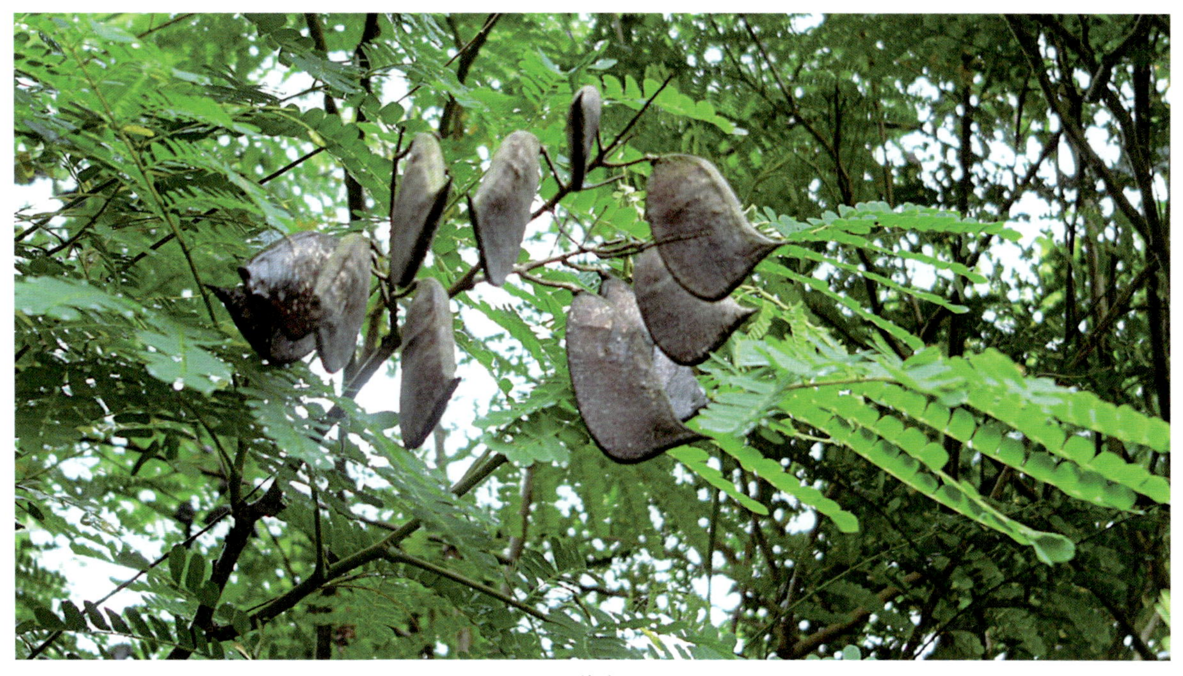

苏木

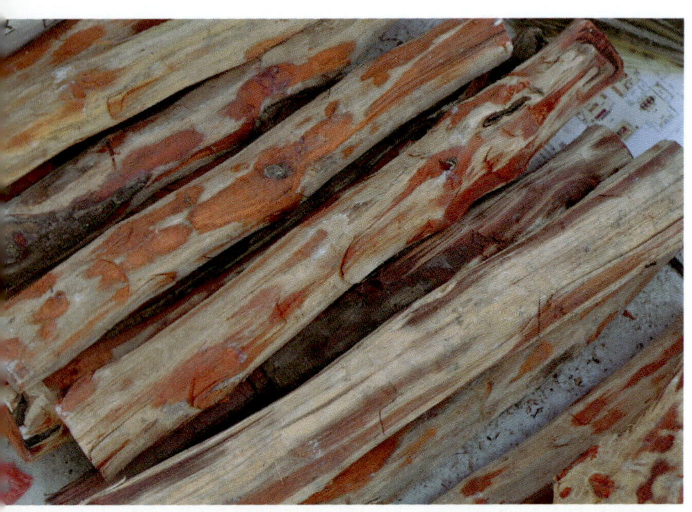

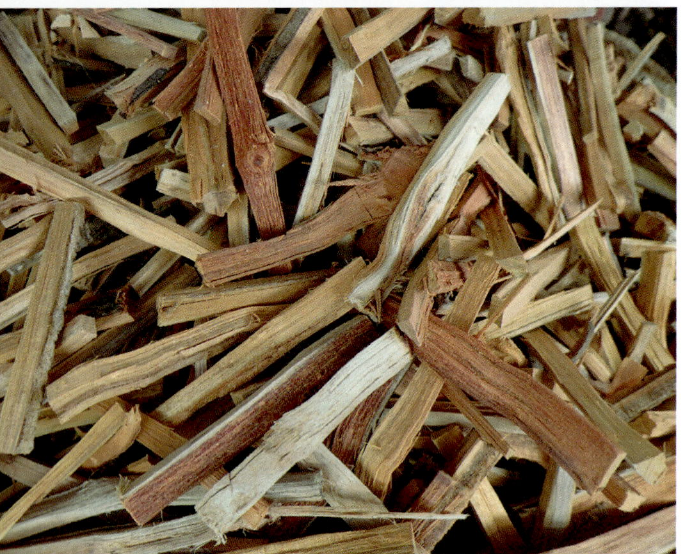

分布区域

产于海南三亚、东方、白沙、五指山、万宁、儋州、屯昌、陵水。亦分布于中国云南及华南其他区域、西南，福建、台湾有栽培。越南、老挝、柬埔寨、缅甸、马来西亚、印度、斯里兰卡，以及非洲、美洲也有分布。

资　　源

生于林中或较肥沃的山麓，偶见。

采收加工

苏木种植后 8 年可采入药。把树干砍下，削去外围的白色边材，截成每段长 60cm，粗者对半剖开，阴干后，扎捆置阴凉干燥处贮藏。

药材性状

本品呈长圆柱形或对剖半圆柱形，长 10~100cm，直径 3~12cm。表面黄红色至棕红色，具刀削痕和枝痕，常见纵向裂缝。横断面略具光泽，年轮明显，有的可见暗棕色、质松、带亮点的髓部。质坚硬。无臭，味微涩。

功能主治

行血祛瘀，消肿止痛。用于胸腹疼痛、闭经、产后瘀血胀痛、外伤肿痛、痢疾。

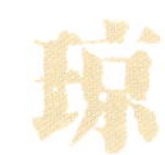

苏木科 Caesalpiniaceae 决明属 *Cassia*

翅荚决明 *Cassia alata* L.

中 药 名 对叶豆（药用部位：叶、种子、叶汁、花、根皮及树皮）

植物形态 直立灌木，高 1.5~3m；枝粗壮，绿色。叶长 30~60cm；在靠腹面的叶柄和叶轴上有 2 纵棱条，有狭翅，托叶三角形；小叶 6~12 对，薄革质，倒卵状长圆形或长圆形，长 8~15cm，宽 3.5~7.5cm，先端圆钝而有小短尖头，基部斜截形，下面叶脉明显突起；小叶柄极短或近无柄。花序顶生和腋生，具长梗，单生或分枝，长 10~50cm；花直径约 2.5cm，芽时为长椭圆形、膜质的苞片所覆盖；花瓣黄色，有明显的紫色脉纹；位于上部的 3 雄蕊退化，7 雄蕊发育，下面 2 雄蕊的花药较大。荚果长带状，长 10~20cm，宽 1.2~1.5cm，每个果瓣的中央顶部有直贯至基部的纸质翅，具圆钝的齿；种子 50~60，扁平三角形。花期 11 月至翌年 1 月，果期 12 月至翌年 2 月。

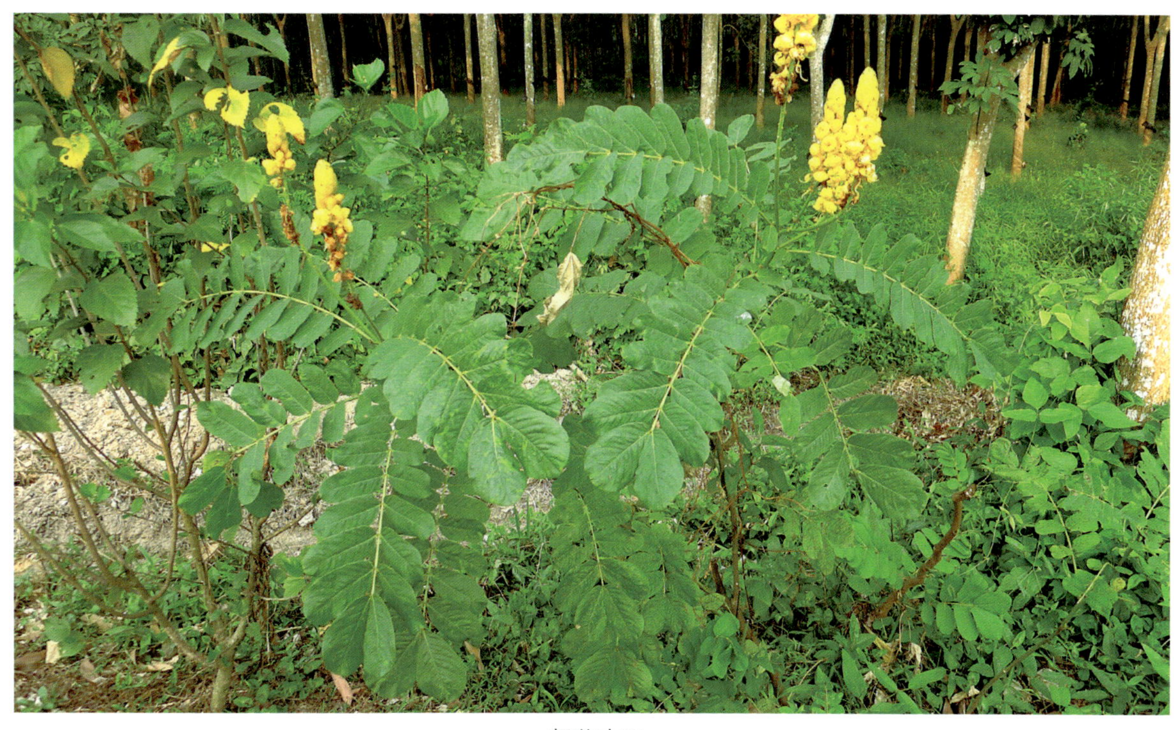

翅荚决明

| **分布区域** | 产于海南保亭、陵水、万宁等地。中国南方广为栽培。原产于美洲热带地区。

| **资　　源** | 生于疏林中或干旱坡地。

| **采收加工** | 夏、秋季选晴天采摘，除去茎枝，洗净，鲜用或晒干。

| **药材性状** | 叶片多完整或有破碎。小叶矩圆形，先端钝，长 8~15cm，宽 3.5~7.5cm，有细尖，基部阔圆形，并在一边偏大，下表面主脉突出。叶黄绿色，硬革质，叶轴两边有狭翅。气微，味苦。

| **功能主治** | 叶：杀虫止痒。用于皮肤病、神经性皮炎、牛皮癣、湿疹、疮疡肿毒、便秘。种子：用于蛔虫病，还可用作咖啡代用品。叶汁：用于癣菌。花：用于气管炎、哮喘、带状疱疹。根皮、树皮：缓泻。用于便秘。

| **附　　注** | 在 FOC 中，其学名被修订为 *Senna alata* (L.) Roxb.。

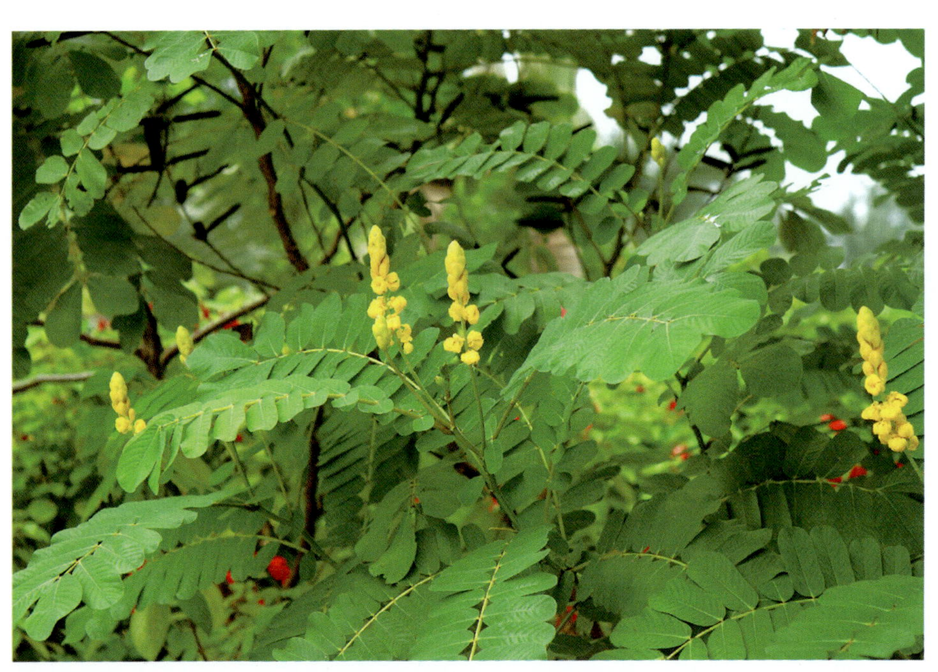

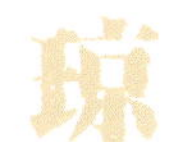

苏木科 Caesalpiniaceae 决明属 *Cassia*

双荚决明 *Cassia bicapsularis* L.

| 中 药 名 | 双荚决明（药用部位：叶、种子）

| 植物形态 | 直立灌木，多分枝，无毛。叶长 7~12cm，有小叶 3~4 对；叶柄长 2.5~4cm；小叶倒卵形，膜质，长 2.5~3.5cm，宽约 1.5cm，基部渐狭，偏斜，下面粉绿色；在最下方的一对小叶间有一黑褐色线形而钝头的腺体。总状花序生于枝条先端的叶腋间，常集成伞房花序状，长度约与叶相等，花鲜黄色，直径约 2cm；雄蕊 10，7 枚能育，3 枚退化而无花药，能育雄蕊中有 3 枚特大，高于花瓣，4 枚较小，短于花瓣。荚果圆柱状，膜质，直或微曲，长 13~17cm，直径 1.6cm，缝线狭窄；种子 2 列。花期 10~11 月，果期 11 月至翌年 3 月。

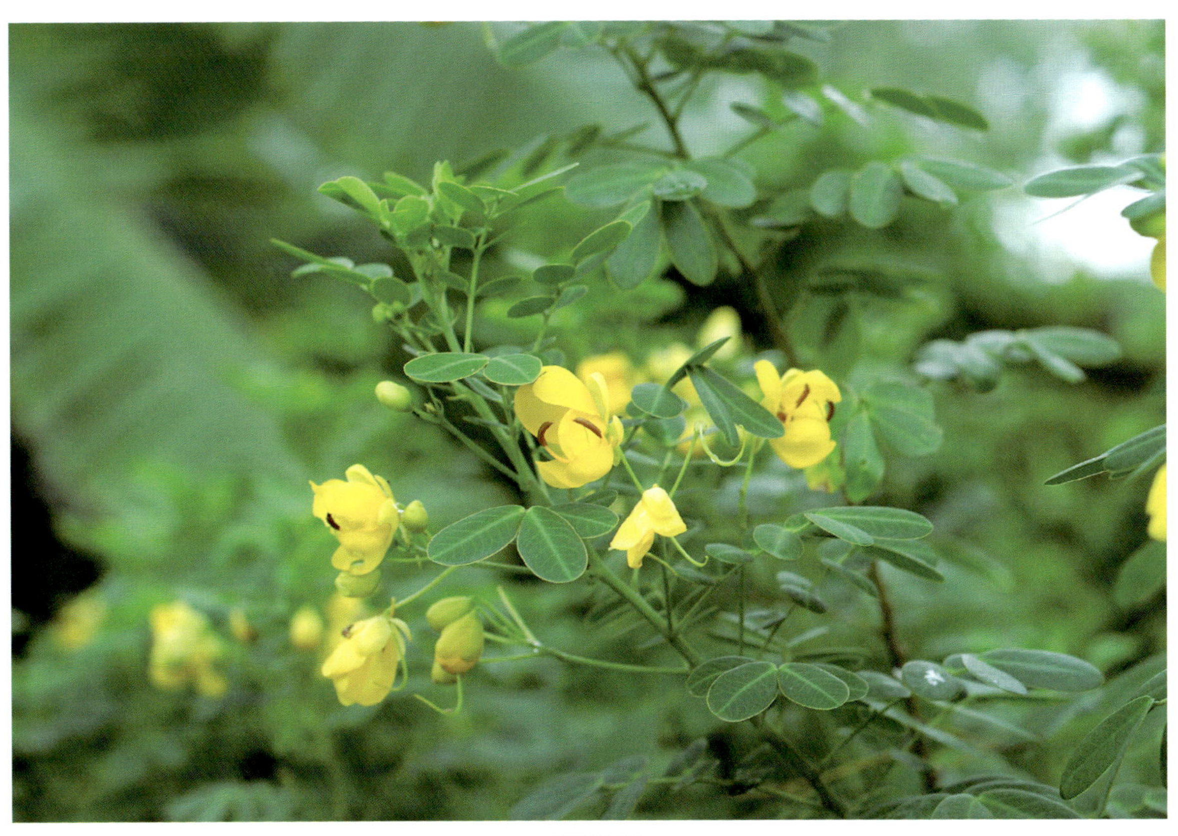

双荚决明

| **分布区域** | 产于海南万宁、海口等地。中国华南其他区域亦有栽培。原产于美洲热带地区。

| **资　　源** | 栽培，常见。

| **采收加工** | 夏、秋季采摘叶，待果实成熟后采收种子，鲜用或晒干。

| **功能主治** | 泻下导滞。用于便秘。

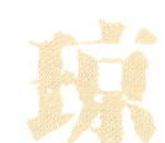

苏木科 Caesalpiniaceae 决明属 *Cassia*

含羞草决明 *Cassia mimosoides* L.

|中 药 名|

山扁豆（药用部位：全草或根、种子）

|植物形态|

亚灌木状草本，高 30~60cm；枝条被微柔毛。叶长 4~8cm，在叶柄的上端、最下一对小叶的下方有一圆盘状腺体；小叶 20~50 对，线状镰形，长 3~4mm，两侧不对称；托叶线状锥形，长 4~7mm，有明显肋条，宿存。花序腋生，总花梗先端有 2 小苞片；萼长 6~8mm，外被疏柔毛；花瓣黄色，不等大，具短柄，略长于萼片；雄蕊 10，5 长 5 短相间而生。荚果镰形，扁平，长 2.5~5cm，宽约 4mm，果柄长 1.5~2cm；种子 10~16。花果期通常 8~10 月。

|分布区域|

产于海南三亚、东方、昌江、万宁、儋州、澄迈、海口。中国西南至东南各地亦有栽培。原产于美洲热带地区，现广布于全世界热带、亚热带地区。

|资 源|

生于旷野、林缘，常见。

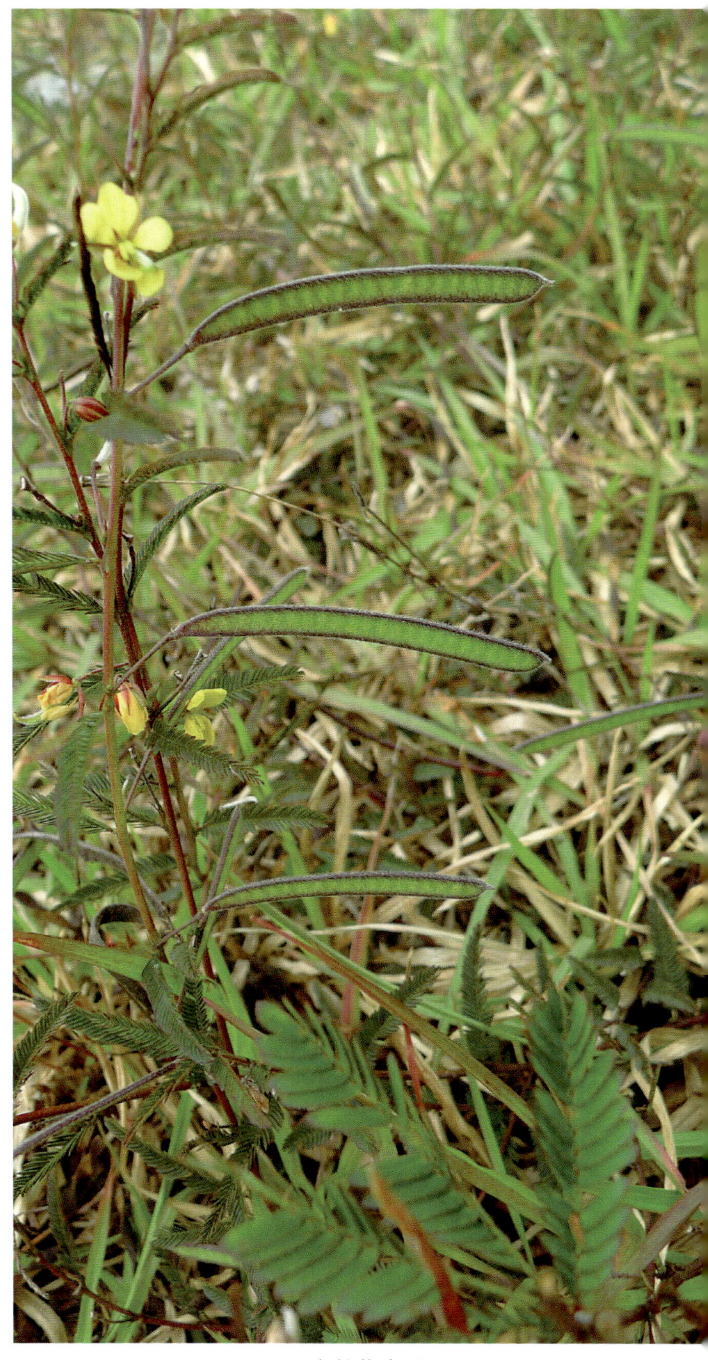

含羞草决明

|采收加工| 夏、秋季采收全草，扎成把，晒干。

|药材性状| 全草长 30~45cm。根细长，须根发达，外表棕褐色，质硬，不易折断。茎多分枝，呈黄褐色或棕褐色，被短柔毛。叶卷曲，下部的叶多脱落，黄棕色至灰绿色，质脆易碎；托叶锥尖。气微，味淡。

|功能主治| 全草：清热解毒，散瘀化积，利尿通便。用于水肿、口渴、咳嗽痰多、习惯性便秘、劳伤积瘀、小儿疳积、疔疮痈肿、毒蛇咬伤。根：用于痢疾。种子：利尿，健胃。

|附　　注| 在 FOC 中，其学名被修订为 *Chamaecrista mimosoides* (L.) Greene.。

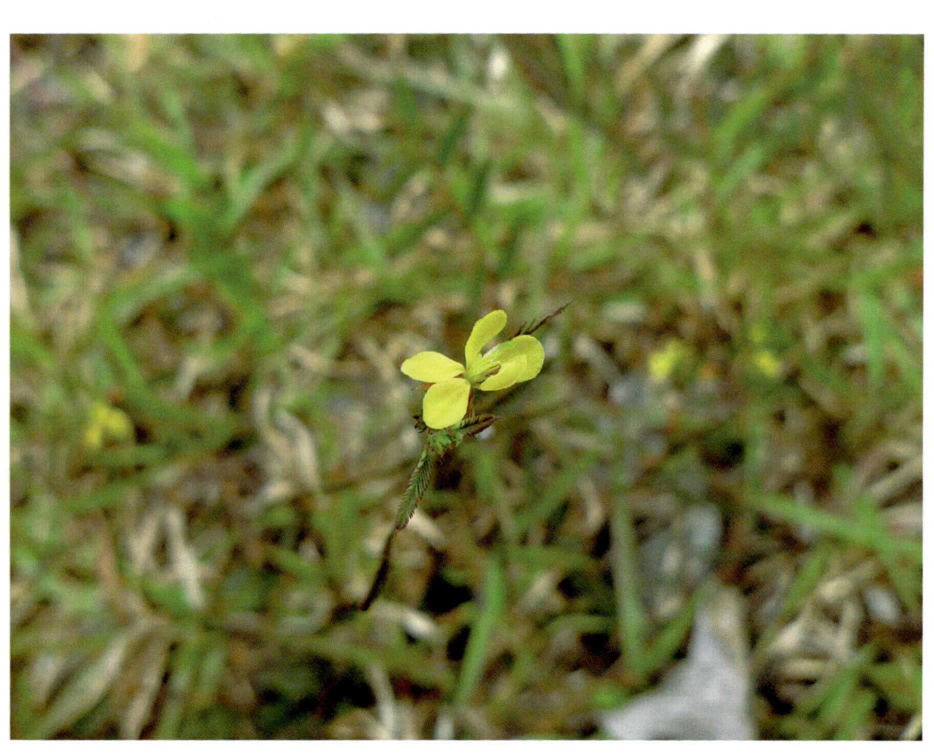

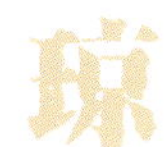

苏木科 Caesalpiniaceae 决明属 *Cassia*

望江南 *Cassia occidentalis* L.

| 中 药 名 |

望江南（药用部位：茎叶、种子）

| 植物形态 |

亚灌木或灌木，无毛；枝有棱；根黑色。叶长约 20cm；叶柄近基部有一大而带褐色、圆锥形的腺体；小叶 4~5 对，膜质，卵形，长 4~9cm，宽 2~3.5cm，有小缘毛；小叶柄长 1~1.5mm，揉之有腐败气味；托叶膜质，早落。花数朵组成伞房状总状花序，腋生和顶生，长约 5cm；苞片线状披针形，早脱；花长约 2cm；萼片不等大，外生的近圆形，内生的卵形，较长；花瓣黄色，外生的卵形，较短，均有短狭的瓣柄；雄蕊 7 发育，3 不育，无花药。荚果带状镰形，褐色，压扁，长 10~13cm，宽 8~9mm，稍弯曲，有尖头；果柄长 1~1.5cm；种子 30~40，种子间有薄隔膜。花期 4~8 月，果期 6~10 月。

| 分布区域 |

产于海南三亚、乐东、东方、昌江、五指山、万宁、澄迈、西沙群岛。亦分布于中国东南及西南部各地。原产于美洲热带地区，现广布于世界热带、亚热带地区。

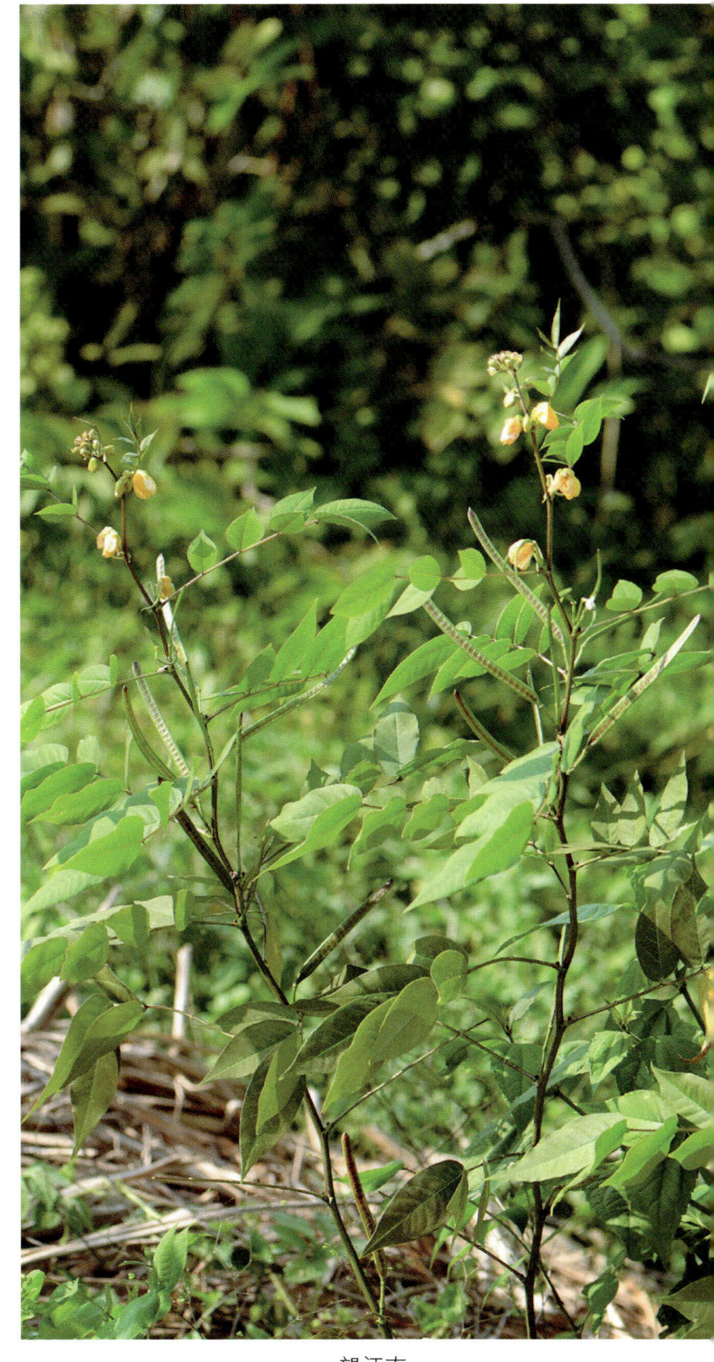

望江南

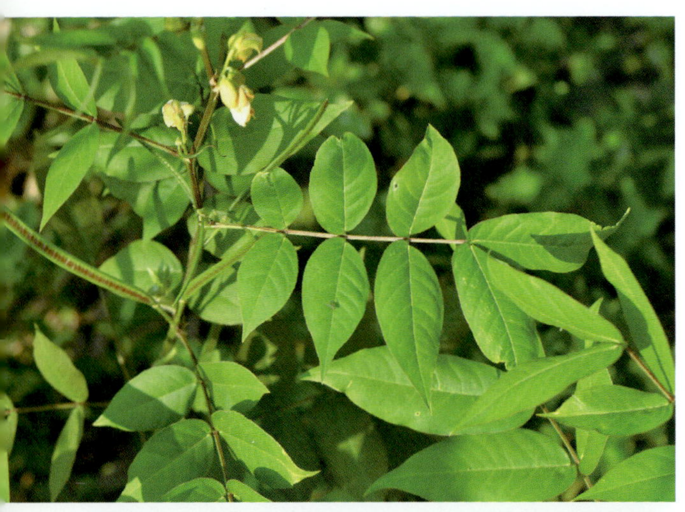

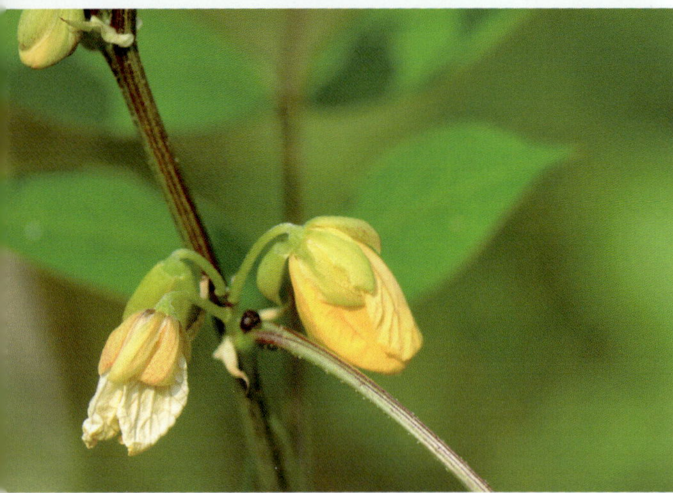

资　　源

生于旷野或疏林中。

采收加工

茎叶：夏季植株生长旺盛时采收，阴干，或随采随用。种子：果实成熟变黄时，割取全株，晒干后脱粒，取种子再晒干。

药材性状

本品呈卵形而扁，一端稍尖，长径 3~4mm，短径 2~3mm，暗绿色，中央有淡褐色椭圆形斑点，微凹，有的四周呈白色细网状，但贮藏后渐脱落而平滑，先端具斜生黑色条状的种脐。质地坚硬。气香，有豆腥味，富黏液。

功能主治

茎、叶：解毒，止痛。外用于蛇虫咬伤。种子：清肝明目，健胃润肠，通便解毒。用于毒蛇咬伤、高血压、头痛、目赤肿痛、口烂、慢性肠炎、痢疾腹痛、便秘、疟疾。根：利尿。全草：解毒。用于疔疮、咳嗽。

附　　注

在 FOC 中，其学名被修订为 *Senna occidentalis* (L.) Link.。

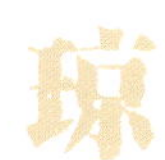

苏木科 Caesalpiniaceae 凤凰木属 *Delonix*

凤凰木 *Delonix regia* (Hook.) Raf.

中药名 凤凰木（药用部位：树皮、根）

植物形态 落叶乔木，无刺；小枝常有明显的皮孔。叶为二回偶数羽状，长20~60cm，具托叶；下部的托叶明显地羽状分裂，上部的呈刚毛状；羽片对生，15~20对，长达5~10cm；对生小叶25对，两面被绢毛；小叶柄短。伞房状总状花序顶生或腋生；花鲜红至橙红色，具4~10cm长的花梗；花托盘状或短陀螺状；萼片5，里面红色，边缘绿黄色；花瓣5，匙形，红色，具黄及白色花斑，长5~7cm，开花后向花萼反卷，瓣柄细长，长约2cm；雄蕊10，红色，长短不等，长3~6cm，向上弯，花丝下半部被绵毛，花药红色，长约5mm；子房黄色，被柔毛，无柄或具短柄，花柱长3~4cm，柱头小，截形。

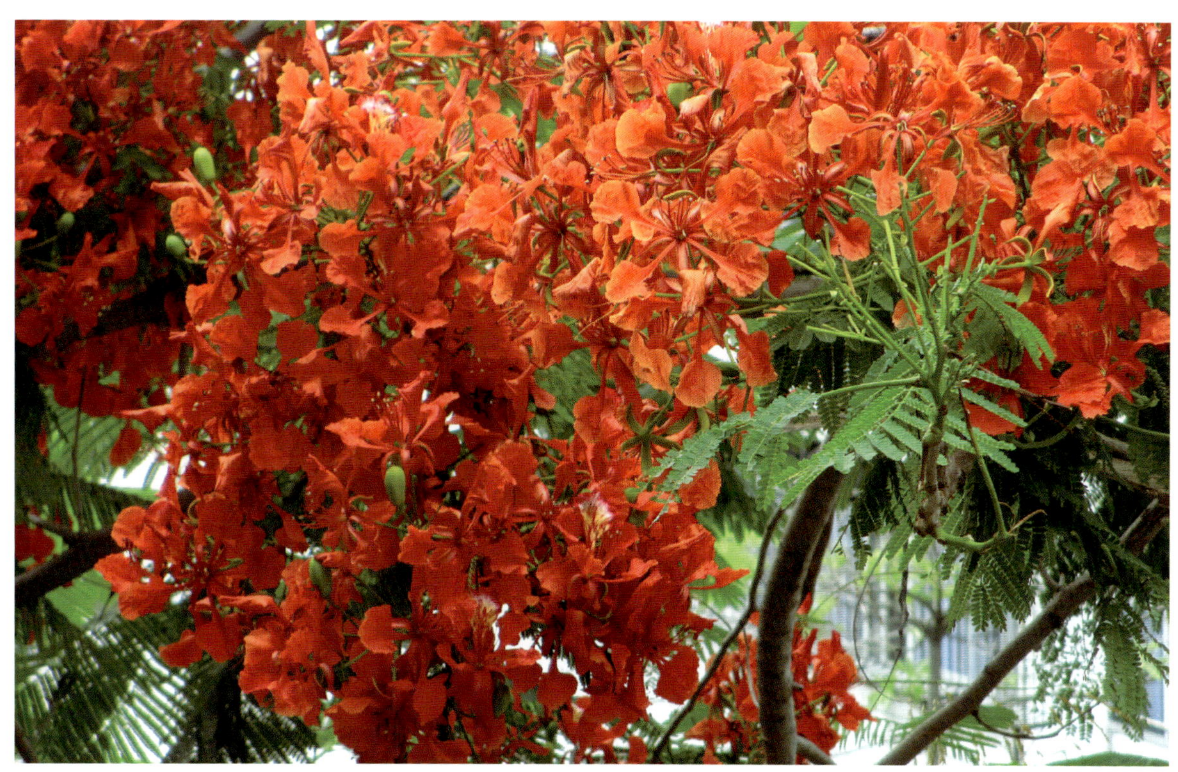

凤凰木

荚果带形，扁平，长 30~60cm，宽 3.5~5cm，稍弯曲，暗红褐色，成熟时黑褐色，先端有宿存花柱；种子 20~40，横长圆形，黄色染有褐斑，长约 15mm。花期 6~7 月，果期 8~10 月。

| 分布区域 | 产于海南儋州、海口。亦分布于中国福建、台湾、云南，华南其他区域也有引种。原产于马达加斯加。

| 资　　源 | 海南各地绿化植物，栽培常见。

| 采收加工 | 夏、秋季采收，剥取树皮，切段晒干。

| 功能主治 | 树皮：降血压，解热。用于发热、高血压、头晕、目眩、烦躁。 根：含有水溶性生物碱，有降血压作用。

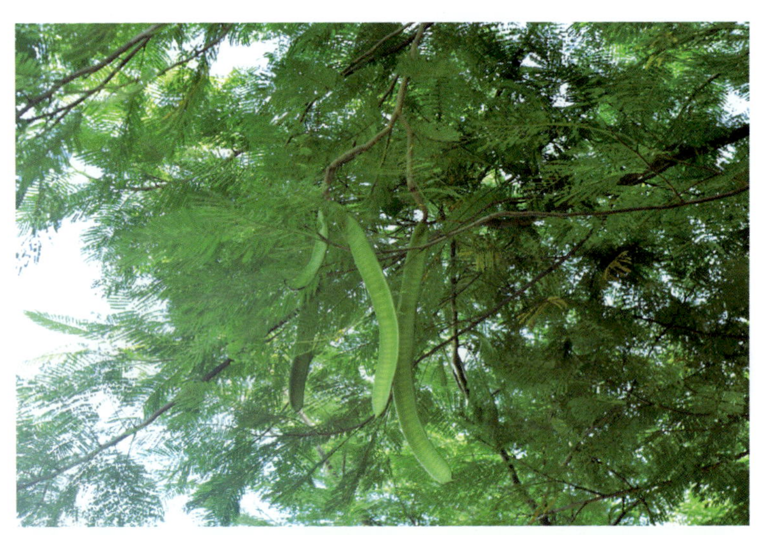

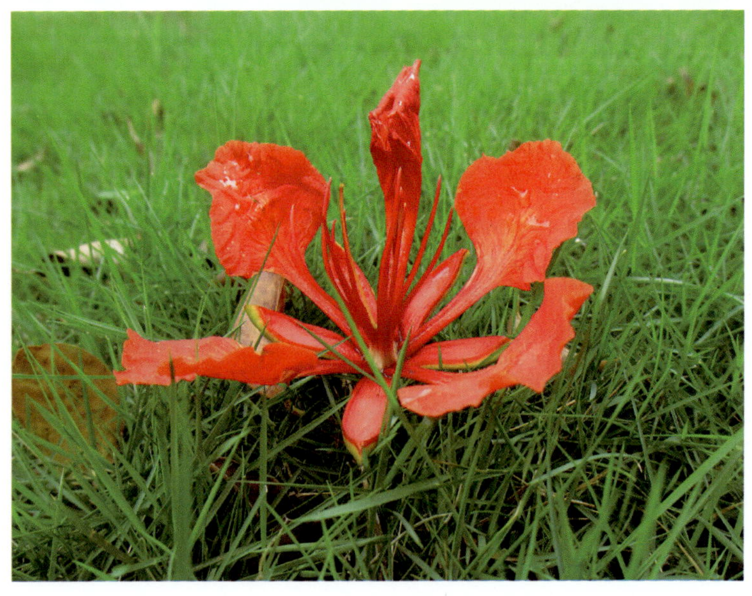

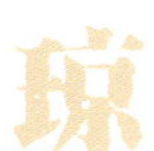

苏木科 Caesalpiniaceae 皂荚属 *Gleditsia*

小果皂荚 *Gleditsia australis* Hemsl.

中药名 小果皂角（药用部位：嫩茎枝、果实、刺）

植物形态 乔木，具圆锥状粗刺，刺常分枝，褐紫色。叶长 10~18cm；小叶 5~9 对，长 2.5~4cm，宽 1~2cm，先端常微缺，上面有光泽，下面无毛；小叶柄长约 1mm。花杂性，浅绿色或绿白色；雄花直径 4~5mm，数朵簇生或复合组成圆锥花序式，长可达 28cm，被微柔毛；萼片 5，披针形，外面密被微柔毛；花瓣 5，椭圆形，长约 2mm，外面密被短柔毛，里面被长柔毛。两性花的花序与雄花序相似，长 6~7mm，具较疏离的花。荚果带状长圆形，压扁，长 6~12cm，宽 1~2.5cm，果瓣革质，干时棕黑色，种子着生处明显鼓起，先端具小突起，几无果颈；种子 5~12，椭圆形，稍扁，长 7~11mm，宽 4~5mm，深棕色，光滑。花期 6~10 月，果期 11 月至翌年 4 月。

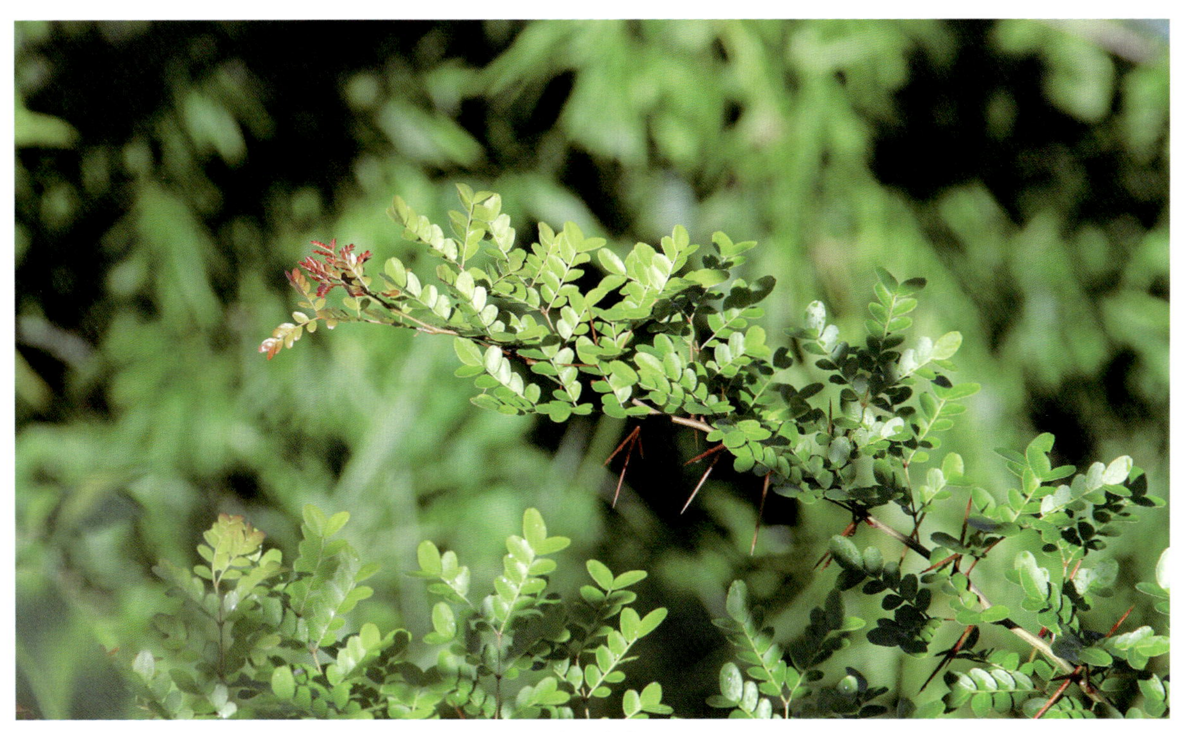

小果皂荚

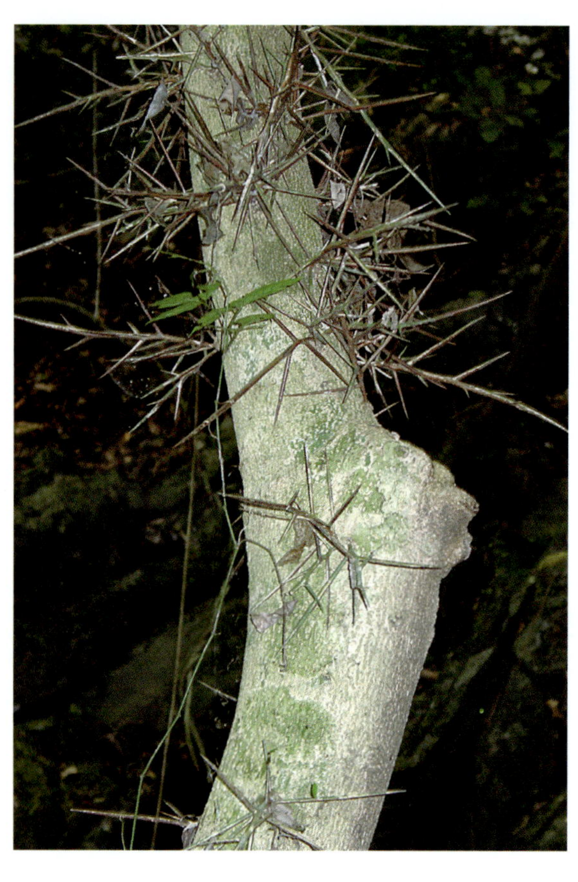

分布区域

产于海南三亚、东方、昌江、保亭、陵水、万宁、海口。亦分布于中国华南其他区域。越南也有分布。

资　　源

生于沿溪边疏林中，常见。

采收加工

果实成熟后采摘，晒干或鲜用。

功能主治

嫩茎枝：搜风拔毒，消肿排脓。用于痈肿、疮毒、疠风、癣疮、胎衣不下。果实：开窍，通便，润肠，镇咳，驱蛔虫。刺：去毒透脓。用于痈疽。

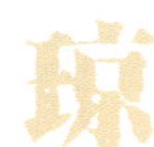

苏木科 Caesalpiniaceae 皂荚属 *Gleditsia*

华南皂荚 *Gleditsia fera* (Lour.) Merr.

中药名

华南皂荚（药用部位：果实或全株）

植物形态

乔木，具刺；刺粗壮，分枝长可达 13cm。叶为一回羽状复叶，长 11~18cm；叶轴具槽；小叶 5~9 对，长 2~7cm，宽 1~3cm，先端微凹，基部斜楔形，边缘具圆齿，上面深棕褐色，有光泽，无毛，下面无毛；网脉细密，清晰，突起。花杂性，绿白色，多个聚伞花序组成腋生或顶生、长 7~16cm 的总状花序；雄花直径 6~7mm；花托长约 2.5mm；萼片 5，三角状披针形，长 2.5~3mm，外面密被短柔毛；花瓣 5，长圆形，两面均被短柔毛；雄蕊 10；退化雌蕊线状柱形，被长柔毛；两性花直径 8~10mm，花萼、花瓣与雄花的相似，唯花萼里面基部被一圈长柔毛；雄蕊 5~6，花药顶尖，不呈椭圆形；子房密被棕黄色绢毛；胚珠多数。荚果扁平，长 13.5~26cm，宽 2.5~3cm，果瓣革质，先端具 2~5mm 长的喙，果颈长 5~10mm；种子多数，卵形，长 8~11mm，宽 5~6mm，光滑，棕色至黑棕色。花期 4~5 月，果期 6~12 月。

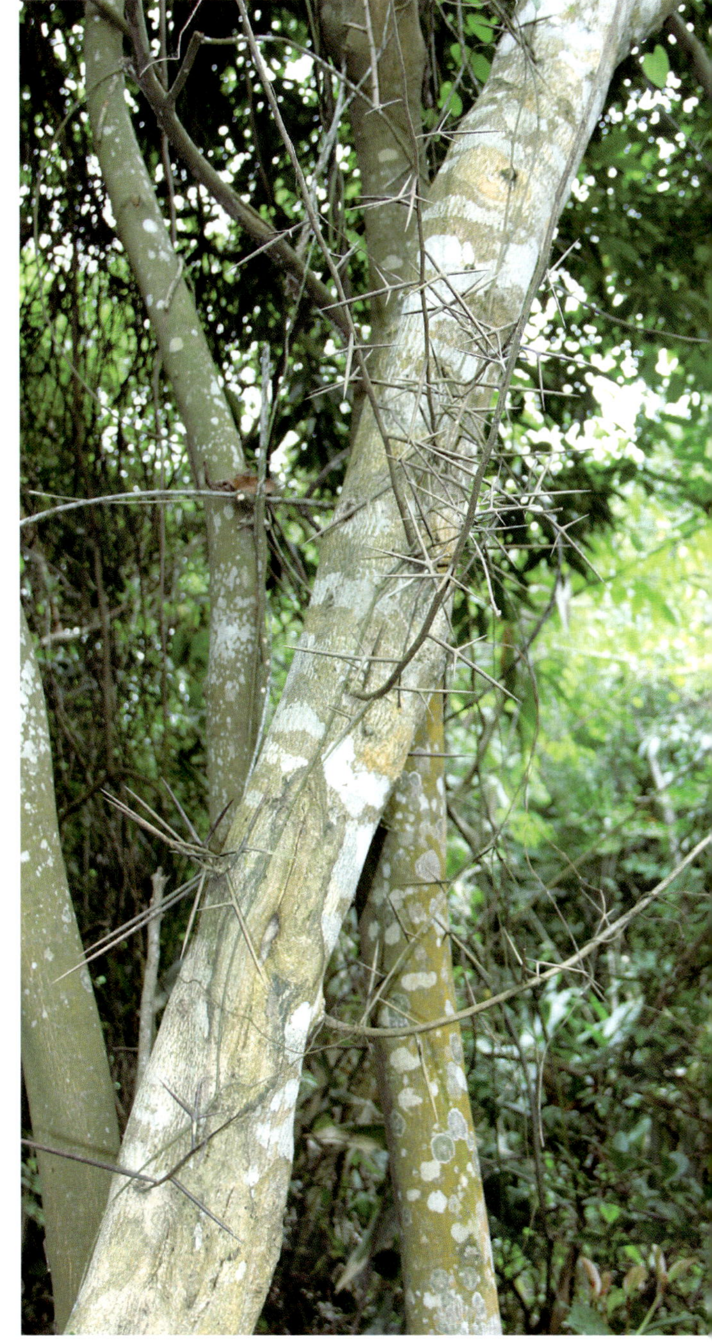

华南皂荚

| **分布区域** | 产于海南三亚、东方、万宁、文昌等地。亦分布于中国华南其他区域，以及江西、湖南、福建、台湾。

| **资　　源** | 生于混交林，少见。

| **采收加工** | 夏、秋季采摘，晒干。

| **功能主治** | 杀虫，开窍，祛痰。用于中风昏迷、口噤不语、痰涎壅塞。外洗用于疥疮、杀虫。

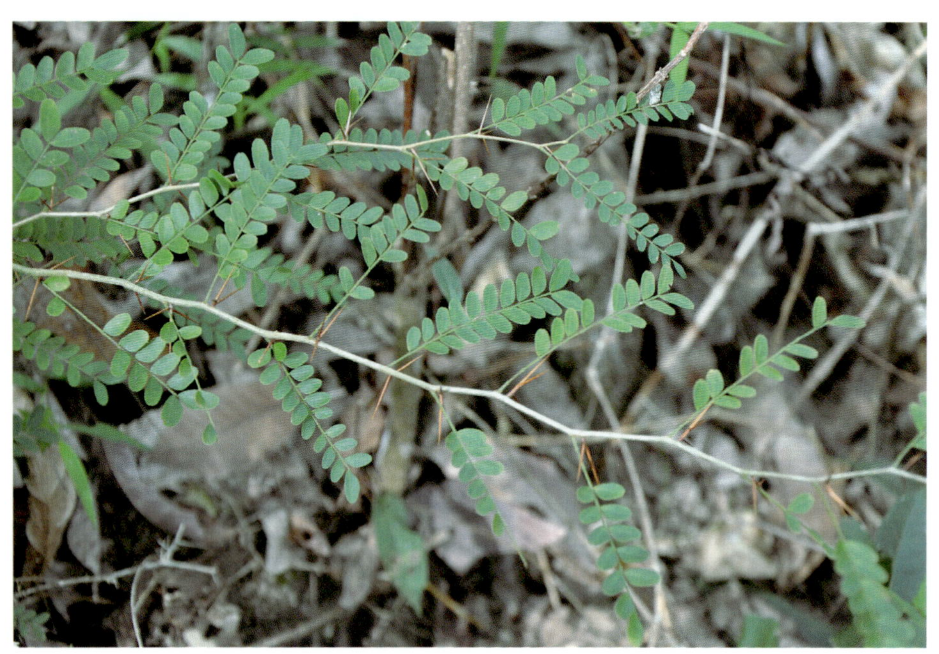

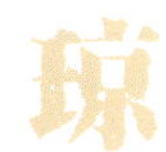

苏木科 Caesalpiniaceae 盾柱木属 *Peltophorum*

银　珠 *Peltophorum tonkinense* (Pierre) Gagnep.

|中 药 名| 银珠（药用部位：树皮、茎及果实）

|植物形态| 乔木，幼嫩部分和花序密被锈色毛，后渐无毛；老枝有细密锈色皮孔。二回偶数羽状复叶长达 15~35cm；叶轴长 8~25cm；羽片 6~13 对，与小叶均为对生；羽轴长 4~9cm，小叶 5~14 对，长 1.5~2cm，基部两侧不对称。总状花序近顶生，长 8~10cm；花黄色，大而芳香；花蕾圆球形，直径 8mm，密被锈色毛；花托盘状；萼片 5，近相等，长圆形，长 8~9mm，最下面一片较狭；花瓣 5；雄蕊 10，花丝密被锈色毛，花药长圆形，长约 3.5mm；子房扁平，被锈色毛，花柱丝状，柱头头状；胚珠 3~4。荚果薄革质，纺锤形，长 8~13cm，中部宽 2.5~3cm，两端不对称，渐尖，老时红褐色，光滑无毛，两边具翅，翅宽 5~7mm；种子 3~4，倒卵形而歪斜，长 14mm，扁平，成熟时黄色。花期 3~6 月，果期 4~10 月。

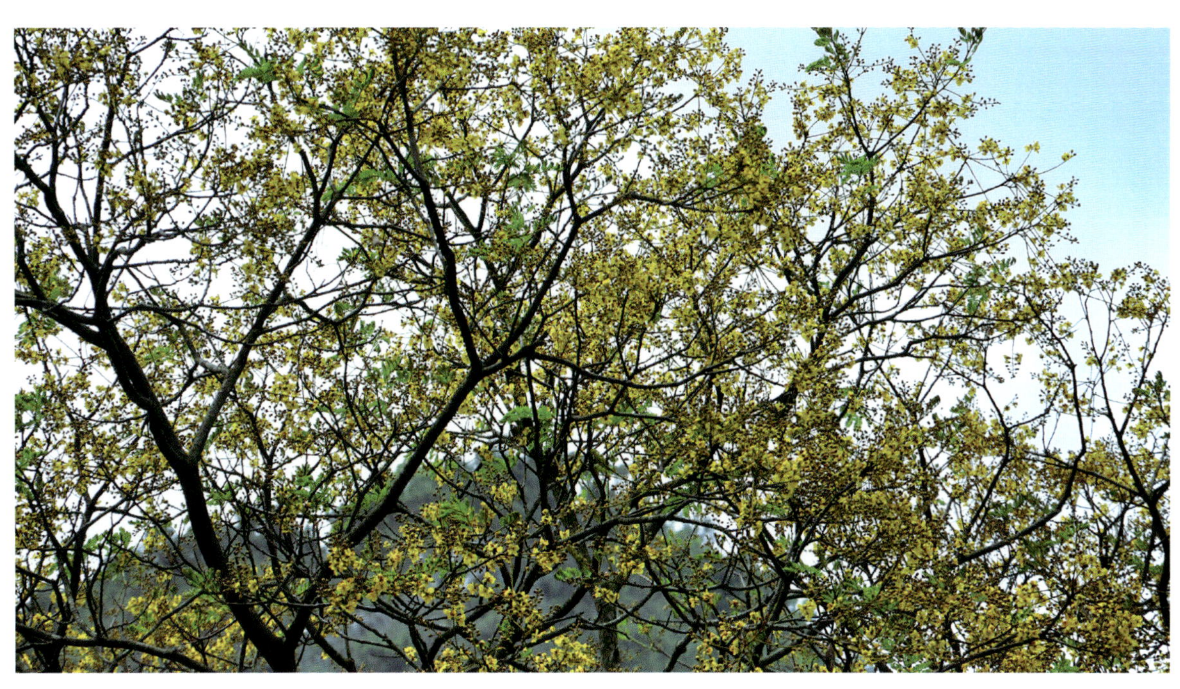

银珠

| 分布区域 | 产于海南乐东、东方、昌江、白沙、保亭、万宁、琼中、屯昌。亦分布于中国福建。越南、老挝、柬埔寨也有分布。

| 资　　源 | 生于海拔 300~400m 的山地林中，常见。

| 附　　注 | FOC将其学名修订为*Peltophorum dasyrrhachis* (Miq.) Kurz var. *tonkinensis* (Pierre) K. Larsen et S. S. Larsen。本种收载于《广西医药研究所药用植物园药用植物名录》（1974），但药用功能尚不明确。同属植物 *Peltophorum pterocarpum* (DC.) K. Heyne 盾柱木树皮可用于痢疾；外用于挞伤、筋痛、溃疡；茎材和果实含白矢车菊素，该成分能抑制肾上腺素甲基化反应，有保护血管、抗凝血和维生素P样的生理活性。作为近缘种，银珠可能具有与盾柱木相似的功能，但有待进一步的发掘和研究。

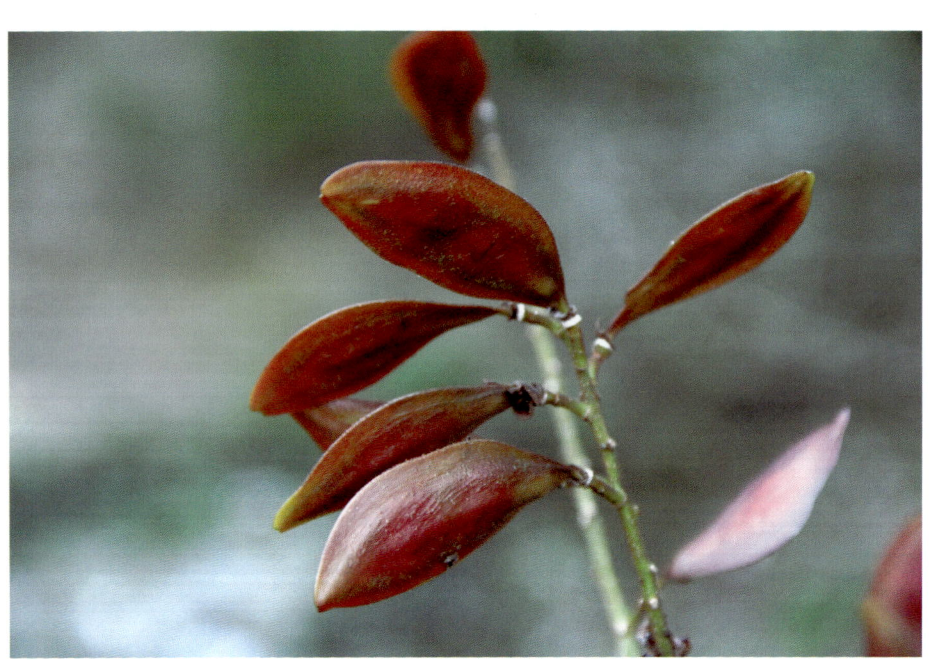

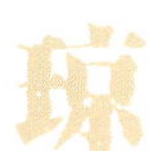

苏木科 Caesalpiniaceae 无忧花属 *Saraca*

中国无忧花 *Saraca dives* Pierre

中药名 四方木（药用部位：树皮、叶）

植物形态 乔木，叶有小叶5~6对，小叶近革质，长15~35cm，宽5~12cm，基部1对常较小；小叶柄长7~12mm。花序腋生，较大，总轴被毛；总苞大，阔卵形，被毛，早落；苞片卵形，长1.5~5cm，宽6~20mm。下部的1片最大，往上逐渐变小，被毛或无毛，早落或迟落；小苞片与苞片同形，但远较苞片为小；花黄色，后部分萼裂片基部及花盘、雄蕊、花柱变红色，两性或单性；花梗短于萼管，无关节；萼管长1.5~3cm，裂片4，有时5~6，长圆形，具缘毛；雄蕊8~10，其中1~2常退化成钻状，花丝突出，花药长圆形，长3~4mm。荚果棕褐色，扁平，长22~30cm，宽5~7cm，果瓣卷曲；种子5~9，形状不一，扁平，两面中央有一浅凹槽。花期4~5月，果期7~10月。

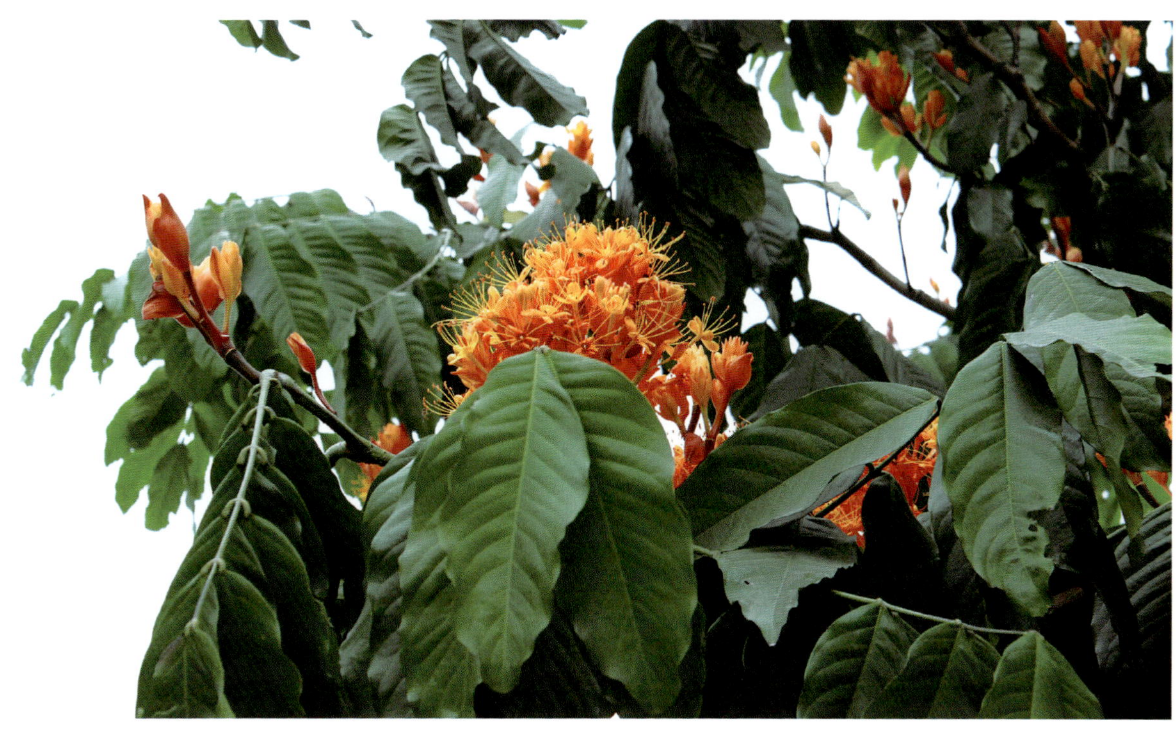

中国无忧花

| 分布区域 | 海南有栽培。亦分布于中国广东、广西、云南。

| 资　　源 | 栽培，少见。

| 采收加工 | 夏、秋季剥取树皮，秋季采收叶，鲜用或晒干。

| 药材性状 | 树皮槽状或卷曲筒状，长 40~60cm，厚 4~7mm，外表面粗糙，红棕色或棕褐色，老皮常有不规则黄褐色斑块，疏生类圆形或椭圆形皮孔，内表面红棕色，有细纵纹。质稍韧，可折断，断面内层纤维性较强。气微，味微苦、涩。叶为羽状复叶，小叶 10~12，多脱落成小叶片，长椭圆形或卵形，长 20~30cm，宽可达 10cm，先端渐尖，基部楔形或圆形，全缘，两面光滑。叶革质。气微，味微苦、涩。

| 功能主治 | 树皮和叶：祛风除湿，消肿止痛。树皮：用于风湿骨痛、跌打肿痛。叶：外用于跌打肿痛。

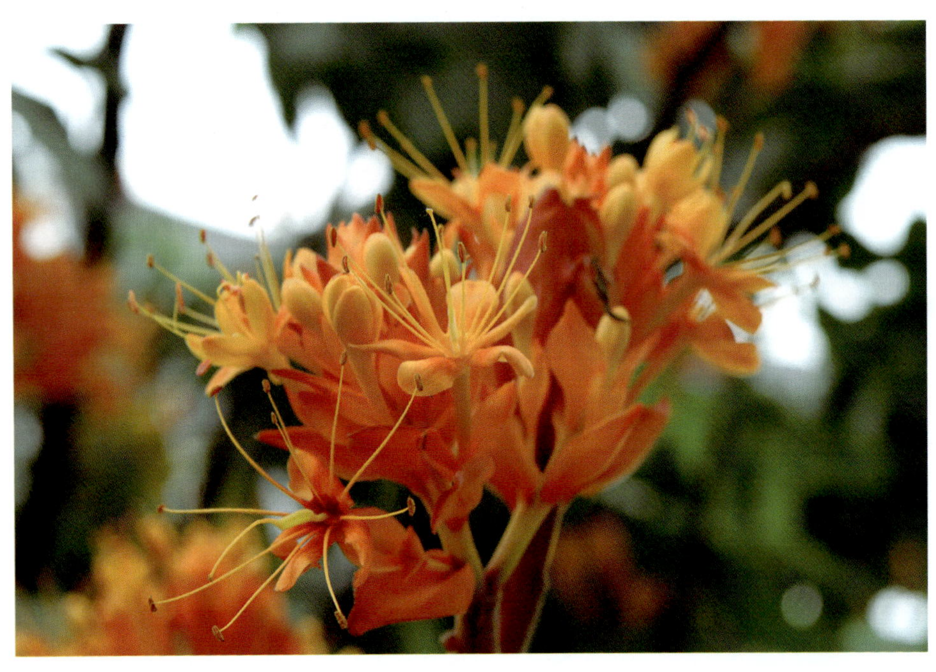

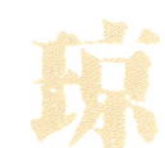

苏木科 Caesalpiniaceae 油楠属 *Sindora*

东京油楠 *Sindora tonkinensis* A. Chev.

中药名 东京油楠（药用部位：种子）

植物形态 乔木，枝条无毛。叶长 10~20cm，无毛，有小叶 4~5 对；小叶革质，无毛，长 6~12cm，宽 3.5~6cm，两侧不对称，托叶早落。圆锥花序生于小枝先端的叶腋，长 15~20cm，密被黄色柔毛；苞片三角形，长 5~10mm；中部以上有小苞片 1~2，小苞片长约 5mm，两面均被黄色柔毛；萼片 4，外面密被黄色柔毛，无刺，内面密被黄色硬毛；花瓣肥厚，长约 8mm，密被黄色柔毛；花丝丝状，长 10~15mm，基部密被黄色柔毛，子房密被黄色柔毛，无刺，花柱丝状，旋卷。荚果近圆形，长 7~10cm，宽 4~6cm，先端鸟喙状，外面光滑无刺；种子 2~5，黑色，扁圆形。花期 5~6 月，果期 8~9 月。

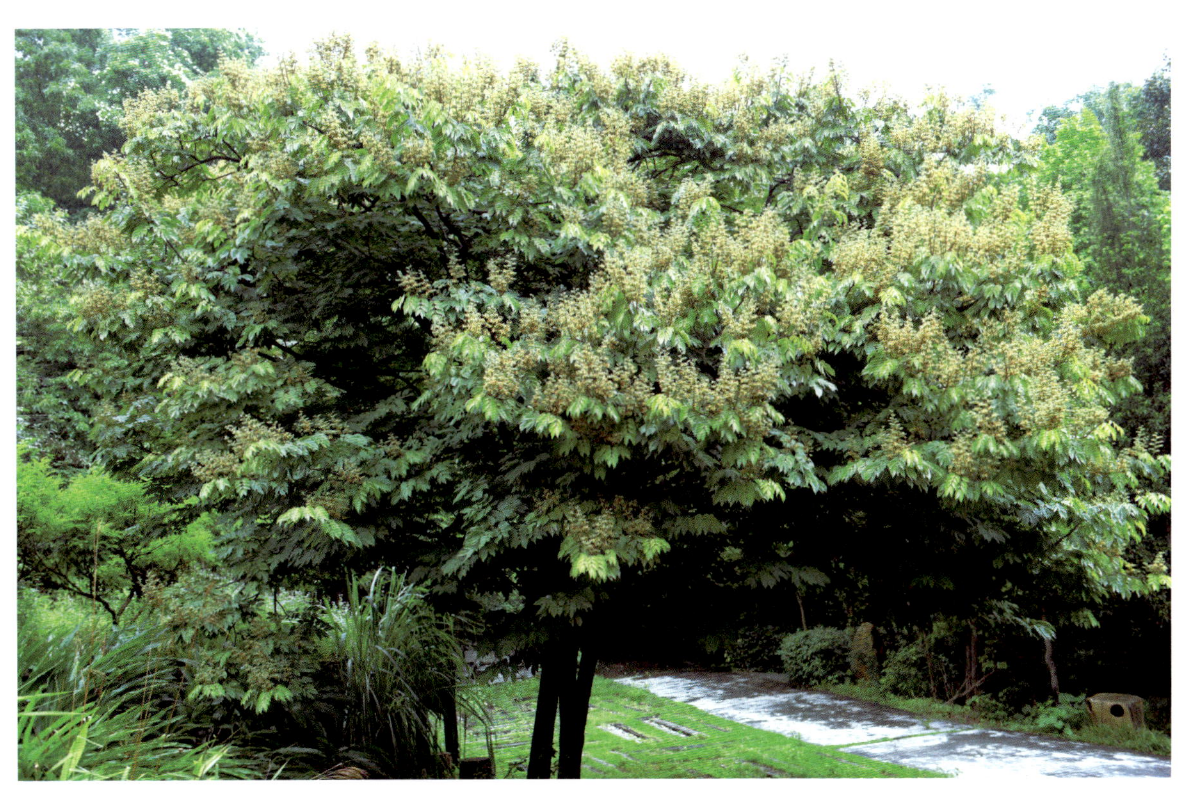

东京油楠

分布区域 海南有栽培记录。中国广东也有栽培。原产于柬埔寨、越南。

资　　源 栽培，较少。

采收加工 秋季果实成熟时采摘，剥取种子，洗净，鲜用或晒干。

功能主治 同属植物油楠的种子可用于缓泻、治疗皮肤病，本种或有类似作用，且本种亦可产生大量油脂，其药用功能有待进一步研究。

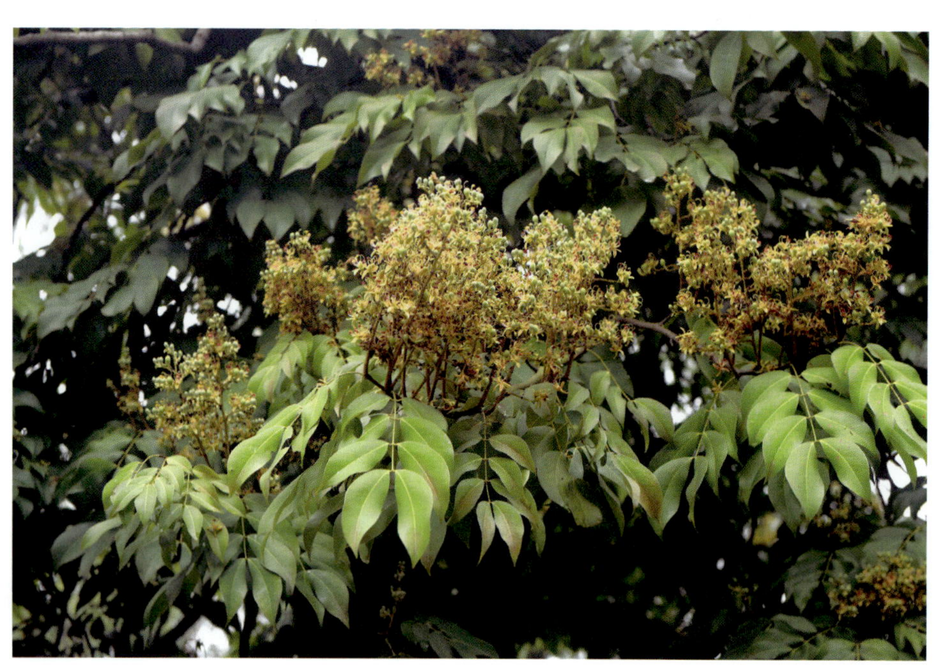

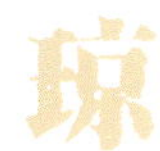

苏木科 Caesalpiniaceae 油楠属 *Sindora*

油 楠 *Sindora glabra* Merr. ex de Wit

| 中 药 名 | 油楠（药用部位：树脂、种子）

| 植物形态 | 乔木，有对生小叶 2~4 对；革质，椭圆状长圆形。圆锥花序生于小枝先端之叶腋，长 15~20cm，密被黄色柔毛；叶状苞片卵形，花梗中部以上有线状披针形小苞片 1~2，苞片、花梗及小苞片均密被黄色柔毛；萼片 4，两面均被黄色柔毛，二型，有软刺；花瓣 1，外面密被柔毛，边缘具睫毛；能育雄蕊 9，雄蕊管两面紧贴粗伏毛，子房密被锈色粗伏毛，花柱丝状，旋卷。荚果圆形，长 5~8cm，宽约 5cm，外面有散生硬直的刺，受伤时伤口常有胶汁流出；种子 1，扁圆形，黑色，直径约 1.8cm。花期 4~5 月，果期 6~8 月。

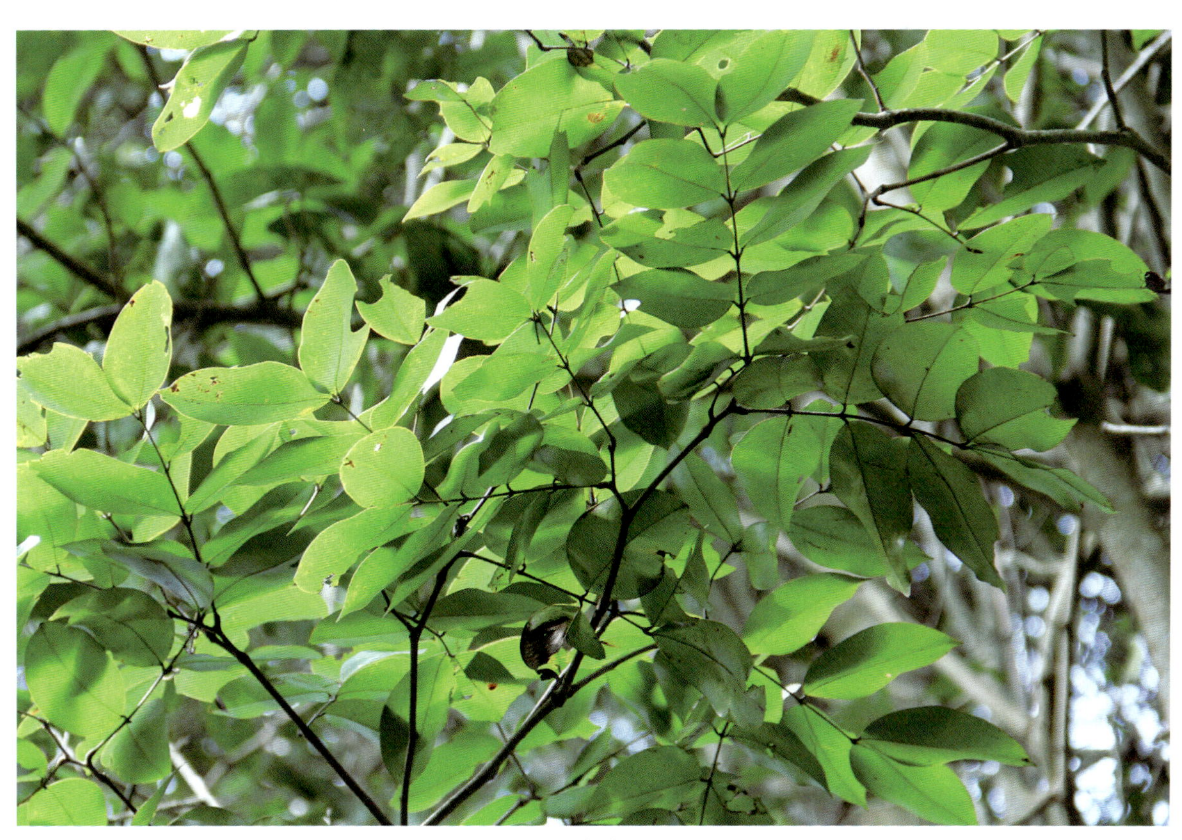

油楠

| 分布区域 | 产于海南乐东、东方、昌江、万宁、陵水、西沙群岛。亦分布于中国广东、福建、云南。

| 资　　源 | 生于中海拔混交林中，少见。

| 采收加工 | 树脂: 全年皆可采收。种子: 秋季果实成熟时采摘，剥取种子，洗净，鲜用或晒干。

| 药材性状 | 树脂油状，淡黄色或淡棕黄色，味芳香。

| 功能主治 | 树脂：常用作香料。种子：缓泻，可用于皮肤病。

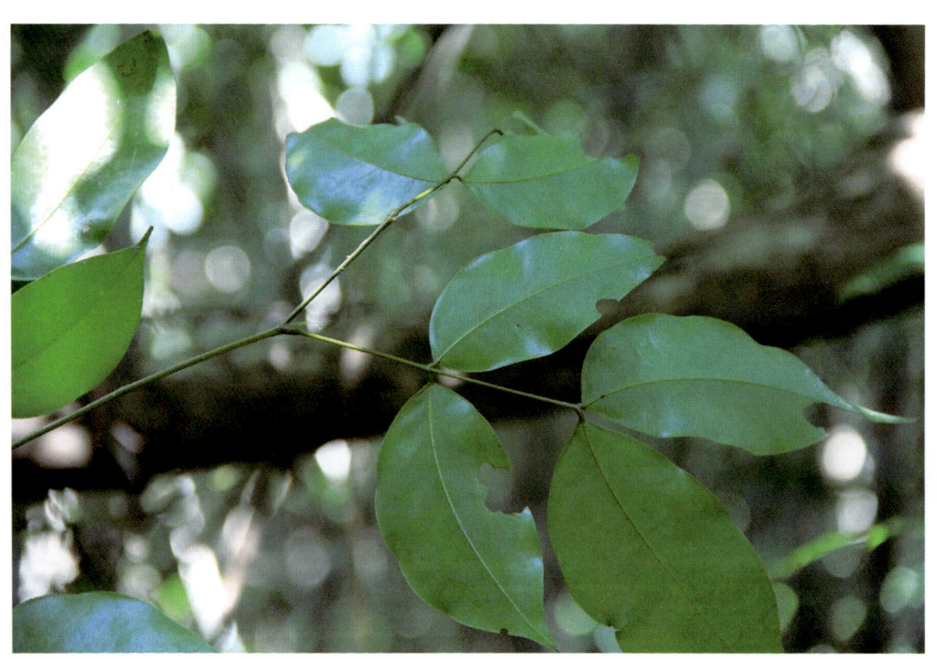

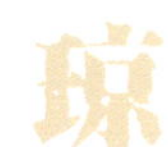

苏木科 Caesalpiniaceae 酸豆属 *Tamarindus*

酸　豆 *Tamarindus indica* L.

| 中 药 名 |

酸豆（药用部位：果实、叶、叶汁、花、树皮）

| 植物形态 |

乔木，树皮暗灰色，不规则纵裂。小叶小，长 1.3~2.8cm，无毛。花黄色或杂以紫红色条纹，少数；花梗被黄绿色短柔毛；小苞片 2，长约 1cm；萼管长约 7mm，檐部裂片披针状长圆形；花瓣倒卵形，与萼裂片近等长，边缘波状，有皱褶；雄蕊长 1.2~1.5cm，近基部被柔毛，花丝分离部分长约 7mm，花药椭圆形；子房圆柱形，微弯，被毛。荚果长圆形，肿胀，棕褐色，长 5~14cm，直或弯拱，常不规则地缢缩；种子 3~14，褐色，有光泽。花期 5~8 月，果期 12 月至翌年 5 月。

| 分布区域 |

产于海南三亚、乐东、东方、昌江、五指山、儋州、澄迈、文昌、海口、西沙群岛。亦分布于中国华南其他区域，台湾、福建、云南等地有栽培。原产于非洲，世界热带地区广泛栽培。

| 资　　源 |

海南各地有栽培，十分常见。

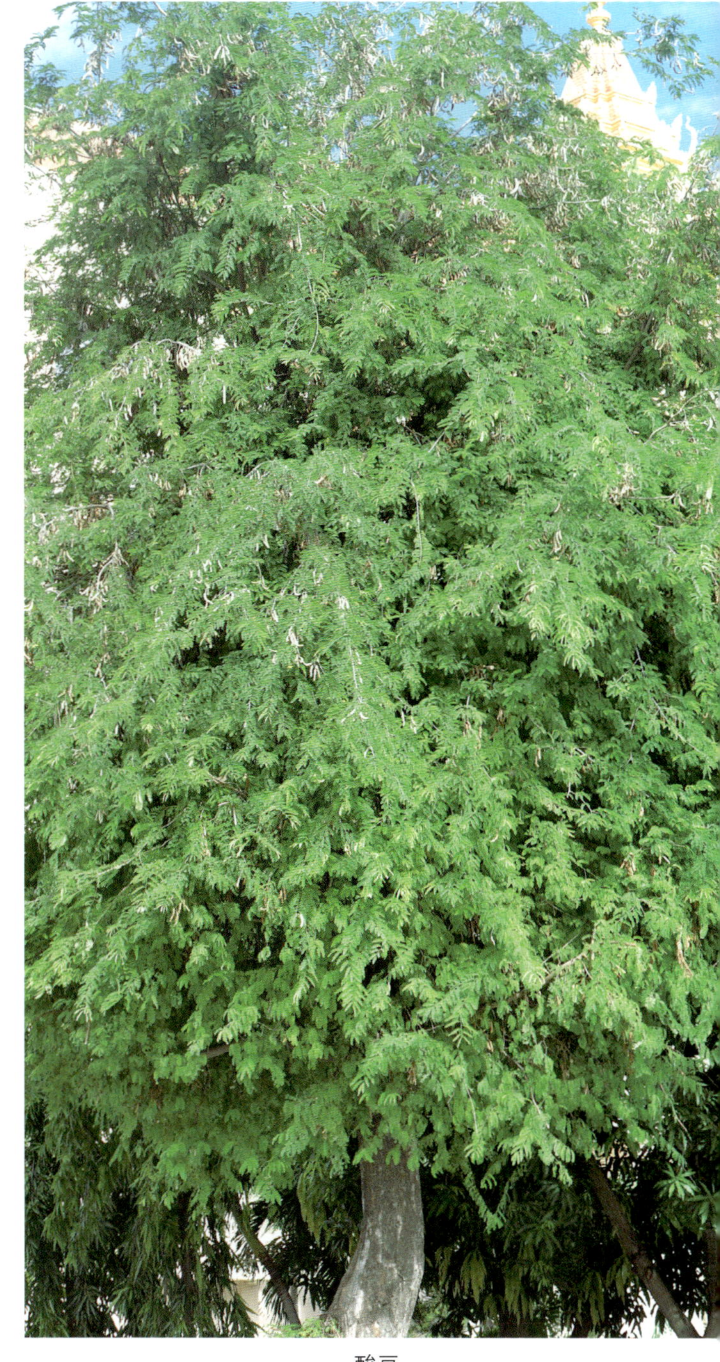

酸豆

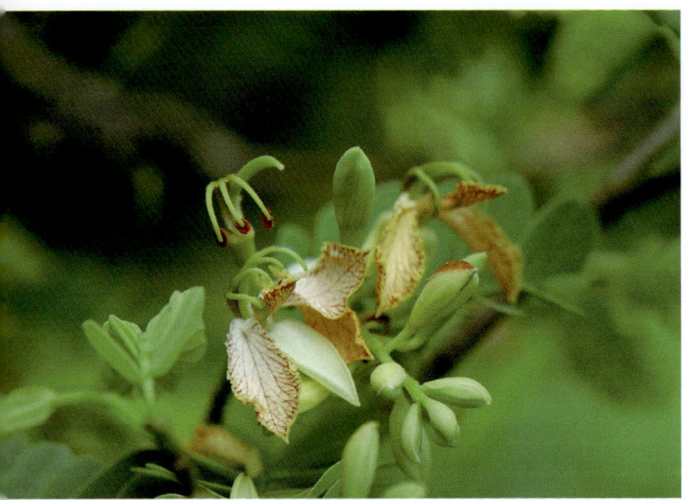

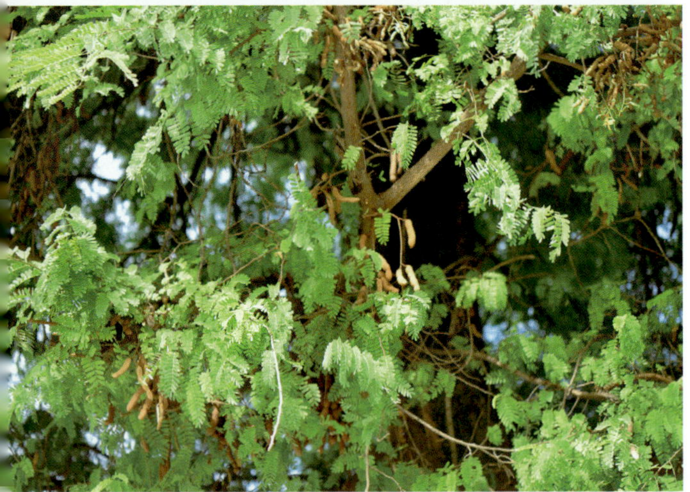

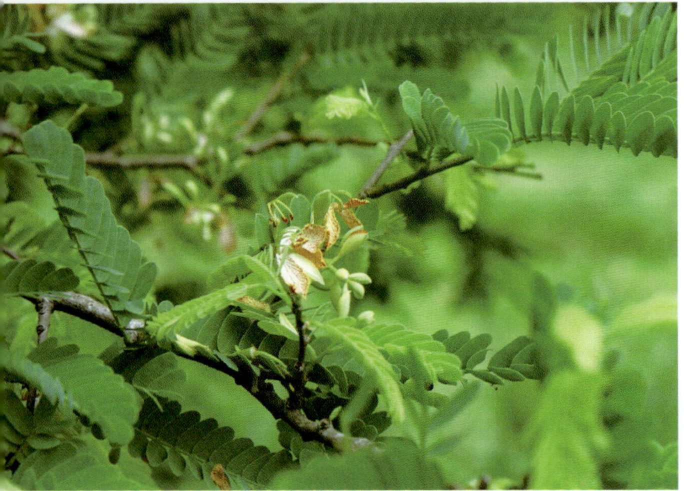

| 采收加工 |

果实：果实成熟时采收。叶：夏、秋季采收叶，鲜用或晒干。

| 功能主治 |

果实：清热解暑，消食化积。用于暑热食欲不振、发热、气喘、妊娠呕吐、小儿疳积、便秘、中暑、蛔虫病。叶：消肿止痛，退热。用于胆汁性发热。外用于洗创伤。叶汁：用于眼结膜炎。花：用于眼结膜炎、痔出血。树皮：收敛，强壮。用于洗溃疡、疮疖、毛虫皮疹。

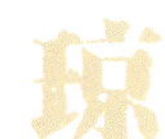

蝶形花科 Fabaceae 相思子属 *Abrus*

广州相思子 *Abrus cantoniensis* Hance

中药名

鸡骨草（药用部位：全株）

植物形态

攀缘灌木，枝细直，平滑，被白色柔毛，老时脱落。羽状复叶互生；小叶6~11对，膜质，长圆形，长0.5~1.5cm，宽0.3~0.5cm，先端截形或稍凹缺，具细尖，上面被疏毛，下面被糙伏毛，叶腋两面均隆起；小叶柄短。总状花序腋生；花长约6mm，聚生于花序总轴的短枝上；花梗短；花冠紫红色或淡紫色。荚果长圆形，扁平，长约3cm，宽约1.3cm，先端具喙，被稀疏白色糙伏毛，成熟时浅褐色，有种子4~5。种子黑褐色，种阜蜡黄色，明显，中间有孔，边具长圆状环。花期8月。

分布区域

海南有栽培。亦分布于中国湖南、广东、广西。泰国也有分布。

资源

生于海拔约200m的疏林、灌丛或山坡。

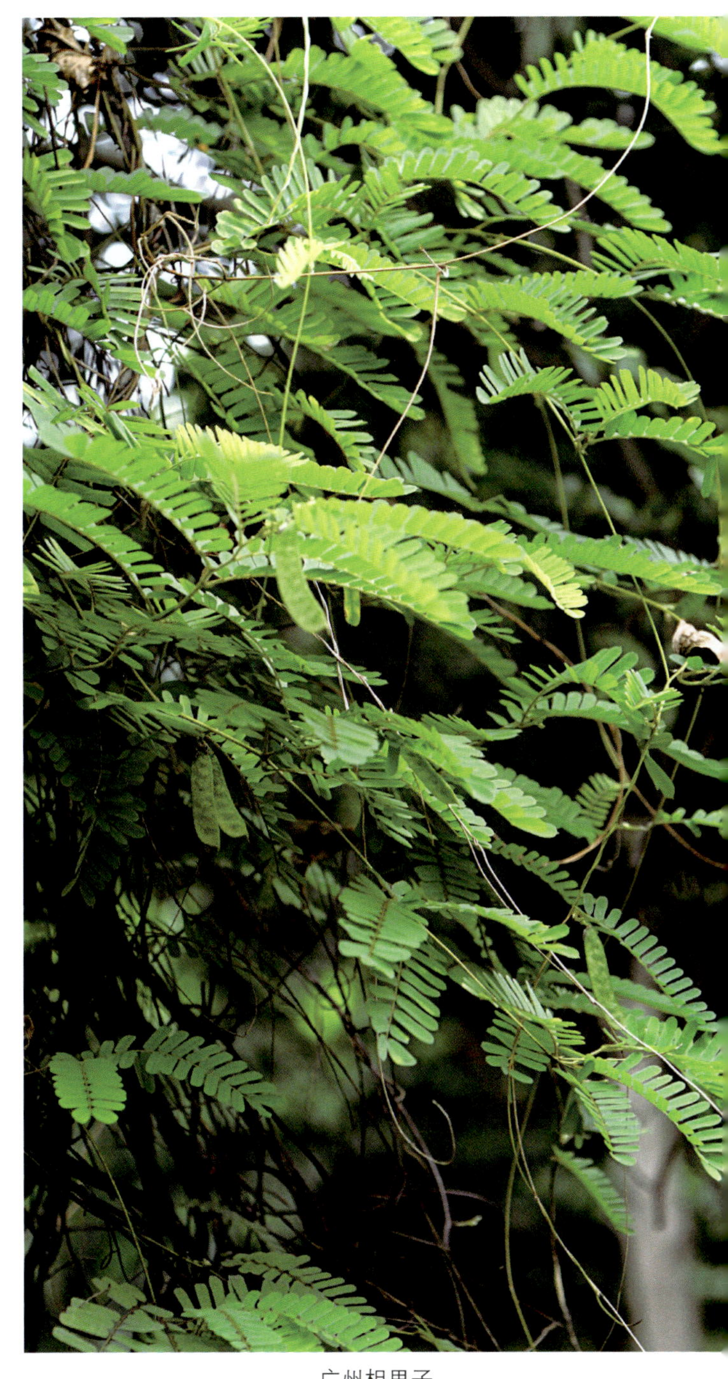

广州相思子

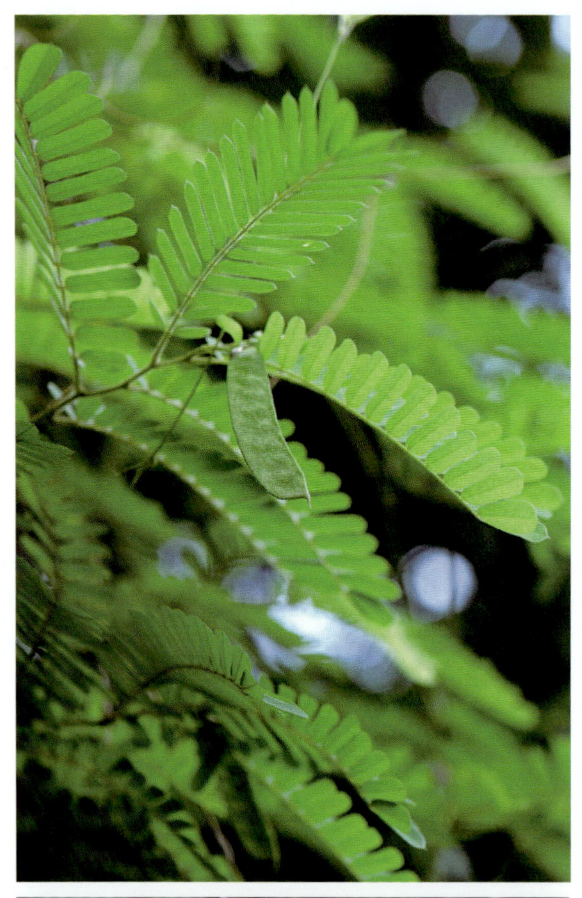

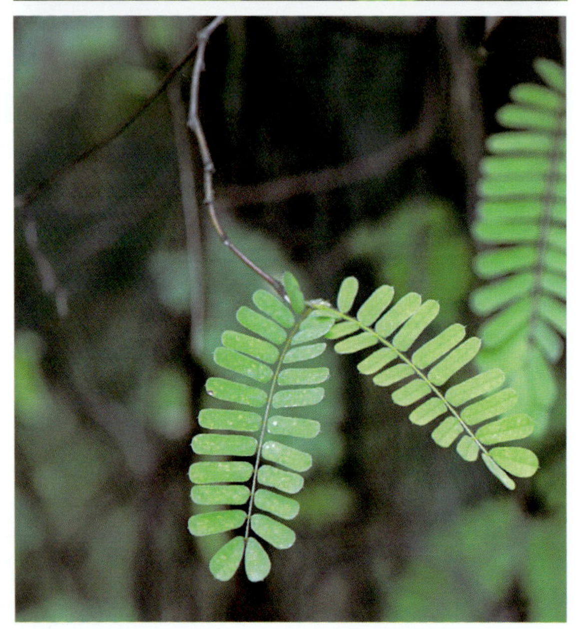

采收加工

全年均可采收，一般于11~12月或清明后连根挖出，除去荚果，去净根部泥土，将茎藤扎成束，晒至八成干，发汗再晒足干即成。

药材性状

本品为带根的全株，多缠绕成束。根圆柱形或圆锥形，有分枝，长短粗细不等，直径3~15mm；表面灰棕色；质硬。根茎短，结节状。茎丛生，长藤状，长可达1m，直径1.5~2.5mm；表面灰褐色，小枝棕红色，疏被毛茸；偶数羽状复叶，小叶长圆形，长8~12mm，下表面被伏毛。气微，味微苦。

功能主治

清热解毒，利湿，活血祛瘀，舒肝止痛。用于胁肋不舒、胃脘胀痛、黄疸、慢性肝炎、传染性肝炎、肝硬化腹水、风湿痛、疮疖、乳腺炎。

附　　注

本品种子有毒，使用时要确保其种子已被清除干净。

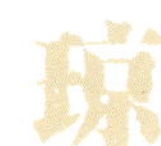

蝶形花科 Fabaceae 相思子属 *Abrus*

毛相思子 *Abrus mollis* Hance

中 药 名 毛鸡骨草（药用部位：全株）

植物形态 藤本，茎疏被黄色长柔毛。羽状复叶；叶柄和叶轴被黄色长柔毛；托叶钻形；小叶 10~16 对，膜质，长 1~2.5cm，宽 0.5~1cm，先端截形，具细尖，上面被疏柔毛，下面密被白色长柔毛。总状花序腋生；总花梗长 2~4cm，被黄色长柔毛，花长 3~9mm，4~6 朵聚生于花序轴的节上；花萼钟状，密被灰色长柔毛；花冠粉红色或淡紫色。荚果长圆形，扁平，长 3~5cm，宽 0.8~1cm，密被白色长柔毛，先端具喙，有种子 4~9；种子黑色或暗褐色，卵形，扁平，稍有光泽，种阜小，环状，种脐有孔。花期 8 月，果期 9 月。

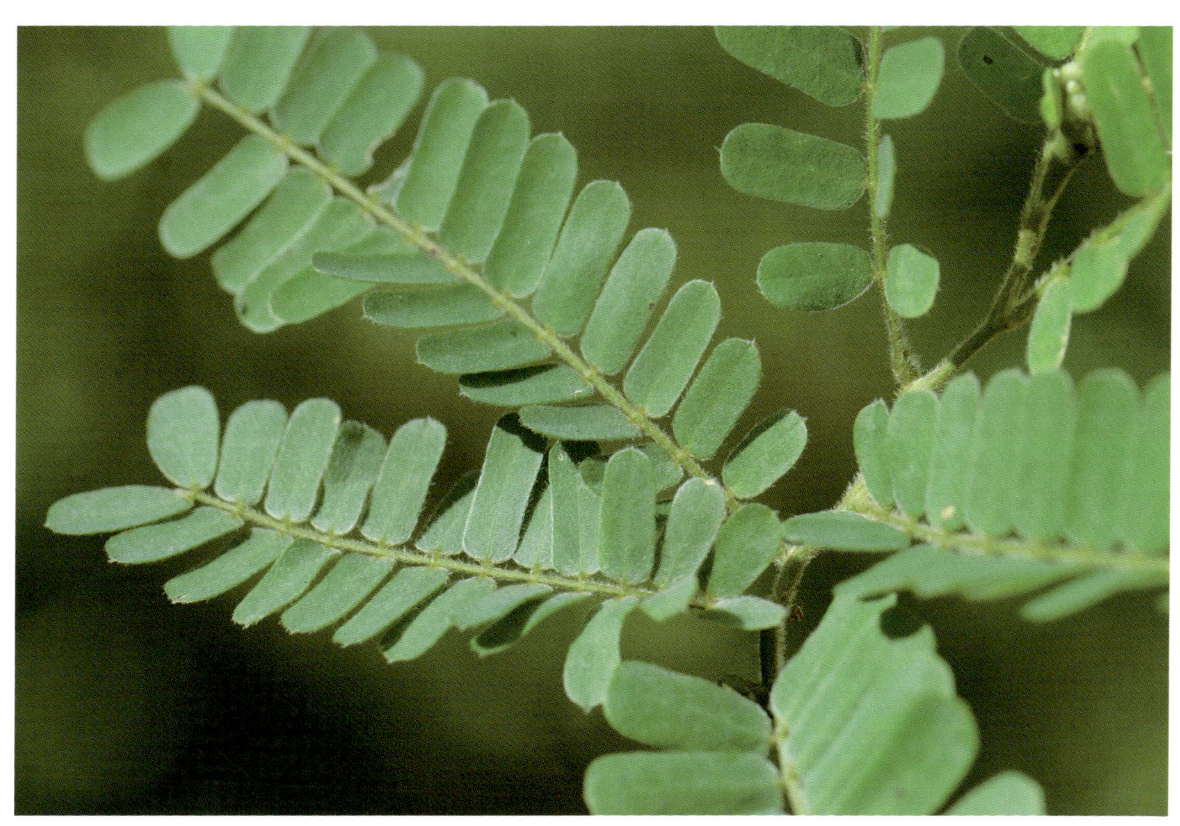

毛相思子

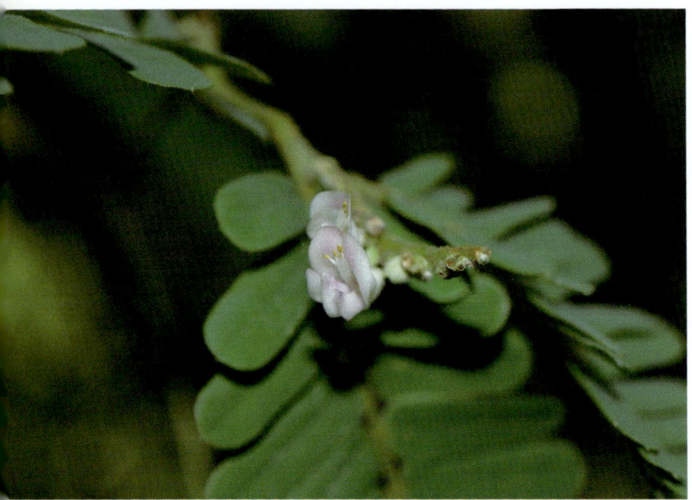

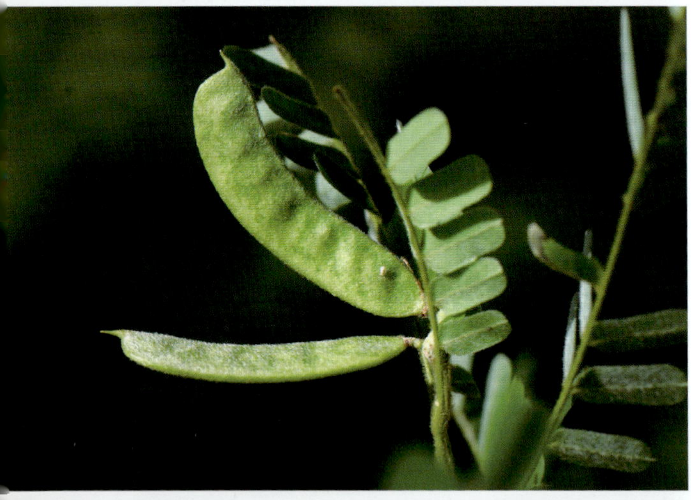

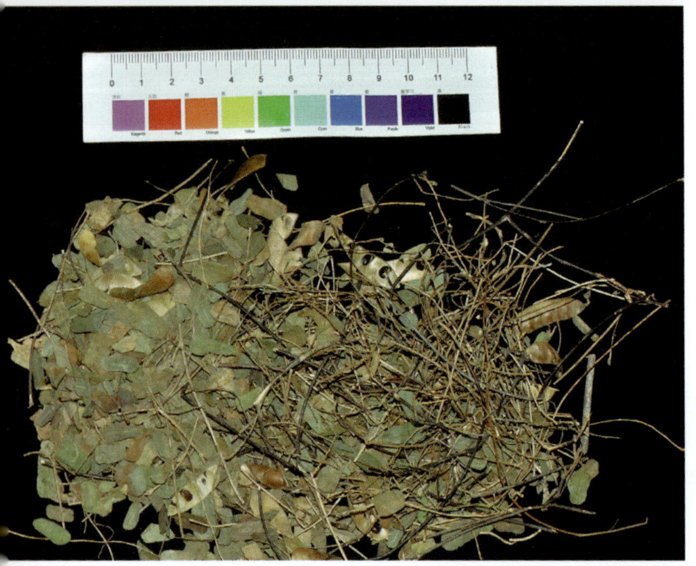

| 分布区域 |

产于海南三亚、乐东、东方、昌江、五指山、保亭、万宁、琼中、儋州、定安、澄迈。亦分布于中国华南其他区域，以及福建。越南、老挝、柬埔寨、泰国、马来西亚、印度尼西亚也有分布。

| 资　　源 |

生于山谷疏林或灌丛中，常见。

| 采收加工 |

全年均可采挖，除去泥沙及荚果，干燥。

| 药材性状 |

本品为带根全株。根细长圆柱形，须根多，直径 1~5mm，表面灰黄色至灰棕色；质地坚脆，折断时有粉尘飞扬。根茎膨大呈瘤状，上面丛生众多的茎枝；茎较粗壮，长 1~2mm，直径 1.5~3mm，紫褐色至灰棕色；小枝黄绿色，密被毛茸。叶长 10~25mm，宽 5~10mm，两面密被长柔毛。气微，味微苦。

| 功能主治 |

清热解毒，利湿，消积解暑。用于传染性肝炎、小儿疳积。外用于烧伤、烫伤、疮疖。

| 附　　注 |

本品种子有毒，使用时一定要确保其种子已被清除干净。

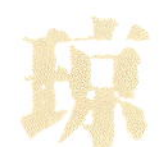

蝶形花科 Fabaceae 相思子属 *Abrus*

相思子 *Abrus precatorius* L.

中药名 相思子（药用部位：种子、茎叶、根）

植物形态 藤本，茎细弱，多分枝，被锈疏白色糙伏毛。羽状复叶；对生小叶 8~13 对，膜质，长 1~2cm，宽 0.4~0.8cm，先端截形，具小尖头，基部近圆形，上面无毛，下面被稀疏白色糙伏毛；小叶柄短。总状花序腋生，长 3~8cm；花序轴粗短；花小，密集成头状；花萼钟状，萼齿 4 浅裂，被白色糙毛；花冠紫色，旗瓣柄三角形，翼瓣与龙骨瓣较狭窄；雄蕊 9；子房被毛。荚果长圆形，果瓣革质，长 2~3.5cm，宽 0.5~1.5cm，成熟时开裂，有种子 2~6；种子椭圆形，平滑具光泽，上部约 2/3 为鲜红色，下部 1/3 为黑色。花期 3~6 月，果期 9~10 月。

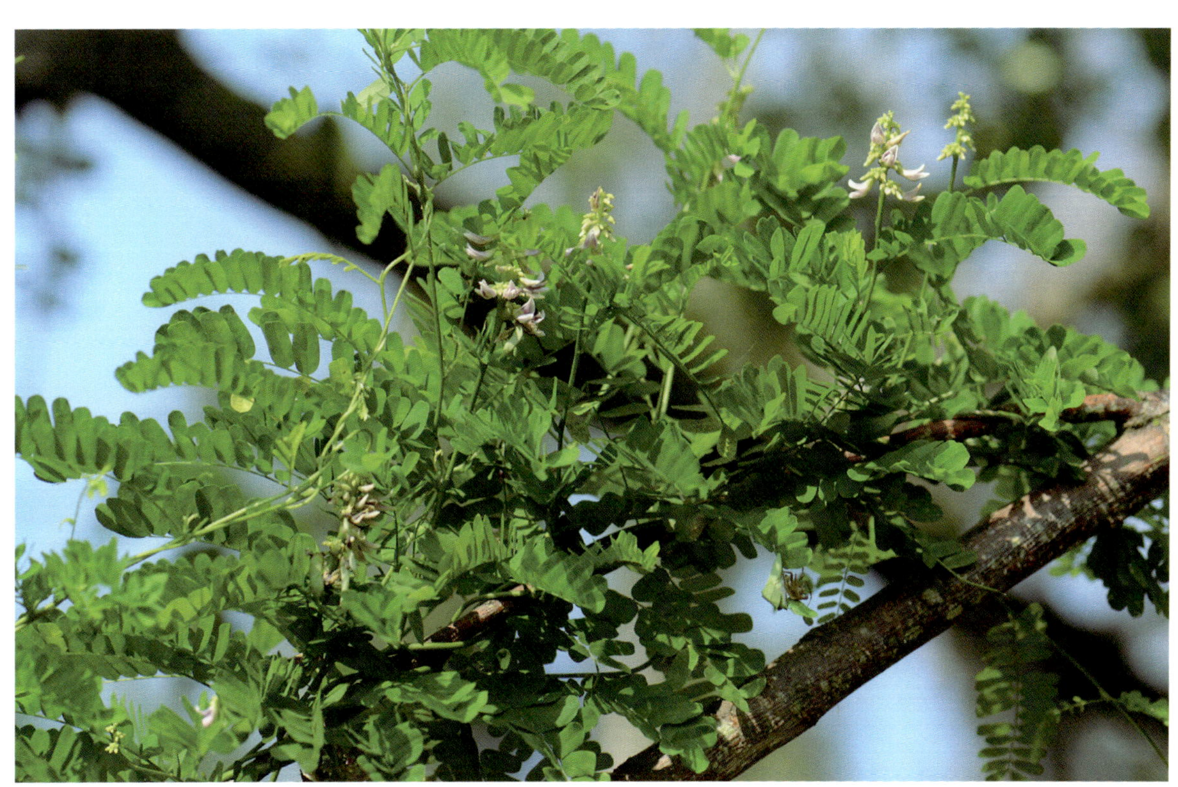

相思子

| 分布区域 | 产于海南三亚、东方、昌江、万宁、琼海、文昌、海口、乐东、西沙群岛。亦分布于中国华南其他区域，以及台湾、云南。广布于世界热带地区。

| 资　　源 | 生于近海边疏林或灌丛中，常见。

| 采收加工 | 种子：夏、秋季分批采收成熟果实，晒干，打出种子，除去杂质。茎叶：5~10月茎叶生长旺盛时，割取带叶幼藤（除净荚果），切成小段，鲜用或晒干。根：全年均可采挖，除去杂质，切断，晒干。

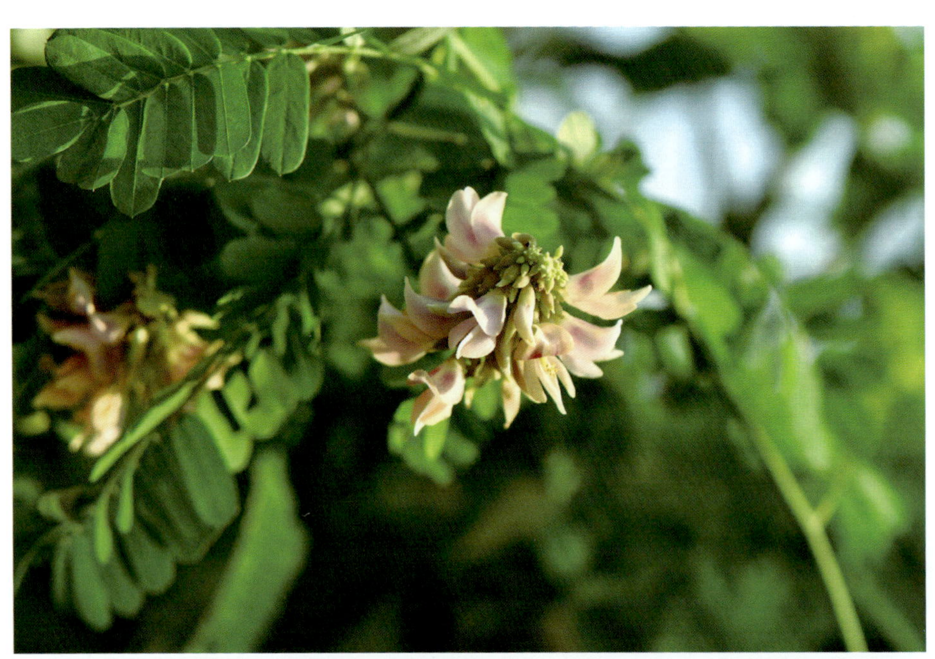

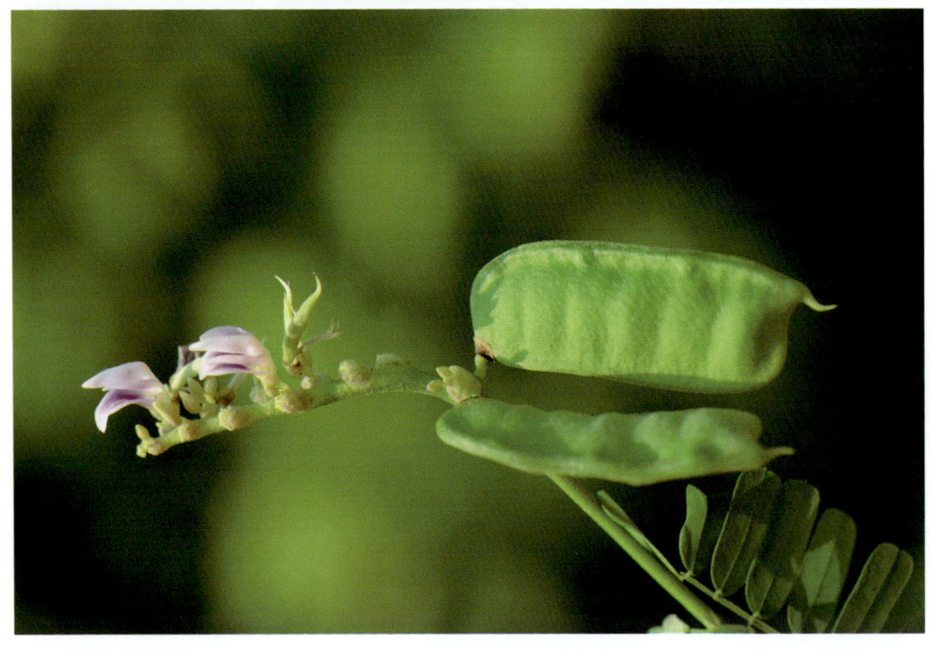

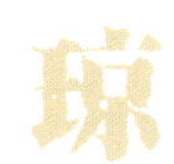

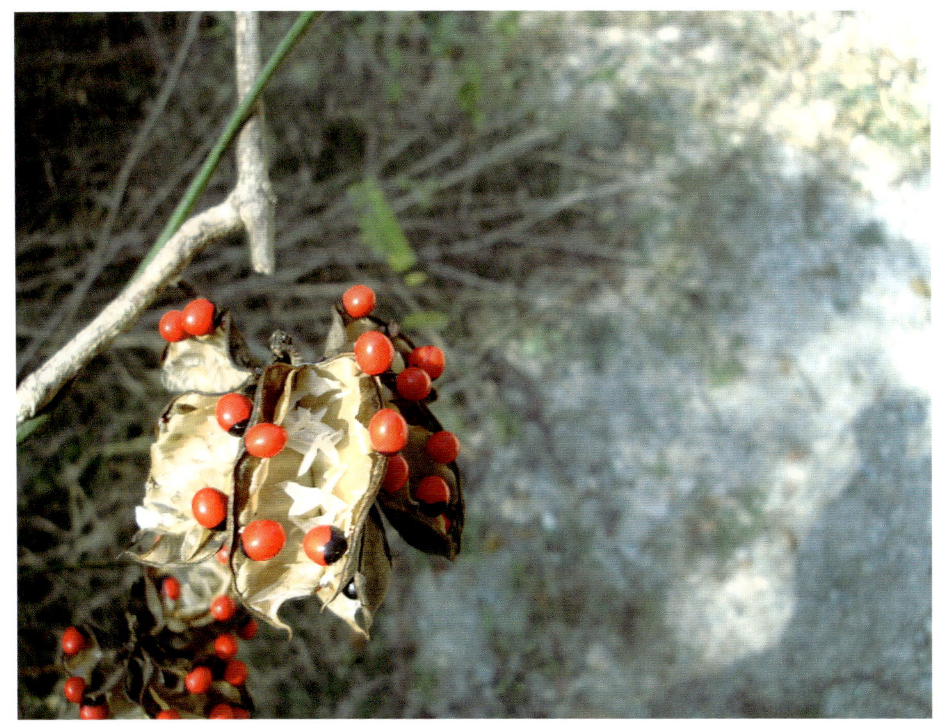

| 药材性状 | 种子：干燥成熟种子呈椭圆形，少数近于球形，长 5~7mm，直径 3~5mm。表面红色，种脐凹陷，白色，椭圆形，位于腹面的一端，周围呈乌黑色，占种皮表面的 1/4~1/3，种脊位于种脐一端，呈微凸的直线状。质坚硬，不易破碎，破开后内有淡黄色的胚根，及半圆形的子叶 2。具青草气，味微苦涩。茎叶：茎纤细，直径约 1mm，青绿色，表面被有稀疏刚毛，质坚脆，易折断，断面中空。气微，味甘回凉。以叶多、色绿者为佳。 根：根略呈圆柱形，直径 2~5cm，表面深棕色至灰褐色，粗糙，密被横向皮孔及突起的瘤状疤痕。质坚硬，不易折断，断面不整齐，破裂状。气微，味微苦、涩。

| 功能主治 | 种子：拔毒消肿，催吐，杀虫。用于疥癣、痈疮、湿疹。 根、茎叶：生津润肺，清热解毒，利尿。用于咽喉痛、肝炎、咳嗽痰喘。

| 附　　注 | 本种与同属植物 *A. cantoniensis*、*A. mollis* 形态较为相似，应在专业人士指导下使用，以免误食而中毒。

蝶形花科 Fabaceae 合萌属 *Aeschynomene*

合萌 *Aeschynomene indica* L.

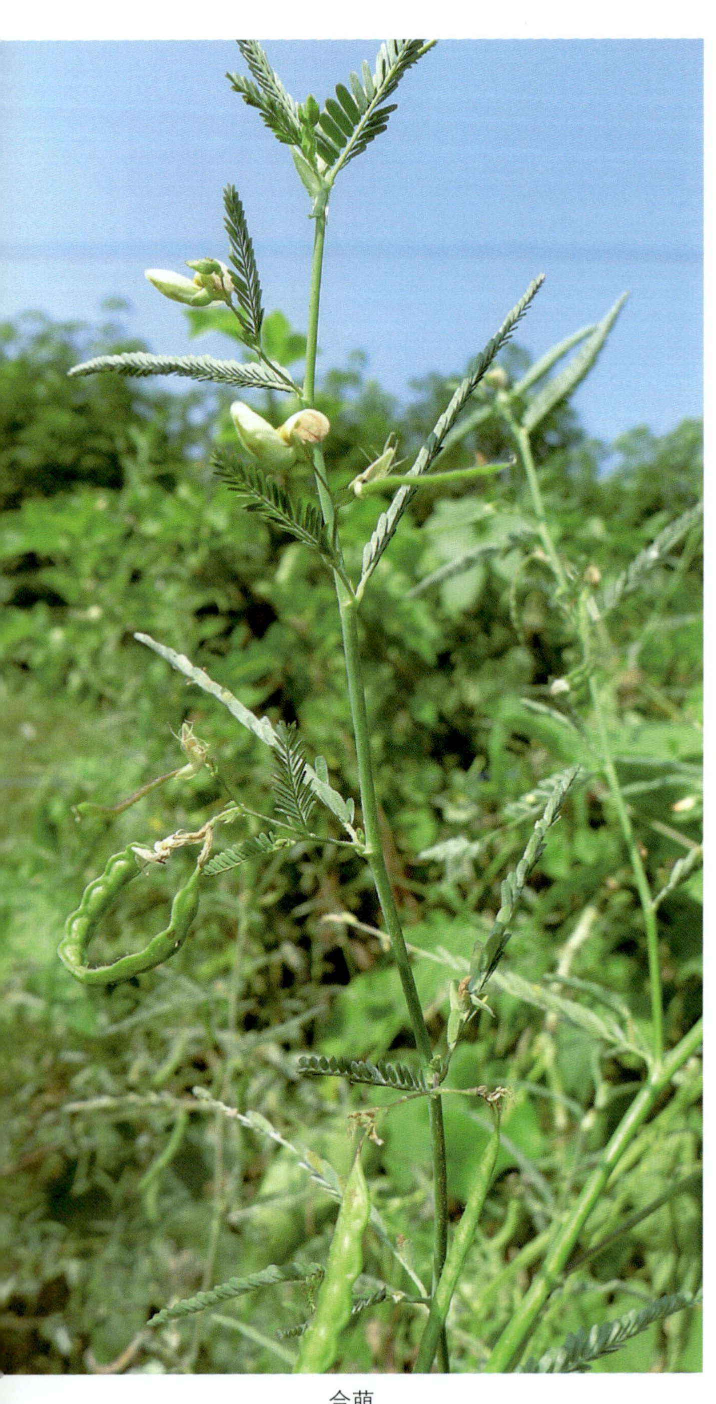

合萌

中药名

合萌（药用部位：全草或茎、叶）

植物形态

一年生草本，茎直立。分枝无毛，具小凸点而稍粗糙。小叶20~30对；托叶基部下延成耳状；小叶近无柄，薄纸质，线状长圆形，上面密布腺点，下面稍带白粉，先端具细刺尖头；小托叶极小。总状花序比叶短，腋生，长1.5~2cm；小苞片宿存；花萼无毛；花冠淡黄色，具紫色的纵脉纹，易脱落，旗瓣大，近圆形，基部具极短的瓣柄，翼瓣篦状，龙骨瓣比旗瓣稍短，比翼瓣稍长或近相等；雄蕊二体。荚果线状长圆形，直或弯曲，长3~4cm，宽约3mm，腹缝直，背缝多少呈波状；荚节4~8mm，平滑，不开裂，成熟时逐节脱落；种子黑棕色，肾形，长3~3.5mm，宽2.5~3mm。花期7~8月，果期8~10月。

分布区域

产于海南三亚、东方、昌江、五指山、陵水、琼海、海口。中国大部分地区亦有分布。亚洲东部和东南部、澳大利亚、太平洋群岛、南美洲也有分布。

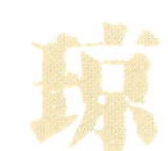

| 资　源 | 除草原、荒漠外，中国林区及其边缘均有分布，常见。

| 采收加工 | 茎、全草：9~10 月齐地割取地上部分，鲜用或晒干。9~10 月拔起全株，除去根、枝叶及茎先端部分，剥去茎皮，取木质部，晒干。根秋季采挖，鲜用或晒干。叶：夏、秋季采收叶，鲜用或晒干。

| 药材性状 | 茎中的木质部：本品呈圆柱状，上端较细，长达 40cm，直径 1~3cm，表面乳白色，平滑，具细密的纵纹，并有皮孔样凹点及枝痕，质轻脆，易折断，断面类白色，不平坦，隐约可见同心性环纹，中央有小孔。气微，味淡。根圆柱形，上端渐细，直径 1~2cm；表面乳白色，平滑，具细密的纵纹及残留的分枝痕，基部有时连有多数须状根。质轻而松软，易折断，折断面白色，不平坦，中央有小孔洞。气微，味淡。

| 功能主治 | 茎：去皮后可清湿热、利尿、下乳。用于水肿、小便淋痛、乳汁不下。 全草：清热解毒，平肝明目，利尿。叶：解毒，消肿，止血。用于创伤出血、毒蛇咬伤。

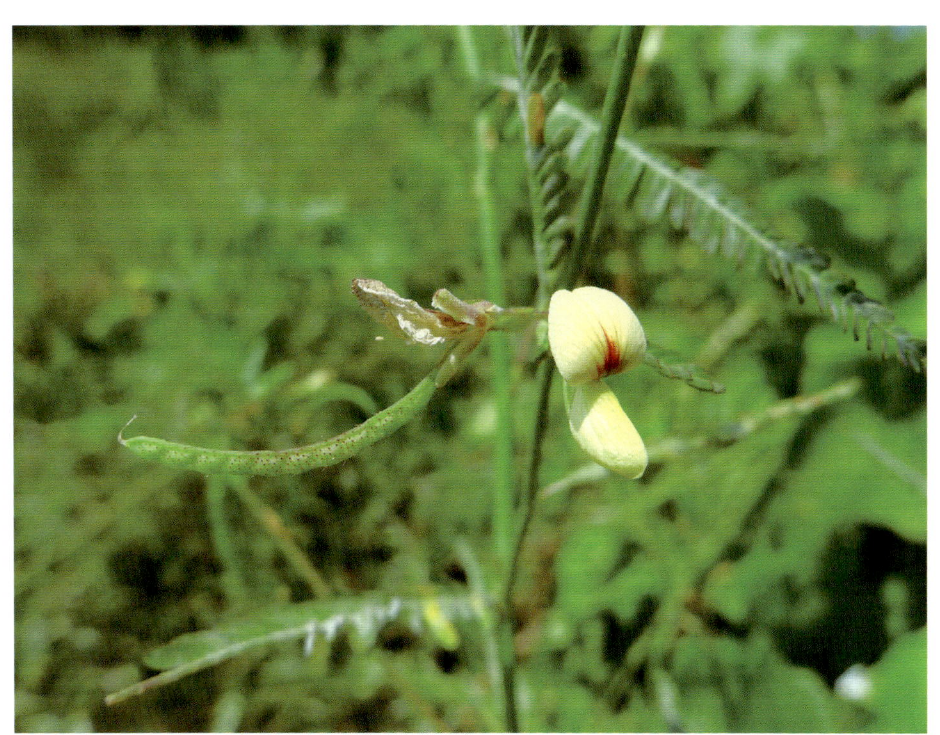

蝶形花科 Fabaceae 链荚豆属 *Alysicarpus*

链荚豆 *Alysicarpus vaginalis* (L.) DC.

中 药 名 狗蚁草（药用部位：全草）

植物形态 多年生草本，簇生或基部多分枝。叶仅有单小叶；托叶线状披针形；叶柄长5~14mm，无毛；小叶形状及大小变化很大。总状花序腋生或顶生，长1.5~7cm，有花6~12，成对排列于节上，节间长2~5mm；苞片膜质，卵状披针形，长5~6mm；花梗长3~4mm；花萼膜质，长5~6mm，5裂，裂片较萼筒长；花冠紫蓝色，略伸出于萼外，旗瓣宽，倒卵形；子房被短柔毛，有胚珠4~7。荚果扁圆柱形，长1.5~2.5cm，宽2~2.5mm，被短柔毛，荚节4~7，荚节间不收缩，但分界处有略隆起的线环。花期9月，果期9~11月。

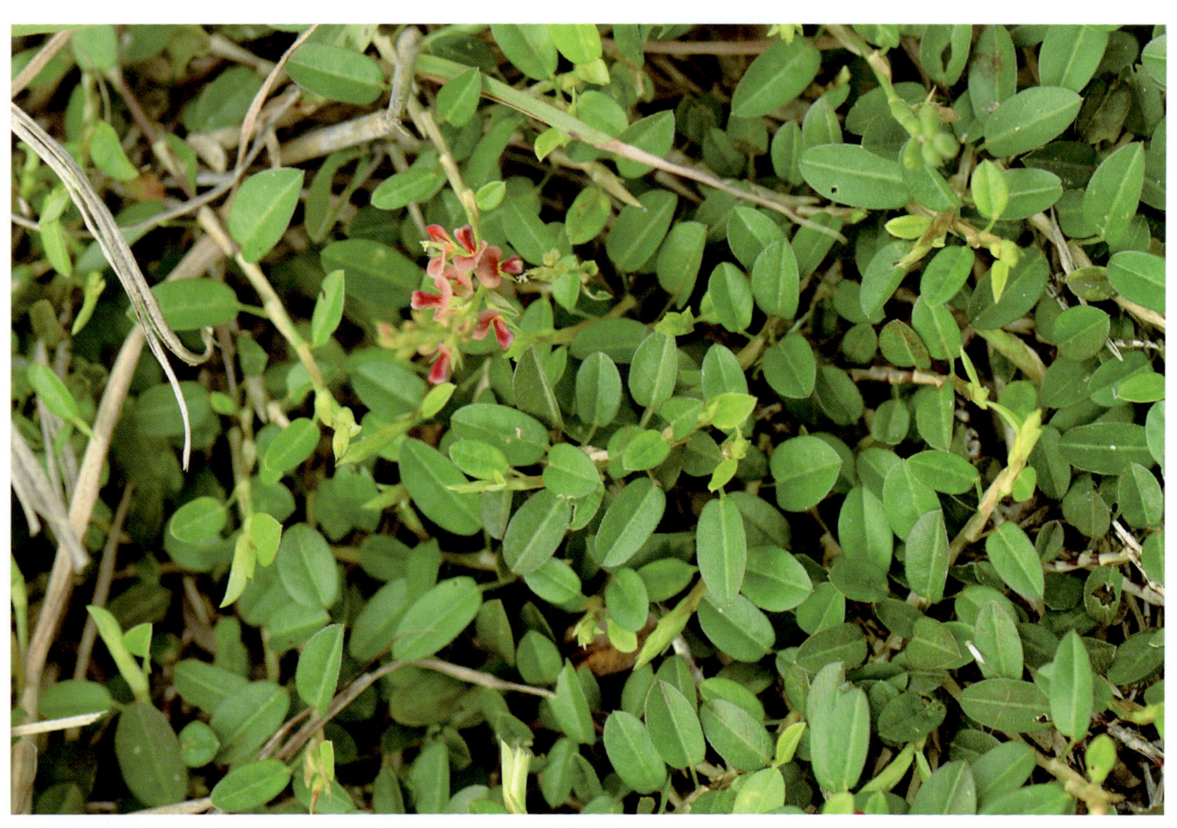

链荚豆

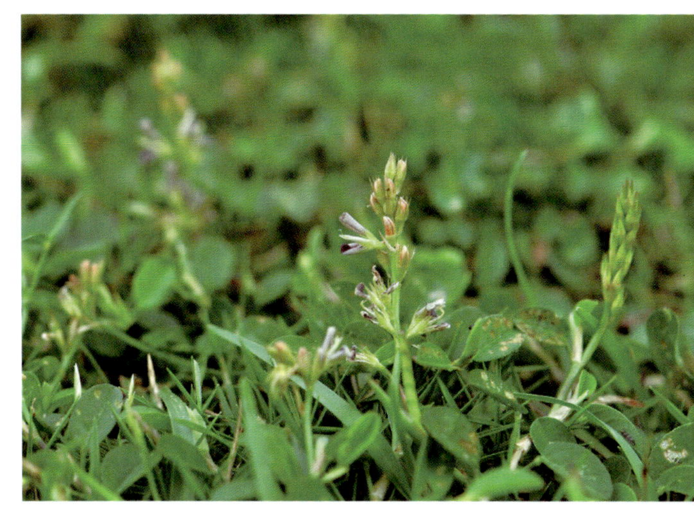

| 分布区域 |

产于海南三亚、东方、昌江、五指山、保亭、陵水、万宁、澄迈、定安、海口、西沙群岛、南沙群岛。亦分布于中国华南其他区域，以及福建、台湾。东半球热带地区也有分布。

| 资　　源 |

生于空旷草坡、旱田边、路旁或海边沙地，常见。

| 采收加工 |

夏、秋季采收，洗净，鲜用或晒干。

| 功能主治 |

活血通络，清热化湿，驳骨消肿。用于跌打损伤、半身不遂、股骨酸痛、肝炎、蛇咬伤、骨折、外伤出血、疮疖、刀伤、疮疡溃烂久不收口。

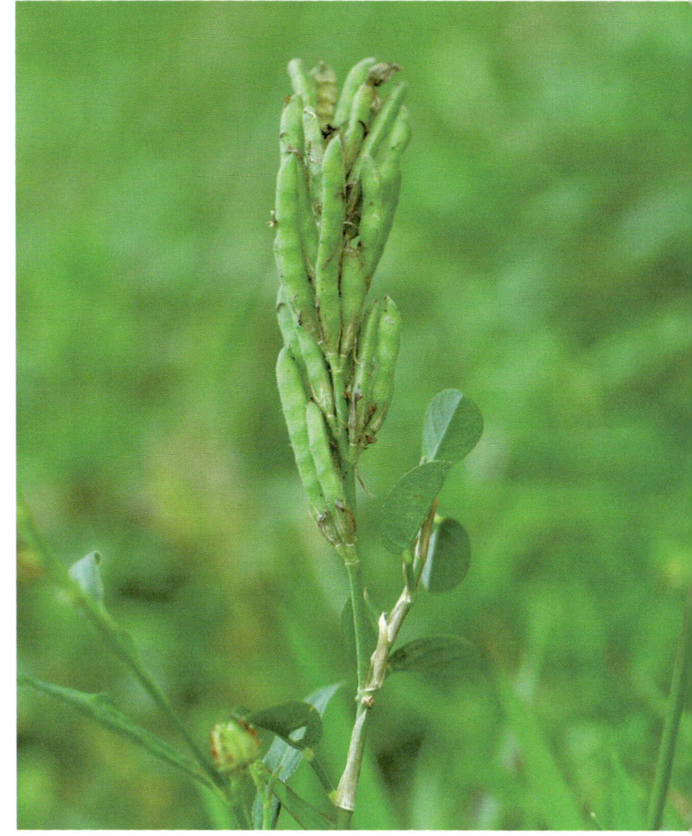

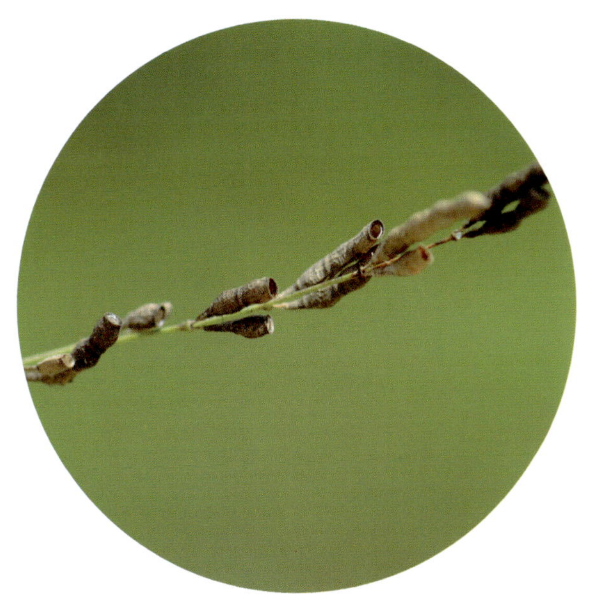

蝶形花科 Fabaceae 落花生属 *Arachis*

落花生 *Arachis hypogaea* L.

中药名 落花生（药用部位：种子、茎叶、根、果荚壳），花生油（药用部位：种子榨取脂肪油），花生衣（药用部位：种皮），花生壳（药用部位：果荚壳）

植物形态 一年生草本，根部有丰富的根瘤。叶通常具小叶2对；托叶长2~4cm，具纵脉纹，被毛；叶柄基部抱茎，长5~10cm，被毛；小叶纸质，卵状长圆形，长2~4cm，宽0.5~2cm，先端钝圆形，有时微凹，具小刺尖头，基部近圆形，全缘，两面被毛，边缘具睫毛；小叶柄长2~5mm，被黄棕色长毛；花长约8mm；苞片2，披针形；小苞片披针形，长约5mm，具纵脉纹，被柔毛；萼管细，长4~6cm；花冠黄色或金黄色，旗瓣直径1.7cm，开展，先端凹入；翼瓣与龙骨瓣分离，

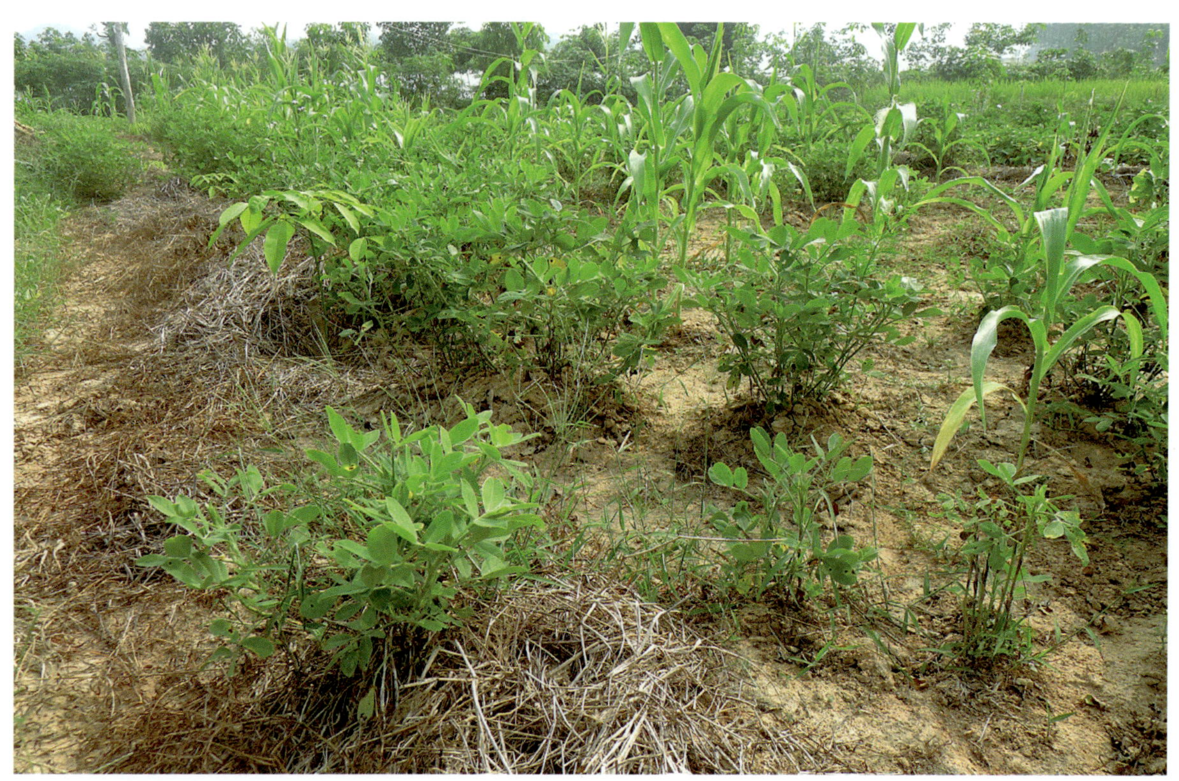

落花生

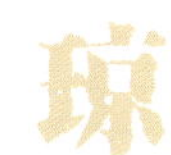

翼瓣长圆形或斜卵形，细长；龙骨瓣长卵圆形，内弯，先端喙状，较翼瓣短；花柱延伸于萼管咽部之外，柱头顶生，疏被柔毛。荚果长2~5cm，宽1~1.3cm，膨胀，荚厚，种子横径0.5~1cm。花果期6~8月。

分布区域

产于海南乐东、五指山、琼中、儋州、西沙群岛。中国各地亦有栽培。原产于南美洲，现世界各地广泛栽培。

资　源

栽培，常见。

采收加工

种子：秋末挖取果实，剥去果壳，取种子，晒干。种皮：在加工油料或制作食品时收集红色种皮，晒干。果荚壳：剥取花生时收集荚壳，晒干。茎叶、根：夏、秋季采收茎叶，秋季挖取根部，洗净，鲜用或切碎晒干。

药材性状

种子短圆柱形或一端较平截，长0.5~1.5cm，直径0.5~0.8cm。种皮棕色或淡棕红色，不易剥离，子叶2，类白色，油润，中间有胚芽。气微，味淡，嚼之有豆腥味。种子榨取脂肪油：本品为淡黄色的澄明液体；有类似落花生种子的香气，味淡。

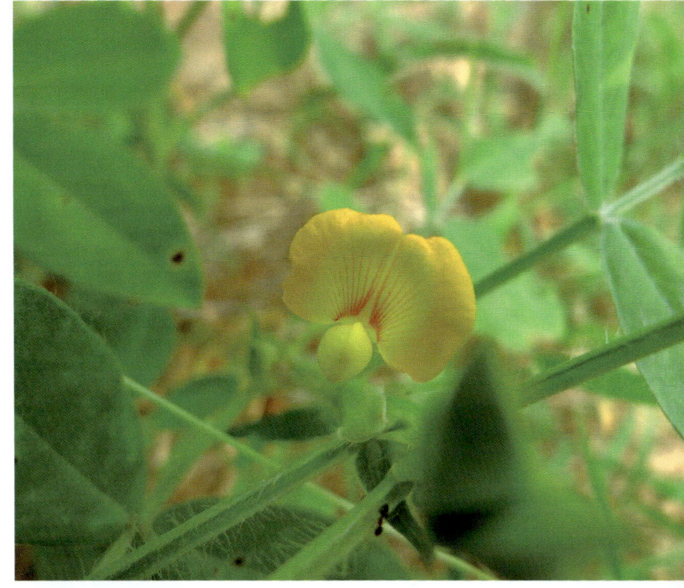

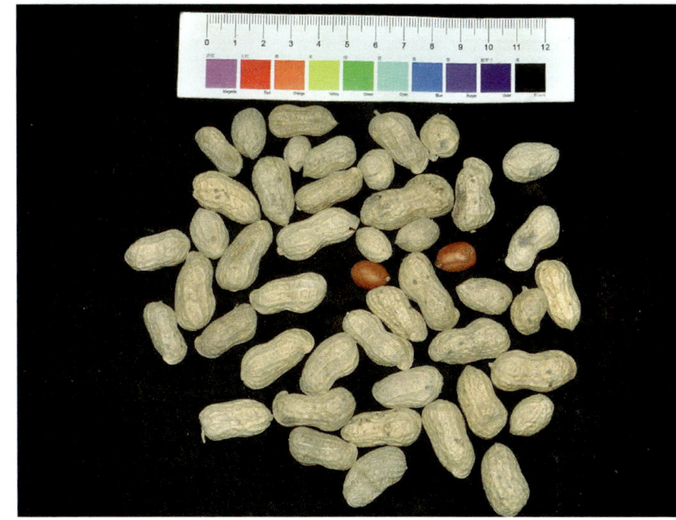

功能主治

种子：补脾润肺，止血。用于燥咳、反胃、脚气、乳妇奶少。种皮：止血，散瘀，消肿。用于血小板缺乏症、肝病出血、术后出血、癌肿出血、胃出血、肠出血、肺出血、子宫出血。果荚壳：敛肺止咳。用于久咳气喘、咳痰带血。叶：安神。

蝶形花科 Fabaceae 藤槐属 *Bowringia*

藤　槐 *Bowringia callicarpa* Champ. ex Benth.

中 药 名 藤槐（药用部位：根、叶）

植物形态 攀缘灌木。单叶，近革质，长圆形，两面几无毛，叶脉两面明显隆起；托叶卵状三角形，具脉纹。总状花序或排列成伞房状，长 2~5cm，花疏生；苞片小，早落；花梗纤细，长 10~13mm；花萼杯状，萼齿极小，锐尖，先端近平截；花冠白色；旗瓣近圆形或长圆形，长 6~8mm，先端微凹，柄长 1~2mm，翼瓣较旗瓣稍长，镰状长圆形，龙骨瓣最短，长 5~7mm，宽 3~3.5mm，长圆形，柄长 2~3mm；雄蕊 10，不等长，分离，花药长卵形，基部着生；子房被短柔毛。荚果卵形，长 2.5~3cm，先端具喙，沿缝线开裂，表面具明显突起的网纹，具种子 1~2；种子椭圆形，长约 12mm，深褐色至黑色。花期 4~6 月，果期 7~9 月。

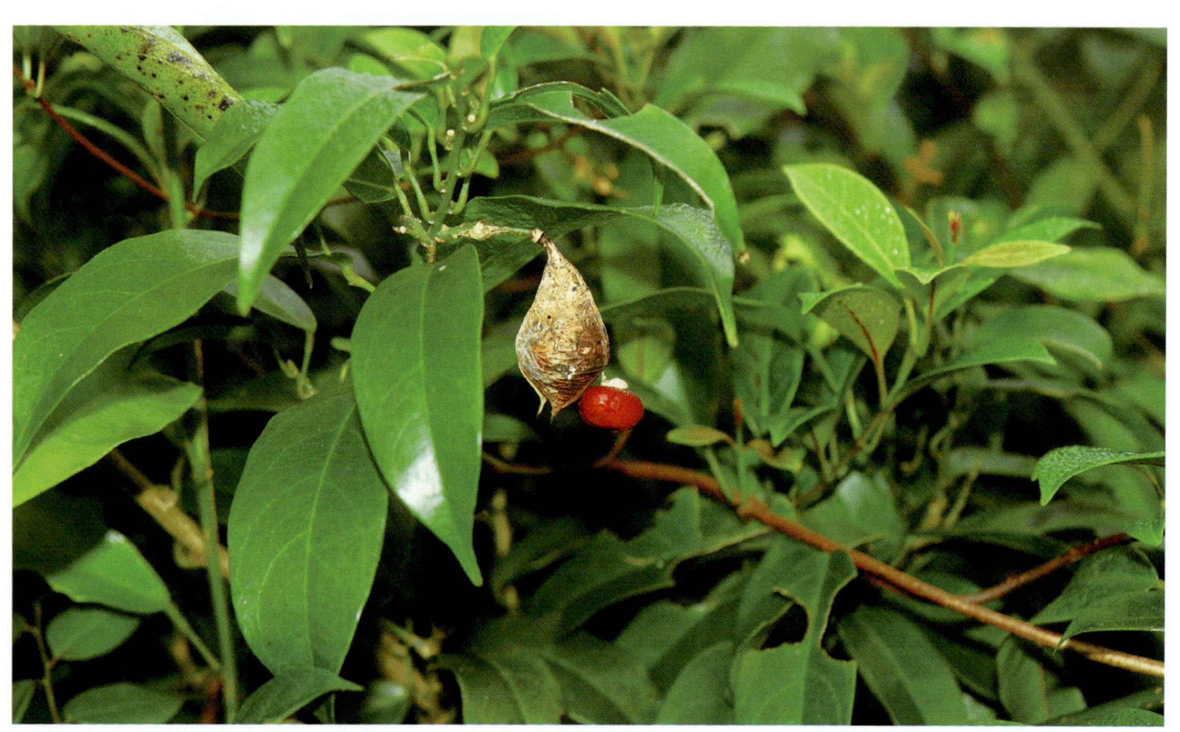

藤槐

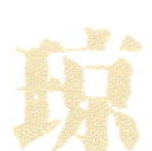

| 分布区域 |

产于海南三亚、乐东、东方、昌江、白沙、五指山、陵水、万宁、琼中、儋州、澄迈。亦分布于中国华南其他区域，以及福建、四川、云南。越南也有分布。

| 资　源 |

生于低海拔的山谷林中，常见。

| 采收加工 |

根：全年均可采挖，洗净，切片，晒干。叶：夏、秋季采收，鲜用或晒干。

| 功能主治 |

清热解毒。用于跌打损伤。

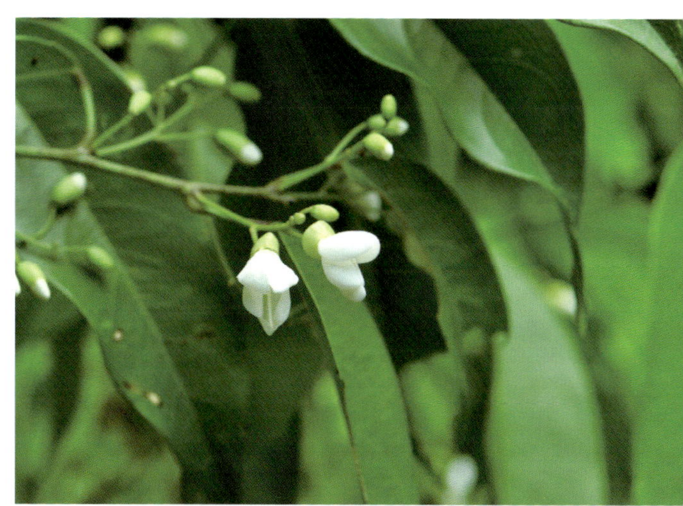

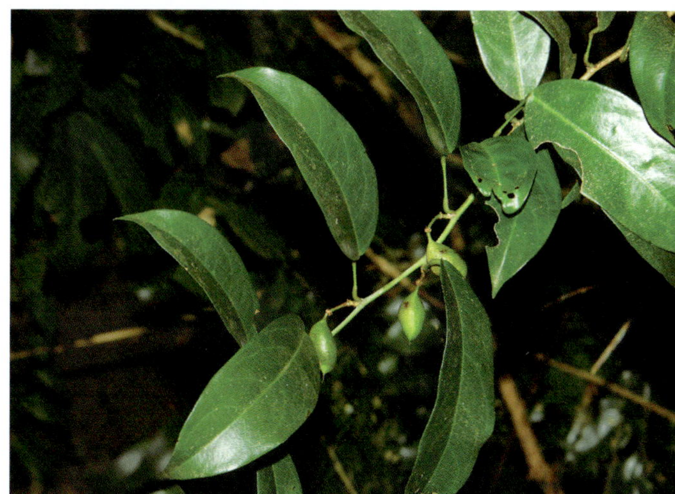

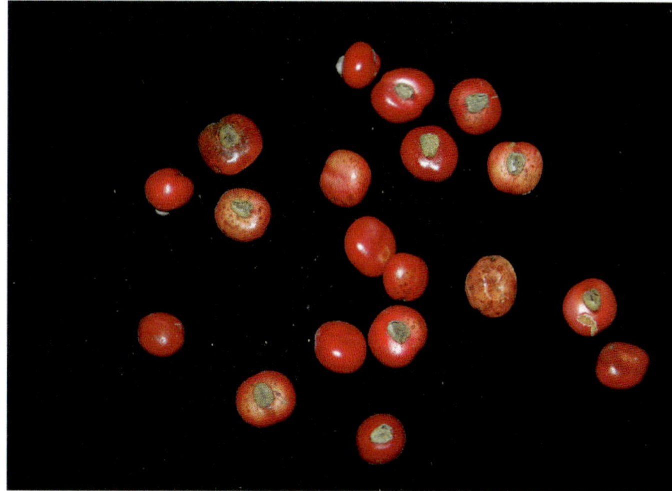

蝶形花科 Fabaceae 木豆属 *Cajanus*

木豆 *Cajanus cajan* (L.) Millsp.

中药名 木豆（药用部位：种子、根、叶）

植物形态 直立灌木，小枝被灰色短柔毛。叶具羽状3小叶；托叶小，长2~3mm；叶柄长1.5~5cm，略被短柔毛；小叶纸质，披针形，长5~10cm，宽1.5~3cm，上面被极短的灰白色短柔毛；下面较密，有不明显的黄色腺点。小托叶极小；小叶柄被毛。总状花序长3~7cm；花数朵生于花序顶部；苞片卵状椭圆形；花萼钟状，裂片三角形，花序、总花梗、苞片、花萼均被灰黄色短柔毛；花冠黄色，长约为花萼的3倍；雄蕊二体；子房被毛，花柱线状，无毛，柱头头状。荚果线状长圆形，长4~7cm，于种子间具明显凹入的斜横槽，被灰褐色短柔毛，先端具长的尖头；种子3~6，近圆形，种皮暗红色。花果期2~11月。

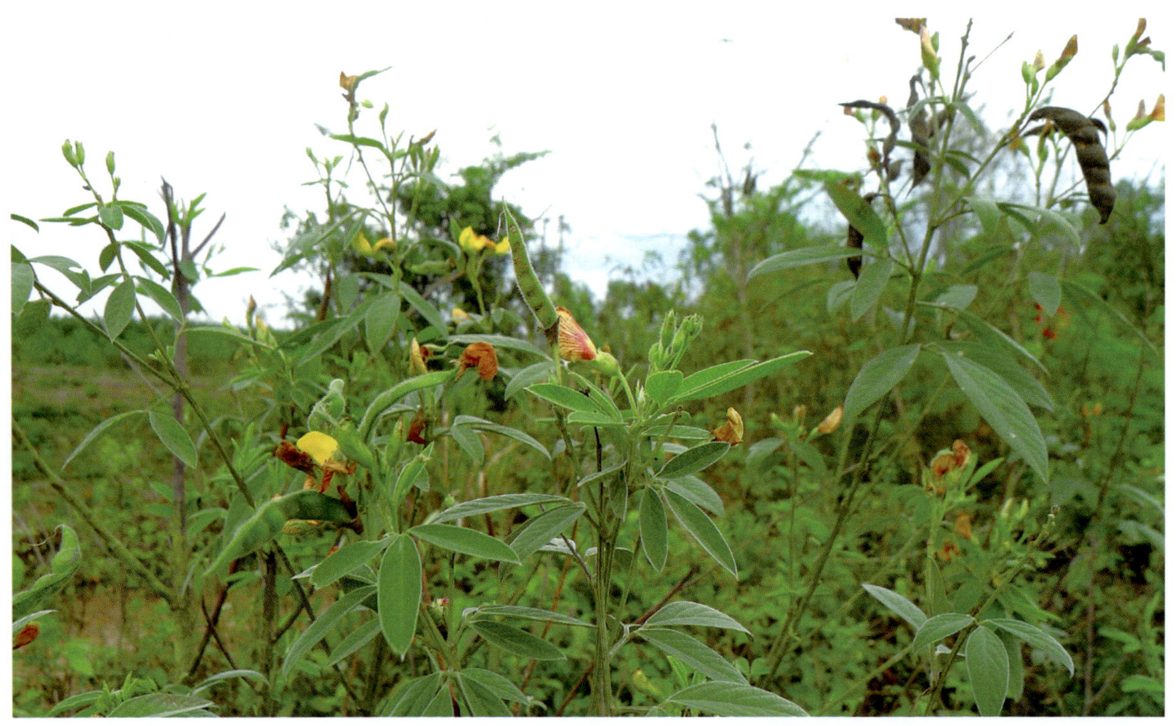

木豆

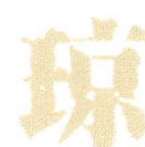

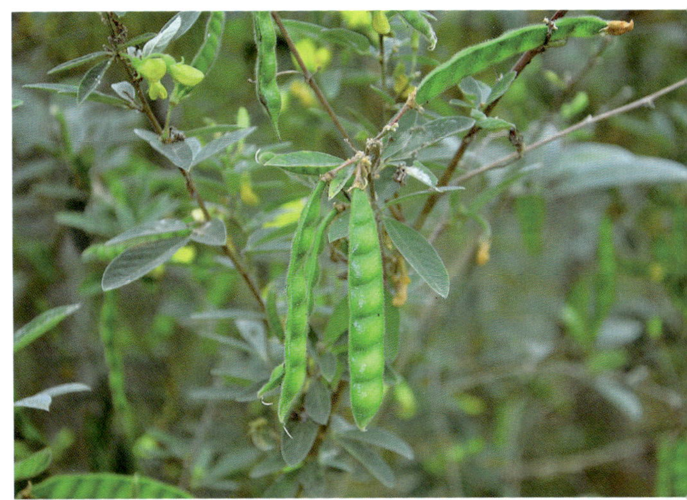

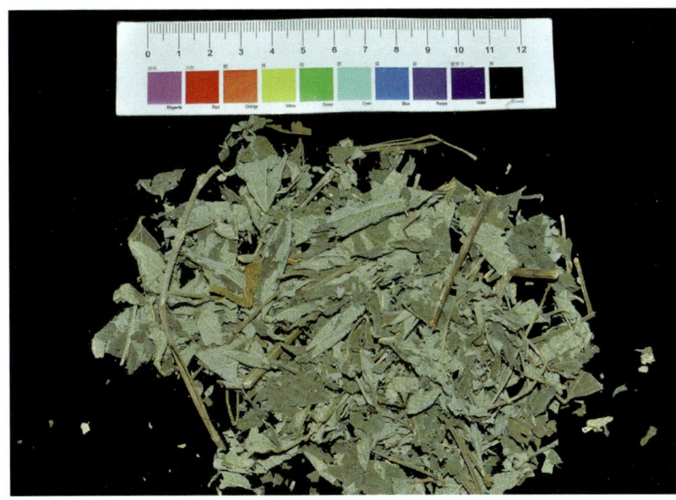

| 分布区域 |

产于海南三亚、乐东、昌江、白沙、五指山、保亭、万宁、澄迈。亦分布于中国华南其他区域、华东，以及湖南、江西、云南、四川。原产于印度，现广布于世界热带和亚热带地区。

| 资　　源 |

生于山地林缘，常见。

| 采收加工 |

种子：春、夏季果实成熟时采收，剥取种子，晒干。根：全年均可采挖，洗净，切片，晒干。叶：生长期均可采收茎叶，鲜用。

| 药材性状 |

种子为扁球形，直径 4~6mm，表面暗红色，种脐长圆形，白色，显著突起；质坚硬，内有 2 肥厚子叶。气微，味淡，嚼之有豆腥气。

| 功能主治 |

种子：清热解毒，补中益气，利水消食，排痈肿，止血止痢。用于心虚、水肿、血淋、痔血、痈疽肿毒、痢疾、脚气。根：清热解毒，止痛杀虫。叶：解痘毒，消肿。用于小儿水痘、痈肿。

蝶形花科 Fabaceae 木豆属 *Cajanus*

蔓草虫豆 *Cajanus scarabaeoides* (L.) Thouars

中药名 蔓草虫豆（药用部位：全株或叶）

植物形态 蔓生或缠绕状草质藤本。叶具羽状 3 小叶；托叶小，卵形，被毛，常早落；小叶纸质或近革质，下面有腺状斑点，基出脉 3，小托叶缺。总状花序腋生，通常长不及 2cm；花萼钟状，4 齿裂，裂片线状披针形，总轴、花梗、花萼均被黄褐色至灰褐色绒毛；花冠黄色，长约 1cm，旗瓣倒卵形，有暗紫色条纹，基部有呈齿状的短耳和瓣柄；翼瓣狭椭圆状，微弯，基部具瓣柄和耳；龙骨瓣上部弯，具瓣柄；雄蕊二体，花药一室，圆形；子房密被丝质长柔毛。荚果长圆形，长 1.5~2.5cm，密被长毛，果瓣革质，于种子间有横缢线；种子 3~7，椭圆状，长约 4mm，种皮黑褐色，有突起的种阜。花期 9~10 月，果期 11~12 月。

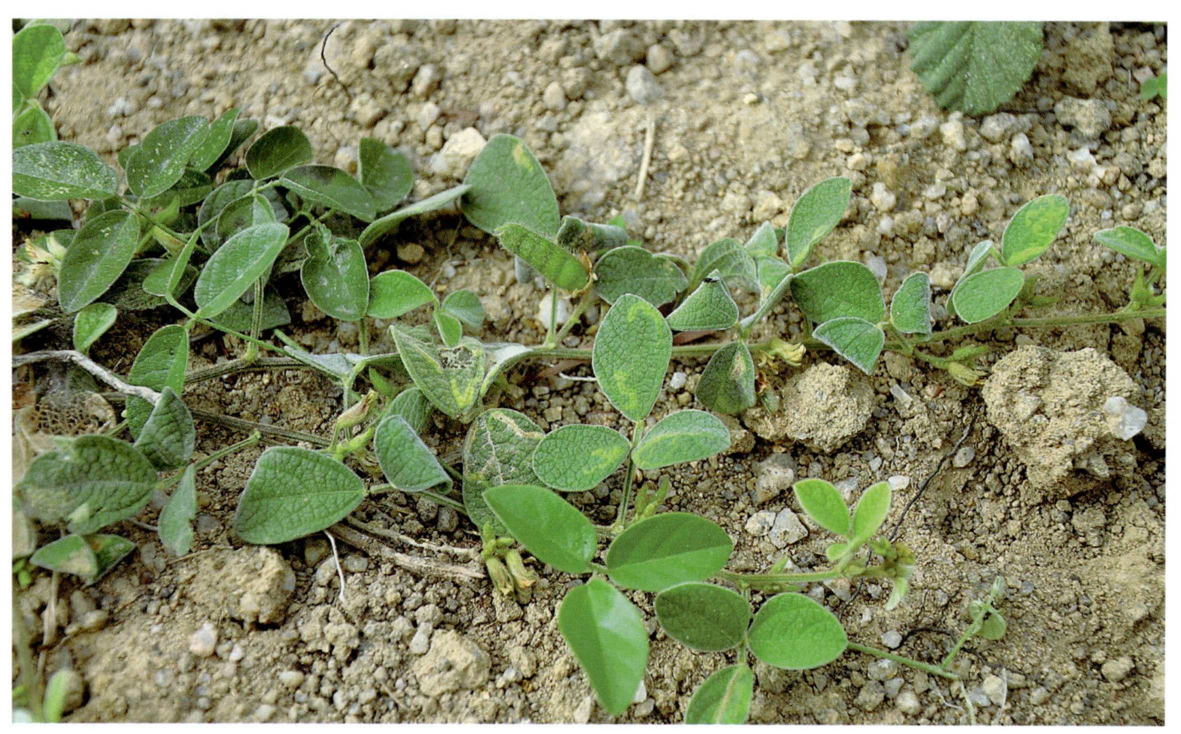

蔓草虫豆

分布区域

产于海南三亚、东方、昌江、白沙、万宁、琼中、澄迈、西沙群岛。亦分布于中国华南其他区域，以及福建、台湾、贵州、云南、四川。东南亚、南亚、大洋洲至非洲均有分布。

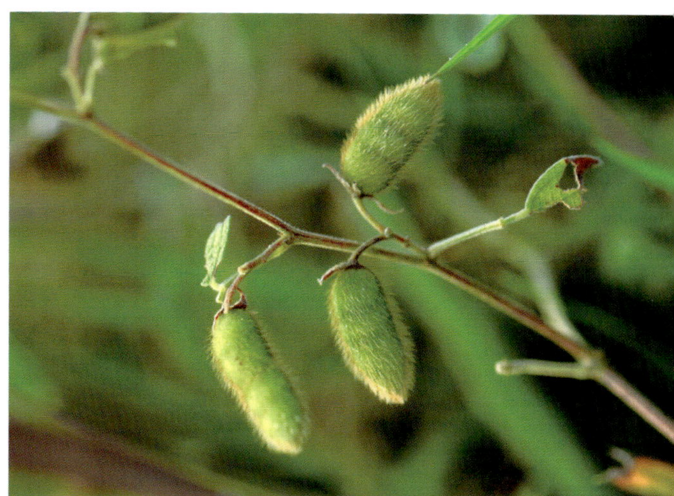

资　　源

常生于旷野、路旁或山坡草丛中，常见。

采收加工

全株：夏、秋季采收。叶：生长期均可采收叶，鲜用。

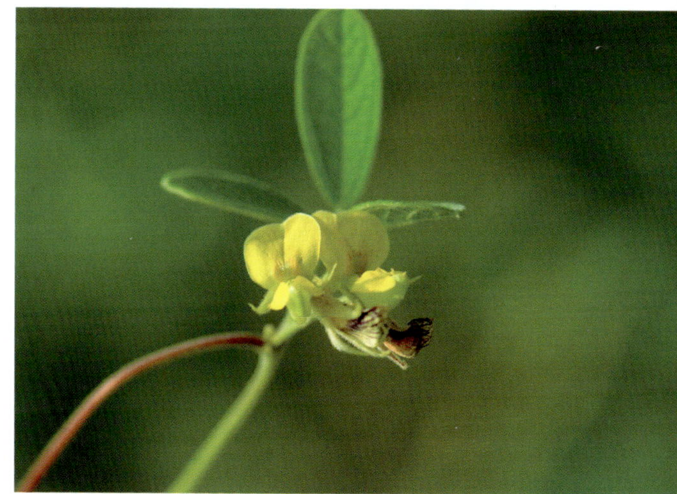

功能主治

全株：解暑利尿，止血生肌。用于伤风感冒、风湿水肿、小儿疳积。外用于创伤出血、毒蛇咬伤。叶：健胃，利尿。

蝶形花科 Fabaceae 毛蔓豆属 *Calopogonium*

毛蔓豆 *Calopogonium mucunoides* Desv.

| 中 药 名 | 毛蔓豆（药用部位：全草）

| 植物形态 | 缠绕或平卧草本，全株被黄褐色长硬毛。羽状复叶具 3 小叶；托叶三角状披针形，长 4~5mm；侧生小叶卵形，中央小叶卵状菱形，长 4~10cm，宽 2~5cm；小托叶锥状。花序长短不一，先端有花 5~6；苞片和小苞片线状披针形，长 5mm；花簇生于花序轴的节上；萼管近无毛，裂片长于管，线状披针形，密被长硬毛；花冠淡紫色，翼瓣倒卵状长椭圆形，龙骨瓣劲直，耳较短；花药圆形；子房密被长硬毛。荚果线状长椭圆形，长 2~4cm，被褐色长刚毛；种子 5~6，长 2.5mm，宽 2mm。花期 10 月。

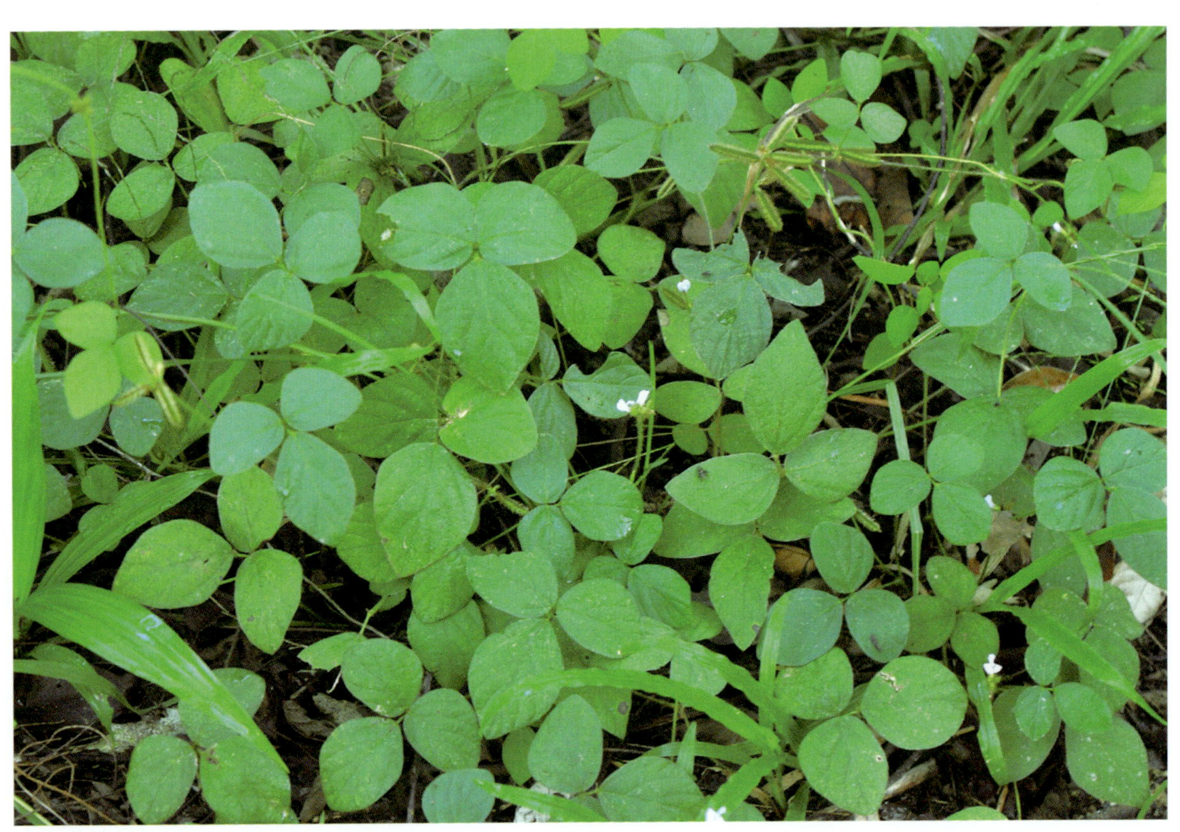

毛蔓豆

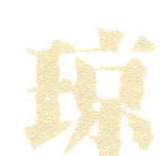

| 分布区域 | 产于海南三亚、乐东、万宁、文昌、海口。亦分布于中国广东、广西、台湾、云南。原产于美洲热带地区。

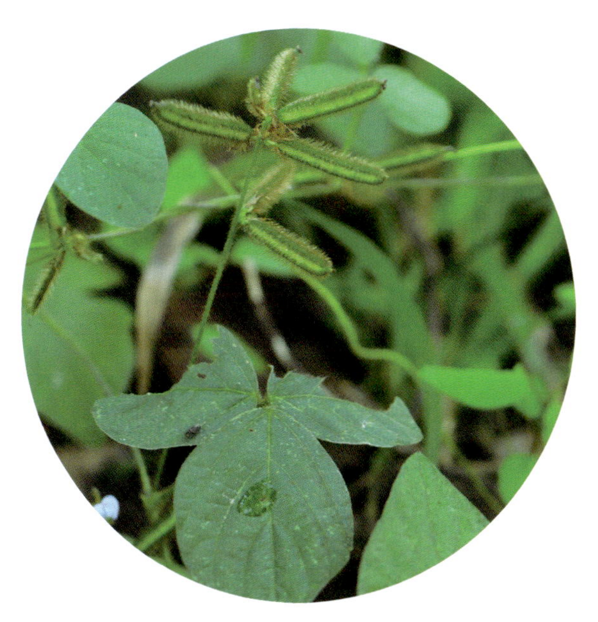

| 资　　源 | 常生于旷野、路旁或山坡草丛中，常见。

| 采收加工 | 全年皆可采收，洗净，晒干或鲜用。

| 功能主治 | 本种为《南药园植物名录》所收载，目前一般作为绿肥使用，具体药用功能有待进一步研究。

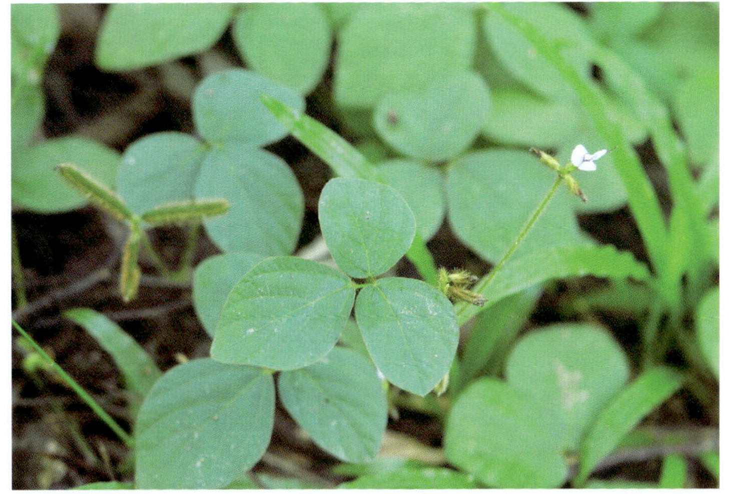

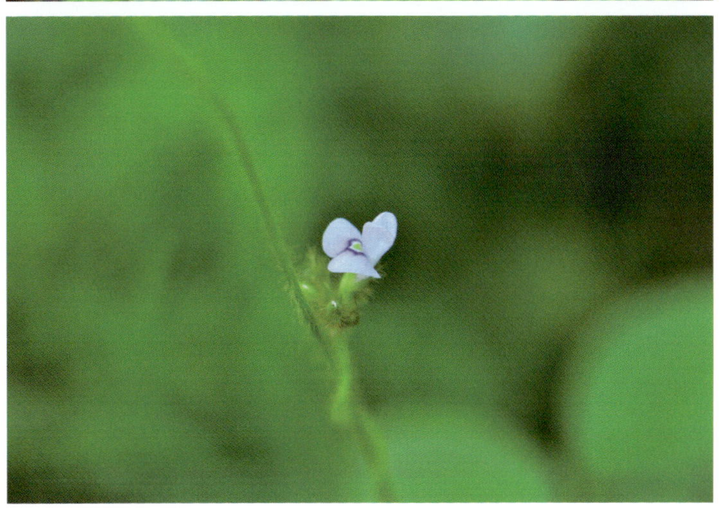

蝶形花科 Fabaceae 刀豆属 *Canavalia*

小刀豆 *Canavalia cathartica* Thou.

中药名 小刀豆（药用部位：全株或根）

植物形态 二年生草质藤本。茎、枝被稀疏的短柔毛。羽状复叶具3小叶；托叶小，胼胝体状；小托叶微小，极早落。小叶纸质，卵形，长6~10cm，宽4~9cm，两面脉上被极疏的白色短柔毛；叶柄长3~8cm；小叶柄被绒毛。花生于花序轴的每一节上，萼近钟状，被短柔毛，上唇2裂齿阔而圆，下唇3裂齿较小；花冠粉红色，长2~2.5cm，旗瓣圆形，长约2cm，先端凹入，近基部有2痂状附属体，无耳，具瓣柄，翼瓣与龙骨瓣弯曲，长约2cm；子房被绒毛，花柱无毛。荚果长圆形，长7~9cm，宽3.5~4.5cm，膨胀，具喙尖；种子椭圆形，长约18mm，种皮褐黑色，硬而光滑，种脐长13~14mm。花果期3~10月。

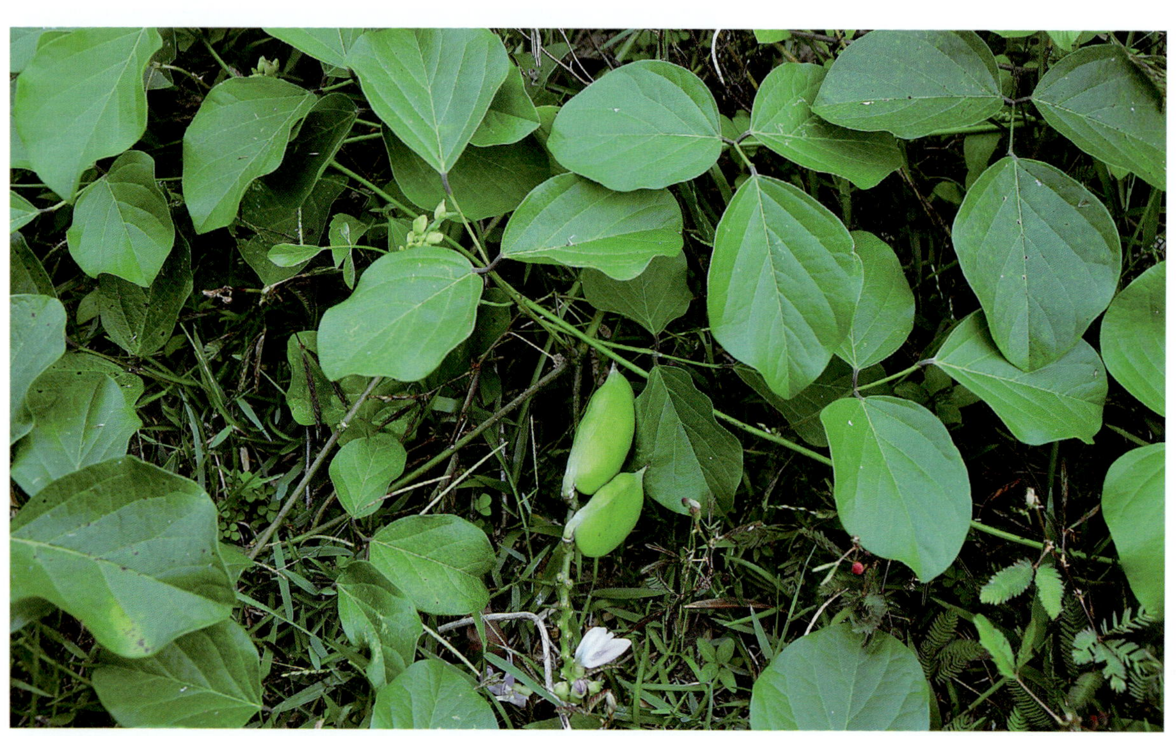

小刀豆

| 分布区域 |

产于海南三亚、东方、陵水、万宁、临高、琼海、文昌、海口，南沙群岛有分布记录。亦分布于中国华南其他区域，以及台湾。广泛分布于亚洲热带地区、澳大利亚及非洲。

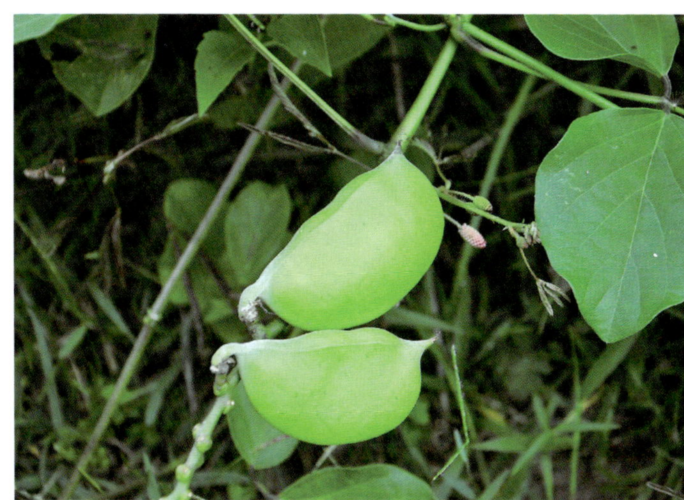

| 资　　源 |

生于海拔 800m 的疏林、河边或海滨，常见。

| 采收加工 |

全株：夏、秋季采收，扎成把。根：全年均可采，鲜用或晒干。

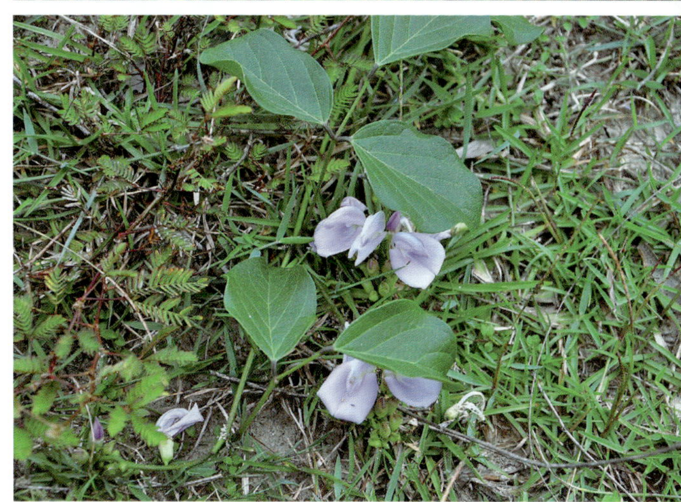

| 功能主治 |

全株：清热消肿，杀虫止痒。根：用于牙痛。

蝶形花科 Fabaceae 刀豆属 *Canavalia*

刀豆 *Canavalia gladiata* (Jacq.) DC.

中药名 刀豆（药用部位：种子、豆荚、果壳、根）

植物形态 缠绕草本，羽状复叶具3小叶，小叶卵形，长8~15cm，宽8~12cm，两面薄被微柔毛或近无毛；叶柄常较小叶片为短；小叶柄被毛。总状花序具长总花梗，有花数朵生于总轴中部以上；小苞片长约1mm，早落；花萼长15~16mm，稍被毛，上唇约为萼管长的1/3，具2阔而圆的裂齿，下唇3裂，齿小，长2~3mm，急尖；花冠白色或粉红，长3~3.5cm，旗瓣宽椭圆形，先端凹入，基部具不明显的耳及阔瓣柄，翼瓣和龙骨瓣均弯曲，具向下的耳；子房线形，被毛。荚果带状，略弯曲，长20~35cm，宽4~6cm，离缝线约5mm处有棱；种子椭圆形或长椭圆形，长约3.5cm，宽约2cm，种皮红色或褐色，种脐约为种子的3/4。花期7~9月，果期10月。

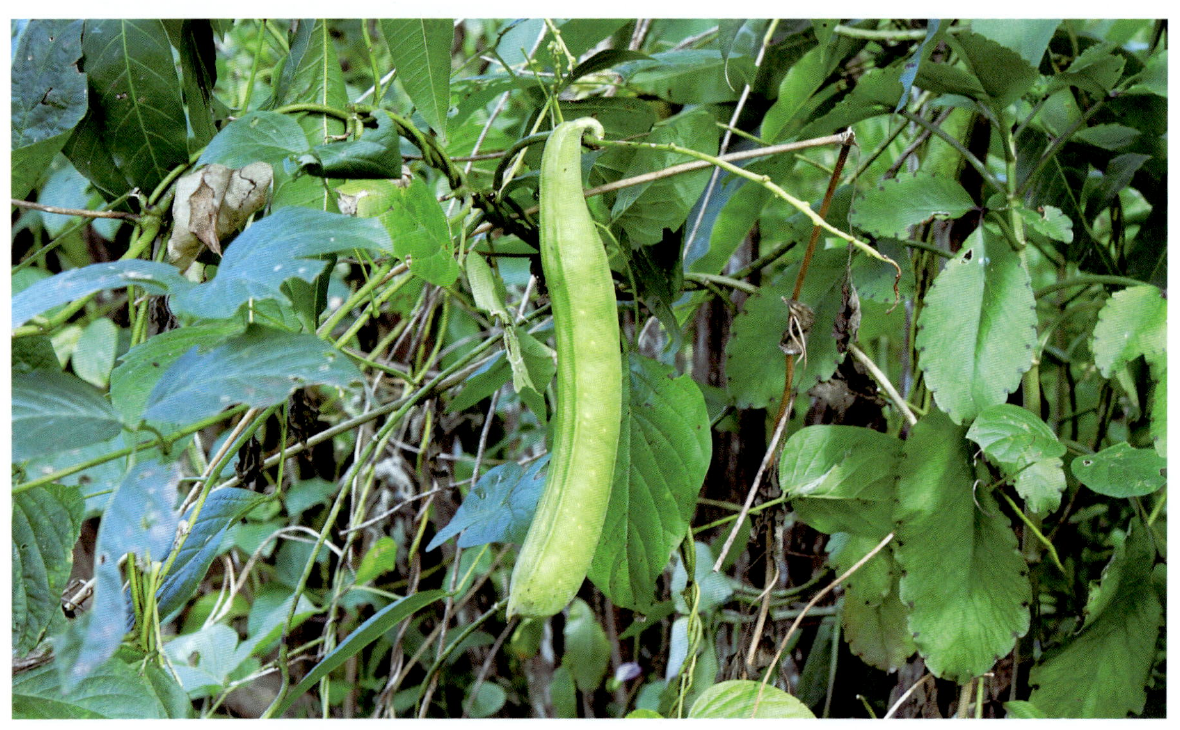

刀豆

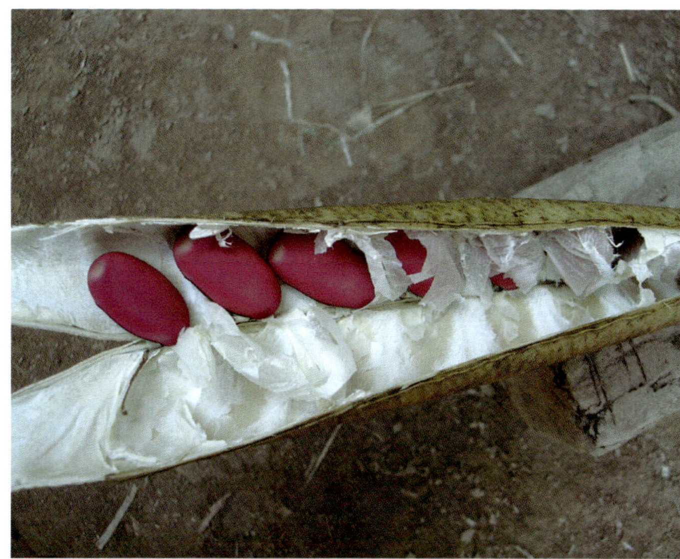

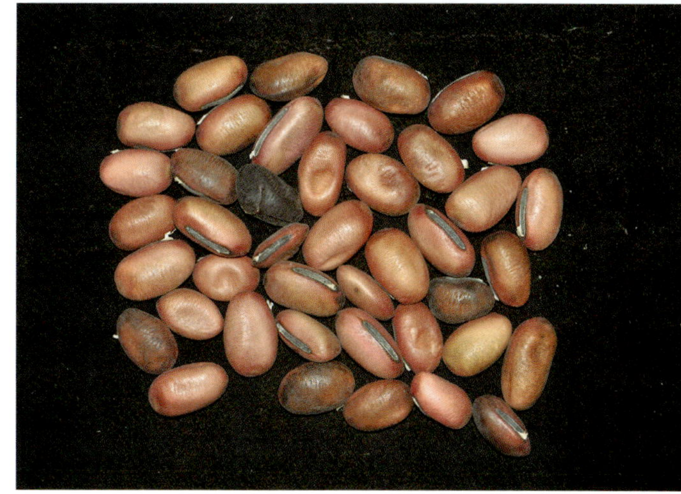

| 分布区域 |

产于海南三亚、东方、昌江、五指山、万宁。中国各地亦有栽培。东亚及世界热带地区也有栽培。

| 资　　源 |

栽培，少见。

| 采收加工 |

在播种当年 8~11 月分批采摘成熟果荚，剥出种子，晒干或烘干。

| 药材性状 |

种子扁卵形或扁肾形，长 2~3.5cm，宽 1~2cm，厚 0.5~1.5cm。表面淡红色、红紫色或黄褐色，少数类白色或紫黑色，略有光泽，微皱缩，边缘具灰褐色种脐，长约为种子的 3/4，宽约 2mm，其上有类白色膜片状珠柄残余，近种脐的一端有凹点状珠孔，另一端有深色的合点，合点与种脐间有隆起的种脊。质硬，难破碎。种皮革质，内表面棕绿色，平滑，子叶黄白色，胚根位于珠孔一端，歪向一侧。气微，味淡，嚼之具豆腥气。

| 功能主治 |

种子：温中，下气，止呃，补肾。用于虚寒、呃逆、呕吐、腹胀、痰喘。豆荚：益肾，温中，除湿。用于腰痛、呃逆、久痢、痹痛。果壳：和中下气，散瘀活血。用于反胃、闭经、久痢。根：散瘀止痛，行血通经。用于疝气。

| 附　　注 |

在 FOC 中，本种被修订为直生刀豆 *Canavalia ensiformis* (L.) DC.。

蝶形花科 Fabaceae 刀豆属 *Canavalia*

海刀豆 *Canavalia maritima* (Aubl.) Thou.

中药名 海刀豆（药用部位：根）

植物形态 草质藤本，茎被稀疏的微柔毛。羽状复叶具3小叶；托叶、小托叶小。小叶倒卵形，长5~8cm，宽4.5~6.5cm，先端通常圆、平截，两面均被长柔毛，侧脉每边4~5；叶柄长2.5~7cm；小叶柄长5~8mm。总状花序腋生，长达30cm；花1~3聚生于花序轴近顶部的每一节上；小苞片2，长1.5mm，着生在花梗的先端；花萼钟状，长1~1.2cm，被短柔毛，上唇裂齿半圆形，下唇3裂片小；花冠紫红色，旗瓣圆形，长约2.5cm，先端凹入，翼瓣镰状，具耳，龙骨瓣长圆形，弯曲，具线形的耳；子房被绒毛。荚果线状长圆形，长8~12cm，厚约1cm，先端具喙尖，离背缝线均3mm处的两侧有纵棱；种子椭圆形，长13~15mm，宽10mm，种皮褐色，种脐长约1cm。花期6~7月。

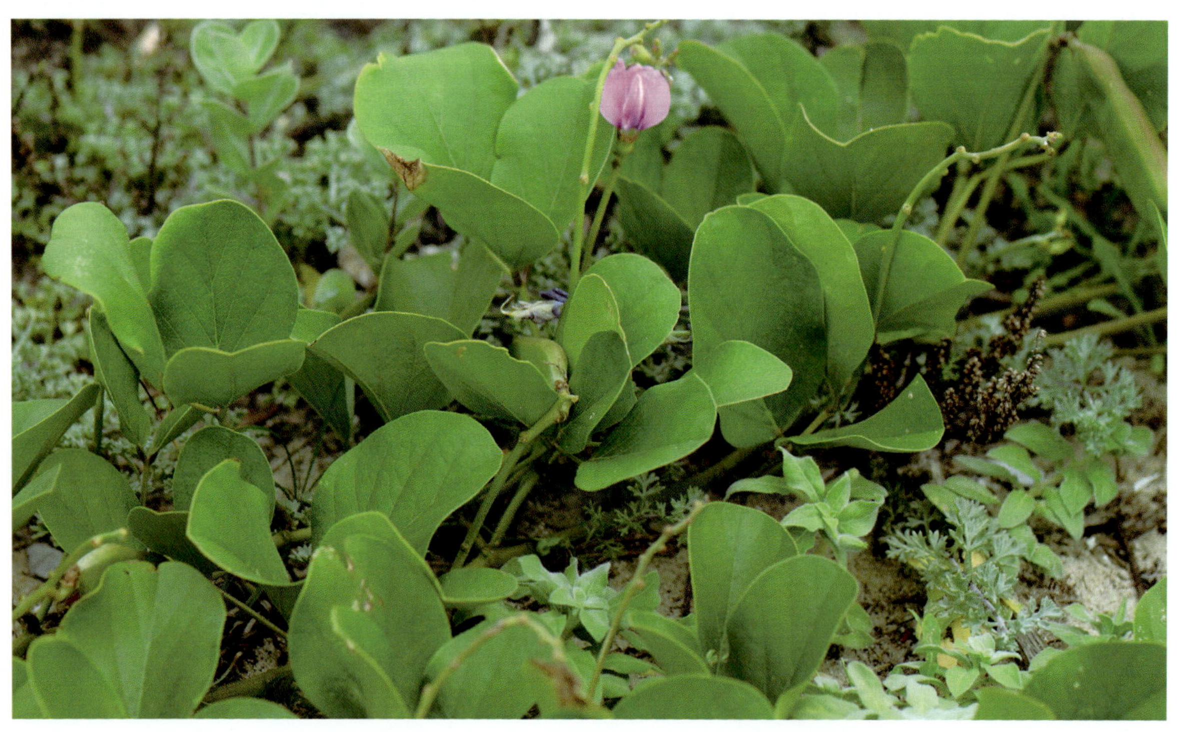

海刀豆

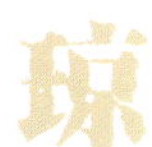

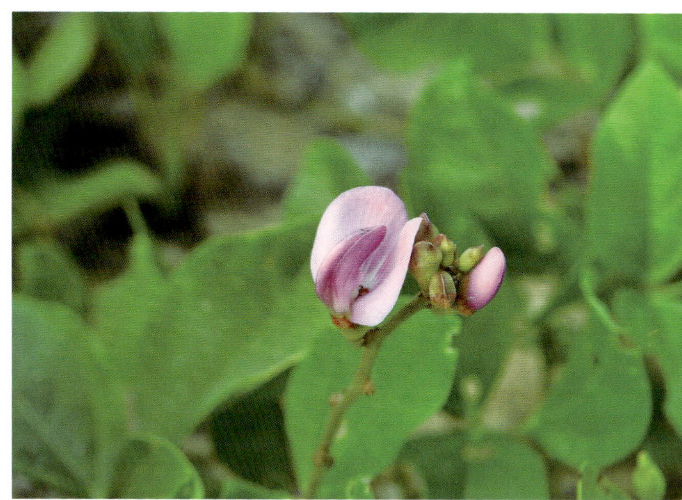

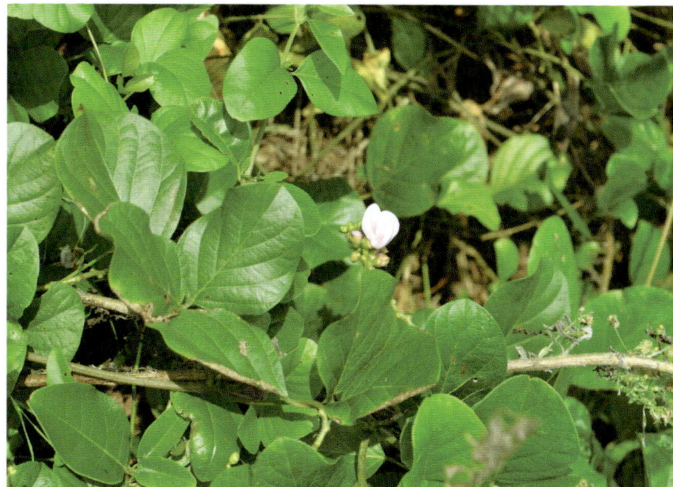

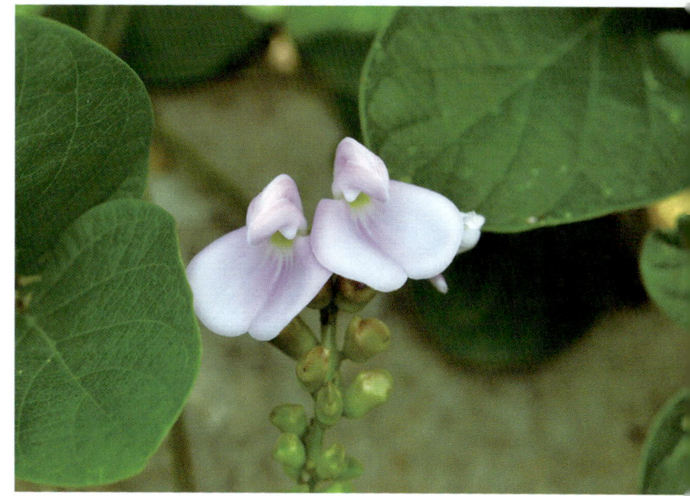

| 分布区域 |

产于海南三亚、东方、昌江、陵水、万宁、乐东、西沙群岛。亦分布于中国华南其他区域，以及台湾。广布于世界热带海岸。

| 资　源 |

生于平地、海边或疏林，少见。

| 采收加工 |

根：全年均可采，洗净，鲜用或晒干。

| 功能主治 |

行气止呃，清热利湿，利肠胃。用于呃逆、肝炎。有报道澳大利亚用于止痛镇咳、性病、糖尿病、耳聋，亦用作骨折支持剂。

| 附　注 |

在 FOC 中，其学名被修订为 *Canavalia rosea* (Sw.) DC.。

蝶形花科 Fabaceae 决明属 *Cassia*

柄腺山扁豆 *Cassia pumila* Lam.

中药名 柄腺山扁豆（药用部位：根、种子）

植物形态 多年生亚灌木状披散草本，高 25~75cm，多分枝；枝条、叶柄、叶轴被疏柔毛。叶长 3~6cm，叶柄上端和最下 1 对小叶下方有具柄的腺体 1；小叶 12~20 对，线状镰形，长 8~12mm，宽约 2mm，无柄；托叶线状锥形，长 6~8mm，有肋条。花腋生，1 或数朵组成总状花序；总花梗先端有小苞片 2；萼片长 4~6mm，外面被微柔毛；花瓣黄色，有柄；雄蕊 5，花药长圆形；子房被毛。荚果扁平而直，长 3~4cm，宽约 4mm，被疏柔毛。种子 10~20。花期 8~9 月，果期 10~12 月。

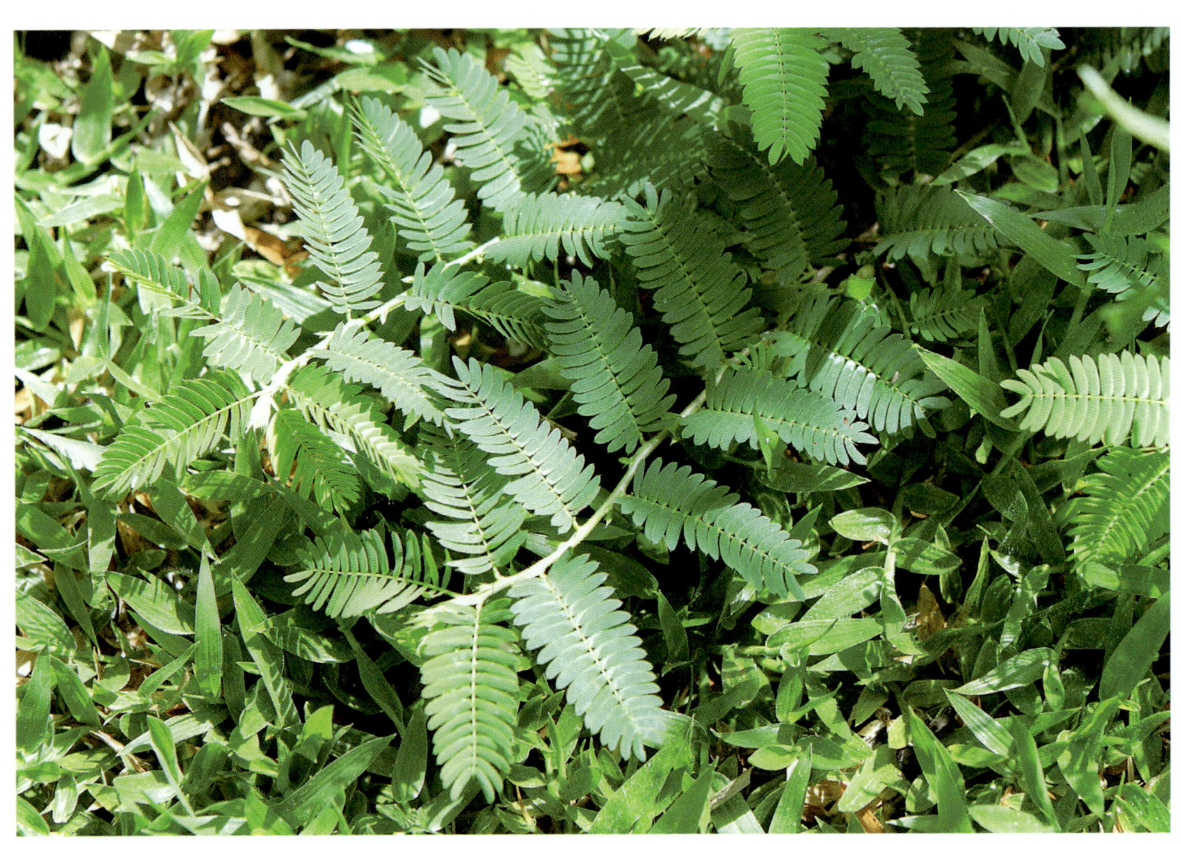

柄腺山扁豆

| 分布区域 | 产于海南三亚、东方、昌江、海口。亦分布于中国广东及云南。中南半岛，以及马来西亚、印度、澳大利亚也有分布。

| 资　　源 | 生于旷地上，少见。

| 采收加工 | 根：全年均可采，洗净，鲜用或晒干。

| 功能主治 | 根：用于痢疾、胃肠炎。 种子：泻下，利尿。用于痢疾、胃肠炎。

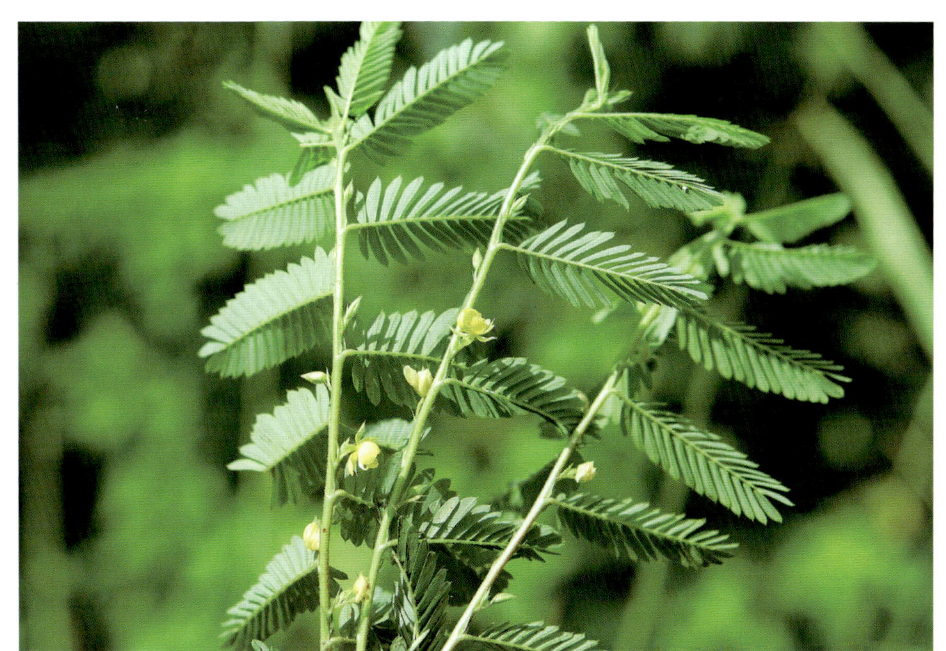

蝶形花科 Fabaceae 决明属 *Cassia*

铁刀木 *Cassia siamea* Lam.

| 中 药 名 | 铁刀木（药用部位：叶、果实、心材、根）

| 植物形态 | 乔木，树皮灰色，嫩枝有棱条，疏被短柔毛。叶长 20~30cm；叶轴与叶柄被微柔毛；对生小叶 6~10 对，革质，长圆形，长 3~6.5cm，宽 1.5~2.5cm，有短尖头，基部上面光滑无毛，下面粉白色；小叶柄长 2~3mm；托叶线形，早落。总状花序排成伞房花序状，生于枝条先端的叶腋；苞片线形，长 5~6mm；萼片近圆形，外生的较小；花瓣黄色，阔倒卵形，长 12~14mm，具短柄；雄蕊 10，其中 3 枚退化；子房被白色柔毛。荚果扁平，长 15~30cm，边缘加厚，被柔毛，熟时带紫褐色；种子 10~20。花期 10~11 月，果期 12 月至翌年 1 月。

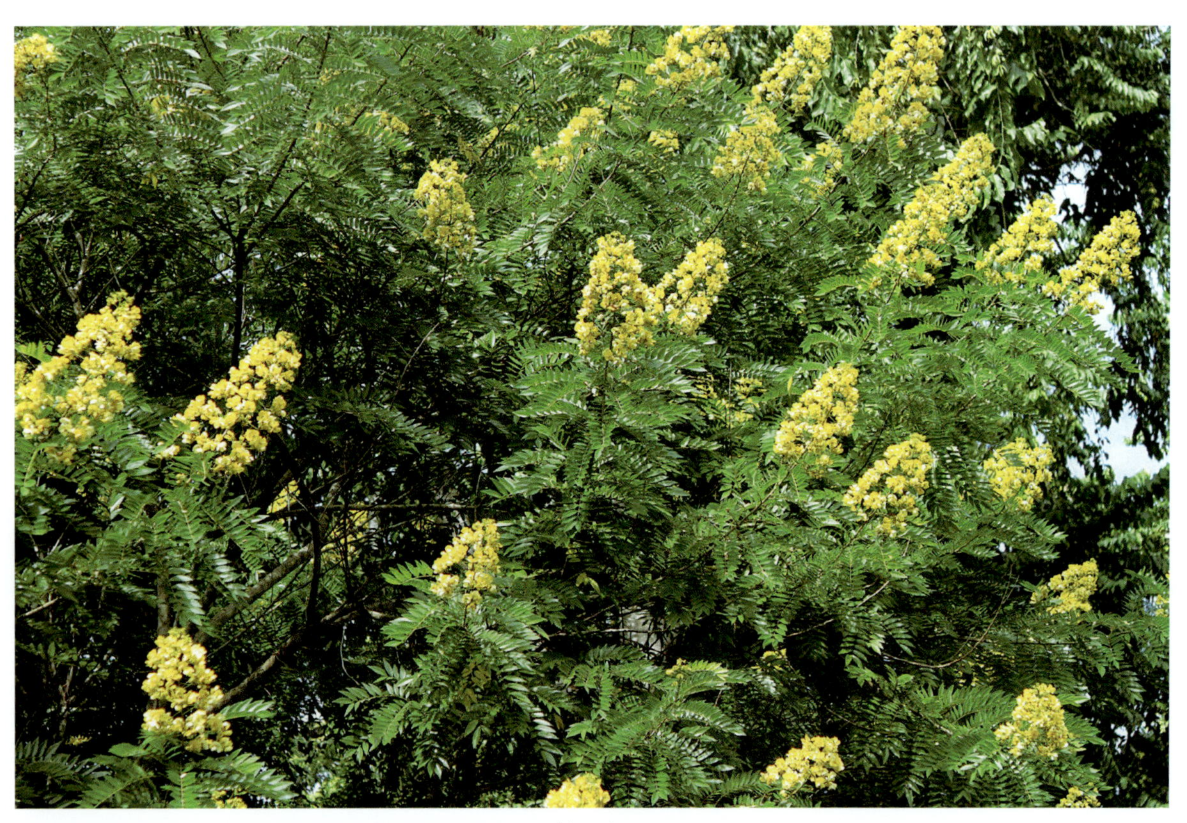

铁刀木

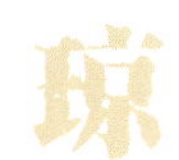

| 分布区域 | 产于海南万宁、儋州。中国华南其他区域亦有栽培，云南有野生。泰国、缅甸、印度也有分布。

| 资　　源 | 栽培，少见。

| 采收加工 | 叶：夏、秋季选晴天采摘，除去茎枝，洗净，鲜用或晒干。

| 功能主治 | 叶及果实：用于痞满腹胀、头晕、脚转筋。心材：缓泻，泰国用于利尿和治疗性病。根：驱除肠寄生虫。用于小儿惊厥。

| 附　　注 | 在 FOC 中，其学名被修订为 *Senna siamea* (Lam.) H. S. Irwin et Barneby。

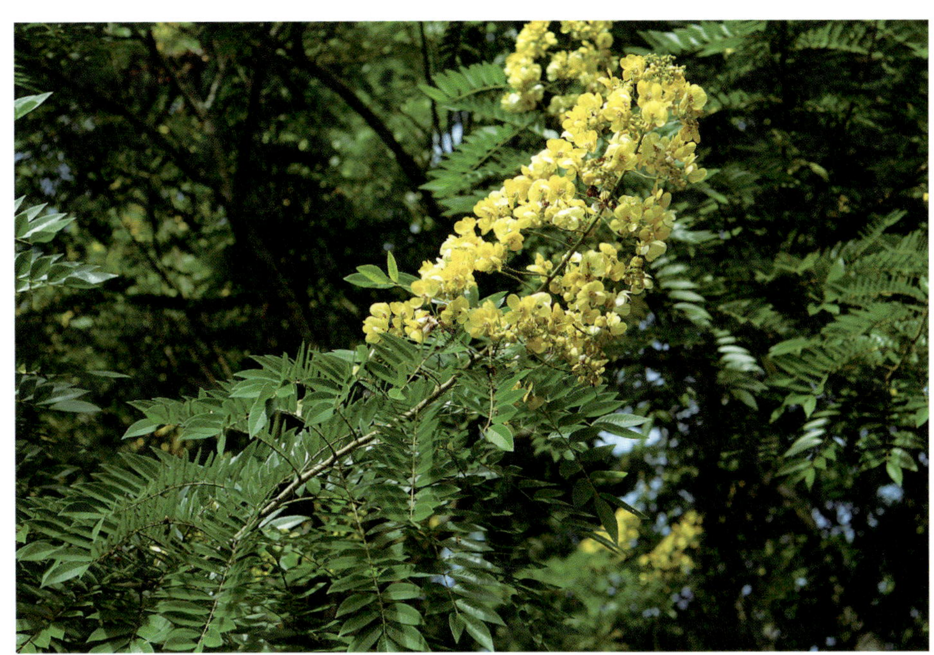

蝶形花科 Fabaceae 决明属 *Cassia*

决 明 *Cassia tora* L.

| 中 药 名 | 决明子（药用部位：种子、叶、根或全草）

| 植物形态 | 一年生亚灌木状草本。叶长 4~8cm；叶柄上无腺体；叶轴上每对小叶间有一棒状的腺体；小叶 3 对，长 2~6cm，宽 1.5~2.5cm；托叶线状，被柔毛，早落。花腋生，通常 2 朵聚生；总花梗长 6~10mm；花梗长 1~1.5cm，丝状；萼片外面被柔毛，长约 8mm；花瓣黄色，下面 2 片略长，长 12~15mm；能育雄蕊 7，花药四方形，长约 4mm，花丝短于花药；子房被白色柔毛。荚果纤细，近四棱形，长达 15cm，宽 3~4mm，膜质；种子约 25，菱形，光亮。花果期 8~11 月。

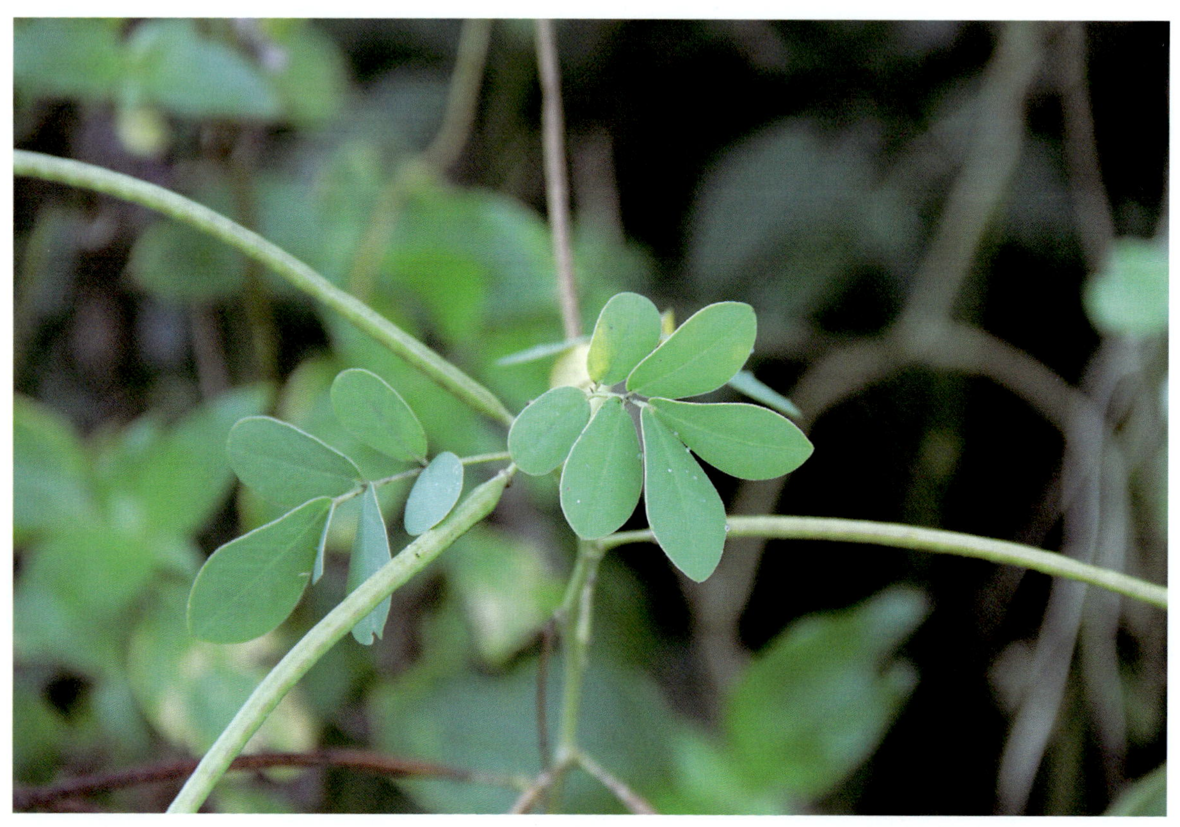

决明

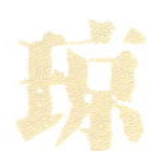

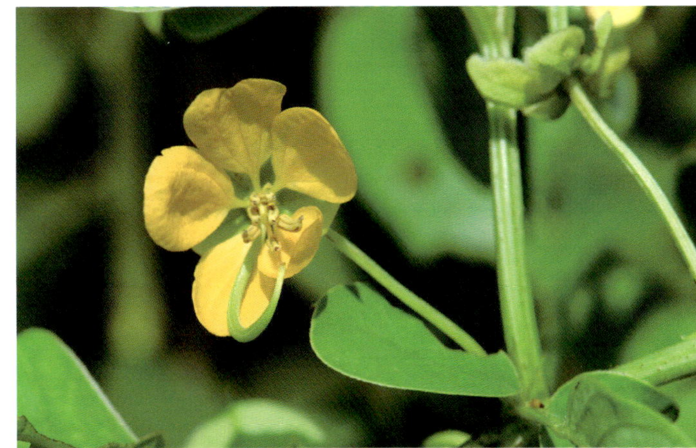

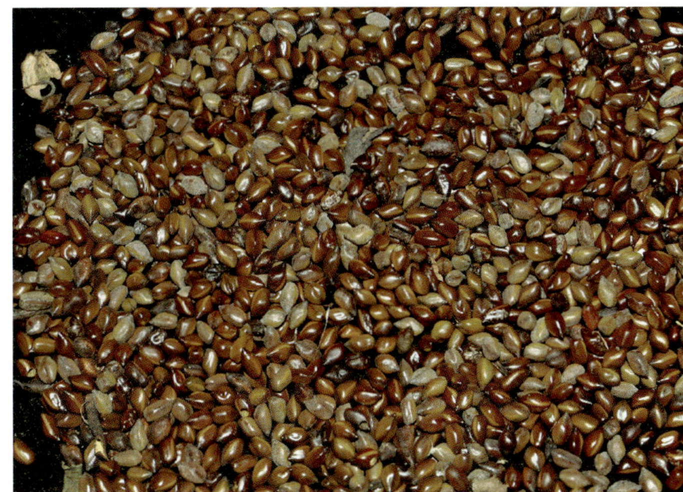

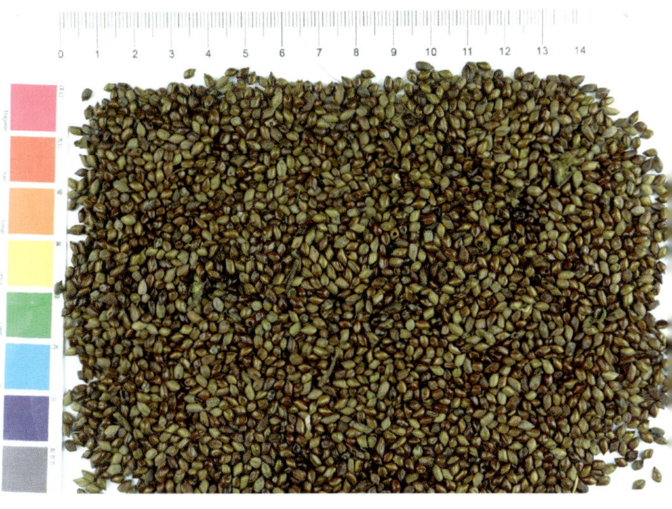

| 分布区域 |

产于海南三亚、乐东、昌江、白沙、万宁、琼中、儋州、澄迈、文昌、琼海、海口、西沙群岛、南沙群岛。亦分布于中国长江以南各地。原产于美洲热带地区，现广布于世界热带、亚热带地区。

| 资　　源 |

生于旷野中，常见。

| 采收加工 |

秋末果实成熟，荚果变黄褐色时采收，将全株割下晒干，打下种子，去净杂质即可。

| 药材性状 |

呈四棱状短圆柱形，一端钝圆，另一端倾斜并有尖头，长 4~6mm，宽 2~3mm。表面棕绿色或暗棕色，平滑，有光泽，背腹面各有一突起的棱线，棱线两侧各有一从脐点向合点斜向的浅棕色线形凹纹。质坚硬。横切面种皮薄；胚乳灰白色，半透明；胚黄色，2 子叶重叠呈“S”状折曲。完整种子气微，破碎后有微弱豆腥味；味微苦，稍带黏性。

| 功能主治 |

种子：清热解毒，清肝明目，利水通便，降血压。用于头痛眩晕、目赤肿痛、青光眼、夜盲症（雀目）、高血压、肝炎、肝硬化腹水、鼻衄、小儿疳积、便秘、癣癞、脚气、毒蛇咬伤。叶或全草：通小便，止呕吐。用于流行性感冒、视力减退、小儿疳积。根：用于消瘦、蛔虫病、创伤。

| 附　　注 |

在 FOC 中，其学名被修订为 *Senna tora* (L.) Roxb.。

蝶形花科 Fabaceae 距瓣豆属 *Centrosema*

距瓣豆 *Centrosema pubescens* Benth.

中药名 距瓣豆（药用部位：全株）

植物形态 多年生草质藤本，各部分略被柔毛。叶具羽状 3 小叶；托叶卵形，长 2~3mm，具纵纹，宿存；小叶薄纸质，顶生小叶椭圆形，两面薄被柔毛；侧生小叶略小；小托叶小，刚毛状。总状花序腋生；总花梗长 2.5~7cm；苞片与托叶相仿；小苞片宽卵形，具明显线纹，比苞片大；花 2~4，常密集于花序顶部；花萼 5 齿裂，下部 1 枚最长，线形；花冠淡紫红色，长 2~3cm，旗瓣宽圆形，背面密被柔毛，近基部具一短距，翼瓣镰状倒卵形，一侧具下弯的耳，龙骨瓣宽而内弯，近半圆形，各瓣具短瓣柄；雄蕊二体。荚果线形，长 7~13cm，宽约 5mm，扁平，先端渐尖，具 10~15mm、直而细长的喙，果瓣近背腹两缝线均突起呈脊状；种子 7~15，长椭圆形，无种阜，种脐小。花期 11~12 月。

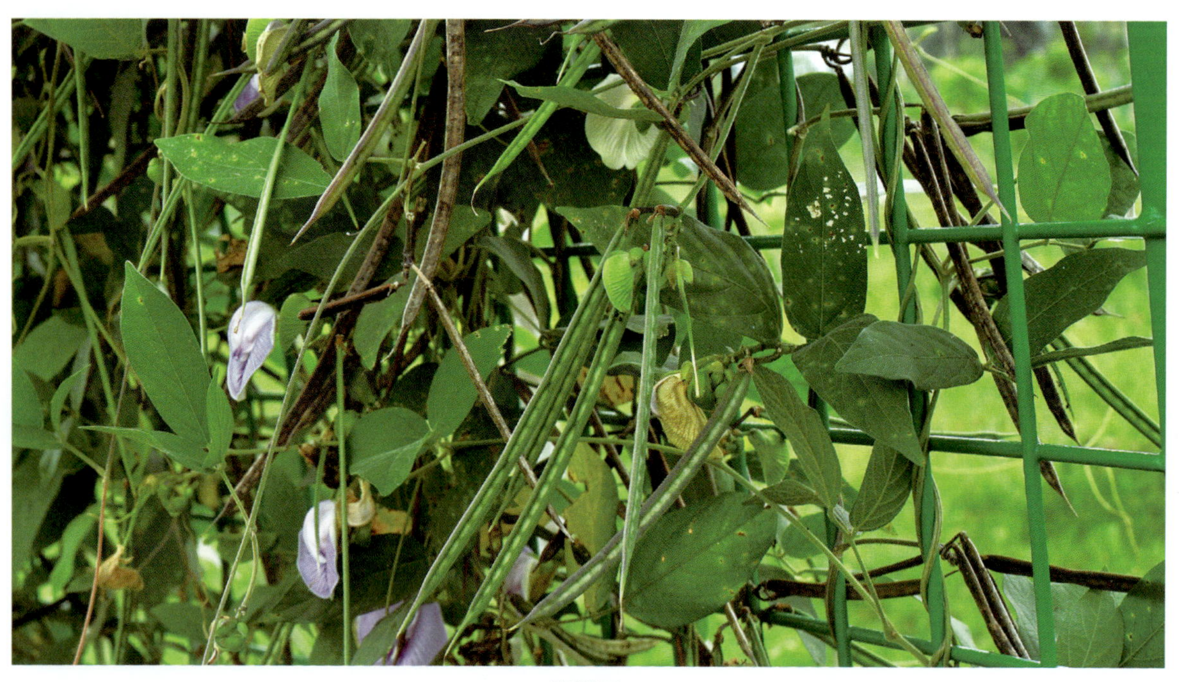

距瓣豆

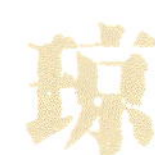

分布区域

产于海南三亚、乐东、万宁、澄迈、屯昌。中国广东、台湾、江苏、云南亦有栽培。原产于美洲热带地区。

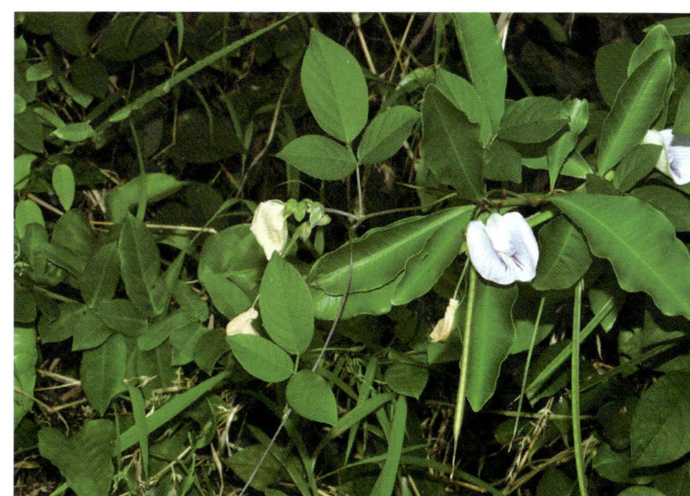

资　源

生于旷野、路旁或山坡草丛中，常见。

采收加工

全年皆可采收，洗净，晒干或鲜用。

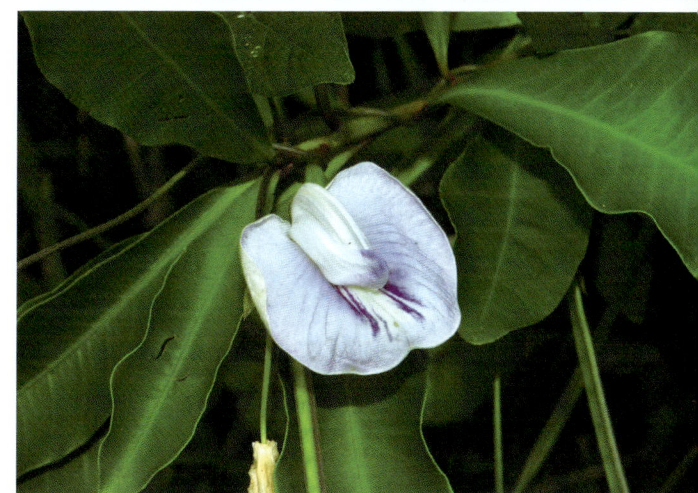

功能主治

药用价值尚不明确，但本种在海南逸为野生，分布较广，资源量大，值得关注并进一步发掘其药用功能。

蝶形花科 Fabaceae 蝙蝠草属 *Christia*

铺地蝙蝠草 *Christia obcordata* (Poir.) Bahn. f.

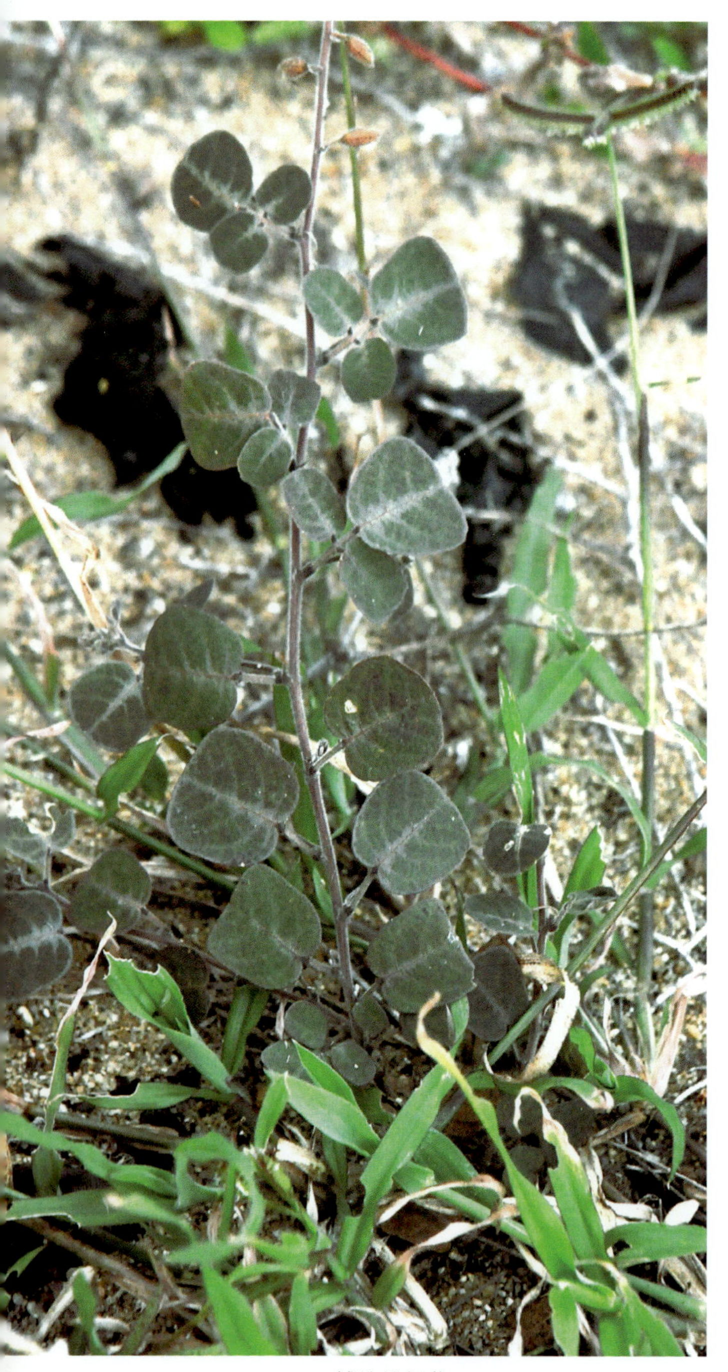
铺地蝙蝠草

中药名

铺地蝙蝠草（药用部位：全草）

植物形态

多年生平卧草本，叶通常为三出复叶，稀为单小叶；托叶刺毛状，长约 1mm；叶柄疏被灰色柔毛；顶生小叶多为肾形、圆三角形，长 5~15mm，宽 10~20mm，先端平截而略凹，基部宽楔形，侧生小叶较小，倒卵形，长 6~7mm，宽约 5mm。总状花序多为顶生，长 3~18cm；每节生 1 花；花小，花梗被灰色柔毛；花萼半透明，被灰色柔毛，5 裂，裂片三角形，与萼筒等长；花冠蓝紫色或玫瑰红色，略长于花萼。荚果有荚节 4~5，完全藏于萼内，荚节圆形，直径约 2.5mm，无毛。花期 5~8 月，果期 9~10 月。

分布区域

产于海南三亚、乐东、昌江、白沙、儋州。亦分布于中国华南其他区域，以及福建、台湾。越南、老挝、泰国、缅甸、马来西亚、菲律宾、印度、日本、巴布亚新几内亚、澳大利亚也有分布。

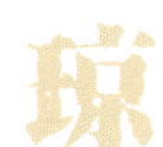

资　源

生于海拔 50~450m 的疏林、旷野草地上，常见。

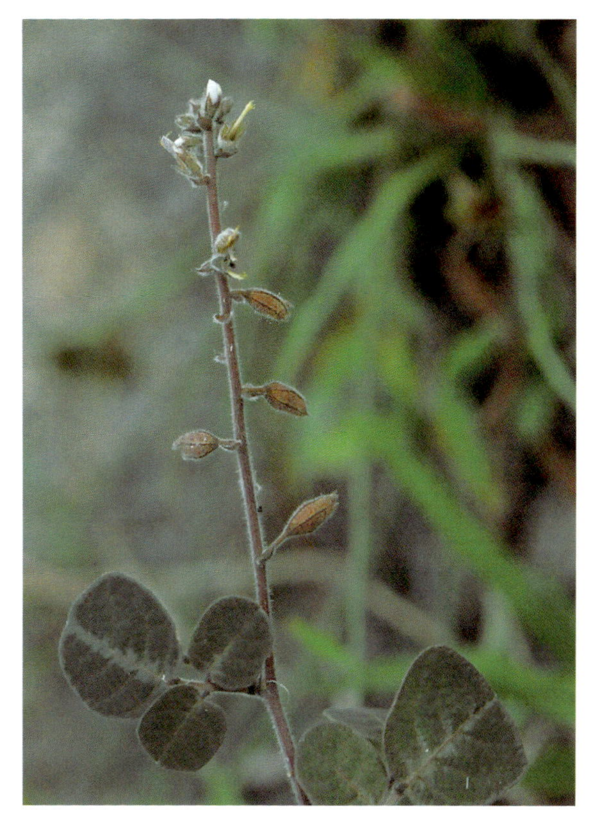

采收加工

夏、秋季采收。

功能主治

利水通淋，散瘀，清热解毒，利尿，止带。用于膀胱炎、尿道炎、小便不利、小便淋痛、慢性肾炎、淋证、尿结石、白带、水肿、吐血、咯血、跌打损伤、疮疡、疥癣、蛇虫咬伤。

蝶形花科 Fabaceae 蝙蝠草属 *Christia*

蝙蝠草 *Christia vespertilionis* (L. f.) Bahn. f.

|中 药 名| 双飞蝴蝶（药用部位：全草）

|植物形态| 多年生直立草本。叶通常为单小叶；托叶刺毛状，长 5~6mm，脱落；叶柄被稀疏短柔毛；小叶近革质，灰绿色，顶生小叶菱形，长 0.8~1.5cm，宽 5~9cm，先端宽而平截，近中央处稍凹，基部略呈心形，侧生小叶倒心形，两侧常不对称，长 8~15mm，宽 15~20mm。总状花序顶生或腋生，长 5~15cm，被短柔毛；花梗长 2~4mm，被灰色短柔毛，较萼短；花萼半透明，被柔毛，5 裂，裂片三角形，约与萼筒等长；花冠黄白色，不伸出萼外。荚果有荚节 4~5，椭圆形，荚节长 3mm，宽 2mm，成熟后黑褐色，有网纹，无毛，完全藏于萼内。花期 3~5 月，果期 10~12 月。

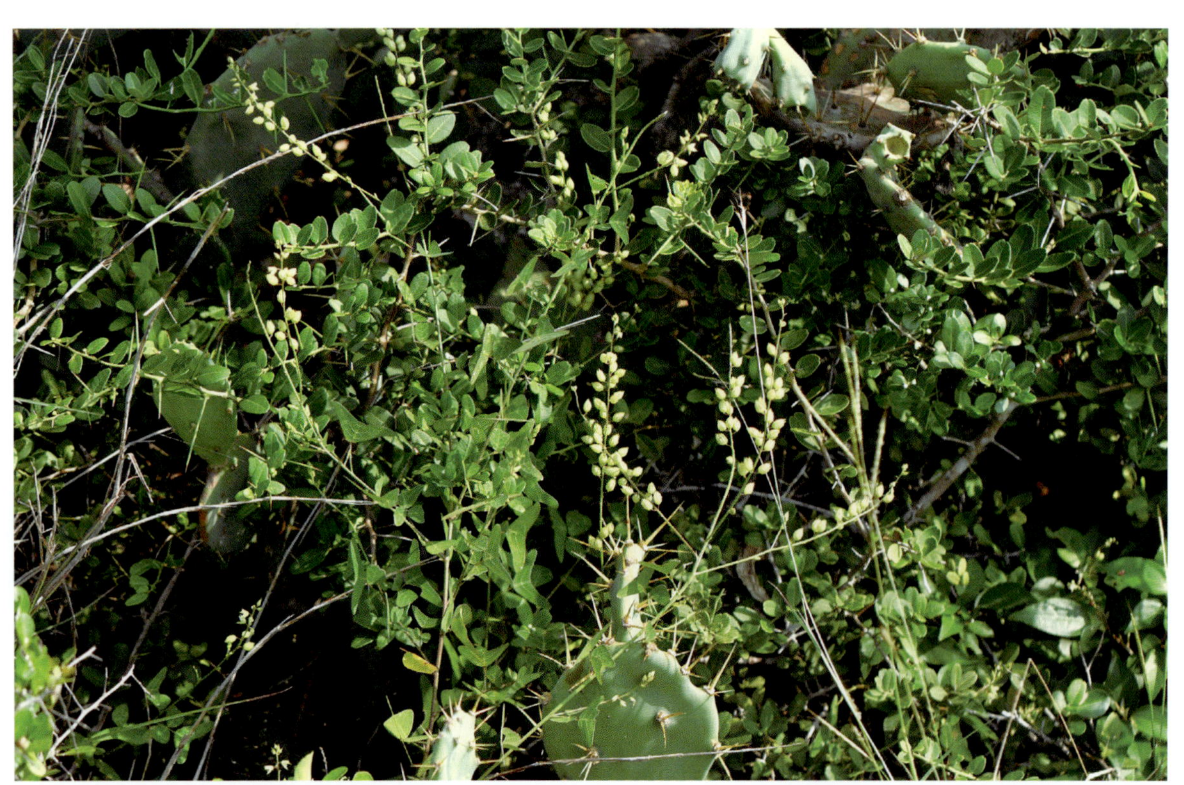

蝙蝠草

|分布区域| 产于海南三亚、乐东、东方、昌江、五指山、陵水、万宁、琼中、保亭和琼海有分布记录。亦分布于中国华南其他区域。世界热带地区均有分布。

|资　　源| 生于海拔 50~450m 的路旁、海边、山坡或草地上，常见。

|采收加工| 夏、秋季采收全草，洗净，鲜用，或扎成把晒干。

|功能主治| 舒筋活血，调经祛瘀，清热凉血，接骨。用于肺结核、支气管炎、扁桃体炎、痛经、跌打损伤、骨折、风湿骨痛、毒蛇咬伤、痈疮。

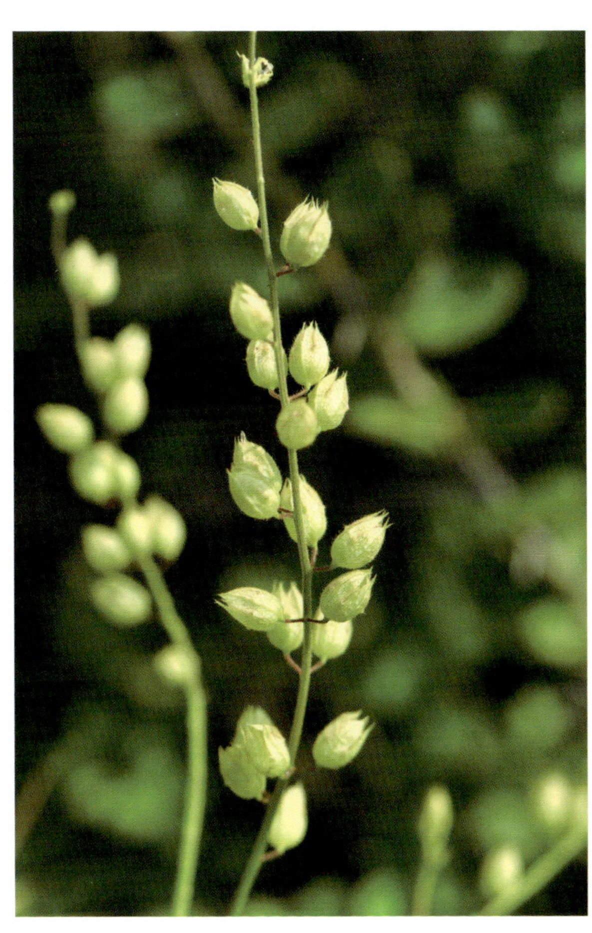

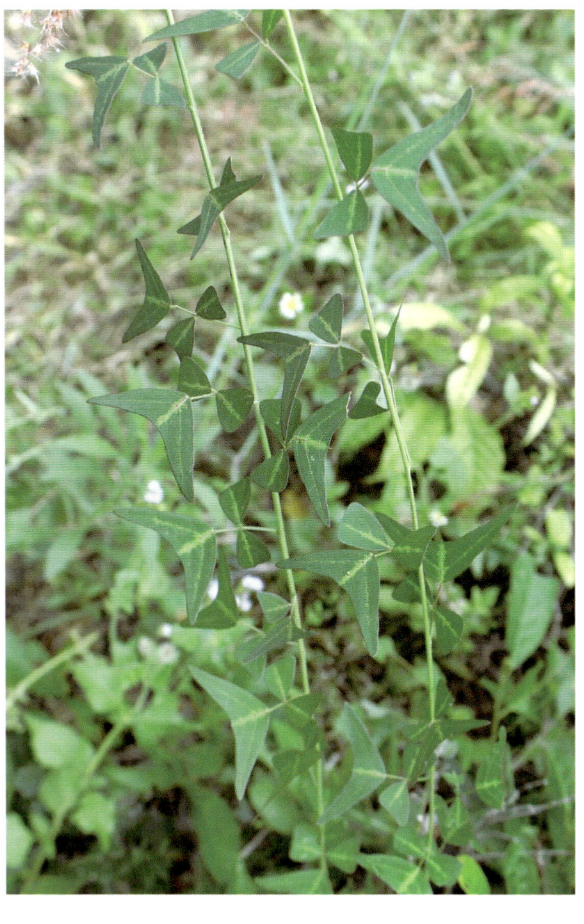

蝶形花科 Fabaceae 舞草属 *Codariocalyx*

圆叶舞草 *Codariocalyx gyroides* (Roxb. ex Link.) Hassk.

中 药 名 圆叶舞草（药用部位：根、叶、花或全株）

植物形态 直立灌木；叶为三出复叶；托叶狭三角形，长12~15mm，边缘有丝状毛；叶柄疏被柔毛；小叶纸质，顶生小叶倒卵形，长3.5~5cm，宽2.5~3cm，侧生小叶较小，下面柔毛较密；小托叶钻形，长4~6mm。总状花序顶生或腋生，长6~9cm，中部以上有密集的花；苞片宽卵形，外面有白色疏柔毛，具条纹，边缘有缘毛；花梗长4~9mm，密被黄色柔毛；花萼宽钟形，上部裂片2裂；花冠紫色，旗瓣长9~11mm，翼瓣长7~9mm，基部具耳，龙骨瓣长9~12mm；子房线形，被毛。荚果呈镰刀状弯曲，长2.5~5cm，宽4~6mm，成熟时沿背缝线开裂，密被黄色短钩状毛和长柔毛，有荚节5~9；种子长4mm，宽约2.5mm。花期9~10月，果期10~11月。

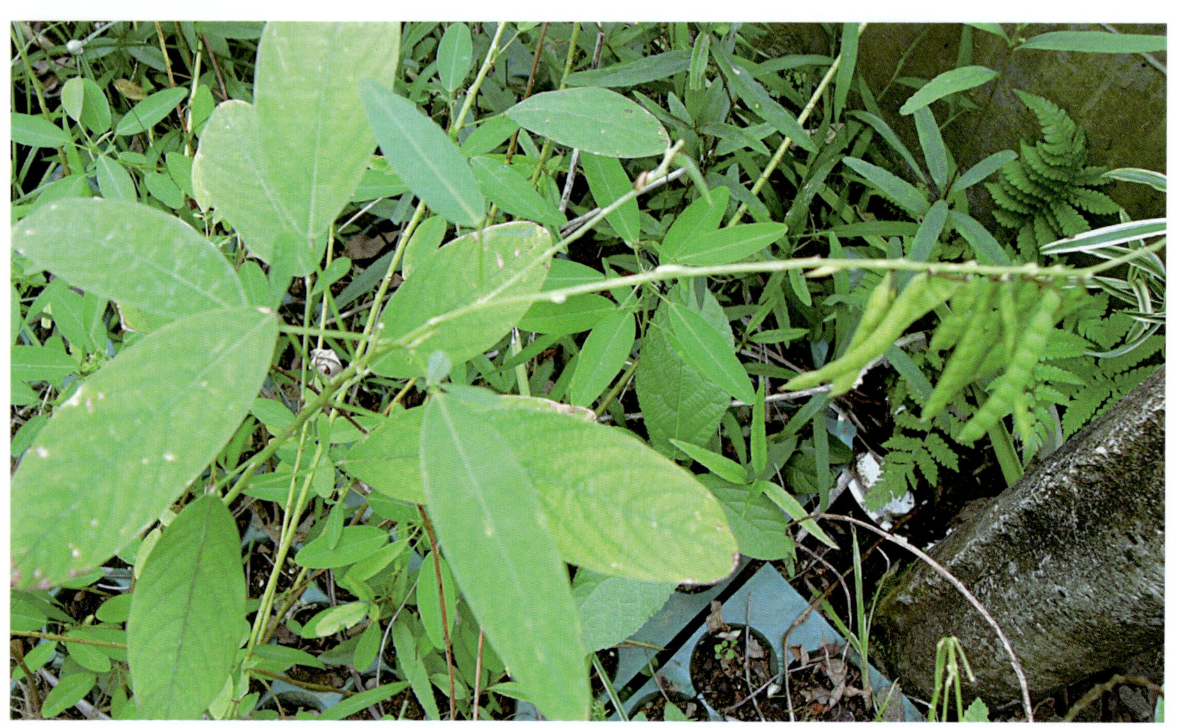

圆叶舞草

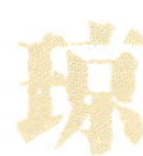

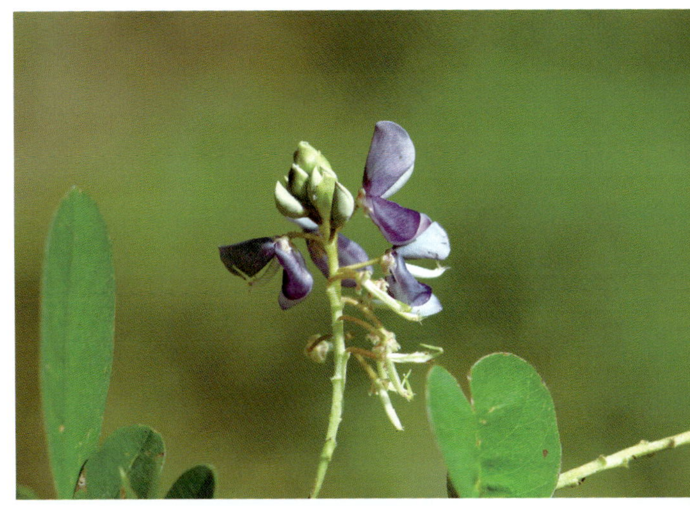

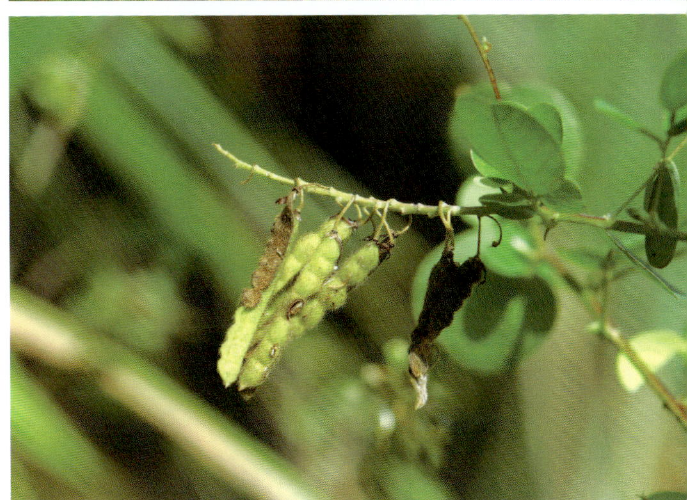

| 分布区域 |

产于海南五指山、保亭、琼中、澄迈、琼海。亦分布于中国华南其他区域，以及云南、贵州。越南、老挝、柬埔寨、泰国、缅甸、马来西亚、印度尼西亚、尼泊尔、印度、斯里兰卡、巴布亚新几内亚也有分布。

| 资　　源 |

生于海拔 120~450m 的溪旁、疏林、草地、山谷、山坡、路旁，常见。

| 采收加工 |

全株 9~10 月采收，晒干或鲜用。

| 功能主治 |

根、叶、花：祛邪风，舒筋活血。全株：清热利水，祛瘀。用于口腔炎、肾炎、肾结石、尿路感染。

蝶形花科 Fabaceae 舞草属 *Codariocalyx*

舞　草 *Codariocalyx motorius* (Houtt.) Ohashi

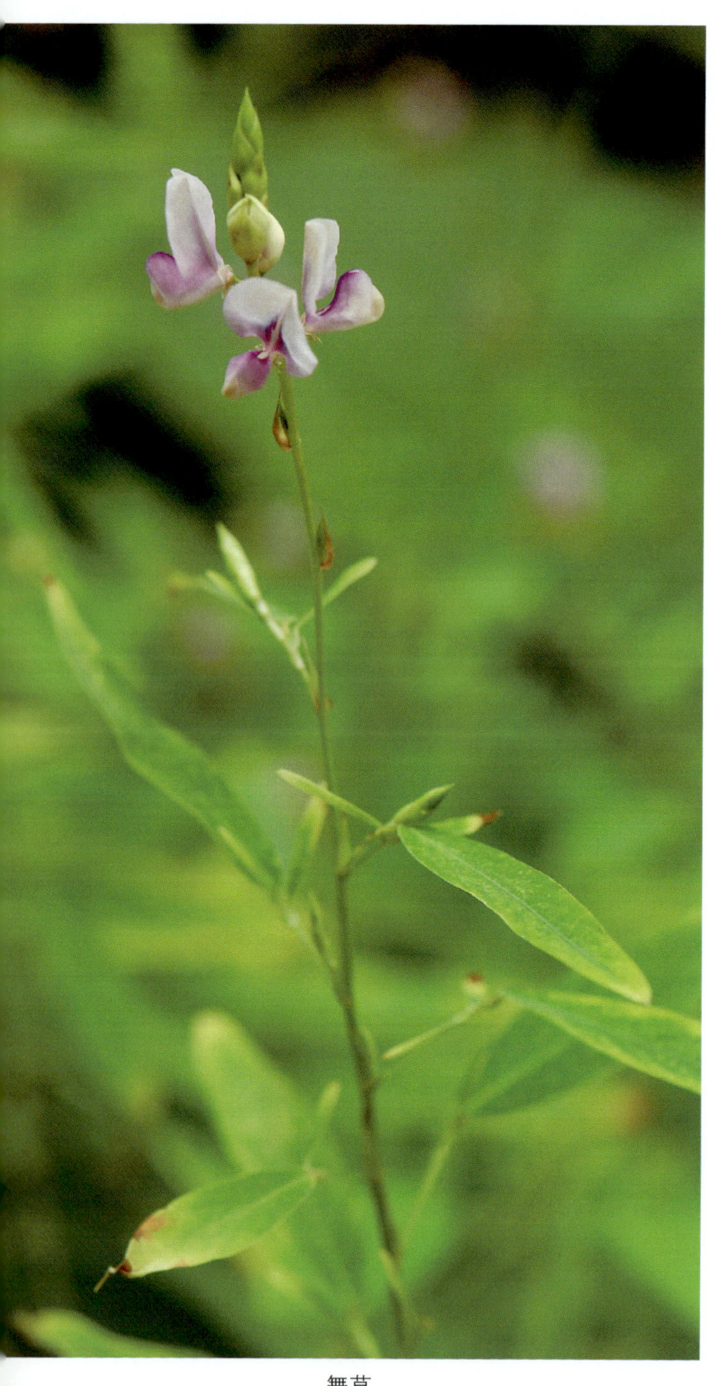

舞草

中药名

无风独摇草（药用部位：全株）

植物形态

直立小灌木，茎无毛。叶为三出复叶，侧生小叶很小或缺；托叶窄三角形，边缘疏生小柔毛；叶柄疏生开展柔毛；顶生小叶长椭圆形，长 5.5~10cm，宽 1~2.5cm，下面被贴伏短柔毛；小托叶钻形，两面无毛。花序轴具弯曲钩状毛；苞片宽卵形，长约 6mm，密生，花时脱落；花梗被开展毛；花萼膜质，外面被毛，萼筒长 1~1.5mm，上部裂片先端 2 裂；花冠紫红色，旗瓣长、宽各 7.5~10mm，翼瓣长 6.5~9.5mm，龙骨瓣长约 10mm，宽约 3mm，具长瓣柄，子房被微毛。荚果镰刀形，长 2.5~4cm，宽约 5mm，成熟时沿背缝线开裂，疏被钩状短毛，有荚节 5~9；种子长 4~4.5mm。花期 7~9 月，果期 10~11 月。

分布区域

产于海南白沙。亦分布于中国华南其他区域、西南，以及江西、福建、台湾。老挝、泰国、缅甸、印度尼西亚、马来西亚、不丹、尼泊尔、印度、斯里兰卡等也有分布。

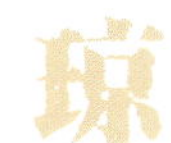

| 资　　源 | 生于丘陵山坡或山沟灌丛中，少见。

| 采收加工 | 9~10 月采收，晒干或鲜用。

| 药材性状 | 小枝圆柱形，有纵沟，表面光滑。质脆，折断面木质部占大部分。叶具 3 小叶，先端小叶大，两侧小叶很小，披针形，易脱落，纸质。有时可见荚果，长 2.5~4cm，宽约 5mm，有荚节 5~9。气微，味淡。

| 功能主治 | 安神镇静，补肾安胎，祛瘀生新，舒筋活络，活血消肿。用于肾虚、胎动不安、跌打肿痛、骨折、小儿疳积、风湿腰痛、神经衰弱、神经痛、口腔炎、狂犬咬伤。

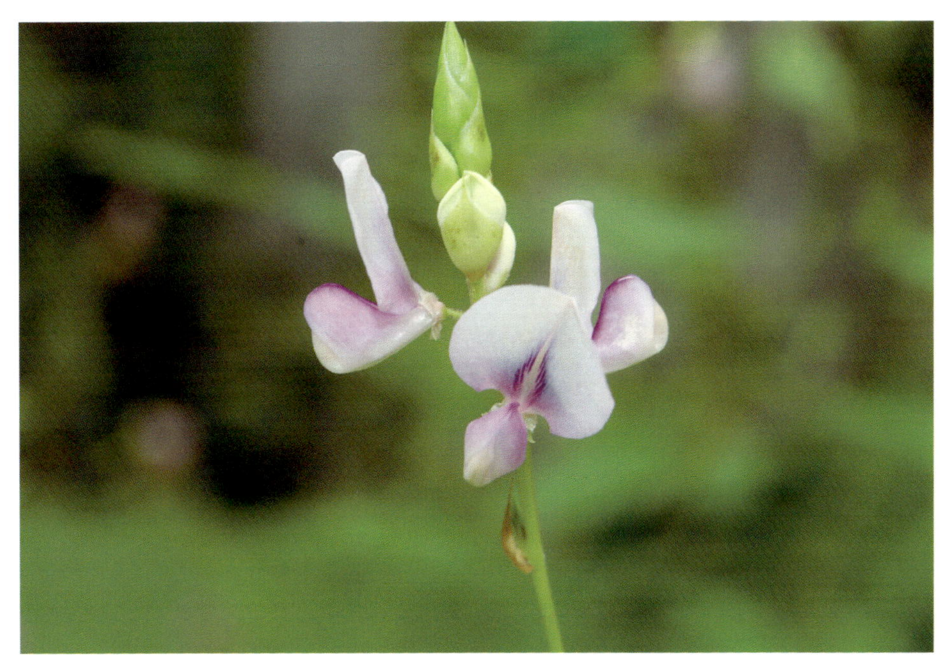

蝶形花科 Fabaceae 猪屎豆属 *Crotalaria*

响铃豆 *Crotalaria albida* Heyne ex Roth

中药名 响铃豆（药用部位：根或全草）

植物形态 多年生直立草本，基部常木质；托叶细小，刚毛状，早落；单叶，叶片倒卵形，长 1~2.5cm，宽 0.5~1.2cm，上面绿色，下面暗灰色，略被短柔毛。总状花序顶生或腋生，有花 20~30，花序长达 20cm，苞片丝状，小苞片与苞片同形，生于萼筒基部；花梗长 3~5mm；花萼二唇形，长 6~8mm，深裂，上唇 2 萼齿宽大，下唇 3 萼齿披针形；花冠淡黄色，旗瓣椭圆形，长 6~8mm，先端具束状柔毛，基部胼胝体可见，翼瓣长圆形，约与旗瓣等长，龙骨瓣弯曲，几达 90°，中部以上变狭形成长喙；子房无柄。荚果短圆柱形，长约 10mm，无毛，稍伸出花萼之外；种子 6~12。花果期 5~12 月。

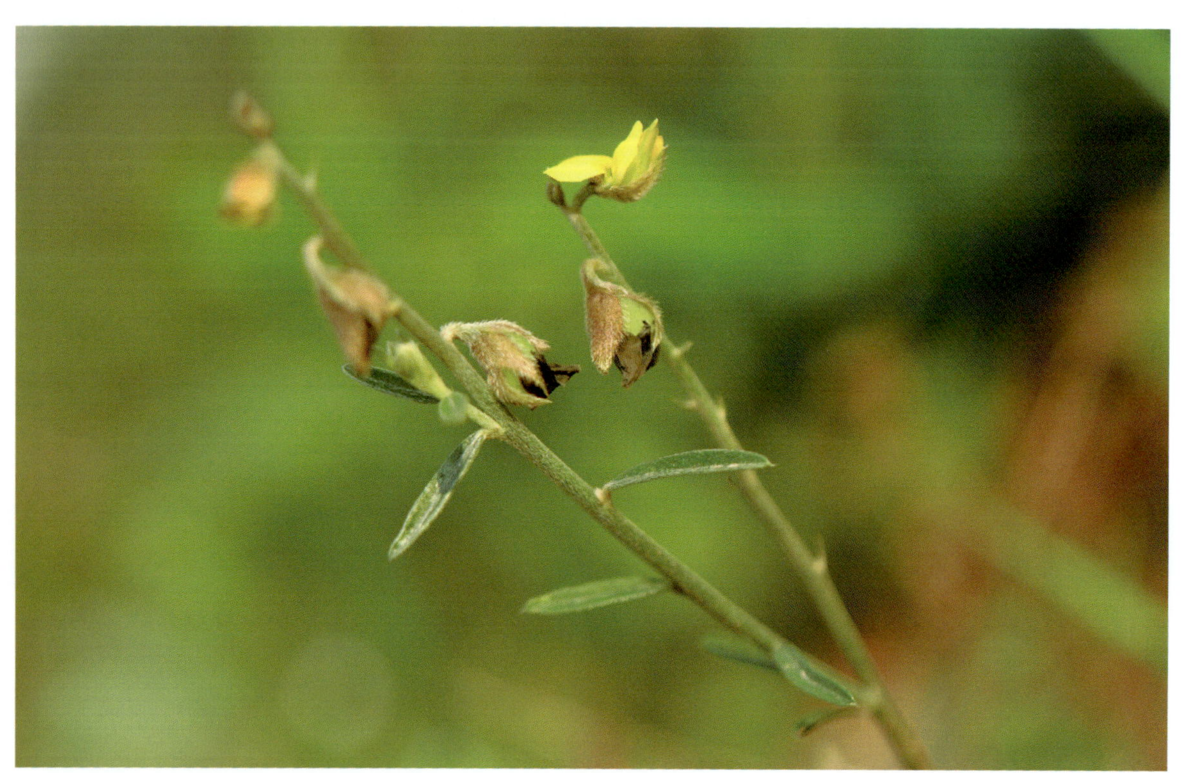

响铃豆

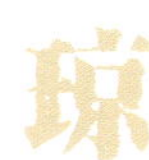

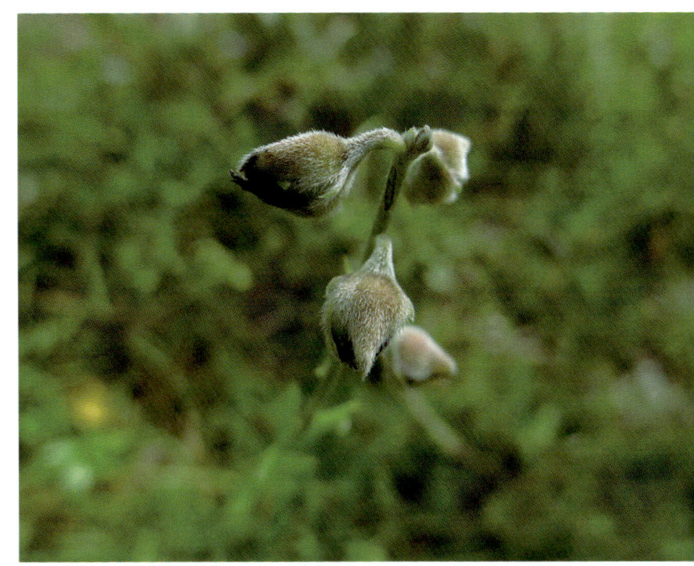

| 分布区域 |

产于海南三亚、乐东、东方、昌江、五指山、陵水、万宁、琼中。亦分布于中国西南至东南各地。中南半岛，以及马来西亚、菲律宾、印度也有分布。

| 资　源 |

生于平地河边，常见。

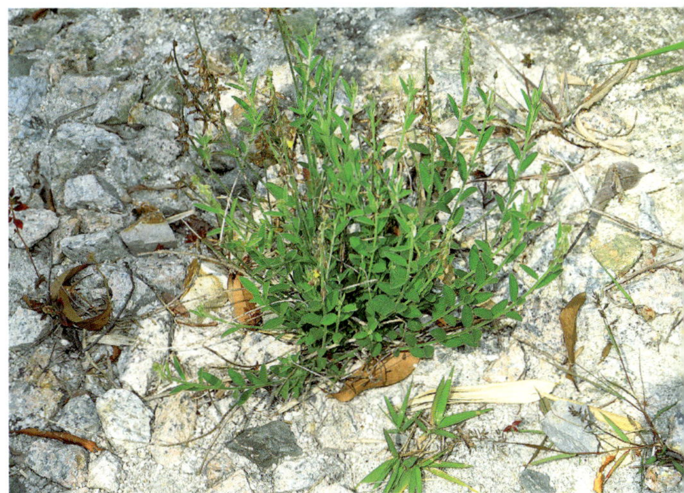

| 采收加工 |

夏、秋季采收，鲜用，或扎成把晒干。

| 功能主治 |

清热解毒，利尿，通淋利湿，止咳平喘，截疟。用于黄疸型肝炎、乳痈、小儿疳积、小儿惊风、心烦不眠、久咳痰喘、支气管炎、肺炎、疟疾、小便涩痛、尿道炎、膀胱炎、胃肠炎、痈疽疔疮。

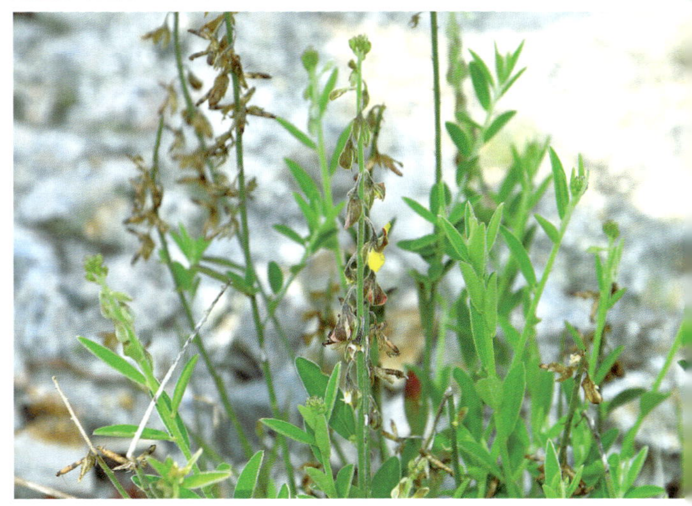

蝶形花科 Fabaceae 猪屎豆属 *Crotalaria*

大猪屎豆 *Crotalaria assamica* Benth.

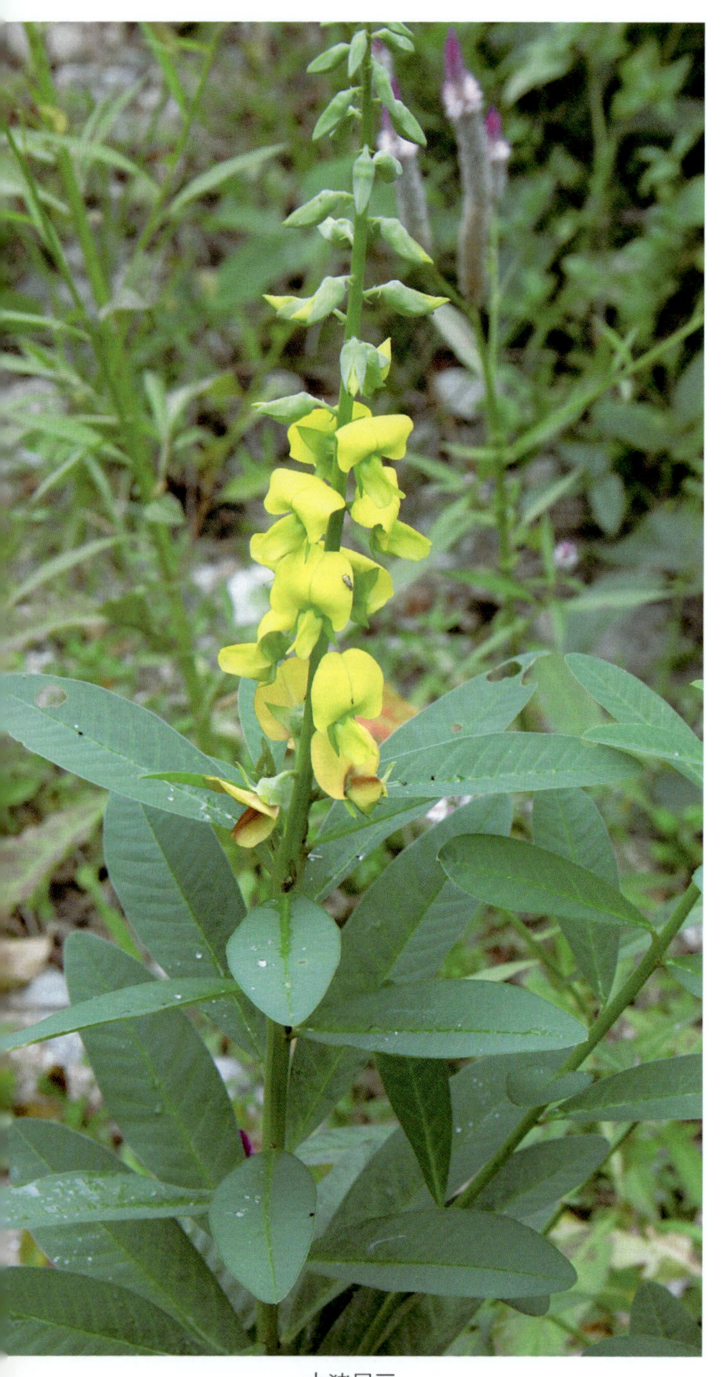

大猪屎豆

中药名

自消容（药用部位：茎叶、根、种子）

植物形态

直立高大草本；茎枝被锈色柔毛。托叶细小，线形，贴伏于叶柄；单叶，披针形，长 5~15cm，宽 2~4cm，上面无毛，下面被锈色短柔毛。总状花序顶生或腋生，有花 20~30；苞片线形，长 2~3mm，小苞片与苞片形状相似，通常稍短；花萼二唇形，长 10~15mm，萼齿披针状三角形，约与萼筒等长，被短柔毛；花冠黄色，旗瓣圆形或椭圆形，长 15~20mm，基部具胼胝体 2，先端微凹或圆，翼瓣长圆形，长 15~18mm，龙骨瓣弯曲，几达 90°，中部以上变狭形成长喙，伸出萼外；子房无毛。荚果长圆形，长 4~6cm，直径约 1.5cm，果颈长约 5mm；种子 20~30。花果期 5~12 月。

分布区域

产于海南乐东、东方、白沙、保亭、陵水、万宁、儋州、昌江、文昌、海口。亦分布于中国华南其他区域，以及台湾、湖北、贵州、云南。中南半岛以及菲律宾、印度也有分布。

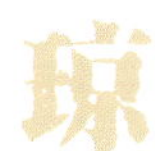

| 资　　源 |

生于山坡路边及山谷草丛中，常见。

| 采收加工 |

夏、秋季采收茎叶、采挖根，去净杂质，洗净鲜用或晒干。8~9 月果实成熟时采摘，晒干，留取种子，晒干。

| 药材性状 |

茎枝直径 4~8mm，有稍突起之纵棱，叶多破碎，上面灰褐色或灰绿色，背面灰色。枝上尚可见宿存的小托叶，色黄，贴伏于叶柄下两旁。气微，味淡。种子呈肾形，两侧面有的饱满，有的呈凹窝状，长 3~5mm，宽约 3mm，表面黄绿色、黑绿色或黑色，光滑，有光泽；腹面深凹陷，为种脊着生处。质坚硬，不易破碎。气微弱，味微苦。

| 功能主治 |

清热解毒，止血消肿，凉血降压，利水。用于黄疸型肝炎、咳嗽吐血、肿胀、牙痛、小儿头疮、疳积、高血压、白血病、恶性肿瘤、跌打损伤、风湿骨痛、外伤出血、刀伤、小便不利、肾结石、肾炎、肾虚耳鸣。

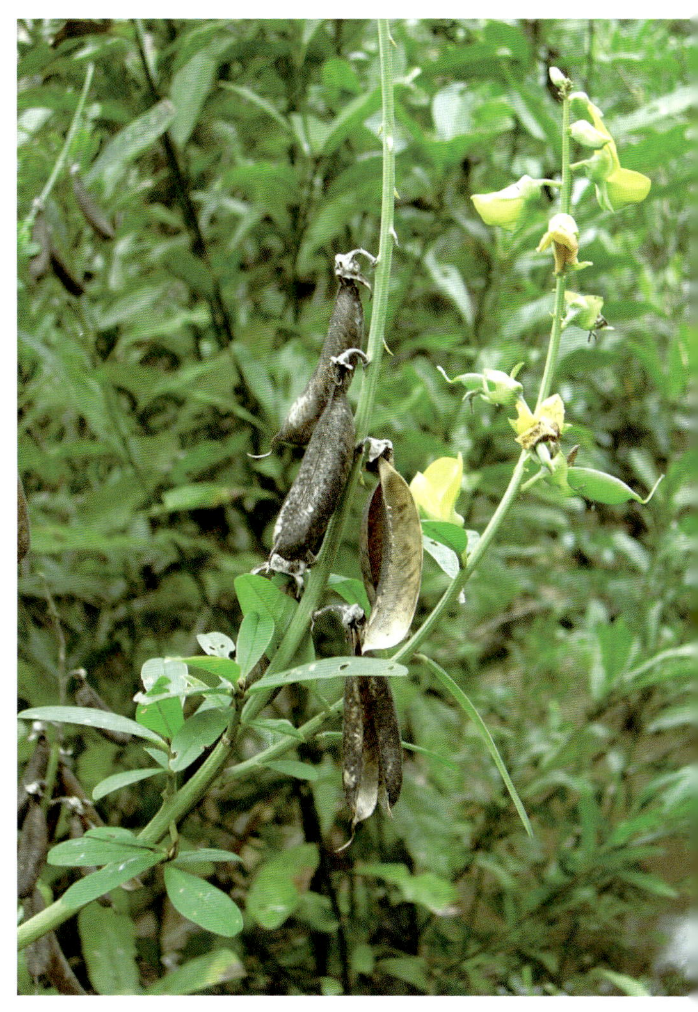

蝶形花科 Fabaceae 猪屎豆属 *Crotalaria*

假地蓝 *Crotalaria ferruginea* Benth.

|中 药 名| 假地蓝（药用部位：全草）

|植物形态| 草本，基部常木质，茎被棕黄色伸展的长柔毛。托叶披针形，长5~8mm；单叶，叶片椭圆形，长2~6cm，宽1~3cm，两面被毛，下面叶脉上的毛更密。总状花序顶生或腋生，有花2~6；苞片披针形，长2~4mm，小苞片与苞片同形，生于萼筒基部；花萼二唇形，长10~12mm，密被粗糙的长柔毛，深裂几达基部，萼齿披针形；花冠黄色，旗瓣长椭圆形，长8~10mm，翼瓣长圆形，长约8mm，龙骨瓣与翼瓣等长，中部以上变狭形成长喙，包被萼内；子房无柄。荚果长圆形，无毛，长2~3cm；种子20~30。花果期6~12月。

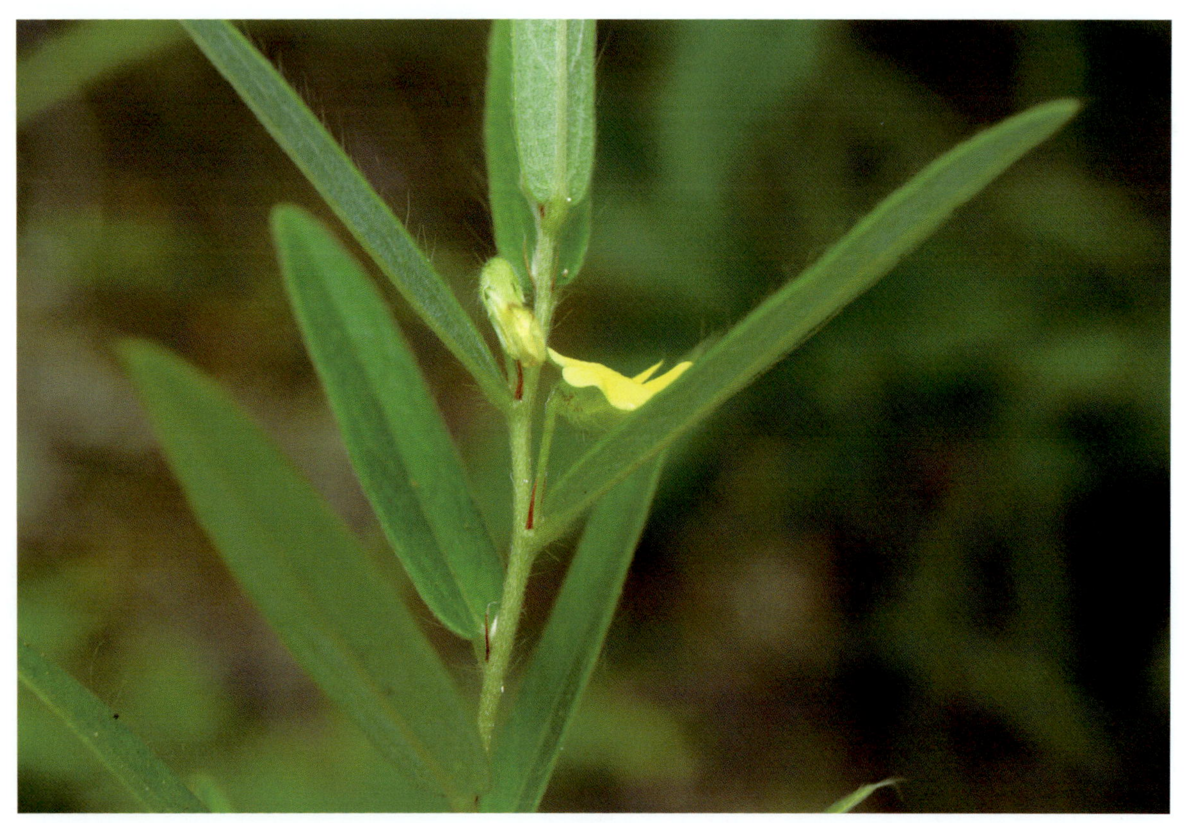

假地蓝

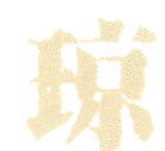

| 分布区域 | 产于海南白沙、五指山、琼中、定安。亦分布于中国长江以南各地。越南、老挝、柬埔寨、泰国、缅甸、马来西亚、印度尼西亚、孟加拉国、尼泊尔、不丹、印度、斯里兰卡、巴布亚新几内亚也有分布。

| 资　　源 | 生于旷野及疏林下，少见。

| 采收加工 | 夏、秋季采收，鲜用或扎成把。

| 功能主治 | 清热解毒，止咳平喘，益气补肾，消肿抗癌，利小便。用于久咳痰血、发热感冒、慢性支气管炎、扁桃体炎、肺炎、肝炎、肾炎、膀胱炎、小儿疳积、耳鸣、耳聋、梦遗、水肿、小便涩痛、石淋、乳蛾、瘰疬、疔毒、疮疖、刀伤、骨折、风湿骨痛。

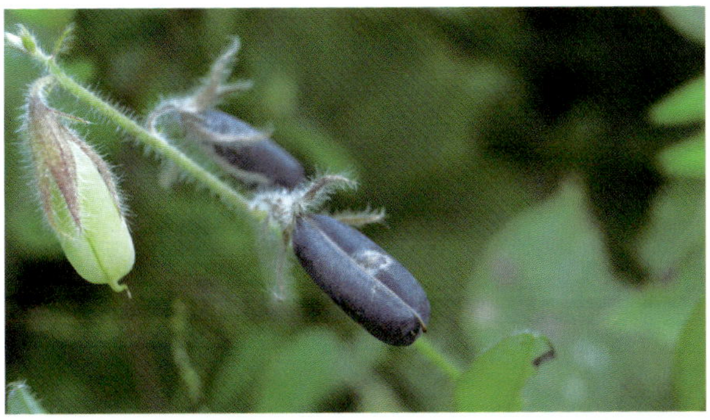

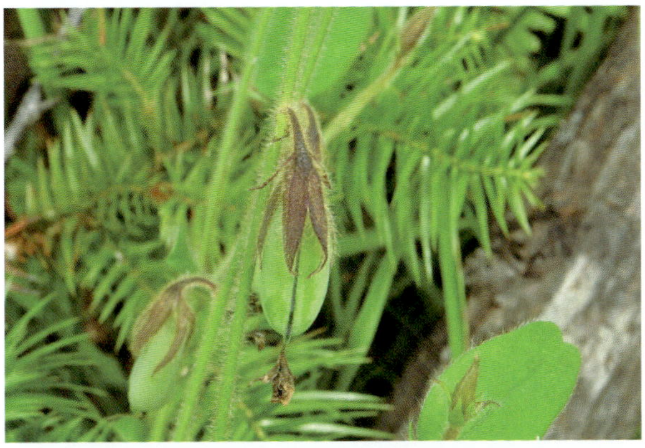

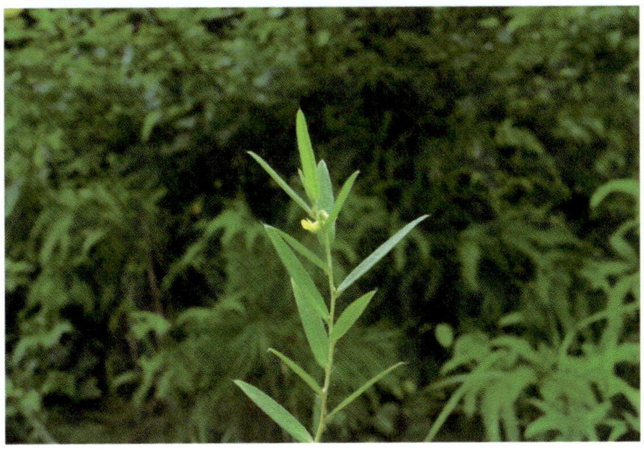

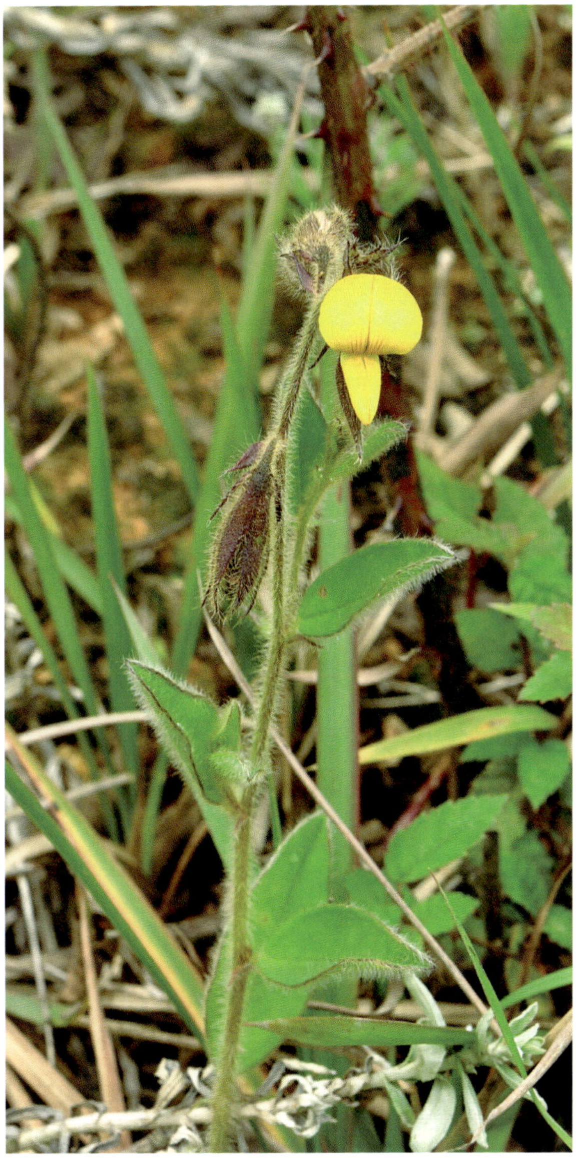

蝶形花科 Fabaceae 猪屎豆属 *Crotalaria*

线叶猪屎豆 *Crotalaria linifolia* L. f.

| 中 药 名 | 条叶猪屎豆（药用部位：全草）

| 植物形态 | 多年生草本，基部常呈木质，茎密被丝质短柔毛。托叶小，通常早落；单叶，倒披针形，长 2~5cm，宽 0.5~1.5cm，基部渐狭，两面被丝质柔毛。总状花序有花数朵，花序长 10~20cm；苞片披针形，小苞片与苞片相似，生于萼筒基部；花萼二唇形，长 6~7mm，深裂，上唇 2 萼齿阔披针形或阔楔形，合生，下唇 3 萼齿披针形，密被锈色柔毛；花冠黄色，旗瓣圆形或长圆形，先端圆或凹，长 5~7mm，基部边缘被毛，胼胝体垫状，翼瓣长圆形，长 6~7mm，龙骨瓣长约 8mm，近直生，中部以上变狭，具长喙；子房无柄。荚果四角菱形，长 5~6mm，无毛，成熟后果皮黑色；种子 8~10。花期 5~10 月，果期 8~12 月。

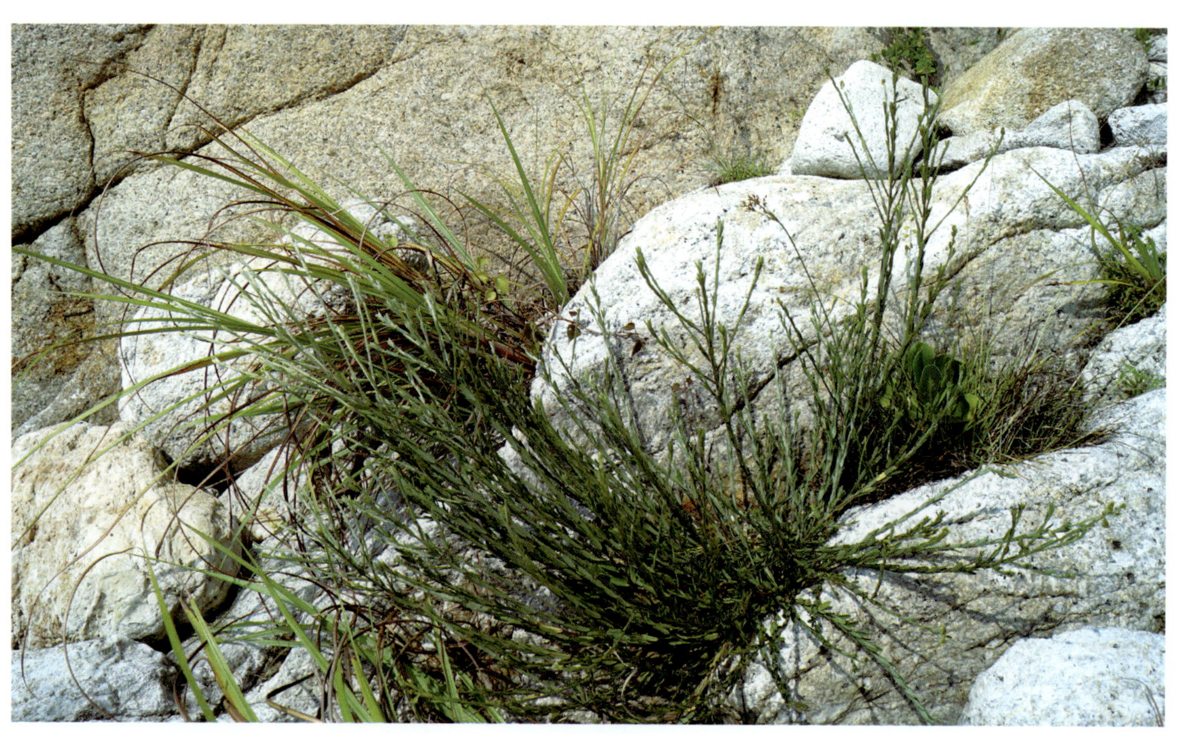

线叶猪屎豆

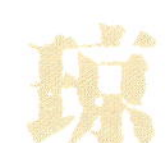

| 分布区域 | 产于海南三亚、乐东、昌江、五指山、陵水、万宁、海口、白沙。亦分布于中国南部和西南部各地。缅甸、印度、斯里兰卡、日本也有分布。

| 资　　源 | 生于旷野或林中及溪边，常见。

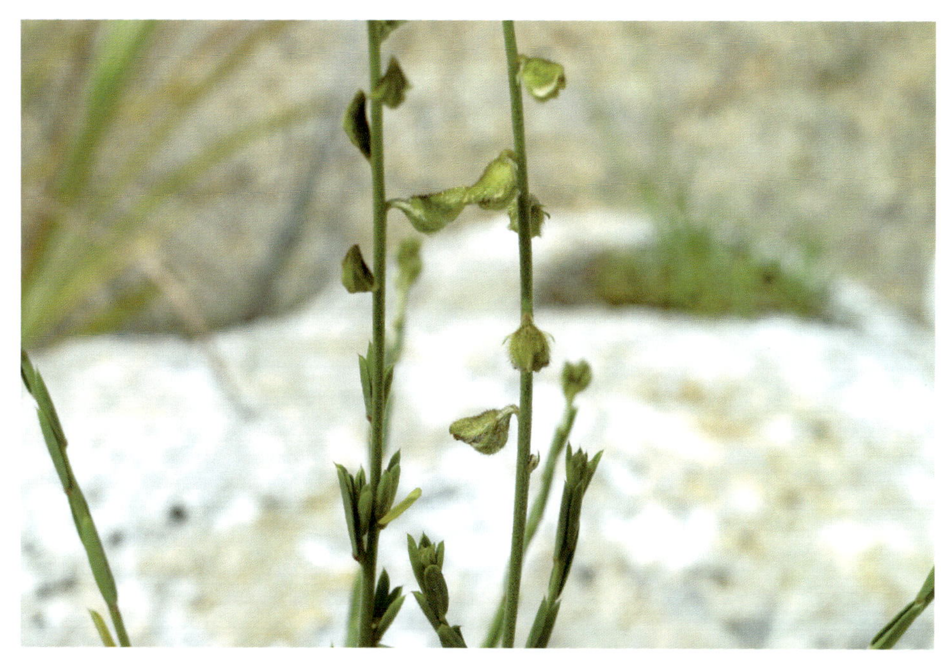

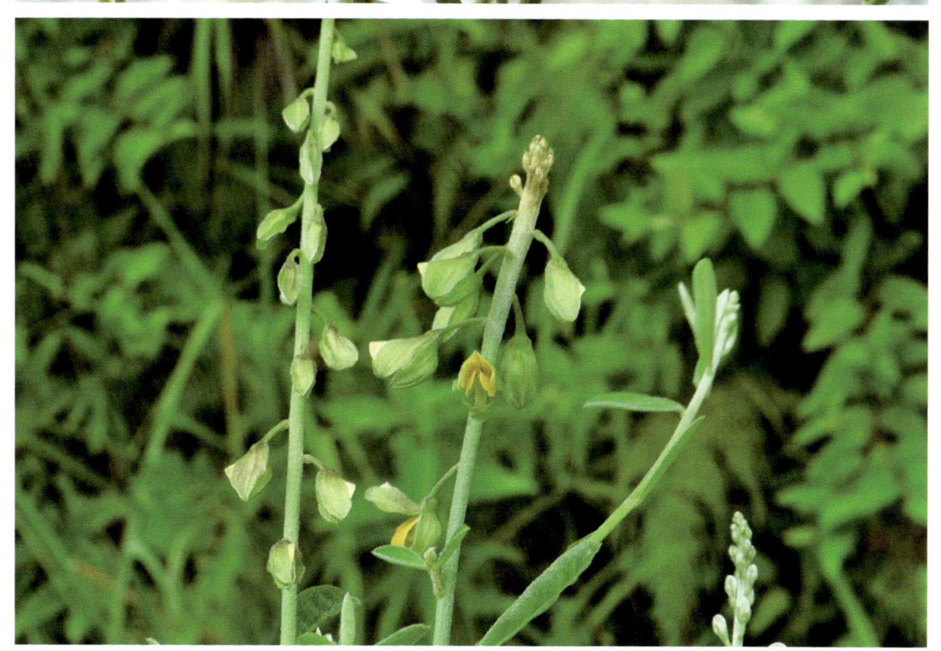

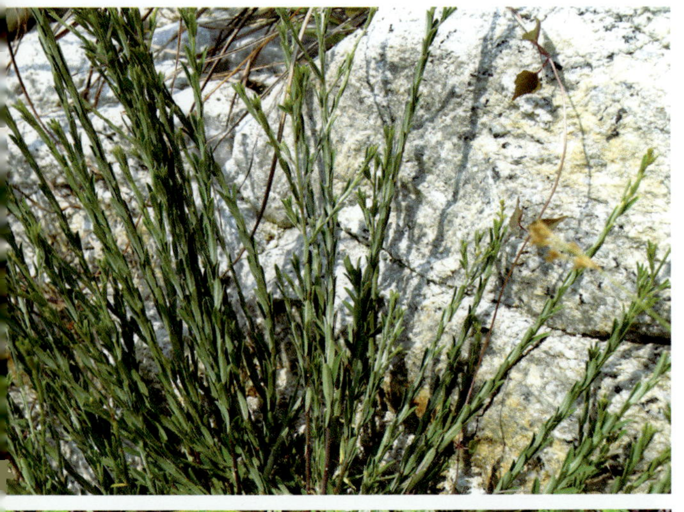

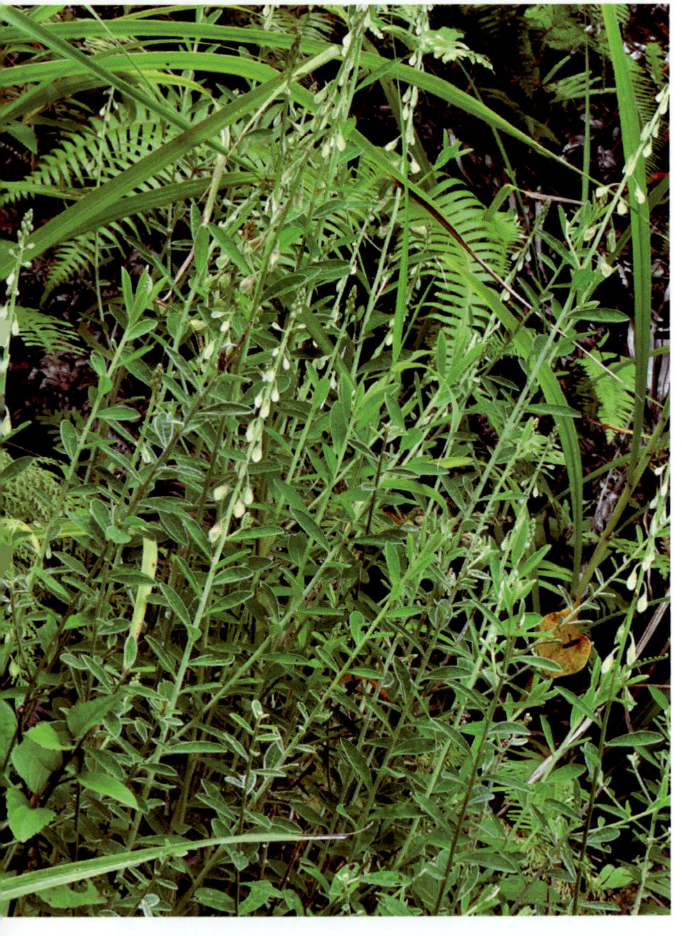

| 采收加工 |

夏、秋季采收，鲜用或扎成把。

| 药材性状 |

干燥全草、茎呈圆柱形，多弯曲，全体有黄棕色茸毛；带根者，根较长，圆条形，少分枝，须根细长，表面土黄色。叶片多卷曲，或已脱落，展开后呈椭圆形或卵形，黄绿色，有黄棕色茸毛。枝端常带有膨胀呈矩圆形的果实，长 5~6mm，内有 8~10 种子，摇之有声，如响铃，或种子已散落。种子肾形。气微，味微苦。种子具豆腥气。

| 功能主治 |

清热解毒，理气消积。用于腹痛、毒疮、耳鸣、肾虚、遗精、妇女干血痨。外用于疮疖、毒蛇咬伤、狂犬咬伤、跌打损伤、小儿白口疮。

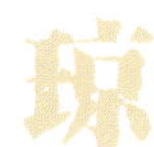

蝶形花科 Fabaceae 猪屎豆属 *Crotalaria*

三尖叶猪屎豆 *Crotalaria micans* Link

中药名

三尖叶猪屎豆（药用部位：全草）

植物形态

草本或亚灌木，茎枝各部密被锈色贴伏毛。托叶线形，极细小；叶三出，小叶质薄，椭圆形，长 4~7cm，宽 2~3cm，顶生小叶较大。总状花序顶生，长 10~30cm，有花 20~30；苞片线形，早落，小苞片的形状与苞片相似，生于花梗中部以上；花梗长 5~7mm；花萼近钟形，长 7~10mm，5 裂，萼齿阔披针形，密被锈色丝质柔毛；花冠黄色，伸出萼外，旗瓣圆形，直径约 14mm，先端圆或微凹，基部具胼胝体 2，垫状，翼瓣长圆形，长 13mm，龙骨瓣中部以上弯曲，几达 90°，长约 10mm。荚果长圆形，长 2.5~4cm，直径 1~1.5cm，幼时密被锈色柔毛，成熟后部分脱落，花柱宿存；果颈长 2~4mm；种子 20~30，马蹄形，成熟时黑色，光滑。花果期 5~12 月。

分布区域

产于海南儋州、澄迈。中国华南其他区域，以及福建、台湾、云南有栽培。原产于中美洲。

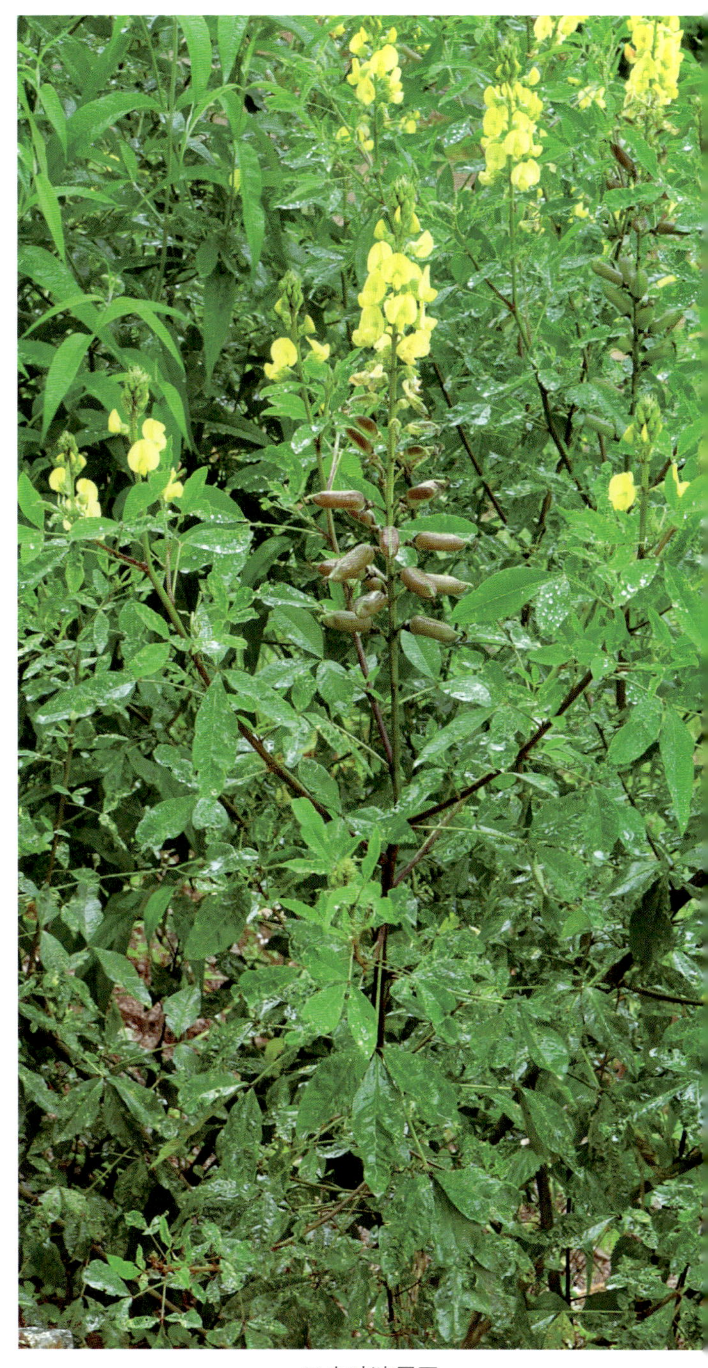

三尖叶猪屎豆

| **资　　源** |　生于平原、平地、丘陵、田野，常见。

| **采收加工** |　夏、秋季采收，扎成把，洗净，晒干。

| **功能主治** |　祛风除湿，消肿止痛。尚有抗肿瘤作用。

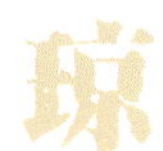

蝶形花科 Fabaceae 猪屎豆属 *Crotalaria*

座地猪屎豆 *Crotalaria nana* Burm. f. var. *patula* Baker

| 中 药 名 | 座地猪屎豆（药用部位：种子）

| 植物形态 | 草本，茎枝密被黄色丝质柔毛，基部多分枝，主根发达，呈木质状，长达 14cm。无托叶；单叶，狭线形，长 15~30mm，宽 2~4mm，两面均被丝质毛，尤以下面毛更密。总状花序顶生，头状，有花 2~6；苞片线形，长 2~3mm，小苞片锥状，长约 3mm，密被丝质柔毛；花萼二唇形，上唇 2 萼齿合生，近长圆形，先端钝圆，下唇 3 萼齿披针状三角形，长 4~5mm；花冠黄色，比萼片稍短，通常包被萼内；子房无柄。荚果卵圆形或近球形，长 4~5mm；花柱宿存；种子 6~12。

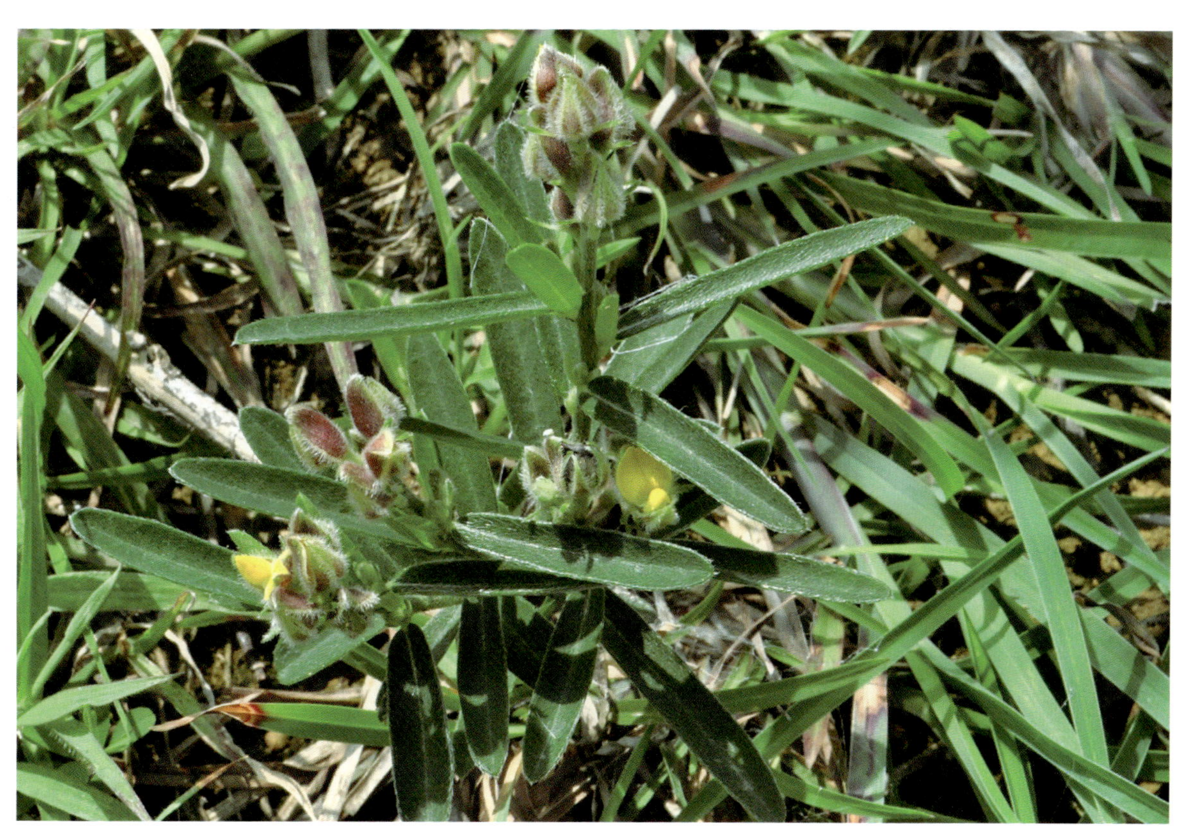

座地猪屎豆

| 分布区域 | 产于海南三亚、乐东、东方、昌江、琼中、文昌，临高有分布记录。缅甸、印度、尼泊尔也有分布。

| 资　　源 | 生于海边或干旱草地上，常见。

| 采收加工 | 种子：果实成熟后采收。

| 功能主治 | 种子中所含的单猪屎豆碱有解痉、降血压作用。临床用于白血病、皮肤癌、阴茎癌、直肠癌。

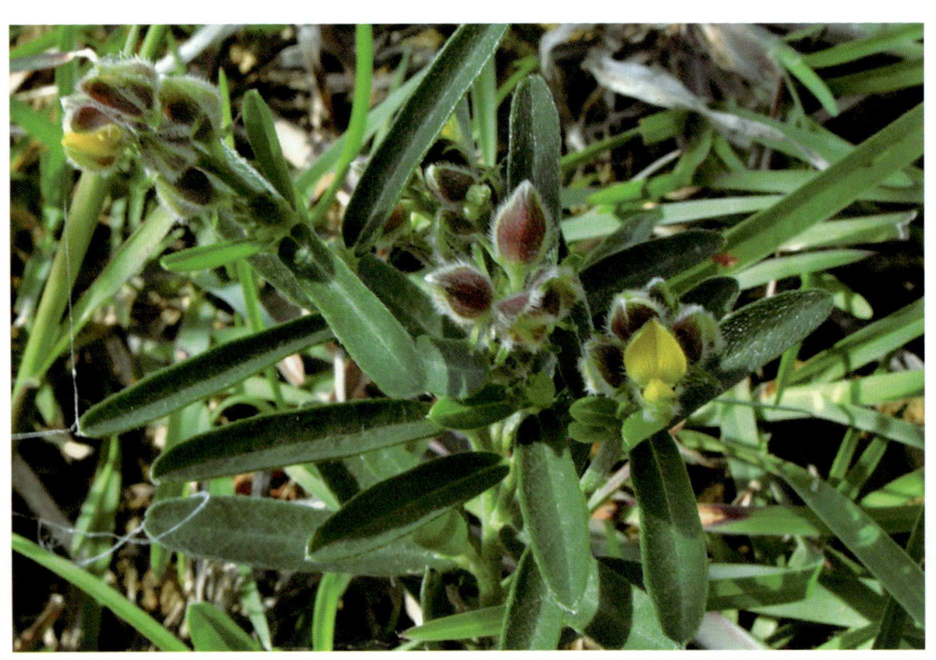

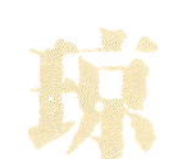

蝶形花科 Fabaceae 猪屎豆属 *Crotalaria*

猪屎豆 *Crotalaria pallida* Ait.

| 中 药 名 | 猪屎豆（药用部位：全草或根）

| 植物形态 | 多年生草本，茎枝具小沟纹，密被紧贴的短柔毛。托叶极细小，刚毛状，通常早落；叶三出，小叶长圆形，长 3~6cm，宽 1.5~3cm，下面略被丝光质短柔毛。总状花序顶生，长达 25cm，有花 10~40；苞片线形，早落，小苞片的形状与苞片相似，花时极细小，长不及 1mm；花萼近钟形，长 4~6mm，5 裂，萼齿三角形，约与萼筒等长，密被短柔毛；花冠黄色，伸出萼外，旗瓣圆形，直径约 10mm，基部具胼胝体 2，翼瓣长圆形，长约 8mm，下部边缘具柔毛，龙骨瓣最长，约 12mm，弯曲几达 90°，具长喙，基部边缘具柔毛；子房无柄。荚果长圆形，长 3~4cm，直径 5~8mm，幼时被毛，成熟后脱落，果瓣开裂后扭转；种子 20~30。花果期 9~12 月。

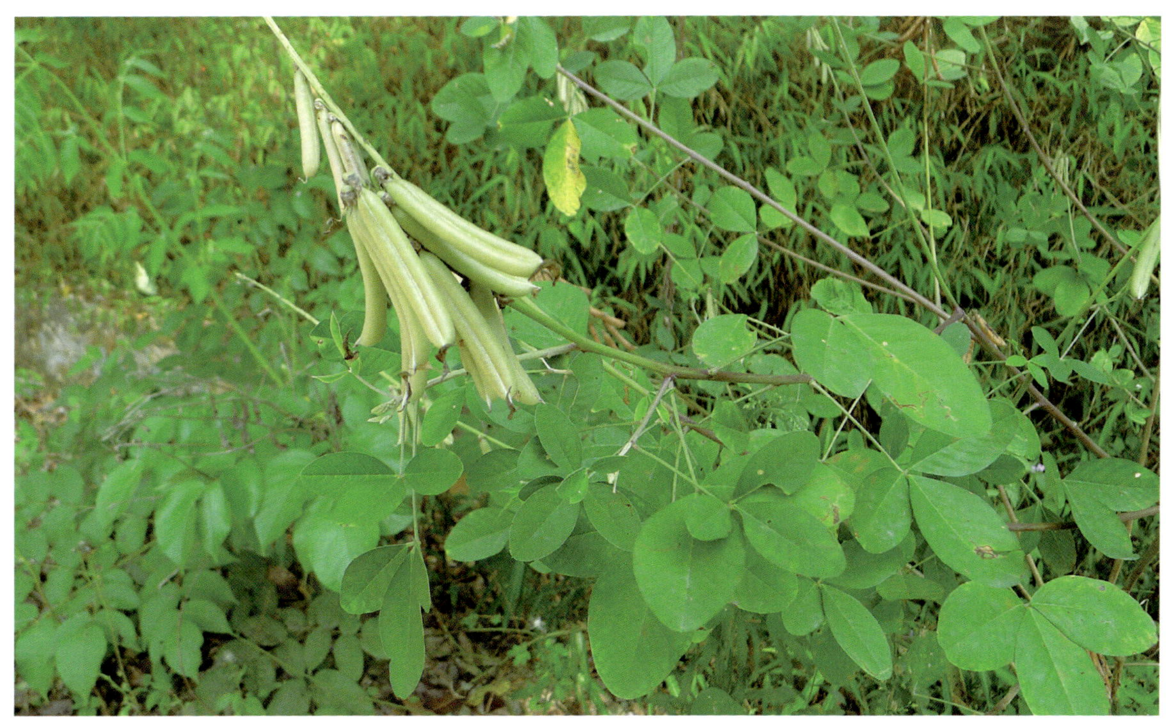

猪屎豆

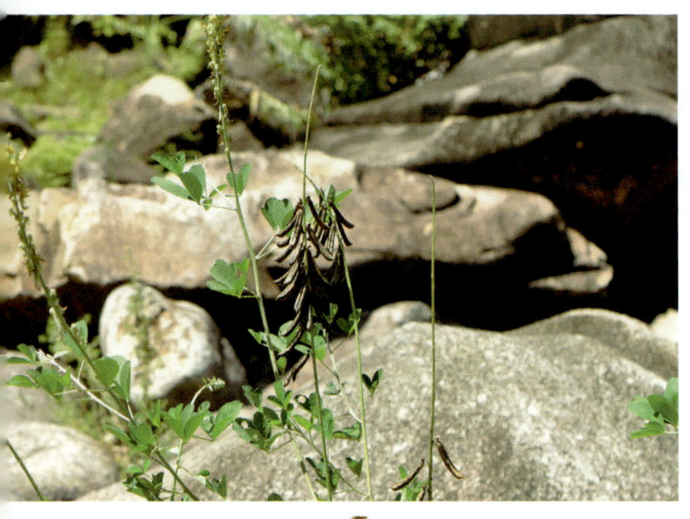

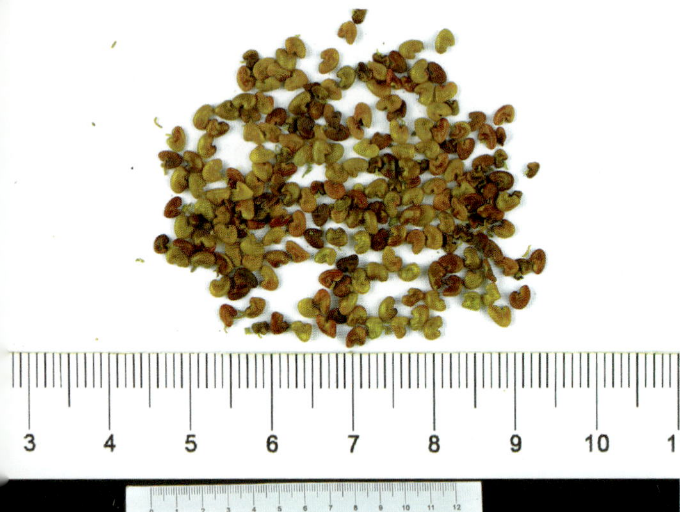

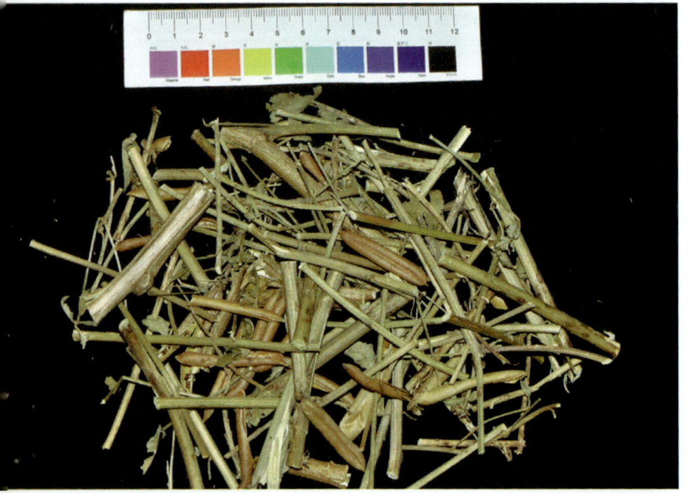

| 分布区域 |

产于海南三亚、乐东、东方、昌江、保亭、万宁、儋州、澄迈、屯昌、定安、琼海、海口、西沙群岛。亦分布于中国华南其他区域，以及湖南、福建、云南、四川、山东等地。亚洲、非洲及美洲的热带地区也有分布。

| 资　　源 |

生于低海拔的旷野，十分常见。

| 采收加工 |

茎叶：秋季采收茎叶，打去荚果及种子，晒干或鲜用。根：夏、秋季间采挖根，洗净，切片，晒干。

| 功能主治 |

根、全草：清热解毒，散结，除湿，消积。用于痢疾、湿热、腹泻、疥癣、脓疱疹、湿疹、淋巴结结核、乳腺炎。 种子：明目，固精，补肝肾，抗肿瘤。用于肾虚、头晕眼花、神经衰弱、遗精早泄、小便频数、遗尿、白带、肿瘤。

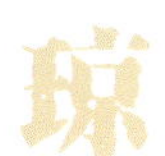

蝶形花科 Fabaceae 猪屎豆属 *Crotalaria*

吊裙草 *Crotalaria retusa* L.

中药名 吊裙草（药用部位：全草或种子、根）

植物形态 草本，茎枝被短柔毛。托叶钻状，约1mm；单叶，叶片长圆形，长3~8cm，宽1~3.5cm，先端凹，下面略被短柔毛；叶柄短。总状花序顶生，有花10~20；苞片披针形，长约1mm，小苞片线形，极细小，生于花梗中部以上；花梗长3~5mm；花萼二唇形，长10~12mm，萼齿阔披针形，被稀疏的短柔毛；花冠黄色，旗瓣圆形或椭圆形，长1~1.5cm，基部具2胼胝体，翼瓣长圆形，长1~1.5cm，龙骨瓣约与翼瓣等长，中部以上变狭，形成长喙，伸出萼外。荚果长圆形，长3~4cm，无毛，果颈长约2mm；种子10~20。花果期10月至翌年4月。

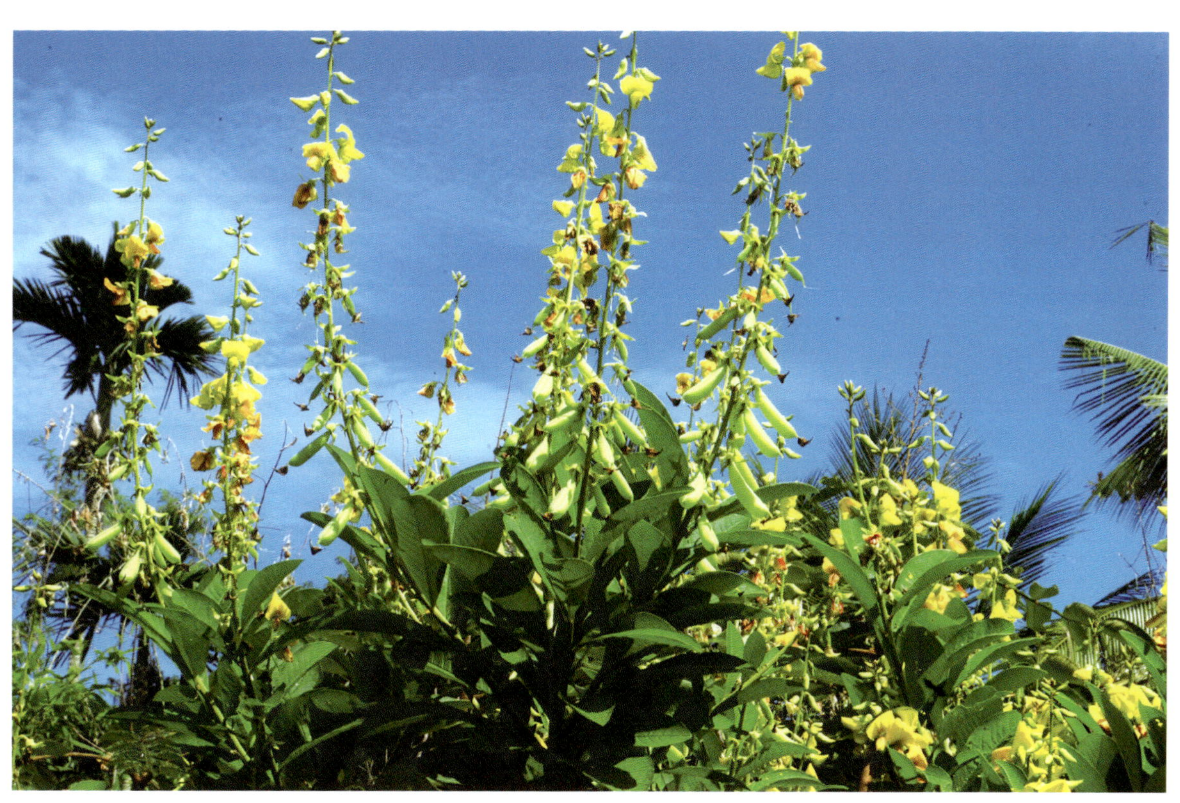

吊裙草

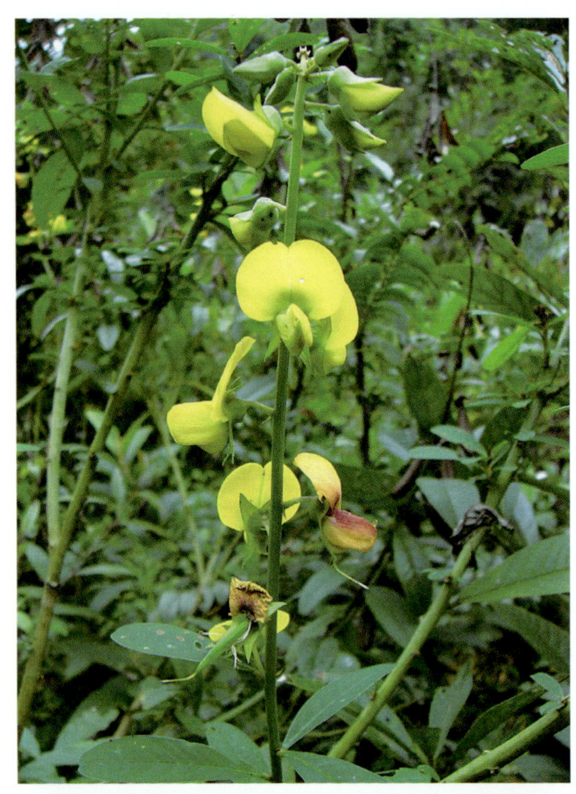

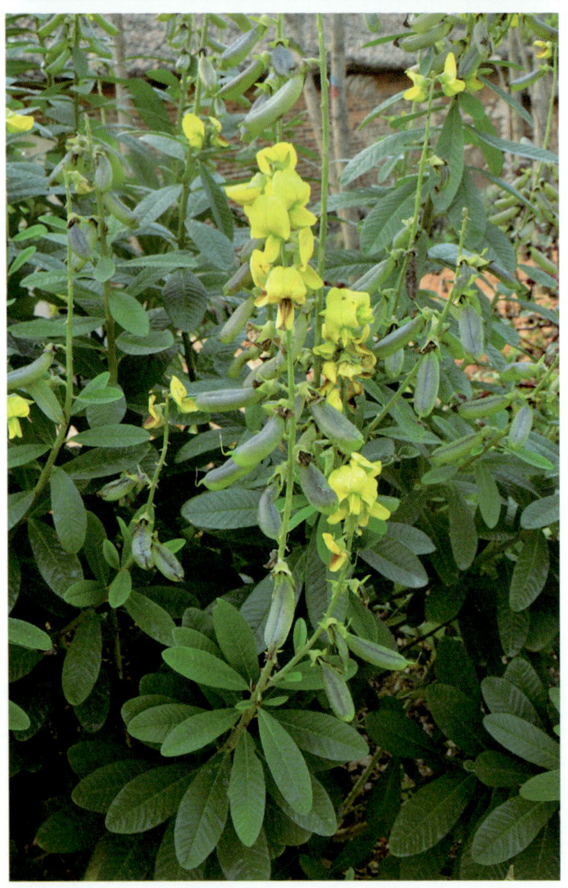

分布区域

产于海南三亚、东方、昌江、陵水、临高、乐东、保亭。亦分布于中国广东。世界热带地区也有分布。

资　源

生于旷野或海滨沙地，少见。

采收加工

全草：全年均可采收，洗净晾干或鲜用。种子：秋季果实成熟时采收。根：夏、秋季间采挖根，洗净，切片，晒干。

功能主治

全草：止咳解毒，抗癌。用于干咳、疥癣、脓疱疮、肿痛。种子：补肝益肾，明目固精。用于肝肾不足、腰膝酸痛、目昏、遗精早泄、小便频数、遗尿、尿血、白带。根：用于胃肠气胀、疝气。

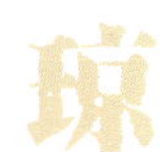

蝶形花科 Fabaceae 猪屎豆属 *Crotalaria*

球果猪屎豆 *Crotalaria uncinella* Lam.

中 药 名 球果猪屎豆（药用部位：全草）

植物形态 草本或亚灌木。托叶卵状三角形，长 1~1.5mm；叶三出，叶柄长 1~2cm；小叶椭圆形，长 1~2cm，宽 1~1.5cm，上面秃净无毛，下面被短柔毛，顶生小叶较侧生小叶大。总状花序有花 10~30；苞片极小，长约 1mm，小苞片与苞片相似，生于萼筒基部；花萼近钟形，5 裂，约与萼筒等长，密被短柔毛；花冠黄色，伸出萼外，旗瓣圆形或椭圆形，长约 5mm，翼瓣长圆形，约与旗瓣等长，龙骨瓣长于旗瓣，弯曲，具长喙，扭转；子房无柄。荚果卵球形，长约 5mm，被短柔毛；种子 2，成熟后呈朱红色。花果期 8~12 月。

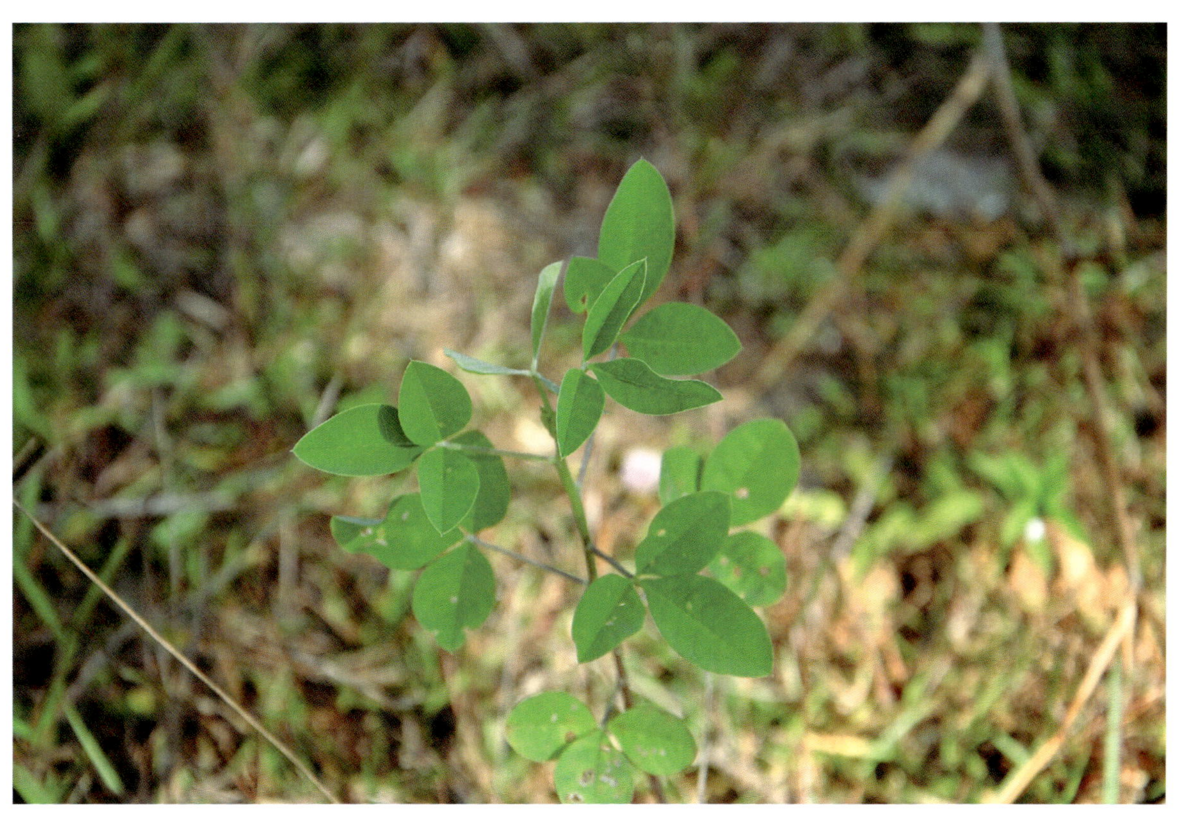

球果猪屎豆

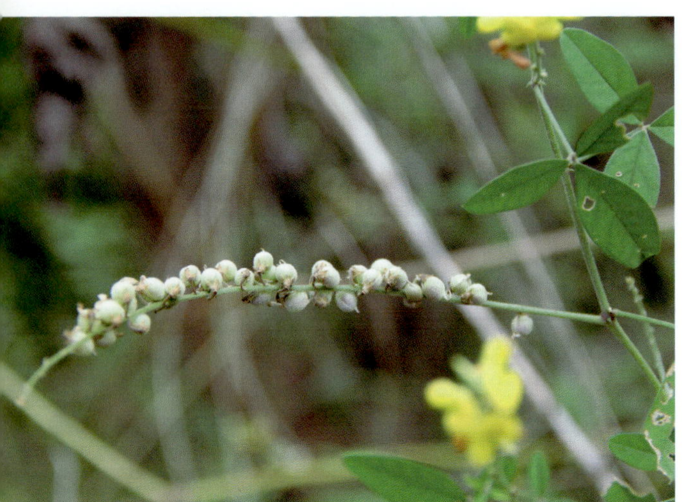

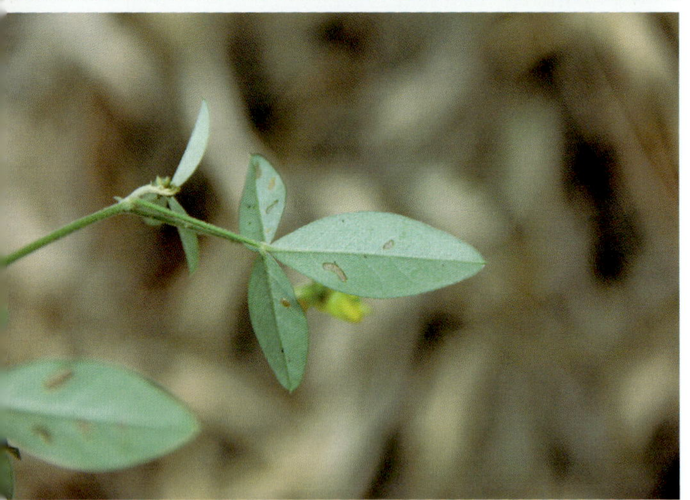

| 分布区域 |

产于海南三亚、乐东、东方，昌江有分布记录。亦分布于中国华南其他区域。越南、泰国、马来西亚、印度均有分布。

| 资　　源 |

生于山地路旁，常见。

| 采收加工 |

秋季采收茎叶，打去荚果及种子，晒干或鲜用。

| 功能主治 |

同属植物全草一般有清热解毒的作用，本种或有类似功能，其作用有待进一步研究。

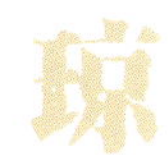

蝶形花科 Fabaceae 猪屎豆属 *Crotalaria*

光萼猪屎豆 *Crotalaria zanzibarica* Benth.

中药名 光萼猪屎豆（药用部位：全草）

植物形态 草本或亚灌木；茎枝被短柔毛。钻状托叶极细小；叶三出，叶柄长3~5cm，小叶长椭圆形，长6~10cm，宽1~2cm，上面无毛，下面被短柔毛。总状花序顶生，有花10~20，花序长达20cm；苞片线形，小苞片与苞片同形，稍短小，生于花梗中部以上；花梗在花蕾时挺直向上，开花时屈曲向下，结果时下垂；花萼近钟形，5裂，无毛；花冠黄色，伸出萼外，旗瓣圆形，直径约12mm，基部具胼胝体2，先端具芒尖，翼瓣长圆形，约与旗瓣等长，龙骨瓣最长，约15mm，稍弯曲，中部以上变狭，形成长喙，基部边缘具微柔毛；子房无柄。荚果长圆柱形，长3~4cm，果皮常呈黑色，基部有宿存花丝及花萼；种子20~30，肾形，成熟时呈朱红色。花果期4~12月。

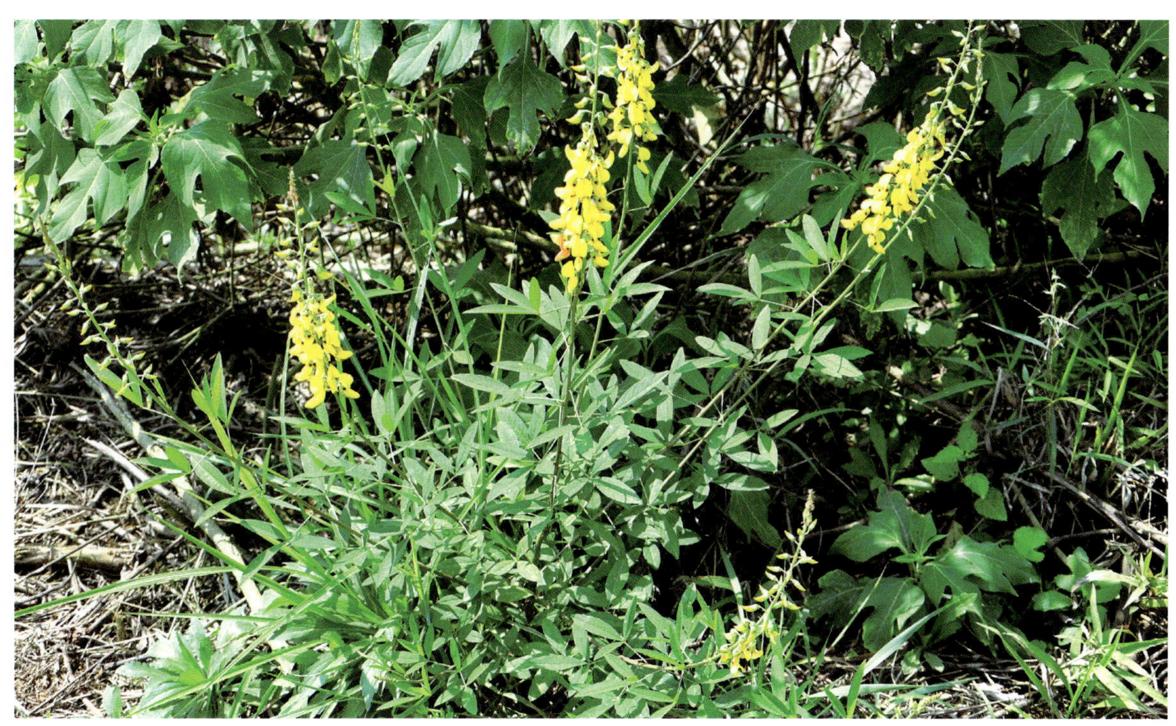

光萼猪屎豆

|分布区域| 产于海南万宁、琼中、屯昌、琼海、文昌、海口。亦栽培或逸生于中国华南其他区域，以及湖南、福建、台湾、四川、云南。世界热带、亚热带地区均有分布。

|资　　源| 生于山地路旁，常见。

|采收加工| 秋季采收茎叶，打去荚果及种子，晒干或鲜用。

|功能主治| 清热解毒，消炎，散结祛瘀，抗肿瘤。用于肿瘤。外用于疮疖。

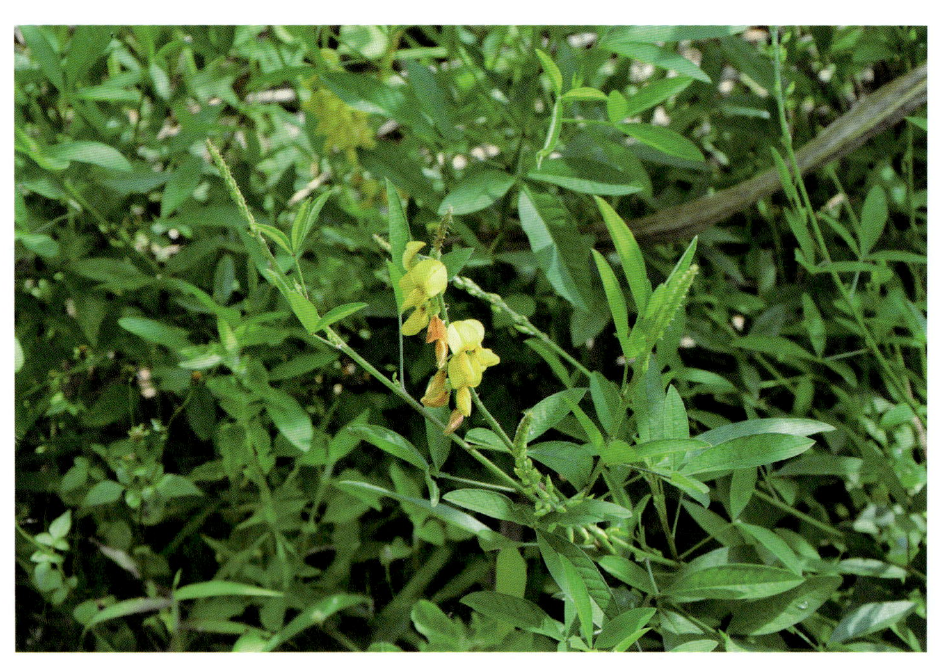

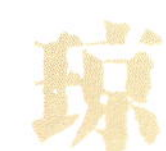

蝶形花科 Fabaceae 黄檀属 *Dalbergia*

海南黄檀 *Dalbergia hainanensis* Merr. et Chun

中 药 名 海南黄檀（药用部位：心材、紫胶）

植物形态 乔木，树皮暗灰色，有槽纹。羽状复叶长 15~18cm；叶轴、叶柄被褐色短柔毛；小叶 4~5 对，纸质，卵形，长 3~5.5cm，宽 2~2.5cm，小叶柄被褐色短柔毛。圆锥花序腋生，连总花梗长 4~9cm，略被褐色短柔毛；花初时近圆形，极小；副萼状小苞片阔卵形；花萼长约 5mm，与花梗同被褐色短柔毛，萼齿 5，不相等，花冠粉红色，旗瓣倒卵状长圆形，长约 9mm，宽约 5mm，翼瓣菱状长圆形，长 9~10mm，宽约 3mm，内侧有下向的耳，龙骨瓣较短，亦具耳；雄蕊 10，成“5+5”的二体；子房线形，具短柄，除花柱外密被短柔毛，有胚珠 1~3。荚果长圆形、倒披针形或带状，长 5~9cm，宽 1.5~1.8cm，直或稍弯，先端急尖，基部楔形，渐狭下延为一短果颈，果瓣被褐色短柔毛，对种子部分不明显突起，有网纹，有种子 1。

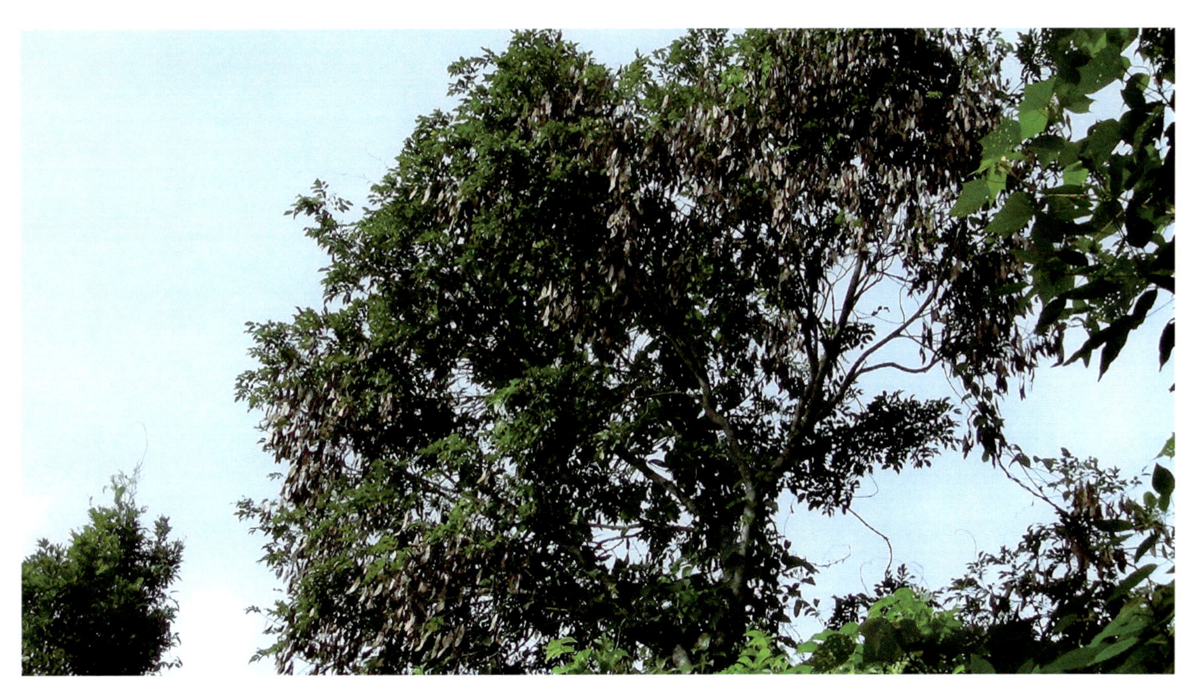

海南黄檀

| **分布区域** | 产于海南三亚、乐东、白沙、五指山、陵水、万宁、琼中，永兴岛有分布记录。

| **资　　源** | 生于海拔 700m 以下的山地林中，常见。

| **采收加工** | 全年均可采，将木材砍碎，晒干。

| **功能主治** | 心材：止血，止痛。用于胃胀痛、刀伤出血。紫胶（紫胶虫寄生树上所产的胶）：止血。用于外伤出血。

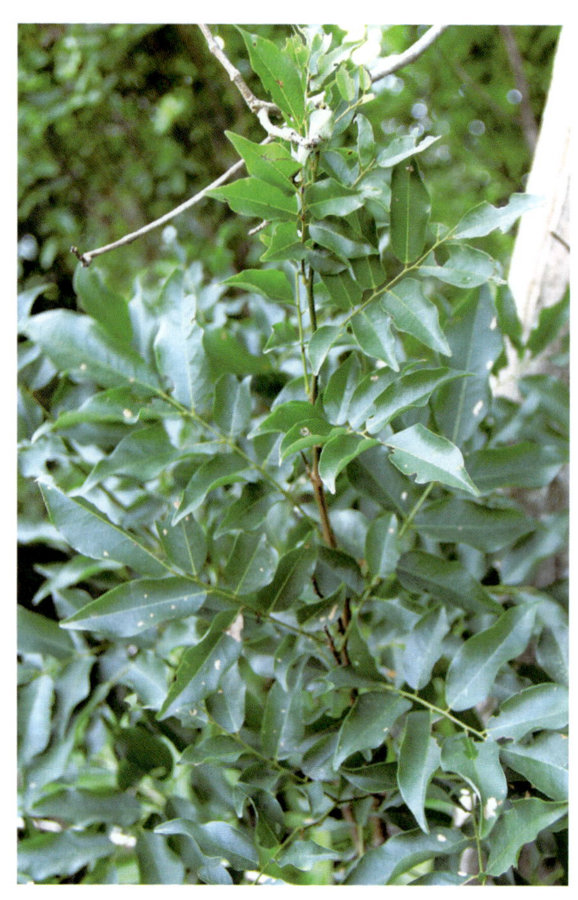

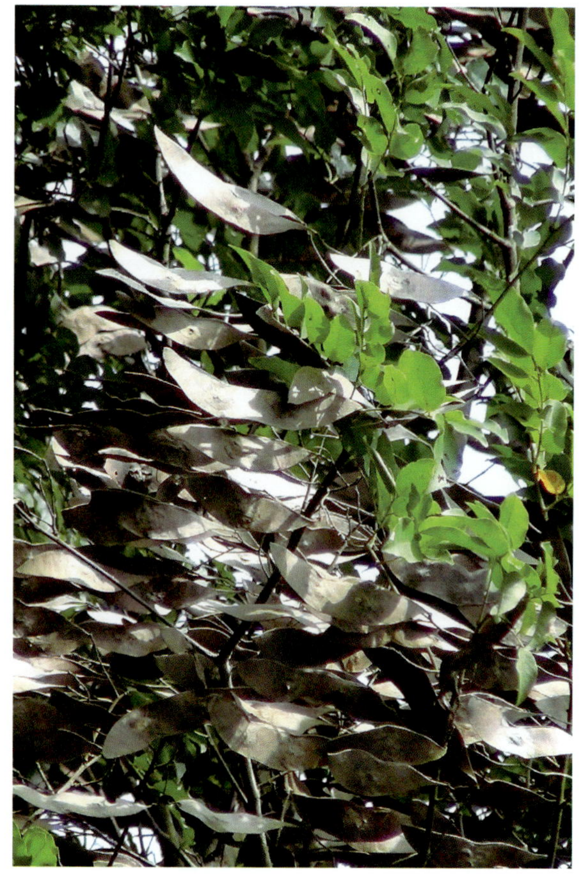

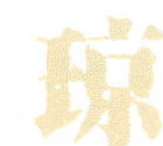

蝶形花科 Fabaceae 黄檀属 *Dalbergia*

藤黄檀 *Dalbergia hancei* Benth.

中药名 藤檀（药用部位：藤茎、树脂、根）

植物形态 藤本。羽状复叶长 5~8cm；披针形托叶膜质，早落；小叶 3~6 对，倒卵状长圆形，长 10~20mm，宽 5~10mm。总状花序远较复叶短，幼时包藏于舟状或覆瓦状排列、早落的苞片内，数个总状花序常再集成腋生短圆锥花序；花梗长 1~2mm，与花萼和小苞片同被褐色短茸毛；基生小苞片卵形，副萼状小苞片披针形，均早落；花萼阔钟状，萼齿短，阔三角形，具缘毛；花冠绿白色，芳香，长约 6mm，各瓣均具长柄，旗瓣椭圆形，基部两侧稍呈截形，具耳，中间下延成一瓣柄，翼瓣与龙骨瓣长圆形；雄蕊 9，单体；子房线形。荚果扁平，长圆形，长 3~7cm，宽 8~14mm，基部收缩为一细果颈，通常有 1 种子；种子肾形，极扁平，长约 8mm，宽约 5mm。花期 4~5 月。

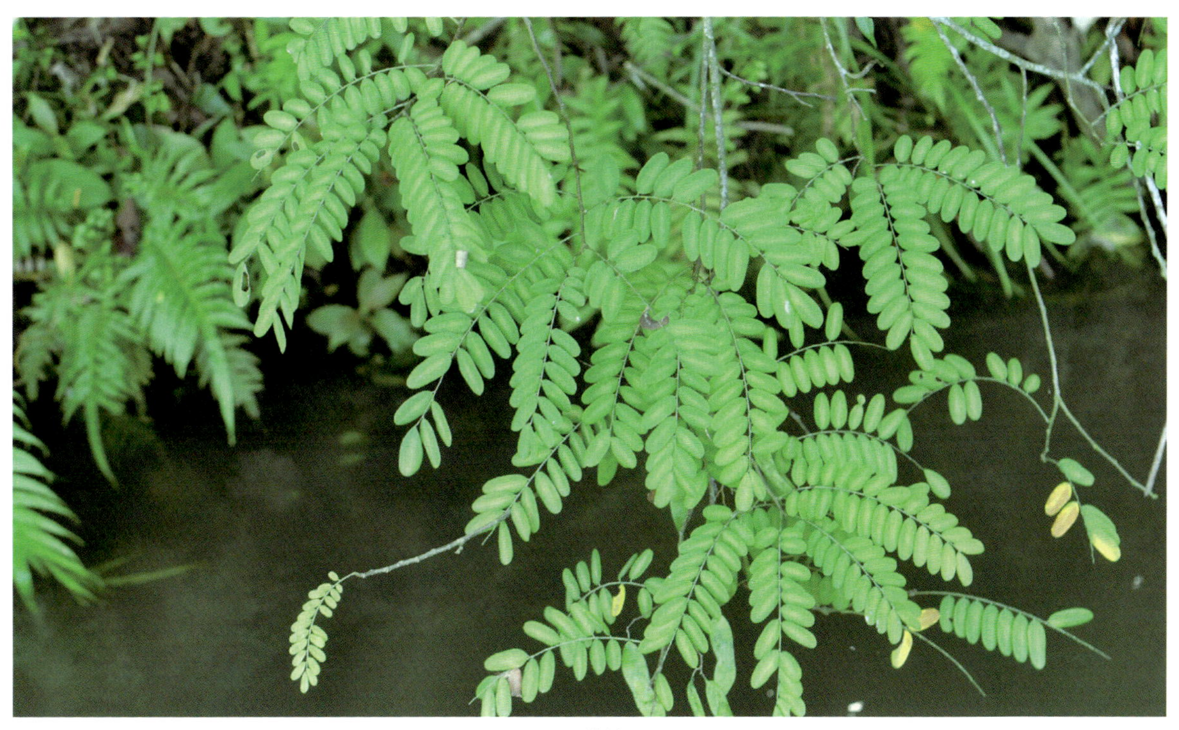

藤黄檀

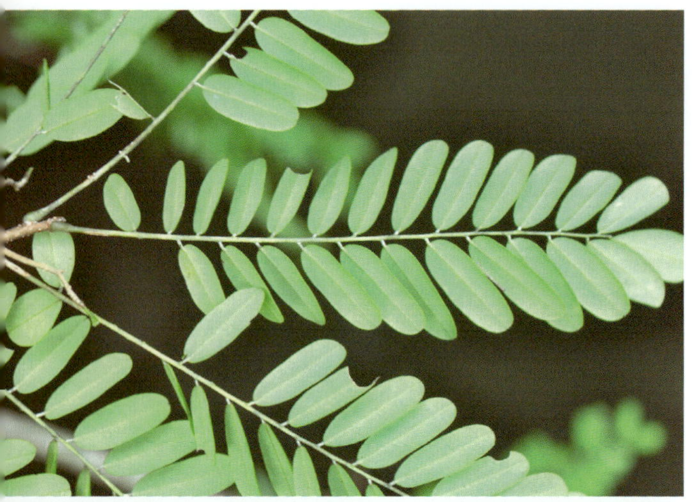

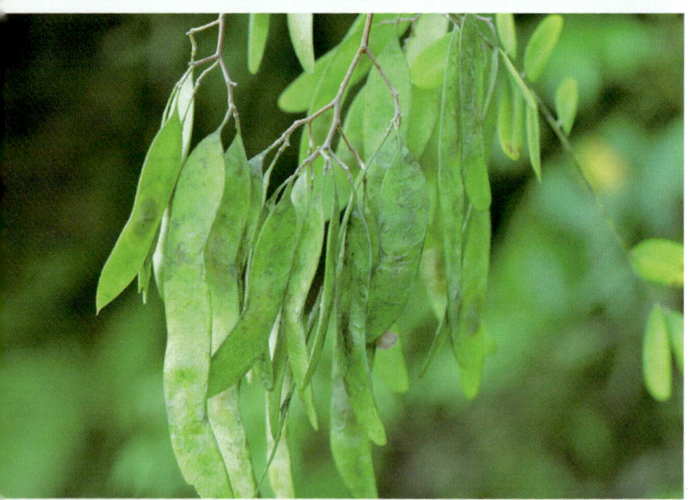

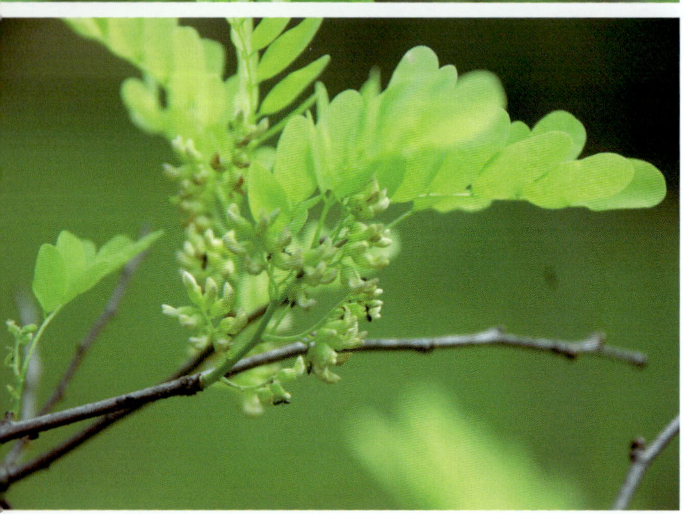

分布区域

产于海南东方、昌江、五指山、陵水、万宁、儋州。亦分布于中国华南其他区域，以及江西、福建、浙江、安徽、贵州、四川。

资　　源

生于山地林中或溪边，常见。

采收加工

藤茎：夏、秋季采收藤茎，砍碎，晒干。树脂：夏、秋季采收，砍破树皮，让树脂渗出，干燥后收集备用。根：夏、秋季采挖根，洗净，切片晒干。

药材性状

藤茎圆柱形，可见呈钩状或螺旋状排列的小枝条，折断面木质部占大部分。羽状复叶，小叶6~12或散落，小叶片长圆形。先端钝，呈截形，微缺，基部楔形或圆形，全缘，绿色或枯绿色，下表面具贴伏的柔毛。质脆。气微。

功能主治

茎：味辛，性温。行气止痛，破积。用于胸胁痛、胃脘痛、劳伤疼痛。树脂：止血。用于外伤出血。根：舒筋活络，强壮筋骨。用于腰腿痛、关节痛、跌打损伤、骨折。

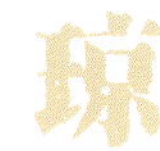

蝶形花科 Fabaceae 黄檀属 *Dalbergia*

降香 *Dalbergia odorifera* T. Chen

中药名 降香（药用部位：根、茎、心材）

植物形态 乔木，除幼嫩部分、花序及子房略被短柔毛外，全株无毛；树皮粗糙，有纵裂槽纹，小枝有小而密集的皮孔。羽状复叶长 12~25cm；托叶早落；卵形小叶 4~5 对，近革质，长 4~7cm，宽 2~3.5cm，先端的 1 小叶最大，往下渐小。圆锥花序腋生，长 8~10cm；总花梗长 3~5cm；基生小苞片长 0.5mm，副萼状小苞片长约 1mm；花长约 5mm；披针形花萼长约 2mm，下方 1 萼齿较长，其余的阔卵形，急尖；花冠乳白色或淡黄色，各瓣近等长，均具长约 1mm 的瓣柄，旗瓣倒心形，连柄长约 5mm，上部宽约 3mm，先端平截，微凹缺，翼瓣长圆形，龙骨瓣半月形；雄蕊 9，单体；子房狭椭圆形，具长约 2.5mm 的柄。荚果舌状长圆形，长 4.5~8cm，宽 1.5~1.8cm，基部略被毛，先端钝或急尖，基部骤然收窄与纤细的果颈相接，果颈长 5~10mm，果瓣革质，对种子的部分明显突起，状如棋子，厚可达 5mm，有种子 1。

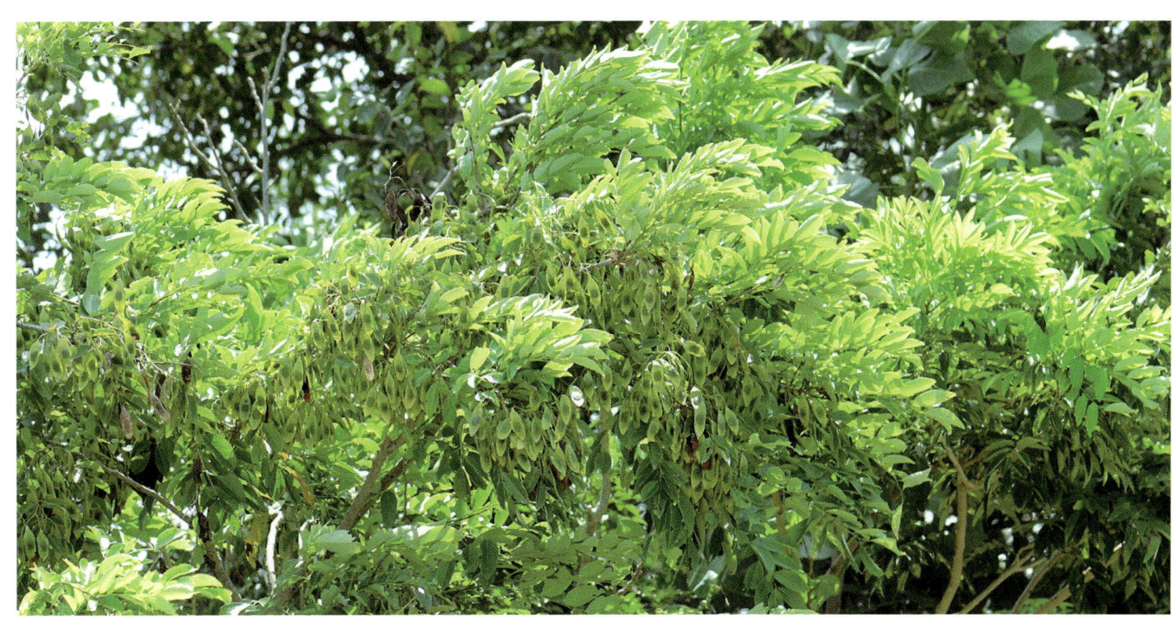

降香

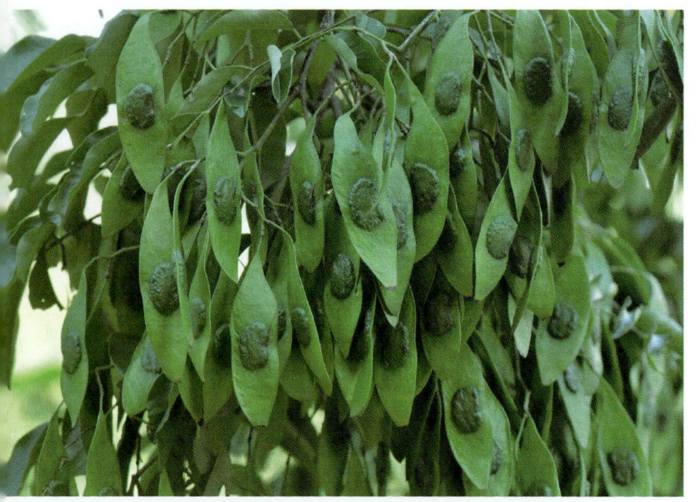

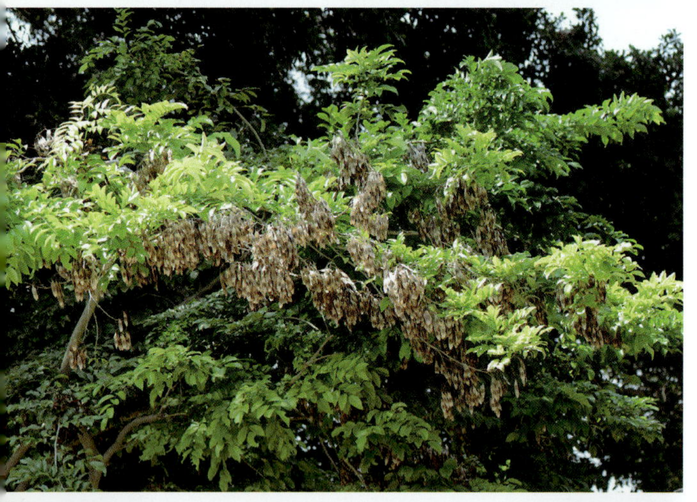

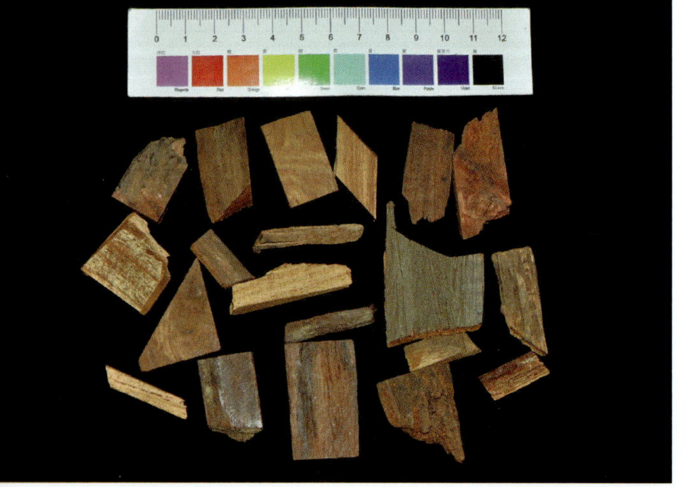

| 分布区域 |

产于海南三亚、乐东、东方、昌江、五指山、万宁、琼海、保亭、琼中及西沙群岛。亦分布于中国福建、浙江。

| 资　　源 |

生于低海拔的山地疏林或村旁，常见。

| 采收加工 |

全年均可采收。将树干削去外皮和白色木质部，锯成段；或将根部挖出，削去外皮，锯成段。晒干。

| 药材性状 |

心材呈类圆柱形或不规则块状。表面紫红色或红褐色，切面有致密的纹理。质硬，有油性。气微香，味微苦。以色紫红、坚硬、气香、不带白色边材、入水下沉者为佳。

| 功能主治 |

行气活血，祛瘀止痛，止血。用于脘腹疼痛、心胸闷痛、胃痛、肝郁胁痛、胸痹刺痛、腰腿痛、风湿骨痛、痈疽疮肿、跌打损伤、外伤出血、金疮出血、吐血、咯血。

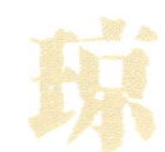

蝶形花科 Fabaceae 黄檀属 *Dalbergia*

白沙黄檀 *Dalbergia peishaensis* Chun & T. C. Chen

| 中 药 名 | 白沙黄檀（药用部位：茎）

| 植物形态 | 藤本；茎无毛，幼枝略被短柔毛，有皮孔。羽状复叶长 10~14cm；叶柄被褐色短柔毛；小叶 10~15 对，长圆形，长 8~15mm，宽 3~6mm，两面被褐色丝质柔毛；小叶柄被毛。圆锥花序腋生，长 3~5cm，被褐色长柔毛；总花梗长 1~2cm；基生小苞片长不及 1mm，卵形，急尖；副萼状小苞片 2，基部贴合；花梗长约 1mm；花微小，聚集于花序分枝的先端；花萼浅钟状，长约 1mm，被褐色柔毛，萼齿 5，下方 1 最长，阔卵状兜形，上方 2 半圆形，侧方 2 卵形；

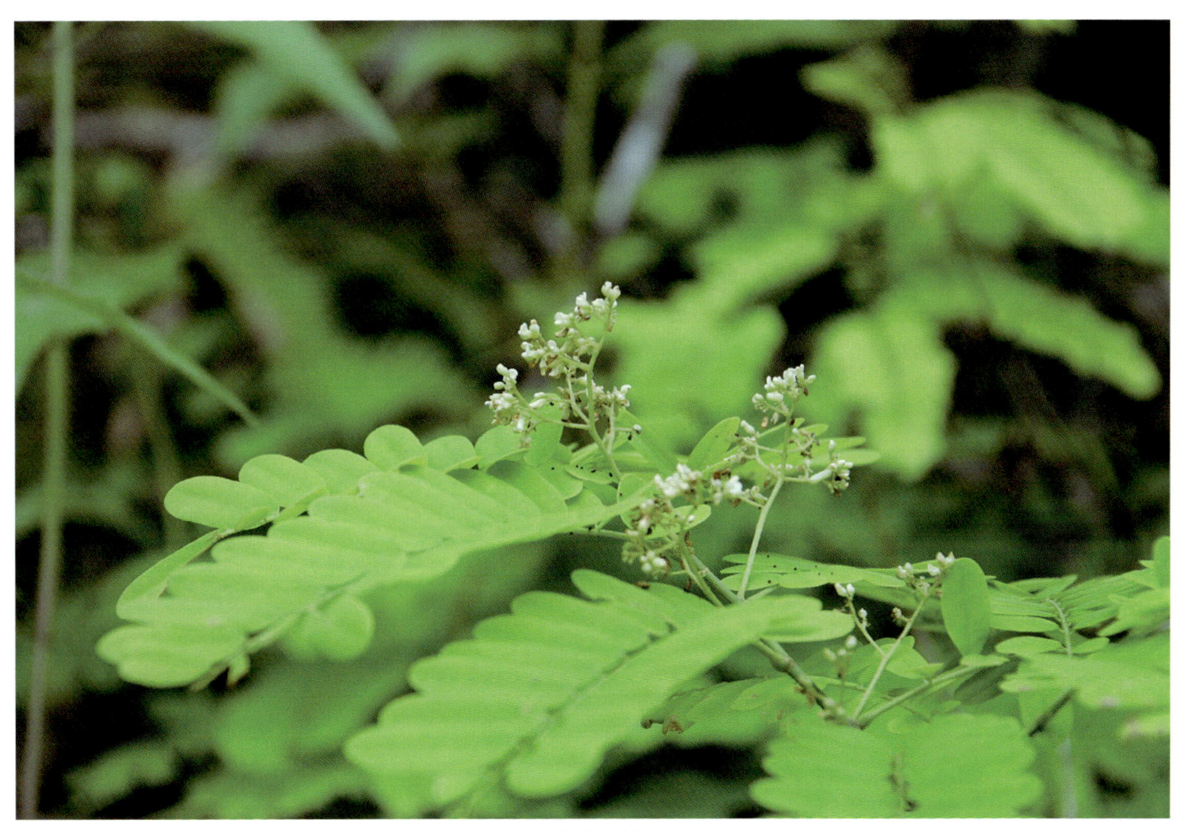

白沙黄檀

花瓣近等长，具短柄，旗瓣横椭圆形，先端凹缺，基部近戟形，翼瓣倒卵状长圆形，龙骨瓣阔，椭圆形，基部内侧有耳；雄蕊 10，单体。荚果长圆形，长约 4.5cm，宽约 9mm，基部渐狭为果颈，果瓣有细网纹。花期 4 月。

| 分布区域 | 产于海南东方、乐东、昌江、白沙。

| 资　　源 | 生于密林中，少见。

| 采收加工 | 夏、秋季采收，切碎，晒干或鲜用。

| 功能主治 | 同属植物两粤黄檀的茎可用于消肿止痛，本种或有类似作用，其功能可进一步研究。

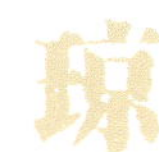

蝶形花科 Fabaceae 黄檀属 *Dalbergia*

斜叶黄檀 *Dalbergia pinnata* (Lour.) Prain

中 药 名 斜叶檀（药用部位：全株、根、根皮）

植物形态 乔木。叶轴、叶柄和小叶柄均密被褐色短柔毛；托叶披针形，被毛；小叶 10~20 对，长 12~18mm，宽 5~7.5mm，两面被褐色短柔毛，下面青白色。圆锥花序腋生，长 1.5~5cm，直径 1.2~2.5cm，具伞房状的分枝；总花梗极短或近无梗，与花序分枝和花梗均密被褐色短柔毛；苞片和小苞片卵形，被毛，宿存；花长约 6mm；花萼钟状，外面被褐色短柔毛或近无毛，上方 2 萼齿稍合生；花冠白色，各瓣均具

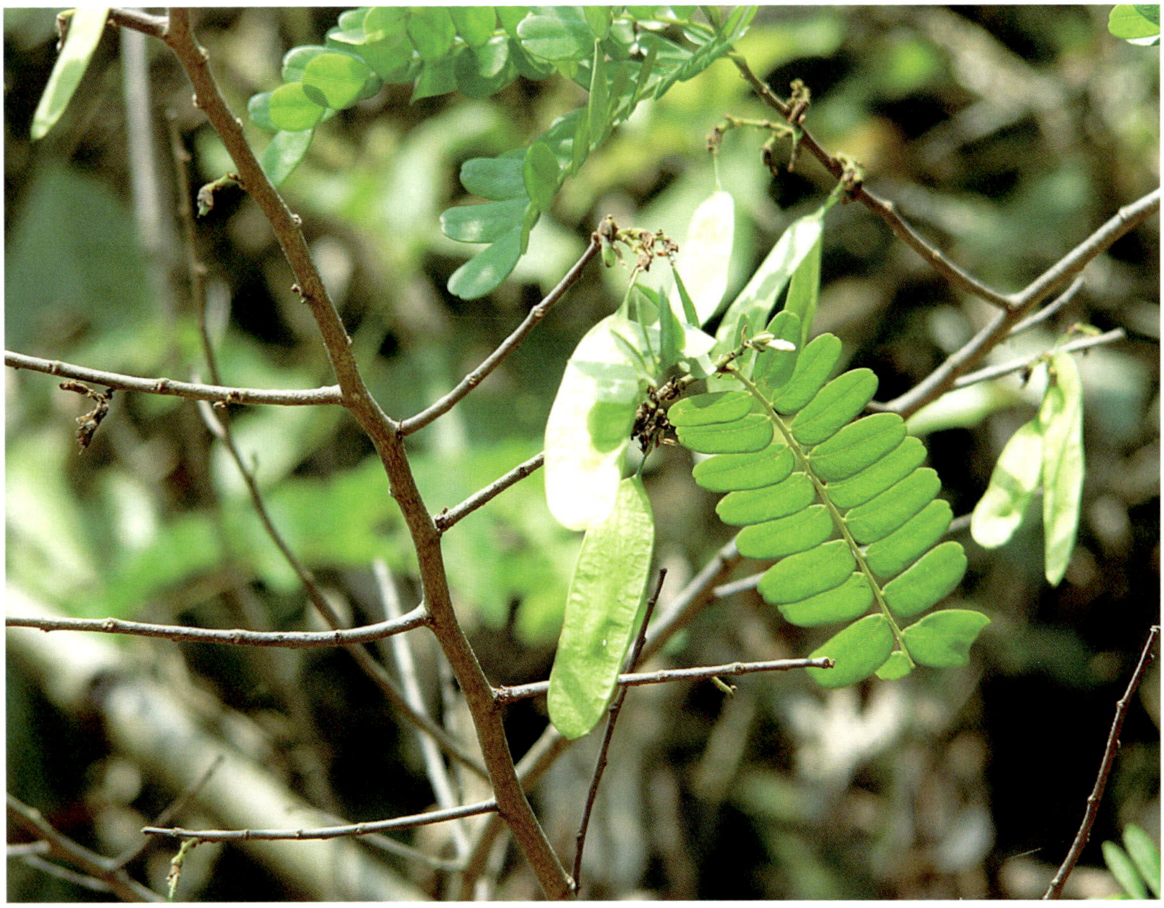

斜叶黄檀

长柄，旗瓣卵形，反折，翼瓣基部戟形，龙骨瓣具下面的耳；雄蕊 9~10，单体，子房无毛，有胚珠 2~3，花柱纤细。荚果薄，膜质，长圆状舌形，长 2.5~6.5cm，具小凸尖，具纤细果颈，荚瓣绿色，干时褐色有光泽，表面有细网纹，有种子 1~4；种子狭长，长约 18mm，宽约 4mm。花期 1~2 月。

| 分布区域 | 产于海南三亚、乐东、昌江、白沙、五指山、保亭、万宁、琼中。亦分布于中国广西、云南、四川、西藏。越南、老挝、缅甸、泰国、马来西亚、印度尼西亚、菲律宾也有分布。

| 资　　源 | 生于山地林中，常见。

| 采收加工 | 夏、秋季采收，切碎，晒干或鲜用。

| 功能主治 | 全株：消肿止痛。用于风湿痛、跌打损伤、沙虫脚。根、根皮：消炎解毒，截疟。

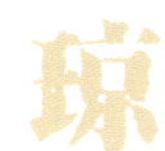

蝶形花科 Fabaceae 黄檀属 *Dalbergia*

印度黄檀 *Dalbergia sissoo* Roxb. ex DC.

中药名 印度黄檀（药用部位：心材、叶、紫胶）

植物形态 乔木；树皮灰色，厚而深裂，枝被白色短柔毛。羽状复叶长12~15cm；托叶披针形，早落；小叶1~2对，近革质，近圆形，长3.5~6cm，先端具短尾尖，成长时无毛，有光泽。圆锥花序腋生，比复叶短一半；分枝与花序轴被柔毛；基生小苞片、副萼状小苞片均早落；花长8~10mm，芳香；花萼筒状，长6~7mm，被柔毛，上方2萼齿近圆形，其余的披针形，下方1最长；花冠淡黄色或白色，旗瓣阔倒卵形，翼瓣和龙骨瓣倒披针形，无耳；雄蕊9，单体；子房长圆形，被白色柔毛，具长约4.5mm的柄。荚果线状长圆形至带状，

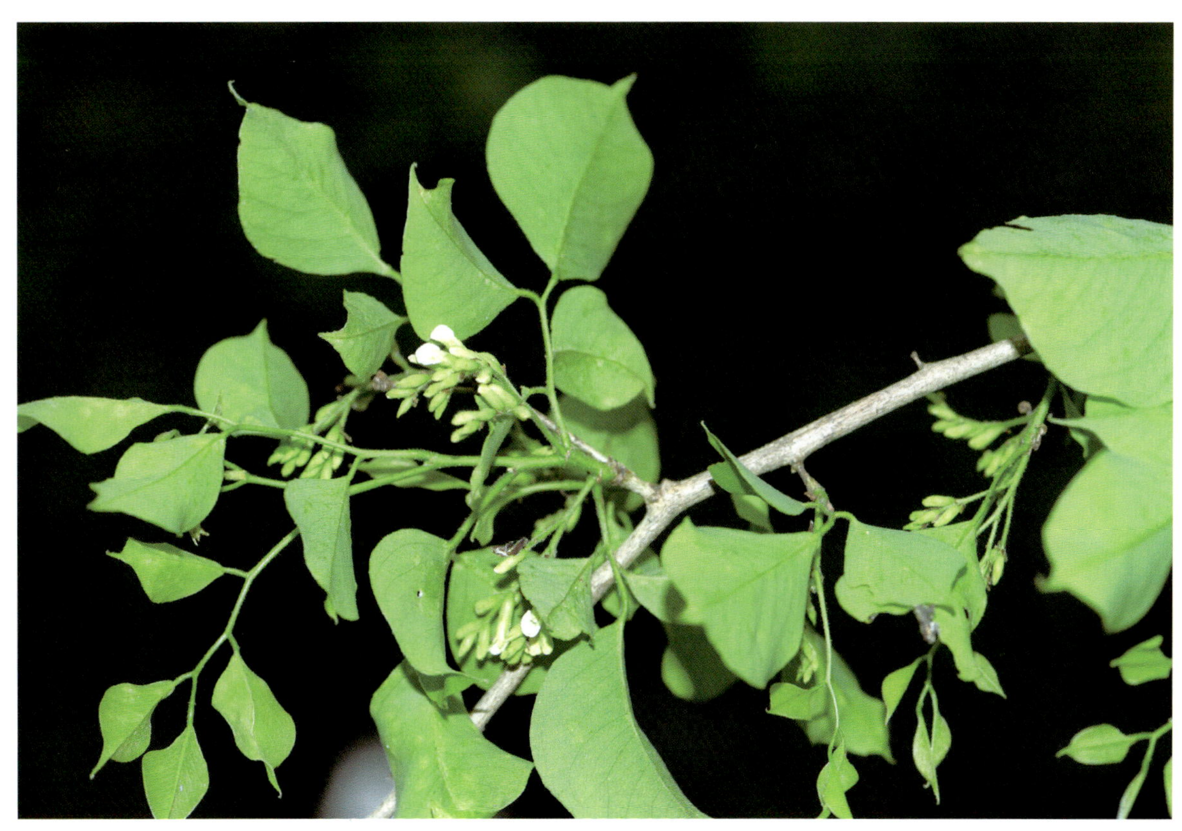

印度黄檀

长 4~8cm，宽 6~12mm，果瓣薄革质，干时淡褐色，无毛，对种子部分略具网纹，有种子 12；种子肾形，扁平。花期 3~4 月。

｜分布区域｜ 产于海南三亚、海口、西沙群岛。中国广东、福建、台湾、浙江亦有栽培。原产于印度，世界热带地区广泛栽培。

｜资　　源｜ 栽培，少见。

｜采收加工｜ 全年均可采收。将树干或根部削去外皮和白色木质部，锯成段，晒干。

｜功能主治｜ 心材：行气止痛，活血止血，理气行瘀。用于肚腹胀痛、外伤出血。 叶：用于急性淋病。 紫胶（紫胶虫寄生于树枝上所产的胶）：消炎止血。用于外伤出血、口腔炎、心火亢盛所致的口舌生疮、吐血、衄血。

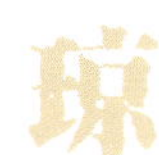

蝶形花科 Fabaceae 黄檀属 *Dalbergia*

红果黄檀 *Dalbergia tsoi* Merr. & Chun

中药名 红果黄檀（药用部位：茎）

植物形态 藤本，皮孔圆形或椭圆形。羽状复叶长 8~10cm；叶轴被柔毛；小叶 8~13 对，椭圆形，长 10~17mm，宽 5~8mm，两面被伏贴柔毛，下面毛不脱落。圆锥花序腋生，伞房状；花长约 3.5mm；花梗、花萼和小苞片同被褐色短柔毛；基生小苞片圆形，副萼状小苞片近圆形，均宿存；花萼浅钟状，萼齿 5，具缘毛，下方 1 较长，兜状披针形，其余的椭圆形；花冠长约 3mm，旗瓣横椭圆形，翼瓣与龙骨瓣长圆形，均具耳，瓣柄狭，长约 0.8mm；雄蕊 9，单体。荚果带状，长 5~7cm，宽 1.2~2cm，先端有小凸尖，果瓣革质，种子有粗大、突起

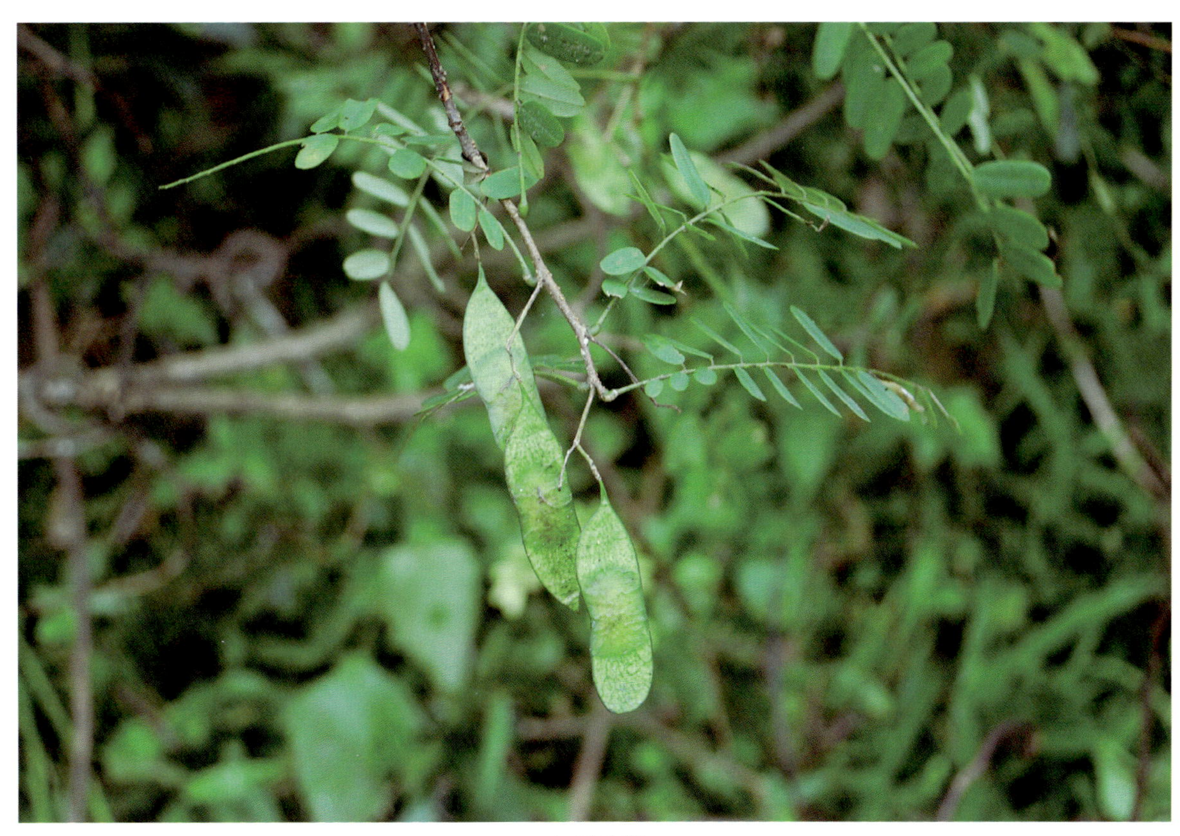

红果黄檀

疏网纹，干时常呈红褐色，有种子 1，稀 2；种子肾形，扁平，长约 9mm，宽约 5mm。花期 4 月。

| 分布区域 | 产于海南三亚、乐东、昌江、五指山、万宁、陵水、儋州。

| 资　　源 | 生于山谷林中，少见。

| 采收加工 | 夏、秋季采收，切碎，晒干或鲜用。

| 功能主治 | 同属植物两粤黄檀的茎可用于消肿止痛，本种或有类似作用，其功能可进一步研究。

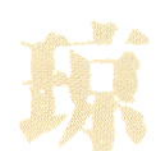

蝶形花科 Fabaceae 黄檀属 *Dalbergia*

两粤黄檀 *Dalbergia benthami* Prain

中药名 藤春（药用部位：茎）

植物形态 藤本，干时黑色。羽状复叶长 12~17cm；叶轴、叶柄均略被伏贴微柔毛；小叶 2~3 对，近革质，卵形或椭圆形，长 3.5~6cm，宽 1.5~3cm，上面无毛，下面干时粉白色。圆锥花序腋生，长约 4cm；总花梗极短，与花梗同被锈色茸毛；花长约 8mm，芳香；基生小苞片脱落，副萼状小苞片宿存；花萼钟状，外面被锈色茸毛，萼齿近相等；花冠白色，各瓣具长柄，旗瓣椭圆形，先端微缺，外反，与瓣柄成直角，基部两侧具短耳，翼瓣倒卵状长圆形，一侧具内弯的耳，龙骨瓣近半月形，内侧具耳，瓣柄与花萼等长；雄蕊 9，单体；子房无毛，具长柄，有胚珠 2~3，花柱锥状。荚果薄革质，舌状长圆形，长 5~7.5cm，宽 1.5cm，有种子 1~2；种子肾形，长约 11mm，宽约 5mm。花期 2~4 月。

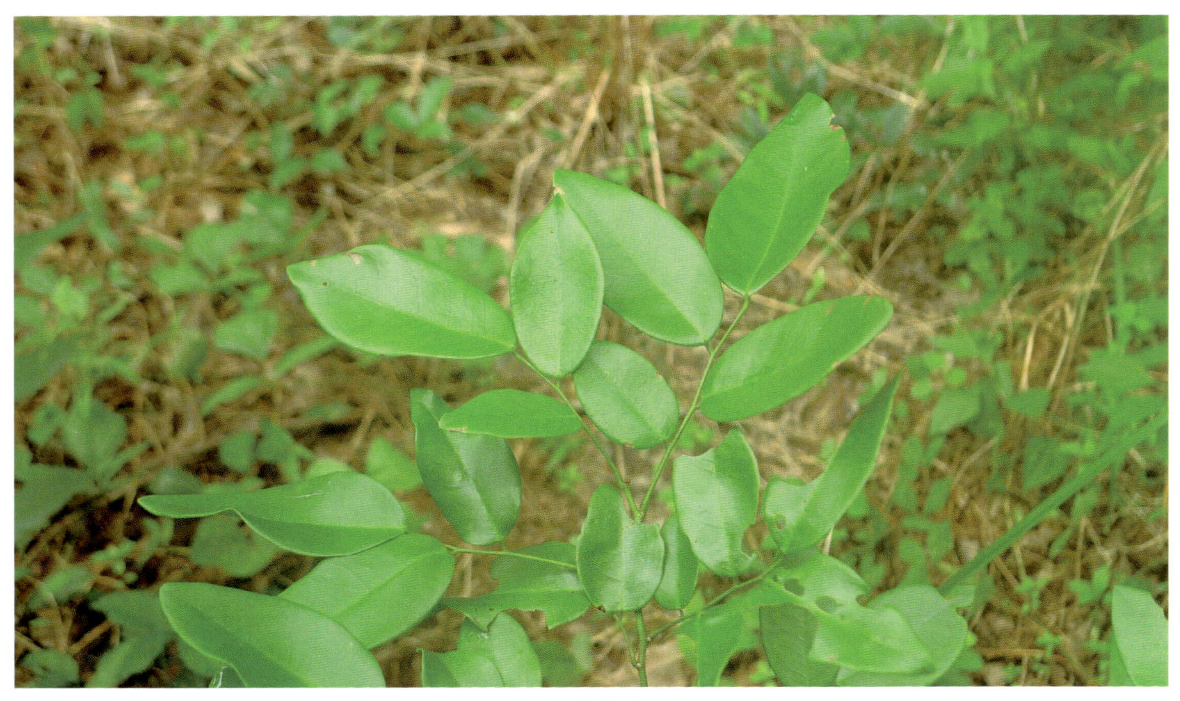

两粤黄檀

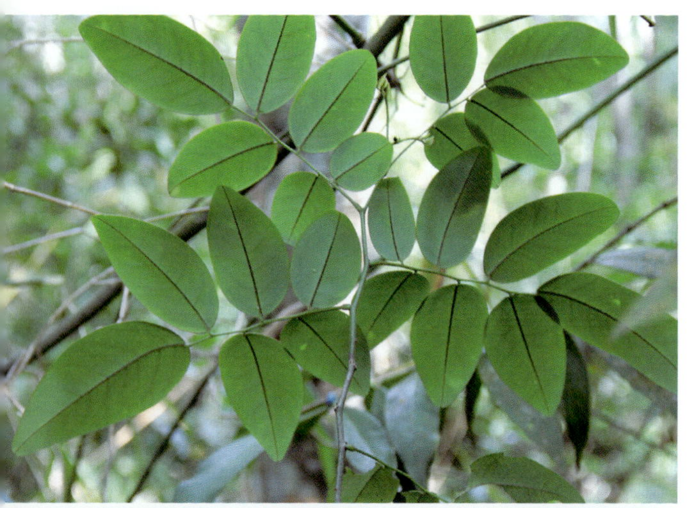

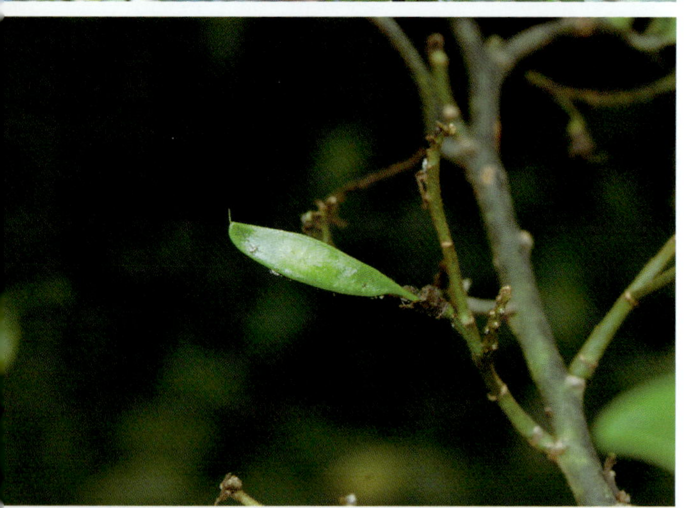

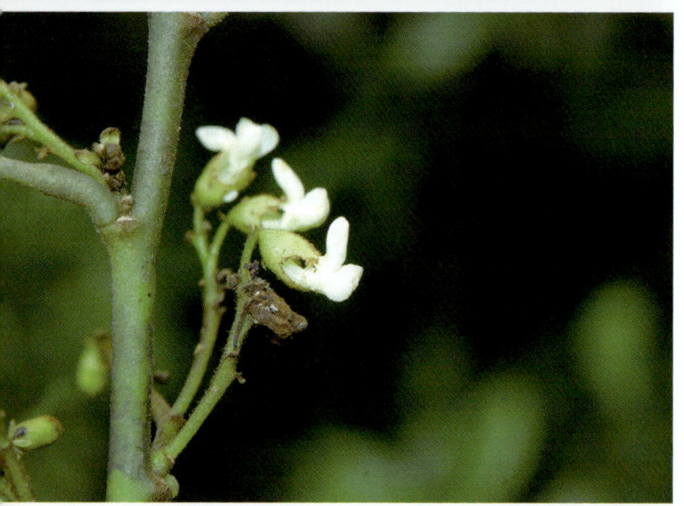

分布区域

产于海南三亚、乐东、昌江、白沙、五指山、万宁、儋州、澄迈。亦分布于中国华南其他区域，以及台湾、贵州。越南也有分布。

资　　源

多生于疏林或灌丛中，常见。

采收加工

夏、秋季采收，将茎切碎，晒干。

药材性状

茎圆柱形，外皮呈棕色，质较硬，断面木质部占大部分。单数羽状复叶，或散落的小叶片，小叶椭圆形，长 3.5~6cm，宽 1.5~3cm，先端钝、微缺，基部宽楔形，全缘，叶片绿色或枯绿色，下表面有疏毛茸。质脆。气微。

功能主治

活血通经。用于跌打损伤、痛经、月经不调、气郁血滞。

蝶形花科 Fabaceae 假木豆属 *Dendrolobium*

单节假木豆 *Dendrolobium lanceolatum* (Dunn) Schindl.

中药名

单节假木豆（药用部位：全株）

植物形态

灌木，叶为三出羽状复叶；托叶披针形，长5~12mm；叶柄长0.5~2cm，长圆形小叶硬纸质，长2~5cm，宽0.9~1.9cm，侧生小叶较小；小托叶针形，长2~3mm。花序腋生，近伞形，长10~15mm，结果时因花轴延长呈短的总状果序，花轴被黄褐色柔毛；苞片披针形；花萼长4mm，外面被贴伏柔毛，上部1裂片宽卵形，下部1裂片狭披针形；花白色或淡黄色，旗瓣椭圆形，具瓣柄，翼瓣狭长圆形，龙骨瓣近镰刀状；子房被疏柔毛。荚果有1荚节，宽椭圆形，长8~10mm，宽6~7mm，扁平而中部突起，无毛，有明显的网脉。种子1，宽椭圆形，长约3mm，宽约2mm。花期5~8月，果期9~11月。

分布区域

产于海南三亚、乐东、昌江、琼中、五指山、陵水、儋州、澄迈、琼海。亦分布于中国福建。越南、老挝、柬埔寨、泰国也有分布。

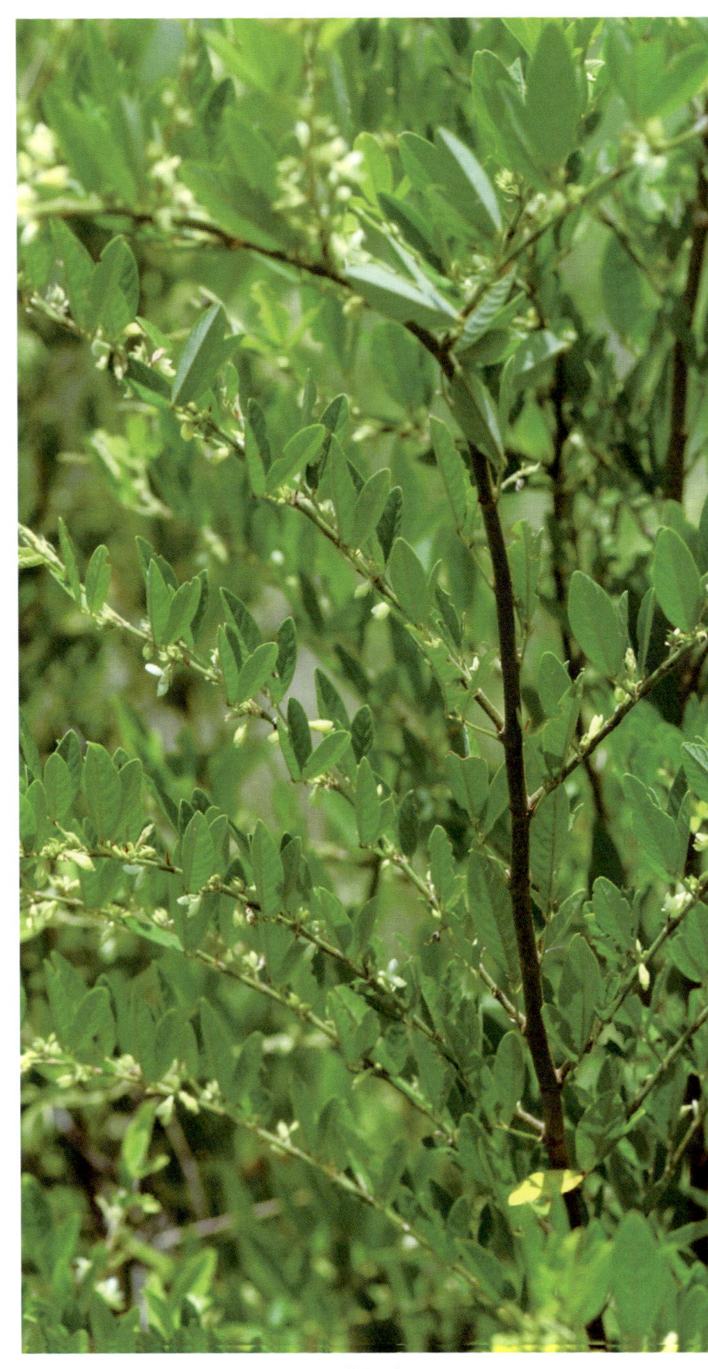

单节假木豆

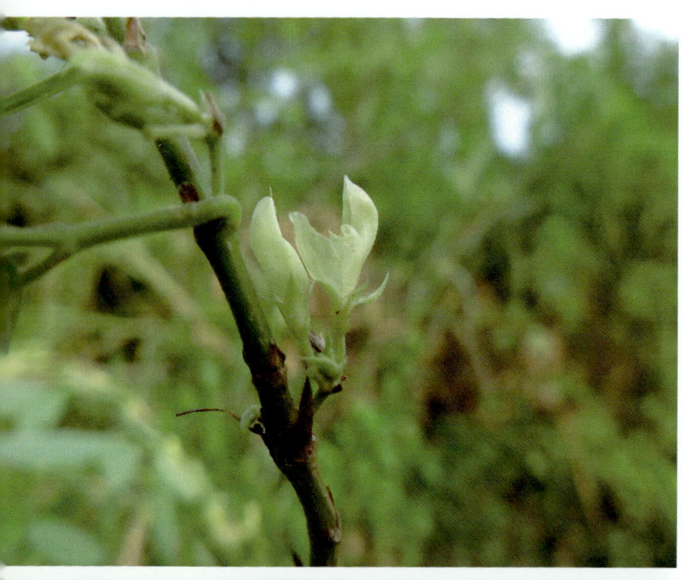

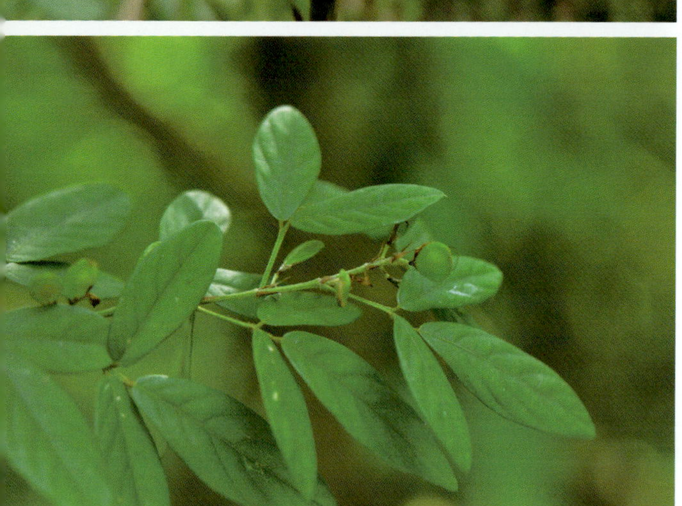

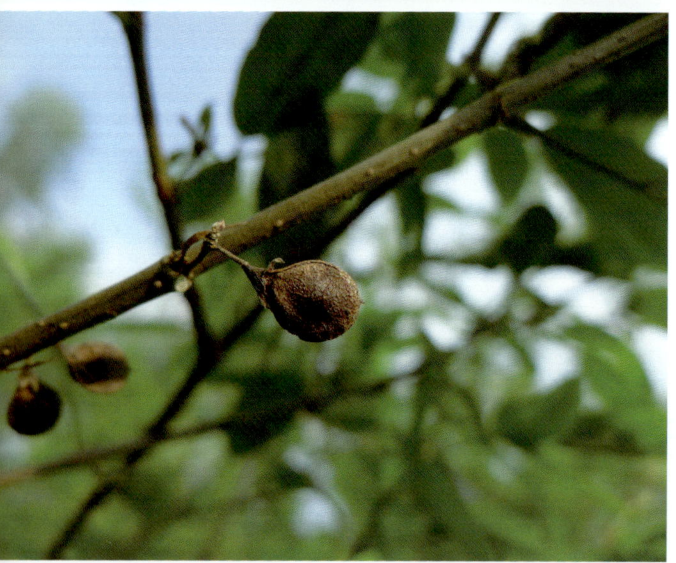

|资　　源|

生于灌丛中，十分常见。

|采收加工|

全年均可采收，鲜用或晒干。

|功能主治|

同属植物假木豆的全株可祛风湿、去痞积，本种或有类似作用，其功能可进一步研究。

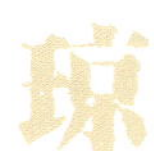

假木豆 *Dendrolobium triangulare* (Retz.) Schindl.

| 中 药 名 | 假木豆（药用部位：根、叶或全株）

| 植物形态 | 灌木，嫩枝三棱形，密被灰白色丝状毛，老时变无毛。叶为三出羽状复叶；托叶披针形，外面密被灰白色丝状毛；叶柄被开展或贴伏丝状毛；小叶硬纸质，侧生小叶略小，下面被长丝状毛；小托叶钻形，小叶柄被开展或贴伏丝状毛。花序腋生，伞形花序有花 20~30；苞片披针形，花梗不等长，密被贴伏丝状毛；花萼被贴伏丝状毛；花冠白色或淡黄色，长约 9mm，旗瓣宽椭圆形，具短瓣柄，翼瓣和龙骨瓣长圆形，基部具瓣柄；子房被毛。荚果长 2~2.5cm，稍弯曲，有荚节 3~6，被贴伏丝状毛；种子椭圆形，长 2.5~3.5mm，宽 2~2.5mm。花期 8~10 月，果期 10~12 月。

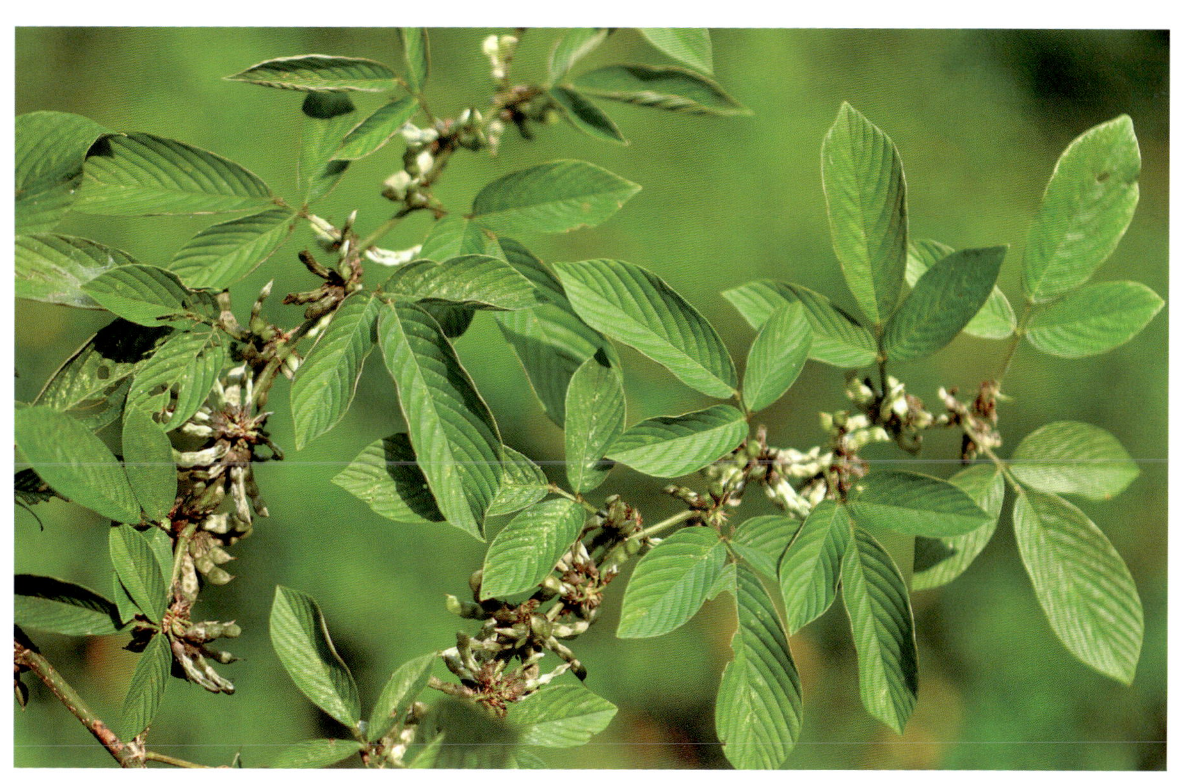

假木豆

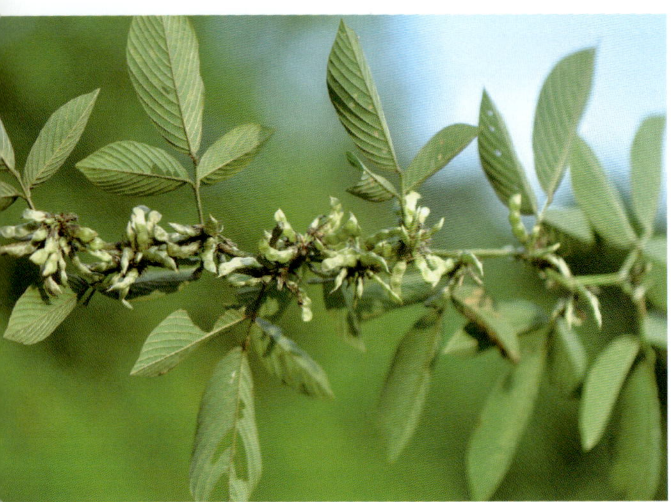

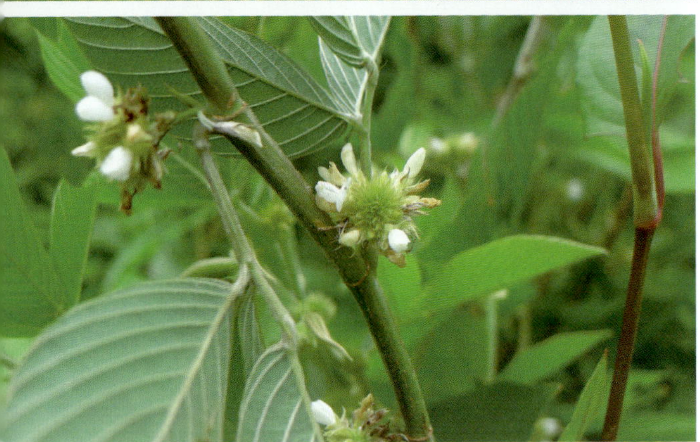

分布区域

产于海南三亚、乐东、昌江、白沙、保亭、陵水、万宁、琼中、儋州、定安。亦分布于中国西南部至东南部各地。越南、老挝、柬埔寨、泰国、缅甸、马来西亚、印度、斯里兰卡和非洲也有分布。

资　　源

生于海拔 100~1400m 的沟边荒草地或山坡灌丛中，十分常见。

采收加工

全年均可采收，鲜用或晒干。

功能主治

根、叶：清热凉血，强筋骨，健脾利湿。用于咽喉痛、腹泻、瘫痪、跌打损伤、骨折、内伤出血、咯血。全株：祛风湿，去疳积。用于风湿骨痛、肾虚腰痛、小儿疳积、角膜白斑。

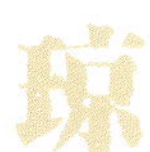

蝶形花科 Fabaceae 鱼藤属 *Derris*

锈毛鱼藤 *Derris ferruginea* (Roxb.) Benth.

| 中 药 名 | 老荆藤（药用部位：根）

| 植物形态 | 攀缘状灌木，小枝密被锈色柔毛。羽状复叶；革质小叶 2~4 对，椭圆形，长 6~13cm，宽 2~5cm，上面无毛，有光泽。圆锥花序腋生，长 15~30cm，密被锈色短柔毛；花梗纤细，轴常延伸成一短枝；花萼长约 3mm，萼齿极小；花冠淡红色或白色，长 8~10mm；雄蕊单体；子房被毛。荚果革质，长椭圆形，长 5~8cm，宽 2.5cm，幼时密被锈色绢毛，成熟时近无毛，腹缝、背缝有翅，有种子 1~2。花期 4~7 月，果期 9~12 月。

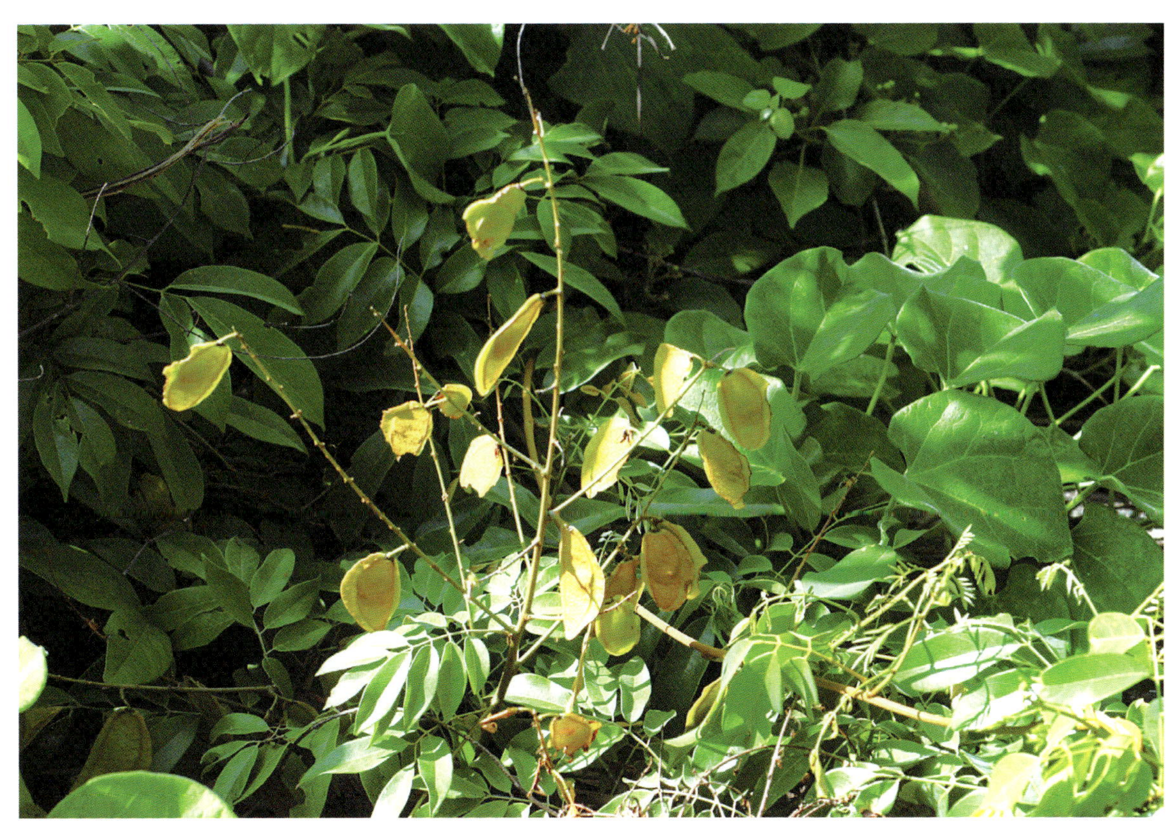

锈毛鱼藤

| 分布区域 | 产于海南三亚、乐东、东方、昌江、白沙、保亭、陵水、琼中、儋州。亦分布于中国华南其他区域，以及贵州、云南。印度至中南半岛也有分布。

| 资　　源 | 生于低海拔的林中，常见。

| 采收加工 | 夏、秋季采挖，洗净，切片，晒干。

| 功能主治 | 外用于疥癣、湿疹。

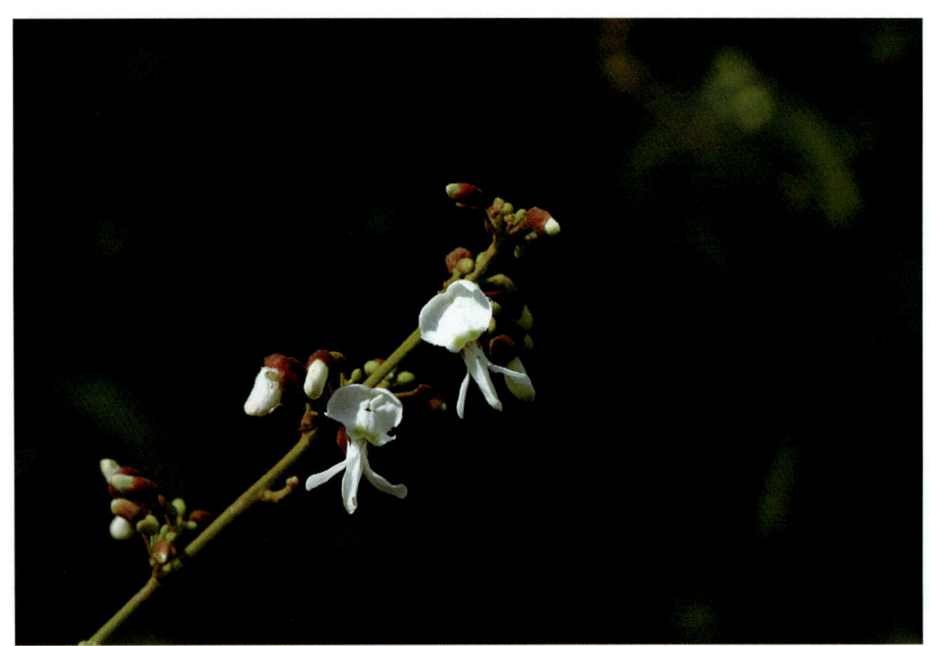

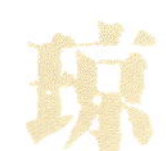

蝶形花科 Fabaceae 鱼藤属 *Derris*

粉叶鱼藤 *Derris glauca* Merr. & Chun

中药名 粉叶鱼藤（药用部位：根）

植物形态 攀缘状灌木。羽状复叶；小叶 4~6 对，倒卵状长圆形，长 5~7cm，宽 2~3.5cm，先端尾状渐尖。聚伞花序组成圆锥花序，长 10~15cm，花通常 3 朵聚生于短枝先端；花长 16~18mm；花梗纤细，有小苞片 2；花萼红褐色，阔杯状，边缘和口部有黄色柔毛；花冠玫瑰色，旗瓣阔卵形，长 16~17mm，宽约 12mm，先端 2 浅裂，近基部内侧有 2 薄片状附属体，翼瓣和龙骨瓣约与旗瓣等长，基部有耳；雄蕊单体；子房下部被黄色微柔毛。荚果薄，长椭圆形，长 4~8cm，腹缝、背缝有翅，种子 1~3。花期 4~5 月，果期 7~8 月。

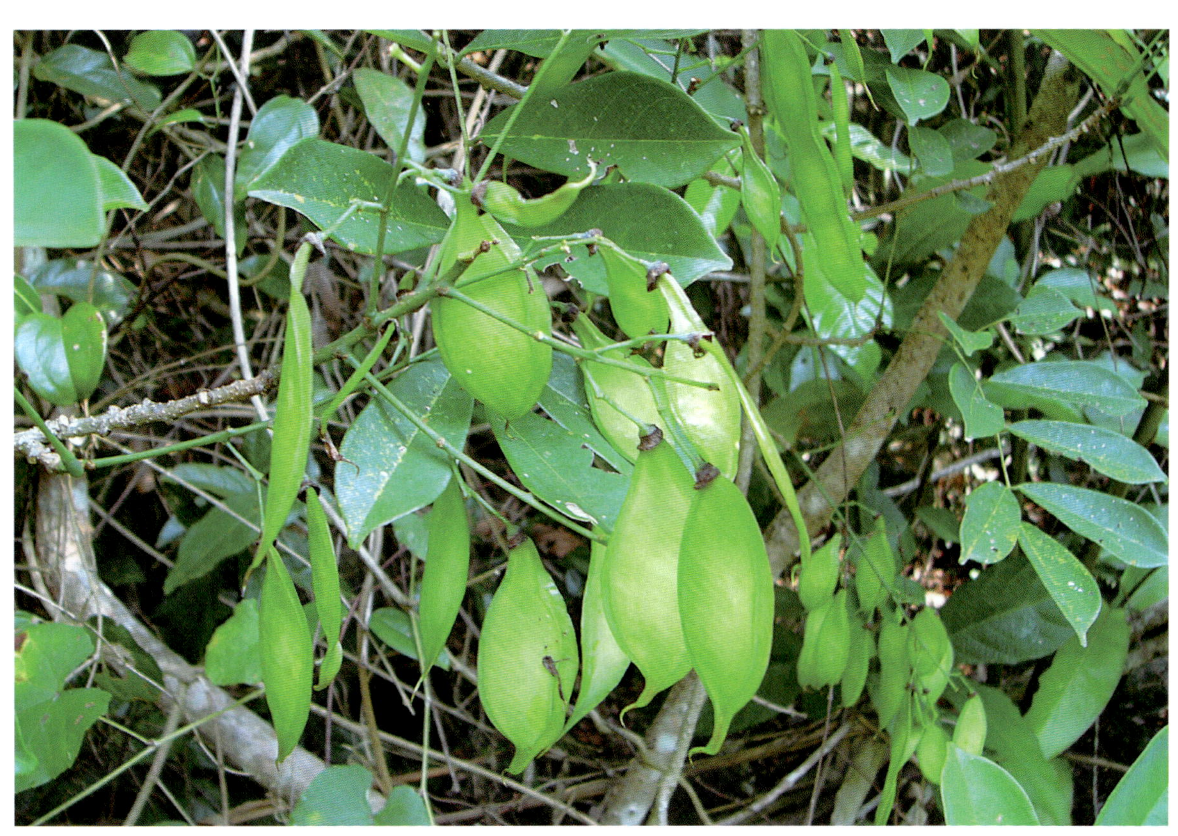

粉叶鱼藤

| 分布区域 | 产于海南三亚、乐东、五指山、万宁、琼中、儋州、澄迈，东方及昌江有分布记录。亦分布于中国广西。

| 资　　源 | 生于低海拔至中海拔的林中，常见。

| 采收加工 | 夏、秋季采挖，洗净，切片，晒干。

| 功能主治 | 同属植物的根一般可消炎、杀菌，本种或有类似作用，其功能可进一步研究。

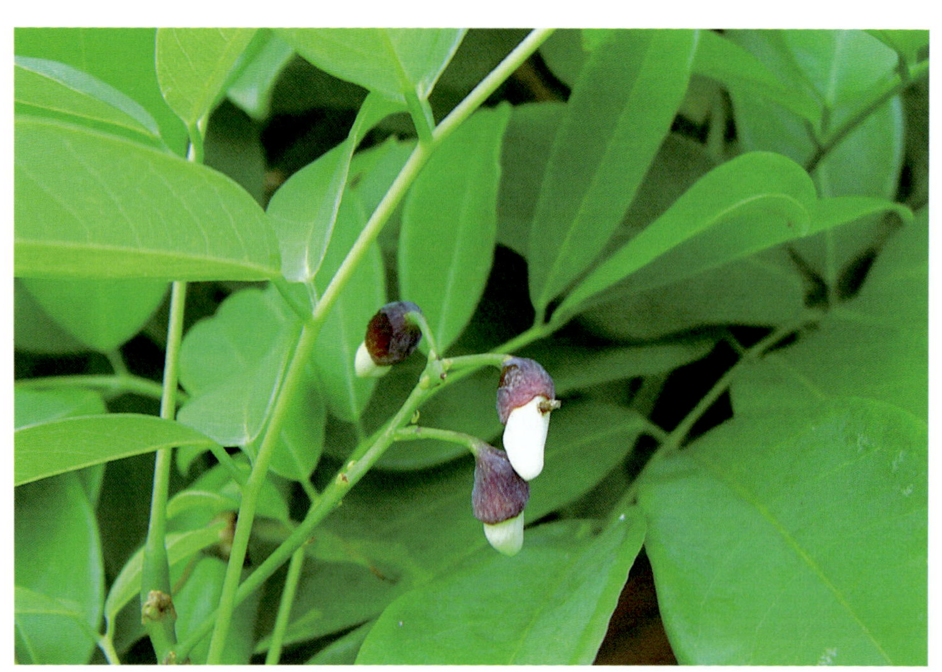

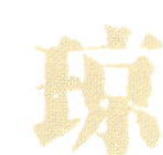

蝶形花科 Fabaceae 鱼藤属 *Derris*

鱼藤 *Derris trifoliata* Lour.

中药名 鱼藤（药用部位：全株或根、藤茎、枝叶）

植物形态 攀缘状灌木，枝叶均无毛。羽状复叶长 7~15cm；小叶通常 2 对，卵形，长 5~10cm，宽 2~4cm；小叶柄短，长 2~3mm。总状花序腋生，通常长 5~10cm；花梗聚生，长 2~4mm；花萼钟状，长约 2mm，萼齿钝，极短；花冠白色或粉红色，各瓣长约 10mm，旗瓣近圆形，翼瓣和龙骨瓣狭长椭圆形，雄蕊单体。荚果斜卵形，长 2.5~4cm，宽 2~3cm，扁平，仅于腹缝有狭翅，有种子 1~2。花期 4~8 月，果期 8~12 月。

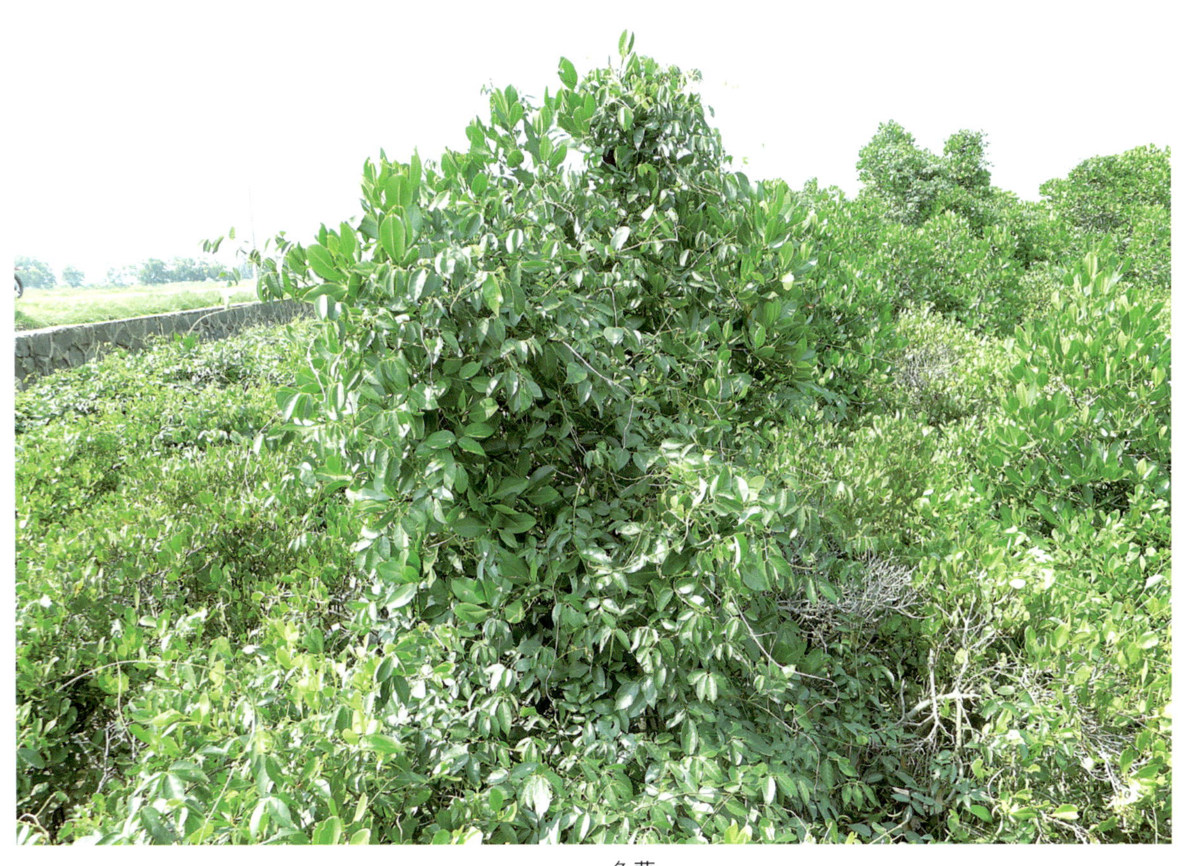

鱼藤

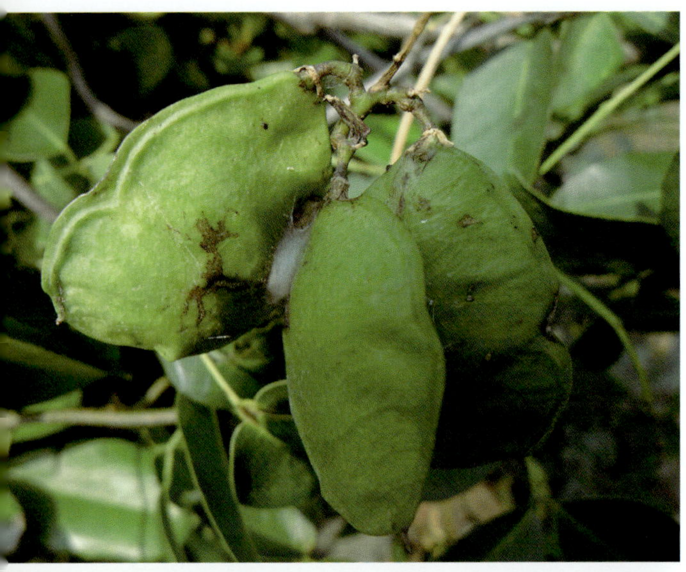

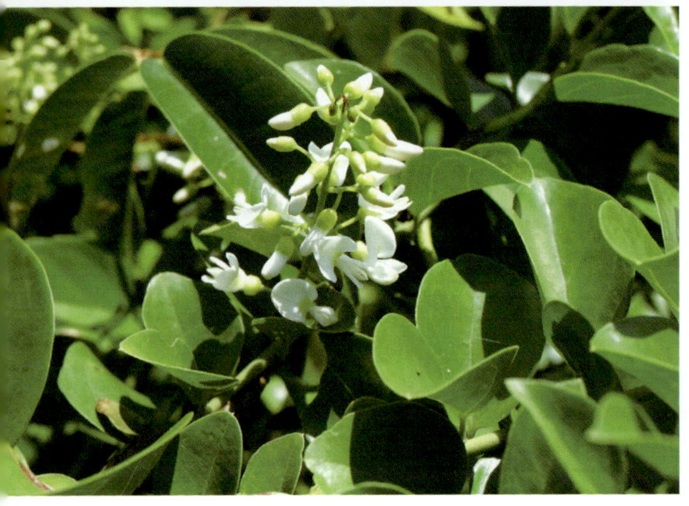

分布区域

产于海南三亚、万宁、文昌。亦分布于中国华南其他区域，以及台湾、福建。亚洲、澳大利亚、太平洋群岛、非洲南部也有分布。

资　源

生于沿海河岸灌丛、海边灌丛或近海岸的红树林中，常见。

采收加工

根：全年均可采挖，洗净，切片，晒干。茎、叶：夏、秋季采收，多鲜用。

功能主治

解毒，散瘀，消肿，活血，止痛，杀虫。用于跌打损伤、风湿关节肿痛、风湿骨病、湿疹、疥癣、足癣。也可杀灭蛆蝇。

蝶形花科 Fabaceae 鱼藤属 *Derris*

白花鱼藤 *Derris albo-rubra* Hemsl.

中药名 白花鱼藤（药用部位：根皮）

植物形态 常绿木质藤，羽状复叶；革质小叶 2 对，椭圆形，长 5~8cm，宽 2~5cm，无毛。圆锥花序顶生或腋生，长 15~30cm，花序轴和花梗薄被微柔毛；花萼红色，斜钟状，长 3~4mm，萼齿 5，最下 1 较长，被黄色、褐色短柔毛；花冠白色，长 10~12mm，先端被微柔毛，旗瓣近圆形，先端微凹陷，基部无附属体，翼瓣基部有 2 耳；雄蕊单体；子房无柄，被黄色柔毛。荚果革质，斜卵形，长 2~5cm，宽 2.2~2.5cm，扁平，腹缝、背缝有翅，通常有种子 1~2。花期 4~6 月，果期 7~10 月。

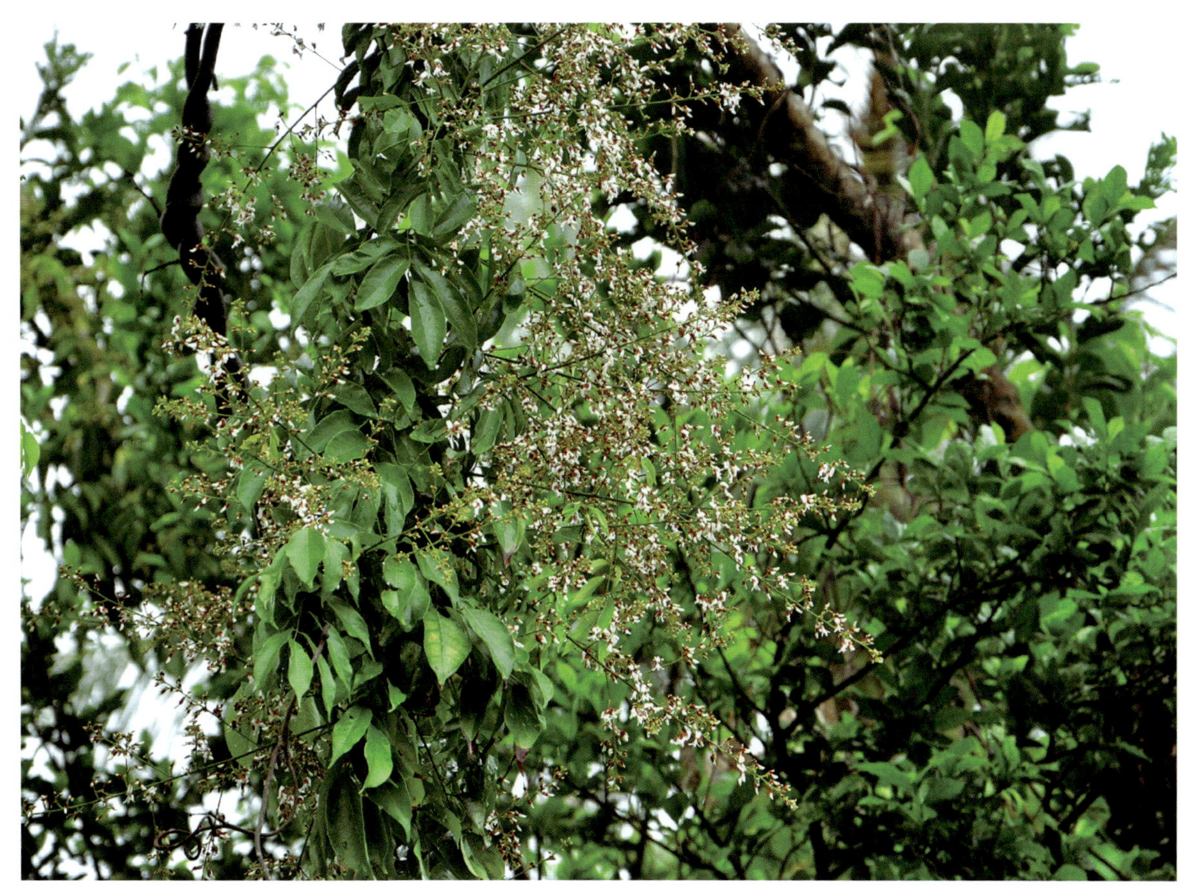

白花鱼藤

| 分布区域 | 产于海南三亚、东方、乐东、昌江、保亭、万宁、琼中、琼海、海口、儋州。越南、老挝、柬埔寨也有分布。

| 资　　源 | 生于山地疏林或灌丛中，常见。

| 采收加工 | 夏、秋季采收，切碎，晒干或鲜用。

| 功能主治 | 用于疮癣。

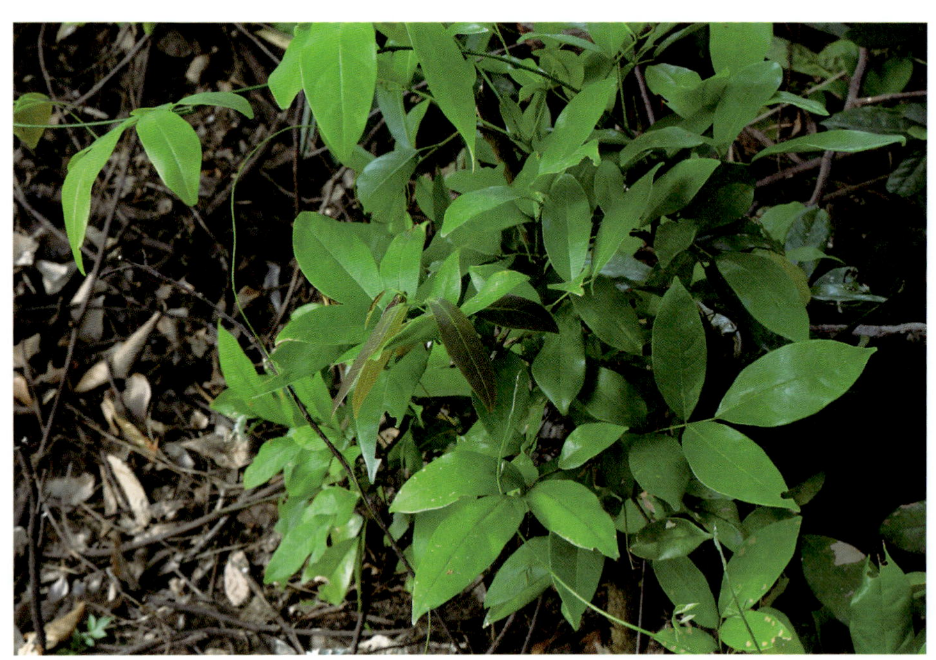

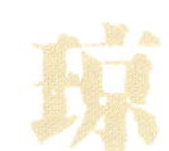

蝶形花科 Fabaceae 山蚂蝗属 *Desmodium*

大叶山蚂蝗 *Desmodium gangeticum* (L.) DC.

| 中 药 名 | 红母鸡草（药用部位：全株或根、茎、叶）

| 植物形态 | 直立，茎被稀疏柔毛。叶具单小叶；托叶狭三角形，长约 1cm，宽 1~3mm；叶柄密被直毛和小钩状毛；小叶纸质，长椭圆状卵形，长 3~13cm，宽 2~7cm，下面薄被灰色长柔毛；小托叶钻形。总状花序顶生和腋生，总花梗被短柔毛，花 2~6 生于每一节上，节疏离；苞片针状，脱落；花梗被毛；花萼宽钟状，长约 2mm，被糙伏毛，裂片披针形；花冠绿白色，长 3~4mm，旗瓣倒卵形，基部渐狭，具不明显的瓣柄，翼瓣长圆形，基部具耳和短瓣柄，龙骨瓣狭倒卵形，无耳；雄蕊二体；子房线形，被毛。荚果密集，长 1.2~2cm，宽约 2.5mm，背缝线波状，有荚节 6~8，荚节近圆形，长 2~3mm，被钩状短柔毛。花期 4~8 月，果期 8~9 月。

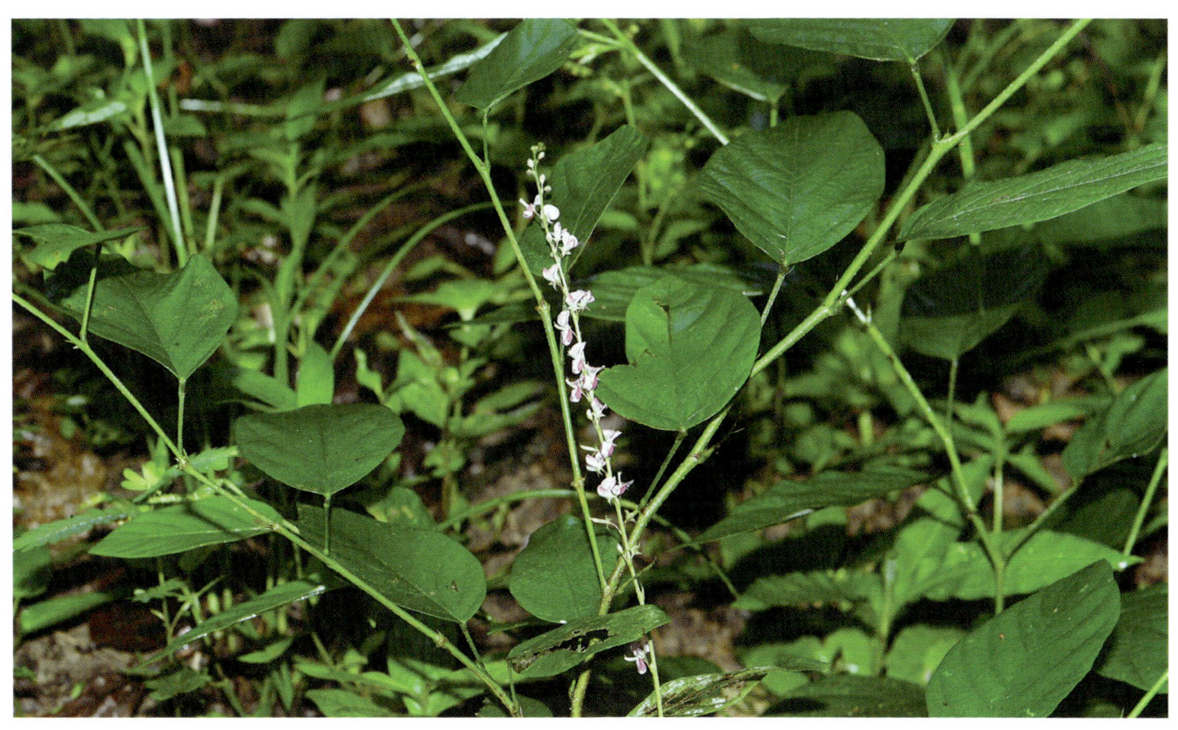

大叶山蚂蝗

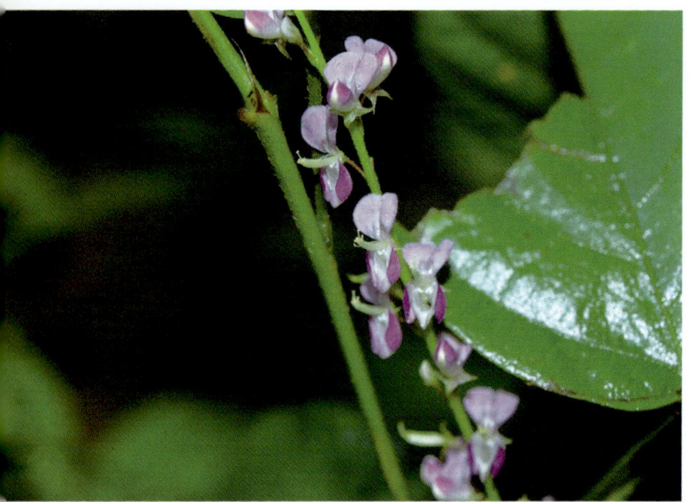

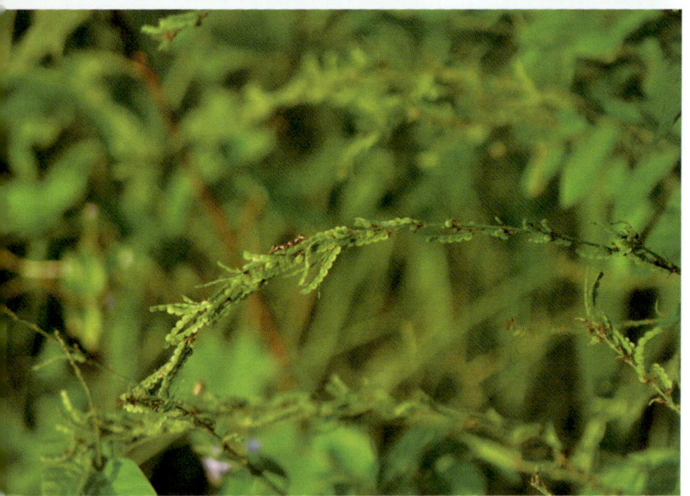

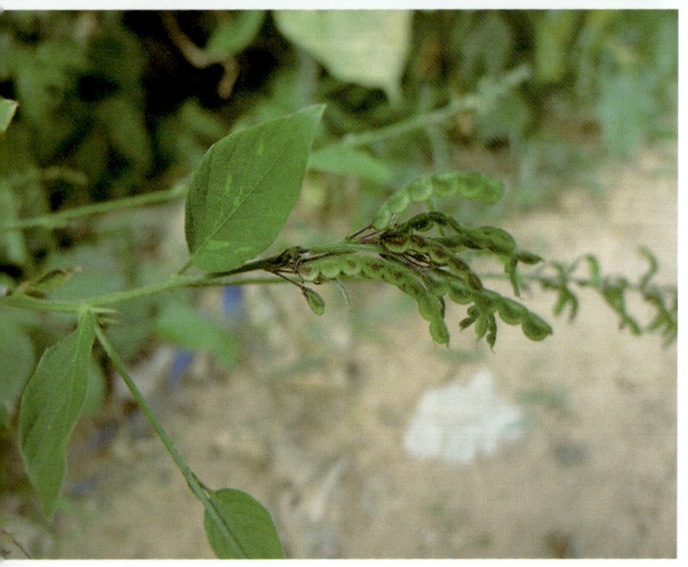

分布区域

产于海南三亚、东方、昌江、白沙、五指山、陵水、万宁、儋州、澄迈、海口。亦分布于中国华南其他区域，以及台湾、贵州、云南。亚洲、澳大利亚及非洲的热带地区也有分布。

资　　源

生于海拔 300~900m 的旷野、疏林中，常见。

采收加工

全株 9~10 月采收，晒干。

药材性状

枝条呈圆柱形，可见毛茸。叶单生，矩形或阔披针形，长 3~13cm，宽 2~7cm，先端渐狭呈急尖，基部圆形或楔形，全缘。表面枯绿色，下表面可见短柔毛，纸质，有时可见细长的荚果，长 1.2~2cm，直径约 2.5mm，有 6~8 荚节，腹缝线平直，背缝线深波状，表面具带钩的小毛。气特异。

功能主治

消炎杀菌，调经止血止痛，消瘀散肿。用于跌打损伤、骨折、疮疖、阴挺、脱肛、腹痛、闭经、牛皮癣、神经性皮炎。

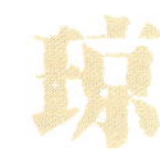

蝶形花科 Fabaceae 山蚂蝗属 *Desmodium*

假地豆 *Desmodium heterocarpon* (L.) DC.

中药名 山花生（药用部位：全株）

植物形态 小灌木。叶为羽状三出复叶，小叶 3；托叶宿存，狭三角形；顶生小叶椭圆形，长 2.5~6cm，宽 1.3~3cm，侧生小叶较小，下面被贴伏白色短柔毛；小托叶丝状，小叶柄密被糙伏毛。总状花序长 2.5~7cm，总花梗密被淡黄色开展的钩状毛；花极密，每 2 朵生于花序的节上；苞片卵状披针形，被缘毛；花萼钟形，4 裂，疏被柔毛，裂片三角形，上部裂片先端微 2 裂；花冠长约 5mm，旗瓣倒卵状长圆形，先端圆至微缺，基部具短瓣柄，翼瓣倒卵形，具耳和瓣柄，龙骨瓣极弯曲，雄蕊二体。荚果密集，狭长圆形，长 12~20mm，宽 2.5~3mm，腹背两缝线被钩状毛，有荚节 4~7，荚节近方形。花期 7~10 月，果期 10~11 月。

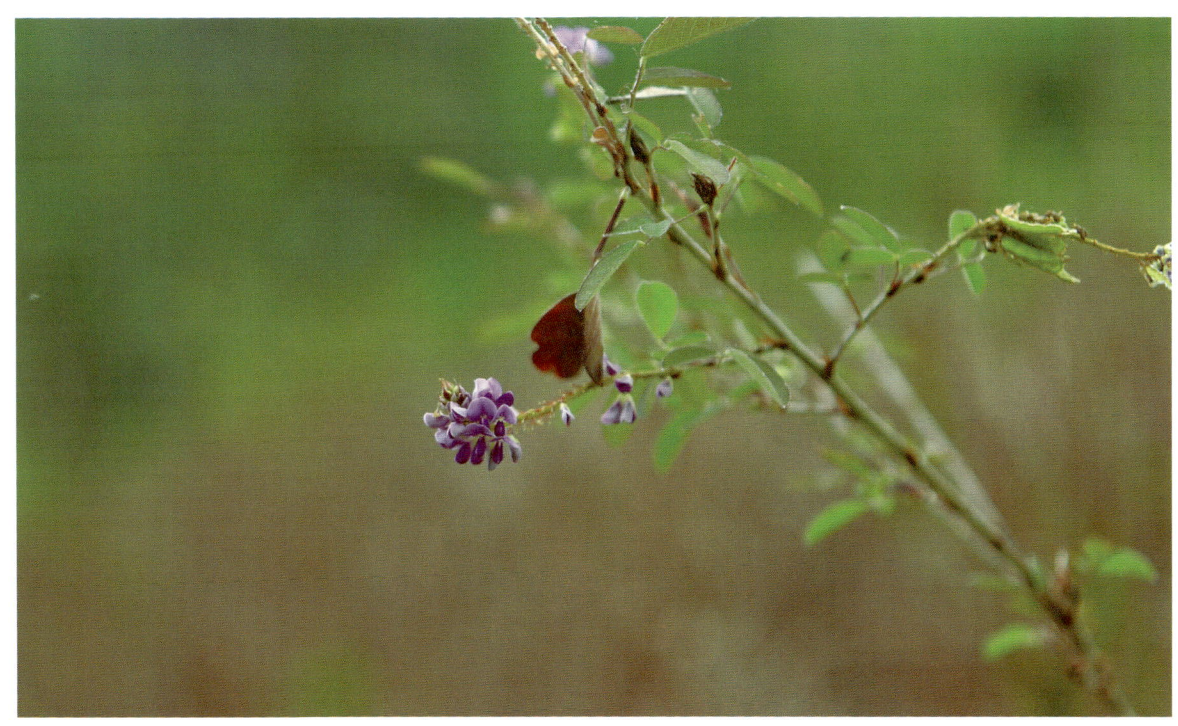

假地豆

| 分布区域 | 产于海南东方、白沙、五指山、保亭、万宁、琼中、儋州、临高、澄迈、定安、文昌、海口。亦分布于中国华南其他区域、华东、西南，以及湖南、江西。亚洲东部和南部、太平洋群岛及大洋洲也有分布。

| 资　　源 | 生于海拔 350~1800m 的山谷灌丛中，十分常见。

| 采收加工 | 9~10 月采收，切断，晒干或鲜用。

| 药材性状 | 小枝圆柱形，光滑。掌状复叶，3 小叶，枝端小叶较大，椭圆形或倒卵形，长 2.5~6cm，宽 1.3~3cm，先端圆形或钝，有的微有缺刻，基部楔形，全缘；两侧小叶稍小，椭圆形。气特异。有时可见密集排列的荚果，长 12~20mm，宽约 3mm，有 4~7 荚节，腹缝线较平直，背缝线稍缢缩，表面被带钩的缘毛。

| 功能主治 | 清热解毒，消肿止痛。用于流行性乙型脑炎、流行性腮腺炎、跌打损伤、咳嗽、喉痛、肺结核、咯血、小儿疳积、头痛、尿路感染。外用于疮疡肿毒、毒蛇咬伤。

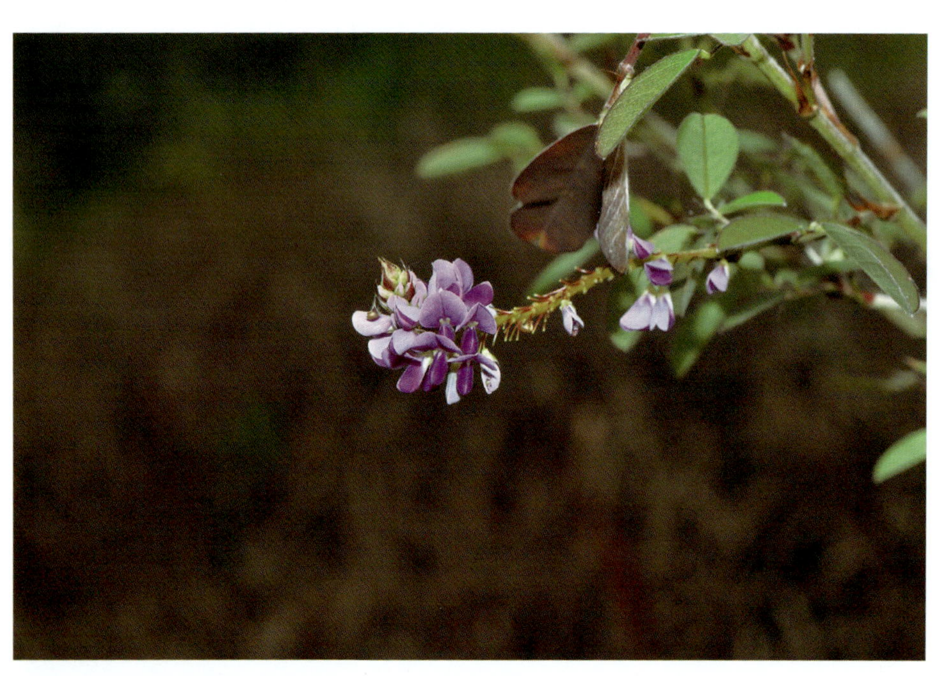

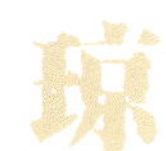

蝶形花科 Fabaceae 山蚂蝗属 *Desmodium*

异叶山蚂蝗 *Desmodium heterophyllum* (Willd.) DC.

中药名 铁线草（药用部位：全草或根、叶）

植物形态 草本，茎多分枝。叶为羽状三出复叶，在茎下部有时为单小叶；托叶卵形，长 3~6mm，被缘毛；叶柄疏生长柔毛；小叶纸质；小托叶狭三角形。花单生或成对生于腋内，不组成花序；苞片卵形；花梗长 10~25mm，无毛；花萼宽钟形，被长柔毛和小钩状毛，5 深裂，裂片披针形，较萼筒长；花冠紫红色至白色，长约 5mm，旗瓣宽倒卵形，翼瓣倒卵形或长椭圆形，具短耳，龙骨瓣稍弯曲，具短瓣柄；雄蕊二体，子房被贴伏柔毛。荚果长 12~18mm，宽约 3mm，窄长圆形，有荚节 3~5，扁平，荚节宽长圆形，长 3.5~4mm，老时近无毛，有网脉。花果期 7~10 月。

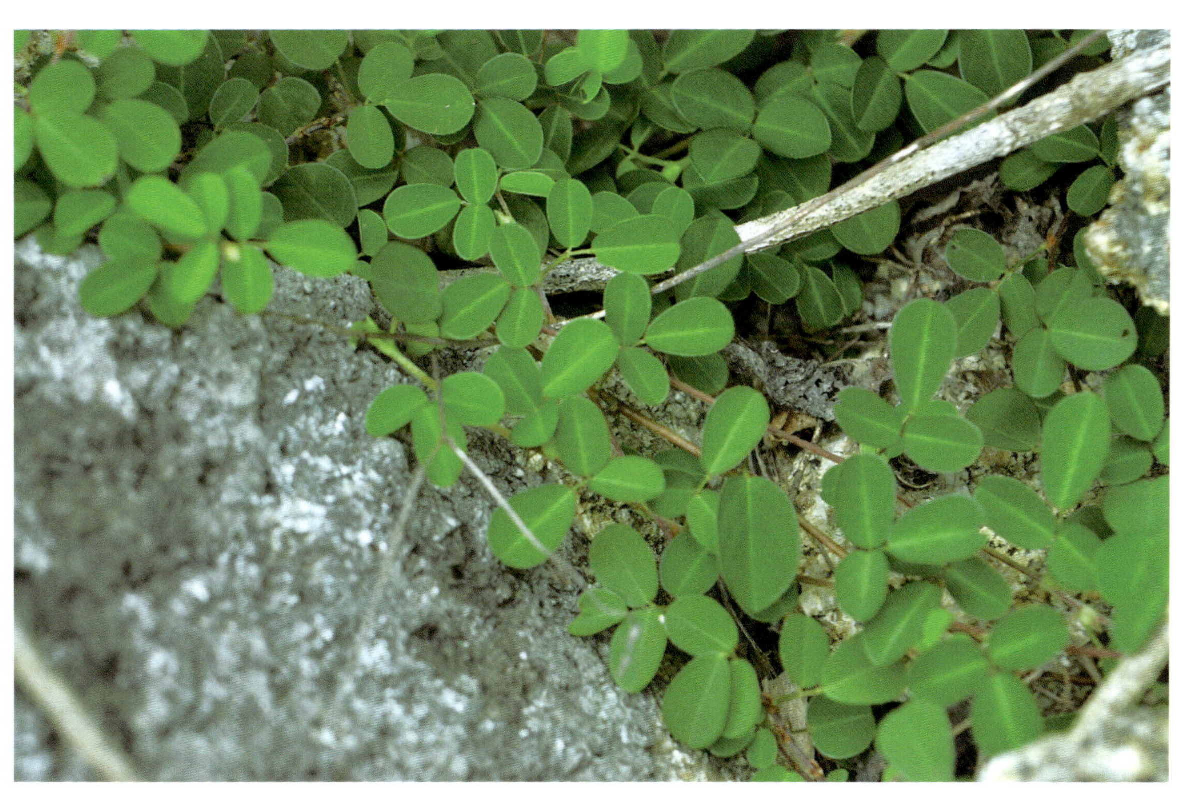

异叶山蚂蝗

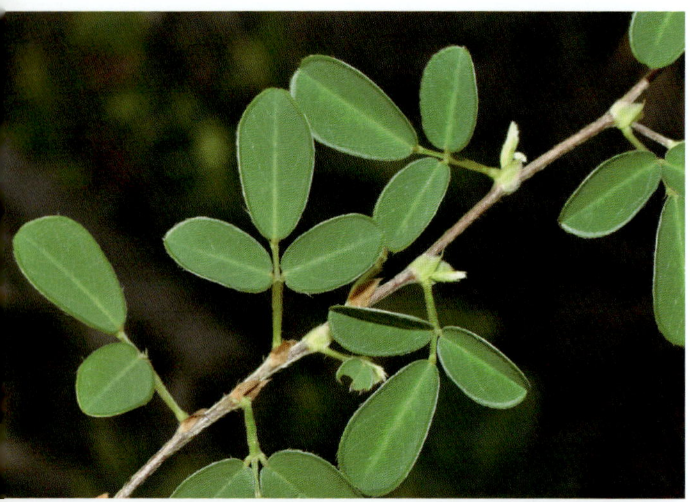

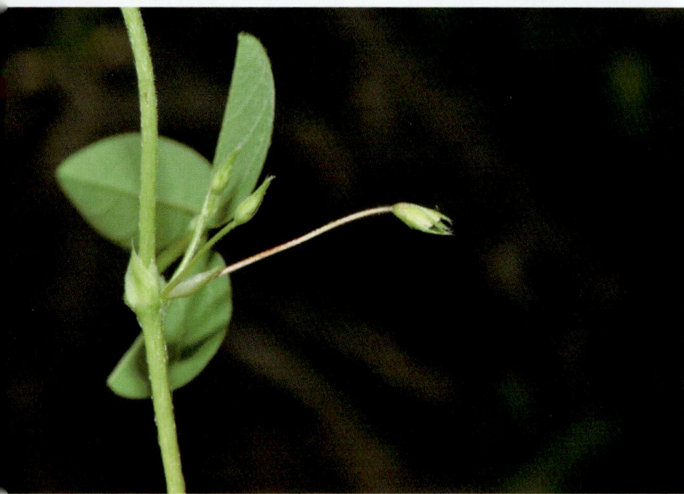

分布区域

产于海南三亚、乐东、东方、五指山、万宁、儋州、琼中。亦分布于中国华南其他区域，以及江西、福建、台湾、云南。越南、缅甸、马来西亚、泰国、菲律宾、尼泊尔、印度、斯里兰卡、太平洋群岛和大洋洲也有分布。

资　源

生于河边或田边，常见。

采收加工

全草 9~10 月采收，晒干。

功能主治

全草：清热解毒，利水通淋，散瘀消肿。用于感冒发热、消化不良、乳痈、尿路感染、泌尿系结石、跌打损伤。外用于外伤出血、疮疡肿毒、毒蛇咬伤。 根：健胃，祛痰止咳。用于虚寒性咳嗽、小儿疳积。 叶：清热解毒。用于疮疡、创伤。

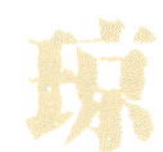

蝶形花科 Fabaceae 山蚂蝗属 *Desmodium*

大叶拿身草 *Desmodium laxiflorum* DC.

中药名 大叶拿身草（药用部位：全株）

植物形态 灌木或亚灌木，茎被贴伏毛和小钩状毛。叶为羽状三出复叶，长7~10mm，宽2~3mm，被柔毛和小钩状毛；叶柄长1.5~4cm，被柔毛和小钩状毛；下面密被淡黄色丝状毛；小托叶钻形。总状花序腋生或顶生，长达28cm；总轴被柔毛和小钩状毛；花2~7簇生于每一节上；苞片小，线状钻形；花梗长2~3mm，密被小钩状毛和混生稀疏开展毛；花萼漏斗形，密被长柔毛；花冠紫堇色或白色，长4~7mm，旗瓣宽倒卵形或近圆形，翼瓣基部具耳和短瓣柄，龙骨瓣无耳，但具瓣柄；雄蕊二体，子房疏生柔毛。荚果线形，长2~6cm，腹背缝线

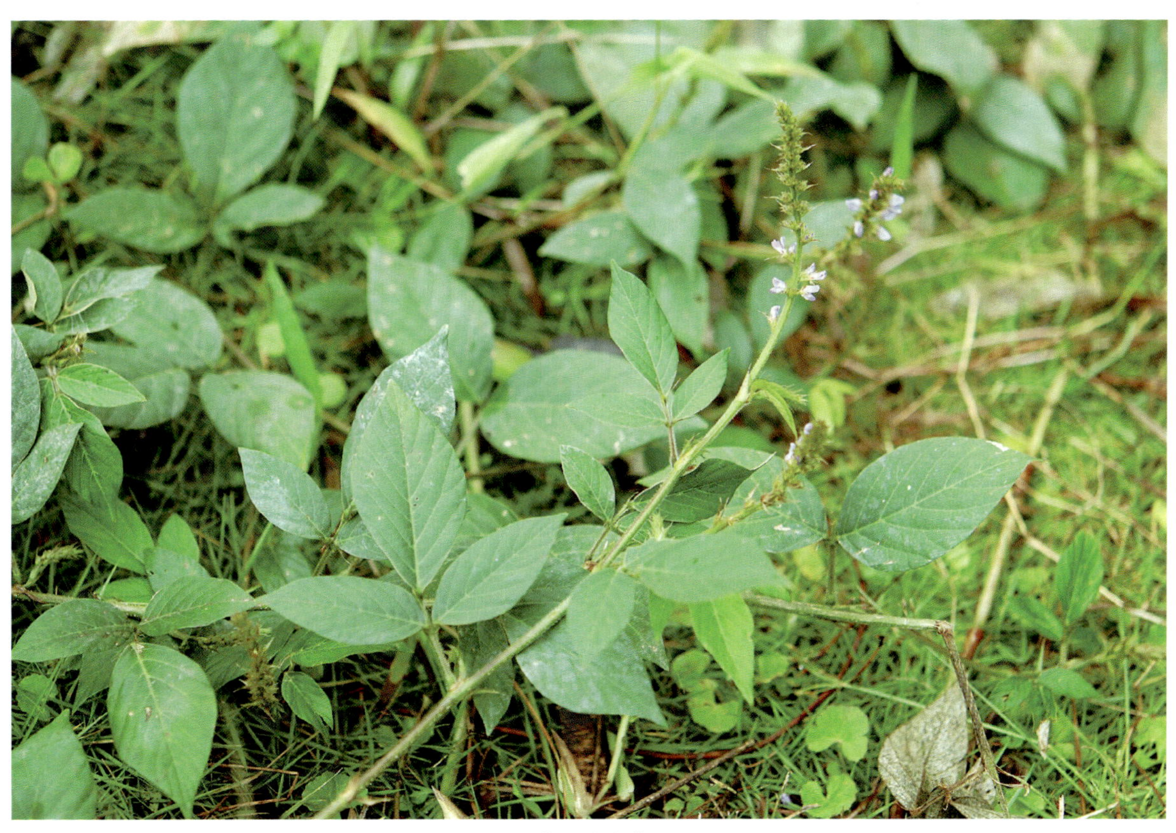

大叶拿身草

在荚节处稍缢缩，有荚节 4~12，荚节长圆形，长 4~5mm，宽 1.5~2mm，密被钩状小毛。花期 8~10 月，果期 10~11 月。

| 分布区域 | 产于海南白沙。亦分布于中国华南其他区域、西南，以及湖南、江西、福建、台湾、湖北。越南、泰国、缅甸、马来西亚、菲律宾及印度也有分布。

| 资　　源 | 生于山地林缘、山谷水旁，少见。

| 采收加工 | 9~10 月采收，切断，晒干。

| 药材性状 | 茎圆柱形，长 50~100cm，密生短柔毛，具不明显的棱，质脆，折断面髓部明显。三出复叶，小叶 3，长 0.7~1cm，表面枯绿色，下表面具毛茸，两侧小叶较小。气微，有时可见荚果，长 2~6cm，有 4~12 荚节，表面密被带钩的黄棕色小毛。气微。

| 功能主治 | 清热解毒，平肝，祛风利湿，消食，止血。用于跌打损伤、毒蛇咬伤、胃痛、膀胱结石、肾结石、过敏性皮炎、神经性皮炎、淋巴结炎、乳腺炎、烫伤、小儿疳积、梅毒。

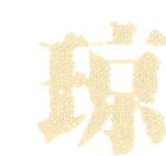

蝶形花科 Fabaceae 山蚂蝗属 *Desmodium*

小叶三点金 *Desmodium microphyllum* (Thunb.) DC.

中 药 名 小叶三点金（药用部位：全草），辫子草根（药用部位：根）

植物形态 多年生草本。茎通常红褐色，近无毛；根粗，木质。叶为羽状三出复叶，托叶披针形，有缘毛；小叶薄纸质；小托叶小，长0.2~0.4mm；顶生小叶柄长3~10mm，疏被柔毛。总状花序顶生或腋生，被黄褐色开展柔毛；有花6~10，花小，长约5mm；苞片卵形，被黄褐色柔毛；花梗长5~8mm，略被短柔毛；花萼长4mm，5深裂，密被黄褐色长柔毛，裂片线状披针形，较萼筒长3~4倍；花冠粉红色，与花萼近等长，旗瓣倒卵形或倒卵状圆形，中部以下渐狭。雄蕊二体，长约5mm；子房线形，被毛。荚果长12mm，宽约3mm，腹背两缝

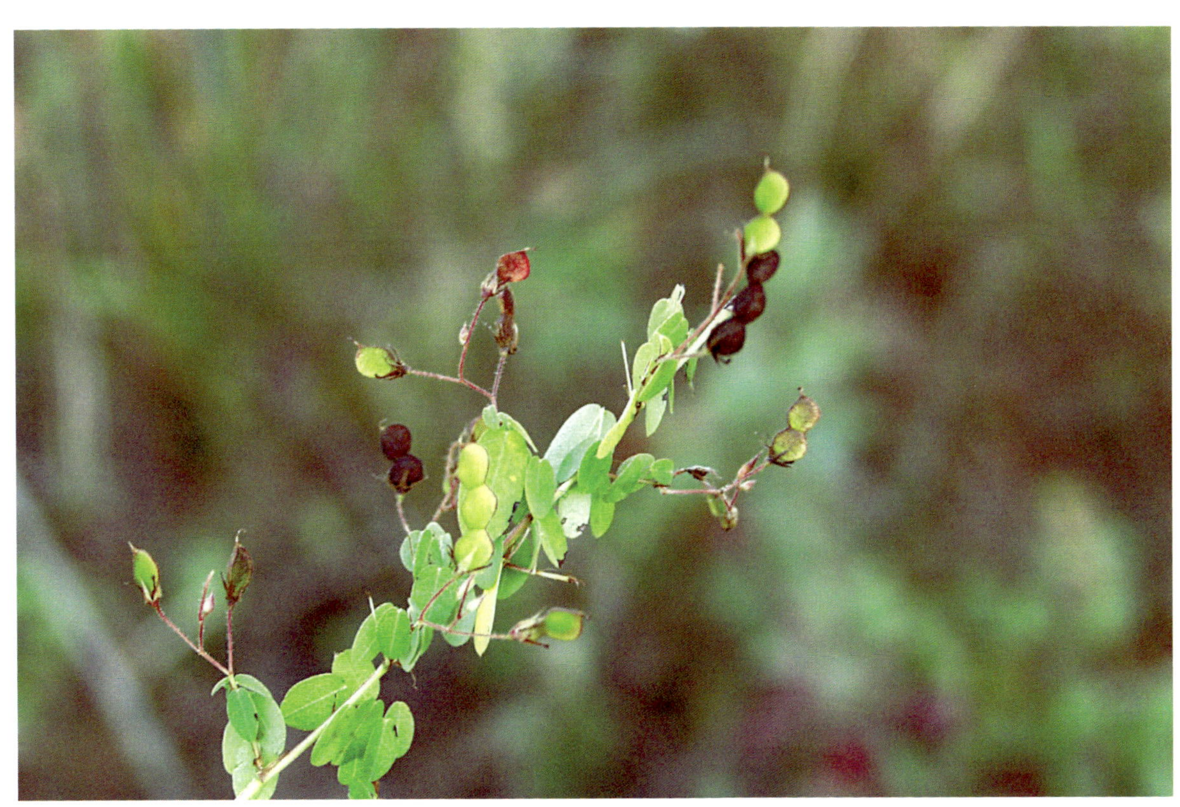

小叶三点金

线浅齿状，通常有荚节 3~4，有时 2 或 5，荚节近圆形，扁平，被小钩状毛，有网脉。花期 5~9 月，果期 9~11 月。

| 分布区域 | 产于海南陵水。亦分布于中国长江以南各地。越南、泰国、缅甸、马来西亚、尼泊尔、印度、斯里兰卡、日本及澳大利亚也有分布。

| 资　　源 | 生于荒地草丛中或灌木林中，少见。

| 采收加工 | 夏、秋季采收全草、根，鲜用或晒干。

| 药材性状 | 小草多缠绕成团。根粗壮有分枝，木化。茎较细，小叶 3，先端小叶较大，绿色，下表面具柔毛，两侧小叶很小。有时可见总状花序或荚果，荚果长 12mm，直径约 3mm，有荚节 2~5，节处有缢缩，表面被短毛。气特异。

| 功能主治 | 全草：清热解毒，健脾利湿，止血消肿，止咳平喘。用于泌尿系结石、慢性吐泻、慢性支气管炎、咳嗽痰喘、小儿疳积、消化不良、肝炎、胃炎、黄疸、痢疾、头痛、牙痛、痈疽发背、痔疮、骨折、毒蛇咬伤。根：清热利湿，止血，通络。用于黄疸、痢疾、小便淋痛、风湿痛、咯血、崩漏等。

| 附　　注 | 在 FOC 中，其学名被修订为 *Codariocalyx microphyllus* (Thunb.) H. Ohashi。

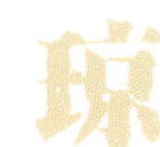

蝶形花科 Fabaceae 山蚂蝗属 *Desmodium*

肾叶山蚂蝗 *Desmodium renifolium* (L.) Schindl.

中药名 肾叶山蚂蝗（药用部位：根、叶）

植物形态 亚灌木，茎具纵条纹，通常无毛，根茎木质。叶具单小叶；托叶线形，叶柄纤细，长1~2cm；小叶膜质，肾形或扁菱形，通常宽大于长，长1.5~3.5cm，宽2.5~5cm；小托叶刺毛状。圆锥花序顶生，长5~15cm；总花梗纤细；花疏离，通常2~5朵生于花序的每一节上，节间长1cm；苞片干膜质，具条纹；花梗疏生小钩状毛；花萼长约2mm，外面疏生钩状毛；花冠白色至淡黄色或紫色，长约5mm，旗瓣倒卵形，具宽短瓣柄，翼瓣狭长圆形，有不明显的耳，具长瓣柄，龙骨瓣长椭圆形，较翼瓣稍长，无耳，但有长瓣柄；雄蕊单体；子房被贴伏小柔毛。荚果狭长圆形，背缝线缢缩，有荚节2~5，荚节近方形至半圆形，具网脉。花果期9~11月。

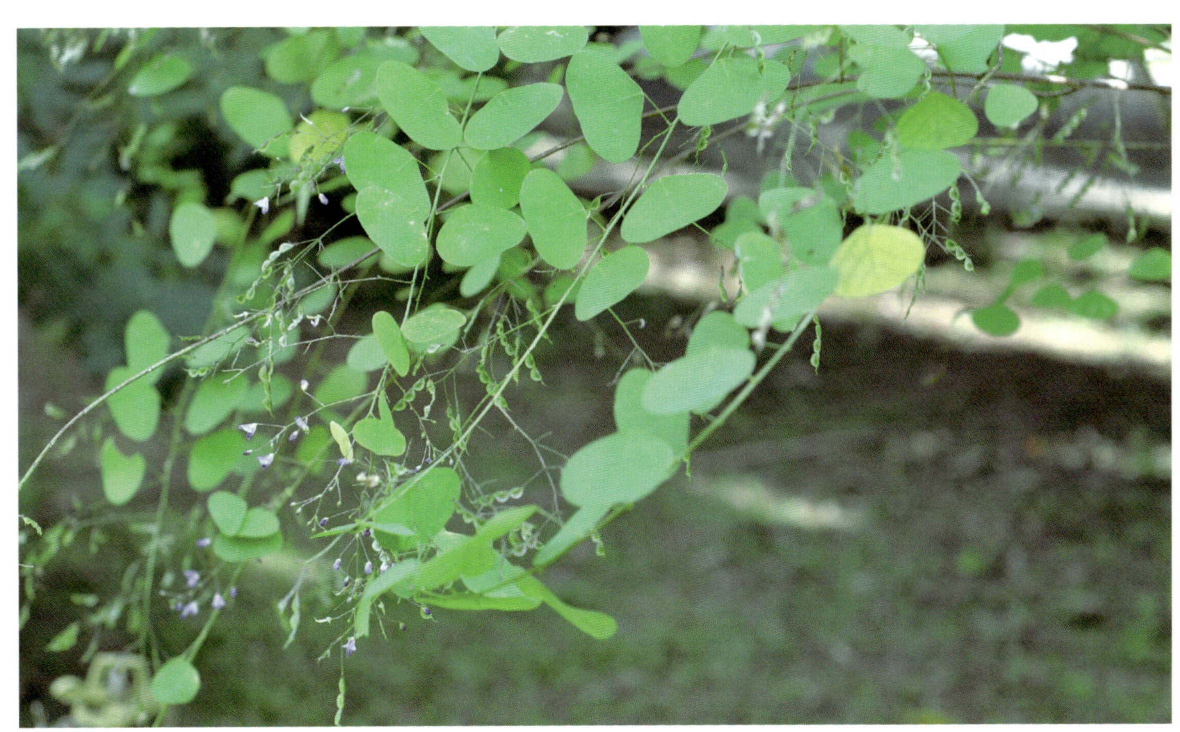

肾叶山蚂蝗

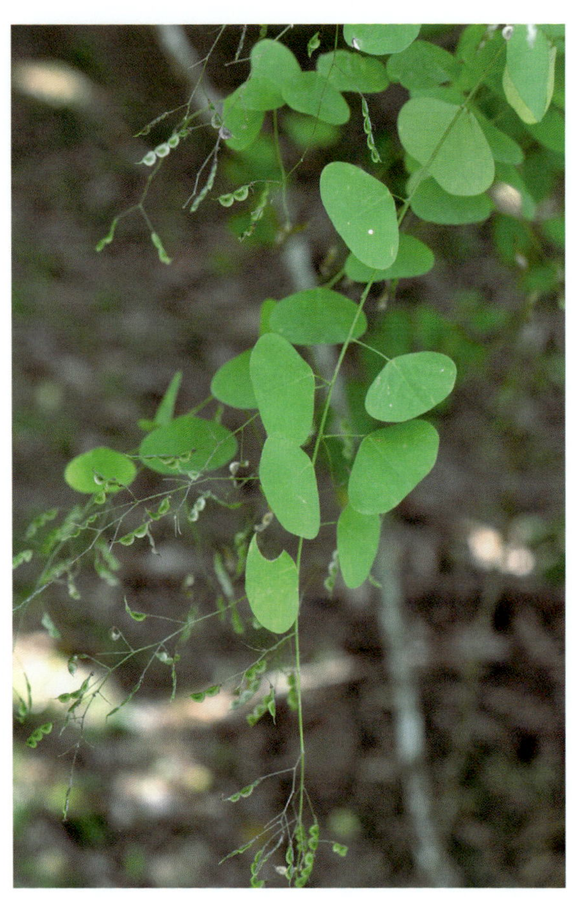

分布区域

产于海南东方、昌江。亦分布于中国台湾、云南。越南、老挝、泰国、缅甸、马来西亚、印度及大洋洲也有分布。

资源

散生于向阳草地、灌丛中、林缘或阔叶林下，少见。

采收加工

根和叶：夏、秋季采收，鲜用或晒干。

功能主治

根：祛风除湿，止咳，消炎，止血。叶：解热。

蝶形花科 Fabaceae 山蚂蝗属 *Desmodium*

显脉山绿豆 *Desmodium reticulatum* Champ. ex Benth.

中药名

显脉山绿豆（药用部位：全株）

植物形态

亚灌木，无毛。叶为羽状三出复叶；托叶宿存，狭三角形，叶柄被疏毛；小叶厚纸质；小托叶钻形。总状花序顶生，长 10~15cm，总花梗密被钩状毛；花小，每 2 朵生于节上；苞片卵状披针形，被缘毛，脱落；花梗长约 3mm；花萼钟形，4 裂，疏被柔毛，与萼筒等长；花冠粉红色，后变蓝色，长约 6mm，旗瓣卵状圆形，翼瓣倒卵状长椭圆形，翼瓣与龙骨瓣明显弯曲；雄蕊二体。荚果长圆形，长 10~20mm，宽约 2.5mm，背缝线波状，近无毛或被钩状短柔毛，有荚节 3~7。花期 6~8 月，果期 9~10 月。

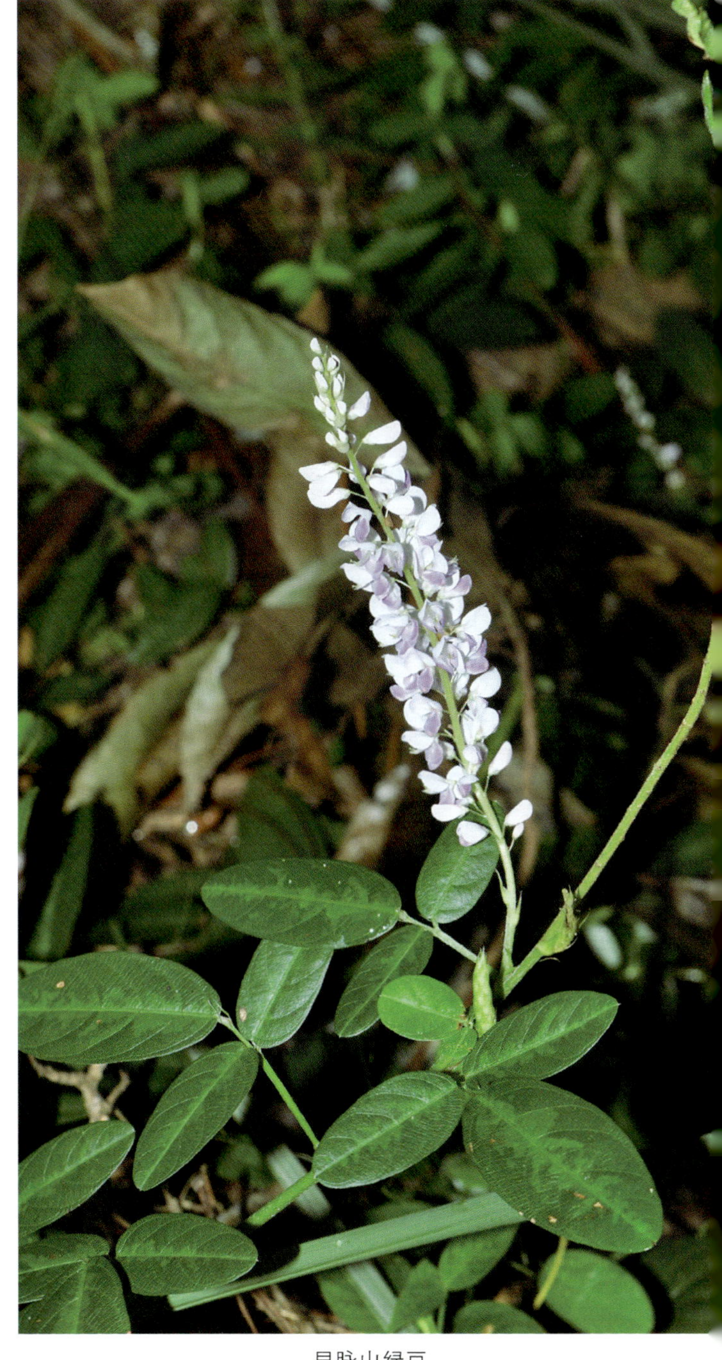

显脉山绿豆

分布区域

产于海南三亚、乐东、东方、昌江、白沙、五指山、陵水、万宁、儋州、屯昌、琼海。亦分布于中国华南其他区域，以及云南。越南、泰国、缅甸也有分布。

资源

生于山地灌丛间或草坡上，十分常见。

| 采收加工 | 秋季采收全株、根，鲜用或晒干。

| 功能主治 | 祛瘀，去腐生肌。用于痢疾、跌打损伤、外伤出血。

| 附　　注 | 在 FRPS 中，其被归为假地豆 *Desmodium heterocarpon* 下的一个变种，学名被修订为 *Desmodium heterocarpon* (L.) DC. subsp. *angustifolium* (Benth. ex Craib) H. Ohashi。

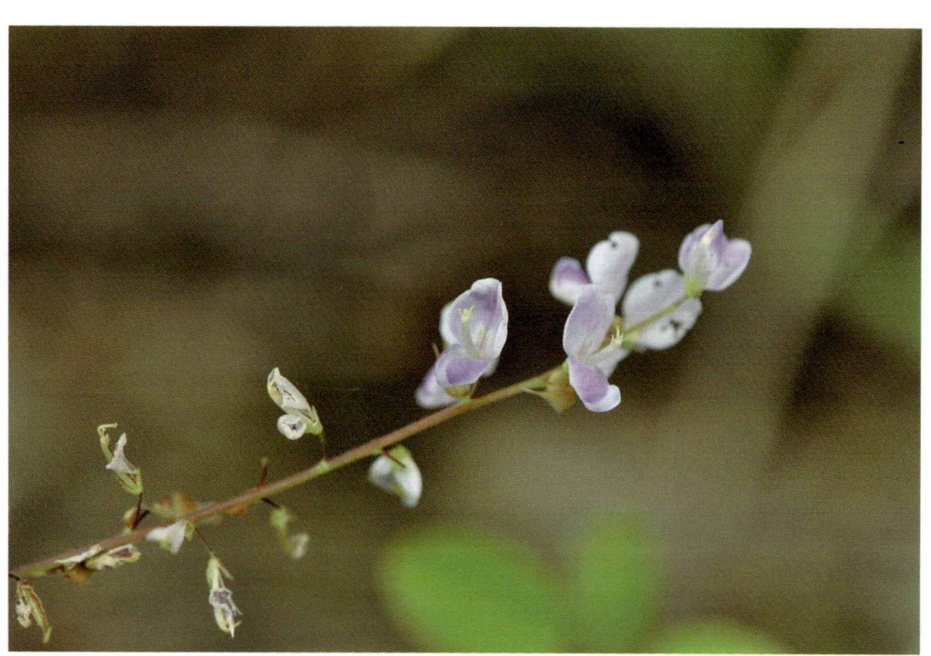

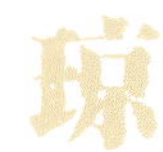

蝶形花科 Fabaceae 山蚂蝗属 *Desmodium*

广金钱草 *Desmodium styracifolium* (Osbeck) Merr.

中 药 名 广金钱草（药用部位：枝叶）

植物形态 亚灌木状草本，幼枝密被白色或淡黄色毛。叶常具单小叶；叶柄密被丝状毛；托叶长 7~8mm；小叶厚纸质至近革质，圆形，长与宽均为 2~4.5cm，下面密被贴伏、白色丝状毛，全缘；小托叶钻形，疏生柔毛。总状花序短，长 1~3cm，总花梗密被绢毛；花密生，每 2 朵生于节上；苞片密集，覆瓦状排列，长 3~4mm，被毛；花萼长约 3.5mm，密被小钩状毛和混生丝状毛，萼筒长约 1.5mm，先端 4 裂，上部裂片又 2 裂；花冠紫红色，长约 4mm，旗瓣倒卵形或近圆形，具瓣柄，翼瓣倒卵形，亦具短瓣柄，龙骨瓣较翼瓣长，极弯曲，

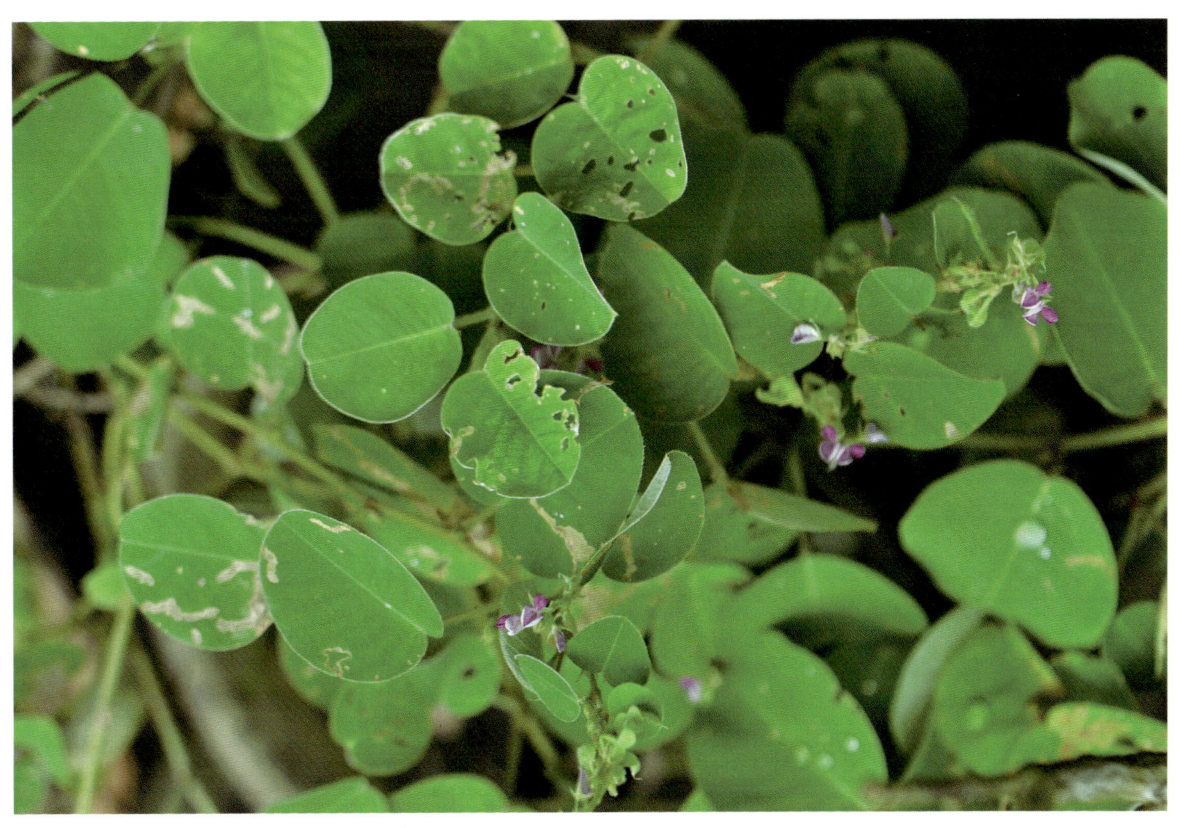

广金钱草

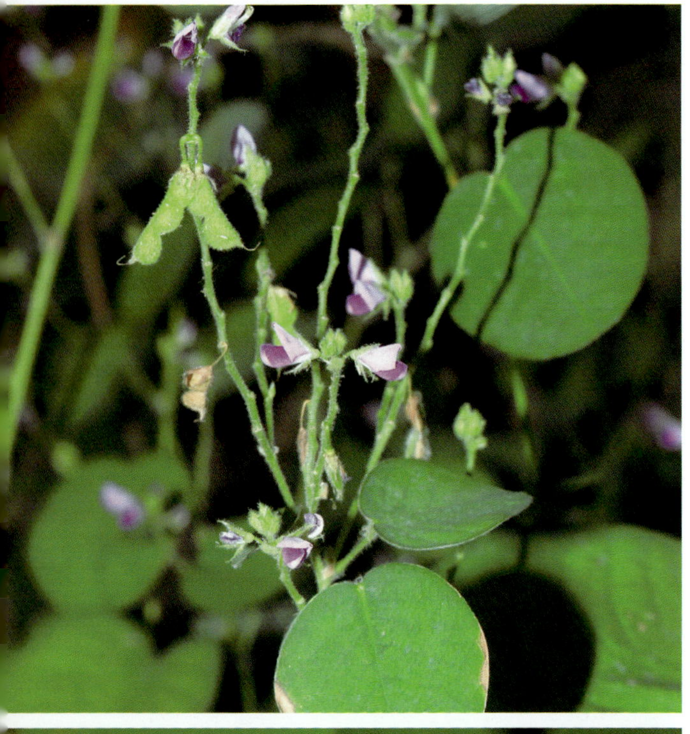

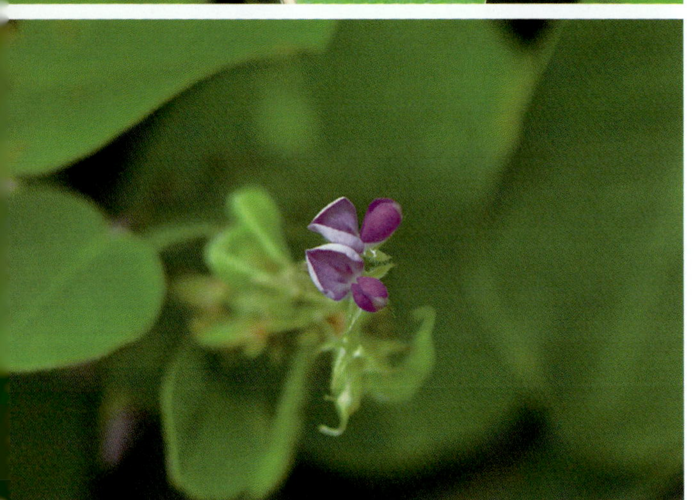

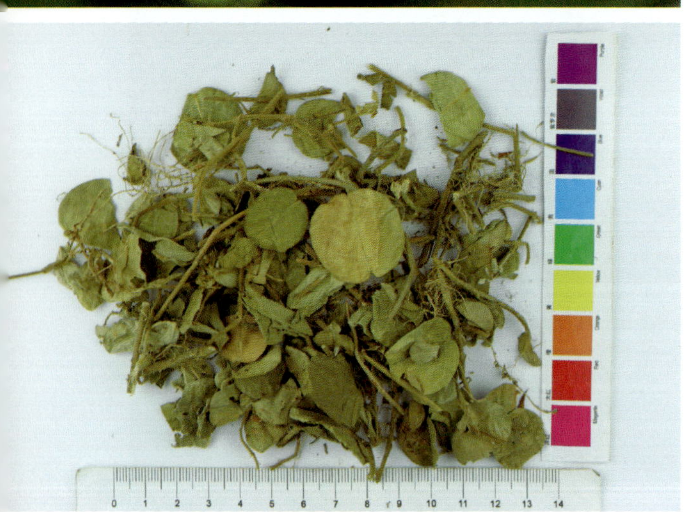

有长瓣柄；雄蕊二体；子房线形，被毛。荚果长 10~20mm，宽约 2.5mm，被短柔毛和小钩状毛，背缝线波状，有荚节 3~6，荚节近方形，扁平，具网纹。花果期 6~9 月。

分布区域

产于海南万宁、琼中、儋州、澄迈。亦分布于中国华南其他区域，以及福建、湖北、云南。越南、泰国、缅甸、马来西亚、印度、斯里兰卡也有分布。

资　　源

生于山坡、草地或灌丛中，常见。

采收加工

夏、秋季采割，除去杂质，晒干。

药材性状

茎枝呈圆柱形，长通常达 60cm，直径 2~5mm；表面淡棕黄色，密被黄色柔毛；质稍脆，断面中部有髓。叶互生，小叶 1~3，圆形或长圆形，上面黄绿色或灰绿色，无毛，下面具灰白色紧贴的丝毛。偶见花、果。气微香，味微甘。以叶多、色绿者为佳。

功能主治

清热利湿，通淋排石。用于泌尿系感染、泌尿系结石、肾炎水肿、胆囊炎、胆结石、小儿疳积、痈肿。

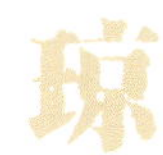

蝶形花科 Fabaceae 山蚂蝗属 *Desmodium*

三点金 *Desmodium triflorum* (L.) DC.

中药名 三点金草（药用部位：全草）

植物形态 多年生草本，茎被开展柔毛；根茎木质。叶为羽状三出复叶，托叶披针形，长 3~4mm，宽 1~1.5mm，边缘疏生丝状毛；小叶纸质，顶生小叶倒心形，下面被白色柔毛；小托叶狭卵形。花单生或 2~3 簇生于叶腋；苞片狭卵形，外面散生贴伏柔毛；花梗长 3~8mm；花萼 5 深裂，裂片狭披针形；花冠紫红色，与萼近相等，旗瓣倒心形，具长瓣柄，翼瓣椭圆形，具短瓣柄，龙骨瓣略呈镰刀形，较翼瓣长，弯曲，具长瓣柄；雄蕊二体；子房线形，多少被毛。荚果扁平，狭长圆形，略呈镰刀状，长 5~12mm，宽 2.5mm，背缝线波状，有荚节 3~5，长 2~2.5mm，被钩状短毛，具网脉。花果期 6~10 月。

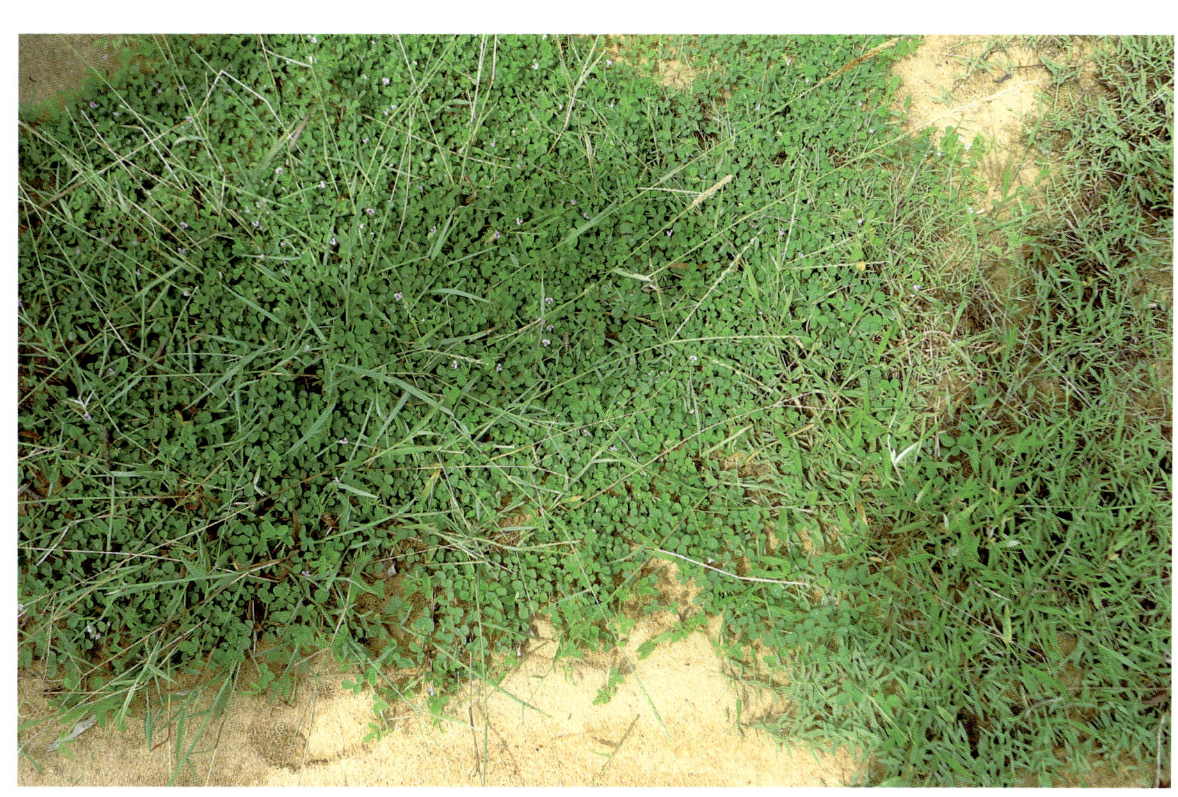

三点金

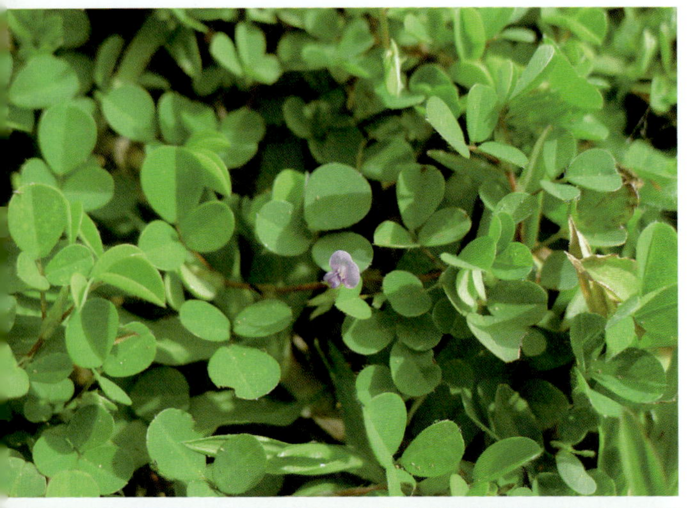

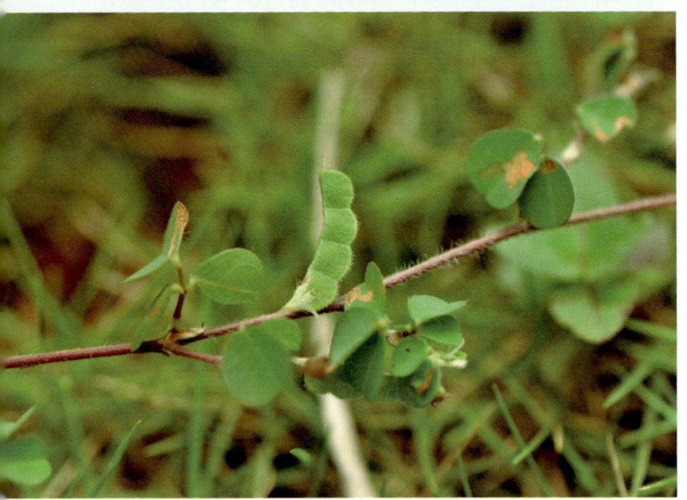

分布区域

产于海南三亚、乐东、东方、昌江、白沙、五指山、陵水、万宁、儋州、西沙群岛。亦分布于中国华南其他区域，以及江西、福建、台湾、浙江、云南。广布于世界热带地区。

资　源

生于海拔180~570m的旷野或河边沙土上，常见。

采收加工

夏、秋季采收，鲜用或晒干。

药材性状

多缠绕成团。茎纤细，多分枝，长10~45cm，被伸长的柔毛。三出复叶，多皱缩，展平后，小叶倒心形，长、宽均为3~10mm，先端小叶较大。有时可见荚果，呈镰状弯曲，长5~11mm，宽约2.5mm，腹缝线直，背缝线在种子处有缢缩，有3~5荚节，具网状纹理，可见柔毛。气微香。

功能主治

清热解毒，行气止痛，温经散寒，止血生肌。用于感冒发热、咽喉肿痛、中暑腹痛、疝气痛、月经不调、痛经、产后关节痛、狂犬病、急性肾炎水肿、肠炎、痢疾、小儿疳积、跌打损伤、毒蛇咬伤、疮疡肿毒。

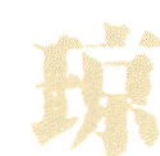

蝶形花科 Fabaceae 山蚂蝗属 *Desmodium*

绒毛山蚂蝗 *Desmodium velutinum* (Willd.) DC.

| 中 药 名 | 绒毛山蚂蝗（药用部位：全株）

| 植物形态 | 小灌木，被短柔毛或糙伏毛；枝嫩时密被黄褐色绒毛。叶通常具单小叶，托叶长5~7mm；叶柄密被黄色绒毛；小叶纸质，长4~11cm，宽2.5~8cm，两面被黄色绒毛，下面毛密而长；小托叶钻形，小叶柄极短。总状花序腋生和顶生，总花梗被黄色绒毛；花小，每2~5朵生于节上，密集；苞片钻形，密被毛；花梗长约1.5mm，被毛；花萼宽钟形，长2~3mm，外面密被小钩状毛和贴伏毛，4裂，裂片三角形，上部裂片先端微2裂；花冠紫色或粉红色，长约3mm，旗瓣倒卵状近圆形，翼瓣长椭圆形，具耳，龙骨瓣狭窄，无耳；雄蕊二体，子房密被糙伏毛。荚果狭长圆形，长10~20mm，宽2~3mm，背缝线浅波状，有荚节5~7，荚节近圆形，密被黄色直毛和混有钩状毛。花果期9~11月。

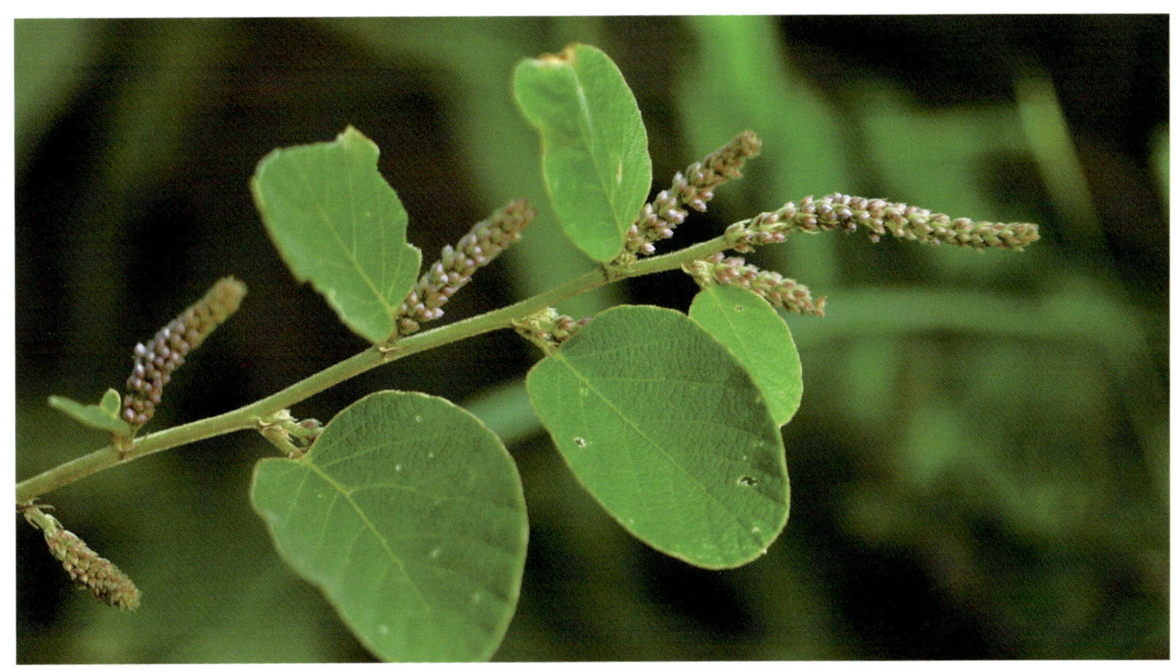

绒毛山蚂蝗

|分布区域| 产于海南三亚、乐东、东方、昌江、五指山、保亭、万宁、琼中、儋州、临高、澄迈。亦分布于中国华南其他区域，以及台湾、贵州、云南。越南、印度至非洲热带地区也有分布。

|资　　源| 生于草坡或灌丛中，常见。

|采收加工| 夏、秋季采收，鲜用或晒干。

|功能主治| 清热。用于黄疸型肝炎。

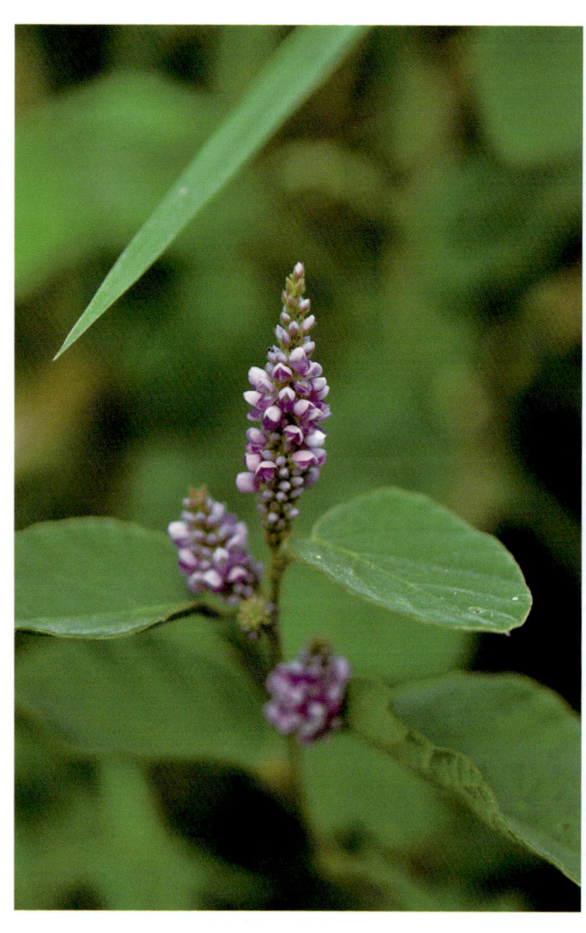

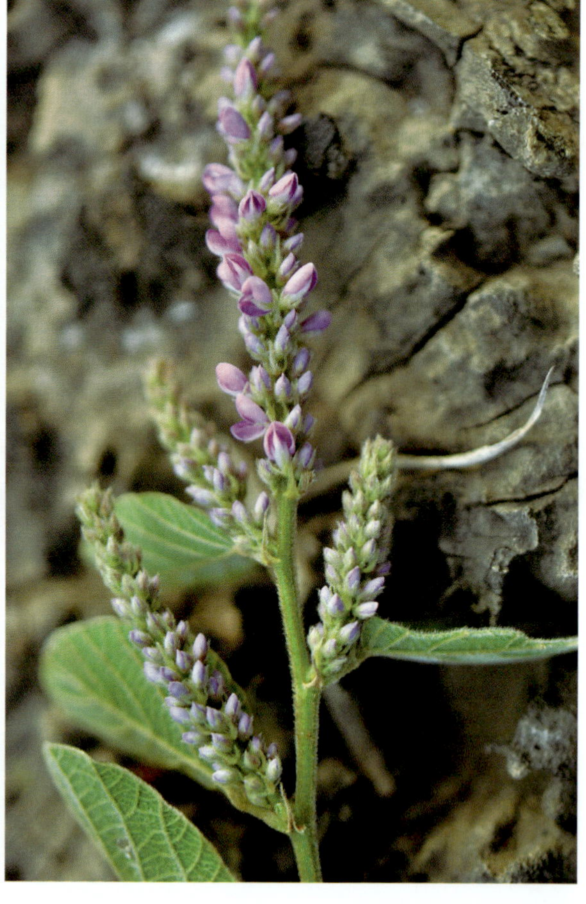

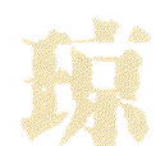

蝶形花科 Fabaceae 山蚂蝗属 *Desmodium*

单叶拿身草 *Desmodium zonatum* Miq.

中药名 山槐树（药用部位：全株）

植物形态 小灌木。叶具单小叶；托叶三角状披针形，长4~10mm，基部宽2~3mm，近无毛；叶柄长1~2.5cm，被开展小钩状毛和散生贴伏毛；小叶纸质，长5~12cm，宽2~5cm；小托叶钻形，小叶柄长1~2mm。总状花序通常顶生，长10~25cm；总花梗密被开展小钩状毛和疏生直长毛；花通常2~3簇生于每一节上，苞片三角状披针形；花萼长2.5~3mm，密被黄色开展的钩状毛，上部裂片先端微2裂；花冠白色或粉红色，旗瓣倒卵形，基部渐狭，翼瓣倒卵状长椭圆形，具短而圆的耳，瓣柄短，龙骨瓣弯曲；雄蕊二体；子房线形，被小柔毛。荚果线形，长8~12cm，腹背两缝线均为浅波状，有荚节6~8，荚节扁平，密被黄色小钩状毛。花期7~8月，果期8~9月。

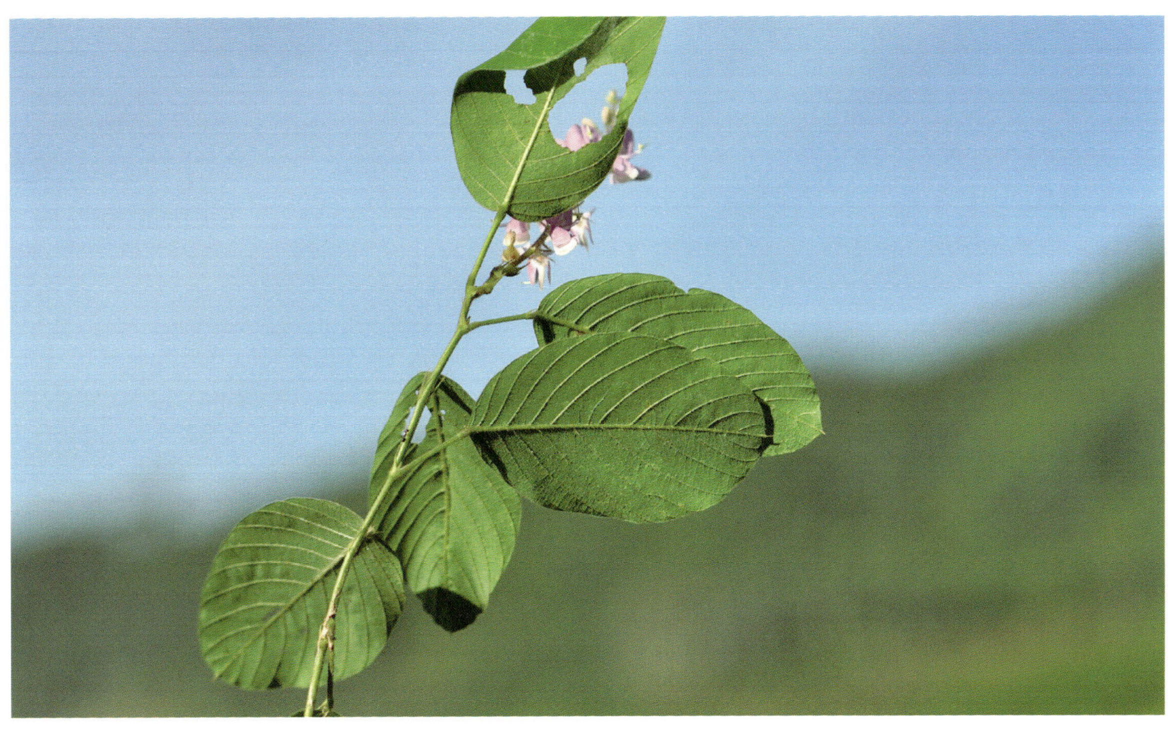

单叶拿身草

| 分布区域 | 产于海南乐东、白沙、五指山。亦分布于中国广西、台湾、贵州、云南。印度尼西亚、印度，以及中南半岛、太平洋群岛也有分布。

| 资　　源 | 生于山地林中，少见。

| 采收加工 | 夏、秋季采收，切断晒干。

| 功能主治 | 清热。用于黄疸型肝炎。

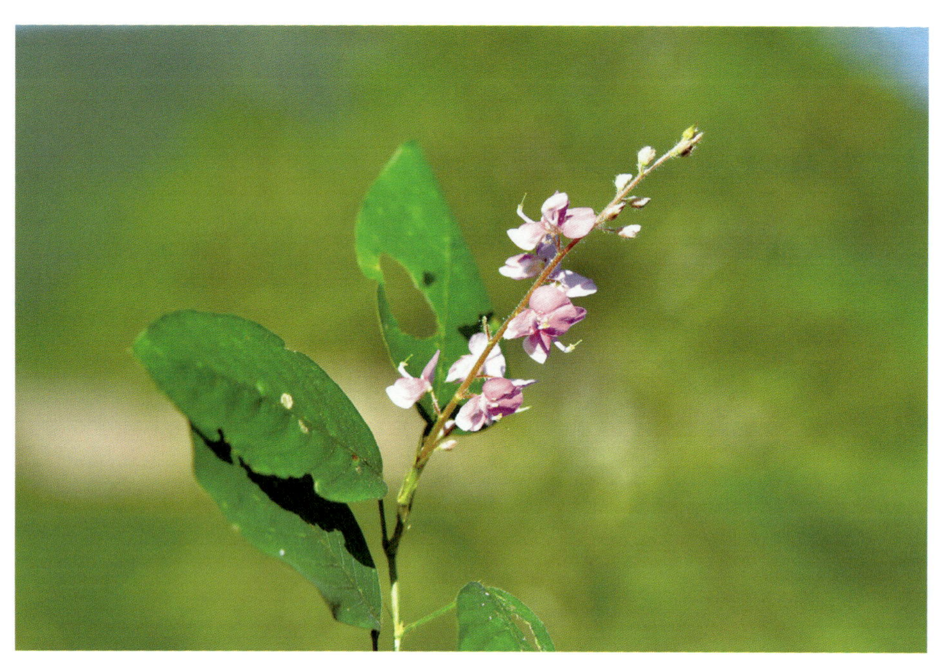

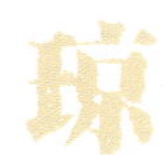

蝶形花科 Fabaceae 山蚂蝗属 *Desmodium*

糙毛假地豆 *Desmodium heterocarpon* (L.) DC. var. *strigosum* Vaniot Meeuwen

|中 药 名| 糙毛假地豆（药用部位：全株或根、叶）

|植物形态| 小灌木。叶为羽状三出复叶，托叶宿存，狭三角形，长 5~15mm；小叶纸质，长 2.5~6cm，宽 1.3~3cm，侧生小叶通常较小，下面被贴伏白色短柔毛；小托叶丝状；小叶柄密被糙伏毛。总状花序顶生或腋生，长 2.5~7cm，总花梗密被淡黄色开展的钩状毛；花极密；苞片卵状披针形，被缘毛；花萼钟形，4 裂，疏被柔毛；花冠紫红色、紫色或白色，长约 5mm，旗瓣倒卵状长圆形，先端圆至微缺，基部具短瓣柄，翼瓣倒卵形，具耳和瓣柄，龙骨瓣极弯曲；雄蕊二体。荚果密集，狭长圆形，长 12~20mm，宽 2.5~3mm，腹缝线浅波状，腹背两缝线被钩状毛，有荚节 4~7，荚节近方形。花期 7~10 月，果期 10~11 月。

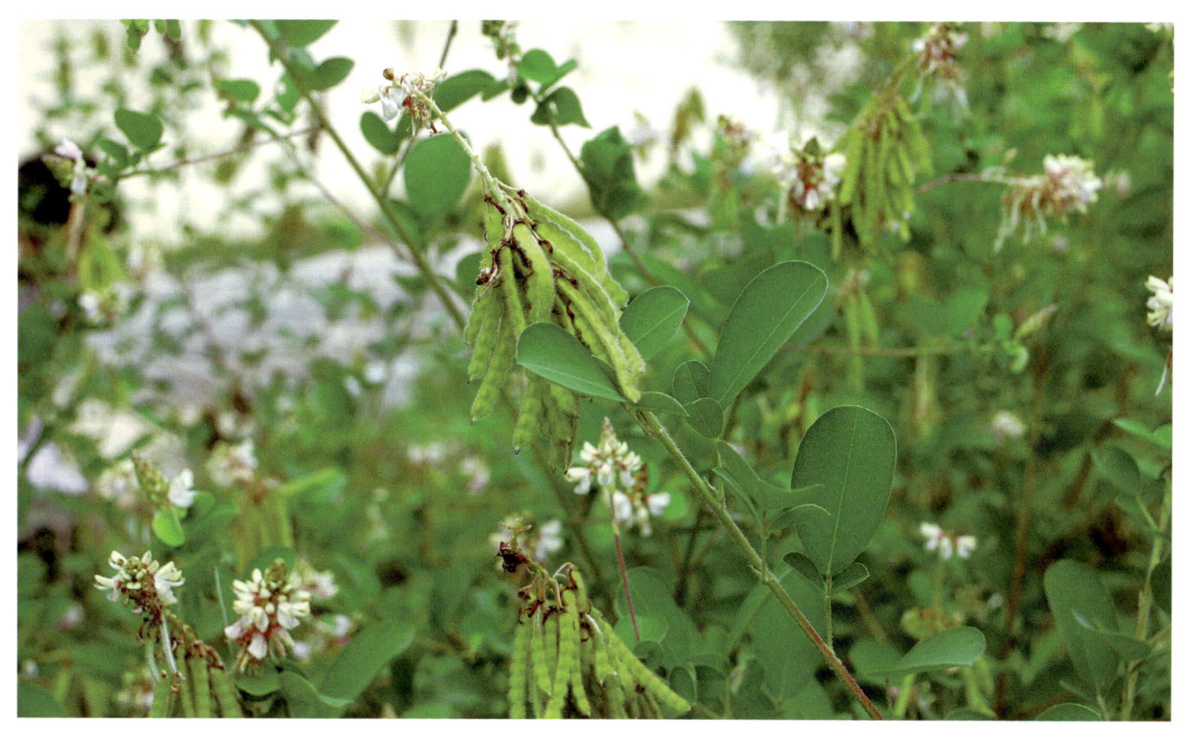

糙毛假地豆

| 分布区域 | 产于海南乐东、澄迈、屯昌、琼海、海口、保亭、琼中、定安。亦分布于中国华南其他区域、华东，以及云南。亚洲东部和南部、太平洋群岛、澳大利亚、非洲也有分布。

| 资　　源 | 生于海拔 450~900m 的稀疏灌丛、山坡草地或溪边，常见。

| 采收加工 | 全株：夏、秋季采收，切断晒干。根：全年均可采。

| 功能主治 | 全株：止痛止血，生肌。用于砂淋、胃出血、毒蛇咬伤。根：用于感冒发热、头痛。叶：用于毒蛇咬伤。

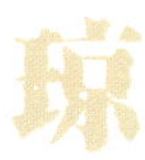

鸽仔豆 *Dunbaria henryi* Y. C. Wu

| 中 药 名 | 鸽仔豆（药用部位：全株）

| 植物形态 | 缠绕草质藤本，茎和枝薄被短柔毛。叶具羽状 3 小叶；托叶小，线状披针形；小叶薄纸质，顶生小叶两面略被短柔毛并有红色腺点，基出脉 3，侧生小叶较小。总状花序腋生，长 1.5~6cm，略被短柔毛；花梗被短柔毛；苞片小，线状披针形；花萼长约 8mm，密被短柔毛及红色腺点，裂齿线状披针形，不等长；花冠黄色，旗瓣近圆形，宽大于长，基部具 2 耳，翼瓣倒卵形，内弯，基部有弯耳，龙骨瓣稍内弯，半圆形，中部以上贴生；子房具柄，被柔毛和具腺体。荚果线状长圆形，扁平，长 3~6cm，宽约 7mm，先端有喙；种子 5~8，近圆形，赤褐色，直径 3~4.5mm。花期 2~5 月，果期 6~12 月。

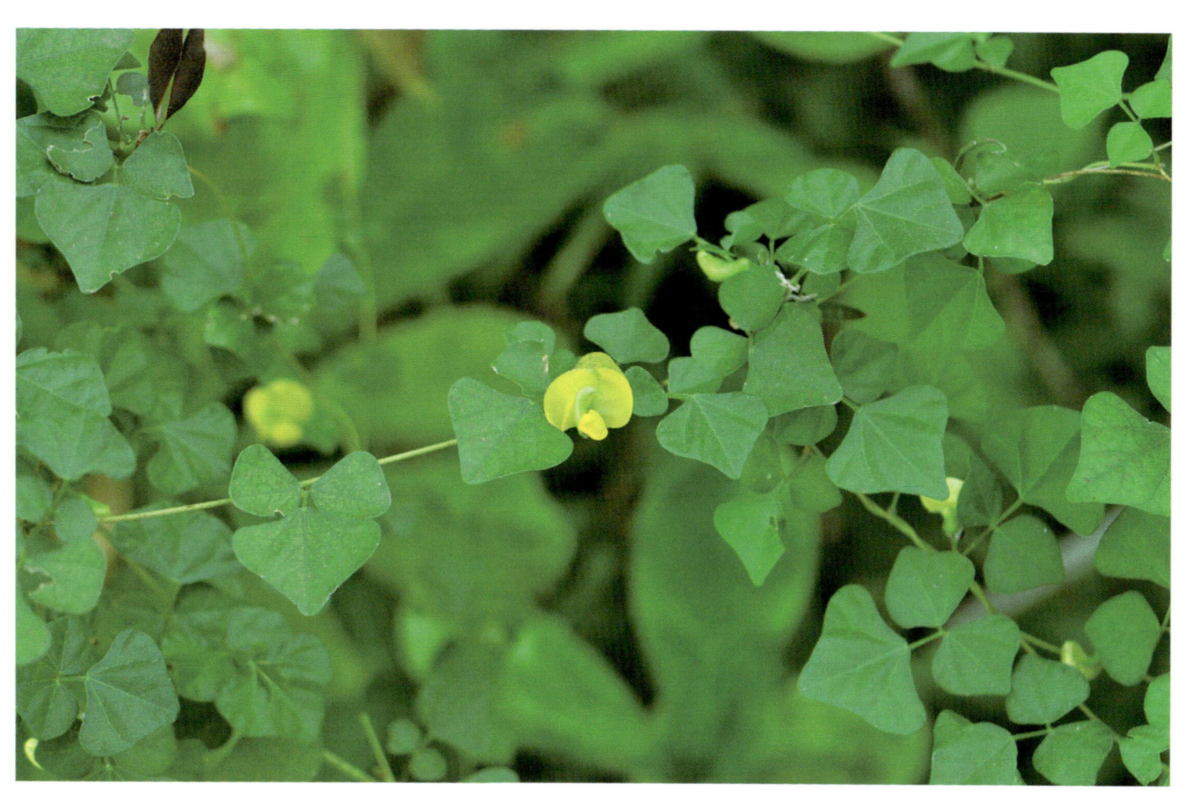

鸽仔豆

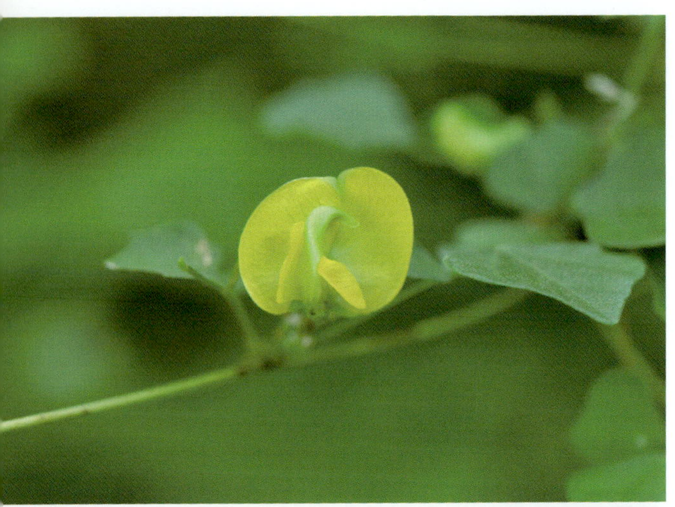

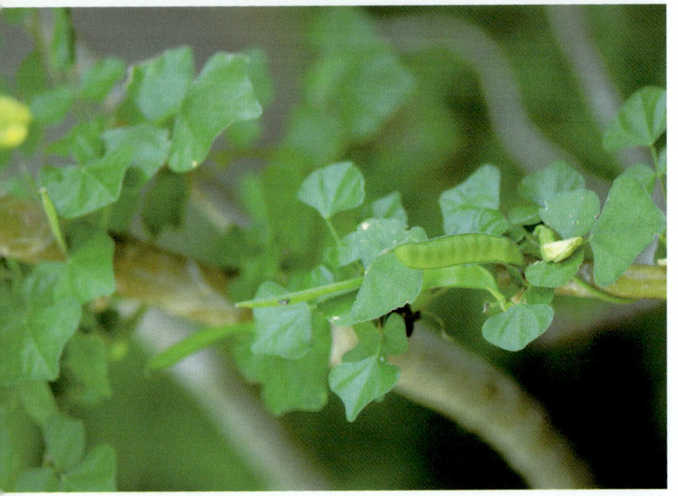

分布区域

产于海南三亚、乐东、东方、昌江、万宁、文昌、海口，澄迈有分布记录。亦分布于中国广西。越南、缅甸、印度尼西亚、澳大利亚也有分布。

资　源

生于路旁或旷地灌丛中，常见。

采收加工

春季采收，洗净，晒干。

功能主治

同属植物的全株多有清热解毒的功能，本种或有类似作用，其具体功能有待进一步研究。

附　注

在 FOC 中，其学名被修订为 *Dunbaria truncata* (Miq.) Maesen。

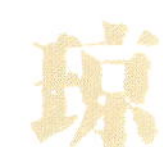

蝶形花科 Fabaceae 野扁豆属 *Dunbaria*

白背野扁豆 *Dunbaria nivea* Miq.

中药名 白背野扁豆（药用部位：全株）

植物形态 缠绕状草质藤本，全株密被灰白色绒毛。托叶小，早落；顶生小叶菱形，侧生小叶稍小，背面密被灰白色绒毛及隐约可见的黑褐色腺点；基出脉 5。总状花序腋生或侧生，长 5~15cm，密被灰白色绒毛；苞片卵状披针形，早落；花萼钟状，齿裂，不等大，下面 1 枚最长，萼管及各裂片均被灰白色绒毛及红色腺点；花冠紫红色，旗瓣扁圆形，基部具 2 急尖的耳，翼瓣倒卵状长圆形，基部具钝耳，龙骨瓣极弯曲；子房密被丝质绒毛及红色腺点，无柄。荚果线状长圆形，长 4~6.5cm，宽 7~9mm，密被灰色至灰黑色绒毛；种子 6~8，近圆形，直径约 5mm。花期 2~4 月。

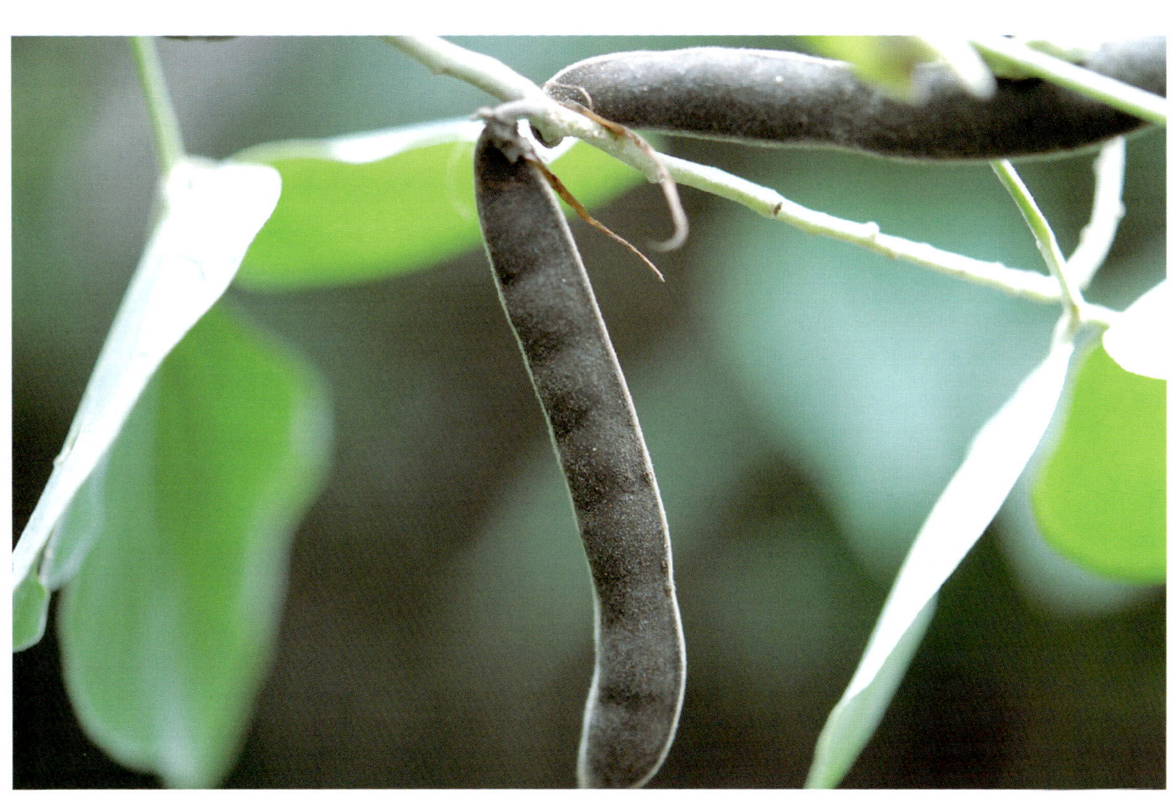

白背野扁豆

| **分布区域** | 产于海南三亚、昌江、白沙、五指山、万宁、琼中、儋州、海口。缅甸以及马来半岛也有分布。

| **资　　源** | 生于林中，常见。

| **采收加工** | 春季采收，洗净，晒干。

| **功能主治** | 同属植物的全株多有清热解毒的功能，本种或有类似作用，其具体功能有待进一步研究。

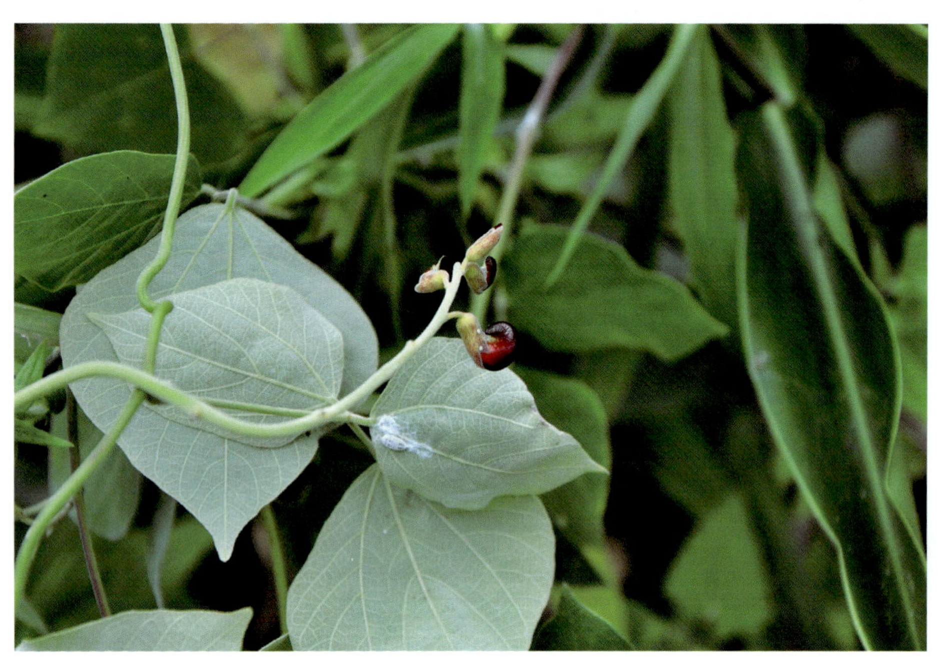

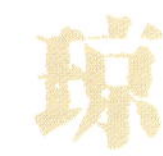

蝶形花科 Fabaceae 野扁豆属 *Dunbaria*

长柄野扁豆 *Dunbaria podocarpa* Kurz

中 药 名 长柄野扁豆（药用部位：全株或根）

植物形态 多年生缠绕藤本，茎密被灰色短柔毛。叶具羽状3小叶；托叶小，早落；顶生小叶菱形，侧生小叶较小，两面均密被灰色短柔毛，下面有红色腺点；基出脉3。短总状花序腋生；有花1~2；总花梗、花梗均密被灰色短柔毛；花萼钟状，萼齿被短柔毛及有橙黄色腺点；花冠黄色，旗瓣横椭圆形，宽大于长，基部有2耳，翼瓣窄椭圆形，基部一侧具下弯的耳，龙骨瓣极弯曲，具长喙，无耳；雄蕊二体；子房密被丝质柔毛及橙黄色腺点，具柄。荚果线状长圆形，长5~8cm，宽0.9~1.1cm，密被灰色短柔毛和橙黄色细小腺点，先端具长喙；种

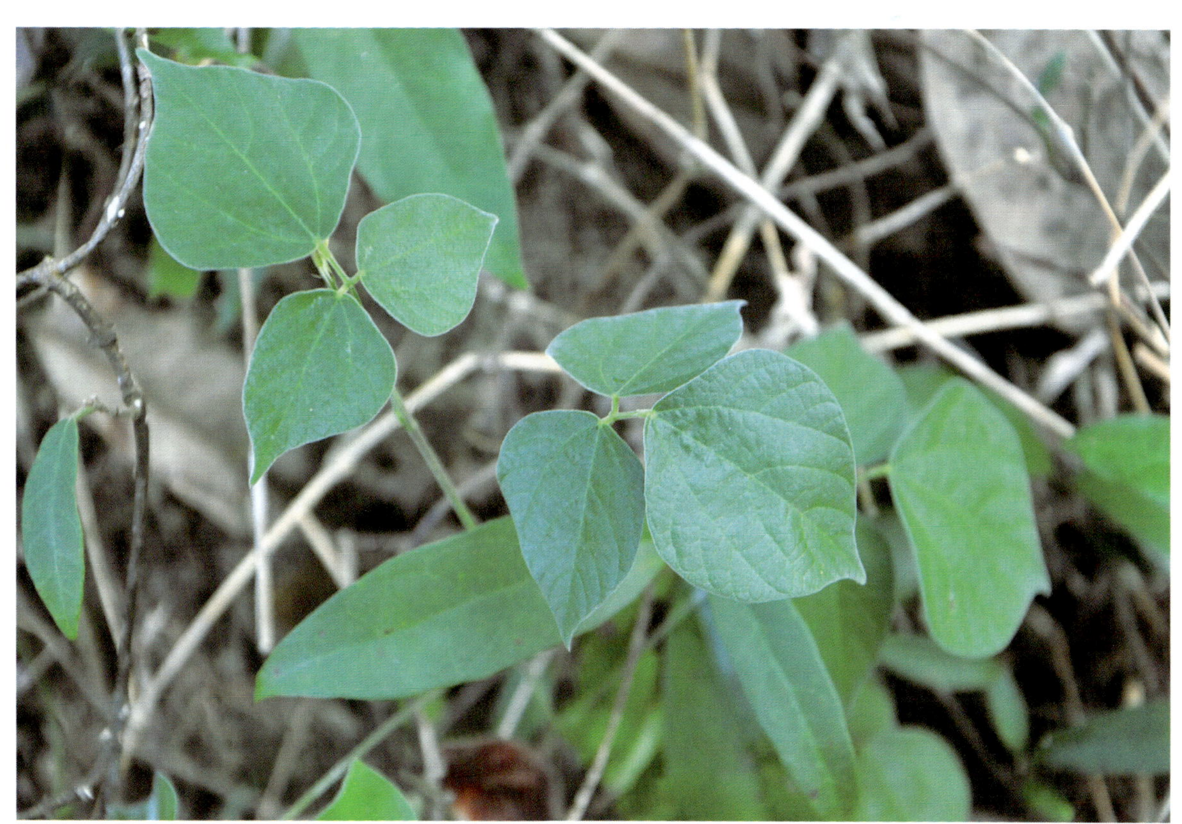

长柄野扁豆

子 7~11，近圆形，扁平，黑色。花果期 6~11 月。

| 分布区域 | 产于海南乐东、五指山、万宁、文昌，琼中有分布记录。亦分布于中国华南其他区域，以及福建。中南半岛以及印度也有分布。

| 资　　源 | 生于溪边林中或旷野草坡，常见。

| 采收加工 | 全株：春季采收，洗净，晒干。种子：秋季采收，晒干。

| 药材性状 | 茎具棱，小叶长可达 4.5cm，宽约 5cm，背面毛较多，可见锈色腺点。荚果条形，长达 7cm，宽约 1cm，密被短柔毛，内含种子 7~11，种子近圆形，黑色。果柄长可达 1.5cm。

| 功能主治 | 全株：清热解毒，消肿止痛。用于喉痛、牙痛、乳痈。根：外用于毒蛇咬伤。

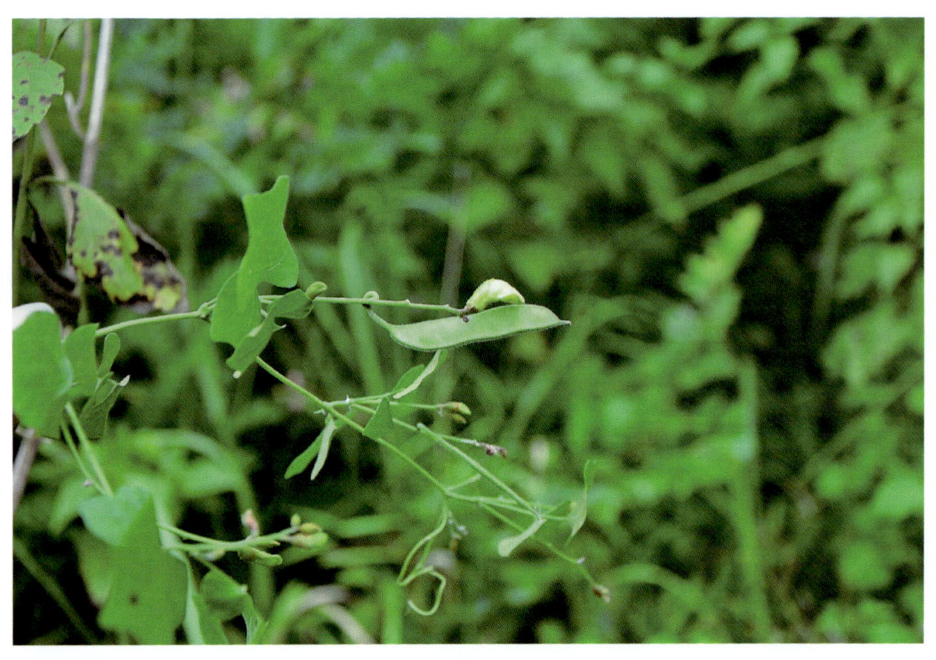

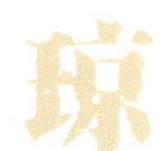

蝶形花科 Fabaceae 野扁豆属 *Dunbaria*

圆叶野扁豆 *Dunbaria rotundifolia* (Lour.) Merr.

中药名 罗网藤（药用部位：根、叶或全株）

植物形态 多年生缠绕藤本。茎纤细，柔弱，微被短柔毛。叶具羽状3小叶；托叶小，披针形，常早落；小叶纸质，顶生小叶圆菱形，两面被黑褐色小腺点，尤以下面较密，侧生小叶稍小，叶缘波状。花1~2腋生；花萼钟状，裂齿密被红色腺点和短柔毛；花冠黄色，长1~1.5cm，旗瓣倒卵状圆形，翼瓣倒卵形，略弯，具尖耳，龙骨瓣镰状，具钝喙；雄蕊二体；子房无柄。荚果线状长椭圆形，扁平，长3~5cm，宽约8mm，先端具针状喙，无果颈；种子6~8，近圆形，黑褐色。果期9~10月。

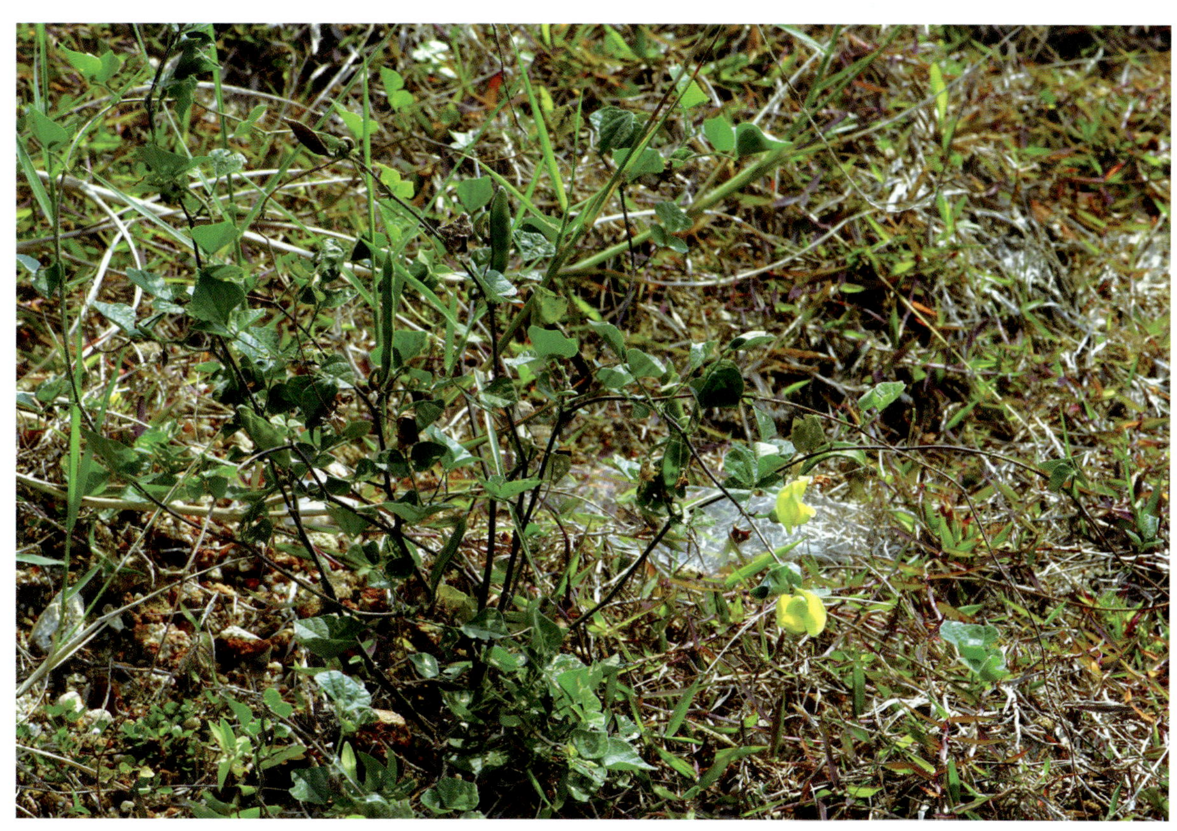

圆叶野扁豆

分布区域 产于海南三亚、东方、昌江、万宁、琼中，保亭及文昌有分布记录。亦分布于中国华南其他区域，以及江西、福建、台湾、江苏、贵州、云南、四川。印度至澳大利亚也有分布。

资　　源 生于溪边、旷野草坡，常见。

采收加工 春、夏季采收全株，洗净，晒干。

药材性状 全体缠绕成团，茎纤细、长，有毛茸。完整叶三出复叶，小叶近菱形，长1.5~3cm，宽略大于长，绿色，两面均可见红色腺点；质脆，易碎。荚果条状长椭圆形而扁平，长3~5cm，宽约0.8cm，无果柄。气微，具豆腥气。

功能主治 清热解毒，消肿，止血生肌。用于肺热咳嗽、大肠湿热、疔痈疮疡、急性肝炎。

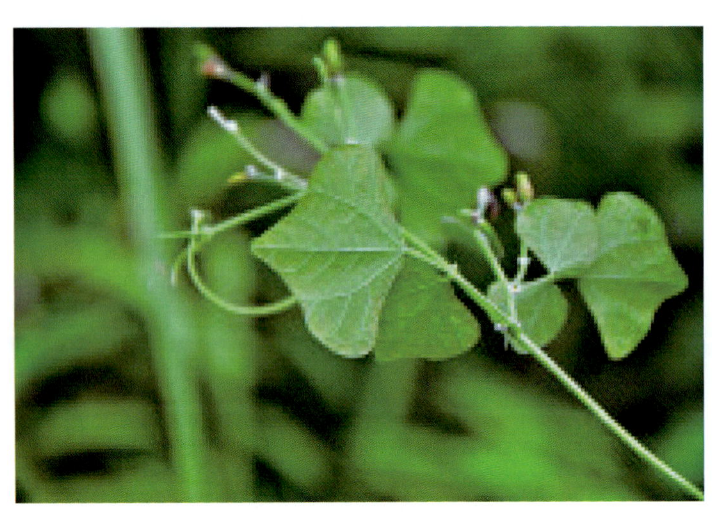

蝶形花科 Fabaceae 鸡头薯属 *Eriosema*

猪仔笠 *Eriosema chinense* Vogel.

中药名

猪仔笠（药用部位：块根）

植物形态

多年生草本，茎密被棕色长柔毛并杂以同色的短柔毛；肉质块根纺锤形。托叶线形，被毛，宿存。叶仅具单小叶，披针形，长3~7cm，宽0.5~1.5cm，上面及叶缘散生棕色长柔毛，下面被灰白色短绒毛，沿主脉密被棕色长柔毛。总状花序腋生，通常有花1~2；苞片线形；花萼钟状，5裂，裂片被棕色近丝质柔毛；花冠淡黄色，长约为花萼的3倍，旗瓣倒卵形，背面略被丝质毛，基部具2下垂、长圆形的耳，翼瓣倒卵状长圆形，一侧具短耳，龙骨瓣比翼瓣短；雄蕊二体；子房密被白色长硬毛。荚果菱状椭圆形，长8~10mm，宽约6mm，成熟时黑色，被褐色长硬毛；种子2，肾形，黑色，种脐长线形，长约占种子的全长，珠柄着生于种脐的一端。花期5~6月，果期7~10月。

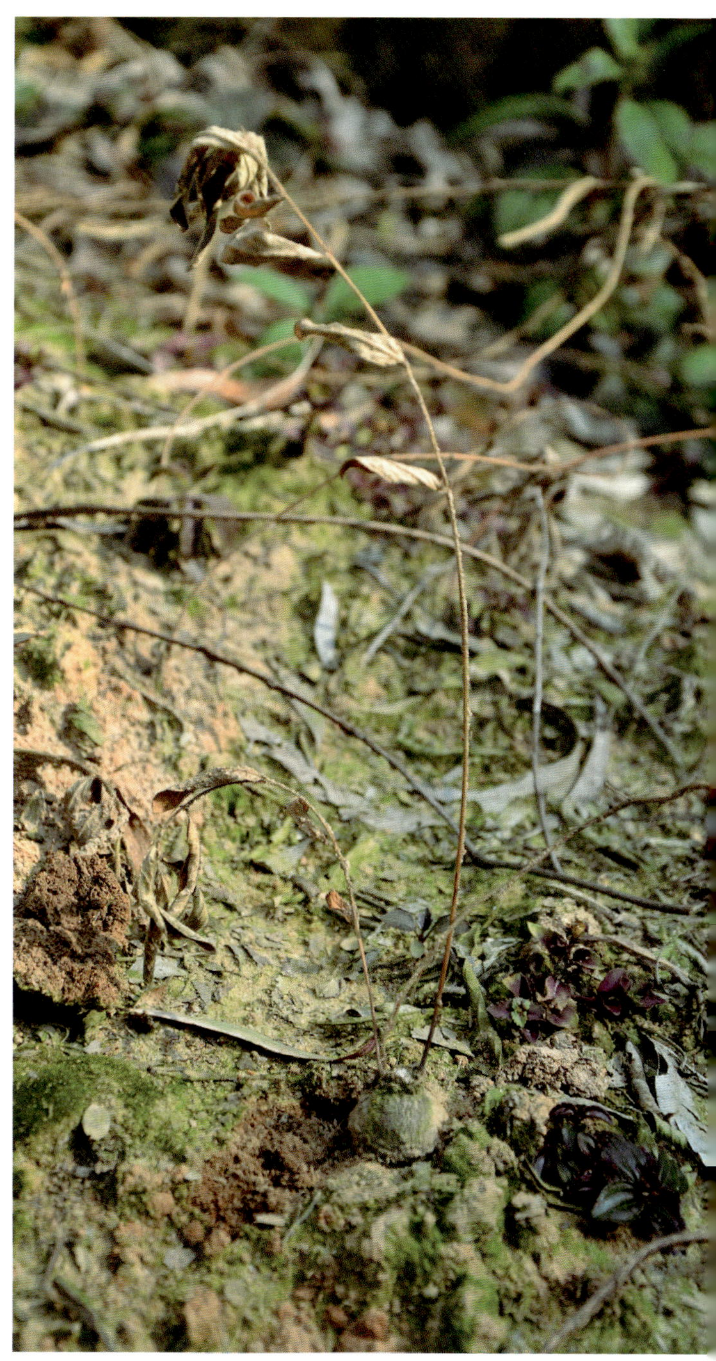

猪仔笠

分布区域

产于海南乐东、万宁、儋州、澄迈、屯昌。亦分布于中国华南其他区域，以及湖南、江西、贵州、云南、西藏。越南、泰国、缅甸、

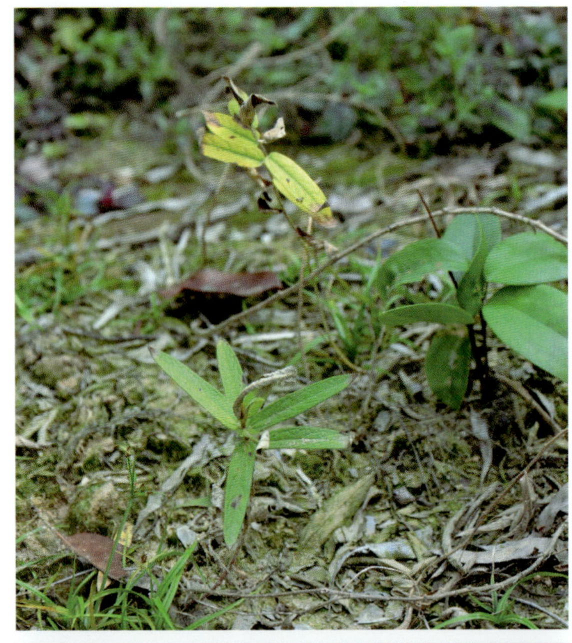

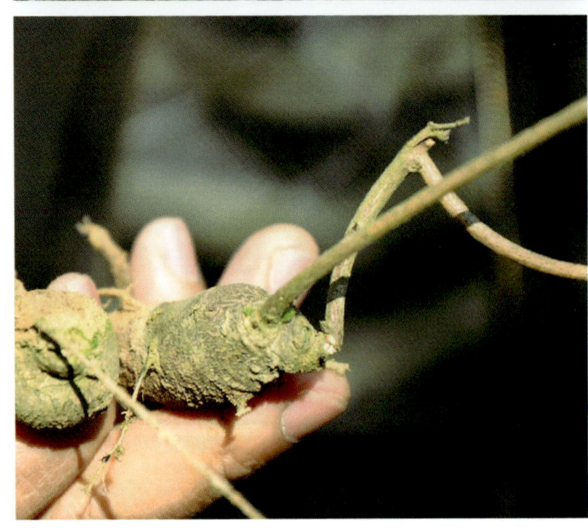

印度尼西亚、印度、斯里兰卡及澳大利亚也有分布。

资　　源

生于山野间土壤贫瘠的草坡上，少见。

采收加工

夏、秋季采挖，多为鲜用，亦可切片，晒干。

药材性状

块根肉质，呈圆锥形，长4~7cm，直径2~4cm，末端细长，木质化。表面深棕色，有短横列的皮孔和少数支根痕。干燥根表面灰褐色，密布不规则的皱纹。质软而韧，切断面外部淡褐色，内部类白色，带纤维性。气微，味微甘。

功能主治

清热解毒，生津止咳，清肺化痰，滋阴，消肿止痛，健胃消食。用于肺热咳嗽、上呼吸道感染、发热、烦渴、肺脓肿、赤白痢疾。外用于跌打损伤。

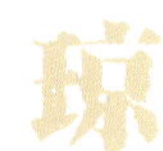

蝶形花科 Fabaceae 刺桐属 *Erythrina*

龙牙花 *Erythrina corallodendron* L.

中 药 名 龙牙花（药用部位：树皮）

植物形态 小乔木，树干和枝条散生皮刺。羽状复叶具 3 小叶；小叶菱状卵形，长 4~10cm，宽 2.5~7cm。总状花序腋生，长可达 30cm 以上；花深红色，具短梗，长 4~6cm，狭而近闭合；花萼钟状，下面 1 枚稍突出；旗瓣长椭圆形，长约 4.2cm，翼瓣长 1.4cm，龙骨瓣长 2.2cm，均无瓣柄；雄蕊二体，不整齐，子房有长柄，被白色短柔毛，花柱无毛。荚果长约 10cm，具梗，先端有喙，在种子间缢缩；种子多数，深红色，有一黑斑。花期 6~11 月。

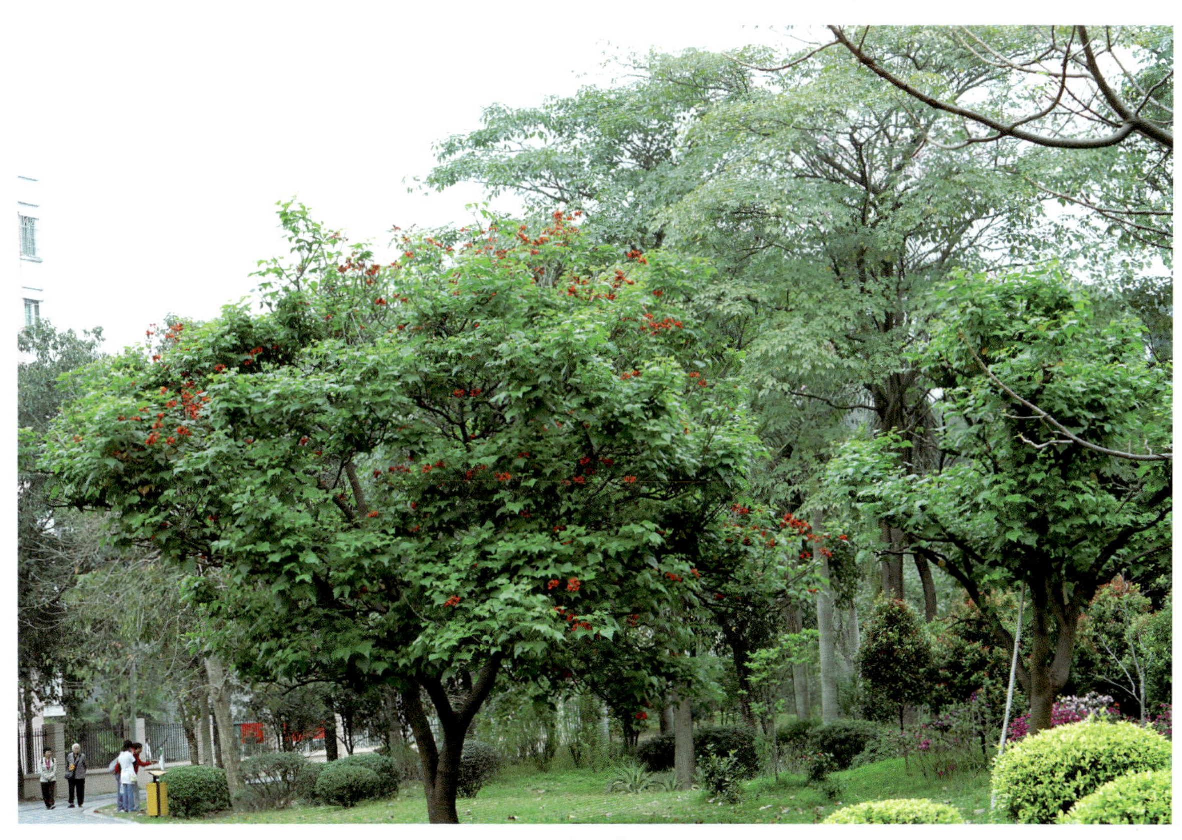

龙牙花

| 分布区域 | 海南海口有栽培。中国华南其他区域，以及贵州、云南、湖北、浙江、台湾等地有栽培。原产于南美洲。

| 资　　源 | 栽培，少见。

| 采收加工 | 全年均可采收，春季容易剥取，剥取后晒干。

| 功能主治 | 味辛，性温。疏肝行气，止痛。用于胸胁胀痛、乳房胀痛、痛经、经闭。

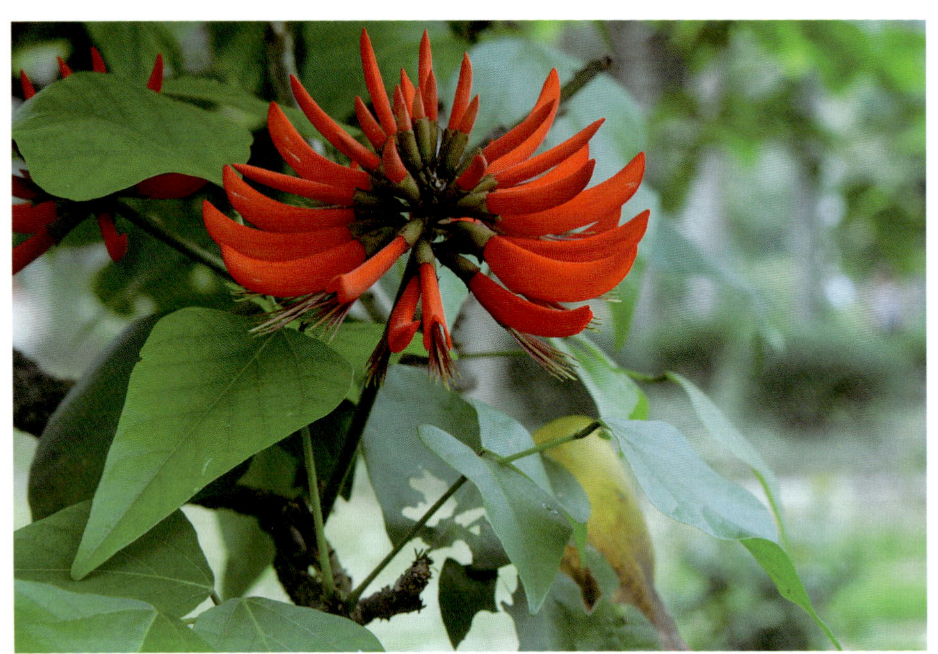

蝶形花科 Fabaceae 刺桐属 *Erythrina*

鸡冠刺桐 *Erythrina crista-galli* L.

| 中 药 名 | 鸡冠刺桐（药用部位：树皮）

| 植物形态 | 落叶灌木或小乔木，茎和叶柄稍具皮刺。羽状复叶具3小叶；小叶长卵形或披针状长椭圆形，长7~10cm，宽3~4.5cm。花与叶同出，总状花序顶生，每节有花1~3；花深红色，长3~5cm，稍下垂或与花序轴成直角；花萼钟状，先端2浅裂；雄蕊二体；子房有柄，具细绒毛。荚果长约15cm，褐色，于种子间缢缩；种子大，亮褐色。

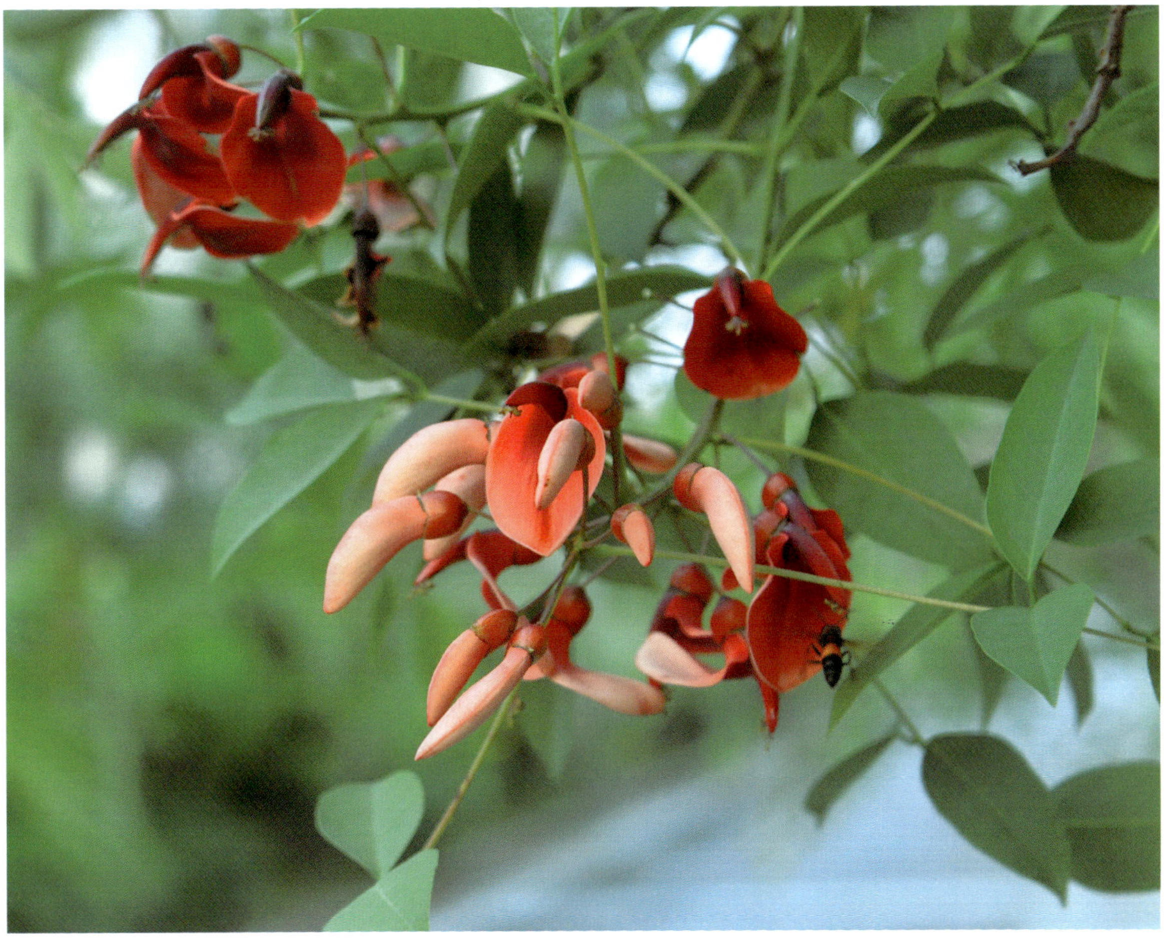

鸡冠刺桐

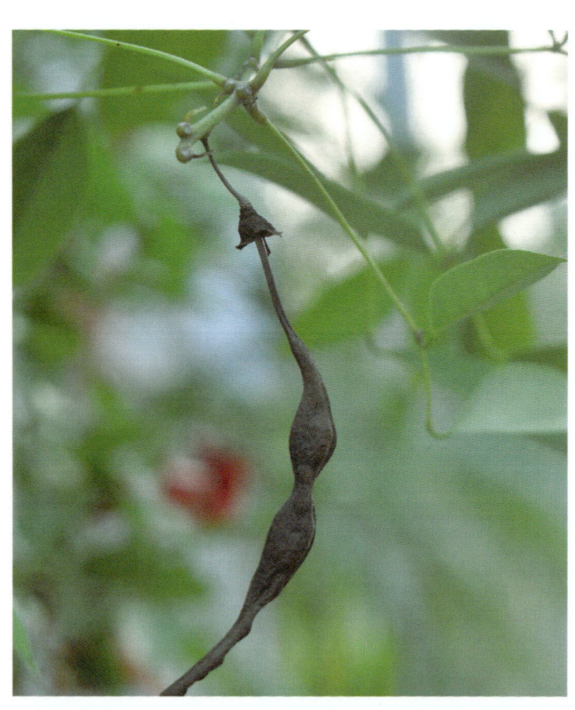

分布区域

海南各地均有栽培。亦分布于中国台湾、云南西双版纳。美国也有栽培。原产于巴西。

资　源

栽培，常见。

采收加工

夏、秋季剥取树皮。

功能主治

用作收敛剂、镇静剂、驱虫剂，用于腹泻。

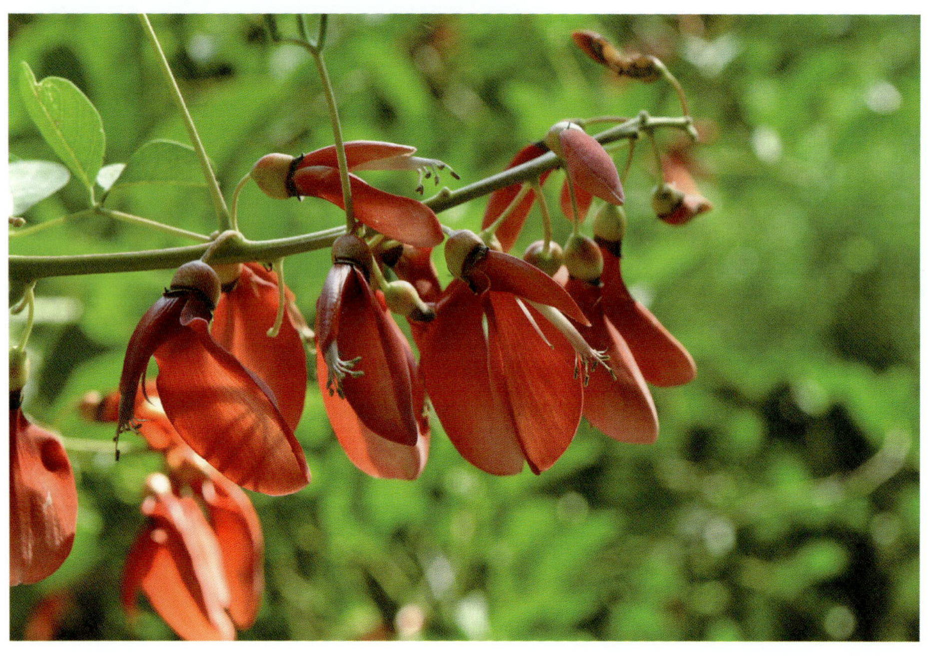

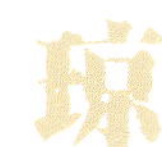

蝶形花科 Fabaceae 刺桐属 *Erythrina*

刺 桐 *Erythrina variegata* L.

中 药 名 海桐皮（药用部位：根皮或树皮），刺桐花（药用部位：花、叶）

植物形态 大乔木，树皮灰褐色，枝有明显叶痕及短圆锥形的黑色直刺，髓部疏松，颓废部分成空腔。羽状复叶具3小叶，常密集枝端；小叶柄基部有一对腺体状的托叶。总状花序顶生，长10~16cm，上有密集、成对着生的花；花梗具短绒毛；花萼佛焰苞状，长2~3cm，口部偏斜，一边开裂；花冠红色，长6~7mm，旗瓣椭圆形，长5~6cm，宽约2.5cm，先端圆，瓣柄短；翼瓣与龙骨瓣近等长；龙骨瓣2片离生；雄蕊10，单体；子房被微柔毛。荚果黑色，肥厚，种子间略缢缩，

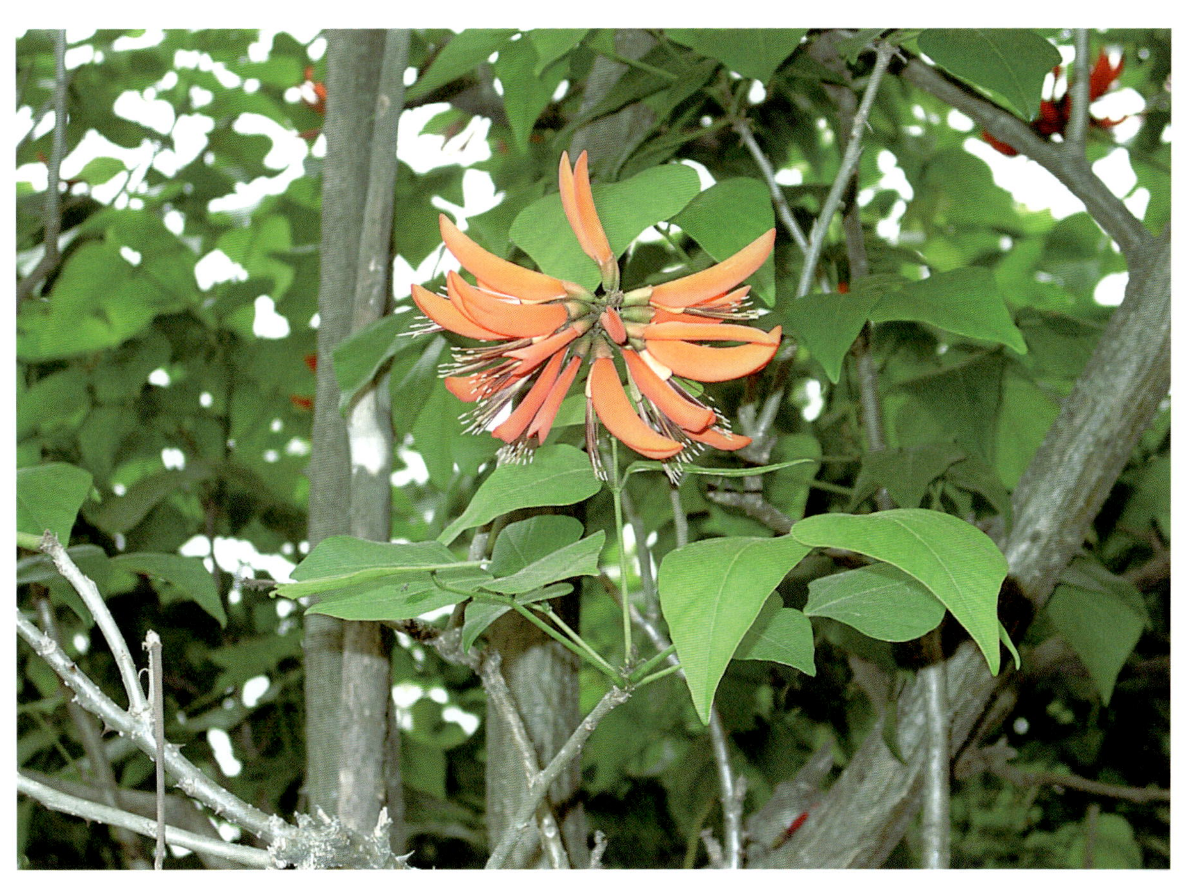

刺桐

长 15~30cm，宽 2~3cm，稍弯曲，先端不育；种子 1~8，肾形，暗红色。花期 3 月，果期 8 月。

分布区域 海南各地均有栽培。亦分布于中国华南其他区域，以及台湾、福建。原产于印度至大洋洲海岸林中，越南、老挝、柬埔寨、马来西亚、印度尼西亚也有分布。

资　源 生于树旁、近海边或栽于公园，常见。

采收加工 根皮或树皮：栽后 8 年左右，即可剥取树皮，通常于夏、秋季进行。有剥取干皮、砍枝剥皮和挖根剥皮 3 种方法。剥后，刮去灰垢，晒干即成。花：在 3 月花开时采收。叶：秋季采收，晒干。

药材性状 刺桐皮，呈半圆筒状或板片状，两边略卷曲，长约 40cm，厚 0.25~1.5cm，外表面黄棕色至棕黑色，常有宽窄不等的纵沟纹。老树皮栓皮较厚，栓皮有时被刮去，未除去栓皮的表面粗糙，有黄色皮孔，并散布有钉刺，或除去钉刺后的圆形疤痕，钉刺长圆锥形，高 5~8mm，顶锐尖，基部直径 5~10mm；内表面黄棕色，较平坦，有细密纵网纹，根皮无刺。质坚韧，易纵裂，不易折断，断面浅棕色，裂片状。气微，味微苦。

功能主治 根皮：祛风湿，通筋络，解热，杀虫，麻醉，镇痛。用于风湿痹痛、麻木、腰腿筋骨疼痛、霍乱、痢疾、牙痛、咳嗽、眼疾、跌打损伤、疥癣、顽癣。花：止血。用于金疮。叶：用于小儿疳积、蛔虫症、发热等。

蝶形花科 Fabaceae 千斤拔属 *Flemingia*

大叶千斤拔 *Flemingia macrophylla* (Willdenow) Prain

中药名

大叶千斤拔（药用部位：根）

植物形态

直立灌木，幼枝密被紧贴丝质柔毛。叶具指状3小叶，托叶大，披针形，具腺纹，常早落；叶柄具狭翅，被毛与幼枝同；顶生小叶基出脉3，下面被黑褐色小腺点，侧生小叶稍小。总状花序常数个聚生于叶腋，长3~8cm，花多而密集；花萼钟状，被丝质短柔毛，裂齿较萼管长1倍，花序轴、苞片、花梗均密被灰色至灰褐色柔毛；花冠紫红色，稍长于萼，旗瓣长椭圆形，具短瓣柄及2耳，翼瓣狭椭圆形，一侧略具耳，龙骨瓣长椭圆形，基部具长瓣柄，一侧具耳；雄蕊二体；子房被丝质毛。荚果椭圆形，长1~1.6cm，宽7~9mm，褐色，略被短柔毛，先端具小尖喙；种子1~2，球形，光亮，黑色。花期6~9月，果期10~12月。

分布区域

产于海南乐东、东方、昌江、五指山、保亭、万宁、琼中、儋州、澄迈。亦分布于中国华南其他区域，以及江西、福建、台湾、贵州、云南、四川。越南、老挝、柬埔寨、泰国、

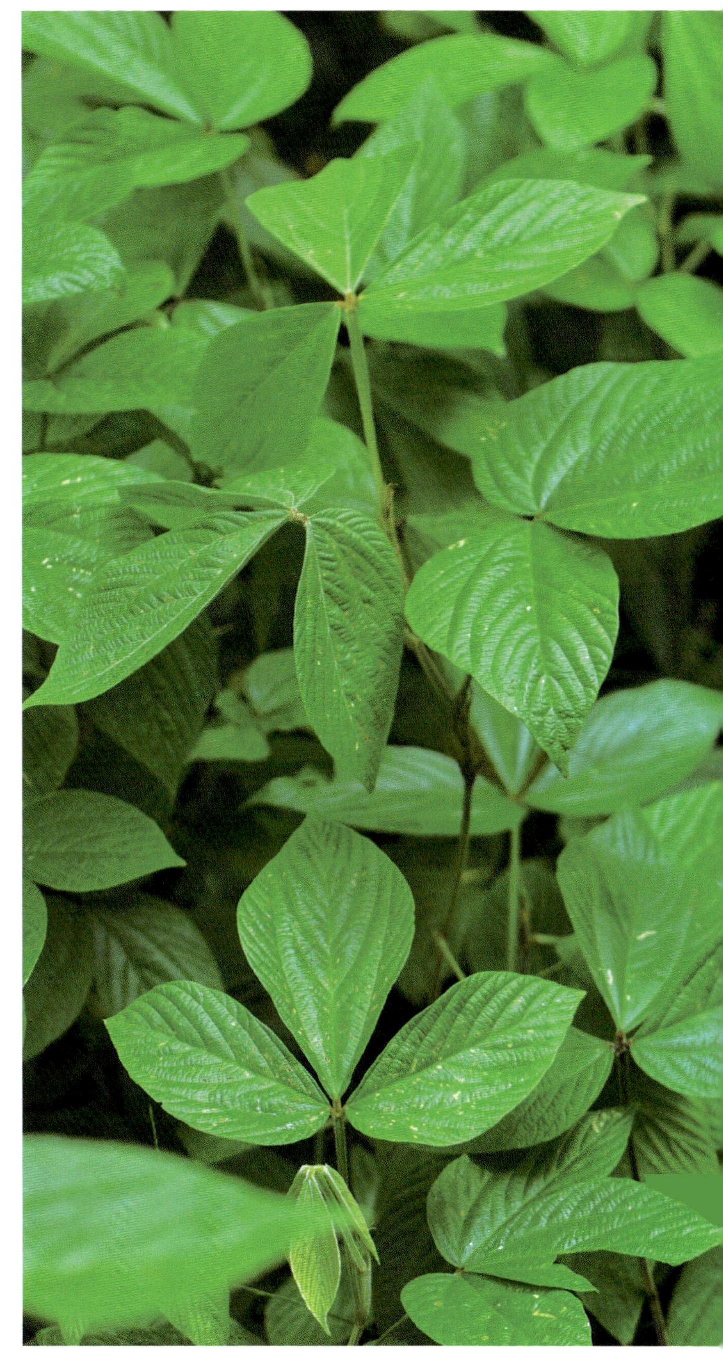

大叶千斤拔

缅甸、马来西亚、印度尼西亚、孟加拉国、不丹、尼泊尔、印度也有分布。

|资　　源| 生于旷野灌丛中，十分常见。

|采收加工| 秋季采根，抖净泥土，晒干。

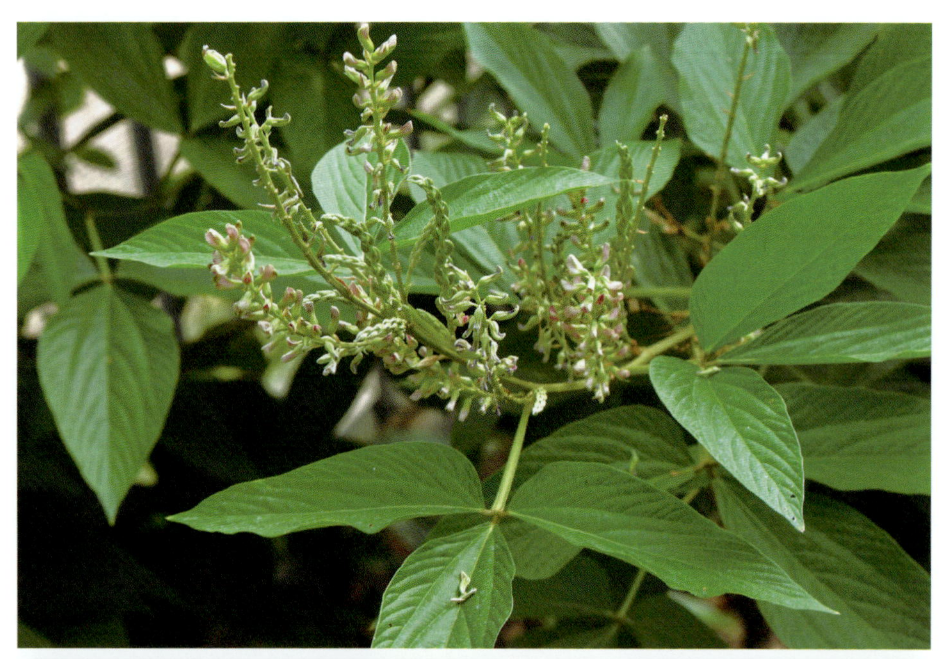

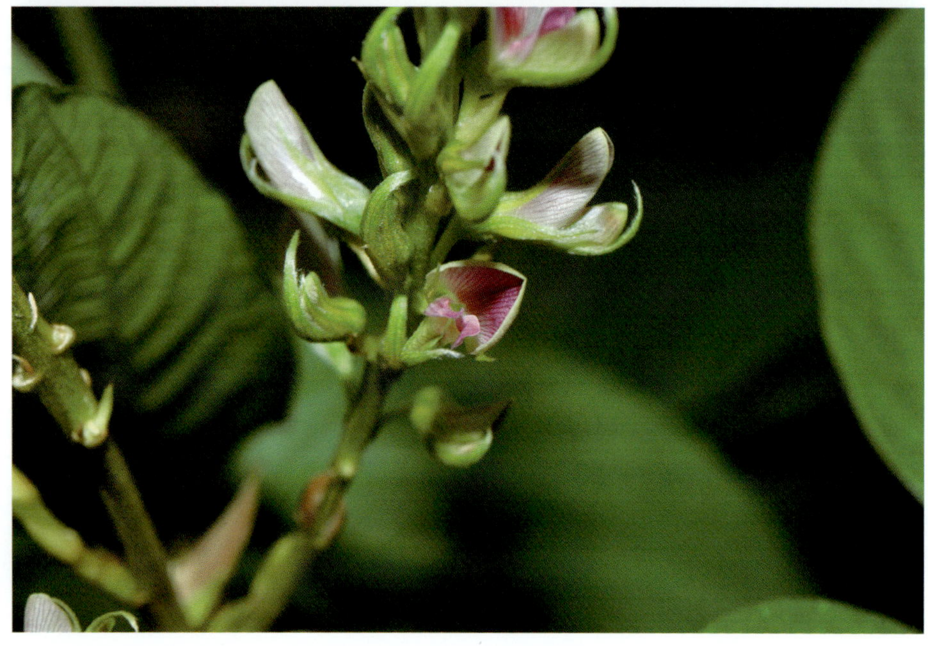

| 药材性状 | 根较粗壮，多有分枝，表面深红棕色，香气较浓郁，其余与千斤拔相同。

| 功能主治 | 清热解毒，健脾补虚，调经补血，壮筋骨，强腰肾，舒筋活络，散瘀消肿，生津止渴。用于红白痢、风湿骨痛、胃脘痛、哮喘、咽喉肿痛、上呼吸道感染、气虚脚肿、月经不调、尿淋、产后大出血、阳痿、偏瘫。外用于跌打损伤、骨折、外伤出血、狂犬咬伤、疮疖。

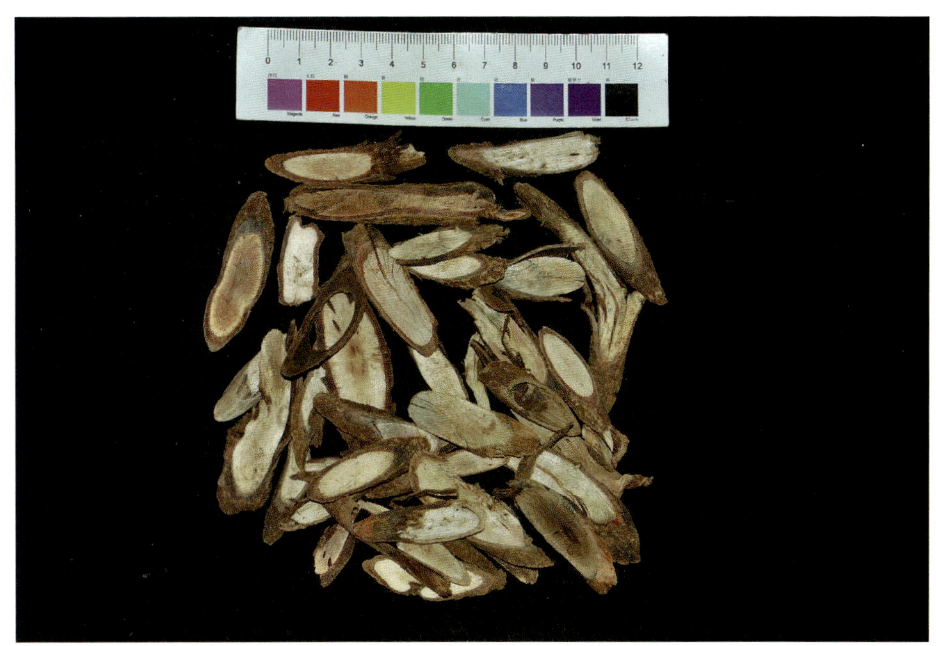

蝶形花科 Fabaceae 千斤拔属 *Flemingia*

千斤拔 *Flemingia philippinensis* Merr. et Rolfe

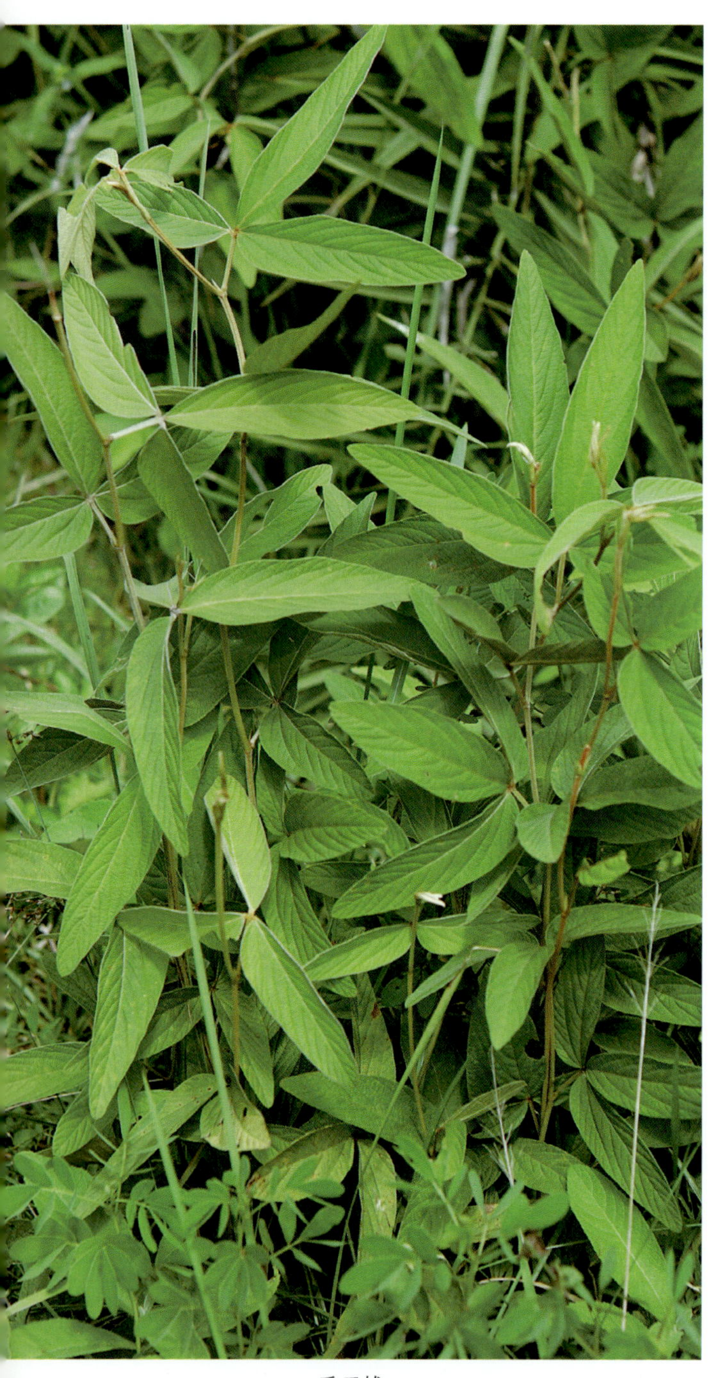

千斤拔

中药名

千斤拔（药用部位：根或全株）

植物形态

亚灌木，幼枝三棱柱状，密被灰褐色短柔毛。叶具指状3小叶；宿存托叶线状披针形，被毛；小叶厚纸质，长椭圆形，偏斜，长4~7cm，宽1.7~3cm，上面被疏短柔毛，背面密被灰褐色柔毛；基出脉3。总状花序腋生，各部密被灰褐色至灰白色柔毛；苞片狭卵状披针形，花密生；萼裂片披针形，被灰白色长伏毛；花冠紫红色，约与花萼等长，旗瓣长圆形，基部具极短瓣柄，两侧具不明显的耳；翼瓣镰状，基部具瓣柄，一侧具微耳；龙骨瓣椭圆状，略弯，基部具瓣柄，一侧具1尖耳；雄蕊二体；子房被毛。荚果椭圆状，长7~8mm，宽约5mm，被短柔毛；种子2，近圆球形，黑色。花果期夏、秋季。

分布区域

产于海南三亚、保亭、澄迈、东方、昌江、万宁。亦分布于中国华南其他区域、西南，以及湖南、江西、福建、台湾、湖北。菲律宾也有分布。

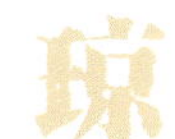

| 资　　源 | 生于旷野草地上，偶见。

| 采收加工 | 秋季采挖，洗净，切断，晒干。

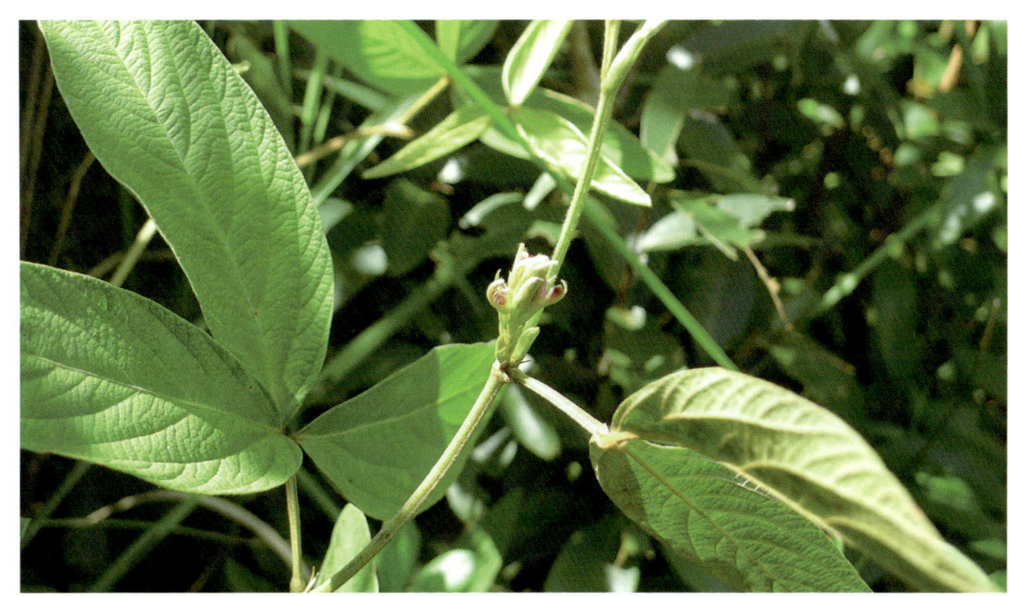

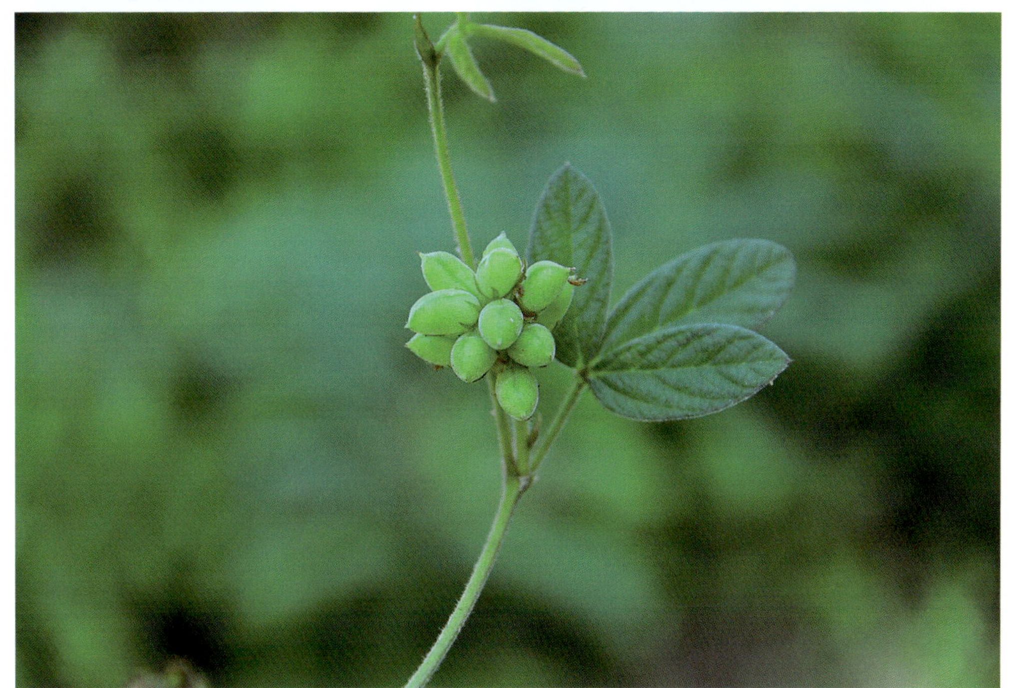

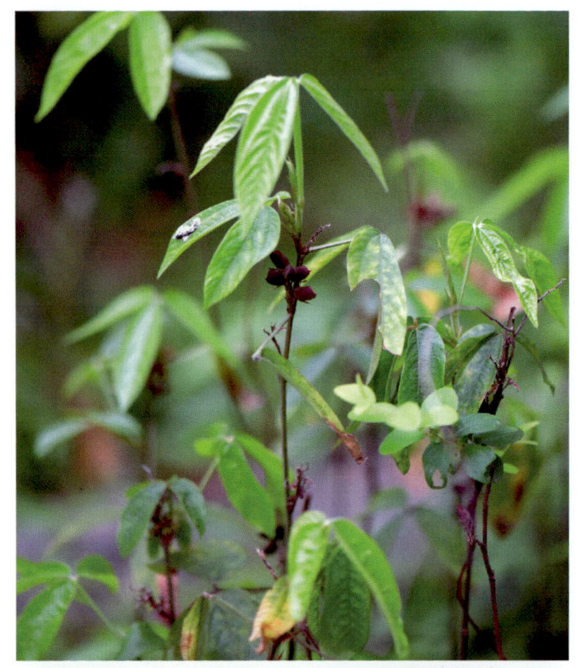

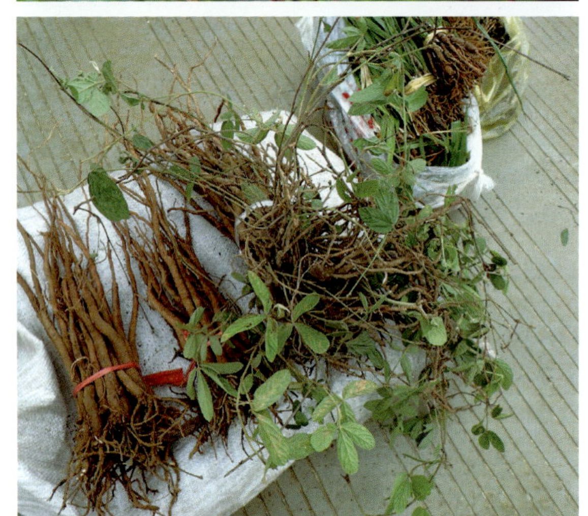

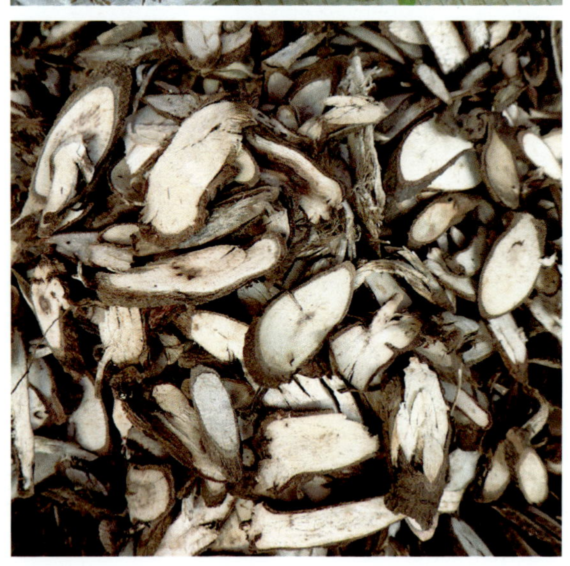

药材性状

根长圆柱形，上粗下渐细，极少分枝，长30~70cm，上部直径1~2cm。表面棕黄色、灰黄色至棕褐色，有较突起的横长皮孔及细皱纹，近顶部常呈圆肩膀状，下半部间见须根痕；栓皮薄，鲜时易刮离，刮去栓皮可见棕红色或棕褐色皮部。质坚韧，不易折断。横切面皮部棕红色，木质部宽广，淡黄白色，有细微的放射状纹理。气微，味微甘、涩。以根条粗长、除净芦茎及须根、断面黄白色者为佳。

功能主治

根：祛风利湿，消瘀解毒，强筋骨。用于风湿痹痛、腰腿痛、水肿、跌打损伤、痈肿、乳蛾、白带。全株：清热解毒。用于痢疾。外用于跌打损伤。

附注

在FOC中，其学名被修订为 *Flemingia prostrata* Roxb. f. ex Roxb.。

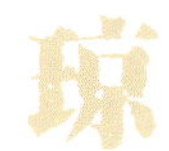

蝶形花科 Fabaceae 乳豆属 *Galactia*

乳豆 *Galactia tenuiflora* (Klein ex Willd.) Wight et Arn.

中药名 乳豆（药用部位：全株）

植物形态 多年生草质藤本，茎密被灰白色或灰黄色长柔毛。小叶椭圆形，纸质，长2~4.5cm，宽1.3~2.7cm，上面被疏短柔毛，下面密被长柔毛；小托叶针状，长1~1.5mm。总状花序腋生，小苞片卵状披针形，被毛；花萼长约7mm，萼管长约3mm，裂片狭披针形，先端尖；花冠淡蓝色，旗瓣倒卵形，基部具小耳；翼瓣长圆形，基部具尖耳；龙骨瓣稍长于翼瓣，基部具小耳；对旗瓣的1雄蕊完全离生；子房密被长柔毛，有胚珠约10，花柱突出，顶部弯，无毛。荚果线形，长2~4cm，宽6~7mm，初时被长柔毛，后渐变无毛；种子肾形，稍扁，长2~3.5mm，宽3~5mm，棕褐色，光滑。花果期8~9月。

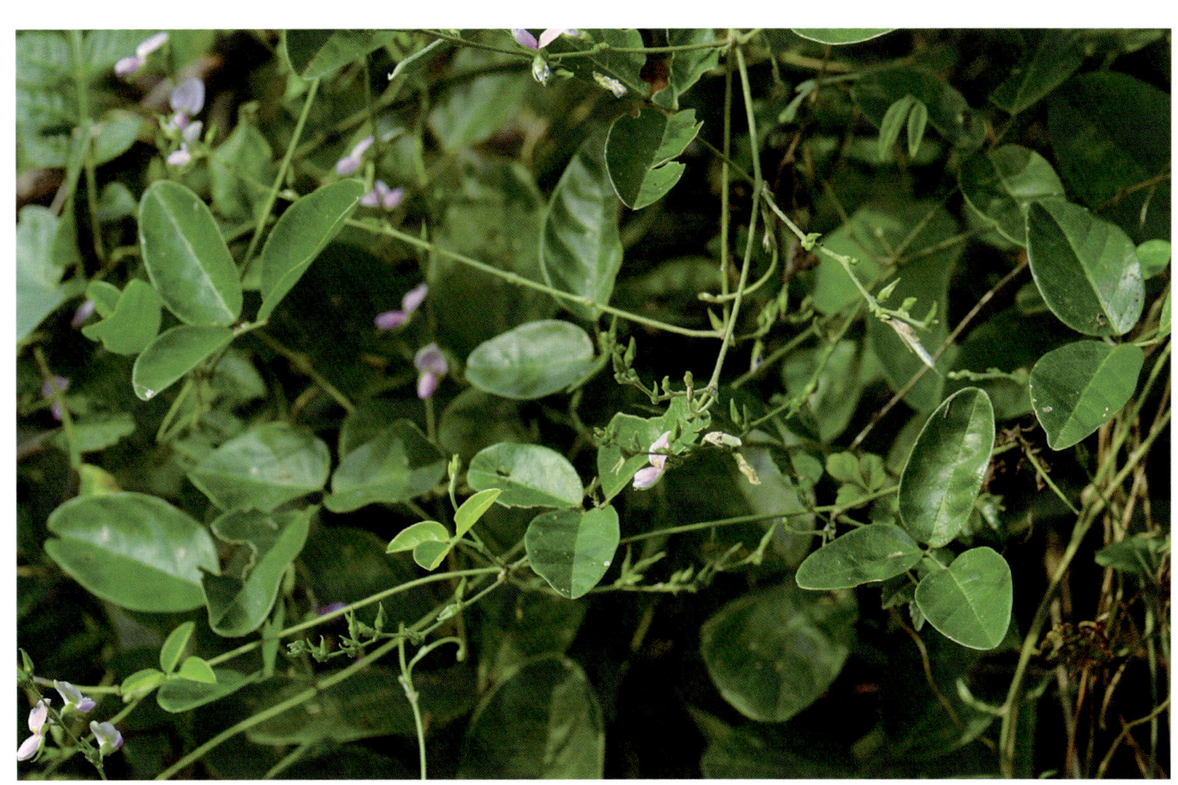

乳豆

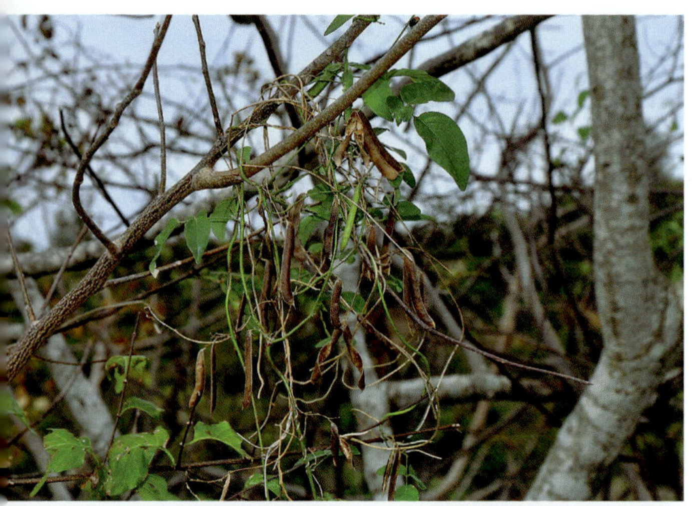

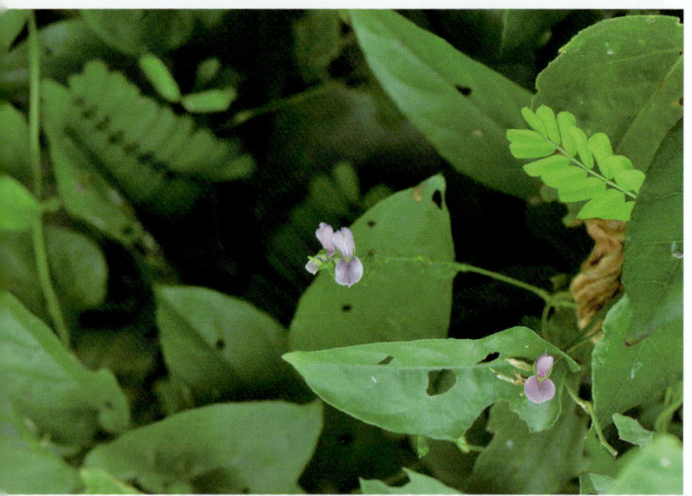

分布区域

产于海南三亚、乐东、东方、昌江、陵水、万宁、五指山。亦分布于中国华南其他区域，以及湖南、江西、台湾、云南。越南、泰国、马来西亚、菲律宾、印度、斯里兰卡也有分布。

资　源

生于海边旷地灌丛，或低海拔丘陵地带疏林或密林中，常攀缘于灌木或乔木上，常见。

采收加工

夏、秋季采收全株，扎成把，晒干。

功能主治

接骨。用于跌打损伤、骨折。

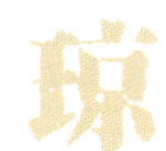

蝶形花科 Fabaceae 大豆属 *Glycine*

大　豆 *Glycine max* (L.) Merr.

中药名 黑大豆（药用部位：黑色种子），黄大豆（药用部位：黄色种子）

植物形态 一年生草本。叶通常具3小叶；托叶宽卵形，被黄色柔毛；小叶纸质，宽卵形，顶生1较大，侧生斜卵形，通常两面散生糙毛；小托叶披针形，小叶柄被黄褐色长硬毛。总花梗长10~35mm，通常有5~8无柄、紧挤的花；苞片被糙伏毛；小苞片被伏贴的刚毛；花萼长4~6mm，密被长硬毛，常深裂成二唇形，裂片5，披针形，上部2裂片常合生至中部以上，下部3裂片分离，均密被白色长柔毛，花紫色、淡

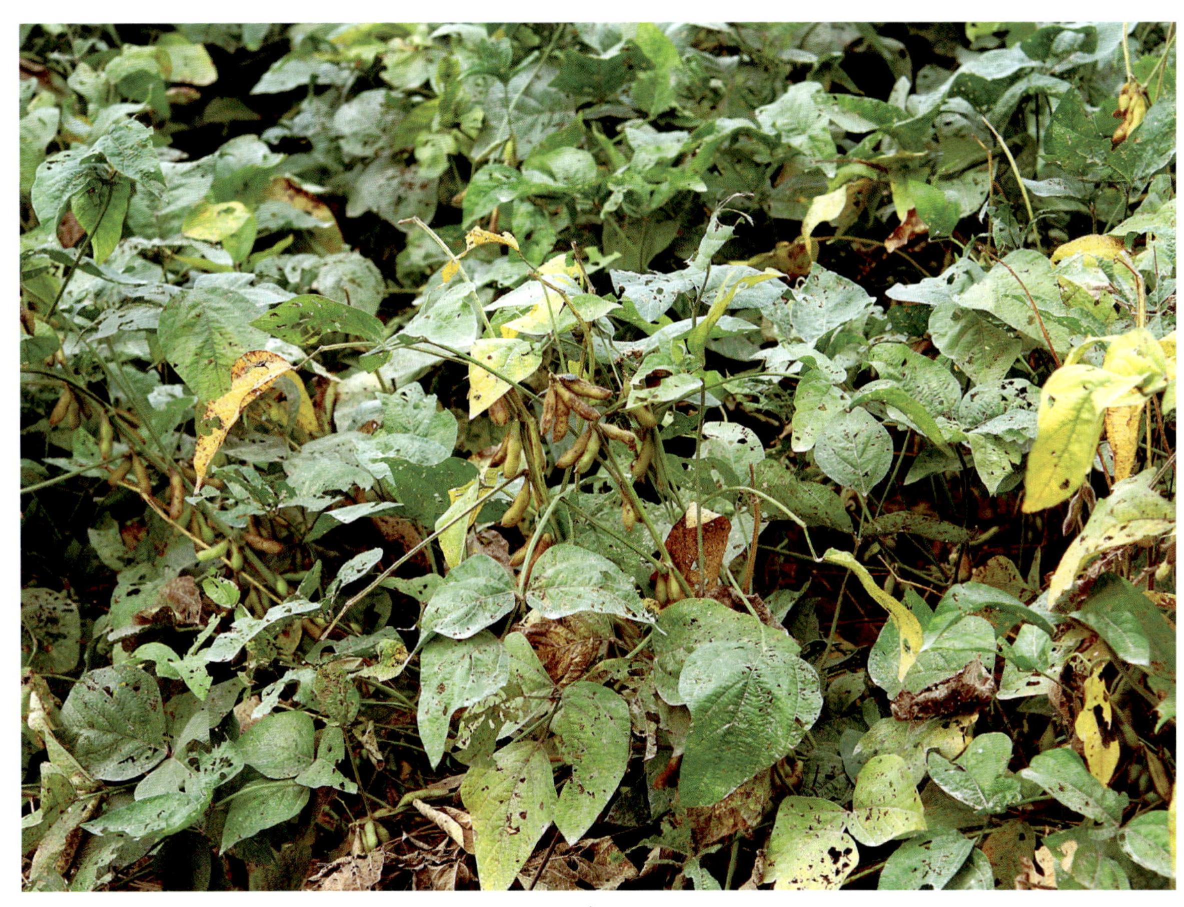

大豆

紫色或白色，长 4.5~8mm，旗瓣倒卵状近圆形，基部具瓣柄；翼瓣蓖状，基部具瓣柄和耳；龙骨瓣斜倒卵形，具短瓣柄；雄蕊二体；子房基部有不发达的腺体，被毛。荚果肥大，长圆形，下垂，黄绿色，长 4~7.5cm，宽 8~15mm，密被褐黄色长毛；种子 2~5，椭圆形，种皮光滑，种脐明显，椭圆形。花期 6~7 月，果期 7~9 月。

| 分布区域 | 产于海南三亚、东方、昌江、保亭、万宁、儋州、澄迈。中国各地亦有栽培。原产于中国，世界各地广泛栽培。

| 资　　源 | 栽培，常见。

| 采收加工 | 黑色种子：8 月果实成熟后采收，晒干，碾碎果壳，拣取黑色种子。黄色种子：8~10 月果实成熟后采收，取其种子晒干。

| 药材性状 | 黑色种子：呈椭圆形而略扁，长 6~10mm，直径 5~7mm，厚 1~6mm。表面黑色，略有光泽，有时具横向皱纹，一侧边缘具长圆形种脐。种皮薄，内表面呈灰黄色，除去种皮，可见到 2 子叶，黄绿色，肥厚。质较坚硬。气微，具豆腥味。黄色种子：种子黄色、黄绿色。种皮薄，除去种皮，可见 2 子叶，黄绿色，肥厚。质坚硬。气微，具豆腥味。

| 功能主治 | 解表除烦，宣发郁热。用于感冒、寒热头痛、烦躁胸闷、虚烦不眠。

蝶形花科 Fabaceae 长柄山蚂蝗属 *Hylodesmum*

密毛长柄山蚂蝗 *Hylodesmum densum* (C. Chen et X. J. Cui) H. Ohashi

| 中 药 名 |

密毛长柄山蚂蝗（药用部位：全草）

| 植物形态 |

草本，高 50~70cm。茎单生，密被白色糙伏毛。叶具 3 小叶；叶柄长 12~14cm；顶生小叶宽卵形，长 5~7cm，宽 3.2~5cm，两面密被白色糙伏毛，侧生小叶狭卵形，稍小，基部偏斜。果序总状，顶生，荚果常具 2 荚节；斜狭三角形，长 8~10mm，宽 3~4mm，被短柔毛，基部楔形，先端凹；果梗长 5~6mm；果颈长约 5mm。花期不明，果期 9~10 月。

| 分布区域 |

产于海南保亭仙安石林。分布于中国广西、云南。

| 资 源 |

生于海拔 600~800m 的林中，少见。

| 采收加工 |

全年皆可采收，洗净切段，鲜用或晒干。

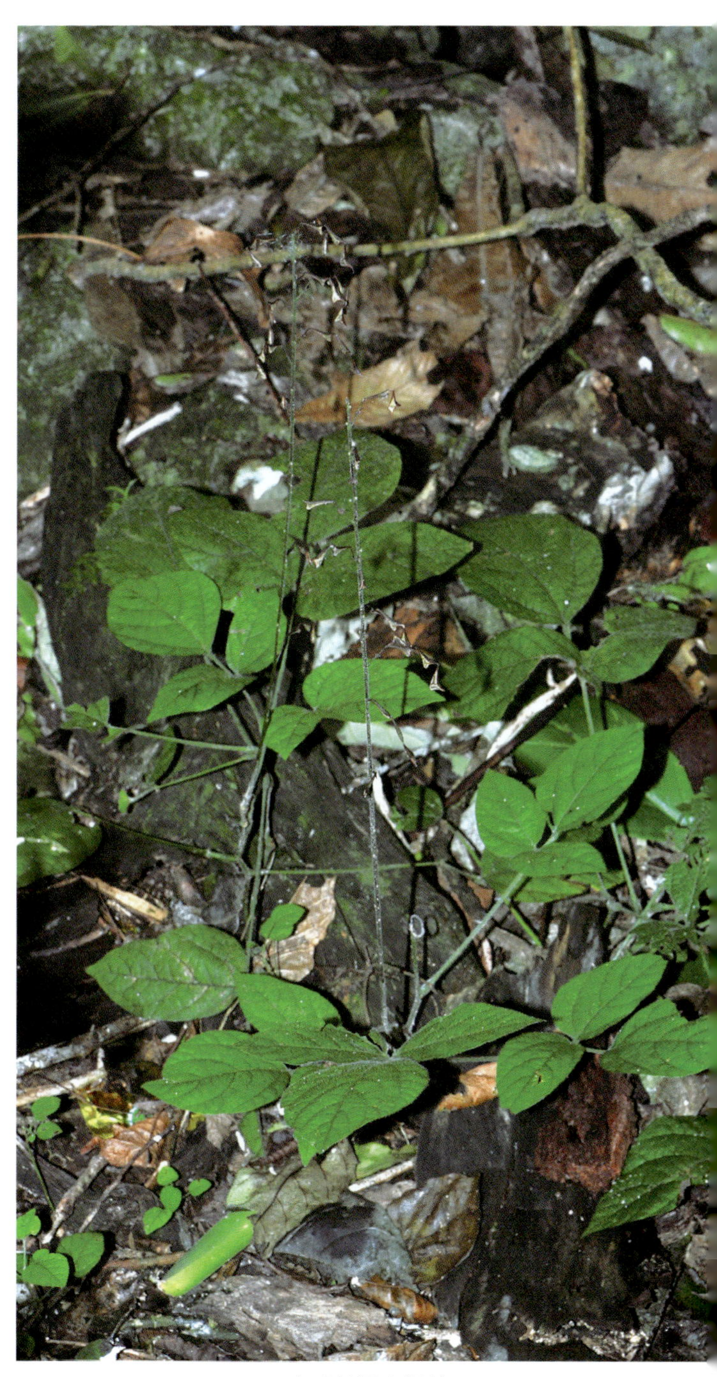

密毛长柄山蚂蝗

| 功能主治 | 同属植物尖叶长柄山蚂蝗*Hylodesmum podocarpum* subsp. *oxyphyllum*有祛风除湿、活血解毒之效，本种或有类似作用，其具体功能有待进一步研究。

| 附　　注 | 本种为郑希龙等人于2014年发表的海南新记录植物。

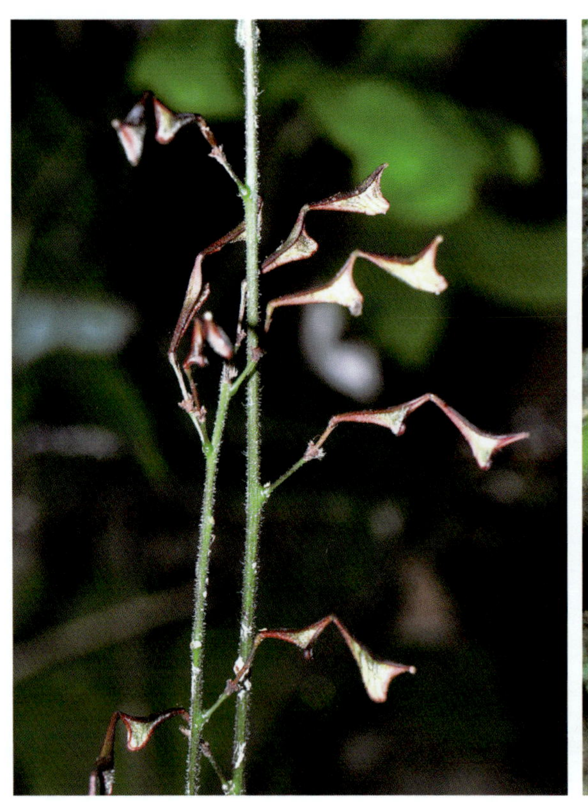

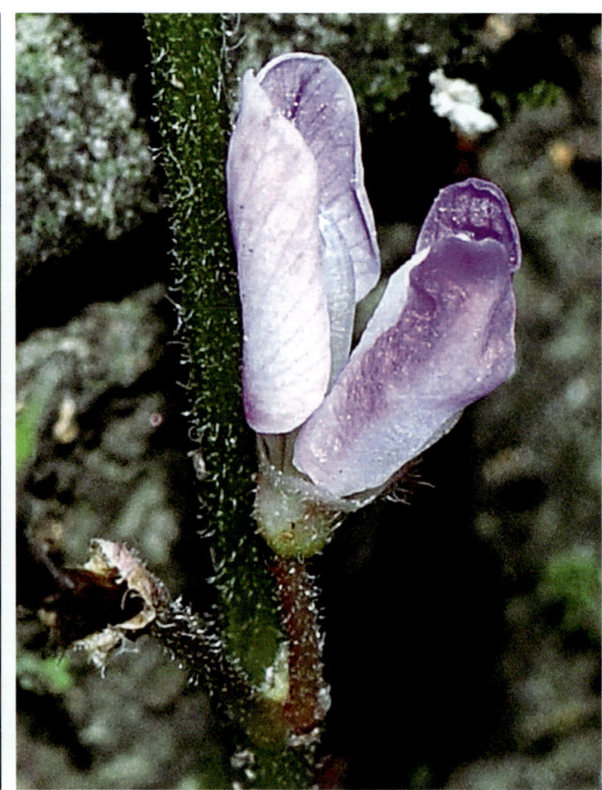

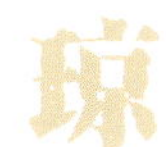

蝶形花科 Fabaceae 长柄山蚂蝗属 *Hylodesmum*

疏花长柄山蚂蝗 *Hylodesmum laxum* (DC.) H. Ohashi et R. R. Mill

中 药 名 疏花长柄山蚂蝗（药用部位：全草）

植物形态 直立草本，茎上部毛较密。叶为羽状三出复叶，通常簇生于枝顶部；托叶三角状披针形，长约 10mm；叶柄长 3~9cm，被柔毛；小叶纸质，顶生小叶卵形，长 5~12cm，宽 5~5.5cm；小托叶丝状，被柔毛；小叶柄长 1~2cm，被柔毛。总状花序长达 30cm；总花梗被钩状毛和小柔毛，花 2~3 簇生于每节上；苞片卵形，花梗长 3~4mm，结果时长 4~10mm；花萼宽钟状，长约 2mm，裂片较萼筒短；花冠粉红色，长 4~6mm，旗瓣椭圆形，翼瓣长椭圆形，基部具耳，龙骨瓣具瓣柄；雄蕊单体，长约 5mm；雌蕊长约 6mm，子房具柄。荚果通常有荚

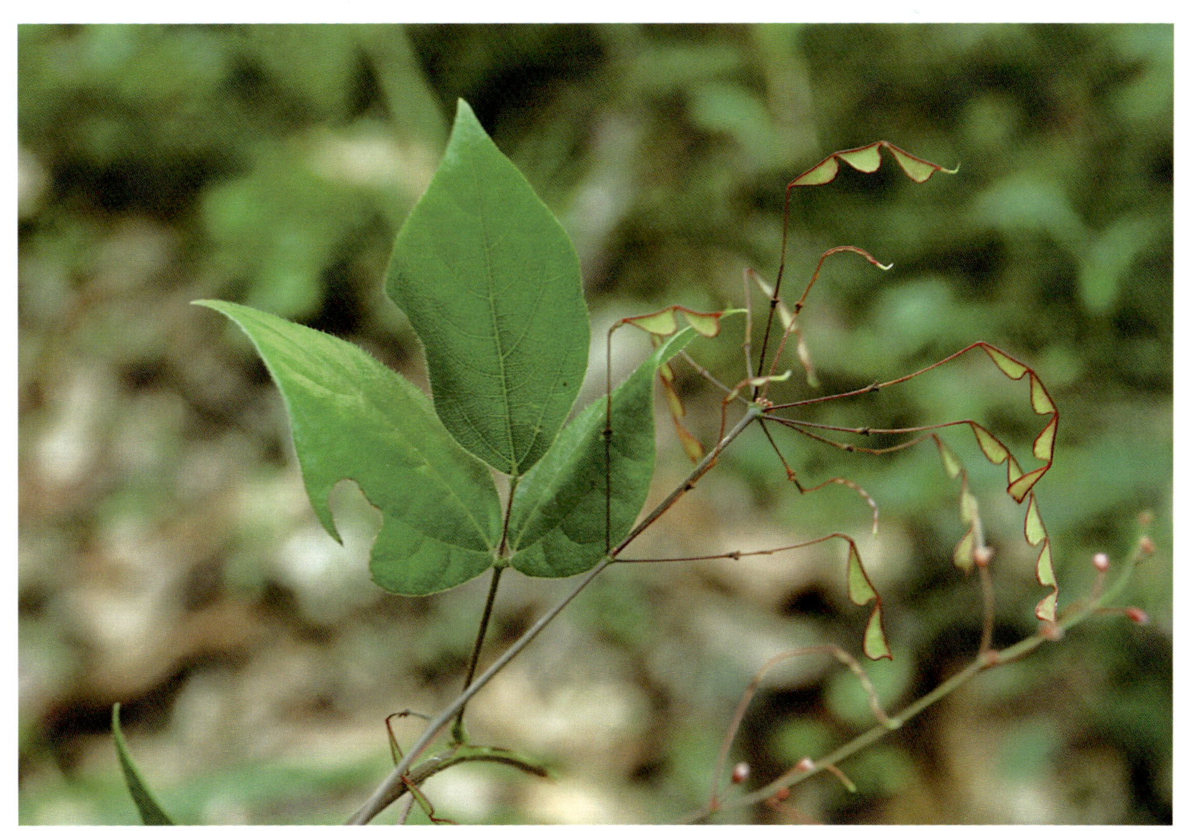

疏花长柄山蚂蝗

节 2~4，背缝线于节间凹入，几达腹缝线而成一深缺口，荚节略呈宽的半倒卵形，长 9~10mm，宽约 4mm，被钩状毛；果梗长 4~10mm；果颈长约 10mm。花果期 8~10 月。

| 分布区域 | 产于海南乐东、五指山、万宁。亦分布于中国广东、湖南、江西、福建、湖北、贵州、云南、西藏。越南、老挝、泰国、印度、菲律宾、斯里兰卡、尼泊尔、不丹、日本也有分布。

| 资　　源 | 生于海拔 700~1400m 的山坡阔叶林中，少见。

| 采收加工 | 9~10 月采收，切断，晒干。

| 功能主治 | 本种的药效未见报道，但同属的植物多具有清热解表、利湿退黄的作用，具作用有待进一步研究。

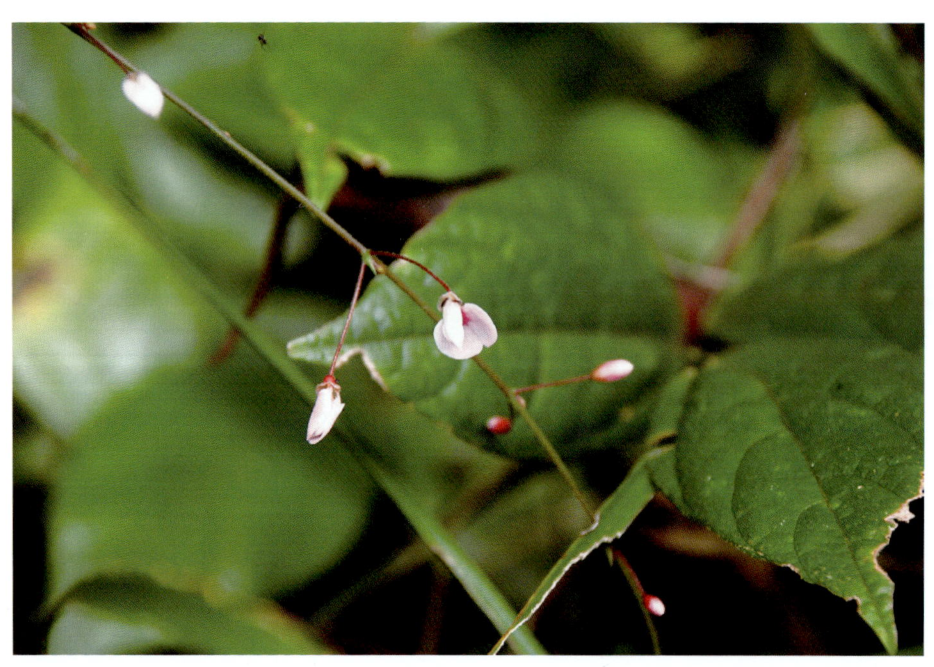

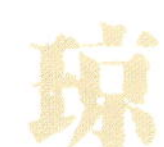

蝶形花科 Fabaceae 木蓝属 *Indigofera*

疏花木蓝 *Indigofera chuniana* F. P. Metcalf

中药名 疏花木蓝（药用部位：枝叶）

植物形态 亚灌木状草本；茎与分枝被灰白色柔毛和具柄头状腺毛。叶长2.5~4cm；叶柄与叶轴均被开展腺毛；托叶线状钻形，对生小叶3~5对，椭圆形，两面均被白色丁字毛；小叶柄短，长达0.5mm。总状花序腋生，总花梗与花序轴均被丁字毛和腺毛；苞片线形，长约5mm；花梗极短；花萼长1.5~2mm，密被白色丁字毛，萼齿线形，基部被毛；花冠红色，长约4mm，旗瓣倒卵形，外面被毛，翼瓣线状长圆形，均具极短瓣柄，龙骨瓣中部以下渐狭；子房被茸毛。荚果圆柱形，长1.1~1.4cm，直径1.5~1.8mm，先端有凸尖，被腺毛和开展丁字毛，有种子9~12，内果皮有紫红色斑点。花期6~8月，果期8~12月。

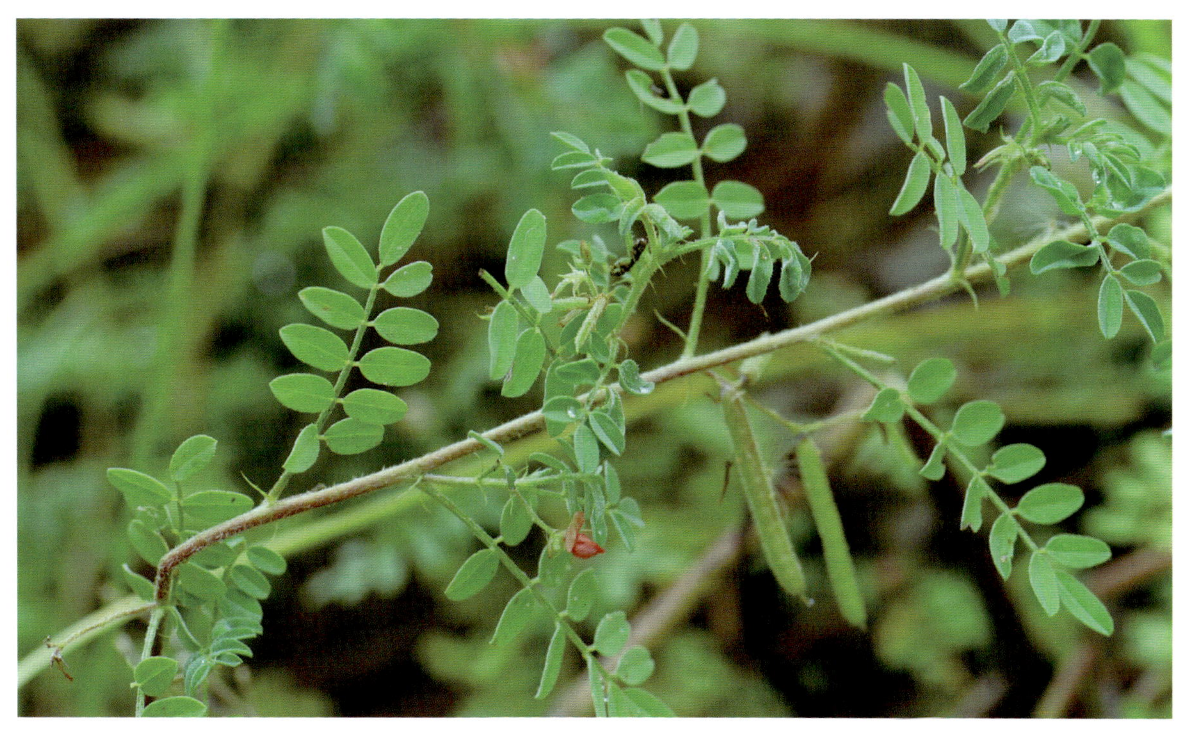

疏花木蓝

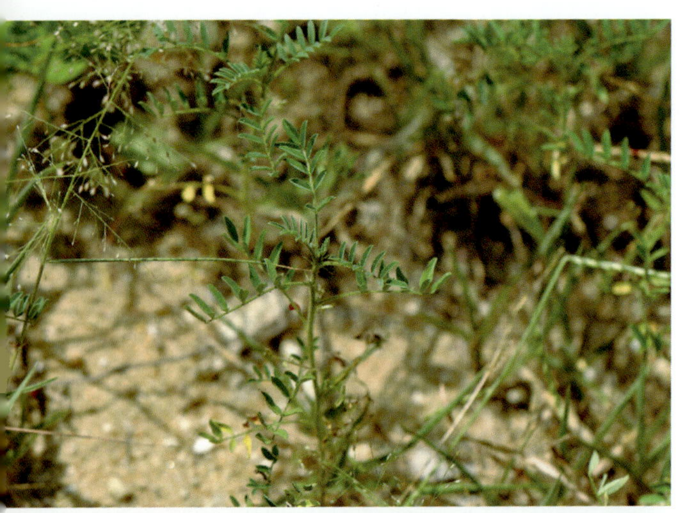

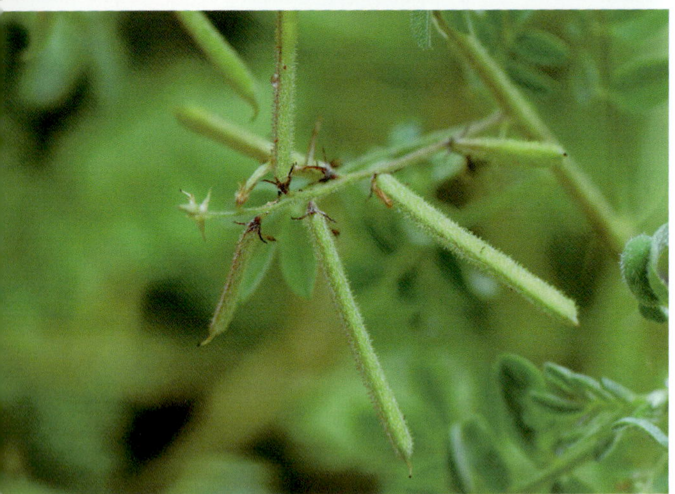

分布区域

产于海南三亚、乐东、东方、昌江、临高、西沙。亦分布于中国广东。亚洲、太平洋群岛、非洲，以及澳大利亚也有分布。

资　　源

生于海边沙地上，常见。

采收加工

春、秋季采收，晒干。

功能主治

同属植物硬毛木蓝的枝叶可消肿解毒，本种或有类似作用，其具体功能有待进一步研究。

附　　注

在 FOC 中，其学名已被修订为 *Indigofera colutea* (Burm. f.) Merr.。

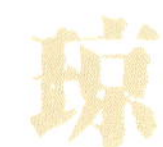

蝶形花科 Fabaceae 木蓝属 *Indigofera*

硬毛木蓝 *Indigofera hirsuta* L.

中药名 毛木蓝（药用部位：枝叶、根）

植物形态 亚灌木，枝、叶柄和花序均被开展长硬毛。羽状复叶长 2.5~10cm；叶柄长约 1cm，叶轴有灰褐色开展毛；对生小叶 3~5 对，纸质，倒卵形，长 3~3.5cm，宽 1~2cm，两面有伏贴毛；小叶柄长约 2mm。总状花序长 10~25cm，密被锈色和白色混生的硬毛，花小，密集，苞片线形，长约 4mm；花梗长约 1mm；花萼长约 4mm，外面有红褐色开展长硬毛，萼齿线形；花冠红色，长 4~5mm，外面有柔毛，旗瓣倒卵状椭圆形，有瓣柄，翼瓣与龙骨瓣等长，有瓣柄，距短小；花药卵球形，先端有红色尖头；子房有淡黄棕色长粗毛，花柱无毛。荚果线状圆柱形，长 1.5~2cm，直径 2.5~8mm，有开展长硬毛，有种子 6~8，内果皮有黑色斑点；果梗下弯。花期 7~9 月，果期 10~12 月。

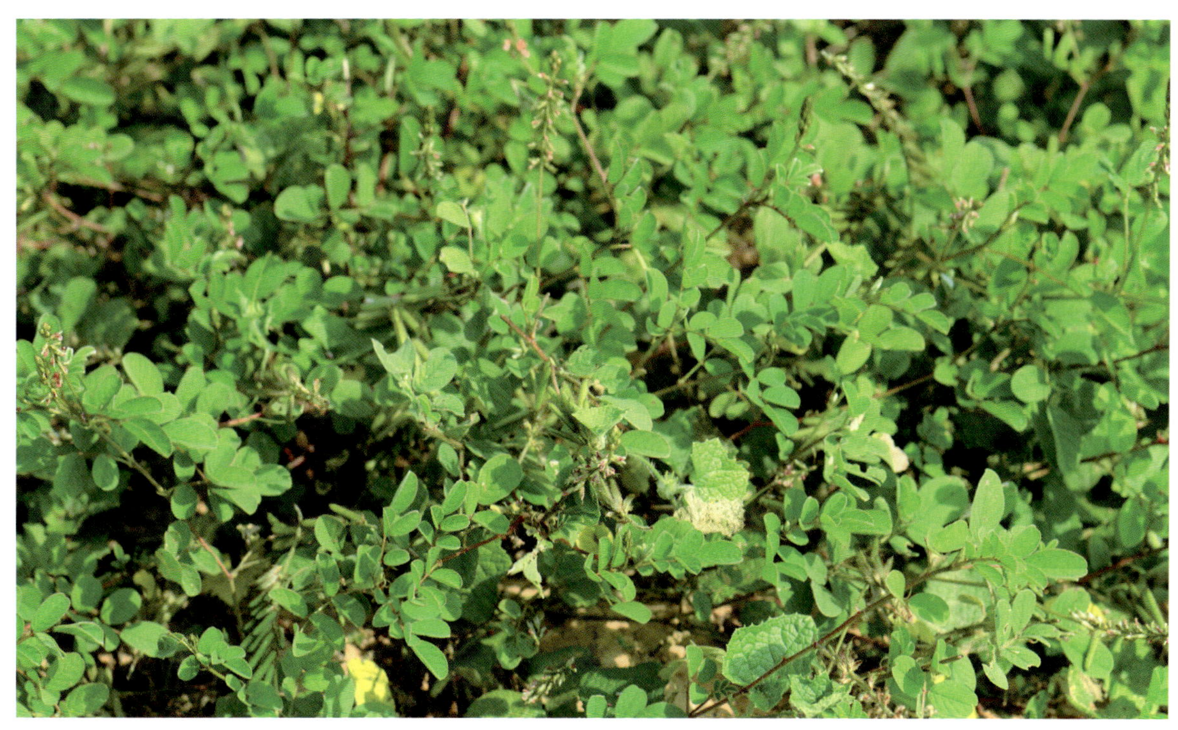

硬毛木蓝

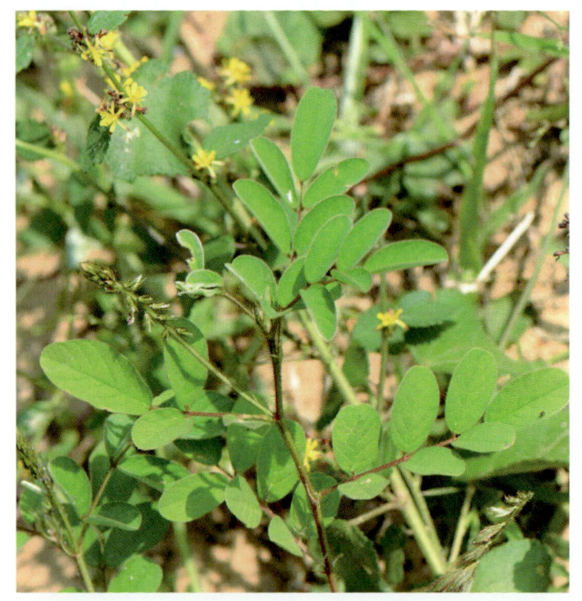

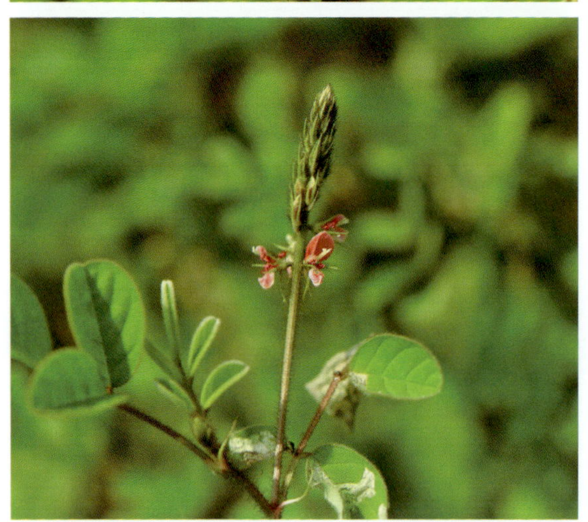

分布区域

产于海南三亚、乐东、东方、昌江、儋州、澄迈、定安、海口、西沙群岛。亦分布于中国华南其他区域，以及福建、台湾、浙江、云南。亚洲、大洋洲、非洲、美洲也有分布。

资　源

生于低海拔的山坡旷野、路旁、河边草地及海滨沙地上，常见。

采收加工

春、秋季采收，晒干。

功能主治

枝叶：解毒消肿，燥湿收敛。用于疮疥、疖肿、皮肤瘙痒。根：用于毒蛇咬伤。

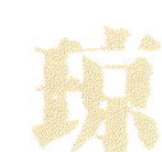

蝶形花科 Fabaceae 木蓝属 *Indigofera*

刺荚木蓝 *Indigofera nummularifolia* (L.) Alston

中 药 名 刺荚木蓝（药用部位：枝叶）

植物形态 多年生草本，茎平卧。单叶互生，长1~2cm，宽8~14mm，除边缘有密毛外，两面近无毛或在下面疏生脱落性丁字毛；叶柄长1~2mm；托叶三角形，宿存；总状花序长1.5~3cm，有花5~10；花序轴有丁字毛；苞片长约2mm，早落；花萼长3~4mm，萼齿线形，长2~3mm；花冠深红色，旗瓣倒卵形，外面密生丁字毛，翼瓣基部具耳状附属物，龙骨瓣长约4mm；花药两端有髯毛；子房有毛。荚果镰形，侧向压扁，长约5mm，宽约4mm，先端有尖喙，背缝极弯拱，有数行钩刺，有种子1；种子亮褐色，肾状长圆形，长3.5~4mm。花期10月，果期10~11月。

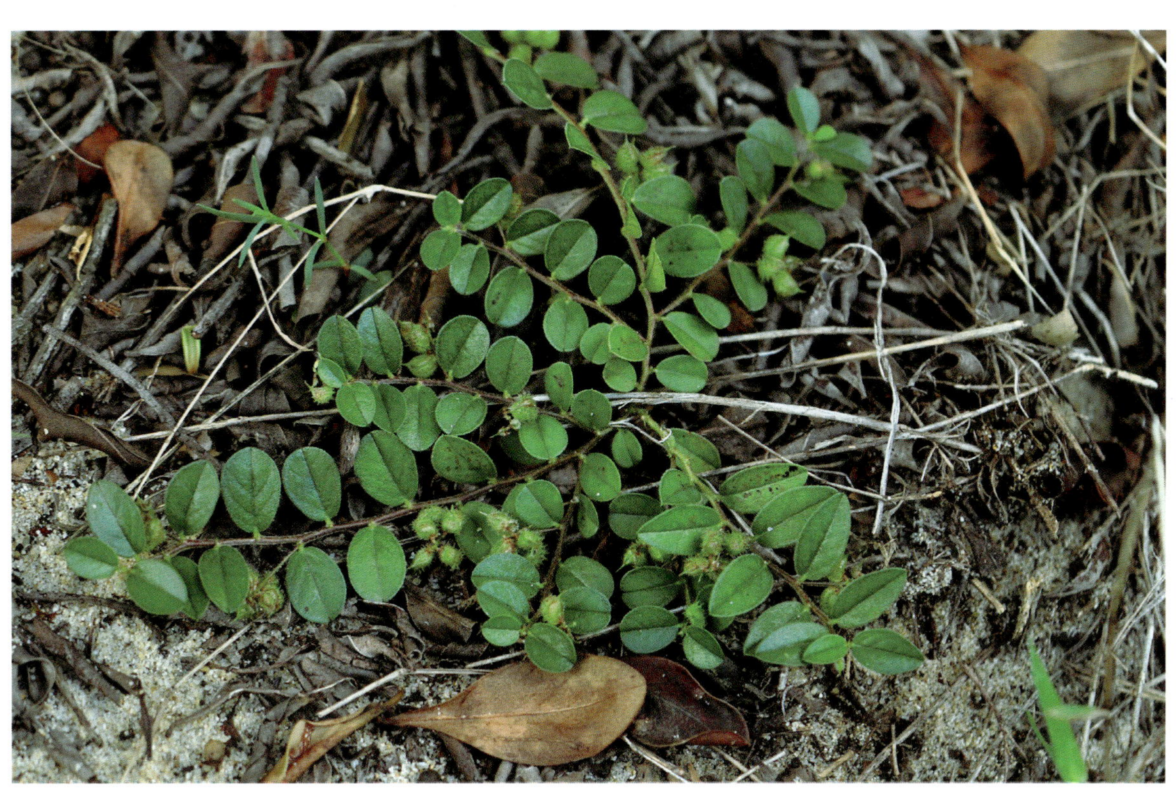

刺荚木蓝

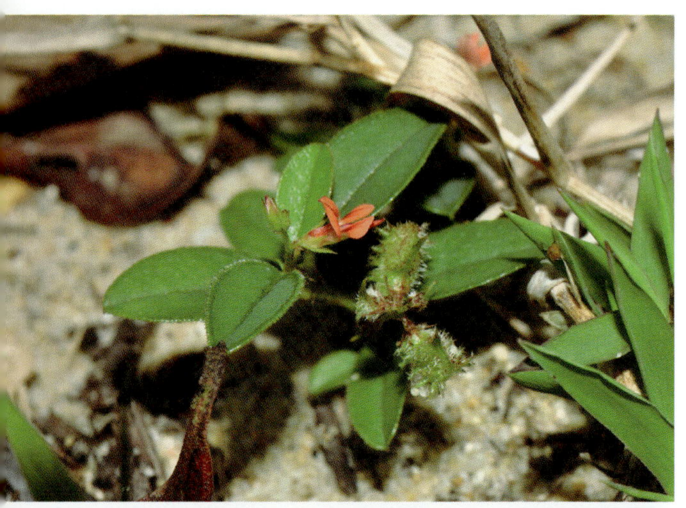

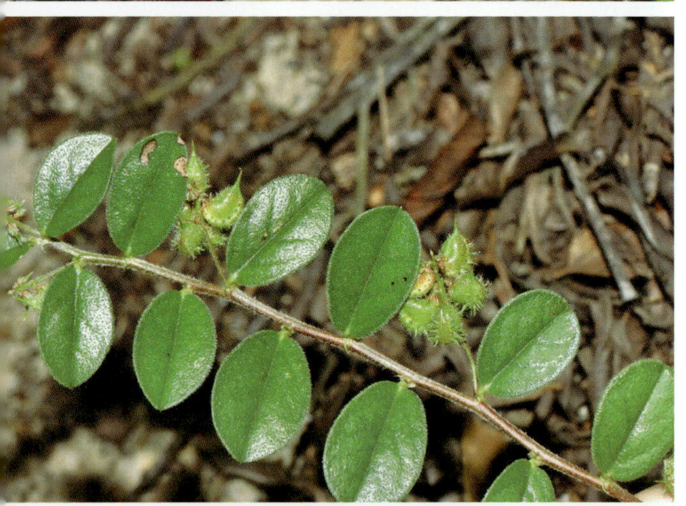

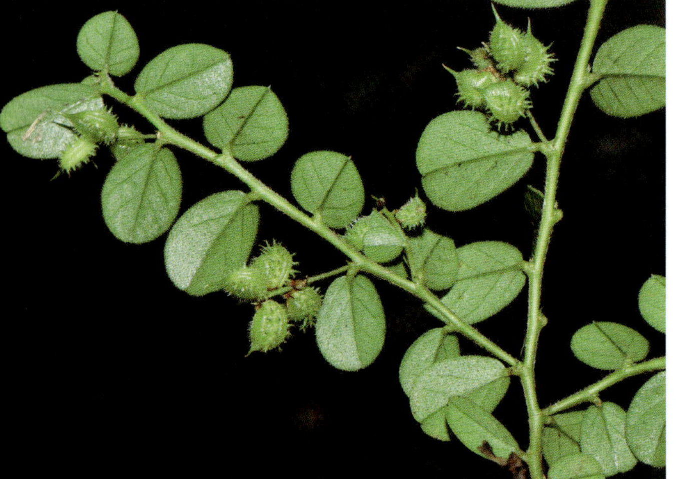

分布区域

产于海南三亚、乐东、万宁、西沙群岛，琼中有分布记录。亦分布于中国台湾。中南半岛、马来半岛，以及斯里兰卡至非洲热带地区也有分布。

资　源

生于海边沙土上，少见。

采收加工

春、秋季采收，晒干。

功能主治

同属植物硬毛木蓝的枝叶可消肿解毒，本种或有类似作用，其具体功能有待进一步研究。

蝶形花科 Fabaceae 木蓝属 *Indigofera*

野青树 *Indigofera suffruticosa* Mill.

中药名

野青树（药用部位：全株或茎、叶、种子）

植物形态

灌木，茎有棱，被平贴丁字毛。羽状复叶长 5~10cm；叶轴被丁字毛；托叶钻形，对生小叶 5~7 对，长椭圆形或倒披针形，长 1~4cm，宽 5~15mm，上面密被丁字毛，下面被平贴丁字毛。总状花序呈穗状，长 2~3cm；总花梗极短或缺；苞片线形，被粗丁字毛，早落；花萼钟状，长约 1.5mm，外面有毛；花冠红色，旗瓣倒阔卵形，长 4~5mm，外面密被毛，有瓣柄，翼瓣与龙骨瓣等长，龙骨瓣有距，被毛；花药球形，先端具短尖头，无髯毛；子房在腹缝线上密被毛。荚果镰状弯曲，长 1~1.5cm，下垂，被毛，有种子 6~8；种子短圆柱状。花期 3~5 月，果期 6~10 月。

分布区域

产于海南三亚、昌江、万宁、五指山、陵水、白沙、乐东。中国华南其他区域，以及福建、台湾、浙江、江苏、云南亦有栽培。原产于美洲热带地区，现广布于世界热带地区。

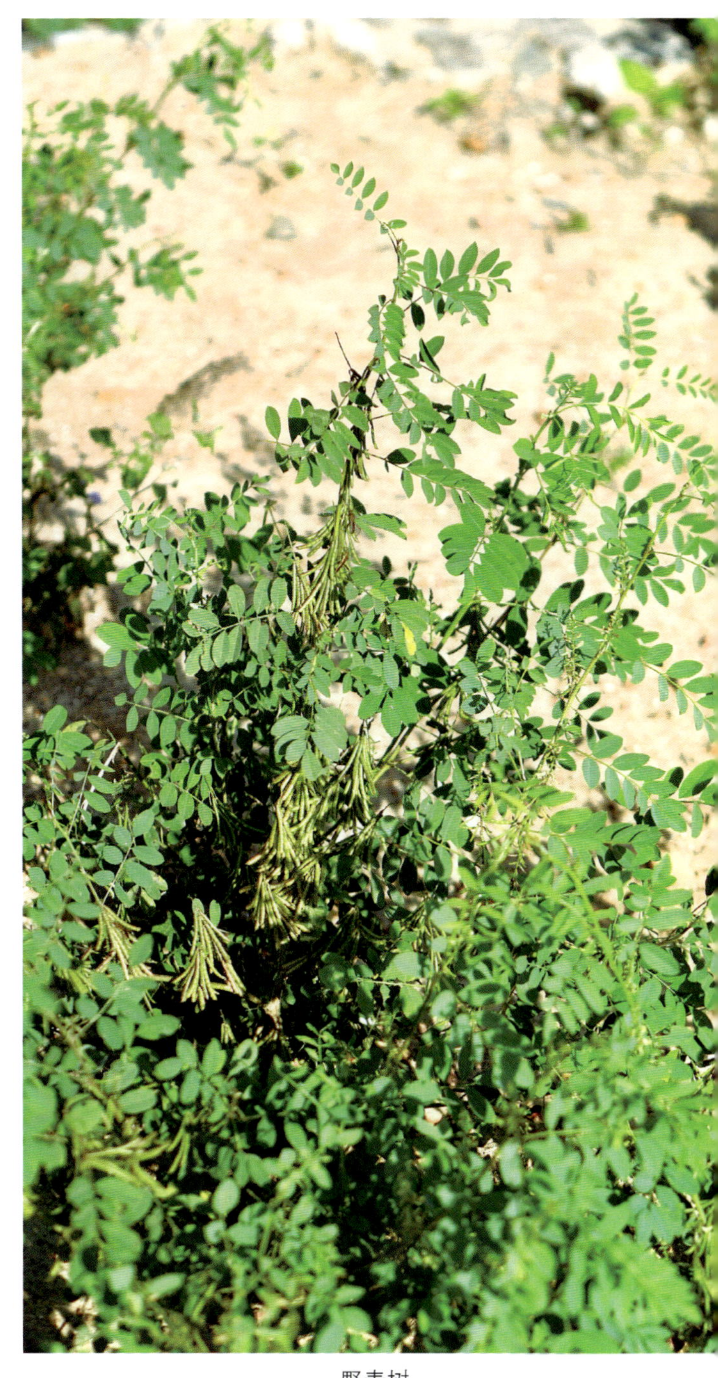

野青树

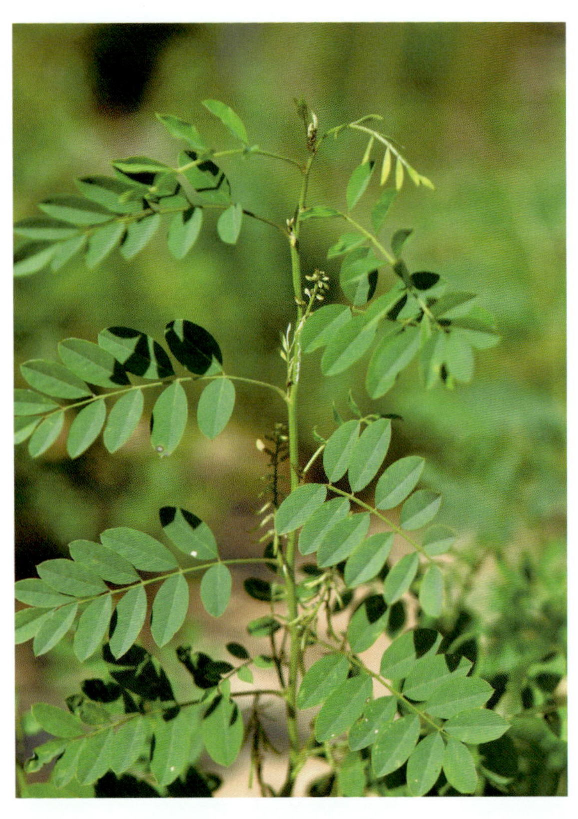

| 资　源 |

生于低海拔的山地路旁、山谷疏林、田野沟边及海滩沙地，常见。

| 采收加工 |

茎：全年可采。叶：夏、秋季采收，洗净，切段，晒干或鲜用。

| 功能主治 |

全株：凉血解毒，消炎止痛。用于衄血、皮肤瘙痒、斑疹、咽喉肿痛、疱疮肿毒。茎、叶及种子：清热解毒，凉血定惊，透疹。用于血热吐衄、胸痛咯血、喉痹、口疮、流行性腮腺炎、小儿惊痫、皮肤瘙痒、斑疹透发不畅。

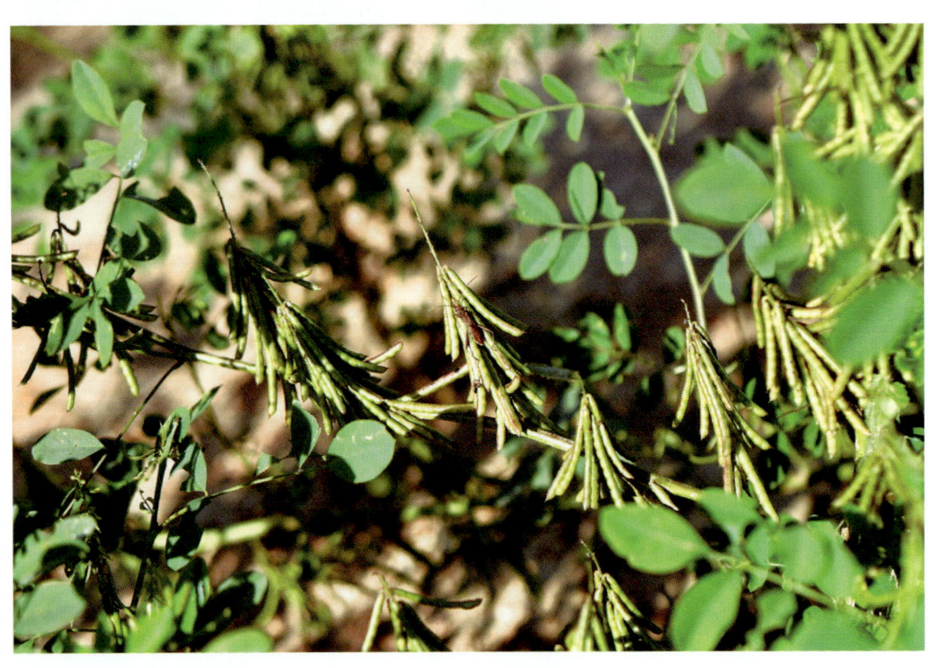

蝶形花科 Fabaceae 木蓝属 *Indigofera*

木　蓝 *Indigofera tinctoria* L.

中药名 木蓝（药用部位：茎、叶、根）

植物形态 亚灌木，幼枝有棱，扭曲，被白色丁字毛。羽状复叶长 2.5~11cm；叶轴上面有浅槽，被丁字毛，托叶钻形，长约 2mm；小叶 4~6 对，对生，倒卵状长圆形或倒卵形，长 1.5~3cm；宽 0.5~1.5cm，两面被丁字毛，小托叶钻形。总状花序长 2.5~5cm，苞片钻形，长 1~1.5mm；花萼钟状，长约 1.5mm，萼齿三角形，外面有丁字毛；花冠伸出萼外，红色，旗瓣阔倒卵形，外面被毛，翼瓣、龙骨瓣约与旗瓣等长；花药心形；子房无毛。荚果线形，长 2.5~3cm，种子

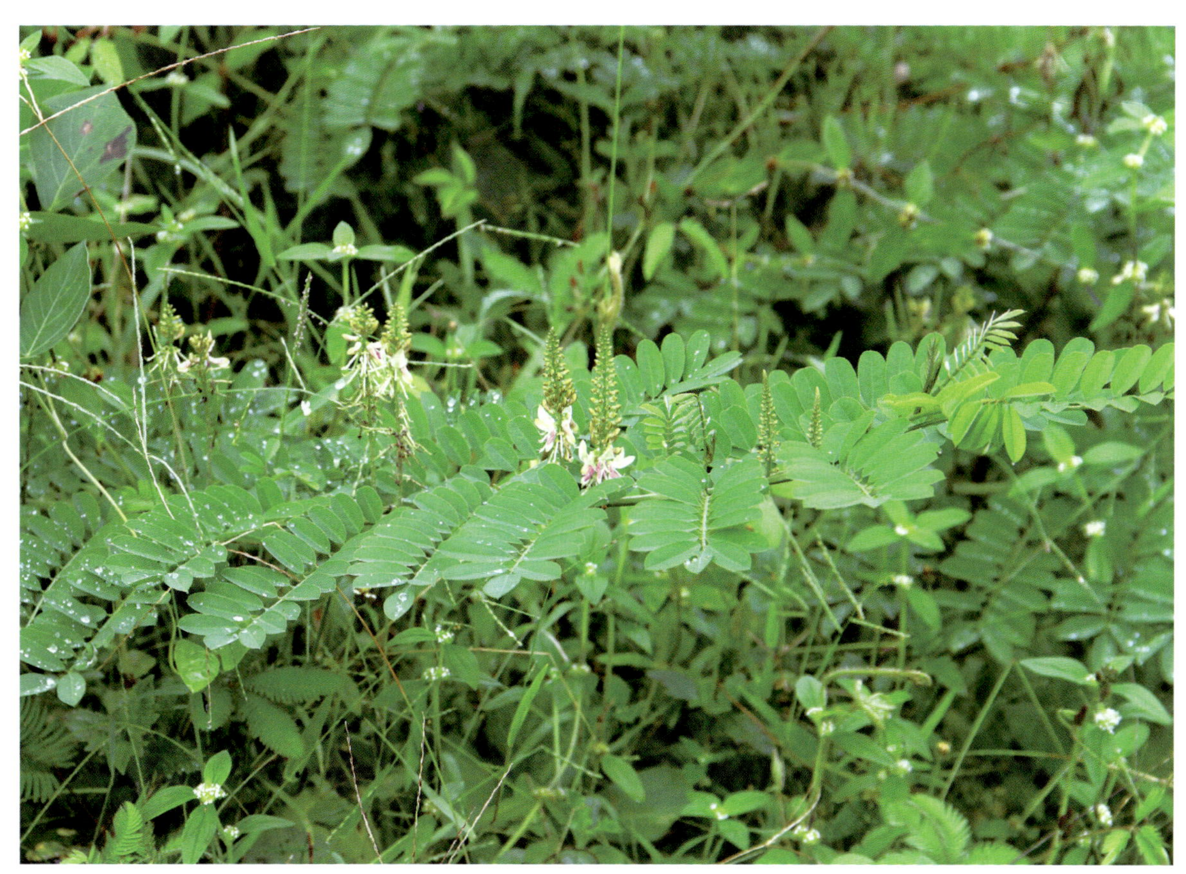

木蓝

间有缢缩，外形似串珠状，有种子 5~10，内果皮具紫色斑点。种子近方形，长约 1.5mm。花期几全年，果期 10 月。

| 分布区域 | 产于海南乐东、东方、万宁。中国华南其他区域，以及台湾、安徽、贵州、云南亦有栽培。广泛分布于亚洲、非洲热带地区。

| 资　　源 | 生于低海拔的山坡旷野、路旁，常见。

| 采收加工 | 茎、叶：夏、秋季采收，鲜用或晒干。根：秋季采收，切断晒干。

| 药材性状 | 枝条圆柱形，有纵棱，被白色丁字毛，羽状复叶互生，小叶 8~12，常脱落，小叶倒卵状矩圆形或倒卵形，长 1.5~3cm，宽 0.5~1.5cm，两面被丁字毛，叶柄、叶轴与小叶柄均被白色丁字毛。气微，味微苦。

| 功能主治 | 茎、叶：清热解毒，祛瘀消肿，活血止血，凉血定惊。用于乙型脑炎、流行性腮腺炎、口疮、喉痹、小儿惊痫、目赤红肿、疮肿、皮疹、斑疹、胸痛咯血、吐血衄血、崩漏。土耳其用于黄疸、儿童口腔溃疡、愈合伤口。根：解虫毒。用于丹毒、蚊虫叮咬。

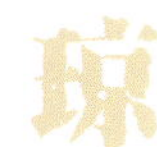

蝶形花科 Fabaceae 鸡眼草属 *Kummerowia*

鸡眼草 *Kummerowia striata* (Thunb.) Schindl.

中药名 鸡眼草（药用部位：全草）

植物形态 一年生草本，披散或平卧，多分枝，高（5~）10~45cm，茎和枝上被倒生的白色细毛。叶为三出羽状复叶；托叶大，膜质，卵状长圆形，比叶柄长，长3~4mm，具条纹，有缘毛；叶柄极短；小叶纸质，倒卵形、长倒卵形或长圆形，较小，长6~22mm，宽3~8mm，先端圆形，稀微缺，基部近圆形或宽楔形，全缘；两面沿中脉及边缘有白色粗毛，但上面毛较稀少，侧脉多而密。花小，单生或2~3簇生于叶腋；花梗下端具2大小不等的苞片，萼基部具4小苞片，其中1枚极小，位于花梗关节处，小苞片常具5~7纵脉；花萼钟状，带紫色，5裂，裂片宽卵形，具网状脉，外面及边缘具白毛；花冠粉红色或紫色，

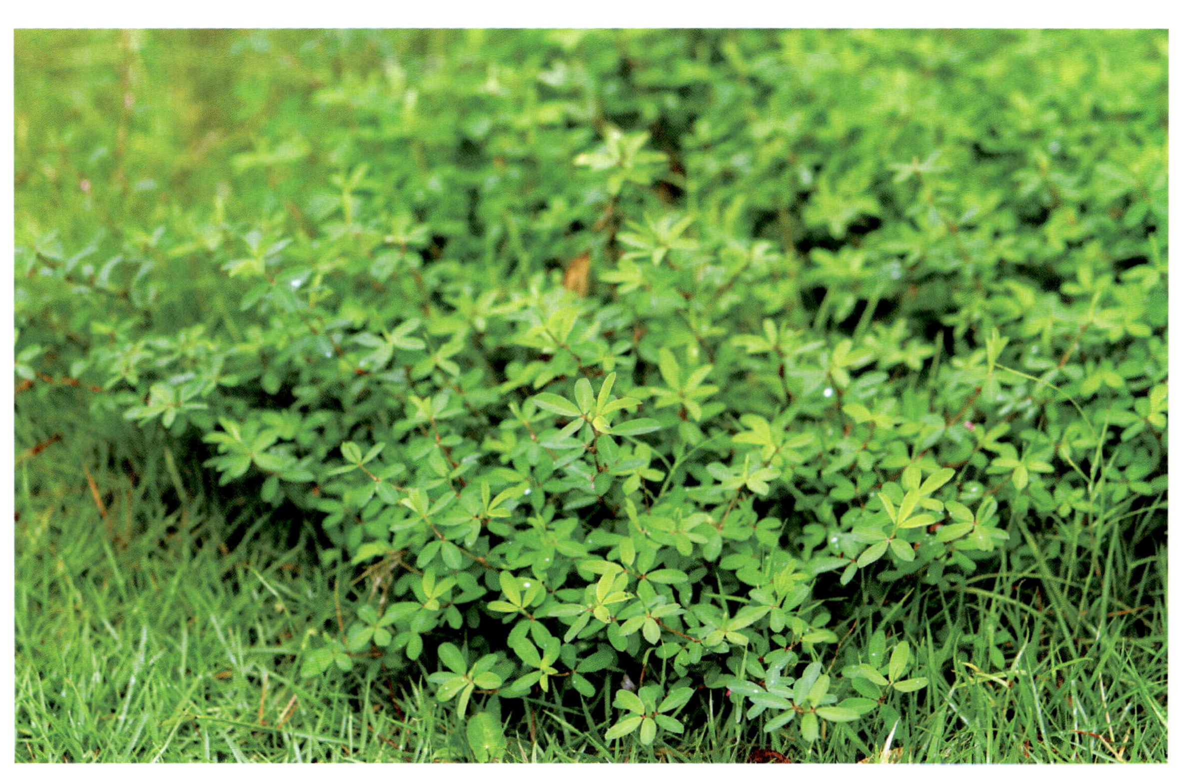

鸡眼草

长 5~6mm，较萼约长 1 倍，旗瓣椭圆形，下部渐狭成瓣柄，具耳，龙骨瓣比旗瓣稍长或近等长，翼瓣比龙骨瓣稍短。荚果圆形或倒卵形，稍侧扁，长 3.5~5mm，较萼稍长或长达 1 倍，先端短尖，被小柔毛。花期 7~9 月，果期 8~10 月。

| 分布区域 | 海南偶见栽培。亦分布于中国东北、华北、华东、中南、西南及华南各地。

| 资　　源 | 生于林下、田边、路旁，为习见杂草。

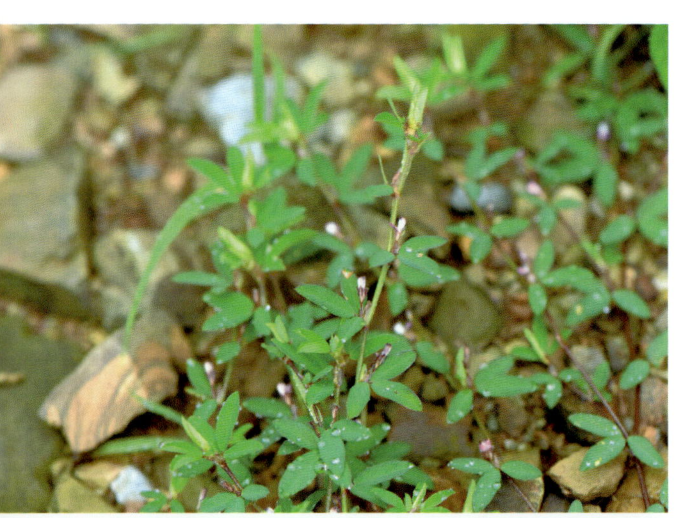

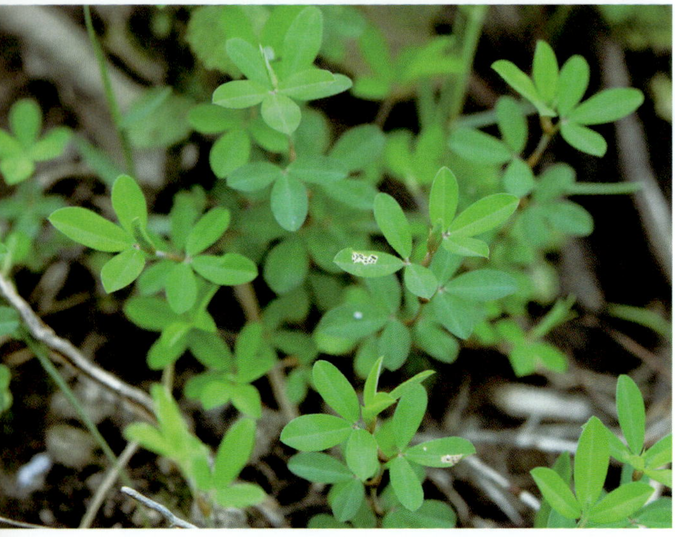

| 采收加工 |

7~8 月采收，鲜用或晒干。

| 药材性状 |

茎枝圆柱形，多分枝，长 5~30cm，被白色向下的细毛。三出复叶互生，叶多皱缩，完整小叶长椭圆形或倒卵状长椭圆形，长 6~22mm；叶端钝圆，有小突刺，叶基楔形；沿中脉及叶缘疏生白色长毛；托叶 2。花腋生，花萼钟状，深紫褐色，蝶形花冠浅玫瑰色，较萼约长 1 倍。荚果卵状矩圆形，先端稍急尖，有小喙，长达 4mm。种子 1，黑色，具不规则褐色斑点，气微，味淡。

| 功能主治 |

全草：清热解毒，健脾利湿，活血，利尿止泻。用于感冒发热、暑湿胃肠炎、吐泻、痢疾、疟疾、传染性肝炎、夜盲症、泌尿系感染、热淋、白浊、跌打损伤、疔疮疖肿。

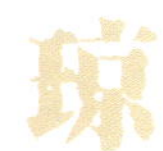

蝶形花科 Fabaceae 扁豆属 *Lablab*

扁　豆 *Lablab purpureus* (L.) Sweet.

中药名　扁豆（药用部位：种子、种皮、藤、叶、花）

植物形态　多年生缠绕藤本，全株几无毛，茎常呈淡紫色。羽状复叶具 3 小叶；托叶基着，披针形；小托叶线形，长 3~4mm；小叶宽三角状卵形，长、宽均为 6~10cm，侧生小叶两边不等大。总状花序直立，总花梗长 8~14cm；小苞片 2，近圆形，脱落；花萼钟状，长约 6mm，上方 2 裂齿几完全合生，下方 3 裂齿近相等；花冠白色或紫色，旗瓣圆形，基部两侧具 2 长而直立的小附属体，附属体下有 2 耳，翼瓣宽倒卵形，具平截的耳，龙骨瓣呈直角弯曲，基部渐狭成瓣柄；子房线形，无毛。荚果长圆状镰形，长 5~7cm，宽 1.4~1.8cm，扁平，先端有尖喙；种子 3~5，长椭圆形，种脐线形，长约占种子周围的 2/5。花期 4~12 月。

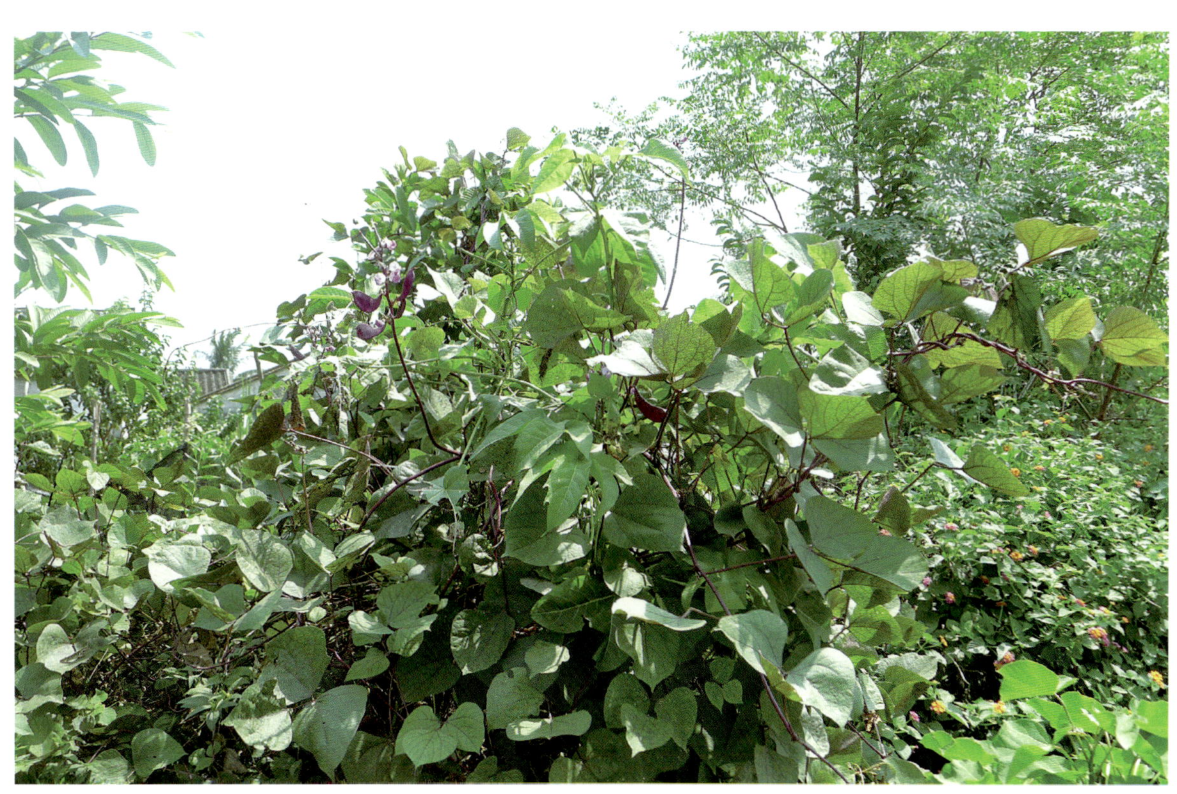

扁豆

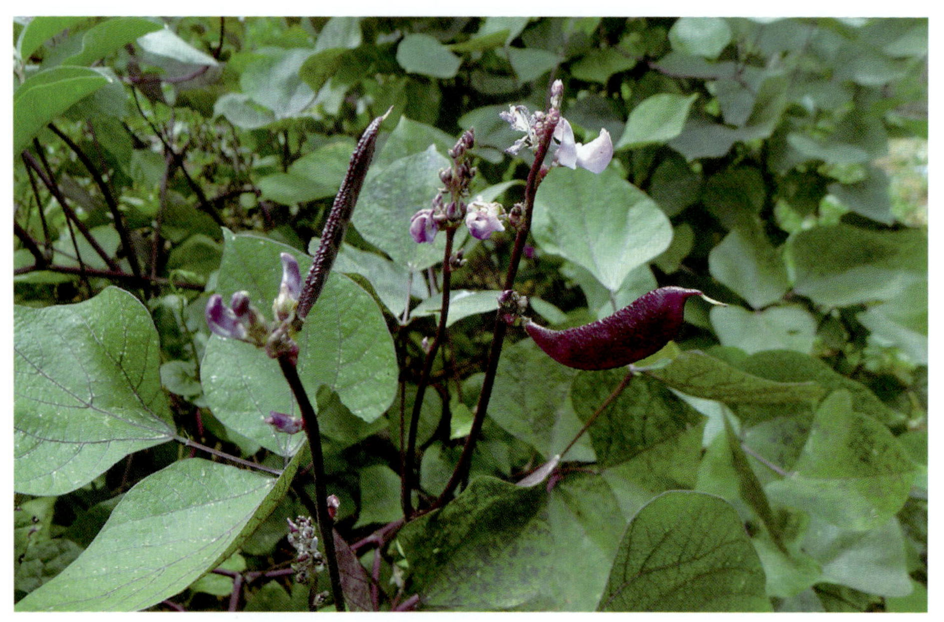

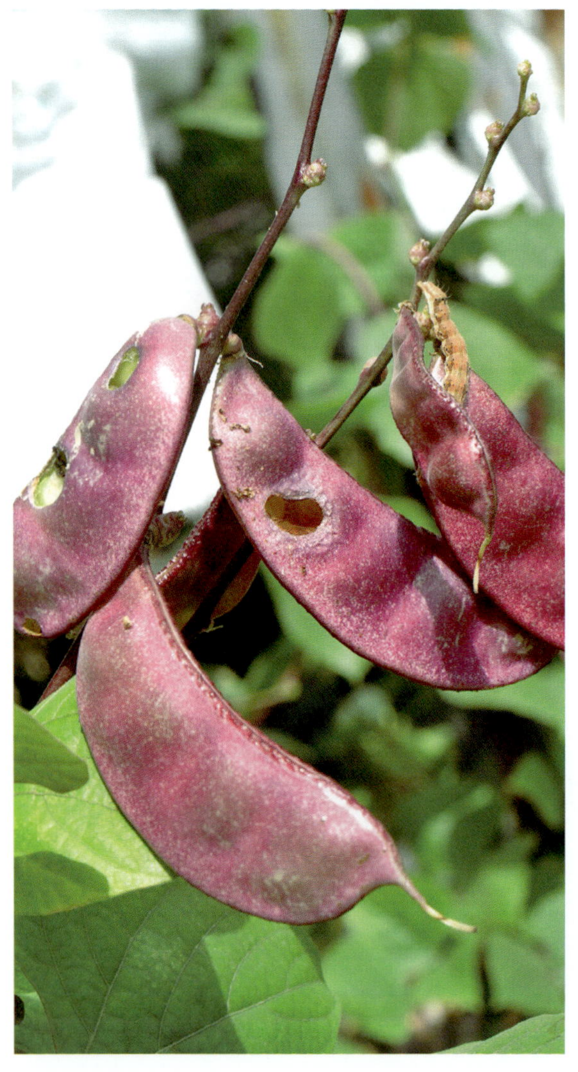

分布区域

产于海南三亚、东方、昌江、白沙、五指山、保亭、陵水、万宁、儋州、澄迈、西沙群岛。中国各地亦有栽培。原产于印度及非洲热带地区，现世界热带、亚热带地区广泛栽培。

资　源

海南各地均有栽培，常见。

采收加工

待果实成熟后采收种子，剥取种皮。

功能主治

种子：健脾化湿，和中消暑。用于脾胃虚弱、食欲不振、呕吐泄泻、胸闷腹胀、白带过多。种皮：消暑化湿，健脾止泻。用于痢疾、呕吐腹泻、脚气浮肿。藤：用于风痰迷窍、癫狂乱语。叶：用于吐泻、转筋、疮毒、跌打损伤。花：消暑，化湿，和中。用于暑湿泄泻、痢疾。

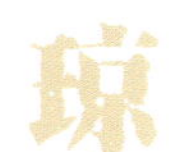

蝶形花科 Fabaceae 胡枝子属 *Lespedeza*

截叶铁扫帚 *Lespedeza cuneata* G. Don

中 药 名 截叶铁扫帚（药用部位：全株或根）

植物形态 小灌木，茎被毛。叶密集，柄短；小叶楔形，长 1~3cm，宽 2~5mm，先端截形，具小刺尖，下面密被伏毛。总状花序腋生，具 2~4 花；小苞片卵形，背面被白色伏毛，边具缘毛；花萼狭钟形，密被伏毛，5 深裂，裂片披针形；花冠淡黄色或白色，旗瓣基部有紫斑，有时龙骨瓣先端带紫色，翼瓣与旗瓣近等长，龙骨瓣稍长；闭锁花簇生于叶腋。荚果宽卵形或近球形，被伏毛，长 2.5~3.5mm，宽约 2.5mm。花期 7~8 月，果期 9~10 月。

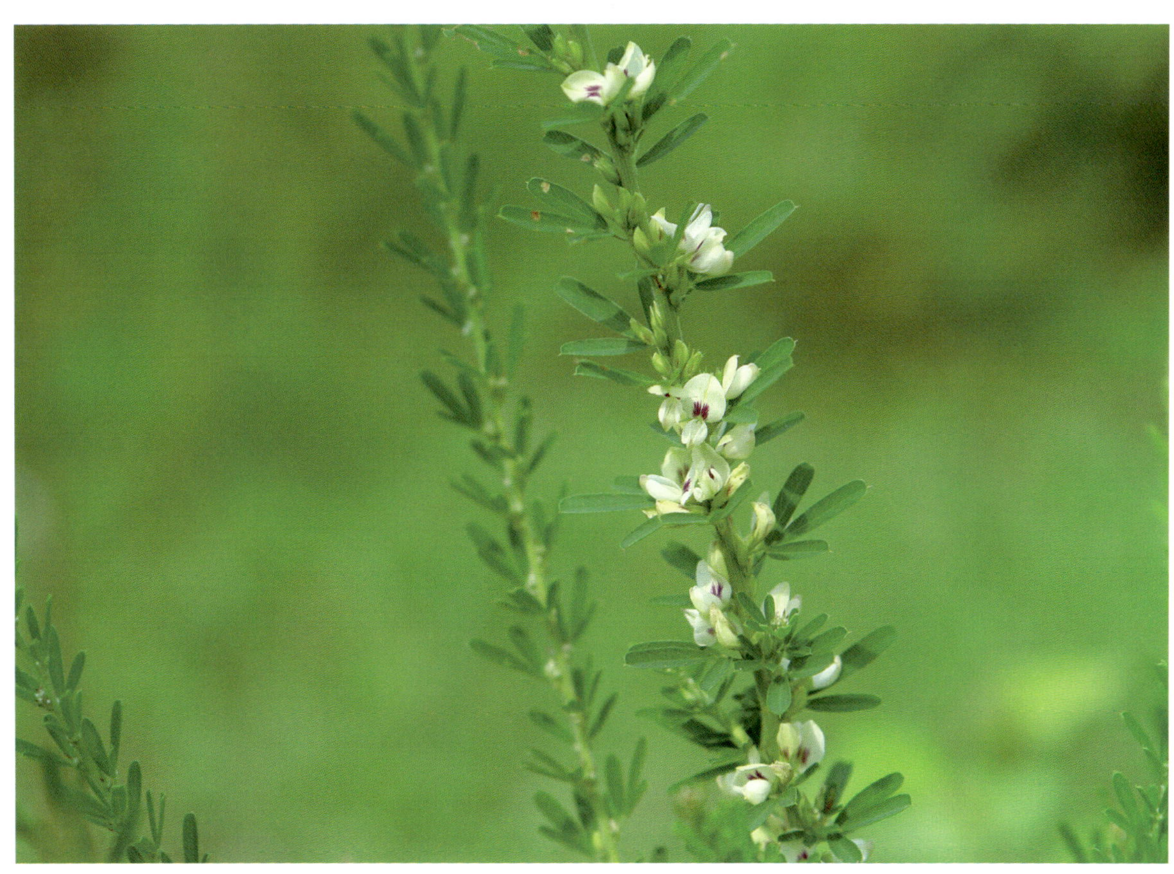

截叶铁扫帚

| 分布区域 | 产于海南琼中、琼海。亦分布于中国广东、湖南、台湾、湖北、云南、四川、西藏、甘肃、陕西、河南、山东等。印度、巴基斯坦、朝鲜、日本、阿富汗、澳大利亚也有分布。

| 资　　源 | 生于海拔 1800m 以下的山坡路旁，少见。

| 采收加工 | 9~10 月结果盛期采收。齐地割起，拣去杂质，晒干，或洗净鲜用。

| 药材性状 | 根细长，条状，多分枝。茎枝细长，被微柔毛。三出复叶互生，密集，多卷曲皱缩，完整小叶线状楔形，长 1~2.5cm；叶端钝或截形；上面无毛，下面被灰色丝毛。短总状花序腋生，花萼钟形，蝶形花冠淡黄白色至黄棕色，心部带红紫色。荚果卵形，稍斜，长约 3mm，棕色，先端有喙。气微，味苦。

| 功能主治 | 清热解毒，祛痰止咳，利湿消积，补肝肾，益肺阴。用于遗精遗尿、白浊、带下病、口腔炎、咳嗽、哮喘、胃痛、劳伤、小儿疳积、泻痢、消化不良、胃肠炎、黄疸型肝炎、肾炎水肿、跌打损伤、视力减退、目赤肿痛、乳痈。外用于带状疱疹、毒蛇咬伤。

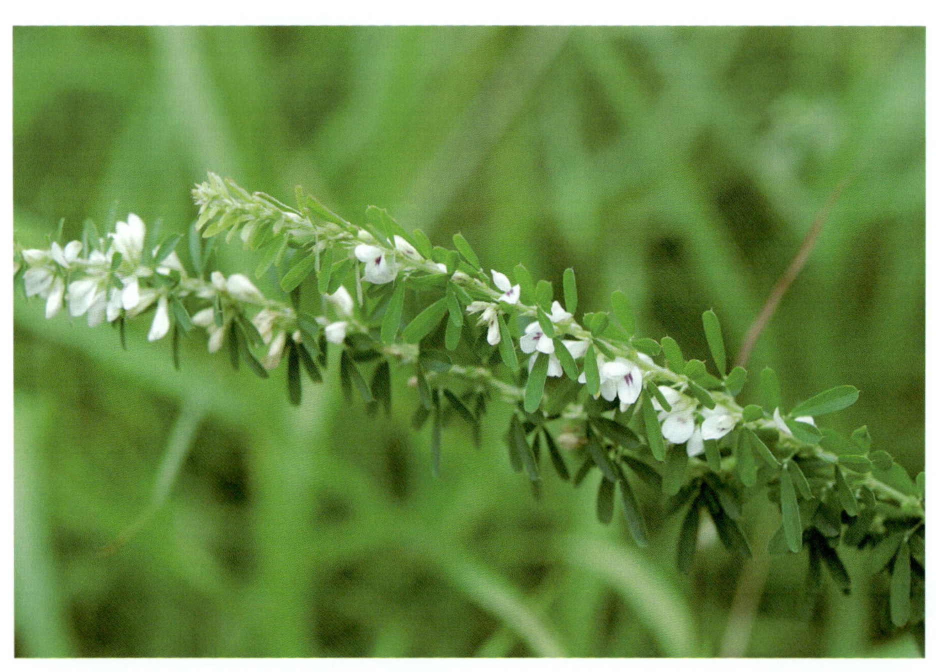

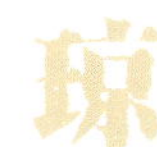

蝶形花科 Fabaceae 大翼豆属 *Macroptilium*

紫花大翼豆 *Macroptilium atropurpureum* (DC.) Urban.

中 药 名 紫花大翼豆（药用部位：全草）

植物形态 多年生蔓生草本。根茎深入土层；茎被短柔毛或茸毛，逐节生根。羽状复叶具3小叶；托叶卵形，长4~5mm，被长柔毛，脉显露；小叶卵形至菱形，长1.5~7cm，宽1.3~5cm，有时具裂片，侧生小叶偏斜，外侧具裂片，先端钝或急尖，基部圆形，上面被短柔毛，下面被银色茸毛；叶柄长0.5~5cm。花序轴长1~8cm，总花梗长10~25cm；花萼钟状，长约5mm，被白色长柔毛，具5齿；花冠深紫色，旗瓣长1.5~2cm，具长瓣柄。荚果线形，长5~9cm，宽不逾3mm，先端

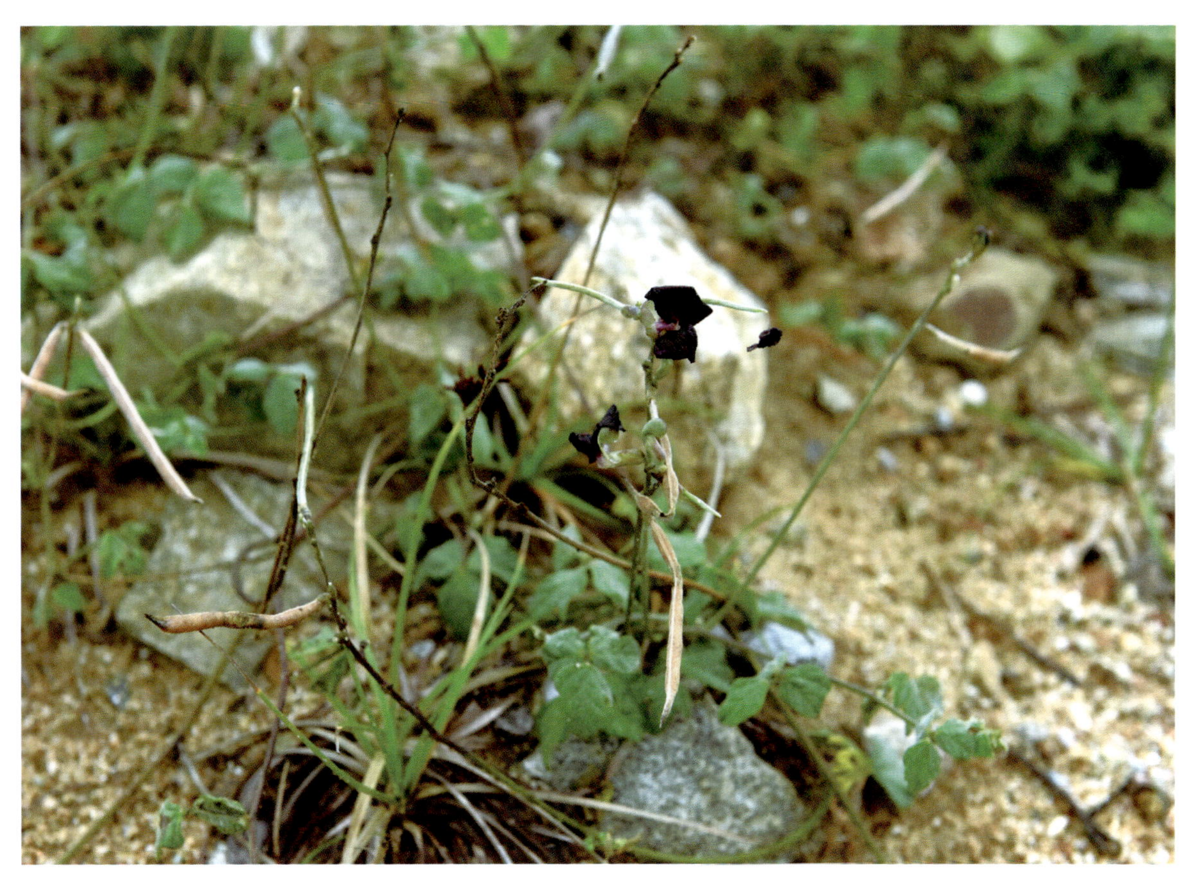

紫花大翼豆

具喙尖，具种子 12~15；种子长圆状椭圆形，长 4mm，具棕色及黑色大理石花纹，具凹痕。

| 分布区域 | 产于海南儋州。亦分布于中国广东、台湾。原产于美洲热带地区，现世界热带地区都有分布。

| 资　　源 | 生于旷野、水塘边。世界各地广泛栽培，已逸为野生，少见。

| 采收加工 | 全年皆可采收，洗净，晒干或鲜用。

| 功能主治 | 本种的药用功能尚不明确，但本种在海南逸为野生，分布量较大，有一定开发价值，其具体作用值得进一步研究。

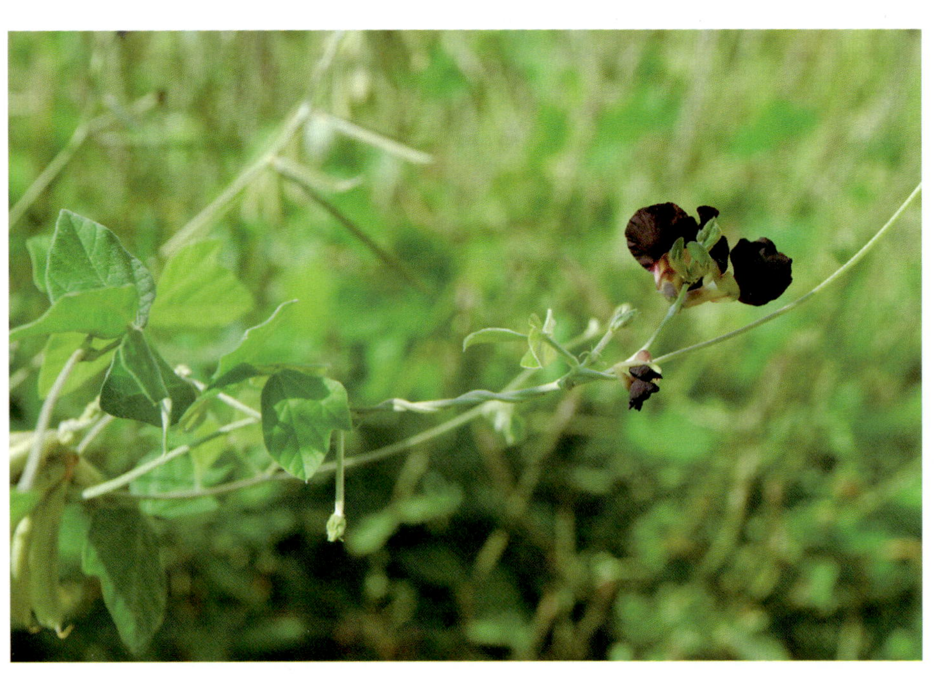

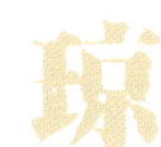

蝶形花科 Fabaceae 大翼豆属 *Macroptilium*

大翼豆 *Macroptilium lathyroides* (L.) Urban

中药名 大翼豆（药用部位：全草）

植物形态 草本，茎密被短柔毛。羽状复叶具3小叶；托叶披针形，长5~10mm；小叶狭椭圆形至卵状披针形，长3~8cm，宽1~3.5cm，下面密被柔毛。花序长3.5~15cm，总花梗长15~40cm；花成对稀疏地生于花序轴的上部；花萼管状钟形；萼齿短三角形；花冠紫红色，旗瓣近圆形，翼瓣具白色瓣柄，龙骨瓣先端旋卷。荚果线形，长5.5~10cm，宽2~3mm，密被短柔毛，内含种子18~30；种子斜长圆形，棕色或具棕色及黑色的斑，长约3mm，具凹痕。花期7月，果期9~11月。

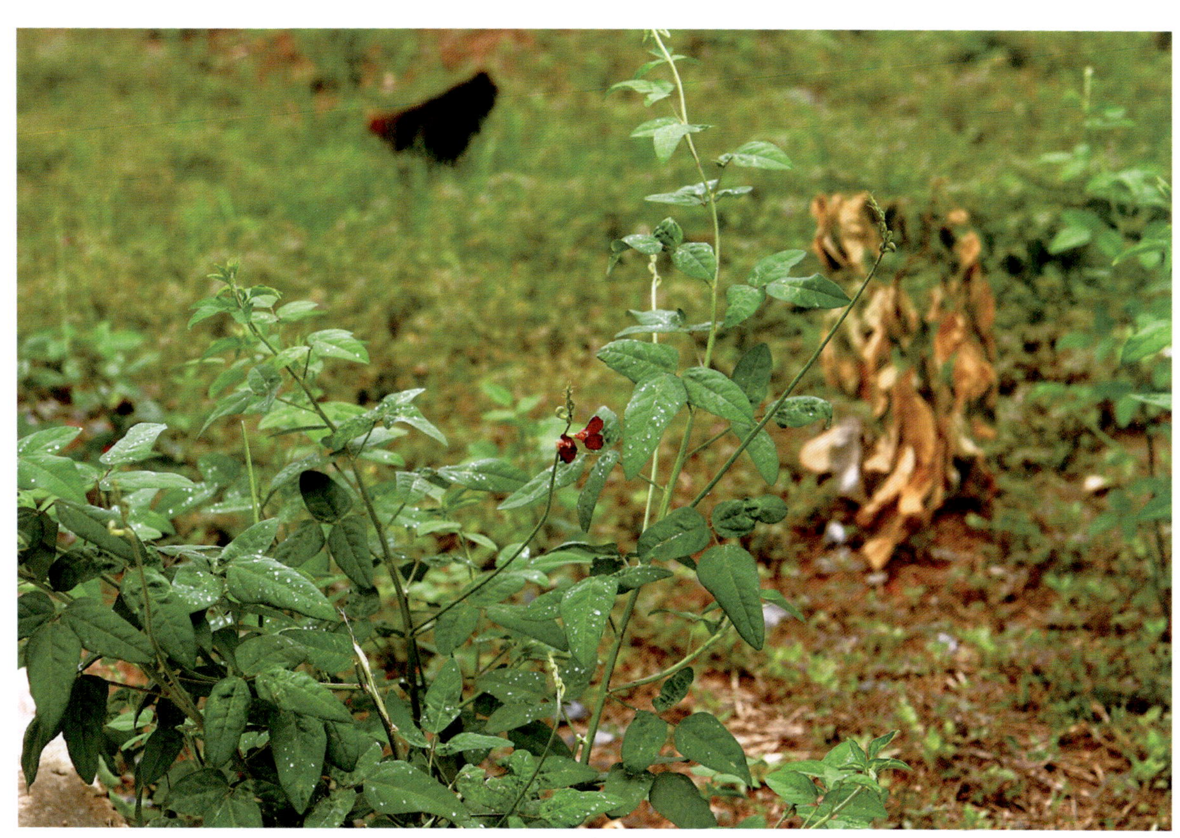

大翼豆

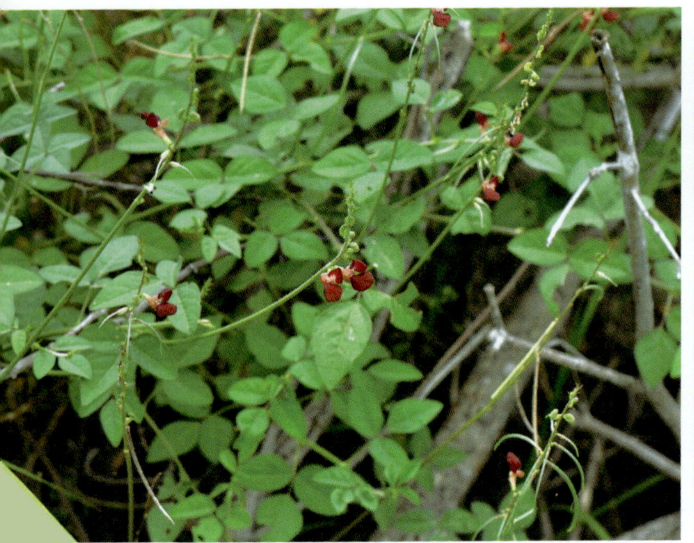

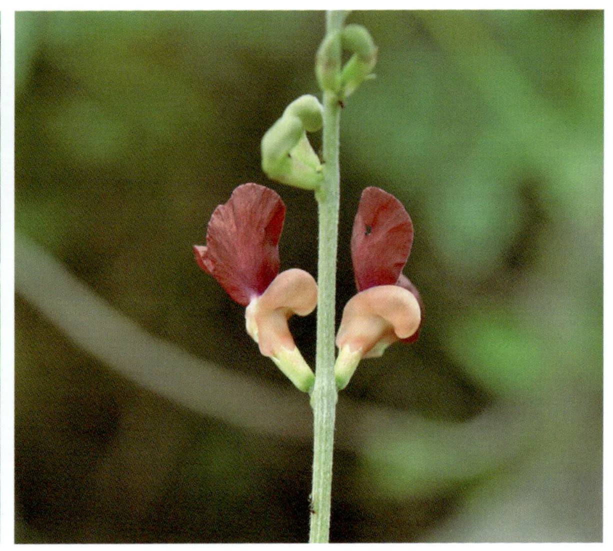

| 分布区域 |

产于海南三亚、东方、儋州、海口。中国广东、福建、台湾亦有栽培。原产于美洲热带地区，现广泛栽培于热带、亚热带地区。

| 资　　源 |

生于低海拔的山地路旁，常见。

| 采收加工 |

全年皆可采收，洗净，晒干或鲜用。

| 功能主治 |

本种的药用功能尚不明确，但本种在海南逸为野生，分布量较大，有一定开发价值，其具体作用值得进一步研究。

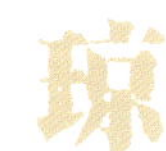

蝶形花科 Fabaceae 崖豆藤属 *Millettia*

亮叶崖豆藤 *Millettia nitida* Benth.

中药名 亮叶崖豆藤（药用部位：根、藤茎、花、老藤）

植物形态 攀缘灌木，茎皮锈褐色。羽状复叶长15~20cm；叶柄长3~6cm；托叶线形，脱落；小叶2对，硬纸质，长5~9cm，宽3~4cm，上面光亮无毛，小托叶锥刺状。圆锥花序顶生，长10~20cm，密被锈褐色绒毛，花单生；苞片卵状披针形，小苞片卵形，均早落；花萼钟状，密被绒毛，下方1齿最长；花冠青紫色，旗瓣密被绢毛，长圆形，近基部具2胼胝体，翼瓣短而直，基部戟形，龙骨瓣镰形，瓣柄长占其1/3；雄蕊二体；花盘皿状；子房线形，密被绒毛，花柱旋曲。荚果线状长圆形，长10~14cm，宽1.5~2cm，密被黄褐色绒毛，先端具尖喙，瓣裂；有种子4~5；种子栗褐色，光亮，斜长圆形，长约10mm，宽约12mm。花期5~9月，果期7~11月。

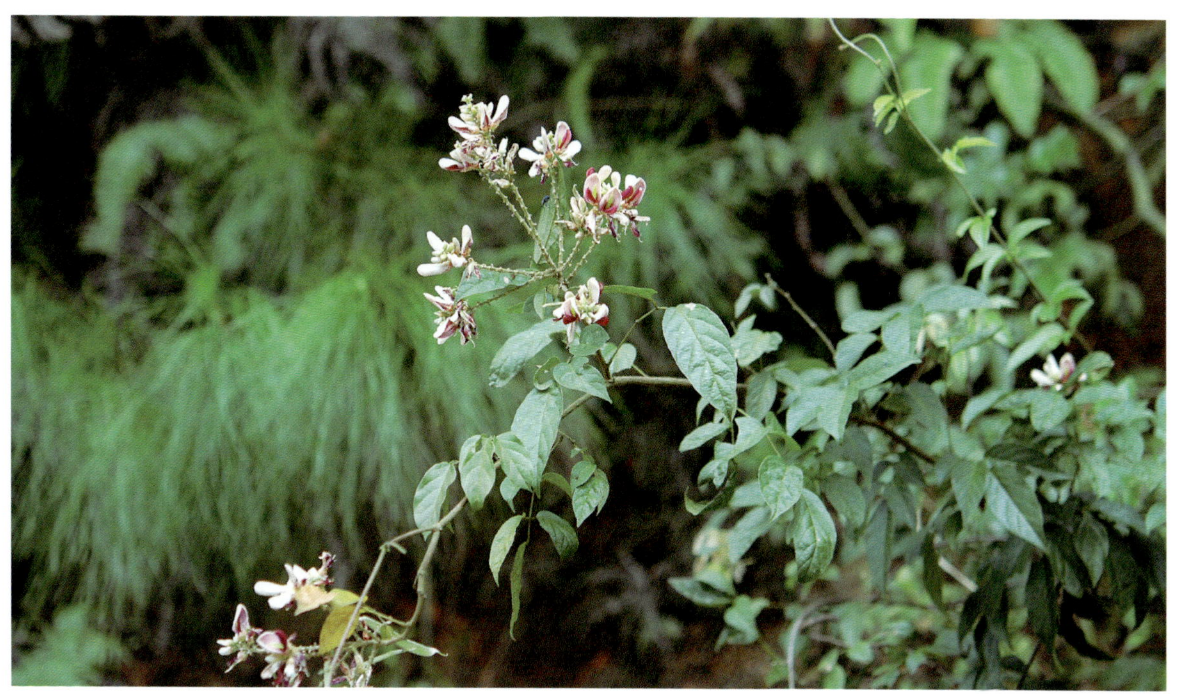

亮叶崖豆藤

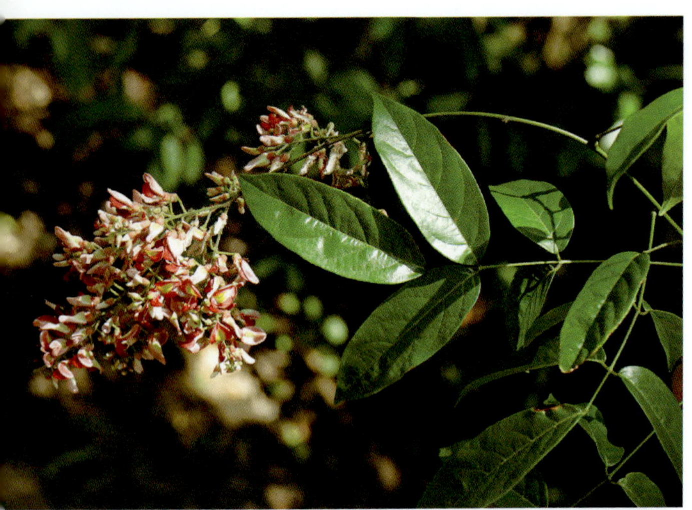

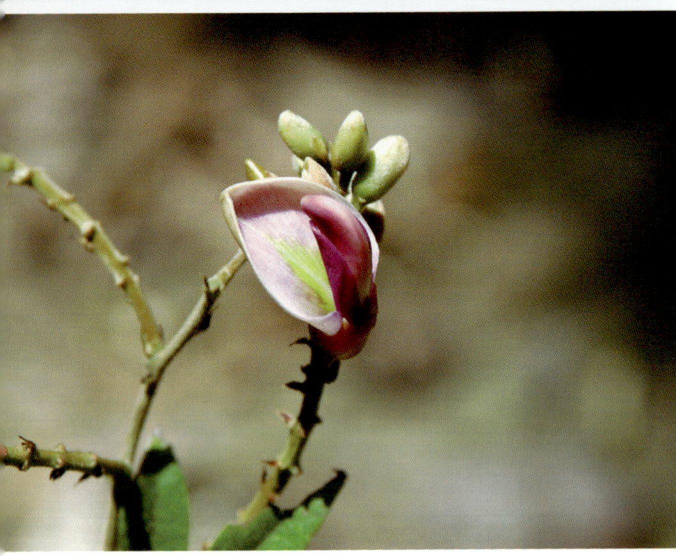

分布区域

产于海南三亚、乐东、东方、昌江。亦分布于中国华南其他区域，以及湖南、江西、福建、台湾、浙江、贵州、云南。

资　源

生于海岸灌丛或山地疏林中，常见。

采收加工

夏、秋季采收藤茎，切片晒干。

功能主治

根、藤茎：活血补血，通经活络，解热解毒，止痢。用于红白痢疾、便下脓血、贫血、风湿关节痛。花：用于贫血。老藤：用于乳痈。

附　注

在 FOC 中，其学名被修订为 *Callerya nitida* (Benth.) R. Geesink。

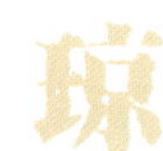

蝶形花科 Fabaceae 崖豆藤属 *Millettia*

厚果崖豆藤 *Millettia pachycarpa* Benth.

中药名 苦檀子（药用部位：种子、叶、根）

植物形态 巨大藤本，嫩枝密被黄色绒毛，老枝黑色，散布褐色皮孔，茎中空。羽状复叶长 30~50cm；叶柄长 7~9cm；托叶阔卵形，黑褐色，贴生于鳞芽两侧；小叶 6~8 对，草质，长圆状椭圆形，长 10~18cm，宽 3.5~4.5cm，下面被平伏绢毛；小叶柄长 4~5mm，密被毛；无小托叶。总状圆锥花序，长 15~30cm，密被褐色绒毛，花长 2.1~2.3cm；花萼杯状，长约 6mm，密被绒毛，上方 2 萼齿全合生；花冠淡紫色，旗瓣无毛，或先端边缘具睫毛，卵形，基部淡紫色，具 2 短耳，无胼胝体；翼瓣长圆形，下侧具钩；龙骨瓣基部截形，具短钩；雄蕊单

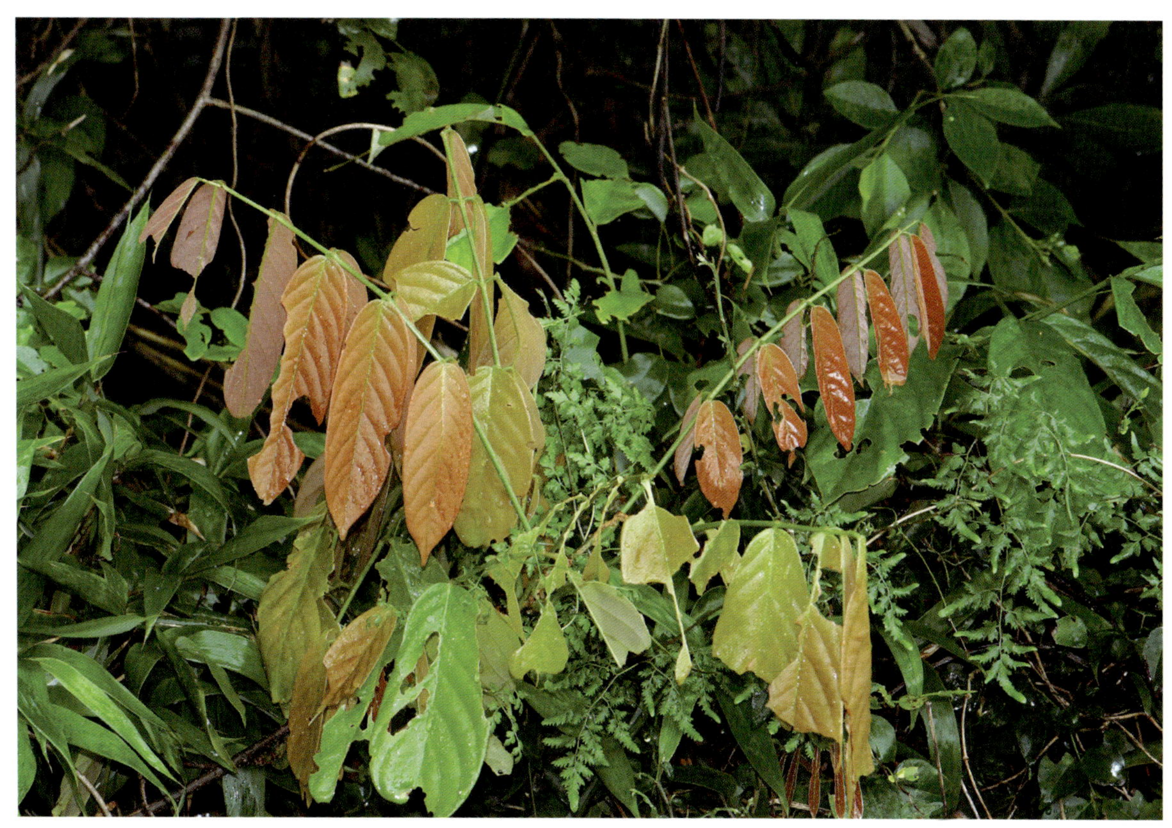

厚果崖豆藤

体，子房线形，密被绒毛。荚果深褐黄色，长圆形，长 5~23cm，宽约 4cm，厚约 3cm，果瓣木质，甚厚，有种子 1~5；种子黑褐色，肾形。花期 4~6 月，果期 6~11 月。

| 分布区域 | 产于海南东方、昌江。亦分布于中国华南其他区域、华东、西南，以及湖南、湖北。越南、老挝、泰国、缅甸、孟加拉国、印度、尼泊尔及不丹也有分布。

| 资　　源 | 生于海拔 1500m 以下的沟谷常绿阔叶林中，少见。

| 采收加工 | 叶：夏季采叶。根：夏、秋季采挖根，洗净，鲜用或切片晒干。种子：果实成熟后采收，除去果皮，将种子晒干。

| 药材性状 | 种子扁圆而略呈肾形，着生在荚果两端的种子，一面圆形，另一面平截；居于荚果中间的种子，两面均平截；长约 4cm，厚约 3cm。表面红棕色至黑褐色，有光泽，或带有灰白色的薄膜，脐点位于中腰陷凹处。子叶 2，肥厚，角质样，易纵裂；近脐点周围有不规则的突起，使子叶纵裂而不平。气微，味淡而后带窜透性的麻感。

| 功能主治 | 种子、根：含鱼藤酮，磨粉用作杀虫剂，用于防治多种粮食害虫。叶、根：散瘀消肿。用于跌打损伤、骨折、皮肤病、皮肤麻木、疥癣、毒蛇咬伤。广西民间用根治疗乙型肝炎。果实：解毒，止痛。用于疥疮、癣癞、痧气腹痛、小儿疳积。

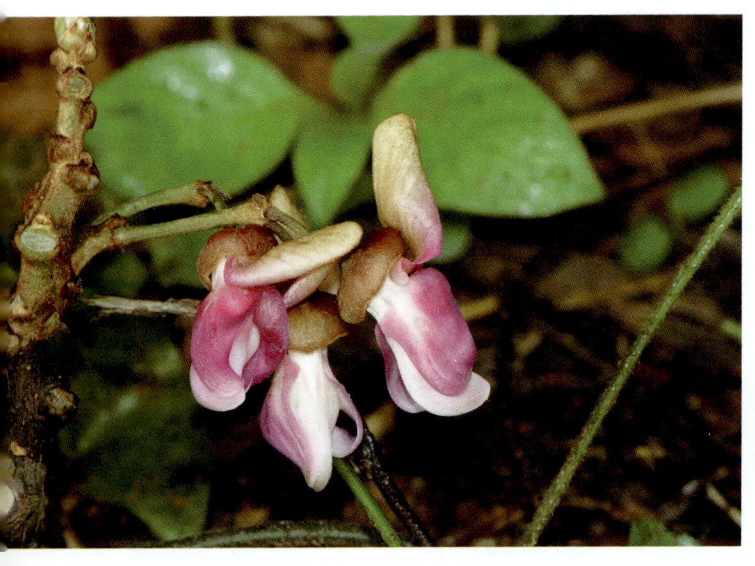

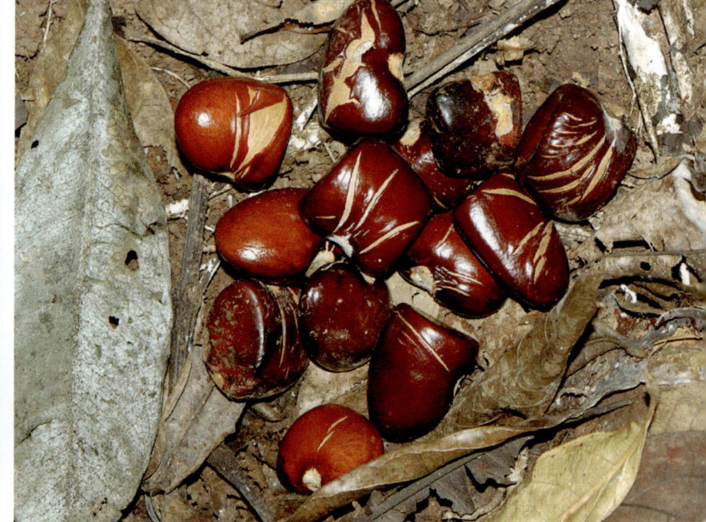

蝶形花科 Fabaceae 崖豆藤属 *Millettia*

海南崖豆藤 *Millettia pachyloba* Drake.

中药名 海南崖豆藤（药用部位：全株或根、茎、叶）

植物形态 巨大藤本，树皮黄色，纵裂，茎中空。羽状复叶长25~35cm；叶柄长6~8cm；托叶三角形，宿存；小叶4对，厚纸质，倒卵状长圆形，长7~17cm，宽3~5.5cm，小托叶针刺状，被毛。总状圆锥花序顶生，长20~30cm，花3~7着生于节上；苞片和小苞片均小，花长1.2~1.5cm；花萼杯状，密被绢毛，萼齿尖三角形，花冠淡紫色，花瓣近等长，旗瓣密被黄褐色绢毛，长10~12mm，翼瓣长圆形，具

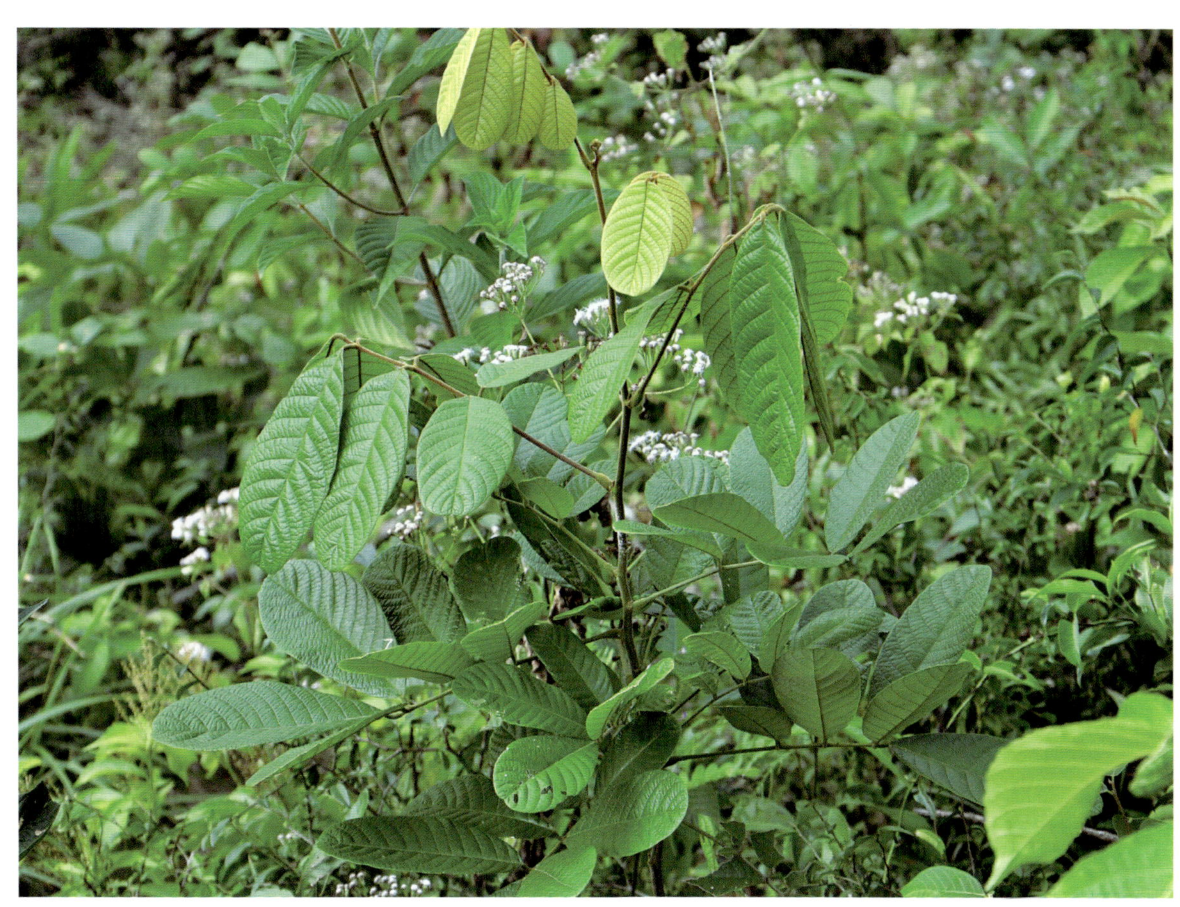

海南崖豆藤

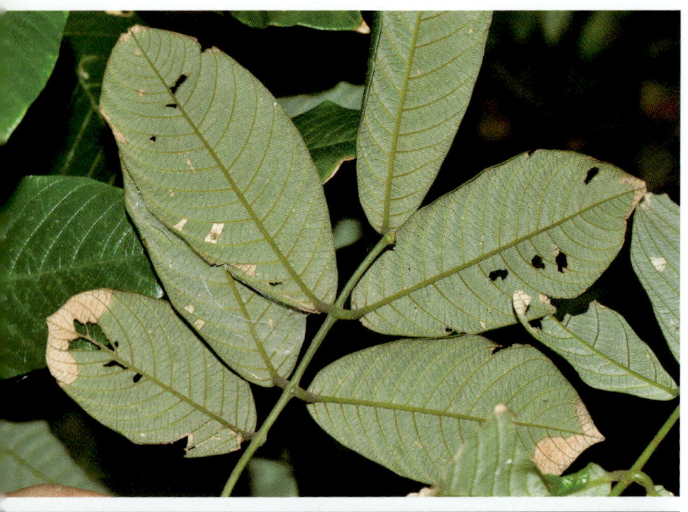

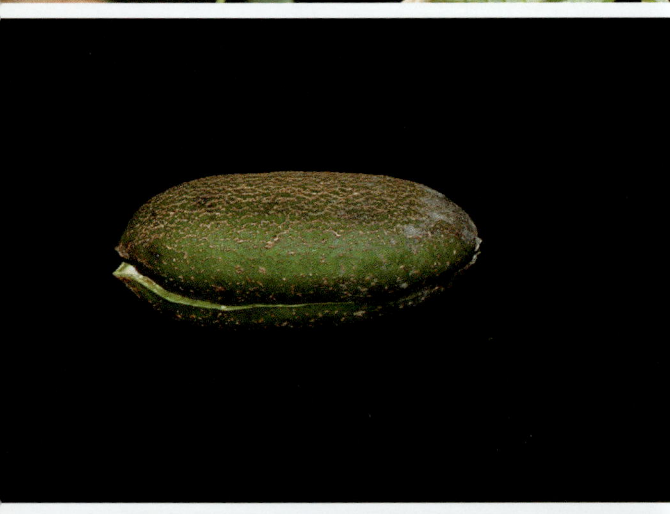

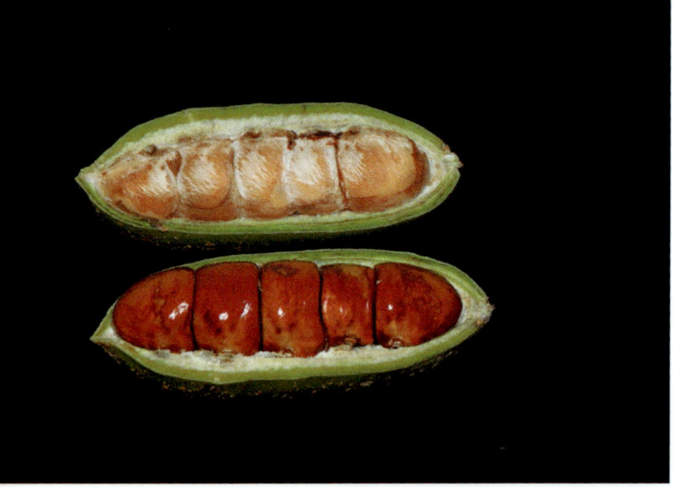

1耳，龙骨瓣阔长圆形，先端粘连，翼瓣和龙骨瓣的外露部分均密被绢毛；雄蕊二体。荚果为菱状长圆形，长5~8cm，宽3~4cm，厚约2cm，肿胀，先端喙尖，木质，瓣裂，有种子1~4；种子黑褐色，具光泽，挤压成棋子形。花期4~6月，果期7~11月。

分布区域

产于海南三亚、乐东、昌江、白沙、五指山、保亭、万宁、琼中、儋州、澄迈、琼海。亦分布于中国华南其他区域，以及湖南、贵州、云南。越南也有分布。

资　源

生于山地林缘或疏林中，十分常见。

采收加工

根：夏、秋季采挖，洗净，鲜用或切片晒干。叶：夏季采收，洗净，鲜用。

功能主治

全株、根、茎、叶：杀虫止痒，逐湿痹，祛瘀，消炎止痛。用于跌打损伤、骨节肿痛、疥疮、湿疹瘙痒。

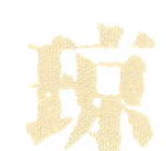

蝶形花科 Fabaceae 崖豆藤属 *Millettia*

印度崖豆 *Millettia pulchra* Kurz.

中药名

印度崖豆（药用部位：藤茎、根、叶）

植物形态

灌木或小乔木，高 3~8m；树皮粗糙，散布小皮孔。枝、叶轴、花序均被灰黄色柔毛，后渐脱落。羽状复叶长 8~20cm；叶柄长 3~4cm，叶轴上面具沟；托叶披针形，长约 2mm，密被黄色柔毛；小叶 6~9 对，间隔约 2cm，纸质，披针形或披针状椭圆形，长 2~6cm，宽 7~15mm，先端急尖，基部渐狭或钝，上面暗绿色，具稀疏细毛，下面浅绿色，被平伏柔毛，中脉隆起，侧脉 4~6 对，直达叶缘弧曲，细脉不明显；小叶柄长约 2mm，被毛；小托叶刺毛状，长 1~3mm，被毛。总状圆锥花序腋生，长 6~15cm，短于复叶，密被灰黄色柔毛，生花节短，长 1~2mm，远离；花 3~4 着生于节上；苞片小，披针形，小苞片小，贴萼生；花长 0.9~1.2cm；花梗细，长 3~4mm；花萼钟状，长约 4mm，宽约 3mm，密被柔毛，萼齿短，三角形，上方 2 齿全合生；花冠淡红色至紫红色，旗瓣长圆形，先端微凹，被线状细柔毛，基部截形，瓣柄短；翼瓣长圆形，具 1 耳；龙骨瓣长圆状镰形，与翼瓣均具长约 2.5mm 的

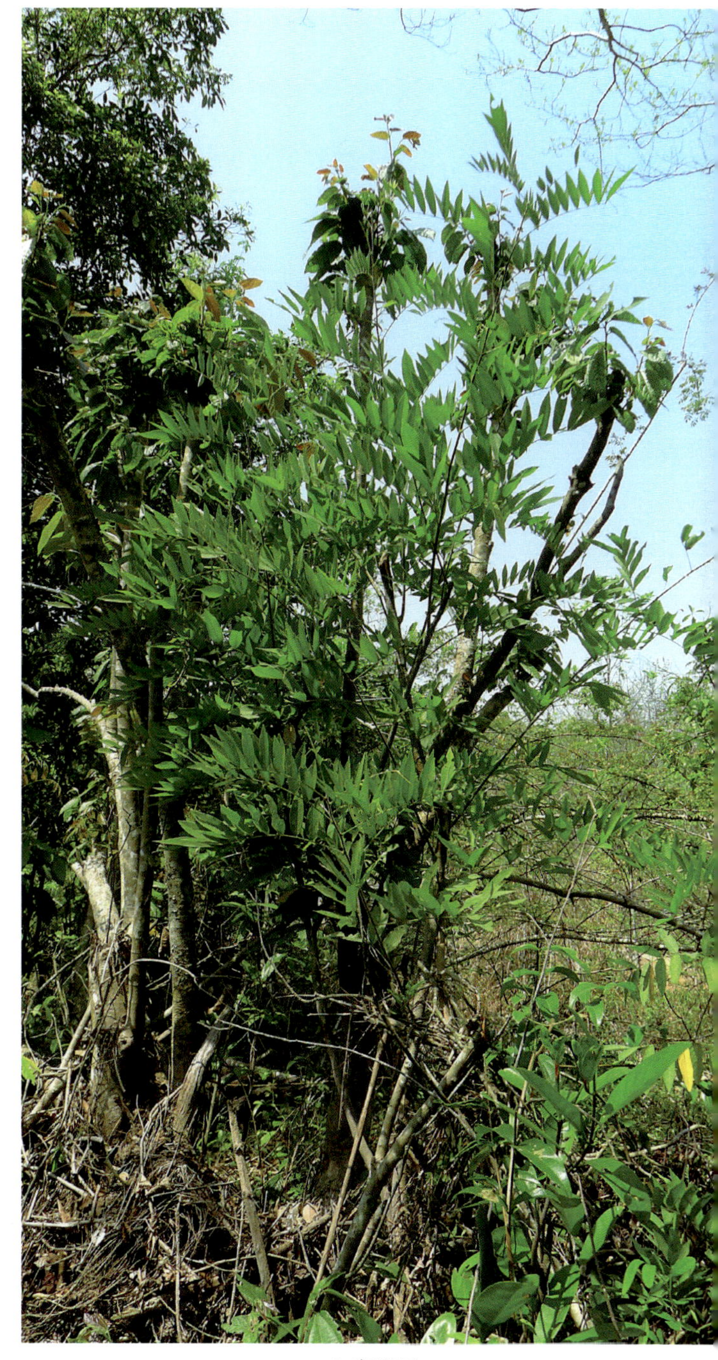

印度崖豆

瓣柄；雄蕊单体，对旗瓣的 1 枚基部分离；无花盘；子房线形，密被柔毛，花柱细，短于子房，向上弯曲，胚珠约 5。荚果线形，长 5~10cm，宽 1~1.5cm，扁平，初被灰黄色柔毛，后渐脱落，瓣裂，果瓣薄木质，有种子 1~4；种子褐色，椭圆形，宽约 1cm。花期 4~8 月，果期 6~10 月。

| 分布区域 | 产于海南三亚、东方、昌江、白沙、五指山、万宁、琼中、文昌。亦分布于中国华南其他区域，以及湖南、江西、台湾、云南。越南、老挝、缅甸、印度也有分布。

| 资　源 | 生于山地、旷野或杂木林缘，十分常见。

| 采收加工 | 根：夏、秋季采挖，洗净，鲜用或切片晒干。叶：夏季采收，洗净，鲜用。

| 功能主治 | 藤茎、根：活血止血，散瘀止痛，消肿，宁神。用于风湿关节痛、跌打损伤、痔血、风疹瘙痒。叶：用于水痘。

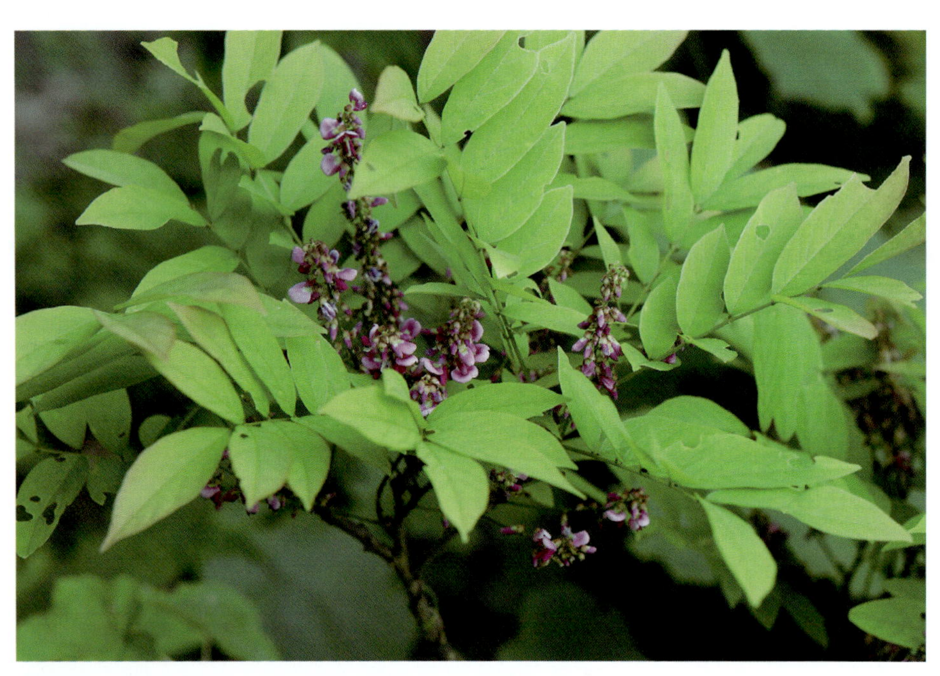

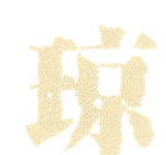

蝶形花科 Fabaceae 崖豆藤属 *Millettia*

网络崖豆藤 *Millettia reticulata* Benth.

| 中 药 名 | 网络鸡血藤（药用部位：藤茎、根）

| 植物形态 | 藤本，羽状复叶长10~20cm；叶柄长2~5cm；托叶锥刺形，长3~5mm，小叶3~4对，硬纸质，卵状长椭圆形，长5~6cm，宽1.5~4cm，小托叶针刺状，宿存。圆锥花序长10~20cm，花序轴被黄褐色柔毛；花密集；花长1.3~1.7cm；花萼阔钟状至杯状，长3~4mm，萼齿短而钝圆，边缘有黄色绢毛；花冠红紫色，旗瓣无毛，卵状长圆形，翼瓣和龙骨瓣均直，略长于旗瓣；雄蕊二体，花盘筒状。荚果线形，

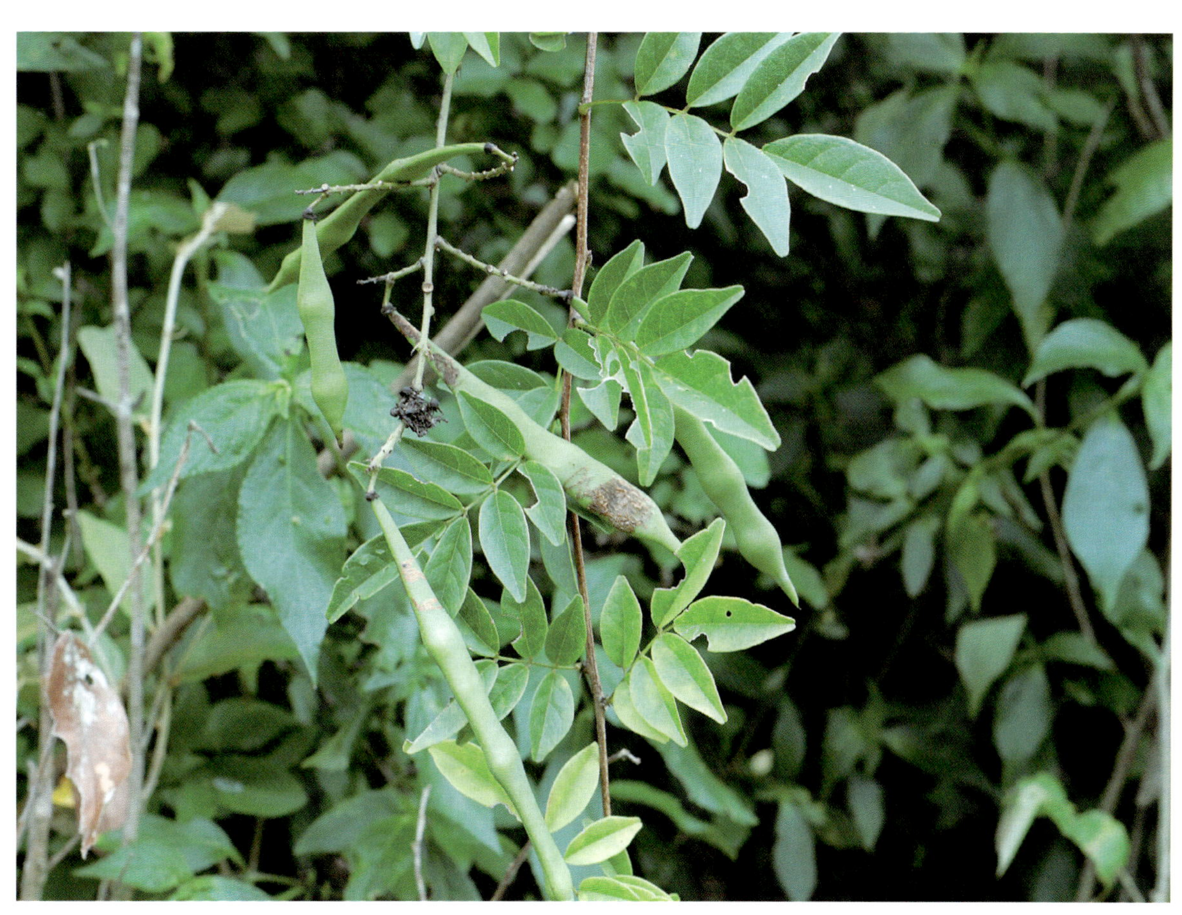

网络崖豆藤

狭长，长约 15cm，宽 1~1.5cm，扁平，瓣裂，果瓣薄而硬，近木质，有种子 3~6；种子长圆形。花期 5~11 月。

分布区域 产于海南乐东、东方、昌江、白沙、五指山、琼中、儋州，保亭有分布记录。亦分布于中国长江以南各地。越南也有分布。

资　　源 生于灌丛或疏林中，常见。

采收加工 8~9 月割取藤茎，去净枝叶，秋季挖根，除去枝叶，洗净，切成 30~60cm 的小段，晒干。

药材性状 茎呈圆柱形，直径约 3cm。表面灰黄色，粗糙，具横向环纹，皮孔椭圆形至长椭圆形，长 1~5mm，横向开裂。质坚，难折断，折断面呈不规则裂片状。皮部约占横切面半径的 1/7，分泌物深褐色，木质部黄白色，导管孔不明显，髓小居中。气微，味微涩。

功能主治 藤茎：补血活血，舒筋活络，祛风，通经。用于风湿骨痛、腰膝酸痛、贫血、月经不调。 根：镇静。用于狂躁型精神分裂症。

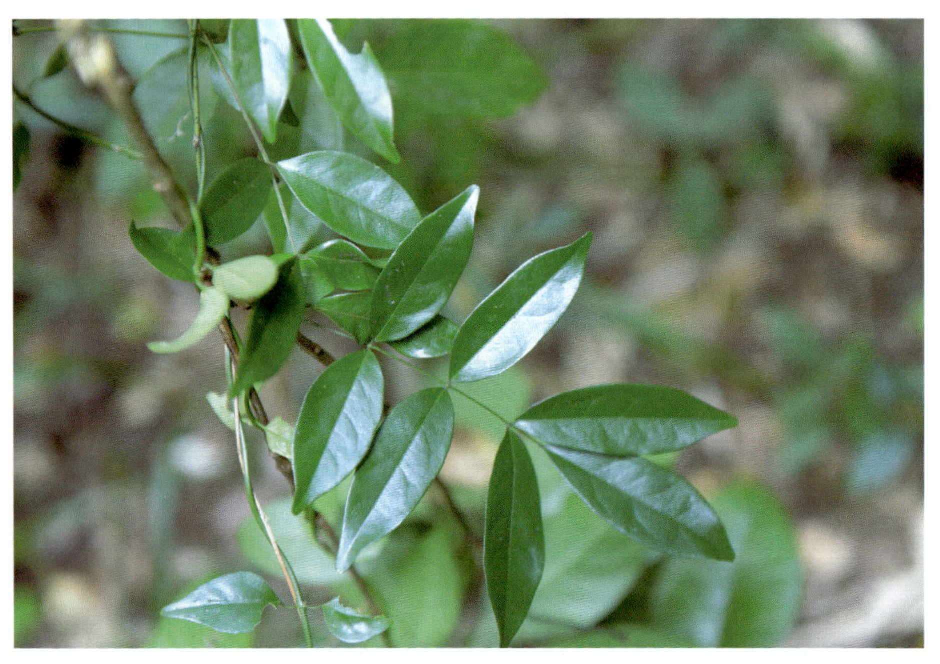

蝶形花科 Fabaceae 崖豆藤属 *Millettia*

美丽崖豆藤 *Millettia speciosa* Champ.

中药名

牛大力（药用部位：根）

植物形态

藤本。羽状复叶长15~25cm；叶柄长3~4cm，托叶披针形，宿存；小叶通常6对，硬纸质，长圆状披针形，长4~8cm，宽2~3cm，下面被锈色柔毛或无毛，干后红褐色，小叶柄密被绒毛；小托叶针刺状，宿存。圆锥花序腋生，长达30cm，密被黄褐色绒毛，小苞片卵形，花大，长2.5~3.5cm，有香气；花梗与花萼、花序轴同被黄褐色绒毛；花萼钟状，萼齿钝圆头，花冠白色、米黄色至淡红色，花瓣近等长，旗瓣无毛，圆形，具2胼胝体，翼瓣长圆形，龙骨瓣镰形；雄蕊二体，花盘筒状，子房密被绒毛，花柱向上旋卷。荚果线状，伸长，长10~15cm，宽1~2cm，扁平，先端狭尖，基部具短颈，密被褐色绒毛，果瓣木质，开裂，有种子4~6；种子卵形。花期7~10月，果期翌年2月。

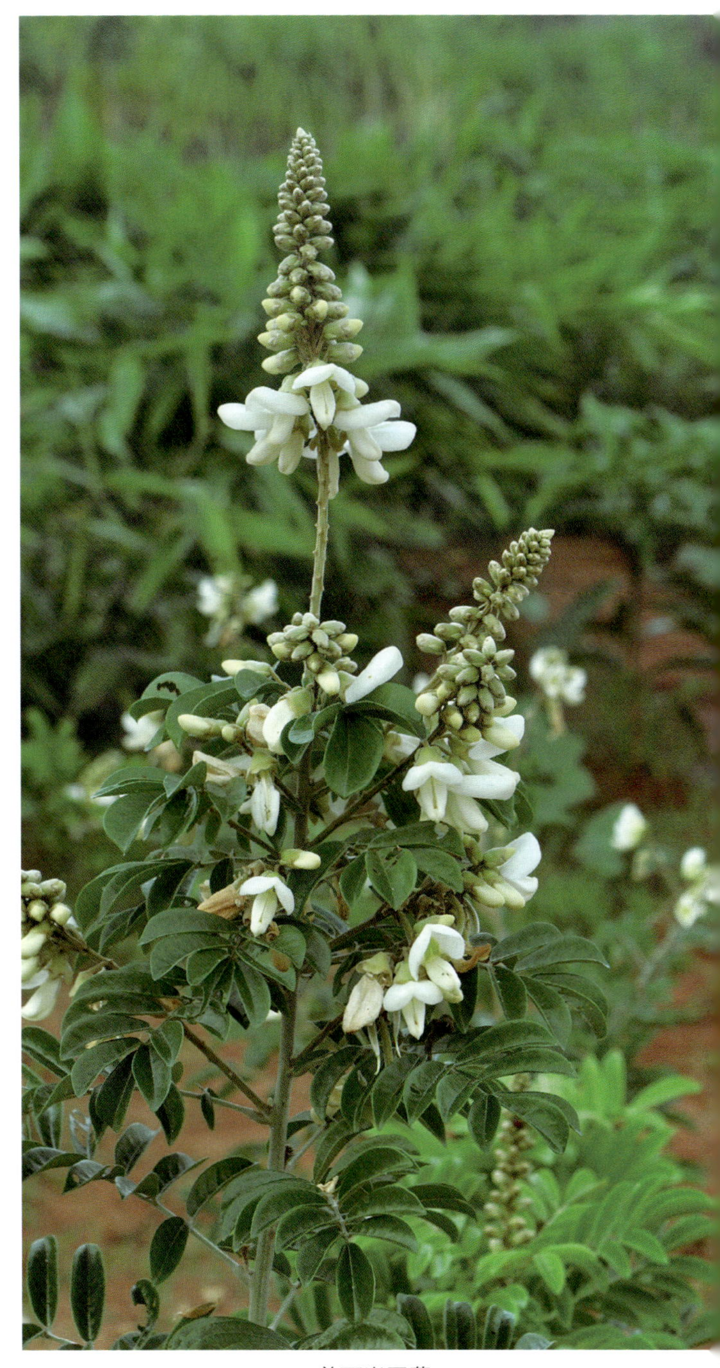

美丽崖豆藤

分布区域

产于海南三亚、乐东、东方、白沙、五指山、保亭、万宁、琼中、儋州、临高、澄迈、屯昌、定安、琼海、文昌。亦分布于中国华南其他区域，以及湖南、福建、贵州、云南。越南也有分布。

资　　源　生于灌丛或疏林中，常见。

采收加工　夏、秋季采挖，洗净，晒干。

药材性状　根呈扁圆柱形，直径 1.3~2.5cm。表面灰黄色，粗糙，具纵棱和横向环纹。质坚，难折断。横切面皮部狭，分泌物呈深褐色，木质部黄色，导管孔不明显，射线放射状排列，无髓部。气微，味微甜。

功能主治　润肺滋肾，强筋活络，清热止咳。用于腰肌劳损、风湿性关节炎、骨痛、肺热咳嗽、肺结核、病后体虚、慢性支气管炎、慢性肝炎、遗精、白带、毒蛇咬伤。

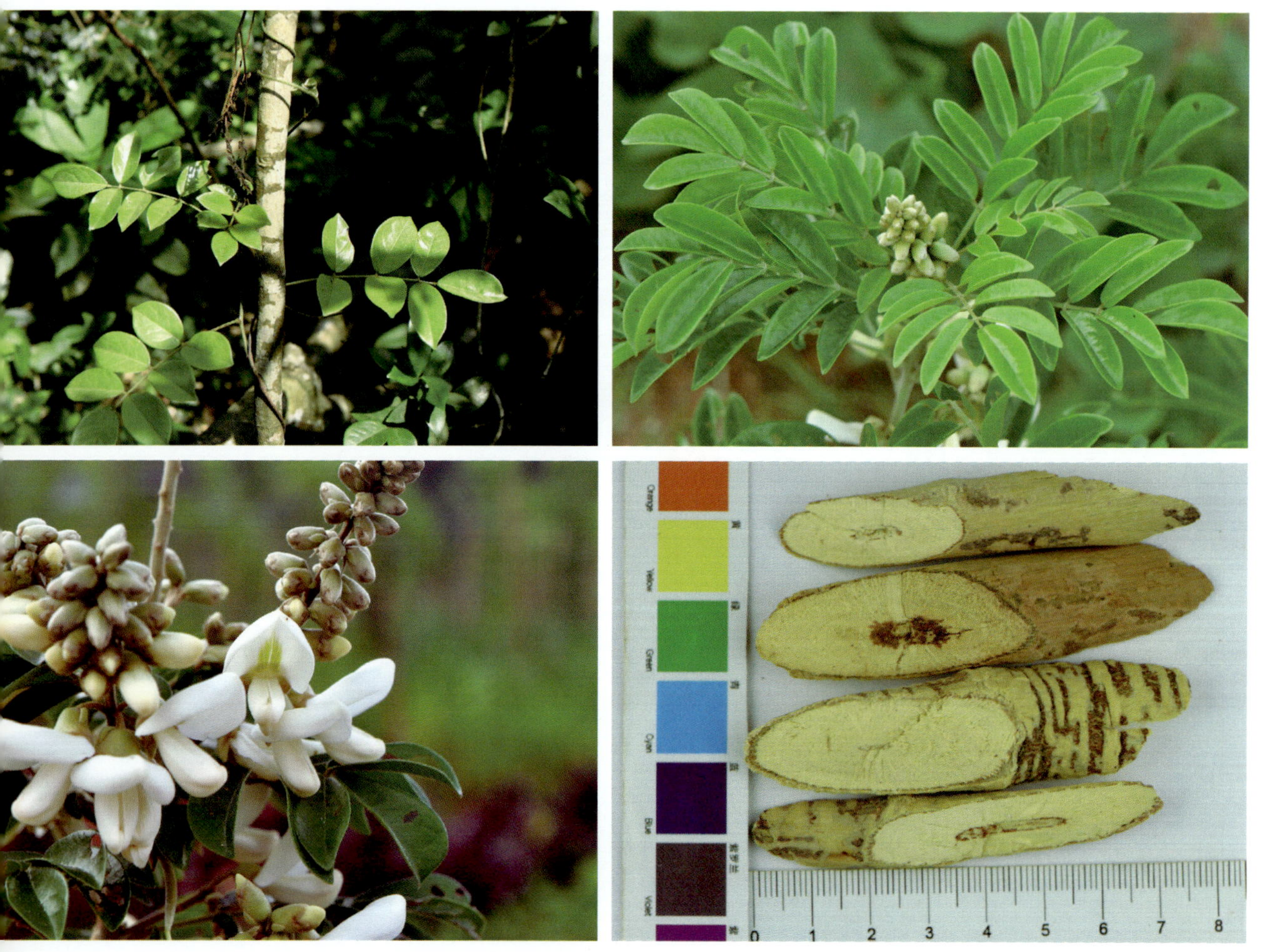

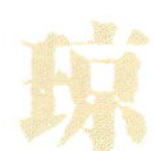

蝶形花科 Fabaceae 崖豆藤属 *Millettia*

香花崖豆藤 *Millettia dielsiana* Harms

中 药 名 山鸡血藤（药用部位：藤茎），岩豆藤（药用部位：根、花）

植物形态 攀缘灌木。羽状复叶长 15~30cm；叶柄长 5~12cm，托叶线形，小叶 2 对，纸质，披针形、长圆形至狭长圆形，长 5~15cm，宽 1.5~6cm，小托叶锥刺状。圆锥花序顶生，长达 40cm，花序轴被黄褐色柔毛；花单生，苞片线形，线形小苞片早落，花长 1.2~2.4cm；花萼阔钟状，与花梗同被细柔毛，下方 1 齿最长；花冠紫红色，旗瓣阔卵形至倒阔卵形，密被锈色或银色绢毛，翼瓣甚短，下侧有耳，龙骨瓣镰形；雄蕊二体，花盘浅皿状。荚果线形至长圆形，长 7~12cm，宽 1.5~2cm，扁平，密被灰色绒毛，果瓣薄，近木质，瓣裂，有种子 3~5；种子

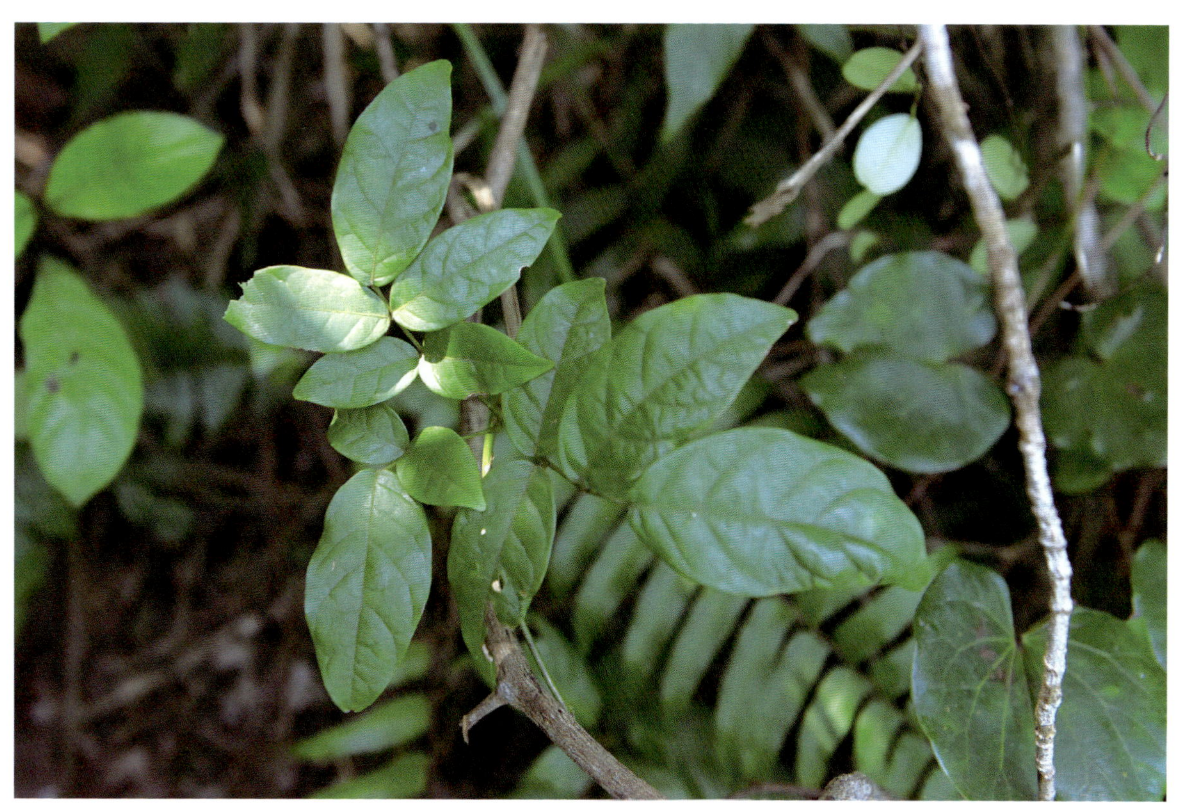

香花崖豆藤

长圆状凸镜形，长约 8cm，宽约 6cm。花期 5~9 月，果期 6~11 月。

| 分布区域 | 产于海南乐东、东方、海口、昌江、白沙、保亭、儋州、琼海。亦分布于中国西南、华南、东南各地。

| 资　　源 | 生于山坡杂木林与灌丛、谷地、溪沟或路旁，少见。

| 采收加工 | 藤茎、根：夏、秋季采收藤茎、根，洗净，切片鲜用或晒干备用。花：5~8 月花开时采收，晒干。

| 药材性状 | 茎圆柱形，直径 1.5~2cm。表面灰褐色，粗糙，栓皮鳞片状，皮孔椭圆形，纵向开裂。商品为长椭圆形斜切片，皮部占横切面半径的 1/4~1/3，外侧淡黄色，内侧分泌物呈黑褐色；木质部淡黄色，导管孔洞状，放射状排列呈轮状；髓小居中。气微，味微涩。

| 功能主治 | 藤茎、根：活血补血，舒筋通络，通经。用于风湿痹痛、关节痛、腰痛、跌打损伤、创伤出血、四肢麻木、瘫痪、贫血、月经不调、闭经、放射引起的白细胞减少症。花：收敛止血。用于鼻衄。

| 附　　注 | 在 FOC 中，其已被归并为灰毛鸡血藤，学名为 *Callerya cinerea* (Benth.) Schot。

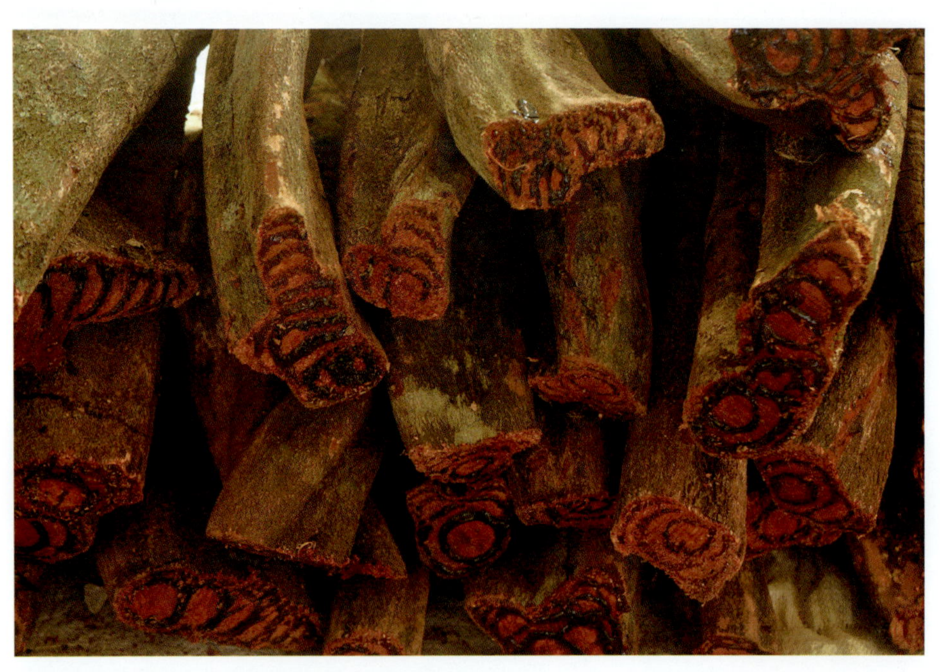

蝶形花科 Fabaceae 黧豆属 *Mucuna*

黄毛黧豆 *Mucuna bracteata* DC.

中药名

黄毛黧豆（药用部位：根、藤茎或全株）

植物形态

一年生缠绕藤本，茎具纵条纹。羽状复叶具 3 小叶，叶长 14~31cm；托叶早落；叶柄长 6~11cm；小叶上面柔毛较少，下面毛较密；小托叶长 2~5mm；小叶柄长 5mm。总状花序腋生，花聚集在花序上端 2/3 处；总花梗上具许多苞片；苞片和小苞片被毛。密被褐毛；花萼密被柔毛和散生黄褐色刺毛，萼筒宽杯状，长 4~7mm；花冠深紫色，旗瓣长 1.6~2.3cm，基部耳长 1~2mm；翼瓣长 2.5~3.3cm，宽 6~8mm，具瓣柄，耳长 1~2mm；龙骨瓣长 3.5~4.3cm，具瓣柄，耳长 1~2mm；雄蕊无毛；子房密被短毛。荚果长 6~9cm，宽 1.2~1.6cm，被黑褐色刺毛；种子 3~6，椭圆体状，长约 9mm，带褐黑色，具斑点，种脐长 5mm。

分布区域

产于海南东方、昌江、白沙、五指山、保亭、陵水、澄迈、乐东。亦分布于中国广东、云南。越南、老挝、泰国、缅甸也有分布。

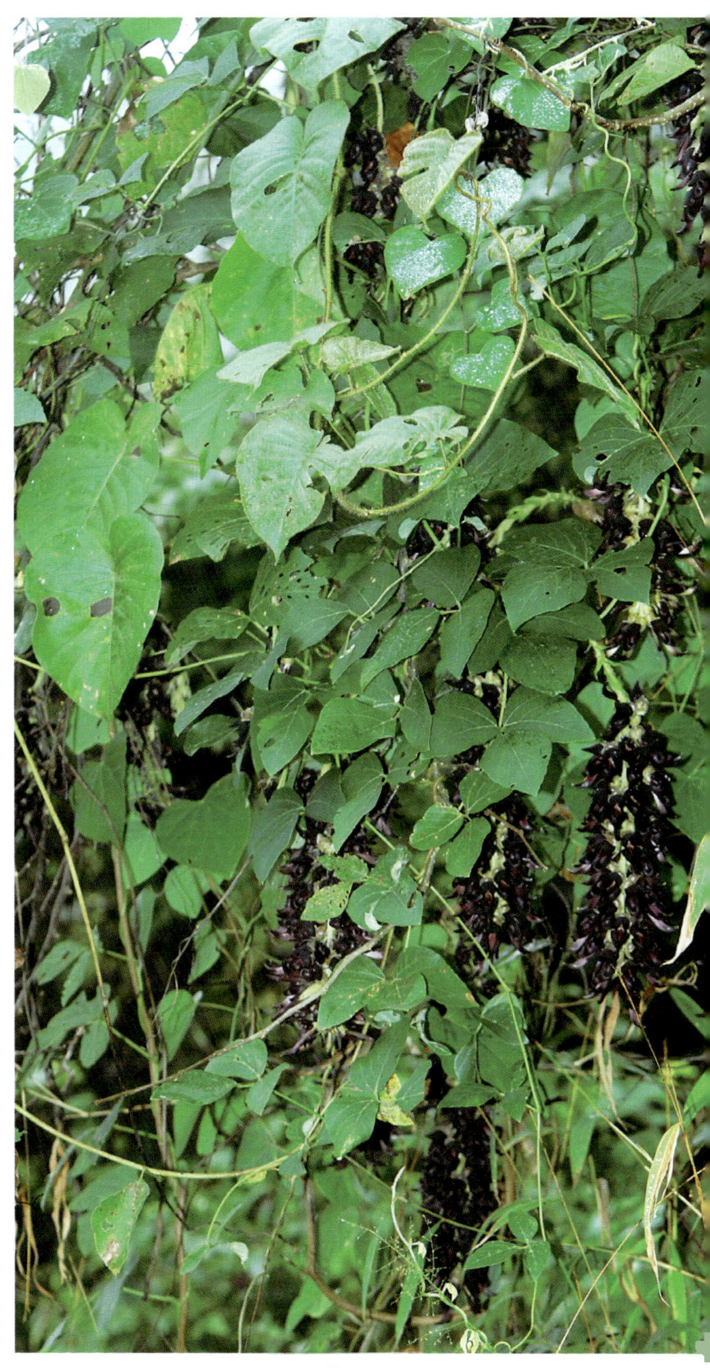

黄毛黧豆

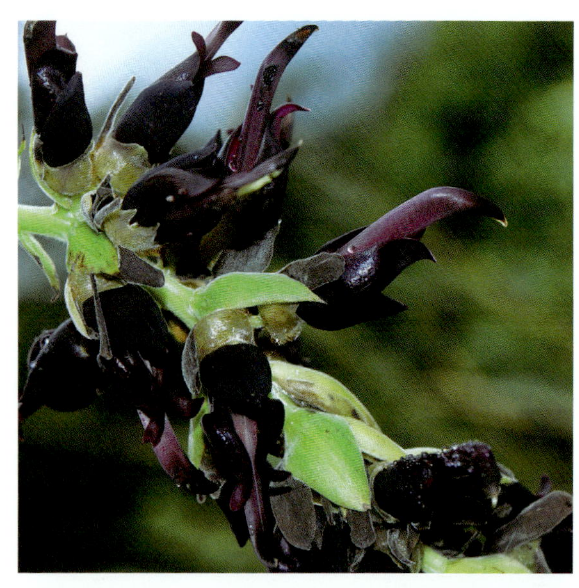

|资　　源|

生于林中或草地、山坡、路边或溪旁，十分常见。

|采收加工|

根全年均可采，洗净，鲜用或晒干。

|功能主治|

根：清热解毒，止痛截疟。用于疟疾。藤茎：用于风湿麻木。全株：清热解毒，活血止痛，截疟。用于疮疡肿毒、跌打损伤、疟疾。

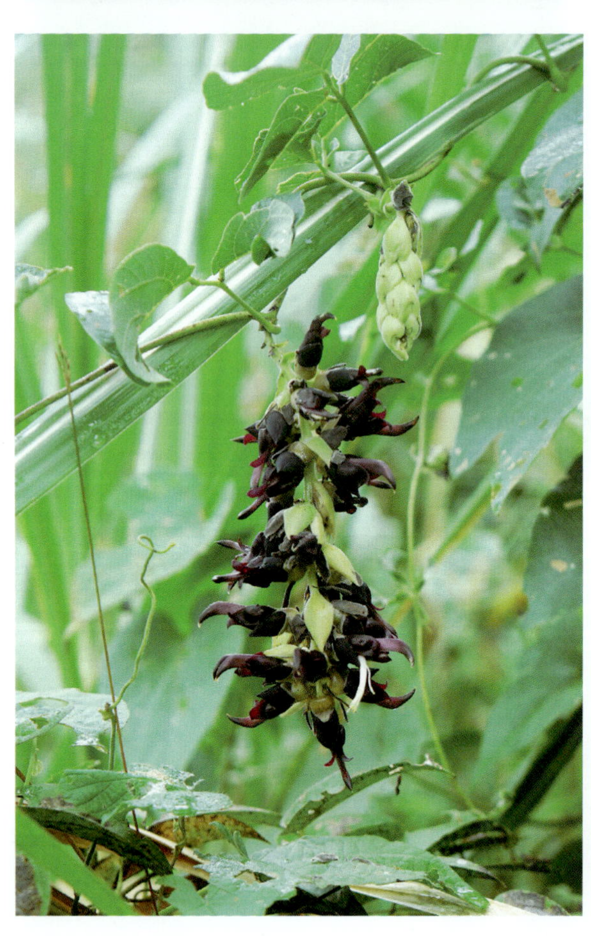

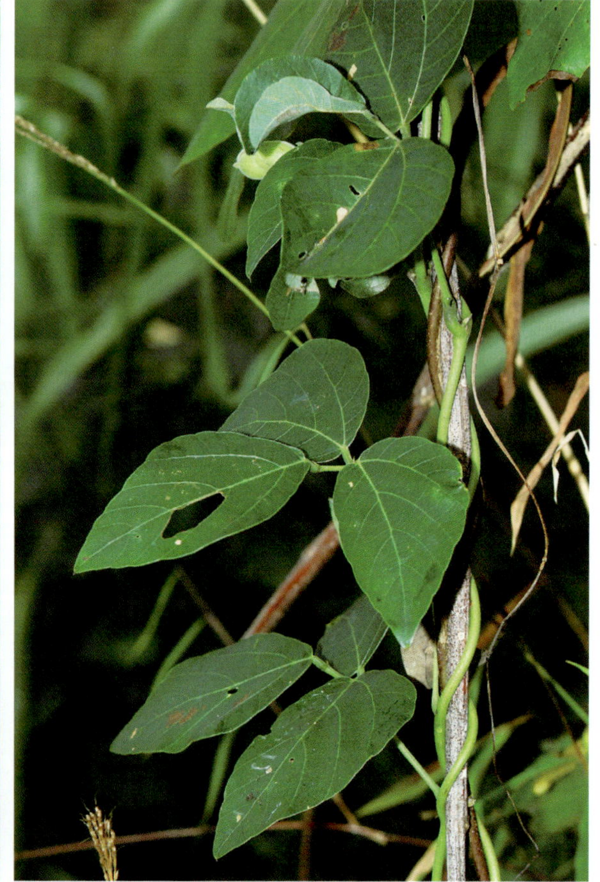

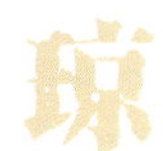

蝶形花科 Fabaceae 黧豆属 *Mucuna*

刺毛黧豆 *Mucuna pruriens* (L.) DC.

| 中药名 | 刺毛黧豆（药用部位：种子）

| 植物形态 | 缠绕藤本。茎具细纵沟槽；枝纤细，被紧贴的柔毛，渐变无毛。羽状复叶具3小叶，叶的大小变化大；叶柄被柔毛；顶生小叶椭圆形，长14~16cm，宽8~10cm，下面薄被灰白色绢毛；小托叶锥状，长4~5mm；小叶柄被浅褐色茸毛。总状花序腋生，每节生2~3花，花序先端2/3有花；花梗长2~4mm，密被毛；苞片和小苞片线状披针形，被毛，在花开放后脱落；花萼密被浅棕色短毛，萼筒宽杯

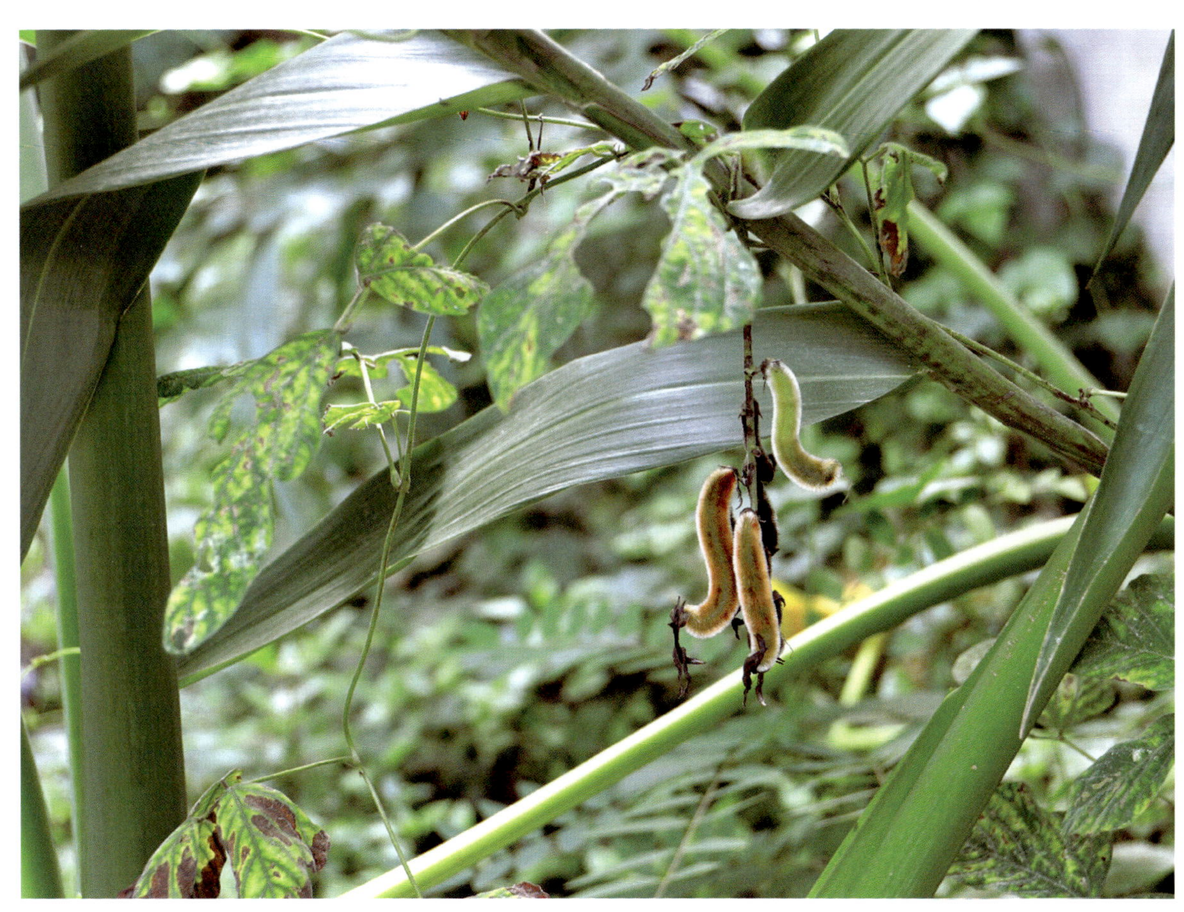

刺毛黧豆

状，长 5mm，2 侧齿宽三角形；花冠暗紫色；旗瓣长 1.6~2.5cm，长为龙骨瓣的 1/2~2/3，边缘具睫毛，翼瓣长 2~4cm，边缘具睫毛，龙骨瓣长 2.8~4.2cm；雄蕊管长 2~2.7cm。荚果长圆形，稍呈“S”形，长 5~9cm，宽 0.8~2cm，厚 5mm，密被深褐色、橙色或金黄色长硬刺毛，边缘加厚，中央具槽；种子 3~6，椭圆形，长 0.9~1.78cm，种脐长 3~6mm，占种子周长之 1/8。花期 8~9 月，果期 10~11 月。

| 分布区域 | 产于海南三亚、东方、昌江。亦分布于中国华南其他区域，以及台湾、湖北、贵州、云南、四川。世界热带地区也有分布。

| 资　　源 | 生于平地、疏林、混交林或灌丛中，少见。

| 采收加工 | 秋季果实成熟时采收，晒干，打下种子。

| 功能主治 | 种子内含多巴碱成分，此成分是治疗帕金森病（震颤麻痹）的重要药物。服用粉末可治疗帕金森病。

| 附　　注 | 印度用种子治疗神经疾患。印第安人用于驱虫。斯里兰卡用于蝎螫伤。

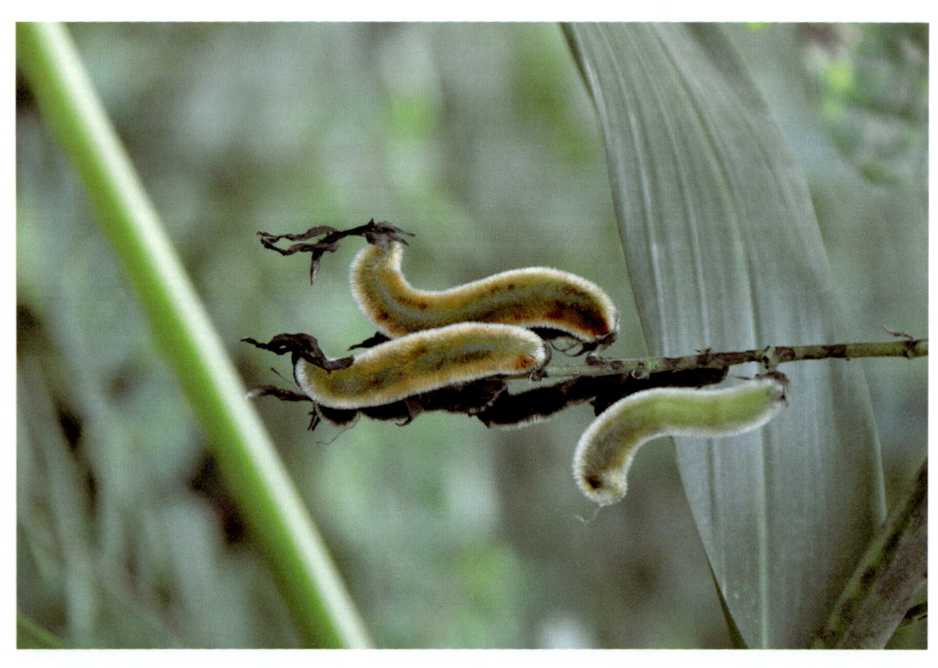

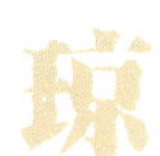

蝶形花科 Fabaceae 红豆属 *Ormosia*

长脐红豆 *Ormosia balansae* Drake.

中药名 长脐红豆（药用部位：种子）

植物形态 常绿乔木，小枝密生褐色短毡毛。奇数羽状复叶，长 15~20cm；叶轴 1~5cm，最上部一对小叶处延长 1~4cm 生顶小叶，叶柄及叶轴均密被短毛；小叶 2~3 对，革质，长圆形，长 8~13cm，宽 4~5.5cm，下面有淡黄色平贴短毡毛；小叶柄长 5~9mm，有短毛。大型圆锥花序顶生，长约 19cm；总花梗及花梗密被灰褐色短茸毛；萼齿 5，不相等，密被褐色绒毛；花冠白色，旗瓣近圆形，翼瓣与龙骨瓣长椭圆形；雄蕊 10，子房密被灰褐色短绒毛。荚果阔卵形，长 3~4.5cm，宽 2.4~3cm，喙偏斜，果颈长 3~4mm，果瓣薄革质，质脆，

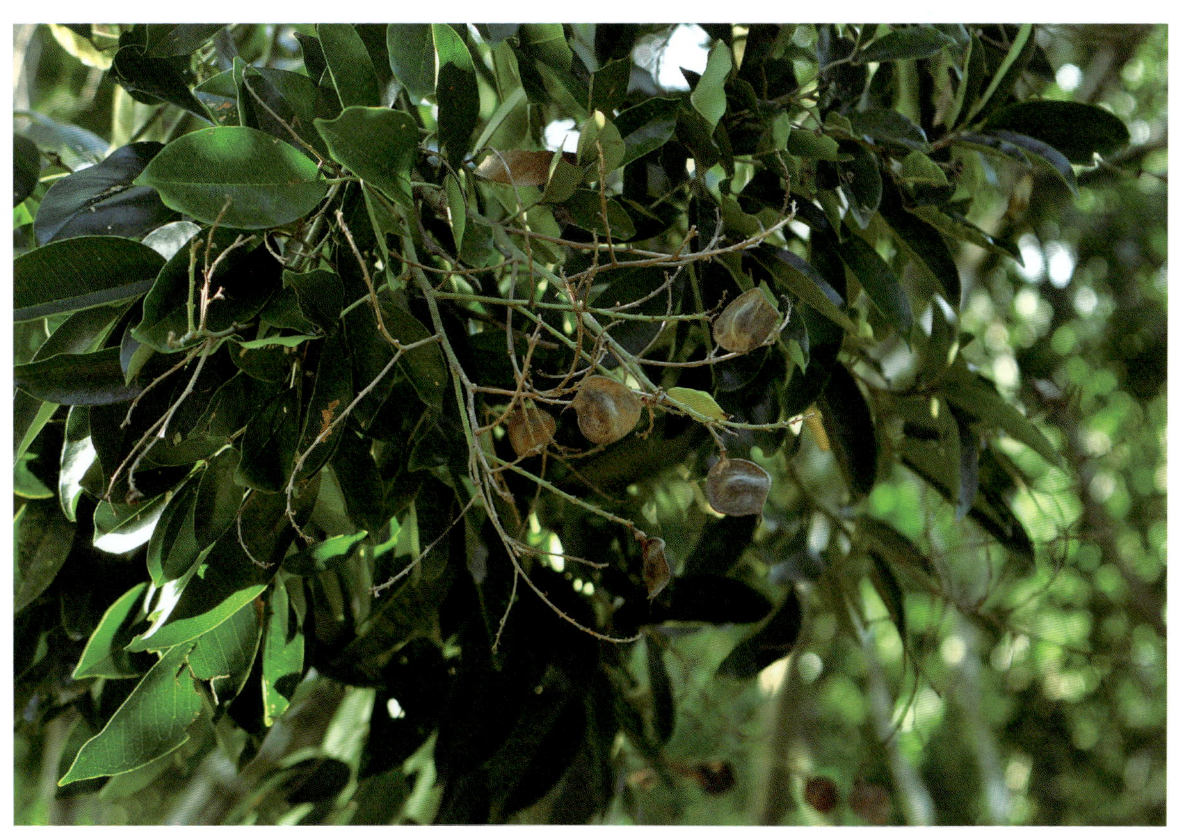

长脐红豆

密被褐色短绒毛；花萼宿存，有种子 1，种子红色，圆形，长 1.3~2cm，种脐长 1.5~1.8cm。花期 6~7 月，果期 10~12 月。

| 分布区域 | 产于海南乐东、五指山、陵水、万宁、琼中、琼海、昌江。亦分布于中国广西、江西、云南。越南也有分布。

| 资　　源 | 生于中海拔至高海拔的林中，常见。

| 采收加工 | 果实成熟时采收种子。

| 功能主治 | 同属植物光叶红豆的种子用于痢疾，本种种子或有类似作用，其具体功能可进一步研究。

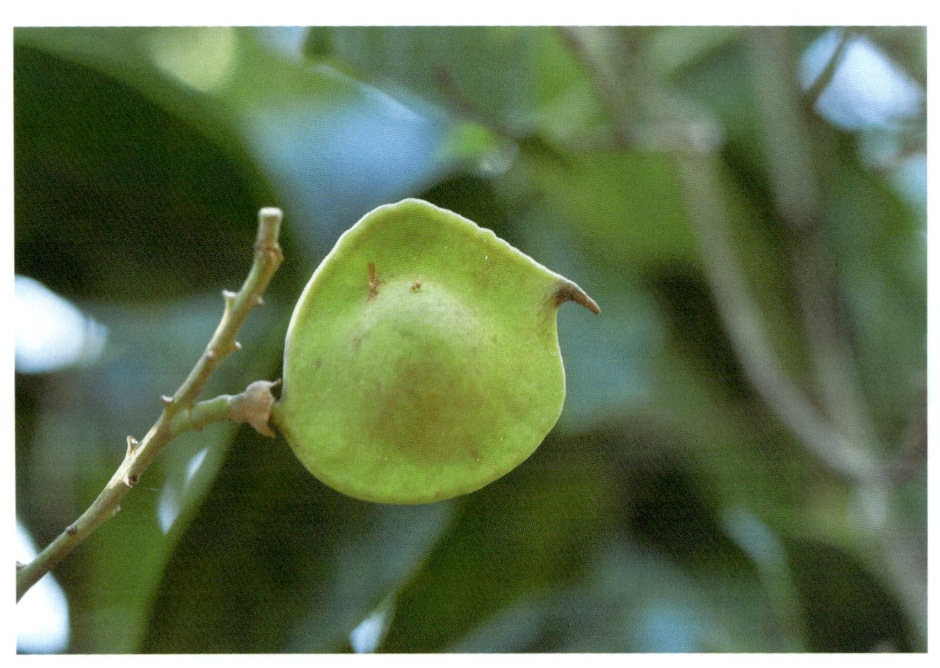

蝶形花科 Fabaceae 红豆属 *Ormosia*

凹叶红豆 *Ormosia emarginata* (Hook. & Arn.) Benth.

中药名 凹叶红豆（药用部位：种子）

植物形态 常绿小乔木，小枝无毛，芽有锈褐色毛。奇数羽状复叶，长11~20.5cm，叶柄长3.4~4.8cm；小叶2~3对，厚革质，倒卵形，长3.7~7cm，宽1.6~3.2cm；小叶柄长3~5mm，有凹槽及皱纹；圆锥花序顶生，长约11cm；花有香气；花梗长3~5mm，无毛；花萼5裂达中部，边缘及内面有灰色茸毛；花冠白色或粉红色，旗瓣半圆形，先端圆，基部柄长2mm；翼瓣篦形，有长柄，基部耳状；龙骨瓣为不整齐的长圆形，基部有纤细的柄，一侧微呈耳形；雄蕊10，3长7短；子房无毛。荚果扁平，黑褐色，菱形，长3~5.5cm，宽1.7~2.4cm，

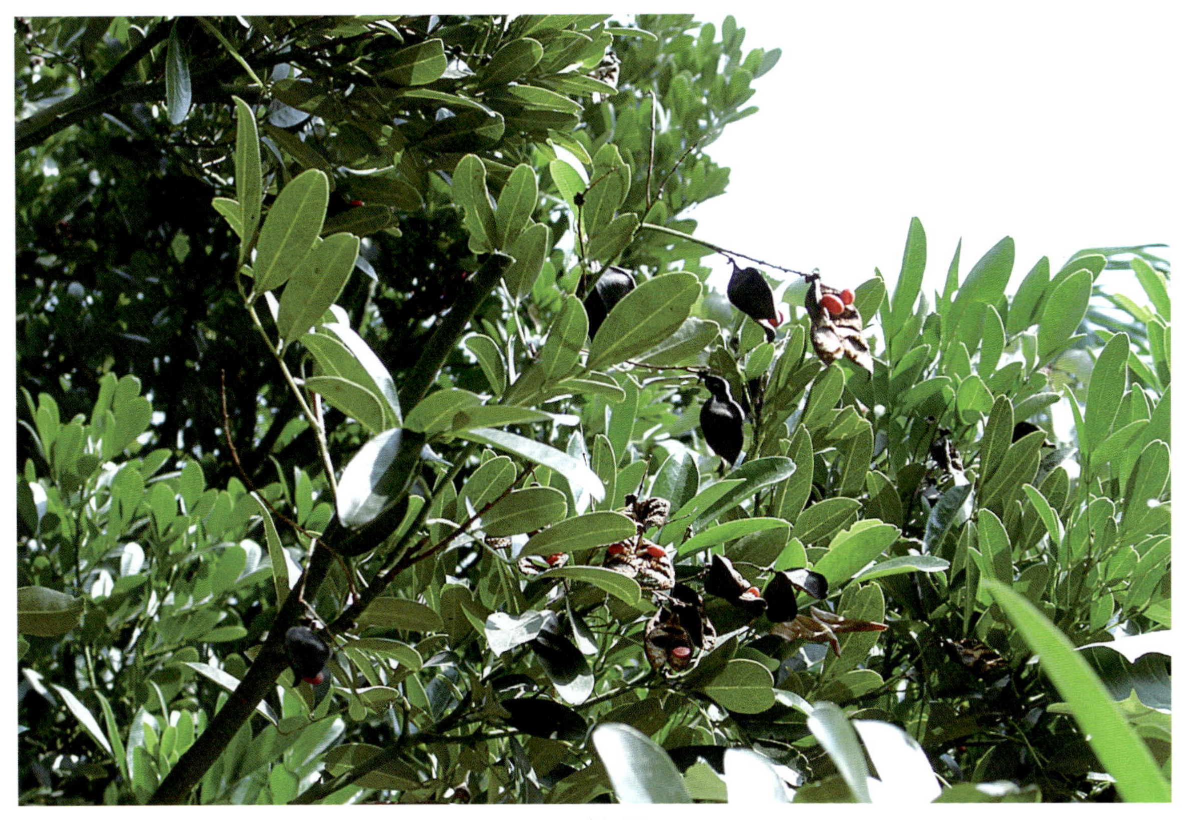

凹叶红豆

两端尖，果颈长 2~3mm，果瓣木质，内面有隔膜，有种子 1~4；种子近圆形，长 7~10mm，种皮鲜红色，种脐小，有黄白色残留珠柄。花期 5~6 月。

｜分布区域｜ 产于海南三亚、陵水、万宁。亦分布于中国华南其他区域。越南也有分布。

｜资　　源｜ 生于混交林中，常见。

｜采收加工｜ 果实成熟时采收种子。

｜功能主治｜ 同属植物光叶红豆的种子用于痢疾，本种种子或有类似作用，其具体功能可进一步研究。

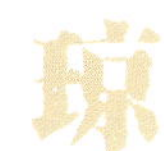

蝶形花科 Fabaceae 红豆属 *Ormosia*

肥荚红豆 *Ormosia fordiana* Oliv.

| 中 药 名 | 青竹蛇（药用部位：树皮、根、叶）

| 植物形态 | 乔木，奇数羽状复叶，长 19~40cm；叶柄长 3.5~7cm；小叶 3~4 对，薄革质，倒卵状披针形，顶生小叶较大，先端急尖，下面被锈褐色平贴疏毛或无毛；小叶柄长 6~8mm，上面有锈色柔毛，后脱落。花梗长 6~12mm；小苞片 2，披针形，密被锈褐色毛；花长 2~2.5mm；花萼长 1.5~2cm，淡褐绿色，萼齿 5，深裂，上部 2 齿联合至萼的中部以上的 2/3 处，密被锈色短毛；花冠淡紫红色，长约 1.5cm，旗瓣圆形，兜状，上部边缘强度内折，近基部中央有一黄色点，龙骨

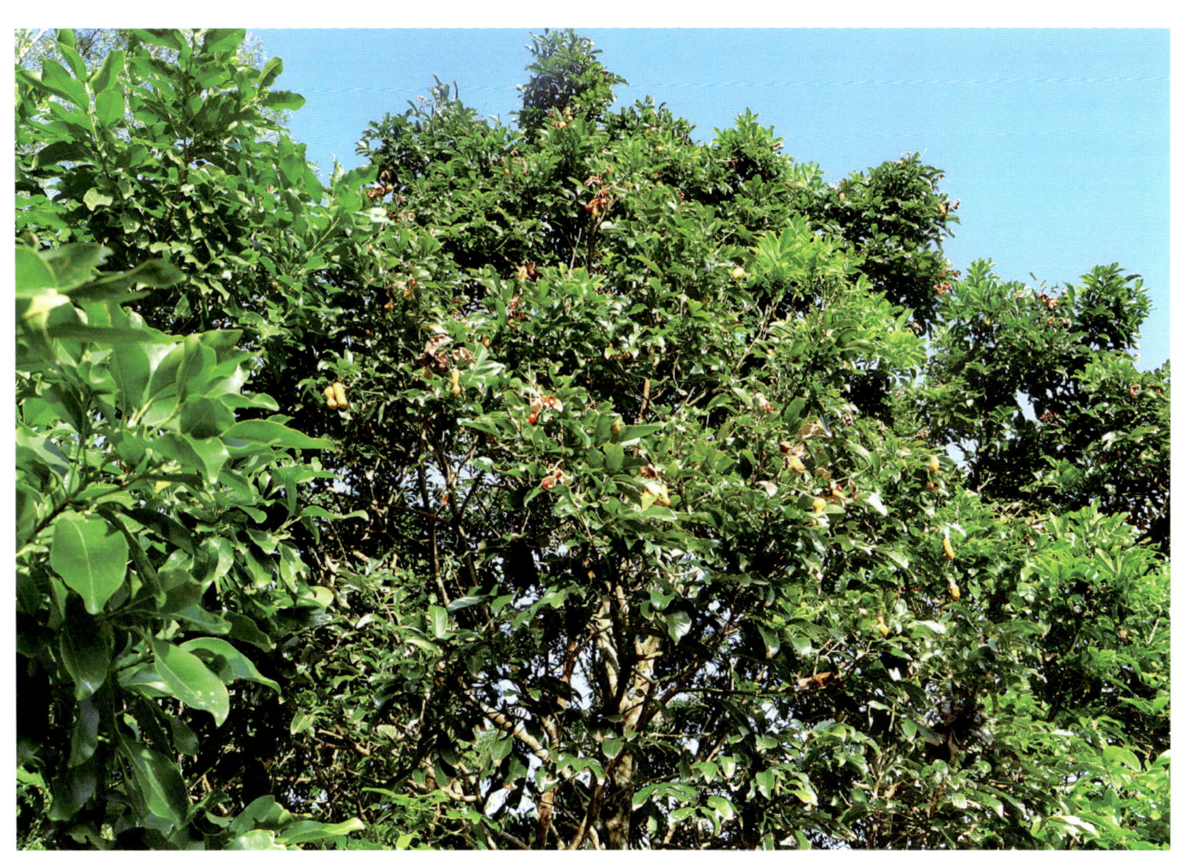

肥荚红豆

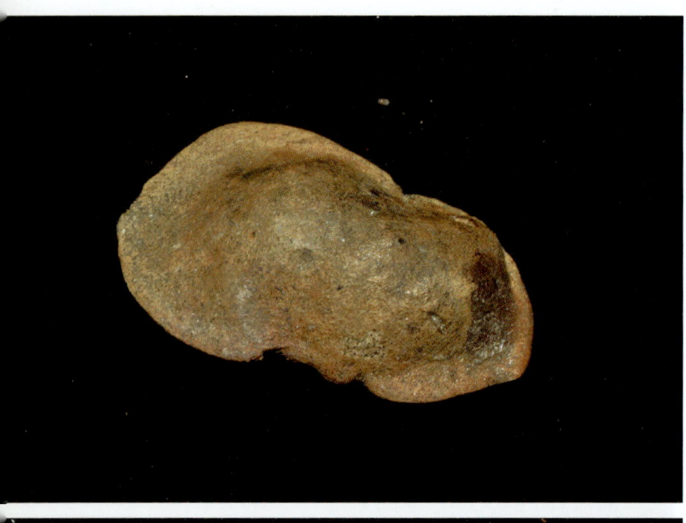

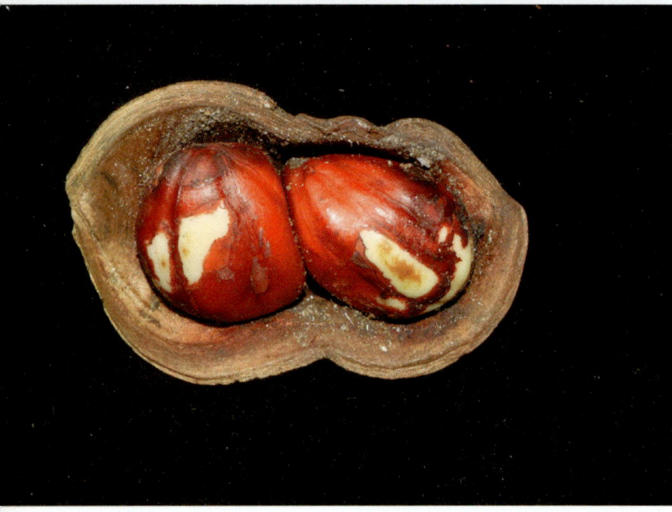

瓣与翼瓣相似；雄蕊10，子房密被锈褐色绢毛，花柱在先端内卷。荚果半圆形，长5~12cm，宽5~6.8cm，先端有斜歪的喙，果颈扁，长5~10mm，种子处突起，果瓣木质，开裂，厚约2mm，淡黄色，内壁象牙色，具光泽，无隔膜；具宿存花萼，有种子1~4；种子长椭圆形，长2.5~3.3cm，种皮鲜红色，薄肉质，种脐近圆形，平坦，位于长短轴之间。花期6~7月，果期11月。

分布区域

产于海南三亚、乐东、五指山、保亭、琼中、昌江和白沙。亦分布于中国华南其他区域，以及云南。越南、泰国、缅甸、孟加拉国也有分布。

资　源

生于山谷林中，少见。

采收加工

全年均可采收，鲜用或晒干。

药材性状

枝条圆柱形，嫩枝可见棕色短柔毛，质较硬，断面木质部占大部分，中央有髓。平整小叶狭长椭圆形，长6~20cm，宽1.5~6cm，先端急尖，基部楔形，全缘，羽状网脉，绿色或黄绿色。纸质，气微。

功能主治

清热解毒，消炎，消肿止痛。用于急性肝炎、风火牙痛、牙龈发炎、跌打损伤、肿痛、烫火伤。

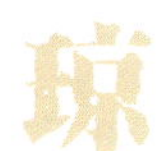

蝶形花科 Fabaceae 红豆属 *Ormosia*

花榈木 *Ormosia henryi* Prain.

中药名 榈木（药用部位：根、根皮、枝叶、木材）

植物形态 常绿乔木，小枝、叶轴、花序密被茸毛。奇数羽状复叶，长13~32.5cm；小叶2~3对，革质，椭圆形，长4.3~13.5cm，宽2.3~6.8cm，下面及叶柄均密被黄褐色绒毛。圆锥花序顶生，密被淡褐色茸毛；花长2cm，花萼钟形，5齿裂，裂至2/3处，萼齿内外均密被褐色绒毛；花冠中央淡绿色，边缘绿色微带淡紫色，旗瓣近圆形，基部具胼胝体，翼瓣倒卵状长圆形，龙骨瓣倒卵状长圆形；雄蕊10，分离，花丝淡绿色，花药淡灰紫色。荚果扁平，长椭圆形，长5~12cm，宽1.5~4cm，先端有喙，果颈长约5mm，果瓣革质，厚2~3mm，紫褐色，

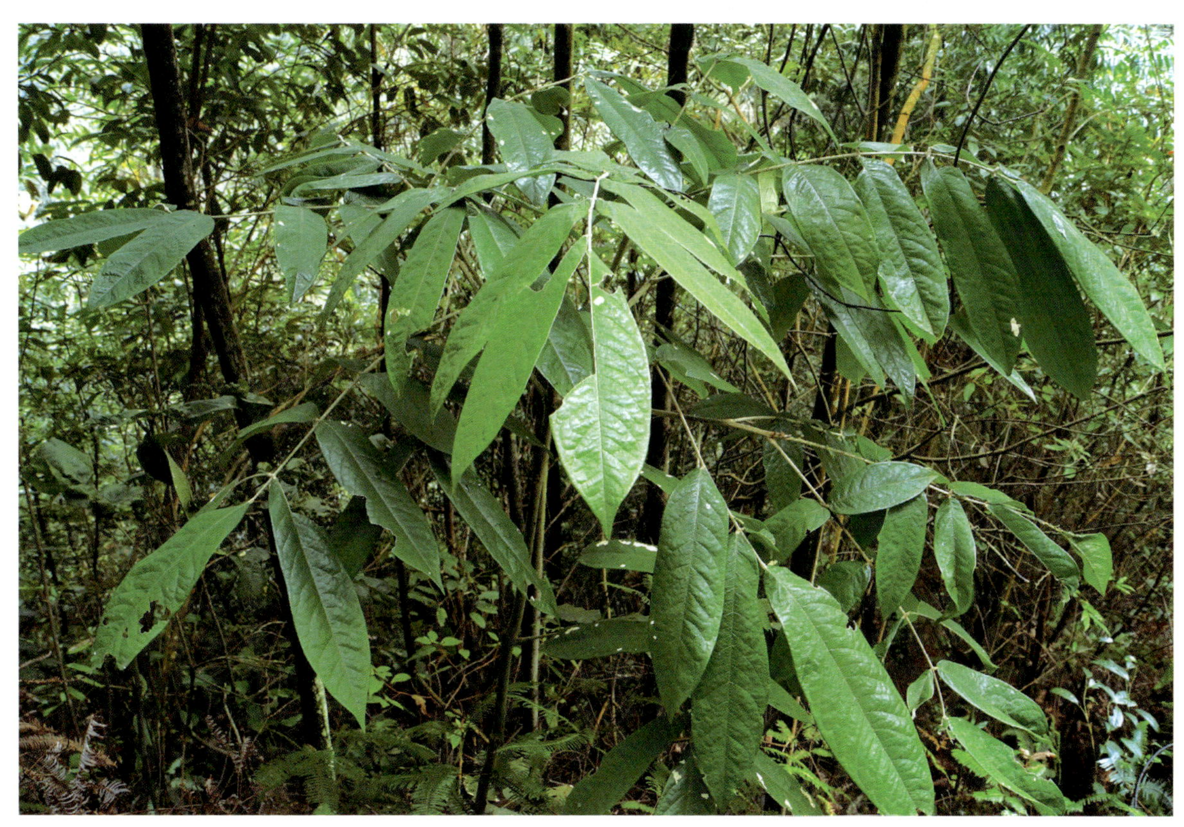

花榈木

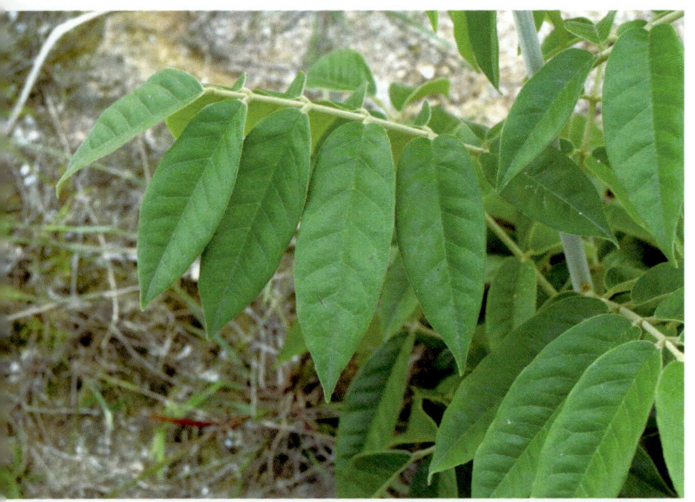

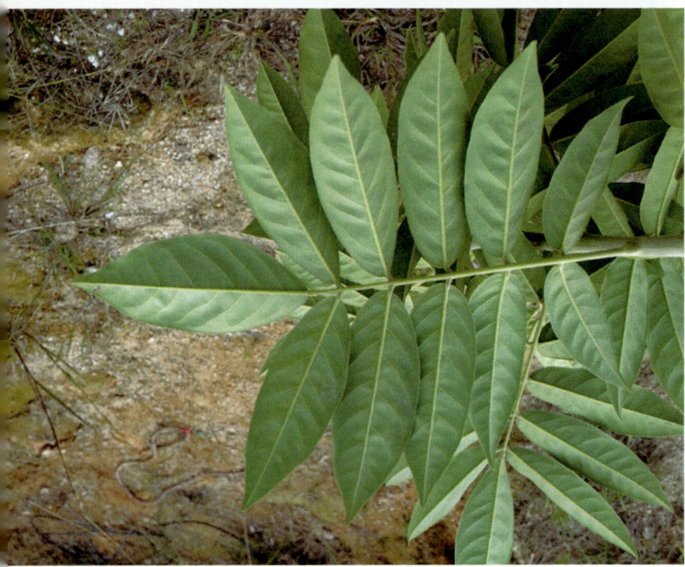

内壁有横隔膜，有种子 4~8，稀 1~2；种子椭圆形，长 8~15mm，种皮鲜红色，有光泽，种脐长约 3mm，位于短轴一端。花期 7~8 月，果期 10~11 月。

分布区域

海南偶见栽培。亦分布于陕西、江苏、安徽、浙江、江西、福建、湖北、湖南、广东、广西、四川、贵州、云南等地。

资　源

生于海拔 100~1300m 的山坡、溪谷两旁的杂木林内。

采收加工

全年均可采收，晒干或鲜用。

功能主治

根、根皮、枝叶、木材：活血消肿，祛瘀解毒，散结，祛风湿。用于跌打损伤、腰肌劳损、腰酸、赤白带下、产后瘀血腹痛、风湿关节痛、流行性腮腺炎。根皮：外用于骨折。叶：外用于烫伤。

蝶形花科 Fabaceae 红豆属 *Ormosia*

海南红豆 *Ormosia pinnata* (Lour.) Merr.

中药名

海南红豆（药用部位：种子）

植物形态

常绿乔木或灌木，木质部有黏液。奇数羽状复叶，长 16~22.5cm；小叶 3 对，薄革质，披针形，长 12~15cm，两面均无毛，小叶柄长 3~6mm。圆锥花序顶生，长 20~30cm；花萼钟状，被柔毛，萼齿阔三角形；花冠粉红色而带黄白色，各瓣均具柄，旗瓣瓣片基部有角质耳状体 2，翼瓣倒卵圆形，龙骨瓣基部耳形；子房密被褐色短柔毛。荚果长 3~7cm，宽约 2cm，有种子 1~4，果瓣厚木质，成熟时橙红色，干时褐色，有淡色斑点；种子椭圆形，长 15~20mm，种皮红色，种脐长不足 1mm，位于短轴一端。花期 7~8 月。

分布区域

产于海南三亚、乐东、昌江、白沙、五指山、保亭、陵水、万宁、琼中、儋州、澄迈、琼海、文昌。亦分布于中国华南其他区域。

资　源

生于中海拔及低海拔的山谷、山坡、路旁森林中，常见。

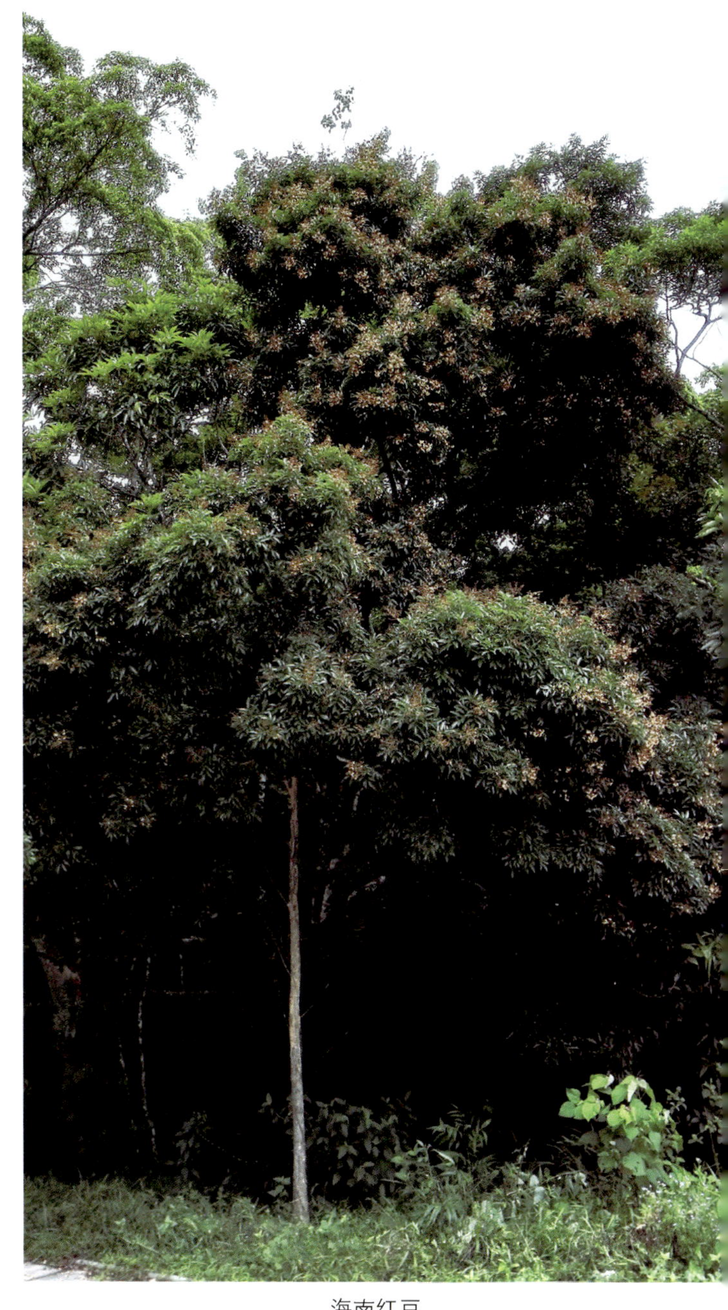

海南红豆

| 采收加工 | 果实成熟时采收种子。

| 功能主治 | 同属植物光叶红豆的种子用于痢疾，本种种子或有类似作用，其具体功能可进一步研究。

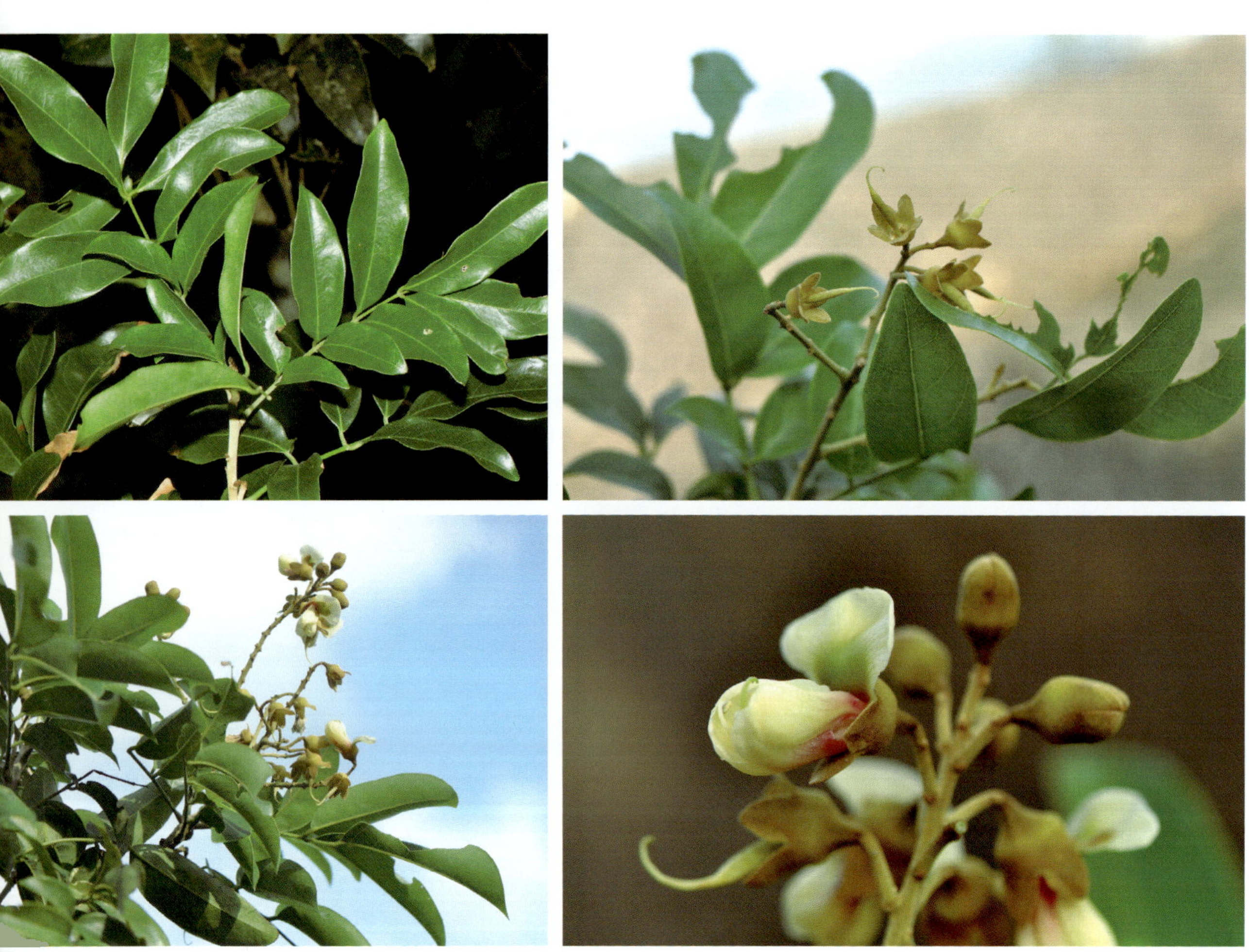

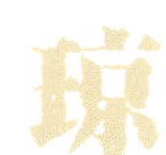

蝶形花科 Fabaceae 红豆属 *Ormosia*

软荚红豆 *Ormosia semicastrata* Hance.

中 药 名 软荚红豆（药用部位：种子）

植物形态 常绿乔木，皮孔突起并有不规则的裂纹，小枝具黄色柔毛。奇数羽状复叶，长 18.5~24.5cm；小叶 1~2 对，革质，卵状长椭圆形，长 4~14.2cm，宽 2~5.7cm。圆锥花序顶生，总花梗、花梗均密被黄褐色柔毛；花长约 7mm，花萼钟状，长 4~5mm，萼齿三角形，外面密被锈褐色绒毛，内面疏被锈褐色柔毛；花冠白色，比萼约长 2 倍，旗瓣近圆形，连柄翼瓣线状倒披针形，龙骨瓣长圆形；雄蕊 10，5 枚发育，5 枚短小退化而无花药，交互着生于花盘边缘，花盘与萼

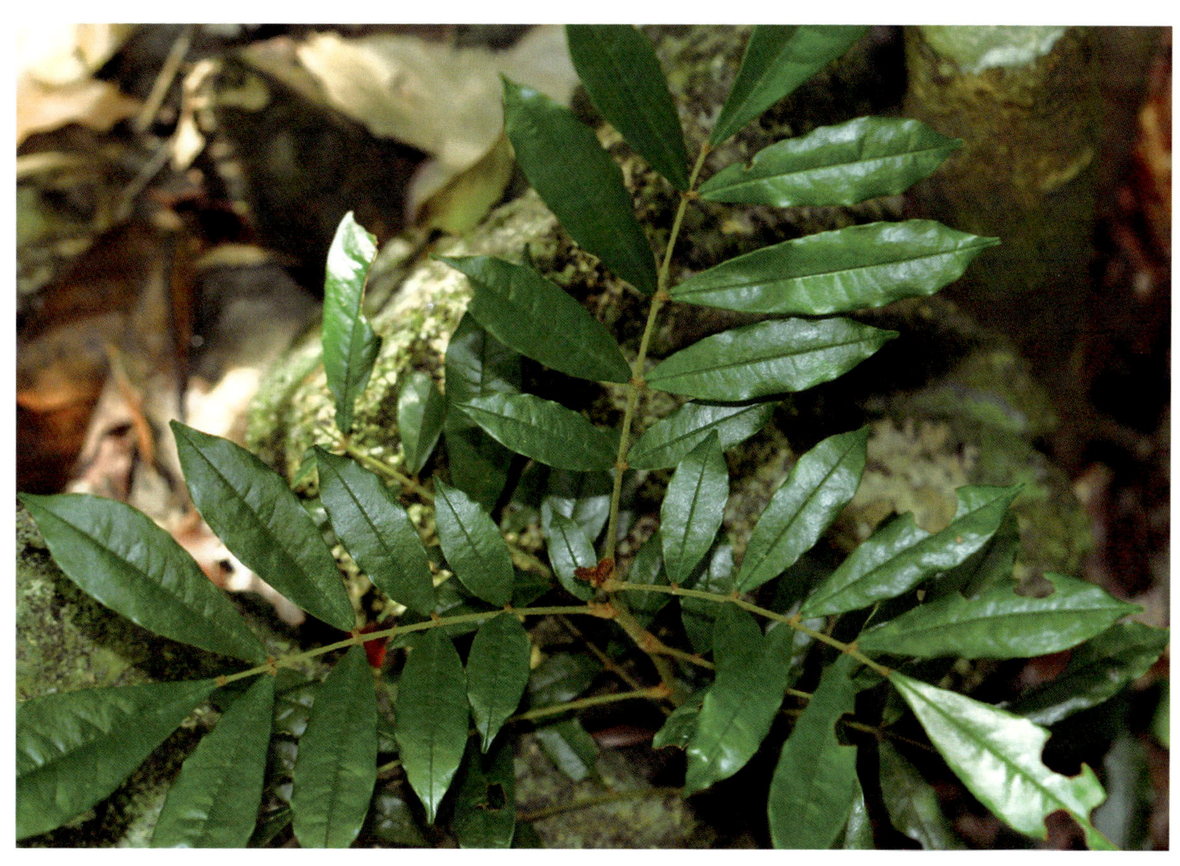

软荚红豆

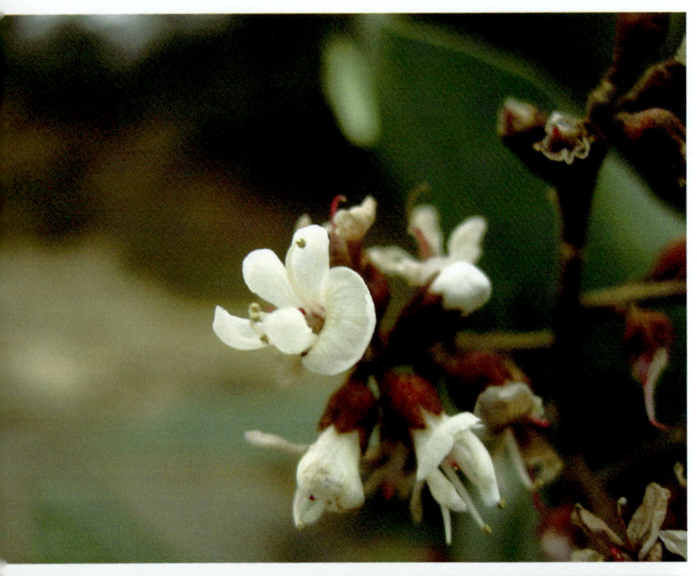

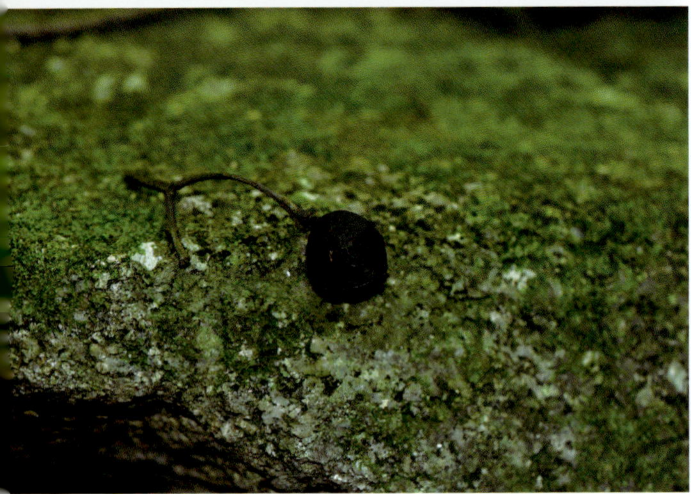

筒贴生；雄蕊花柱下部腹面及子房背腹缝密被黄褐色短柔毛。荚果小，近圆形，革质，长1.5~2cm，先端具短喙，果颈长2~3mm，有种子1；种子扁圆形，鲜红色，长和宽约9mm，种脐长2mm，灰色。花期4~5月。

分布区域

产于海南昌江、五指山、万宁、琼海、琼中和定安。亦分布于中国华南其他区域，以及湖南、江西、福建、贵州。

资　源

生于山地林中，常见。

采收加工

果实成熟时采收种子。

功能主治

同属植物光叶红豆的种子用于痢疾，本种种子或有类似作用，其具体功能可进一步研究。

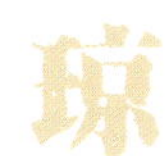

蝶形花科 Fabaceae 红豆属 *Ormosia*

荔枝叶红豆 *Ormosia semicastrata* Hance f. *litchifolia* How.

| 中 药 名 | 荔枝叶红豆（药用部位：种子）

| 植物形态 | 本变型与原变型软荚红豆形态相似，区别为：树皮白色或暗灰色，小叶 2~3 对，有时达 4 对，叶片椭圆形或披针形，上面光亮如荔枝叶。

| 分布区域 | 产于海南乐东、东方、昌江、五指山、保亭、陵水。

| 资 源 | 生于山地林中，十分常见。

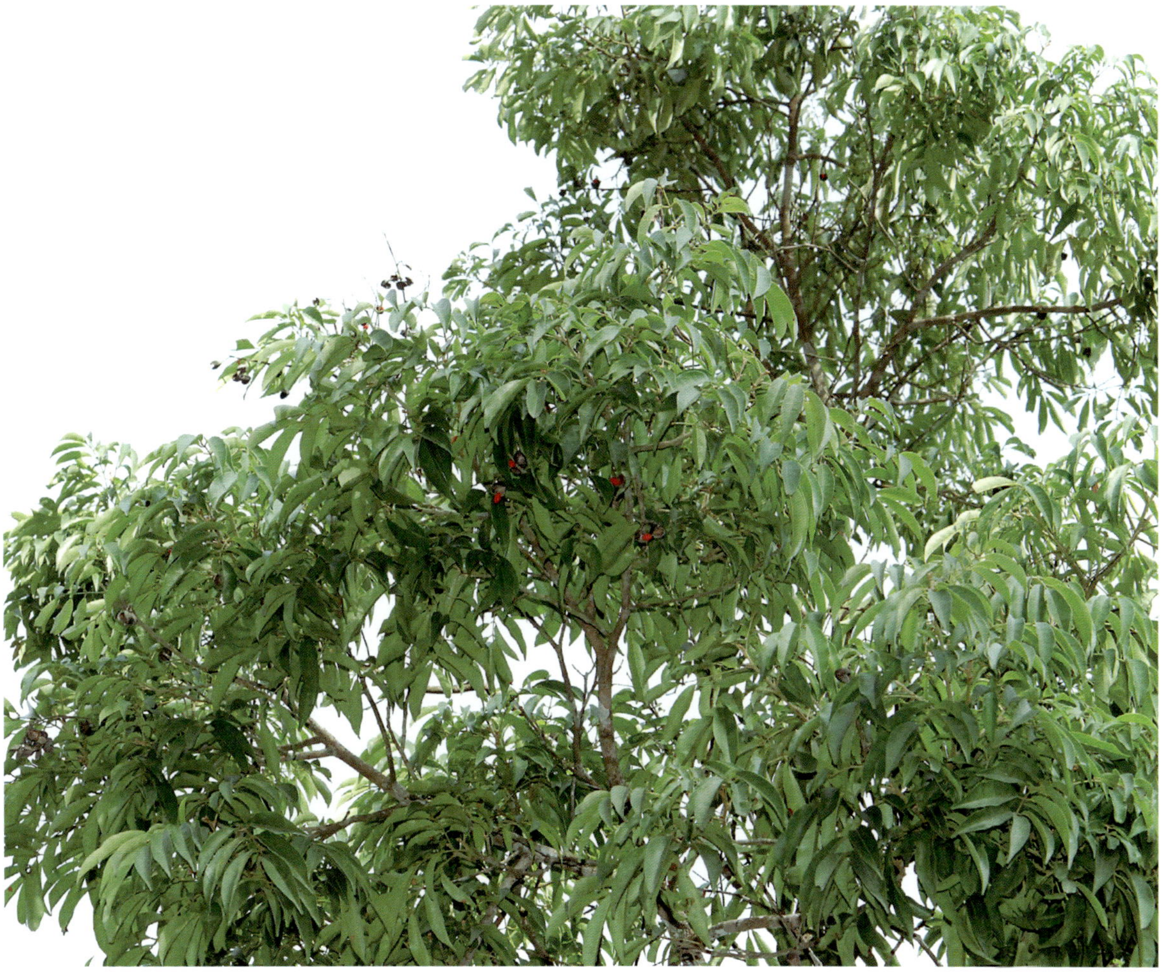

荔枝叶红豆

| 采收加工 | 果实成熟时采收种子。

| 功能主治 | 同属植物光叶红豆的种子用于痢疾，本种种子或有类似作用，其具体功能可进一步研究。

| 附　　注 | FOC 把本变种归入软荚红豆，但 FRPS 认为两者存在较大差异，故予保留，本书中认为两者叶片有一定区别，故同意 FRPS 看法。

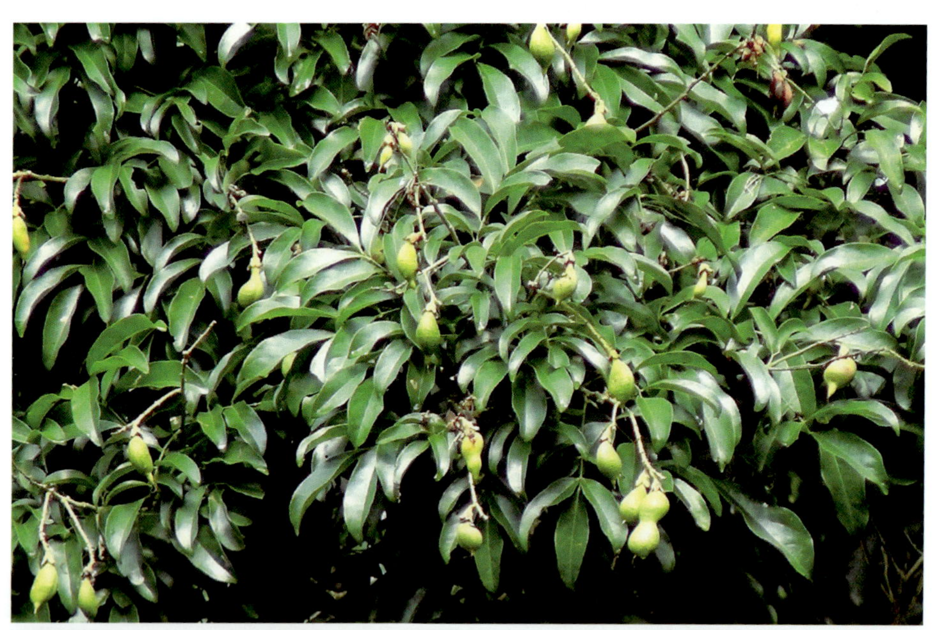

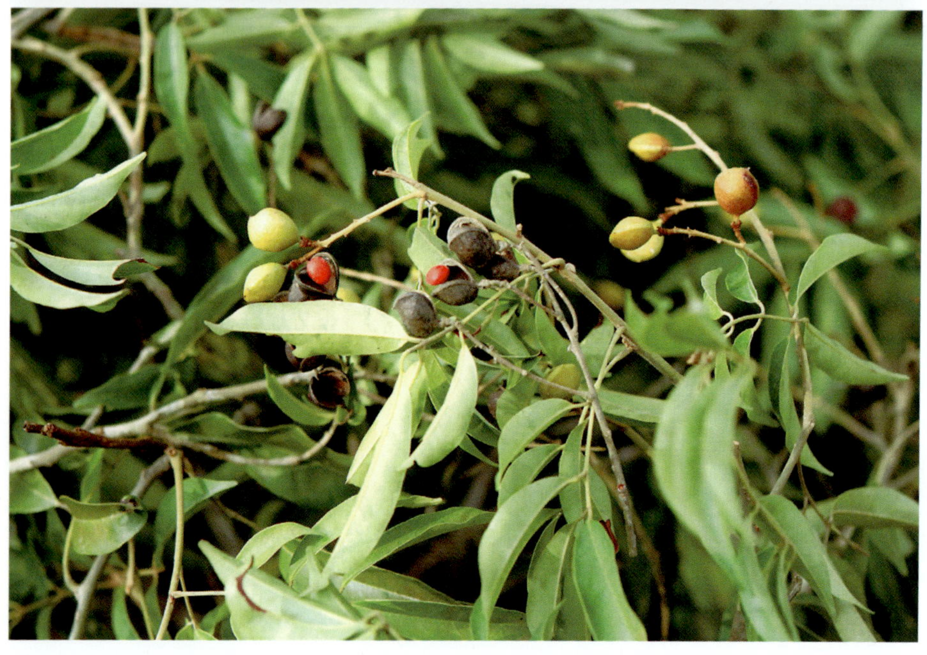

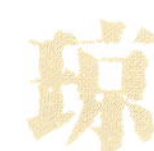

蝶形花科 Fabaceae 豆薯属 *Pachyrhizus*

豆薯 *Pachyrhizus erosus* (L.) Urban

中药名 凉薯（药用部位：块根、种子、花）

植物形态 缠绕、草质藤本，稍被毛，根块状纺锤形，肉质。羽状复叶具3小叶；托叶线状披针形，长5~11mm；小托叶锥状，长约4mm；小叶菱形或卵形，长4~18cm，宽4~20cm，中部以上不规则浅裂，仅下面微被毛。总状花序长15~30cm，每节有花3~5；小苞片刚毛状，早落；萼长9~11mm，被紧贴的长硬毛；花冠浅紫色或淡红色，旗瓣近圆形，中央近基部处有一黄绿色斑块及2胼胝状附属物，瓣柄以上有2半圆形、直立的耳；翼瓣镰刀形，基部具线形、向下的长耳；龙骨瓣近镰刀形；雄蕊二体，子房被浅黄色长硬毛。荚果带形，长7.5~13cm，

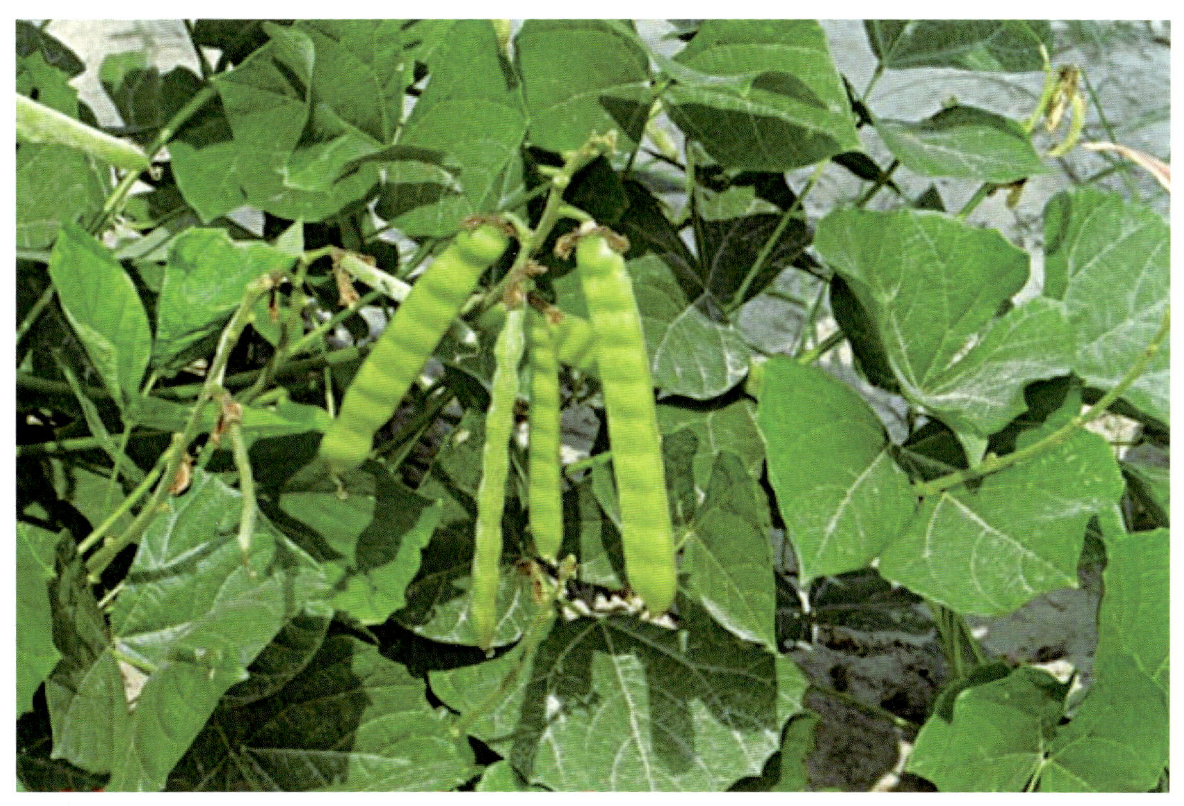

豆薯

宽 12~15mm，被细长糙伏毛；种子每荚 8~10，近方形，长和宽 5~10mm，扁平。花期 8 月，果期 11 月。

| 分布区域 | 产于海南三亚、乐东、东方、五指山、陵水、万宁、澄迈、琼海，西沙群岛有栽培。中国南部各地亦有栽培。原产于美洲热带地区，现热带、亚热带地区广泛分布。

| 资　　源 | 栽培，常见。

| 采收加工 | 块根：秋季采挖块根，鲜用或晒干。种子：10~11 月采收成熟果实，打取种子，晒干。花：7~9 月采收花，晒干。

| 药材性状 | 块根纺锤形或扁球形，有的凹陷呈瓣状，长 5~20cm，直径可达 20cm，表面黄白色或棕褐色，肥厚肉质，鲜时外皮易撕去，内面白色，水分较多，干品粉白色，粉性足。气微，味甘。种子近方形而扁，直径约 6mm，表面棕色至深棕色，有光泽。花蕾呈扁长圆形或短镰状，长约 2cm，宽约 5mm。萼片灰绿色或灰黄色，花瓣淡黄色，间有浅蓝色。

| 功能主治 | 块根：消暑，生津止渴，降压，解酒毒。用于热病口渴、肠风下血、中暑、高血压、慢性酒精中毒。种子：外用于疥癣、痈肿、头虱。花：解酒毒。用于慢性酒精中毒、烦渴、肠风下血。

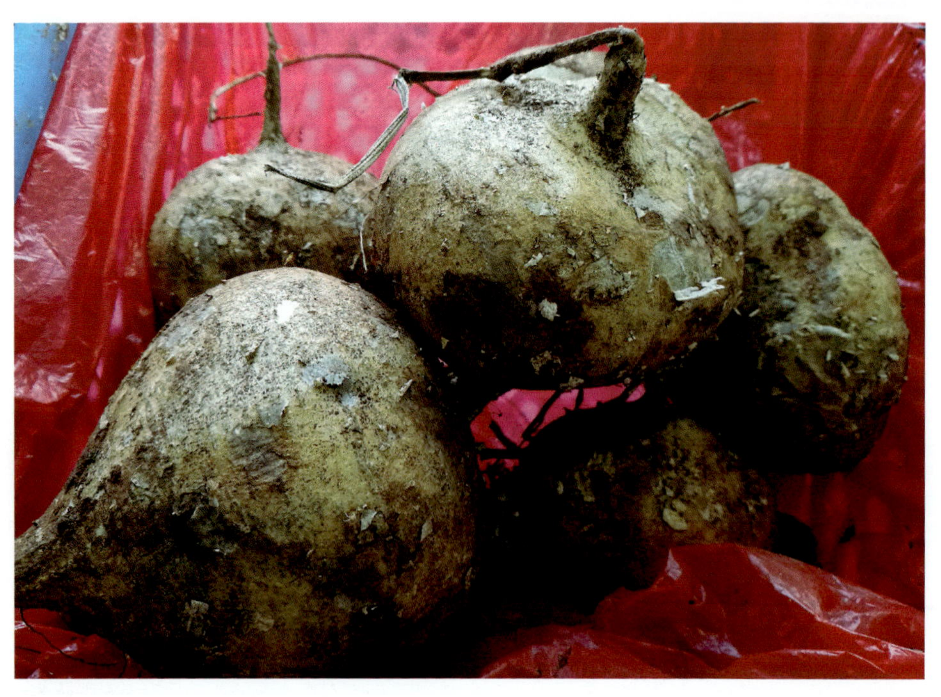

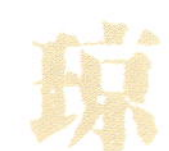

蝶形花科 Fabaceae 排钱树属 *Phyllodium*

毛排钱树 *Phyllodium elegans* (Lour.) Desv.

中药名 毛排钱草（药用部位：根及地上部分、叶或全株）

植物形态 灌木，茎、枝和叶柄均密被黄色绒毛。托叶宽三角形，外面被绒毛；叶柄长约 5mm；小叶革质，长 7~10cm，宽 3~5cm，两面均密被绒毛，边缘呈浅波状；小托叶针状，小叶柄长 1~2mm，密被黄色绒毛。花通常 4~9 朵组成伞形花序生于叶状苞片内，叶状苞片排列成总状圆锥花序状，苞片与总轴均密被黄色绒毛；苞片宽椭圆形，花梗长 2~4mm，密被开展软毛；花萼钟状，长 3~4mm，被灰白色短

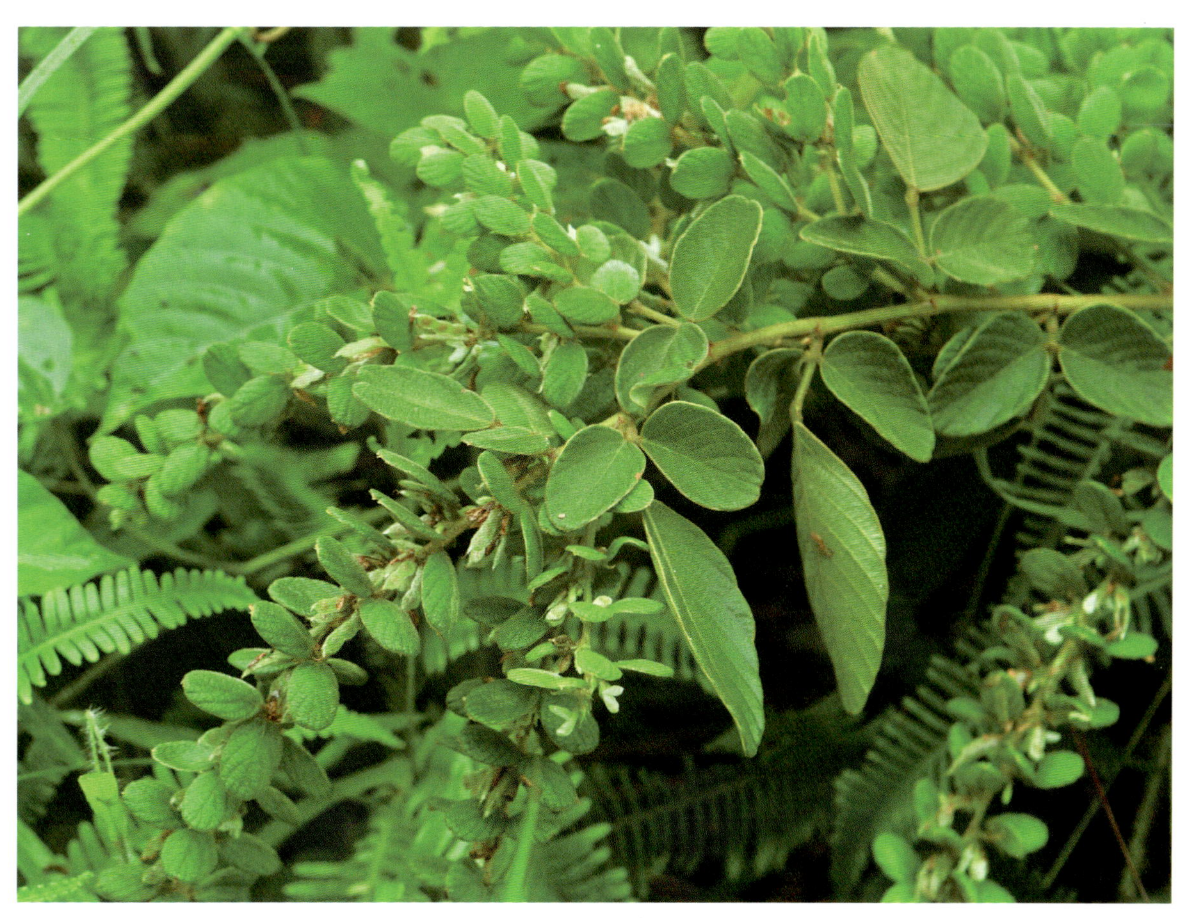

毛排钱树

柔毛，花冠白色或淡绿色，旗瓣长 6~7mm，具不明显的瓣柄，翼瓣长 5~6mm，基部具耳和瓣柄，龙骨瓣较翼瓣大，基部多少有耳；雌蕊被毛，基部具小花盘。荚果通常长 1~1.2cm，宽 3~4mm，密被银灰色绒毛，背缝线波状，通常有荚节 3~4；种子椭圆形，长 2.5mm，宽 1.8~2mm，花期 7~8 月，果期 10~11 月。

| 分布区域 | 产于海南乐东、昌江、五指山、保亭、万宁、琼中、儋州、澄迈、屯昌、琼海。亦分布于中国华南其他区域，以及福建、贵州、云南。越南、老挝、柬埔寨、泰国、印度尼西亚也有分布。

| 资　　源 | 生于平原、丘陵荒地或山坡草地、疏林或灌丛中，常见。

| 采收加工 | 全株：夏季采收，鲜用或晒干。

| 功能主治 | 根及地上部分：清热利湿，散瘀消肿，活血。用于跌打损伤、乳疮、咯血、血淋、小儿牙疳及锁喉风、牙痛、头疮、疳积、瘰疬、风湿骨痛、感冒、痢疾、肝脾肿大。叶：接骨。用于骨折。全株：开胃健脾，清热利湿。用于小儿疳积、风湿关节痛、胸腹胀痛。

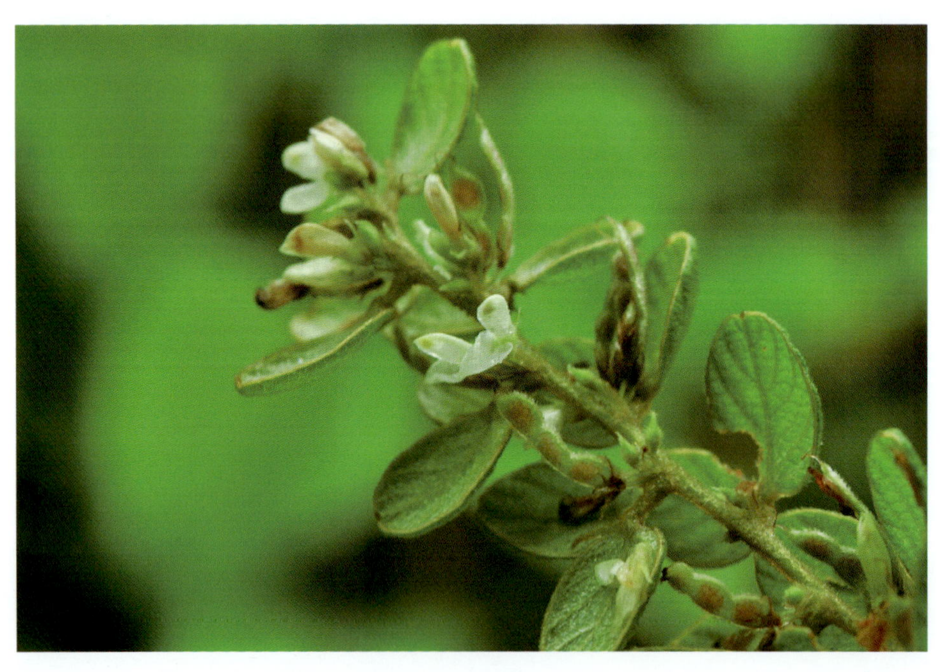

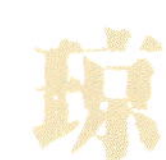

蝶形花科 Fabaceae 排钱树属 *Phyllodium*

排钱树 *Phyllodium pulchellum* (L.) Desv.

中药名 排钱草（药用部位：全株），排钱草根（药用部位：根）

植物形态 灌木，小枝被白色或灰色短柔毛。托叶三角形，长约5mm，叶柄密被灰黄色柔毛；小叶革质，顶生小叶卵形，长6~10cm，宽2.5~4.5cm，边缘稍呈浅波状，下面疏被短柔毛；小托叶钻形，小叶柄长1mm，密被黄色柔毛。伞形花序有花5~6，藏于叶状苞片内，叶状苞片排列成总状圆锥花序状；两面略被短柔毛及缘毛，具羽状脉；花萼被短柔毛；花冠白色或淡黄色，旗瓣长5~6mm，具短宽的瓣柄；翼瓣

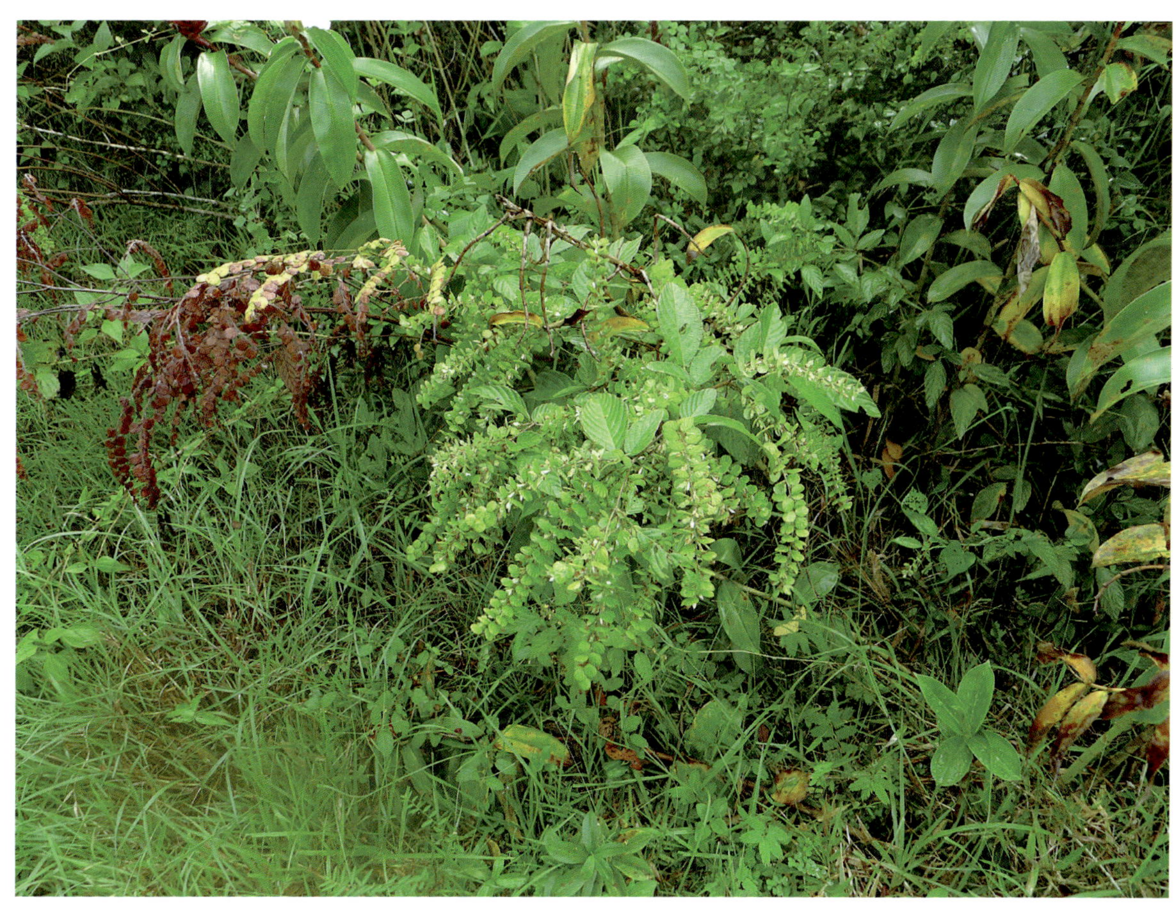

排钱树

长约5mm，基部具耳，具瓣柄；龙骨瓣长约6mm，具瓣柄。荚果长6mm，宽2.5mm，腹、背两缝线稍缢缩，荚节2，成熟时无毛；种子宽椭圆形，长2.2~2.8mm，宽2mm。花期7~9月，果期10~11月。

| 分布区域 | 产于海南三亚、东方、昌江、五指山、保亭、万宁、琼中、儋州、临高。亦分布于中国华南其他区域，以及江西、福建、台湾、贵州、云南。亚洲热带地区至澳大利亚及巴布亚新几内亚也有分布。

| 资　　源 | 生于丘陵荒地、路旁或山坡疏林中，常见。

| 采收加工 | 全株：夏、秋季采收，鲜用或切片晒干。根：全年均可采根，洗净，切片，晒干或鲜用。

| 功能主治 | 全株：清热解毒，散瘀消肿，祛湿活络，疏风解表。用于感冒、胃脘痛、风湿痹痛、水肿、喉风、牙痛、跌打损伤。根：清热利湿，活血祛瘀，软坚散结。用于感冒发热、疟疾、肝炎、肝硬化腹水、血吸虫病、肝脾肿大、风湿疼痛、跌打损伤。

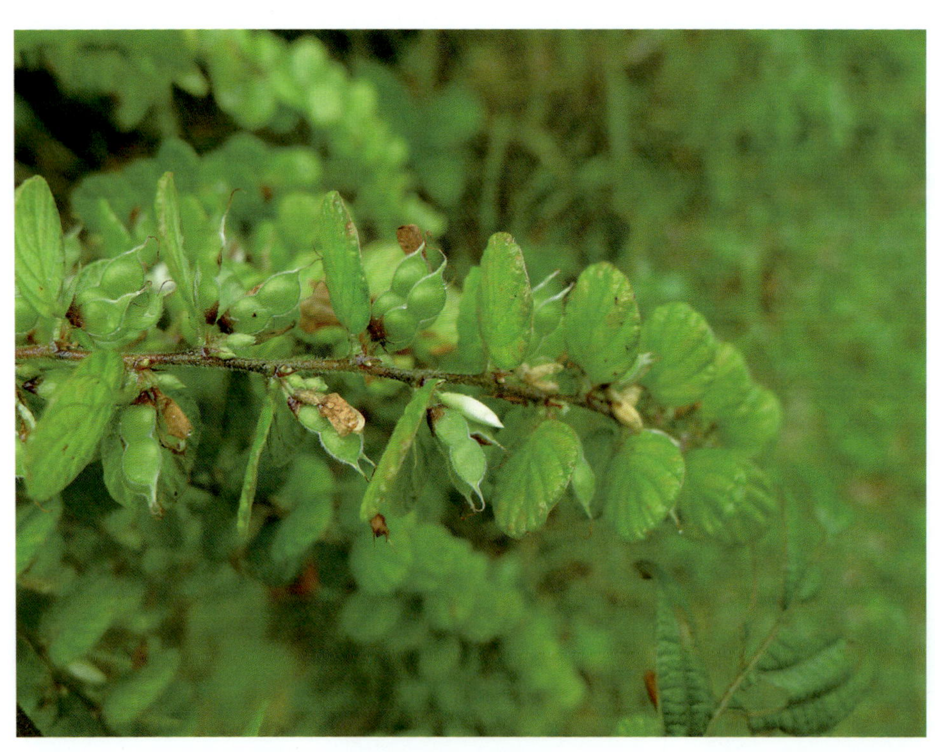

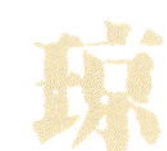

蝶形花科 Fabaceae 水黄皮属 *Pongamia*

水黄皮 *Pongamia pinnata* (L.) Pierre.

中药名 水流豆（药用部位：全株或种子、花）

植物形态 乔木，一老枝密生灰白色小皮孔。羽状复叶长20~25cm；小叶2~3对，近革质，卵形、阔椭圆形至长椭圆形，长5~10cm，宽4~8cm，先端短渐尖或圆形，基部宽楔形、圆形或近截形；小叶柄长6~8mm。总状花序腋生，长15~20cm，通常2花簇生于花序总轴的节上；花梗长5~8mm，在花萼下有卵形的小苞片2；花萼长约3mm，萼齿不明显，外面略被锈色短柔毛，边缘尤密；花冠白色或粉红色，长12~14mm，各瓣均具柄，旗瓣背面被丝毛，边缘内卷，龙骨瓣略弯曲。荚果长4~5cm，宽1.5~2.5cm，先端有短喙，不开裂，有种子1；种子肾形。花期5~6月，果期8~10月。

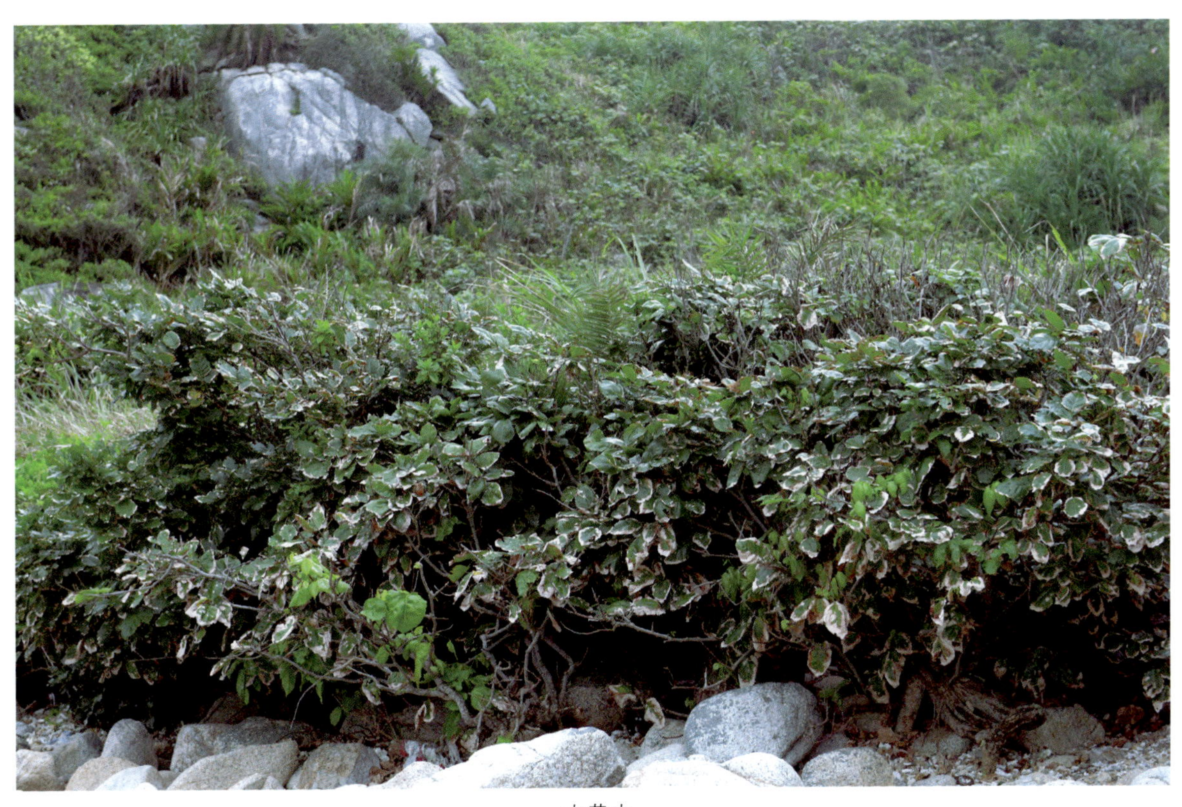

水黄皮

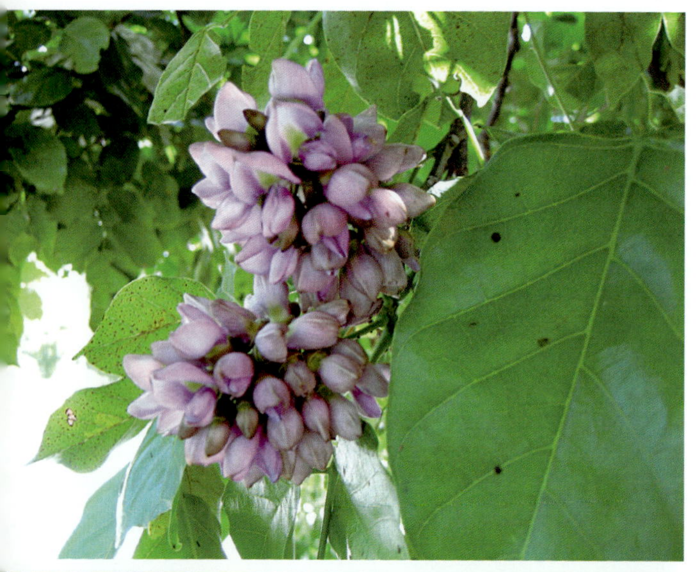

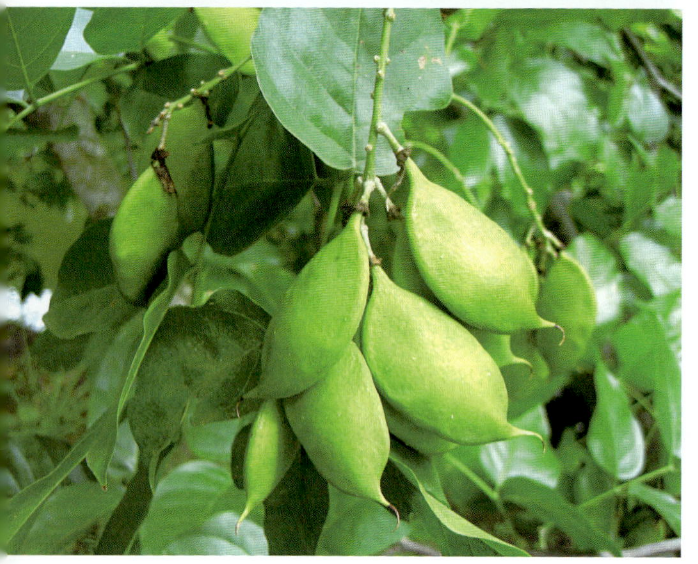

分布区域

产于海南三亚、万宁、琼海、海口。亦分布于中国华南其他区域，以及福建、台湾。越南、缅甸、马来西亚、印度尼西亚、菲律宾、孟加拉国、尼泊尔、印度、斯里兰卡、日本，以及太平洋群岛、澳大利亚、非洲、中美洲也有分布。

资　源

生于溪边、塘边及海边潮汐能到达的地方，常见。

采收加工

秋季果实成熟时采收，打下种子，晒干。

功能主治

种子：清热燥湿，杀虫灭疥。用于疥癣、脓疮及风湿关节痛。全株：用作催吐剂。花：用于糖尿病。

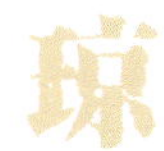

蝶形花科 Fabaceae 四棱豆属 *Psophocarpus*

四棱豆 *Psophocarpus tetragonolobus* (L.) DC.

中药名 四棱豆（药用部位：种子、块根、叶）

植物形态 攀缘草本，具块根。叶为具3小叶的羽状复叶；叶柄长，基部有叶枕；小叶卵状三角形，长4~15cm，宽3.5~12cm，全缘；托叶卵形至披针形，着生点以下延长成形状相似的距，长0.8~1.2cm。总状花序腋生，长1~10cm，小苞片近圆形；花萼绿色，钟状，长约1.5cm；旗瓣圆形，外淡绿，内浅蓝，翼瓣倒卵形，浅蓝色，瓣柄中部具“丁”字着生的耳，龙骨瓣稍内弯，基部具圆形的耳，白色而略染浅蓝；对旗瓣的1雄蕊基部离生，中部以上和其他雄蕊合生成管。荚果四棱状，长10~25cm，宽2~3.5cm，黄绿色或绿色，翅宽0.3~1cm，边缘具锯齿；

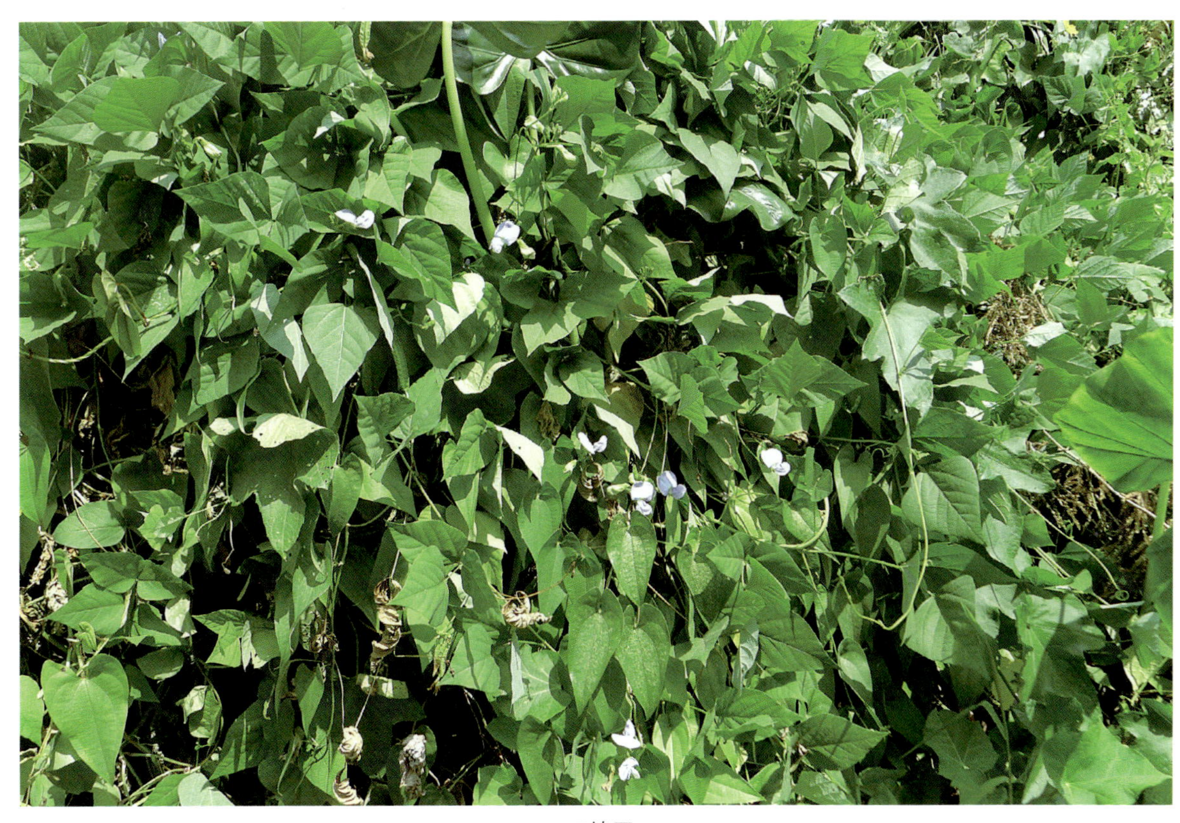

四棱豆

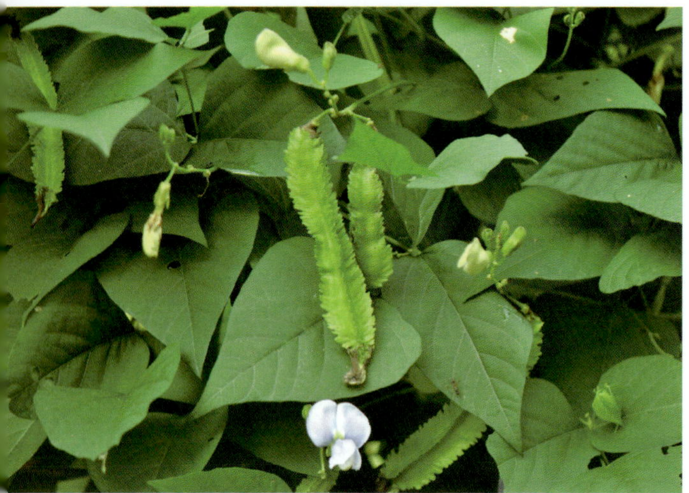

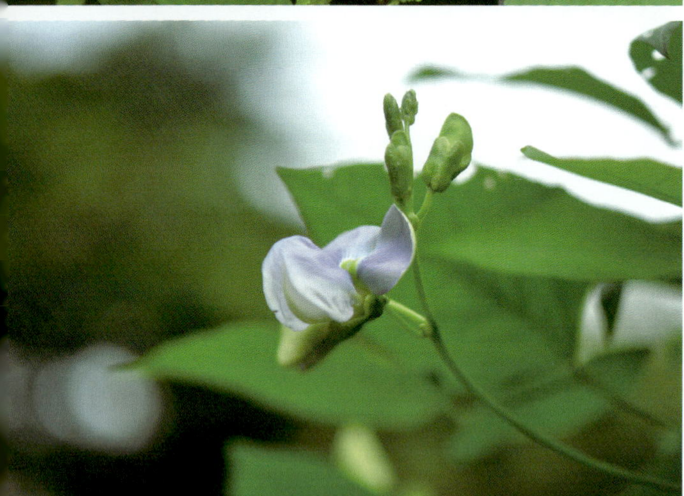

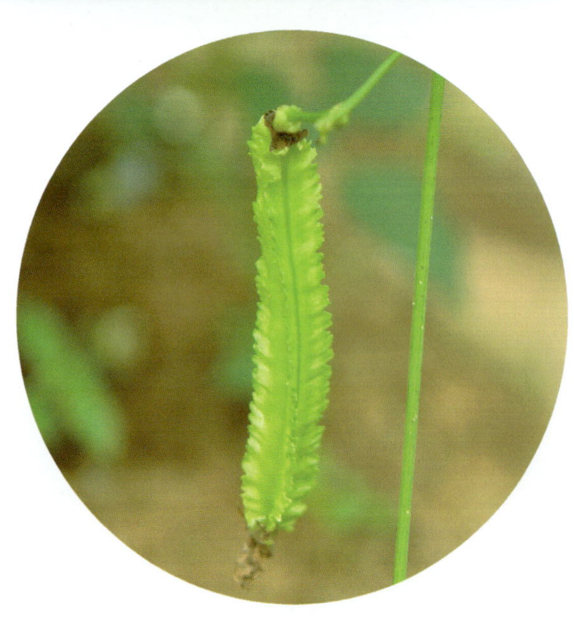

种子 8~17，各种颜色，近球形，直径 0.6~1cm，光亮，边缘具假种皮。果期 10~11 月。

| 分布区域 |

产于海南保亭、万宁、澄迈、海口。亦分布于中国华南其他区域，以及台湾、云南。原产于亚洲热带地区，热带地区广泛栽培。

| 资　源 |

栽培，常见。

| 采收加工 |

块根：全年均可采，洗净，切片，鲜用或晒干。

| 药材性状 |

块根：鲜品呈圆柱形或纺锤形，肥嫩多汁，干品有不规则的纵沟纹。气微，味微涩。

| 功能主治 |

清热利湿，消炎止痛，强壮。用于咽喉痛、牙痛、口腔溃疡、皮疹、尿急、尿痛、痢疾、腹痛、跌打损伤、肾虚腰痛、风湿痹痛、闭经痛经、淋巴结结核。

蝶形花科 Fabaceae 紫檀属 *Pterocarpus*

紫　檀 *Pterocarpus indicus* Willd.

中药名

紫檀（药用部位：心材、树脂）

植物形态

乔木，树皮灰色。羽状复叶长 15~30cm；托叶早落；小叶 3~5 对，卵形，长 6~11cm，宽 4~5cm，两面无毛。圆锥花序被褐色短柔毛；花梗长 7~10mm，先端有 2 线形小苞片；花萼钟状，萼齿阔三角形，被褐色丝毛；花冠黄色，花瓣有长柄，边缘皱波状，旗瓣宽 10~13mm；雄蕊 10，单体，最后分为“5+5”的二体；子房密被柔毛。荚果圆形，偏斜，宽约 5cm，种子部分略被毛且有网纹，周围具宽翅，有种子 1~2。花期春季。

分布区域

产于海南三亚、儋州、屯昌、海口。亦分布于中国广东、台湾、云南。越南、泰国、缅甸、马来西亚、菲律宾、印度尼西亚、印度及太平洋群岛也有分布。

资　源

生于坡地疏林中或栽培于庭园，少见。

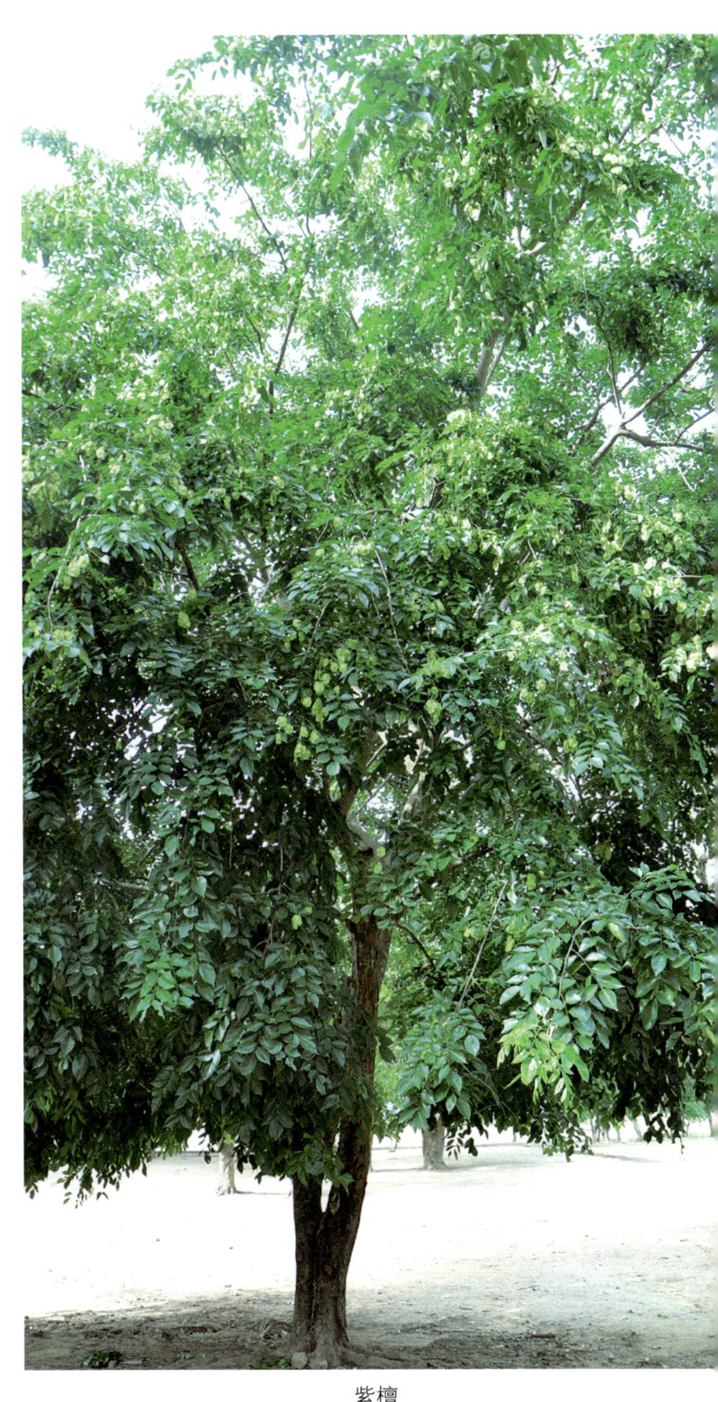

紫檀

| 采收加工 | 心材：夏、秋季采收，切片，晒干。

| 功能主治 | 消肿止痛，凉血止血，清热利尿。用于肿毒、恶毒、风毒、卒毒肿起、急痛、金疮出血、尿结石、血尿、热淋、尿痛、尿涩、外伤出血。

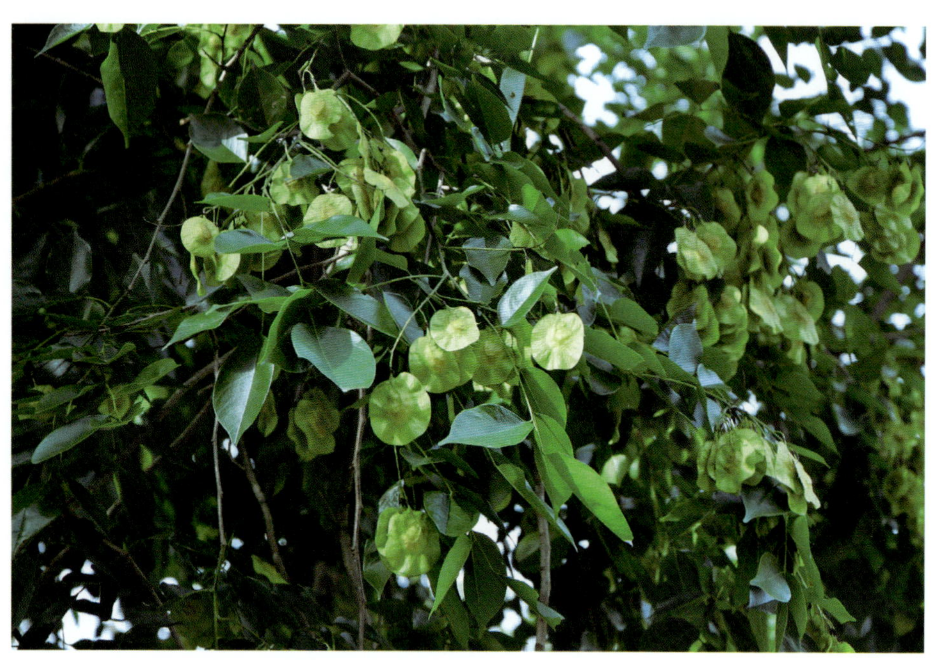

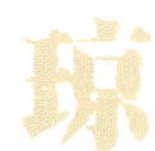

蝶形花科 Fabaceae 葛属 *Pueraria*

葛 *Pueraria lobata* (Willd.) Ohwi.

| 中 药 名 | 野葛（药用部位：块根、花、叶、藤茎），葛谷（药用部位：种子）

| 植物形态 | 粗壮藤本，全体被黄色长硬毛，有粗厚的块状根。羽状复叶具 3 小叶；托叶背着，具线条；小托叶线状披针形；小叶三裂，长 7~15cm，宽 5~12cm，上面被淡黄色、平伏的疏柔毛，下面较密；小叶柄被黄褐色绒毛。总状花序长 15~30cm，中部以上有颇密集的花；苞片线状披针形至线形，早落；小苞片卵形；花 2~3 聚生于花序轴的节上；花萼钟形，长 8~10mm，被黄褐色柔毛，裂片披针形；花冠长 10~12mm，紫色，旗瓣倒卵形，基部有 2 耳及一黄色硬痂状附属体，

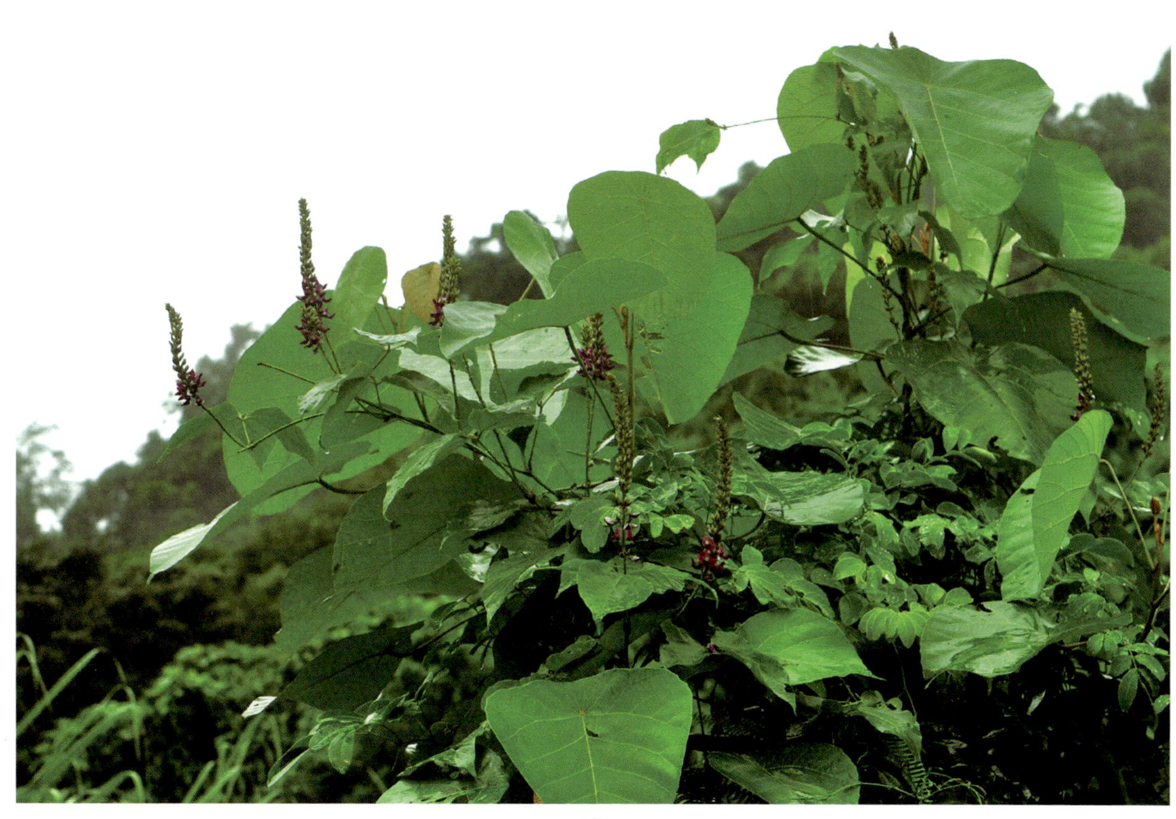

葛

具短瓣柄；翼瓣镰状，较龙骨瓣为狭，基部有线形、向下的耳；龙骨瓣镰状长圆形，基部有极小、急尖的耳；子房线形，被毛。荚果长椭圆形，长 5~9cm，宽 8~11mm，扁平，被褐色长硬毛。花期 9~10 月，果期 11~12 月。

| 分布区域 | 产于海南东方、五指山、保亭、万宁、琼中、儋州、澄迈、三亚、乐东及昌江。亦分布于中国各地。东南亚、澳大利亚也有分布。

| 资　　源 | 生于山地林缘，常见。

| 采收加工 | 块根：栽培 3~4 年采挖，在冬季叶片枯黄后到发芽前进行。把块根挖出，去掉藤蔓，切下根头作种，除去泥沙，刮去粗皮，切成 1.5~2cm 厚的斜片，晒干或烘干。广东、福建等地切片后，用盐水、白矾水或淘米水浸泡，再用硫黄熏后晒干，色较白净。花：立秋后当花未完全开放时采收，去枝叶，晒干。叶：全年均可采，鲜用或晒干。藤茎：全年均可采，鲜用或晒干。种子：秋季果实成熟时采收，打下种子，晒干。

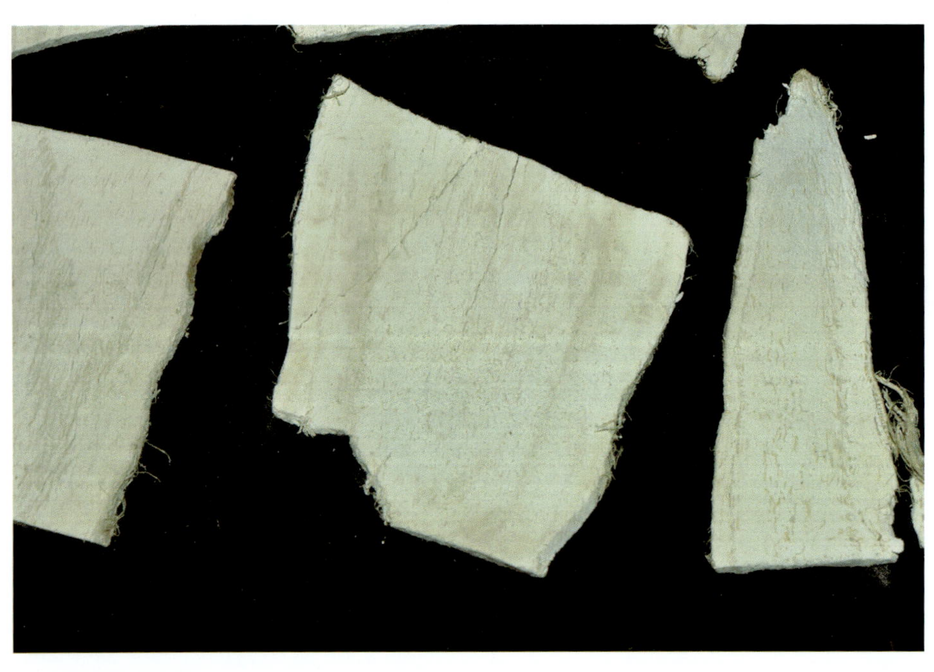

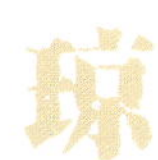

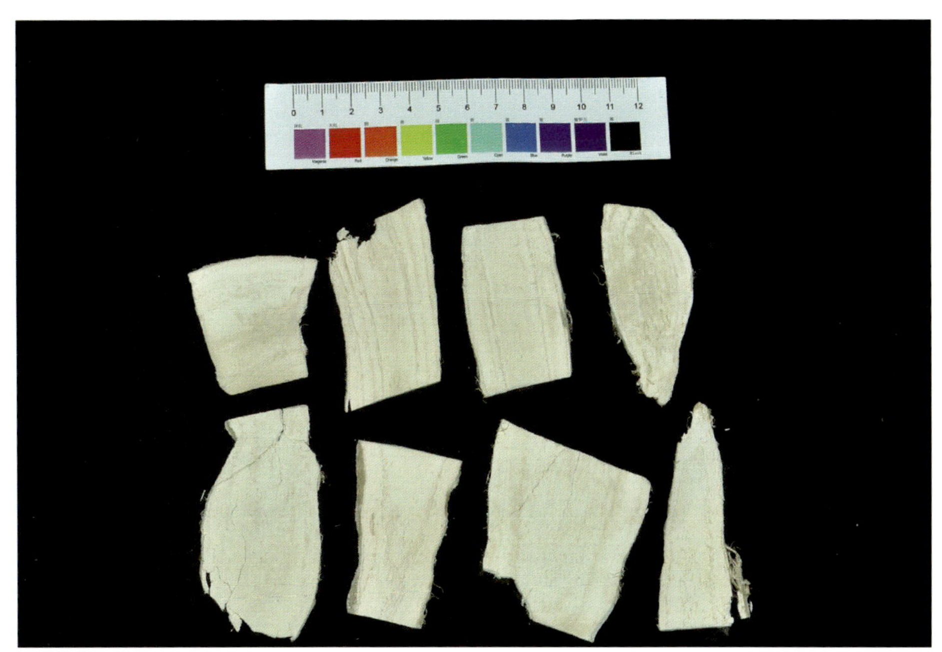

药材性状 完整的块根多呈圆柱形，商品常为斜切、纵切、横切的片块，大小不等。表面褐色，具纵皱纹，可见横向皮孔和不规则的须根痕。质坚实，断面粗糙，黄白色，隐约可见 1~3 层同心环层。纤维性强，略具粉性。气微，味微甜。花蕾呈扁长圆形。开放的花皱缩，花萼灰绿色至灰黄色，萼齿 5。花冠蓝色至蓝紫色，久置则呈灰黄色；旗瓣近圆形或长圆形，长 6~15mm，宽 6~12mm，先端中央缺刻。

功能主治 块根：清热解毒，生津止渴，升阳，醒酒，退疹，止泻止痢。用于伤寒、烦热口渴、风寒感冒、头痛、项强痛、腹泻、痢疾、斑疹不透、高血压、心绞痛、耳聋、疔疖疮疡、衄血、吐血、毒蛇咬伤。

附　　注 在 FOC 中，其被修订为葛麻姆 *Pueraria montana* (Lour.) Merr. var. *lobata* (Willd.)。

蝶形花科 Fabaceae 葛属 *Pueraria*

葛麻姆 *Pueraria lobata* (Willd.) Ohwi var. *montana* (Lour.) Vaniot der Maesen

中 药 名 葛麻姆（药用部位：根、花）

植物形态 粗壮藤本，全体被黄色长硬毛，茎基部木质，有粗厚的块状根。羽状复叶具 3 小叶；托叶背着，小托叶线状披针形，小叶 3 裂，偶尔全缘，长 7~15cm，宽 5~12cm，上面被淡黄色、平伏的疏柔毛，下面较密；小叶柄被黄褐色绒毛。总状花序长 15~30cm，中部以上有颇密集的花；苞片线状披针形，远比小苞片长，早落；小苞片长不及 2mm；花 2~3 聚生于花序轴的节上；花萼钟形，被黄褐色柔毛，裂片披针形；花冠长 10~12mm，紫色，旗瓣倒卵形，基部有 2 耳及一黄色硬痂状附属体，具短瓣柄；翼瓣镰状，较龙骨瓣为狭，基部有线形、向下的耳；龙骨瓣镰状长圆形，基部有极小、急尖的耳；

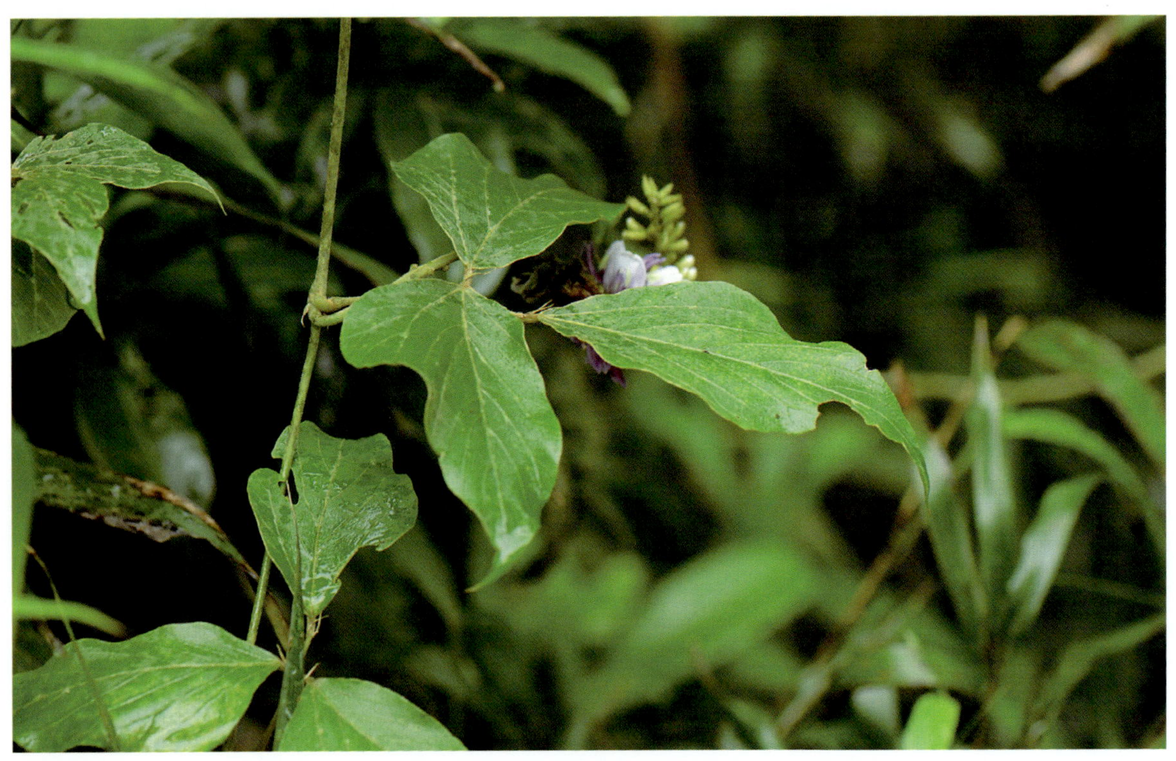

葛麻姆

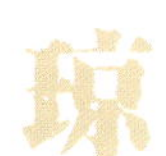

对旗瓣的1雄蕊仅上部离生；子房被毛。荚果长椭圆形，长5~9cm，宽8~11mm，扁平，被褐色长硬毛。花期9~10月，果期11~12月。

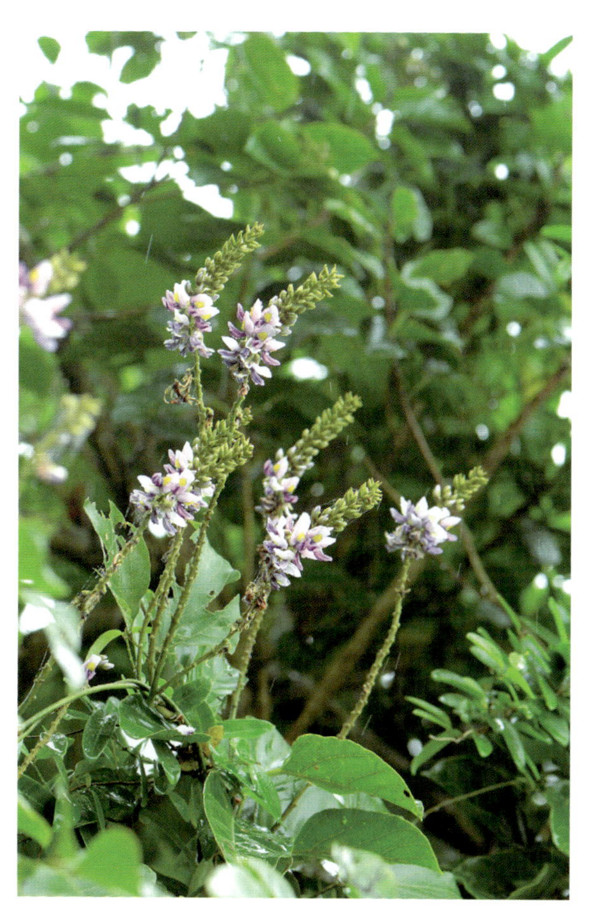

分布区域

产于海南三亚、昌江、白沙、五指山、保亭、陵水、万宁、琼中、儋州。亦分布于中国各地。东南亚、澳大利亚、非洲、美洲、欧洲也有分布。

资　　源

生于向阳旷野灌丛或疏林下，十分常见。

采收加工

根：春、秋季采挖，洗净，切片，晒干。

功能主治

根：解热，生津止渴，清火止咳，透疹。用于麻疹不透、吐血、口渴咳嗽、口腔破溃。花：用于痔疮、酒精中毒。

附　　注

在FRPS中，其学名被修订为 *Pueraria montana* (Lour.) Merr.。

蝶形花科 Fabaceae 葛属 *Pueraria*

三裂叶野葛 *Pueraria phaseoloides* (Roxb.) Benth.

| 中 药 名 | 三裂叶野葛（药用部位：块根、花）

| 植物形态 | 草质藤本，茎被褐黄色、开展的长硬毛。羽状复叶具 3 小叶；托叶基着，小托叶线形；小叶长 6~10cm，宽 4.5~9cm，上面被紧贴的长硬毛，下面密被白色长硬毛。总状花序单生，长 8~15cm，中部以上有花；苞片和小苞片线状披针形，被长硬毛；萼钟状，被紧贴的长硬毛；花冠浅蓝色或淡紫色，旗瓣近圆形，基部有小片状、直立的附属体及 2 内弯的耳；翼瓣倒卵状长椭圆形，稍较龙骨瓣为长，基部一侧有宽而圆的耳；龙骨瓣镰刀状，先端具短喙；子房线形，略被毛。荚果近圆柱状，长 5~8cm，直径约 4mm，果瓣开裂后扭曲；种子长椭圆形，长 4mm。花期 8~9 月，果期 10~11 月。

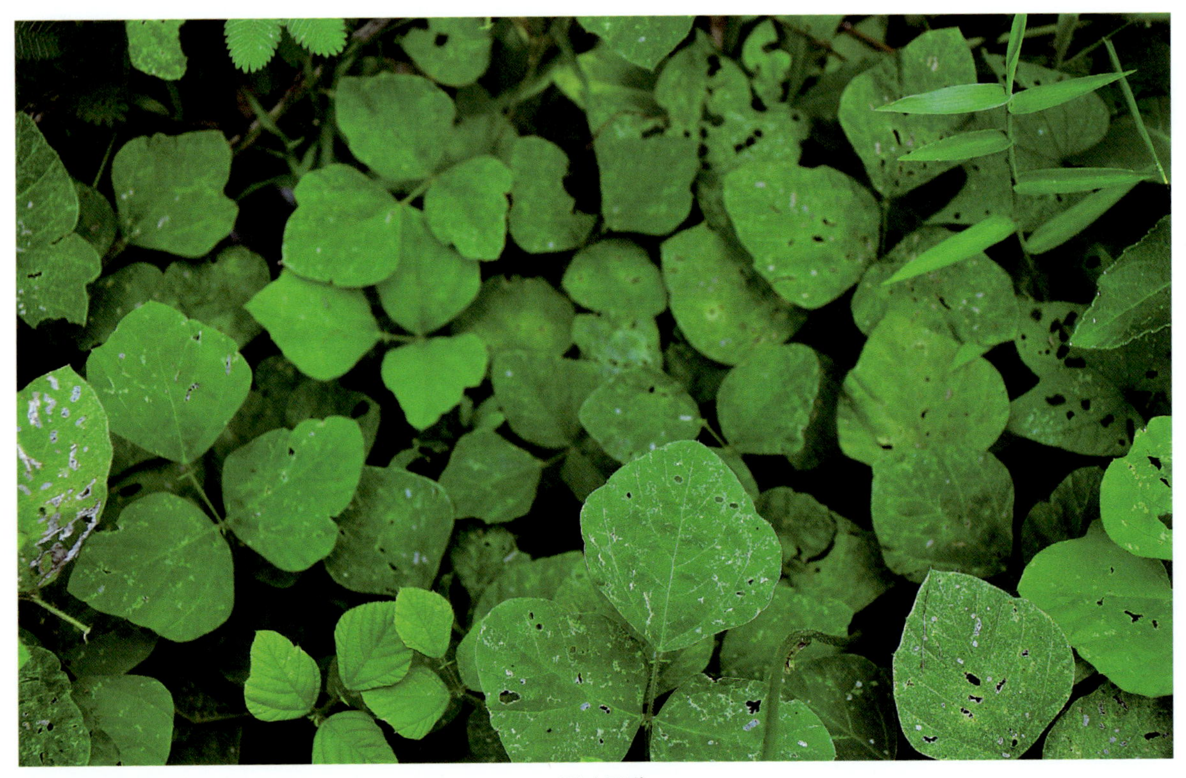

三裂叶野葛

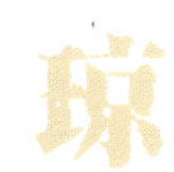

| 分布区域 | 产于海南三亚、乐东、东方、昌江、白沙、五指山、保亭、陵水、万宁、儋州、琼中、屯昌、定安、琼海、海口。亦分布于中国华南其他区域，以及浙江、云南。中南半岛，以及马来西亚、印度也有分布，热带地区广泛栽培。

| 资　　源 | 生于山地、丘陵的灌丛中，十分常见。

| 采收加工 | 花：夏、秋季选晴天采摘。

| 功能主治 | 块根：清热解毒，生津止渴，发表透疹，升阳止泻。花：解酒止渴。

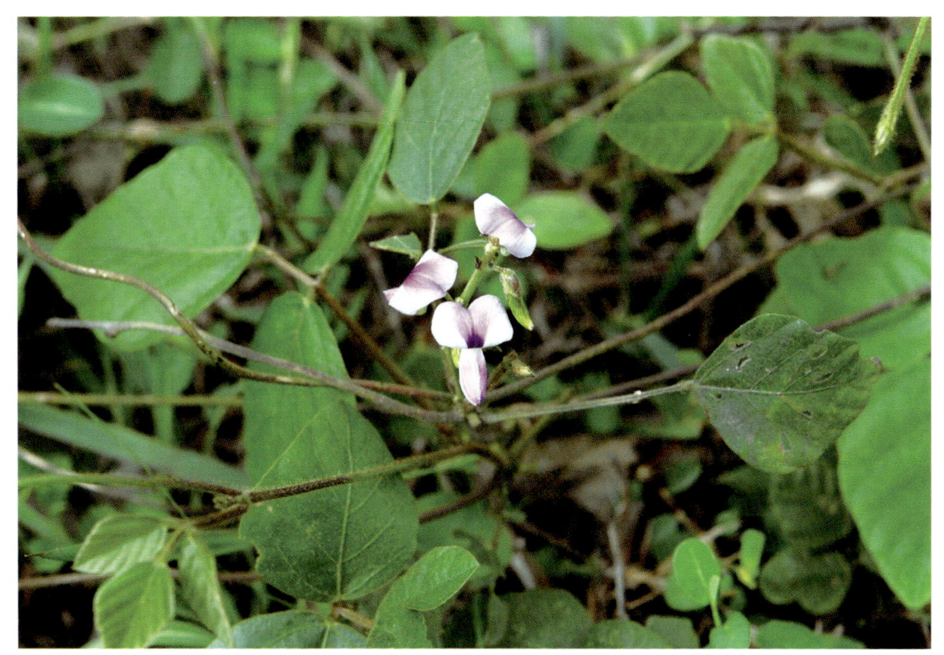

蝶形花科 Fabaceae 葛属 *Pueraria*

粉葛 *Pueraria lobata* (Willd.) Ohwi var. *thomsonii* (Benth.) Vaniot der Maesen

| 中 药 名 | 粉葛（药用部位：块根、花、种子）

| 植物形态 | 本变种与原变种葛的形态相似，区别在于顶生小叶菱状卵形或宽卵形，侧生的斜卵形，长和宽均为 10~13cm，先端急尖或具长小尖头，基部平截或急尖，全缘或具 2~3 裂片，两面均被黄色粗伏毛；花冠长 16~18mm；旗瓣近圆形。花期 9 月，果期 11 月。

| 分布区域 | 产于海南三亚、保亭、屯昌、海口、琼中。亦分布于中国华南其他区域，以及江西、云南、四川、西藏。越南、老挝、泰国、缅甸、菲律宾、不丹、印度也有分布。

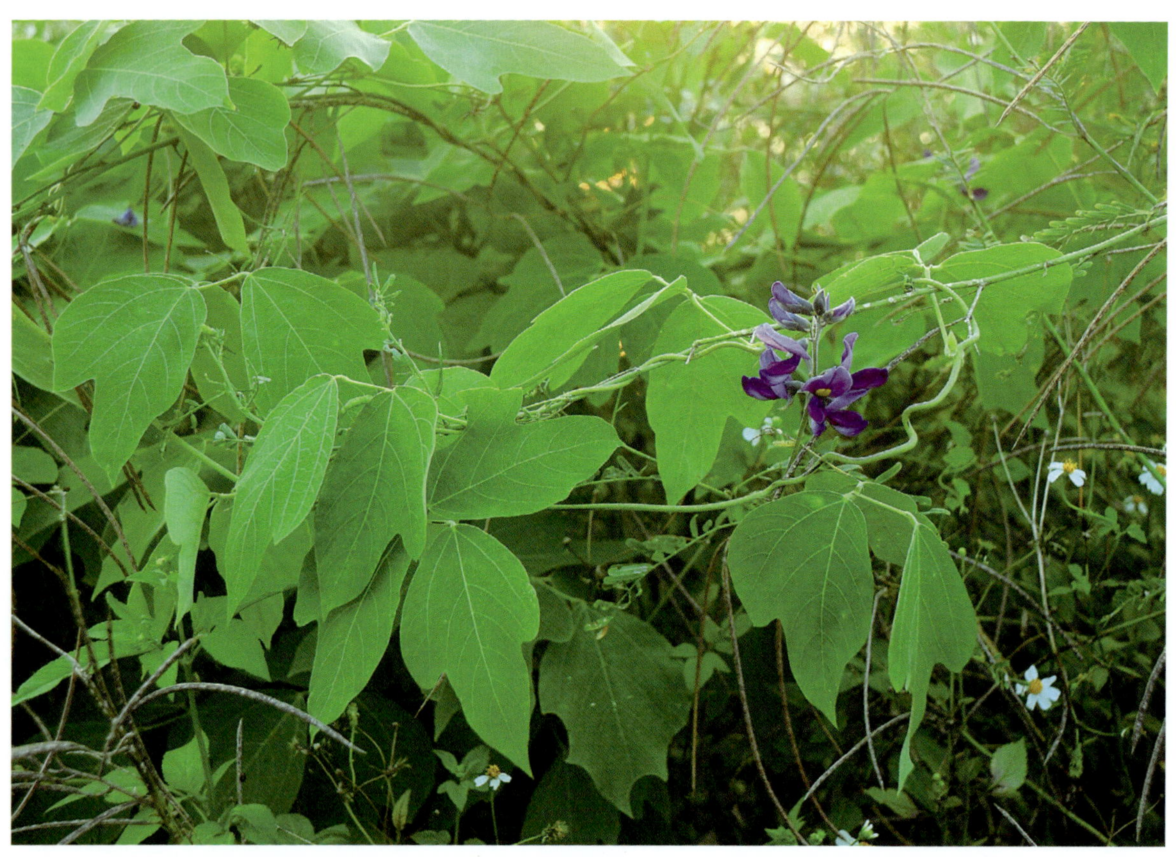

粉葛

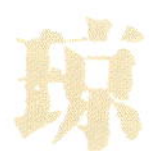

| 资 源 |

生于山野灌丛、疏林中或栽培，十分常见。

| 采收加工 |

花：夏、秋季选晴天采摘。种子：果实成熟后采收种子。

| 功能主治 |

块根：清热解毒，生津止渴，发表透疹，升阳止泻。用于外感发热、头痛、口渴、消渴、麻疹不透、热病、泄泻、高血压、颈项强痛。花：解酒醒脾。用于酒醉烦渴。种子：用于下痢。

| 附 注 |

在 FOC 中，其学名被修订为 *Pueraria montana* (Lour.) Merr. var. *thomsonii* (Benth.) Wiersema ex D. B. Ward。

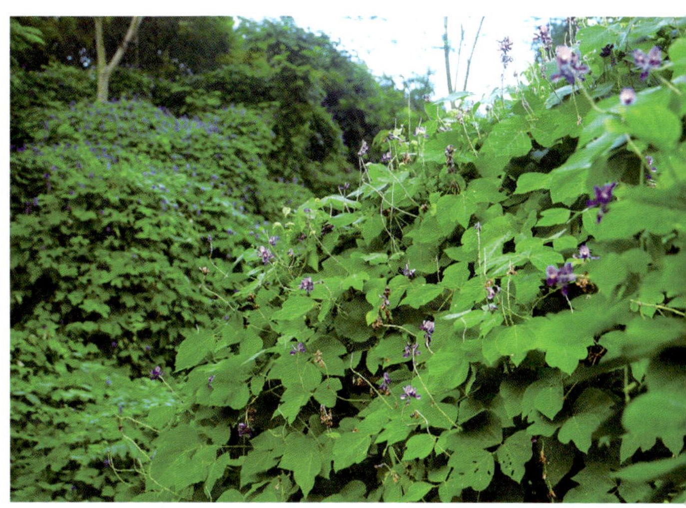

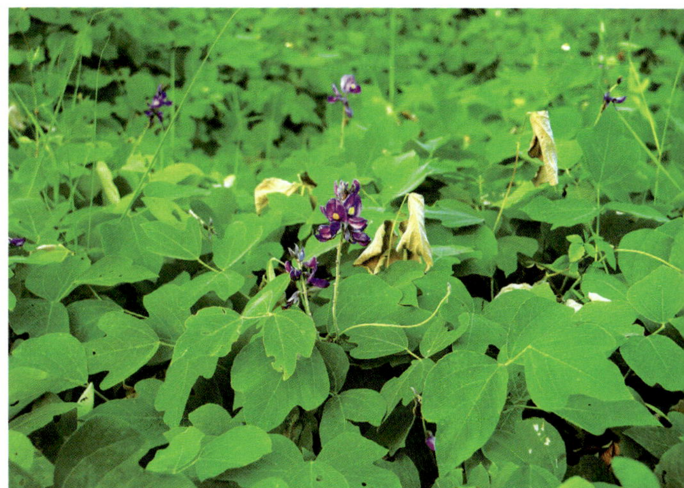

蝶形花科 Fabaceae 密子豆属 *Pycnospora*

密子豆 *Pycnospora lutescens* (Poir.) Schindl.

| 中 药 名 | 密子豆（药用部位：全草）

| 植物形态 | 亚灌木状草本，小枝被灰色短柔毛。托叶狭三角形，长 4mm，基部宽 1mm，被灰色柔毛和缘毛；叶柄被灰色短柔毛；小叶近革质，倒卵形，两面密被贴伏柔毛；小托叶针状，长 1mm；小叶柄长约 1mm。总状花序长 3~6cm，花很小，每 2 朵排列于疏离的节上，节间长约 1cm，总花梗被灰色柔毛；苞片早落，干膜质，被柔毛和缘毛；花梗长 2~4mm，被灰色短柔毛；花萼深裂，裂片窄三角形，被柔毛；花冠淡紫蓝色，长约 4mm；子房有柔毛。荚果长圆形，长 6~10mm，宽及厚 5~6mm，膨胀，有横脉纹，成熟时黑色，沿腹缝线开裂；果梗被开展柔毛；种子 8~10，肾状椭圆形，长约 2mm。花果期 8~9 月。

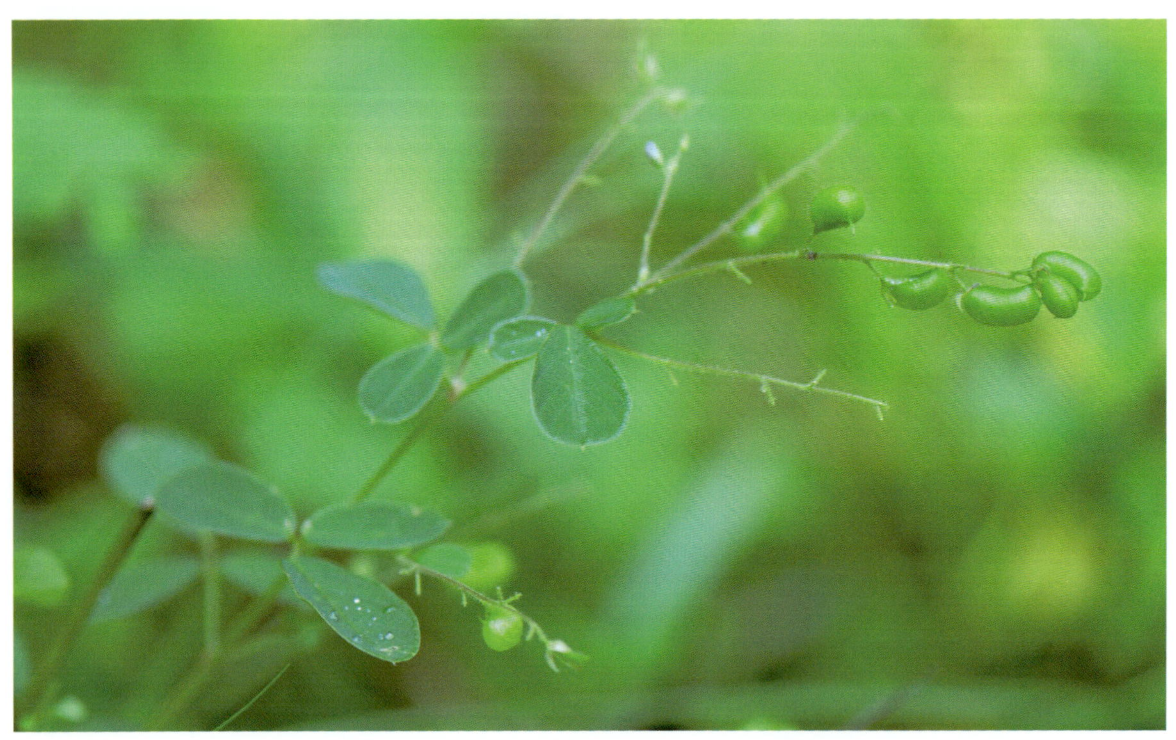

密子豆

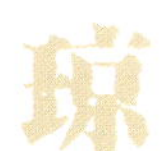

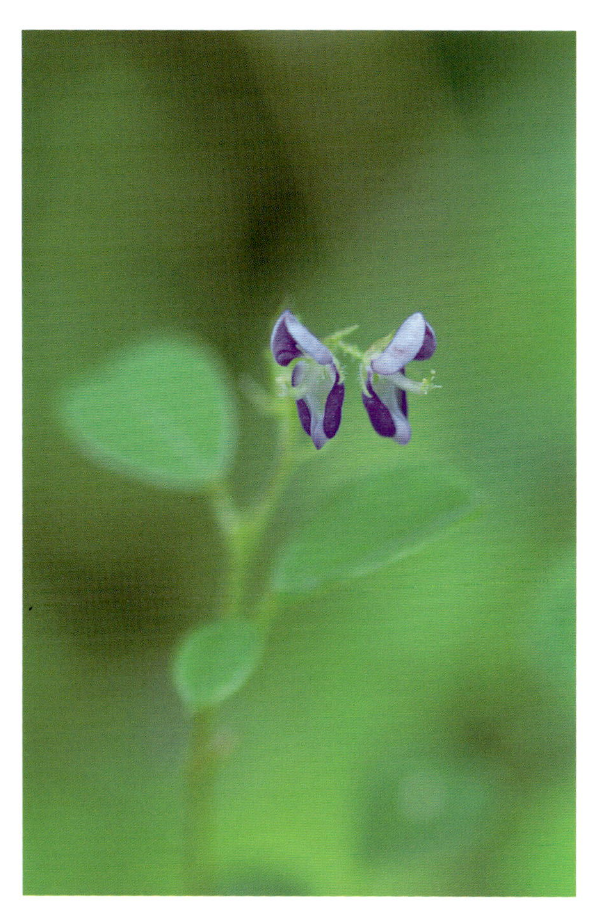

| 分布区域 |

产于海南三亚、东方、昌江、五指山、陵水、万宁、儋州、澄迈、定安、文昌。亦分布于中国华南其他区域，以及江西、福建、台湾、贵州、云南。越南、老挝、柬埔寨、缅甸、菲律宾、印度尼西亚、印度、巴布亚新几内亚及澳大利亚东部也有分布。

| 资　　源 |

生于山地草坡及平原，十分常见。

| 采收加工 |

夏、秋季采收，洗净，晒干。

| 功能主治 |

清热解毒，消肿利水，利尿通淋。用于咽喉肿痛、皮肤无名肿毒、小便不利、淋沥涩痛、癃闭、砂淋、白浊、水肿、下肢浮肿。

蝶形花科 Fabaceae 鹿藿属 *Rhynchosia*

小鹿藿 *Rhynchosia minima* (L.) DC.

中药名 小鹿藿（药用部位：全草）

植物形态 缠绕状一年生草本，茎具细纵纹。叶具羽状 3 小叶；托叶披针形，常早落；叶柄长 1~4cm，小叶膜质，顶生小叶菱状圆形，长、宽均为 1.5~3cm，下面密被小腺点，基出脉 3，侧生小叶与顶生小叶近相等。总状花序腋生，长 5~11cm，花长约 8mm，排列稀疏，常略下弯，披针形苞片早落，花萼长约 5mm，微被短柔毛，裂片披针形，花冠黄色，伸出萼外，各瓣近等长，旗瓣基部具瓣柄和 2 尖耳，翼瓣具瓣柄和耳，龙骨瓣稍弯，具瓣柄。荚果倒披针形至椭圆形，长 1~1.7cm，宽约 5mm，被短柔毛；种子 1~2。花果期 5~11 月。

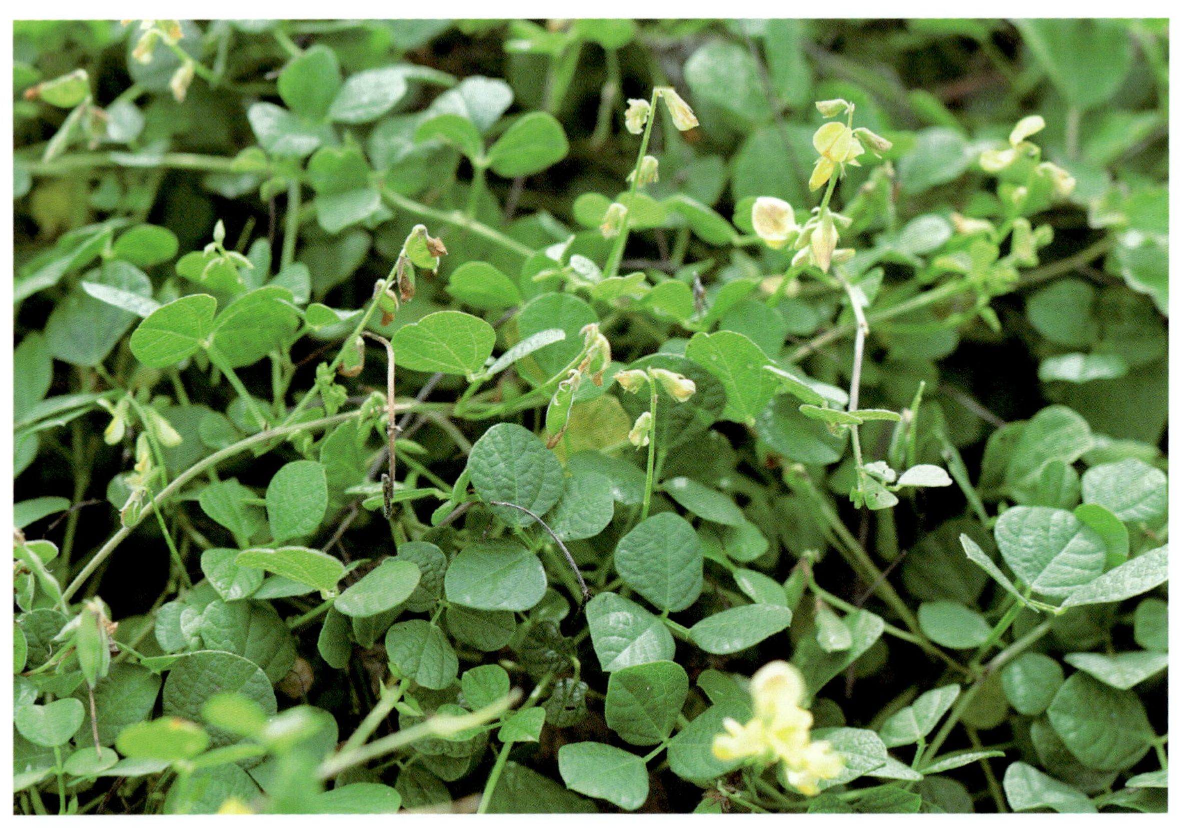

小鹿藿

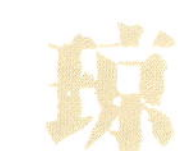

分布区域 产于海南三亚、儋州、西沙群岛。亦分布于中国台湾、湖北、云南、四川。越南、缅甸、马来西亚、尼泊尔、不丹、印度、阿富汗、巴基斯坦、日本及东非热带地区也有分布。

资　　源 生于海边沙质土上，偶见。

采收加工 5~6 月采收，洗净，鲜用或晒干。

功能主治 同属植物鹿藿全草可利尿消肿，解毒杀虫。本种或有类似作用，其功能有待进一步研究。

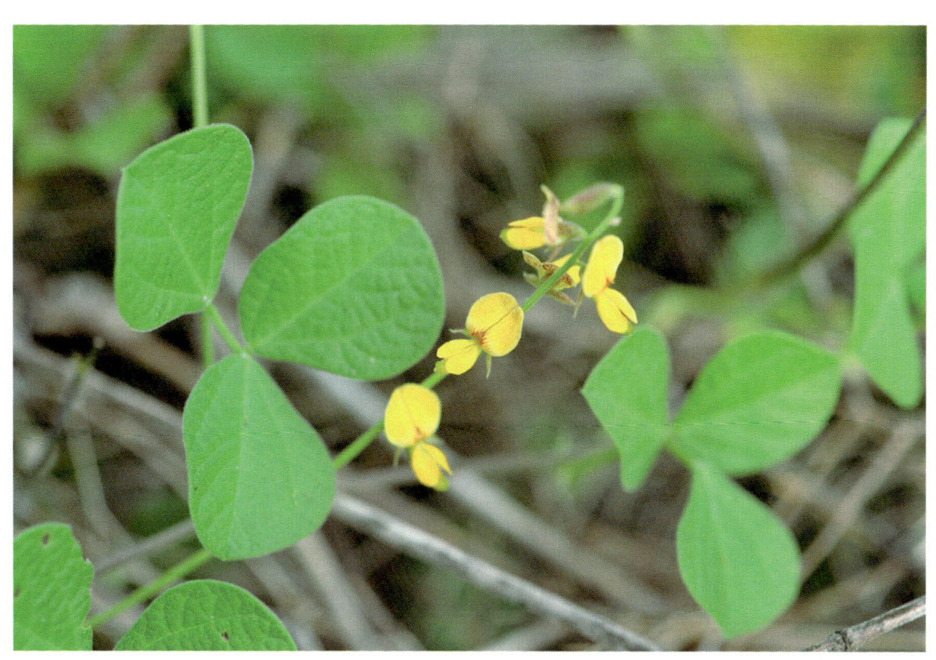

蝶形花科 Fabaceae 鹿藿属 *Rhynchosia*

鹿　藿 *Rhynchosia volubilis* Lour.

中药名 鹿藿（药用部位：茎、叶、根或全株）

植物形态 缠绕草质藤本。全株各部多少被灰色至淡黄色柔毛。叶为羽状；托叶披针形，被短柔毛；小叶纸质，两面均被灰色或淡黄色柔毛，并被黄褐色腺点；基出脉 3；小叶柄长 2~4mm。总状花序长 1.5~4cm，花萼钟状，裂片披针形，外面被短柔毛及腺点；花冠黄色，旗瓣近圆形，有宽而内弯的耳；翼瓣倒卵状长圆形，基部一侧具长耳；龙骨瓣具喙；雄蕊二体；子房被毛及密集的小腺点。荚果长圆形，红紫色，长 1~1.5cm，宽约 8mm，极扁平，在种子间略收缩，先端有小喙；种子通常 2，黑色，光亮。花期 5~8 月，果期 9~12 月。

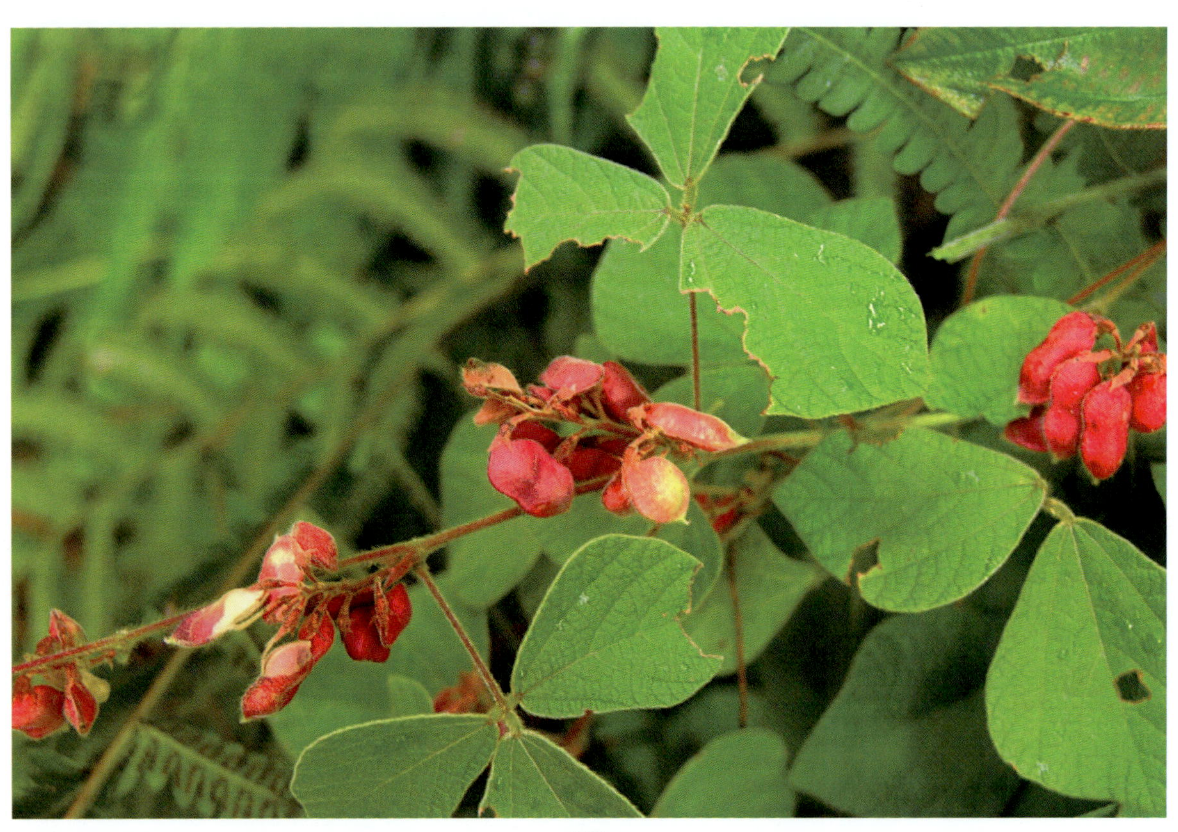

鹿藿

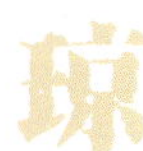

分布区域

产于海南东方、昌江、万宁、儋州。亦分布于中国广东、台湾。越南、朝鲜、日本也有分布。

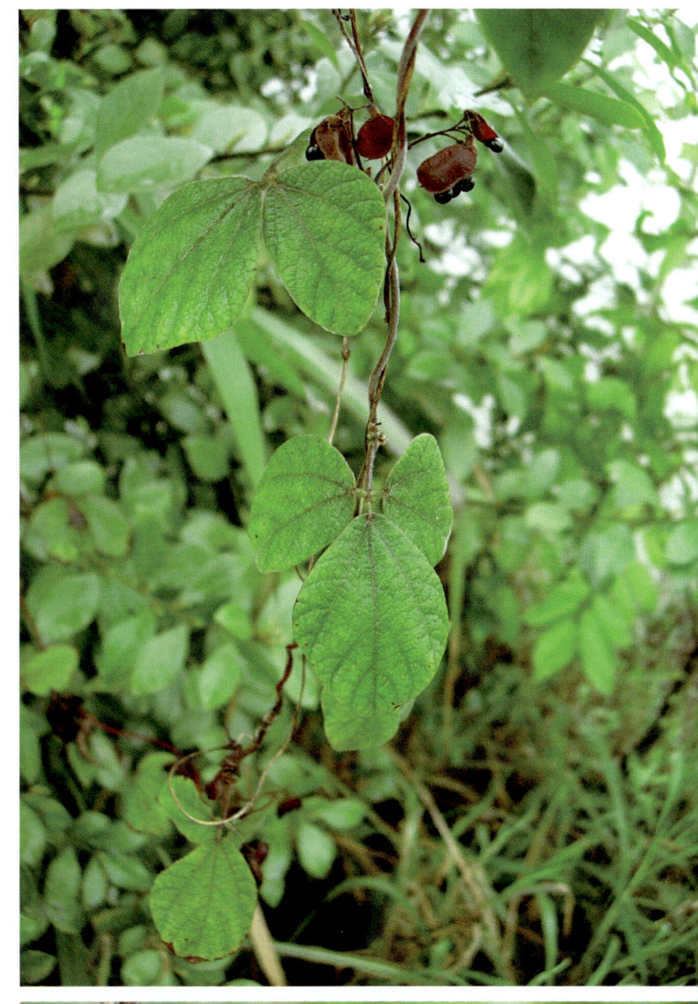

资　源

生于山坡路旁草丛中，偶见。

采收加工

5~6 月采收茎、叶，秋季挖根，除去泥土，洗净，鲜用或晒干，贮干燥处。

功能主治

茎、叶：凉血解毒。外用于乳疮、结膜白斑。根：用于风湿关节痛。种子：镇咳祛痰，祛风和血，解毒杀虫。全株：利尿消肿，解毒杀虫。用于头痛、腰疼腹痛、产后发热、瘰疬、痈肿、流注、气管炎。

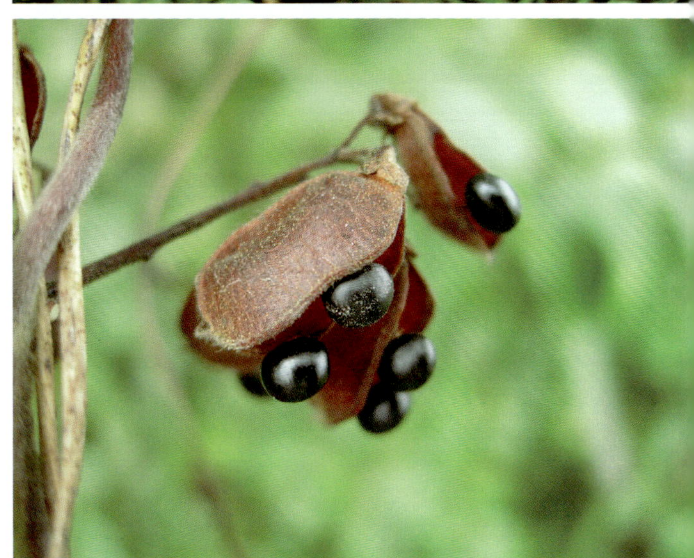

蝶形花科 Fabaceae 田菁属 *Sesbania*

田菁 *Sesbania cannabina* (Retz.) Pers.

中药名 向天蜈蚣（药用部位：叶、根）

植物形态 一年生草本，茎微被白粉。基部有多数不定根，折断有白色黏液。羽状复叶；叶轴长 15~25cm；托叶披针形，早落；小叶 20~30 对，线状长圆形，长 8~20mm，宽 2.5~4mm，两面被紫色小腺点，下面尤密；小托叶钻形，宿存。总状花序长 3~10cm，具 2~6 花，疏松；总花梗及花梗纤细，下垂，疏被绢毛；苞片线状披针形，小苞片 2，均早落；花萼斜钟状，萼齿短三角形，各齿间常有 1~3 腺状附属物，内面边缘具白色细长曲柔毛；花冠黄色，旗瓣横椭圆形至近圆形，外面散生大小不等的紫黑点和线，胼胝体小，梨形；翼瓣倒卵状长圆形，基部具短耳，中部具较深色的斑块，并有横向皱褶；龙骨瓣较翼瓣短，三角状阔卵形，长宽近相等；雄蕊二体；雌蕊无毛。荚果

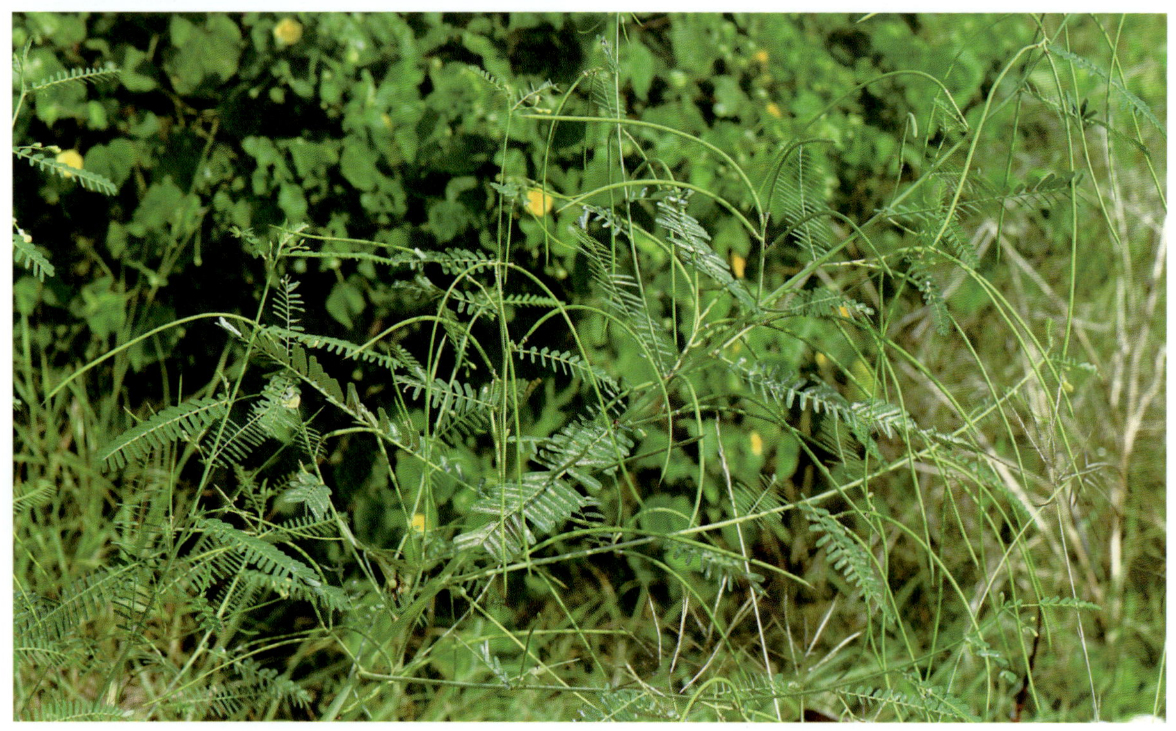

田菁

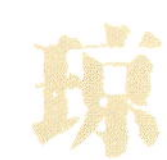

细长，长圆柱形，长12~22cm，宽2.5~3.5mm，外面具黑褐色斑纹，喙尖，果颈长约5mm，种子间具横隔，有种子20~35；种子绿褐色，有光泽，种脐圆形，稍偏于一端。花果期7~12月。

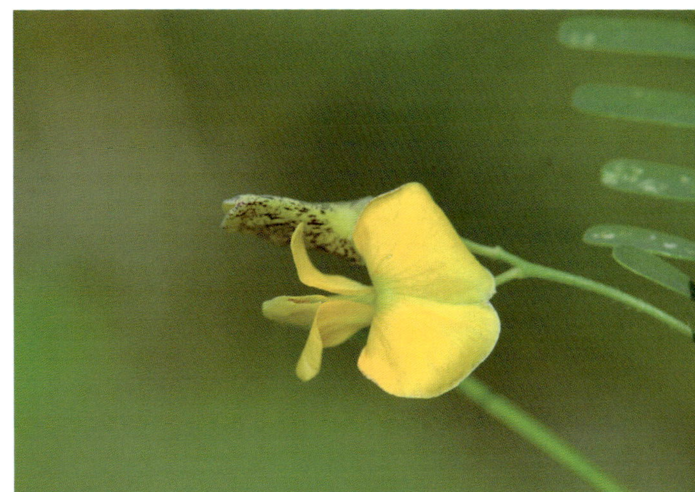

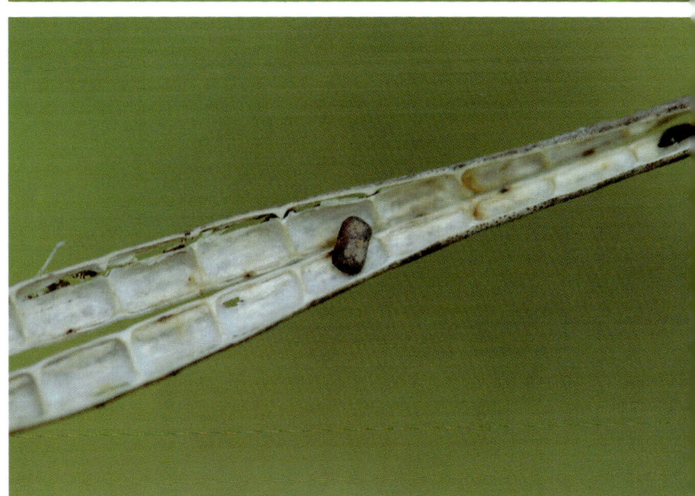

| 分布区域 |

产于海南三亚、乐东、万宁，西沙群岛有分布记录。中国长江以南亦有栽培或逸为野生。原产于澳大利亚及太平洋群岛。

| 资　　源 |

生于水田、水沟等潮湿低地，常见。

| 采收加工 |

夏季采收叶，秋季挖根，洗净，鲜用或晒干。

| 功能主治 |

根、叶：清热解毒，凉血利尿。用于热淋下消、妇人赤白带、尿血、毒蛇咬伤。种子：消炎，止痛。用于流行性腮腺炎、高热、胸膜炎、关节痛、挫伤。

蝶形花科 Fabaceae 槐属 *Sophora*

绒毛槐 *Sophora tomentosa* L.

| 中 药 名 | 绒毛槐（药用部位：根）

| 植物形态 | 灌木或小乔木，枝被灰白色短绒毛；羽状复叶长 12~18cm，无托叶；小叶 5~7 对，近革质，长 2.5~5cm，宽 2~3.5cm，上面无毛，下面密被灰白色短绒毛，干时边缘反卷或内折。通常为总状花序，顶生，长 10~20cm，被灰白色短绒毛；花较密；花梗与花等长，苞片线形；花萼钟状，长 5~6mm，被灰白色短绒毛；花冠淡黄色或近白色，旗瓣阔卵形，边缘反卷；翼瓣长椭圆形，与旗瓣等长，具钝圆形单耳，柄纤细，长约 5mm；龙骨瓣与翼瓣相似，稍短，背部明显呈龙骨状互相盖叠；雄蕊 10，分离；子房密被灰白色短柔毛。荚果为典型串

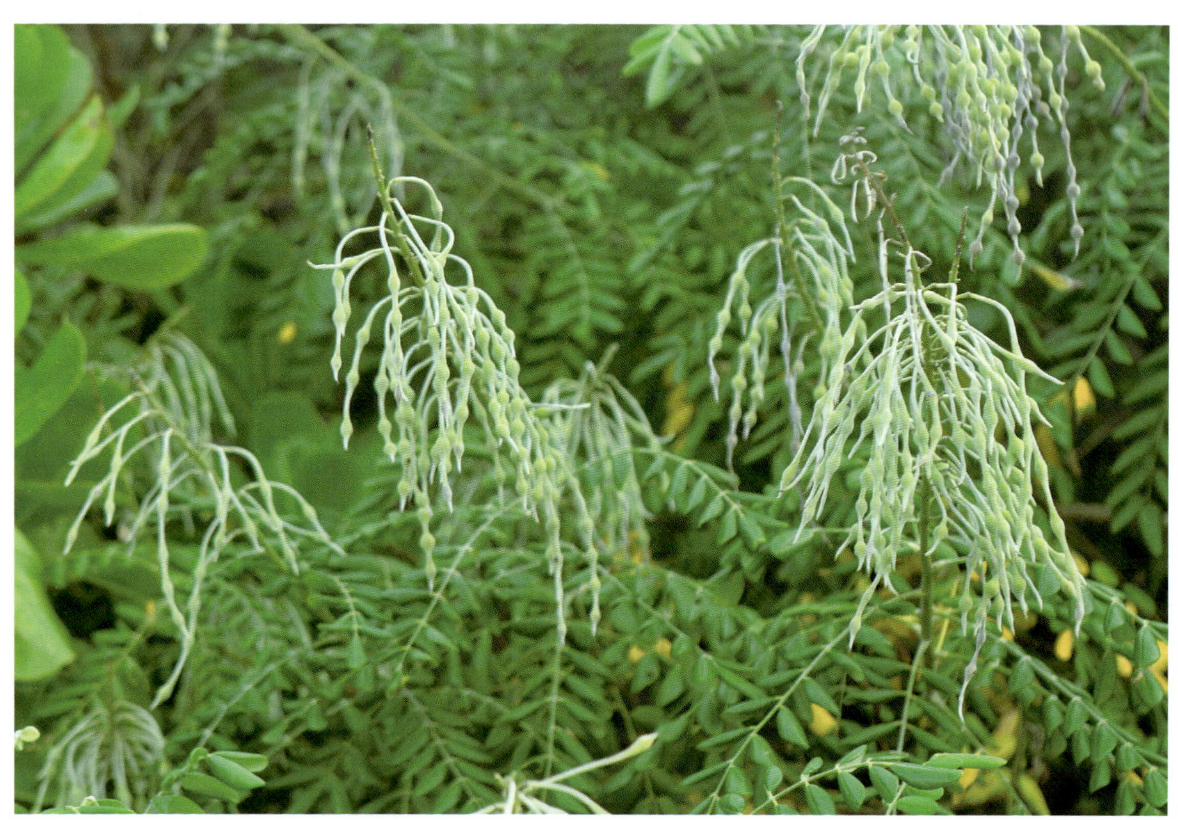

绒毛槐

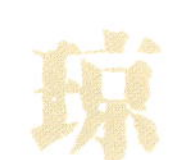

珠状，长 7~10cm，直径约 10mm，表面被短茸毛，成熟时近无毛，有多数种子；种子球形，褐色，具光泽。花期 8~10 月，果期 9~12 月。

| 分布区域 | 产于海南三亚、万宁、西沙群岛、南沙群岛。亦分布于中国广东、台湾。广布于世界热带海岸地带及岛屿上。

| 资　　源 | 生于海滨沙丘及附近小灌木林中，偶见。

| 采收加工 | 全年均可采挖，洗净，切片，晒干。

| 功能主治 | 用于腹泻。

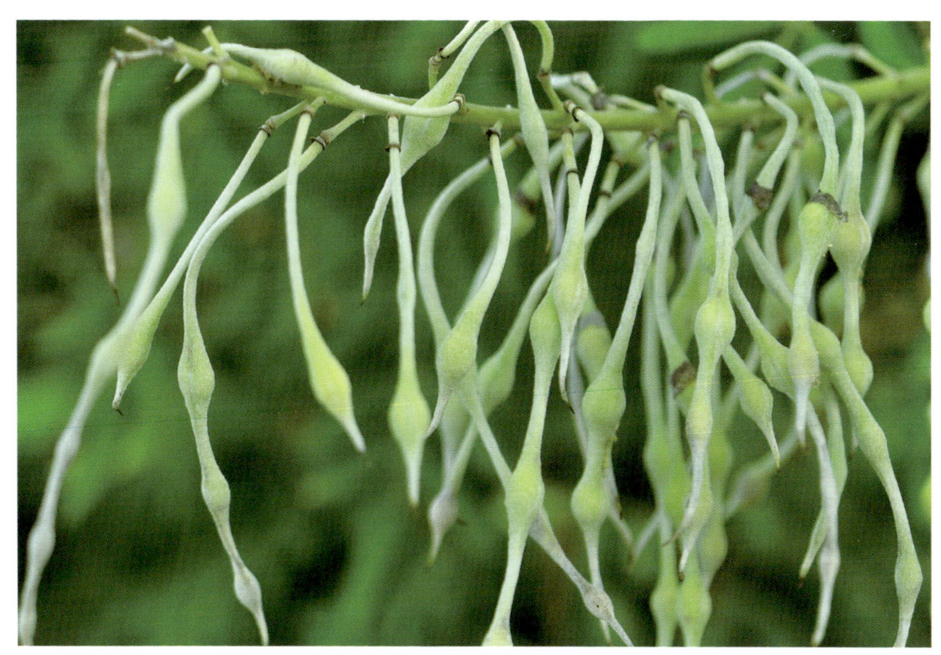

蝶形花科 Fabaceae 密花豆属 *Spatholobus*

光叶密花豆 *Spatholobus harmandii* Gagnep.

中药名 光叶密花豆（药用部位：藤茎）

植物形态 攀缘藤本，小叶革质至厚革质，同形，侧生小叶两侧对称，长7.5~13cm，宽3~6cm；小叶柄长3~5mm，无毛或被疏短毛；小托叶针状，长2~3mm。圆锥花序腋生，疏被棕褐色短柔毛；花梗与花萼近等长；小苞片线形，生于花梗顶部，早落；花萼钟形，长约4mm，裂齿钝三角形，被柔毛；花瓣紫红色，旗瓣圆形，长和宽均为5~6mm；翼瓣与龙骨瓣长圆形，近等长，基部一侧具1圆耳垂；子房被毛。荚果长8~9cm，下部较宽，被棕色短柔毛，先端钝，基部无果颈；种子长圆形或狭椭圆形，长1.9~2.9cm，宽1~1.3cm，黑色，无光泽。花期3月，果期6~7月。

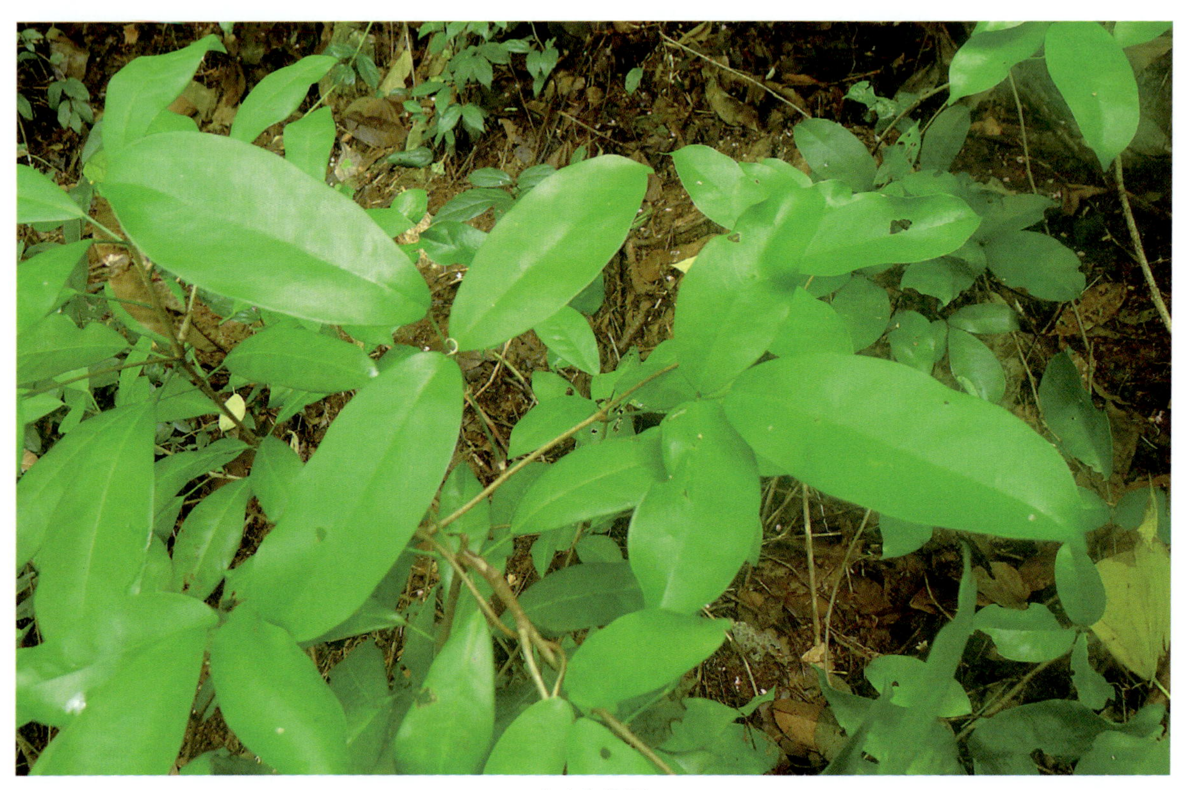

光叶密花豆

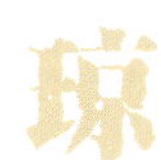

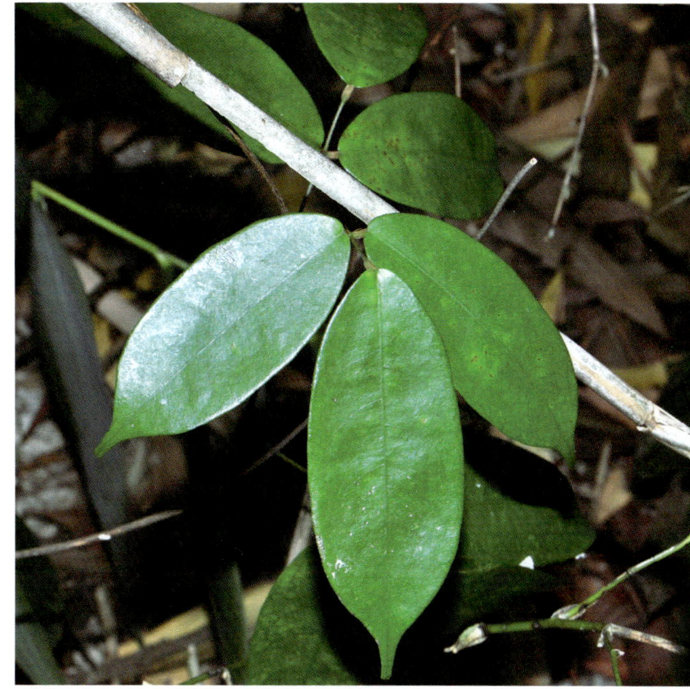

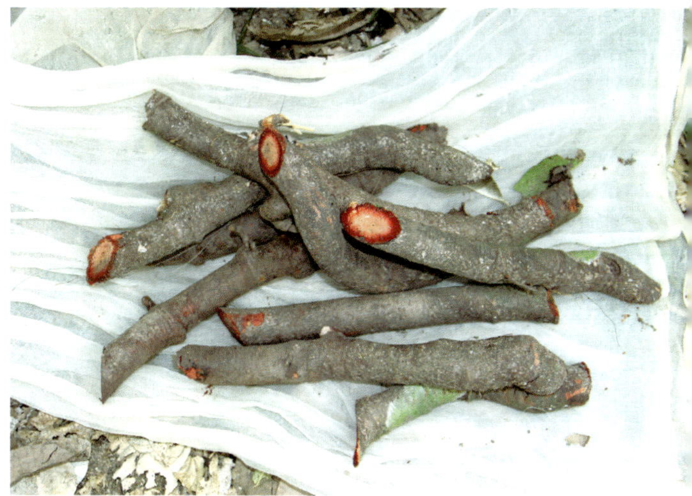

| 分布区域 |

产于海南三亚、白沙、万宁、屯昌。越南、老挝也有分布。

| 资　　源 |

生于疏林下，偶见。

| 采收加工 |

全年或秋、冬季采收，洗净，切片，晒干。

| 药材性状 |

茎呈圆柱形，稍弯曲，直径 1.5~5cm，具明显的环状突起，横向环纹不明显，表面灰棕色至红棕色，可见灰白色斑，栓皮脱落处呈棕红色，皮孔突起，圆点状或椭圆形，直径 1~5mm。质坚硬，难折断。横切面皮部分泌物黑棕色，木质部红棕色，导管孔洞状，不规则排列，髓细小。气微，味淡。

| 功能主治 |

补血强筋，通经活络。用于跌打损伤、筋骨酸痛。

蝶形花科 Fabaceae 密花豆属 *Spatholobus*

红血藤 *Spatholobus sinensis* Chun et T. Chen

| 中 药 名 | 红血藤（药用部位：藤茎）

| 植物形态 | 攀缘藤本，小叶革质，长圆状椭圆形，顶生小叶长 5~9.5cm，宽 2~4cm，侧生小叶略小，小叶柄膨大，密被糙伏毛；小托叶钻形，长 3~5mm，宿存。圆锥花序通常腋生，长 5~10cm，密被棕褐色糙伏毛，苞片和小苞片钻状；花萼钟状，长约 4mm，两面密被糙伏毛，裂齿约与萼管等长，上面 2 齿多少合生；花瓣紫红色，旗瓣扁圆形，先端深凹入；翼瓣倒卵状长圆形，基部一侧具短尖耳垂；龙骨瓣镰状，长圆形，无耳；花药近球形，黄色；沿腹缝线密被糙伏毛，其余被疏长毛。荚果斜长圆形，长 6~9cm，上部较狭，被棕色长柔毛；种子长圆形，长约 1.5cm，黑色。花期 6~7 月，果期翌年 1 月。

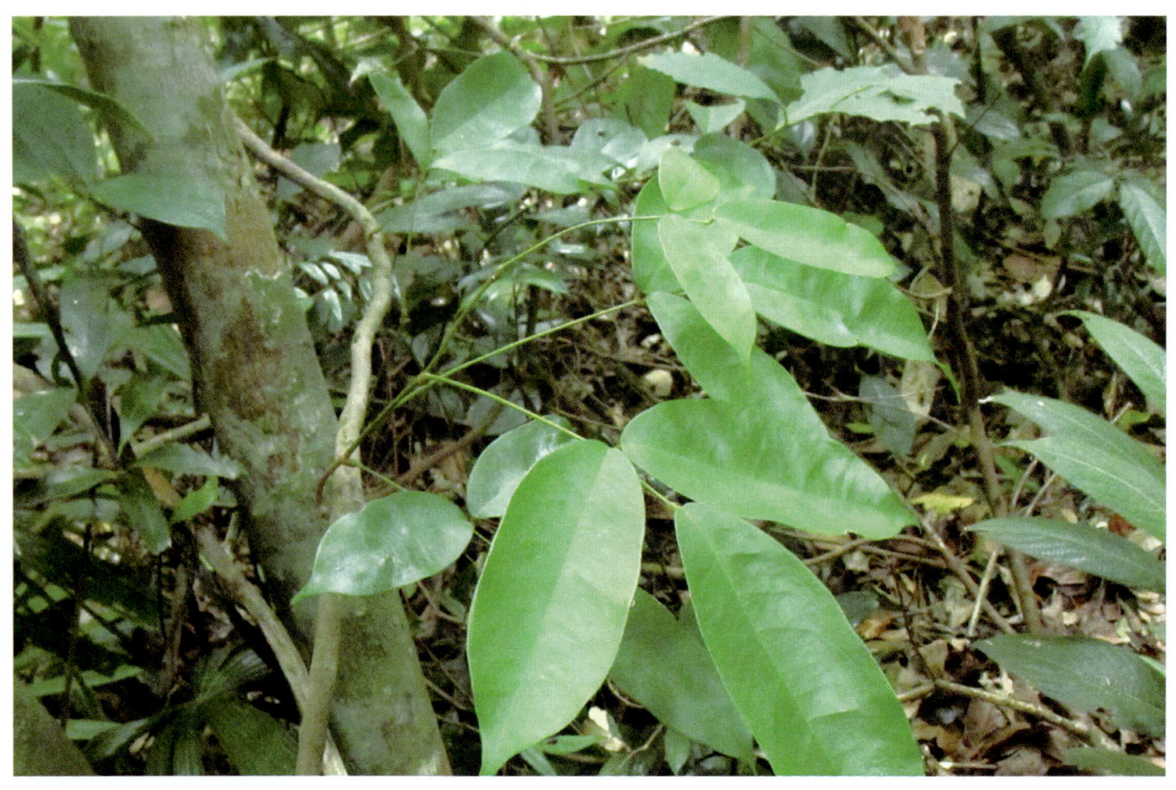

红血藤

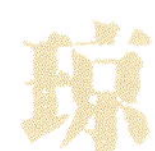

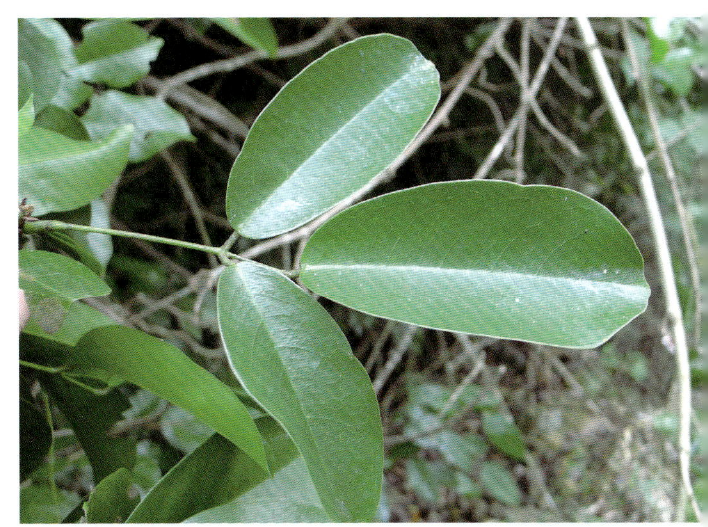

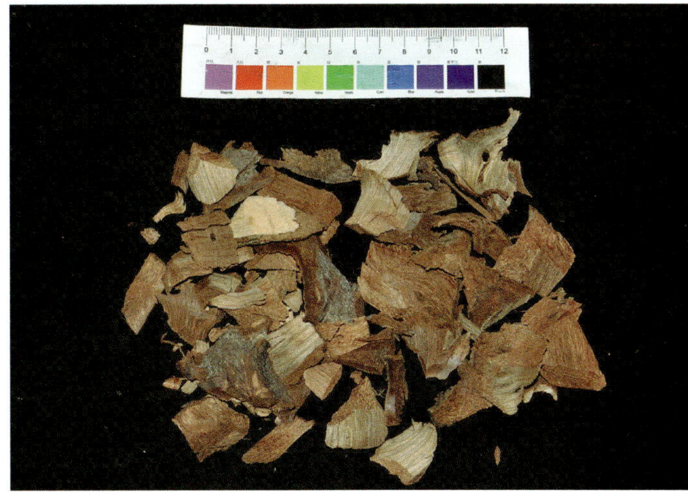

分布区域

产于海南三亚、保亭、万宁、澄迈。亦分布于中国华南其他区域。

资　　源

生于低海拔山谷密林中较阴湿的地方，常见。

采收加工

全年或秋、冬季采收，洗净，切片，晒干。

药材性状

茎呈圆柱形，稍弯曲，直径 3.3~4.0cm，表面灰棕色，具明显的纵沟及细密的横向环纹，皮孔突起，圆点状或椭圆形，较小，质坚，难折断，折断面呈不规则裂片状，横切面皮部分泌物呈黑棕色，木质部红棕色，木薄壁组织色较深，波状排列成层，导管孔洞状，不规则排列，髓细小。气微，味淡。

功能主治

补血，通经，活络。用于贫血、月调不调、筋骨酸痛。

蝶形花科 Fabaceae 笔花豆属 *Stylosanthes*

圭亚那笔花豆 *Stylosanthes guianensis* (Aubl.) Sw.

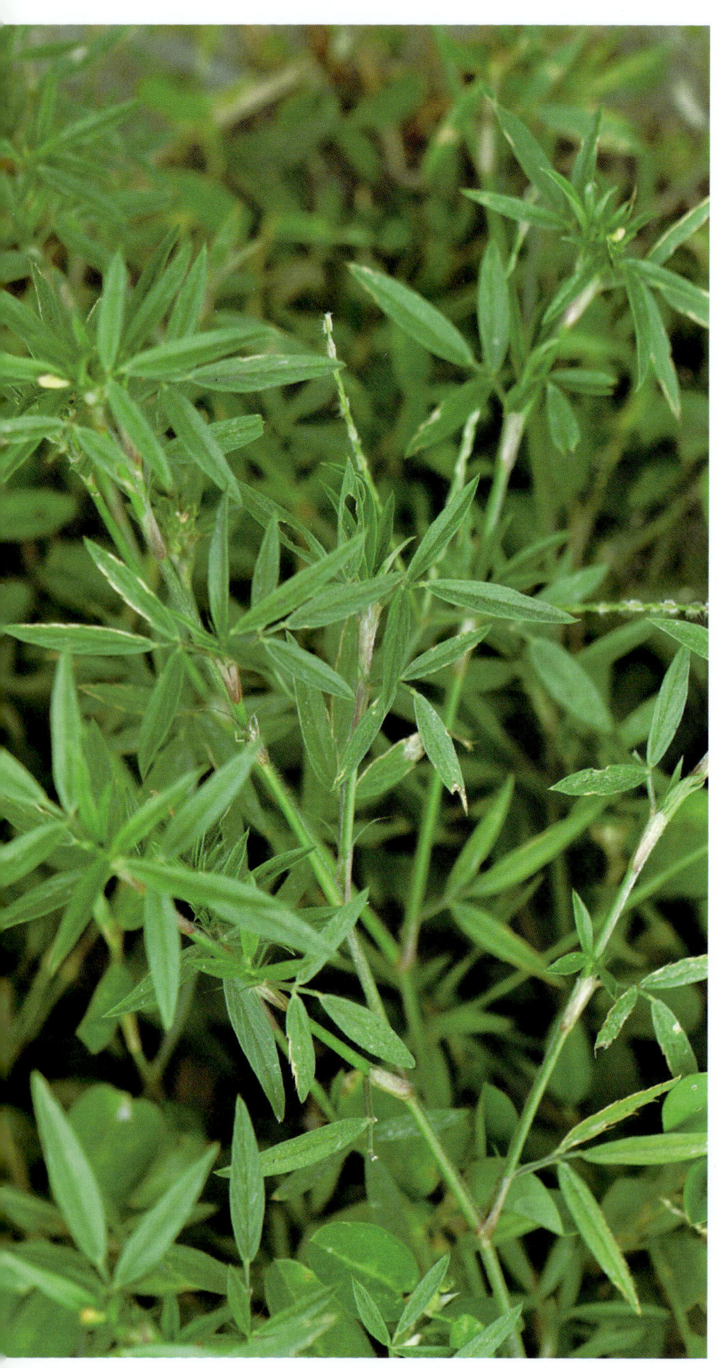

圭亚那笔花豆

中药名

圭亚那笔花豆（药用部位：全草）

植物形态

草本或亚灌木。叶具 3 小叶，托叶鞘状，长 0.4~2.5cm；叶柄和叶轴长 0.2~1.2cm；小叶卵形，长 0.5~3cm，宽 0.2~1cm；无小托叶。花序长 1~1.5cm，具密集的花 2~40；初生苞片长 1~2.2cm，密被伸展长刚毛，次生苞片长 2.5~5.5mm，小苞片长 2~4.5mm；花萼管椭圆形，旗瓣橙黄色，具红色细脉纹，长 4~8mm，宽 3~5mm。荚果具 1 荚节，卵形，长 2~3mm，宽 1.8mm，喙很小，内弯；种子灰褐色，扁椭圆形，近种脐具喙，长 2.2mm，宽 1.5mm。

分布区域

海南有栽培品种，现已归化。广东、台湾亦有栽培。原产于墨西哥至阿根廷。

|资　　源| 生于田边、林缘，常见。

|采收加工| 夏、秋季采收全草。

|功能主治| 止痛，浸剂可作镇痛药。

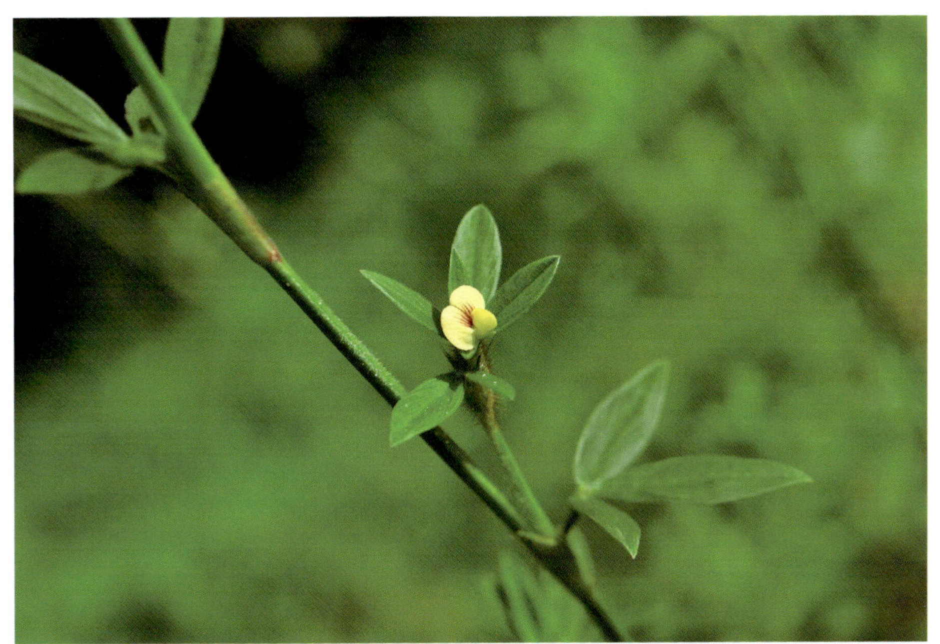

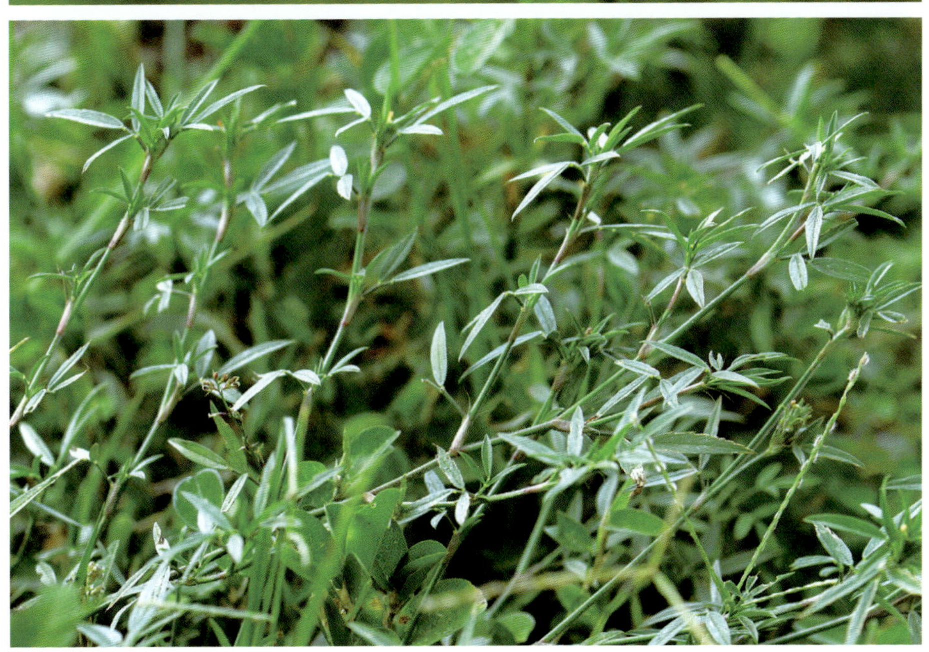

蝶形花科 Fabaceae 葫芦茶属 *Tadehagi*

葫芦茶 *Tadehagi triquetrum* (L.) Ohashi.

中药名 葫芦茶（药用部位：全株或根）

植物形态 灌木或亚灌木。叶仅具单小叶；托叶披针形，叶柄长 1~3cm，两侧有宽翅；小叶纸质，狭披针形，长 5.8~13cm，宽 1.1~3.5cm。总状花序长 15~30cm，被贴伏丝状毛和小钩状毛；花 2~3 簇生于每节上；苞片长 5~10mm；花萼宽钟形，上部裂片三角形；花冠淡紫色或蓝紫色，长 5~6mm，伸出萼外，旗瓣近圆形，先端凹入，翼瓣倒卵形，基部具耳，龙骨瓣镰刀形，弯曲，瓣柄与瓣片近等长；雄蕊二体；子房被毛。荚果长 2~5cm，宽 5mm，全部密被糙伏毛，背缝线稍缢缩，有荚节 5~8，荚节近方形；种子宽椭圆形，长 2~3mm，宽 1.5~2.5mm。花期 6~10 月，果期 10~12 月。

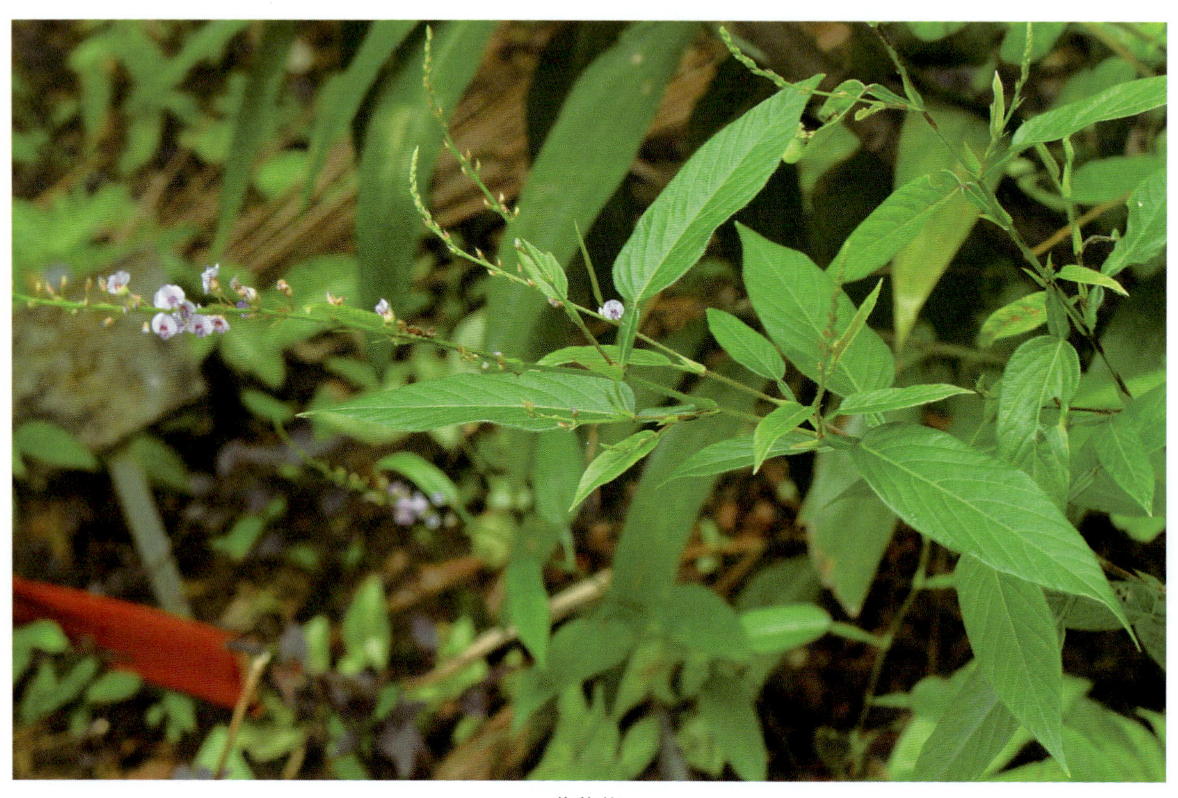

葫芦茶

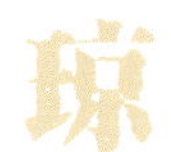

| 分布区域 | 产于海南三亚、乐东、东方、昌江、五指山、保亭、陵水、万宁、琼中、儋州、定安。亦分布于中国华南其他区域，以及江西、福建、台湾、贵州、云南。越南、老挝、柬埔寨、泰国、缅甸、马来西亚、印度尼西亚、菲律宾、尼泊尔、印度、斯里兰卡、太平洋群岛、日本也有分布。

| 资　　源 | 生于荒地或山地林缘、路旁，常见。

| 采收加工 | 夏、秋季割取地上部分、挖根，除去粗枝、泥土，洗净，切断晒干。

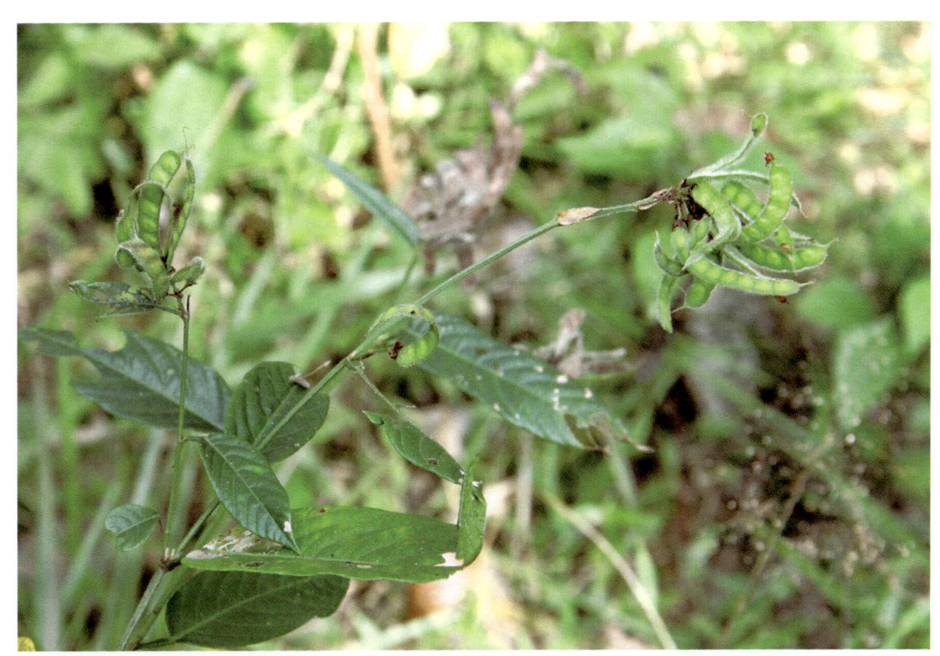

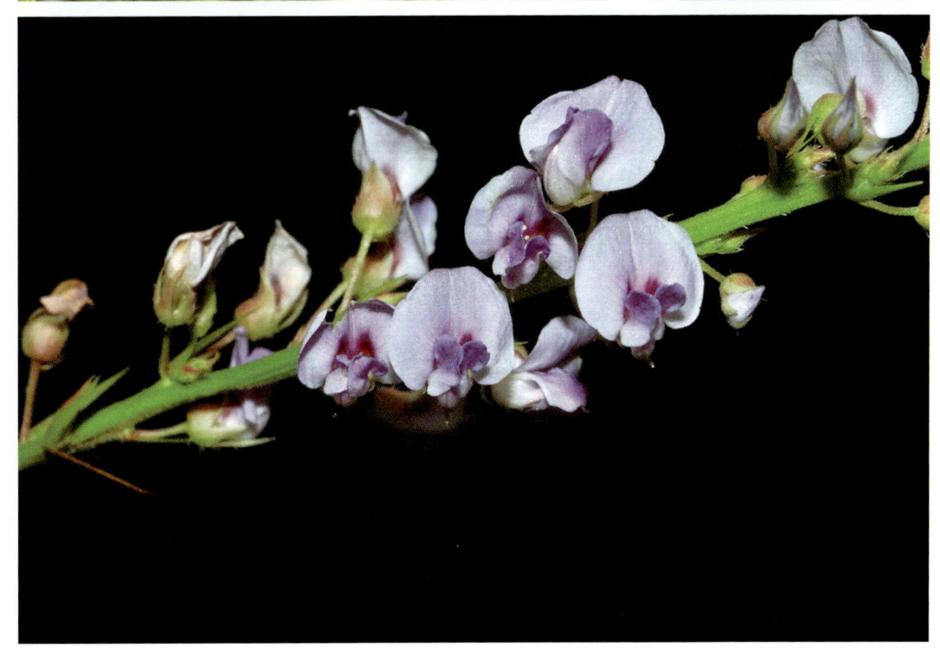

| 药材性状 | 茎枝多折断，基部木质，圆柱形，直径约 5mm，表面红棕色至红褐色；上部草质，具三棱，棱上疏被粗毛。叶多皱缩卷曲，展平后呈卵状矩圆形至披针形，长 5.8~13cm，宽 1.1~3.5cm；表面红棕色，下面主脉上有毛；叶柄长 1~3cm，具阔翅。有时可见总状花序或扁平荚果，荚果长 2~5cm，有 5~8 近方形荚节，被毛。气香，味微甘。

| 功能主治 | 全株：清热解毒，消积利湿，杀虫防腐。用于预防中暑、感冒发热、咽喉肿痛、肾炎、黄疸型肝炎、肠炎、细菌性痢疾、小儿疳积、妊娠呕吐、菠萝中毒、小儿硬皮病。民间腌制咸鱼、肉类时，放本品以预防蝇蛆。根：清热止咳，拔毒散结。用于风热咳嗽、肺痈。

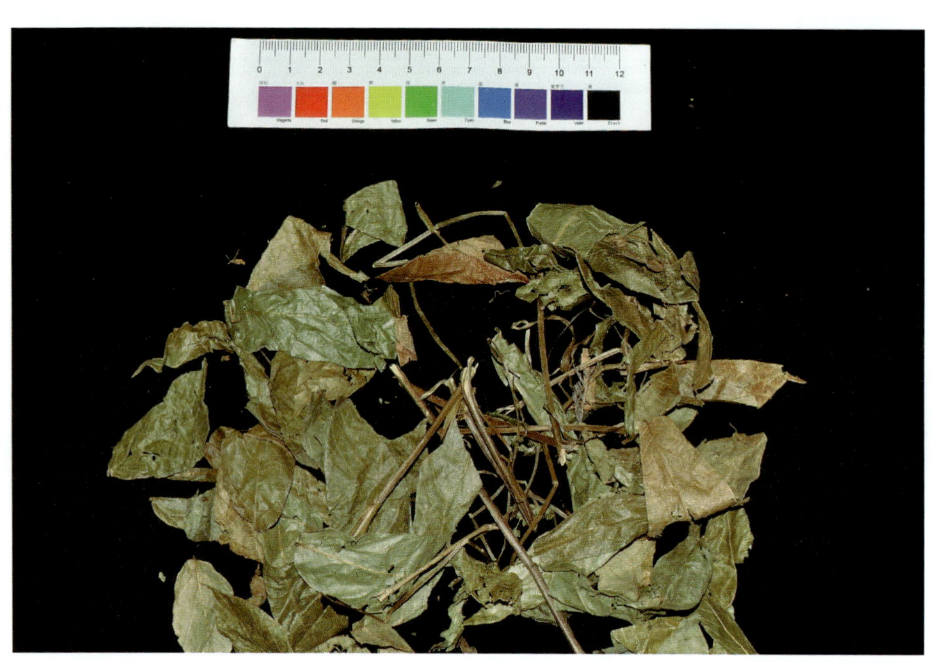

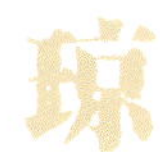

蝶形花科 Fabaceae 灰毛豆属 *Tephrosia*

黄灰毛豆 *Tephrosia vestita* Vogel.

中药名 黄灰毛豆（药用部位：全草或根）

植物形态 灌木状草本，全株密被黄白色茸毛，茎基部木质化，“之”字形上升。羽状复叶长约10cm；托叶线形，长3~5mm，早落；小叶3~5对，倒卵状椭圆形，长2~4cm，宽1~1.8cm，上面粗糙无毛，下面密被绢毛。总状花序顶生，稠密多花；苞片小，早落；花长约1.7cm，芳香；花萼皿状，长约3mm，萼齿三角形，上方2齿分离，下方1齿稍长；花冠白色，旗瓣近圆形，外面密被黄色绢毛，翼瓣线状椭圆形，龙骨瓣卵形；子房密被绢毛。荚果直，长5.5~6cm，宽约0.5cm，密被黄色绢毛，缝线稍厚，喙部直，连宿存花柱长约1cm，有种子

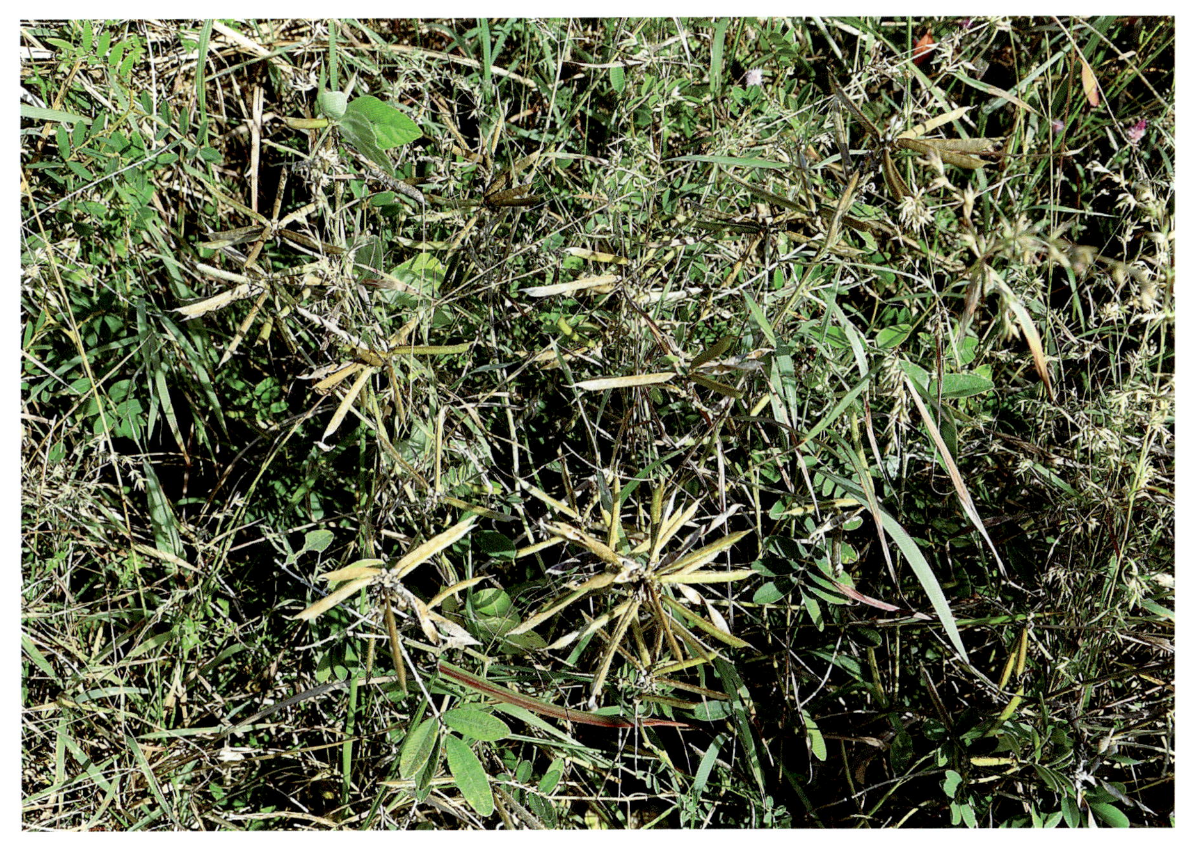

黄灰毛豆

10~12；种子小，黑色，肾形。花期 6~10 月，果期 7~11 月。

| 分布区域 | 产于海南三亚、东方、昌江、陵水、万宁、琼中、儋州、澄迈、屯昌、海口。亦分布于中国华南其他区域，以及江西。中南半岛，以及菲律宾、马来西亚、印度尼西亚、巴布亚新几内亚也有分布。

| 资　　源 | 生于旷野、路旁、疏林和草地，十分常见。

| 采收加工 | 全草夏、秋季采收。

| 功能主治 | 同属植物灰毛豆有清热消滞、消炎的功能，本种或有类似作用，其具体功能有待进一步研究。

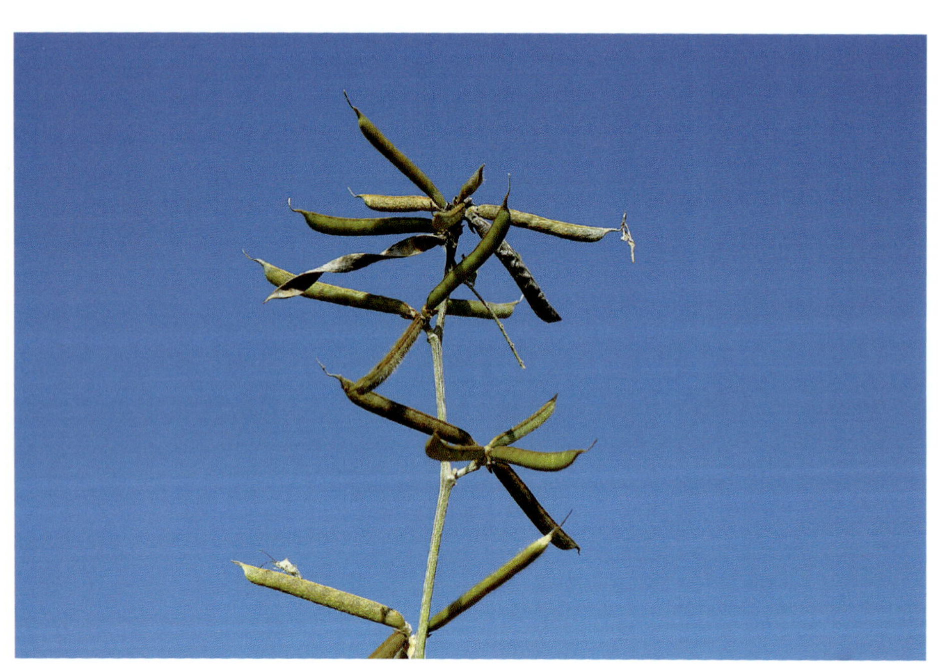

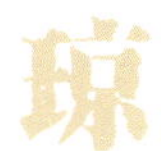

蝶形花科 Fabaceae 灰毛豆属 *Tephrosia*

灰毛豆 *Tephrosia purpurea* (L.) Pers. Syn.

中药名 灰毛豆（药用部位：全草或根）

植物形态 灌木状草本，茎基部木质化。羽状复叶长 7~15cm，叶柄短；托叶线状锥形，小叶 4~8 对，长 15~35mm，宽 4~14mm，下面被平伏短柔毛。花序总状，花每节有 2，疏散；苞片锥状狭披针形，花长约 8mm；花梗细，长 2~4mm，果期稍伸长，被柔毛；花萼阔钟状，长 2~4mm，被柔毛，萼齿狭尾状锥尖；花冠淡紫色，旗瓣扁圆形，外面被细柔毛，翼瓣长椭圆状倒卵形，龙骨瓣近半圆形；子房密被柔毛。荚果线形，长 4~5cm，宽 0.4cm，稍上弯，先端具短喙，被稀疏平伏柔毛，有种子 6；种子灰褐色，具斑纹，长约 3mm，宽约 1.5mm，种脐位于中央。花期 3~10 月。

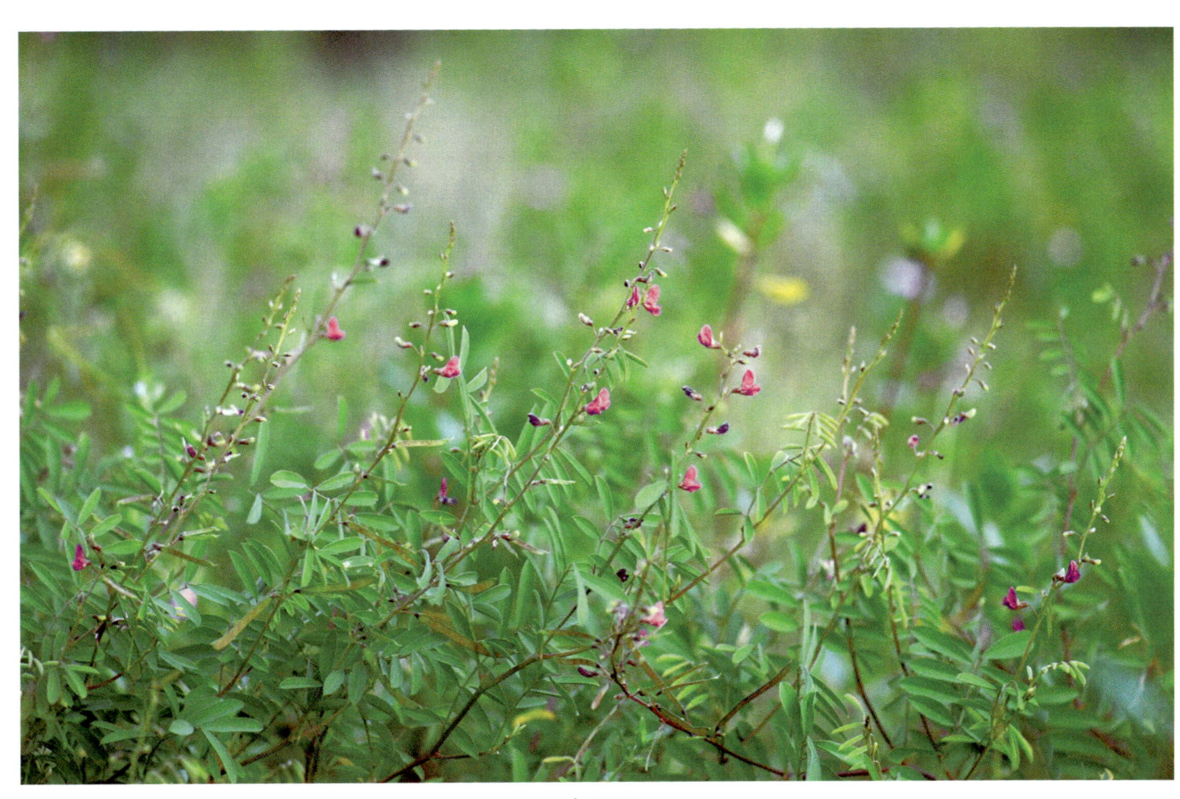

灰毛豆

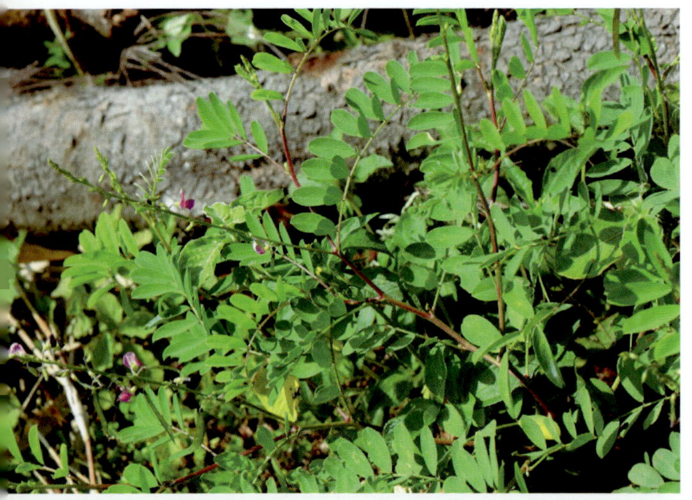

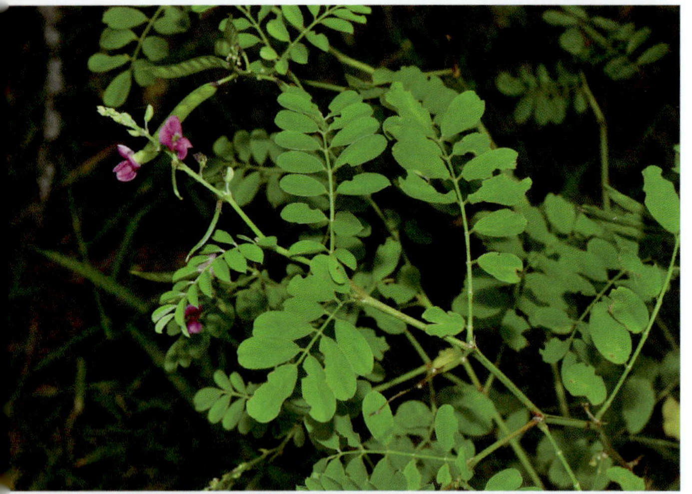

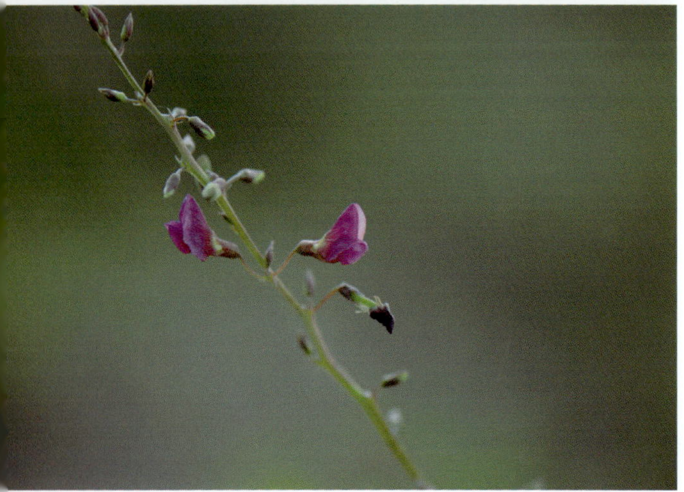

| 分布区域 |

产于海南三亚、乐东、东方、昌江、白沙、五指山、陵水、万宁、儋州、澄迈、定安、文昌、海口，西沙群岛有分布记录。亦分布于中国华南其他区域，以及福建、台湾、云南、四川。越南、柬埔寨、老挝、泰国、马来西亚、印度尼西亚、尼泊尔、印度、斯里兰卡也有分布。

| 资　　源 |

生于低海拔的旷野，十分常见。

| 采收加工 |

全草：夏、秋季采收。根：全年均可采，洗净，鲜用或晒干。

| 功能主治 |

清热消滞，解表，健脾燥湿，行气止痛。用于风热感冒、消化不良、腹胀腹痛、慢性胃炎。外用于湿疹、皮炎。印度用于气喘、腹泻、淋病、风湿病、泌尿系统疾病。

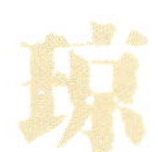

蝶形花科 Fabaceae 车轴草属 *Trifolium*

红车轴草 *Trifolium pratense* L.

中药名 红车轴草（药用部位：花序及带花枝叶、全草）

植物形态 多年生草本，主根深入土层达 1m。掌状三出复叶；托叶近卵形，基部抱茎，小叶卵状椭圆形，长 1.5~3.5cm，宽 1~2cm，两面疏生褐色长柔毛，叶面上常有“V”字形白斑。花序球状或卵状，顶生；包于顶生叶的托叶内，托叶扩展成佛焰苞状，具花 30~70，密集；萼钟形，被长柔毛，具脉纹 10，萼齿丝状，最下方 1 齿比其余萼齿长 1 倍，萼喉多毛的加厚环；花冠紫红色至淡红色，旗瓣匙形，先端圆形，微凹缺，基部狭楔形，明显比翼瓣和龙骨瓣长，龙骨瓣稍比翼瓣短；子房椭圆形，花柱丝状细长，胚珠 1~2。荚果卵形；通常有 1 扁圆形种子。花果期 5~9 月。

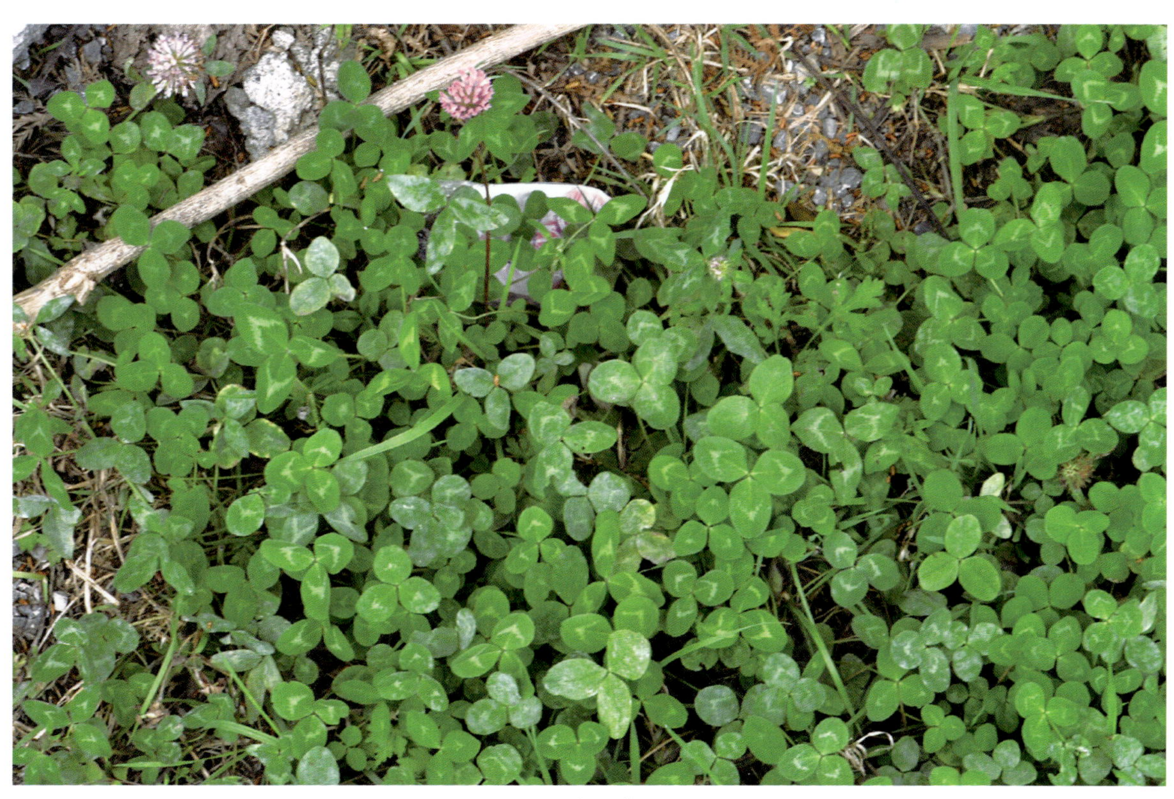

红车轴草

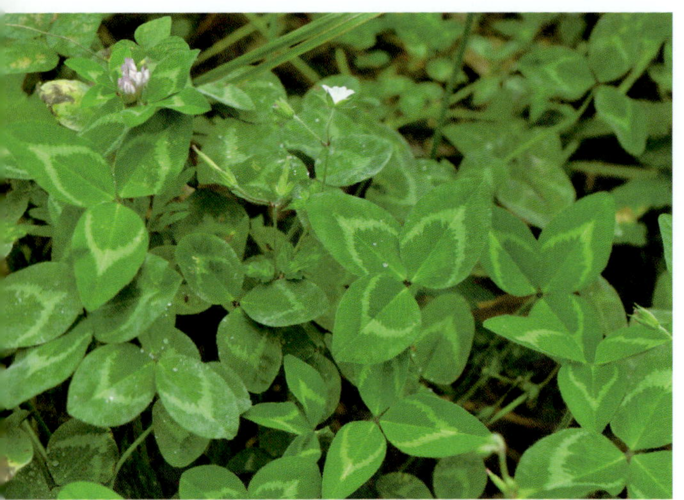

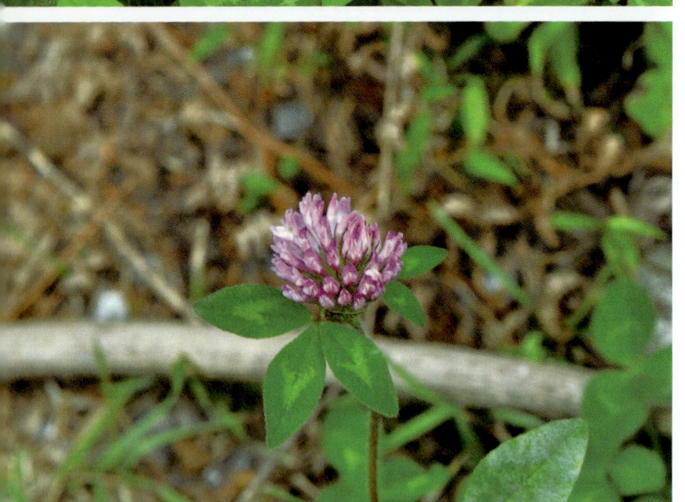

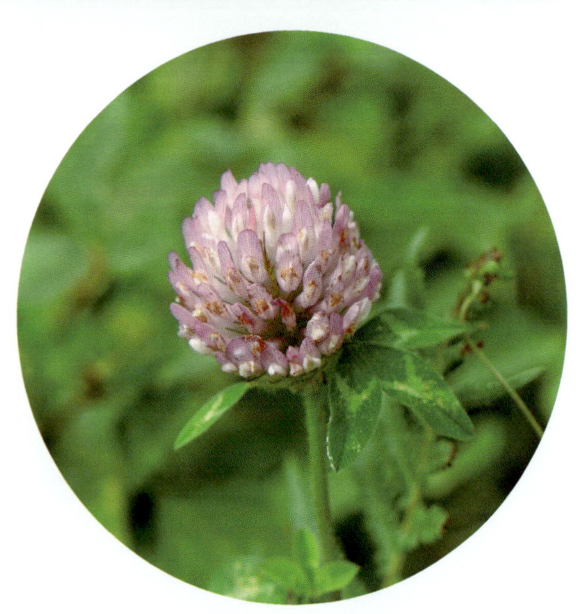

分布区域

海南有栽培。亦分布于中国东北、华北及江苏、安徽、浙江、江西、贵州、云南等地。

资　源

栽培，少见。

采收加工

夏季采摘花序或带花嫩枝叶，阴干。

药材性状

头状花序扁球形或不规则球形，直径 2~3cm，近无总花梗。有大型总苞，总苞卵圆形，有纵脉。花瓣暗紫红色，具爪。有时花序带有枝叶，为三出复叶；托叶卵形，基部抱茎。小叶 3，多卷缩或脱落，完整者展平后呈卵形或长椭圆形，长 1.5~3.5cm，宽 1~2cm，叶面有浅色斑纹。气微，味淡。

功能主治

镇痉，止咳，止喘。全草：制成软膏，用于局部溃疡。

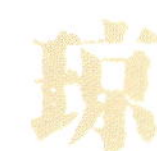

蝶形花科 Fabaceae 狸尾豆属 *Uraria*

猫尾草 *Uraria crinita* (L.) Desv.

中 药 名 虎尾轮（药用部位：全株或根）

植物形态 亚灌木；茎直立，被灰色短毛。叶为奇数羽状复叶，茎下部小叶通常为 3，上部为 5；托叶长三角形，边缘有灰白色缘毛；叶柄长 5.5~15cm，被灰白色短柔毛；小叶近革质，长椭圆形，小托叶狭三角形，长 5mm。总状花序顶生，密被灰白色长硬毛；苞片长达 2cm，具条纹，被白色开展缘毛；花萼浅杯状，被白色长硬毛，5 裂，上部 2 裂；花冠紫色，长 6mm。荚果略被短柔毛；荚节 2~4，椭圆形，具网脉。花果期 4~9 月。

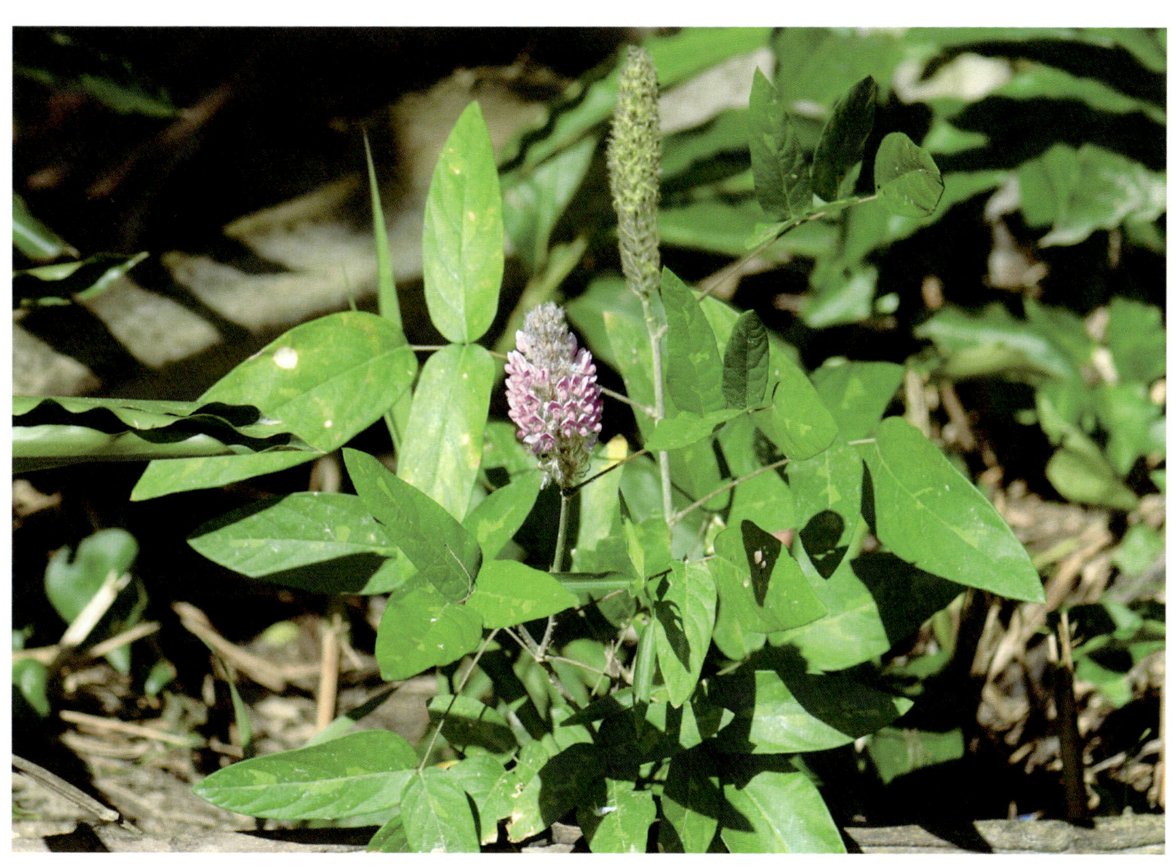

猫尾草

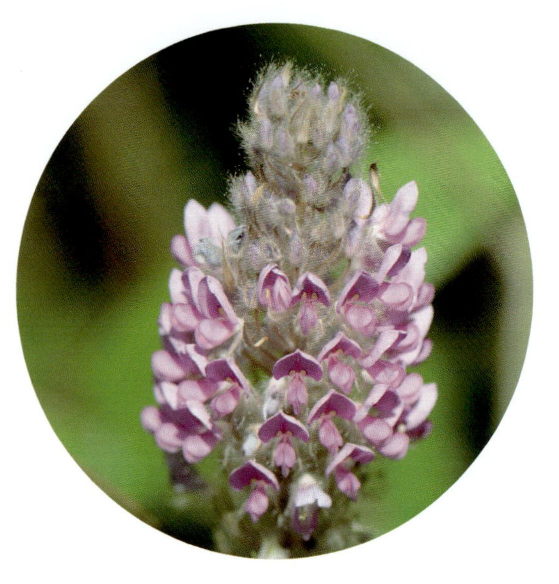

| 分布区域 | 产于海南三亚、乐东、昌江、保亭、万宁、琼中、儋州、澄迈、屯昌、海口、东方。亦分布于中国华南其他区域，以及江西、福建、台湾、云南。泰国、缅甸、马来西亚、菲律宾、印度、斯里兰卡、澳大利亚也有分布。

| 资　　源 | 生于干燥旷野坡地、路旁或灌丛中，常见。

| 采收加工 | 秋季采收全株及根，洗净，切断，晒干或鲜用。

| 药材性状 | 全株：长 40~80cm。茎多分枝，有细纵纹及短柔毛。羽状复叶；叶柄长 5.5~10cm；托叶长三角形。小叶 3~5，多皱缩或脱落，完整者展平后呈长圆形或卵状披针形，长 3~11cm，宽 2~5cm。有时可见顶生的猫尾状花序，长 6~30cm，花密集或脱落，花萼有长毛，花瓣暗紫色。有时可见荚果，表面有短毛。气微，味淡。根：细长，圆柱形，有分枝，表面棕黄色，具细皱纹，支根纤细，皮部易剥离。质稍硬，折断面不平整，断面皮部棕黄色，木质部淡黄色，于放大镜下观察，木质部具众多小孔，射线明显。

| 功能主治 | 清热解毒，止血，消痈。用于咳嗽、肺痈、吐血、咯血、尿血、脱肛、子宫脱垂、肿毒、关节炎、小儿疳积、胃及十二指肠溃疡、白带。

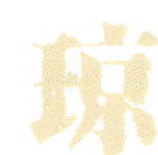

蝶形花科 Fabaceae 狸尾豆属 *Uraria*

狸尾豆 *Uraria lagopodioides* (L.) Desv.

中药名 狐狸尾（药用部位：全草）

植物形态 平卧或开展草本，花枝被短柔毛。叶多为3小叶；托叶三角形，被灰黄色长柔毛和缘毛；小叶纸质，侧生小叶较小，下面被灰黄色短柔毛；小托叶刚毛状，小叶柄密被灰黄色短柔毛。总状花序顶生，长3~6cm，苞片宽卵形，密被灰色毛和缘毛，开花时脱落；花梗疏被白色长柔毛；花萼5裂，上部2裂片三角形，下部3裂片刺毛状，被白色长柔毛，萼筒长约1mm；花冠长约6mm，淡紫色，旗瓣倒卵形；雄蕊二体；子房无毛。荚果小，包藏于萼内，有荚节1~2，荚节椭圆形，长约2.5mm，黑褐色，膨胀。花果期8~10月。

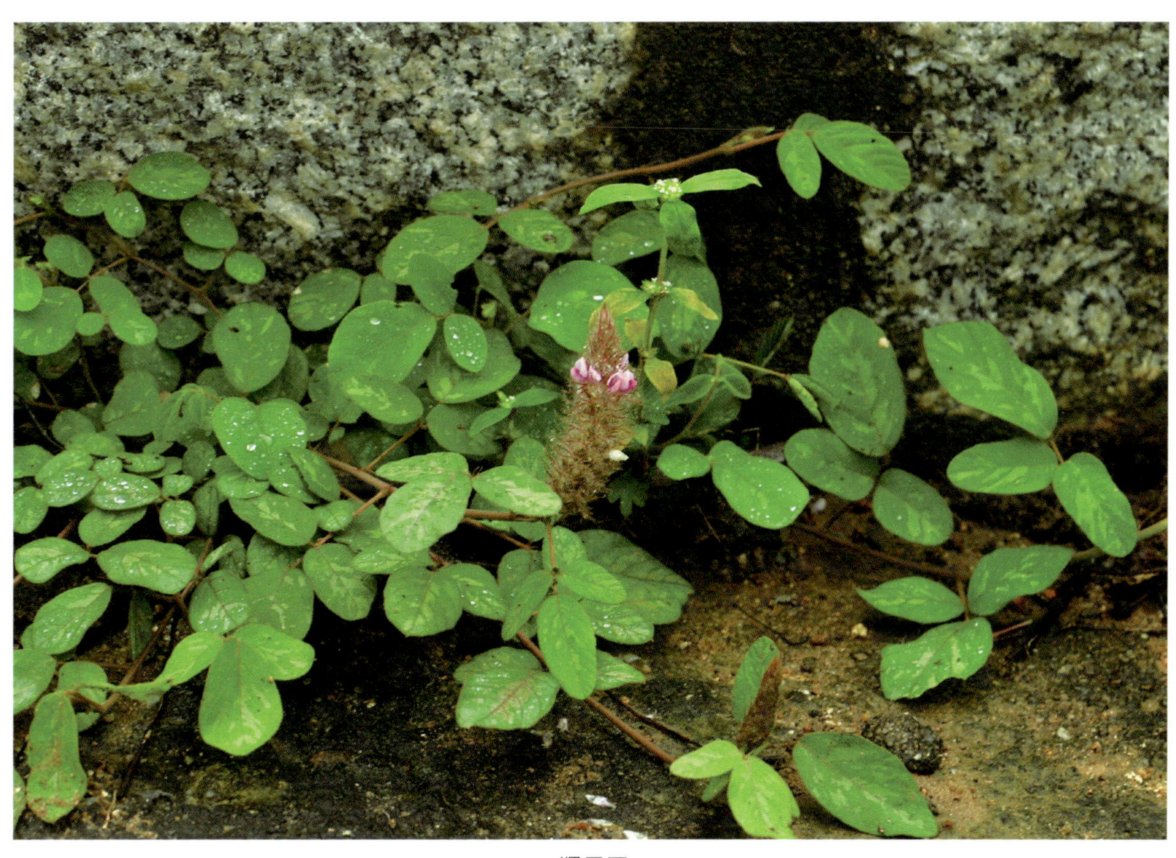

狸尾豆

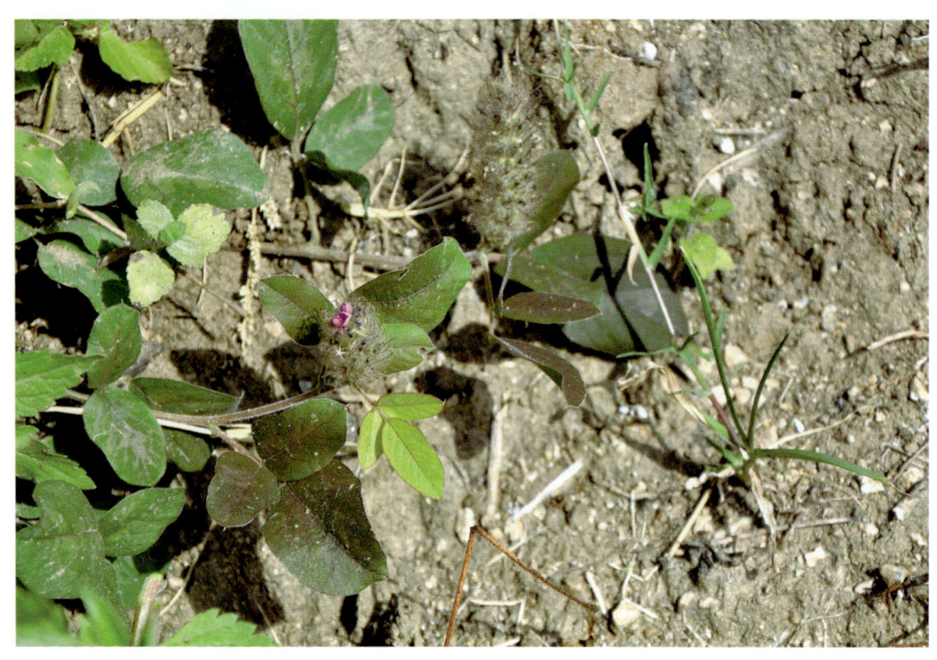

| 分布区域 | 产于海南三亚、乐东、东方、昌江、白沙、五指山、万宁、琼中、儋州、屯昌、定安。亦分布于中国华南其他区域，以及湖南、江西、福建、台湾、贵州、云南。越南、柬埔寨、泰国、缅甸、马来西亚、菲律宾、不丹、印度、日本、太平洋群岛及澳大利亚也有分布。

| 资　　源 | 生于旷野坡地灌丛中，常见。

| 采收加工 | 夏、秋季采收全草，洗净，鲜用或晒干。

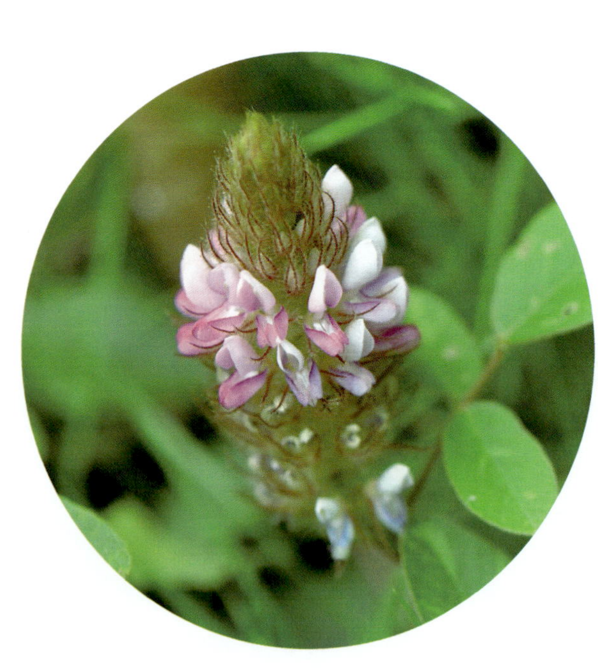

| 药材性状 |

全草多已切断，长20~30cm。茎圆柱形，直径2~4mm，表面灰褐色至灰绿色。小叶革质，圆形或椭圆形，灰绿色。枝梢花序稠密，花冠萎缩，多数脱落。荚果椭圆形，具1~2荚节，包于宿萼内，表面黑褐色，有光泽，具网状纹理，果皮薄而不裂，内含浅黄色种子1。气微，味淡。

| 功能主治 |

消肿，驱虫，清热解毒。用于疮毒、小儿疳积、痔疮、瘰疬、毒蛇咬伤。

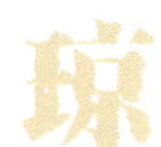

蝶形花科 Fabaceae 狸尾豆属 *Uraria*

美花狸尾豆 *Uraria picta* (Jacq.) Desv. ex DC.

中药名

美花狸尾豆（药用部位：全株）

植物形态

亚灌木，茎被灰色短糙毛。叶为奇数羽状复叶，小叶5~7，托叶中部以上突然收缩成尾尖，具条纹，有灰色长缘毛，叶柄长4~7cm；小叶硬纸质，线状长圆形，长6~10cm，宽1~2cm，上面中脉及基部边缘处被短柔毛，下面脉上毛较密，小托叶刺毛状。总状花序顶生，长10~30cm；苞片长披针形，被长毛；花梗长5~6mm，先端弯曲，被灰色毛；花萼5深裂，被长毛和缘毛，上部2裂片狭三角形，下部3裂片刺毛状；花冠蓝紫色，稍伸出于花萼之外，旗瓣圆形，长6~8mm，基部具瓣柄；翼瓣耳形，稍短，基部有很短的耳；龙骨瓣约与翼瓣等长，上部弯曲；雄蕊二体。荚果铅色，有光泽，有3~5荚节，荚节长约3mm。花果期4~10月。

分布区域

产于海南陵水。亦分布于中国广西、台湾、贵州、云南、四川。越南、泰国、马来西亚、菲律宾、孟加拉国、不丹、尼泊尔、印度、澳大利亚及非洲等也有分布。

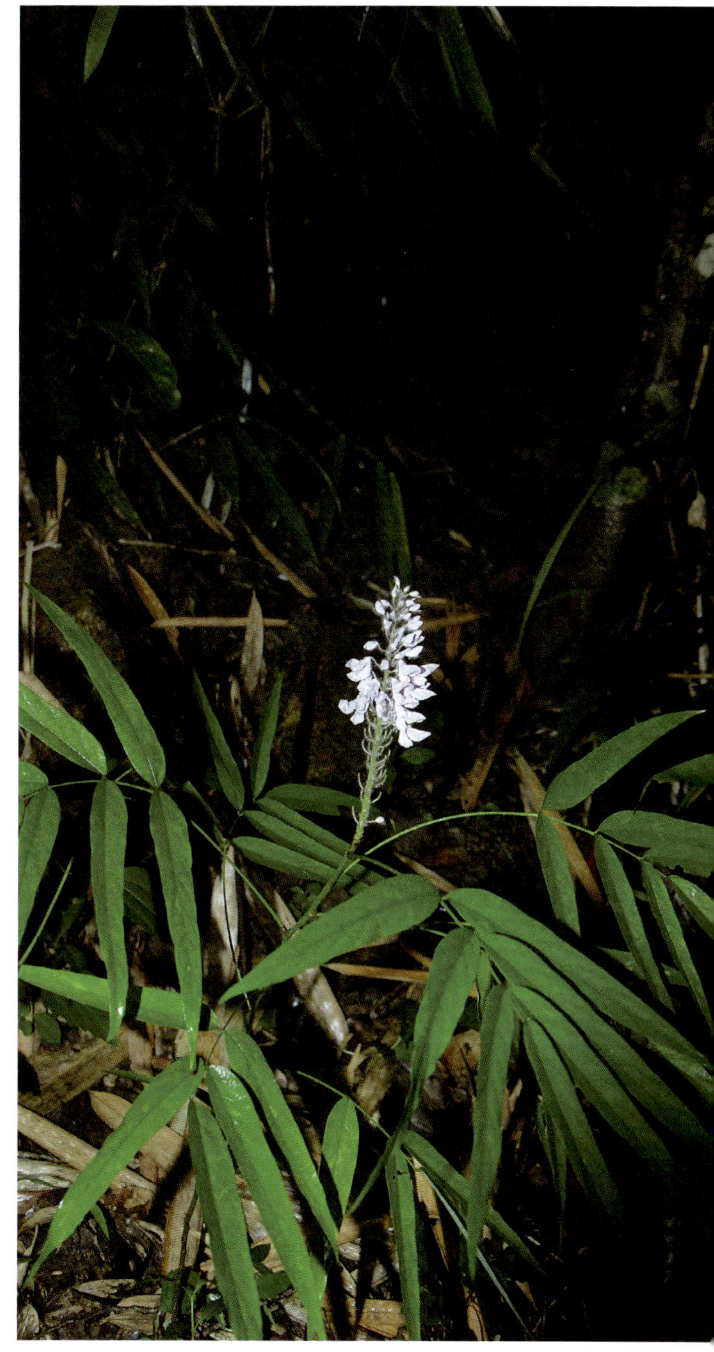

美花狸尾豆

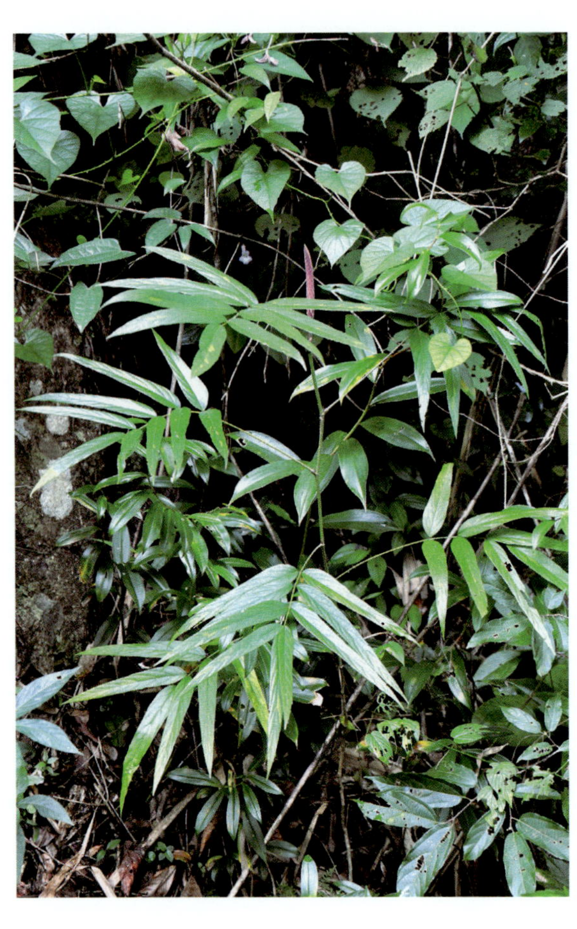

资　　源

生于草坡上，少见。

采收加工

夏、秋季采收全株，洗净，鲜用或晒干。

功能主治

同属植物狸尾豆可消肿、驱虫、清热解毒，本种或有类似作用，其功能有待进一步研究。

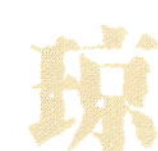

蝶形花科 Fabaceae 豇豆属 *Vigna*

滨豇豆 *Vigna marina* (Burm.) Merr.

中药名 滨豇豆（药用部位：种子）

植物形态 多年生草本。羽状复叶具3小叶；托叶基着，卵形，长3~5mm；小叶近革质，卵圆形，长3.5~9.5cm，宽2.5~9.5cm。总状花序长2~4cm，被短柔毛；总花梗长3~13cm；花梗长4.5~6mm；小苞片披针形，长1.5mm，早落；花萼管长2.5~3mm，裂片三角形，上方的一对连合成全缘的上唇，具缘毛；花冠黄色，旗瓣倒卵形，长1.2~1.3cm，宽1.4cm；翼瓣及龙骨瓣长约1cm。荚果线状长圆形，微弯，肿胀，长3.5~6cm，宽8~9mm，嫩时被稀疏微柔毛，老时无毛，种子间稍收缩；种子2~6，黄褐色或红褐色，长圆形，长5~7mm，宽4.5~5mm，种脐长圆形，一端稍狭，种脐周围的种皮稍隆起。

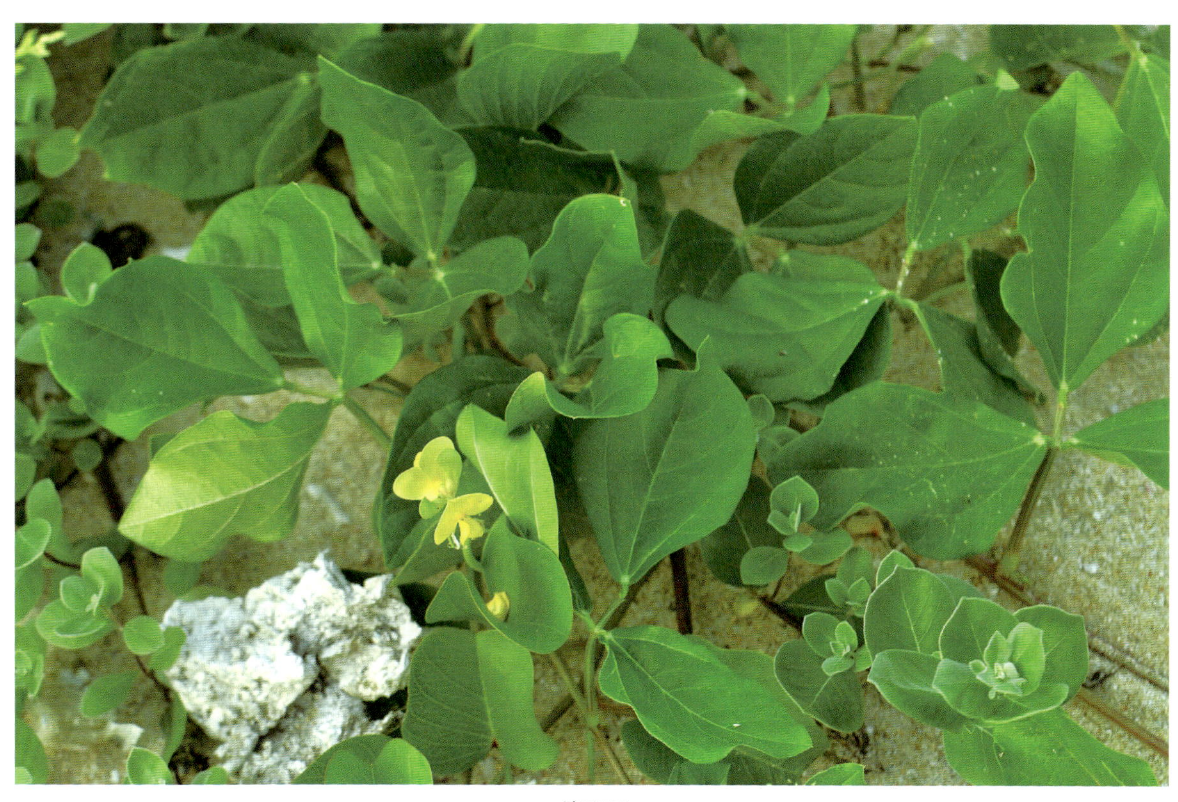

滨豇豆

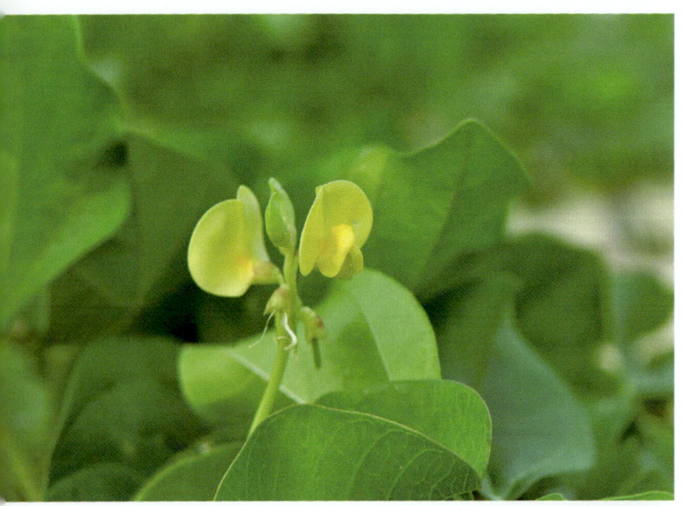

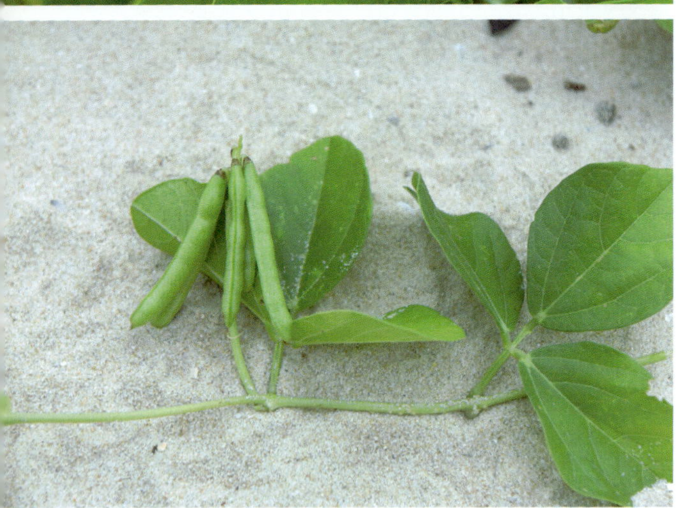

分布区域

产于海南文昌、万宁、南沙群岛，西沙群岛有分布记录。亦分布于中国台湾。世界热带地区广泛引种。

资　　源

生于海边沙地，少见。

采收加工

秋季果实成熟后采收，晒干，打下种子。

功能主治

同属植物豇豆具有健脾利湿、补肾涩精等作用。但本种的功能主治鲜有报道，有待进一步研究。

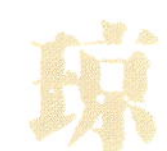

蝶形花科 Fabaceae 豇豆属 *Vigna*

贼小豆 *Vigna minima* (Roxb.) Ohwi et Ohashi

中药名 贼小豆（药用部位：种子）

植物形态 一年生缠绕草本。羽状复叶具3小叶；托叶披针形，长约4mm，盾状着生，被疏硬毛；小叶的形状和大小变化颇大，长2.5~7cm，宽0.8~3cm。总状花序柔弱；总花梗远长于叶柄，通常有花3~4；小苞片线形；花萼钟状，具不等大的5齿，裂齿被硬缘毛；花冠黄色，旗瓣极外弯，近圆形，长约1cm，宽约8mm；龙骨瓣具长而尖的耳。荚果圆柱形，长3.5~6.5cm，宽4mm，开裂后旋卷；种子4~8，长圆形，长约4mm，宽约2mm，深灰色，种脐线形，突起，长3mm。花果期8~10月。

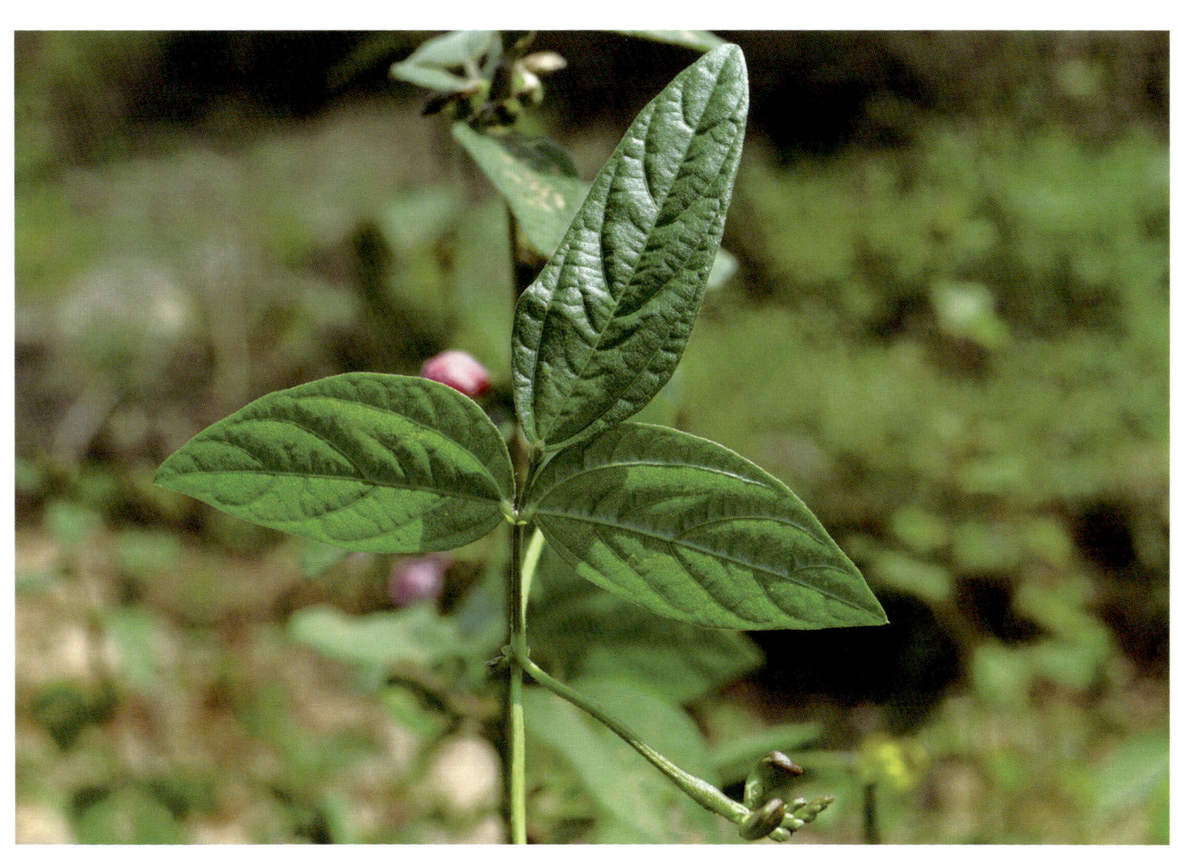

贼小豆

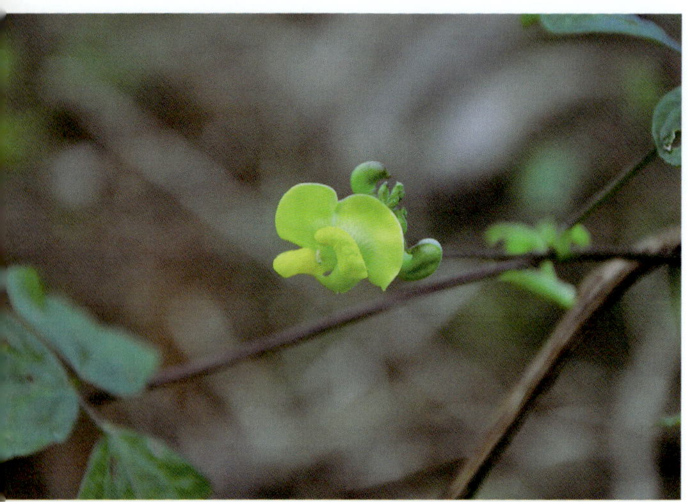

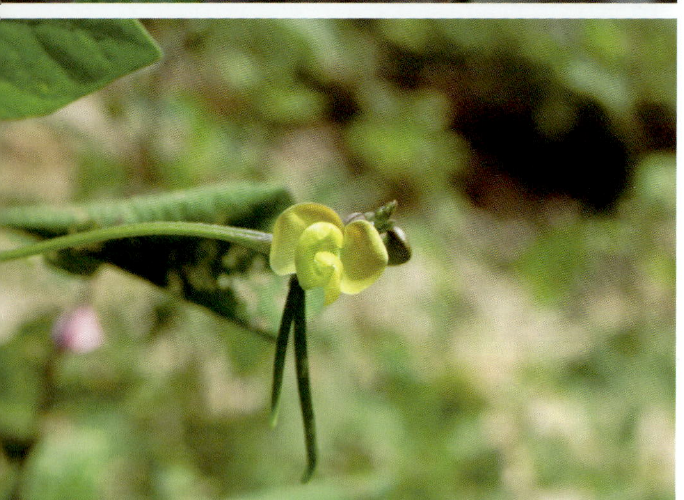

| 分布区域 |

产于海南乐东、白沙、五指山、万宁、琼中、陵水。亦分布于中国各地。菲律宾、日本、印度也有分布。

| 资　源 |

生于旷野、草丛或灌丛中，常见。

| 采收加工 |

果实成熟后采收种子。

| 功能主治 |

清热，利尿，消肿，行气，止痛。

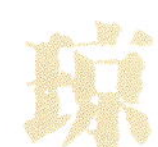

蝶形花科 Fabaceae 豇豆属 *Vigna*

绿　豆 *Vigna radiata* (L.) Wilczek

中药名

绿豆（药用部位：种子、种皮、叶、花）

植物形态

一年生直立草本，茎被褐色长硬毛。羽状复叶具 3 小叶；托叶盾状着生，卵形，具缘毛；小托叶显著，披针形；小叶卵形，两面多少被疏长毛，基部三脉明显。总状花序腋生，有花 4 至数朵，总花梗长 2.5~9.5cm；花梗长 2~3mm；小苞片线状披针形，长 4~7mm；萼管无毛，具缘毛，上方的一对合生成一先端 2 裂的裂片；旗瓣近方形，长 1.2cm，宽 1.6cm，外面黄绿色，里面有时粉红，先端微凹，内弯，无毛；翼瓣卵形，黄色；龙骨瓣镰刀状，绿色而染粉红，右侧有显著的囊。荚果线状圆柱形，平展，长 4~9cm，宽 5~6mm，被淡褐色、散生的长硬毛，种子间多少收缩；种子 8~14，淡绿色或黄褐色，短圆柱形，长 2.5~4mm，宽 2.5~3mm，种脐白色而不凹陷。花期初夏，果期 6~8 月。

分布区域

产于海南三亚、乐东、儋州。中国各地亦有栽培。世界热带、亚热带地区广泛栽培。

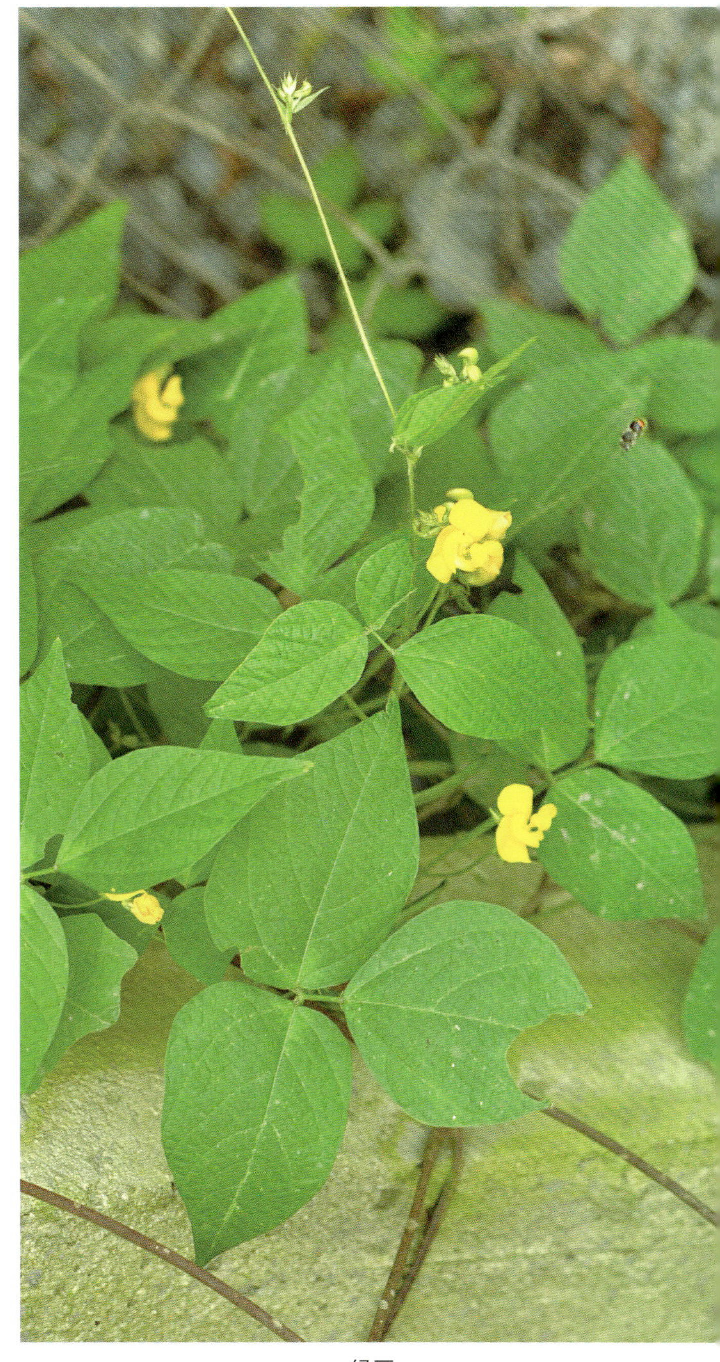

绿豆

资　　源　海南各地均有栽培，常见。

采收加工　种子：立秋后种子成熟时采收，拔取全株，晒干，打下种子，簸净杂质。种皮：将绿豆用水浸泡，揉搓取种皮，一般取绿豆发芽后残留的皮壳晒干而得。叶：夏、秋季采收叶，随采随用。花：6~7 月摘取花朵，晒干。

药材性状　种子：短矩圆形，长 2.5~4mm。表面绿黄色、暗绿色、绿棕色，光滑而有光泽。种脐位于种子的一侧，白色，条形，约为种子长的 1/2。种皮薄而坚韧，剥离后露出 2 淡黄绿色或黄白色、肥厚的子叶。气微，嚼之具豆腥气。种皮：本品多向内卷成梭形或不规则形，长 4~7mm，直径约 2mm。表面黄绿色至暗绿色，微有光泽；种脐呈槽状长圆形，其上常有残留的黄白色种柄；内表面色较淡。质较脆，易捻碎。气微，味淡。以身干、色绿、不变红、无霉者为佳。

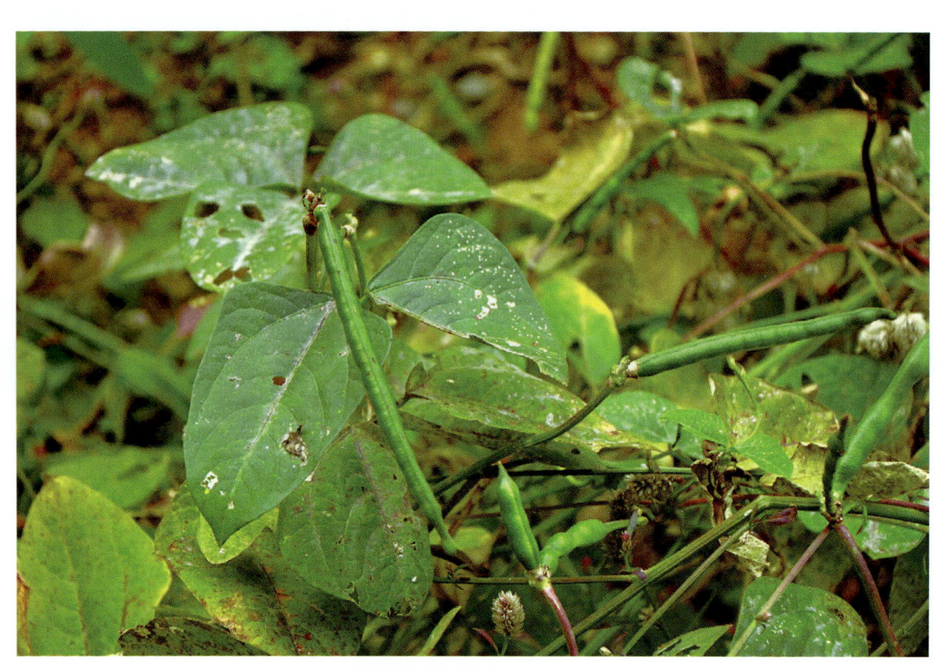

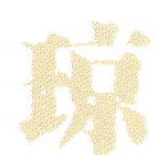

| 功能主治 |

种子：清热解毒，消暑利水，生津止渴。用于暑热烦渴、水肿、泄泻、痢疾、丹毒、药物或食物中毒。种皮：清热解毒，消暑止渴。用于暑热烦渴、肿胀、痈肿热毒、药物或食物中毒。叶：用于吐泻、斑疹、疔疮。发芽的种子：用于酒毒、热毒。花：解酒毒。

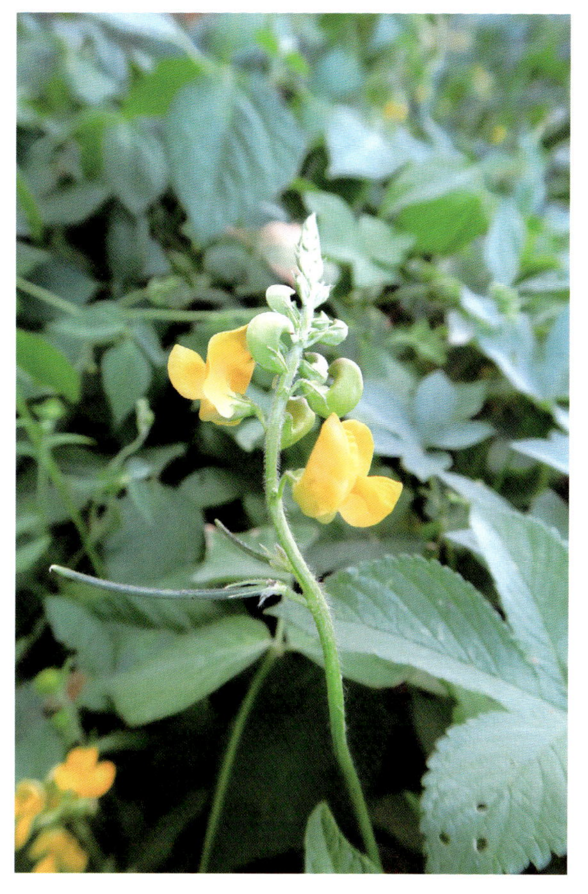

蝶形花科 Fabaceae 豇豆属 *Vigna*

赤小豆 *Vigna umbellata* (Thunb.) Ohwi & H. Ohashi

| 中 药 名 | 赤小豆（药用部位：种子、叶、花、豆芽）

| 植物形态 | 一年生草本，茎纤细，幼时被黄色长柔毛，老时无毛。羽状复叶具3小叶；托叶盾状着生，披针形，长10~15mm，两端渐尖；小托叶钻形，小叶纸质，全缘或微3裂，沿两面脉上薄被疏毛，基出脉3。总状花序腋生，有花2~3；苞片披针形；花梗短，着生处有腺体；花黄色，长约1.8cm，宽约1.2cm；龙骨瓣右侧具长角状附属体。荚果线状圆柱形，下垂，长6~10cm，宽约5mm，种子6~10，长椭圆形，通常暗红色，直径3~3.5mm，种脐凹陷。花期5~8月。

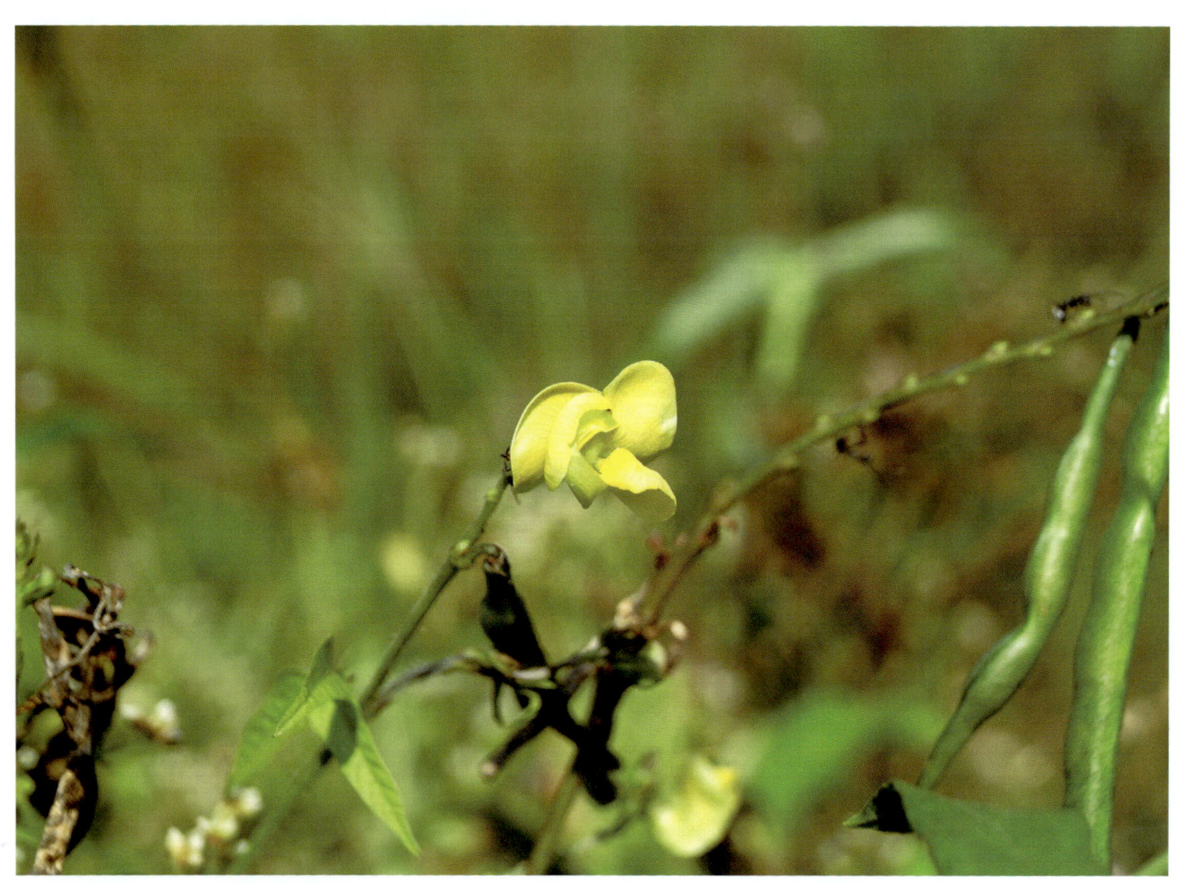

赤小豆

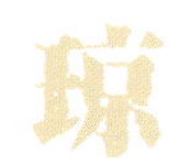

分布区域 产于海南乐东、五指山、保亭、万宁、琼中、琼海。亦分布于中国华南其他区域，以及台湾、云南。原产于东南亚、菲律宾、日本、朝鲜，世界热带地区广泛栽培。

资　　源 海南各地均有栽培，常见。

采收加工 种子：秋季荚果成熟而未开裂时拔取全株，晒干并打下种子，去杂质，晒干。叶：夏季采收叶，鲜用或晒干。花：夏季采收花，阴干或鲜用。豆芽：将成熟的种子发芽后，晒干备用。

药材性状 种子圆柱形而略扁，两端稍平截或圆钝，长 5~7mm，直径 3~3.5mm。表面紫红色或暗红棕色。平滑，稍具光泽或无光泽；一侧有线形突起的种脐，偏向一端，白色；另一侧有一条不明显的种脊。质坚硬，不易破碎；剖开后种皮薄而脆，子叶 2，乳白色，肥厚，胚根细长，弯向一端。气微，味微甘，嚼之有豆腥气。

功能主治 种子：利水除湿，消肿解毒，和血排脓。用于肾炎、水肿胀满、脚气浮肿、黄疸尿赤、风湿热痹、泻痢便血、痈肿疮毒、肠痈腹痛。叶：用于小便频数、遗尿。花：清热解毒，醒酒止渴。用于疟疾、痢疾、消渴、伤酒头痛、痔瘘下血、丹毒、疔疮。 豆芽：用于便血、妊娠胎漏。

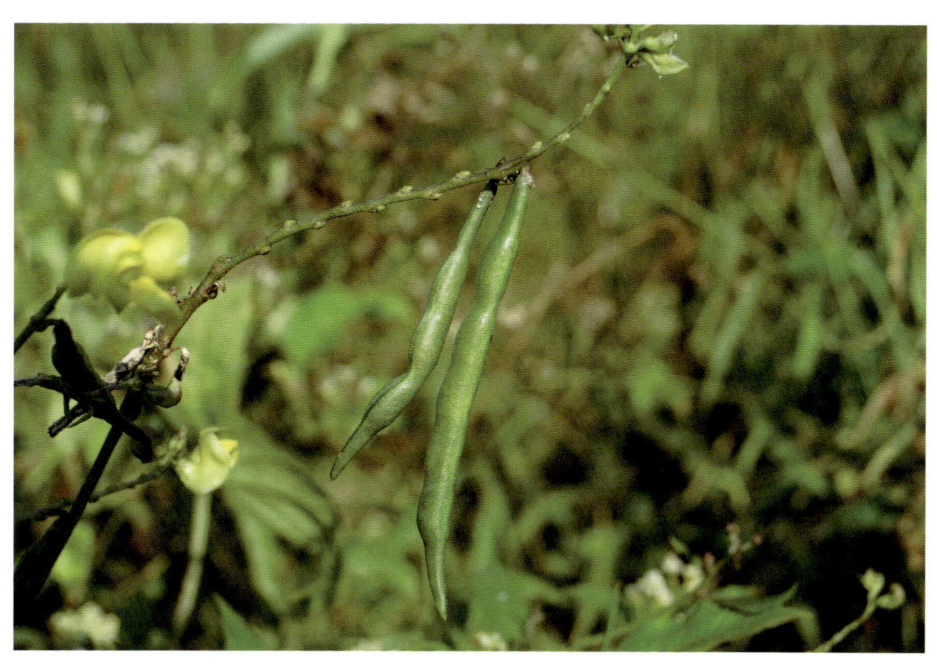

蝶形花科 Fabaceae 丁癸草属 *Zornia*

丁癸草 *Zornia gibbosa* Spanog.

| 中 药 名 | 丁癸草（药用部位：全草或根）

| 植物形态 | 多年生小草本，茎披散或直立，无毛。小叶2，生于叶轴先端，叶片披针形，长2~3.5cm，宽0.5~1cm，厚纸质，两边无毛；托叶狭披针形，基部有长约3mm的距。总状花序腋生，长2~6cm；花无梗；苞片2，盾状着生，革质，卵形，基部延伸成距，有明显脉纹，边缘有白色缘毛；花萼钟状，二唇形，有短柔毛；花冠黄色，极突出，旗瓣圆形，翼瓣倒卵形或长圆形，龙骨瓣内弯，短尖；雄蕊10，一体，花药二型；子房上位，无柄，花柱线形。荚果通常长于苞片，不开裂，有荚节2~6，荚节近圆形，表面具明显网脉及针刺。花期4~7月，果期7~9月。

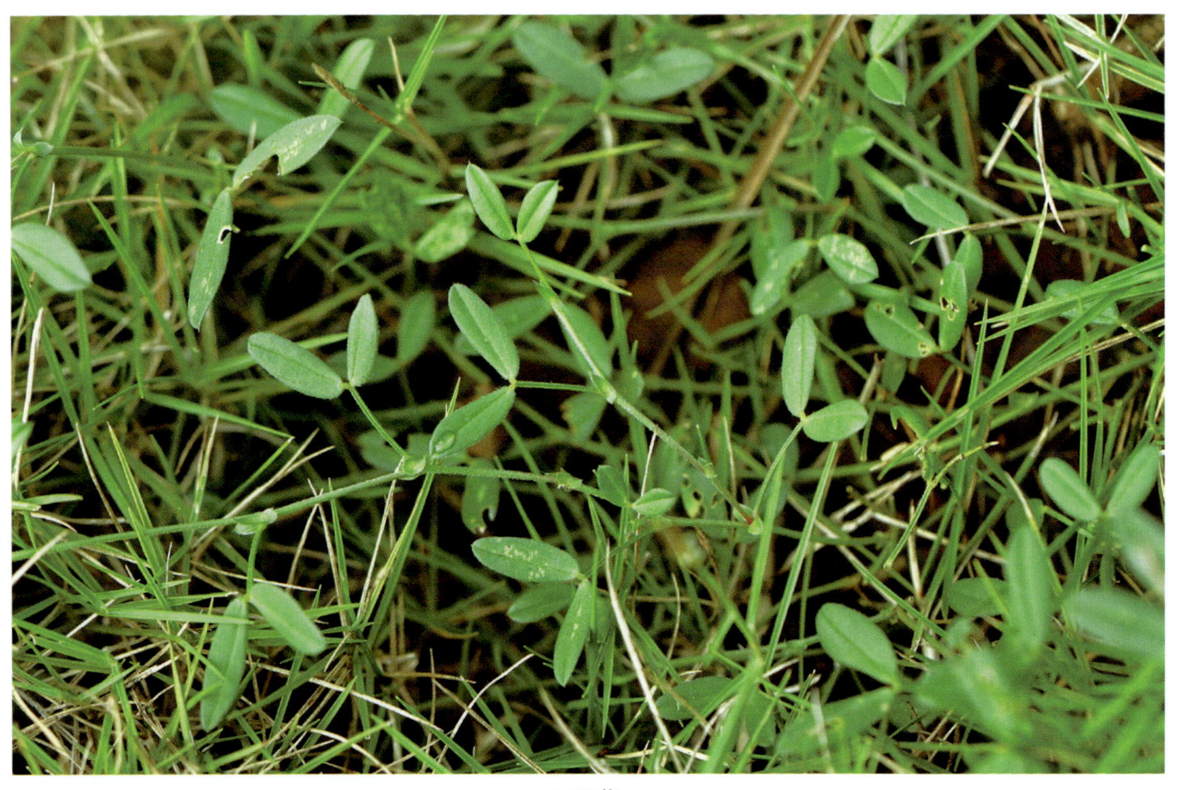

丁癸草

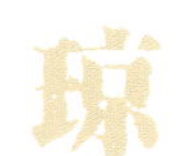

分布区域 产于海南三亚、乐东、昌江、陵水、万宁、海口。亦分布于中国浙江、江西、福建、台湾、广东、广西、四川、云南。

资　　源 生于干旱的山野地上，常见。

采收加工 全草：夏季采收，鲜用或晒干。根：在夏、秋季采挖，除去茎叶、泥土，洗净，鲜用或晒干。

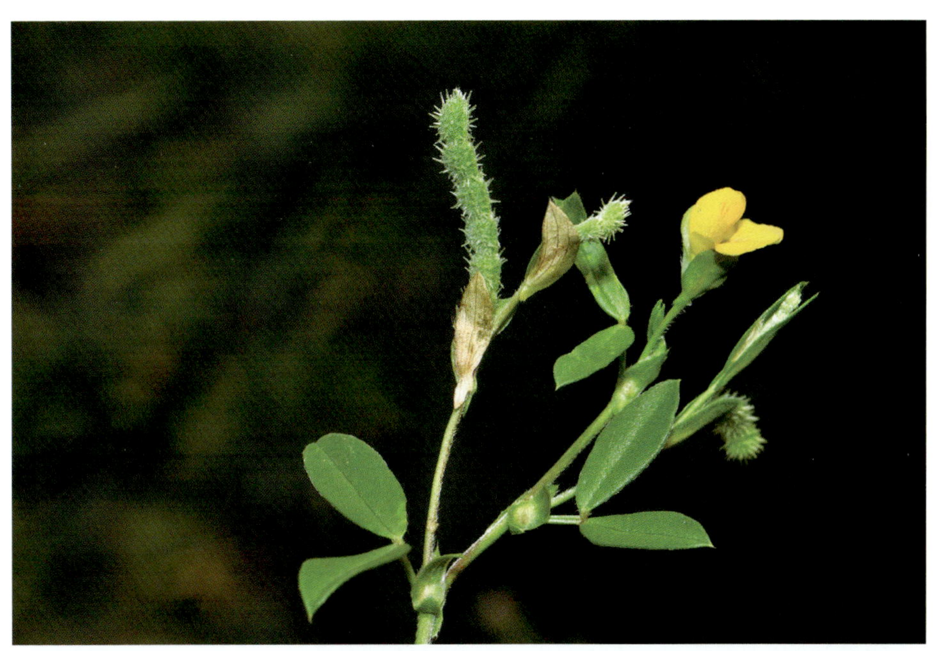

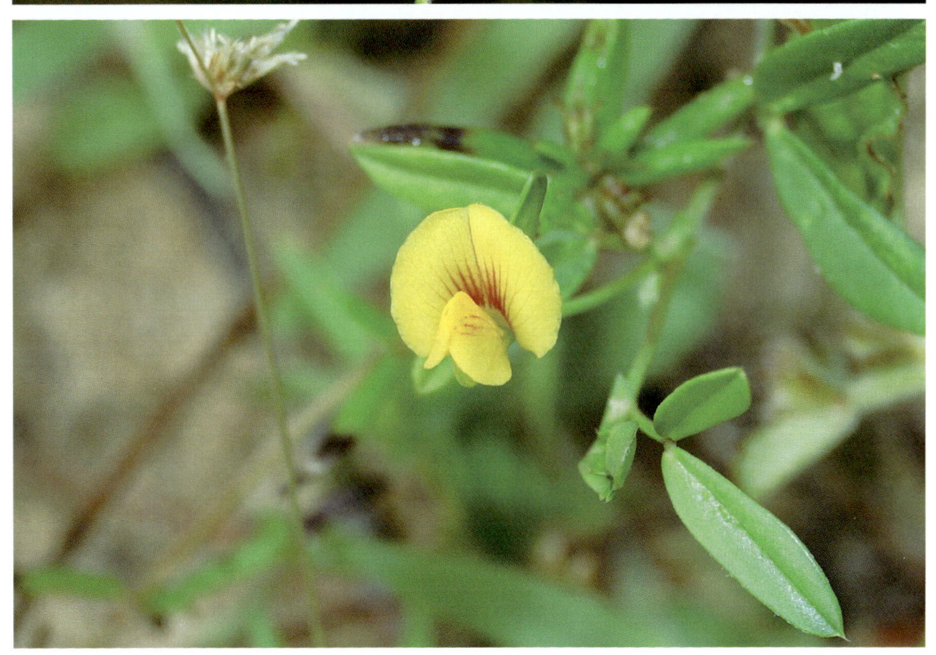

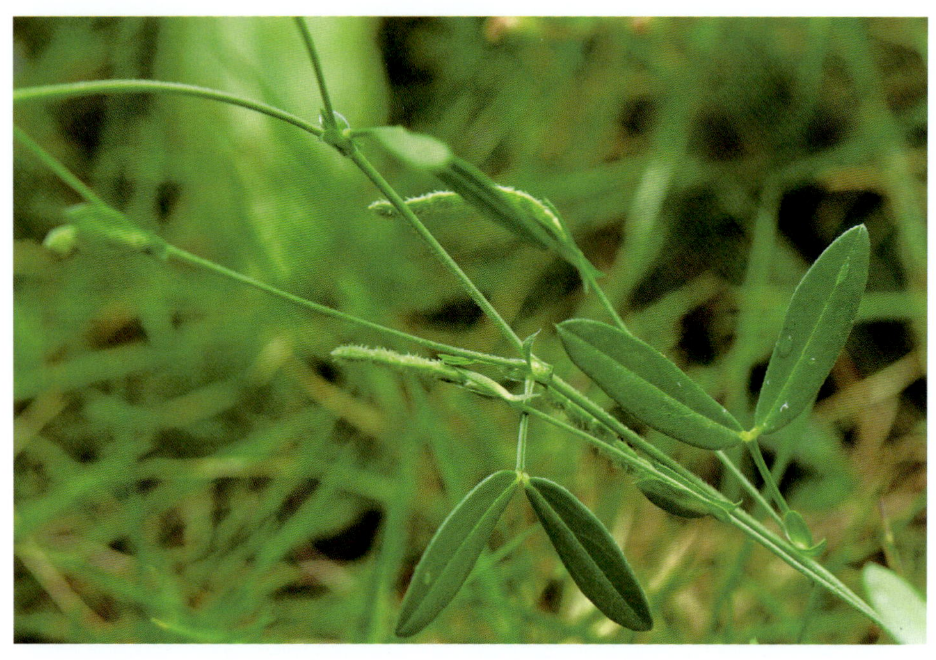

| 药材性状 | 全草长20~40cm。根及根茎长圆锥形，黄色或灰黄色，直径约2mm。茎纤细，丛生，黄绿色或灰绿色，直径约1mm，无毛。小叶2，生于叶柄先端，呈“人”字形；托叶细，卵状披针形。小叶多皱缩卷曲，完整者展平后呈长椭圆形或披针形，灰绿色或灰白色，长20~35mm，宽5~10mm，先端处具一细尖刺，全缘，下面疏被茸毛或无毛，在放大镜下可见黑色腺点。气微，味淡。以叶多、灰绿者为佳。

| 功能主治 | 全草：清热解表，凉血解毒，除湿利尿。用于风热感冒、咽痛、目赤、乳痈、疮疡肿毒、毒蛇咬伤、黄疸、泄泻、痢疾、小儿疳积。根：清热解毒。用于痈疽、疔疮、脚气浮肿、瘰疬、蛇伤。

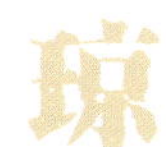

金缕梅科 Hamamelidaceae 蕈树属 *Altingia*

蕈　树 *Altingia chinensis* (Champ.) Oliv. et Hance

中药名

半边风（药用部位：根、木材中所提取的蕈树香油）

植物形态

常绿乔木，芽体卵形，有短柔毛，有多数鳞状苞片。叶革质，二年生，倒卵状矩圆形，长 7~13cm，宽 3~4.5cm，边缘有钝锯齿，叶柄长约 1cm，托叶早落。雄花常由多个短穗状花序排成圆锥花序，花序柄有短柔毛；雄蕊多数。雌花头状花序单生，有花 15~26，苞片 4~5，长 1~1.5cm；萼筒与子房连合，萼齿乳突状；子房藏在花序轴内，花柱有柔毛，先端向外弯曲。头状果序近于球形，基底平截，宽 1.7~2.8cm，种子多数，褐色，有光泽。

分布区域

产于海南乐东、琼中。亦分布于中国华南其他区域，以及湖南、江西、福建、浙江、贵州、云南。越南也有分布。

资　源

生于山地林中，常见。

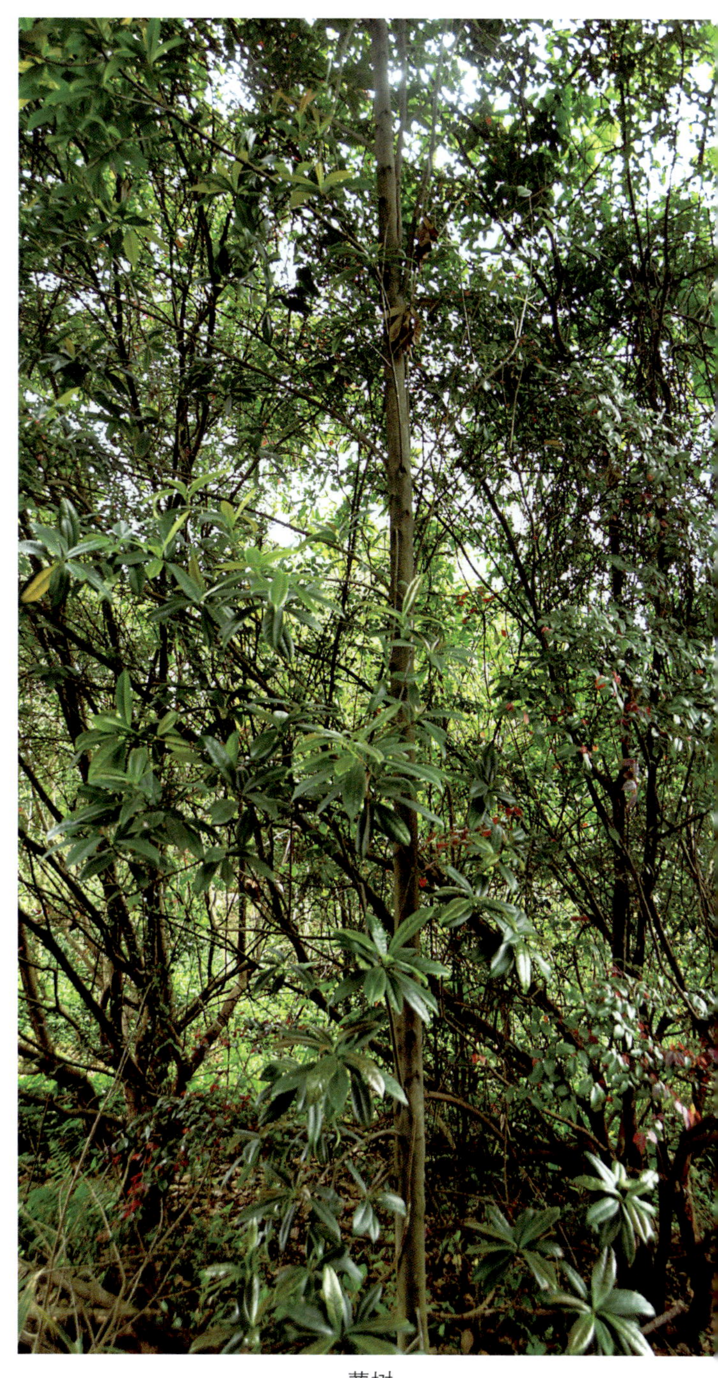

蕈树

| 采收加工 | 夏、秋季采挖根，除去须根，洗净，切段，晒干。

| 药材性状 | 根圆柱形，大小长短不一。表面灰白色，光滑。质坚硬，断面具纤维性。气微，味淡。

| 功能主治 | 根：味辛，性温；归肝经。用于风湿、跌打损伤、瘫痪。木材中所提取的蕈树香油：供药用及香料用。

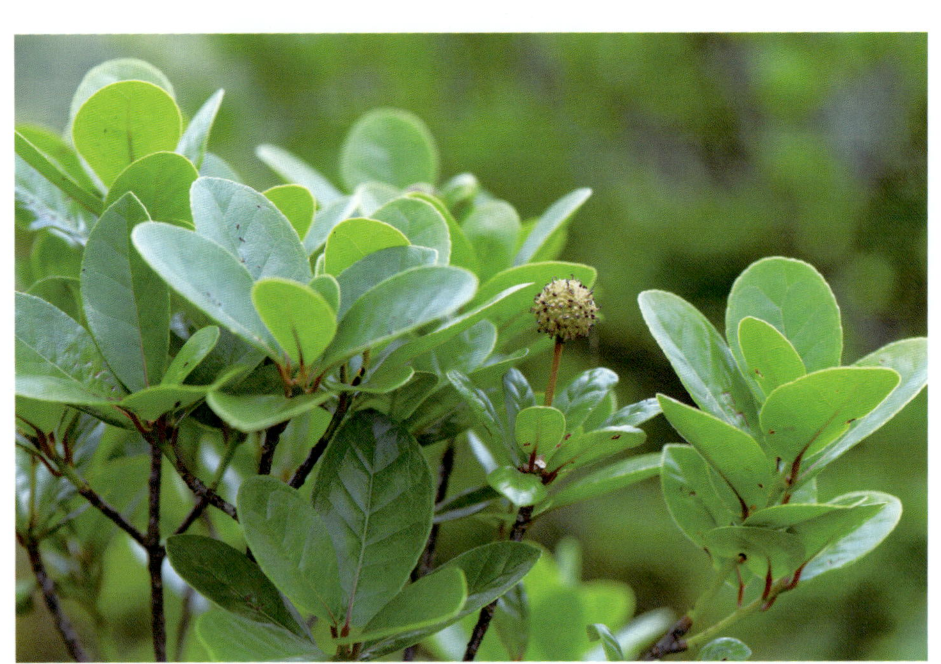

金缕梅科 Hamamelidaceae 山铜材属 *Chunia*

山铜材 *Chunia bucklandioides* H. T. Chang

中药名 山铜材（药用部位：全株）

植物形态 常绿乔木，树皮黑褐色，小枝有皮孔。叶厚革质，阔卵圆形，长10~15cm，宽8~14cm，先端掌状3浅裂，托叶厚革质。肉穗花序生于侧面，比新叶先开放，纺锤形，长1.5cm，被星毛，花序柄长3~6cm。花螺旋状紧密排列在肉穗花序上，萼筒与子房合生，藏在肉穗花序轴中，萼齿不明显；花瓣不存在；雄蕊8，着生在子房外围的垫状环上，花药红色。果序长3~4cm，蒴果卵圆形，木质，长约1.5cm，宽1.3cm，室间裂开为2片，每片2浅裂，果皮厚约2mm；种子每室4~6，椭圆形，长4~6mm，黑褐色，有光泽。

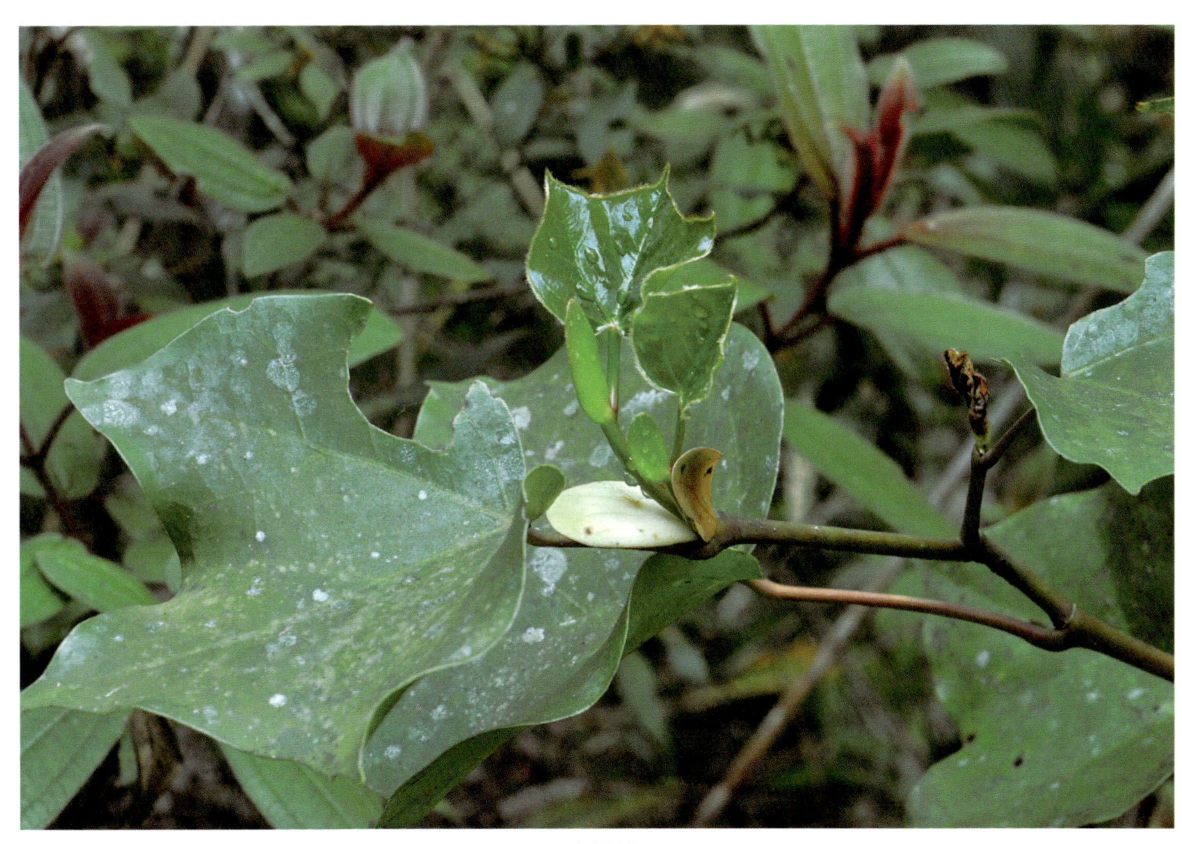

山铜材

| **分布区域** | 产于海南三亚、乐东、陵水、保亭。海南特有种。

| **资　　源** | 生于低海拔林中，少见。

| **采收加工** | 全年皆可采收，洗净，晒干或鲜用。

| **功能主治** | 本种为《南药园植物名录》所收载，具体药用功能并未说明，有待进一步研究。

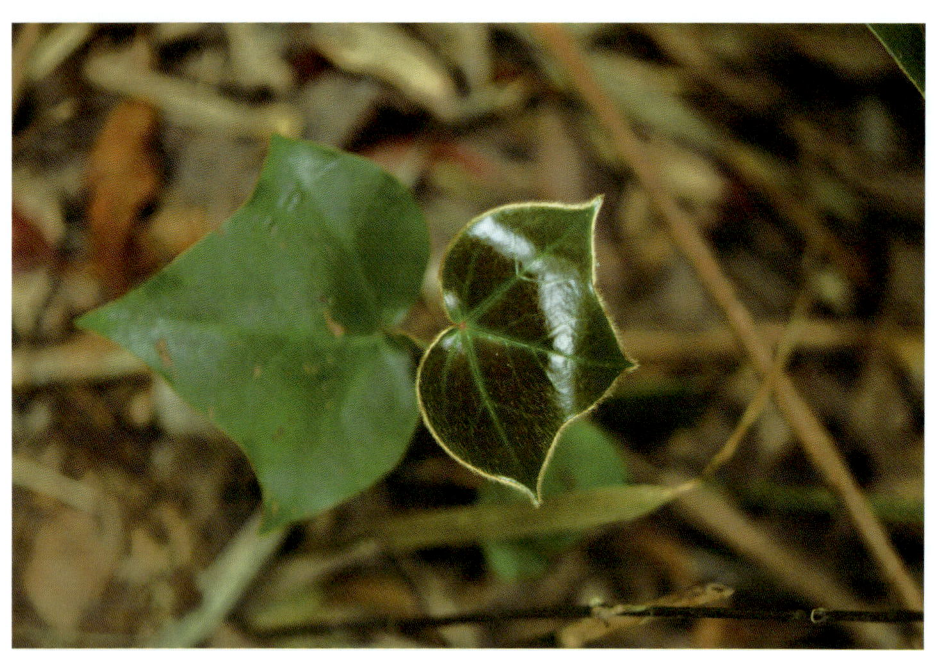

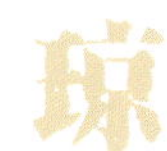

金缕梅科 Hamamelidaceae 檵木属 *Loropetalum*

檵木 *Loropetalum chinense* (R. Br.) Oliv.

中药名 檵木（药用部位：叶、根）

植物形态 灌木，小枝有星毛。叶革质，卵形，长 2~5cm，宽 1.5~2.5cm，下面被星毛，稍带灰白色，叶柄长 2~5mm，有星毛；托叶膜质，三角状披针形，早落。花 3~8 簇生，有短花梗，白色，比新叶先开放，苞片线形，长 3mm；萼筒杯状，被星毛，萼齿卵形，长约 2mm，花后脱落；花瓣 4，带状，长 1~2cm，先端圆或钝；雄蕊 4，花丝极短，药隔突出呈角状；退化雄蕊 4，鳞片状，与雄蕊互生；子房完全下位，被星毛；花柱极短，长约 1mm；胚珠 1，垂生于心皮内上角。蒴果卵圆形，长 7~8mm，宽 6~7mm，先端圆，被褐色星状绒毛，萼筒长为蒴果的 2/3。种子圆卵形，长 4~5mm，黑色，发亮。花期 3~4 月。

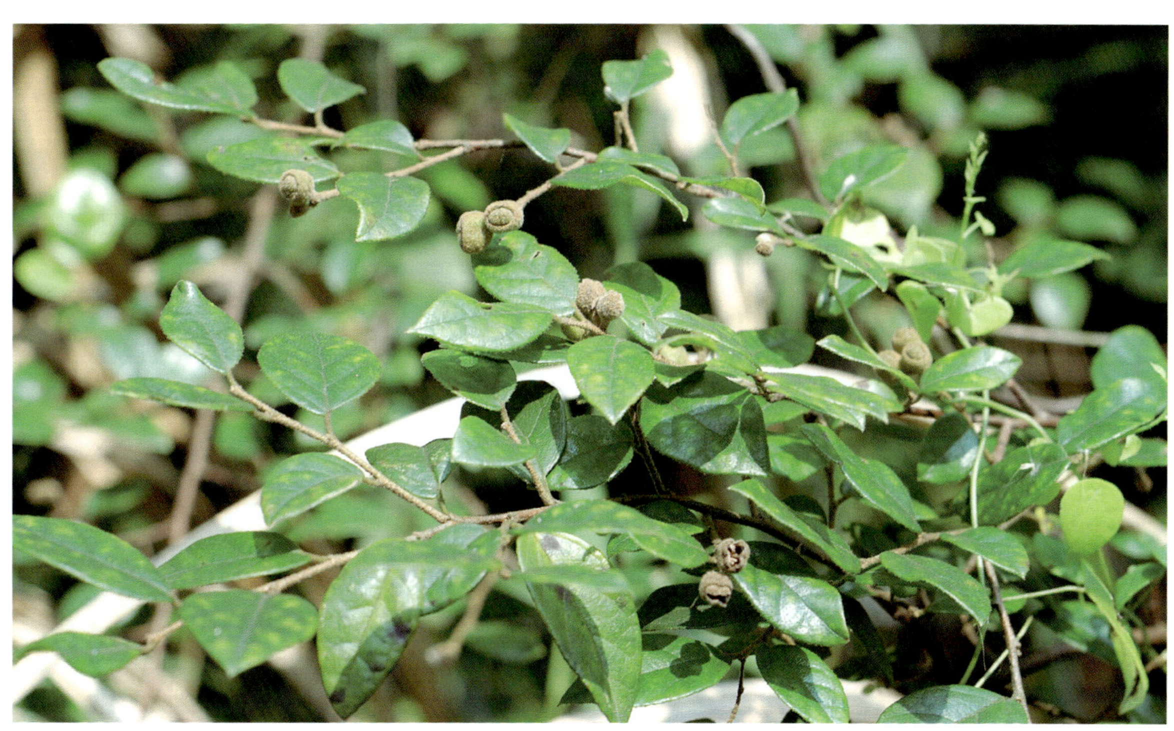

檵木

| 分布区域 | 海南海口、万宁、三亚等地有栽培。亦分布于中国长江以南各地。印度、日本也有分布。

| 资　　源 | 栽培，常见。

| 采收加工 | 花：清明前后采收花，阴干，贮于干燥处。根、叶：全年均可采，洗净，晒干或鲜用。

| 药材性状 | 根：根圆柱形、拐状不规则弯曲或不规则分枝状，长短粗细不一。一般切成块状，表面灰褐色或黑褐色，具浅纵纹，有圆形的茎痕及支根痕；栓皮易呈片状剥落而露出棕红色的皮部。体重，质坚硬，不易折断，断面灰黄色或棕红色，纤维性。气微，味淡、微苦涩。叶：叶多皱缩卷曲，完整叶片展平后椭圆形或卵形，长2~5cm，宽1.5~2.5cm。气微，味涩、微苦。

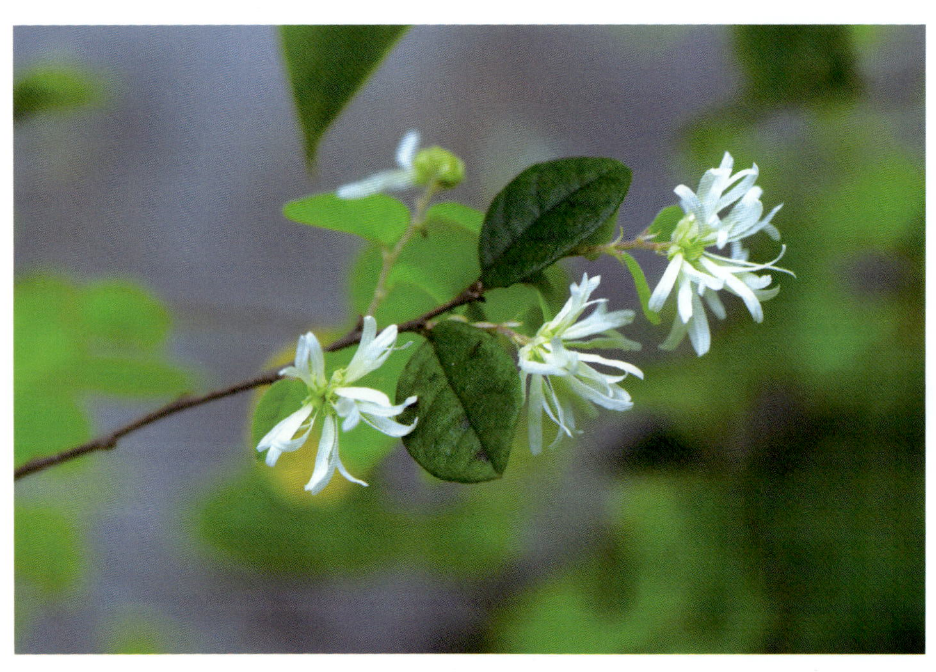

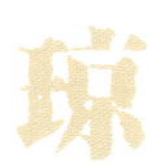

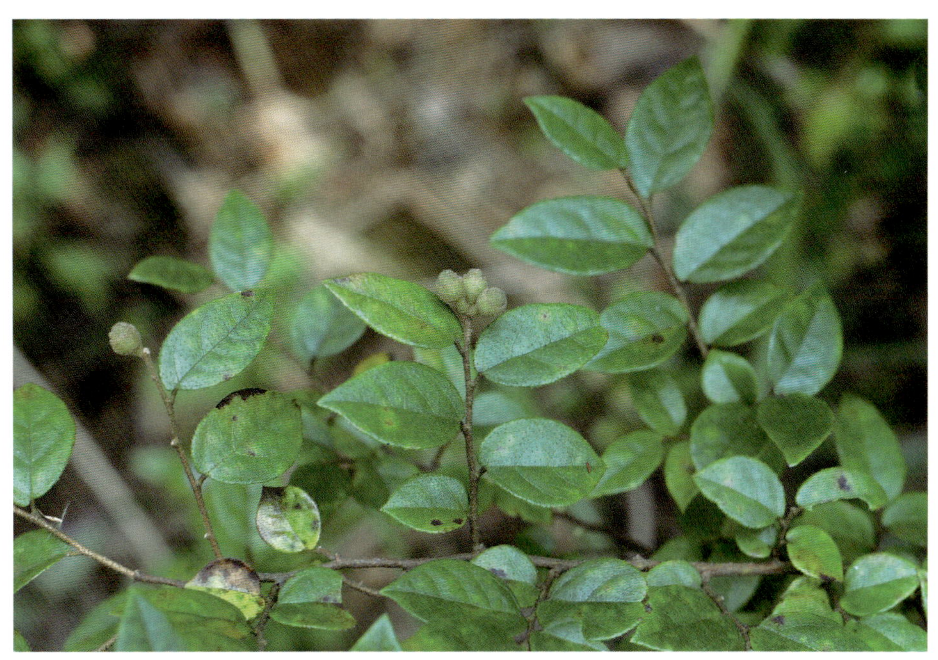

|功能主治| 根：味苦、涩，性微温；归肝、脾、大肠经。止血活血，收敛固涩。用于咯血、吐血、便血、外伤出血、崩漏、产后恶露不尽、风湿关节疼痛、跌打损伤、泄泻、痢疾、白带、肛脱。叶：味苦、涩，性凉；归肝、胃、大肠经。收敛止血，清热解毒。用于咯血、吐血、便血、崩漏、产后恶露不净、紫癜、暑热泻痢、跌打损伤、肝热目赤、喉痛。

金缕梅科 Hamamelidaceae 半枫荷属 *Loropetalum*

半枫荷 *Semiliquidambar cathayensis* H. T. Chang

中药名 金缕半枫荷（药用部位：根、叶）

植物形态 常绿乔木，芽体长卵形，略有短柔毛；老枝灰色，有皮孔。叶簇生于枝顶，革质，异型，长 8~13cm，宽 3.5~6cm，边缘有具腺锯齿，掌状脉 3。雄花的短穗状花序常数个排成总状，长 6cm，花被全缺，雄蕊多数，花丝极短，花药先端凹入，长 1.2mm。雌花的头状花序单生，萼齿针形，长 2~5mm，有短柔毛，花柱长 6~8mm，先端卷曲，有柔毛，花序柄长 4.5cm，无毛。头状果序直径 2.5cm，有蒴果 22~28，宿存萼齿比花柱短。

分布区域 产于海南乐东、陵水、保亭。亦分布于中国华南其他区域，以及江西、福建、贵州。

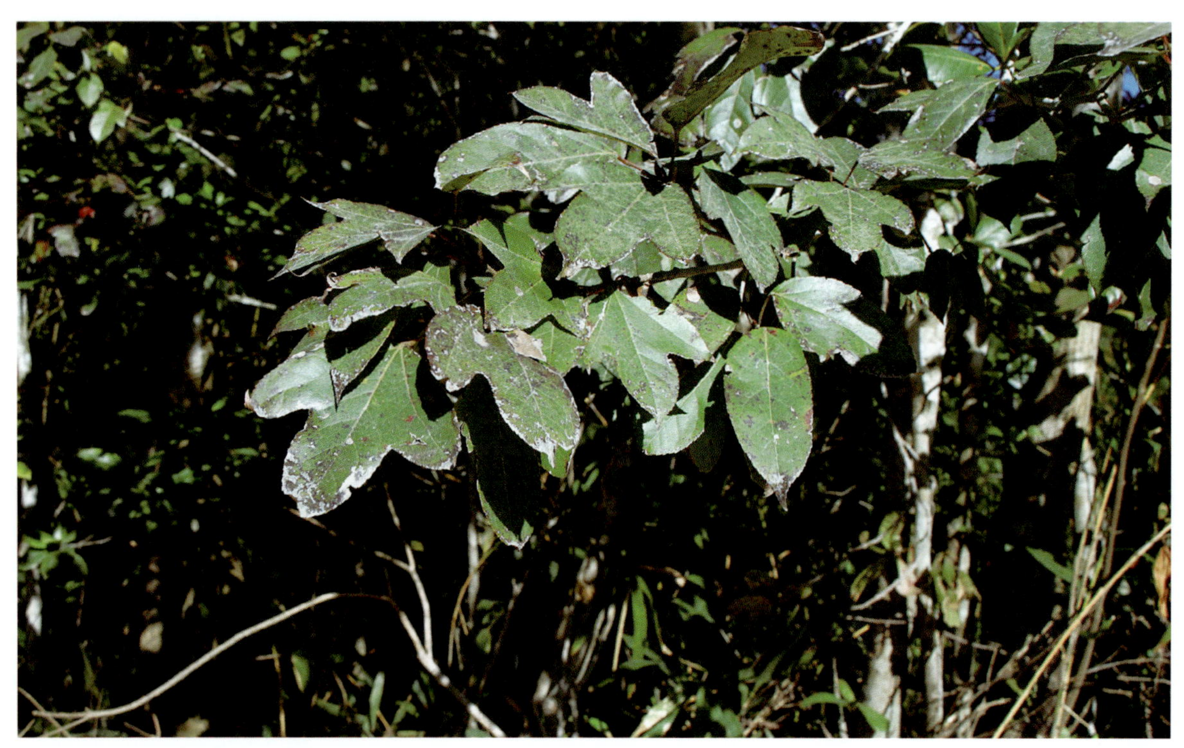

半枫荷

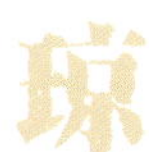

资　源

生于低海拔林中，少见。

采收加工

根：全年均可采挖。叶：春、夏、秋季叶生长茂盛时采收叶片，洗净，晒干或鲜用。

药材性状

根：根圆柱形或不规则分枝状，长短粗细不一。表面棕褐色，较粗糙，有纵皱纹及横向突起的皮孔，长 2~5mm。质坚实，不易折断，切断面皮部薄，易剥离，木质部淡黄色至棕红色，较粗的根可见明显的多轮同心性圆环。气微香，味涩、微苦。叶：叶片多卷折，叶有二型；一种卵状长圆形，不分裂；一种单侧叉状分裂或掌状 3 裂，叶缘有具腺锯齿。革质而脆，易折断。揉之有香气，味淡。

功能主治

根：味涩、微苦，性温；归肝经。祛风除湿，活血消肿。用于风湿痹痛、腰肌劳损、手足酸麻无力、跌打损伤。叶：用于外伤出血。

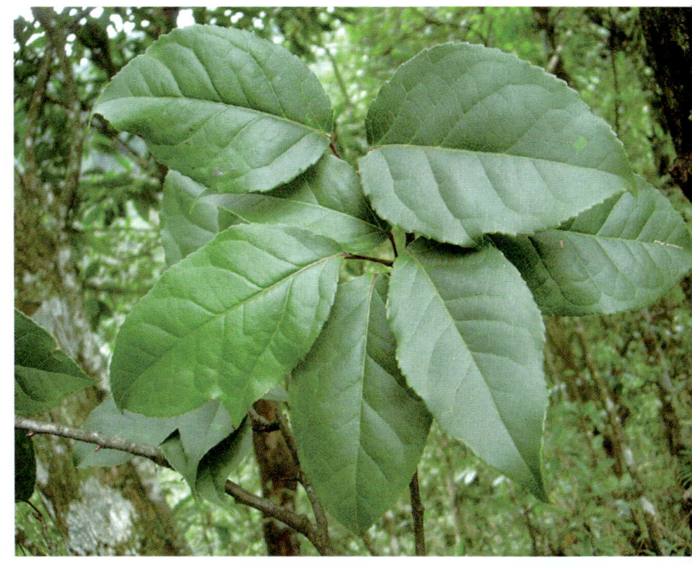

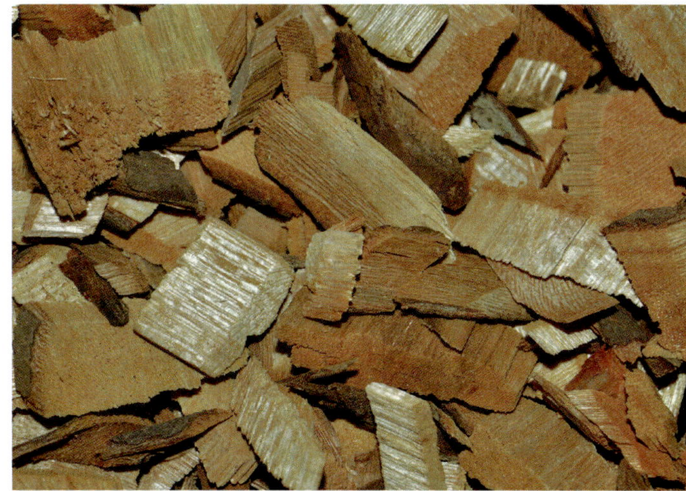

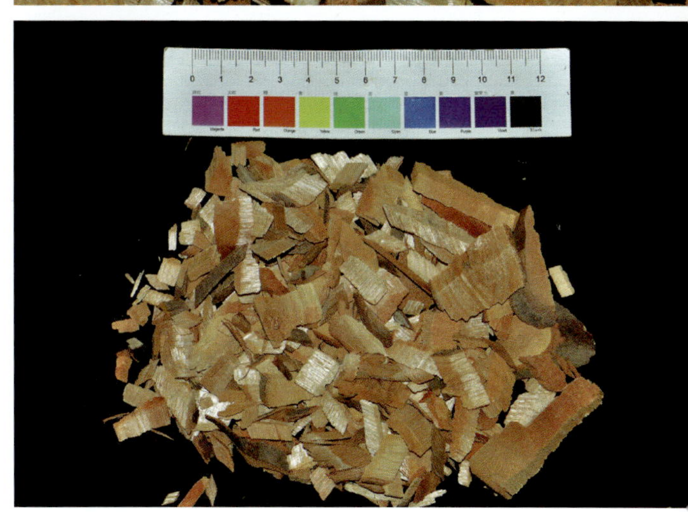

黄杨科 Buxaceae 黄杨属 *Buxus*

海南黄杨 *Buxus hainanensis* Merr.

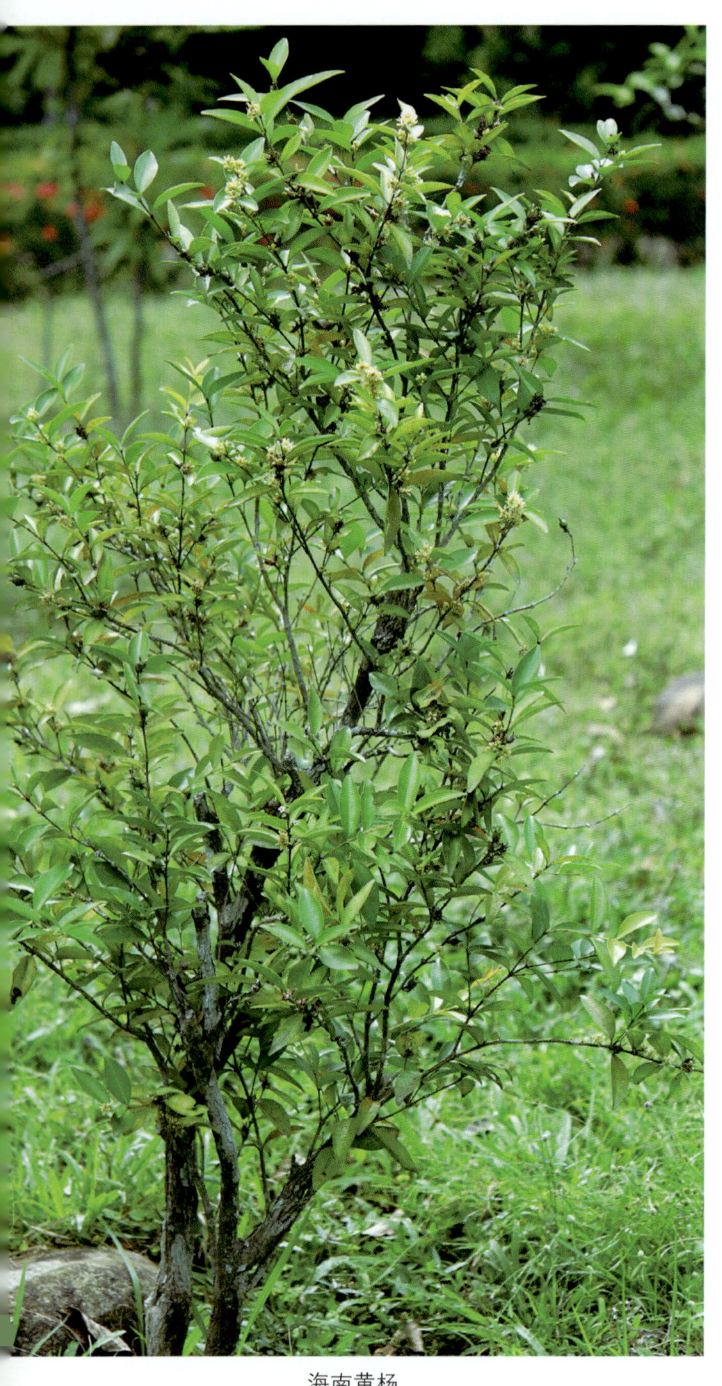
海南黄杨

中药名

海南黄杨（药用部位：根）

植物形态

灌木，小枝两侧各有一纵沟直径约1mm，节间长2~6cm。叶薄革质，椭圆状长圆形，长5.5~7cm，宽1.8~2.3cm，边缘下曲，叶柄长约1mm。花未见。蒴果生于叶腋及枝顶，球形，未成熟果和宿存花柱各长5mm，花柱斜出，柱头狭倒心形，下延达花柱的1/4~1/2处，果基部宿存萼片三角状卵形，长2~2.5mm，无毛，果柄长约4mm，上有披针形、尖锐、几无毛的苞片多片。果期9~12月。

分布区域

产于海南万宁、三亚。海南特有种。

资源

生于溪边或湿润处，少见。

采收加工

全年均可采收，洗净，切段，晒干。

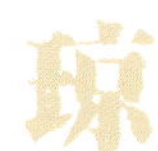

功能主治

同属植物黄杨的根有祛风除湿、行气活血之功能，本种或有类似功能，其作用有待进一步研究。

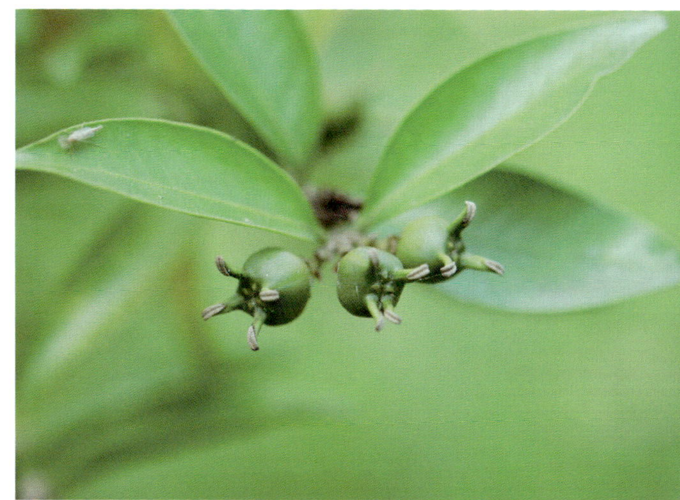

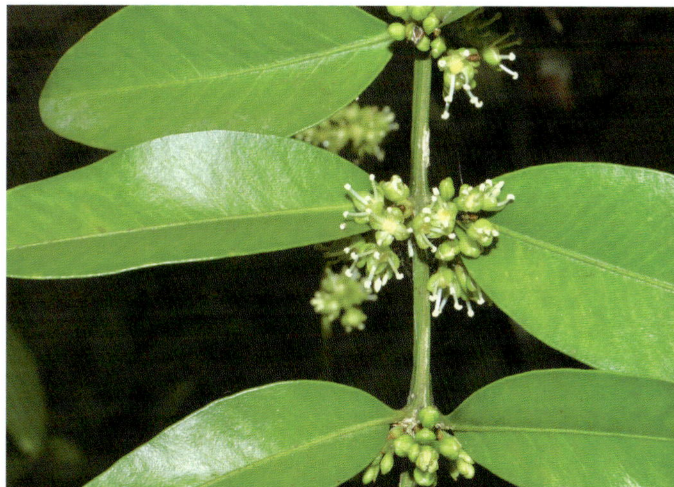

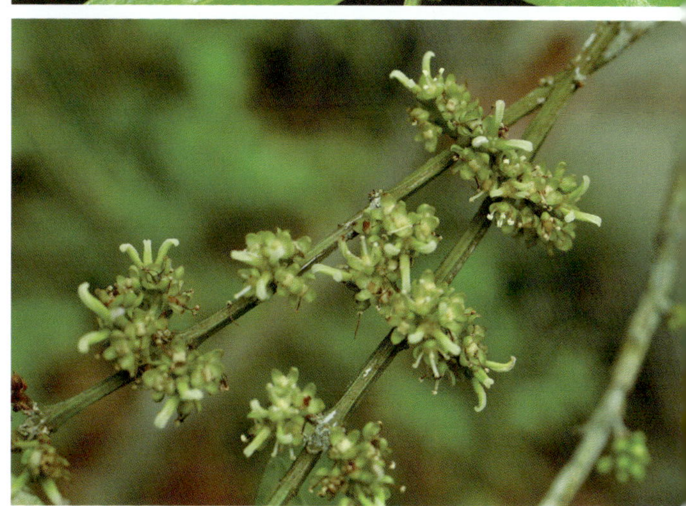

黄杨科 Buxaceae 黄杨属 *Buxus*

匙叶黄杨 *Buxus harlandii* Hance

| 中 药 名 | 匙叶黄杨（药用部位：根、叶或花）

| 植物形态 | 小灌木，小枝近四棱形，被轻微的短柔毛，节间长1~2cm。叶薄革质，匙形，长2~3.5cm，宽5~8mm，侧脉与中脉成30°~35°角，叶面中脉下半段常被微细毛。花序头状，花密集，花序轴长3~4mm，苞片卵形；雄花8~10，萼片阔卵形，长约2mm，雄蕊连花药长4mm，不育雌蕊具极短柄，末端甚膨大，为萼片长度的1/2；雌花萼片阔卵形，长约2mm，边缘干膜质，花柱下部扁阔，柱头倒心形，下延达花柱的1/4处。蒴果近球形，长7mm，花柱宿存。花期5月，果期10月。

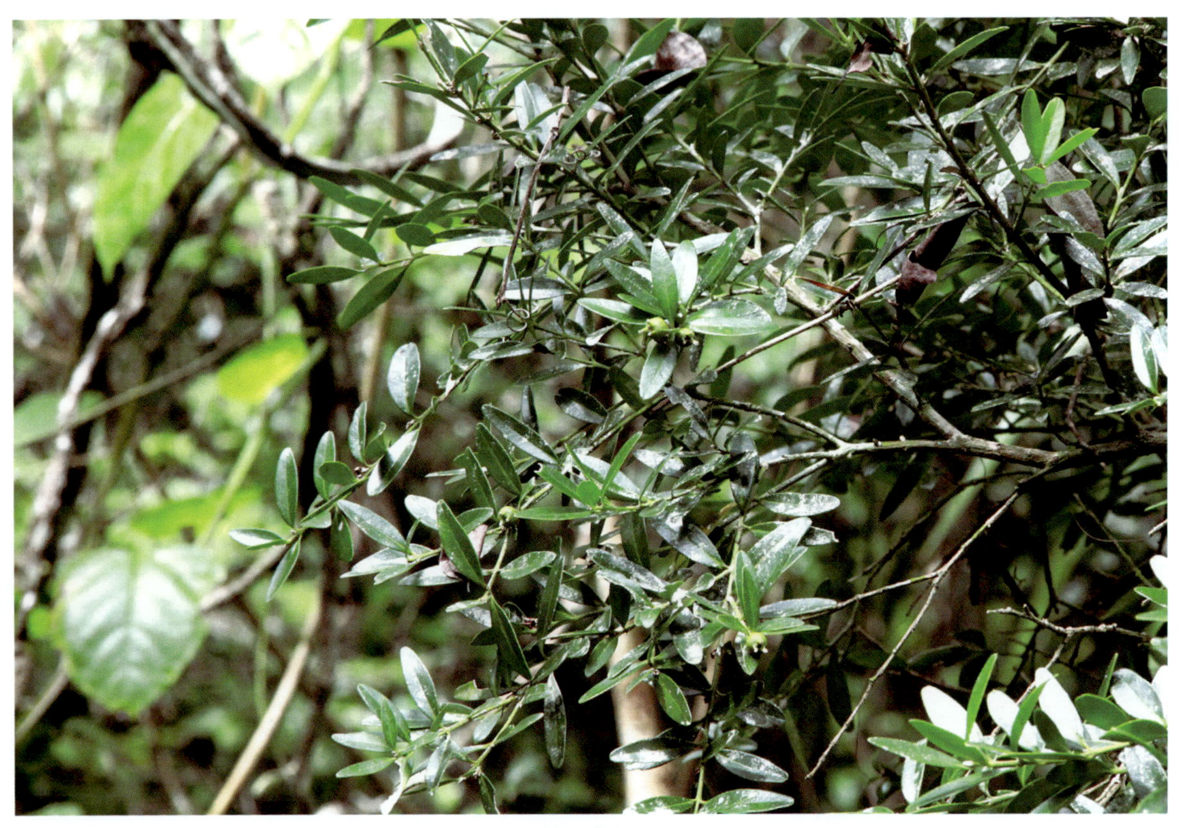

匙叶黄杨

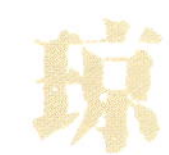

| 分布区域 | 产于海南东方、陵水、万宁、琼中、保亭。亦分布于中国广东。

| 资　　源 | 生于林中溪边，少见。

| 采收加工 | 根：全年可挖。叶：全年均可采。花：春季采收，洗净，鲜用或晒干。

| 药材性状 | 本品叶多皱缩，薄革质。完整叶通常匙形，亦有狭卵形或倒卵形，大多数中部以上最宽，长 2~3.5cm，宽 5~8mm。叶背苍灰色，叶面中脉下半段大多数被微细毛，叶柄长 1~2mm。质脆，气微，味苦。

| 功能主治 | 味苦、甘，性凉。止咳，止血，清热解毒。用于咳嗽、咯血、疮疡肿毒。

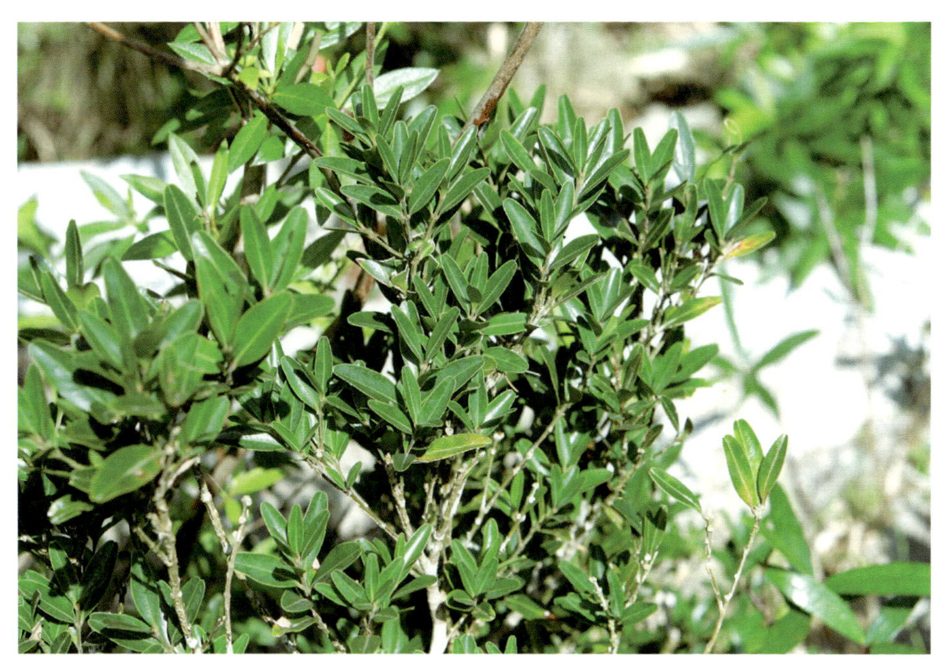

黄杨科 Buxaceae 黄杨属 *Buxus*

黄 杨 *Buxus sinica* (Rehd. et Wils.) Cheng

| 中 药 名 | 黄杨（药用部位：根、茎、叶、果实）

| 植物形态 | 灌木或小乔木，枝圆柱形，有纵棱，灰白色；小枝四棱形，节间长0.5~2cm。叶革质，阔椭圆形，大多数长1.5~3.5cm，宽0.8~2cm。花序腋生，头状，花密集，花序轴长3~4mm，被毛，苞片阔卵形。长2~2.5mm，背部多少有毛；雄花约10，无花梗，外萼片卵状椭圆形，内萼片近圆形，长2.5~3mm，无毛，雄蕊连花药长4mm，不育雌蕊有棒状柄，末端膨大；雌花萼片长3mm，花柱粗扁，柱头倒心形，下延达花柱中部。蒴果近球形，长6~8mm，宿存花柱长2~3mm。花期3月，果期5~6月。

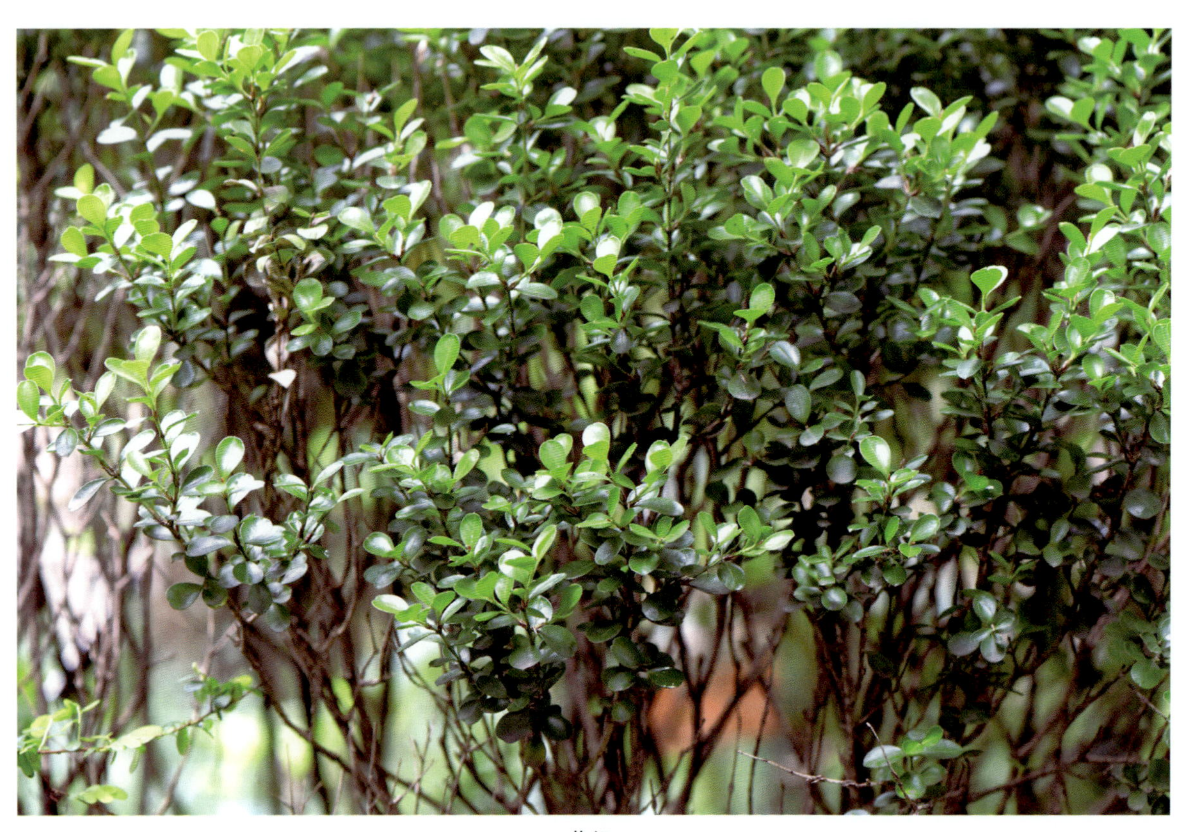

黄杨

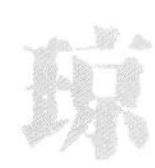

| 分布区域 | 产于海南东方、陵水。亦分布于中国长江以南各地。

| 资　　源 | 生于密林中，少见。

| 采收加工 | 茎枝：全年均可采。果实：5~7 月成熟时采收。根：全年可采挖，洗净，鲜用或晒干。

| 药材性状 | 茎圆柱形，有纵棱，小棱四棱形，全面被短柔毛或外方相对两侧面无毛，叶片长 1.5~3.5cm，宽椭圆形，叶面光亮，中脉上常密被短线状钟乳体，革质。叶柄长 1~2cm，上面被毛。气微，味苦，无毒。

| 功能主治 | 根：味苦、微辛，性平。祛风除湿，行气活血。用于筋骨痛、目赤肿痛。茎：味苦，性平。祛风除湿，理气止痛。用于风湿痛、胸腹气胀、牙痛、跌打损伤。叶：味苦，性平。用于难产、暑疖。果实：味苦，性凉。用于中暑、面上生疖。

| 附　　注 | 在 FRPS 中，其被修订为日本黄杨 *Buxus microphylla* 下的一个变种，学名被修订为 *Buxus microphylla* Siebold et Zucc. subsp. *sinica* (Rehder et E. H. Wilson) Hatus.。

黄杨科 Buxaceae 野扇花属 *Sarcococca*

海南野扇花 *Sarcococca vagans* Stapf.

中药名 海南野扇花（药用部位：根、叶）

植物形态 灌木，小枝常左右屈曲，有纵棱。叶坚纸质，椭圆状披针形，长8~16cm，宽4~6cm，两面无毛，离基三出脉，叶柄长1~2cm。花序长1~1.3cm，花序轴无毛，苞片卵形，雄花7~10，占花序轴的大部，雌花1~2，在花序轴基部；雄花萼片4，先端有小尖凸头，不育雌蕊长方形；雌花小苞片卵形，萼片和末梢小苞片形状相似。果实球形，直径8~10mm，萼片宿存，急尖头，长1.5~2mm，花柱2，先端向外反卷，果柄长4~6mm。花果期9月至翌年3月。

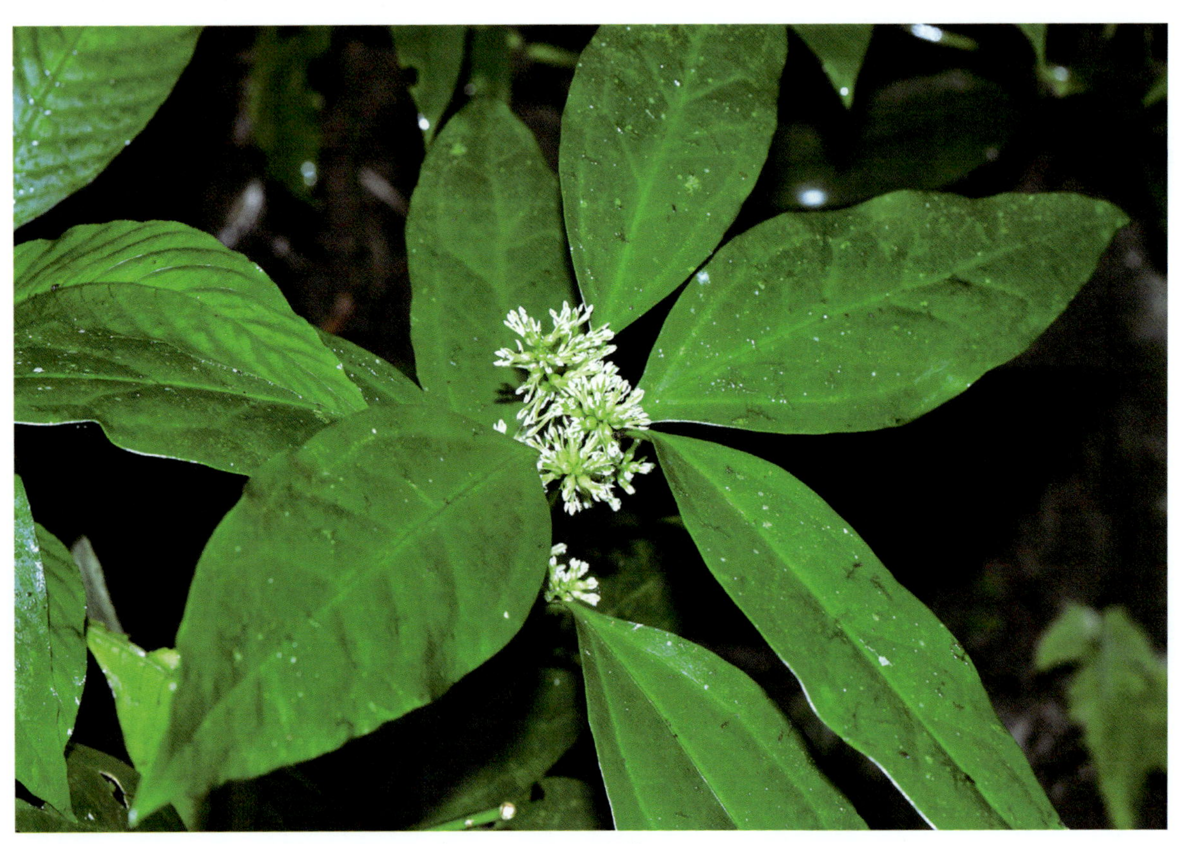

海南野扇花

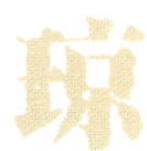

| 分布区域 |

产于海南三亚、乐东、昌江、保亭。亦分布于中国云南。越南、缅甸也有分布。

| 资　　源 |

生于密林下，少见。

| 采收加工 |

根、叶全年皆可采收，洗净，晒干或鲜用。

| 功能主治 |

止咳，接骨。用于肺结核咳嗽。外用于骨折。

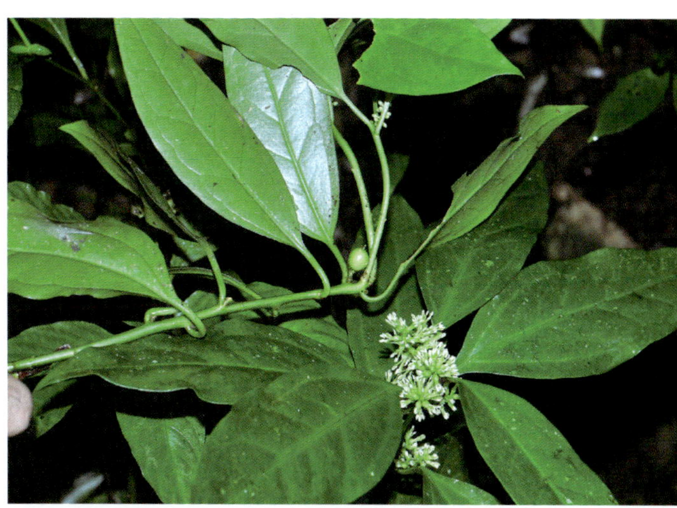

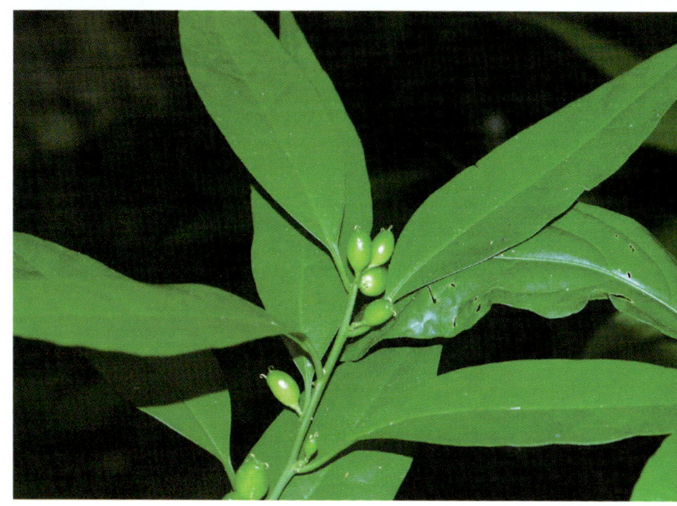

杨梅科 Myricaceae 杨梅属 *Myrica*

青杨梅 *Myrica adenophora* Hance.

| 中 药 名 | 青杨梅（药用部位：果实）

| 植物形态 | 常绿灌木，小枝密被毡毛及金黄色腺体。叶薄革质，叶柄密生毡毛，叶片椭圆状倒卵形至短楔状倒卵形，长 2~7cm，宽 5~30mm，中部以上常具粗大的锯齿，下面密被不易脱落的腺体。雌雄异株。雄花序单生于叶腋，长 1~2cm，呈单一穗状花序；分枝基部具 1~5 不孕性苞片，基部以上具 1~4 雄花。雄花无小苞片，具 3~6 雄蕊。雌花序单生于叶腋，直立或向上倾斜，长 1~1.5cm，单一穗状或在基部具不显著分枝；分枝极短，具 2~4 不孕性苞片及 1~3 雌花。雌花常具 2 小苞片，子房近无。

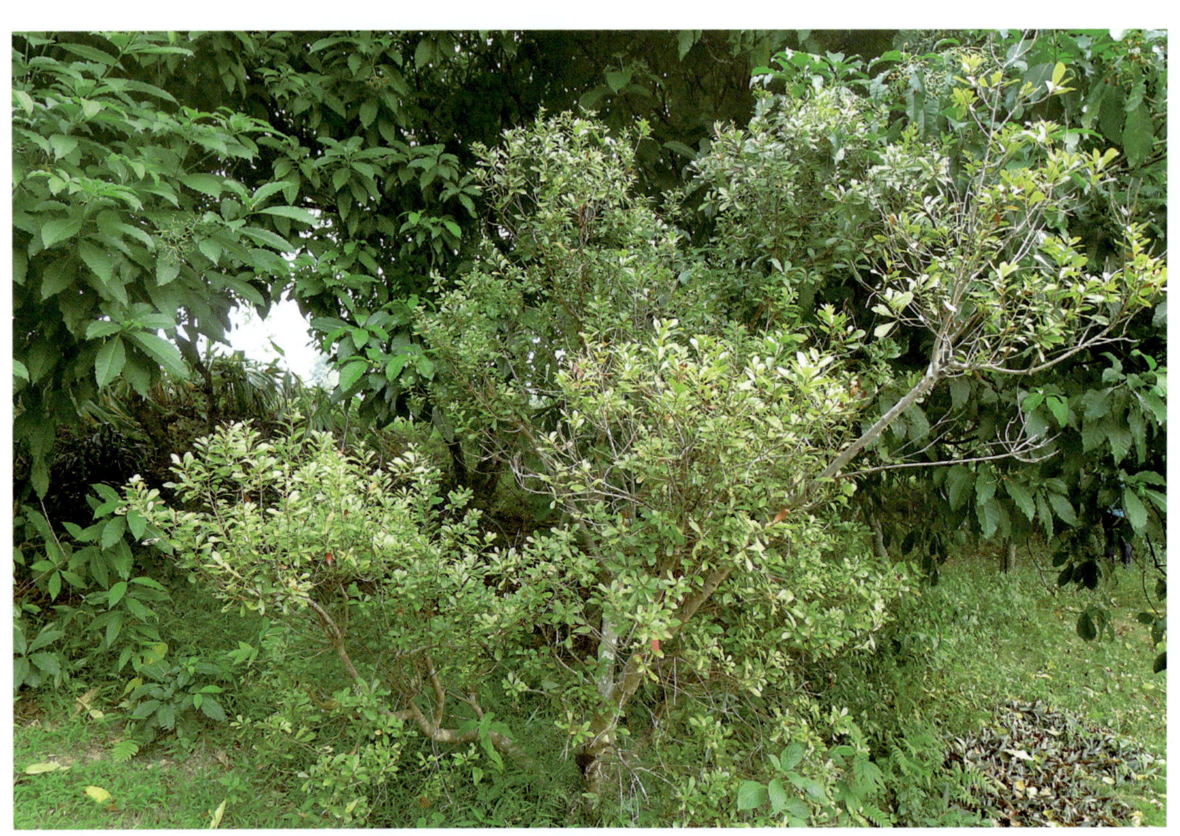

青杨梅

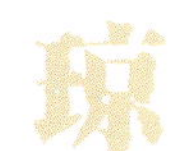

分布区域 产于海南万宁、儋州、澄迈、定安、琼海、文昌、保亭、陵水。亦分布于中国华南其他区域，以及台湾。

资　　源 生于山坡疏林中或沿河谷处，常见。

采收加工 果实成熟时采收，洗净，鲜用或晒干。

功能主治 果实盐渍后称青梅。祛痰，解酒，止吐。

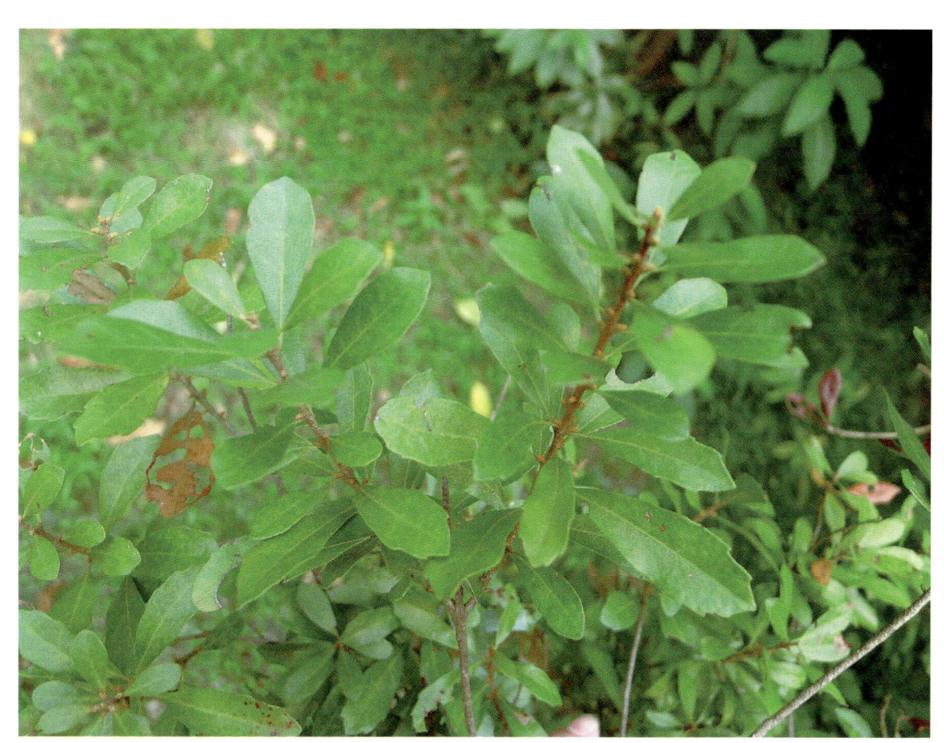

桦木科 Betulaceae 鹅耳枥属 *Carpinus*

海南鹅耳枥 *Carpinus londoniana* H.Winkl. var. *lanceolata* (Hand.-Mazz.) P. C. Li

中 药 名 海南鹅耳枥（药用部位：根或根皮）

植物形态 乔木，枝条下垂，小枝棕色，密生灰白色皮孔。叶厚纸质，狭披针形，较小，边缘具重锯齿，下面仅在脉腋间具髯毛，叶柄长 4~7mm，密被短柔毛。果序长 5~10cm，果序梗、果序轴均密被短柔毛；果苞长 2~2.5cm，内外侧的基部均具明显的裂片，中裂片矩圆形或微作镰状弯曲，长 1.52cm，宽 6~7mm，外侧边缘具不明显的波状细齿。小坚果宽卵圆形，长 3~4mm，被褐色树脂腺体并有无色透明的树脂分泌物，无毛。

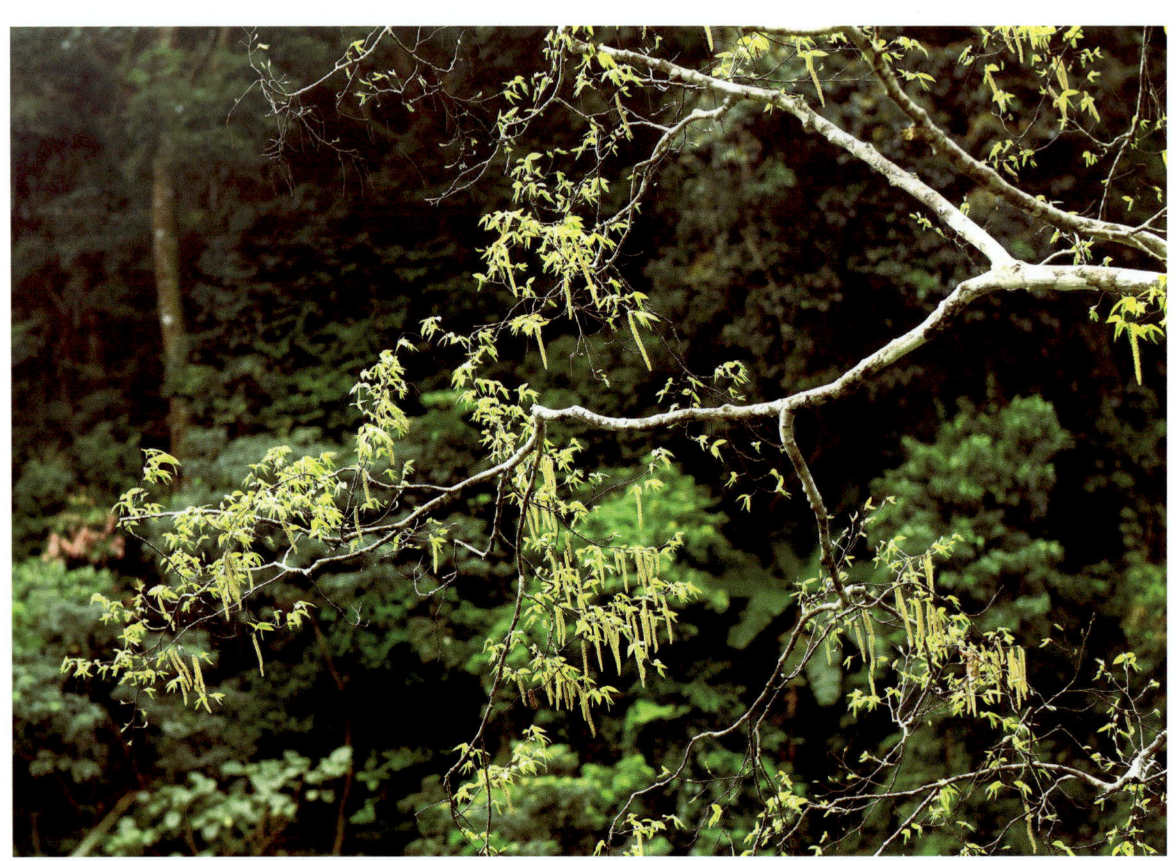

海南鹅耳枥

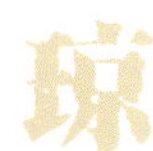

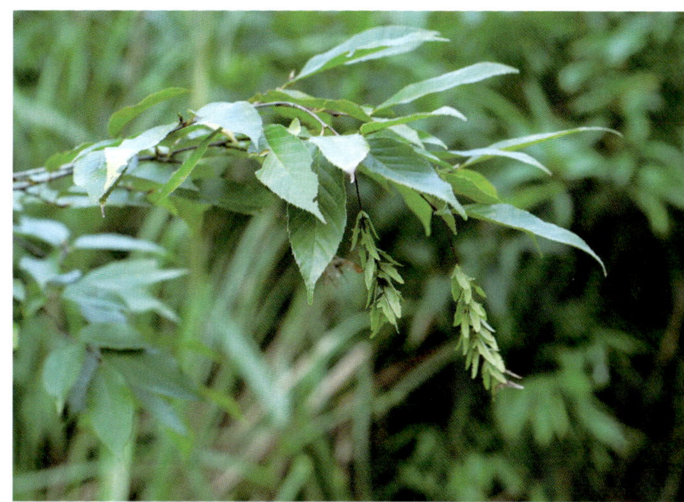

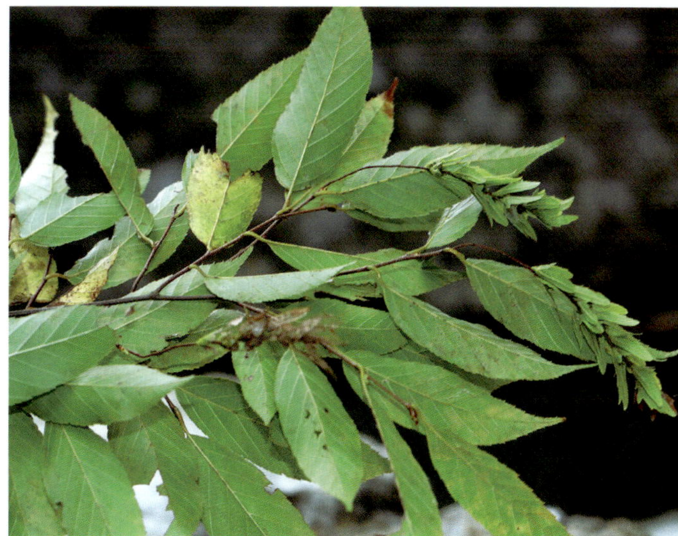

| 分布区域 |

产于海南三亚、乐东、东方、昌江、五指山、保亭、定安、海口。

| 资　源 |

生于溪边林中，常见。

| 采收加工 |

全年皆可采收，洗净，晒干或鲜用。

| 功能主治 |

同属植物华鹅耳枥 *Carpinus cordata* var. *chinensis* 有活血消肿、利湿通淋等功能，本种或有类似作用，其功能有待进一步研究。

壳斗科 Fagaceae 锥属 *Castanopsis*

台湾锥 *Castanopsis formosana* (Skan) Hayata.

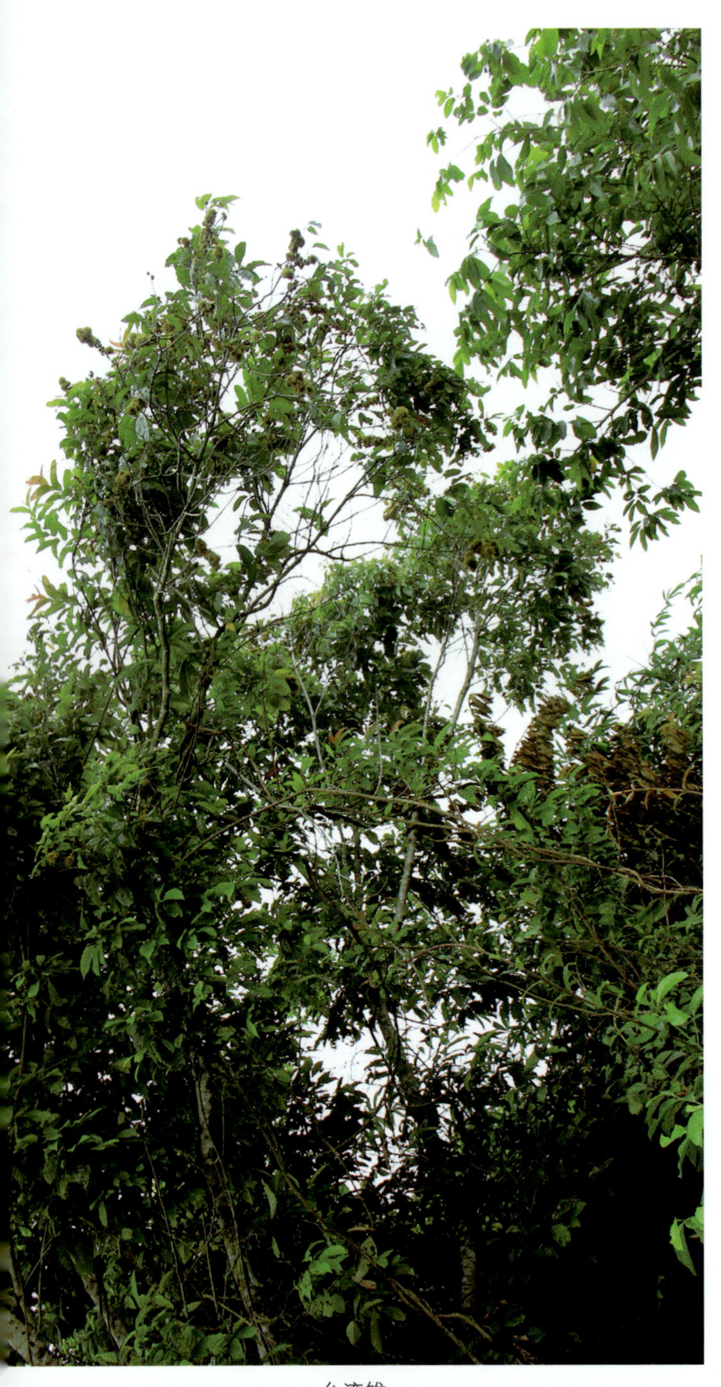
台湾锥

中药名

台湾锥（药用部位：总苞、种仁）

植物形态

乔木，树皮纵深裂，内皮淡褐色，2~3 年生枝有 1 薄膜状灰白色外皮层，皮孔甚多。叶卵形，大小差异颇大，大的长 4~10cm，宽 1.5~4.5cm，叶缘的裂齿其先端常向内弯钩，叶背带银灰色；叶柄长不超过 15mm。果序长 10~15cm，果序轴较其着生的枝纤细，壳斗密集，连刺宽 30~35mm，刺长 8~10mm，数条在基部合生成束，位于壳斗上部的较密，与壳壁相同均有黄棕色细片状蜡鳞，每壳斗有 1 坚果，坚果宽卵形，高约 20mm，宽约 15mm，密被棕色伏毛，果脐位于底部。花期 4~5 月，果实翌年 8~10 月成熟。

分布区域

产于海南三亚、乐东、昌江、保亭、琼海。亦分布于中国长江以南各地。越南也有分布。

资　　源

生于疏林中，常见。

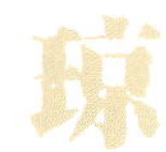

| **采收加工** | 果实成熟时采收，剥取总苞及种仁，晒干。

| **功能主治** | 同属植物的总苞及种仁多有药用，可用于止泻，本种作用有待进一步研究。

| **附　　注** | 在 FOC 中，本种被归并至秀丽锥 *Castanopsis jucunda* Hance。

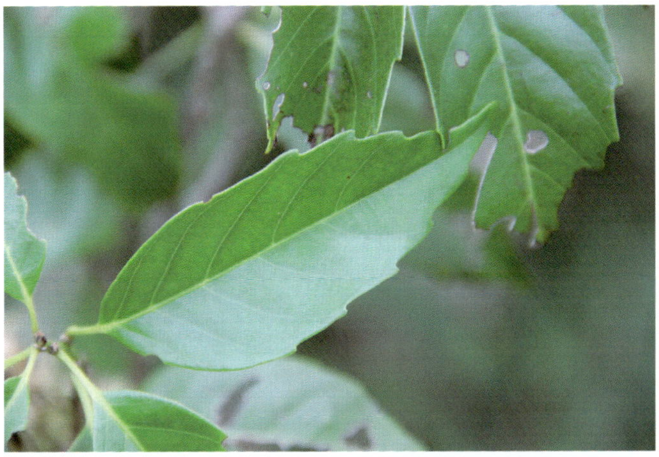

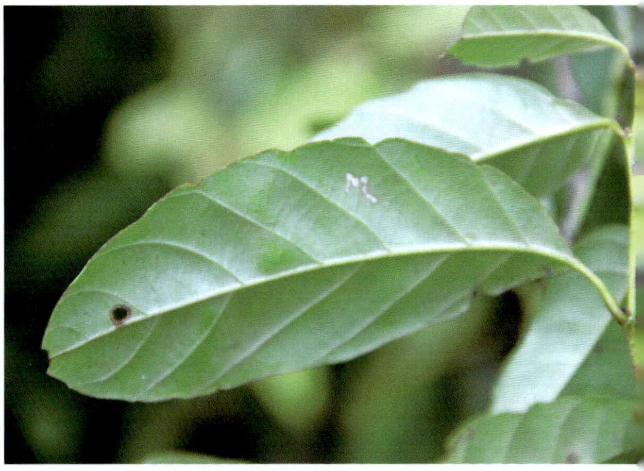

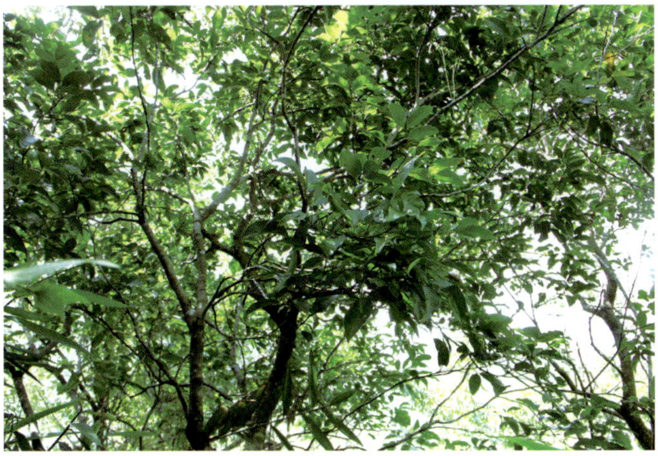

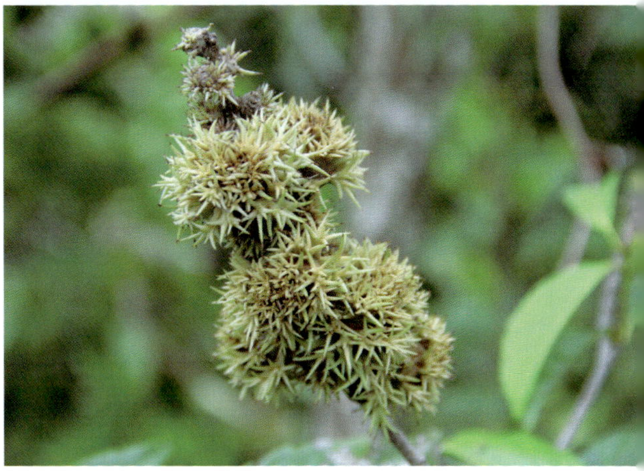

壳斗科 Fagaceae 锥属 *Castanopsis*

海南锥 *Castanopsis hainanensis* Merr.

中 药 名 海南锥（药用部位：总苞、种仁）

植物形态 乔木，嫩枝、嫩叶、叶背、叶柄及花序轴和花被片被早脱落的毡状柔毛，小枝常散生明显突起的皮孔。叶厚纸质，倒卵形，长 5~12cm，宽 2.5~5cm，叶缘有锯齿状锐齿，成长叶的叶背常灰白色；叶柄长 10~18mm。果序长 10~17cm，横切面直径 5~6mm；壳斗有 1 坚果，连刺直径 40~50mm，刺密集，将壳斗外壁完全遮蔽；坚果阔圆锥形，高 12~15mm，横径 16~20mm，密被伏毛，果脐位于坚果的底部，但较宽。花期 3~4 月，果实翌年 8~10 月成熟。

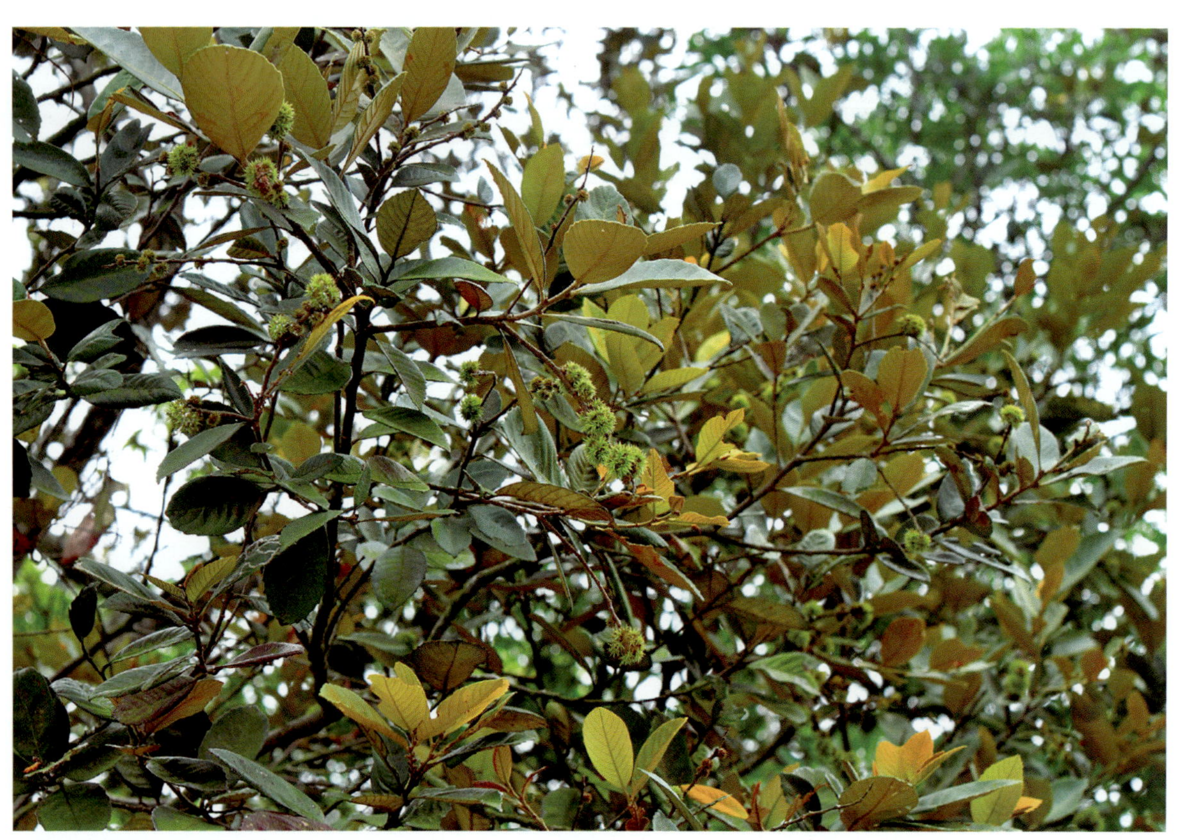

海南锥

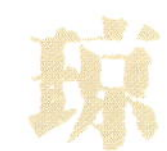

| **分布区域** | 产于海南三亚、乐东、昌江、白沙、五指山、保亭、万宁、琼中、儋州、屯昌、琼海、文昌、东方。海南特有种。

| **资　　源** | 生于山地密林中，常见。

| **采收加工** | 果实成熟时采收，剥取总苞及种仁，晒干。

| **功能主治** | 同属植物的总苞及种仁多有药用，可用于止泻，本种作用有待进一步研究。

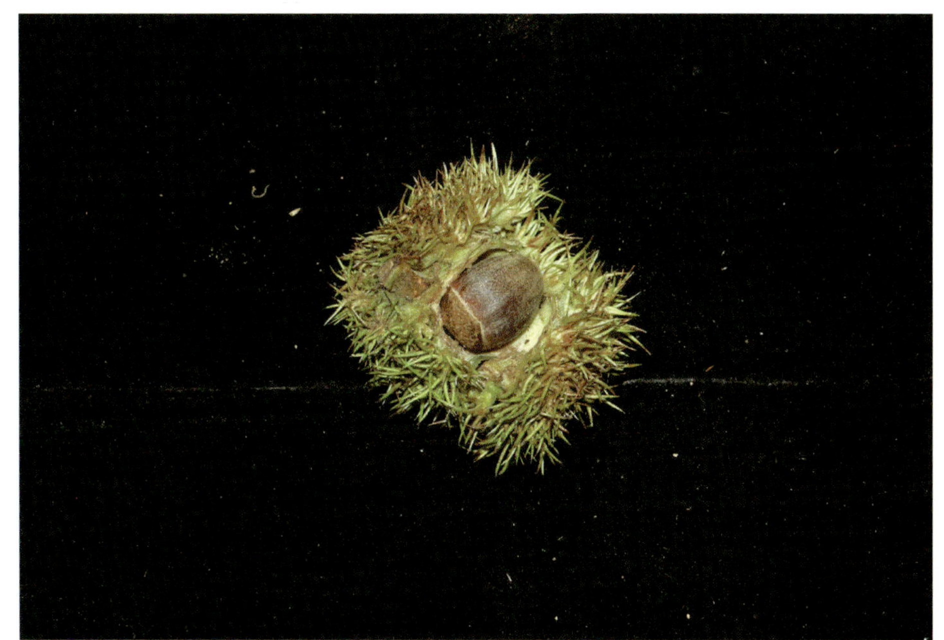

壳斗科 Fagaceae 锥属 *Castanopsis*

印度锥 *Castanopsis indica* (Roxb.) A. DC.

中药名 印度锥（药用部位：果实、茎皮）

植物形态 乔木，当年生枝、叶柄、叶背及花序轴均被黄棕色短柔毛，2年生枝散生较明显的皮孔。叶厚纸质，卵状椭圆形，长9~20cm，宽4~10cm，一侧略短且稍偏斜，叶缘常自下半部起有锯齿状锐齿。雄花序多为圆锥花序，雄蕊10~12；雌花序长达40cm，花柱3，长约1mm。果序长10~27cm，成熟壳斗密集，每壳斗有1（~2）坚果，壳斗圆球形，连刺直径35~40mm或稍大，整齐的4瓣开裂，刺浑圆而劲直，在下部合生成刺束，壳壁为密刺完全遮蔽；坚果阔圆锥形，

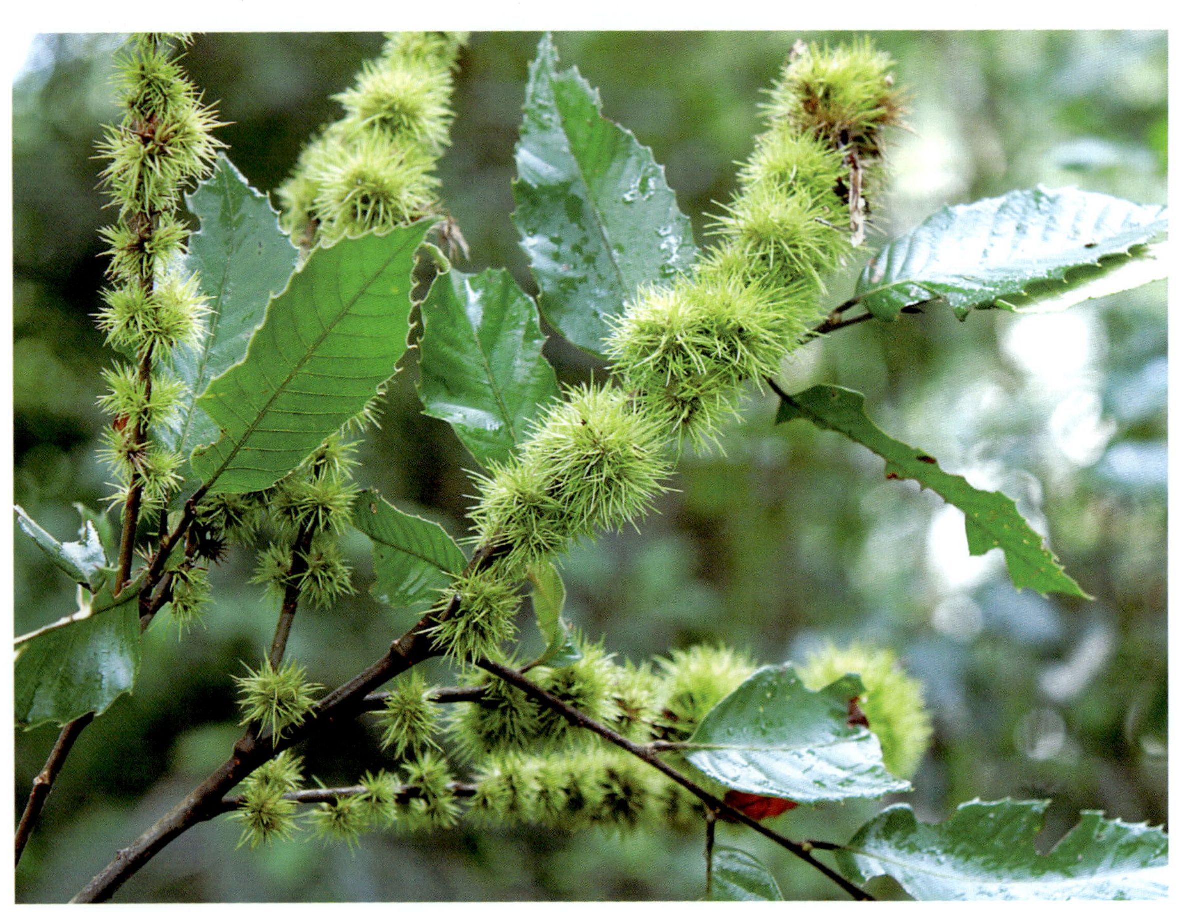

印度锥

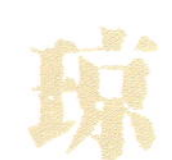

高与宽几相等或高有时稍过于宽，横径 10~14mm，密被毛，果脐约占坚果面积的 1/4。花期 3~5 月，果实翌年 9~11 月成熟。

| 分布区域 | 产于海南乐东、白沙、五指山、保亭、万宁。亦分布于中国广东、广西、云南。中南半岛，以及印度也有分布。

| 资　　源 | 生于山地林中，常见。

| 采收加工 | 果实：成熟时采收，鲜用或晒干。茎皮：全年可采，收集后进行提取。

| 功能主治 | 果实：用于痢疾。 茎皮：提取物有抗癌活性。

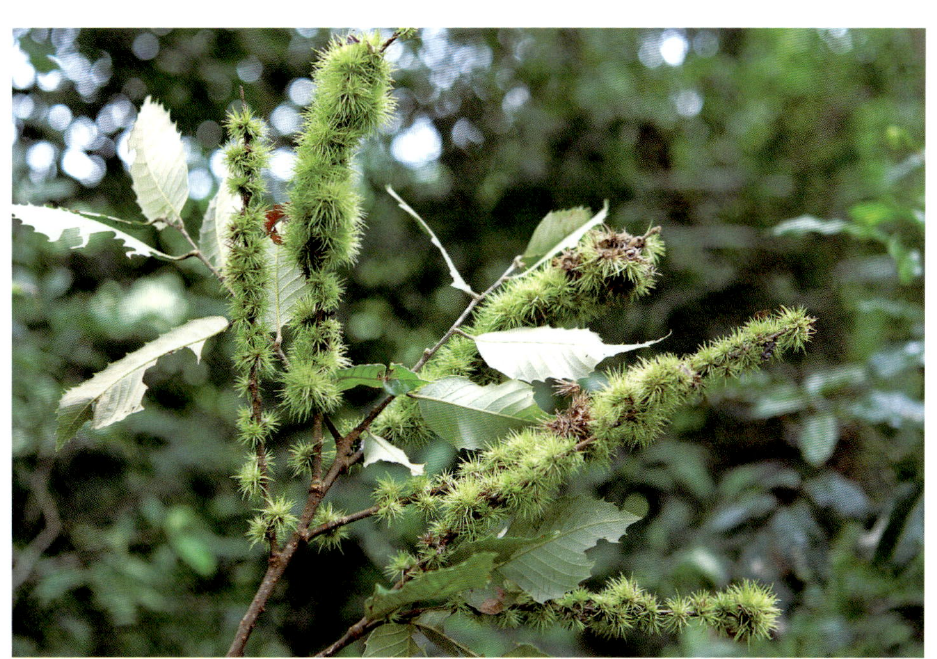

壳斗科 Fagaceae 锥属 *Castanopsis*

秀丽锥 *Castanopsis jucunda* Hance.

中 药 名 秀丽锥（药用部位：种仁）

植物形态 乔木，高达 26m，胸径 80cm，树皮灰黑色，块状脱落，当年生枝及新叶叶面干后褐黑色，芽鳞、嫩枝、嫩叶叶柄、叶背及花序轴均被早脱落的红棕色略松散的蜡鳞，枝、叶均无毛。叶纸质或近革质，卵形、卵状椭圆形或长椭圆形，常兼有倒卵形或倒卵状椭圆形，长 10~18cm，宽 4~8cm，顶部短或渐尖，基部近于圆形或阔楔形，常一侧略短且偏斜，或两侧对称，叶缘至少在中部以上有锯齿状、很少波浪状裂齿，裂齿通常向内弯钩，中脉在叶面凹陷，侧脉每边 8~11，直达齿尖，支脉甚纤细；叶柄长 1~2.5cm。雄花序为穗状或圆锥花序，花序轴无毛，花被裂片内面被短卷毛；雄蕊通常 10；雌

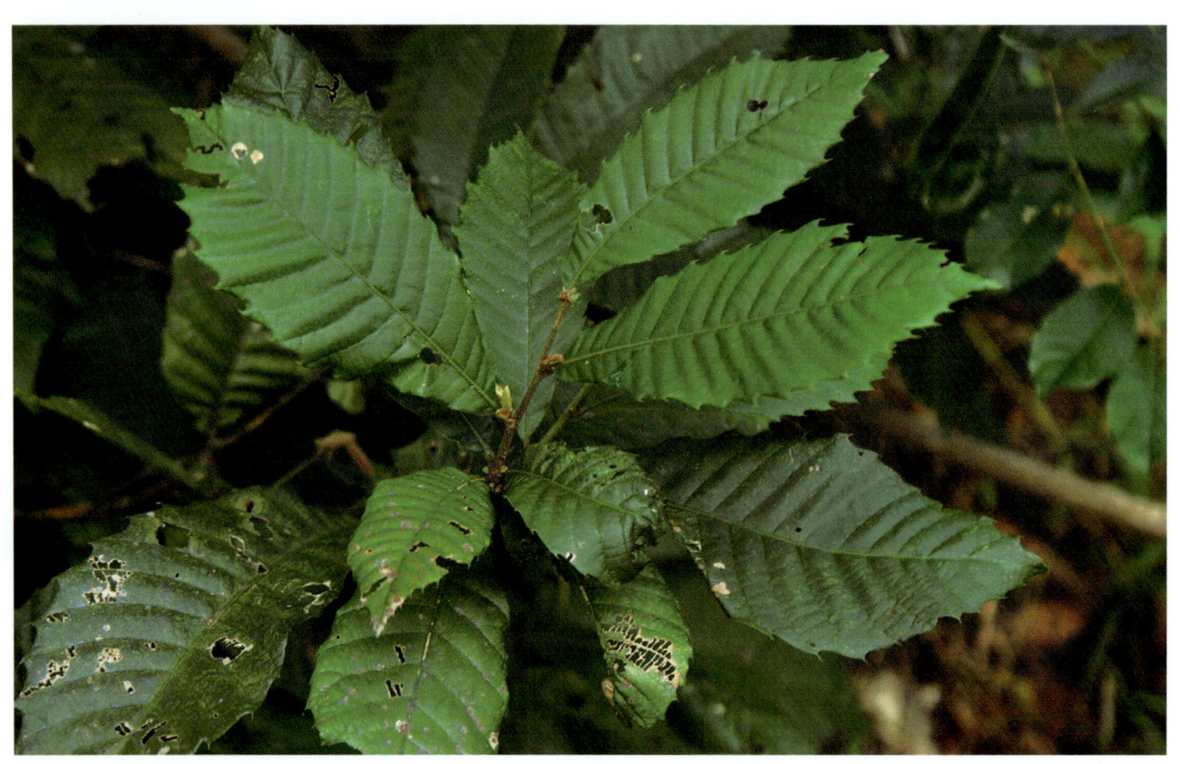

秀丽锥

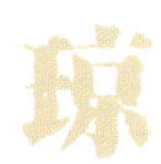

花序单穗腋生，各花部无毛，花柱3或2，长不超过1mm。果序长达15cm，果序轴较其着生的小枝纤细；壳斗近圆球形，连刺直径25~30mm，基部无柄，3~5瓣裂，刺长6~10mm，多条在基部合生成束，有时又横向连生成不连续刺环，刺及壳斗外壁被灰棕色片状蜡鳞及微柔毛，幼嫩时最明显；坚果阔圆锥形，高11~15mm，横径10~13mm，无毛或几无毛，果脐位于坚果底部。花期4~5月，果实翌年9~10月成熟。

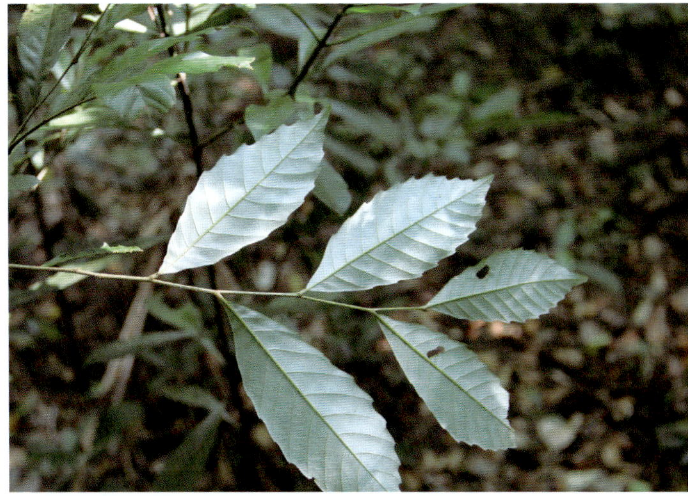

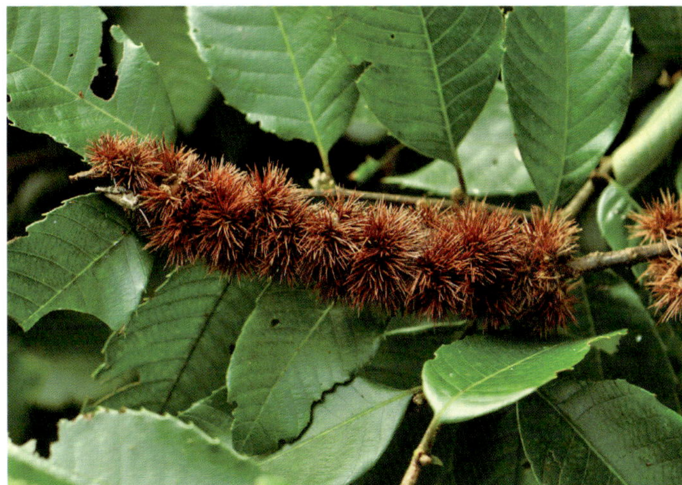

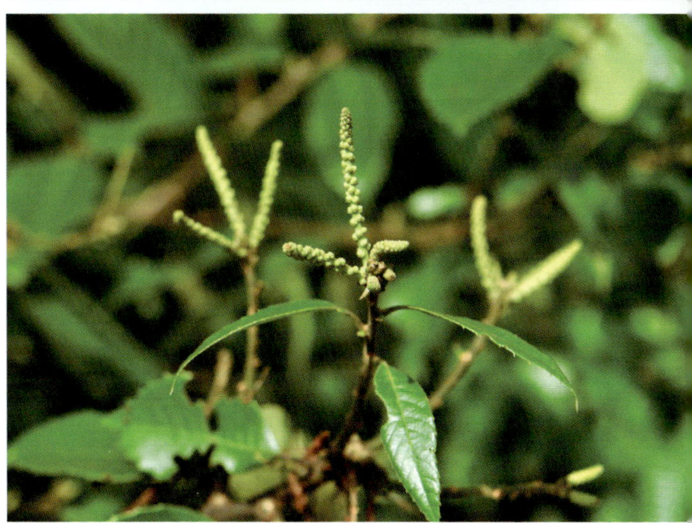

｜分布区域｜

产于海南三亚、乐东、昌江、保亭、琼海。亦分布于中国长江以南各地。越南也有分布。

｜资　　源｜

生于疏林中，常见。

｜采收加工｜

果实成熟时采收，剥取种仁，晒干。

｜功能主治｜

用于痢疾。

壳斗科 Fagaceae 锥属 *Castanopsis*

文昌锥 *Castanopsis wenchangensis* G. A. Fu et Huang

| 中 药 名 | 文昌锥（药用部位：果实）

| 植物形态 | 乔木，顶芽近圆球形，枝、叶、芽鳞及花序轴均无毛，当年生枝及壳斗干后黑褐色，小枝有微突起的小皮孔。叶革质，新生嫩叶叶背有紧贴的蜡鳞层，披针形或卵形，通常长 5~9cm，宽 2~3.5cm，边缘有锯齿状锐齿，齿尖有小硬体，叶柄长 1~2cm。雌花序长 3~8cm，花柱 2~3，花柱下半段被早脱落的短柔毛。果序长 4~5cm，果序轴横切面直径 1~1.5mm，有成熟壳斗 1~6，壳斗近圆球形，全包坚果，直径 15~20mm，基部突然狭窄而稍延长，呈短柄状，不等大的 4 或 3 瓣开裂，被稀疏微柔毛及细片状蜡鳞；坚果近圆球形，顶部锥尖

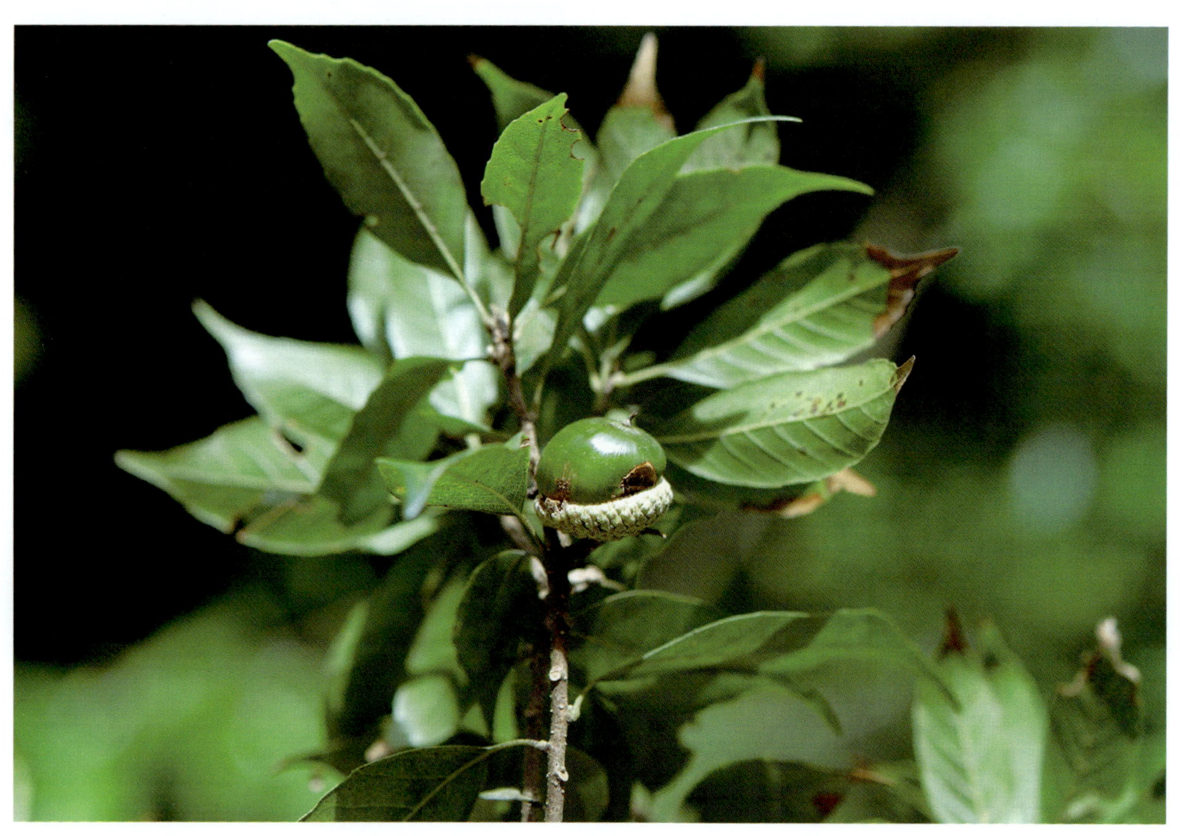

文昌锥

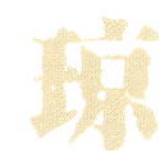

且稍长及被微柔毛，直径 13~14mm，果脐位于底部。花期 7~8 月，果实翌年 10~12 月成熟。

| 分布区域 | 产于海南文昌、屯昌。海南特有种。

| 资　　源 | 生于村边林中，偶见。

| 采收加工 | 果实成熟时采收，晒干备用。

| 功能主治 | 平肝补胃，健脾止痛。用于头晕心烦、饮食不振。

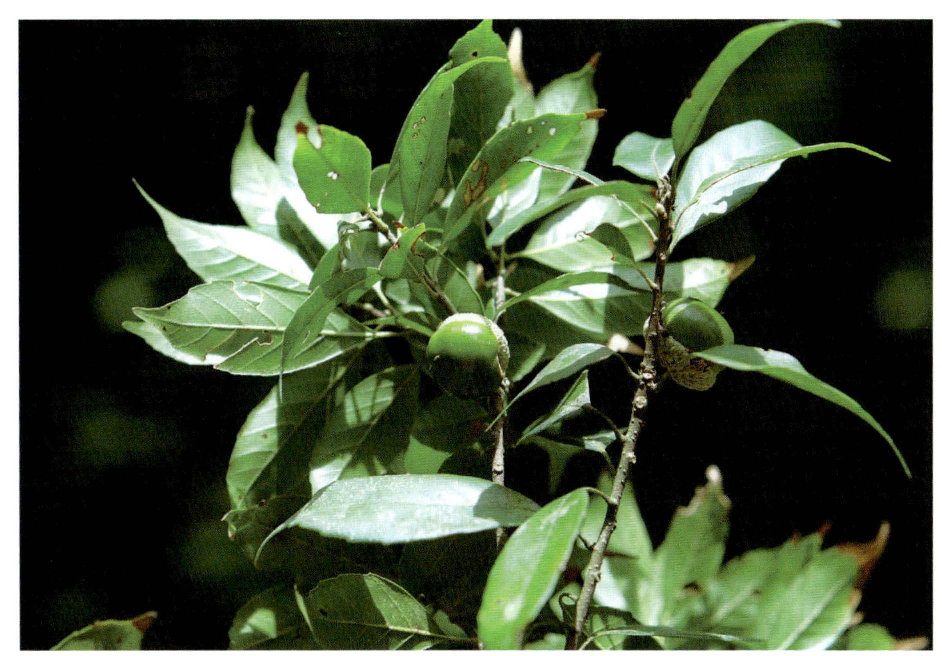

壳斗科 Fagaceae 青冈属 *Cyclobalanopsis*

槟榔青冈 *Cyclobalanopsis bella* (Chun & Tsiang) Chun ex Y. C. Hsu & H. W. Jen

| 中 药 名 | 槟榔青冈（药用部位：树皮、壳斗）

| 植物形态 | 常绿乔木，冬芽细小，宽卵形。叶片薄革质，长椭圆状披针形，长8~15cm，宽2~3.5cm，略偏斜，叶缘中部以上有锯齿，叶柄长1~2cm，无毛。雌花序长1~2cm，通常有花2~3，花柱4，长1~1.5mm，被毛。壳斗盘形，包着坚果基部，直径2.5~3cm，高约5mm，外壁被灰黄色微柔毛，后渐脱落，内壁被黄色长伏贴柔毛；小苞片合生成6~8同心环带，环带边缘有不规整小裂齿。坚果扁球形，直径2.2~3cm，高1.5~2cm，柱座高达3mm，果脐略内凹，直径1~1.4cm。花期2~4月，果期10~12月。

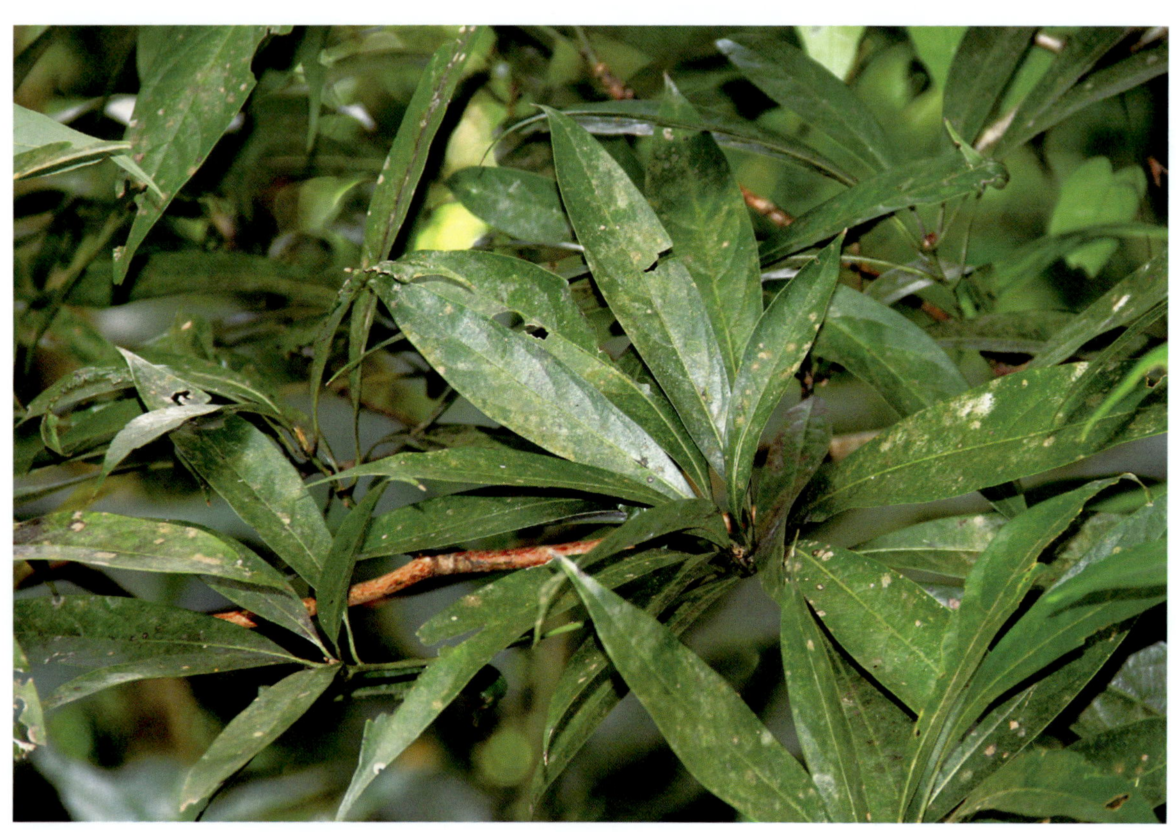

槟榔青冈

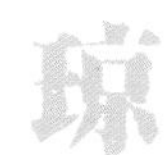

| **分布区域** | 产于海南陵水、保亭。亦分布于中国广东、广西、贵州。

| **资　　源** | 生于中海拔山谷林中，偶见。

| **采收加工** | 壳斗：果实成熟时采收，留下壳斗。树皮：全年可采，洗净，鲜用或晒干。

| **功能主治** | 同属植物的壳斗及树皮多用于涩肠止泻、解毒截疟，本种或有类似功能，其具体作用有待进一步研究。

壳斗科 Fagaceae 青冈属 *Cyclobalanopsis*

毛叶青冈 *Cyclobalanopsis kerrii* (Craib) Hu.

| 中 药 名 | 毛叶青冈（药用部位：树皮、壳斗）

| 植物形态 | 常绿乔木，叶片长椭圆状披针形，长 9~18cm，宽 3~7cm，叶缘 1/3 以上有钝锯齿，叶柄长 1~2cm，被绒毛。雄花序多个簇生于近枝顶，长 5~8cm；雌花序单生，长 2~5cm，稀达 7cm。壳斗盘形，深浅不一，包着坚果基部或达 1/2，直径 2~2.5cm，高 5~10mm，被灰色或灰黄色柔毛；小苞片合生成 7~11 同心环带，环带边缘有细锯齿。坚果扁球形，直径 2~2.8cm，高 7~12mm，先端中央凹陷或平坦，柱座突起，被绢质灰色短柔毛，果脐微突起，直径 1~2cm。花期 3~5 月，果期 10~11 月。

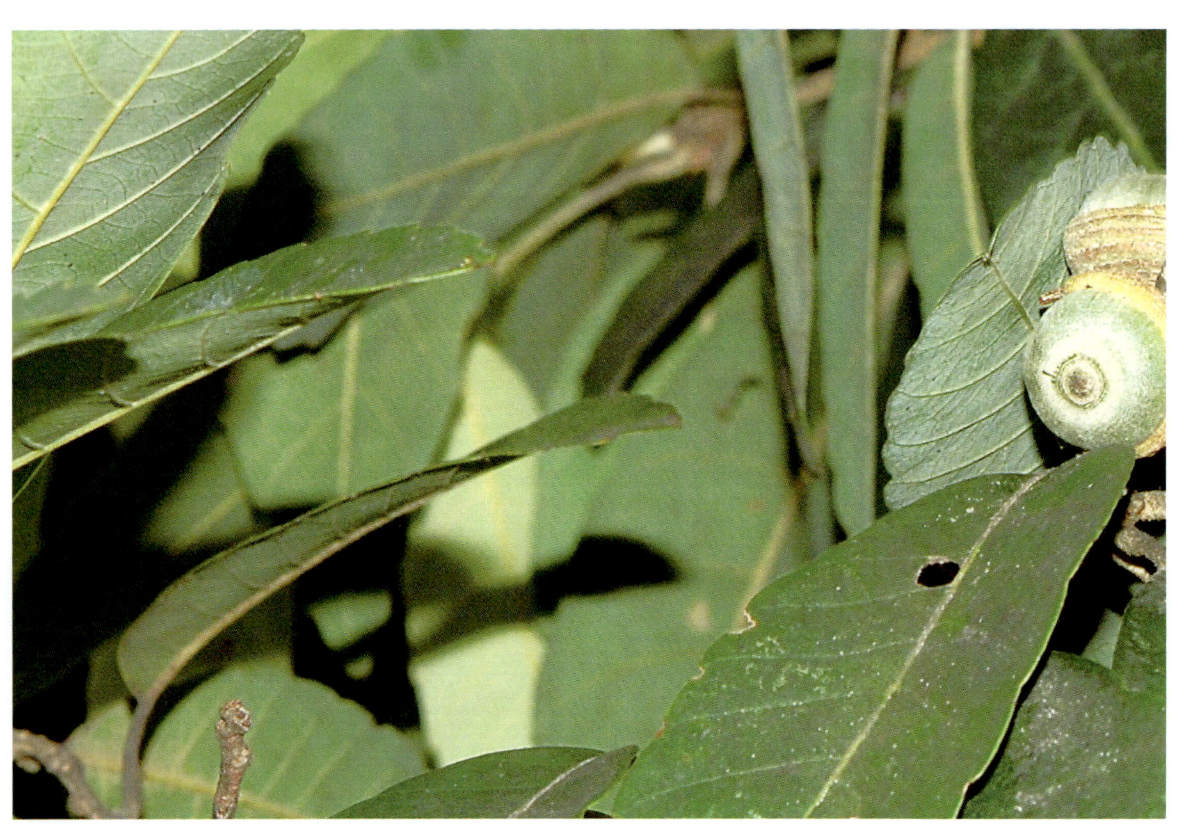

毛叶青冈

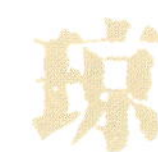

| 分布区域 | 产于海南三亚、乐东、昌江、白沙、琼中、儋州。亦分布于中国广东、广西、云南、贵州。越南、泰国均有分布。

| 资　　源 | 生于中海拔山谷林中，常见。

| 采收加工 | 壳斗：果实成熟时采收，留下壳斗。树皮：全年可采，洗净，鲜用或晒干。

| 功能主治 | 涩肠止泻，解毒截疟，杀菌。水煎服用于疟疾。

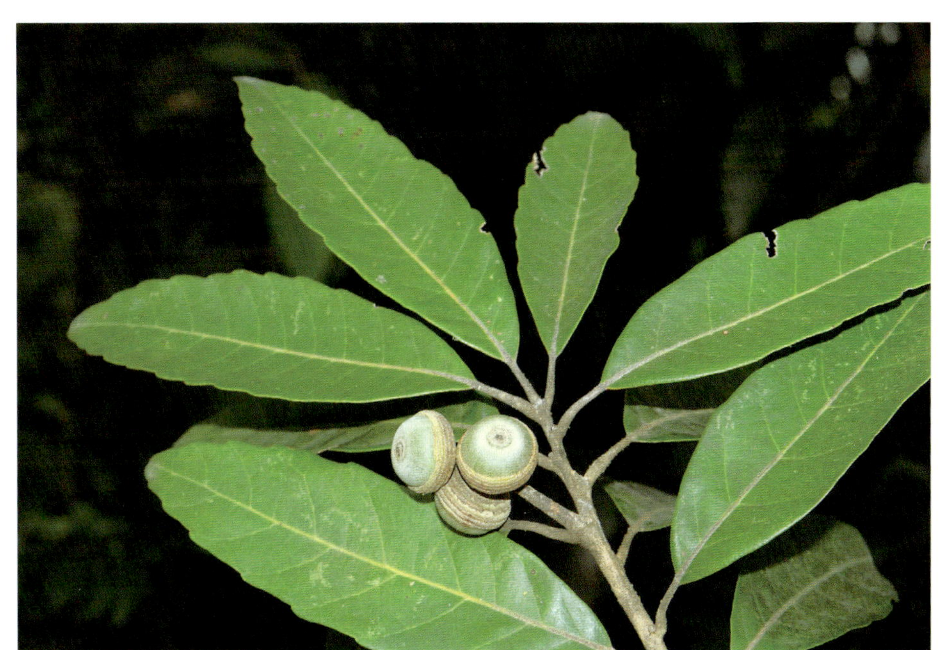

壳斗科 Fagaceae 青冈属 *Cyclobalanopsis*

竹叶青冈 *Cyclobalanopsis bambusaefolia* (Hance) Chun ex Y. C. Hsu et H. W. Jen

| 中 药 名 | 竹叶青冈（药用部位：叶）

| 植物形态 | 常绿乔木，叶片薄革质，集生于枝顶，窄披针形，长 3~11cm，宽 0.5~1.8cm，叶背带粉白色，叶柄长 2~5mm。雄花序长 1.5~5cm；雌花序长 0.5~1cm，花柱 3~4。果序长 5~10mm，通常有果 1 个。壳斗盘形或杯形，包着坚果基部，直径 1.3~1.5cm，高 0.5~1cm，内壁有棕色绒毛，外壁被灰棕色短绒毛；小苞片合生成 4~6 同心环带，环带全缘。坚果倒卵形，直径 1~1.6cm，高 1.5~2.5cm，柱座明显；果脐微突起，直径 5~7mm。花期 2~3 月，果期翌年 8~11 月。

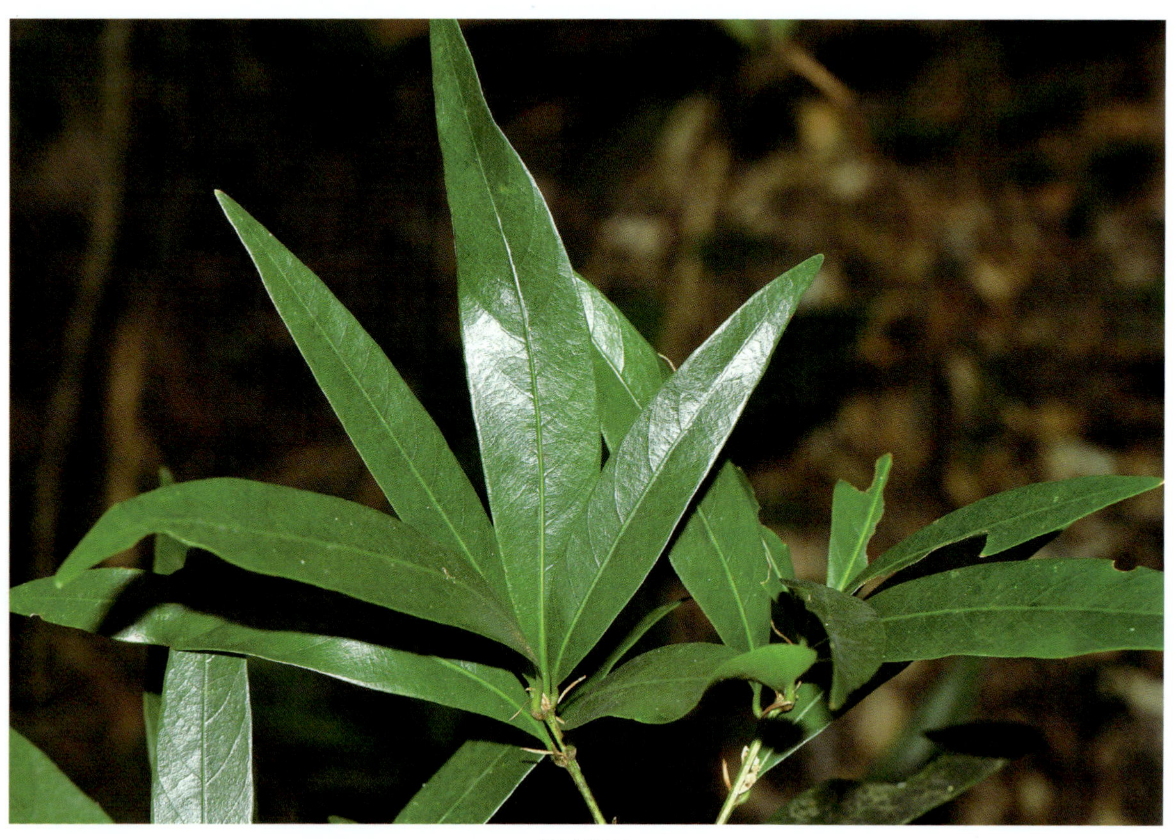

竹叶青冈

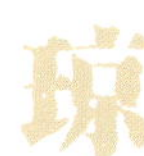

分布区域

产于海南乐东、东方、五指山、保亭、陵水、万宁、昌江。亦分布于中国广东、广西。越南也有分布。

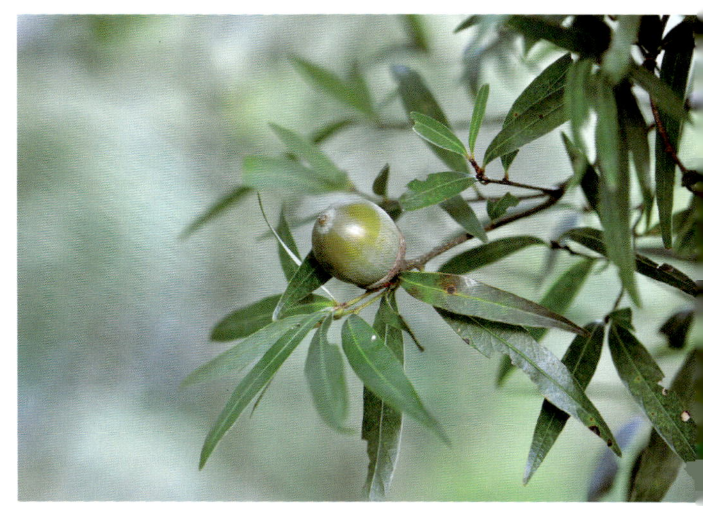

资　　源

生于中海拔至高海拔林中，常见。

采收加工

全年皆可采收，除去杂质，晒干。

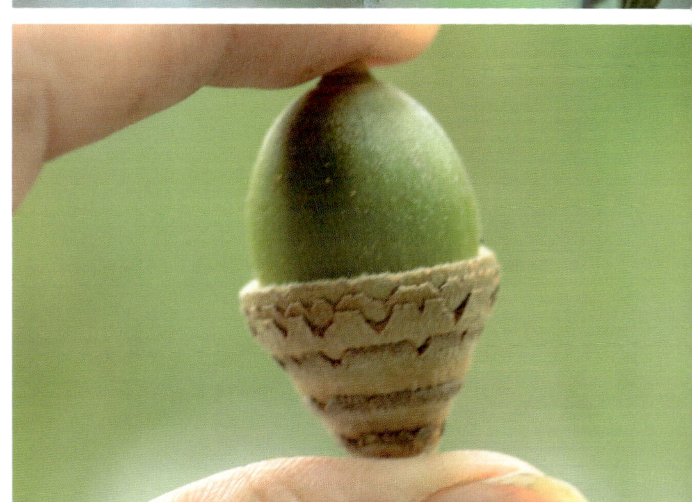

功能主治

用于尿石病。

壳斗科 Fagaceae 柯属 *Lithocarpus*

胡颓子叶柯 *Lithocarpus elaeagnifolius* (Seem.) Chun.

| 中药名 | 胡颓子叶柯（药用部位：树皮）

| 植物形态 | 乔木，当年生新枝及嫩叶两面被早脱落的棕黄色卷柔毛，无蜡鳞，二及三年枝暗黑褐色，有白灰色或奶黄色薄片状蜡层，皮孔甚细小，密生。叶狭长圆形，长 7~15cm，宽 1~2.5mm，硬纸质，基部沿叶柄下延，干后叶背有紧实的蜡鳞层；叶柄基部增粗呈枕状。雄穗状花序位于枝顶部，常集生成圆锥花序，长 3~7cm，雌雄花序轴被棕黄色短绒毛，雌花序长达 18cm，其顶部常着生雄花，雌花每 3 朵一簇。壳斗扁圆形或近圆球形，宽 14~17mm，包着坚果的 3/4~4/5，壳壁薄壳质，三角形小苞片鳞片状，伏贴，被棕黄色微毛状鳞秕；坚果

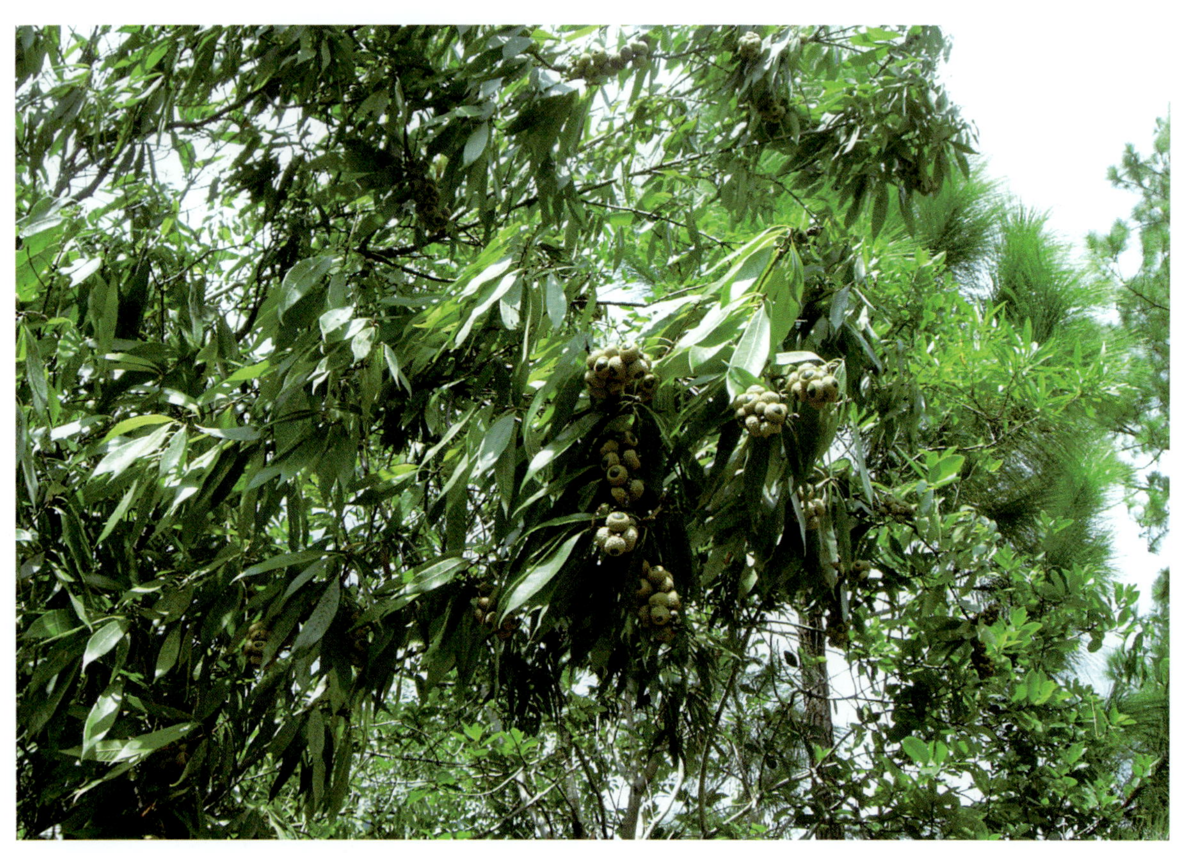

胡颓子叶柯

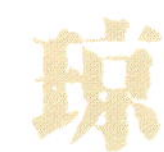

为略扁的圆球形，宽 12~14mm，栗褐色，底部果脐浅凹陷，深约 1/2mm，口径 10~11mm。花期 7~9 月，果实翌年同期成熟。

| 分布区域 | 产于海南乐东、昌江、白沙、琼中、琼海、保亭。亦分布于中国广东。越南也有分布。

| 资　　源 | 生于山坡或山谷丛林中，常见。

| 采收加工 | 树皮全年可采，洗净，鲜用或晒干。

| 功能主治 | 同属植物柯 *Lithocarpus glaber* 的树皮可用于利尿消肿，本种或有类似功能，其具体作用有待进一步研究。

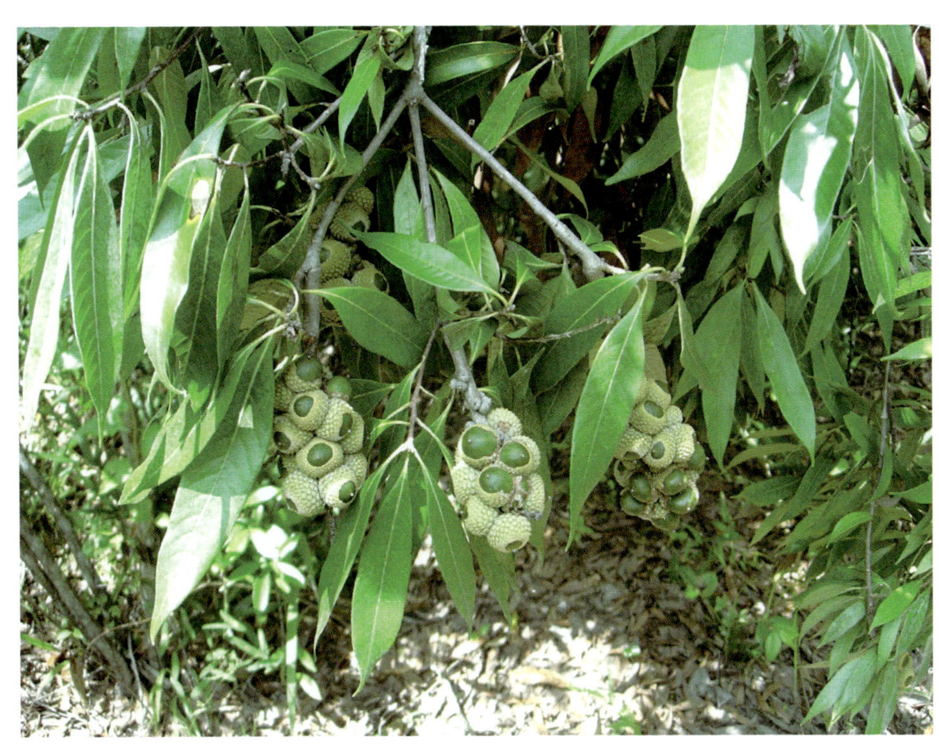

壳斗科 Fagaceae 柯属 *Lithocarpus*

硬壳柯 *Lithocarpus hancei* (Bentham) Rehder

中药名 硬壳柯（药用部位：树皮）

植物形态 乔木，除花序轴及壳斗被灰色短柔毛外，各部均无毛。小枝淡黄灰色或灰色，常有很薄的透明蜡层。叶薄纸质至硬革质，长与宽的变异很大，基部通常沿叶柄下延，全缘，两面同色，叶柄长 0.5~4cm。雄穗状花序通常多穗排成圆锥花序，雌花序 2 至多穗聚生于枝顶部。壳斗浅碗状至近于平展的浅碟状，高 3~7mm，宽 10~20mm，包着坚果不到 1/3，小苞片鳞片状三角形，紧贴，覆瓦状排列或连生成数个圆环，壳斗通常 3~5 个一簇；坚果扁圆形或近圆球形，高 8~20mm，宽 6~25mm，先端圆至尖，淡棕色或淡灰黄色，果脐深 1~2.5mm，口径 5~10mm。花期 4~6 月，果实翌年 9~12 月成熟。

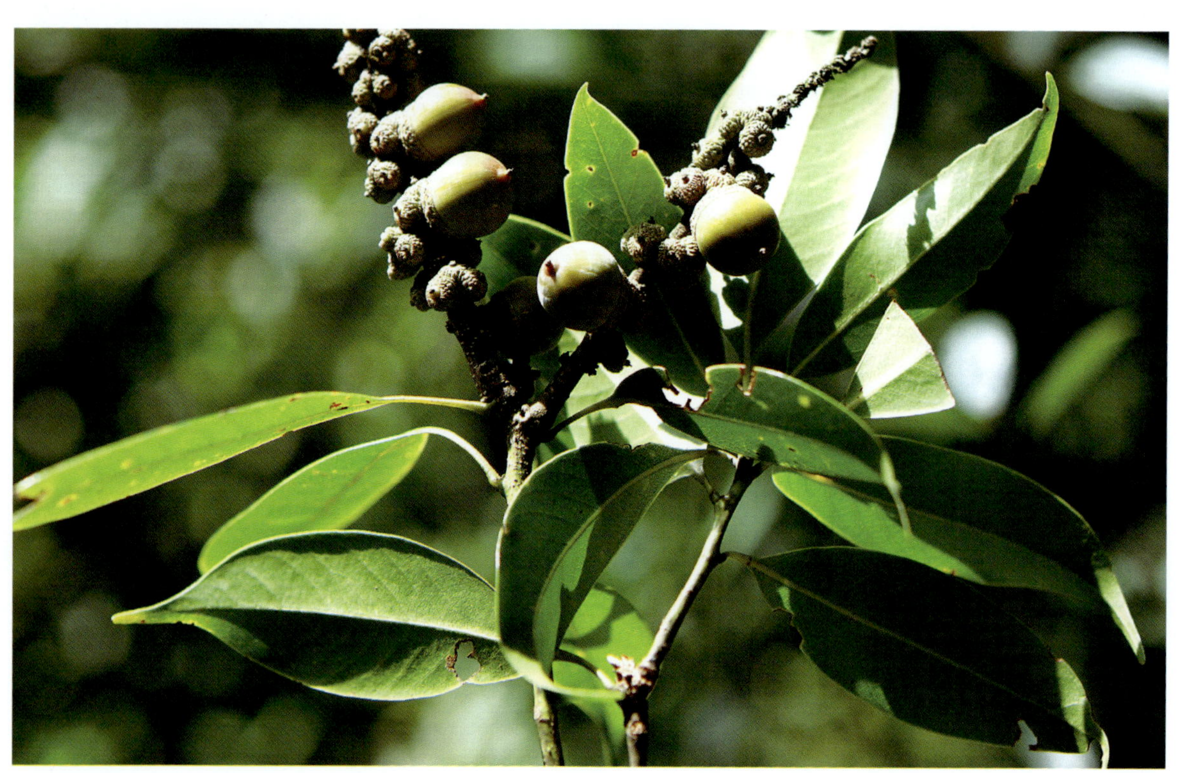

硬壳柯

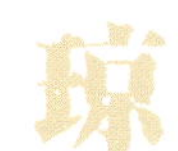

| 分布区域 | 产于海南乐东、东方、五指山、万宁、昌江、白沙、琼中。亦分布于中国长江以南各地。

| 资　　源 | 生于山坡密林中，常见。

| 采收加工 | 树皮全年可采，洗净，鲜用或晒干。

| 功能主治 | 同属植物柯 *Lithocarpus glaber* 的树皮可用于利尿消肿，本种或有类似功能，其具体作用有待进一步研究。

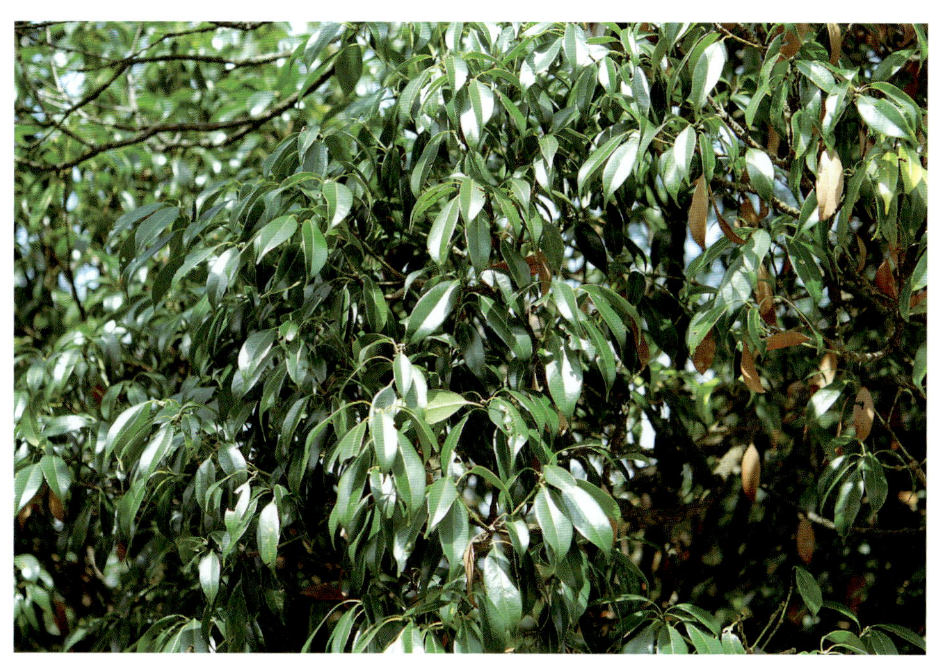

壳斗科 Fagaceae 柯属 *Lithocarpus*

烟斗柯 *Lithocarpus corneus* (Lour.) Rehd.

| 中 药 名 | 烟斗柯（药用部位：树皮）

| 植物形态 | 乔木，枝淡黄灰色，散生微突起的皮孔；托叶披针形，较迟脱落。叶常聚生于枝顶部，椭圆形，长 4~20cm，宽 1.5~7cm，叶缘有裂齿，两面同色，叶背被雨点状、无色、半透明、甚细小的鳞腺，叶柄长 0.5~4cm。雌花通常着生于雄花序轴的下段，若全为雌花则花序长不过 10cm，每 3 朵一簇。壳斗碗状或半圆形，高 22~45mm，宽 25~55mm，包着坚果一半至大部分，小苞片三角形，中央及两侧边缘脊肋状增厚且略隆起，形成规则的网纹，很少几全与壳壁愈合而仅留痕迹，壳壁中部以下甚增厚，木质；坚果半圆形或宽陀螺形，顶部圆，平坦或中央略凹陷，果壁近角质，比壳壁厚，果脐占坚果

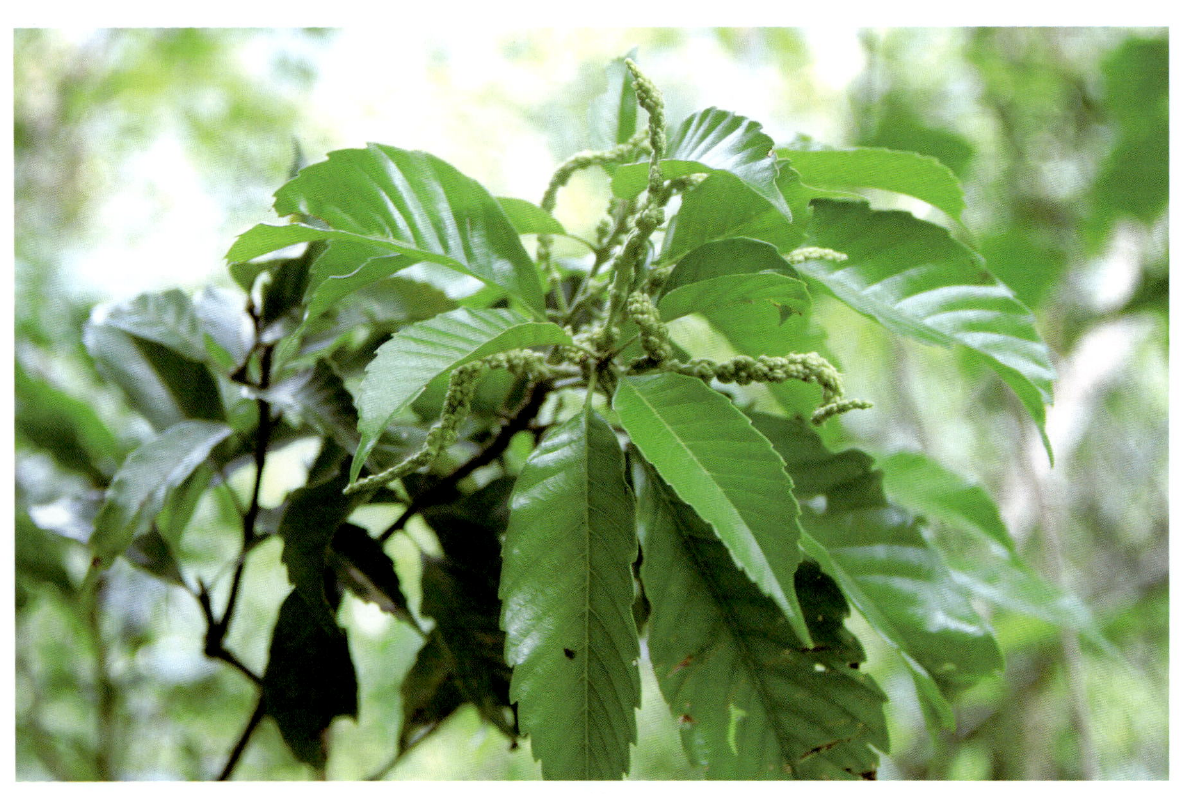

烟斗柯

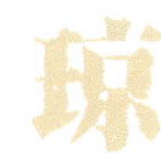

面积一半至大部分，其上部的边缘檐状，4~8浅裂。花期几全年，盛花期5~7月，果实翌年约同期成熟。

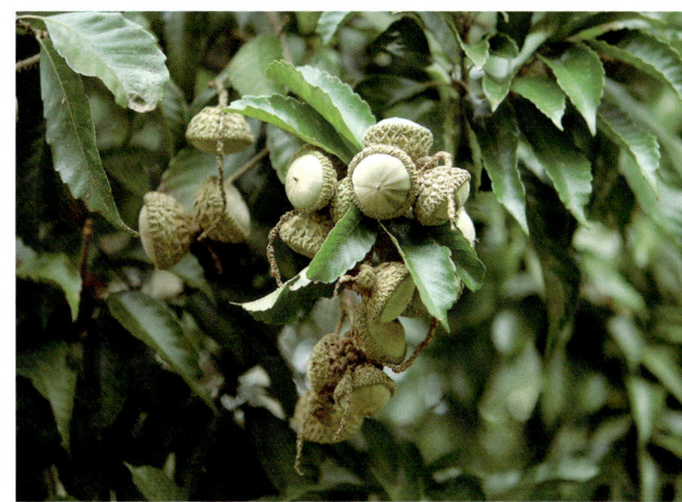

| 分布区域 |

产于海南三亚、东方、昌江、白沙、五指山、保亭、陵水、万宁、琼中、儋州、屯昌、文昌。亦分布于中国广东、广西、湖南、台湾、贵州、云南。越南也有分布。

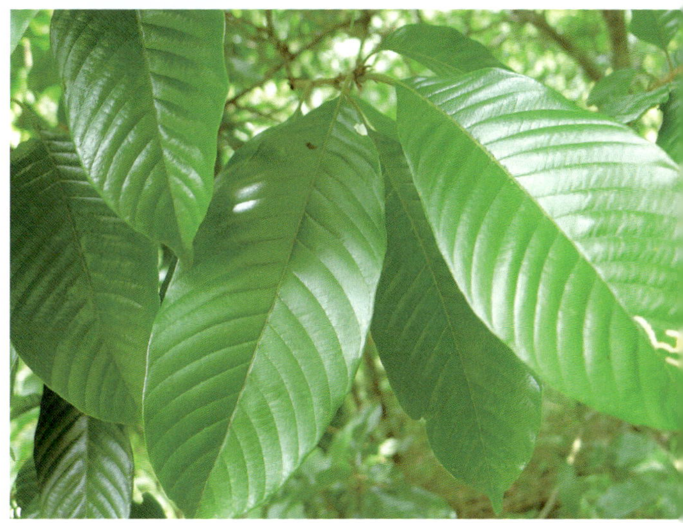

| 资　　源 |

生于溪边、山坡或疏林，十分常见。

| 采收加工 |

树皮全年可采，洗净，鲜用或晒干。

| 功能主治 |

同属植物柯 *Lithocarpus glaber* 的树皮可用于利尿消肿，本种或有类似功能，其具体作用有待进一步研究。

| 附　　注 |

同属植物柯的树皮有小毒，本种亦或有小毒，应注意使用。

壳斗科 Fagaceae 柯属 *Lithocarpus*

瘤果柯 *Lithocarpus handelianus* A. Camus.

中 药 名 瘤果柯（药用部位：树皮）

植物形态 乔木，芽鳞被灰黄色伏贴的短毛，卵状三角形至披针形。当年生枝粗壮，被灰棕色短毛，一年生枝无毛，与叶柄、叶背相同，均有蜡黄色紧实而厚的鳞秕层，干后常油润有光泽。叶厚革质，常聚生于枝顶部，椭圆形，长15~20cm，宽6~9cm，全缘，干后淡灰黄色；叶柄长2~3cm。雄穗状花序单穗顶生，很少腋生，常雌雄同序，花序长达20cm，花序轴被短伏毛，雌花每3朵一簇。果序轴粗壮；壳斗近圆球形，高20~30mm，宽20~32mm，全包坚果，小苞片增厚，分明，干后坚实，三角形钻尖状，横切面多呈四角菱形，长2~4mm，先端略弯卷，覆瓦状排列；坚果圆锥形，比壳斗稍小，被

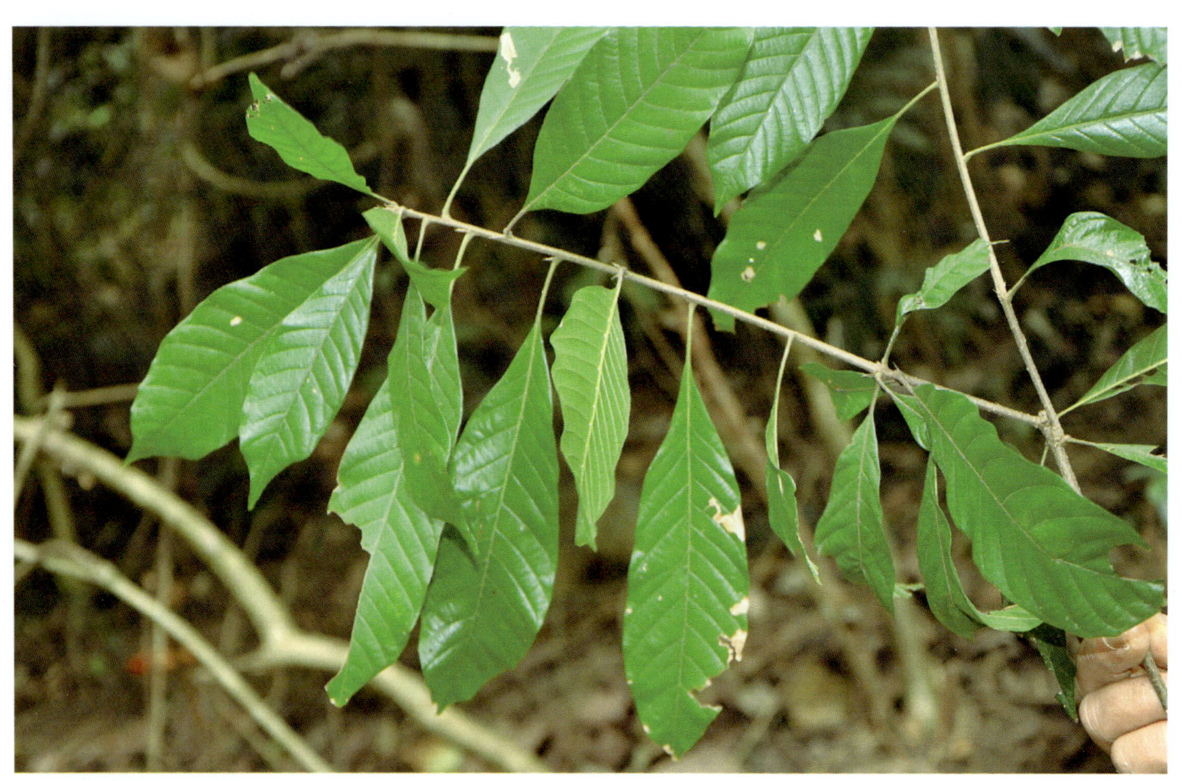

瘤果柯

 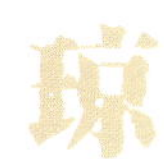

灰黄色细伏毛，果脐位于坚果底部，浅凹陷，但中央部分明显隆起。花期 5 月及 8~10 月，果实翌年成熟。

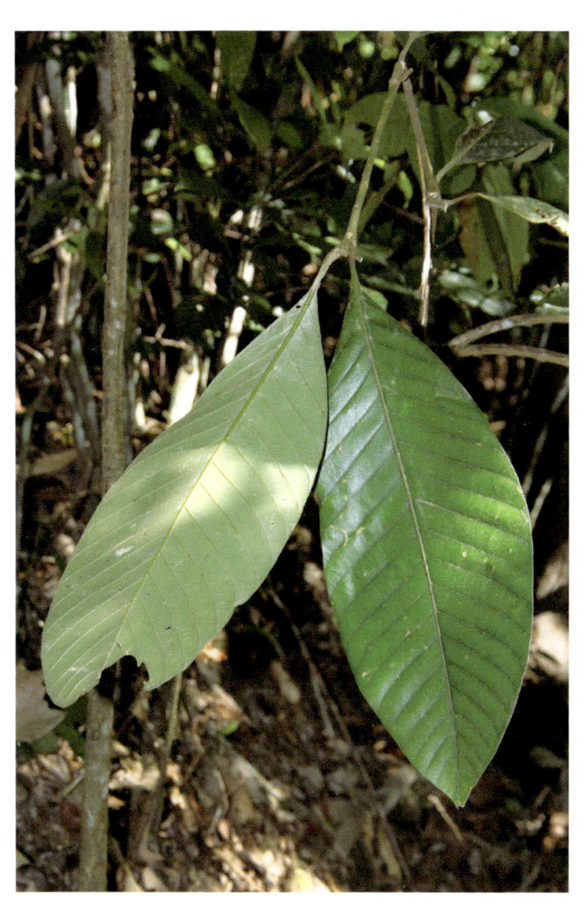

| 分布区域 |

产于海南乐东、保亭、陵水、琼中、三亚、白沙、定安。亦分布于中国广东、广西、云南。

| 资　　源 |

生于中海拔山谷或山顶林中，偶见。

| 采收加工 |

树皮全年可采，洗净，鲜用或晒干。

| 功能主治 |

同属植物柯 *Lithocarpus glaber* 的树皮可用于利尿消肿，本种或有类似功能，其具体作用有待进一步研究。

| 附　　注 |

柯的树皮有小毒,本种亦或有小毒,应注意使用。

壳斗科 Fagaceae 柯属 *Lithocarpus*

水仙柯 *Lithocarpus naiadarum* (Hance) Chun

中药名 水仙柯（药用部位：树皮）

植物形态 乔木，一年生枝有透明的薄蜡层，枝、叶无毛。叶硬纸质，狭长椭圆形，长通常为其宽度的5~10倍，宽1~3cm，基部沿叶柄下延，两面同色，叶背无蜡鳞层。雄穗状花序多排成圆锥花序，花序轴密被灰黄色短柔毛；雌花序长达20cm；雌花每3朵一簇。壳斗浅碟状，通常平展，宽12~18mm，包着坚果底部，小苞片三角形，紧贴，稍增厚，通常连生成圆环状，但位于壳斗上部的常为覆瓦状排列，壳壁底部增厚，近木质，被灰色微柔毛；坚果宽圆锥形，高10~20mm，宽15~25mm，稀近圆球形，栗褐色，未完全成熟时有淡薄的白粉，果脐深1~2mm。花期7~8月，果实翌年8~9月成熟。

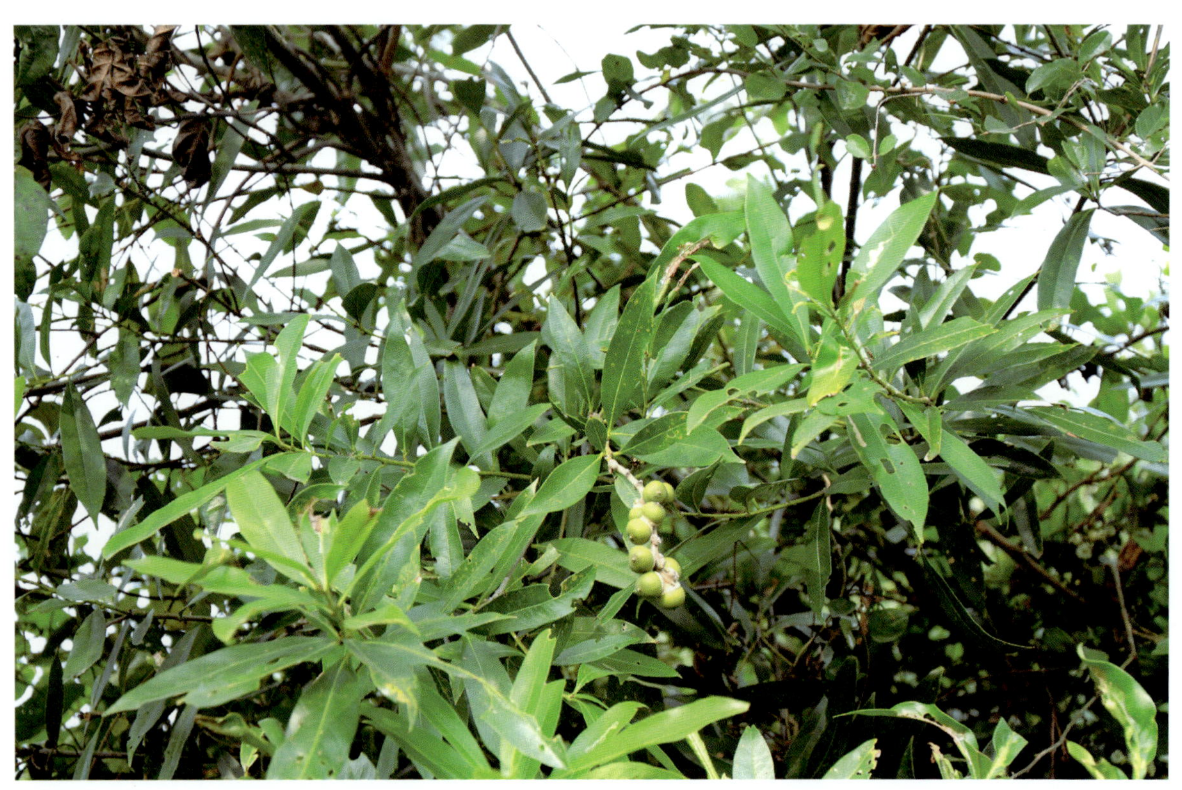

水仙柯

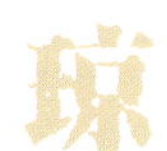

| 分布区域 | 产于海南乐东、东方、白沙、琼中、儋州、澄迈、定安。亦分布于中国广东、广西。

| 资　　源 | 生于河边沙质土林中，常见。

| 采收加工 | 树皮全年可采，洗净，鲜用或晒干。

| 功能主治 | 同属植物柯 *Lithocarpus glaber* 的树皮可用于利尿消肿，本种或有类似功能，其具体作用有待进一步研究。

| 附　　注 | 柯的树皮有小毒，本种亦或有小毒，应注意使用。

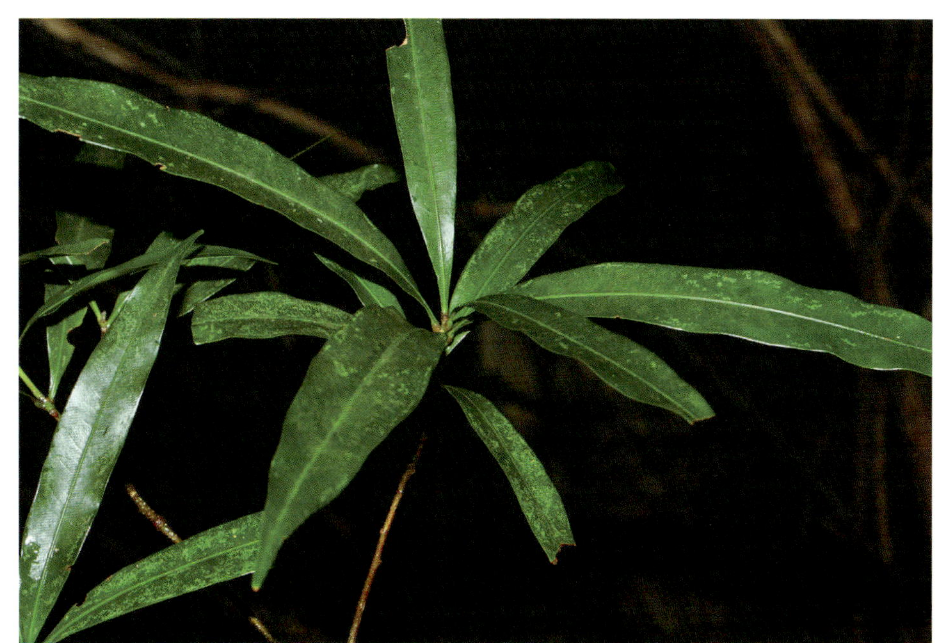

木麻黄科 Casuarinaceae 木麻黄属 *Casuarina*

木麻黄 *Casuarina equisetifolia* Forst.

| 中 药 名 | 木麻黄（药用部位：树皮、枝、叶、种子）

| 植物形态 | 乔木，在幼树上的树皮赭红色，皮孔密集排列为条状，老树的树皮内皮深红色；枝红褐色，有密集的节，节间长 4~9mm，节脆易抽离。鳞片状叶每轮通常 7，披针形，长 1~3mm，紧贴。雌雄同株或异株；雄花序几无总花梗，棒状圆柱形，长 1~4cm，有覆瓦状排列、被白色柔毛的苞片；小苞片具缘毛；花被片 2；雌花序通常生于近枝顶的侧生短枝顶部。球果状果序椭圆形，长 1.5~2.5cm，直径 1.2~1.5cm，两端近平截或钝，幼嫩时外被灰绿色或黄褐色茸毛，成长时毛常脱落；小苞片变木质，阔卵形，先端略钝或急尖，背无隆起的棱脊；小坚果连翅长 4~7mm，宽 2~3mm。花期 4~5 月，果期 7~10 月。

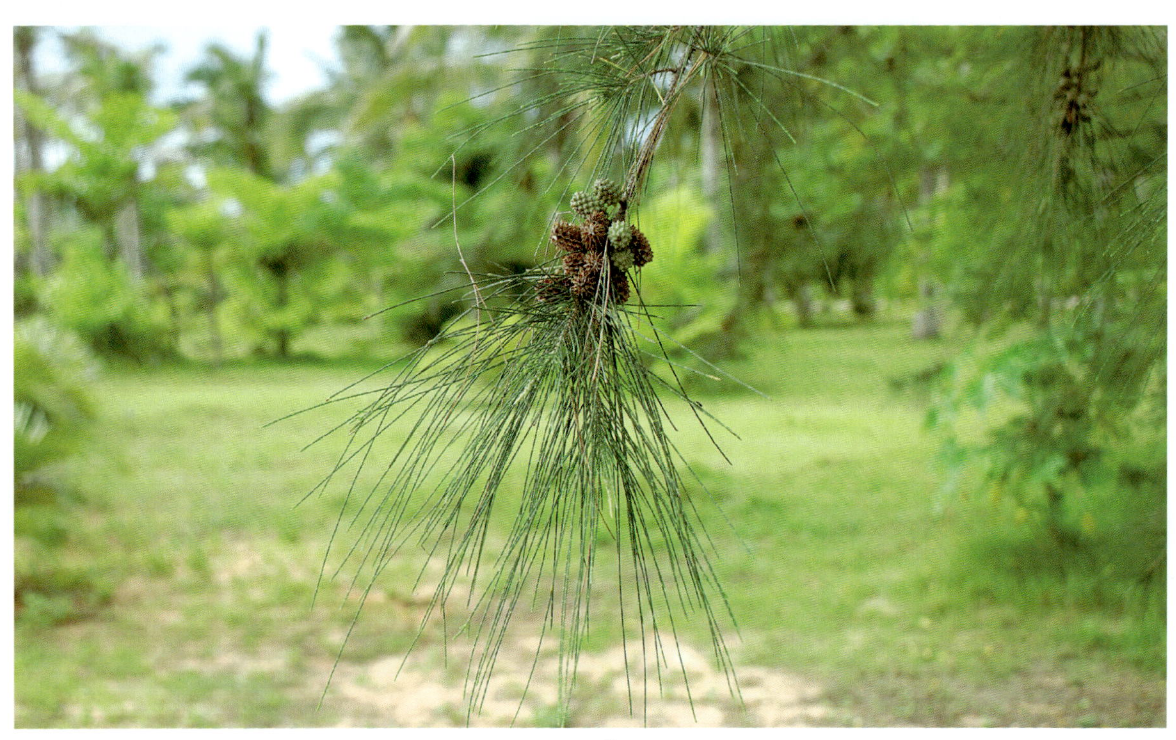

木麻黄

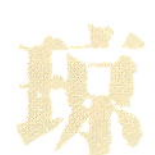

分布区域

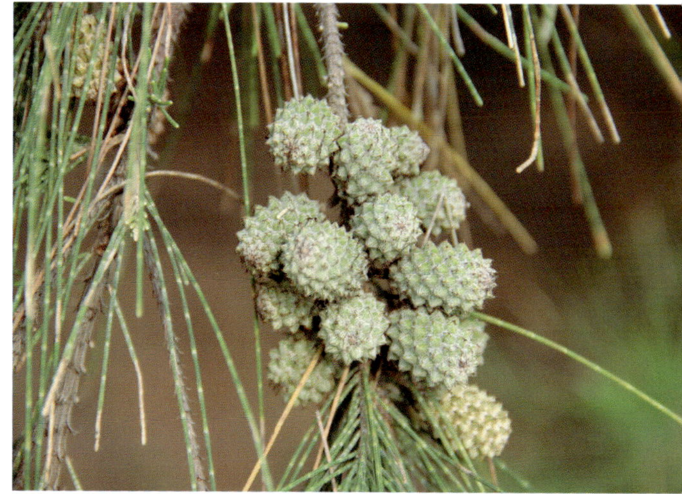

海南沿海各地有栽培。中国广东、广西、福建、台湾、浙江、云南有栽培。原产于澳大利亚及太平洋岛屿，越南、泰国、 缅甸、菲律宾、马来西亚、印度尼西亚、巴布亚新几内亚也有分布。

资　　源

本种作为海防林常用树种，在海南十分常见。

采收加工

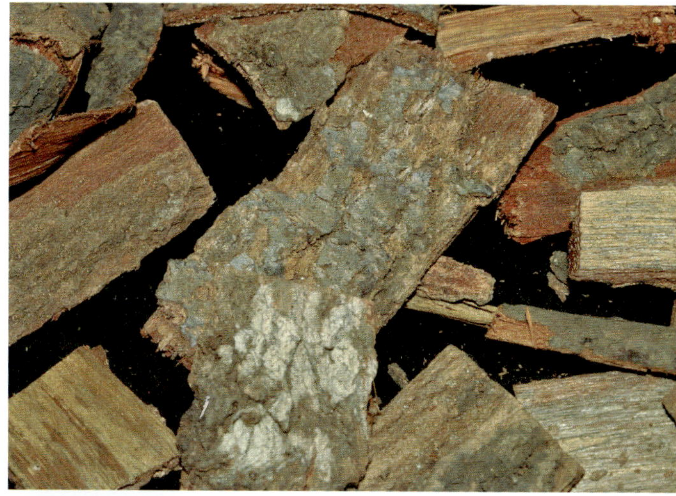

树皮、枝：全年可采摘嫩枝，或剥取树皮，均鲜用或晒干。种子：秋季采收成熟果实，晒至近干，脱下种子，充分干燥。

药材性状

枝条较长，主枝圆柱形，灰绿色或褐红色，小枝轮生，灰绿色，约有纵棱 7，纤细，直径 0.4~0.6mm。节密生，节间长 4~9mm，鳞叶 7，轮生，下部灰白色，先端红棕色。枝条先端有时有穗状雄花序和头状雌花序。节易脱落，枝条易折断，断面黄绿色。气微，味淡。

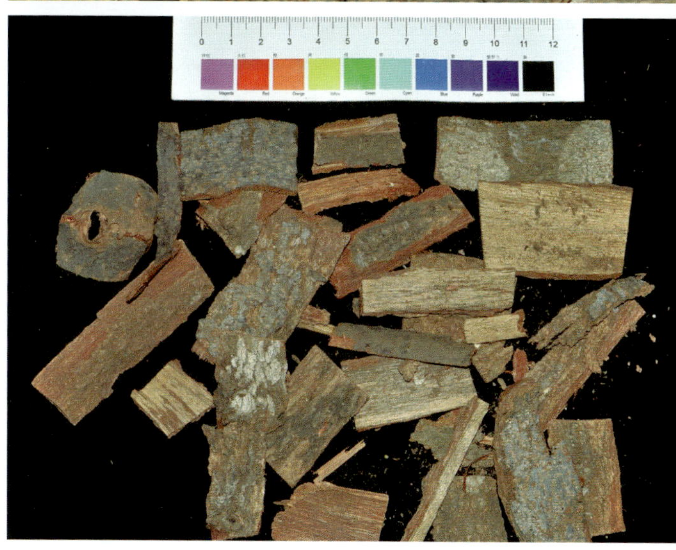

功能主治

树皮、枝、叶：味微苦、辛，性温；归肺、大肠、小肠经。祛风除湿，解表发汗，止咳，利尿，止痢，收敛，调经，催生。用于感冒、咳嗽、慢性支气管炎、小便不利、疝气、泄泻、阿米巴痢疾。种子：味微苦，性温。涩肠止泻。用于慢性腹泻。

榆科 Ulmaceae 朴属 *Celtis*

朴树 *Celtis sinensis* Pers.

中药名 朴树（药用部位：树皮、根皮、叶、果实）

植物形态 落叶乔木；树皮灰色。叶革质，多为卵形，长3~10cm，中部以上边缘有浅锯齿，基部几乎不偏斜，三出脉。花杂性，1~3朵生于当年枝的叶腋；花被片4，被毛；雄蕊4；柱头2。核果近球形，直径5~7mm，红褐色；果核有穴和突肋。花期3~4月，果期9~10月。

分布区域 产于海南东方、昌江、琼中、儋州、澄迈。亦分布于中国长江以南各地。日本、朝鲜也有分布。

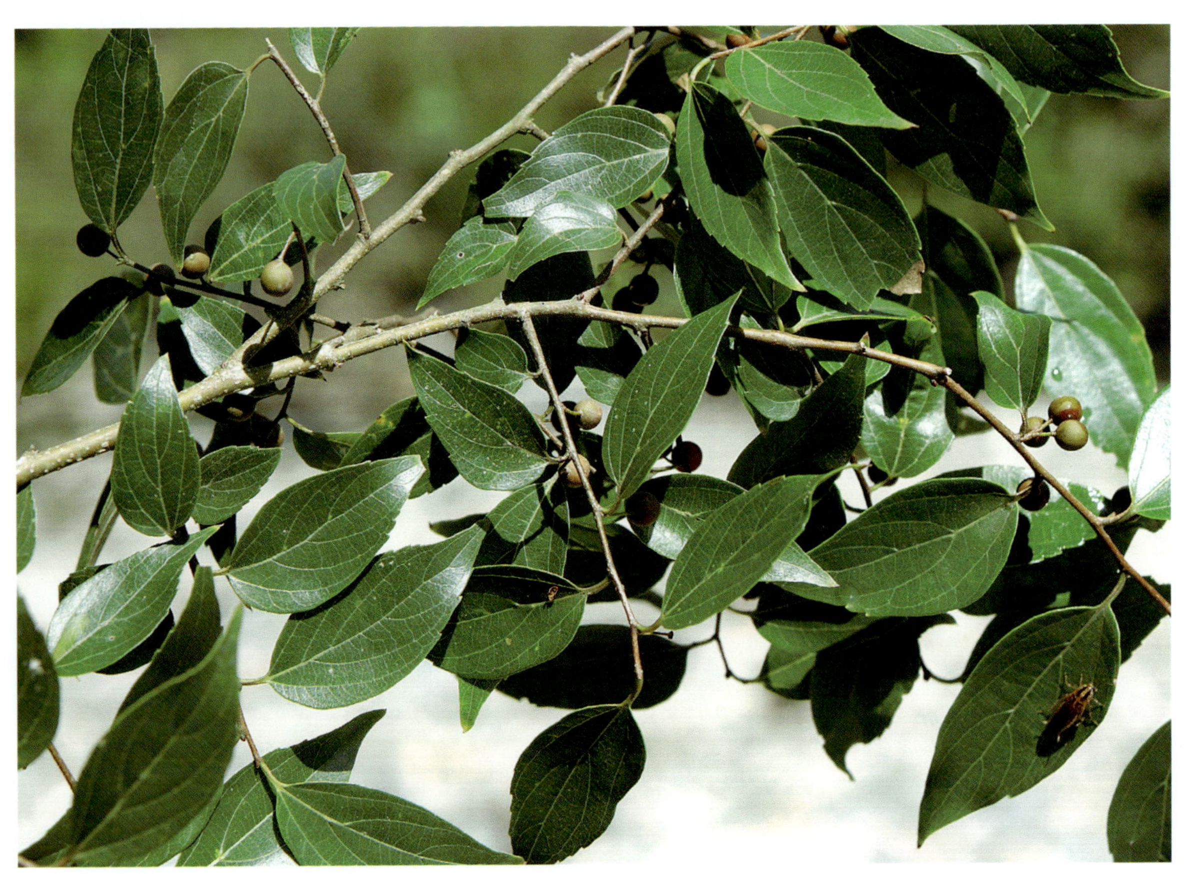

朴树

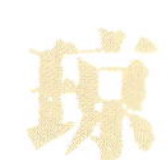

| 资　　源 | 生于山坡、平地或林边，常见。

| 采收加工 | 树皮、根皮：全年均可采收，刮去粗皮。叶：夏季采收叶，洗净。果实：秋季成熟时采收果实，切片，晒干。

| 药材性状 | 树皮：树皮呈板块状，表面棕灰色，粗糙而不开裂，有白色皮孔；内表面棕褐色。气微，味淡。叶：叶多破碎，完整者卵形或卵状椭圆形，长3~10cm，宽1.5~4cm，叶柄长5~10mm，被柔毛。气微，味淡。

| 功能主治 | 树皮：味辛、苦，性平。祛风透疹，消食化滞。用于麻疹透发不畅、消化不良。叶：味微苦，性凉。清热，凉血，解毒。用于漆疮、荨麻疹。果实：味苦、涩，性平。清热利咽。用于感冒咳嗽、音哑。根皮：味苦、辛，性平。祛风透疹，消食止泻。用于麻疹透发不畅、消化不良、食积泻痢、跌打损伤。

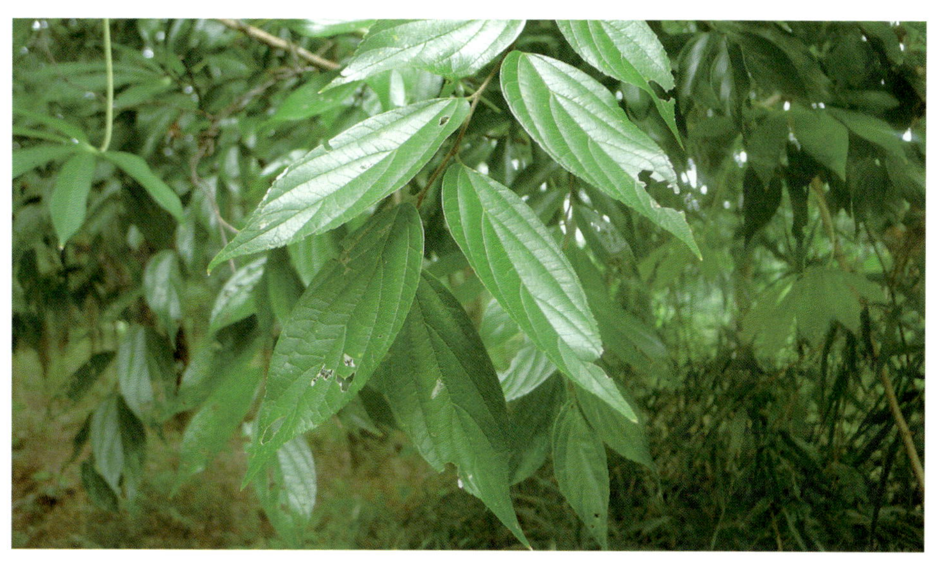

榆科 Ulmaceae 朴属 *Celtis*

假玉桂 *Celtis timorensis* Span.

中药名 香胶木（药用部位：叶、根皮）

植物形态 常绿乔木，树皮灰色，木材有恶臭，有散生短条形皮孔；冬芽外部鳞片近无毛，内部鳞片被毛。叶革质，卵状椭圆形，长 5~13cm，宽 2.5~6.5cm，稍不对称，叶柄长 3~12mm。小聚伞圆锥花序具 10 花左右，幼时被金褐色毛，在小枝下部的花序全生雄花，在小枝上部的花序为杂性，结果时通常一个果序上有 3~6 果实，果实容易脱落。果实宽卵状，先端残留花柱基部而呈短喙状，长 8~9mm，成熟时黄色、橙红色至红色；核椭圆状球形，长约 6mm，乳白色，四条肋较明显，表面有网孔状凹陷。

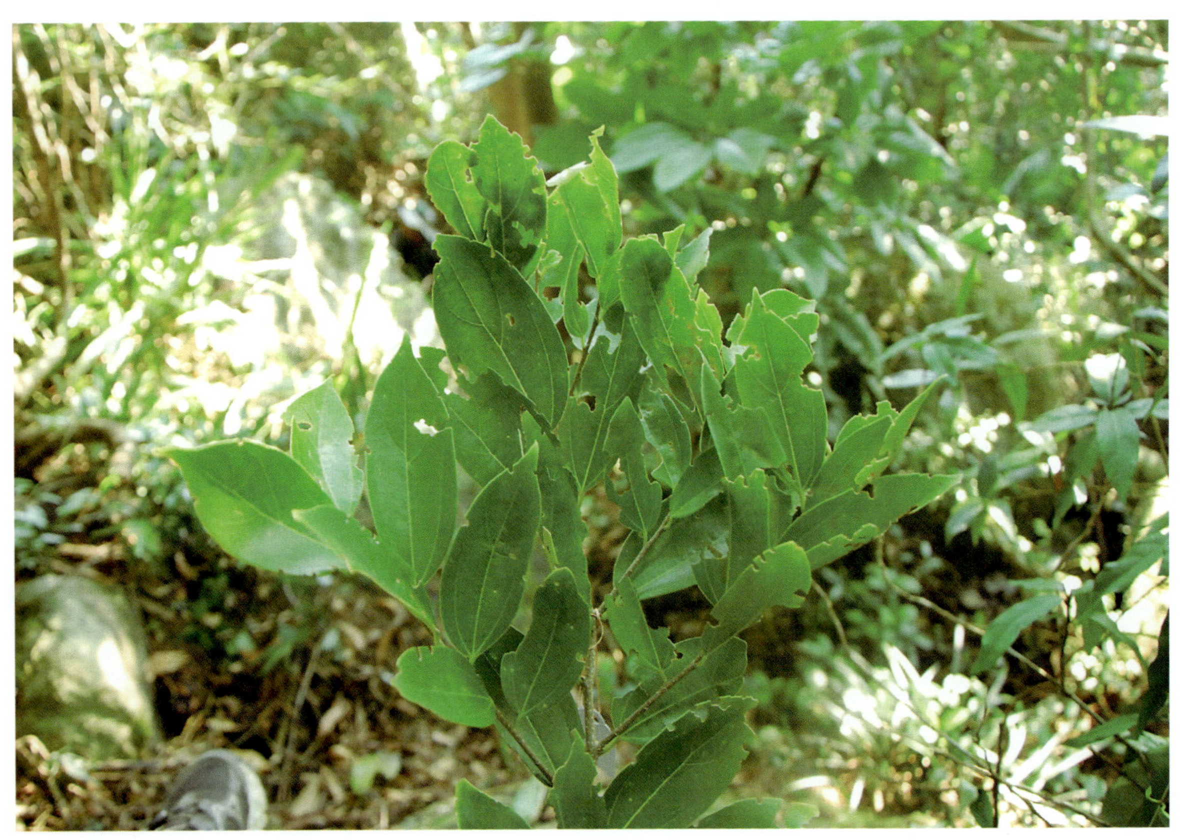

假玉桂

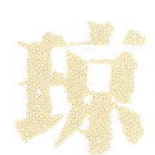

分布区域

产于海南三亚、乐东、东方、昌江、白沙、保亭、万宁、琼中、定安、琼海、海口、澄迈。亦分布于中国广东、广西、福建、台湾、贵州、云南、四川、西藏。越南、泰国、缅甸、菲律宾、印度、马来西亚、印度尼西亚、孟加拉国、尼泊尔、斯里兰卡也有分布。

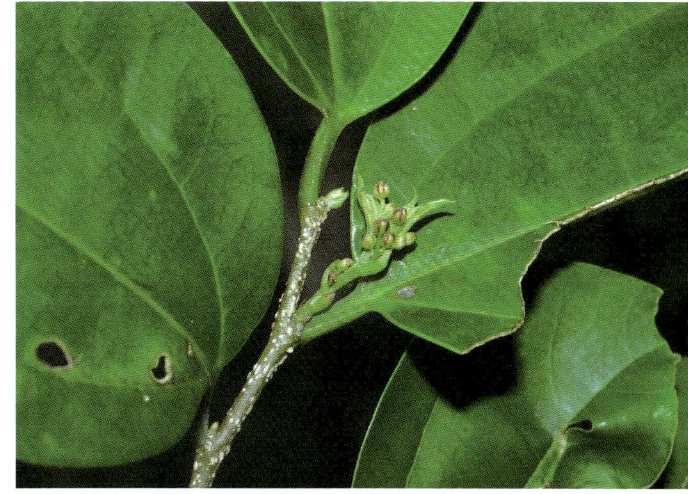

资　　源

生于低海拔林中，常见。

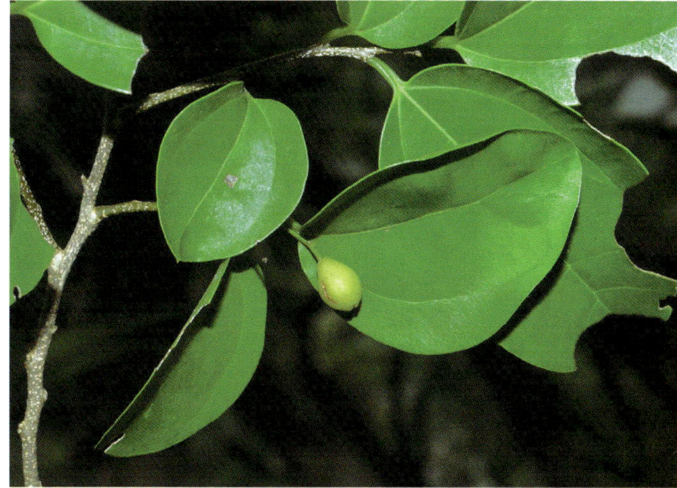

采收加工

全年均可采收，洗净，剥皮，鲜用或晒干。

功能主治

根皮：味淡，性平。活血消肿，止血。用于跌打损伤、肿痛、外伤出血。叶：味辛，性平。祛瘀止血。用于跌打损伤、外伤出血。

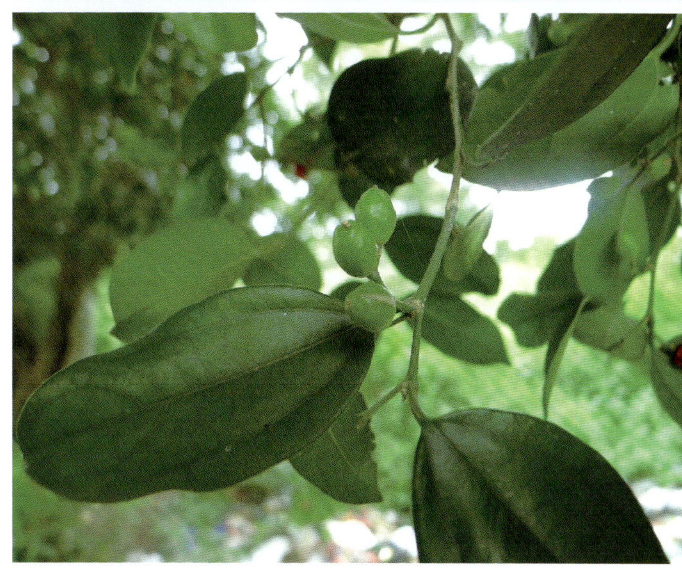

榆科 Ulmaceae 白颜树属 *Gironniera*

白颜树 *Gironniera subaequalis* Planch.

中药名 白颜树（药用部位：叶）

植物形态 乔木，小枝疏生黄褐色长粗毛。革质叶椭圆形，长 10~25cm，宽 5~10cm，仅在顶部疏生浅钝锯齿，叶柄长 6~12mm，疏生长糙伏毛；托叶对生，鞘包着芽，披针形，外面被长糙伏毛，脱落后留有一环托叶痕。雌雄异株，聚伞花序成对腋生，花序梗上疏生长糙伏毛，雄的多分枝，雌的分枝较少，呈总状；雄花直径约 2mm，花被片 5，宽椭圆形，中央部分增厚，边缘膜质，外面被糙毛，花药外面被细糙毛。核果具短梗，阔卵状或阔椭圆状，直径 4~5mm，侧向压扁，被贴生

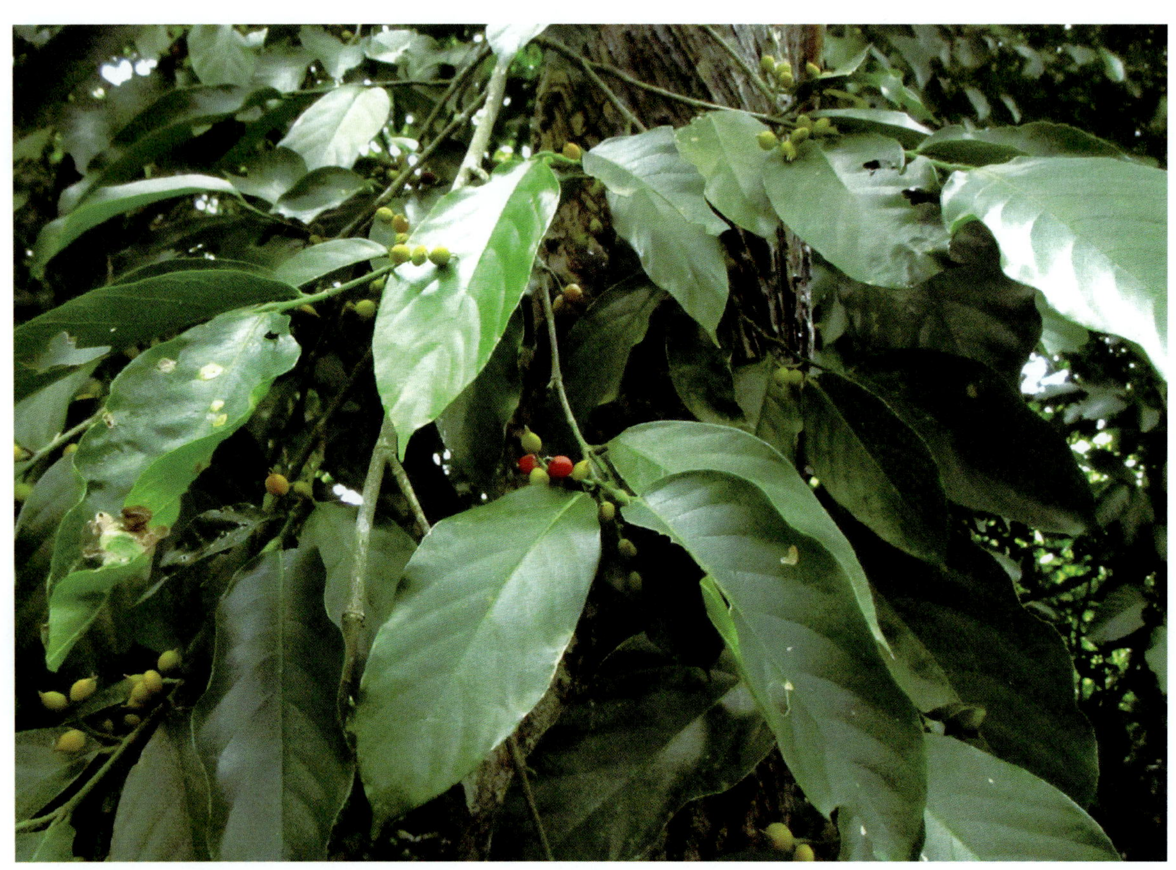

白颜树

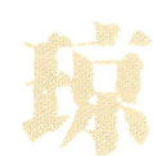

的细糙毛，内果皮骨质，两侧具2钝棱，熟时橘红色，具宿存的花柱及花被。花期2~4月，果期7~11月。

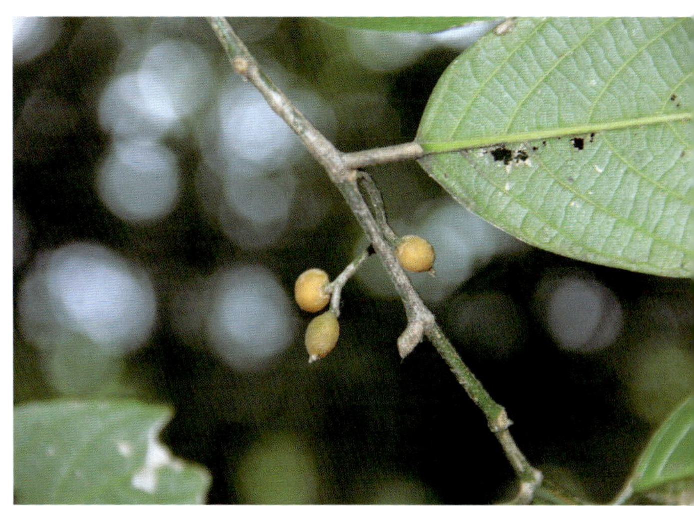

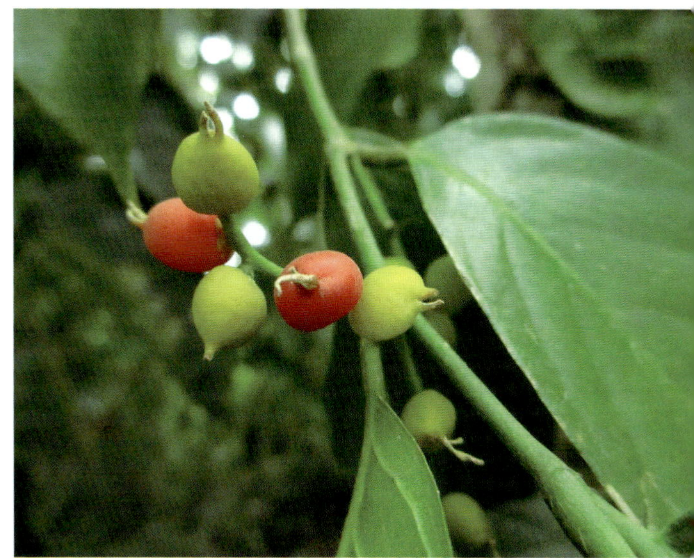

| 分布区域 |

产于海南三亚、乐东、东方、昌江、白沙、五指山、万宁、琼中、儋州、澄迈、琼海。亦分布于中国广东、广西、云南。东亚及东南亚也有分布。

| 资　　源 |

生于低海拔林中，常见。

| 采收加工 |

全年皆可采收，除去杂质，洗净，鲜用或晒干。

| 功能主治 |

祛寒除湿。用于寒湿。

榆科 Ulmaceae 山黄麻属 *Trema*

狭叶山黄麻 *Trema angustifolia* (Planch.) Bl.

中药名 山郎木（药用部位：根、叶）

植物形态 小乔木，小枝紫红色，密被细粗毛。叶卵状披针形，长 3~5cm，宽 0.8~1.4cm，边缘有细锯齿，叶背密被灰短毡毛，基出脉 3，叶柄长 2~5mm，密被细粗毛。花单性，由数朵花组成小聚伞花序；雄花小，直径约 1mm，几乎无梗，花被片 5，狭椭圆形，内弯，在开放前其边缘凹陷包裹着雄蕊呈瓣状，外面密被细粗毛。核果宽卵状或近圆球形，微压扁，直径 2~2.5mm，熟时橘红色，有宿存的花被。花期 4~6 月，果期 8~11 月。

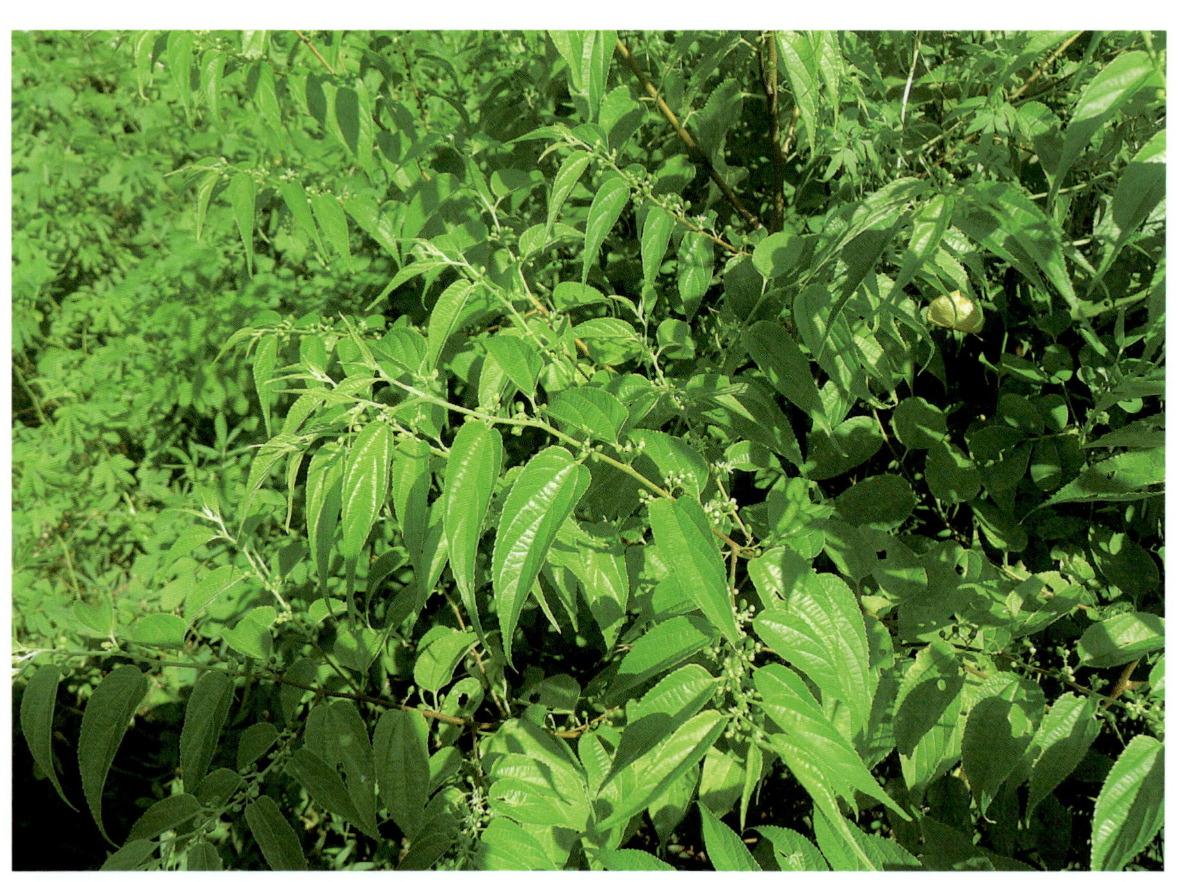

狭叶山黄麻

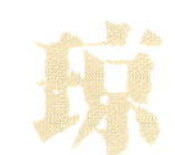

| 分布区域 | 产于海南乐东、东方、昌江、白沙、五指山、保亭。亦分布于中国广东、广西、云南。越南、泰国、印度、马来西亚、印度尼西亚也有分布。

| 资　　源 | 生于低海拔灌丛中，常见。

| 采收加工 | 春、夏季采摘叶，秋末、冬初挖取根部，去净泥土，晒干或鲜用。

| 药材性状 | 完整叶卵形或卵状披针形，长 3~5cm，具三出脉，侧脉 3~5 对；边缘具整齐的小锯齿；上面粗糙，密生乳头状突起，下面密被浅灰色柔毛；叶柄长 2~5mm，密被短毛。

| 功能主治 | 止痛，止血，清热。

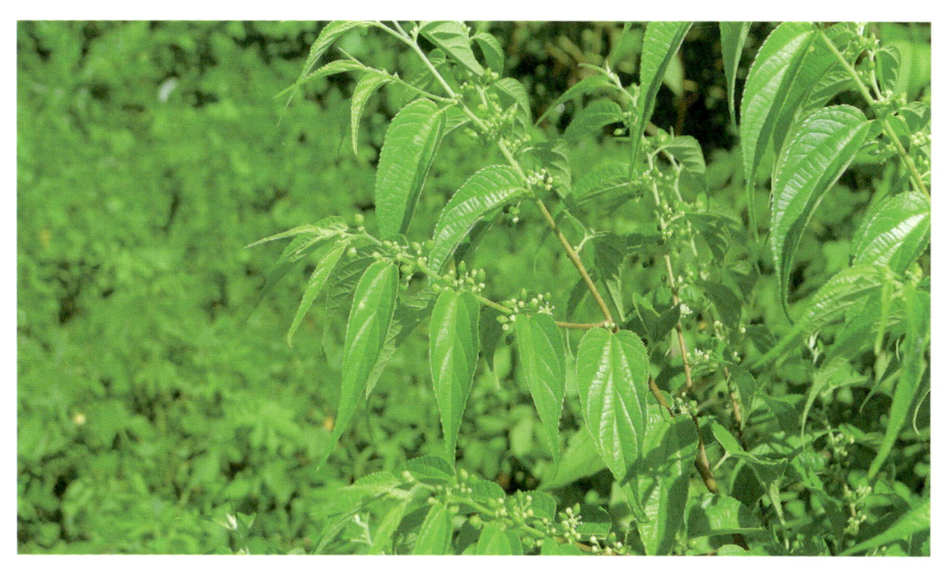

榆科 Ulmaceae 山黄麻属 *Trema*

光叶山黄麻 *Trema cannabina* Lour.

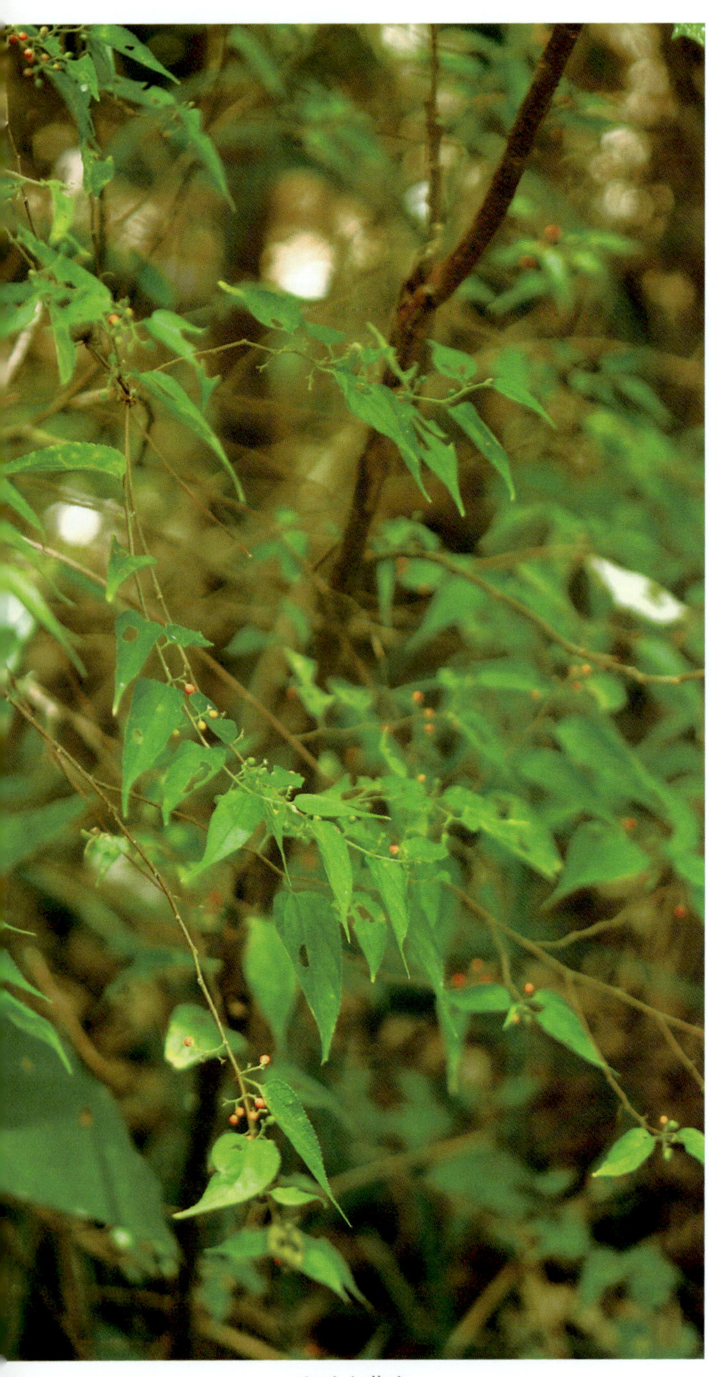
光叶山黄麻

中药名

光叶山黄麻（药用部位：根皮）

植物形态

小乔木，小枝黄绿色，被贴生的短柔毛，后脱落。叶近膜质，卵形，长4~9cm，宽1.5~4cm，边缘具圆齿状锯齿，基部有明显的三出脉，叶柄纤细，被贴生短柔毛。花单性，雌雄同株，雌花序常生于花枝的上部叶腋，雄花序常生于花枝的下部叶腋，或雌雄同序，聚伞花序一般长不过叶柄；雄花具梗，直径约1mm，花被片5，倒卵形，外面无毛。核果近球形，微压扁，直径2~3mm，熟时橘红色，有宿存花被。花期3~6月，果期9~10月。

分布区域

产于海南保亭、琼中、临高、澄迈、琼海。亦分布于中国广东、广西、湖南、江西、福建、台湾、浙江、江苏、安徽、湖北、贵州、云南及四川。越南、柬埔寨、泰国、缅甸、菲律宾、印度、尼泊尔、日本、马来西亚、印度尼西亚、澳大利亚、太平洋群岛也有分布。

| 资　　源 | 生于低海拔疏林及灌丛中，常见。

| 采收加工 | 夏、秋季采收，鲜用或晒干。

| 功能主治 | 味甘、淡，性微寒。健脾利水，化瘀生新，接骨。

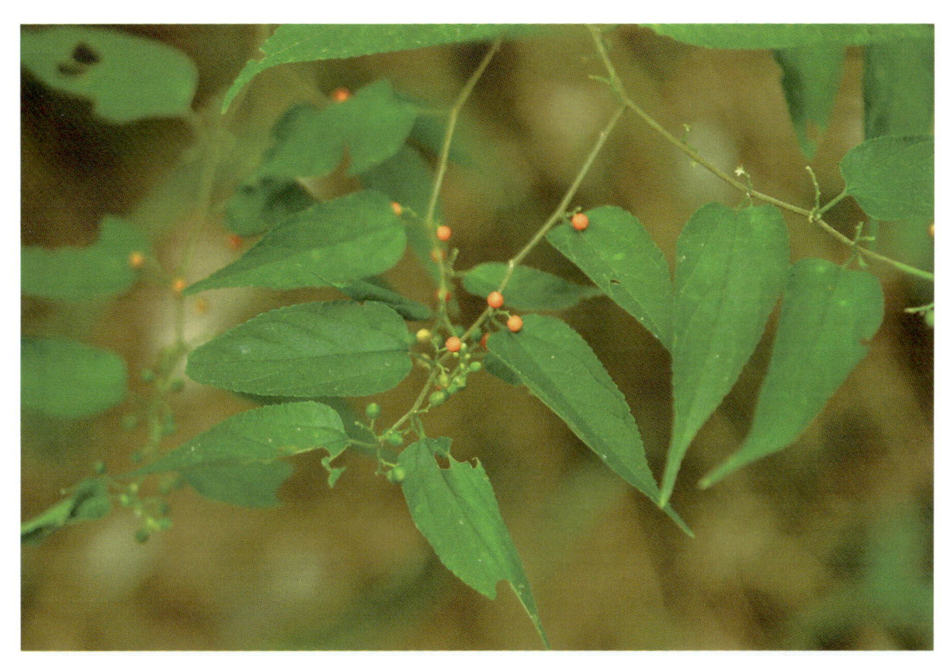

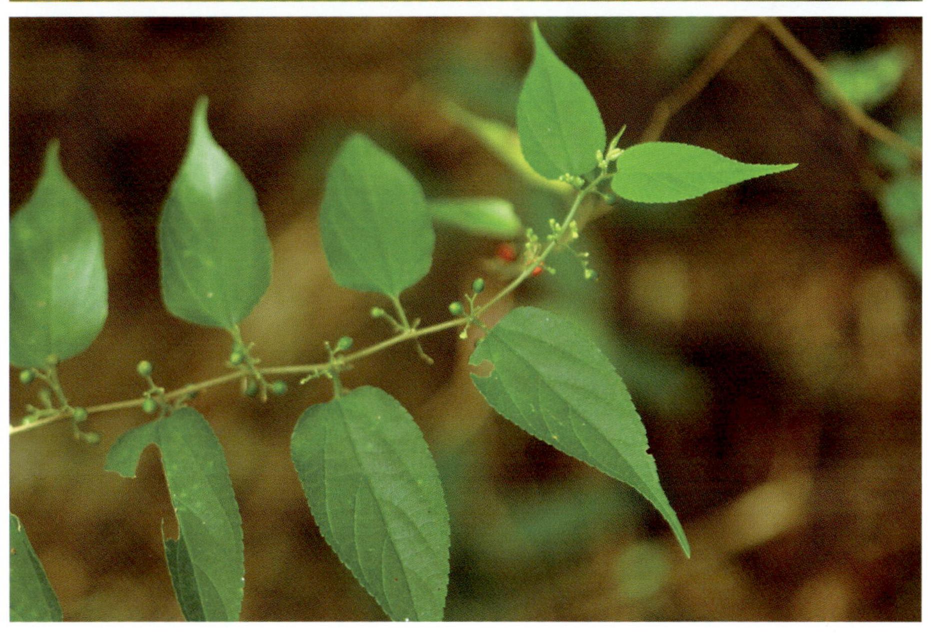

榆科 Ulmaceae 山黄麻属 *Trema*

山黄麻 *Trema tomentosa* (Roxb.) H. Hara

中药名 山黄麻（药用部位：叶、根）

植物形态 小乔木，树皮灰褐色，密被短绒毛。叶纸质或薄革质，宽卵形，长7~15cm，宽3~7cm，基部明显偏斜，边缘有细锯齿，叶面极粗糙，有直立的基部膨大的硬毛，叶背有短绒毛，基出脉3，托叶条状披针形。雄花序长2~4.5cm，雄花直径1.5~2mm，花被片5，卵状矩圆形，外面被微毛，边缘有缘毛，雄蕊5，退化雌蕊倒卵状矩圆形，压扁，透明，在其基部有一环细曲柔毛。雌花序长1~2cm；雌花具短梗，花被片4~5，三角状卵形，长1~1.5mm，外面疏生细毛，在中肋上密生短粗毛，小苞片卵形，长约1mm，具缘毛，在背面中肋上有细毛。核果宽卵珠状，压扁，直径2~3mm，成熟时具不规则的蜂窝状皱纹，

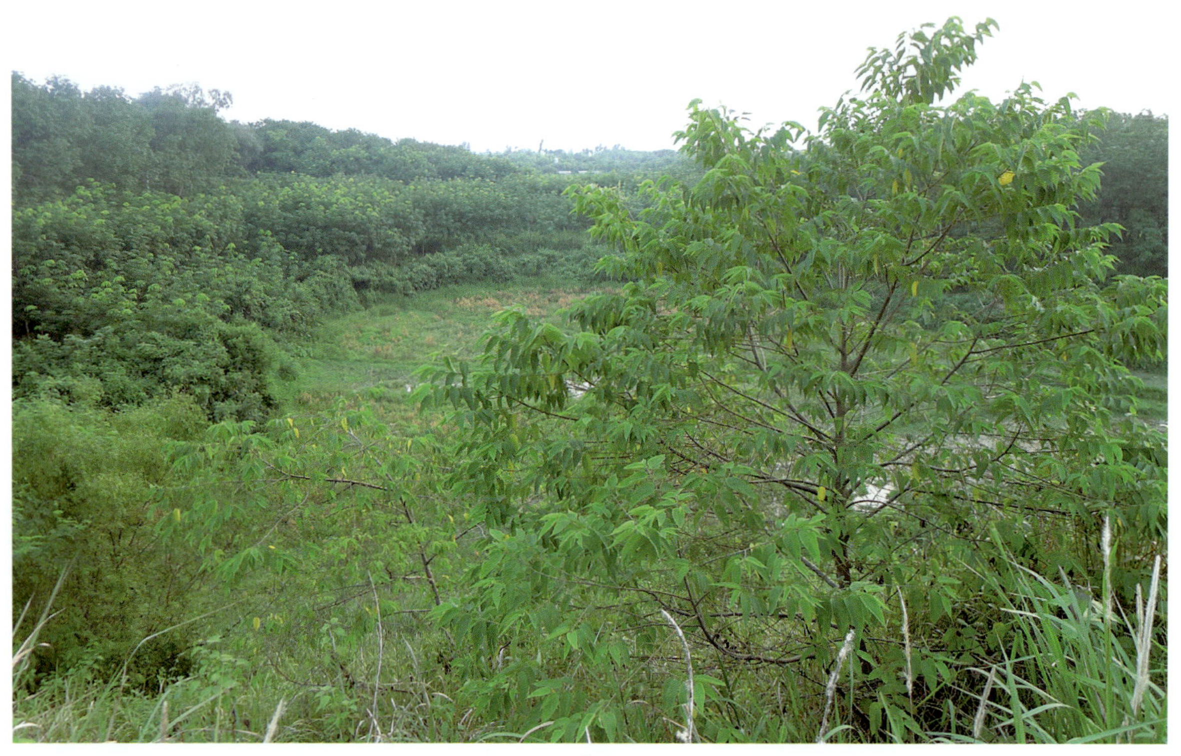

山黄麻

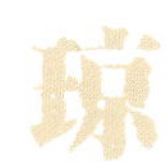

褐黑色或紫黑色，具宿存的花被。种子阔卵珠状，压扁，直径 1.5~2mm，两侧有棱。花期 3~6 月，果期 9~11 月，在热带地区，几乎四季开花。

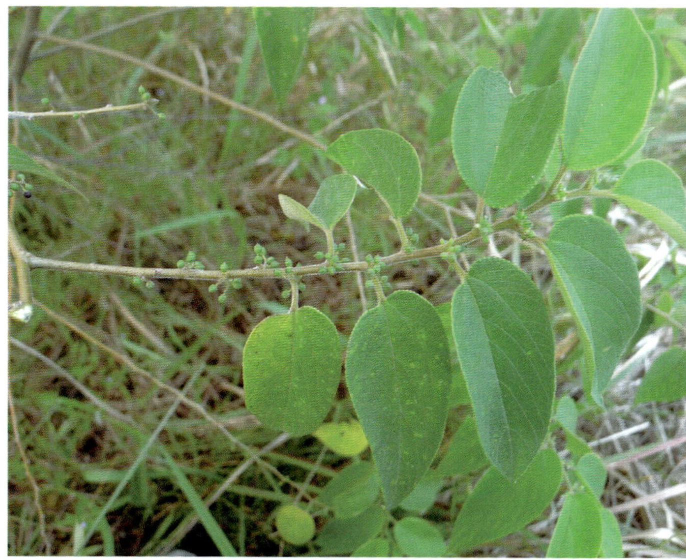

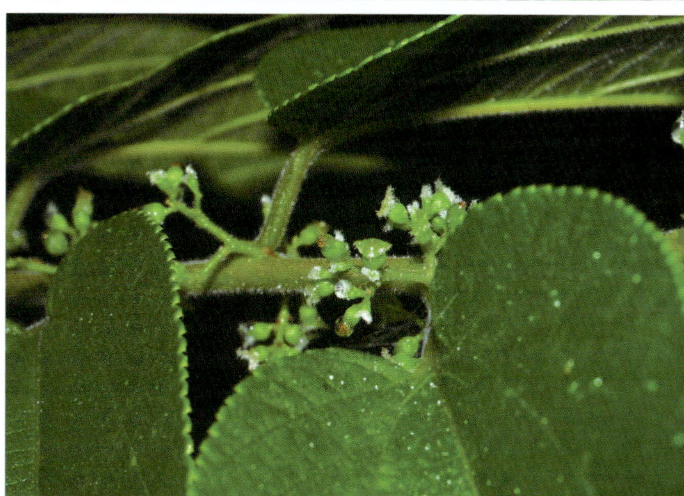

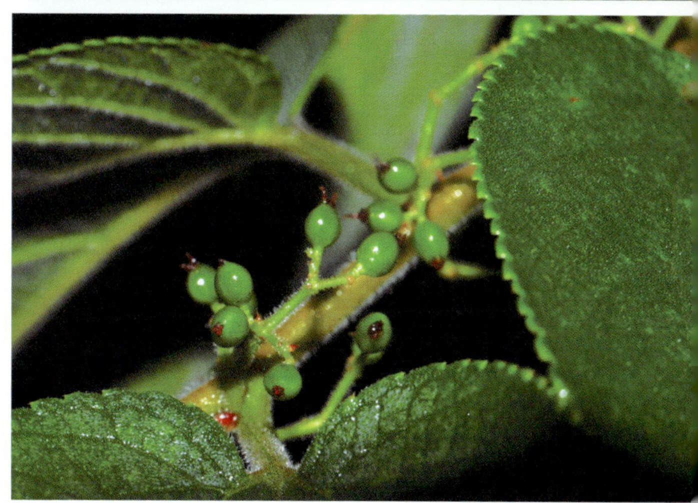

分布区域

海南有分布记录。亦分布于中国广东、广西、福建、台湾、贵州、云南、四川、西藏。越南、老挝、柬埔寨、缅甸、马来西亚、孟加拉国、不丹、尼泊尔、巴基斯坦、日本、澳大利亚也有分布。

资　源

生于海拔 100m 以上的林中、湿润山谷、开阔山坡，少见。

采收加工

全年均可采叶、根，鲜用或晒干。

药材性状

叶多皱缩，展平后完整者呈卵形、卵状披针形或披针形，长 7~15cm，先端长渐尖，基部心形或近截形，常稍斜，基部三出脉明显，边缘有小锯齿，上面有短硬毛而粗糙，下面密被淡黄色柔毛。质脆。气微，味涩。

功能主治

叶：味涩，性平。止血。用于外伤出血。根：味辛，性平。散瘀消肿，止痛。用于跌打损伤、瘀肿疼痛、腹痛。

榆科 Ulmaceae 榆属 *Ulmus*

榔榆 *Ulmus parvifolia* Jacq.

中药名 榔榆（药用部位：树皮或根皮、茎、叶）

植物形态 落叶乔木，树冠广圆形，树干基部有时成板状根，树皮灰色，裂成不规则鳞状薄片剥落，露出红褐色内皮，冬芽卵圆形，红褐色，无毛。叶质地厚，披针状卵形，长 1.7~8cm，宽 0.8~3cm，边缘有单锯齿，叶柄长 2~6mm，仅上面有毛。花秋季开放，3~6 数在叶腋簇生，花被上部杯状，下部管状，花被片 4，深裂至杯状花被的基部。翅果椭圆形，长 10~13mm，宽 6~8mm，先端缺口柱头面被毛，果翅稍厚，基部的柄长约 2mm，两侧的翅较果核部分为窄，果核部分位于翅果的中上部，上端接近缺口，花被片脱落或残存，果梗较管状花被为短，长 1~3mm，有疏生短毛。花果期 8~10 月。

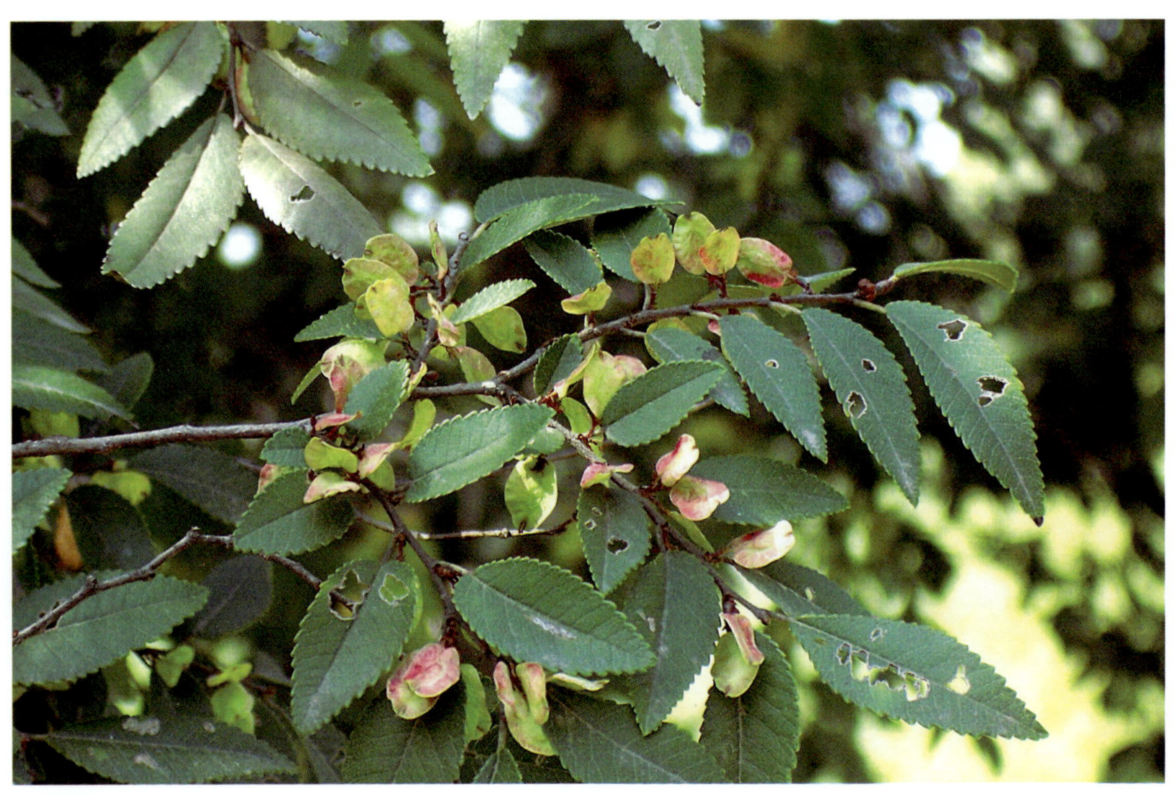

榔榆

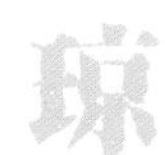

分布区域 产于海南东方。亦分布于中国广东、广西、湖南、江西、福建、台湾、浙江、江苏、安徽、湖北、贵州、四川、陕西、河南、山西及山东。越南、印度、日本、朝鲜也有分布。

资　　源 生于平原、丘陵、山坡及谷地，少见。

采收加工 树皮及根皮：全年均可采收，洗净，晒干。叶、茎：在夏、秋季采收，鲜用。

药材性状 树皮：树皮呈长卷曲状。外表面灰褐色，呈不规则鳞片状脱落，有突出的横向皮孔；内表面黄白色。质柔韧，不易折断，断面外侧棕红色，内侧黄白色。气特异，味淡，嚼之有黏液感。根皮：根皮表面灰黄棕色，较平滑。余同树皮。叶：叶椭圆形、卵圆形或倒卵形，长 1.7~8cm，宽 1~2.8cm，基部圆形，稍歪，先端短尖，叶缘有锯齿，上面微粗糙，棕褐色，下面淡棕色。气微，味淡，嚼之有黏液感。

功能主治 树皮或根皮：味甘、微苦，性寒。利水通淋，消痈。用于乳痈、风毒流注。叶：味甘、微苦，性寒。消热解毒，消肿止痛。用于热毒疮疡、牙痛。茎：味甘、微苦，性寒。通络止痛。用于腰背酸痛。

榆科 Ulmaceae 榆属 *Ulmus*

越南榆 *Ulmus tonkinensis* Gagnep.

中药名 越南榆（药用部位：树干内皮）

植物形态 常绿小乔木；树皮灰褐色，带微红，呈不规则鳞片状脱落，内皮粉红；小枝幼时密被短柔毛；无木栓翅及膨大的木栓层。叶卵状披针形，长 3~9cm，宽 1.5~3cm，边缘具单锯齿，叶柄长 2~6mm。花冬季开放，3~7 数簇生，花被上部杯状，下部管状，花被片 5，裂至杯状花被的中下部，雄蕊 5，子房具疏毛，柱头面密被绒毛。翅果近圆形、宽长圆形或倒卵状圆形，长 1.2~2.3cm，无毛，先端缺口常封闭，内缘柱头面被毛，果核部分位于翅果中上部，上端接近缺口，基部有短柄，花被片不脱落，果梗长 4~9mm，无毛或几无毛。花后数周果即成熟，常宿存至翌年 3~4 月。

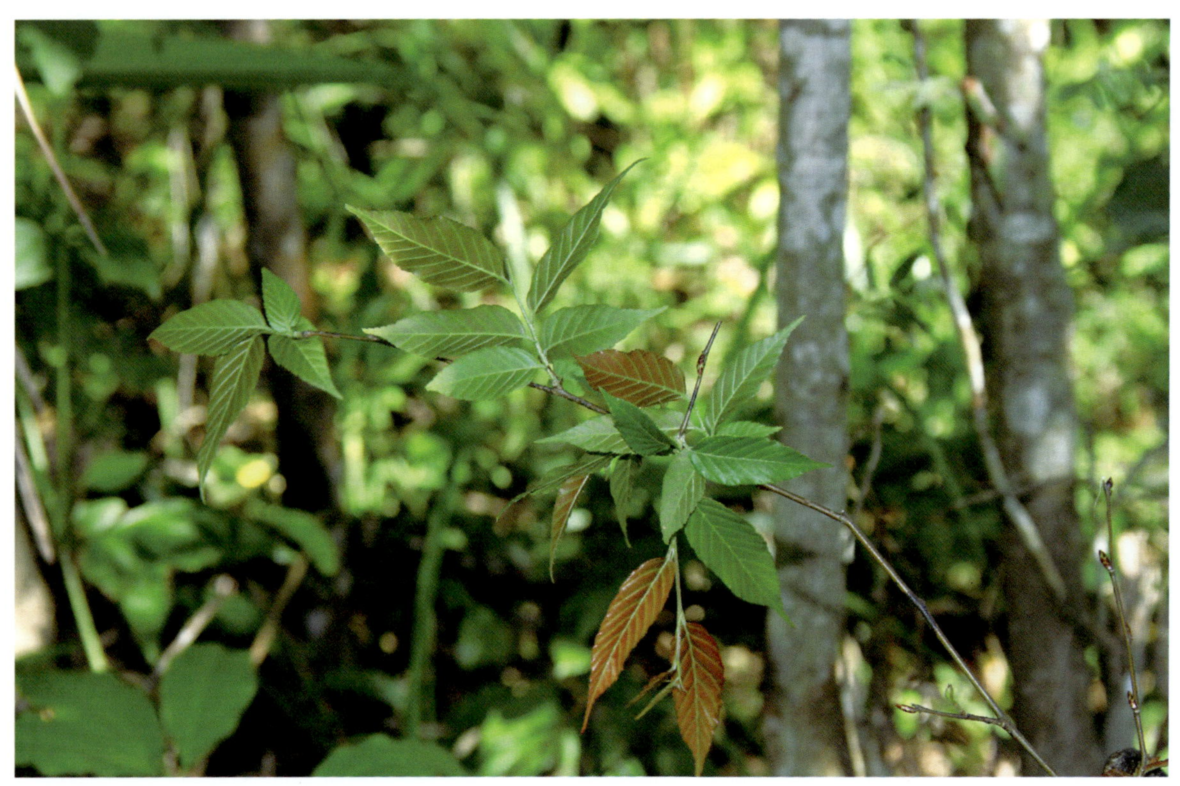

越南榆

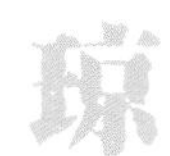

分布区域 产于海南三亚、乐东、东方、白沙。亦分布于中国广西、云南。越南、泰国、老挝、缅甸、马来西亚、不丹、印度也有分布。

资　　源 生于密林中，石灰岩地区常见。

采收加工 全年皆可采收树皮，刮去粗皮，留下内皮，晒干备用。

功能主治 收敛止血。用于肠胃出血、尿血、各种外伤出血。

附　　注 在 FOC 中，其被修订为常绿榆 *Ulmus lanceifolia* Roxb.。

桑科 Moraceae 波罗蜜属 *Artocarpus*

白桂木 *Artocarpus hypargyreus* Hance ex Benth.

中药名 白桂木（药用部位：根、果实）

植物形态 大乔木，树皮深紫色，片状剥落；幼枝被白色紧贴柔毛。叶互生，革质，椭圆形至倒卵形，长 8~15cm，宽 4~7cm，背面绿色，被粉末状柔毛，叶柄长 1.5~2cm，被毛；托叶线形，早落。花序单生于叶腋。雄花序椭圆形至倒卵圆形，长 1.5~2cm，直径 1~1.5cm；总柄长 2~4.5cm，被短柔毛；雄花花被 4 裂，裂片匙形，与盾形苞片紧贴，密被微柔毛，雄蕊 1，花药椭圆形。聚花果近球形，直径 3~4cm，浅黄色至橙黄色，表面被褐色柔毛，微具乳头状突起；果柄长 3~5cm，被短柔毛。花期春、夏季。

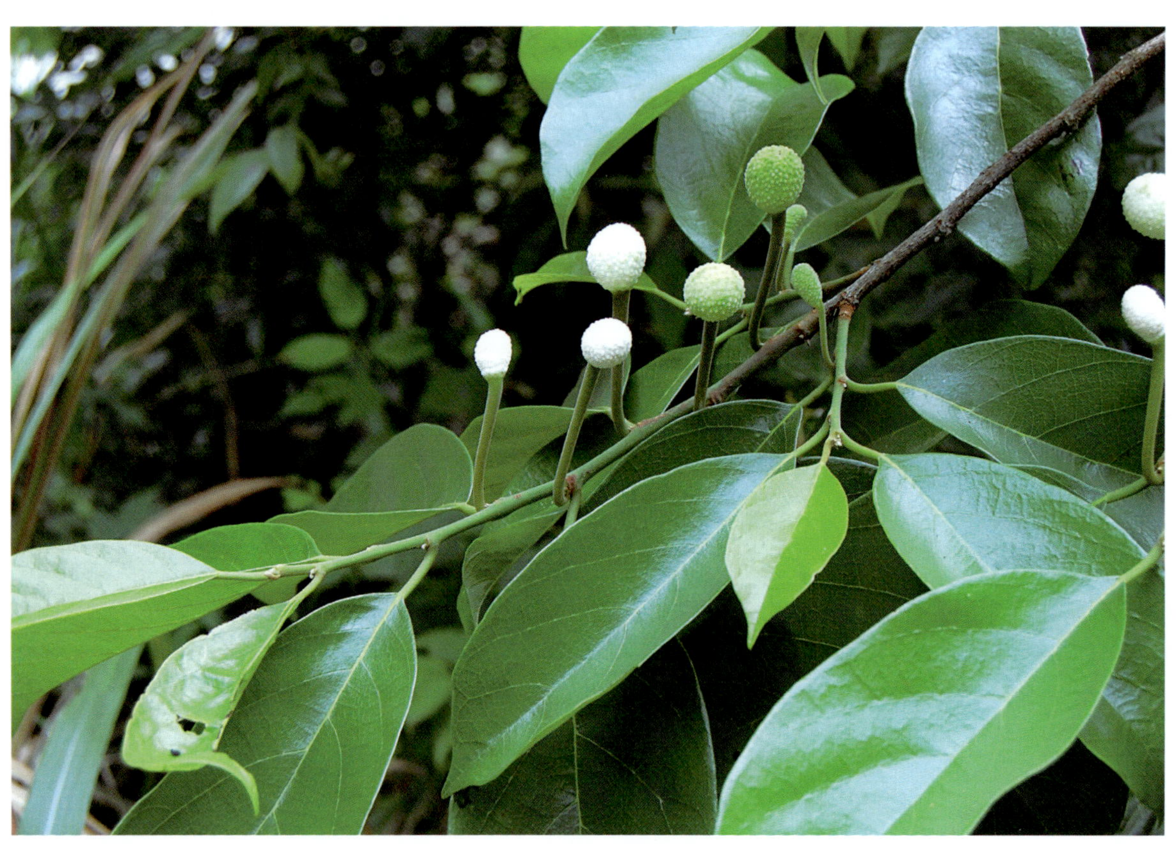

白桂木

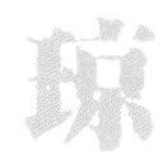

| 分布区域 | 产于海南白沙、儋州、澄迈、琼海。亦分布于中国华南其他区域，以及湖南、江西、云南。

| 资　　源 | 生于低海拔疏林中，少见。

| 采收加工 | 果实：夏、秋季摘取成熟果实。根：全年可采，洗净，切片，晒干。

| 药材性状 | 肉质聚花果呈类球形，外表面灰绿色至茶褐色，常被锈色绒毛。已切成片块者直径约 1.5cm，边缘皱缩不干，切面肉质肥厚，黄白色或淡棕色。内有众多细小瘦果，瘦果心形或卵形，黄色，藏于肉质体内。气微，味酸、微甜。

| 功能主治 | 根：味甘、淡，性温。祛风除湿，活血消肿。 果实：味甘、酸，性平；归肺、胃、肝经。生津止渴，止血，开胃化痰。用于热渴、咯血、吐血、衄血、咽喉痛、食欲不振。

桑科 Moraceae 波罗蜜属 *Artocarpus*

二色波罗蜜 *Artocarpus styracifolius* Pierre.

| 中 药 名 | 二色波罗蜜（药用部位：根）

| 植物形态 | 乔木，小枝幼时密被白色短柔毛。纸质叶互生排为 2 列，长圆形，长 4~8cm，宽 2.5~3cm，先端渐尖为尾状，基部略下延至叶柄，全缘，背面被苍白色粉末状毛，叶柄长 8~14mm，被毛；托叶钻形，脱落。雌雄同株，花序单生于叶腋，雄花序椭圆形，长 6~12mm，密被灰白色短柔毛，花序轴被毛，头状腺毛细胞 1~6，苞片盾形或圆形；雌花花被片外面被柔毛，先端 2~3 裂，长圆形，雄蕊 1。聚花果球形，直径约 4cm，黄色，干时红褐色，被毛，表面着生很多弯曲、圆柱形、长达 5mm 的圆形突起；总梗长 18~25mm，被柔毛；核果球形。花期秋初，果期秋末冬初。

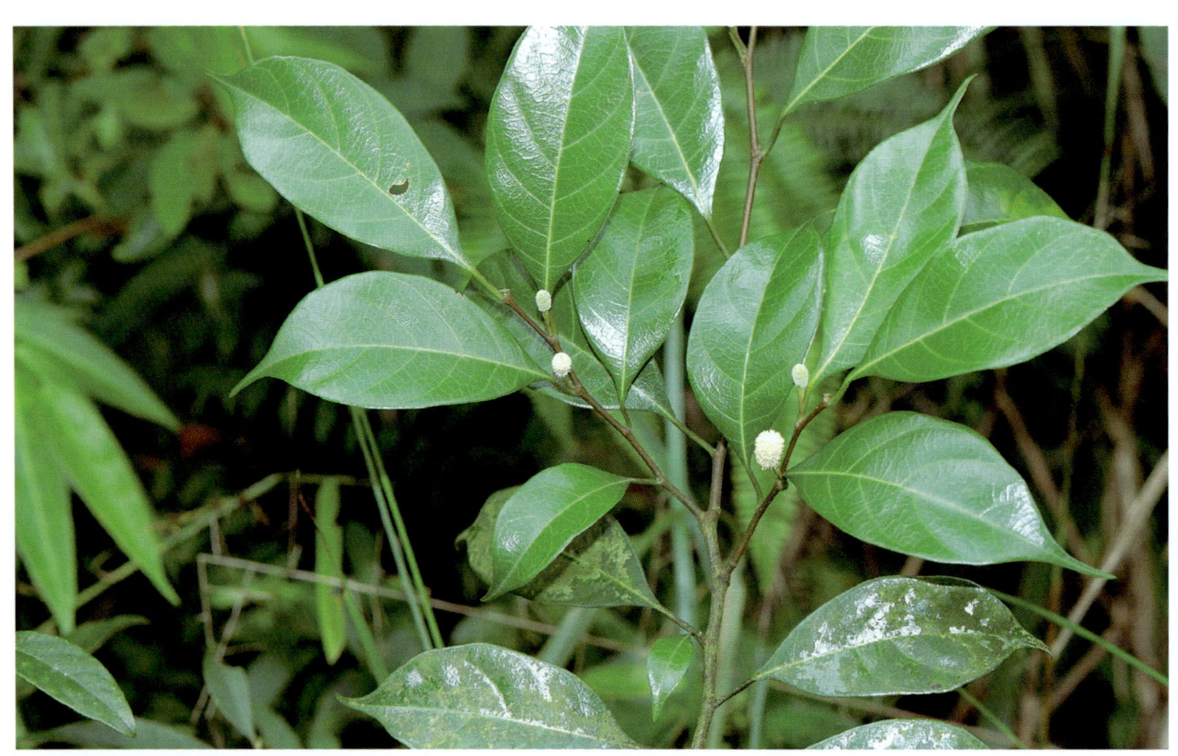

二色波罗蜜

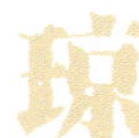

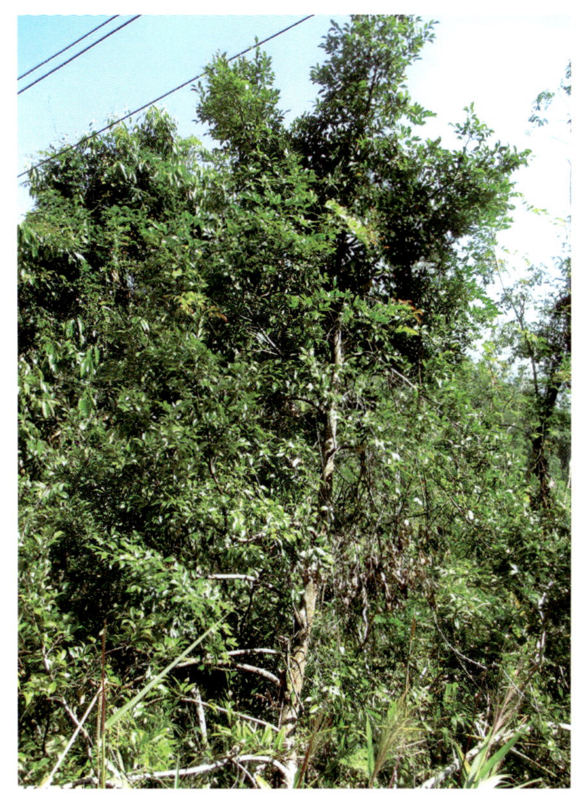

分布区域

产于海南乐东、东方、昌江、五指山、陵水、万宁、琼中。亦分布于中国华南其他区域，以及湖南、贵州、云南。越南、老挝也有分布。

资　　源

生于中海拔山谷中，常见。

采收加工

全年均可采挖，洗净，切段，鲜用或晒干。

功能主治

祛风除湿，舒筋活血。用于风湿关节痛、腰肌劳损、半身不遂、跌打损伤、扭挫伤。

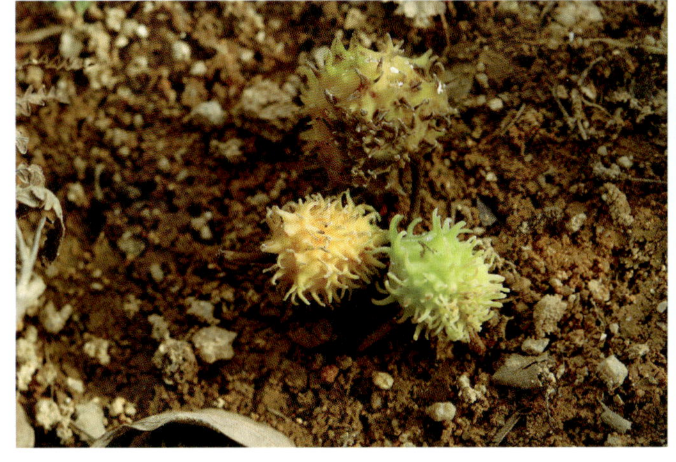

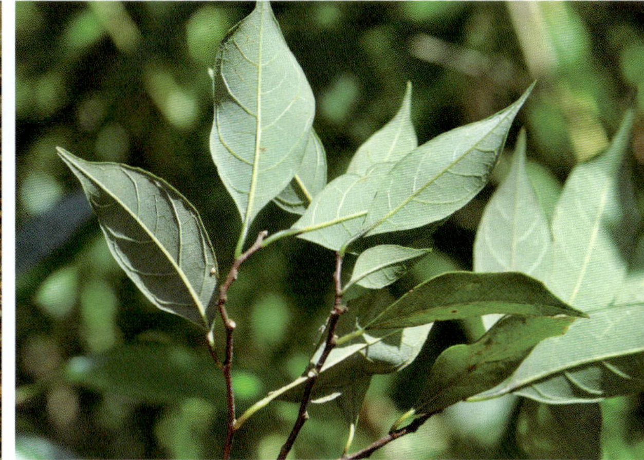

桑科 Moraceae 波罗蜜属 *Artocarpus*

胭　脂 *Artocarpus tonkinensis* A. Chev. ex Gagnep.

| 中 药 名 | 胭脂（药用部位：根）

| 植物形态 | 乔木，树皮褐色，粗糙；小枝淡红褐色，常被平伏短柔毛。叶革质，椭圆形，长 8~20cm，宽 4~10cm，先端具短尖，背面密被微柔毛；叶柄长 4~10mm，微被柔毛；托叶锥形，脱落后有疤痕。花序单生于叶腋，雄花序倒卵圆形，长 1~1.5cm，直径 0.8~1.5cm，总花梗短于花序；雄花花被 2~3 裂，边缘具纤毛，雄蕊 1，花药椭圆形，苞片有柄，顶部盾状；雌花序球形，花柱伸出于苞片外，花被片完全融合。聚花果近球形，直径达 6.5cm，成熟时黄色，果柄长 3~4cm；核果椭圆形，直径 9~12mm。花期夏、秋季，果期秋、冬季。

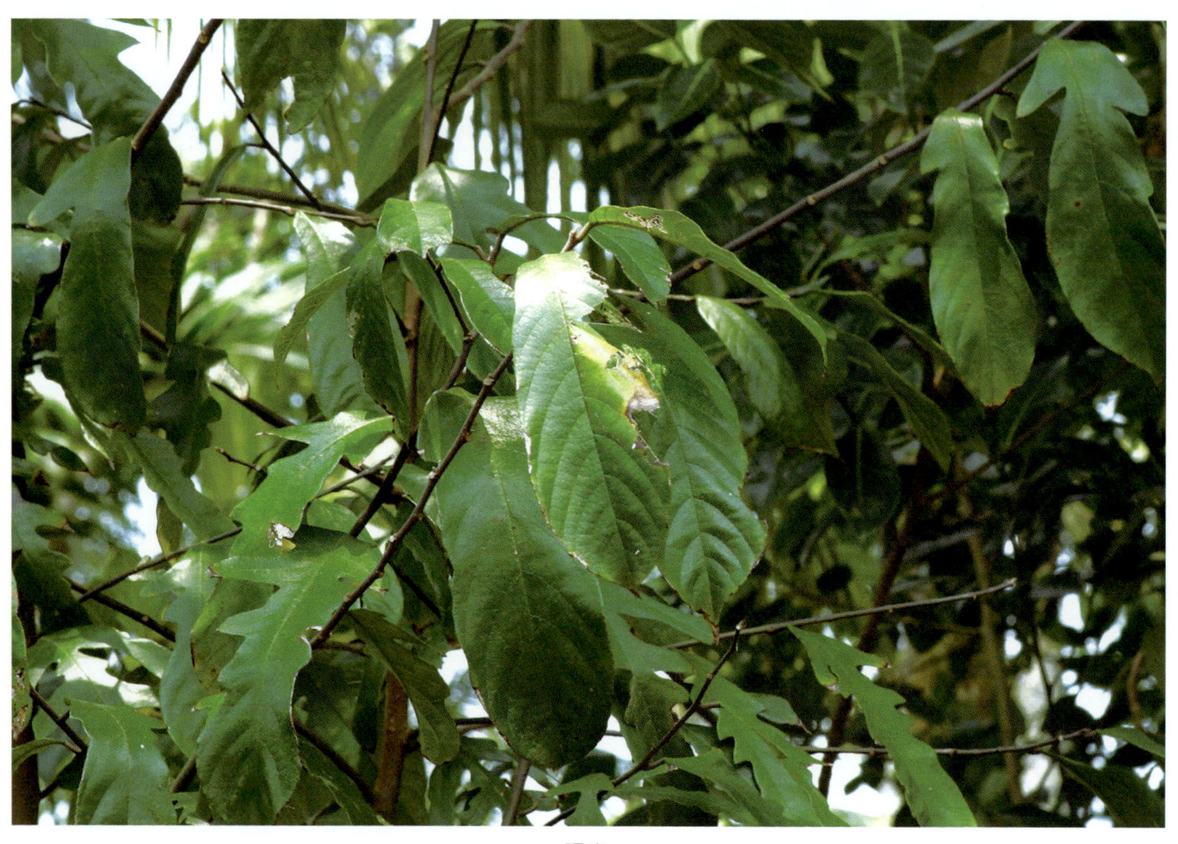

胭脂

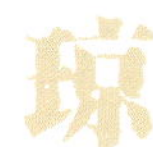

| 分布区域 |

产于海南乐东、东方、保亭、万宁、琼中、儋州、澄迈、临高。亦分布于中国广东、广西、福建、贵州、云南。越南、柬埔寨均有分布。

| 资　　源 |

生于低至中海拔山地或丘陵，常见。

| 采收加工 |

全年可采，洗净，切片，晒干。

| 功能主治 |

用于风湿、咀嚼痛。

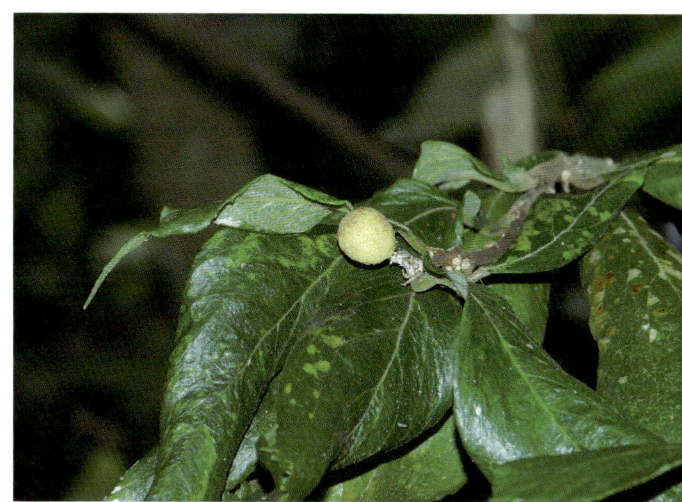

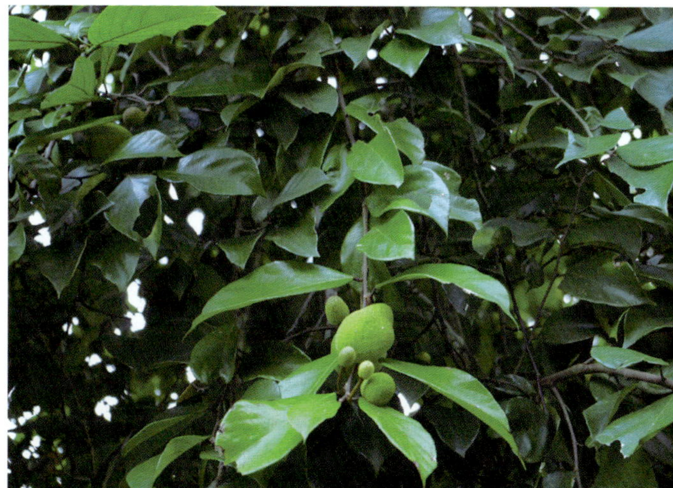

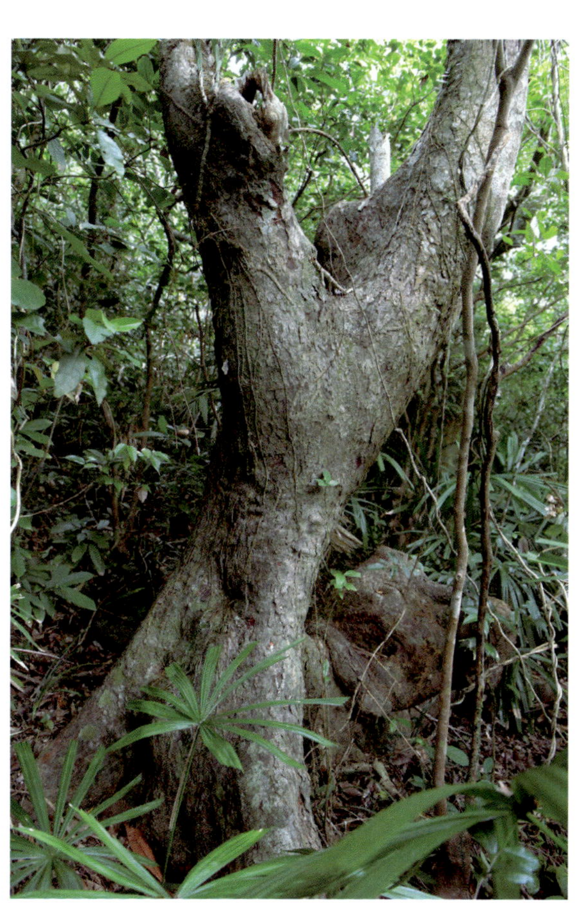

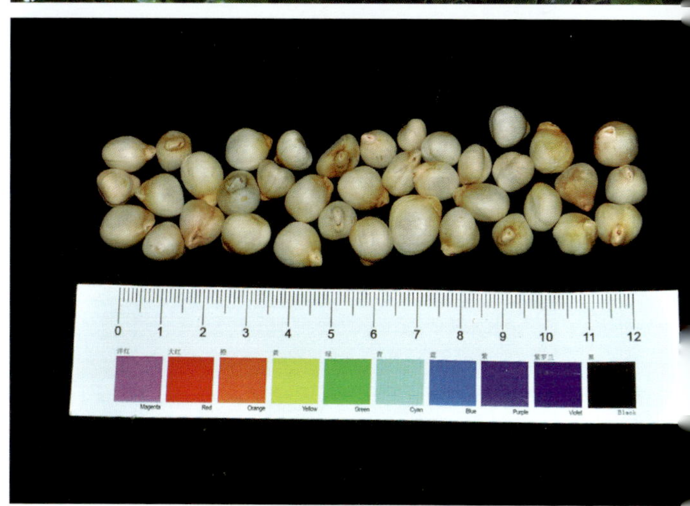

桑科 Moraceae 波罗蜜属 *Artocarpus*

桂木 *Artocarpus nitidus* Trec. subsp. *lingnanensis* (Merr.) Jarr.

中药名 桂木（药用部位：果实、根）

植物形态 乔木，树皮黑褐色，纵裂，叶互生，革质，长圆状椭圆形至倒卵状椭圆形，长7~15cm，宽3~7cm，叶柄长5~15mm；托叶披针形，早落。雄花序头状，倒卵圆形至长圆形，长2.5~12mm，雄花花被片2~4裂，基部联合，长0.5~0.7mm，雄蕊1；雌花序近头状，雌花花被管状，花柱伸出苞片外；总花梗长1.5~5mm。聚花果近球形，表面粗糙被毛，直径约5cm，成熟红色，肉质，干时褐色，苞片宿存；小核果10~15。花期4~5月。

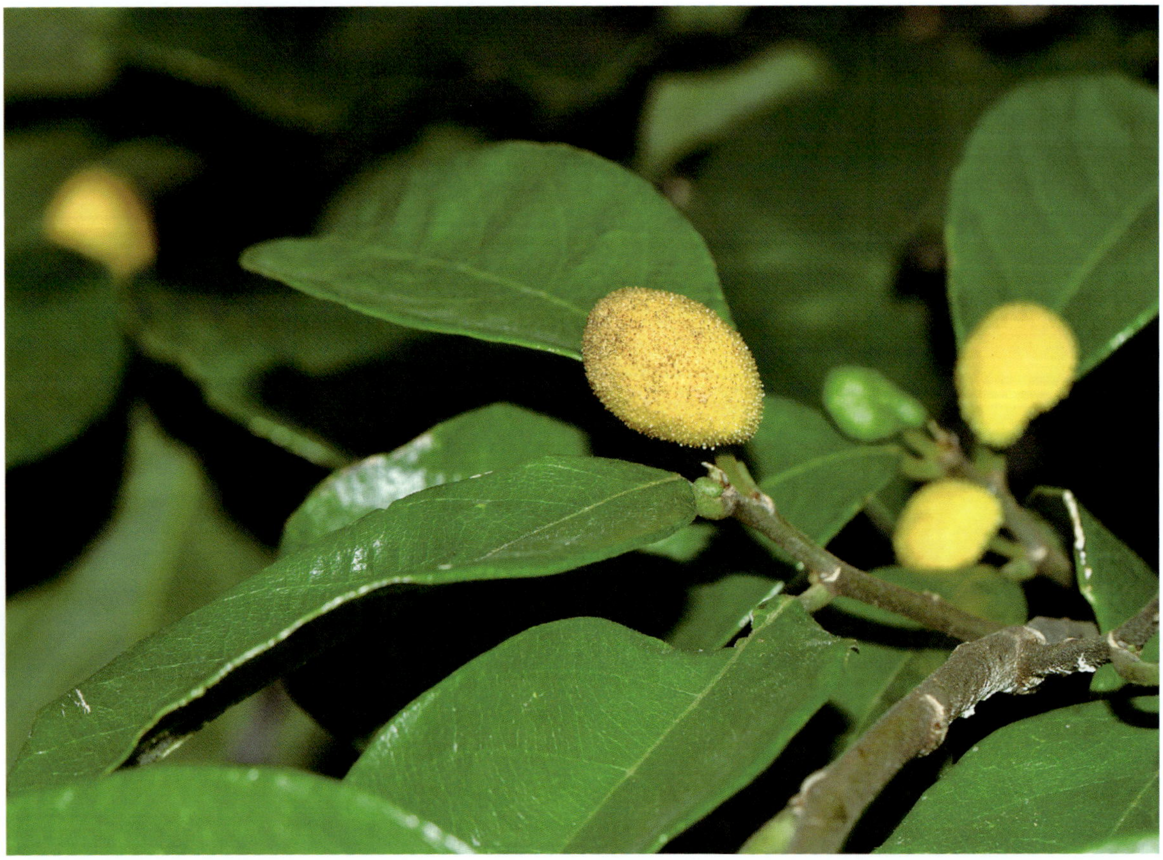

桂木

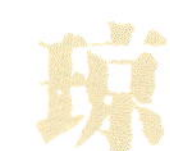

分布区域 产于海南乐东、东方、昌江、陵水、万宁、儋州。亦分布于中国广东、广西、湖南、云南。越南、老挝、柬埔寨、泰国、菲律宾、马来西亚、印度尼西亚也有分布。

资　　源 生于旷野或山谷林中，常见。

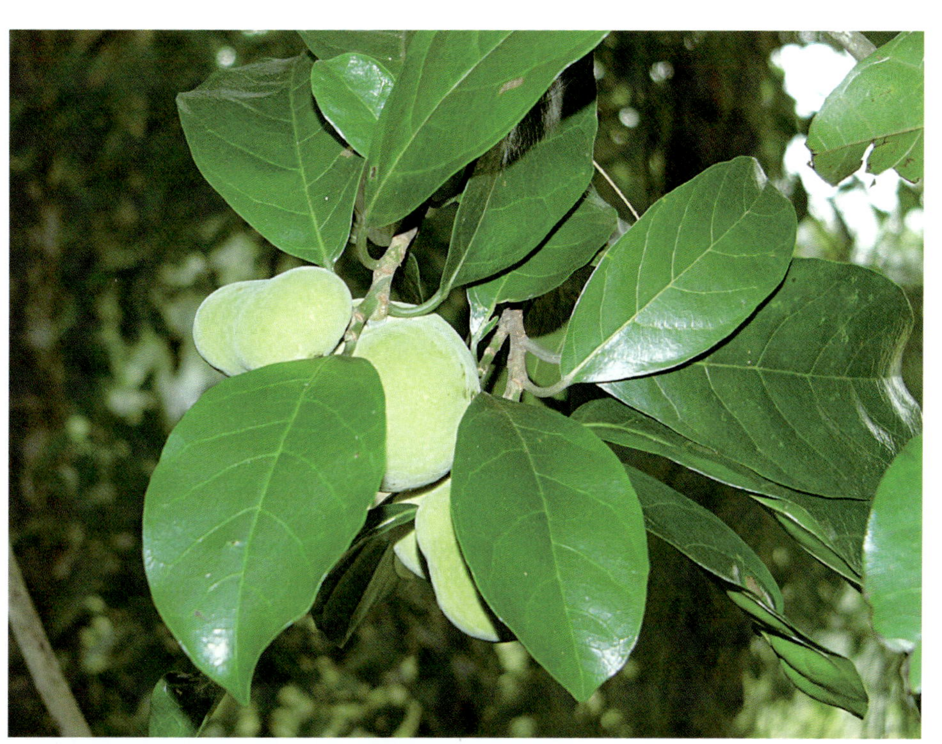

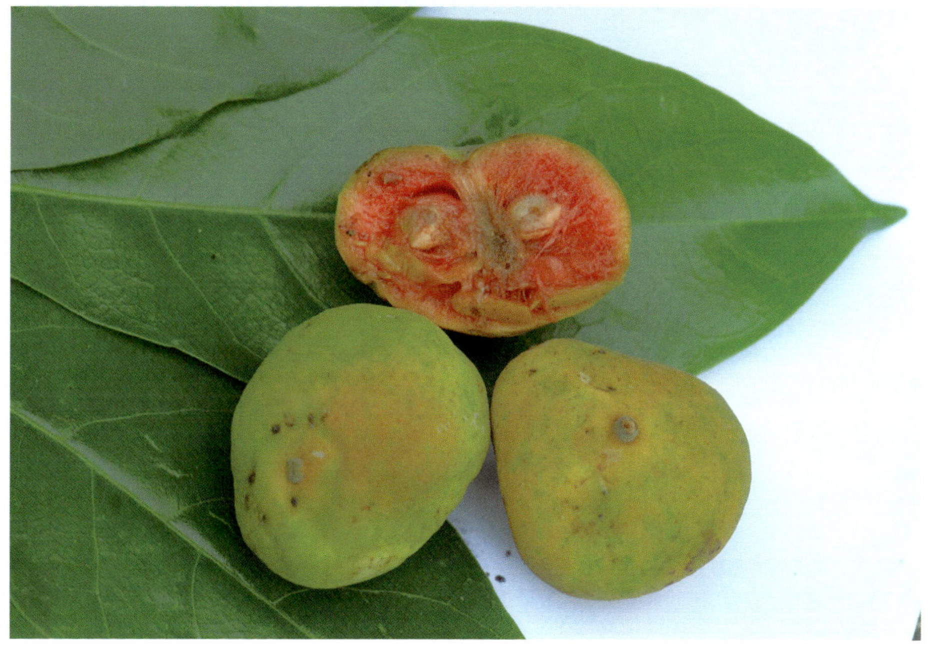

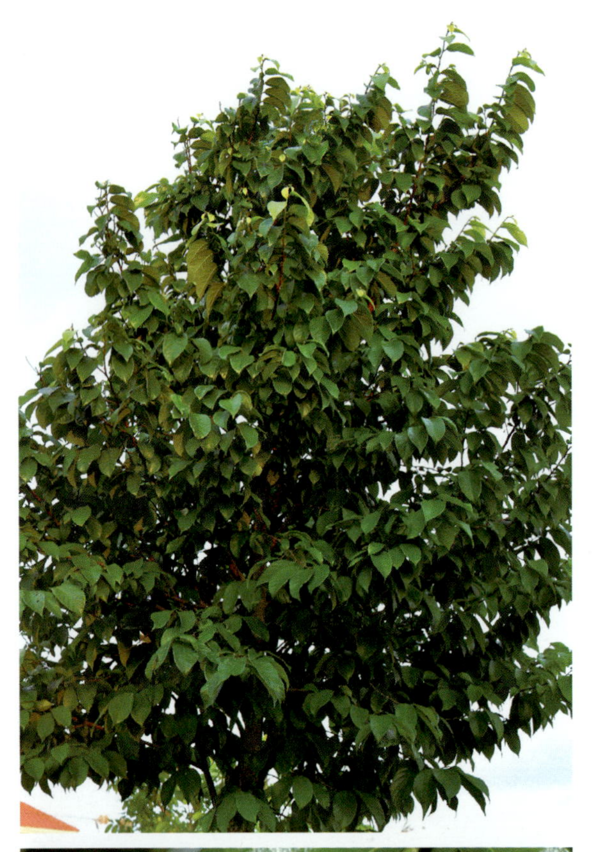

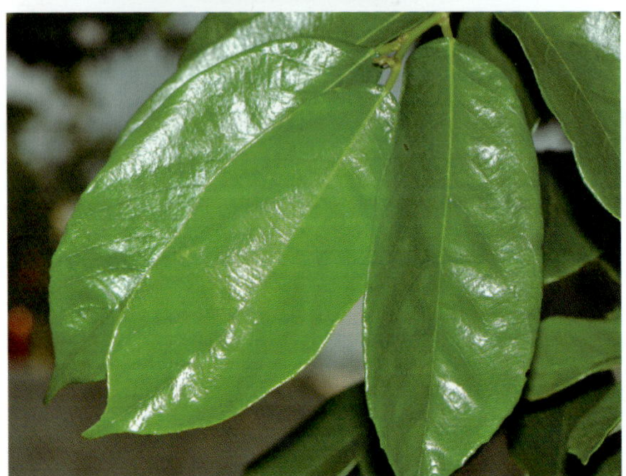

采收加工

果实：夏、秋季摘取成熟果实。根：全年均可采，洗净，切片，晒干。

药材性状

本种与白桂木相似，主要区别为：聚花果较大，直径约 5cm，厚约 5mm。

功能主治

果实：味甘、酸，性平；归肺、胃、肝经。生津止血，敛气，开胃化痰。根：味辛，性微温；归胃经。健脾和胃，祛风活血。用于胃脘不舒、食欲不振、风湿痹痛、跌打损伤。

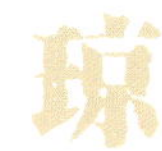

桑科 Moraceae 构属 *Broussonetia*

葡　蟠 *Broussonetia kaempferi* Siebold.

中 药 名 葡蟠（药用部位：全株）

植物形态 蔓生藤状灌木；叶互生，螺旋状排列，呈近对称的卵状椭圆形，长3.5~8cm，宽2~3cm，边缘锯齿细，齿尖具腺体，表面无毛，稍粗糙；叶柄长8~10mm，被毛。雌雄异株，雄花序短穗状，长1.5~2.5cm，花序轴约1cm；雄花花被片3~4，裂片外面被毛，雄蕊3~4，花药黄色，椭圆球形，退化雌蕊小；雌花集生为球形头状花序。聚花果直径为1cm，花柱线形，延长。花期4~6月，果期5~7月。

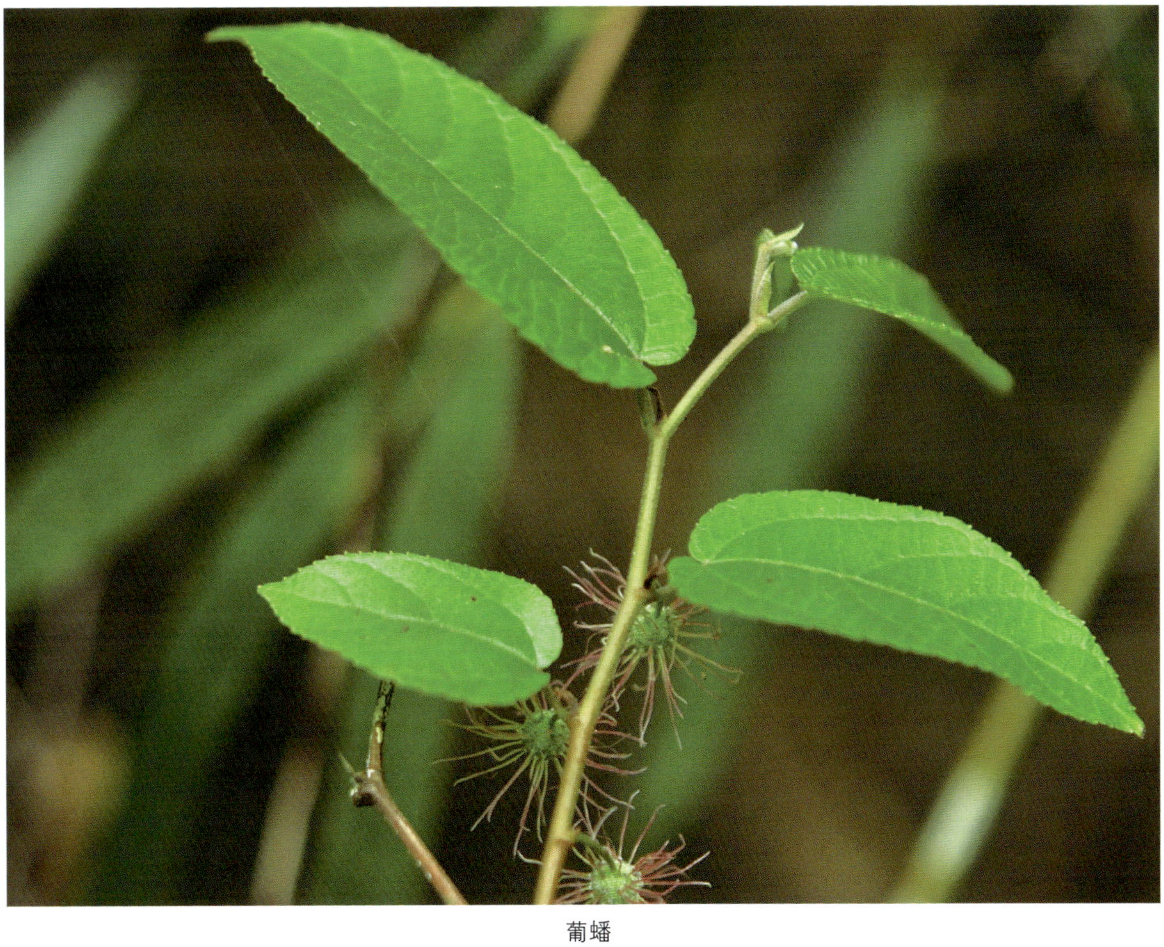

葡蟠

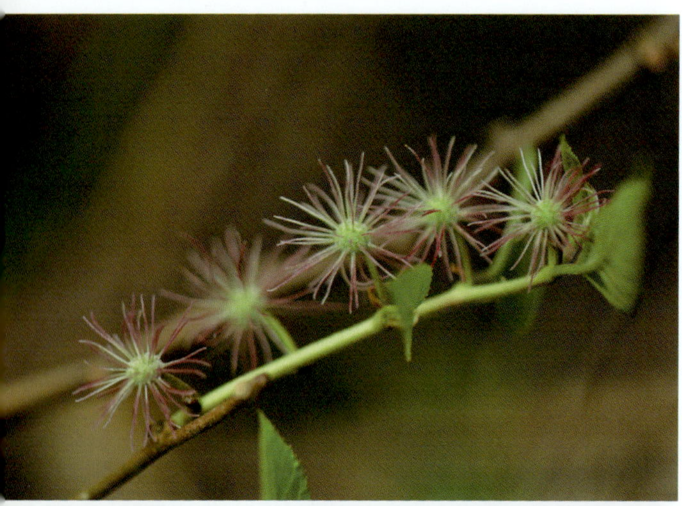

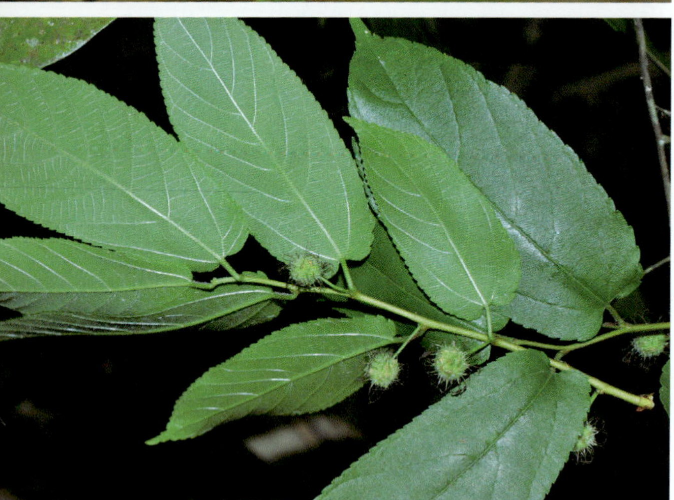

分布区域

产于海南乐东、东方、白沙、五指山、陵水、保亭、琼中、澄迈、定安。亦分布于中国浙江、湖北、湖南、安徽、江西、福建、广东、广西、云南、四川、贵州、台湾等地。越南、日本也有分布。

资　　源

生于灌丛中，常见。

采收加工

全年均可采，洗净，晒干。

功能主治

清热止渴，利尿。用于砂淋、肺热咳嗽。

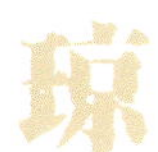

桑科 Moraceae 构属 *Broussonetia*

构 树 *Broussonetia papyrifera* (L.) Vent.

中药名 楮（药用部位：果实、嫩根或根皮、叶、白皮、皮间白汁、树枝）

植物形态 乔木，树皮暗灰色；小枝密生柔毛。叶螺旋状排列，广卵形至长椭圆状卵形，长 6~18cm，宽 5~9cm，两侧常不相等，边缘具粗锯齿，背面密被绒毛，基生叶脉三出，叶柄长 2.5~8cm，密被糙毛；托叶卵形。雌雄异株；雄花序为柔荑花序，长 3~8cm，苞片被毛，花被 4 裂，裂片三角状卵形，被毛，雄蕊 4，花药近球形，退化雌蕊小；雌花序球形头状，苞片棍棒状，先端被毛，花被管状，柱头线形，被毛。聚花果直径 1.5~3cm，成熟时橙红色，肉质；瘦果表面有小瘤，龙骨双层，外果皮壳质。花期 4~5 月，果期 6~7 月。

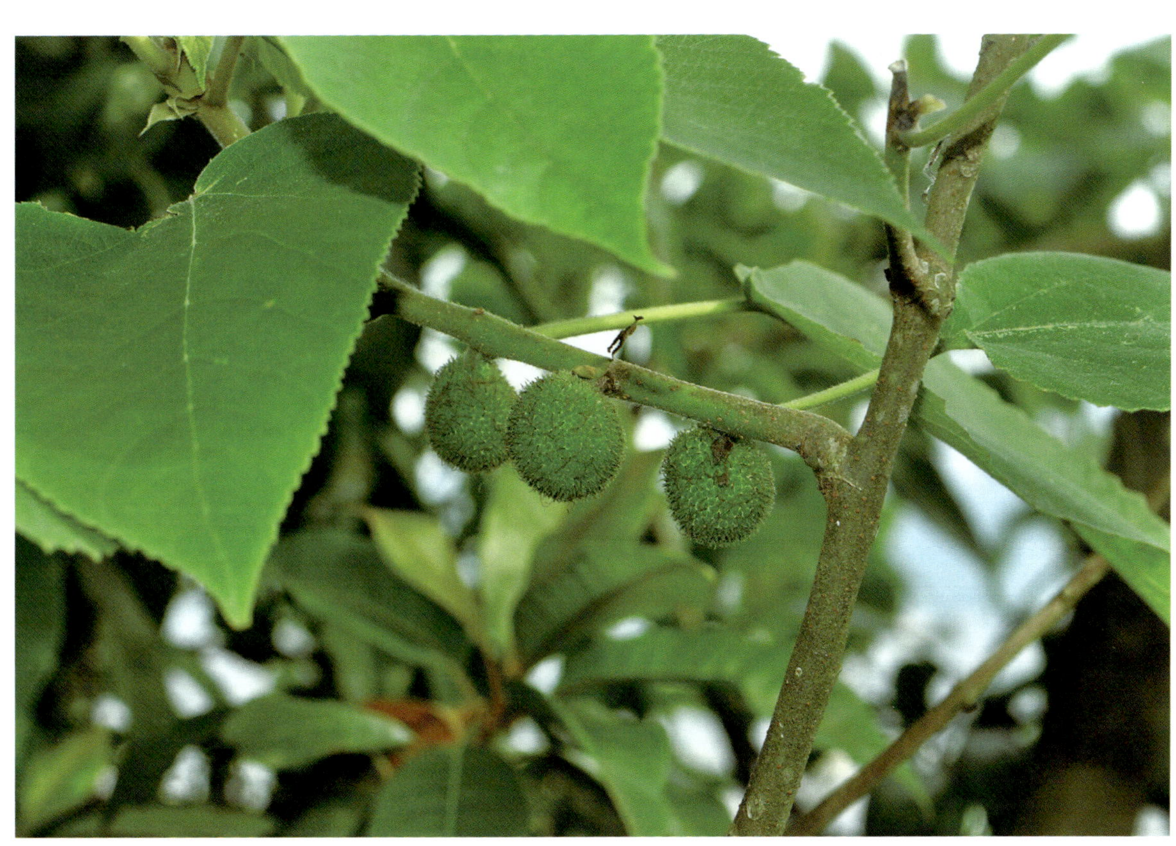

构树

| 分布区域 | 产于海南三亚、乐东、昌江、白沙、保亭、琼中、儋州。亦分布于中国浙江、湖北、湖南、安徽、甘肃、江西、福建、广东、广西、云南、四川、贵州、河北、河南、江苏、陕西、山西、山东、西藏、台湾等地。越南、泰国、老挝、缅甸、柬埔寨、马来西亚、印度、太平洋群岛、日本、朝鲜、美国也有分布。

| 资　　源 | 生于低海拔山谷，常见。

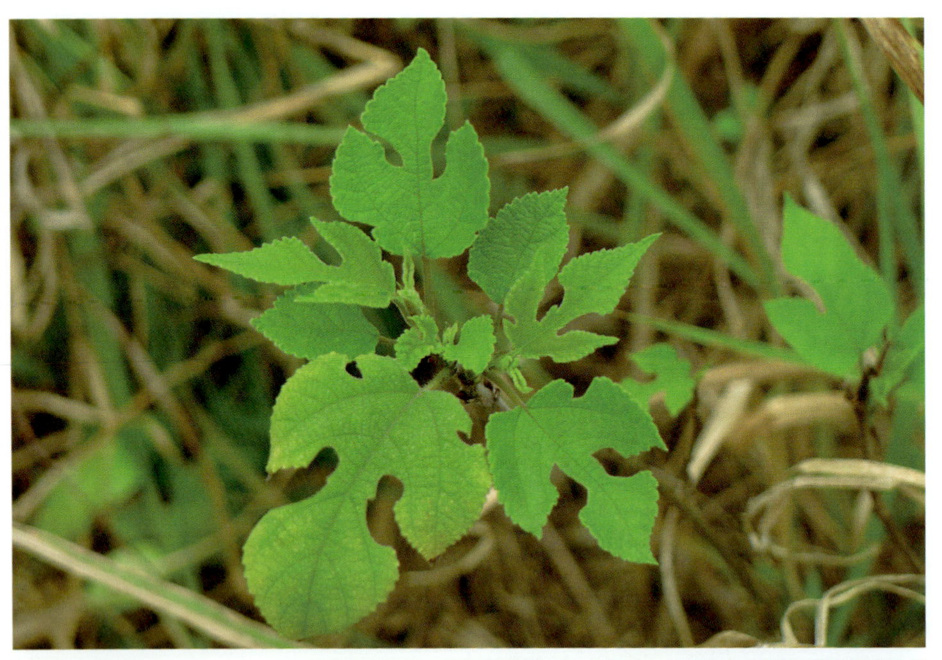

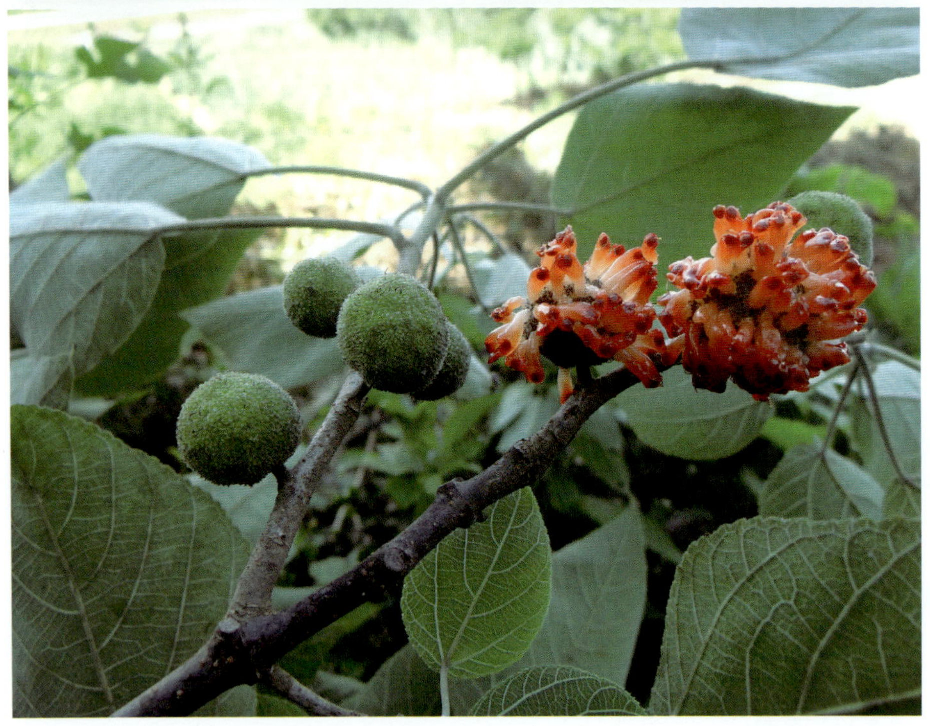

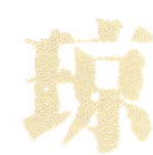

采收加工

果实：果实在9月变红时采摘，除去灰白色膜状宿萼及杂质，晒干。树枝：春季采收枝条，晒干。根皮、白皮、皮间白汁：春、秋季剥取树皮、根皮，除去外皮，流出乳汁干后取下，晒干。叶：叶全年均可采收，鲜用或晒干。

药材性状

果实呈扁圆形或卵圆形，直径约1.5cm。表面红棕色，有网状皱纹或疣状突起。一侧有棱，一侧略平或有凹槽，有的具子房柄。果皮坚脆，易压碎，膜质种皮紧贴于果皮内面，胚乳类白色，富油性，气微，味淡。以色红、饱满者为佳。

功能主治

果实：味甘，性寒；归肝、肾、脾经。补肾，清肝明目，利尿。用于腰膝酸软、虚痨骨蒸、头晕目昏、目生翳膜、水肿胀满。嫩根或根皮：味甘，性微寒。凉血散瘀，清热利湿。用于咳嗽吐血、崩漏、水肿、跌打损伤。白皮：味甘，性平。行水，止血。用于气短咳嗽、肠风血痢。叶：味甘，性凉。凉血，利水。用于衄血、外伤出血、水肿、痢疾。皮间白汁：用于水肿、癣疾。树枝：用于风疹、目赤肿痛、小便不利。

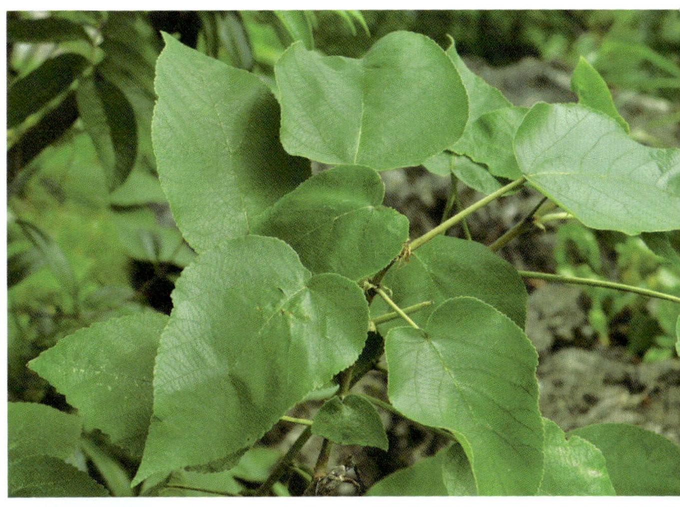

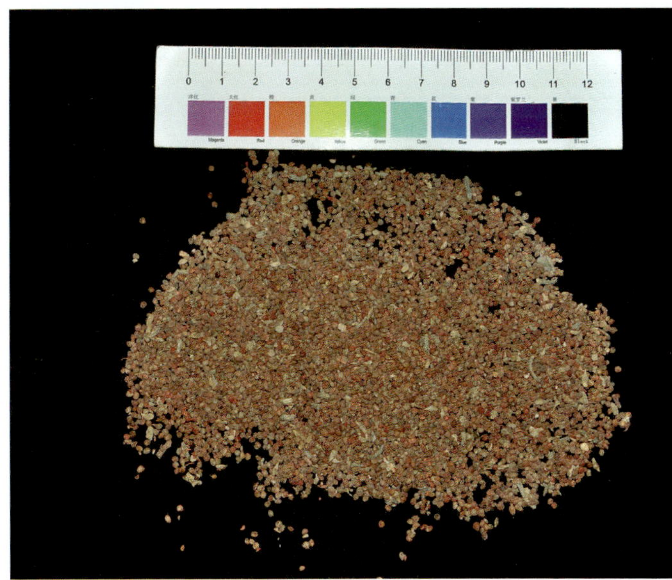

桑科 Moraceae 榕属 *Ficus*

大果榕 *Ficus auriculata* Lour.

中 药 名 大果榕（药用部位：果实）

植物形态 乔木，树皮灰褐色，幼枝红褐色，中空。叶互生，厚纸质，广卵状心形，长 15~55cm，宽 15~27cm，边缘具整齐细锯齿；托叶三角状卵形，紫红色，外面被短柔毛。榕果簇生于树干基部或老茎短枝上，大而呈梨形，直径 3~5cm，具明显的纵棱 8~12，红褐色，顶生苞片宽三角状卵形，4~5 轮覆瓦状排列而呈莲座状，基生苞片 3，卵状三角形；雄花花被片 3，匙形，薄膜质，雄蕊 2；瘿花花被片下部合生，上部 3 裂，微覆盖子房，花柱侧生，被毛，柱头膨大；雌花生于另一植株榕果内，花被片 3 裂，子房卵圆形，花柱侧生，被毛，较瘿花花

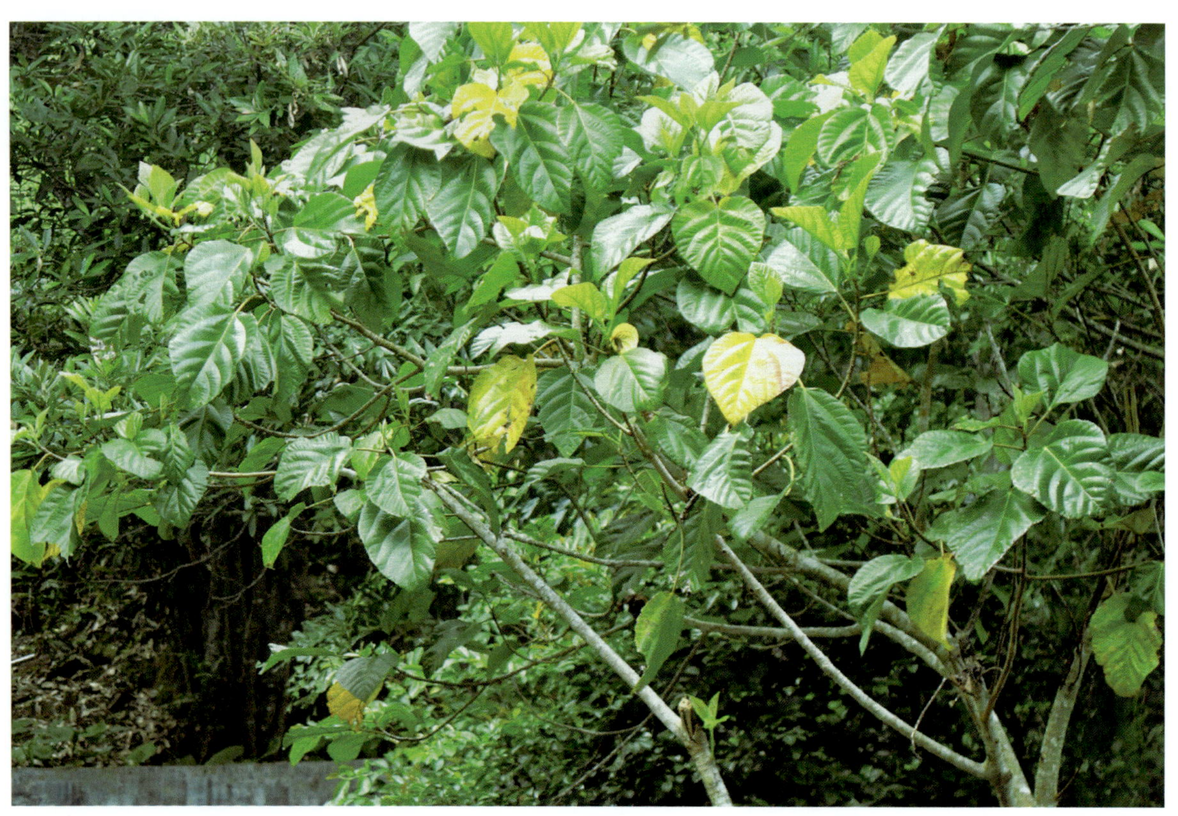

大果榕

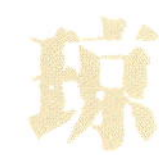

柱长。瘦果有黏液。花期 8 月至翌年 3 月，果期 5~8 月。

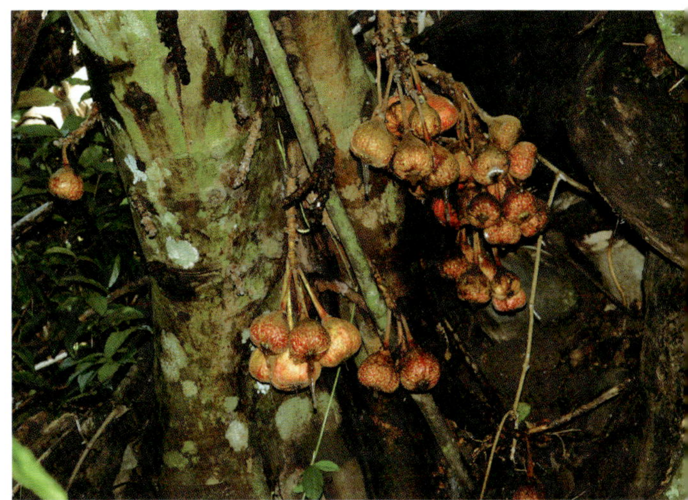

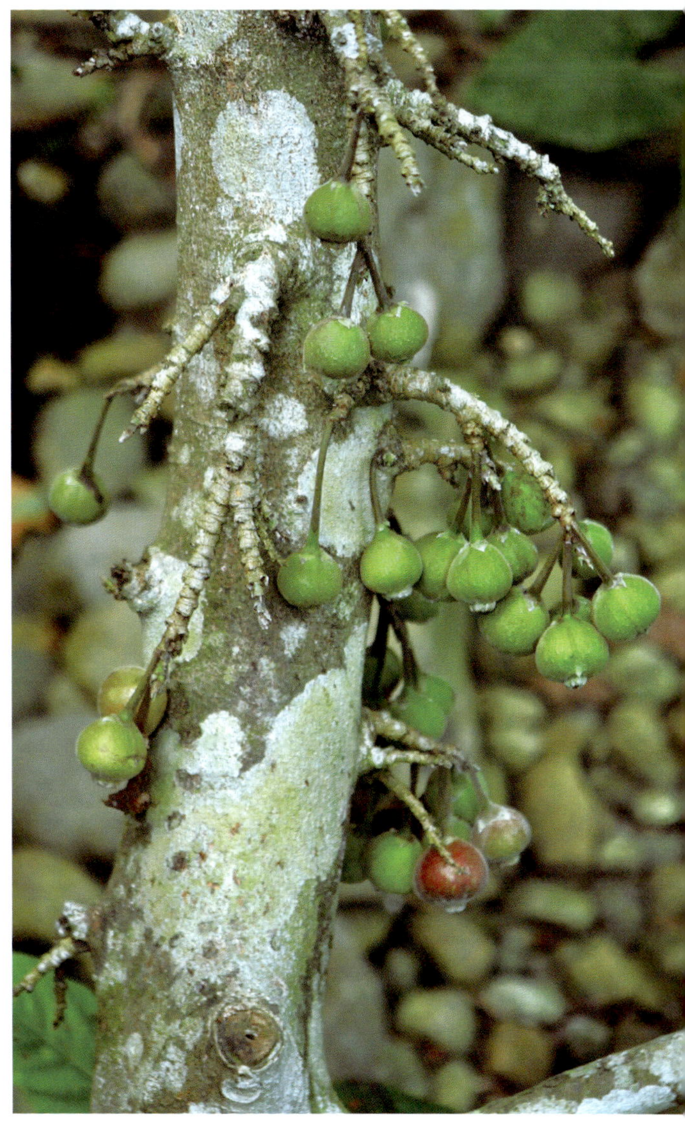

| 分布区域 |

产于海南乐东、东方、昌江、白沙、保亭、陵水、万宁、儋州、琼中、定安、琼海。亦分布于中国华南其他区域，以及贵州、云南、四川。越南、泰国、缅甸、印度、不丹、尼泊尔、巴基斯坦也有分布。

| 资　源 |

生于低山沟谷潮湿雨林中，常见。

| 采收加工 |

果实成熟时采收，用开水烫后晒干。

| 功能主治 |

祛风除湿。

桑科 Moraceae 榕属 *Ficus*

垂叶榕 *Ficus benjamina* L.

|中 药 名| 垂叶榕（药用部位：气生根、树皮、叶芽、果实、枝、叶、乳汁）

|植物形态| 大乔木，树皮平滑；小枝下垂。叶薄革质，卵形至卵状椭圆形，长4~8cm，宽2~4cm，全缘，叶柄长1~2cm，托叶披针形，长约6mm。榕果生于叶腋，基部缢缩成柄，球形，光滑，成熟时红色至黄色，直径8~15cm，基生苞片不明显；雄花、瘿花、雌花同生于一榕果内；雄花极少数，具柄，花被片4，宽卵形，雄蕊1；瘿花具柄，多数，花被片4~5，狭匙形，花柱侧生；雌花无柄，花被片短匙形。瘦果卵状肾形，短于花柱，花柱近侧生，柱头膨大。花期8~11月。

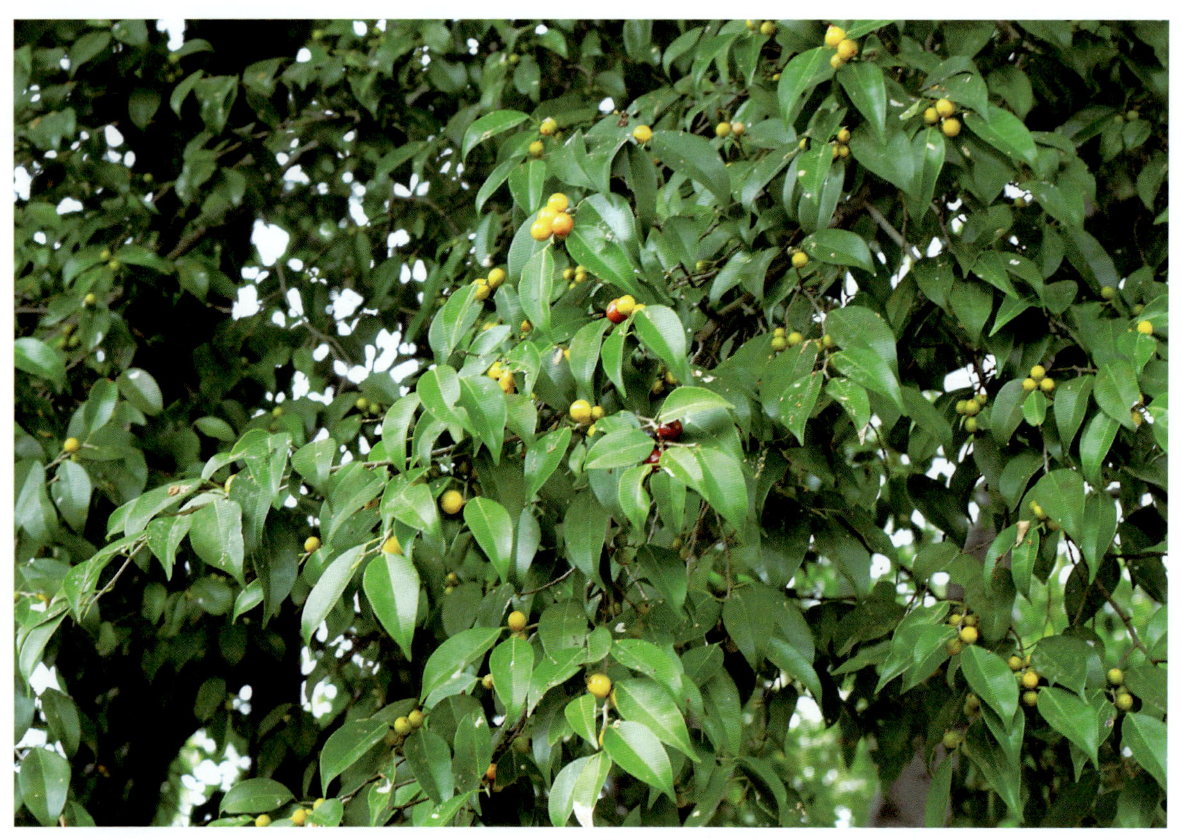

垂叶榕

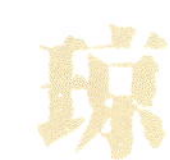

| 分布区域 | 产于海南三亚、乐东、东方、昌江、白沙、保亭、陵水、万宁、儋州、澄迈、琼海、文昌、海口。亦分布于中国南部至西南部各地。亚洲南部及大洋洲也有分布。

| 资　　源 | 生于低海拔山谷，常见。

| 采收加工 | 果实：果实成熟时采收。叶芽：春天采收叶芽。其余全年皆可采收，晒干。

| 功能主治 | 气生根、树皮、叶芽、果实：清热解毒，祛风凉血，滋阴润肺，发表透疹，催乳。用于风湿麻木、出血。 枝、叶：通经活血。用于月经不调、跌打损伤。

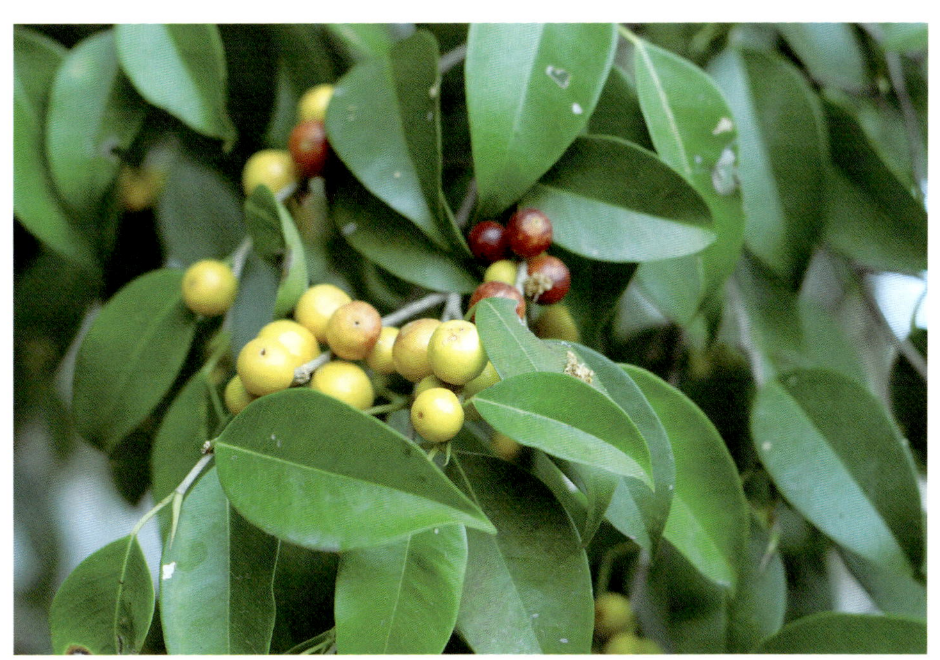

桑科 Moraceae 榕属 *Ficus*

无花果 *Ficus carica* L.

| 中 药 名 | 无花果（药用部位：果实、根、叶）

| 植物形态 | 落叶灌木，树皮皮孔明显。叶互生，厚纸质，广卵圆形，长、宽均为10~20cm，通常3~5裂，小裂片卵形，边缘具不规则钝齿，背面密生细小钟乳体及灰色短柔毛，叶柄长2~5cm；托叶卵状披针形，红色。雌雄异株，雄花和瘿花同生于一榕果内壁，雄花生于内壁口部，花被片4~5，雄蕊3，瘿花花柱侧生；雌花花被与雄花同，花柱侧生，柱头2裂，线形。榕果单生于叶腋，大而呈梨形，直径3~5cm，顶部下陷，成熟时紫红色或黄色，基生苞片3，卵形；瘦果透镜状。花果期5~7月。

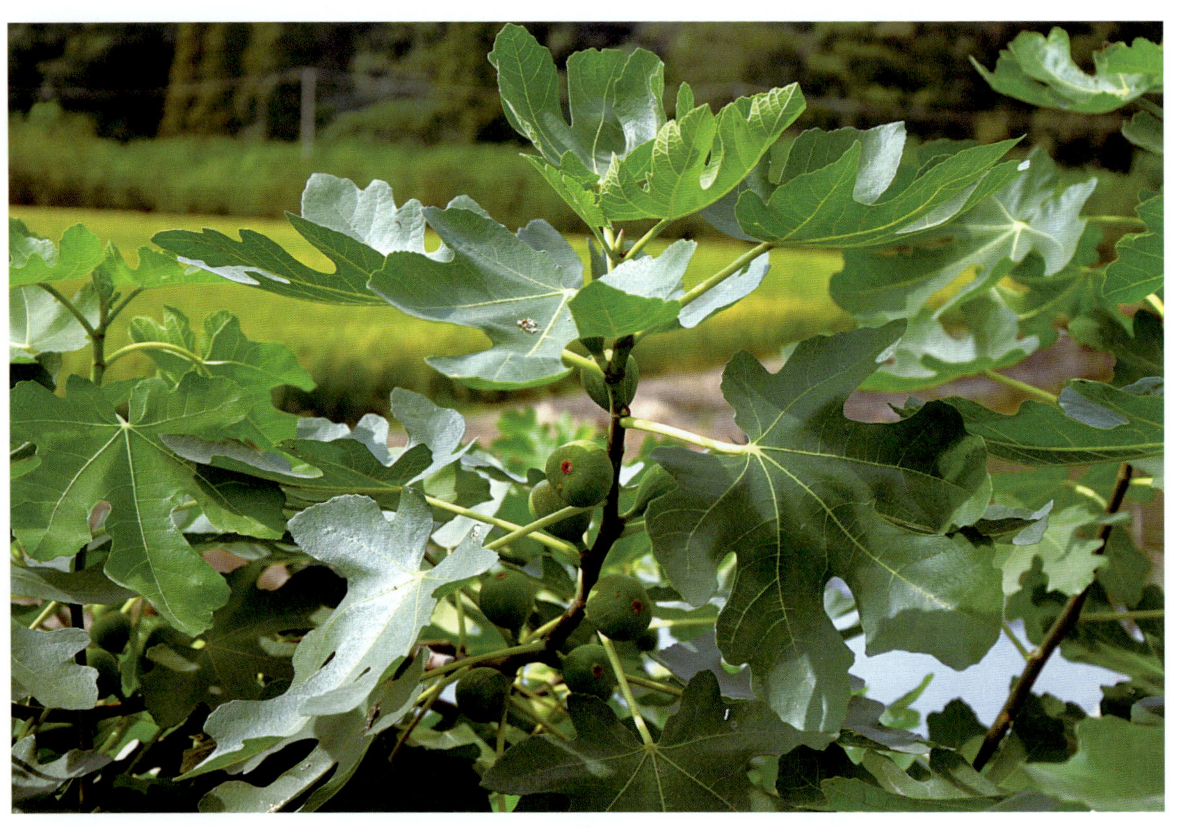

无花果

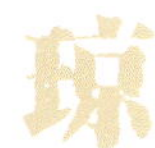

分布区域

产于海南万宁。中国各地亦有栽培。原产于亚洲西部至地中海地区。

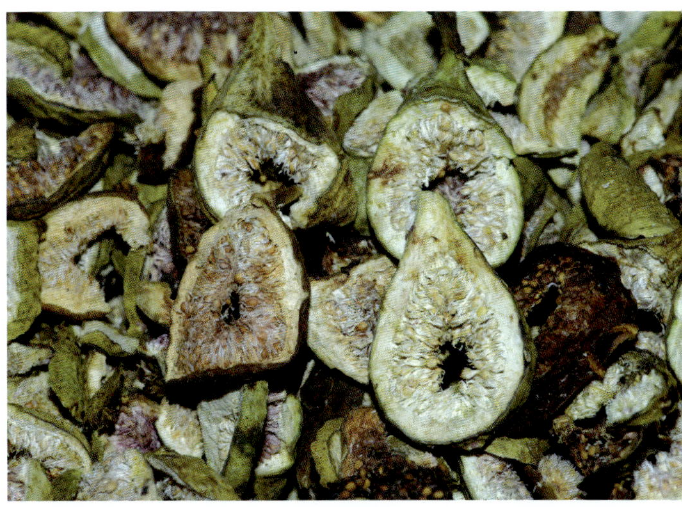

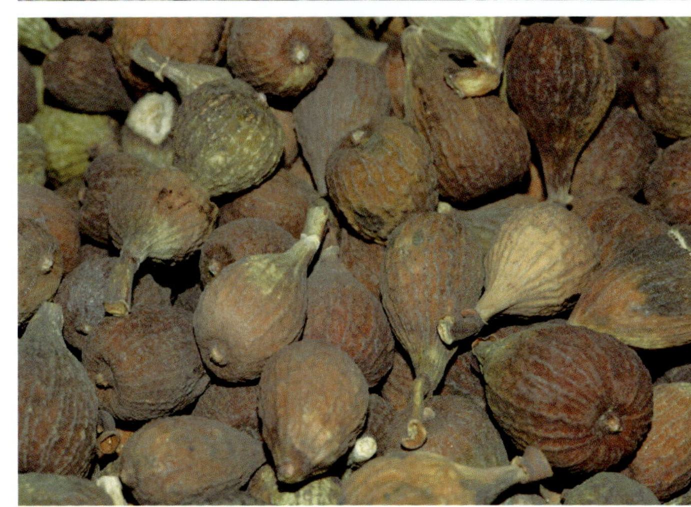

资　源

栽培量较少，少见。

采收加工

果实：7~10 月果实呈绿色时，分批采摘；或拾取落地的未成熟果实，鲜果用开水烫后，晒干。叶、根：夏、秋季采收叶，根全年均可采收，鲜用或晒干。

药材性状

干燥的花序托呈倒圆形或类球形，长约 2cm，直径 1.5~2.5cm；表面淡黄棕色至暗棕色、青黑色，有波状弯曲的纵棱线；先端稍平截，中央有圆形突起，基部渐狭，带有果柄及残存的苞片。质坚硬，横切面黄白色，内壁着生众多细小瘦果，有时壁的上部尚见枯萎的雄花。瘦果卵形或三棱状卵形，长 1~2mm，淡黄色，外有宿萼包被。气微，味甜、略酸。以干燥、青黑色或暗棕色、无霉蛀者为佳。

功能主治

果实：味甘，性凉；归肺、胃、大肠经。清热解毒，润肺止咳，健胃清肠，消肿。用于泄泻、痢疾、便秘、痔疮、咳喘、咽喉痛、痈肿。根、叶：味甘，性平。散瘀消肿，止泻。用于肠炎、痢疾。外用于痈肿。

桑科 Moraceae 榕属 *Ficus*

粗叶榕 *Ficus hirta* Vahl.

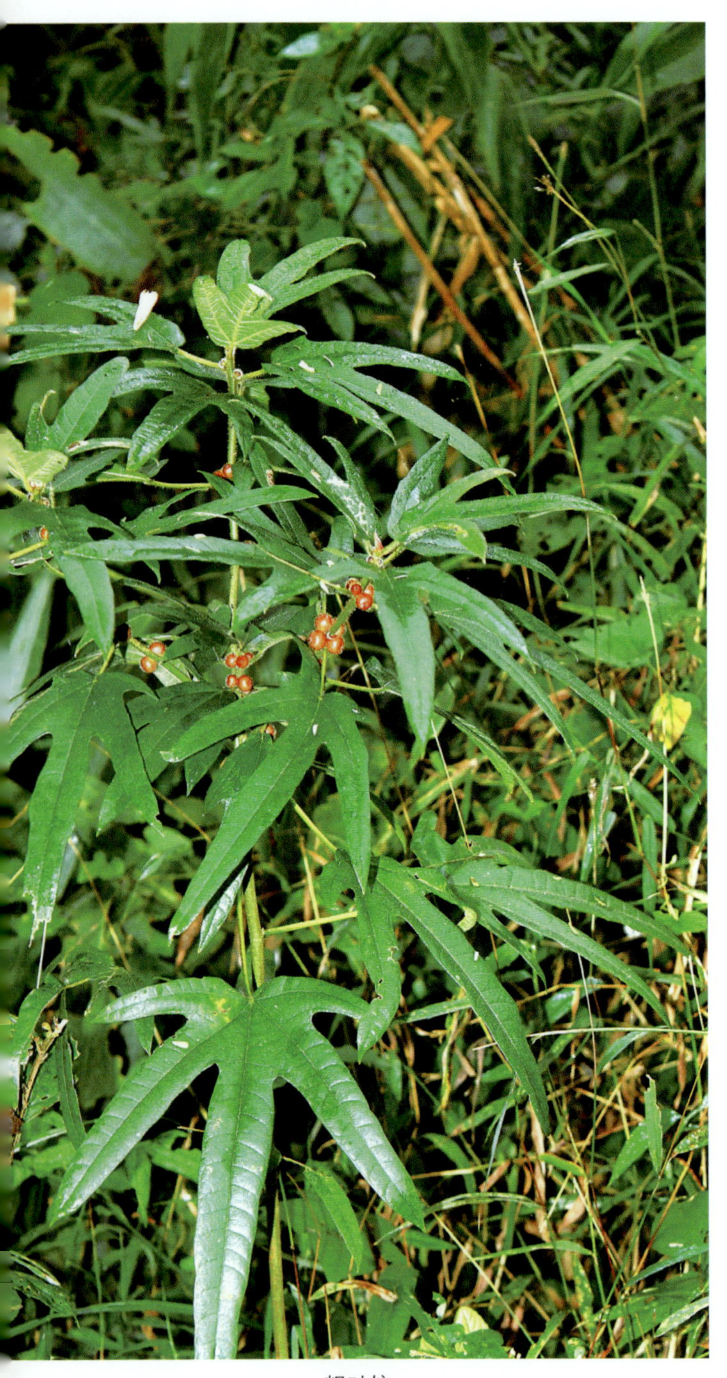
粗叶榕

中药名

粗叶榕（药用部位：根或枝条、花序托）

植物形态

灌木，小枝、叶和榕果均被金黄色开展的长硬毛。纸质叶互生，长 10~25cm，多型，边缘具细锯齿，有时全缘或 3~5 深裂，表面疏生贴伏粗硬毛，背面生开展的绵毛和糙毛，基生脉 3~5；膜质托叶长 10~30mm，红色，被柔毛。榕果成对腋生或生于已落叶枝上，球形，直径 10~15mm，雌花果球形，雄花及瘿花果卵球形，直径 10~15mm，幼嫩时顶部苞片形成脐状突起，基生苞片早落，卵状披针形，先端急尖，外面被贴伏柔毛；雄花生于榕果内壁近口部，有柄，红色花被片 4，雄蕊 2~3，花药长于花丝；瘿花花被片与雌花同数，子房球形，花柱侧生，柱头漏斗形；雌花生于雌株榕果内，花被片 4。瘦果椭圆球形，表面光滑，花柱贴生于一侧微凹处，细长，柱头棒状。

分布区域

产于海南三亚、乐东、东方、昌江、白沙、五指山、保亭、陵水、万宁、琼中、儋州、澄迈、屯昌。亦分布于中国东南部至西南部

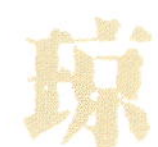

各地。越南、泰国、缅甸、印度尼西亚、尼泊尔、印度、不丹也有分布。

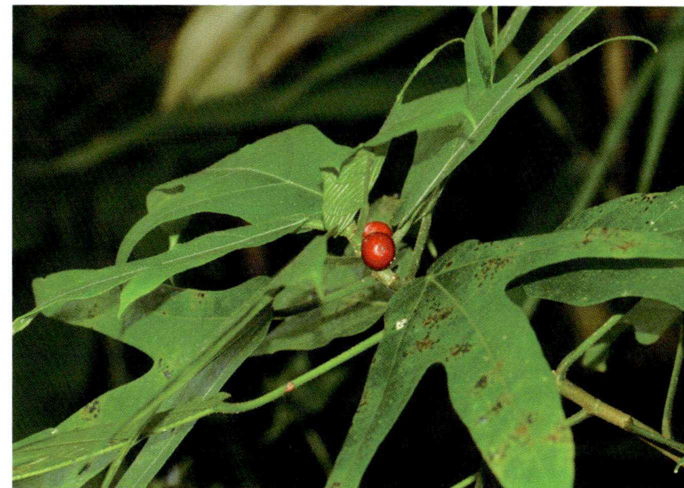

| 资　源 |

生于山地灌丛或旷野，十分常见。

| 采收加工 |

根或枝条全年均可采收，鲜用或切段、切片晒干。

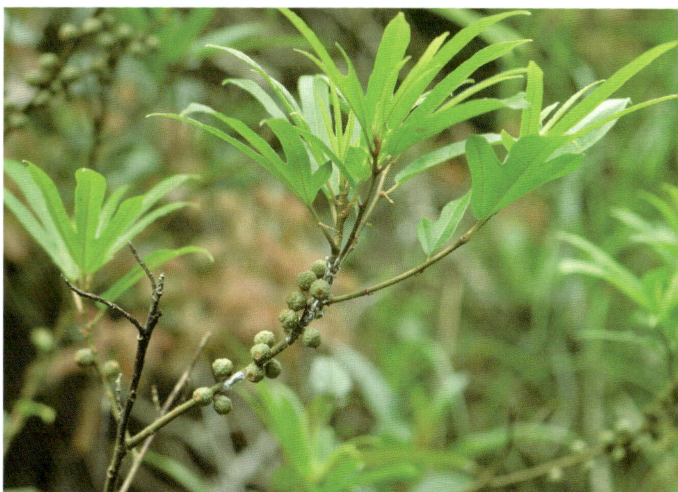

| 药材性状 |

根呈圆柱形短段或片状，段长 2~4cm，直径 1~4cm，片厚 0.5~1cm。表面灰黄色或黄棕色，有红棕色花斑及细密纵皱纹，可见横向皮孔。质坚硬，不易折断。横切面皮部薄而韧，易剥落，富纤维性，木质部宽大，淡黄白色，有较密的同心性环纹。纵切面木纹顺直。茎枝圆柱形，黄绿色，被金黄色的长硬毛，质脆，折断面髓部多中空。叶互生，多皱缩破碎，完整的叶片椭圆形或倒卵形，全缘或 3~5 深裂。气微香，有类似败油气，味微甜。

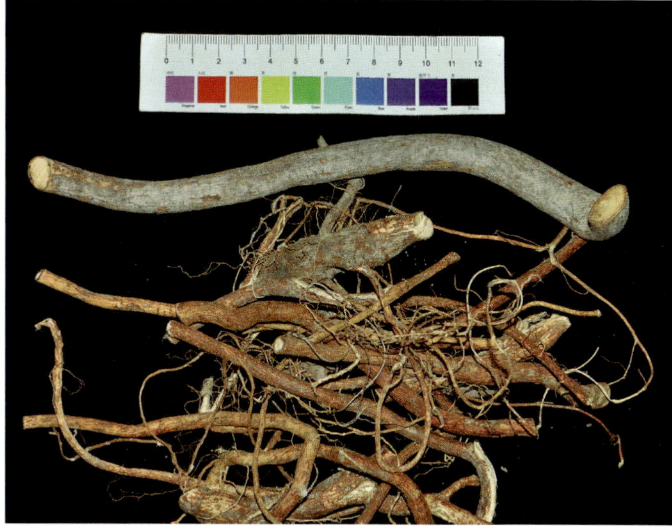

| 功能主治 |

根或枝条：味甘、苦，性平。祛风除湿，祛瘀消肿。用于风湿痿痹、腰腿痛、痢疾、水肿、带下、瘰疬、跌打损伤、经闭、乳少。 花序托：祛风消肿，活血祛瘀，清热解毒。用于风湿骨痛、闭经、产后瘀血腹痛、白带、睾丸炎、跌打损伤。

桑科 Moraceae 榕属 *Ficus*

青藤公 *Ficus langkokensis* Drake.

中药名 青藤公（药用部位：果实）

植物形态 乔木，高6~15m，树皮红褐色或灰黄色，小枝细，黄褐色，被锈色糠屑状毛。叶互生，纸质，椭圆状披针形至椭圆形，长7~19cm，宽2~6cm，先端尾状渐尖，基部阔楔形，全缘，两面无毛，叶背红褐色，叶基三出脉，基出侧脉达叶的1/3~1/2，侧脉2~4对，背面突起，网脉在叶背稍明显；叶柄长1~4cm，无毛或疏被柔毛；托叶披针形，长7~10mm。雄花具柄，花被片3~4，卵形，雄蕊1~2，花丝短；雌花花被片4，倒卵形，暗红色，花柱侧生。榕果成对或单生于叶腋，球形，直径5~12mm，被锈色糠屑状毛，先端具脐状突起，基生苞片3，阔卵形，总梗较细，长5~15mm，被锈色糠屑状毛。

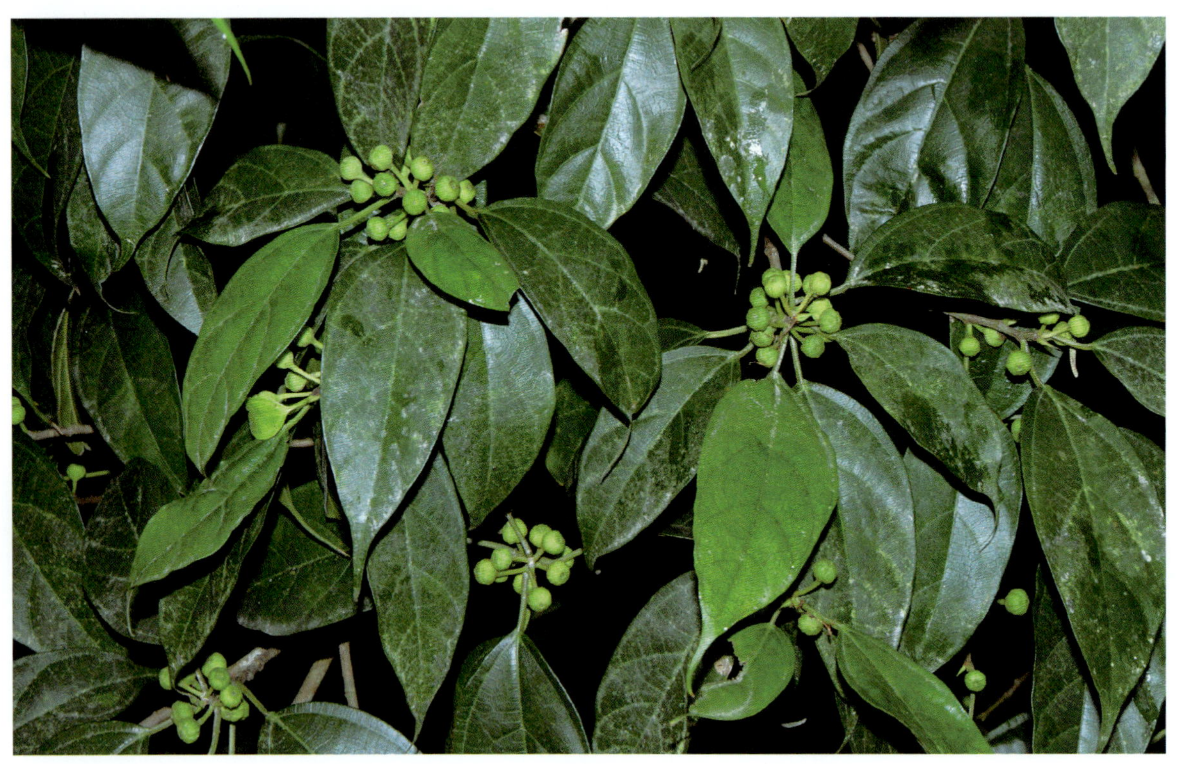

青藤公

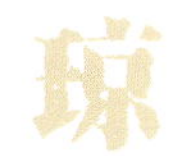

| **分布区域** | 产于海南乐东、东方、昌江、白沙、五指山、陵水、万宁、琼中、儋州、澄迈。亦分布于中国华南其他区域，以及湖南、福建、云南、四川。越南、老挝、印度也有分布。

| **资　　源** | 生于山谷林中，十分常见。

| **采收加工** | 果实成熟时采收，用开水烫后晒干。

| **功能主治** | 同属植物的果实多有药用，本种功能可进一步研究。

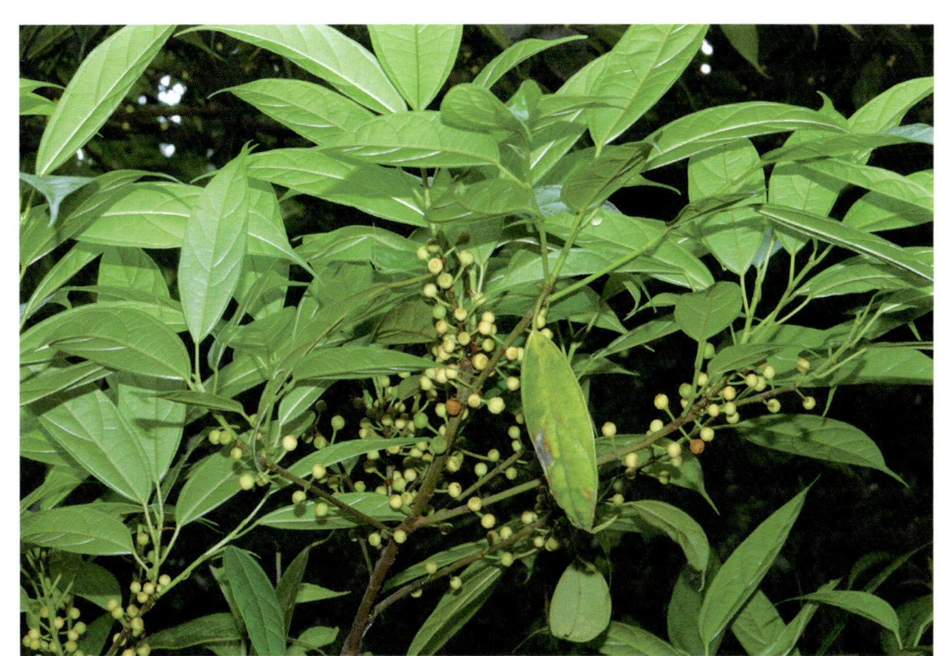

桑科 Moraceae 榕属 *Ficus*

榕　树 *Ficus microcarpa* L. f.

| 中药名 | 榕树（药用部位：叶、树皮、果实、树胶汁、气生根）

| 植物形态 | 大乔木，老树常有锈褐色气生根。叶薄革质，狭椭圆形，长4~8cm，宽3~4cm，基生叶脉延长，叶柄长5~10mm，托叶小。榕果成对腋生或生于已落叶枝叶腋，成熟时黄色，扁球形，直径6~8mm，无总梗，基生苞片3，宿存；雄花、雌花、瘿花同生于一榕果内，花间有少许短刚毛；雄花散生于内壁，花丝与花药等长；雌花与瘿花相似，花被片3，广卵形，花柱近侧生，柱头棒形。瘦果卵圆形。花期5~6月。

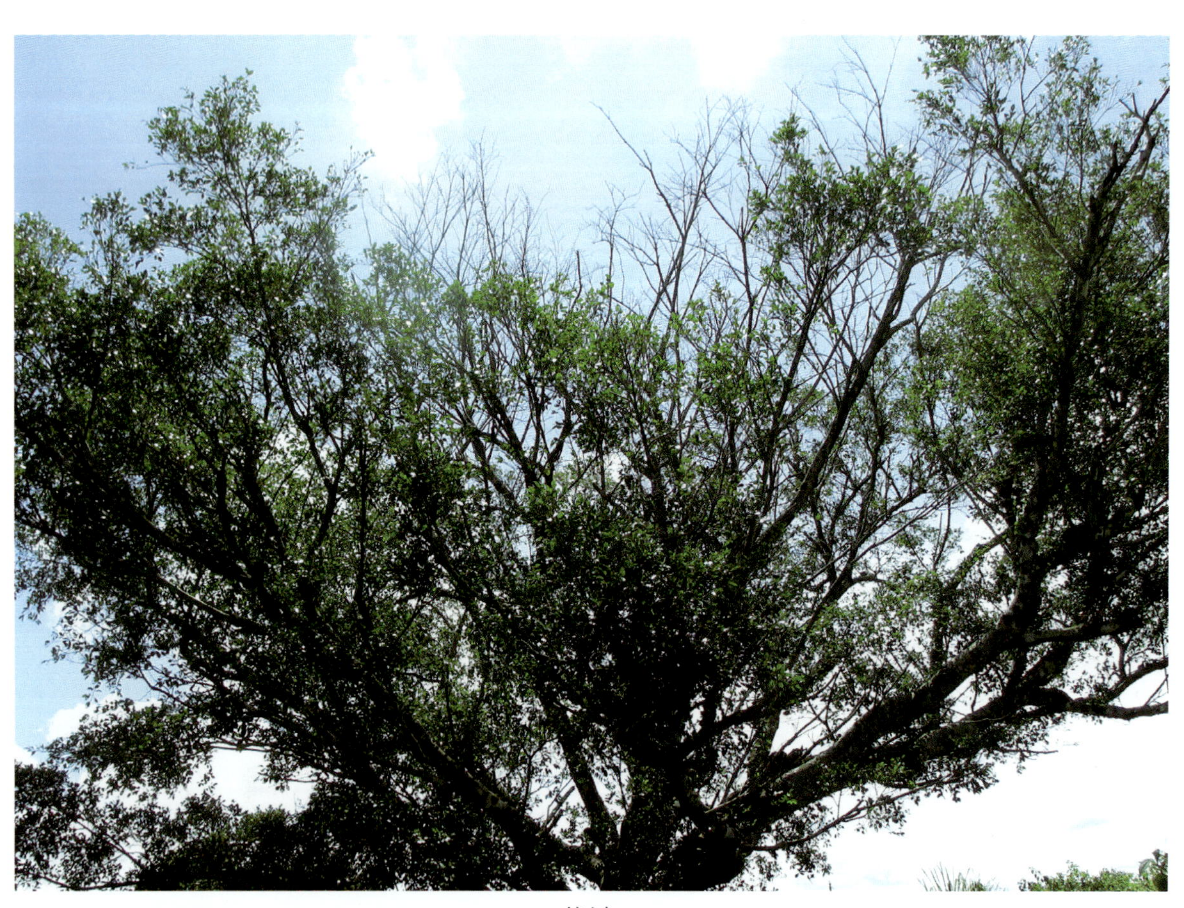

榕树

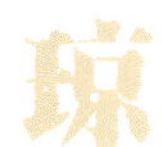

分布区域 产于海南三亚、乐东、东方、昌江、白沙、五指山、保亭、陵水、万宁、琼中、儋州、南沙群岛。亦分布于中国南部各地。越南、泰国、缅甸、马来西亚、尼泊尔、印度、斯里兰卡、不丹、巴布亚新几内亚、澳大利亚也有分布。

资　　源 生于低海拔林中或旷地，十分常见。

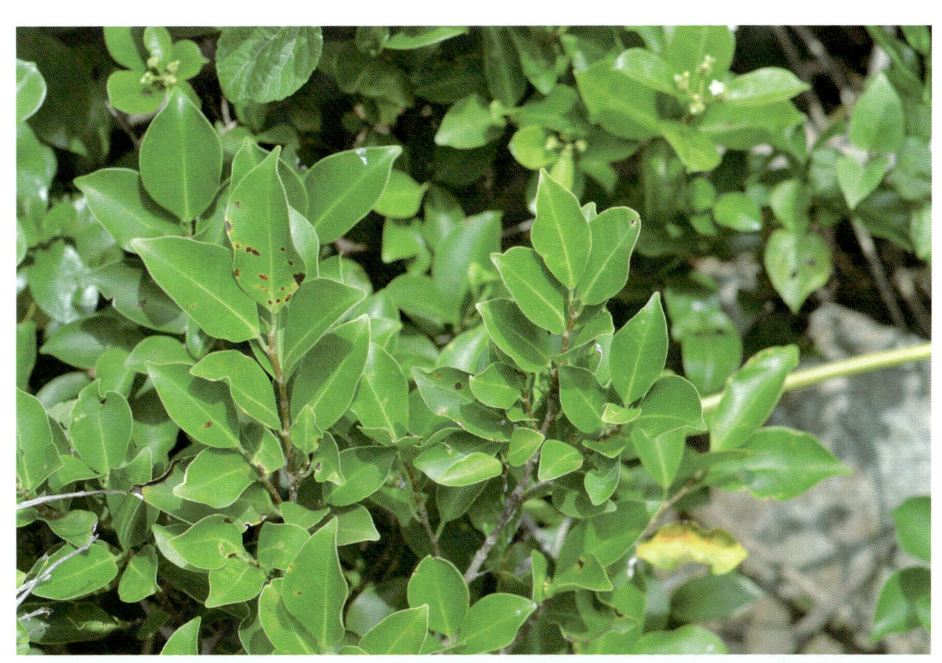

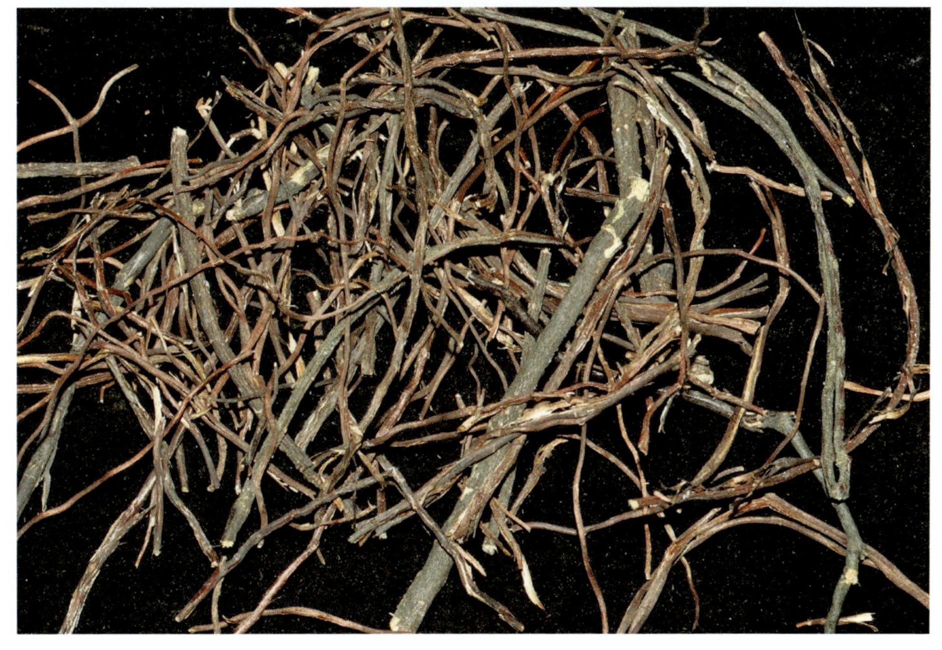

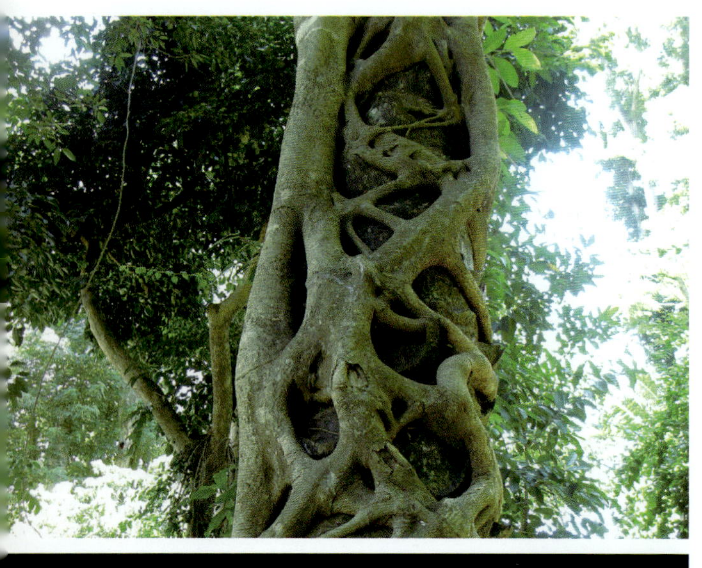

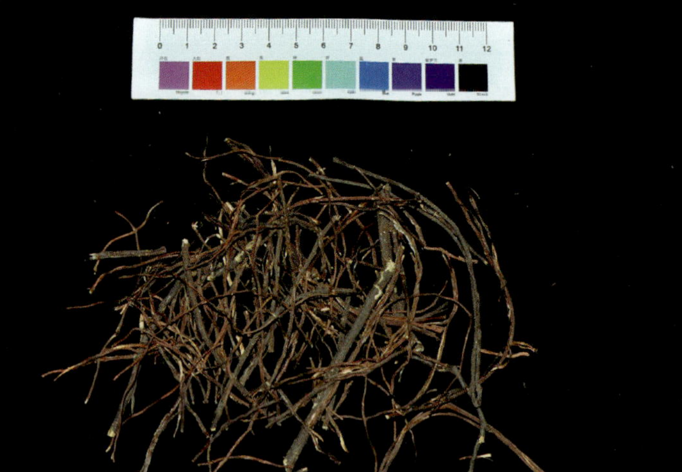

采收加工

气生根：全年均可采，割下后扎成小把。果实：夏、秋季采收。树胶汁：全年均可采，割伤树皮，收集流出的乳汁。树皮、叶：全年均可采，鲜用或晒干。

药材性状

气生根：干燥气生根呈木质细条状，长 1m 左右，基部较粗，直径 4~8mm，末端渐细，多分枝，有时簇生 6~7 支根。表面红褐色，外皮多纵裂，有时剥落，皮孔灰白色，呈圆点状或椭圆状。质韧，皮部不易折断，断面木质部棕色。气微，味苦、涩。以条细、红褐色者为佳。叶：叶不规则卷曲成筒状，褐色至黄褐色，展平后呈椭圆形或卵状，长 4~8cm，宽 3~4cm，全缘，叶柄长 5~10mm。革质，体轻，稍有韧性。

功能主治

叶：味淡，性凉。清热解表，利湿，活血散瘀。用于咳嗽、流行性感冒、支气管炎、疟疾、百日咳、肠炎、痢疾、泄泻。树皮：味微苦，性微寒。用于泄泻、疥癣、痔疮。果实：味微甘、淡，性平。用于臁疮。树胶汁：味微甘，性平。用于目翳、目赤、瘰疬、牛皮癣。气生根：味苦，性平。散风热，祛风湿，活血止痛。用于流行性感冒、百日咳、麻疹不透、扁桃体炎、风湿骨痛、痧气腹痛、久痢、胃痛、白带、湿疹、阴痒、跌打损伤。

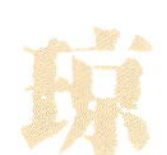

桑科 Moraceae 榕属 *Ficus*

九丁榕 *Ficus nervosa* B. Heyne ex Roth.

|中 药 名| 九丁树（药用部位：树皮）

|植物形态| 乔木，叶薄革质，椭圆形，长 6~15cm 或更长，宽 2.5~5cm，全缘，微反卷，背面散生细小乳突状瘤点，脉腋有腺体，叶柄长 1~2cm。榕果单生或成对腋生，球形，幼时表面有瘤体，直径 1~1.2cm，基部缢缩成柄，基生苞片 3，被柔毛；雄花、瘿花和雌花同生于一榕果内；雄花具梗，生于内壁近口部，匙形花被片 2，长短不一，雄蕊 1；瘿花花被片 3，延长，顶部渐尖，花柱侧生，较瘦果长 2 倍，柱头棒状。花期 1~8 月。

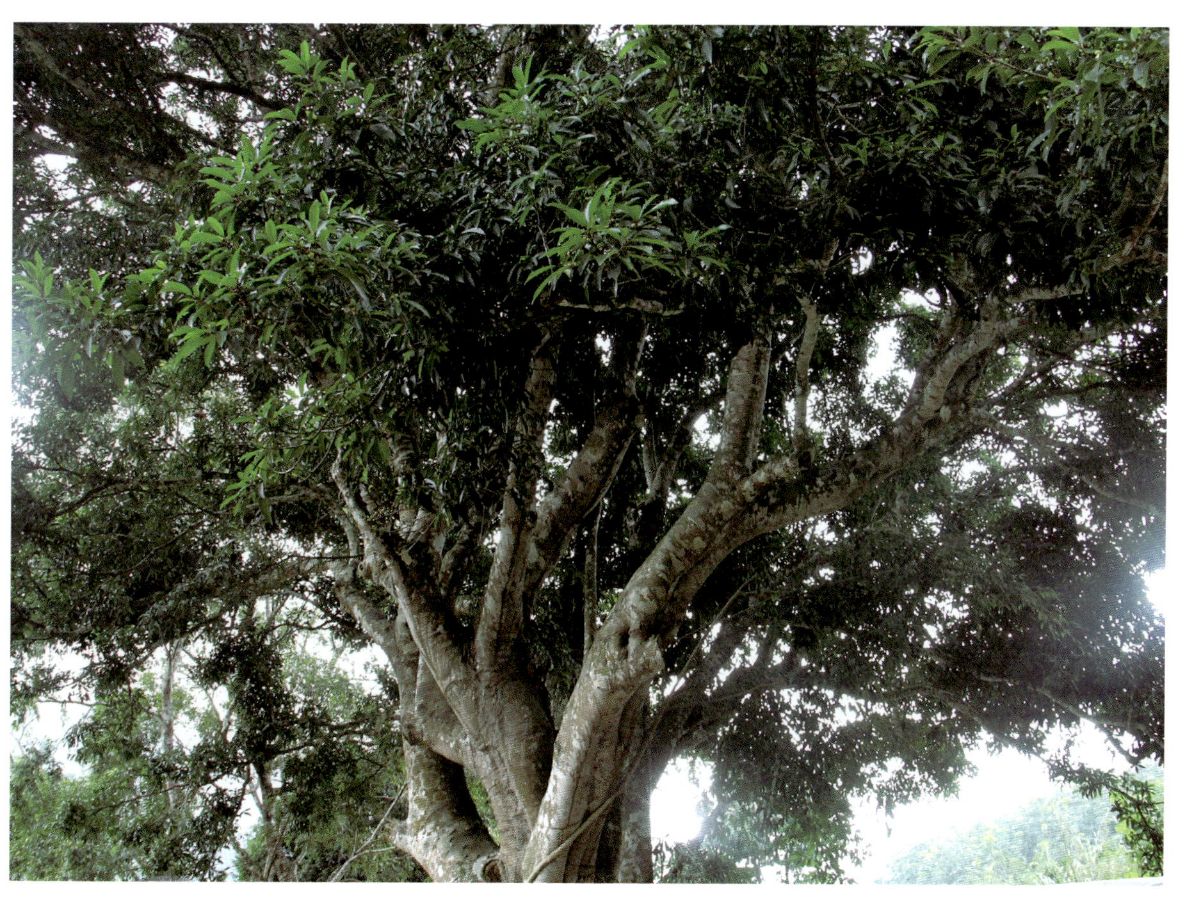

九丁榕

| 分布区域 | 产于海南三亚、乐东、东方、保亭、陵水、万宁、儋州、澄迈、文昌。亦分布于中国南部及西南部各地。越南、泰国、缅甸、印度、不丹、尼泊尔、斯里兰卡也有分布。

| 资　　源 | 生于中海拔山谷林中，常见。

| 采收加工 | 全年皆可采收，鲜用或晒干。

| 功能主治 | 可助消化。

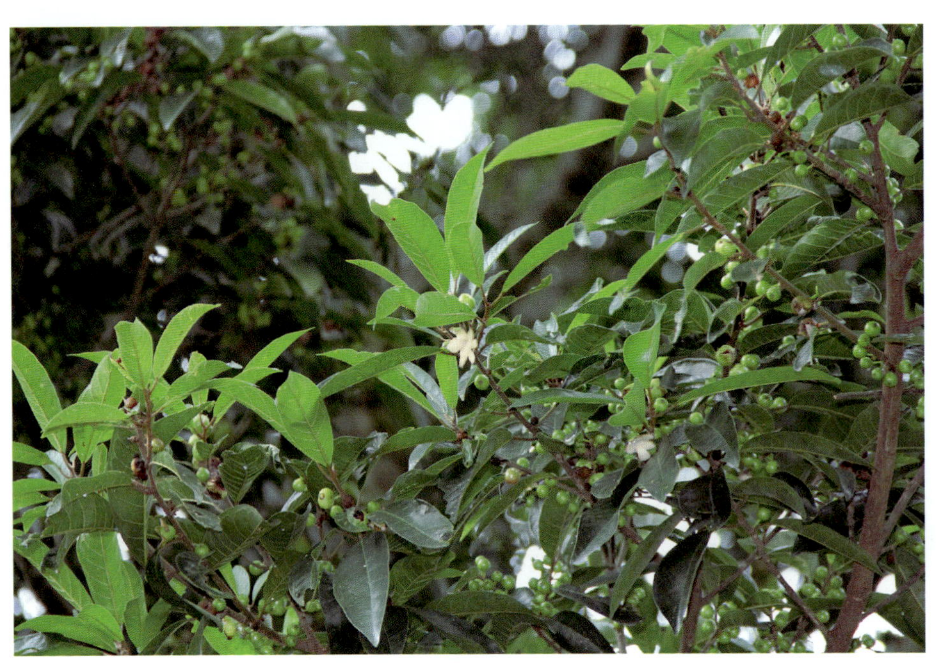

桑科 Moraceae 榕属 *Ficus*

琴叶榕 *Ficus pandurata* Hance

中药名

琴叶榕（药用部位：叶、根）

植物形态

小灌木，嫩叶幼时被白色柔毛。叶纸质，提琴形，长4~8cm，背面叶脉有疏毛和小瘤点，叶柄疏被糙毛，长3~5mm；托叶披针形，迟落。榕果单生于叶腋，鲜红色，椭圆形或球形，直径6~10mm，顶部脐状突起，基生苞片3，总梗长4~5mm，雄花有柄，生于榕果内壁口部，花被片4，线形，雄蕊3，长短不一；瘿花花被片3~4，倒披针形至线形，子房近球形，花柱侧生，雌花花被片3~4，椭圆形，花柱侧生，柱头漏斗形。花期6~8月。

分布区域

产于海南昌江、万宁、三亚、澄迈。亦分布于中国广东、广西、湖南、江西、福建、浙江、安徽、湖北、河南、贵州、云南、四川。越南、泰国也有分布。

资　源

生于山谷溪边，少见。

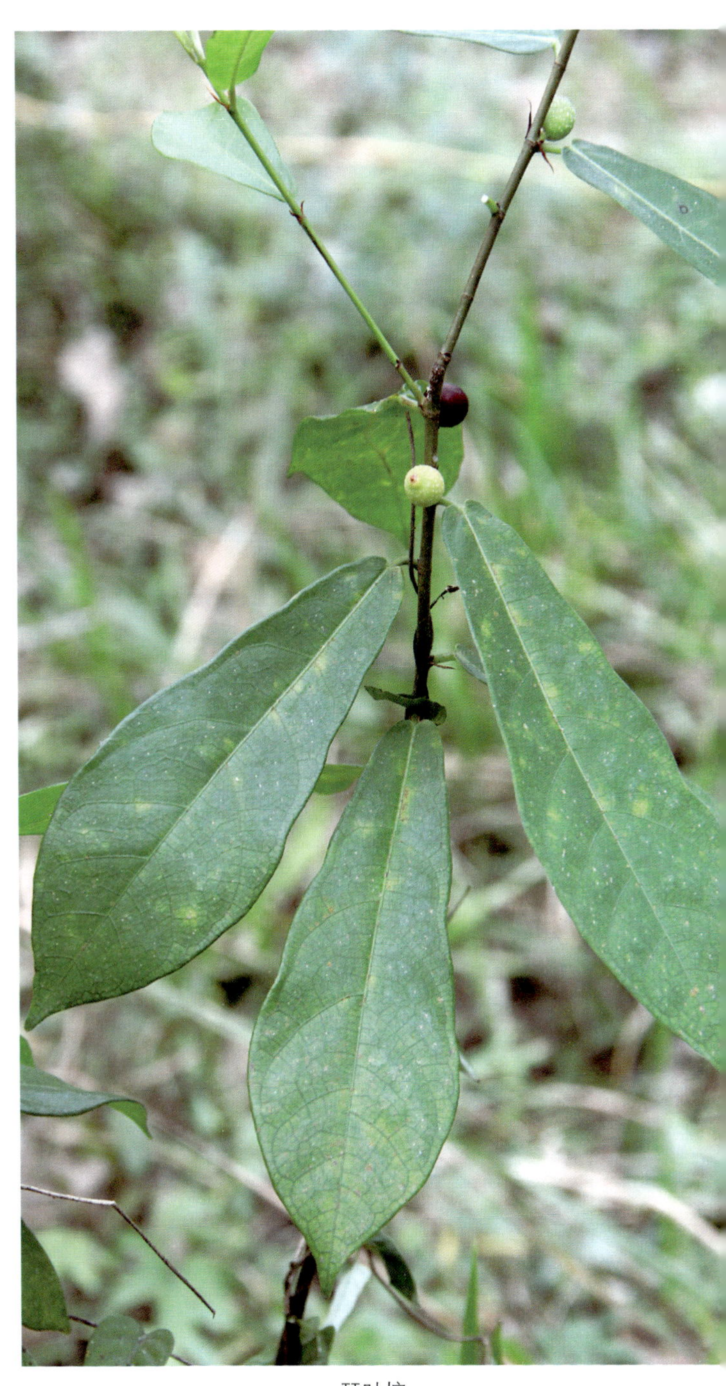

琴叶榕

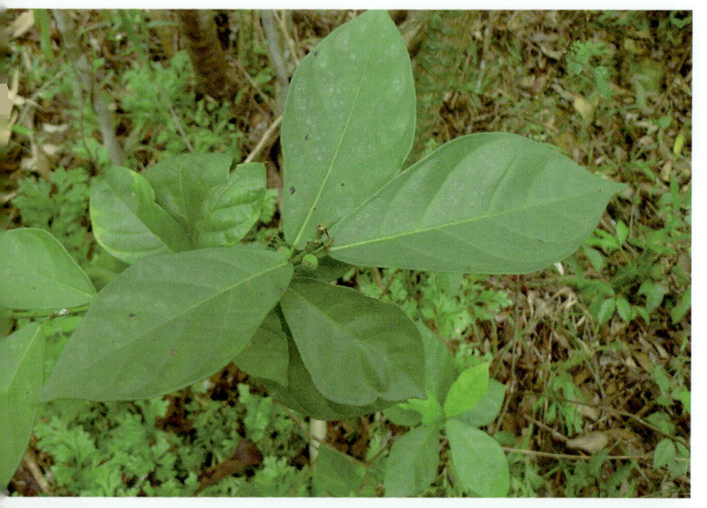

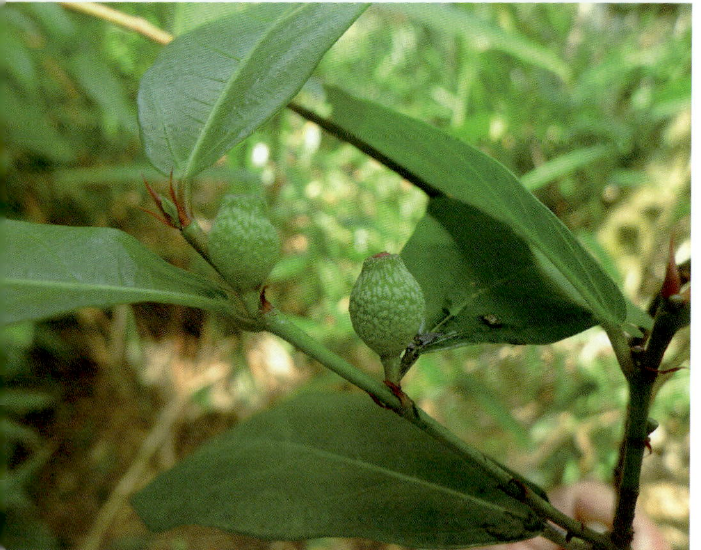

采收加工

根：全年可采，秋季为佳。叶：夏、秋季采收，鲜用或晒干。

功能主治

味甘、微辛，性平。行气活血，舒筋活络，和瘀通乳，调经。用于腰背酸痛、风湿痹痛、胃脘痛、跌打损伤、乳痈、痛经、月经不调、乳汁不通、疟疾、病后虚弱。

桑科 Moraceae 榕属 *Ficus*

舶梨榕 *Ficus pyriformis* Hook. et Arn.

中药名 舶梨榕（药用部位：茎）

植物形态 灌木，小枝被糙毛。叶纸质，倒披针形，长4~11cm，宽2~4cm，先端尾状渐尖，背面微被柔毛和细小疣点，叶柄被毛，长1~1.5cm；托叶披针形，红色。榕果单生于叶腋，梨形，直径2~3cm，无毛，有白斑；雄花生于内壁口部，花被片3~4，披针形，雄蕊2；瘿花花被片4，线形，花柱侧生；雌花生于另一植株榕果内壁，花被片3~4，子房肾形，花柱侧生。瘦果表面有瘤体。花期12月至翌年6月。

分布区域 产于海南三亚、乐东、昌江、五指山、保亭、陵水、万宁、儋州。亦分布于中国广东、广西、福建、云南。越南也有分布。

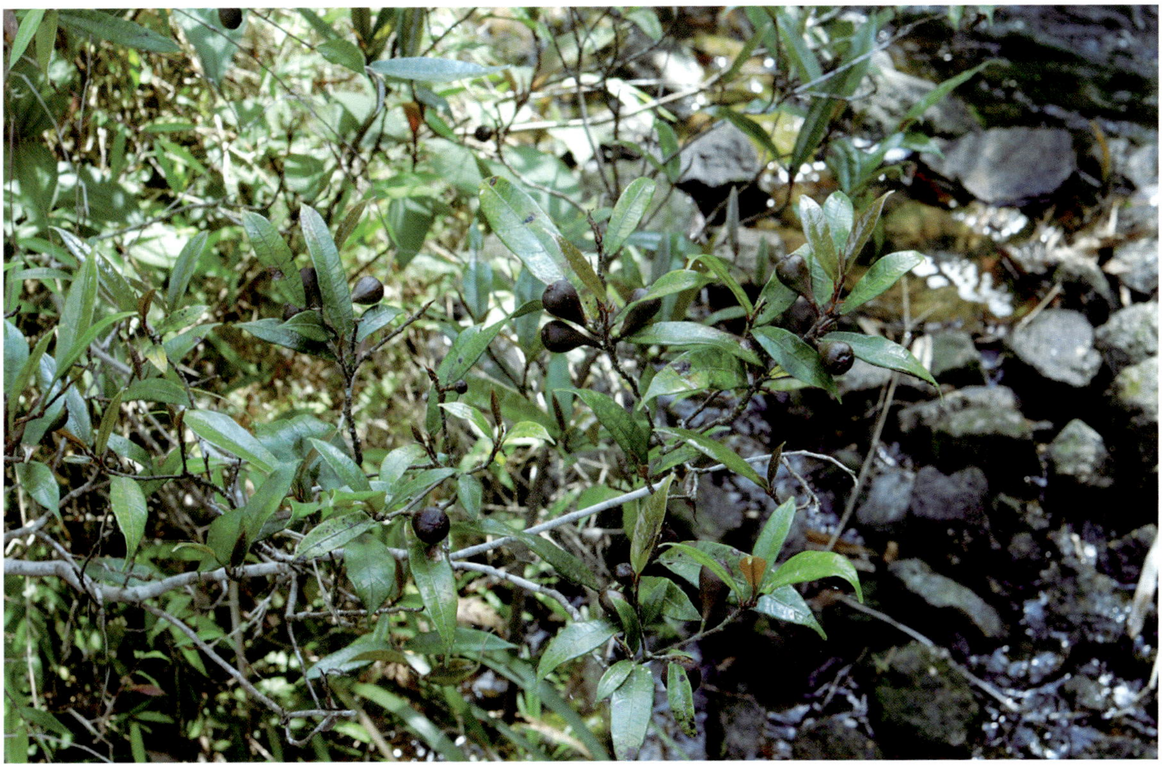

舶梨榕

| **资　　源** | 生于溪边，常见。

| **采收加工** | 全年均可采，切碎，鲜用或晒干。

| **功能主治** | 味涩，性凉。清热利尿，止痛。用于小便淋痛、肾炎、膀胱炎、尿道炎、肾性水肿、心性水肿、胃痛。

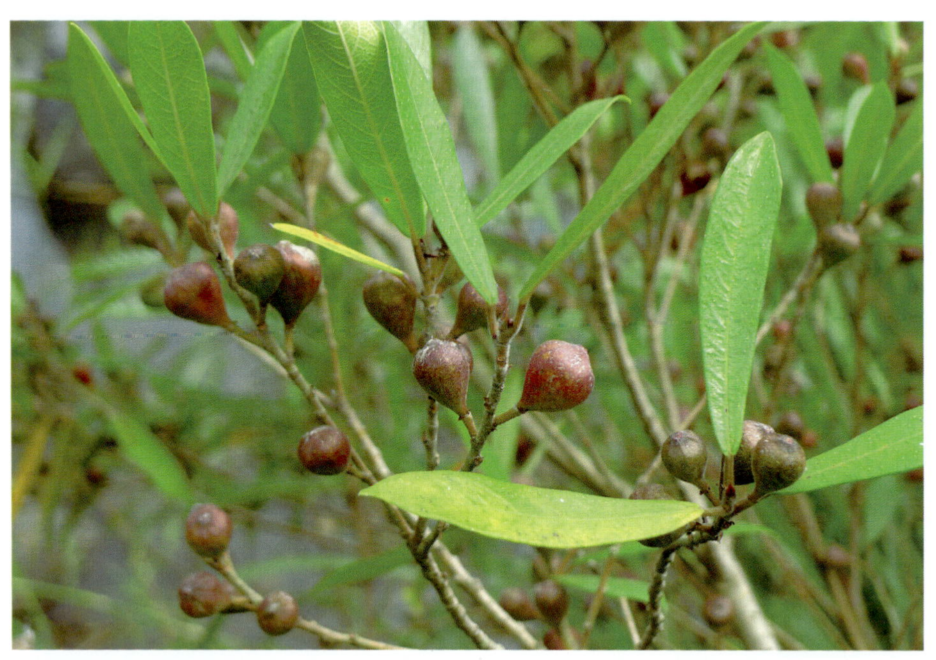

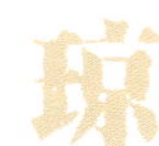

桑科 Moraceae 榕属 *Ficus*

羊乳榕 *Ficus sagittata* Vahl.

中药名 羊乳榕（药用部位：果实、茎）

植物形态 幼时为附生藤本，成长为独立乔木；节上附生短根。叶革质，卵形至卵状椭圆形，长7~13cm，宽5~10cm，叶柄长约15mm，微被柔毛；托叶卵状披针形，早落。榕果生于叶腋，近球形，直径8~15mm，幼时被毛，成熟时橙红色，顶生苞片脐状，基部收狭成短柄，花间无刚毛；雄花生于榕果内壁近口部，花被片3，雄蕊2，花丝联合，花药有短尖，瘿花、花被片与雄花相似，子房倒卵形，花柱侧生、短；雌花生于另一植株榕果内，花被3裂，基部合生。瘦果椭圆形，花柱侧生、长。花期12月至翌年3月。

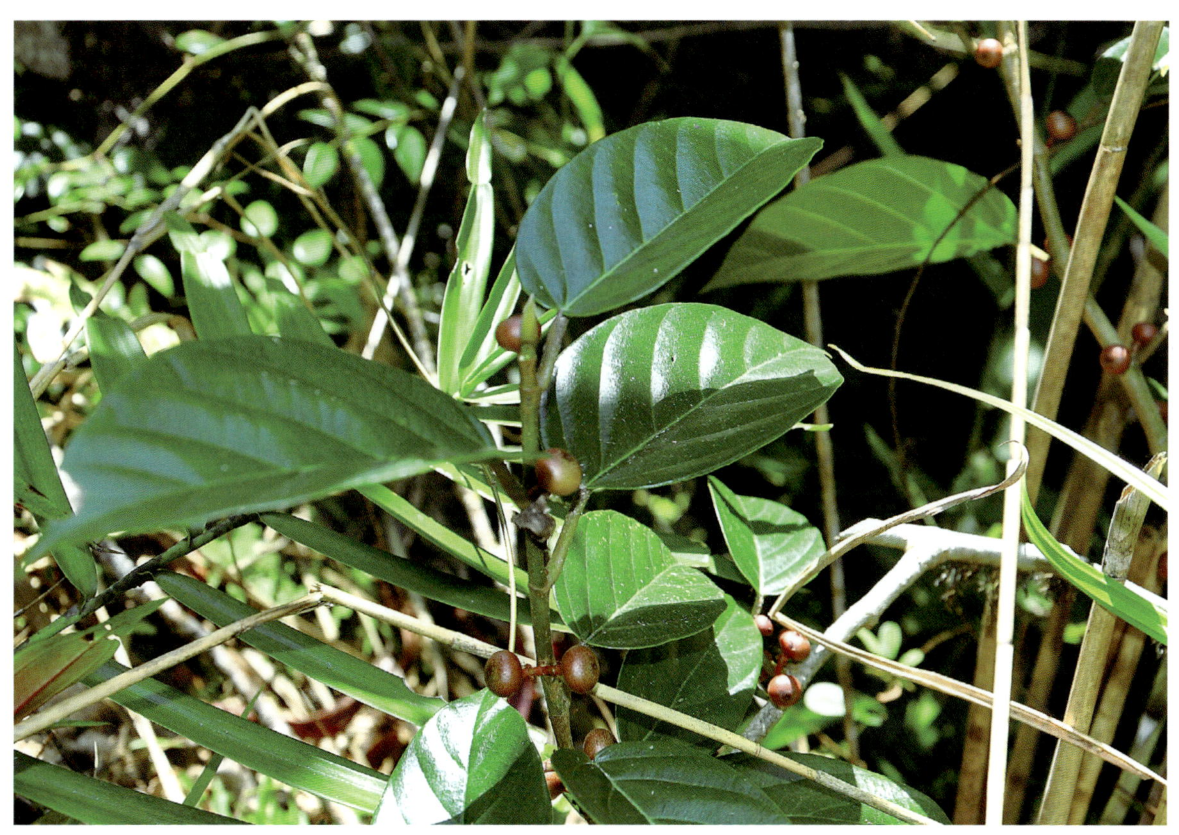

羊乳榕

| 分布区域 | 产于海南三亚、乐东、东方、昌江、白沙、保亭、陵水、万宁、琼中、儋州、澄迈。亦分布于中国广东、广西、贵州、云南。越南、泰国、缅甸、印度、不丹、菲律宾、印度尼西亚、太平洋群岛也有分布。

| 资　　源 | 生于林中，常见。

| 采收加工 | 果实：果实成熟时采收。茎：全年均可采，切碎，鲜用或晒干。

| 功能主治 | 同属植物的茎、果实多药用，本种功能有待进一步研究。

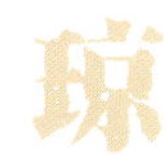

桑科 Moraceae 榕属 *Ficus*

竹叶榕 *Ficus stenophylla* Hemsl.

| 中 药 名 | 水稻清（药用部位：全株或根、茎、乳汁）

| 植物形态 | 小灌木，小枝散生灰白色硬毛，节间短。叶纸质，线状披针形，长5~13cm，背面有小瘤体，全缘背卷，红色托叶披针形，长约8mm；叶柄长3~7mm。榕果椭圆状球形，表面稍被柔毛，直径7~8mm，成熟时深红色，先端脐状突起，基生苞片三角形，宿存，总梗长20~40mm；雄花和瘿花同生于雄株榕果中，雄花生内壁口部，有短柄，花被片3~4，卵状披针形，红色，雄蕊2~3；瘿花具柄，倒披针形，花被片3~4，内弯，子房球形，花柱侧生；雌花生于另一植株榕果中，近无柄，花被片4，线形。瘦果透镜状，顶部具棱骨，一侧微凹入，花柱侧生。花果期5~7月。

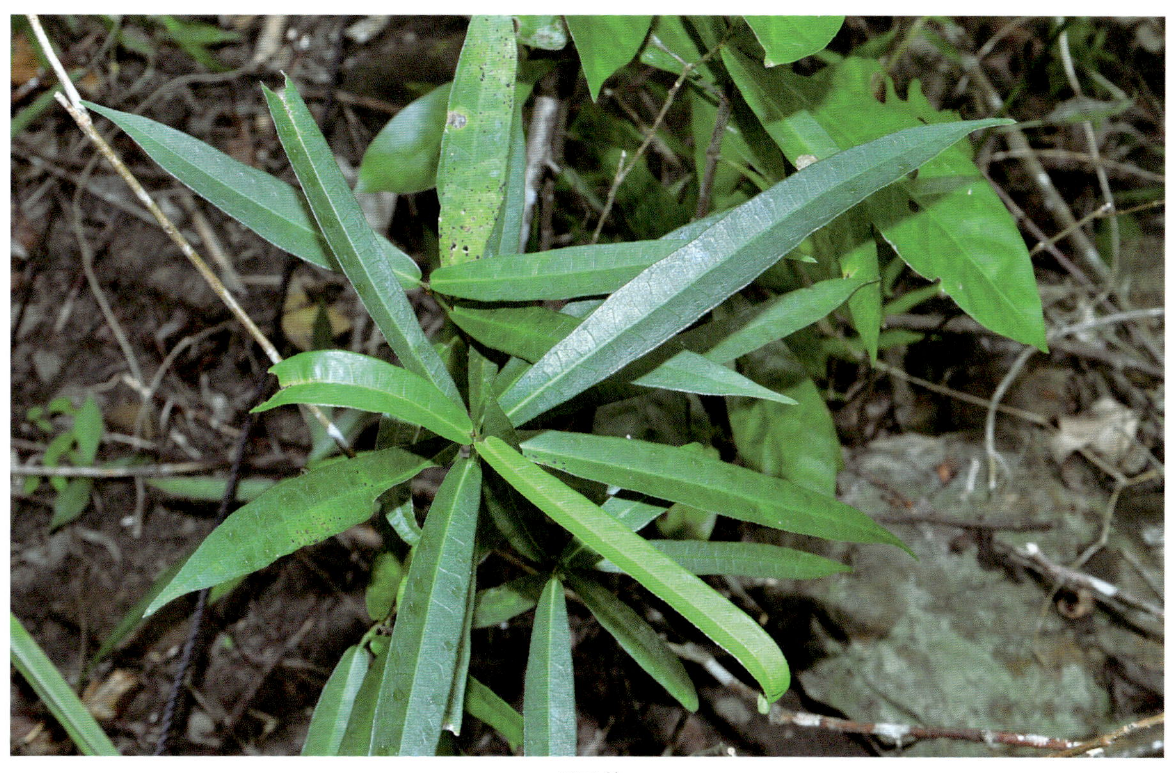

竹叶榕

| 分布区域 | 产于海南五指山、白沙、儋州、三亚、临高。亦分布于中国长江以南各地。越南、老挝、泰国也有分布。

| 资　　源 | 生于旷野、丘陵、山谷沟边，少见。

| 采收加工 | 全株：在春、秋季间采收，洗净，切片，晾干。叶亦鲜用。乳汁：在春、秋季间切割树皮，流出乳汁，随采随用。

| 功能主治 | 根：祛风除湿，清热解毒，行气活血。用于风湿痹痛、贫血。叶：外用于乳痈。茎及全株：味苦，性温。祛痰止咳，行气活血，祛风除湿。用于咳嗽、胸痛、跌打肿痛、风湿骨痛、肾炎、乳少。乳汁：味辛，性平。解毒消肿。用于蛇虫咬伤。

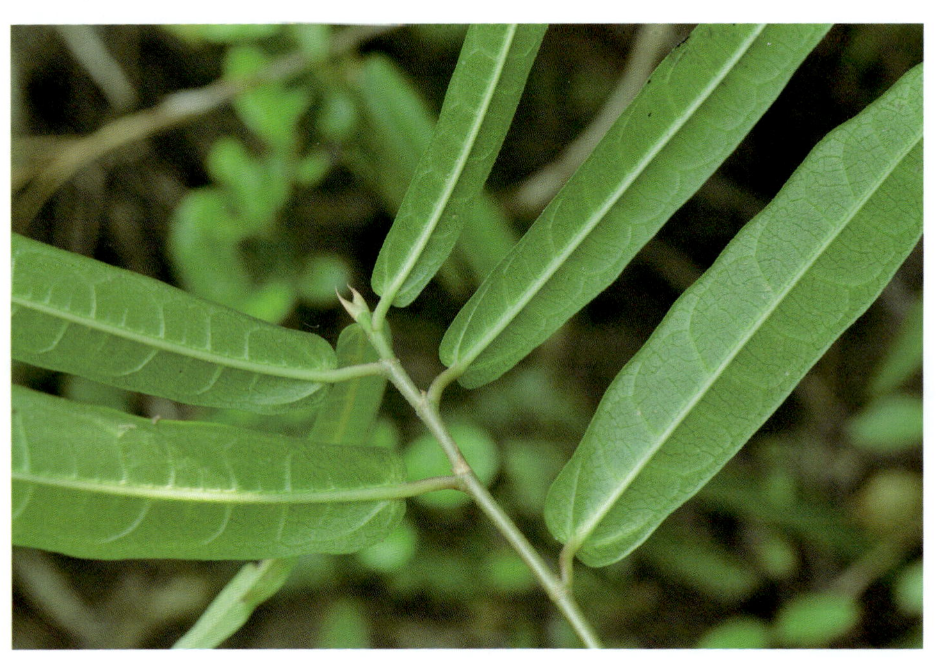

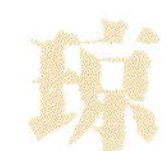

桑科 Moraceae 榕属 *Ficus*

笔管榕 *Ficus superba* Miq. var. *japonica* Miq.

中药名 笔管榕（药用部位：根、叶）

植物形态 落叶乔木，小枝淡红色，无毛。叶互生或簇生，近纸质，椭圆形至长圆形，长 10~15cm，宽 4~6cm，叶柄长 3~7cm；托叶膜质，微被柔毛，披针形，长约 2cm，早落。榕果生于叶腋或无叶枝上，扁球形，直径 5~8mm，成熟时紫黑色，顶部微下陷，基生苞片 3，革质；总梗长 3~4mm；雄花、瘿花、雌花生于同一榕果内；雄花很少，生于内壁近口部，无梗，花被片 3，宽卵形，雄蕊 1；雌花无柄或有柄，花被片 3，披针形，花柱侧生，柱头圆形；瘿花多数，与雌花相似，仅子房有粗长的柄，柱头线形。花期 4~6 月。

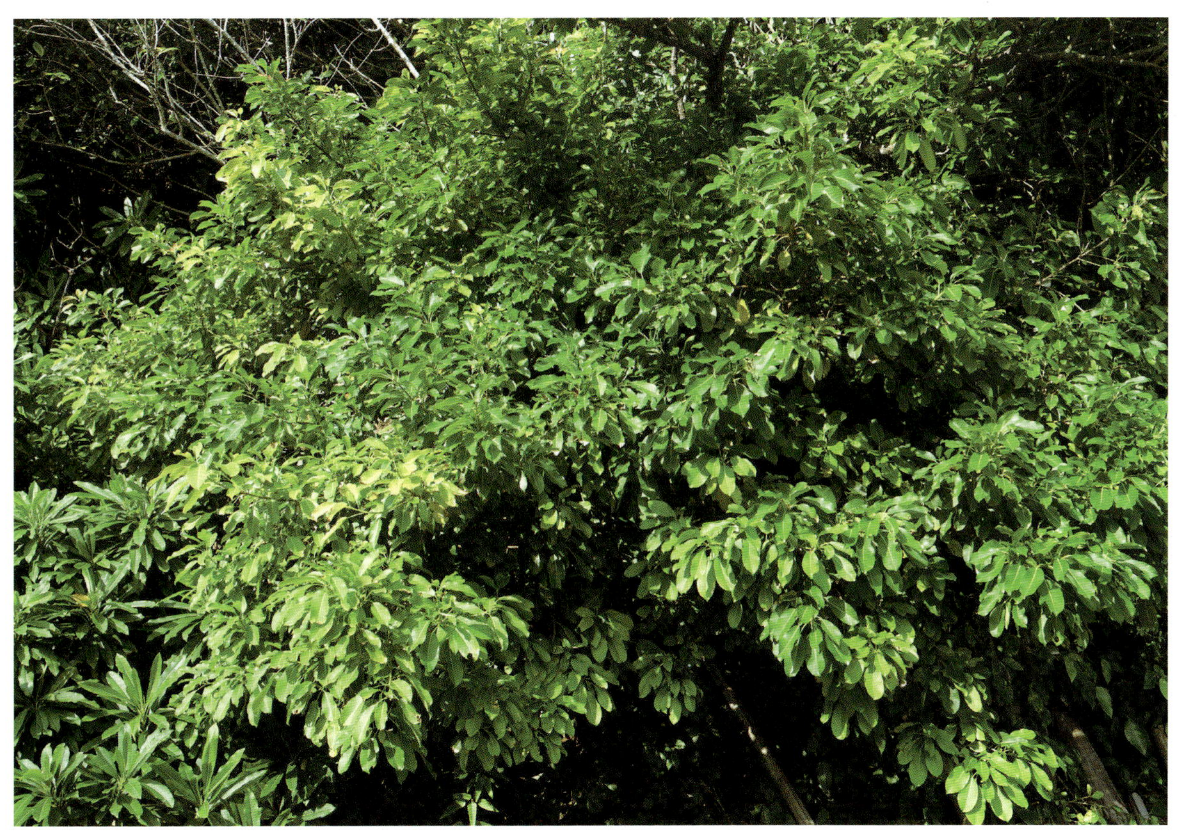

笔管榕

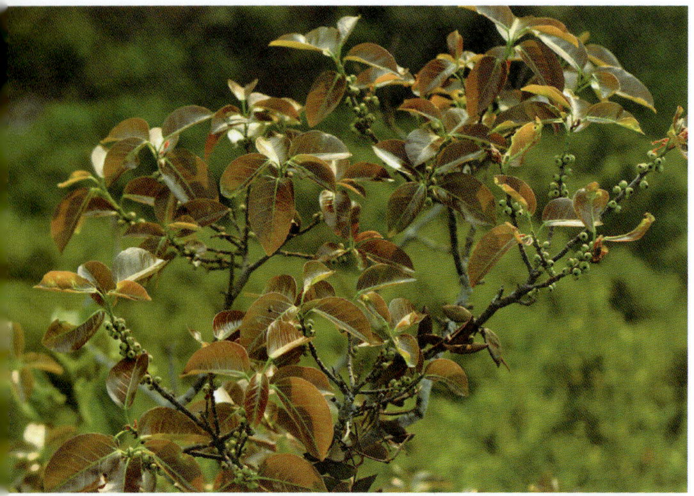

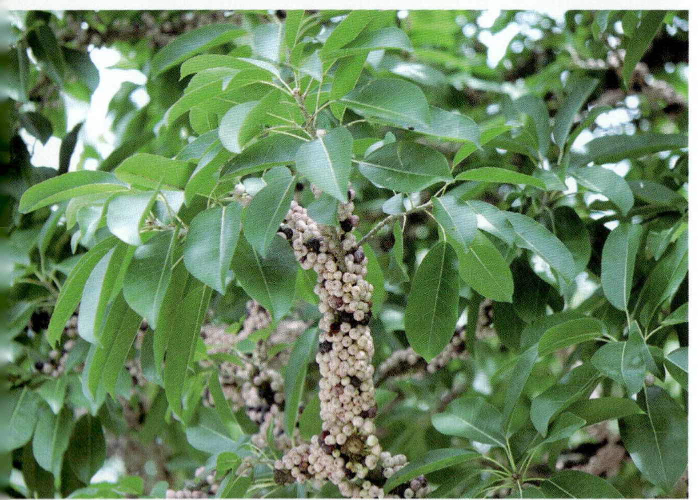

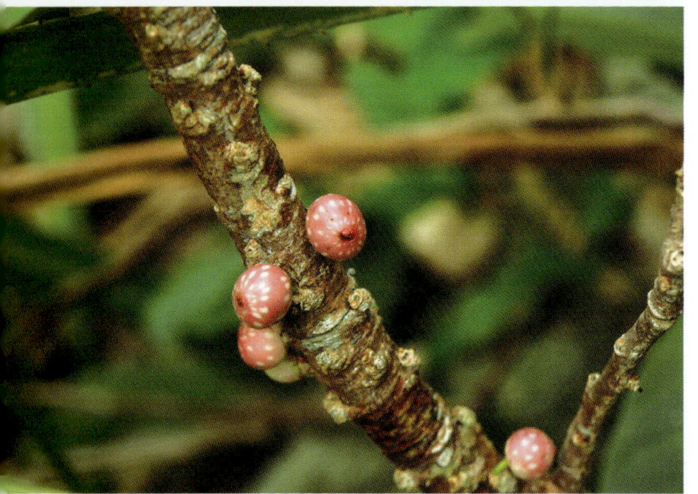

|分布区域|

产于海南乐东、东方、昌江、保亭、万宁、琼中、儋州、琼海。分布于中国东南部至西南部各地。亚洲南部至大洋洲也有分布。

|资　　源|

生于杂木林中，十分常见。

|采收加工|

叶、根全年均可采收，鲜用或晒干。

|功能主治|

叶：味甘、苦，性平。清热解毒，除湿止痒。用于漆过敏、湿疹、鹅口疮。根：味甘、微苦，性平。清热解毒。用于乳痈肿痛。

|附　　注|

在 FOC 中，其学名已被修订为 *Ficus subpisocarpa* Gagnep.。

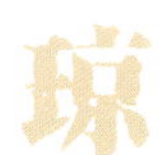

桑科 Moraceae 榕属 *Ficus*

青果榕 *Ficus variegata* Bl. var. *chlorocarpa* (Benth.) King

中药名 青果榕（药用部位：根、叶）

植物形态 乔木，叶互生，厚纸质，广卵形至卵状椭圆形，长 10~17cm，边缘波状或具浅疏锯齿；幼叶背面被柔毛，基生叶脉 5，叶柄长 2.5~6cm，托叶无毛，长 1~1.5cm。榕果簇生于老茎发出的瘤状短枝上，球形，直径 2.5~3cm，顶部微压扁，顶生苞片卵圆形，脐状微突起，基生苞片 3，早落，残存环状疤痕，成熟榕果红色，有绿色条纹和斑点；总梗长 2~4cm；雄花生于榕果内壁口部，花被片 3~4，宽卵形，雄蕊 2，花丝基部合生成一柄；瘿花生于内壁近口部，花被合生，管状，先端 4~5 齿裂，包围子房，花柱侧生，柱头漏斗形；雌花生于雌植株

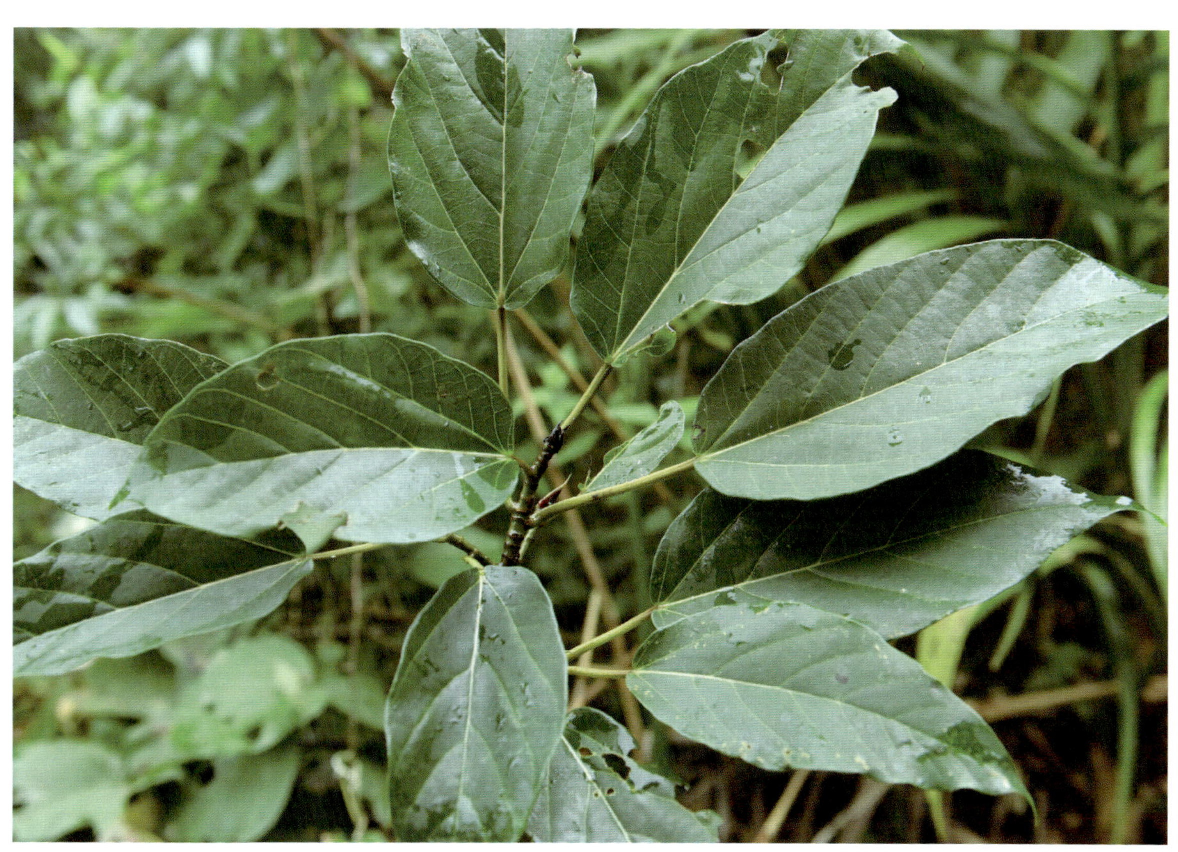

青果榕

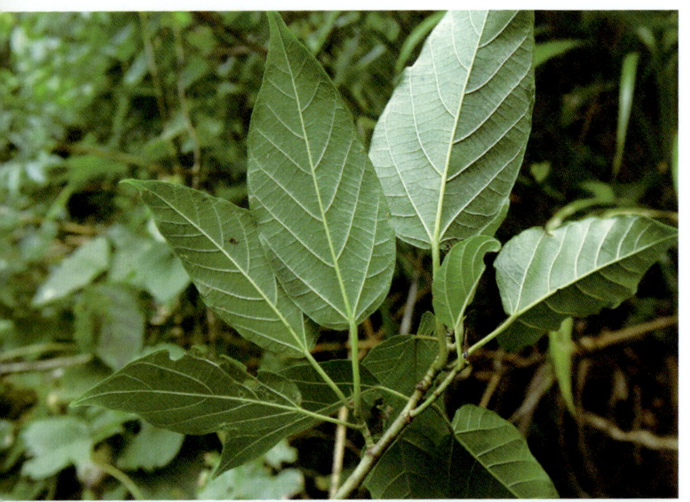

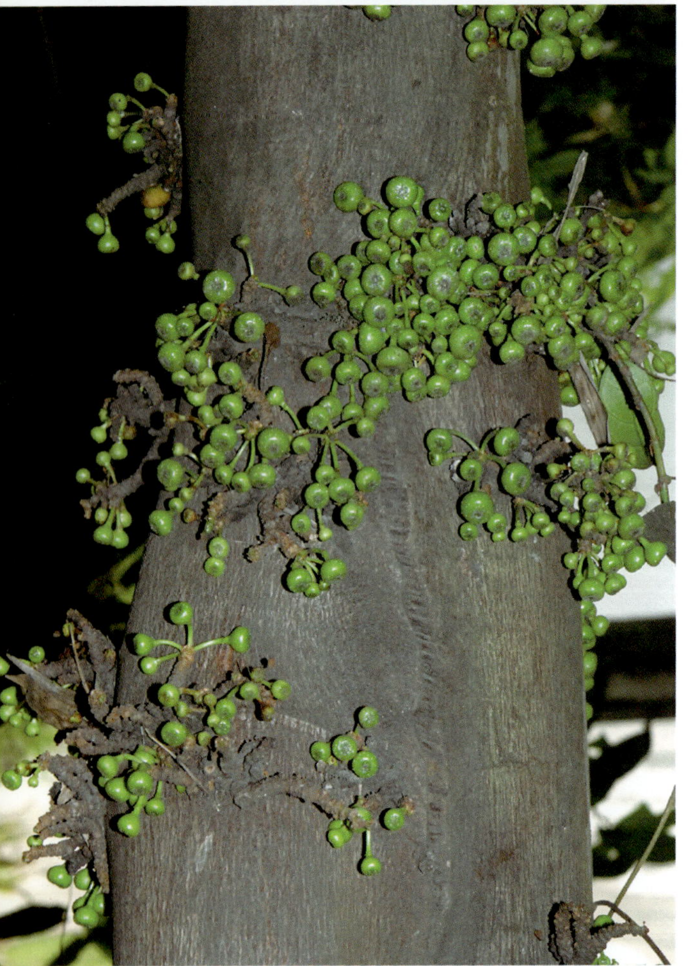

榕果内壁，花被片3~4，条状披针形，薄膜质，基部合生。瘦果倒卵形，薄被瘤体，花柱与瘦果等长，柱头棒状，无毛。花期冬季。

| 分布区域 |

产于海南三亚、乐东、东方、昌江、保亭、陵水、万宁、儋州。亦分布于中国华南其他区域，以及台湾、云南。亚洲南部、东南部至大洋洲也有分布。

| 资　　源 |

生于低海拔，沟谷地区常见。

| 采收加工 |

叶、根全年均可采收，鲜用或晒干。

| 功能主治 |

用于乳腺炎。

| 附　　注 |

在 FOC 中，其已被归并于杂色榕 *Ficus variegata* Blume。

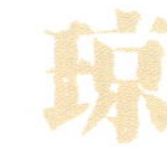

桑科 Moraceae 榕属 *Ficus*

白肉榕 *Ficus vasculosa* Wall. ex Miq.

中 药 名 白肉榕（药用部位：根）

植物形态 乔木，叶革质，椭圆形至长椭圆状披针形，长 4~11cm，宽 2~4cm，全缘或为不规则分裂，侧脉 10~12 对，叶柄长 1~2cm，托叶卵形，长约 6mm。雌雄同株，榕果球形，直径 7~10mm，基部缢缩为短柄，总梗长 7~8mm，基生苞片 3，脱落；雄花少数，生于内壁近口部，具短柄，花被 3~4 深裂，雄花 2；瘿花和雌花多数，花被 3~4 深裂，柱头 2 裂。榕果成熟时黄色或黄红色。瘦果光滑，通常在顶一侧有龙骨。花果期 5~7 月。

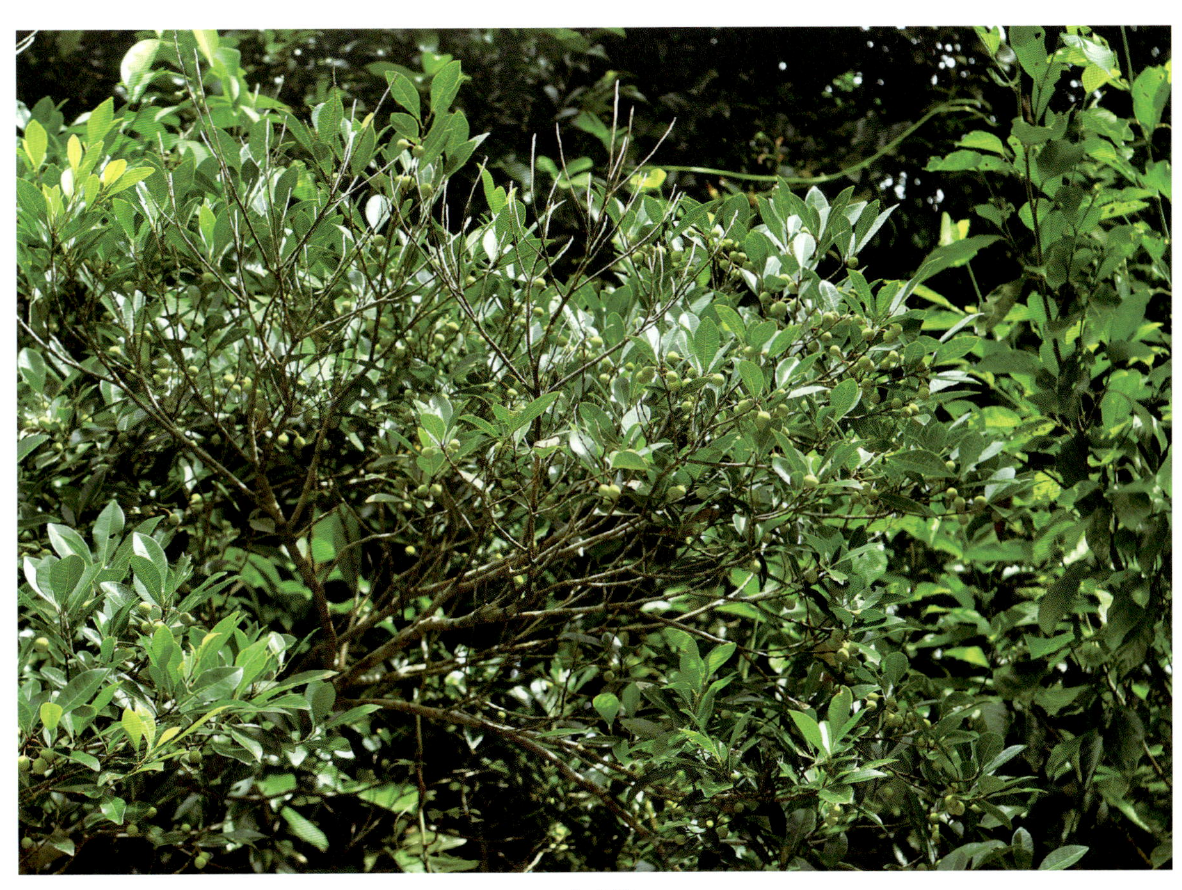

白肉榕

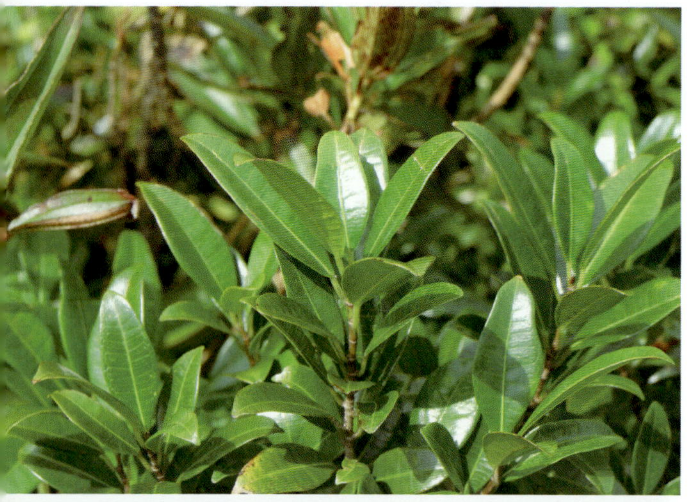

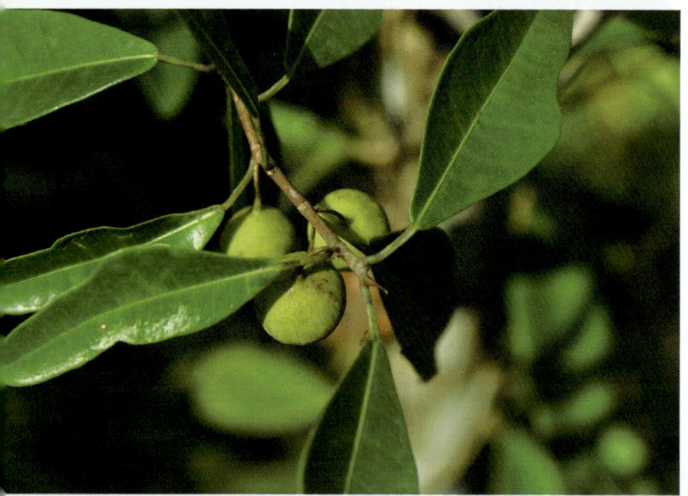

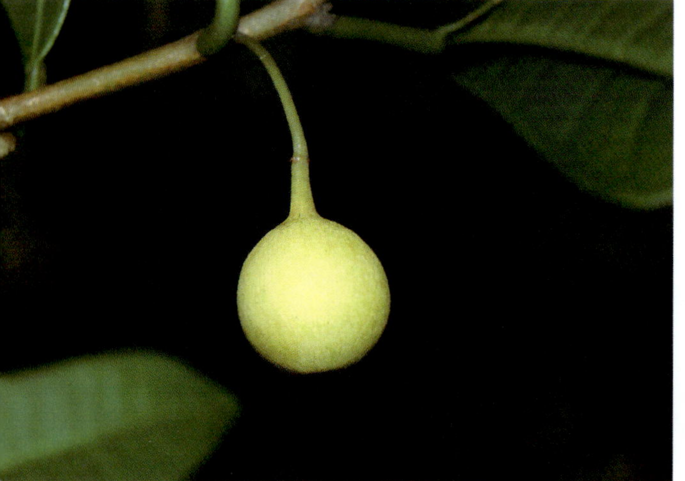

| 分布区域 |

产于海南三亚、昌江、保亭、陵水、儋州、澄迈、琼海。亦分布于中国华南其他区域，以及贵州、云南。越南、泰国及马来西亚也有分布。

| 资　　源 |

生于山谷密林下，常见。

| 采收加工 |

全年均可采收，鲜用或晒干。

| 功能主治 |

用于腹痛、腹泻。

桑科 Moraceae 榕属 *Ficus*

黄葛树 *Ficus virens* Ait. var. *sublanceolata* (Miq.) Corner

中药名

黄葛树（药用部位：气生根、根、叶、树皮、根皮、乳汁、根部由寄生虫所形成的疙瘩）

植物形态

落叶或半落叶乔木，有板根或支柱根，幼时附生。叶薄革质或皮纸质，卵状披针形至椭圆状卵形，先端短渐尖，基部钝圆或楔形至浅心形，全缘，干后表面无光泽，基生叶脉短，侧脉 7~10 对，背面突起，网脉稍明显；叶柄长 2~5cm；托叶披针状卵形，先端急尖，长可达 10cm。榕果单生或成对腋生或簇生于已落叶枝叶腋，球形，直径 7~12mm，成熟时紫红色，基生苞片 3，细小；有总梗。雄花、瘿花、雌花生于同一榕果内；雄花无柄，少数，生于榕果内壁近口部，花被片 4~5，披针形，雄蕊 1，花药广卵形，花丝短；瘿花具柄，花被片 3~4，花柱侧生，短于子房；雌花与瘿花相似，花柱长于子房。瘦果表面有皱纹。花期 5~8 月。

分布区域

产于海南三亚、东方、昌江、保亭、儋州、澄迈。亦分布于中国东南部至西南部各地。亚洲南部至大洋洲也有分布。

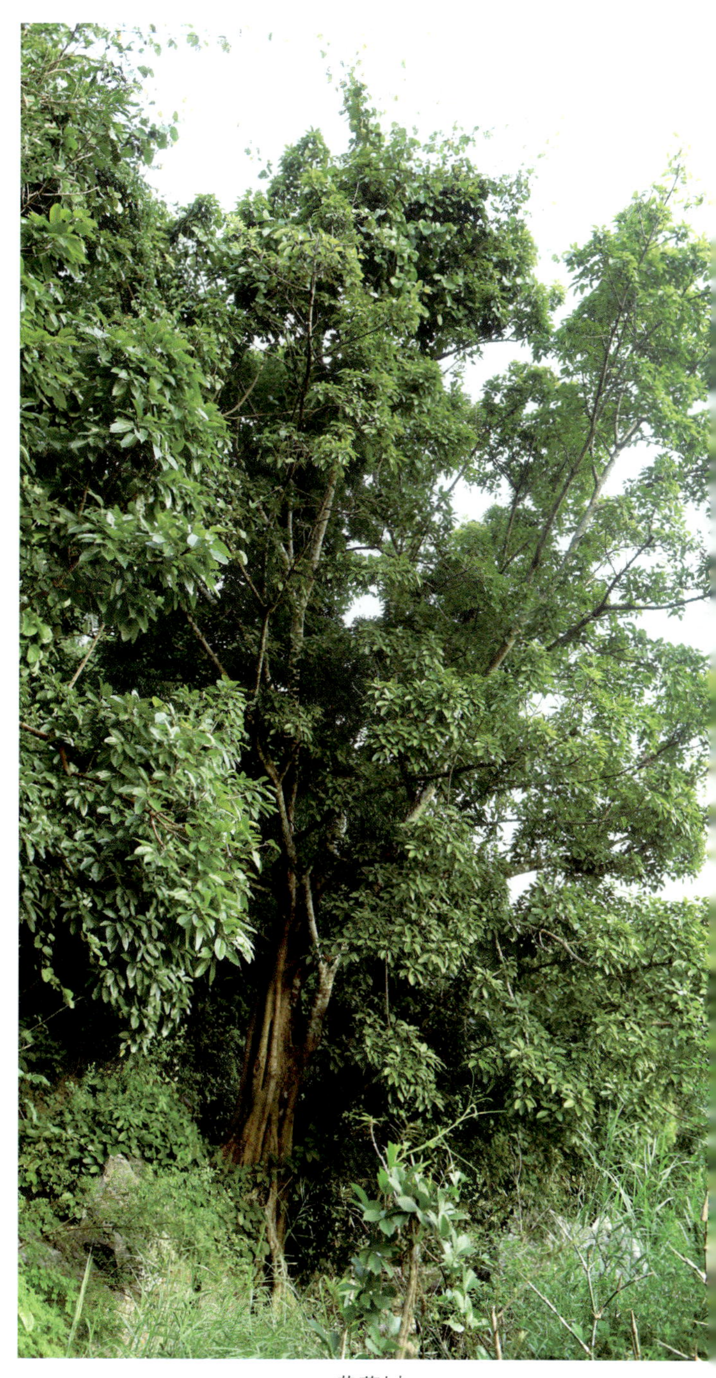

黄葛树

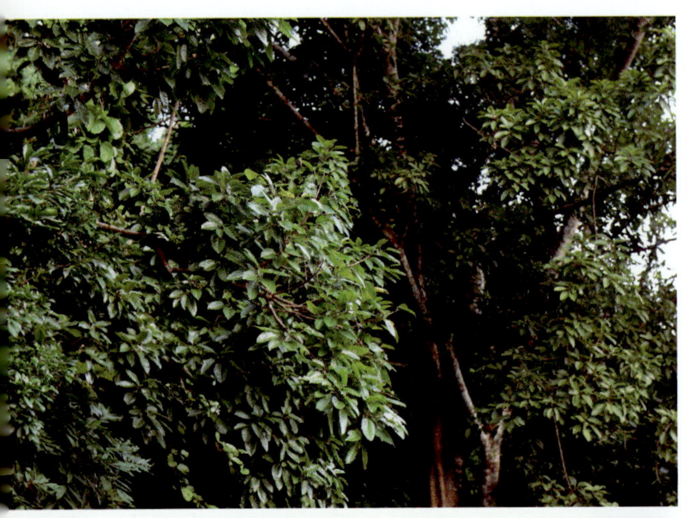

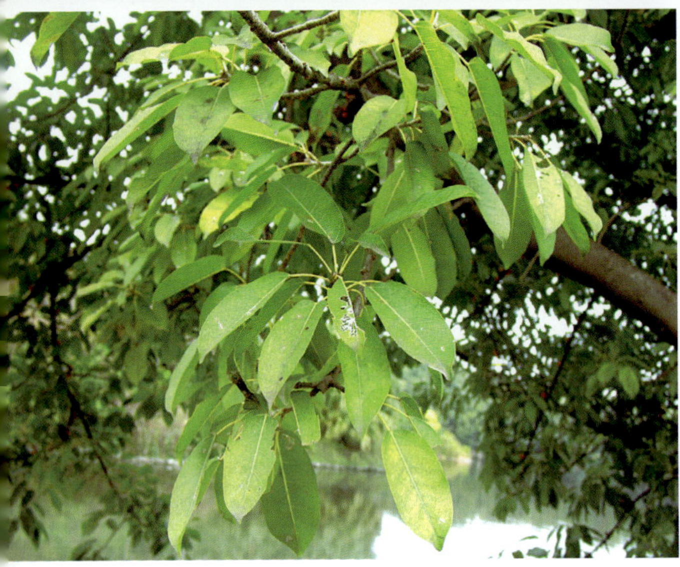

| 资　　源 |

生于旷野或山谷林中，常见。

| 采收加工 |

叶：夏、秋季采收，鲜用。根皮：全年均可采，以 8~9 月采者为佳，鲜用或晒干。树根疙瘩：全年均可采，由根部割取。树皮：全年均可采收，剥落树皮，切片，晒干。乳汁：全年均可采，切割树皮使乳汁流出，随采随用。

| 功能主治 |

气生根、根：祛风除湿，清热解毒。用于风湿麻木、筋骨痛、跌打损伤、劳伤、腰背酸痛、湿肿、虚弱、外伤吐血。叶：味涩，性平。消肿止痛。用于风湿胃痛、感冒、乳蛾、目赤。外用于跌打损伤。 树皮：味苦、酸，性温。用于风湿痹痛、四肢麻木、半身不遂、癣疮。乳汁：用于疥疮、血风癣、腮腺炎。根皮：味苦、酸，性温。祛风除湿，通经活络，消肿杀虫。用于风湿痹痛、四肢麻木、半身不遂、劳伤腰痛、跌打损伤、水肿、疥癣。树根疙瘩：味苦，性温。祛风除湿，活血通络。用于风湿关节痛、劳伤腰痛。

| 附　　注 |

在 FOC 中，其学名被修订为 *Ficus virens* Aiton。

桑科 Moraceae  *Morus*

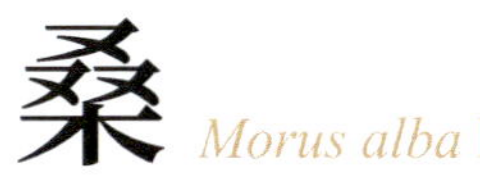

桑 *Morus alba* L.

| 中 药 名 | 桑（药用部位：树皮、根皮、嫩枝、叶、果穗）

| 植物形态 | 乔木或为灌木，树皮厚，具不规则浅纵裂；冬芽红褐色，卵形，芽鳞覆瓦状排列，灰褐色，有细毛；小枝有细毛。叶卵形，长5~15cm，宽5~12cm，边缘锯齿粗钝，表面鲜绿色，无毛，背面沿脉有疏毛，脉腋有簇毛；叶柄长1.5~5.5cm，具柔毛；托叶披针形，早落，外面密被细硬毛。花单性，腋生或生于芽鳞腋内，与叶同时生出；雄花序下垂，长2~3.5cm，密被白色柔毛，雄花花被片宽椭圆形，淡绿色，花丝在芽时内折，花药2室，球形至肾形，纵裂；雌花序长1~2cm，被毛，总花梗长5~10mm，被柔毛，雌花无梗，

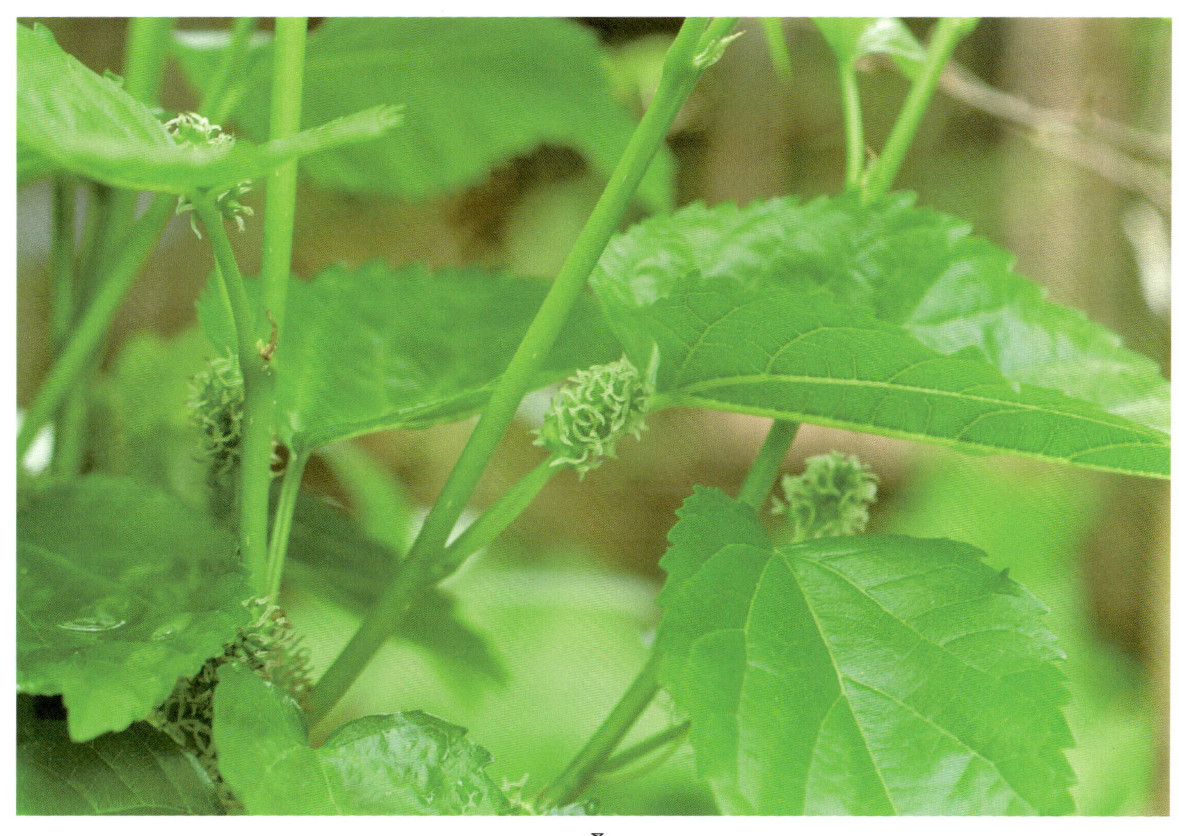

桑

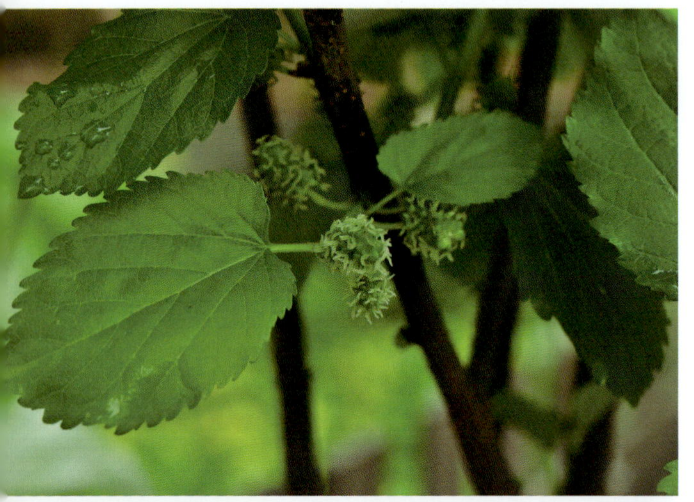

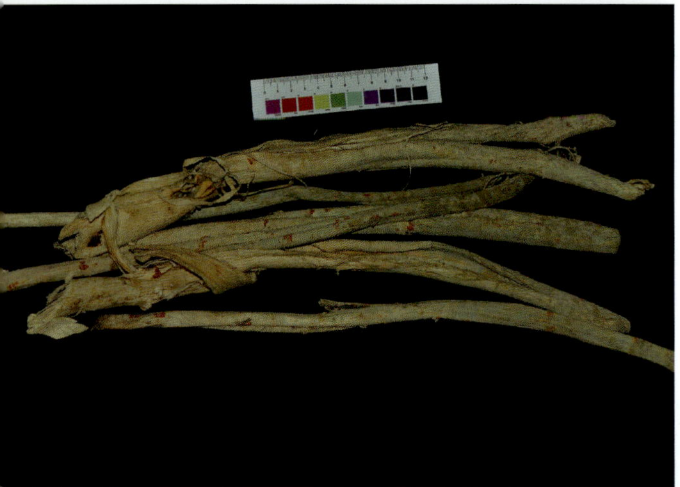

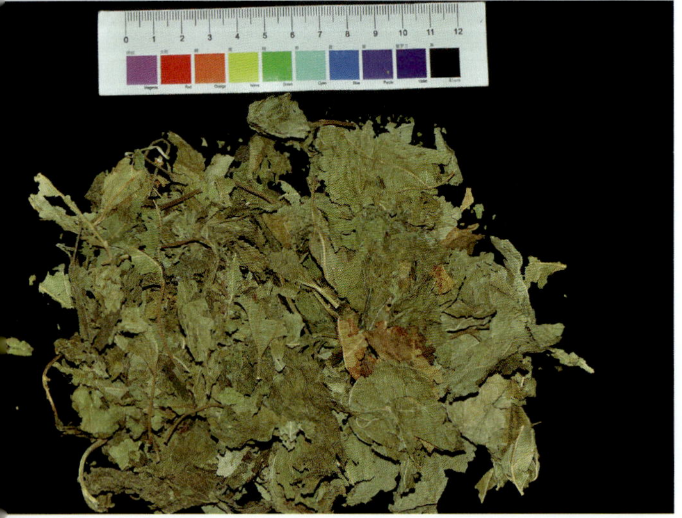

花被片倒卵形，外面和边缘被毛，两侧紧抱子房，无花柱，柱头 2 裂，内面有乳头状突起。聚花果卵状椭圆形，长 1~2.5cm，成熟时红色或暗紫色。花期 4~5 月，果期 5~8 月。

分布区域

产于海南三亚、乐东、白沙、万宁、琼中、文昌、海口。亦分布于中国各地。原产于中国，现世界各地均有栽培。

资　源

栽培，常见。

采收加工

树皮、根皮、嫩枝、叶：全年皆可采，洗净切段，晒干或鲜用。果穗：成熟时剪下，鲜用。

功能主治

树皮、根皮：泻肺平喘，利水消肿。用于肺热咳嗽、水肿胀满尿少、面目肌肤浮肿。嫩枝：祛风湿，利关节。用于肩臂关节酸痛、手足麻木、风湿痹痛、瘫痪。叶：疏风清热，清肝明目。用于风热感冒、肺热燥咳、头晕头痛、目赤昏花。果穗：补血滋阴，生津润燥。用于眩晕耳鸣、心悸失眠、须发早白、津伤口渴。

桑科 Moraceae 鹊肾树属 *Streblus*

鹊肾树 *Streblus asper* Lour.

| 中 药 名 |

鹊肾树（药用部位：树皮、根）

| 植物形态 |

灌木，小枝被短硬毛，幼时皮孔明显。叶革质，椭圆状倒卵形，长 2.5~6cm，宽 2~3.5cm，基部钝或近耳状，两面粗糙，托叶小，早落。雌雄异株或同株；雄花序头状，总花梗长 8~10mm，苞片长椭圆形；雄花近无梗，花丝在芽时内折，退化雌蕊圆锥状至柱形，顶部有瘤状凸体；雌花具梗，下部有小苞片，顶部有 2~3 苞片，花被片 4，交互对生，被微柔毛；花柱在中部以上分枝，果时增长 6~12mm。核果近球形，直径约 6mm，成熟时黄色，不开裂，基部一侧不为肉质，宿存花被片包围核果。花期 2~4 月，果期 5~6 月。

| 分布区域 |

产于海南三亚、乐东、东方、昌江、陵水、万宁、琼中、儋州、澄迈、琼海、文昌、海口。亦分布于中国华南其他区域，以及云南。南亚、东南亚也有分布。

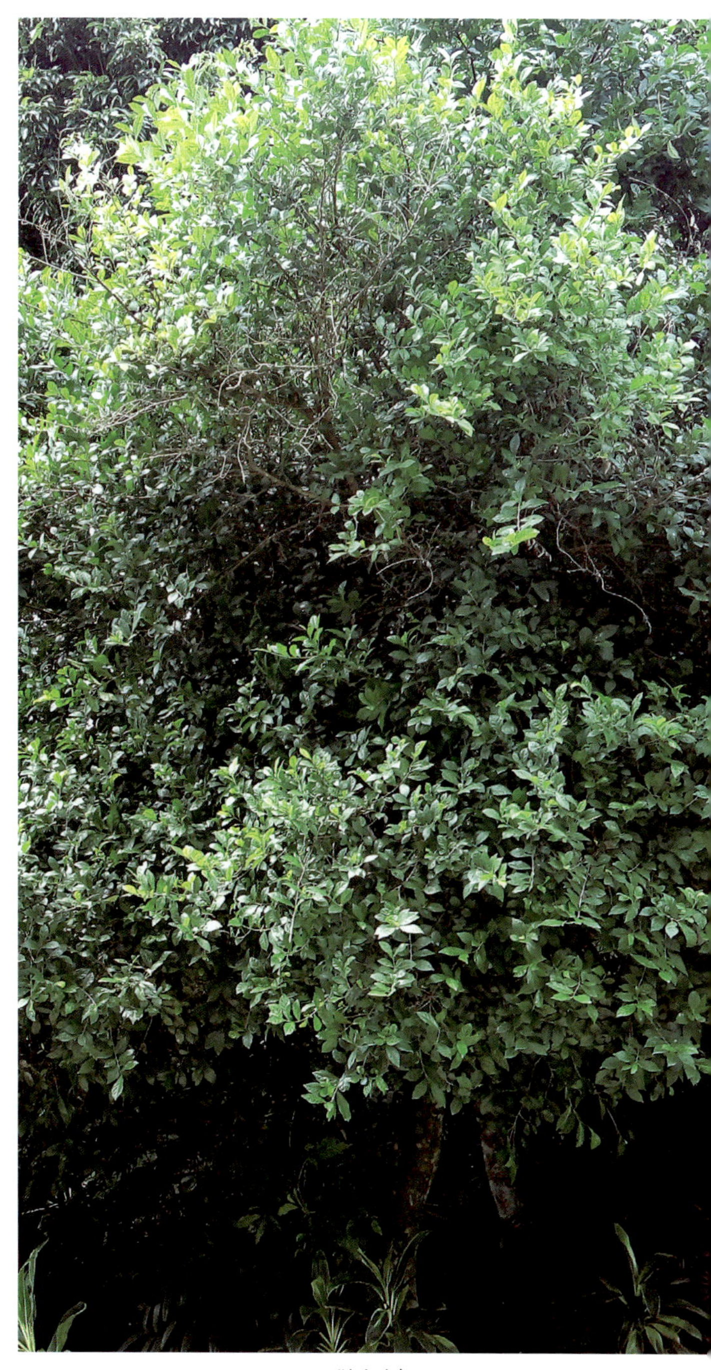

鹊肾树

| 资　　源 | 生于旷野灌丛或疏林，常见。

| 采收加工 | 树皮、根：全年皆可采，洗净切段，晒干或鲜用。

| 功能主治 | 树皮：止痢止泻。用于痢疾、腹泻、疥疮、伤口长期溃疡不愈。根：消炎解毒。用于溃疡、毒蛇咬伤。

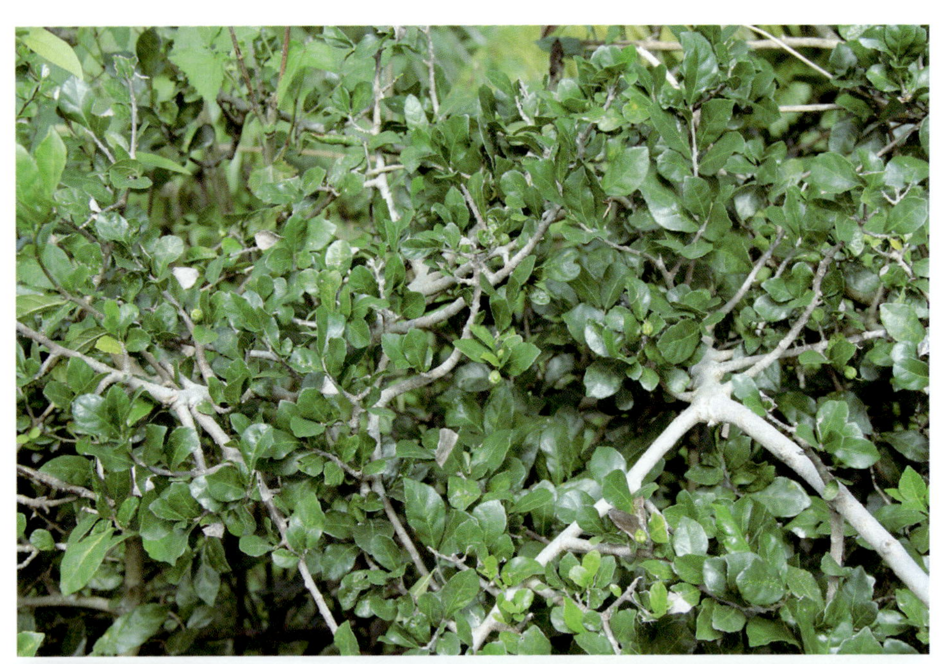

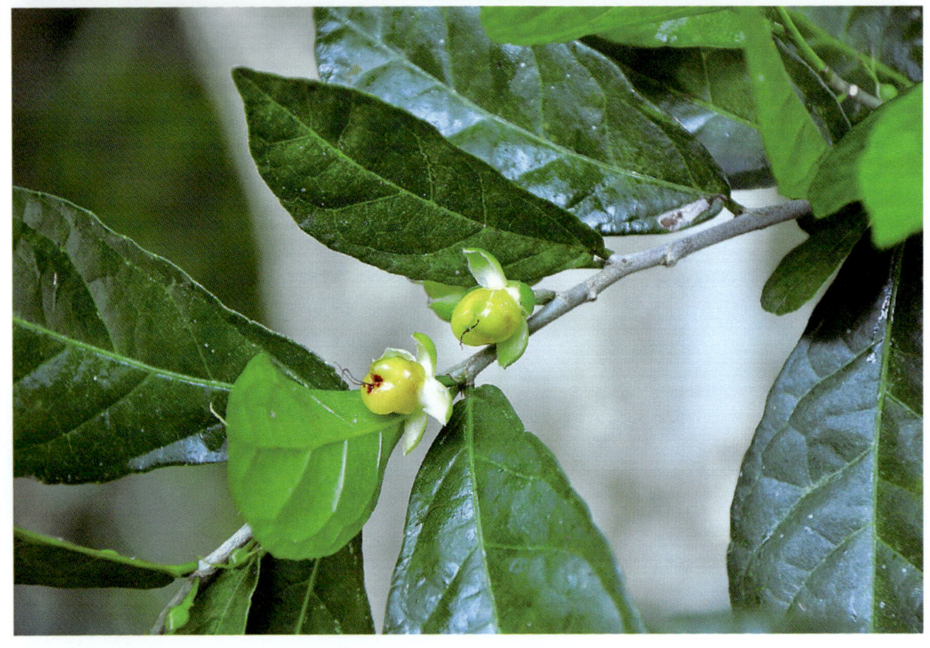

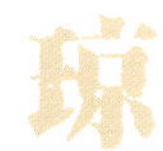

桑科 Moraceae 鹊肾树属 *Streblus*

刺　桑 *Streblus ilicifolius* (Vidal) Corner.

中药名 刺桑（药用部位：树皮）

植物形态 有刺乔木，小枝具直刺，长 1~1.5cm。叶厚革质，圆状倒卵形，长 1~4.5cm，宽 0.6~2.5cm，尖端常具 2 小刺齿，基部下延，边缘疏生 5 枚以下刺状锯齿，背面有细小点状钟乳体；叶柄短；托叶锥形。雄花序腋生，穗状，长 0.5~1.2cm，覆瓦状苞片明显，具深色边缘，总花梗短；雄花花被片 4，近圆形，边缘内曲，有缘毛，雄蕊 4，花丝在芽时内折，退化雌蕊 3~5 裂；雌花序短穗状，有花 2~6，花被片 4，覆瓦状排列，子房偏斜。小核果生于具有宿存苞片的短枝上，扁球形，直径约 1cm，为宿存花被片半包围，子叶极不相等，肉质，内褶，胚根弯曲。花期 4 月，果期 5~6 月。

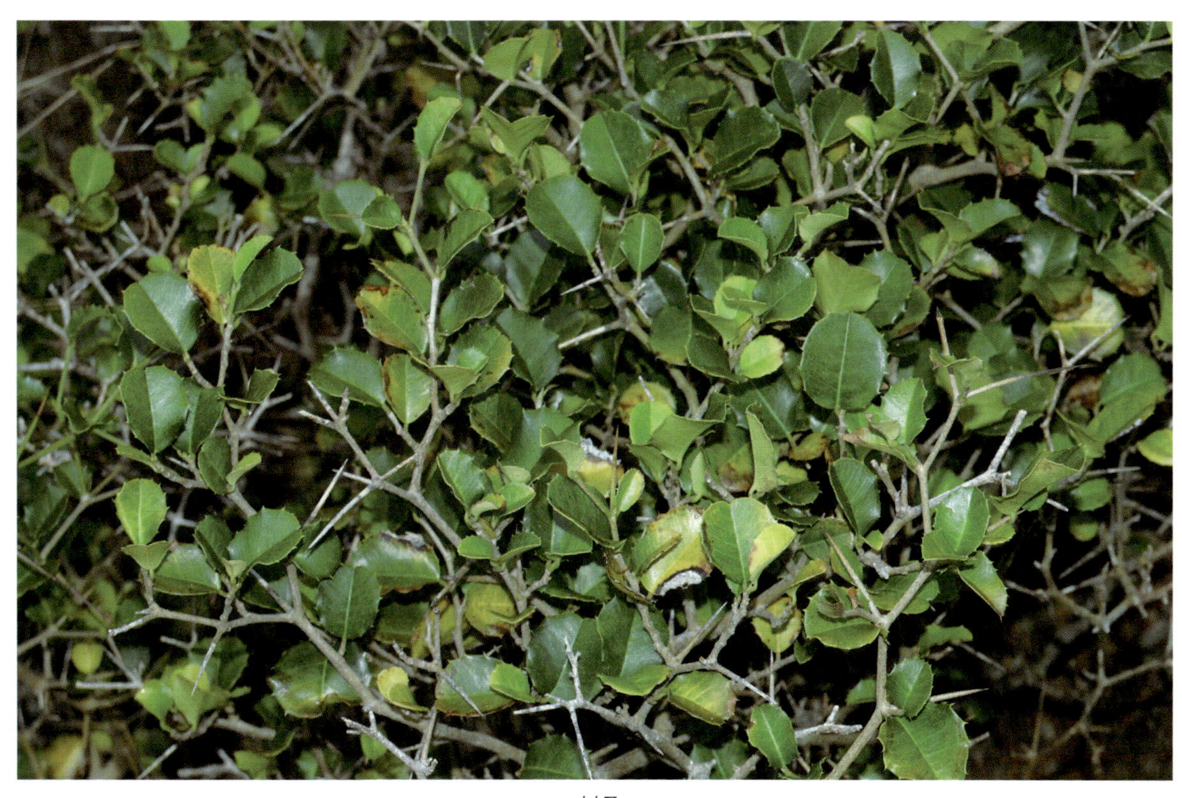

刺桑

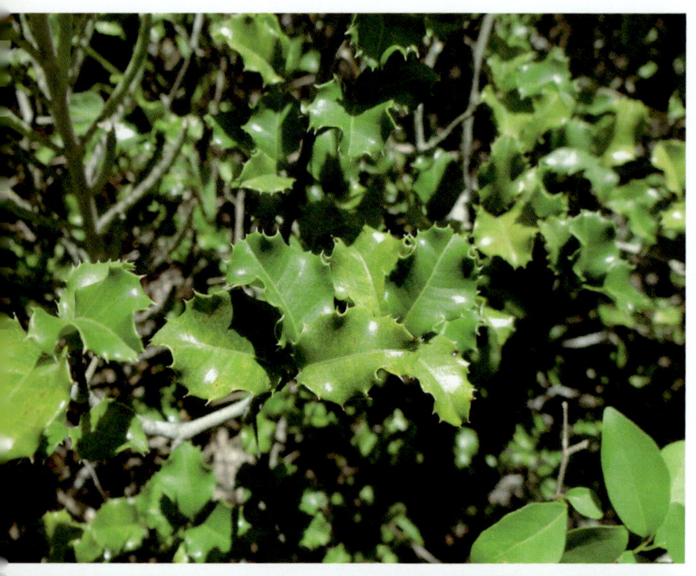

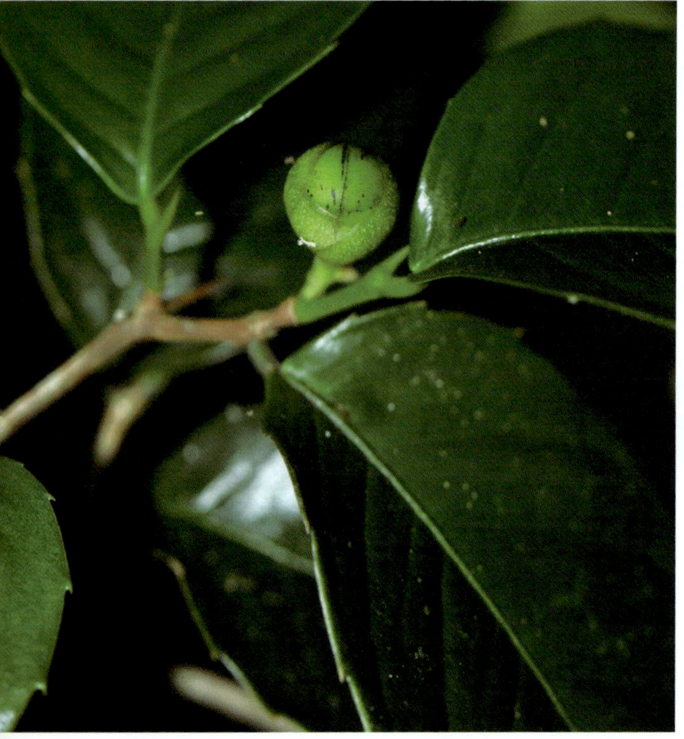

分布区域

产于海南三亚、乐东、东方、昌江、白沙、保亭、陵水、万宁、琼中。亦分布于中国广西及云南。南亚、东南亚也有分布。

资　　源

生于山谷林中，常见。

采收加工

全年皆可采，洗净切段，晒干或鲜用。

功能主治

同属植物的树皮多可药用，本种在海南分布较广，其功能值得进一步研究。

桑科 Moraceae 鹊肾树属 *Streblus*

假鹊肾树 *Streblus indicus* (Bureau) Corner.

中药名

滑叶跌打（药用部位：树皮）

植物形态

无刺乔木，有乳状树液。叶革质，排为两列，椭圆状披针形，长 7~15cm，宽 2.5~4cm，托叶线形，早落。雌雄同株或同序；雄花为腋生蝎尾形聚伞花序，总花梗长约 6mm，被微柔毛；花白色微红，三角形苞片 3，基部合生，花被片 5，覆瓦状排列，长椭圆形，长约 4mm，边缘有缘毛，雄蕊 5，与花被片对生，花丝扁平，退化雌蕊小；雌花单生于叶腋或生于雄花序上，花梗边缘有缘毛，花柱深 2 裂，密被深褐色短柔毛，子房球形，为花被片紧密包围。核果球形，直径约 10mm，中部以下渐狭，基部一边肉质，包围在增大的花被内。花期 10~11 月。

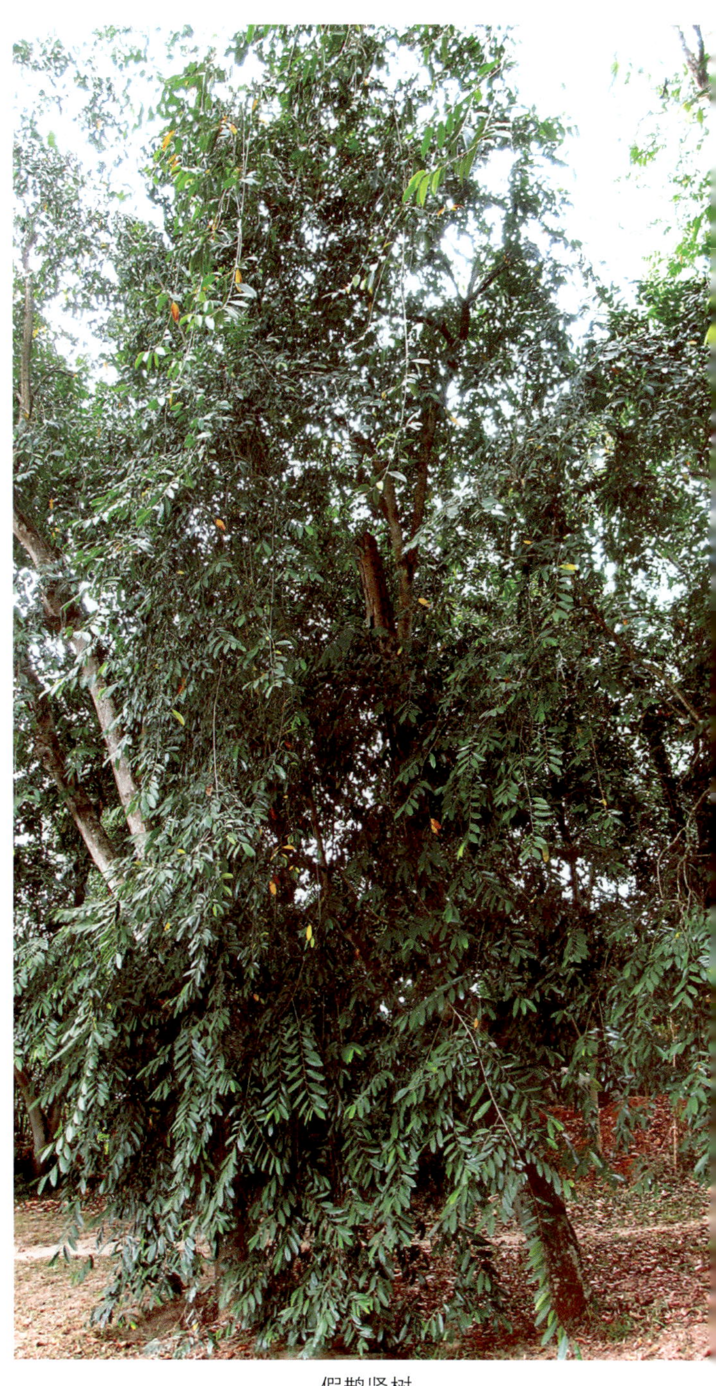

假鹊肾树

分布区域

产于海南东方、昌江、白沙、五指山、保亭、陵水、万宁、琼中。亦分布于中国广东、广西、云南。泰国、印度也有分布。

资　源

生于中海拔山地，常见。

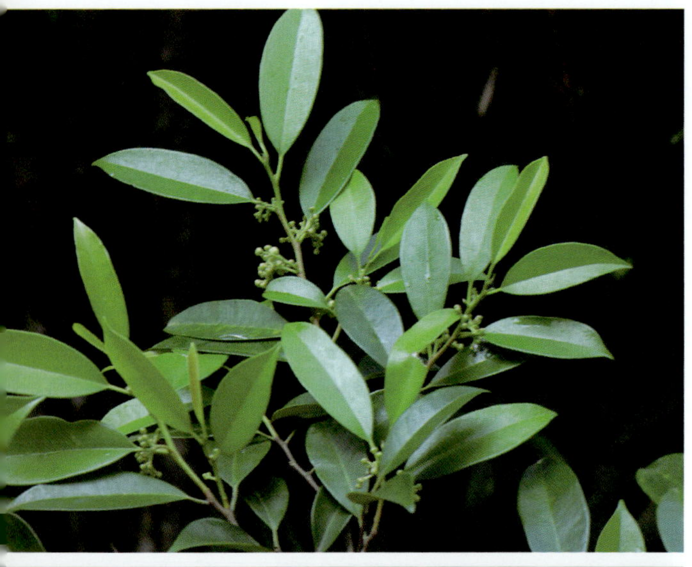

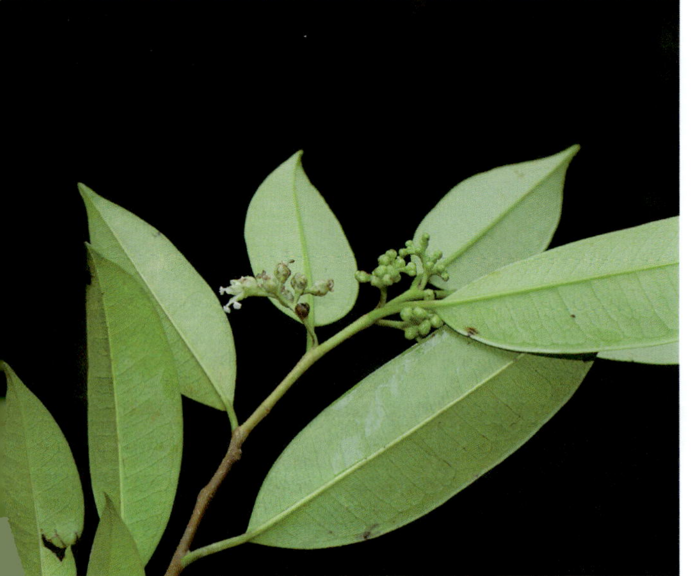

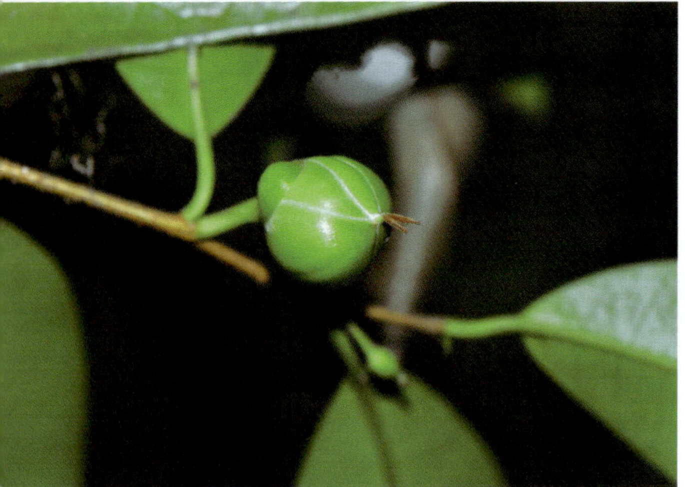

采收加工

全年均可采剥树皮，晒干。

药材性状

树皮为不规则扭曲状，长短宽狭不一。外表面灰褐色或褐色，枝条可见互生叶痕。内表面淡黄棕色，有纵纹。体轻，纤维性较强，不易折断。易纵向裂开。断面具纤维性。

功能主治

味苦、微辛，性温；归胃经。水煎剂用于高血压、睡眠障碍、纤维瘤、疥疮。

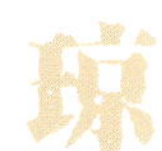

荨麻科 Urticaceae 苎麻属 *Boehmeria*

苎 麻 *Boehmeria nivea* (L.) Gaudich.

中药名 苎麻（药用部位：根、皮、叶、花、茎或带叶嫩茎）

植物形态 灌木，茎上部与叶柄均密被毛。叶互生；叶片草质，通常呈圆卵形或宽卵形，长6~15cm，宽4~11cm，边缘在基部之上有牙齿，下面密被雪白色毡毛，托叶分生，钻状披针形。圆锥花序腋生，长2~9cm。雄花：花被片4，狭椭圆形，长约1.5mm，合生至中部，外面有疏柔毛；雄蕊4，退化雌蕊狭倒卵球形，先端有短柱头。雌花：花被椭圆形，长0.6~1mm，先端有2~3小齿，外面有短柔毛，柱头丝形。瘦果近球形，长约0.6mm，光滑，基部突缩成细柄。花期8~10月。

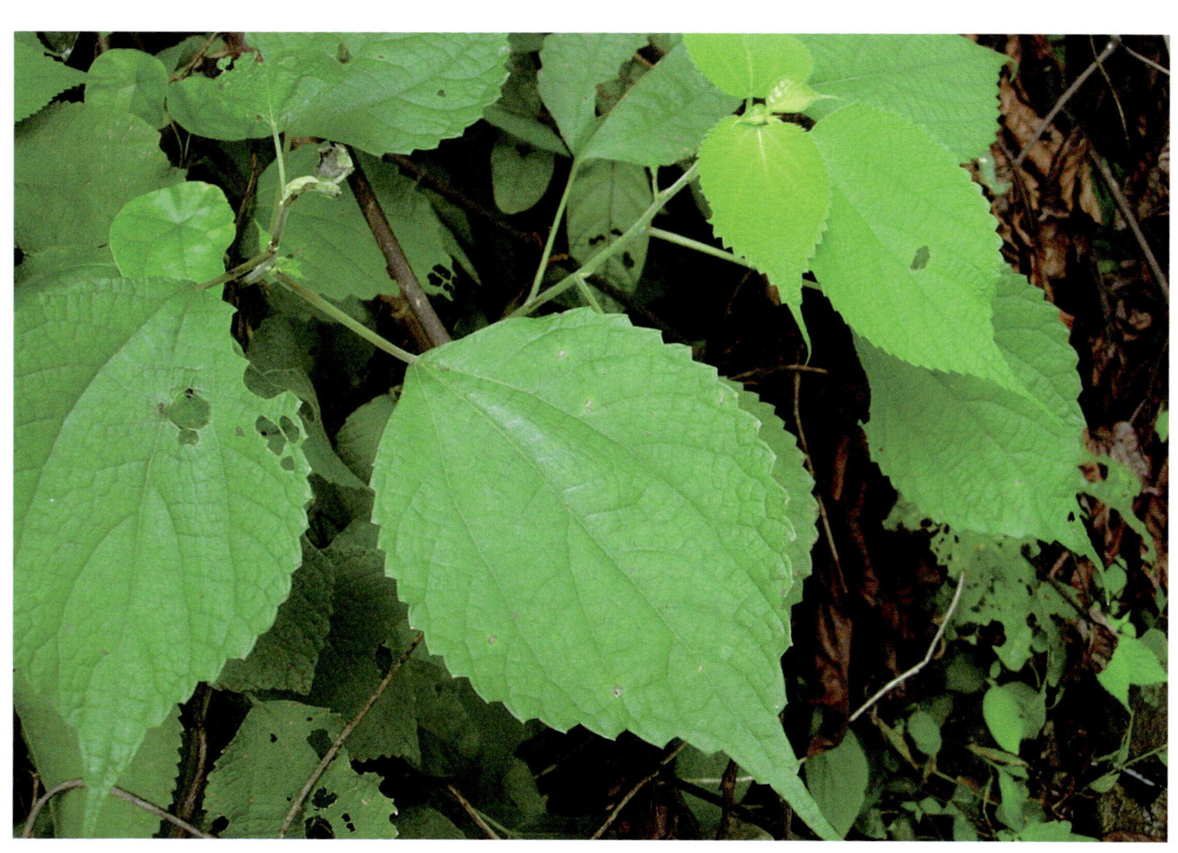

苎麻

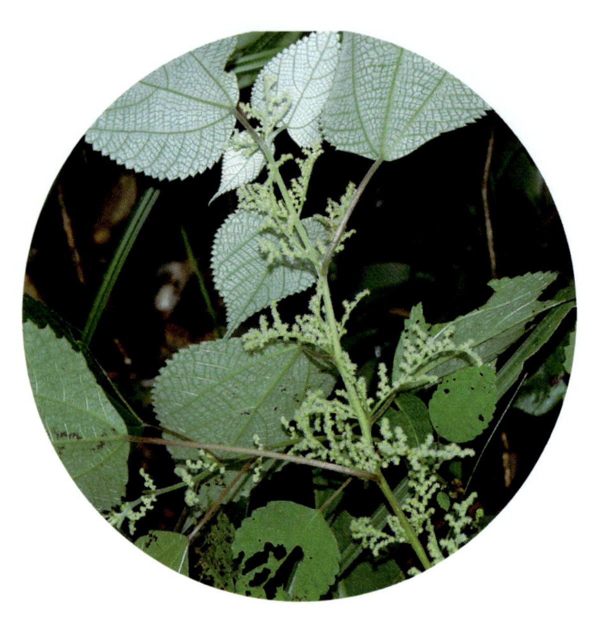

｜分布区域｜

产于海南乐东、东方、白沙、五指山、万宁、琼中。亦分布于中国广东、广西、湖南、江西、福建、台湾、浙江、安徽、湖北、贵州、云南、陕西、四川。越南、老挝、柬埔寨、泰国、印度、不丹、尼泊尔、印度尼西亚、日本、朝鲜也有分布。

｜资　　源｜ 栽培或野生，常见。

｜采收加工｜ 根：冬、春季采挖根，除去地上茎和泥土，晒干。一般选择示指粗细的根，太粗者不易切片，药效亦不佳。皮：春、秋季采收茎，剥取茎皮。叶：春、夏、秋季均可采收。花：夏季花盛期采收，梗在春、夏季采收，鲜用或晒干。

｜药材性状｜ 根茎：根茎呈不规则圆柱形，稍弯曲，长4~30cm，直径0.4~5cm；表面灰棕色，有纵纹及多数皮孔，并有多数疣状突起及残留须根；质坚硬，不易折断，折断面具纤维性，皮部棕色，木质部淡棕色，有的中间有数个同心环纹，中央有髓或中空。根：根略呈纺锤形，长约10cm，直径1~1.3cm；表面灰棕色，有纵皱纹及横长皮孔；断面粉性。气微，味淡，有黏性。以色灰棕、无空心者为佳。茎皮：茎皮为长短不一的条片，皮甚薄，粗皮易脱落或有少量残留，粗皮绿棕色，内皮白色或淡灰白色。质地软，韧性强，曲而不断。气微，味淡。

｜功能主治｜ 根：味甘，性寒；归肝、心、膀胱经。凉血止血，清热安胎，利尿解毒。用于血热妄行所致的咯血、吐血、便血、紫癜，胎动不安，胎漏下血，小便淋沥，痈疮肿毒，虫蛇咬伤。皮：味甘，性寒；归胃、膀胱、肝经。清热凉血，散瘀止血，解毒利尿，安胎回乳。用于郁热心烦、跌打损伤、创伤出血、血淋、小便不通、胎动不安、乳房胀痛。叶：味甘、微苦，性寒；归肝、心经。凉血止血，散瘀消肿，解毒。用于咯血、吐血、血淋、尿血、月经过多、外伤出血、丹毒、疮肿、乳痈、湿疹、蛇虫咬伤。

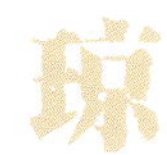

荨麻科 Urticaceae 苎麻属 *Boehmeria*

疏毛水苎麻 *Boehmeria pilosiuscula* (Bl.) Hassk.

中药名 疏毛水苎麻（药用部位：全株）

植物形态 亚灌木，上部密被近贴伏或开展的短柔毛。叶对生，叶片纸质，斜椭圆形，长 2.9~9cm，宽 1.5~4.5cm，边缘有多数小牙齿，上面疏被短伏毛。穗状花序单生于叶腋，雌性或通常两性，上部生雄花，其下生雌花，长 0.8~2cm。雄花：椭圆形花被片 4，长约 1mm，下部合生，外面有疏柔毛；雄蕊 4，退化雌蕊椭圆形。雌花：花被纺锤形，长 0.8~1.1mm，先端有 2 小齿，外面上部有短毛。瘦果倒卵球形，长约 0.8mm，光滑。花期 9~10 月。

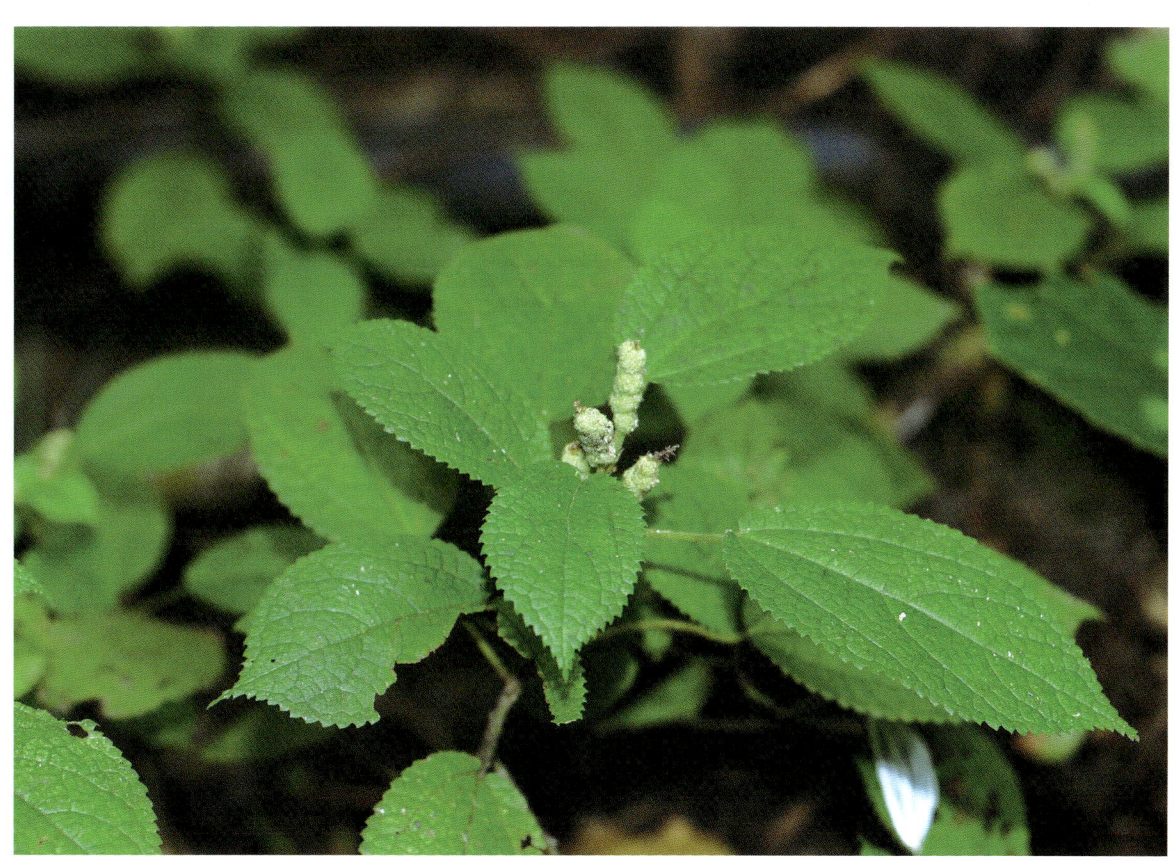

疏毛水苎麻

分布区域	产于海南昌江、白沙、五指山、陵水、万宁、琼中、儋州。亦分布于中国台湾、云南。泰国、印度尼西亚也有分布。
资　　源	生于低海拔溪边岩石上，常见。
采收加工	全年皆可采收，鲜用或晒干。
功能主治	清热解毒。

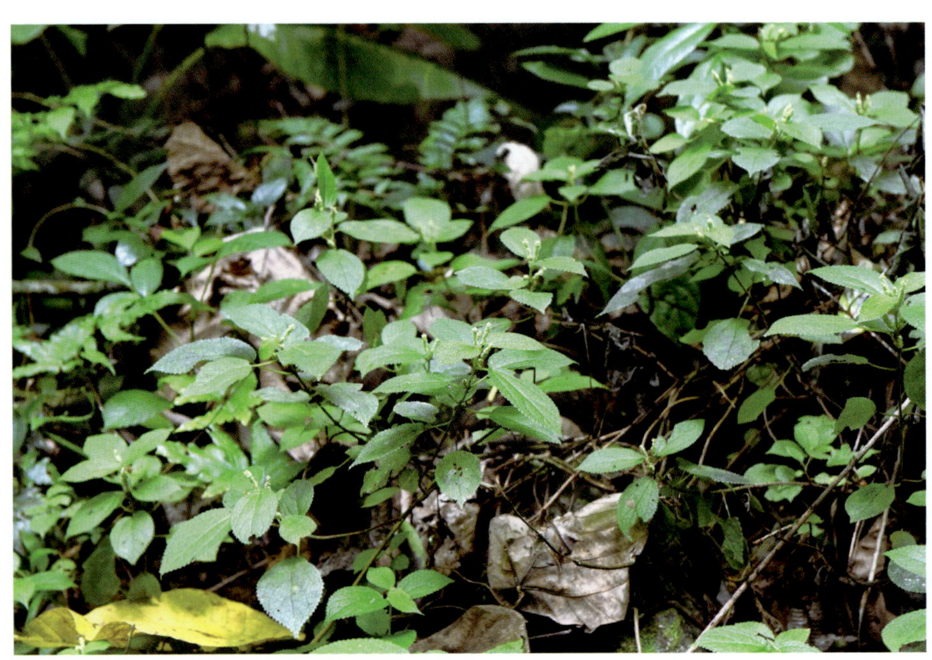

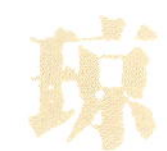

荨麻科 Urticaceae 水麻属 *Debregeasia*

鳞片水麻 *Debregeasia squamata* King

中药名 鳞片水麻（药用部位：全株）

植物形态 落叶矮灌木，分枝有伸展的红色肉质皮刺和贴生短柔毛。叶薄纸质，卵形，长6~16cm，宽4~12cm，边缘具牙齿，上面疏生伏毛，基出脉3，托叶上部的1/3处2裂。花序雌雄同株，团伞花簇由多数雌花和少数雄花组成，苞片三角状披针形，长0.6~1mm，背面密被短柔毛。雄花具短梗，黄绿色，花被片3，合生至中部，宽卵形，背面密被短柔毛；雄蕊3；退化雌蕊倒卵形，长约0.6mm，基部围以雪白色绵毛。雌花较小，黄绿色，倒卵形，长约0.6mm；花被薄膜

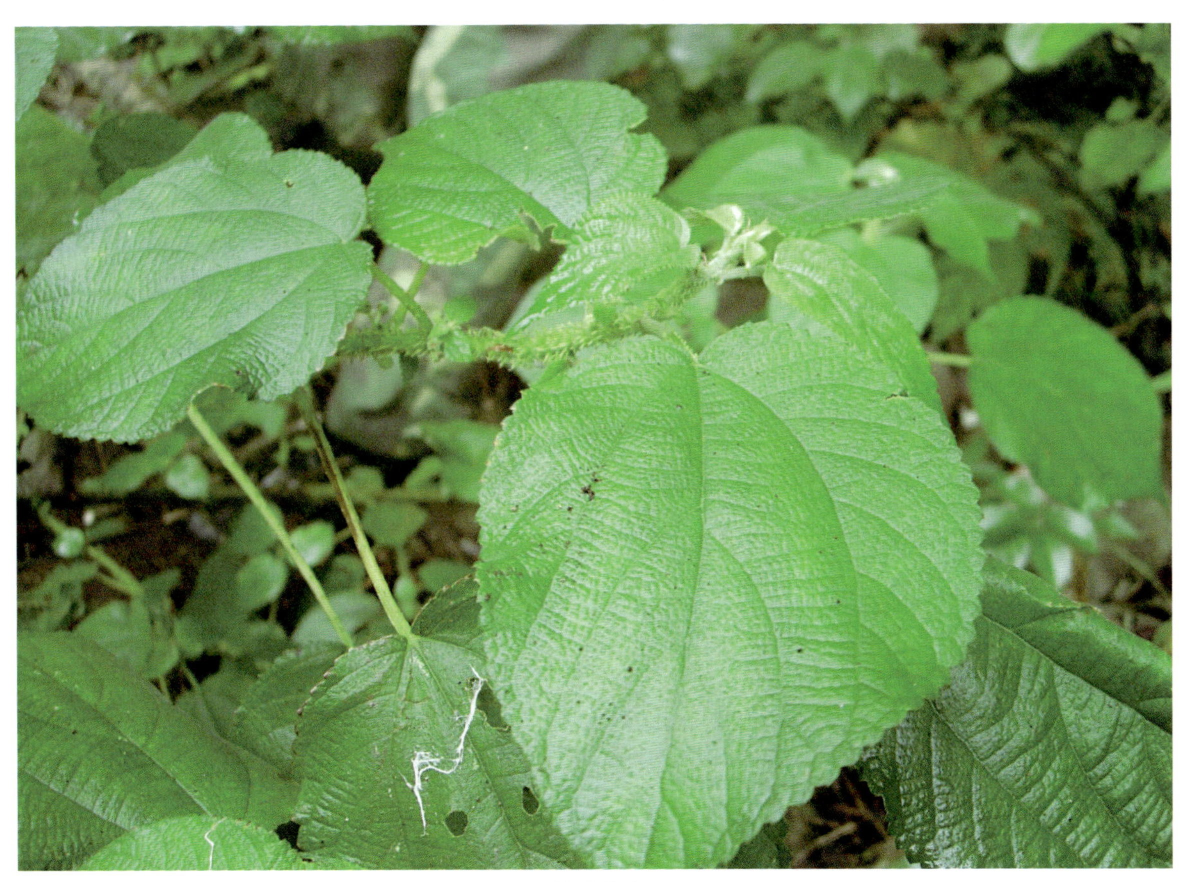

鳞片水麻

质，合生成梨形，先端 4 齿，与子房明显离生；柱头短圆锥状，长约 0.2mm，周围生帚刷状的长毛，宿存。瘦果浆果状，橙红色，干时变铁锈色，梨形，具短柄，长约 1mm，外果皮肉质，宿存花被薄膜质壶形，包被着果实，但离生。花期 8~10 月，果期 10 月至翌年 1 月。

｜分布区域｜ 产于海南乐东、东方、昌江、保亭、陵水、琼中。亦分布于中国广东、广西、福建、贵州、云南。东南亚也有分布。

｜资　　源｜ 生于中海拔至高海拔山谷中，常见。

｜采收加工｜ 夏、秋季采收，洗净，鲜用或晒干。

｜功能主治｜ 味甘、微苦，性凉。止血。用于跌打损伤、刀伤出血。

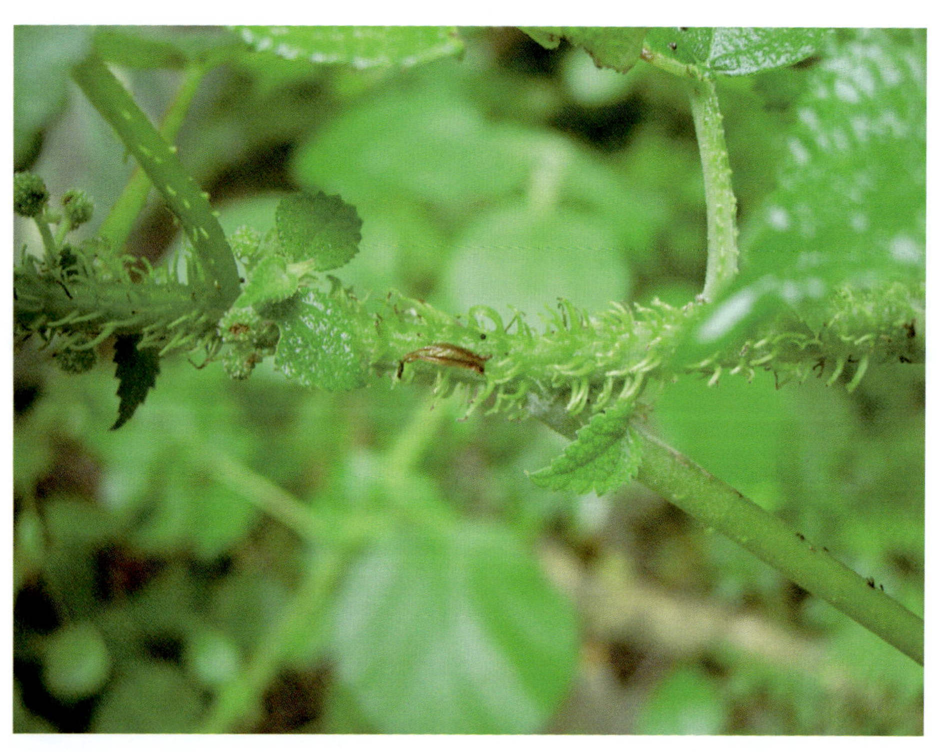

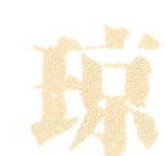

荨麻科 Urticaceae 火麻树属 *Dendrocnide*

全缘火麻树 *Dendrocnide sinuata* (Bl.) Chew

中药名 老虎俐（药用部位：茎叶、根皮）

植物形态 小乔木，高 3~7m，枝疏生刺毛。叶革质或坚纸质，形状多变，长 10~45cm，宽 5~20cm，钟乳体细点状，上面较明显，叶柄长 2~10cm，疏生柔毛和刺毛；托叶近革质。花序雌雄异株，圆锥状，序轴与分枝上被刺毛；雄花序长 5~10cm；雌花序长 10~20cm。雄花花被片 4，外面疏生微毛和小刺毛；雄蕊 4；退化雌蕊倒卵形。雌花具梗；花被片 4，合生至中部，不等大，柱头丝形。瘦果鲜时淡绿色，干时变紫黑色，梨形，压扁，长 5~6mm，先端骤缩成短喙状，柱头

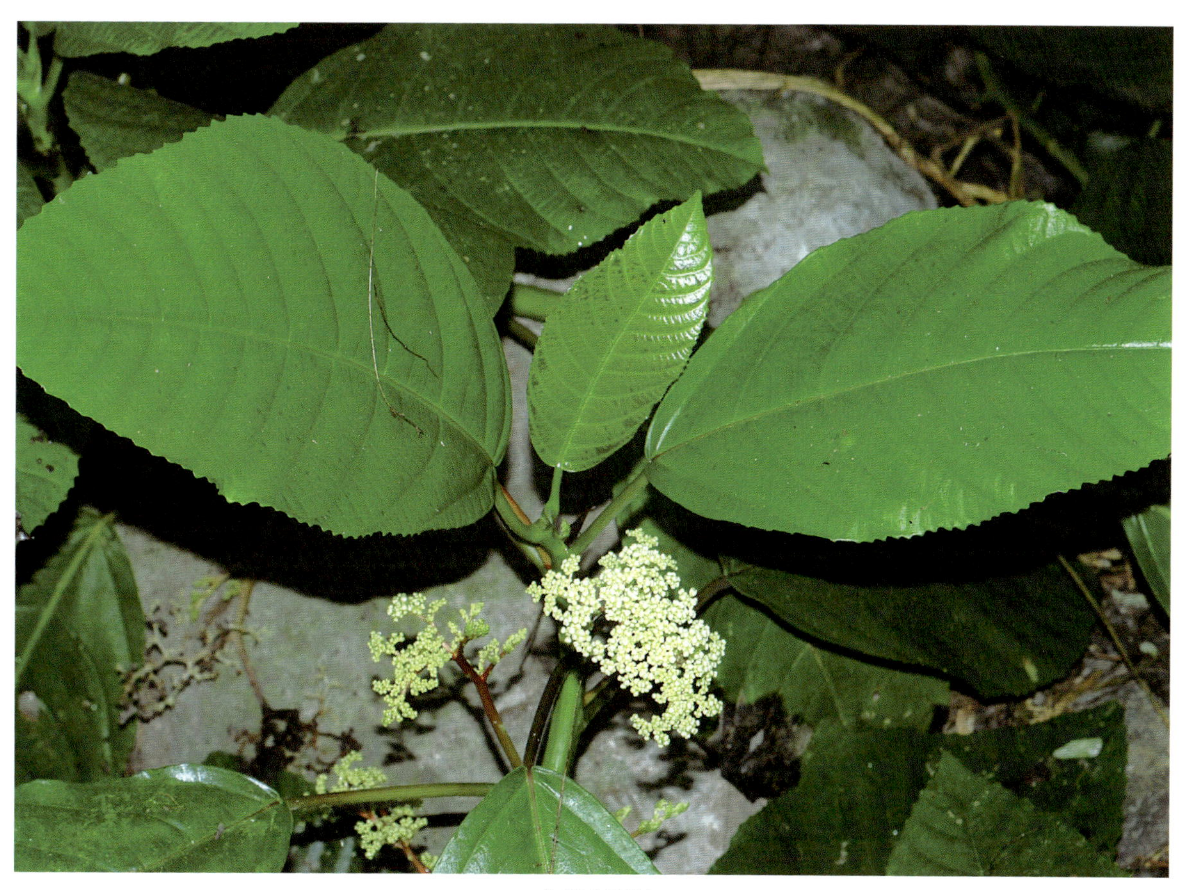

全缘火麻树

宿存，两面有疣状突起。花期秋季至翌年春季，果期秋、冬季。

| 分布区域 | 产于海南琼中、儋州。亦分布于中国广东、广西、云南、西藏。中南半岛，以及印度、菲律宾、马来西亚、印度尼西亚、新西兰也有分布。

| 资　　源 | 生于疏林中，偶见。

| 采收加工 | 茎叶：全年均可采收。根皮：根全年均可采挖，剥取根皮，鲜用或晒干。

| 药材性状 | 叶片椭圆形、椭圆状或矩圆状披针形，先端急尖，基部楔形，全缘或微波状。羽状脉侧脉近缘处彼此联结，表面绿色或深绿色，上表面较粗糙，下表面叶片处有刺毛。质稍厚。气微，味苦、涩。

| 功能主治 | 茎叶：味辛，性温，有毒。散瘀消肿。用于跌打伤肿、骨折。根皮：味微苦，性平。健脾消疳。用于小儿疳积。

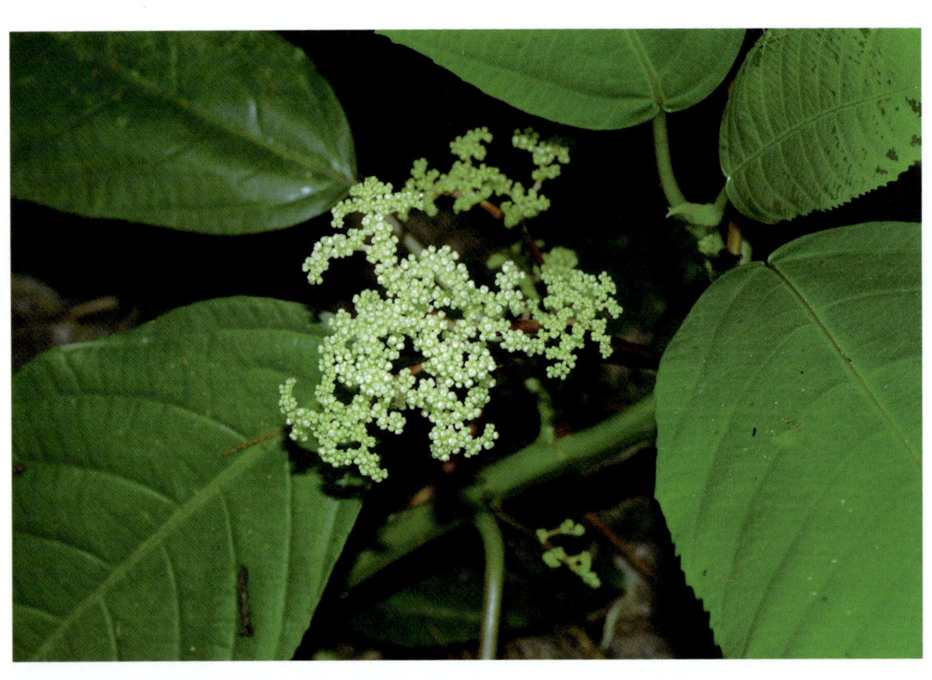

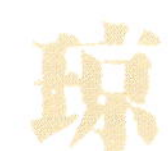

荨麻科 Urticaceae 糯米团属 *Gonostegia*

糯米团 *Gonostegia hirta* (Bl.) Miq.

中 药 名 糯米团（药用部位：全草或根、茎、叶）

植物形态 多年生草本，茎蔓生、铺地或渐升，长50~100cm。叶对生；叶片草质，披针形，长3~10cm，宽1.2~2.8cm，基出脉3~5；托叶钻形，长约2.5mm。团伞花序腋生，通常两性，雌雄异株，苞片长约2mm。雄花：花梗长1~4mm；花蕾在内折线上有稀疏长柔毛；花被片5，分生，倒披针形，长2~2.5mm，先端短骤尖；雄蕊5；退化雌蕊极小，圆锥状。雌花：花被长约1mm，先端有2小齿，有疏毛，果期呈卵形，长约1.6mm，有10纵肋；柱头有密毛。瘦果卵球形，长约1.5mm，白色或黑色，有光泽。花期5~9月。

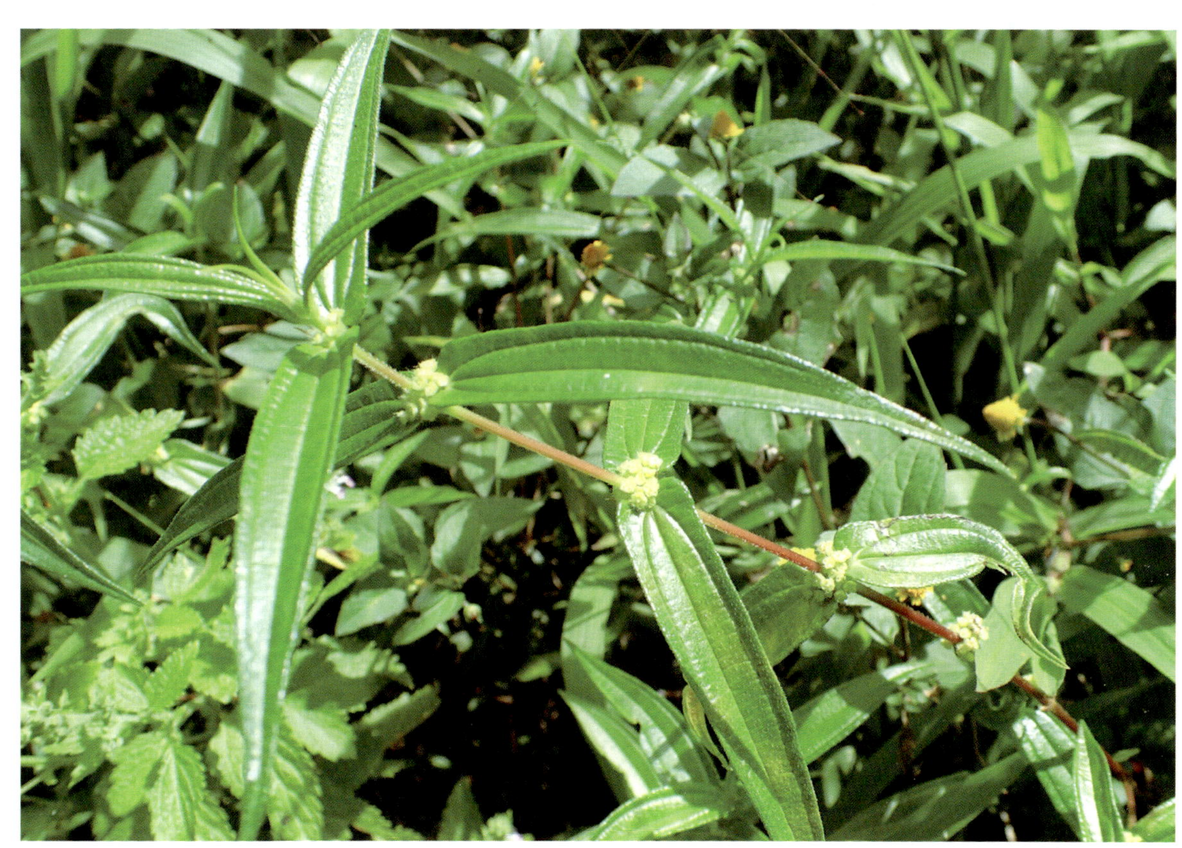

糯米团

| 分布区域 | 产于海南白沙、五指山、万宁、琼中、儋州、澄迈。亦分布于中国长江以南各地。东南亚、澳大利亚也有分布。

| 资　　源 | 生于低海拔至中海拔沟边、田边草丛中，常见。

| 采收加工 | 全年皆可采收，洗净，切段，晒干。

| 功能主治 | 清热解毒，健脾消食，利湿消肿，止血。用于消化不良、食积腹痛、带下病、疟疾。外用于血管神经性水肿、乳腺炎、疔疮疖肿、跌打损伤肿痛、外伤出血。

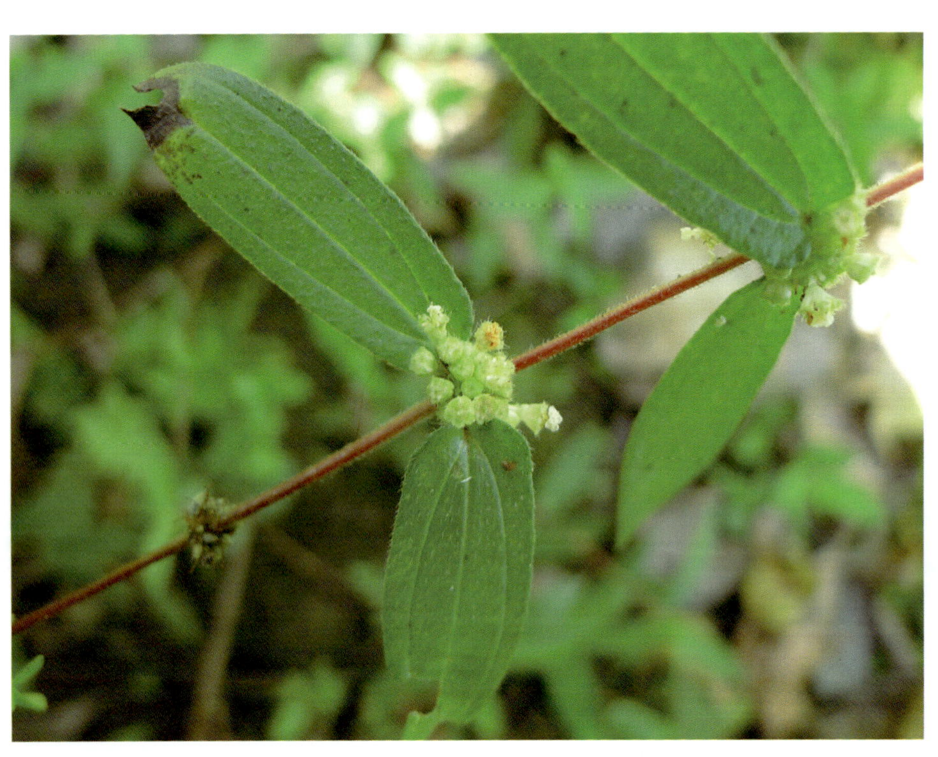

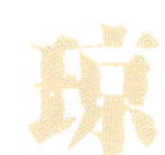

茑麻科 Urticaceae 糯米团属 *Gonostegia*

狭叶糯米团 *Gonostegia pentandra* (Roxb.) Miq. var. *hypericifolia* (Bl.) Masamune

| 中 药 名 | 狭叶糯米团（药用部位：根、茎叶）

| 植物形态 | 直立亚灌木，茎中部以上有4纵棱，沿棱有极短的曲伏毛，上部节密集。茎下部叶对生，上部叶互生，密集；叶片纸质，叶狭披针形，下部叶长3~5cm，上部叶长0.6~1.8cm，边缘全缘，有短睫毛。团伞花序生于茎上部叶腋，两性。雄花：花蕾直径约2mm，在内折线上有疏柔毛；长圆形花被片5，分生，长约2.2mm；退化雌蕊极小。雌花：花被椭圆形，长约1.2mm，先端有2小齿，有2纵狭翅。瘦果卵球形，长约1.5mm，黑色，有光泽。花期夏季至冬季。

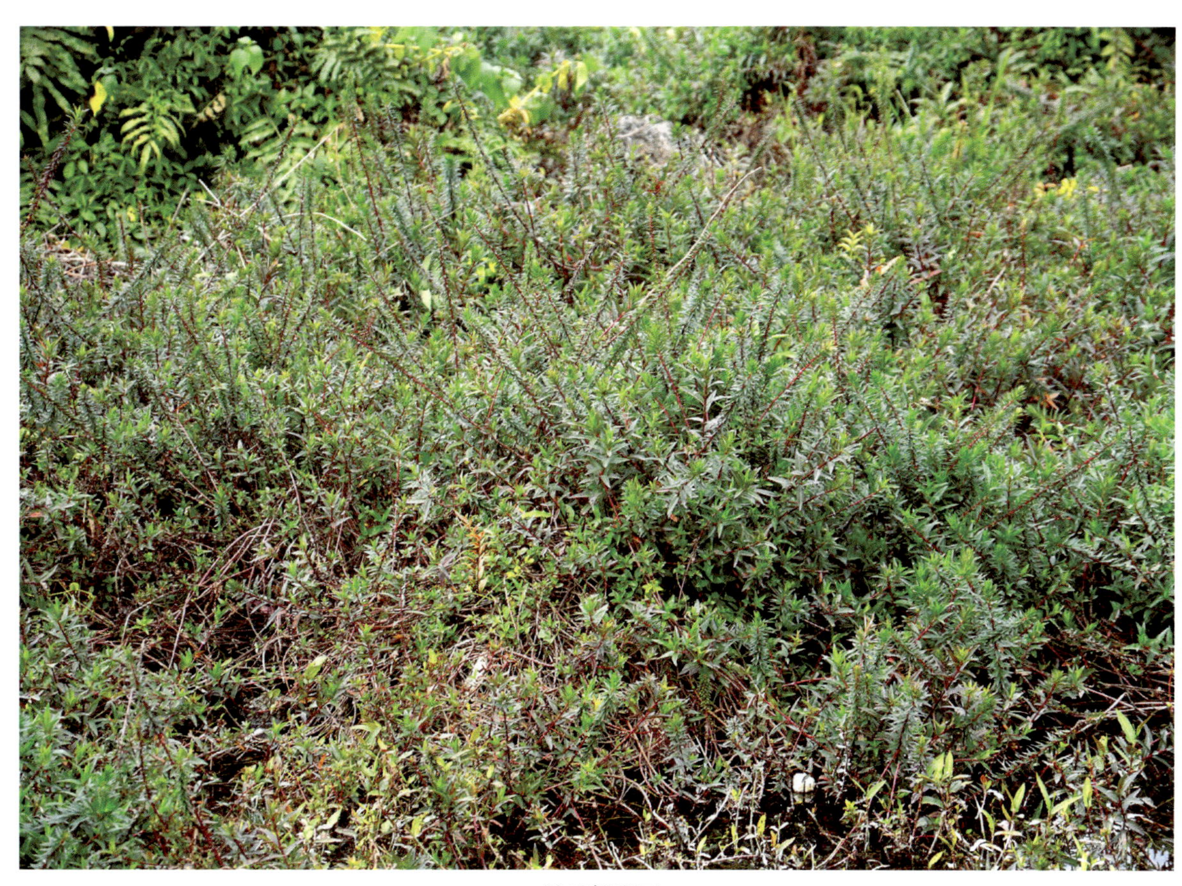

狭叶糯米团

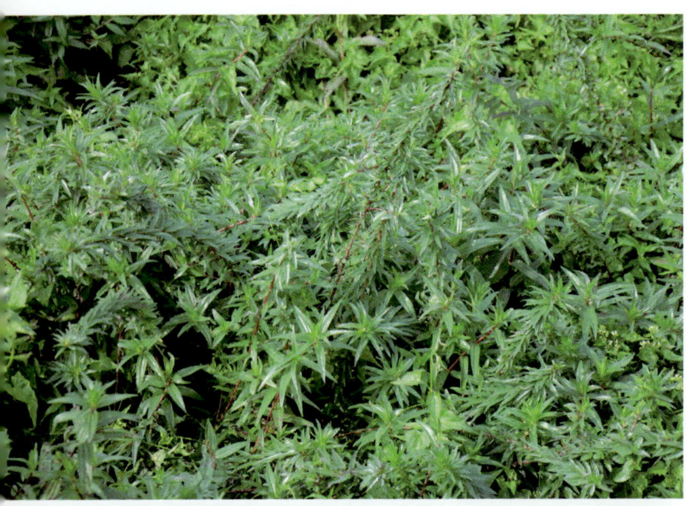

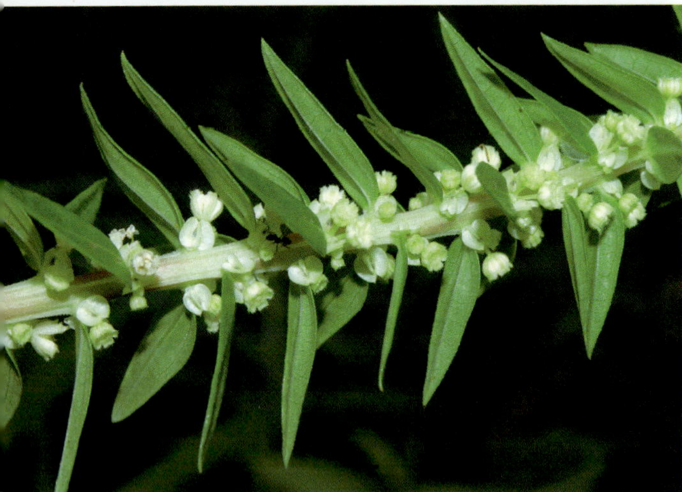

|分布区域|

产于海南三亚、海口。亦分布于中国广东、广西、台湾、云南。越南、泰国、缅甸、印度、巴基斯坦、孟加拉国、菲律宾、印度尼西亚、巴布亚新几内亚也有分布。

|资　　源|

生于田边，偶见。

|采收加工|

全年皆可采收，洗净，晒干或鲜用。

|功能主治|

外用于外伤出血、拔恶血。

|附　　注|

在 FOC 中，本种被提升为独立的种，学名为 *Gonostegia pentandra* (Roxb.) Miq.。

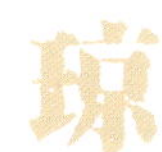

荨麻科 Urticaceae 艾麻属 *Laportea*

珠芽艾麻 *Laportea bulbifera* (Sieb. et Zucc.) Wedd.

中 药 名 野绿麻（药用部位：根或全草）

植物形态 多年生草本。根丛生，纺锤状，红褐色。茎上部常呈“之”字形弯曲，具5纵棱，珠芽1~3。叶卵形至披针形，长8~16cm，宽3.5~8cm，边缘自基部以上有牙齿或锯齿，钟乳体细点状，上面明显，基出脉3，托叶长，先端2浅裂。花序雌雄同株，圆锥状，序轴上生短柔毛和稀疏的刺毛；雄花序生于茎顶部以下的叶腋，长3~10cm；雌花序生于茎顶部，长10~25cm，花序梗长5~12cm。雄花：花被片5，长圆状卵形，外面有微毛；雄蕊5；退化雌蕊倒梨形；小苞片长约0.7mm。雌花：雌花具梗，花被片4，不等大，侧生，紧包被着子房，长圆状卵形或狭倒卵形，长约1mm，外面多少被短糙毛，背生的一枚兜状，腹生的一枚最短；子房具雌蕊柄，柱头丝状，周围密生短毛。瘦果圆状倒卵形或近半圆形，偏斜，扁平，长2~3mm，有紫褐色细斑点；

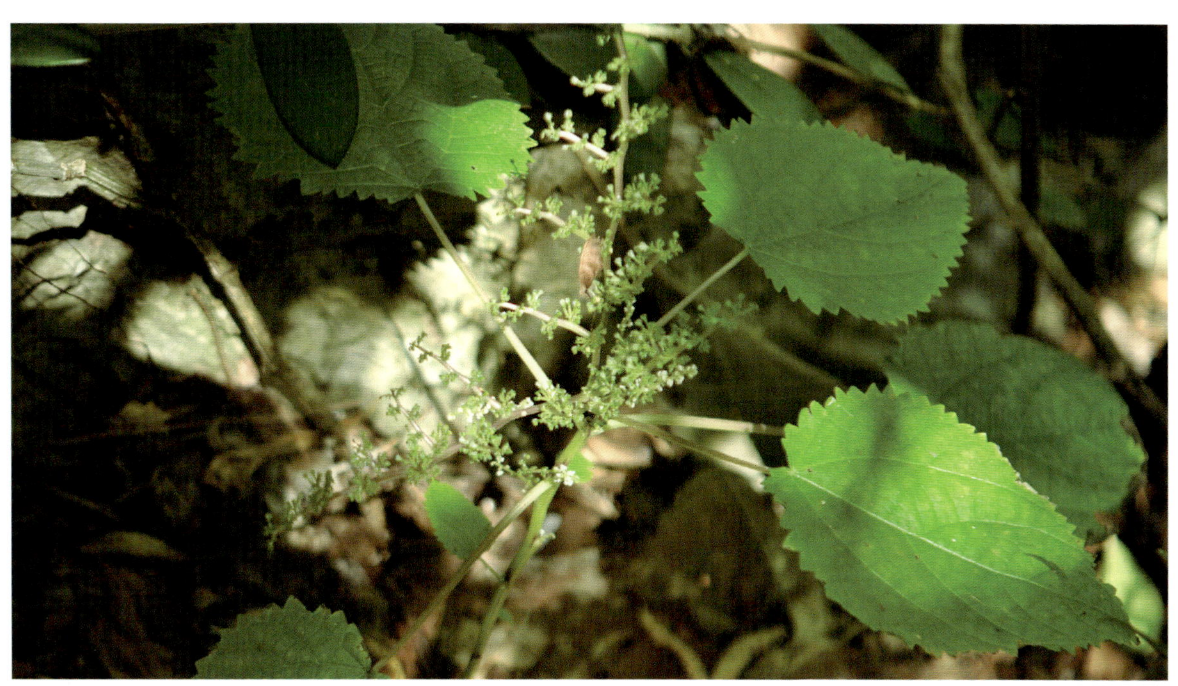

珠芽艾麻

花梗在两侧面扁化成膜质翅。花期 6~8 月，果期 8~12 月。

| 分布区域 | 产于海南东方、昌江。亦分布于中国广东、广西、湖南、江西、福建、浙江、安徽、湖北、贵州、云南、四川、西藏、甘肃、陕西、河南、山东、辽宁、吉林、黑龙江等。越南、老挝、柬埔寨、缅甸、泰国、印度、斯里兰卡、不丹、印度尼西亚、日本、朝鲜、俄罗斯也有分布。

| 资　源 | 生于海拔 800m 的石灰岩山地，偶见。

| 采收加工 | 根：秋季采挖根部，除去茎、叶及泥土。全草：夏、秋季采收全草，洗净，鲜用或晒干。

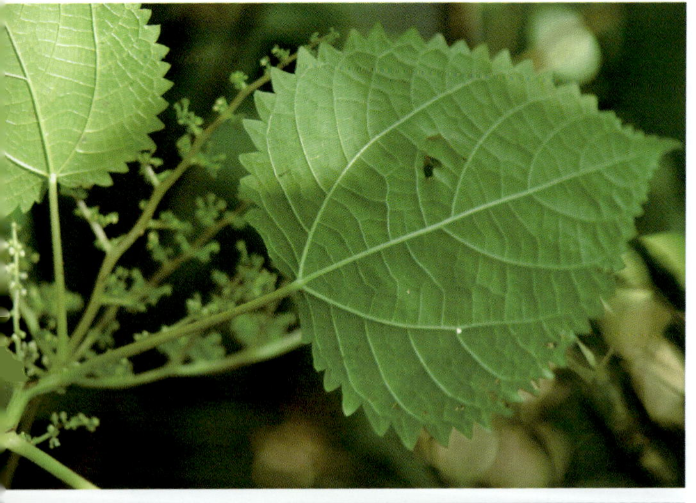

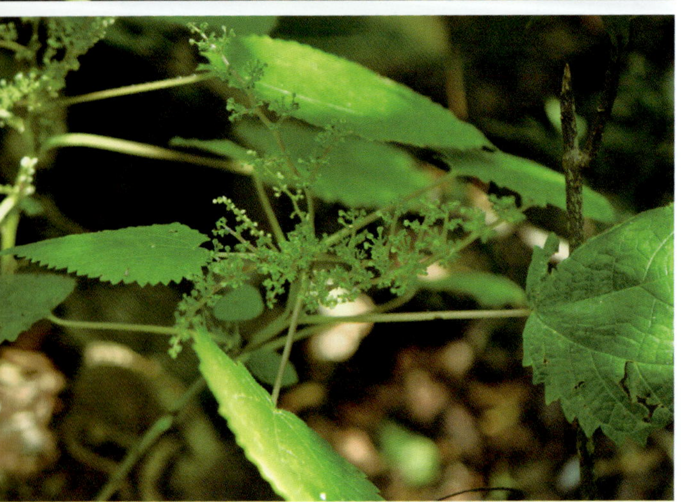

| 药材性状 |

根茎连接成团块状，大小不等，灰棕色或棕褐色，上面有多数茎的残基和孔洞。根簇生于根茎周围，呈长圆锥形或细长纺锤形，扭曲，长 6~20cm，直径 3~6mm。表面灰棕色至红棕色，具细纵皱纹，有纤细的须根或须根痕。质坚硬，不易折断，断面纤维性，浅红棕色。气微，味微苦、涩。

| 功能主治 |

根：味辛，性温。祛风除湿，活血止痛。用于风湿痹痛、肢体麻木、跌打损伤、骨折疼痛、月经不调、劳伤乏力、肾炎水肿。全草：健脾消积。用于小儿疳积。

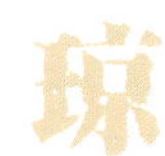

荨麻科 Urticaceae 紫麻属 *Oreocnide*

紫　麻 *Oreocnide frutescens* (Thunb.) Miq.

| 中 药 名 | 紫麻（药用部位：全株或根、叶、果实）

| 植物形态 | 灌木，小枝褐紫色或淡褐色。叶草质，常生于枝的上部，卵形，长3~15cm，宽1.5~6cm，边缘自下部以上有锯齿，基出脉3，叶柄长1~7cm，被粗毛；托叶条状披针形。花序生于老枝上，呈簇生状，团伞花簇直径3~5mm。雄花在芽时直径约1.5mm；花被片3，在下部合生，长圆状卵形，内弯，外面上部有毛；雄蕊3；退化雌蕊棒状，长约0.6mm，被白色绵毛。雌花无梗，长1mm。瘦果卵球状，两侧稍压扁，长约1.2mm；宿存花被变深褐色，外面疏生微毛，内果皮稍骨质，表面有多数细洼点；肉质花托浅盘状，围以果的基部，熟时则常增大呈壳斗状，包围着果的大部分。花期3~5月，果期6~10月。

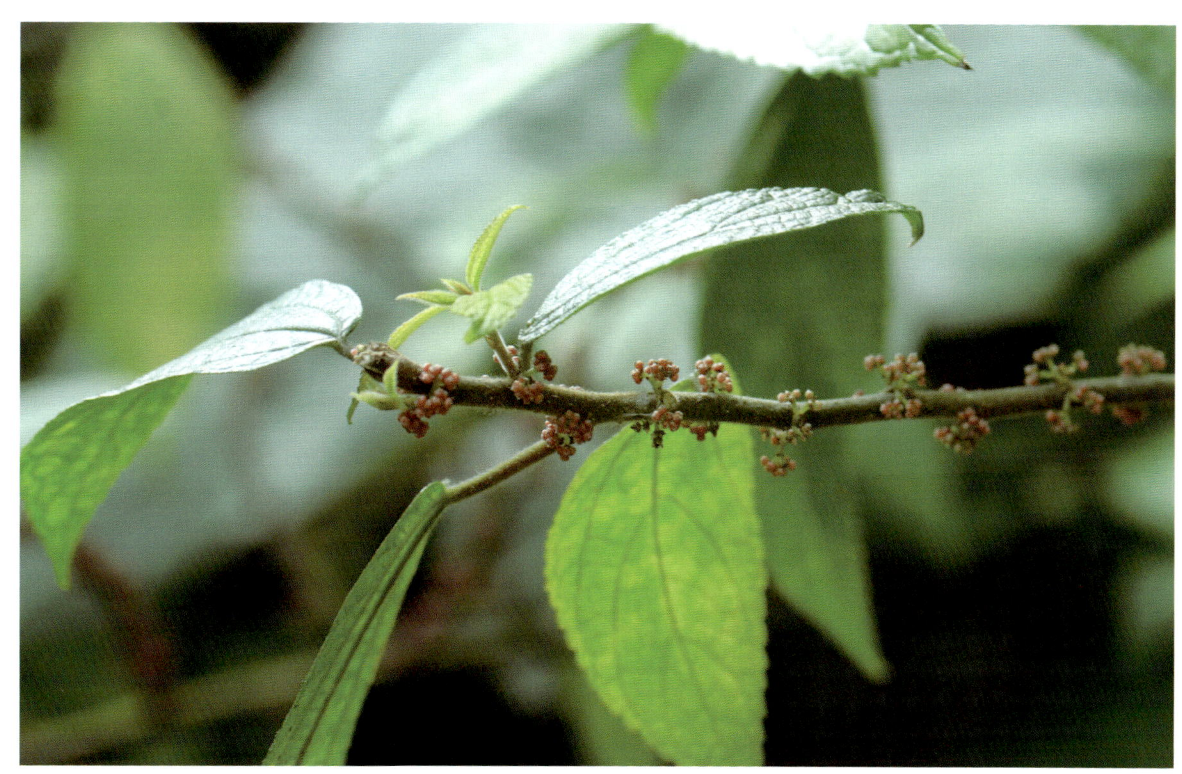

紫麻

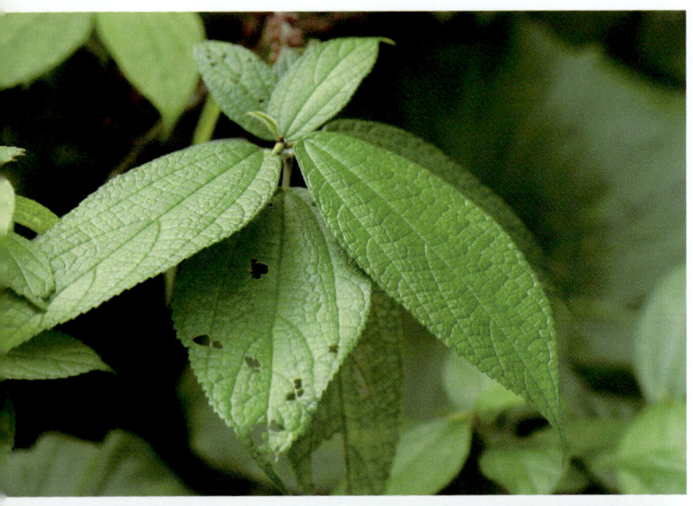

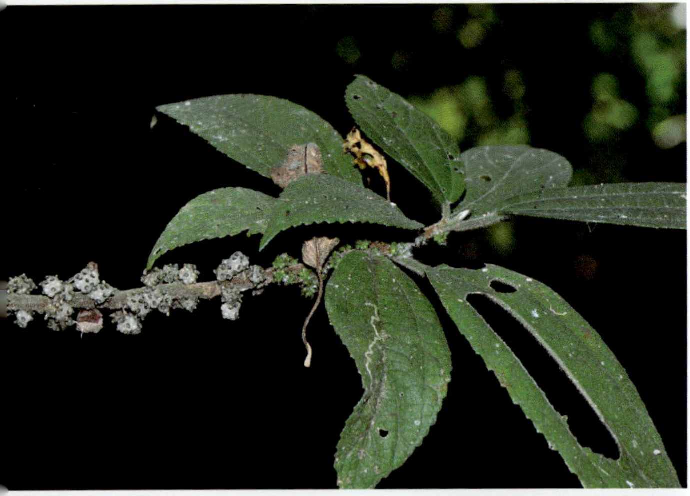

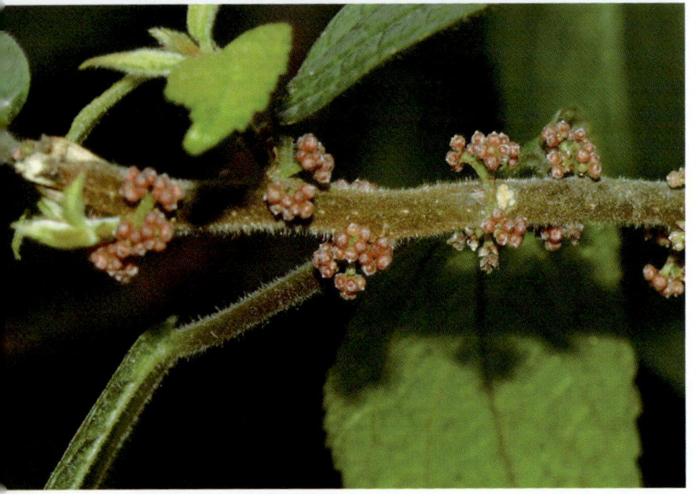

| 分布区域 |

产于海南乐东、东方、昌江、保亭、万宁。亦分布于中国广东、广西、湖南、江西、福建、台湾、浙江、安徽、湖北、云南、四川、西藏、甘肃、陕西。越南、老挝、柬埔寨、缅甸、印度、不丹、马来西亚、日本也有分布。

| 资　源 |

生于中海拔至高海拔林下溪边，十分常见。

| 采收加工 |

夏、秋季采收，洗净，鲜用或晒干。

| 药材性状 |

全株：全株有毛，长达 1m。茎上有棱槽。叶：叶皱缩，展平后卵状长圆形，长 4~12cm，宽 1.7~5cm，边缘有锯齿；叶柄长 1~4cm。果实：果实卵形。气微，味微甜。

| 功能主治 |

全株、根：味甘，性凉。清热解毒，行气活血。用于跌打损伤、牙痛、肝炎、感冒发热、透发麻疹、月瘕病。叶：透发麻疹，止血。外用于小儿麻疹发热。果实：用于咽喉痛。

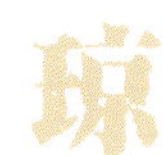

荨麻科 Urticaceae 赤车属 *Pellionia*

长柄赤车 *Pellionia tsoongii* (Merr.) Merr.

中药名 长柄赤车（药用部位：全草）

植物形态 多年生草本，下部在节处生根。叶互生，纸质，斜椭圆形，长12.5~20cm，宽5.8~11cm，边缘全缘，下面钟乳体密集，长0.5~0.7mm，基出脉3；托叶三角形，先端尾状长骤尖；退化叶卵形或狭卵形，长3~4mm。花序通常雌雄异株。雄聚伞花序宽2~4cm，分枝密被短毛；苞片披针形。雄花：花被片5，近椭圆形，长约1.6mm，基部合生；雄蕊5，退化雌蕊圆锥形。雌聚伞花序宽2~3cm；苞片长约0.8mm。雌花：花被片5，船状狭长圆形，长约0.8mm，顶部有不明显短角状突起和疏毛。瘦果卵球形，长约1mm，有小瘤状突起。花期冬季至夏季。

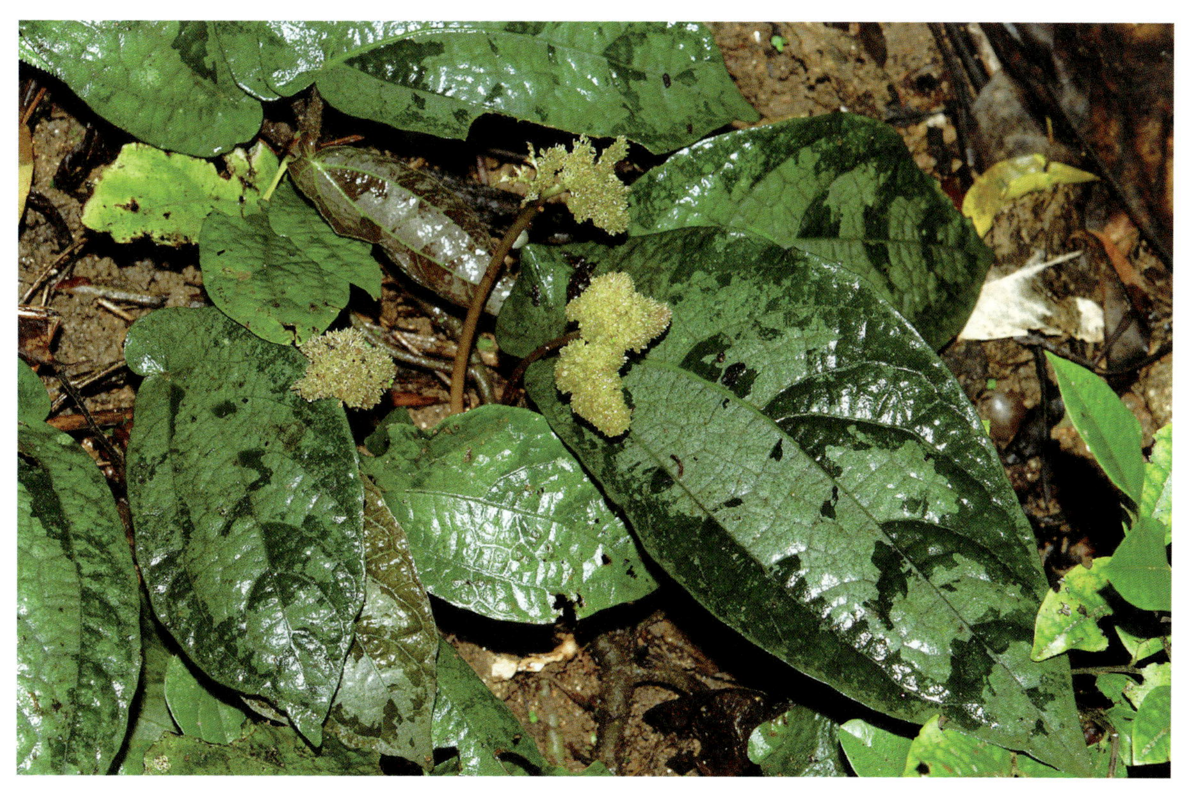

长柄赤车

| 分布区域 | 产于海南五指山、保亭、陵水、澄迈。亦分布于中国广西、云南。越南、老挝、柬埔寨、泰国、缅甸、马来西亚、印度尼西亚也有分布。

| 资　　源 | 生于林下，少见。

| 采收加工 | 夏、秋季采收，多鲜用。

| 功能主治 | 味苦，性寒。清热解毒。用于疔疮肿毒。

| 附　　注 | 在 FOC 中，其学名已被修订为 *Pellionia latifolia* (Blume) Boerl.。

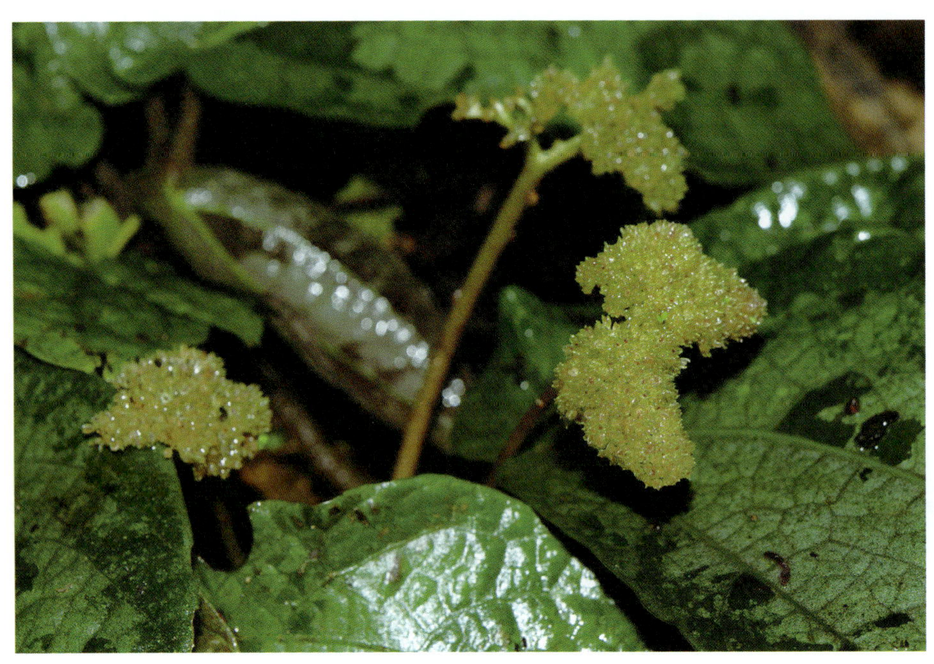

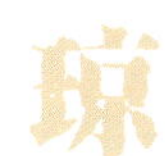

海南赤车 *Pellionia paucidentata* (H. Schoter) Chien var. *hainanica* Chien et S. H. Wu

中药名 海南赤车（药用部位：全草）

植物形态 多年生草本，高 20~50cm。叶互生；叶片纸质，斜长椭圆形，长 5~15.5cm，宽 2~6.5cm，在宽侧自中部之下向上有波状浅钝齿，下面疏被短毛，钟乳体密集，有半离基三出脉，托叶钻形。花序雌雄同株或异株。雄花序直径 0.9~4.5cm；苞片长 0.5~1mm。雄花：椭圆形花被片 4 或 5，长约 2mm，基部合生，在外面先端之下有长约 0.5mm 的角状突起；雄蕊 4 或 5。雌花序直径 0.4~2cm，苞片长 0.6~0.8mm。雌花：花被片 5，不等大，较大的船状长圆形，在外面先端之下有长 0.5~1.2mm 的角状突起，较小的条状披针形，无突起，有少数毛。瘦果椭圆球形，长约 1mm，有小瘤状突起。花期 9~11 月。

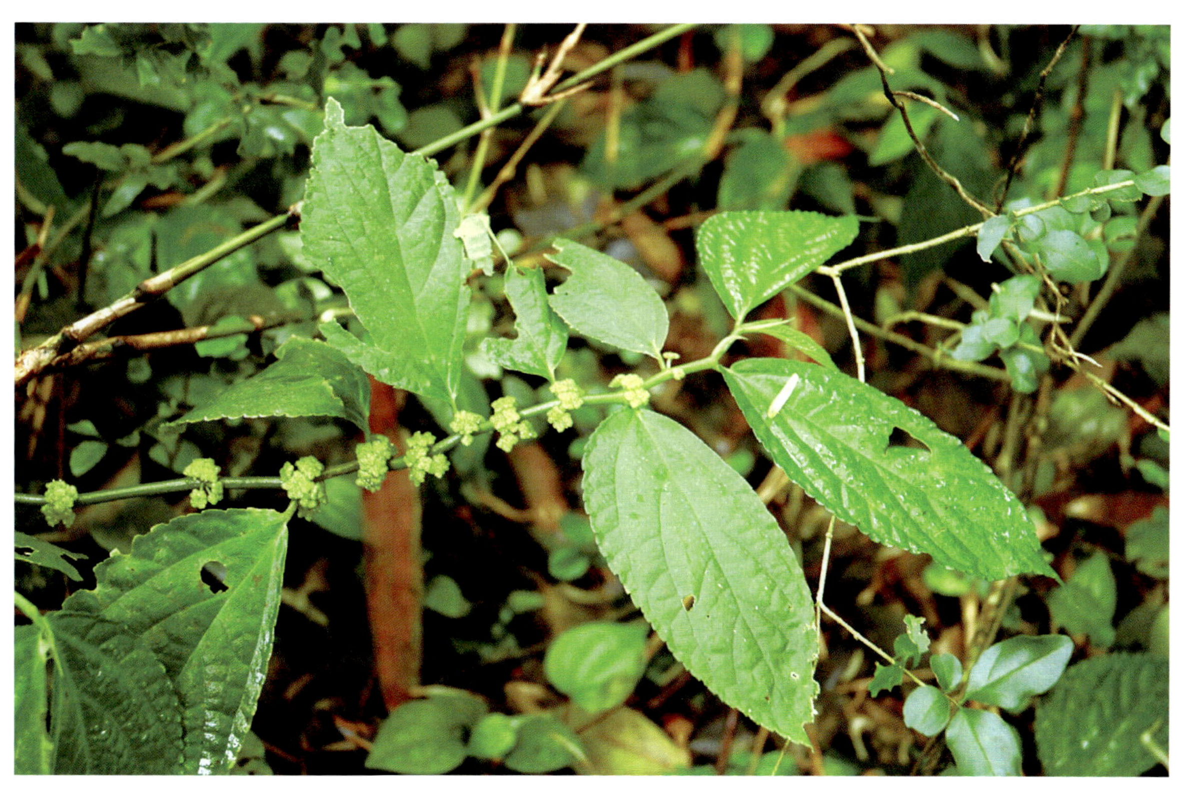

海南赤车

|**分布区域**| 产于海南琼中。亦分布于中国广西、贵州、云南。越南也有分布。

|**资　　源**| 生于山谷溪边阴湿处或林中，偶见。

|**采收加工**| 夏、秋季采收，多鲜用。

|**功能主治**| 同属植物长柄赤车的全草可清热解毒，本种或有类似功能，其具体作用有待进一步研究。

|**附　　注**| 在 FOC 中，本种已被归并为滇南赤车，学名为 *Pellionia paucidentata* (H. Schroet.) S. S. Chien。

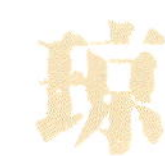

荨麻科 Urticaceae 赤车属 *Pellionia*

吐烟花 *Pellionia repens* (Lour.) Merr.

中药名 吐烟花（药用部位：全草）

植物形态 多年生平卧草本，茎肉质，长20~60cm，在节处生根。叶具短柄；叶片斜长椭圆形，长1.8~7cm，宽1.2~3.7cm，基部宽侧耳形，边缘有波状浅钝齿，下面钟乳体明显，托叶膜质；退化叶长约1mm，卵形。花序雌雄同株或异株。雄花序有长梗，花序梗长2~11cm，有短伏毛；苞片三角形，长约1mm。雄花：花被片5，椭圆形，长2~3mm，下部合生，无毛；雄蕊5；退化雌蕊棒状，长约1mm。雌花序无梗，直径约3mm，有多数密集的花；苞片长约1mm。雌花：花被片5，稍不等大，船状狭长圆形，长0.8~1mm，外面先端之下有短突起。瘦果有小瘤状突起。花期5~10月。

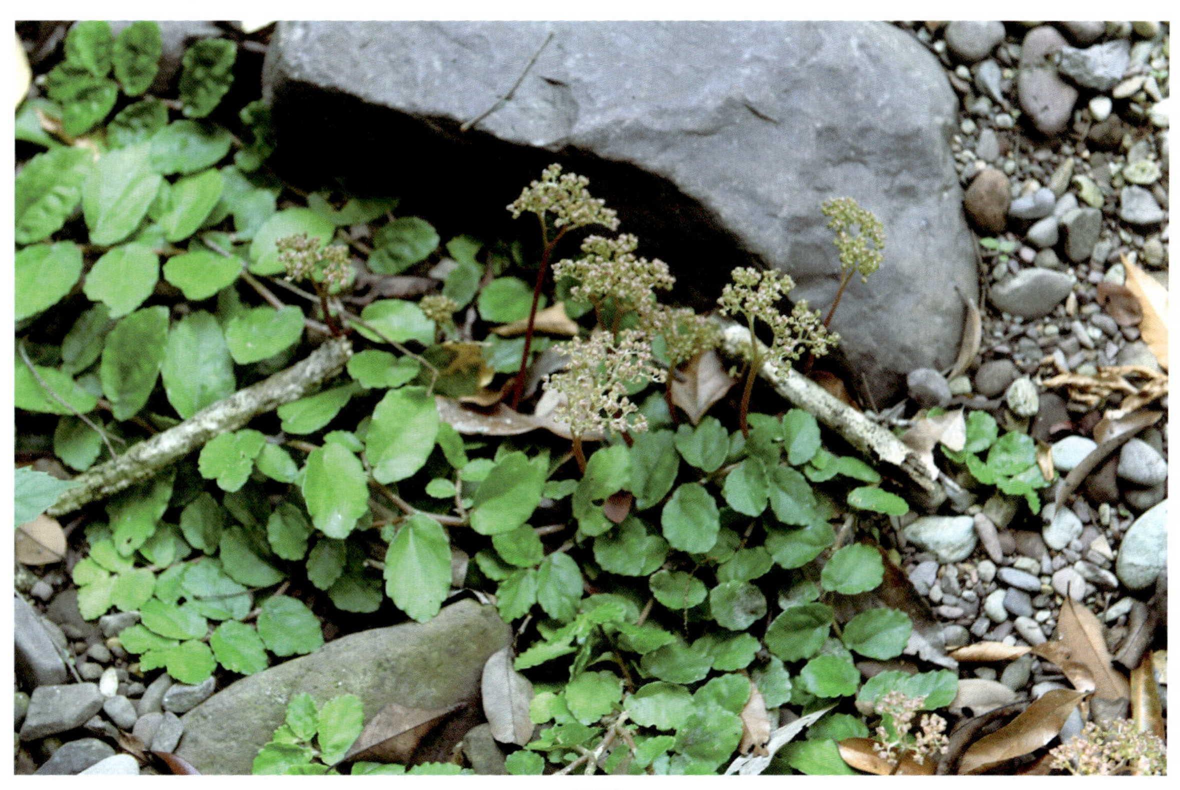

吐烟花

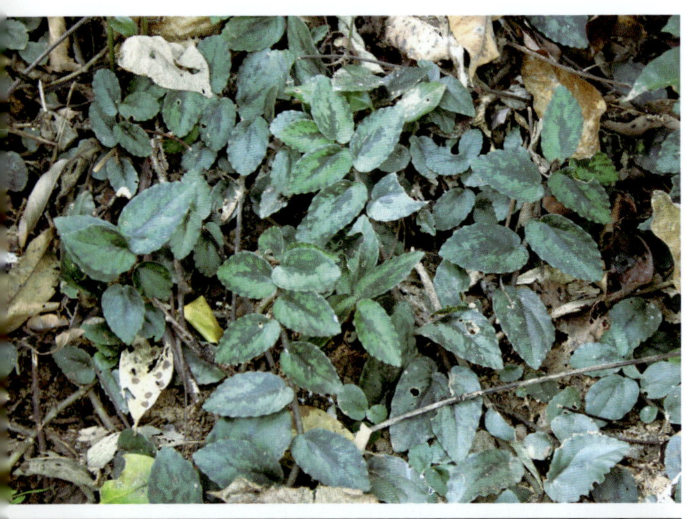

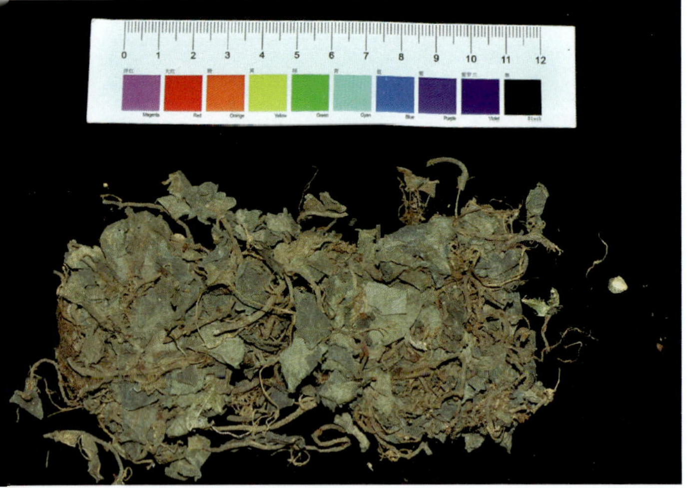

| 分布区域 |

产于海南三亚、乐东、东方、昌江、白沙、五指山、万宁、儋州。亦分布于中国云南。亚洲、欧洲及美洲等地也有分布。

| 资　源 |

生于低海拔的疏林下溪旁，十分常见。

| 采收加工 |

全年皆可采收，洗净，切段，晒干。

| 功能主治 |

清热利湿。用于急慢性肝炎、黄疸、肾虚、神经衰弱。外用于过敏性皮炎、下肢溃烂及疖肿。

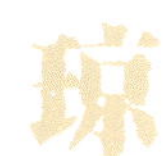

荨麻科 Urticaceae 冷水花属 *Pilea*

海南冷水花 *Pilea tsiangiana* Metc.

中药名 海南冷水花（药用部位：茎、叶或全株）

植物形态 半灌木，无毛。茎高 30~100cm，干时淡绿色，密布短杆状钟乳体。叶薄纸质，椭圆形，长 5~14cm，宽 3.5~7.5cm，边缘自下部以上有浅锯齿，钟乳体纺锤形，两面密布，基出脉 3，叶柄密布钟乳体；托叶草质，长 6~8mm，早落。雌雄异株或同株，花序成对生于叶腋，雄花序聚伞总状，长 2~4.5cm；雌花序呈二歧聚伞状分枝，长约 1.5cm。雄花具梗，花被片 4，卵形，外面近先端处有短角，红褐色，密生钟乳体；雄蕊 4，花药肾形，有紫红色横向条纹，药隔深紫红色，基部围以稀疏绵毛。雌花近无梗，长近 1mm。瘦果卵圆形，压扁，

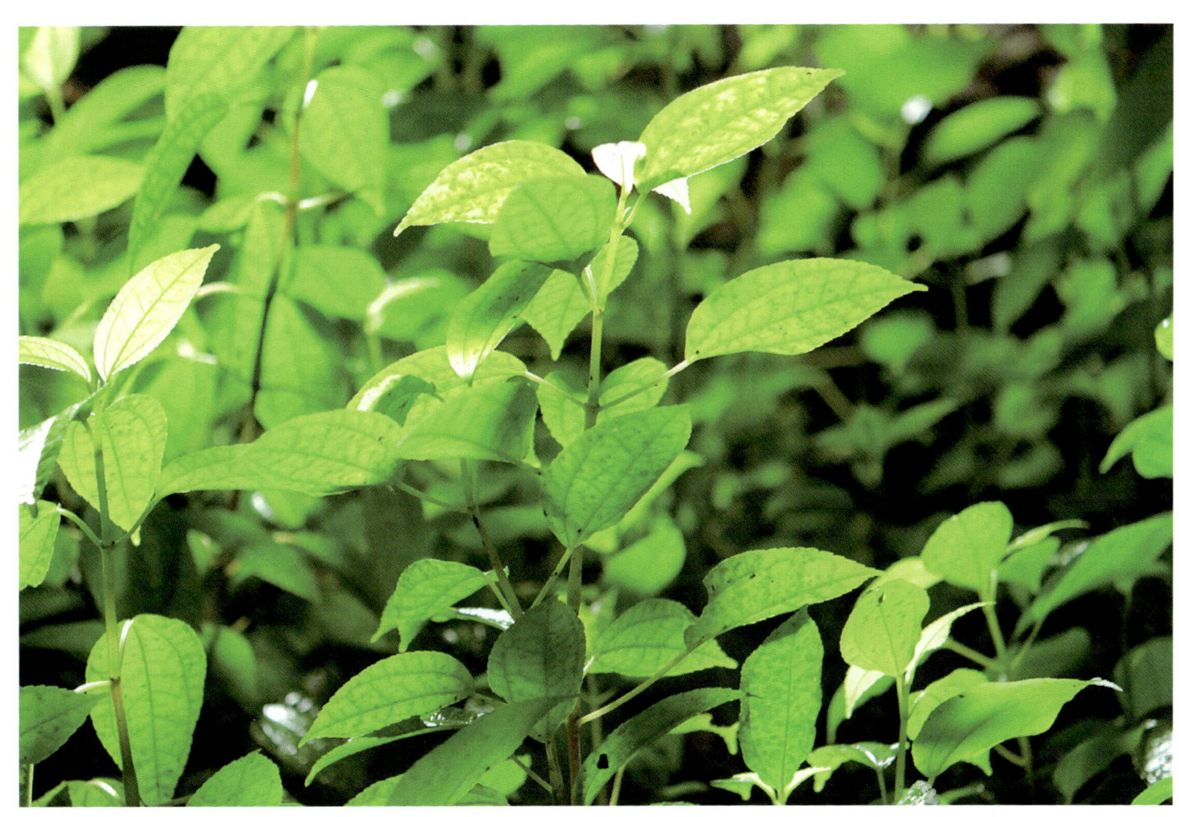

海南冷水花

长约 2mm，表面密生紫褐色斑点，花被片宿存，长约及果的 1/4, 外面被钟乳体。花期 8~10 月，果期 11 月至翌年 1 月。

| 分布区域 | 产于海南乐东、保亭、东方、儋州。亦分布于中国广西。越南也有分布。

| 资　　源 | 生于溪边，常见。

| 采收加工 | 夏季采收，鲜用或晒干。

| 功能主治 | 茎、叶：清热解毒。全株：拔毒消肿，去腐生肌。用于疔疮痈肿、热毒内集、局部红肿热痛、痈疽溃疡。

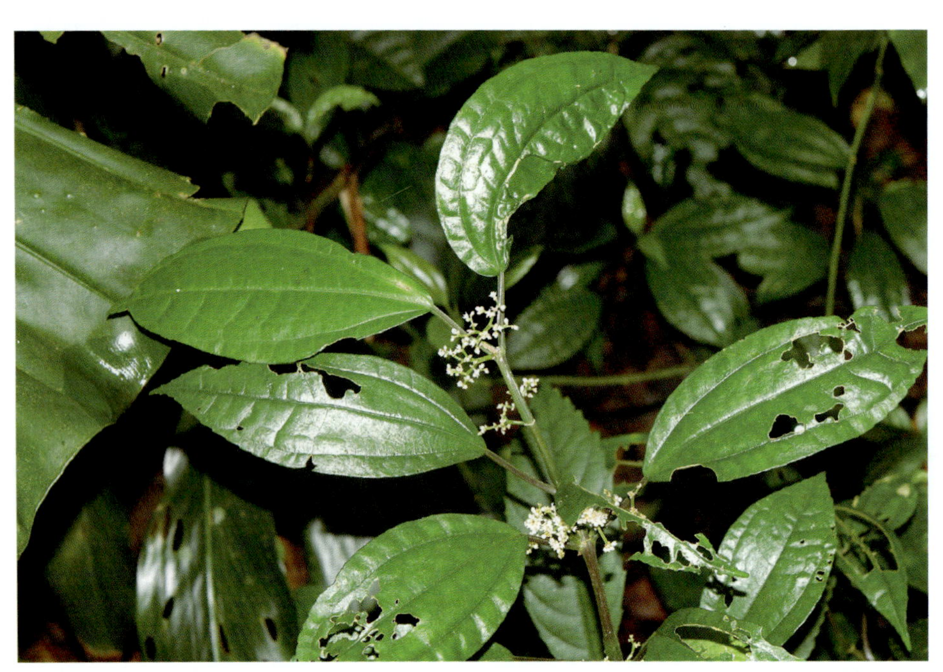

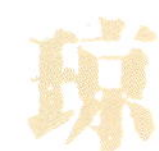

荨麻科 Urticaceae 冷水花属 *Pilea*

三脉冷水花 *Pilea melastomoides* (Poir.) Wedd.

中药名 三脉冷水花（药用部位：全草）

植物形态 高大草本或半灌木，茎高达2m，上部肉质，干后常变蓝绿色，上部的节间密。叶椭圆形，长10~23cm，宽5~16cm，边缘除基部与先端全缘外，有齿，干后变墨绿色、褐色，基出脉3，下面条形钟乳体细小，托叶三角形。雌雄异株或同株；雄花序聚伞圆锥状，具粗的长梗，长15~35cm，在上部有少数分枝；雌花序聚伞圆锥状。雄花花被片4，合生至中部，裂片先端锐尖，雄蕊4，退化雌蕊不明显。雌花无梗，长约0.8mm；花被片3，中间的1枚最长，近船形，侧生2枚三角形；退化雄蕊3。瘦果椭圆状卵形，扁平，长1mm，近边缘有一圈稍隆

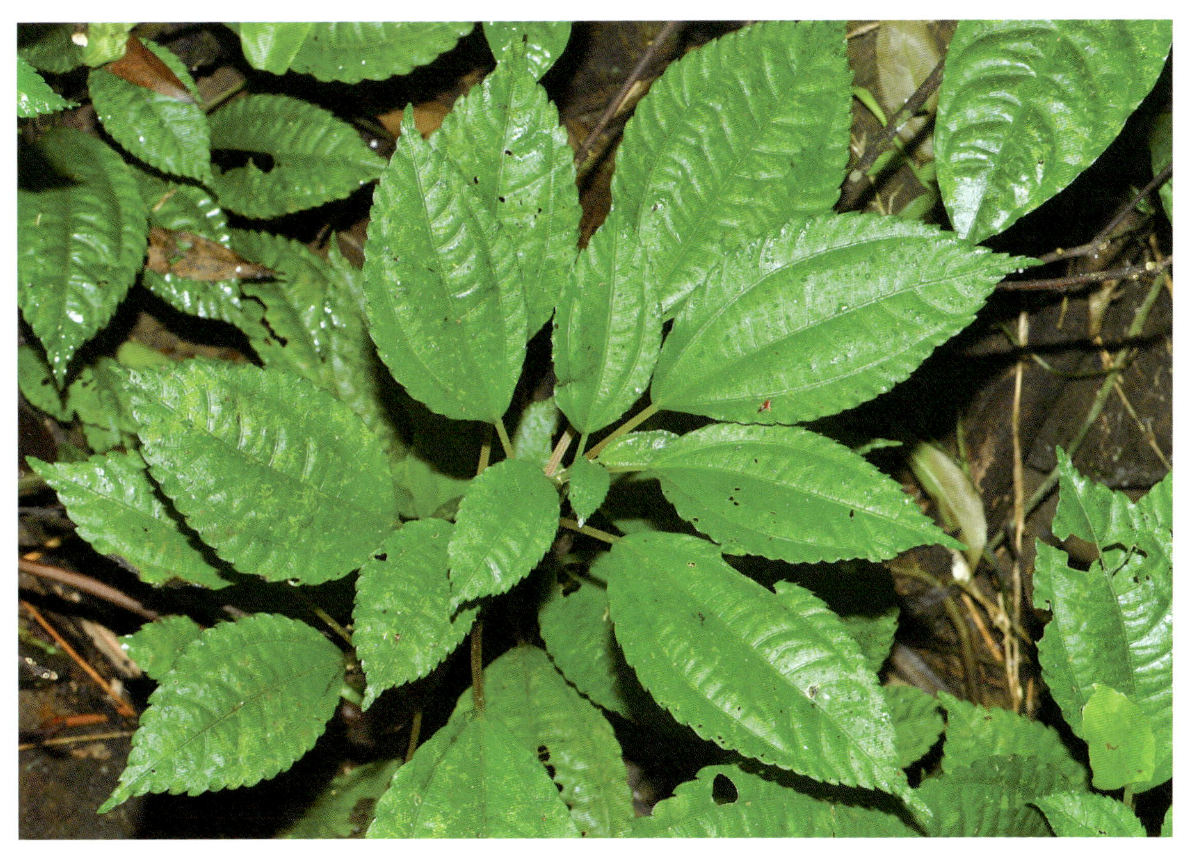

三脉冷水花

起的呈点状或虚线状的环纹。花期 8~9 月，果期 10~11 月。

| 分布区域 | 产于海南白沙、五指山、琼中。亦分布于中国广西、台湾、贵州、云南、西藏。中南半岛，以及印度、斯里兰卡、印度尼西亚也有分布。

| 资　　源 | 生于中海拔林中，少见。

| 采收加工 | 夏季采收，鲜用或晒干。

| 功能主治 | 清热解毒，利水，消肿止痛。用于尿路感染、喉痛。外用于丹毒、无名肿毒、跌打损伤、骨折、烫伤。

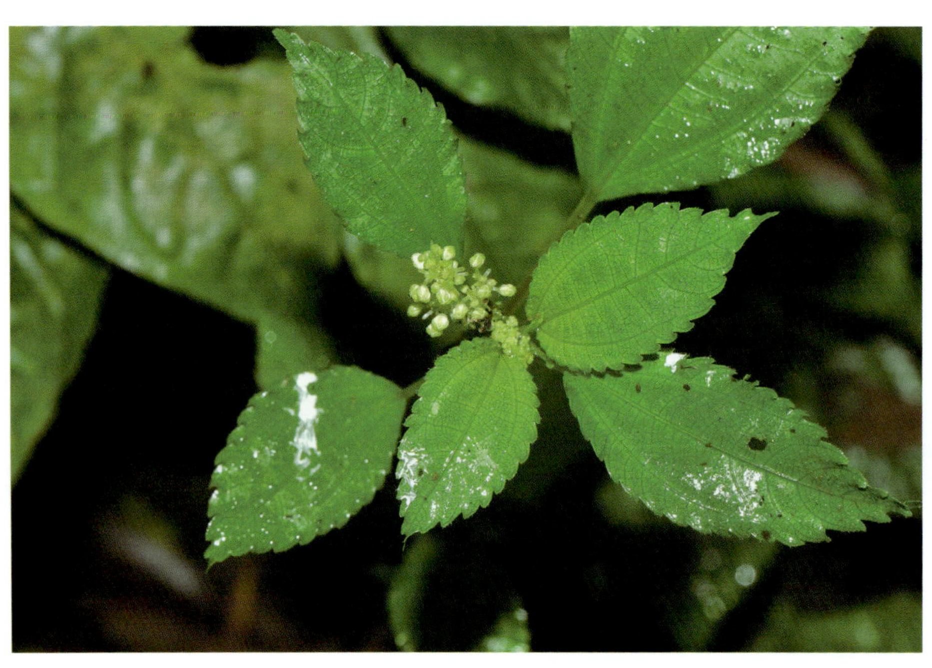

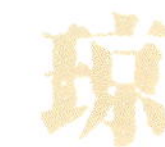

荨麻科 Urticaceae 冷水花属 *Pilea*

小叶冷水花 *Pilea microphylla* (L.) Liebm.

中药名 透明草（药用部位：全草）

植物形态 纤细小草本，无毛，茎肉质，密布条形钟乳体。叶很小，同对的不等大，倒卵形至匙形，长 3~7mm，宽 1.5~3mm，下面干时呈细蜂巢状，托叶长约0.5mm。雌雄同株，聚伞花序密集成近头状，具梗，长 1.5~6mm。雄花具梗，花被片 4，卵形，外面近先端有短角状突起；雄蕊 4；退化雌蕊不明显。雌花更小；花被片 3，果时中间 1 枚长圆形，稍增厚，与果近等长，侧生 2 枚卵形，先端锐尖，薄膜质，较长的 1 枚短约 1/4；退化雄蕊不明显。瘦果卵形，长约 0.4mm，熟时变褐色，光滑。花期夏、秋季，果期秋季。

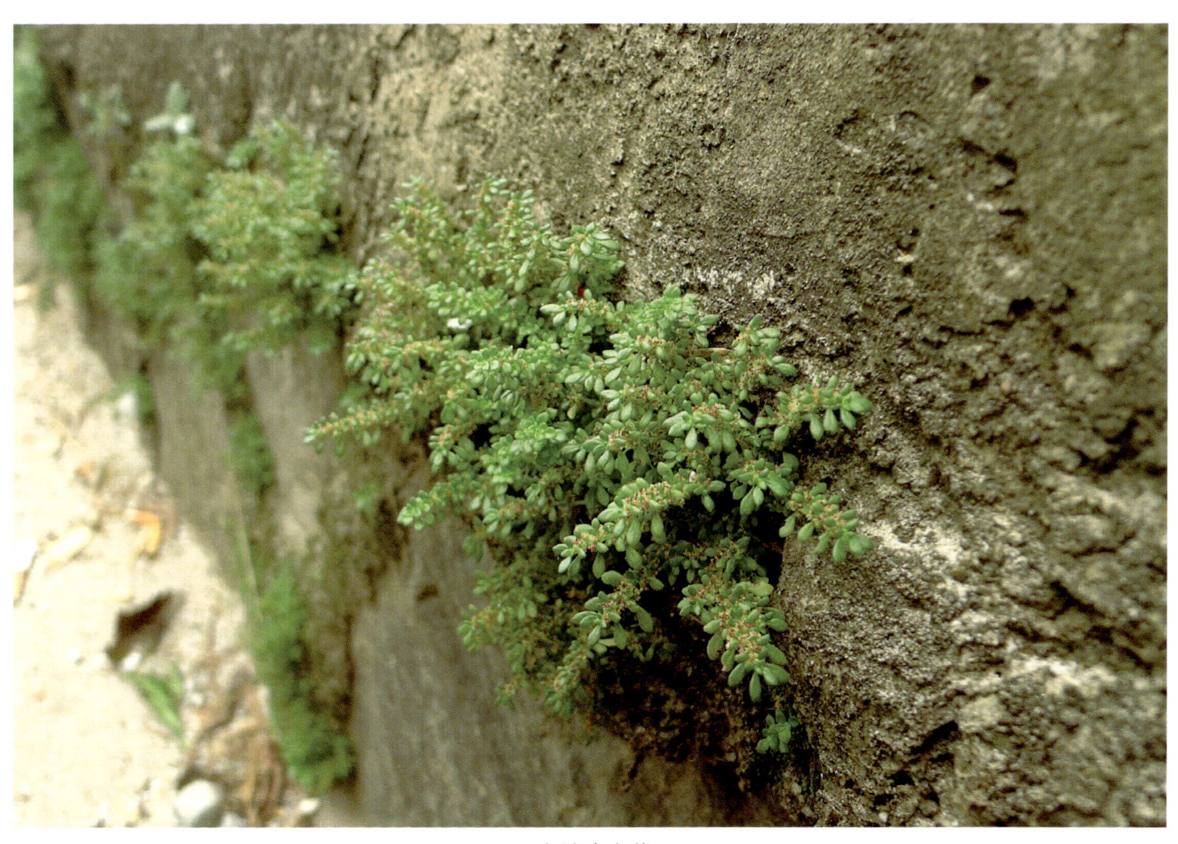

小叶冷水花

| **分布区域** | 产于海南万宁、海口、儋州。亦分布于中国广东、广西、台湾。原产于南美洲。

| **资　　源** | 常生长于路边石缝和墙上阴湿处，常见。

| **采收加工** | 夏、秋季采收，洗净，鲜用或晒干。

| **功能主治** | 味淡、涩，性凉。清热解毒，安胎。用于疮疡肿毒、胎动不安、无名肿毒。外用于烫火伤。

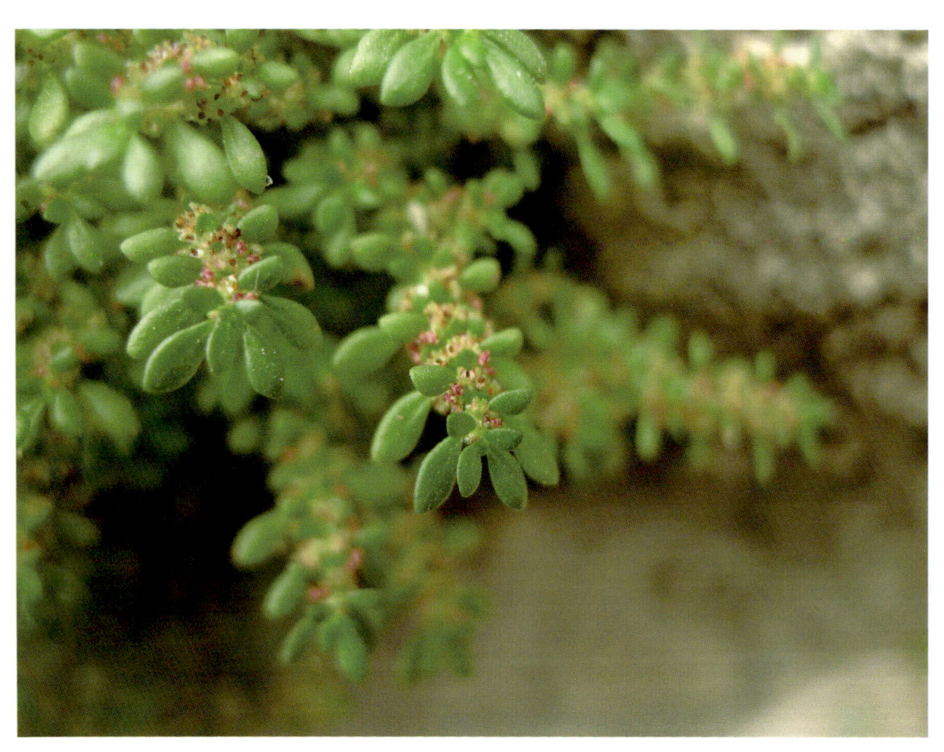

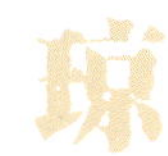

荨麻科 Urticaceae 冷水花属 *Pilea*

盾叶冷水花 *Pilea peltata* Hance

中药名 背花疮（药用部位：全草）

植物形态 肉质草本，无毛。叶常集生于茎先端，下部裸露，节间1~4cm。叶肉质，常盾状着生，近圆形，长1~4.5cm，宽1~3.5cm，两面干时常带蓝绿色，干时下面呈蜂窝状，钟乳体条形，上面密布，基出脉3，托叶三角形，宿存。雌雄同株或异株；团伞花序由数朵花紧缩而成，数个稀疏着生于单一的花序轴上，呈串珠状，雄花序长3~4cm，雌花序长1~2.5cm，苞片长约0.4mm。雄花淡黄绿色，花被片4，幼时帽状，熟时变兜形，外面上部有明显的钟乳体；雄蕊4，退化子房极小。雌花近无梗；花被片3，不等大，果时中间1枚船形，侧生2枚卵形，较短；退化雄蕊长圆形。瘦果卵形，果时扁，先端歪斜，长约0.6mm，

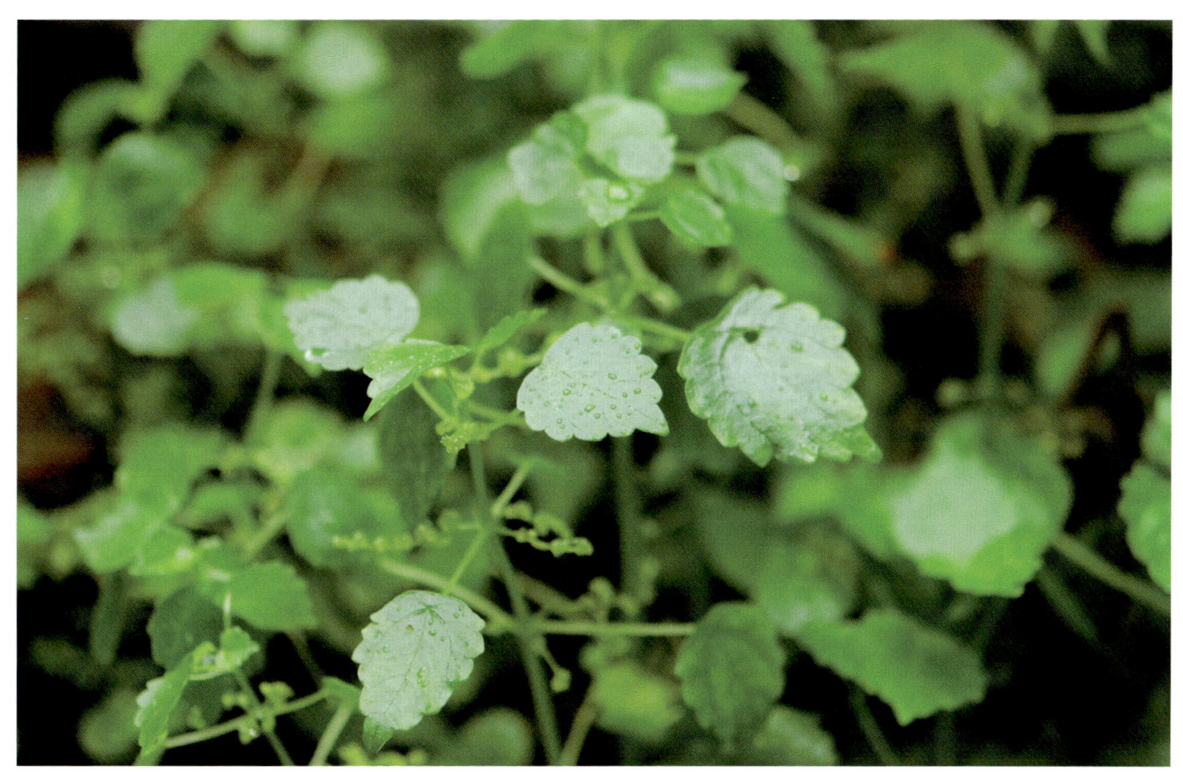

盾叶冷水花

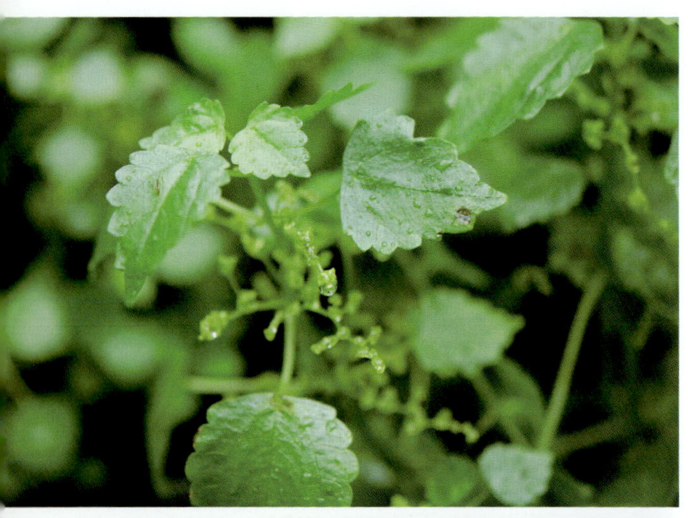

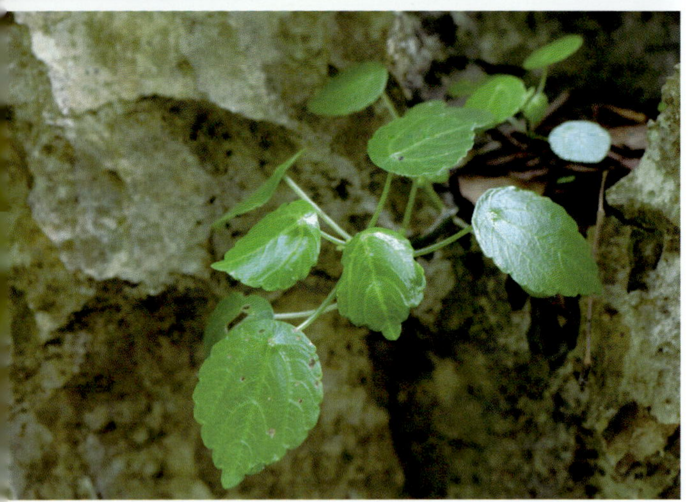

棕褐色，边缘内有一圈不明显的条纹。花期6~8月，果期8~9月。

分布区域

产于海南东方、昌江、保亭。亦分布于中国广东、广西、湖南。越南也有分布。

资　　源

生于裸露石灰山山顶、石灰岩山上石缝或灌丛下阴处，少见。

采收加工

夏季采收，鲜用或晒干。

功能主治

味辛、淡，性凉。清热解毒，祛痰化瘀。用于肺热咳喘、肺痨久咳、咯血、疮疡肿毒、跌打损伤、外伤出血、疳积。

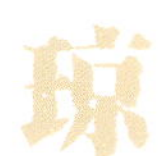

荨麻科 Urticaceae 冷水花属 *Pilea*

全缘冷水花 *Pilea plataniflora* C. H. Wright

中药名 全缘冷水花（药用部位：全草）

植物形态 多年生草本，根茎匍匐，生纤维状根。茎肉质，高 10~70cm，干时带蓝绿色，常被灰白色蜡质。叶薄纸质或近膜质，形状大小变异很大，长 1~15cm，宽 0.6~5cm，基部常偏斜，边缘全缘，常呈细蜂窠状，疏生腺点，钟乳体梭形，在上面明显，基出脉 3。雌雄同株或异株；雄花带绿黄色或紫红色，花被片 4，合生至中部，倒卵形，外面近先端有短角突起；雄蕊 4，退化雌蕊极小；雌花带绿色，花被片 3，果时中间 1 枚卵状长圆形，侧生 2 枚三角形，退化雄蕊椭圆状长圆形。瘦果卵形，双凸透镜状，长 0.5~0.6mm，熟时深褐色，有细疣点。花期 6~9 月，果期 7~10 月。

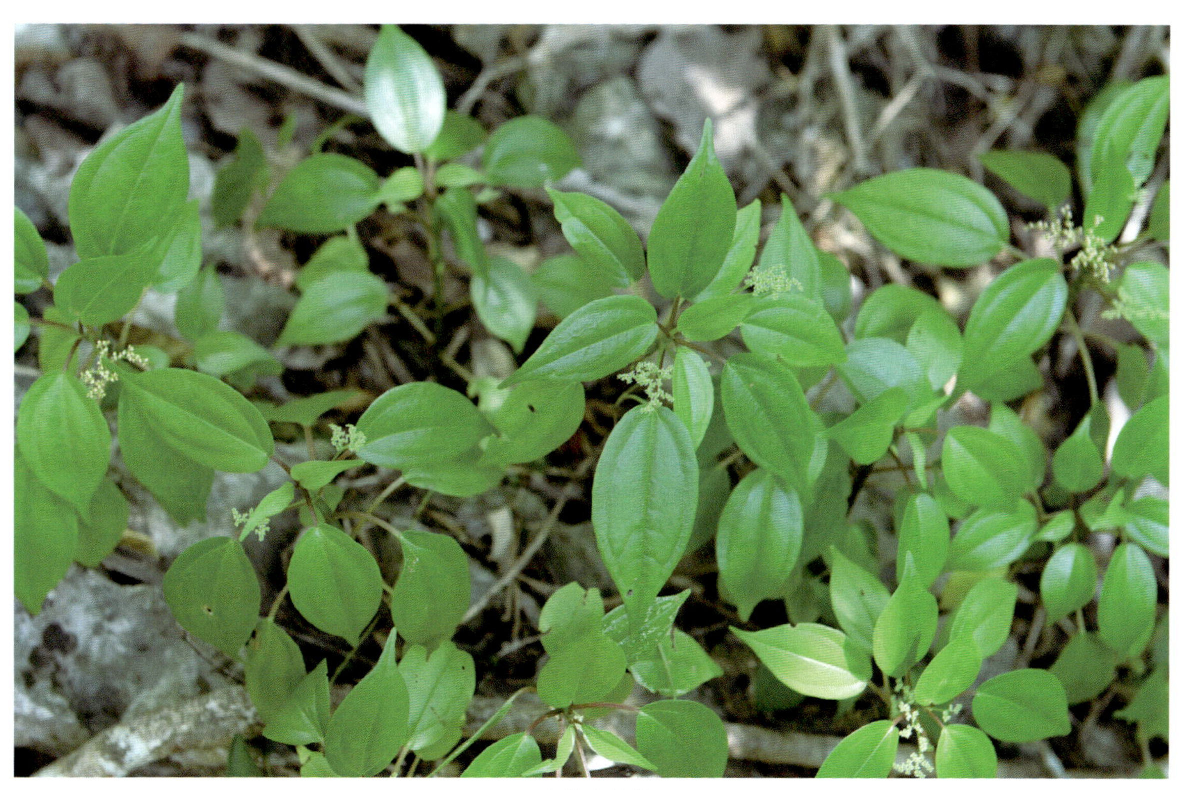

全缘冷水花

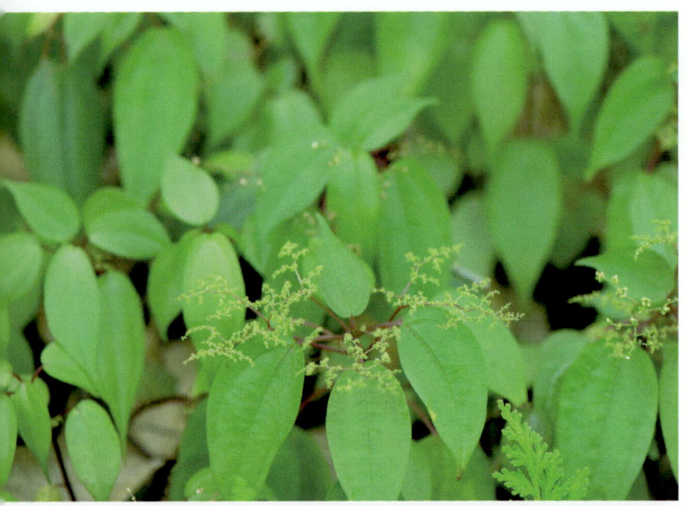

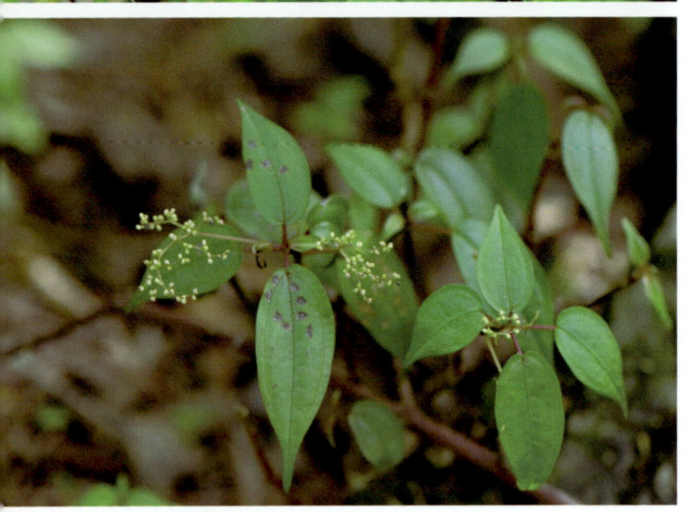

| 分布区域 |

产于海南东方、昌江、保亭。亦分布于中国广西、台湾、湖北、贵州、云南、四川、甘肃、陕西。越南、泰国也有分布。

| 资　　源 |

生于密林中，少见。

| 采收加工 |

夏季采收，鲜用或晒干。

| 功能主治 |

同属植物多有清热解毒之功能，本种或有类似功能，其具体作用有待进一步研究。

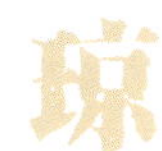

荨麻科 Urticaceae 雾水葛属 *Pouzolzia*

红雾水葛 *Pouzolzia sanguinea* (Bl.) Merr.

中药名 红雾水葛（药用部位：根、叶、根皮）

植物形态 灌木，小枝被短糙毛。互生叶纸质，狭卵形，长2.6~11cm，宽1.5~4cm，边缘在基部之上有多数小牙齿，叶下面带银灰色并有光泽。团伞花序直径2~6mm；苞片长2.5~4mm。雄花：花被片4，船状椭圆形，长约1.6mm，合生至中部，外面有糙毛；雄蕊4，长约2mm，退化雌蕊狭倒卵形，长约0.6mm，基部周围有白色柔毛。雌花：花被宽椭圆形，长0.8~1.2mm，先端约有3小齿，外面有稍密的毛，果期长约2mm；柱头长0.8~1.5mm。瘦果卵球形，长约1.6mm，淡黄白色。花期4~8月。

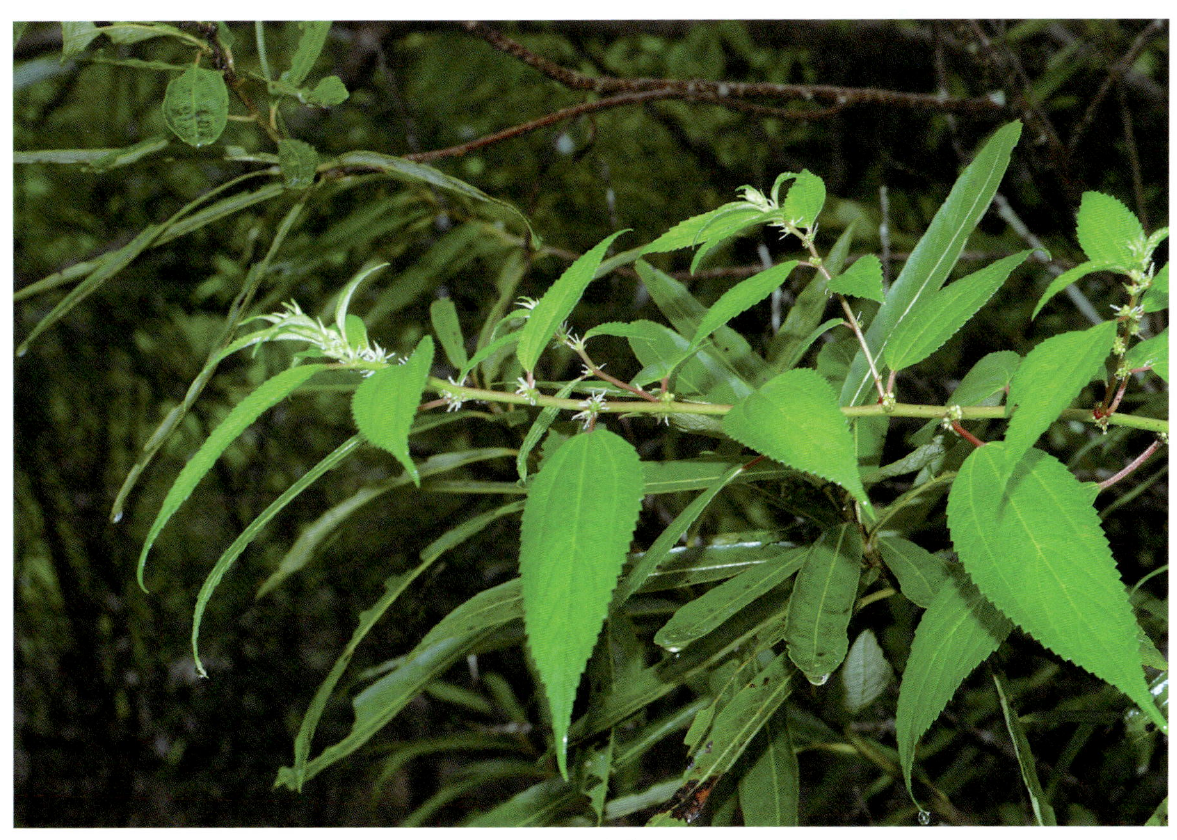

红雾水葛

| 分布区域 | 产于海南乐东、昌江、白沙、五指山、保亭、琼中。亦分布于中国广东、广西、台湾、贵州、云南、四川、西藏。越南、泰国、老挝、缅甸、马来西亚、印度尼西亚、尼泊尔、印度、不丹也有分布。

| 资　　源 | 生于中海拔至高海拔山谷溪边，常见。

| 采收加工 | 全年均可采收，洗净，鲜用或晒干。

| 功能主治 | 根、叶：味涩、微辛，性凉。祛风湿，舒筋络，消肿散毒。用于鹤膝风、骨折、风湿痹痛、乳痈、疮疖红肿。根皮：用于胃肠炎、外伤出血、刀枪伤。

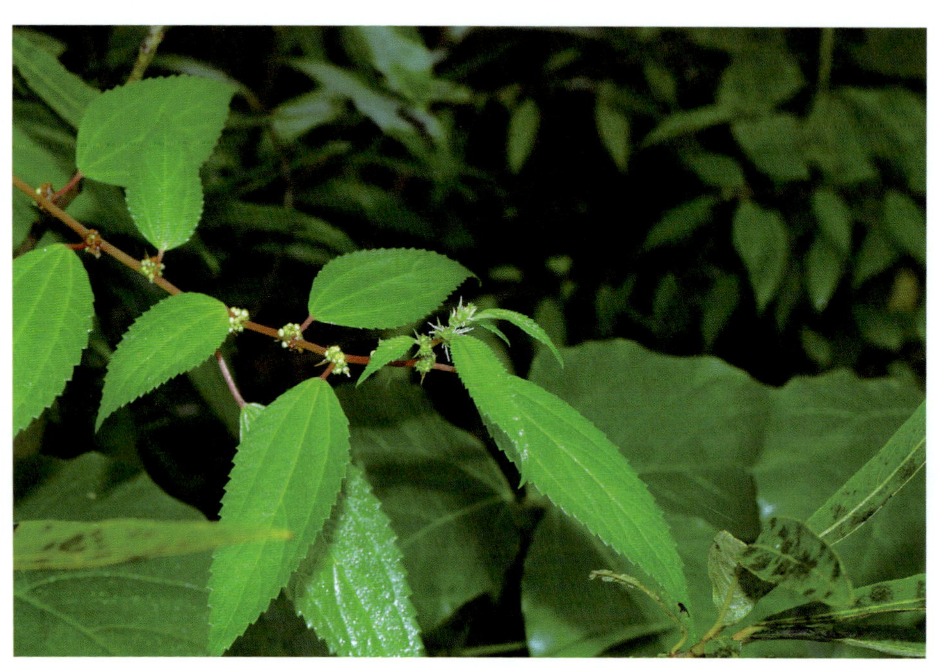

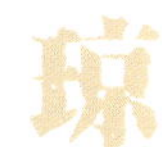

荨麻科 Urticaceae 雾水葛属 *Pouzolzia*

雾水葛 *Pouzolzia zeylanica* (L.) Benn.

中药名 雾水葛（药用部位：全草或带根全草）

植物形态 多年生草本，茎有短伏毛。草质叶对生，长1.2~3.8cm，宽0.8~2.6cm，两面有疏伏毛，叶柄长0.3~1.6cm。团伞花序通常两性，直径1~2.5mm；苞片三角形，背面有毛。雄花有短梗：花被片4，狭长圆形，长约1.5mm，基部稍合生，外面有疏毛；雄蕊4，长约1.8mm，花药长约0.5mm；退化雌蕊狭倒卵形，长约0.4mm。雌花：花被椭圆形或近菱形，长约0.8mm，先端有2小齿，外面密被柔毛，果期呈菱状卵形，长约1.5mm。瘦果卵球形，长约1.2mm，淡黄白色，上部褐色，或全部黑色，有光泽。花期秋季。

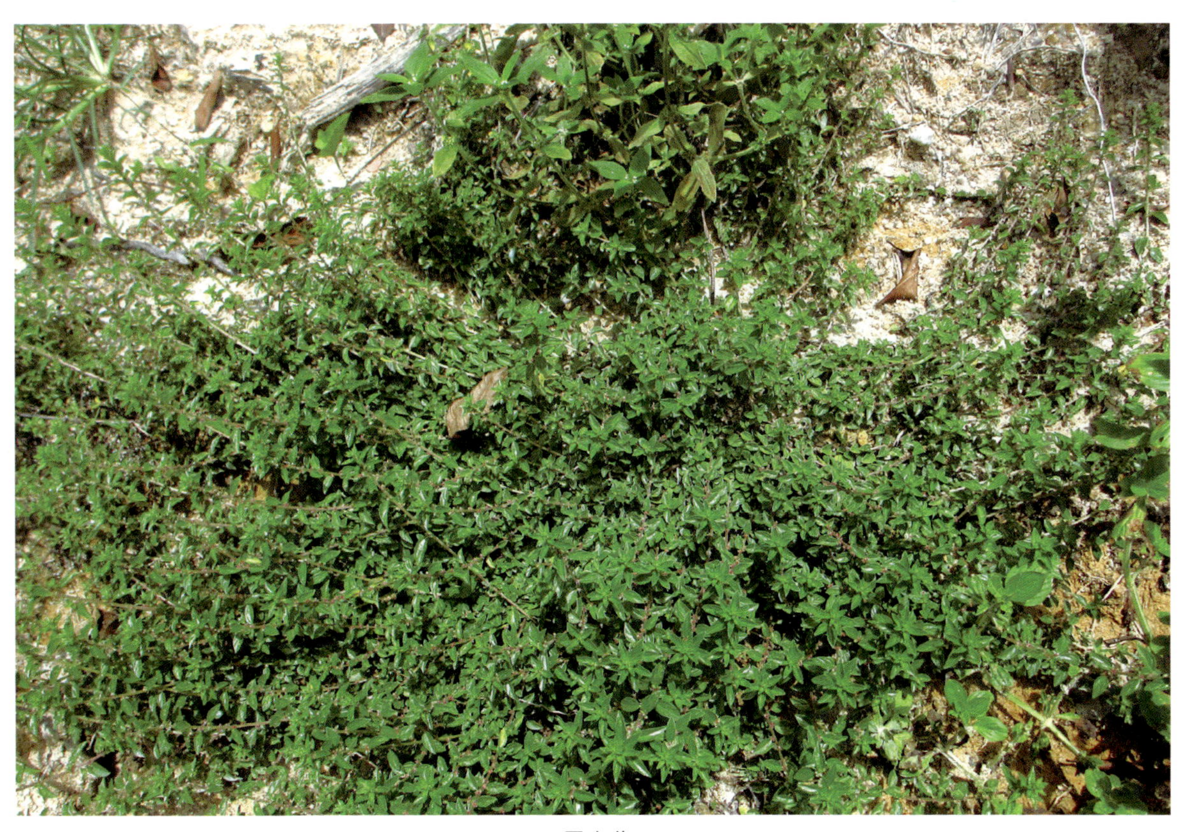

雾水葛

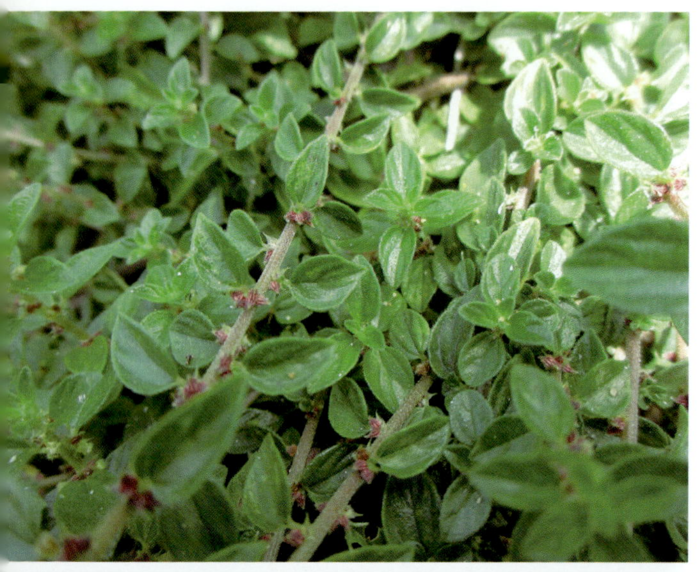

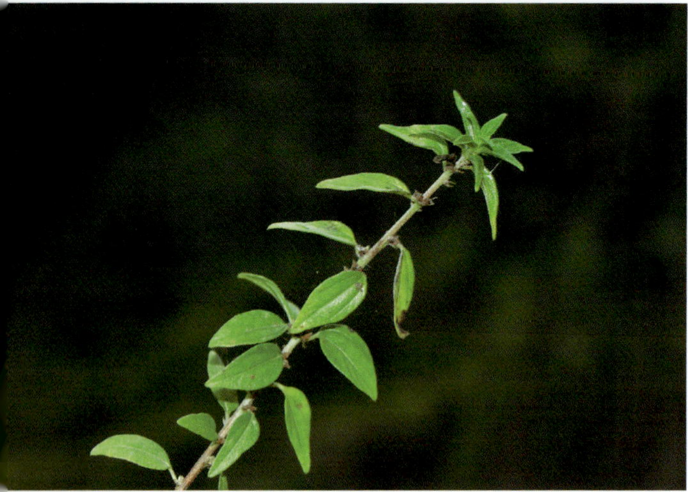

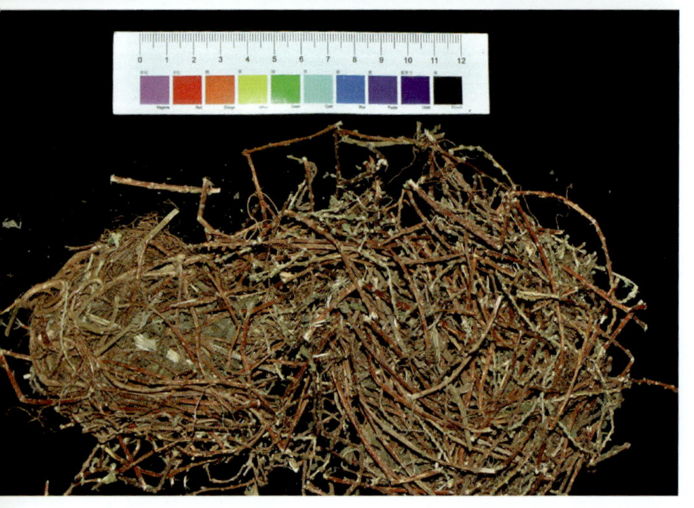

| 分布区域 |

产于海南三亚、乐东、昌江、白沙、五指山、万宁、儋州、澄迈、文昌。亦分布于中国广东、广西、湖南、江西、福建、台湾、浙江、安徽、湖北、云南、四川、甘肃。越南、泰国、缅甸、菲律宾、马来西亚、印度尼西亚、印度、巴基斯坦、尼泊尔、斯里兰卡、巴布亚新几内亚、澳大利亚、日本、也门、马尔代夫、波利尼西亚及非洲也有分布。

| 资　　源 |

生于低海拔至中海拔的旷野、路边潮湿处，常见。

| 采收加工 |

全年均可采收，洗净，鲜用或晒干。

| 药材性状 |

干燥带根全草：根系细小，主茎短，分枝较多，疏被毛，被红棕色。叶膜质而脆，易碎，叶柄纤细。气微，味淡。

| 功能主治 |

味甘、淡，性寒。清热解毒，消肿排脓，利湿。用于疮疽疖肿、乳痈、风火牙痛、肠炎痢疾、尿路感染、吐血。

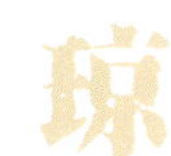

荨麻科 Urticaceae 藤麻属 *Procris*

藤 麻 *Procris crenata* C. B. Robinson.

中药名 眼睛草（药用部位：茎叶）

植物形态 多年生草本，茎肉质。叶生于茎上部，叶片两侧稍不对称，狭长圆形，长 8~20cm，宽 2.2~4.5cm，边缘中部以上有少数浅齿或波状，钟乳体明显，叶柄长 1.5~12mm；托叶极小，脱落，退化叶狭长圆形或椭圆形。雄花序通常生于雌花序之下，有短丝状花序梗。雄花 5 数；花被片长圆形或卵形，长约 1.5mm，先端之下有短角状突起。雌花序直径 1.5~3mm，有多数花；花序托半圆球形，小苞片长约 0.4mm。雌花无梗；花被片约 4，船状椭圆形，长约 3.5mm。瘦果褐色，狭卵形，扁，长 0.6~0.8mm，常有多数小条状突起或近光滑。

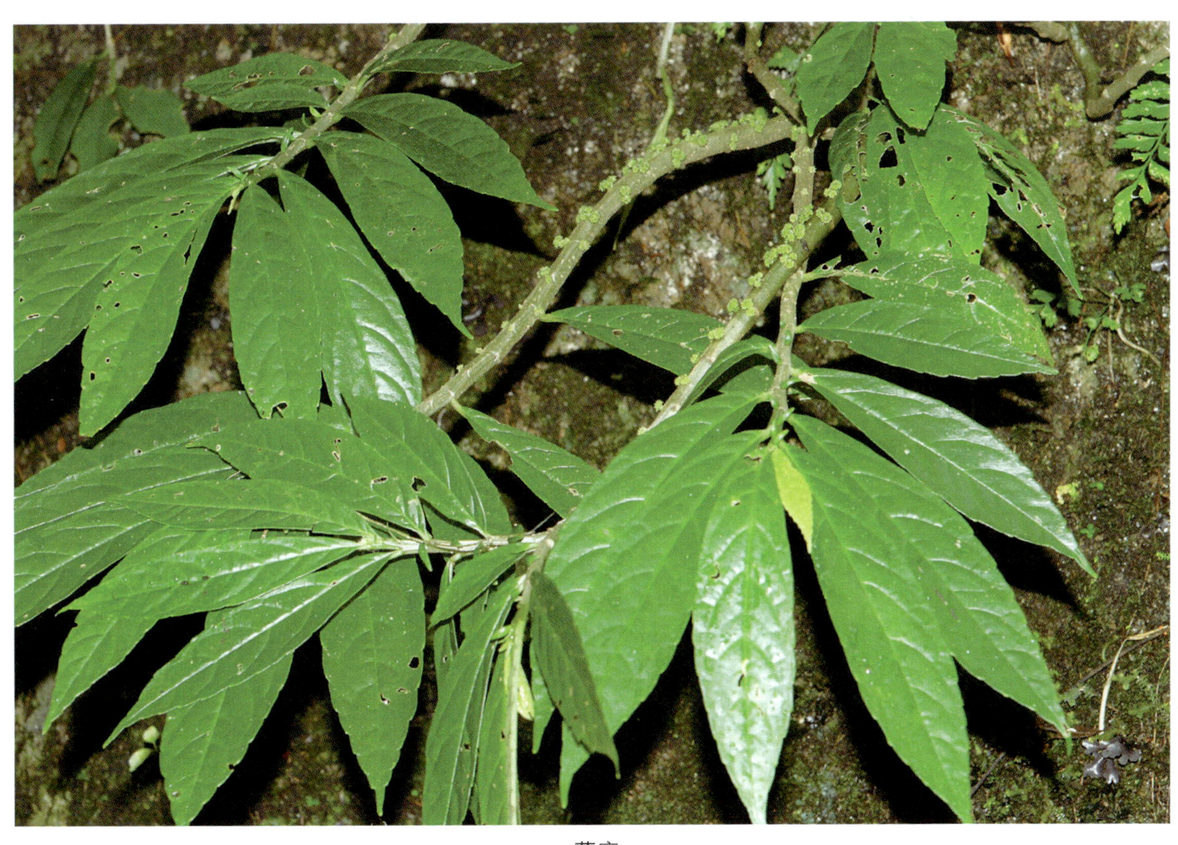

藤麻

| 分布区域 | 产于海南乐东、昌江、白沙、五指山、保亭、陵水、琼中。亦分布于中国广东、广西、福建、台湾、贵州、云南、四川、西藏。亚洲及非洲热带地区也有分布。

| 资　　源 | 生于中海拔至高海拔密林下溪边岩石上，常见。

| 采收加工 | 全年均可采收，洗净，鲜用。

| 功能主治 | 味微苦，性凉。退翳明目，清热解毒，散瘀消肿。用于角膜云翳、风火赤眼、水火烫伤、骨折、跌打损伤、无名肿毒、皮肤溃疡。

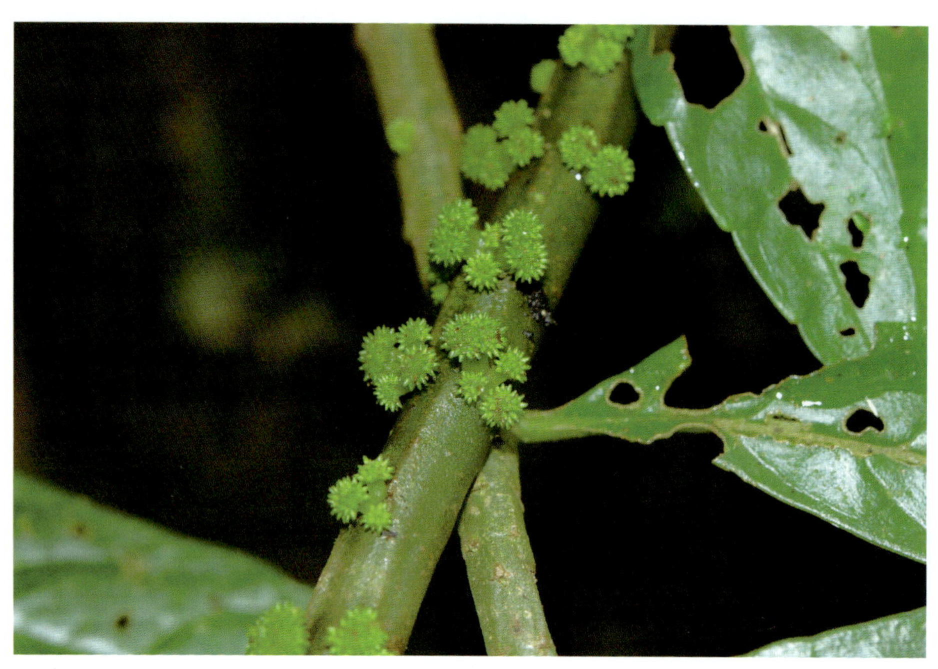

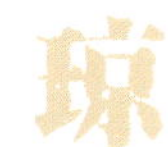

冬青科 Aquifoliaceae 冬青属 *Ilex*

棱枝冬青 *Ilex angulata* Merr. et Chun

中药名 棱枝冬青（药用部位：叶）

植物形态 常绿灌木，小枝“之”字形。椭圆形叶片纸质，长3.5~5cm，宽1.5~2cm。具1~3花的聚伞花序单生于当年生枝叶腋内，苞片三角形，疏被微柔毛，花梗基部具2小苞片，花粉红色，5数。雄花花萼盘状，5浅裂，长1~1.5mm，无缘毛；花冠辐状，花瓣卵圆形，长约3mm；雄蕊长约为花瓣的3/4，退化子房球形。雌花的花萼与花冠同雄花；退化雄蕊长约为花瓣的1/3，败育花药箭头形；柱头乳头状。果实椭圆体形，长6~8mm，直径5~6mm，成熟时红色，具纵棱，花萼、

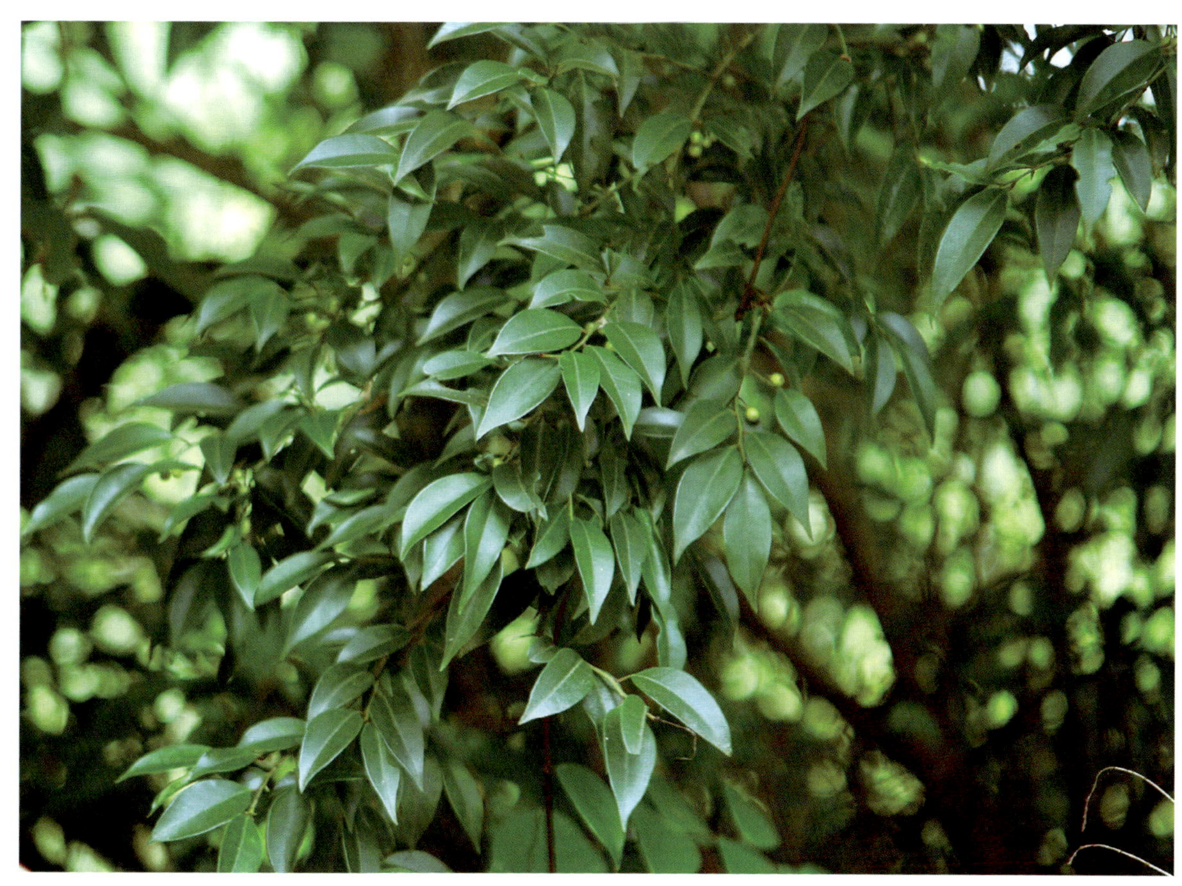

棱枝冬青

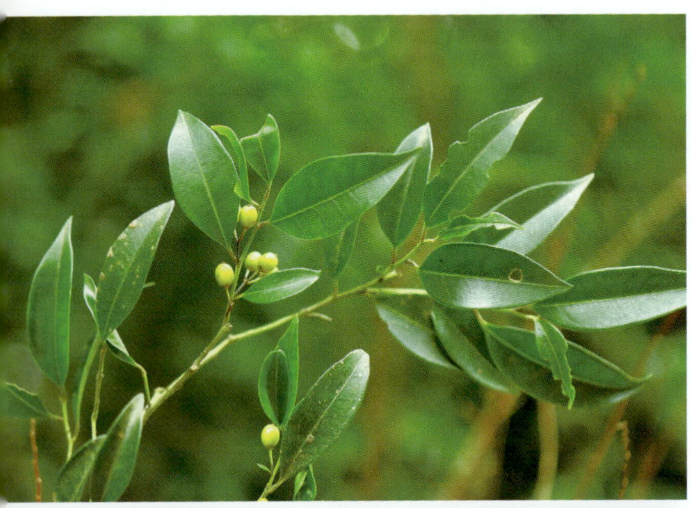

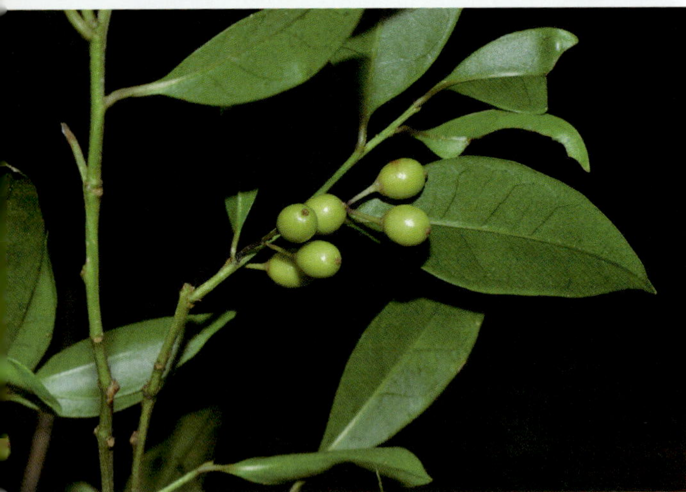

柱头宿存；分核 5，长约 5mm，背部具 3 纵纹和沟，中脊常深陷，内果皮木质。花期 4 月，果期 7~10 月。

| 分布区域 |

产于海南三亚、乐东、保亭、陵水、万宁、琼中、定安、琼海、海口。亦分布于中国广西。

| 资　　源 |

生于低海拔至中海拔疏林中，常见。

| 采收加工 |

全年均可采收，晒干。

| 功能主治 |

清热解毒，降脂清浊，消炎，消肿，通经活络，活血。用于高血压、血脂增高、口腔炎、口疮、疖肿、咽喉痛、慢性喉炎。

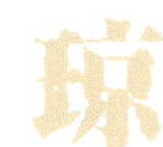

冬青科 Aquifoliaceae 冬青属 *Ilex*

冬　青 *Ilex chinensis* Sims.

中药名 冬青（药用部位：根皮、树皮、叶、果实）

植物形态 常绿乔木，叶痕新月形。叶片薄革质，椭圆形，长5~11cm，宽2~4cm，边缘具圆齿。雄花：花序具三至四回分枝，无毛，花淡紫色，4~5数；花萼浅杯状，具缘毛；花冠辐状，直径约5mm，花瓣长2.5mm，开放时反折，雄蕊短于花瓣，退化子房圆锥状。雌花：花序具一至二回分枝，花3~7，花萼和花瓣同雄花，退化雄蕊长约为花瓣的1/2，败育花药心形；柱头具不明显的4~5裂，厚盘形。果实长球形，成熟时红色，长10~12mm，直径6~8mm；分核4~5，狭披针形，长9~11mm，宽约2.5mm，背面平滑，凹形，断面呈三棱形，内果皮厚革质。花期4~6月，果期7~12月。

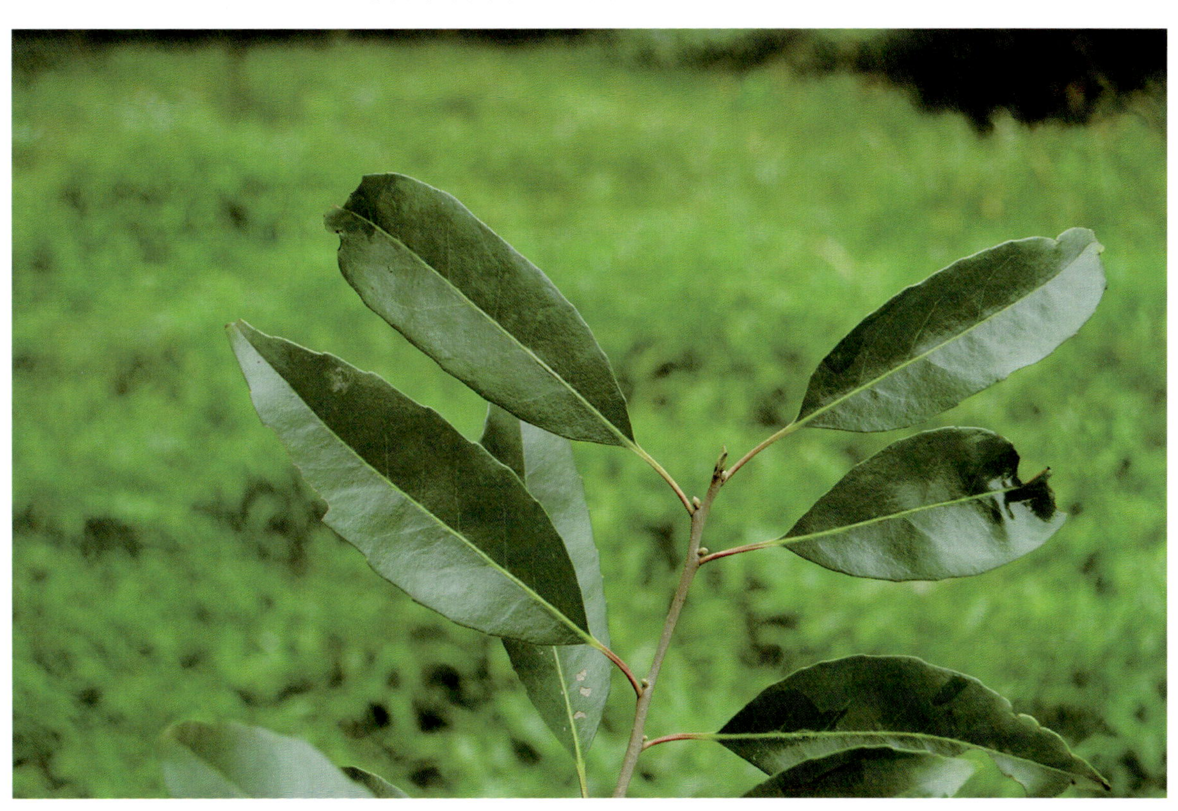

冬青

｜分布区域｜ 产于海南乐东。亦分布于中国长江以南地区。日本也有分布。

｜资　　源｜ 生于山顶密林中，少见。

｜采收加工｜ 叶、树皮、根皮：秋、冬季采摘叶，树皮或根皮全年均可采，晒干或鲜用。果实：冬季果实成熟时采摘果实，晒干。

｜药材性状｜ 叶长椭圆形或披针形，长 5~11cm，宽 2~4cm，边缘有疏生的浅圆锯齿，两面均无毛，中脉在叶下面隆起，侧脉每边 8~9。革质。气微，味苦、涩。以身干、色绿、无枝梗者为佳。

｜功能主治｜ 根皮、树皮：味甘、苦，性凉。止血，补益肌肤。用于烫火伤。叶：味苦、涩，性凉。清热解毒，消肿祛瘀，凉血止血。用于烫火伤、溃疡久不愈合、胆道感染、肺炎、急性咽喉炎、咳嗽、小便淋痛、痢疾、外伤出血、冻疮、皮肤皲裂。果实：味甘、苦，性凉；归肺、肾经。祛风，补虚。用于风湿痹痛、痔疮。

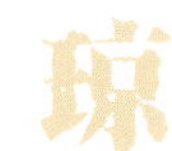

冬青科 Aquifoliaceae 冬青属 *Ilex*

铁仔冬青 *Ilex chuniana* S. Y. Hu.

| 中 药 名 | 铁仔冬青（药用部位：叶）

| 植物形态 | 小乔木，叶密集于小枝的上部，叶片近革质，披针形，长 3~5.5cm，宽 9~15mm，边缘具齿，叶柄长 3~5mm，托叶微小，宿存。雄花序分枝具 1 花；花黄白色，4 数；花萼盘状，裂片具缘毛；花冠辐状，花瓣卵形，长约 1.5mm；雄蕊与花瓣等长。果实近球状椭圆形，直径约 4.5mm，成熟后红色；花萼、柱头宿存，具缘毛；分核 4，长 4.5mm，具掌状条纹而无沟，被疏微柔毛，内果皮木质。花期 10~11 月，果期 11~12 月。

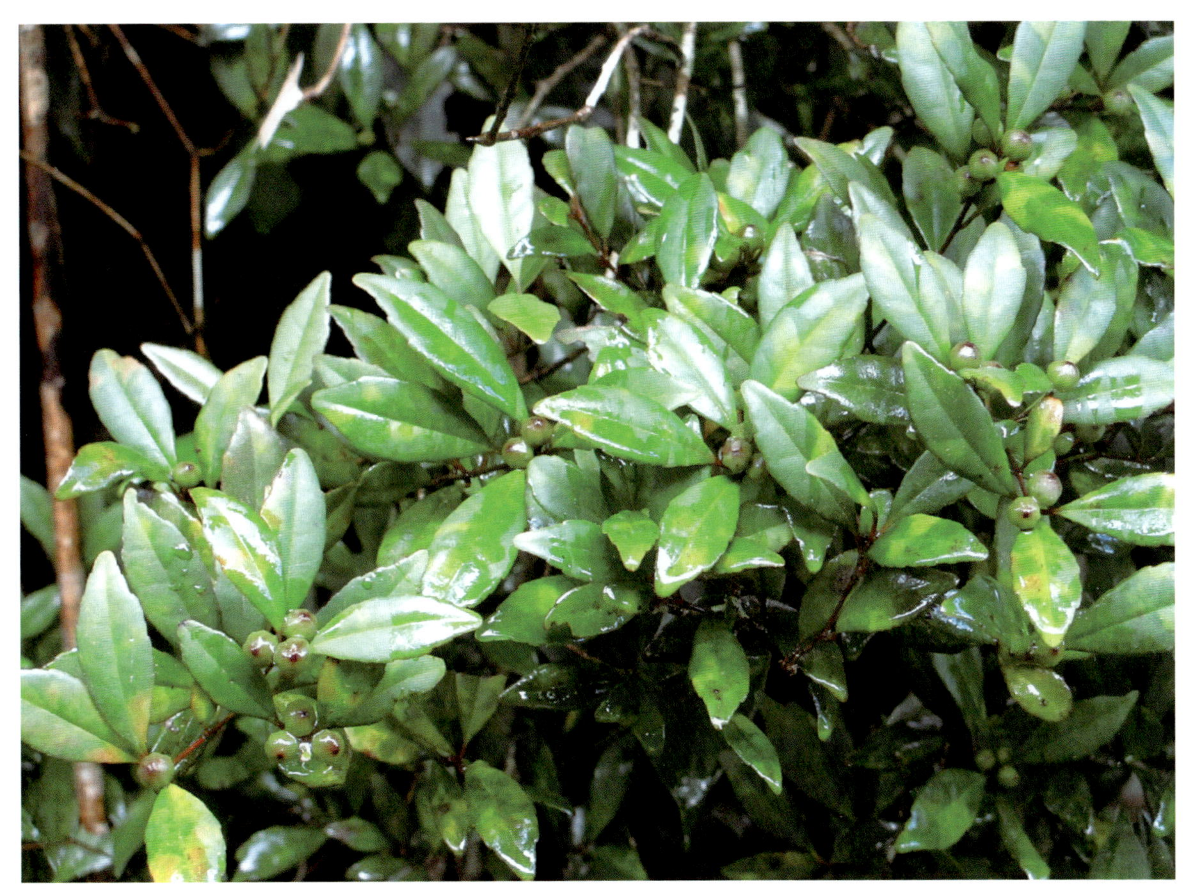

铁仔冬青

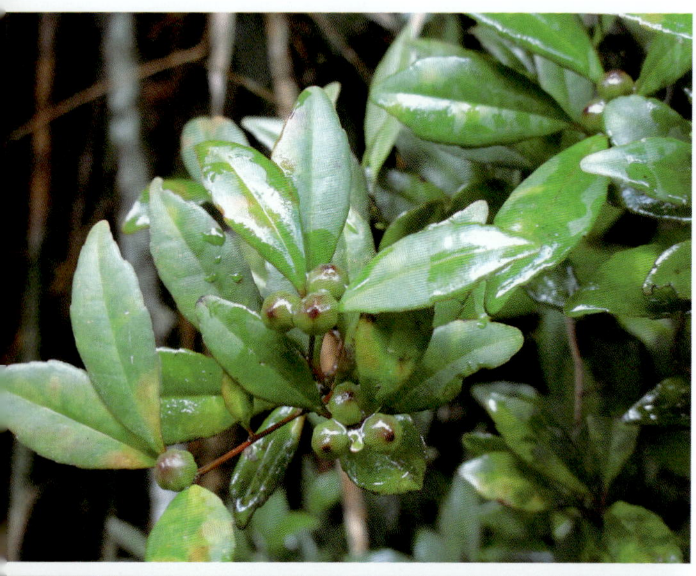

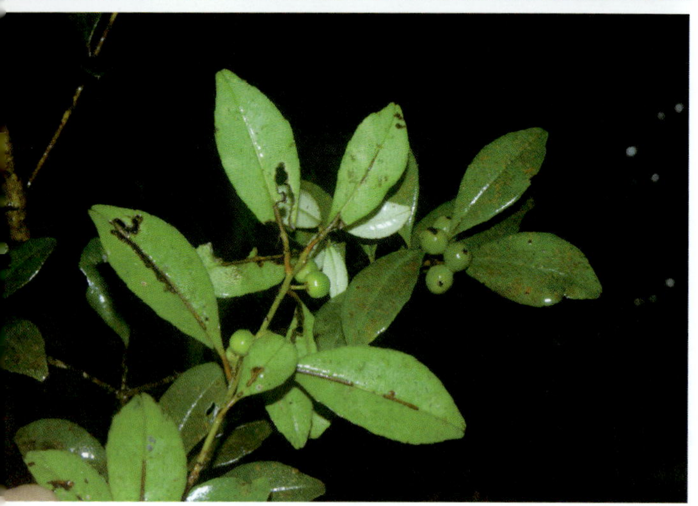

分布区域

产于海南五指山、陵水。亦分布于中国广东。

资　源

生于半山石上，少见。

采收加工

秋、冬季采摘叶，晒干或鲜用。

功能主治

同属植物的叶多有清热解毒、消肿祛瘀等功能，本种可能亦有类似功能，其作用有待进一步研究。

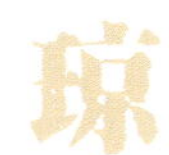

冬青科 Aquifoliaceae 冬青属 *Ilex*

灰冬青 *Ilex cinerea* Champ. ex Benth.

|中 药 名| 灰冬青（药用部位：叶）

|植物形态| 常绿灌木，顶芽长约3mm，芽鳞被短柔毛。叶片革质，长圆状倒披针形，长7~15cm，宽2~4cm，边缘具齿。花序簇生于叶腋，花淡黄绿色，4数；雄花为一至二回三歧式聚伞花序簇生，被短柔毛，苞片三角状卵形，具托叶状有缘毛附属物；其近基部具2小苞片；盘状花萼4裂，疏被短柔毛及缘毛；花瓣4，长约3mm，先端具缘毛，雄蕊4，退化子房球形，无毛。雌花：花序的单个分枝具1花，苞片近圆形；具有缘毛的小苞片；花萼近杯状，4浅裂，具缘毛；花瓣长约3mm；退化雄蕊长为花瓣的1/2，败育花药箭头状；子房被

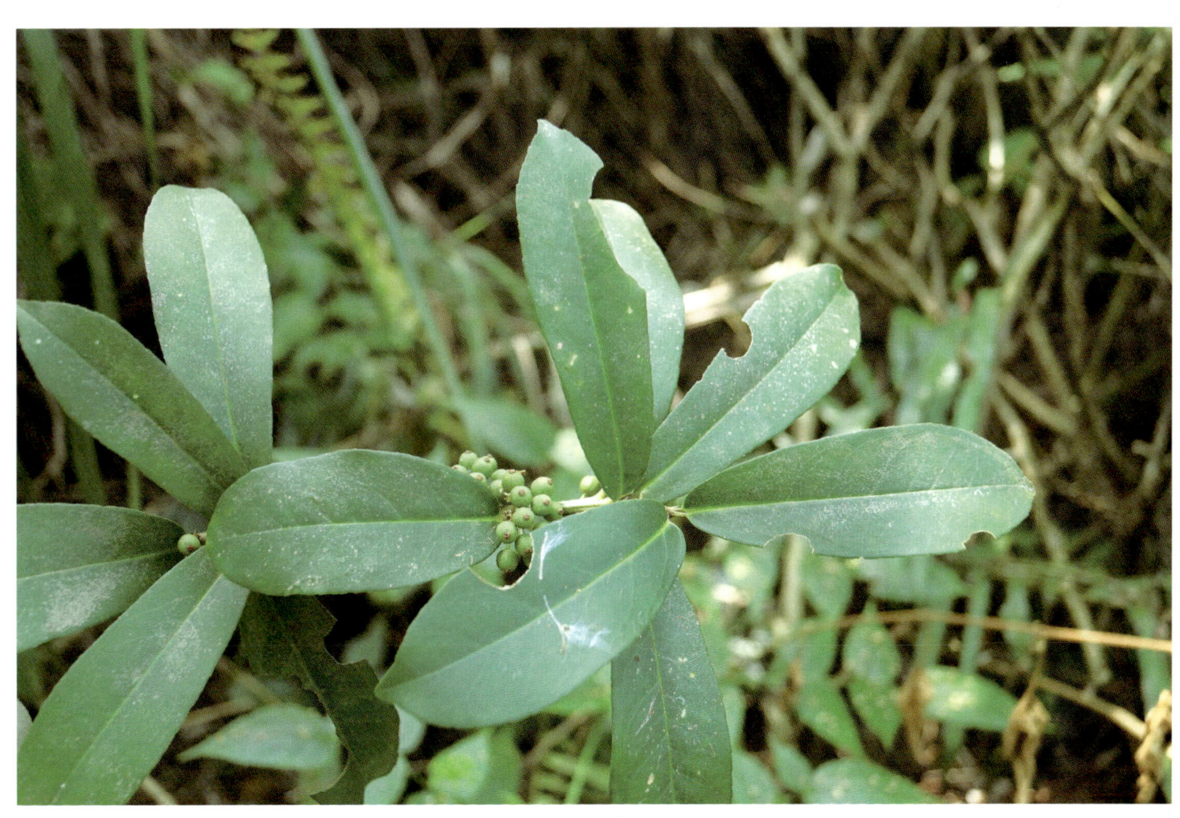

灰冬青

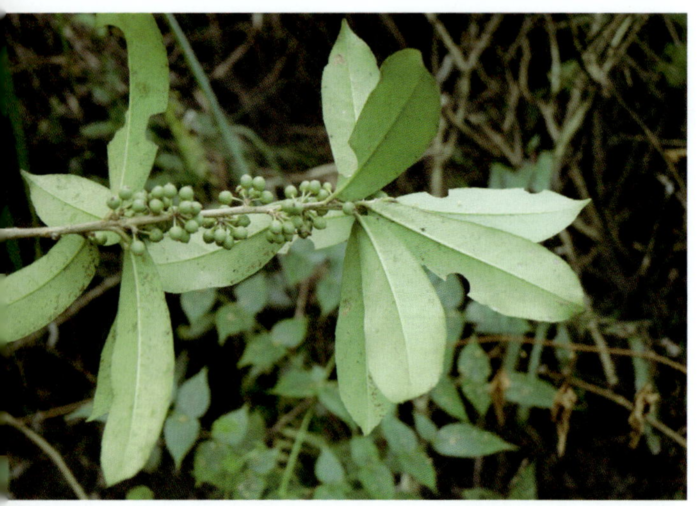

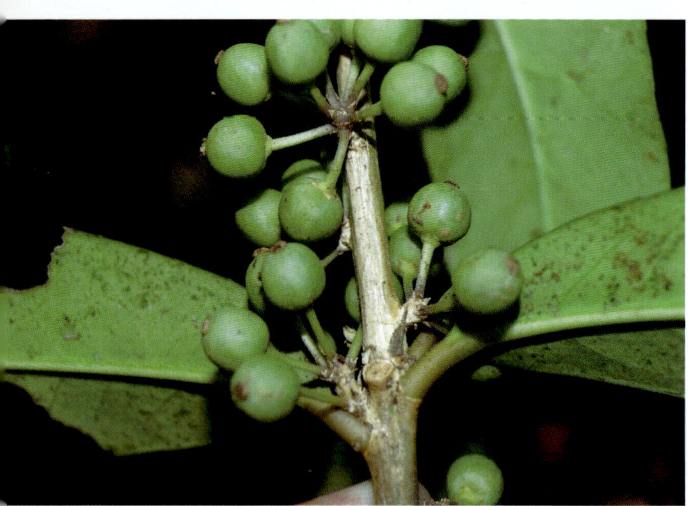

短柔毛，柱头盘状。果实球形，直径约 7mm，成熟时红色，宿存柱头盘状，4 裂；花萼宿存。分核 4，倒卵形，长约 4mm，背面具掌状纵棱及沟，侧面具皱纹及洼点，内果皮石质。花期 3~4 月，果期 9~10 月，甚至到翌年 3 月才凋落。

分布区域

海南有分布记录。亦分布于中国广东、香港。越南也有分布。

资　源

生于高海拔林中，少见。

采收加工

秋、冬季采摘叶，晒干或鲜用。

功能主治

同属植物的叶多能清热解毒、消肿祛瘀等，本种可能亦有类似功能，其作用有待进一步研究。

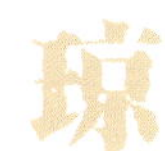

冬青科 Aquifoliaceae 冬青属 *Ilex*

枸　骨 *Ilex cornuta* Lindl. & J. Paxton.

中药名 功劳、枸骨子（药用部位：根、叶、果实、树皮）

植物形态 常绿灌木，枝条具纵裂缝及隆起的叶痕，无皮孔。叶片厚革质，二型，长 4~9cm，宽 2~4cm，先端具 3 尖硬刺齿，中央刺齿常反曲，基部圆形或近截形，两侧各具 1~2 刺齿，托叶胼胝质。花序簇生于叶腋，基部宿存鳞片；苞片卵形，被短柔毛和缘毛；花淡黄色，4 数。雄花：花梗长 5~6mm，无毛，基部具 1~2 阔三角形的小苞片；花萼盘状，裂片膜质，阔三角形，具缘毛；花冠辐状，直径约 7mm，花瓣长圆状卵形，长 3~4mm，反折，基部合生。雌花：无毛，基部具 2 小的阔三角形苞片；花萼与花瓣像雄花；退化雄蕊长为花瓣的 4/5，败育花药卵状箭头形；柱头盘状，4 浅裂。果实球形，直径 8~10mm，

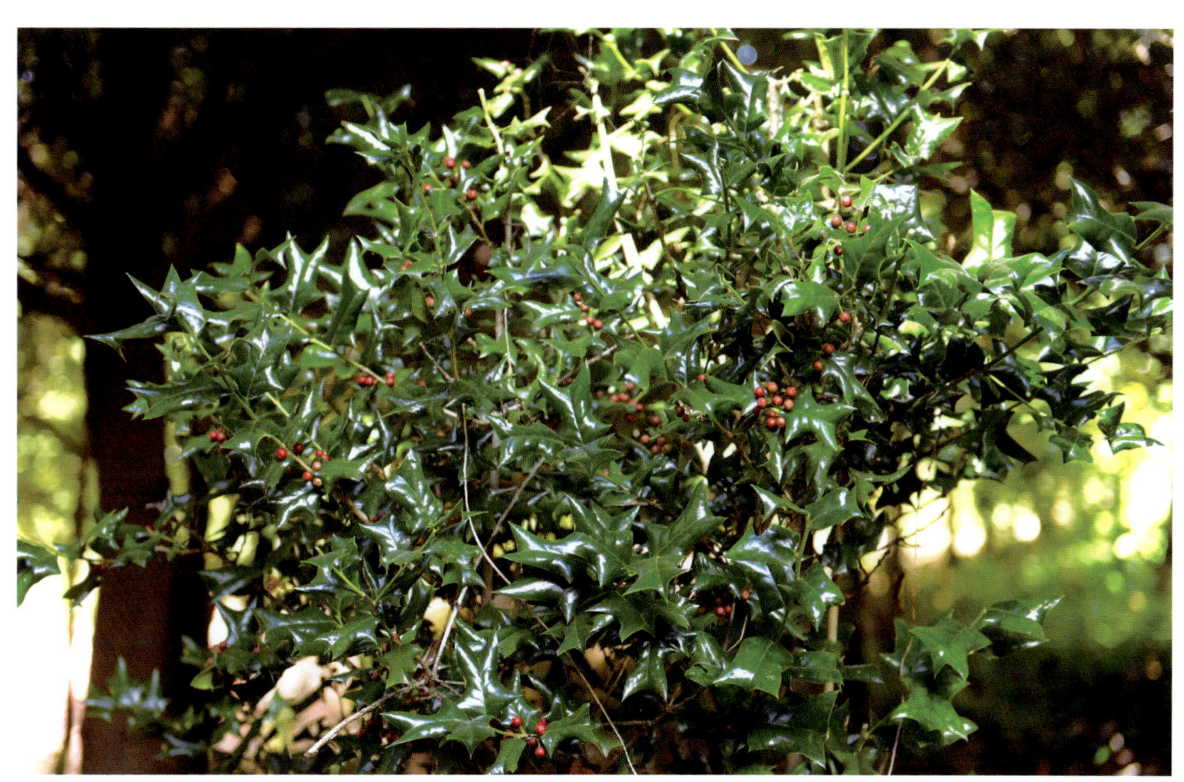

枸骨

成熟时鲜红色，花萼、柱头宿存，果梗长 8~14mm。分核 4，轮廓倒卵形，长 7~8mm，遍布皱纹和皱纹状纹孔，背部中央具 1 纵沟，内果皮骨质。花期 4~5 月，果期 10~12 月。

|分布区域| 海南万宁有栽培。亦分布于中国华东、华南各地。朝鲜也有分布。

|资　　源| 栽培，少见。

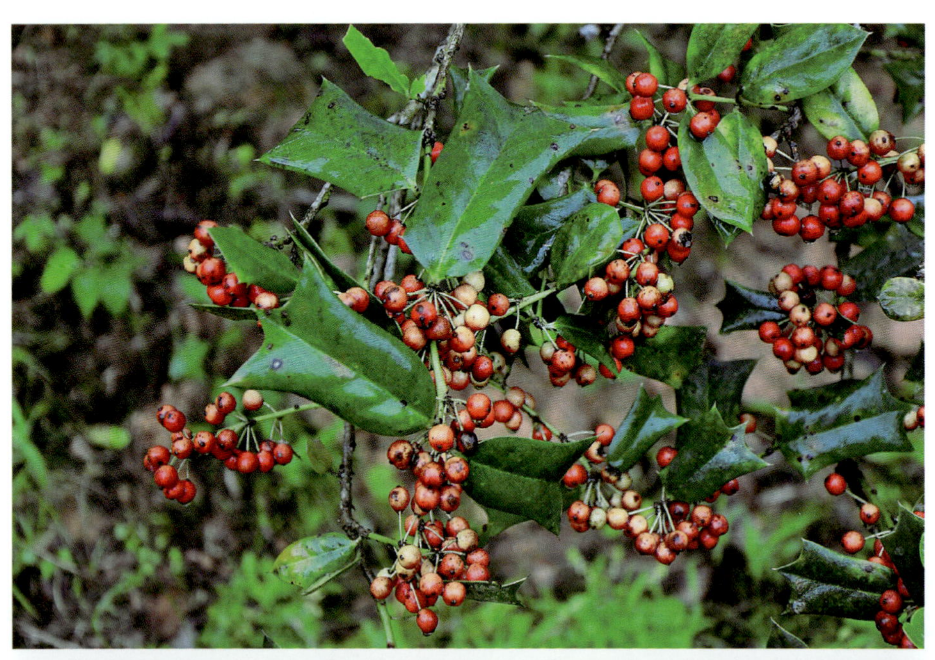

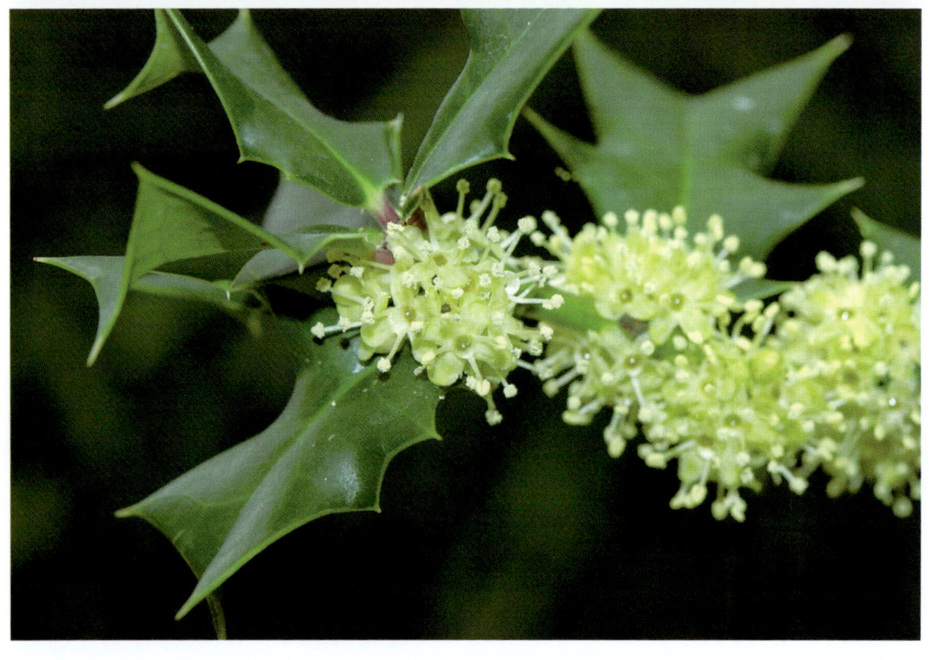

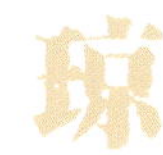

| 采收加工 | 根：全年均可采。叶：8~10 月采收。果实：冬季采摘成熟的果实。树皮：全年均可采剥树皮。去净杂质，洗净，晒干。

| 药材性状 | 叶：叶类长方形，长 4~9cm，宽 2~4cm。先端有 3 较大的硬刺齿，两侧有时各有刺齿 1~2，边缘稍反卷；长卵圆形叶长，无刺齿。上表面黄绿色或绿褐色，有光泽，下表面灰黄色或灰绿色。革质，硬而厚。气微，味微苦。以叶大、色绿者为佳。果实：果实圆球形或类球形，直径 8~10mm；表面浅棕色至暗红色，微有光泽，外果皮多干缩而形成深浅不等的凹陷；先端具宿存柱基，基部有果柄痕及残存花萼，偶有细果柄，外果皮质脆易碎，内有分果核 4，分果核呈球体的四等分状，黄棕色至暗棕色，极坚硬，有隆起的脊纹，内有种子 1。气微，味微涩。以果大、饱满、色红、无杂质者为佳。

| 功能主治 | 根：味苦，性凉。补肝肾，清风热，祛风止痛。用于风湿关节痛、腰肌劳损、头痛、牙痛、黄疸型肝炎。叶：味苦，性凉；归肝、肾经。清热养阴，补肝肾，养气血，祛风湿。用于肺痨潮热、咳嗽咯血、头晕、头痛、耳鸣、高血压、腰酸脚软、白癜风。果实：味苦、涩，性微温；归肝、肾、脾经。滋阴，益精，活络，固涩。用于阴虚身热、淋浊、崩漏、带下、筋骨痛、白带过多。树皮：味微苦，性凉。补肝肾，强腰膝。用于肝肾不足、腰脚痿弱。

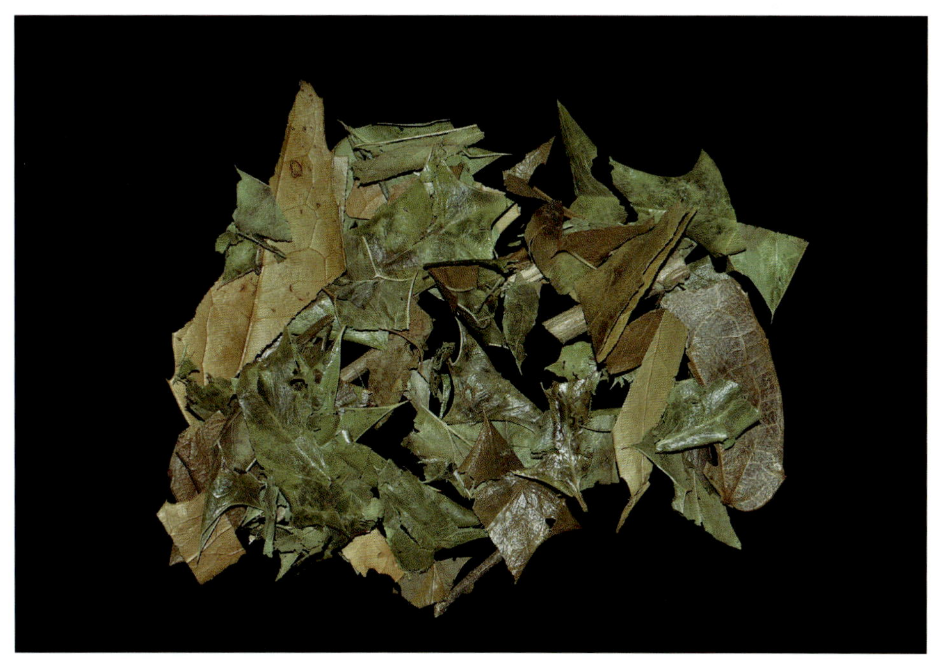

冬青科 Aquifoliaceae 冬青属 *Ilex*

榕叶冬青 *Ilex ficoidea* Hemsl.

| 中 药 名 | 上山虎（药用部位：根）

| 植物形态 | 常绿乔木，具叶痕。叶片革质，长圆状椭圆形，长 4.5~10cm，宽 1.5~3.5cm，边缘具锯齿，叶柄长 6~10mm。花序生于叶腋，花 4 数，白色或淡黄绿色，芳香；雄花序的聚伞花序具 1~3 花；花萼盘状，裂片三角形，具缘毛；花冠直径约 6mm，花瓣卵状长圆形，长约 3mm，上部具缘毛，雄蕊长于花瓣。雌花单花簇生于叶腋；花萼被微柔毛，裂片常呈龙骨状；花冠直立，卵形花瓣分离，长约 2.5mm，具缘毛。果实球形，直径 5~7mm，成熟后红色，花萼、柱头宿存；分核 4，卵形或近圆形，长 3~4mm，背部具掌状条纹，具纵槽，两侧面具皱条纹及洼点，内果皮石质。花期 3~4 月，果期 8~11 月。

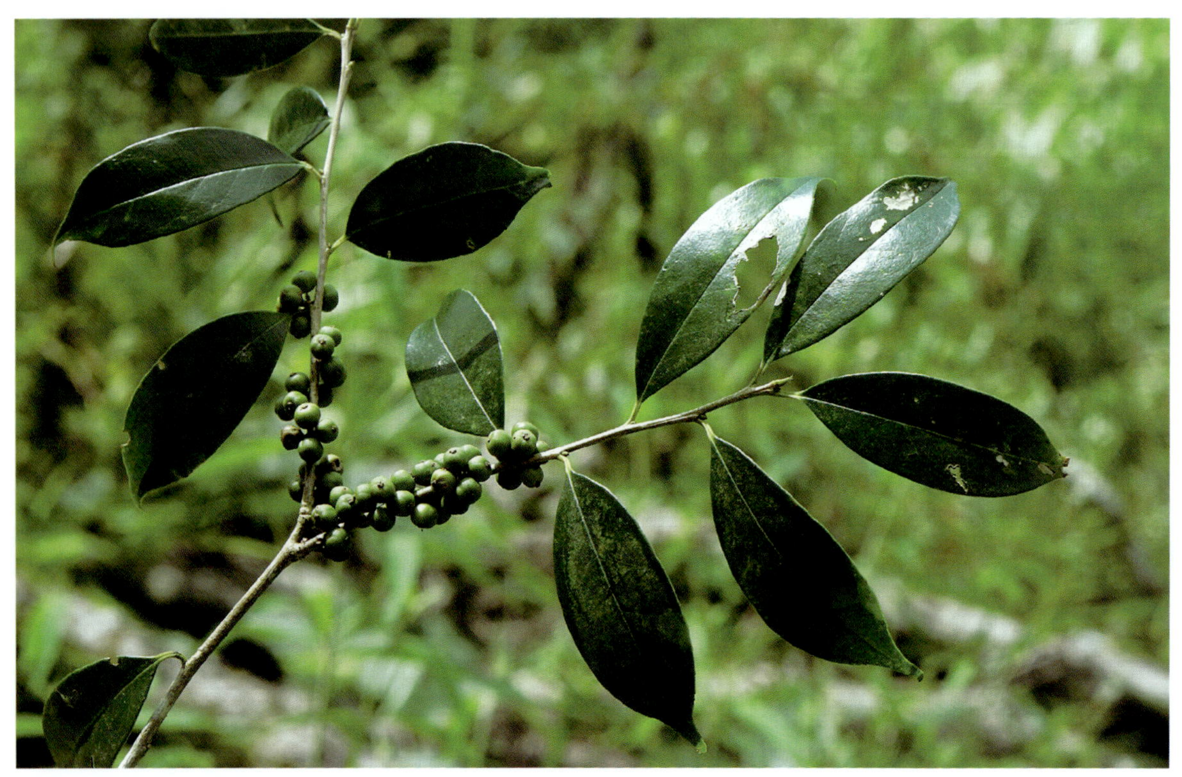

榕叶冬青

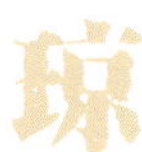

| 分布区域 |

产于海南乐东、白沙、五指山、保亭、万宁。亦分布于中国广东、广西、湖南、江西、福建、台湾、浙江、安徽、湖北、贵州、云南、四川。日本也有分布。

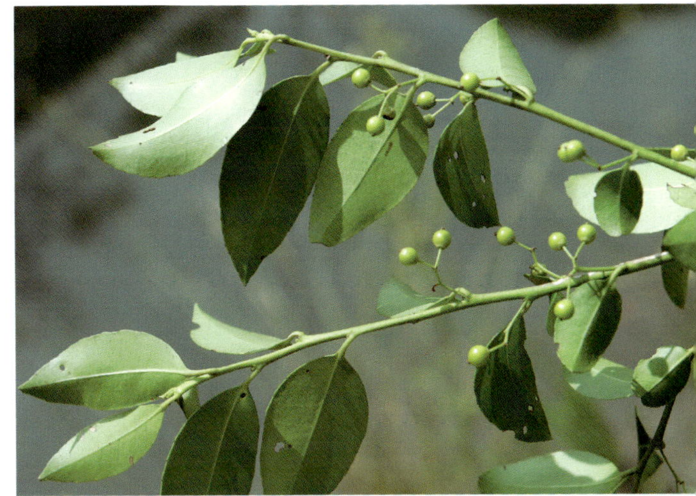

| 资　　源 |

生于中海拔至高海拔林中，常见。

| 采收加工 |

全年均可采，洗净，切片，晒干。

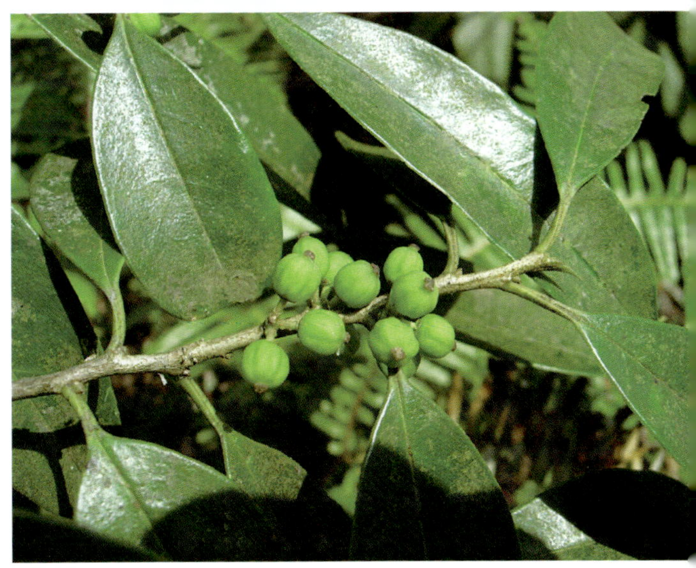

| 功能主治 |

味苦、甘，性凉。清热解毒，活血止痛。用于肝炎、跌打肿痛。

冬青科 Aquifoliaceae 冬青属 *Ilex*

伞花冬青 *Ilex godajam* (Colebr. ex Wall.) Wall.

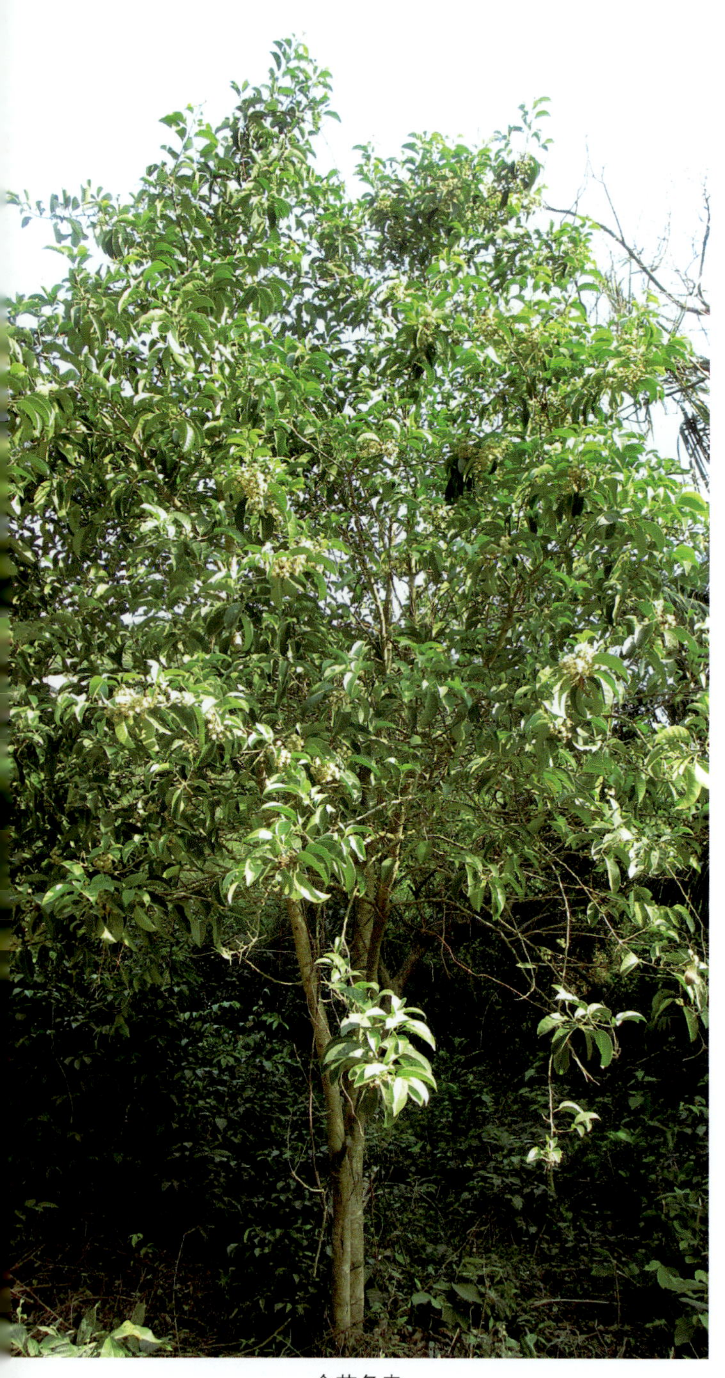
伞花冬青

中药名

伞花冬青（药用部位：树皮）

植物形态

常绿灌木，小枝“之”字形弯曲，具圆形突起的皮孔。卵形叶薄革质，长4.5~8cm，宽2.5~4cm，托叶钻状三角形，被微柔毛。伞状聚伞花序生于叶腋，总花梗及花梗均密被微柔毛；花4~6数，白色带黄。雄花序：伞状聚伞花序具8~23花，基生小苞片钻形，被微柔毛；花萼盘状，4深裂，裂片啮齿状，具缘毛；花冠辐状，花瓣4，长圆形，长2mm，退化子房球形，具短喙。雌花序：伞形花序具3~13花，基生苞片、小苞片三角形，花萼似雄花，柱头头形。果实球形，直径4mm，成熟时红色，宿存花萼平展，直径约2.5mm，具缘毛；宿存柱头盘状，突起；分核5或6，椭圆形，长2.5mm，背部宽约1.5mm，具3纵棱及2沟，内果皮木质。花期4月，果期8月。

分布区域

产于海南三亚、乐东、昌江、白沙、保亭、万宁、琼中、儋州、海口。亦分布于中国广西、

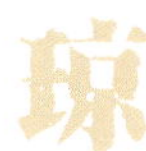

湖南、云南。越南、老挝、缅甸、印度、不丹、尼泊尔也有分布。

| 资　源 |

生于低海拔至高海拔林中，常见。

| 采收加工 |

树皮全年可采，晒干或鲜用。

| 功能主治 |

用于腹痛、蛔虫病。

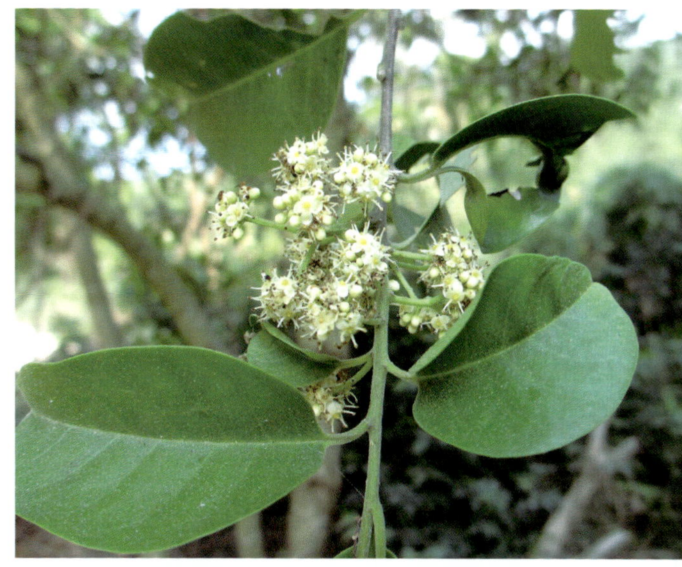

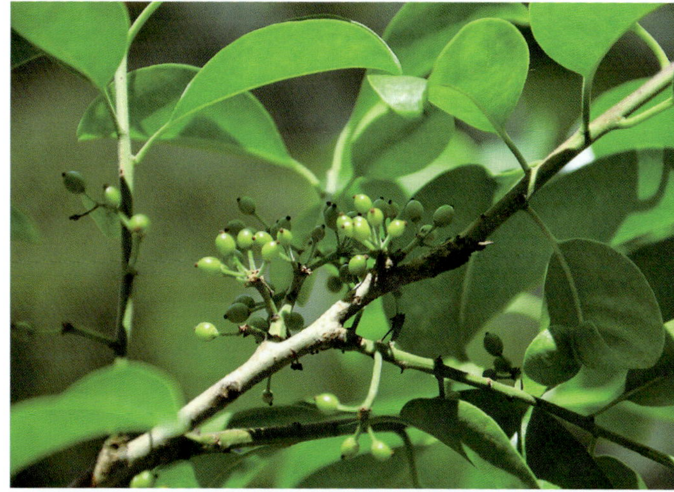

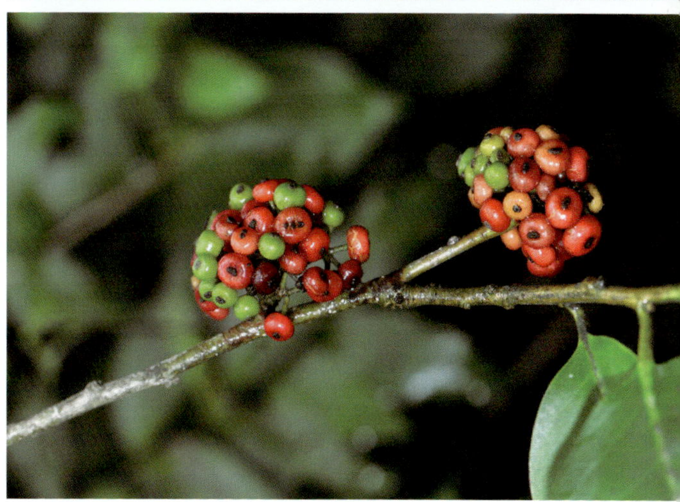

冬青科 Aquifoliaceae 冬青属 *Ilex*

剑叶冬青 *Ilex lancilimba* Merr.

| 中 药 名 | 剑叶冬青（药用部位：根）

| 植物形态 | 小乔木，芽鳞密被淡黄色短柔毛。叶片革质，披针形，长 9~16cm，宽 2~5cm，全缘，叶柄具叶片下沿的狭翅。聚伞花序单生于当年生枝，总花梗及花梗均被淡黄色短柔毛；花 4 数。雄花序为三回二歧或三歧聚伞花序，总花梗长 5~14mm，花萼盘状，4 裂，花瓣卵状长圆形，长 2.5~3mm，雄蕊短于花瓣，退化子房圆锥状。雌花序为具 3 花的聚伞花序，花萼及花冠同雄花，淡绿白色，4 或 5 数；退化雄蕊长约为花瓣的 1/2，败育花药心形；柱头厚盘状。果实常被淡黄色短柔毛，球形，直径 10~12mm，成熟时红色，宿存花萼平展，四角形，宿存

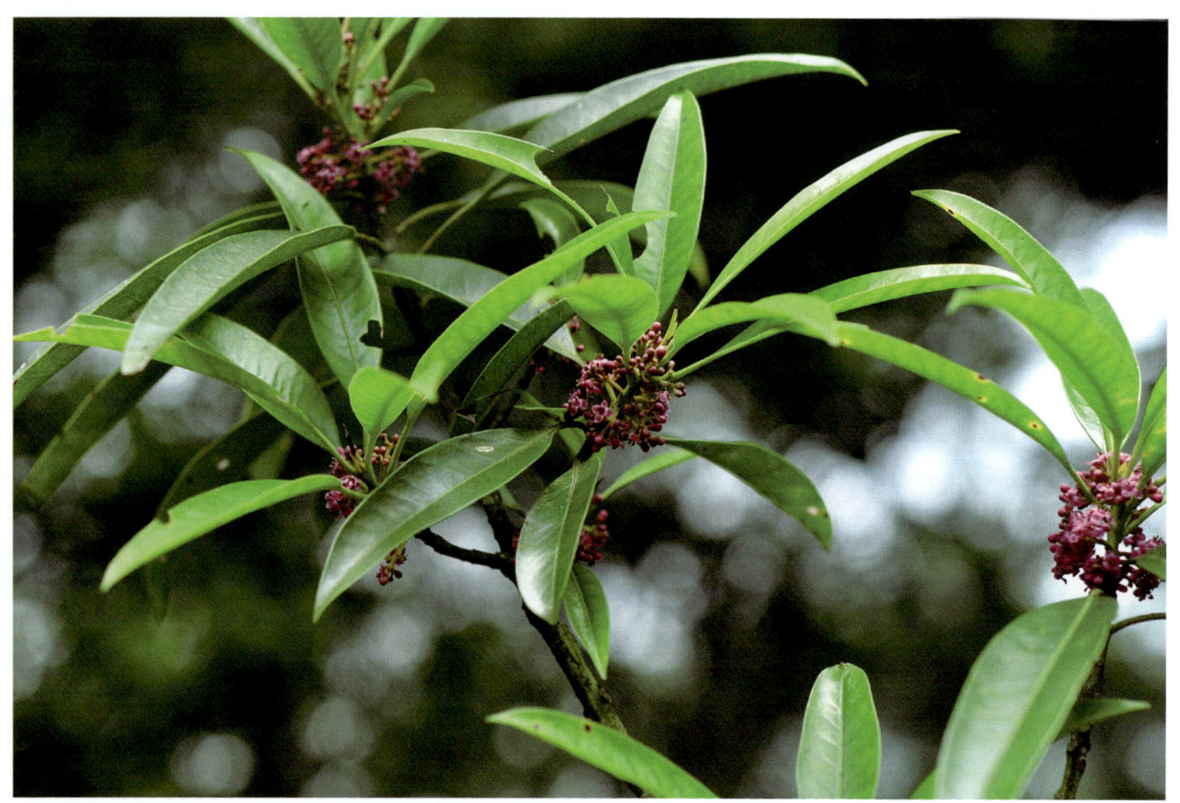

剑叶冬青

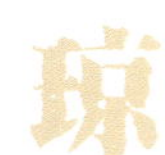

柱头盘状，4 裂；分核 4，长圆形，长约 9mm，背部具宽而深的“U”形槽，内果皮木质。花期 3 月，果期 9~11 月。

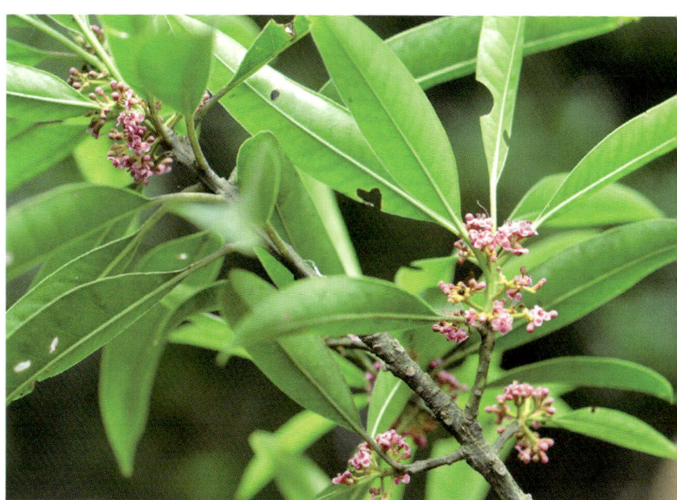

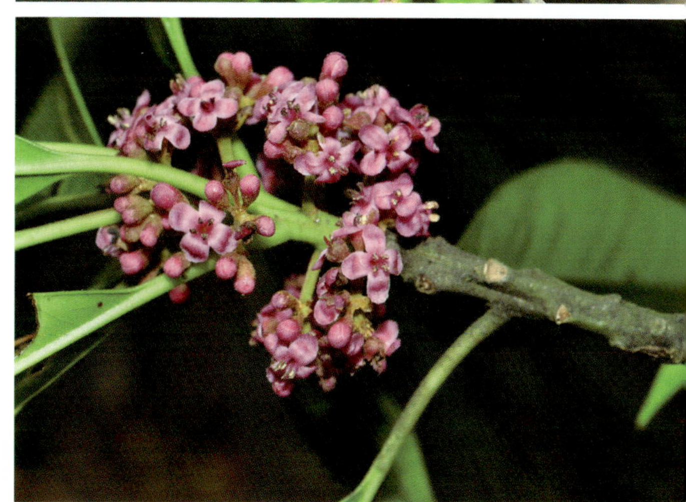

| 分布区域 |

产于海南三亚、乐东、白沙、五指山、万宁、琼中。亦分布于中国广东、广西、湖南、福建。

| 资　源 |

生于高海拔林中，常见。

| 采收加工 |

全年均可采，洗净，切片，晒干。

| 功能主治 |

清热解毒。

冬青科 Aquifoliaceae 冬青属 *Ilex*

大叶冬青 *Ilex latifolia* Thunb.

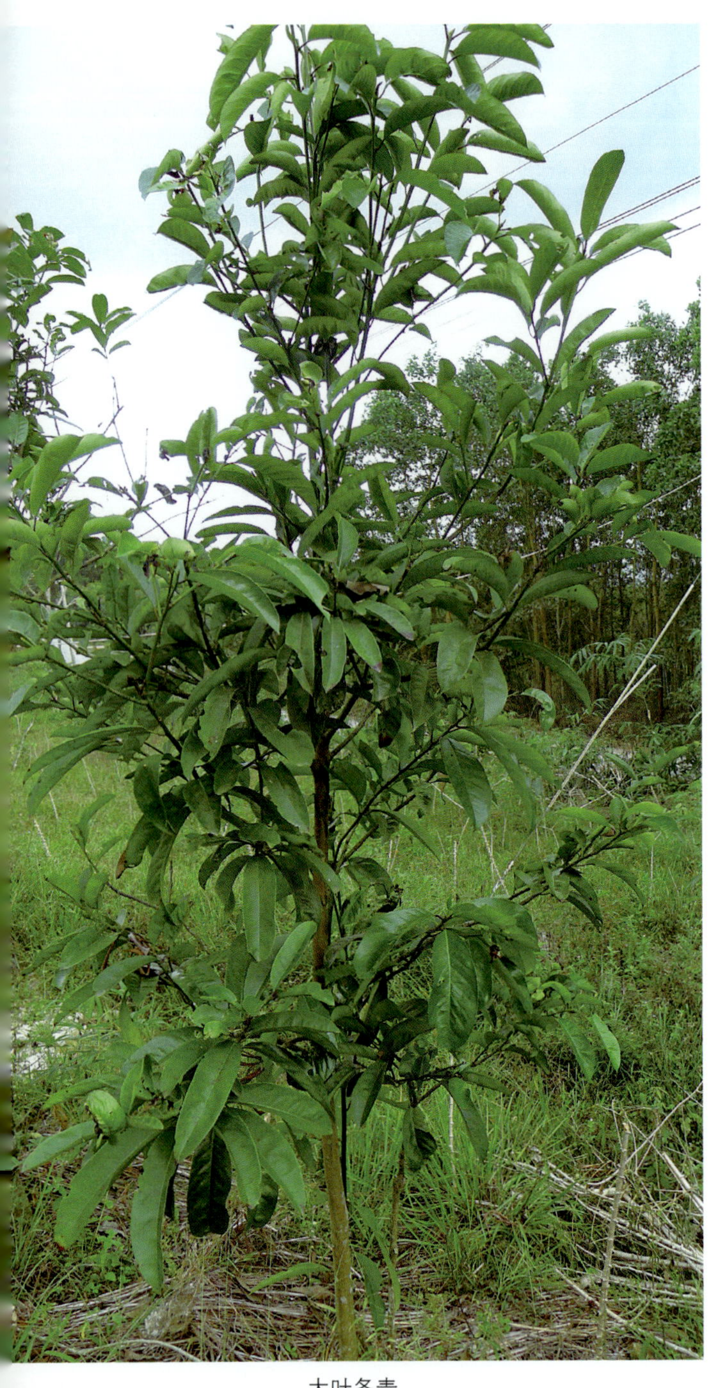
大叶冬青

中药名

苦丁茶（药用部位：叶）

植物形态

常绿大乔木，全体无毛。叶片厚革质，长圆形，长8~19cm，宽4.5~7.5cm，边缘具疏锯齿，齿尖黑色，托叶极小。假圆锥花序生于叶腋，基部具宿存的圆形、覆瓦状排列的芽鳞，花淡黄绿色，4数。雄花：假圆锥花序的每个分枝具3~9花，苞片长5~7mm，小苞片1~2，花萼近杯状，4浅裂，花冠辐状，直径约9mm，长约3.5mm，宽约2.5mm；花药长为花丝的2倍；柱头稍4裂。雌花：花序的每个分枝具1~3花，具1~2小苞片；花萼盘状，直立花冠卵形；花瓣4，长约3mm，退化雄蕊长为花瓣的1/3；子房卵球形，柱头盘状，4裂。果实球形，直径约7mm，成熟时红色，外果皮厚。分核4，轮廓长圆状椭圆形，长约5mm，具不规则的皱纹和尘穴，背面具纵脊，内果皮骨质。花期4月，果期9~10月。

分布区域

产于海南昌江、东方、儋州。亦分布于中国广东、广西、湖南、湖北、云南、四川。

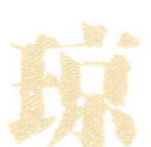

资　源

生于山地林中，少见。

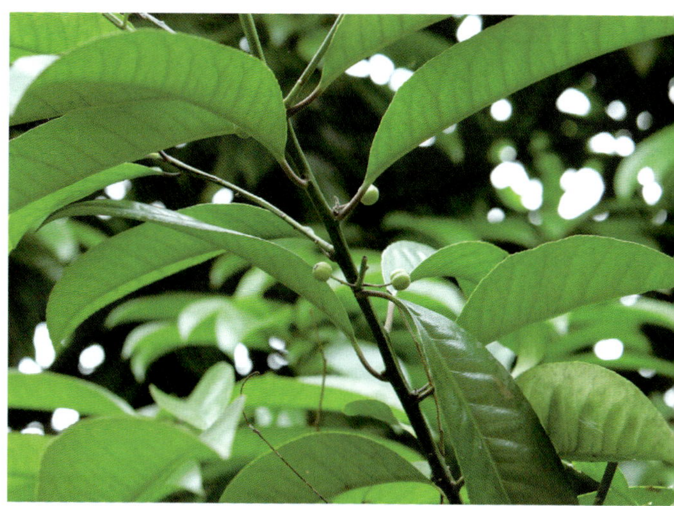

采收加工

清明前后摘取嫩叶，头轮多采，次轮少采，长梢多采，短梢少采。叶采摘后，放在竹筛上通风，晾干或晒干。

药材性状

叶片卵状长椭圆形，有的破碎或纵向微卷曲，长 8~17cm，宽 4.5~7.5cm；边缘具疏齿；上表面黄绿色或灰绿色，有光泽，下表面黄绿色；革质而厚；气微，味微苦。

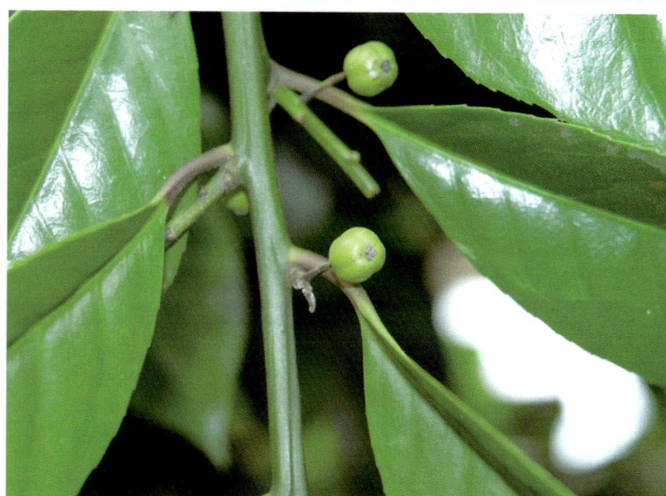

功能主治

味甘、苦，性寒；归肝、肺、胃经。清热解毒，生津消积，清头目，除烦渴，凉血，止泻。用于头痛、齿痛、目赤、热病烦渴、痢疾、腹痛、耳朵疼痛流脓、饮食不节、脾胃损伤。

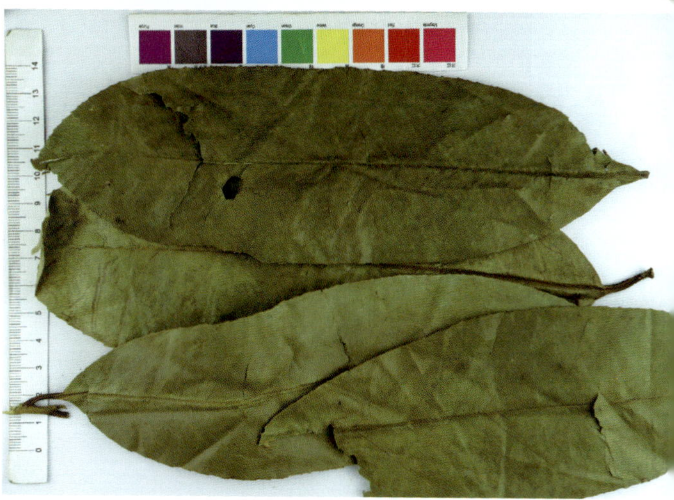

冬青科 Aquifoliaceae 冬青属 *Ilex*

毛冬青 *Ilex pubescens* Hook. & Arn.

| 中 药 名 | 毛冬青（药用部位：根、叶）

| 植物形态 | 常绿灌木，小枝具叶痕。椭圆形叶片纸质，长2~6cm，宽1~2.5cm，边缘具锯齿，叶柄密被长硬毛。花序密被长硬毛。雄花序：聚伞花序，花梗基部具2小苞片，花4或5数，粉红色；盘状花萼被长柔毛，5或6深裂，具缘毛；花冠辐状，卵状长圆形花瓣4~6，长约2mm，退化雌蕊垫状，先端具短喙。雌花序：簇生，被长硬毛，单个分枝具单花，基部具小苞片；花6~8数；盘状花萼6深裂，被长硬毛，花冠辐状，长圆形花瓣5~8，长约2mm；退化雄蕊长约为花瓣的一半，败育花药箭头形，花柱明显，柱头头状。果实球形，直径约4mm，成熟后红色，果梗密被长硬毛；花萼宿存，宿存柱头厚盘状或头状，

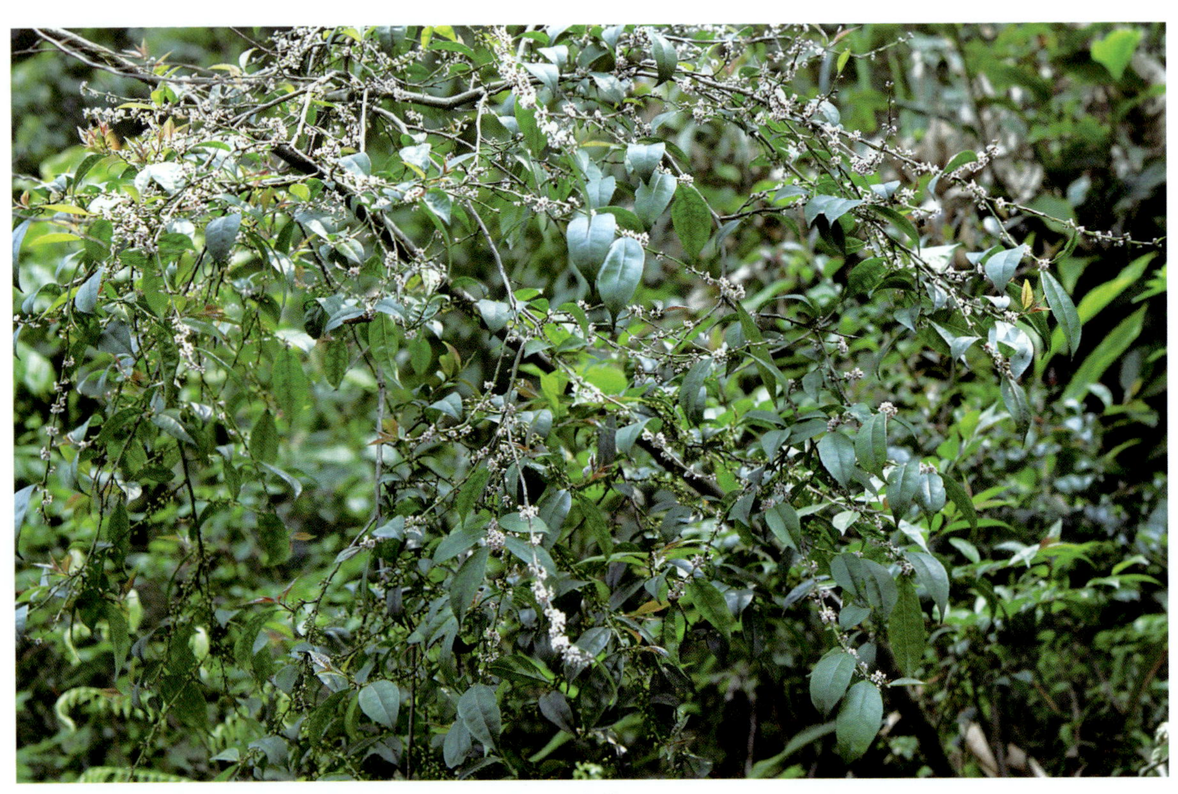

毛冬青

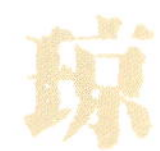

花柱明显。分核6，轮廓椭圆体形，长约3mm，背面具纵宽的单沟及3条纹，两侧面平滑，内果皮革质或近木质。花期4~5月，果期8~11月。

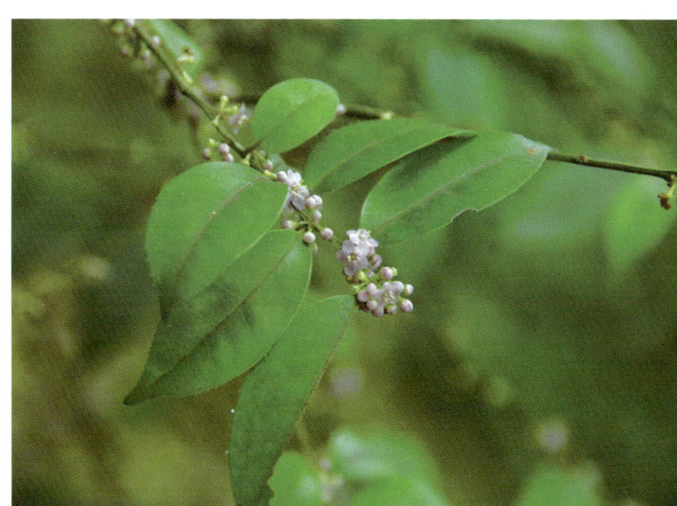

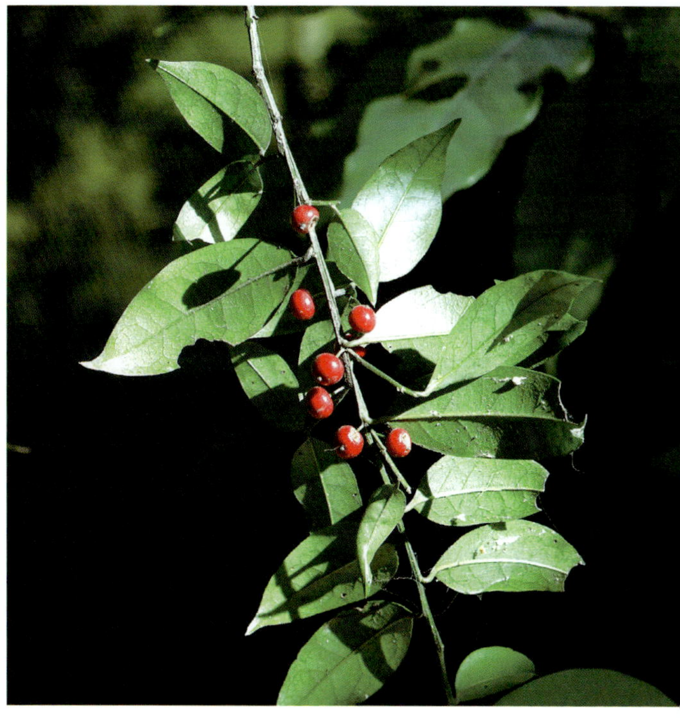

分布区域

海南岛有分布记录。亦分布于中国广东、广西、湖南、江西、福建、台湾、浙江、安徽、湖北、贵州、云南。

资　　源

生于低海拔山地疏林或山坡灌丛中，少见。

采收加工

根：夏、秋采收。叶：全年均可采。洗净，鲜用或晒干。

药材性状

根呈圆柱形，有的分枝，长短不一，直径1~4cm。表面灰褐色至棕褐色，根头部具茎枝及茎残基；外皮稍粗糙，有纵向细皱纹及横向皮孔。质坚实，不易折断，断面皮部菲薄，木质部发达，土黄色至灰白色，有致密的放射状纹理及环纹。气微，味苦、涩而后甜。商品多为块片状，大小不等，厚0.5~1cm。

功能主治

根：味苦、涩，性寒；归心、肺经。清热凉血，通脉止痛，消肿解毒。用于风热感冒、肺热喘咳、喉头肿、乳蛾、痢疾、胸痹、中心性视网膜炎、疮疡。叶：味苦、涩，性凉。清热解毒，止痛消炎。用于牙龈肿痛、疖痈、缠腰火丹、脓疱疮、烫火伤。

冬青科 Aquifoliaceae 冬青属 *Ilex*

卷边冬青 *Ilex revoluta* P. C. Tam.

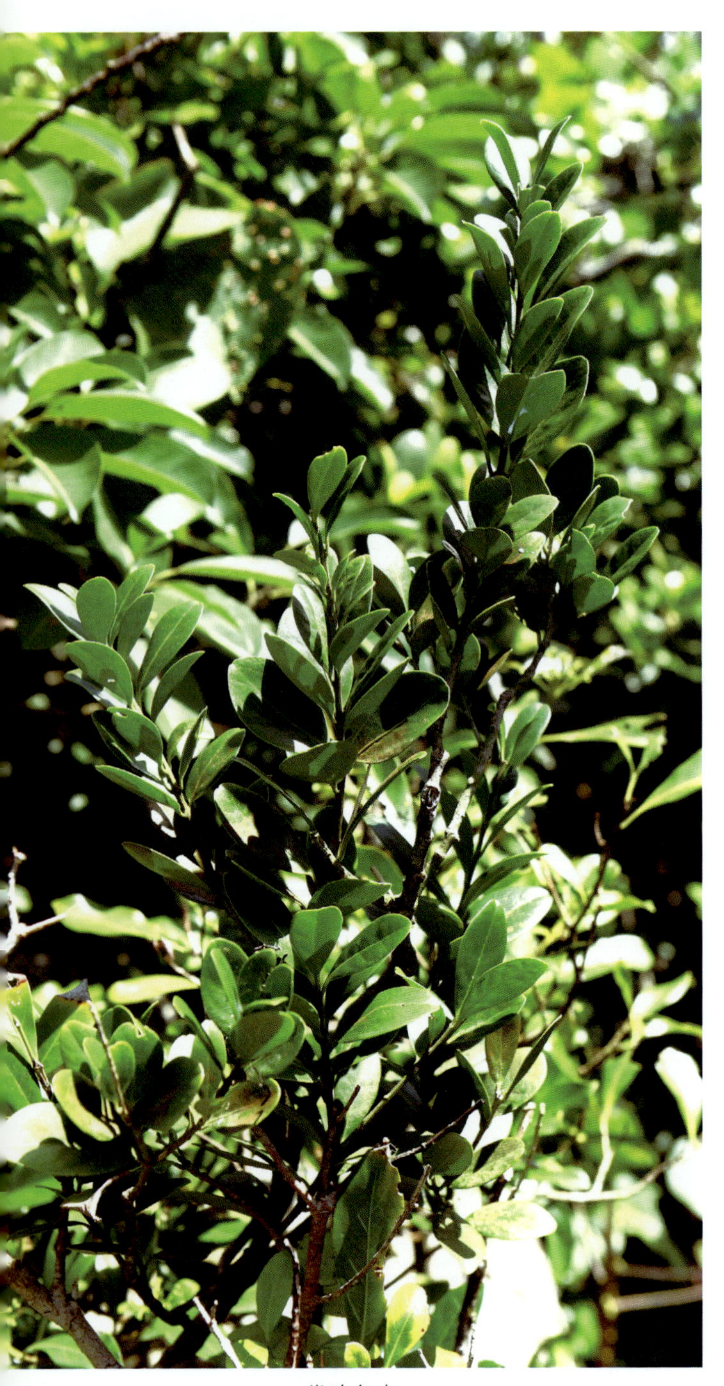
卷边冬青

中药名

卷边冬青（药用部位：叶）

植物形态

常绿小乔木，高 4~8m，全株无毛；树皮灰褐色。小枝圆柱形，具纵棱沟，叶痕稍突起。叶片革质，倒卵形，长 4~5.5cm，宽 2~2.5cm，先端圆形，微凹，基部楔形，渐狭至叶柄，边缘反卷，全缘，叶面绿色，背面淡绿色，具褐色小腺点，主脉在叶面稍凹陷，背面隆起，侧脉 6~8 对，斜升，于近叶缘处网结，在叶面明显，背面稍突起，网状脉不明显；叶柄长 3~4mm，上面具纵槽，上半段具叶片下延的狭翅。花及花序未见。果实单生或双生于当年生或二年生枝的叶腋内，果梗长约 5mm；果实球形，直径 5~6mm，外果皮革质，干时褐黄色或稀淡褐色，宿存花萼杯状，4 裂，裂片圆形，宿存柱头乳头状；分核 4，卵状椭圆形，背面具 1~3 纵条纹，无沟。

分布区域

产于海南陵水、保亭、万宁。亦分布于中国广东。

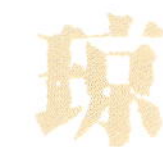

| 资　　源 | 生于中海拔至高海拔的山顶林中，少见。

| 采收加工 | 秋、冬季采摘叶，晒干或鲜用。

| 功能主治 | 同属植物的叶多有清热解毒、消肿祛瘀等功能，本种可能亦有类似功能，其作用有待进一步研究。

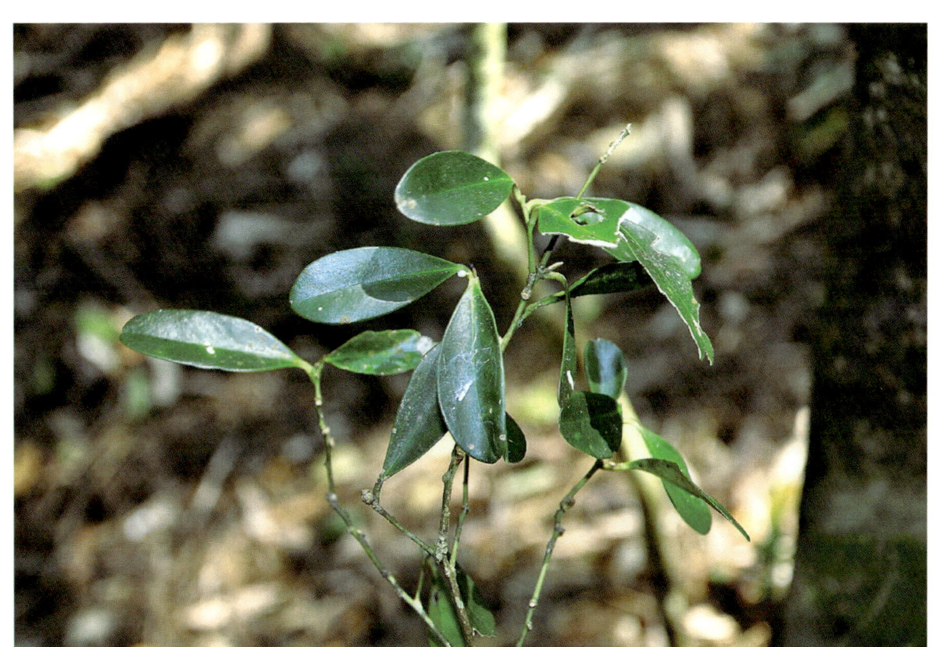

冬青科 Aquifoliaceae 冬青属 *Ilex*

铁冬青 *Ilex rotunda* Thunb.

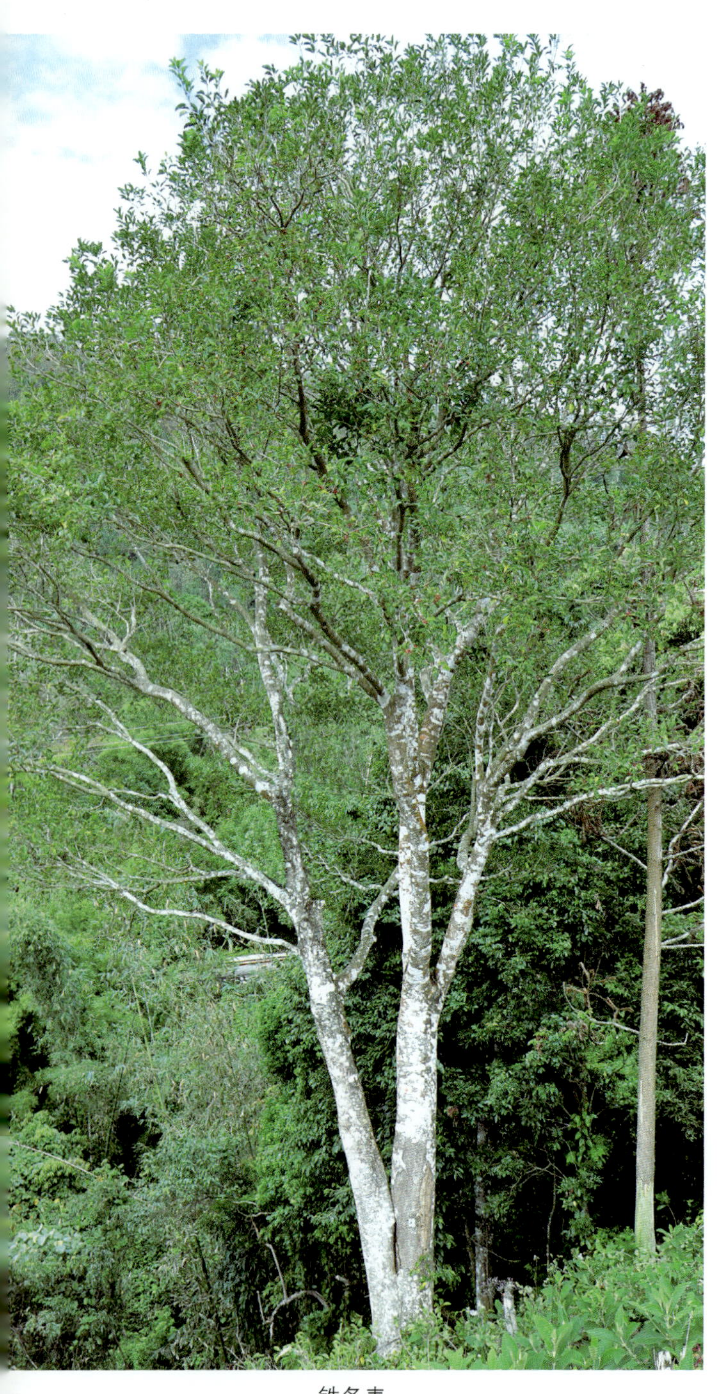

铁冬青

中药名

救必应（药用部位：树皮或根皮、叶、根）

植物形态

乔木，顶芽圆锥形。卵形叶片薄革质，长4~9cm，宽1.8~4cm，叶柄先端具叶片下延的狭翅；托叶早落。聚伞花序具4~13花，雄花序：总花梗长3~11mm，小苞片1~2；花白色，4数；盘状花萼被微柔毛，4浅裂，长约0.3mm，花冠辐状，花瓣长圆形，长2.5mm，花药纵裂；退化子房垫状，中央具长约1mm的喙，喙先端具5或6细裂片。雌花序：具3~7花，花白色，5数；花萼浅杯状，5浅裂，花冠辐状，直径约4mm，花瓣倒卵状长圆形，长约2mm，退化雄蕊长约为花瓣的1/2，柱头头状。果实近球形，直径4~6mm，成熟时红色，宿存花萼平展，直径约3mm，浅裂片三角形，无缘毛，宿存柱头厚盘状，突起，5~6浅裂；分核5~7，椭圆形，长约5mm，背部宽约2.5mm，背面具3纵棱及2沟，稀2棱单沟，两侧面平滑，内果皮近木质。花期4月，果期8~12月。

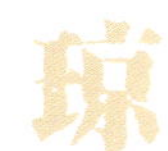

| 分布区域 | 产于海南三亚、乐东、东方、昌江、白沙、五指山、保亭、陵水、万宁、琼中、儋州、临高、澄迈。亦分布于中国华南其他区域、华东。越南、日本、朝鲜也有分布。

| 资　　源 | 生于低海拔至中海拔林中，十分常见。

| 采收加工 | 全年均可采，鲜用或晒干。

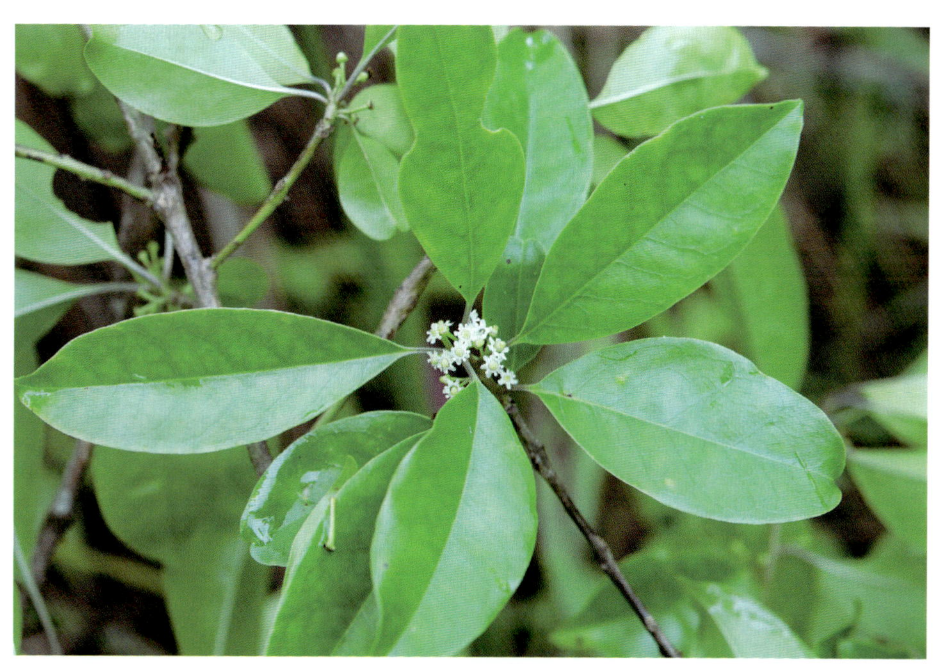

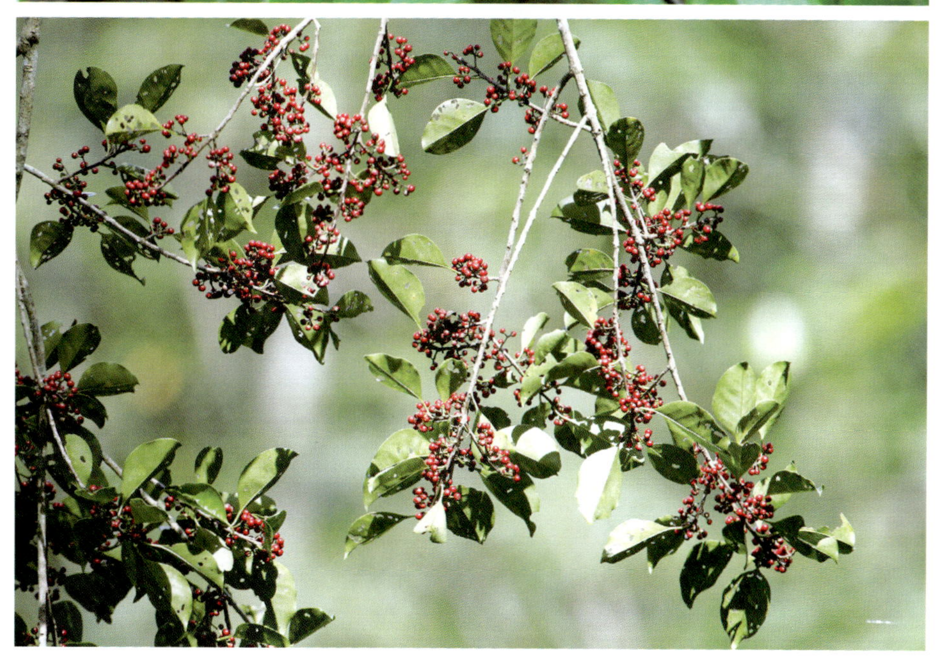

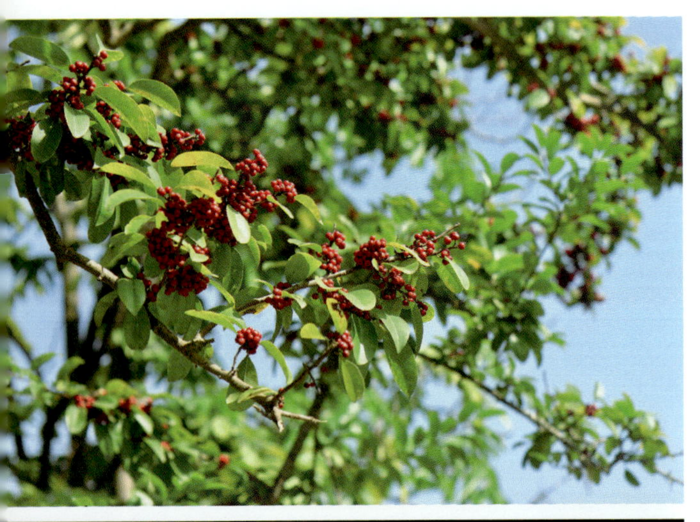

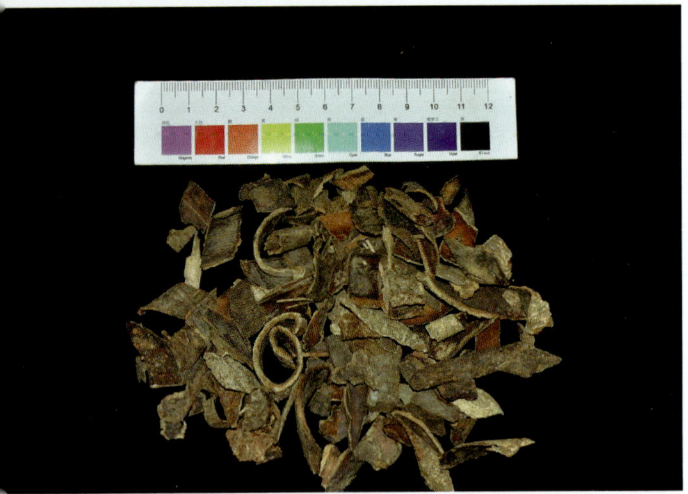

药材性状

根皮呈卷筒状或略卷曲的板片状，长短不一，厚 0.3~0.5cm。外表面灰黄色或灰褐色，粗糙，常有横皱纹或略横向突起；内表面淡褐色或棕褐色，有浅纵向条纹。质硬而脆，断面略平坦，稍呈颗粒状，黄白色或淡黄褐色。气微，味苦、微涩。树皮较薄，边缘略向内卷，外表面有较多椭圆状突起的皮孔。以皮厚、苦味浓、无杂物者为佳。

功能主治

味苦，性寒。清热解毒，消肿止痛，消炎，凉血。用于吐泻、胃痛、中暑腹痛、痢疾、急性胃肠炎、肝炎、胆囊炎、胰腺炎、水肿、感冒发热、咽喉肿痛、风湿关节痛、滴虫病、烫火伤、毒蛇咬伤、疮肿、无名肿毒、跌打损伤、关节扭伤。

冬青科 Aquifoliaceae 冬青属 *Ilex*

三花冬青 *Ilex triflora* Bl.

中药名 小冬青（药用部位：根）

植物形态 乔木，幼枝密被短柔毛。近革质叶片椭圆形，长2.5~10cm，宽1.5~4cm，边缘具近波状线齿，背面具腺点，疏被短柔毛，叶柄长3~5mm，密被短柔毛，具叶片下延而成的狭翅。雄花1~3排成聚伞花序，花序梗、花梗均被短柔毛，基部或近中部具小苞片1~2；花4数，白色或淡红色；花萼盘状，4深裂，裂片具缘毛；花冠直径约5mm，花瓣阔卵形，基部稍合生，退化子房金字塔形，先端具短喙，分裂。雌花中部具2卵形小苞片；花萼同雄花；花瓣阔卵形至近圆形，基部稍合生；退化雄蕊长约为花瓣的1/3，不育花药心状箭形；柱头

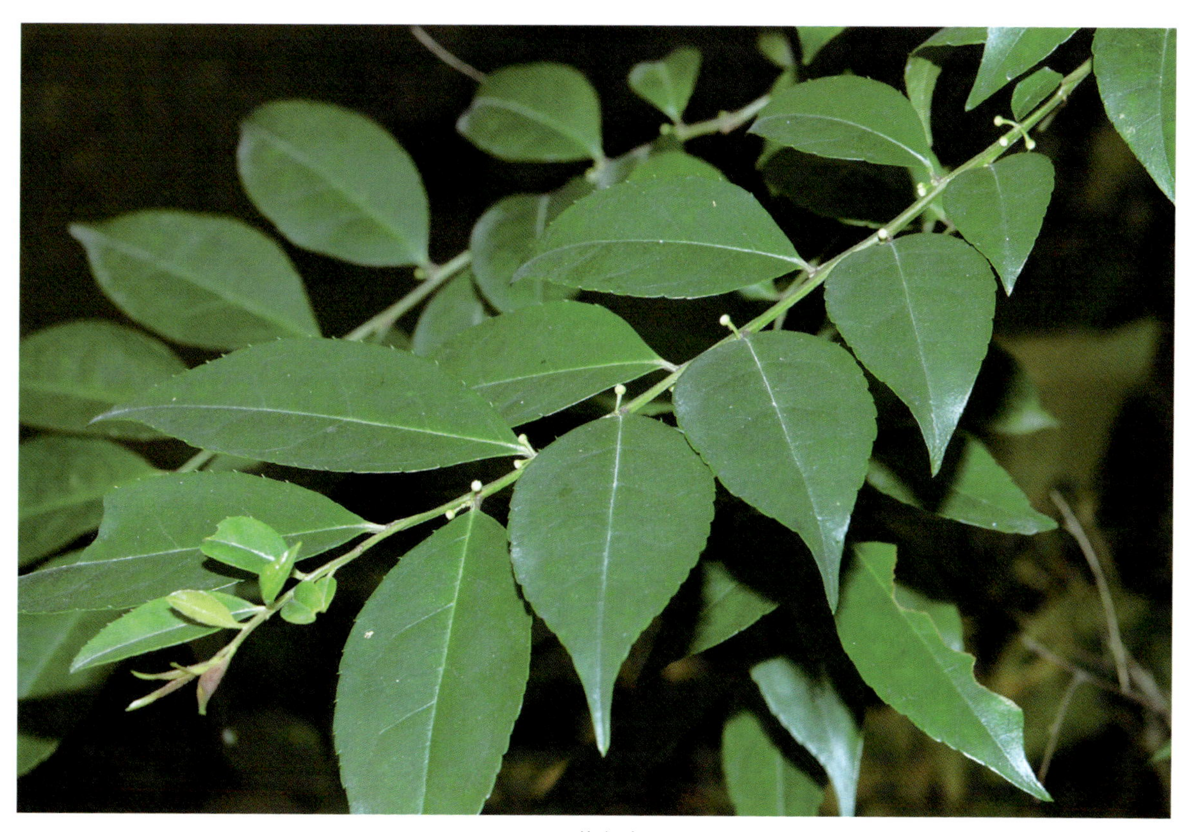

三花冬青

厚盘状，4 浅裂。果实球形，直径 6~7mm，成熟后黑色；花萼、柱头宿存；分核 4，卵状椭圆形，长约 6mm，背部具 3 条纹，内果皮革质。花期 5~7 月，果期 8~11 月。

| 分布区域 | 产于海南三亚、乐东、五指山、保亭、陵水、万宁、琼中。亦分布于中国广东、广西、湖南、江西、福建、台湾、浙江、安徽、湖北、贵州、云南、四川。越南、泰国、缅甸、孟加拉国、印度、马来西亚、印度尼西亚也有分布。

| 资　　源 | 生于低海拔至中海拔林中，常见。

| 采收加工 | 全年均可采，洗净，切片，晒干。

| 功能主治 | 味苦，性凉。清热解毒。用于疮疡肿毒。

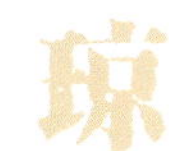

卫矛科 Celastraceae 南蛇藤属 *Celastrus*

青江藤 *Celastrus hindsii* Benth.

中药名 青江藤（药用部位：根、根皮、叶）

植物形态 常绿藤本，叶纸质或革质，长方窄椭圆形，长 7~14cm，宽 3~6cm，边缘具疏锯齿。聚伞圆锥花序，长 5~14cm，花淡绿色，小花梗长 4~5mm，关节在中部偏上；花萼裂片近半圆形，覆瓦状排列，长约 1mm；花瓣长方形，长约 2.5mm，边缘具细短缘毛；花盘杯状，厚膜质，浅裂，裂片三角形；雄蕊着生于花盘边缘，花丝锥状，花药卵圆状，在雌花中退化，花药箭形卵状；雌蕊瓶状，子房近球状，花柱长约 1mm；柱头不明显 3 裂，在雄花中退化。果实近球状或稍窄，长 7~9mm，直径 6.5~8.5mm，幼果先端具明显宿存花柱，长达 1.5mm，裂瓣略皱缩；种子 1，阔椭圆状至近球状，长 5~8mm，假种皮橙红色。花期 5~7 月，果期 7~10 月。

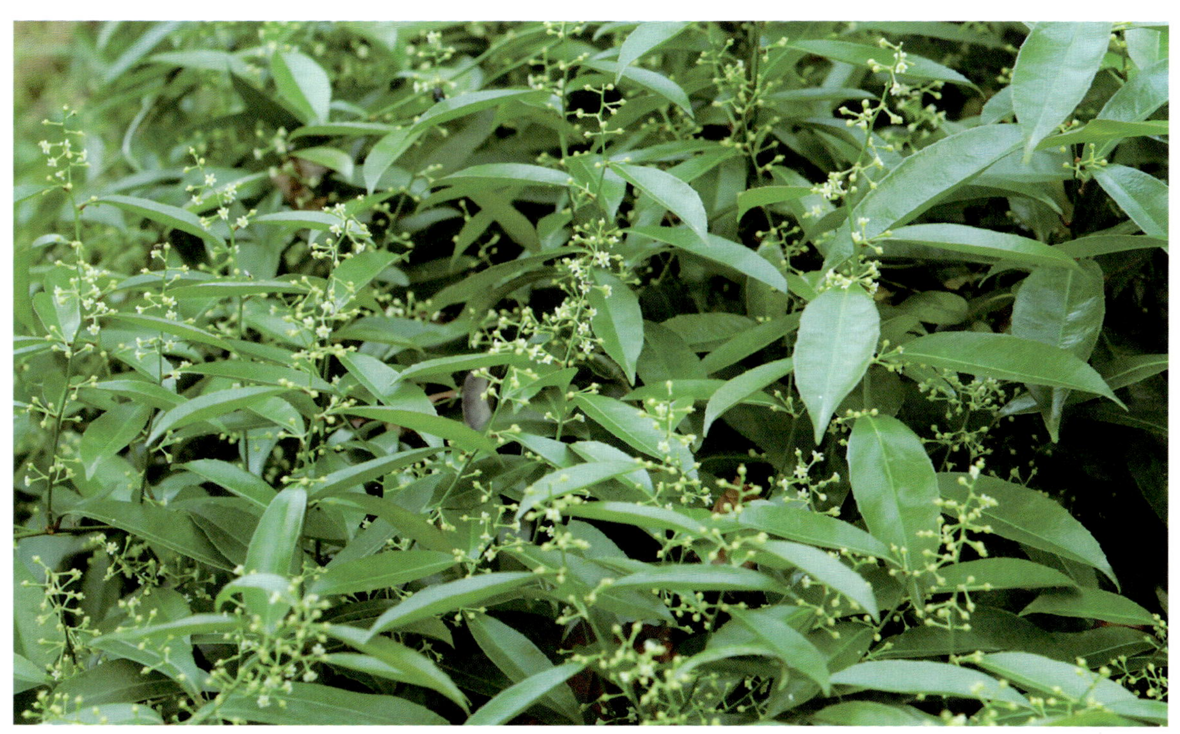

青江藤

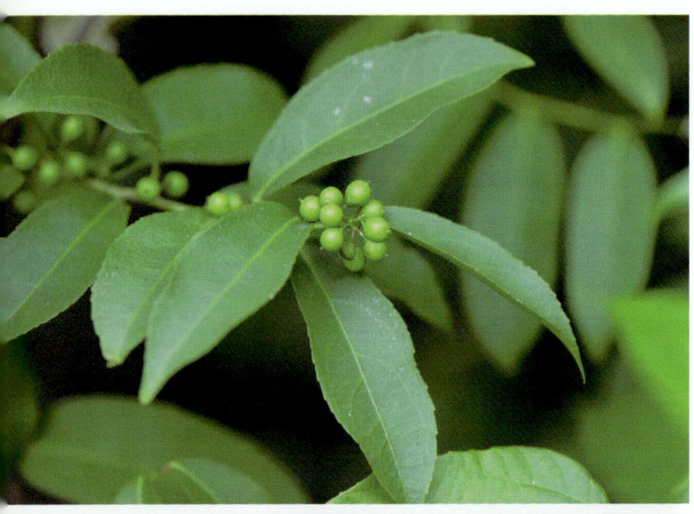

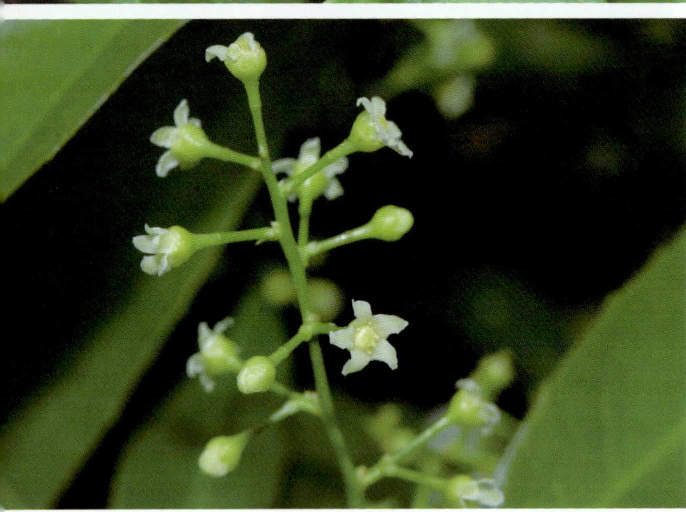

| 分布区域 |

产于海南昌江、琼中、三亚、保亭、澄迈。亦分布于中国广东、广西、湖南、江西、福建、台湾、湖北、贵州、云南、四川、西藏。越南也有分布。

| 资　　源 |

生于海拔较低的灌丛或疏林中，常见。

| 采收加工 |

秋后采收根，切片晒干。

| 功能主治 |

根：味辛、苦，性平。通经，利尿。用于月经不调、闭经、肾炎、淋病。根皮：用于毒蛇咬伤、肿毒。叶：清热解毒。

| 附　　注 |

在 FOC 中，其已被归并为皱果南蛇藤 *Celastrus tonkinensis* Pitard。

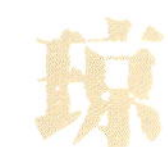

卫矛科 Celastraceae 南蛇藤属 *Celastrus*

独子藤 *Celastrus monospermus* Roxb.

中药名 独子藤（药用部位：种子）

植物形态 常绿藤本，小枝干时紫褐色，皮孔通常稀疏。叶片近革质，长方阔椭圆形，长5~17cm，宽3~7cm，边缘具细锯齿。二歧聚伞花序排成聚伞圆锥花序，雄花序的小聚伞常呈密伞状，关节在最底部；花黄绿色或近白色；雄花花萼三角半圆形，长约1mm；花瓣长方形，长约2.5mm，花盘肥厚肉质，垫状，5浅裂，雄蕊5，着生于花盘之下，花丝锥状，退化雌蕊长约1mm；雌蕊近瓶状，柱头3裂，反曲。蒴果阔椭圆状，直径9~14mm，裂瓣椭圆形，边缘皱缩成波状；种子1，椭圆状，长10~15mm，直径6~9mm，光滑，稍具光泽；假种皮紫褐色。花期3~6月，果期6~10月。

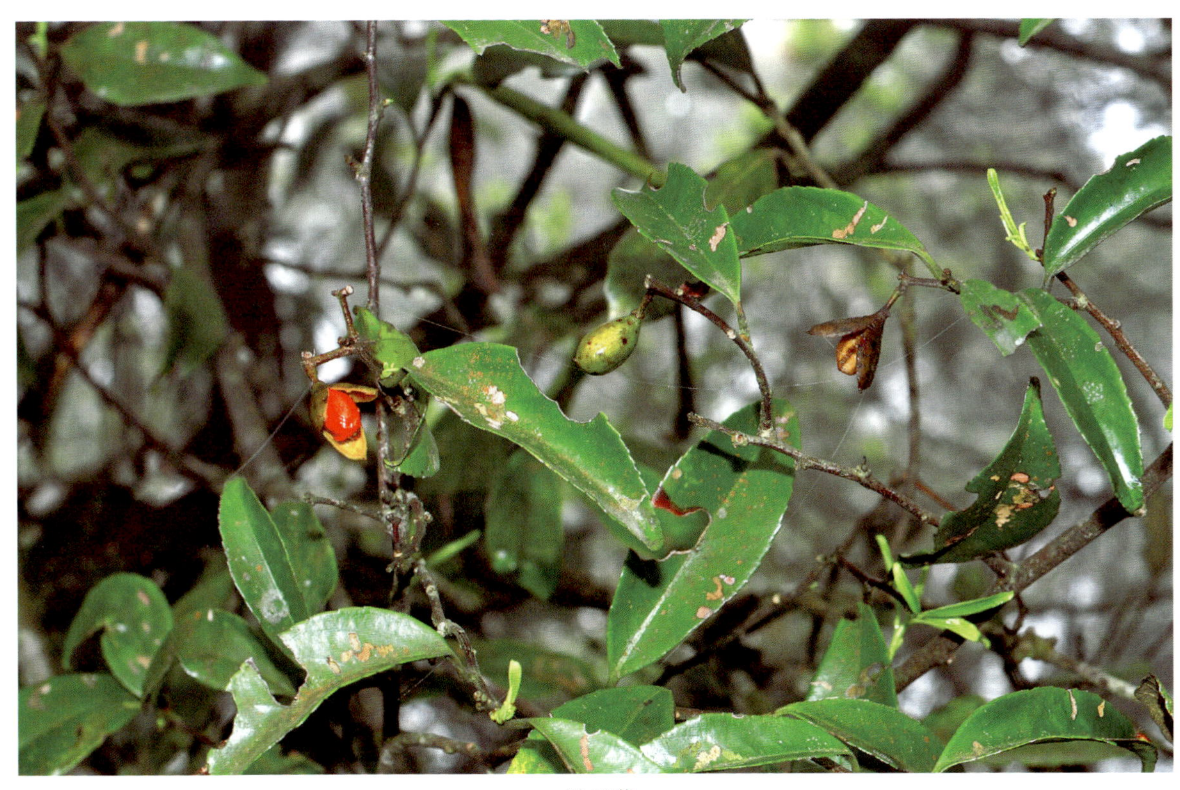

独子藤

｜分布区域｜ 产于海南三亚、五指山、白沙、保亭。亦分布于中国广东、广西、福建、贵州、云南。越南、缅甸、印度也有分布。

｜资　　源｜ 生于中海拔至高海拔林中，少见。

｜采收加工｜ 果实成熟时采收，剥取种子，晒干。

｜功能主治｜ 可用于催吐。

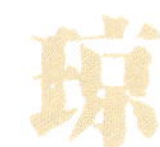

卫矛科 Celastraceae 南蛇藤属 *Celastrus*

南蛇藤 *Celastrus orbiculatus* Thunb.

中药名 南蛇藤（药用部位：根、藤茎、果实、叶）

植物形态 小枝具稀而不明显的皮孔；叶通常阔倒卵形，长5~13cm，宽3~9cm，先端具有小尖头，边缘具锯齿，叶柄细长，长1~2cm。聚伞花序腋生，长1~3cm，雄花萼片钝三角形；花瓣倒卵状椭圆形，长3~4cm，花盘浅杯状，雄蕊长2~3mm；雌花花冠较雄花窄小，花盘肉质，花柱柱头3深裂，裂端再2浅裂。蒴果近球状，直径8~10mm；种子椭圆状稍扁，长4~5mm，直径2.5~3mm，赤褐色。花期5~6月，果期7~10月。

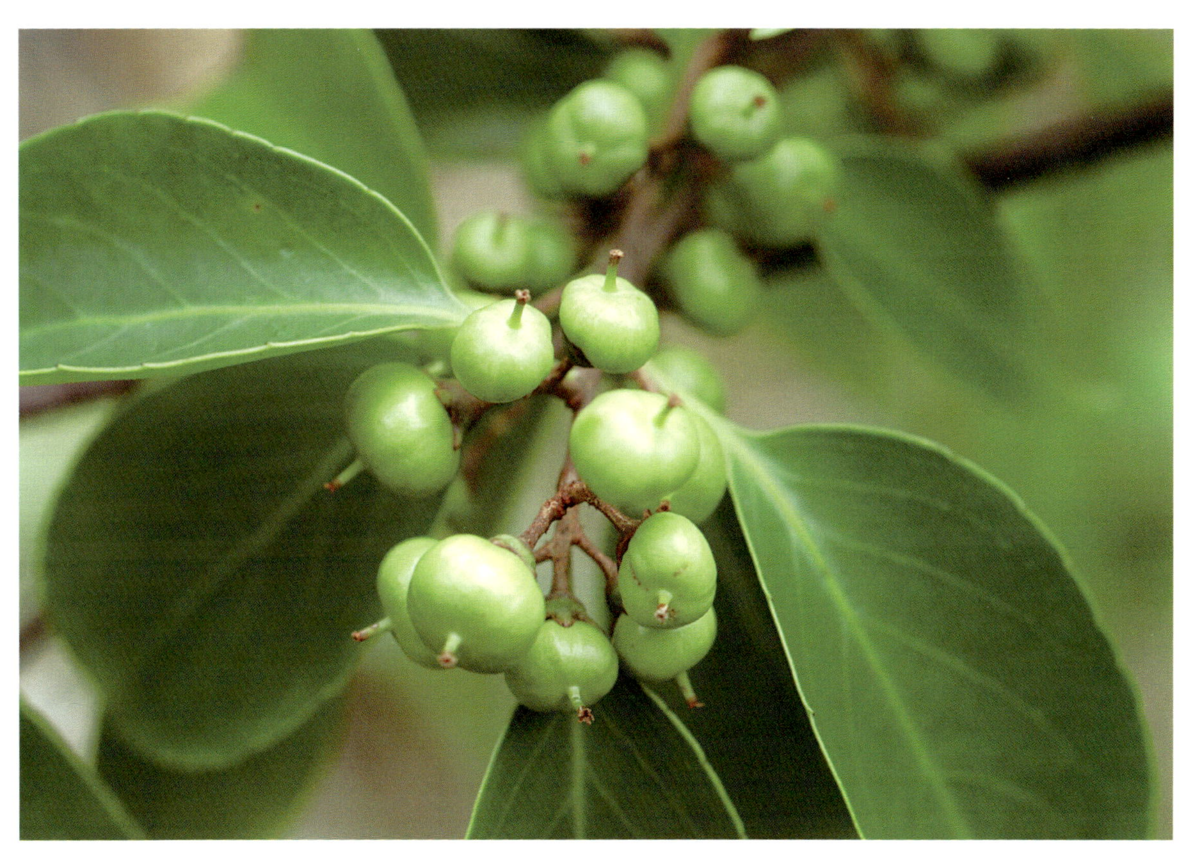

南蛇藤

| **分布区域** | 海南万宁有栽培。亦分布于中国黑龙江、吉林、辽宁、内蒙古、河北、山东、山西、河南、陕西、甘肃、江苏、安徽、浙江、江西、湖北、四川。朝鲜、日本也有分布。

| **资　　源** | 栽培量小。

| **采收加工** | 根：8~10 月采收。藤茎：春、秋季采收。果实：9~10 月间成熟后摘下。叶：春季采收。洗净，鲜用或晒干。

| **药材性状** | 根：本品呈圆柱形，细长而弯曲，有少数须根，外表棕褐色，具不规则的纵棱。主根坚韧，不易折断，断面黄白色，具纤维性；须根较细，亦呈圆柱形，质较脆，有香气。以质干、栓皮厚者为佳。果实：蒴果黄色，球形，直径约 1cm，3 裂，干后呈黄棕色。种子每室 2，有红色肉质假种皮。略有异臭，味甘、酸而带腥味。

| **功能主治** | 根：味辛、苦，性平；归肝、脾经。祛风除湿，活血通经，消肿解毒。用于风湿痹痛、跌打肿痛、闭经、头痛、腰痛、疝气痛、痢疾、肠风下血、痈疽肿毒、水火烫伤、毒蛇咬伤。藤茎：味苦、辛，性微温；归肝、脾、大肠经。祛风除湿，通经止痛，活血解毒。用于风湿关节痛、四肢麻木、瘫痪、头痛、牙痛、疝气、痛经、闭经、小儿惊风、跌打扭伤、痢疾、痧症、带状疱疹。果实：味甘、微苦，性平。安神镇静。用于神经衰弱、心悸、失眠、健忘。叶：味苦、辛，性平。解毒，散瘀。用于多发性疖、跌打损伤、毒蛇咬伤。

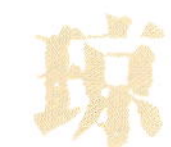

卫矛科 Celastraceae 卫矛属 *Euonymus*

扶芳藤 *Euonymus fortunei* (Turcz.) Hand.-Mazz.

| 中 药 名 | 扶芳藤（药用部位：茎、叶）

| 植物形态 | 常绿藤本灌木。椭圆形叶薄革质，宽窄变异较大，边缘齿浅不明显。聚伞花序 3~4 次分枝；小聚伞花密集，有花 4~7，分枝中央有单花；花白绿色，4 数，直径约 6mm；花盘方形，花药圆心形；子房三角锥状，四棱。蒴果粉红色，果实近球状，直径 6~12mm；种子长方椭圆状，棕褐色，假种皮鲜红色，全包种子。花期 6 月，果期 10 月。

| 分布区域 | 产于海南五指山、琼中。亦分布于中国各地。越南、老挝、泰国、缅甸、菲律宾、印度尼西亚、印度、巴基斯坦、日本、朝鲜及非洲也有分布。

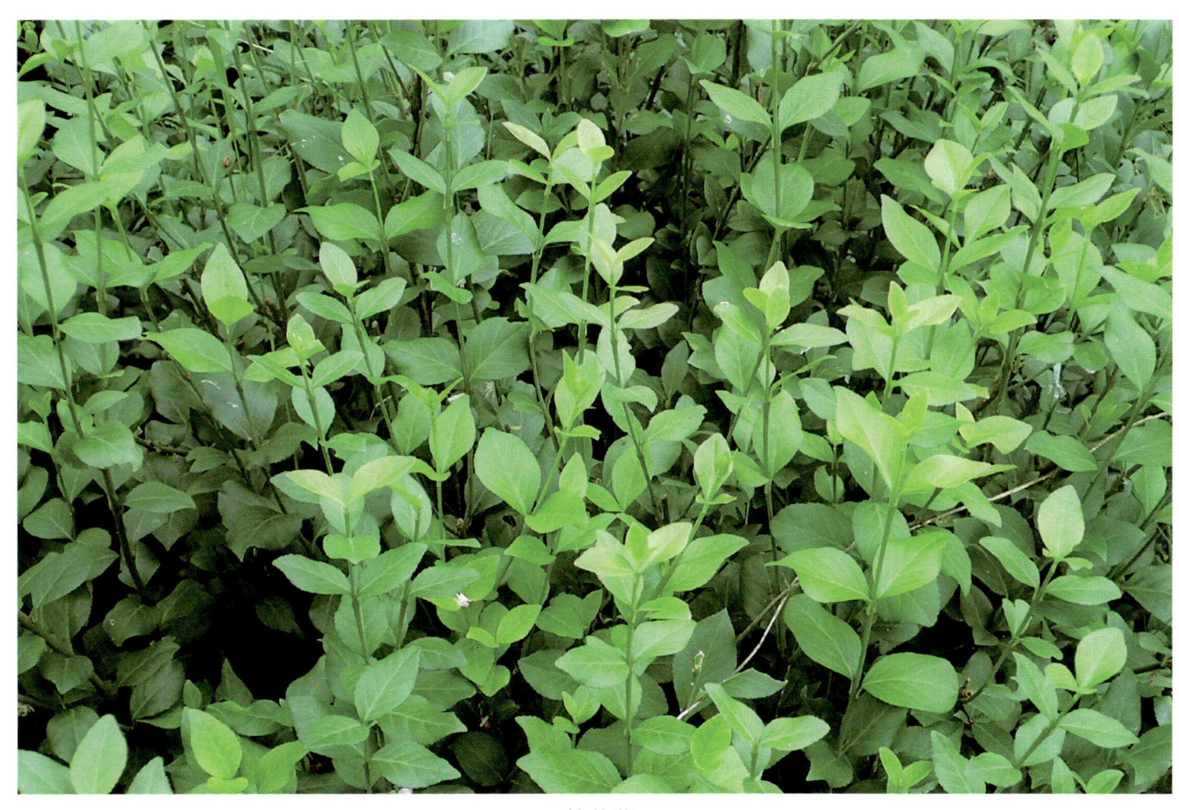

扶芳藤

| 资　　源 | 生于山地林中，少见。

| 采收加工 | 茎、叶全年均可采，清除杂质，切碎，晒干。

| 药材性状 | 茎：茎枝呈圆柱形。表面灰绿色，多生细根，并具小瘤状突起。质脆易折，断面黄白色，中空。叶：叶对生，椭圆形，长 2~8cm，宽 1~4cm，先端尖或短锐尖，基部宽楔形，边缘有细锯齿，质较厚或稍带革质，上面叶脉突起。气微弱，味辛。

| 功能主治 | 味甘、苦、微辛，性微温；归肝、肾、胃经。散瘀止血，舒筋活络。用于腰肌劳损、风湿痹痛、咯血、慢性泄泻、血崩、月经不调、功能性子宫出血、小儿惊风。外用于跌打损伤、骨折、创伤出血。

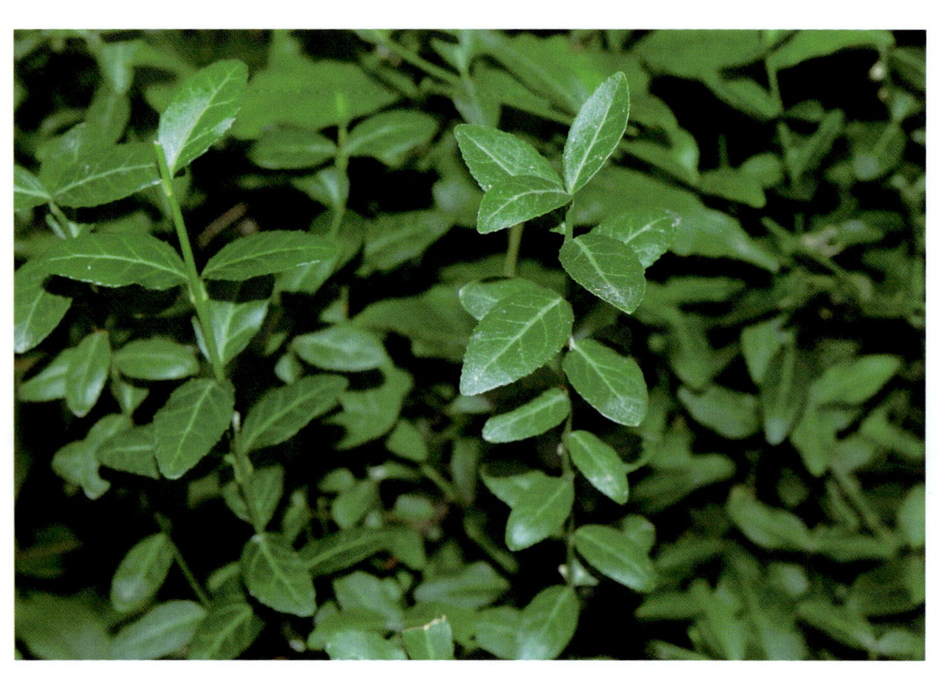

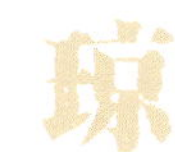

卫矛科 Celastraceae 卫矛属 *Euonymus*

流苏卫矛 *Euonymus gibber* Hance.

中药名 流苏卫矛（药用部位：根、叶、茎皮）

植物形态 灌木，叶革质，对生或3叶轮生，窄长椭圆形，长5~10cm，宽2~5cm，先端急尖而钝，叶柄长5~7mm。聚伞花序2~3次分枝；苞片及小苞片均细小，脱落；花5数；萼片边缘啮蚀状；花瓣近圆形，先端呈流苏状，基部窄缩成短爪；花盘微5裂；雄蕊着生于花盘角上突起处，花丝扁。蒴果近倒卵状，上部5裂，裂片常深浅大小不等，果序梗长，有4棱，长5~7cm；小果梗长5~8mm；种子基部有浅杯状假种皮。

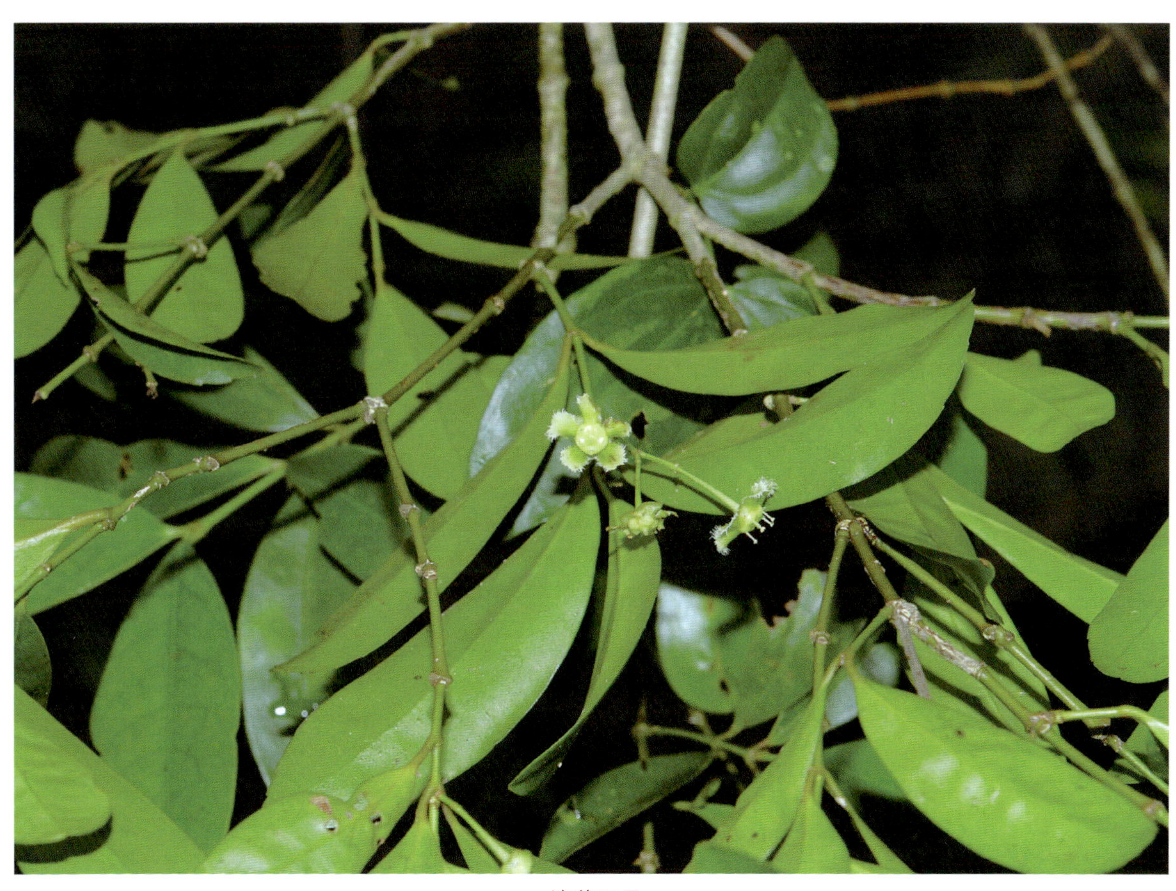

流苏卫矛

| **分布区域** | 产于海南白沙、保亭。亦分布于中国广东、台湾、云南。

| **资　　源** | 生于中海拔林中，少见。

| **采收加工** | 根、叶：全年可采。茎皮：在春、夏季生长旺盛时剥取。洗净，鲜用或晒干。

| **功能主治** | 同属植物疏花卫矛的根、茎皮可用于水肿、风湿骨痛、跌打损伤等。本种或有类似功能，其作用有待进一步研究。

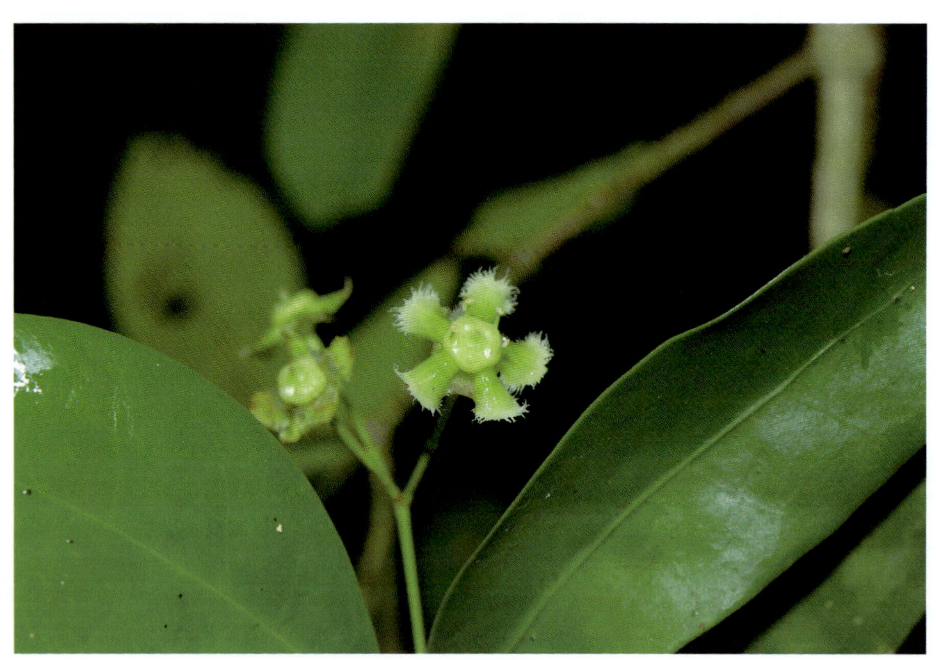

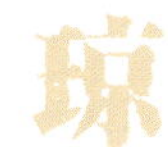

卫矛科 Celastraceae 卫矛属 *Euonymus*

疏花卫矛 *Euonymus laxiflorus* Champ. ex Benth.

中 药 名 疏花卫矛（药用部位：根、叶、茎皮）

植物形态 灌木，叶纸质或近革质，卵状椭圆形，长 5~12cm，宽 2~6cm。聚伞花序分枝疏松，5~9 花；花紫色，5 数，直径约 8mm；萼片边缘常具紫色短睫毛；花瓣长圆形，基部窄；花盘 5 浅裂；雄蕊无花丝。蒴果紫红色，倒圆锥状，直径约 9mm，先端稍平截；种子长圆状，长 5~9mm，直径 3~5mm，种皮枣红色，假种皮橙红色，呈浅杯状包围种子基部。花期 3~6 月，果期 7~11 月。

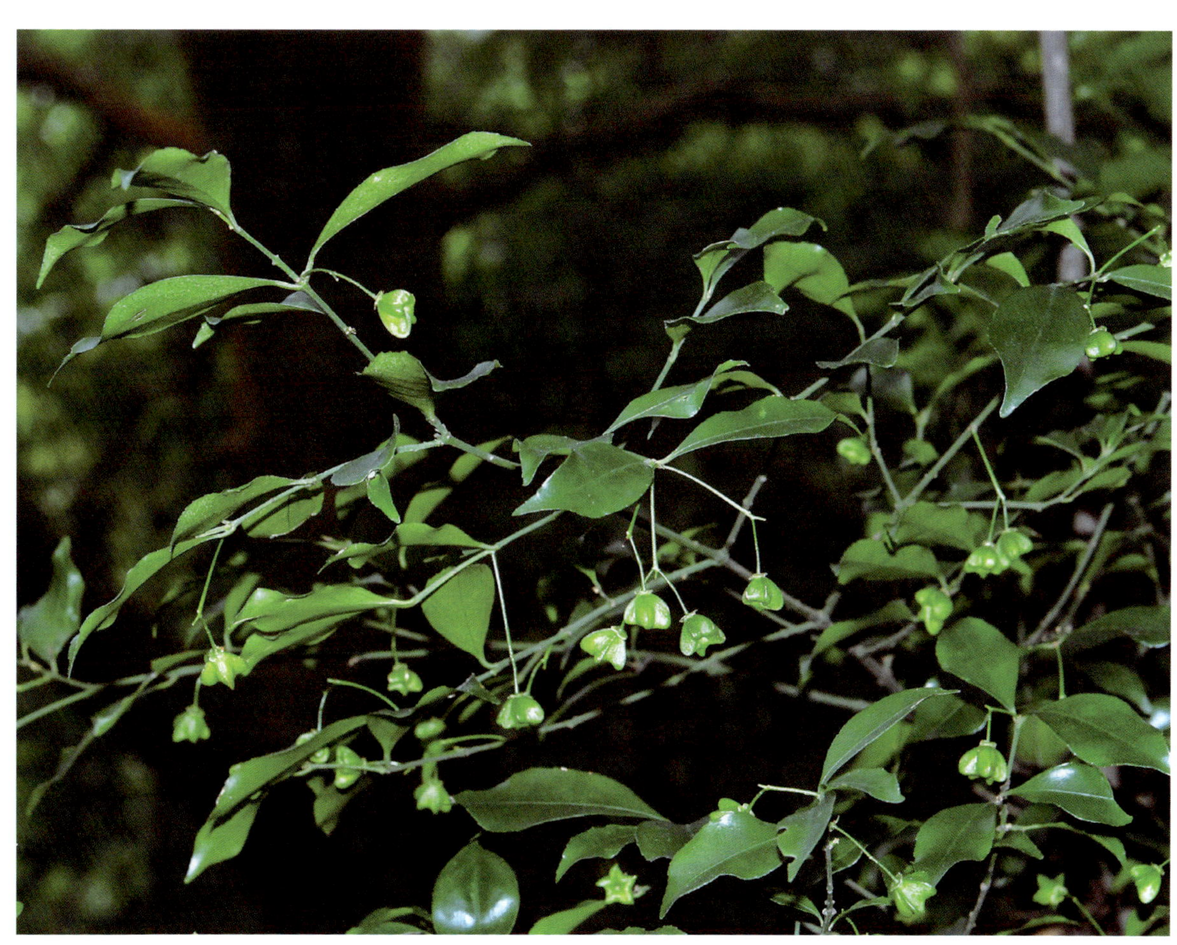

疏花卫矛

| 分布区域 | 产于海南三亚、乐东、东方、白沙、五指山、陵水、琼中、昌江。亦分布于中国南部各地。越南、柬埔寨、缅甸、印度也有分布。

| 资　　源 | 生于中海拔林中，常见。

| 采收加工 | 根、叶：全年可采。茎皮：在春、夏季生长旺盛时剥取。洗净，鲜用或晒干。

| 功能主治 | 益肾气，祛风湿，强筋骨，健腰膝。根、茎皮：用于水肿、风湿骨痛、腰膝酸痛、跌打损伤、骨折。叶：用于骨折、跌打损伤、外伤出血。

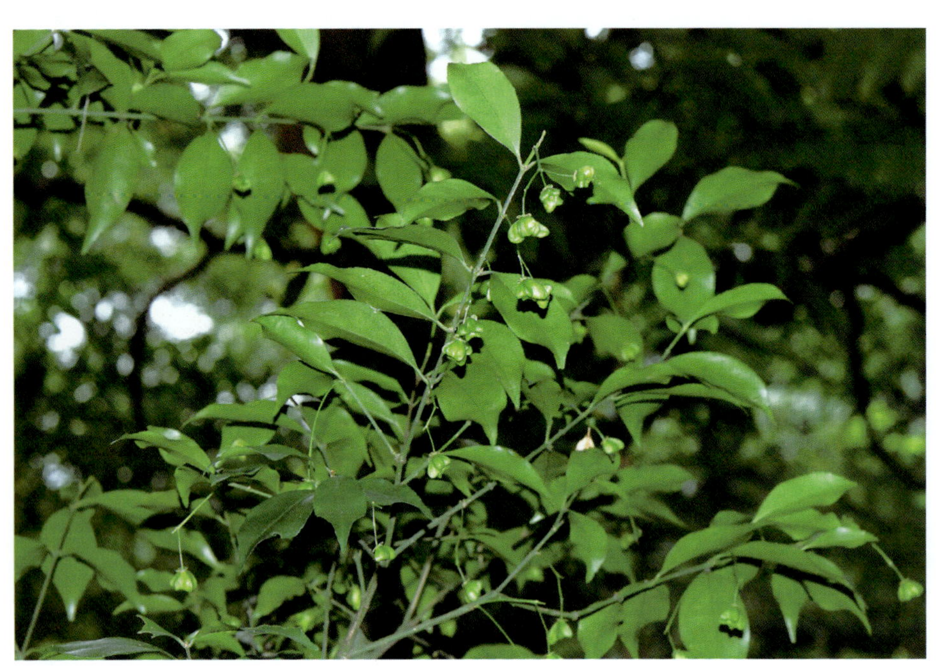

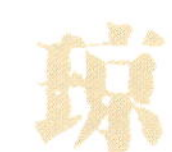

卫矛科 Celastraceae 沟瓣属 *Glyptopetalum* Thw.

海南沟瓣 *Glyptopetalum fengii* (Chun et How) D. Hou.

中 药 名 海南沟瓣（药用部位：根皮）

植物形态 灌木，高达 4m。叶片厚纸质，倒卵形或长倒卵形，长 3~5cm，宽 1.5~2cm，先端圆钝，常有浅内凹，基部窄缩呈窄楔形，全缘稍反卷，叶脉不明显；叶柄短，长 2~3mm。聚伞花序，一般 3 花，花序梗长 2~4cm，分枝长约 1cm，两侧花小，花梗极短，与分枝连接处有关节，中央花小，花梗稍长，无关节；花 4 数，黄绿色，直径 6~8mm；花瓣稍肉质，阔椭圆形；雄蕊着生于花盘边缘上沿；花丝长过柱头，花药内向、背着，在与花丝相连处有肿涨的圆环；花盘薄，紧贴子房，大部与之合生，分界不明显，无花柱，柱头头状。花期冬季。

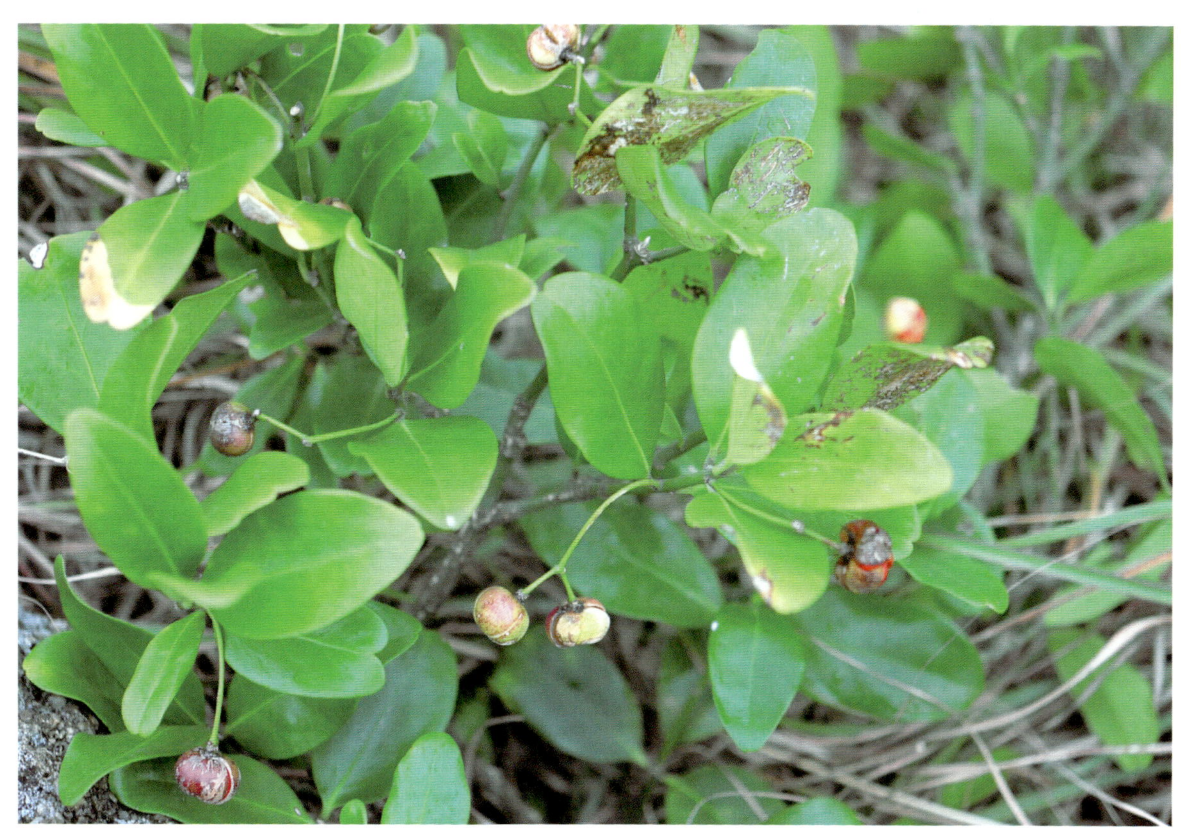

海南沟瓣

| 分布区域 | 产于海南昌江、万宁、乐东。

| 资　　源 | 生长于平地瘠土林中，少见。

| 附　　注 | 产于四川、贵州等地的同属植物冬青沟瓣 *Glyptopetalum aquifolium* (Loes. et Rehd.) C. Y. Cheng，其根皮可用于消肿解毒。本种功能尚不明确，有待进一步研究。

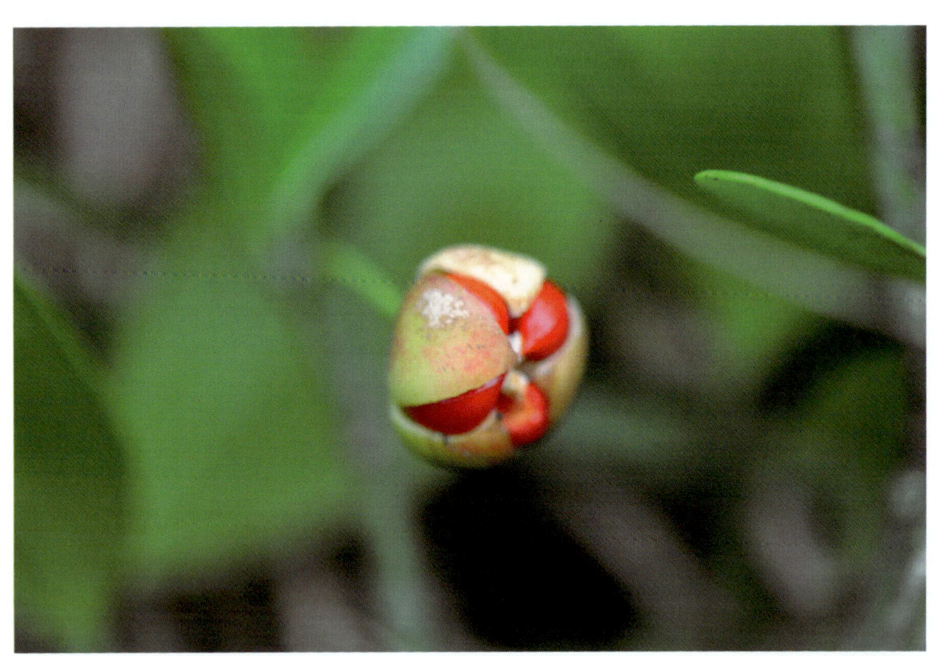

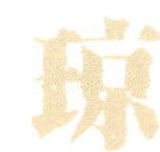

卫矛科 Celastraceae 沟瓣属 *Glyptopetalum*

白树沟瓣 *Glyptopetalum geloniifolium* (Chun & F. C. How) C. Y. Cheng.

中药名

白树沟瓣（药用部位：根皮）

植物形态

常绿灌木，高 1~2m。叶片革质，椭圆形或较窄，偶为倒卵状窄椭圆形，长 5~12cm，宽 2.5~6cm，先端圆钝或常微凹，基部宽楔形向柄下延，边缘上下皱缩成浅波状；叶柄长约 5mm。聚伞花序 1~2 次分枝，花序梗长 2~3cm，分枝长 1~1.5cm，2 次分枝更短，小花梗长近 1~2mm，中央花有明显的小花梗；花 4 数，白绿色，直径约 8mm；萼片边缘常黑褐色，干膜质；花瓣边缘啮蚀状，花盘与子房分界不明显，雄蕊着生于其边缘上，花丝长约 1.5mm；子房无明显花柱，柱头窄小。蒴果扁球状，直径约 15mm，红色，表面多少有糠秕状斑块；种子紫褐色，卵状，长约 8mm，假种皮淡黄色，先端开口。花期 7~8 月，果实成熟期 12 月至翌年 2 月。

分布区域

产于海南乐东。亦分布于中国广东、广西。

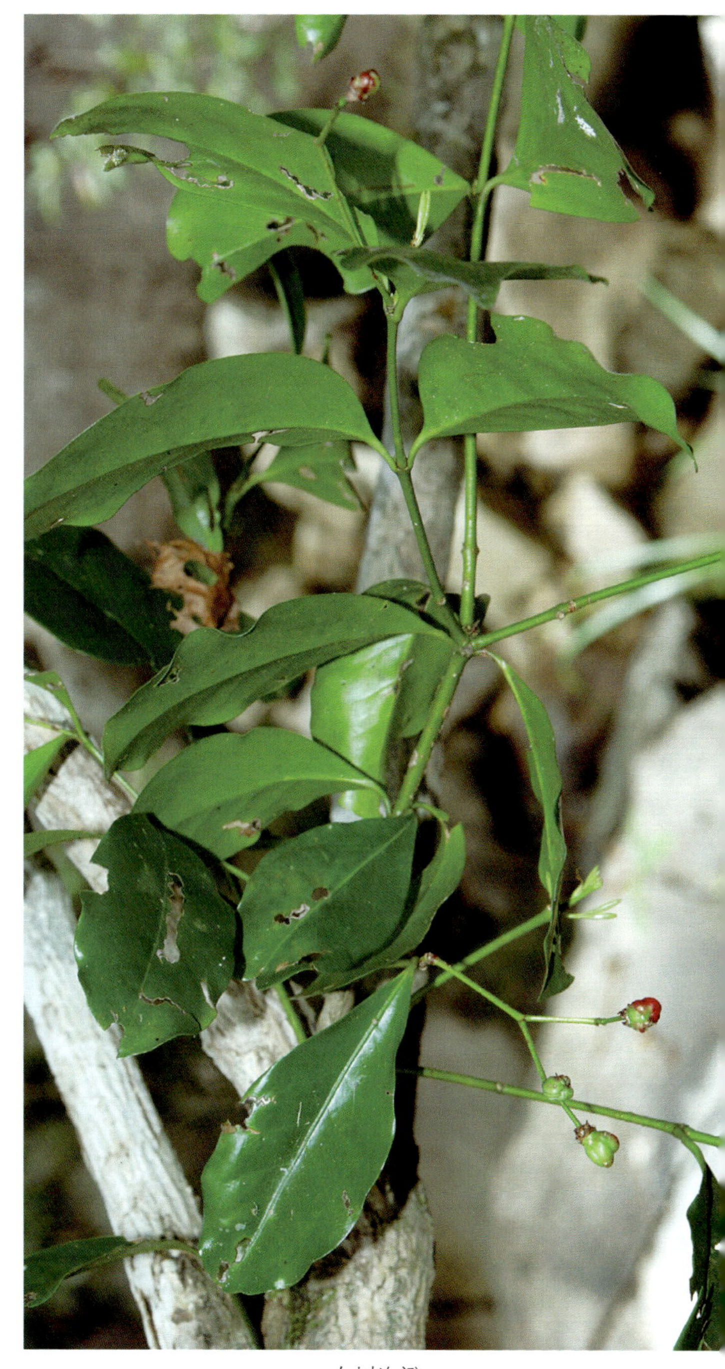

白树沟瓣

| 资　　源 | 生于海边、河边、山坡的疏林中，少见。

| 附　　注 | 产于四川、贵州等地的同属植物冬青沟瓣 *Glyptopetalum aquifolium* (Loes. et Rehd.) C. Y. Cheng，其根皮可用于消肿解毒。本种功能尚不明确，有待进一步研究。

卫矛科 Celastraceae 沟瓣属 *Glyptopetalum*

长梗沟瓣 *Glyptopetalum longipedicellatum* (Merr. et Chun) C. Y. Cheng

中药名 长梗沟瓣（药用部位：根皮）

植物形态 乔木或灌木，高 3~12m，在阴暗处常呈依附藤状；小枝粗壮，淡黄绿色，圆柱状，平滑，偶有皱纹。叶革质，形状大小变异很大，通常窄椭圆形，长 15~25cm，可达 30cm，先端渐尖或急尖，基部楔形或阔楔形，偶为近圆形，边缘具极浅齿或近全缘，侧脉 10~18 对，在叶面细而平坦，不明显，在叶背略突起而清晰；叶柄极粗壮，长 12~18mm，直径 2~3mm。聚伞花序 2~3 次分枝，花序梗长 2~5cm，分枝长 1~3cm；小花梗长 2~3.5cm，单花及 1~2 次分枝时花序梗长约 4cm，中央小花梗长约 1cm；苞片及小苞片呈细小钻形，常早落；花

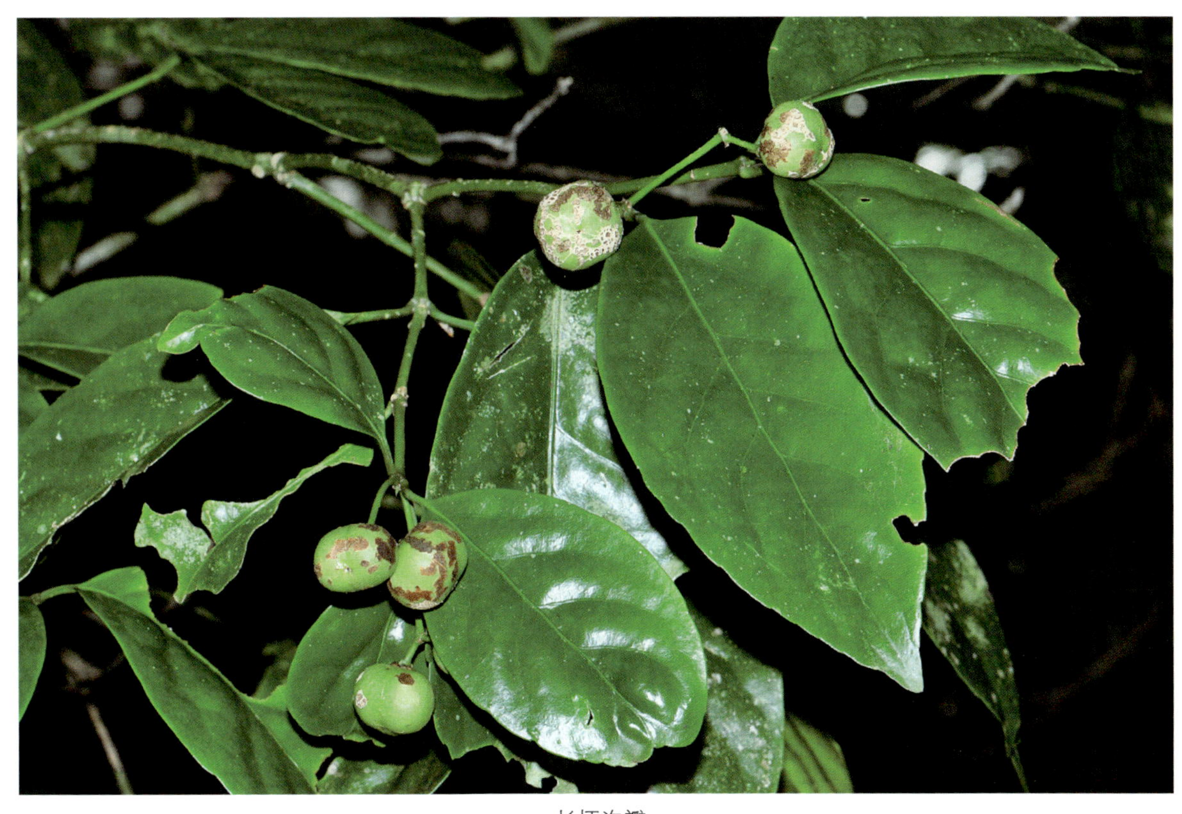

长梗沟瓣

黄绿色，直径 1.2cm；萼片 4，近等大，较薄，常有明显纹脉；花瓣倒卵形，基部有不明显蜜槽，使花充满花蜜；雄蕊着生于花盘边缘的突起上，近无花丝；子房与花盘几全愈合，仅露出短柱状花柱，柱头小。蒴果灰白色或浅灰黄色，近球状或扁球状，长 1.5~1.8cm，直径 1.8~2.5cm，密被细鳞状斑块，果皮常有横皱纹；果序梗长 4~7.5cm，小果梗长 2.5~4.5cm；种子近圆球状，长 12~15cm，直径 7~10mm，鲜时血红色，种脊具 5~7 分枝，假种皮包围种子约 1/2。

| 分布区域 | 产于海南保亭、陵水。亦分布于中国广东、广西。

| 资　　源 | 生于海拔 550m 的山地或石灰岩疏林中，少见。

| 附　　注 | 产于四川、贵州等地的同属植物冬青沟瓣 *Glyptopetalum aquifolium* (Loes. et Rehd.) C. Y. Cheng，其根皮可用于消肿解毒。本种功能尚不明确，有待进一步研究。

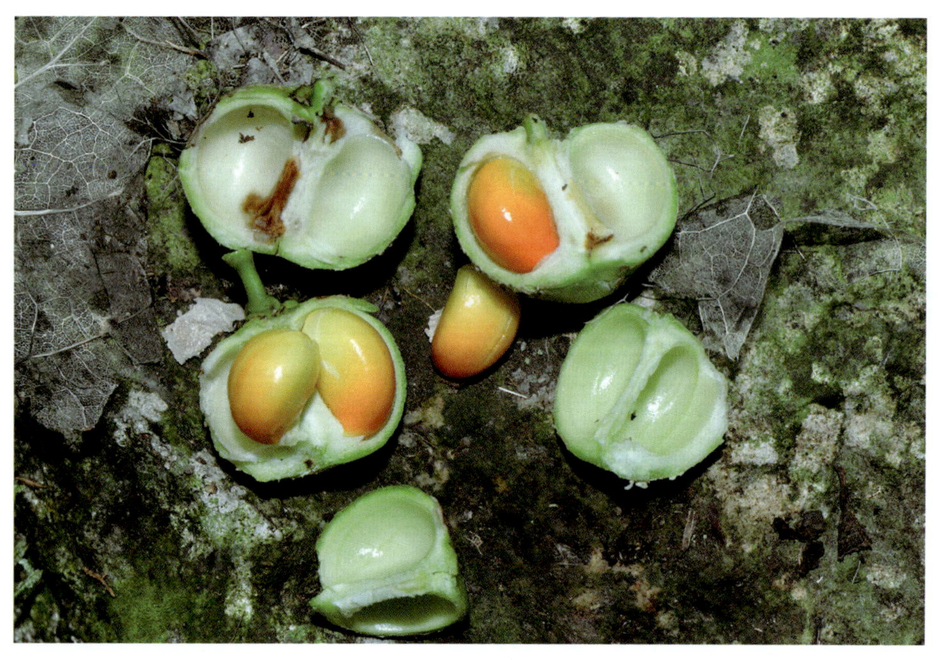

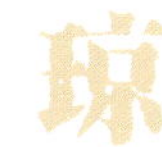

卫矛科 Celastraceae 美登木属 *Maytenus*

变叶美登木 *Maytenus diversifolius* (Maxim.) D. Hou.

中药名 变叶美登木（药用部位：全株）

植物形态 灌木，一年生、二年生小枝刺状，灰棕色，常被密点状锈褐色短刚毛，老枝光滑。叶纸质，形状大小均多变异，长 1~4.5cm，宽 1~1.8cm，边缘有极浅圆齿。圆锥聚伞花序纤细，1 至数枝丛生于刺枝上，苞片和小苞片长均不足 1mm；花白色或淡黄色，直径 3~5mm；萼片三角卵形；花盘扁圆；雄蕊着生于花盘之外，子房大部生于花盘之内，无花柱。蒴果通常 2 裂，扁倒心形，红色或紫色，种子椭圆状，直径 3~4mm，黑褐色，基部有白色假种皮。

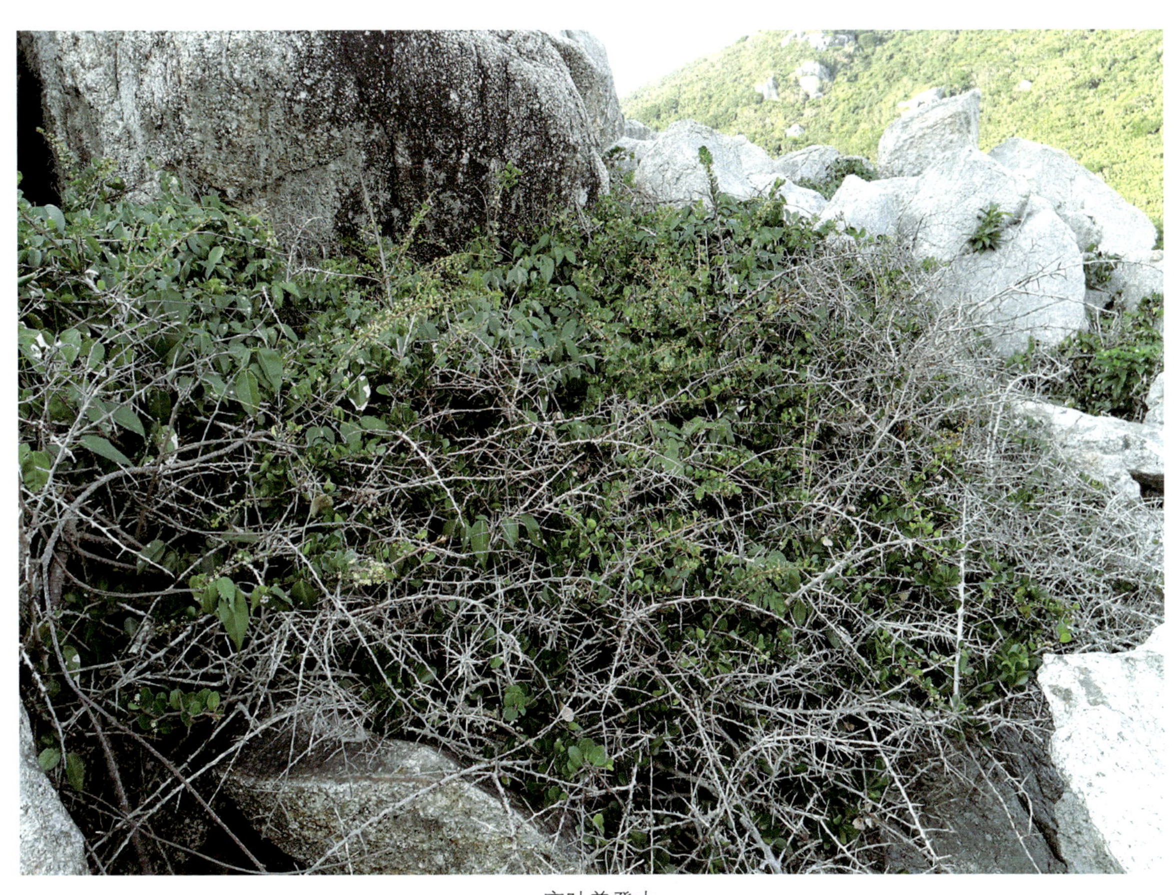

变叶美登木

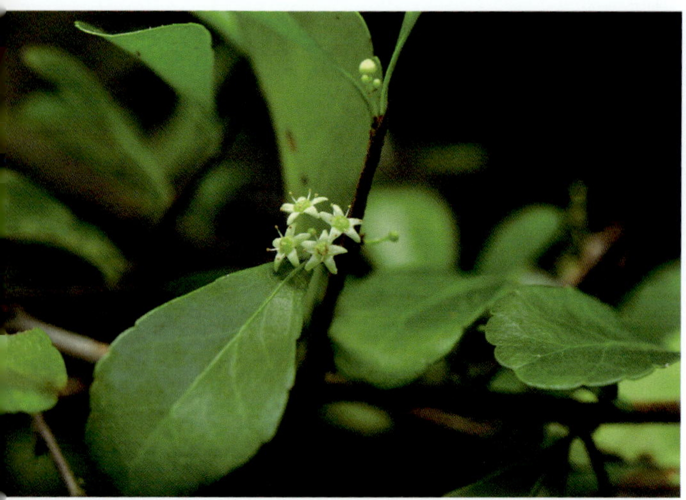

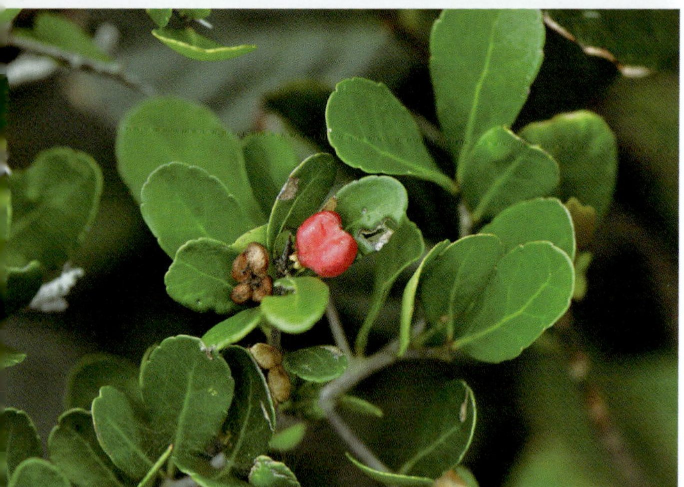

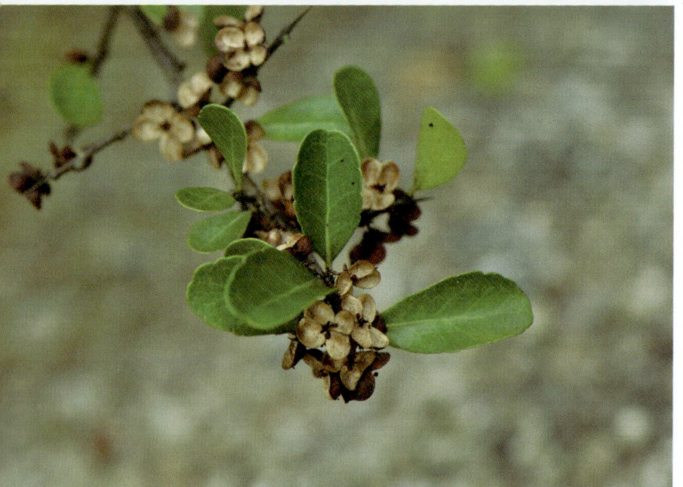

| 分布区域 |

产于海南三亚、乐东、儋州、文昌。亦分布于中国广东、广西、福建、台湾。越南、泰国、菲律宾、马来西亚、日本也有分布。

| 资　　源 |

生于干燥沙地上或旷野中，少见。

| 采收加工 |

全年均可采，切段晒干。

| 功能主治 |

祛痰散结，软坚，抗癌。用于各种瘿疾。

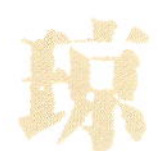

美登木 *Maytenus hookeri* Loes.

中药名 美登木（药用部位：叶或全株）

植物形态 灌木，老枝有明显疏刺。叶薄纸质或纸质，椭圆形，长 8~20cm，宽 3.5~8cm，边缘有浅锯齿，叶柄长 5~12mm。聚伞花序 1~6 个丛生于短枝上，花白绿色，直径 3~5mm；花盘扁圆；雄蕊着生于花盘外侧下面，花柱先端有 2 裂柱头。蒴果扁，倒心状，长 6~12mm；果序梗短，小果梗长 1~1.2cm；种子长卵状，棕色；假种皮浅杯状，白色，干后黄色。

分布区域 海南万宁有栽培。亦分布于中国云南西南部西双版纳、双江等地。缅甸、印度也有分布。

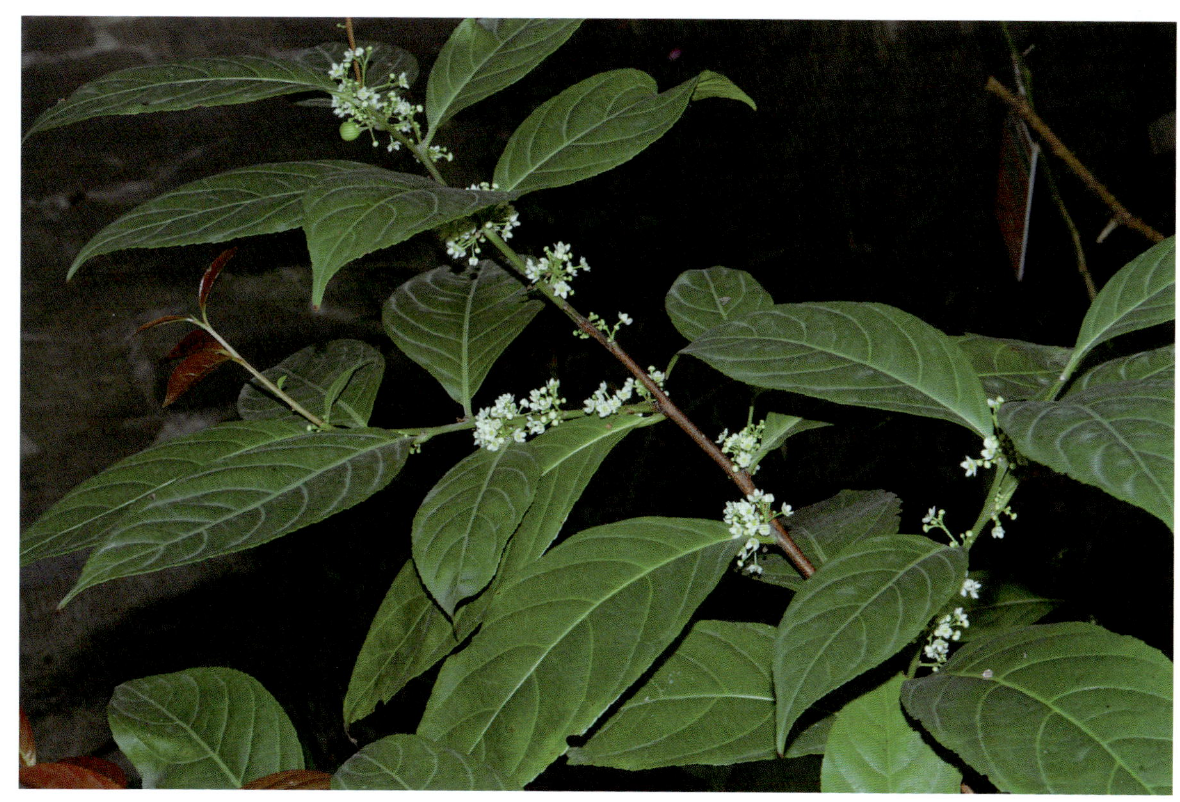

美登木

| 资　　源 |　栽培量少。

| 采收加工 |　全年皆可采收，切段，晒干或鲜用。

| 功能主治 |　活血化瘀，散结消痞，抗癌。用于癥瘕积聚、癌症初起。 全株：含抗癌成分美登素和美登布林。

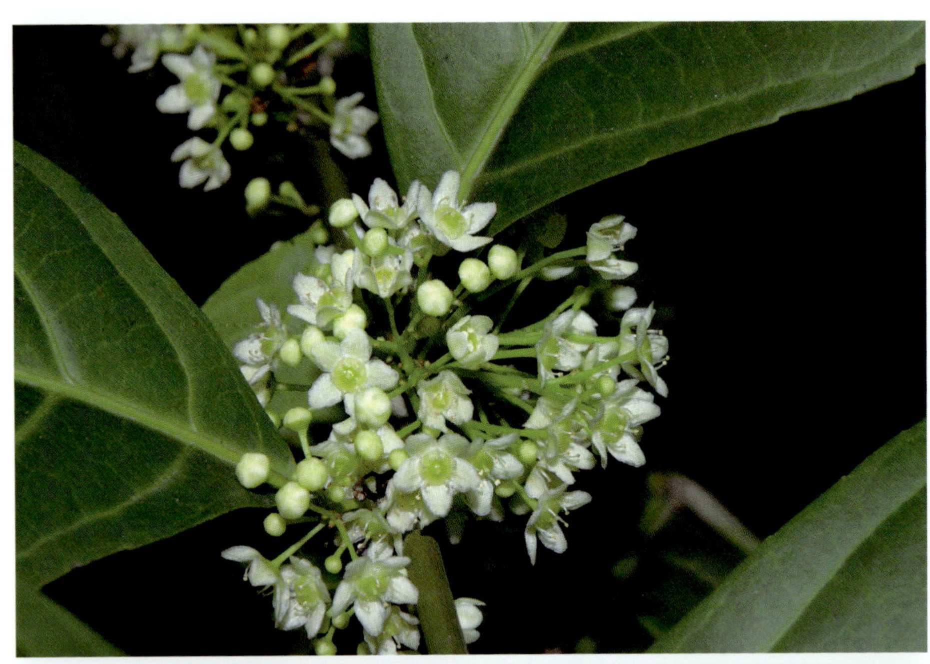

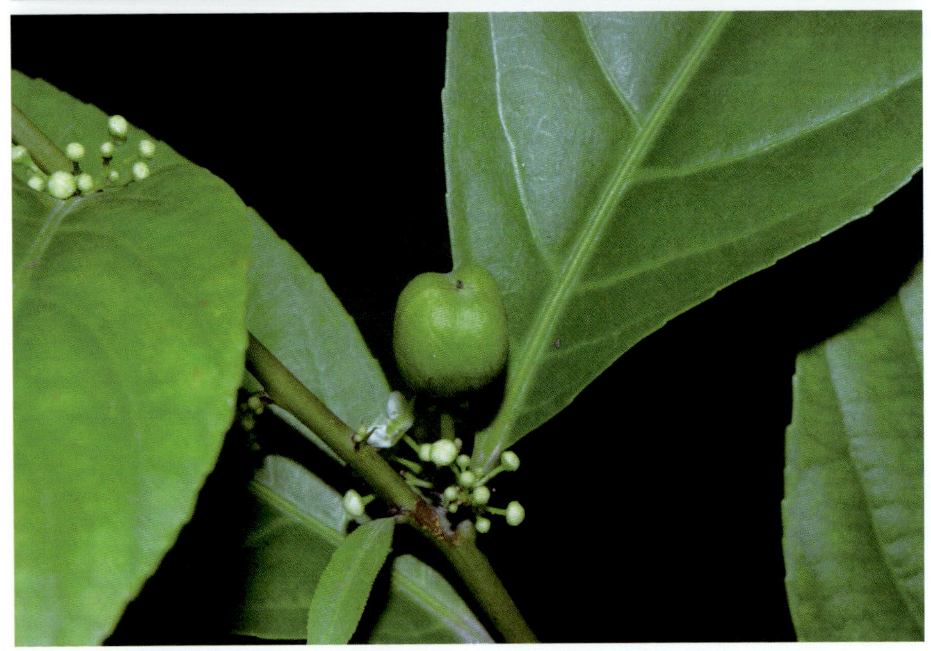

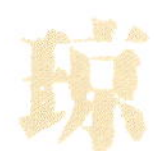

翅子藤科 Hippocrateaceae 五层龙属 *Salacia*

阔叶五层龙 *Salacia amplifolia* Merr. ex Chun & F. C. How

中药名 阔叶五层龙（药用部位：根）

植物形态 攀缘或直立灌木，叶厚纸质，椭圆形，长 13~23cm，宽 6~8cm，边缘狭背卷，背面淡黄色，有不显著的乳头状突起。花绿白色或淡黄色，直径 4~5mm；花柄长 8~10mm，纤细，基部具多列覆瓦状排列的小鳞片；萼片阔卵形，边缘纤毛状；花瓣近圆形，直径 2.2mm，花盘杯状，新鲜时褐红色，呈不明显五角形，反折；子房三角形。果实球形，成熟时黄色或红色，直径达 4.5cm，有种子 8~11；果柄粗壮，长 1.5~2cm。

分布区域 产于海南昌江、保亭、万宁、三亚、乐东。亦分布于中国广东。越南、泰国、缅甸、印度、马来西亚也有分布。

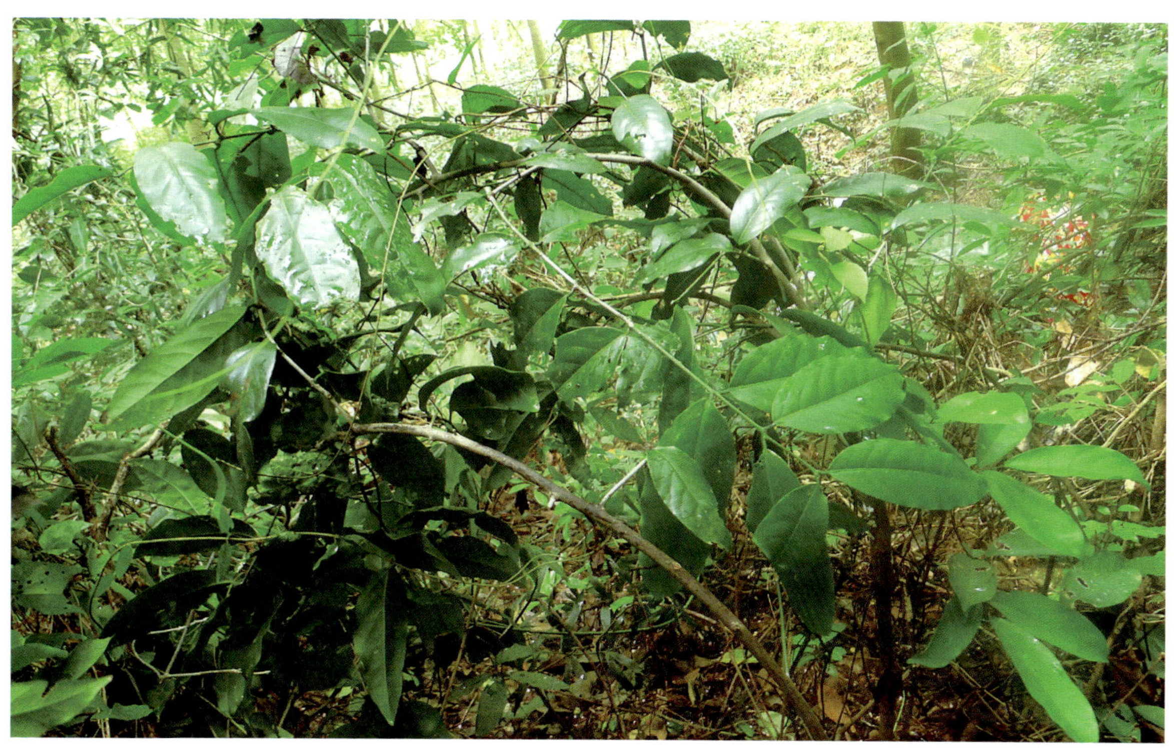

阔叶五层龙

| 资　　源 | 生于海拔 100~250m 的林中，少见。

| 采收加工 | 全年均可采挖，洗净，切片，晒干。

| 功能主治 | 同属植物五层龙有通经活络、祛风除湿的功能，本种或有类似功能，其具体作用有待进一步研究。

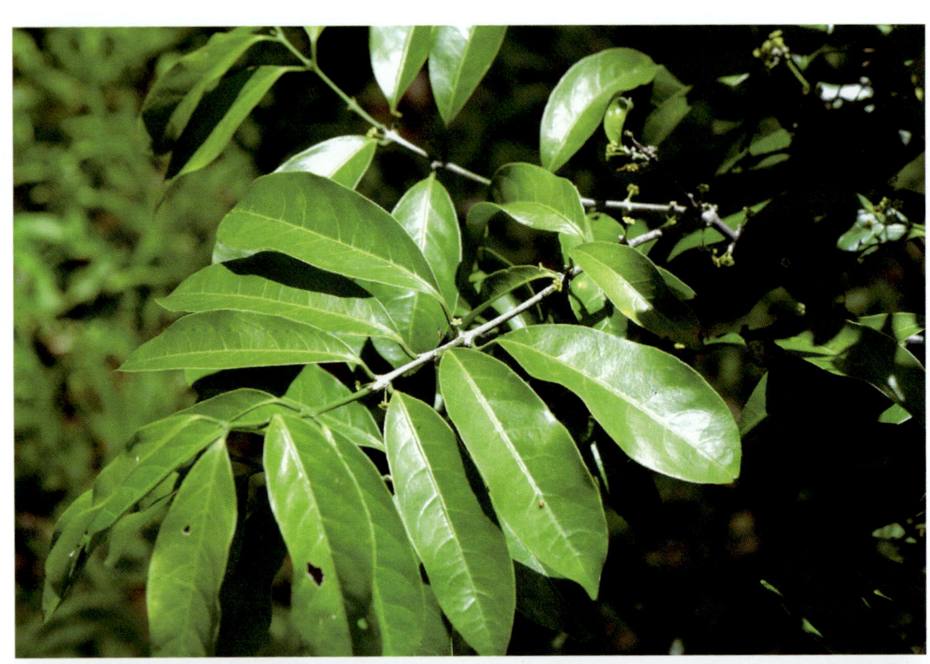

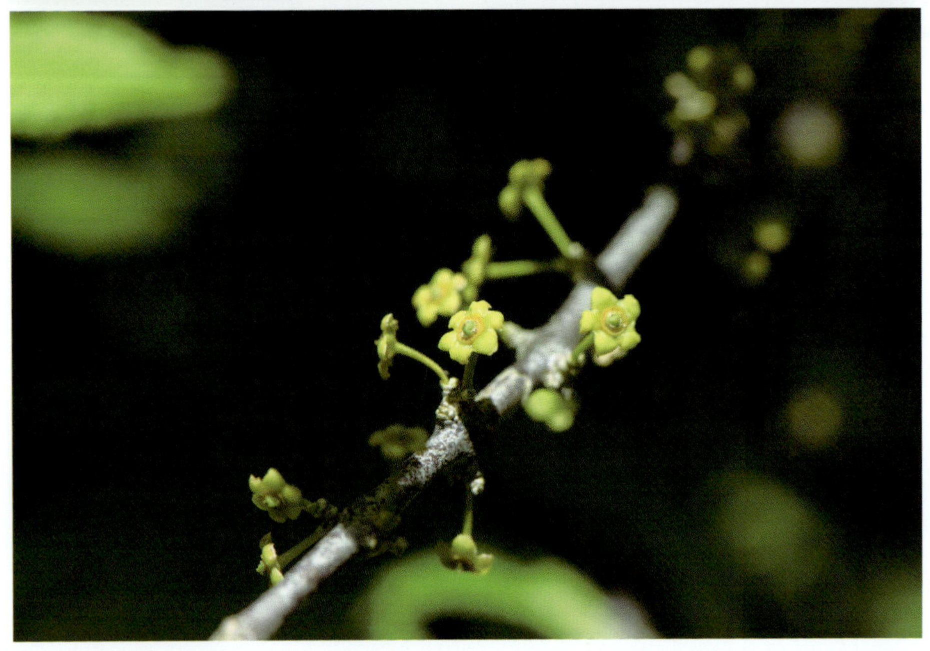

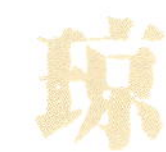

翅子藤科 Hippocrateaceae 五层龙属 *Salacia*

海南五层龙 *Salacia hainanensis* Chun & F. C. How

中药名 海南五层龙（药用部位：根）

植物形态 攀缘灌木，一年生枝条密生小瘤状皮孔。革质叶近对生，全缘，长椭圆形，长 12~17cm，宽 5~7.5cm，先端收缩成 1 短而阔的钝尖或不明显渐尖，基部渐窄而下延，背面淡黄色，具不显著乳突。花黄绿色，基部具数列小鳞片；花柄长 1~1.5cm；萼片横椭圆形，边缘膜质；花瓣长椭圆形，长约 4.3mm，花盘肉质，杯状，雄蕊 3，花丝扁平。果实球形，直径约 4cm，成熟时光滑，鲜红色。种子数颗，长椭圆形，长约 2.8cm，宽 1.8cm，干时黑褐色。花期 5~6 月，果期 8~10 月。

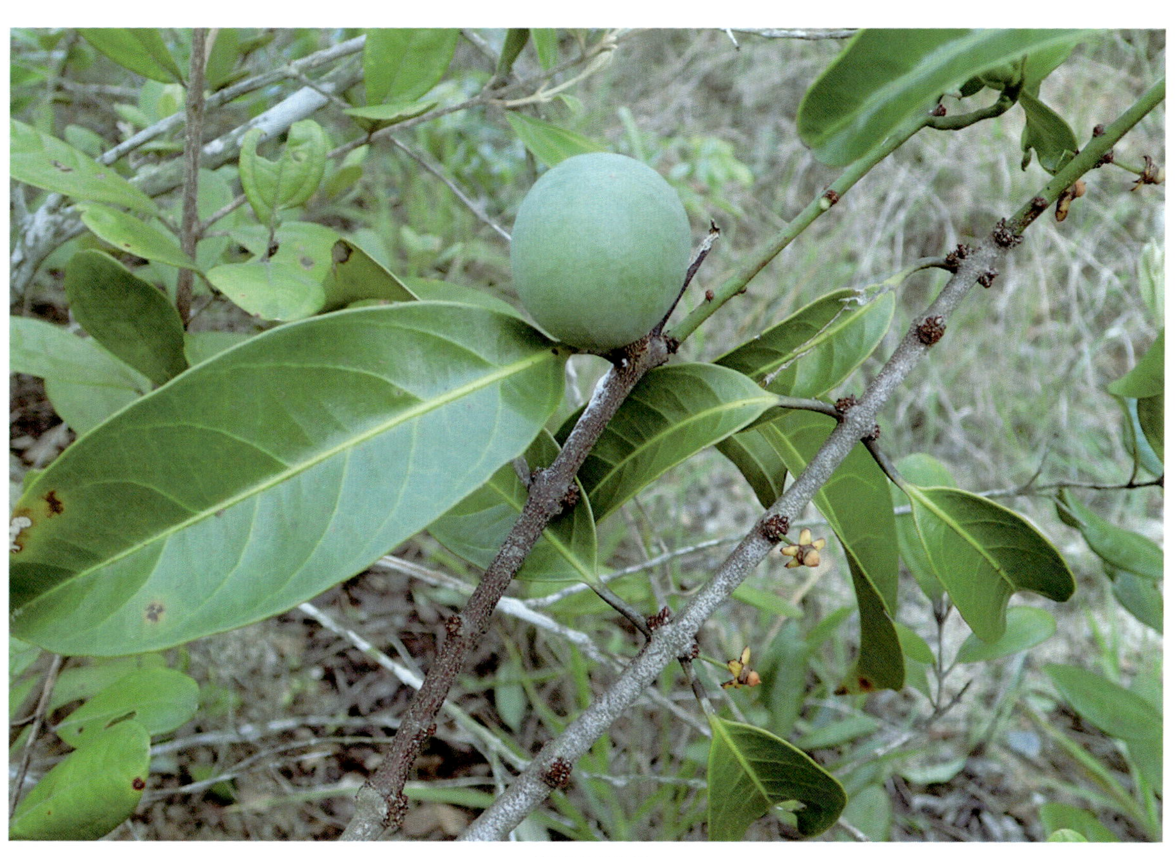

海南五层龙

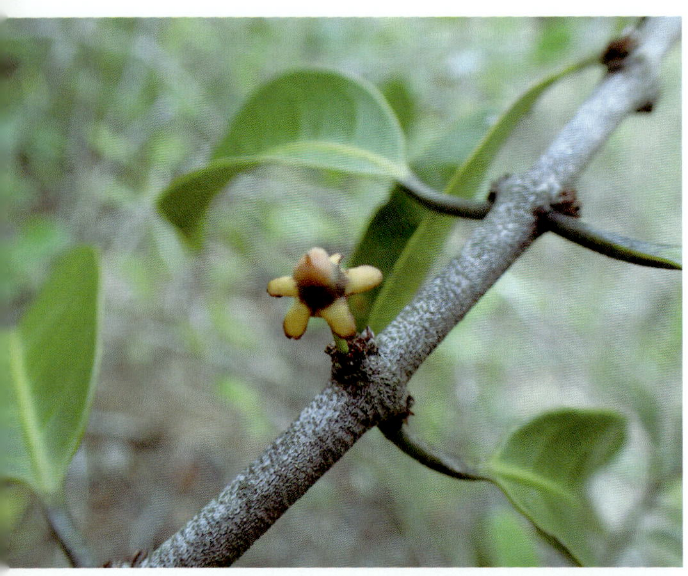

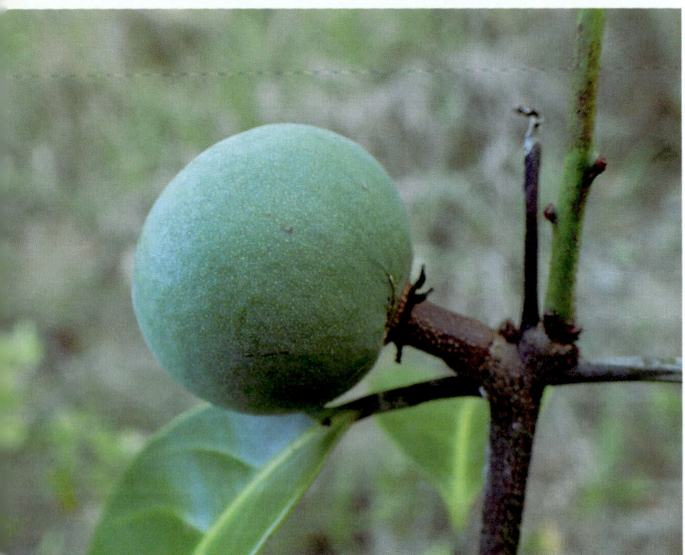

分布区域

产于海南保亭、万宁。亦分布于中国广东。印度、缅甸、泰国、马来西亚也有分布。

资　　源

生于海拔400m的林中，偶见。

采收加工

全年均可采挖，洗净，切片，晒干。

功能主治

同属植物五层龙有通经活络、祛风除湿的功能，本种或有类似功能，其具体作用有待进一步研究。

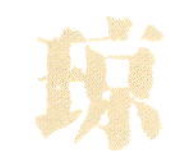

翅子藤科 Hippocrateaceae 五层龙属 *Salacia*

五层龙 *Salacia prinoides* (Willd.) DC.

中药名 桫拉木（药用部位：根）

植物形态 攀缘灌木，小枝具棱角。叶革质，椭圆形，长 5~11cm，宽 2~5cm，边缘具浅钝齿。花小，3~6 簇生于叶腋内的瘤状突起体上；花柄长 6~10mm；三角形萼片 5，边缘具纤毛；花瓣 5。阔卵形，长约 3mm，广展或外弯，先端圆形；花盘杯状，高约 1mm；雄蕊 3，花丝短，扁平，着生于花盘边缘，药室叉开，子房藏于花盘内，3 室，胚珠每室 2；花柱极短。浆果球形，直径仅 1cm，成熟时红色，有 1 种子；果柄长约 6.5mm。花期 12 月，果期翌年 1~2 月。

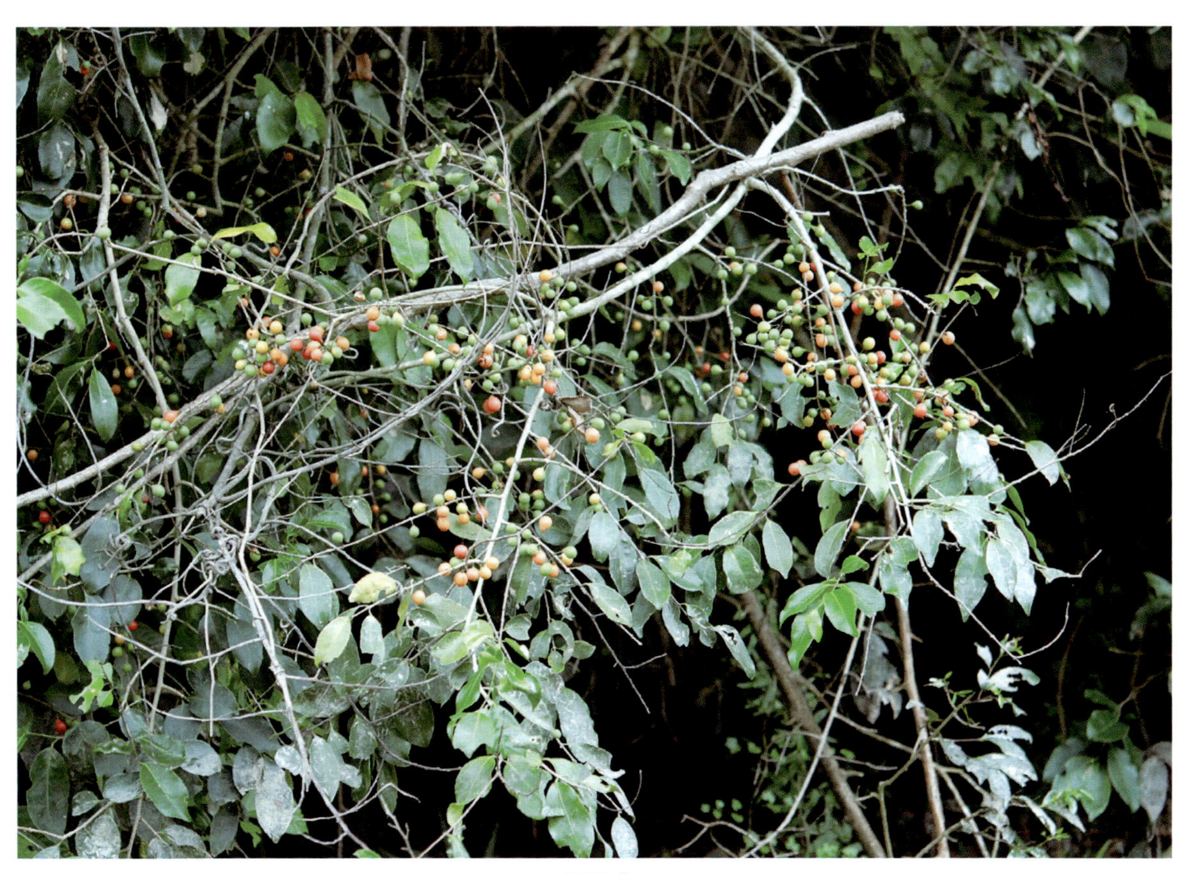

五层龙

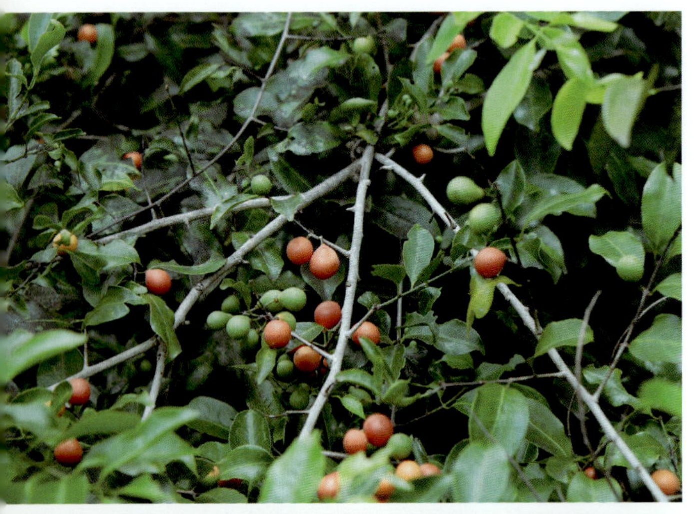

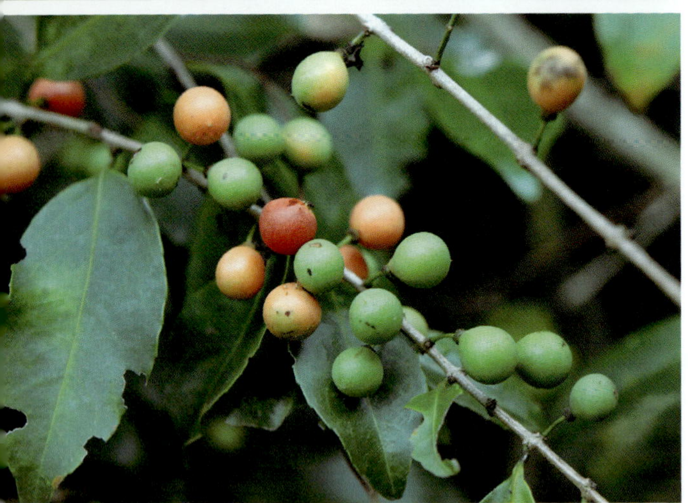

分布区域

产于海南三亚、昌江、万宁、乐东、东方。亦分布于中国广东、广西。南亚、东南亚也有分布。

资　　源

生于林中，少见。

采收加工

全年均可采挖，洗净，切片，晒干。

功能主治

通经活络，祛风除湿。用于风湿性关节炎、腰肌劳损、体虚无力。

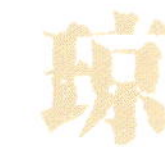

粗丝木 *Gomphandra tetrandra* (Wall. et Roxb.) Sleum

中药名 黑骨走马（药用部位：根）

植物形态 小乔木，嫩枝被淡黄色短柔毛。叶纸质，长6~15cm，宽2~6cm，聚伞花序与叶对生，长2~4cm，密被黄白色短柔毛。雄花黄白色或白绿色，5数，长约5mm；花萼浅5裂；花冠钟形，长3~4mm，花瓣裂片近三角形，花丝肉质而宽扁，上部具白色微透明的棒状髯毛，花药黄白色，子房不发育。雌花黄白色，花萼微5裂，花冠钟形，长约0.5mm，花瓣裂片长三角形，雄蕊不发育，花丝扁，上部具白色微透明的短棒状髯毛，子房圆柱状，柱头5裂稍下延于子房上。核果椭圆形，长2~2.5cm，直径0.7~1.2cm，由青转黄，成熟时白色，浆果状，干后有明显的纵棱，果柄略被短柔毛。花果期全年。

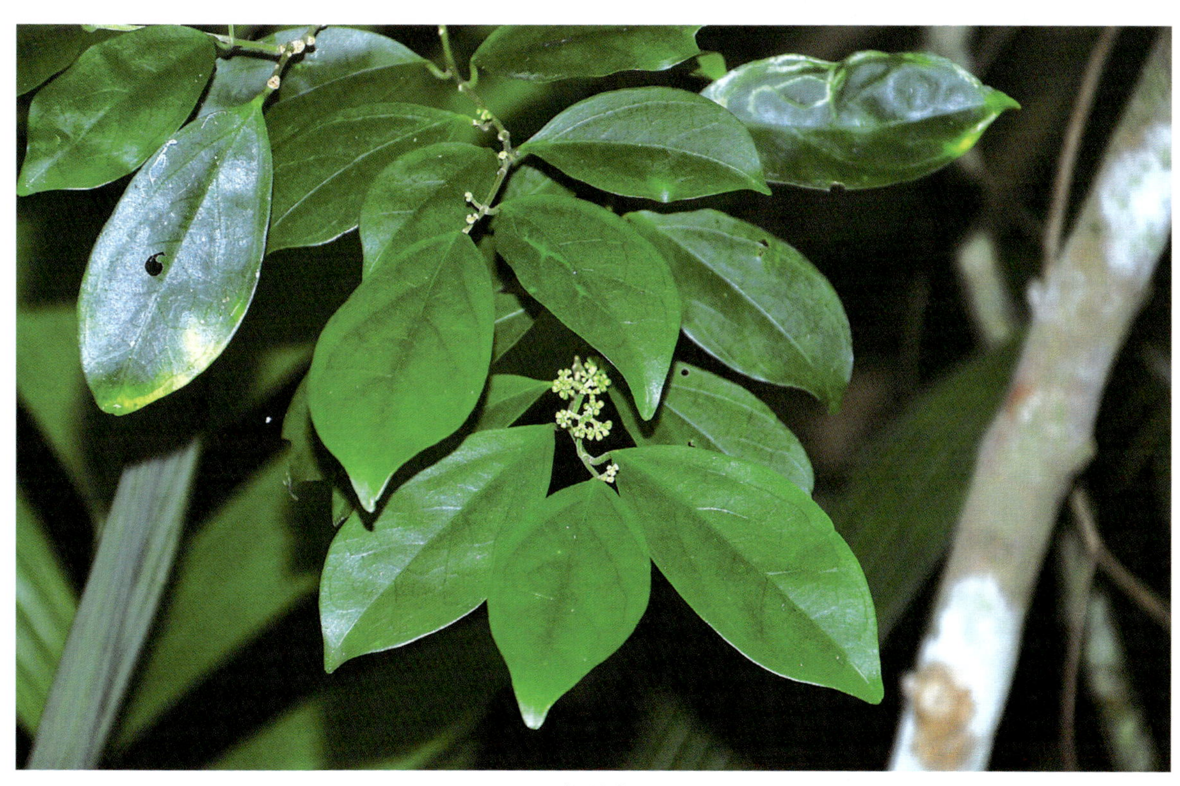

粗丝木

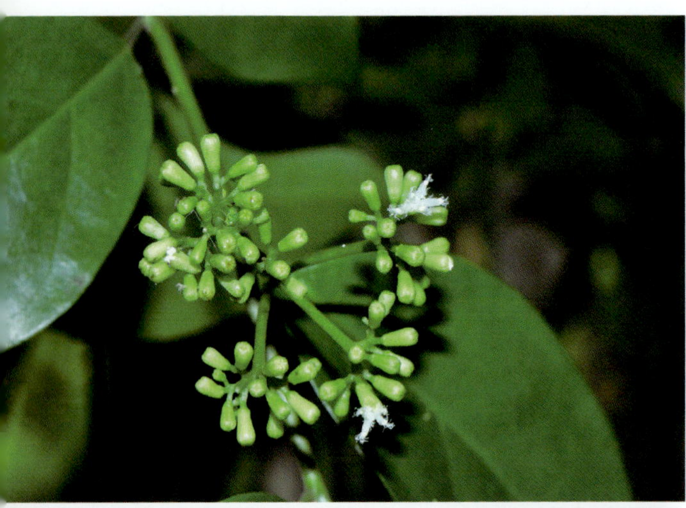

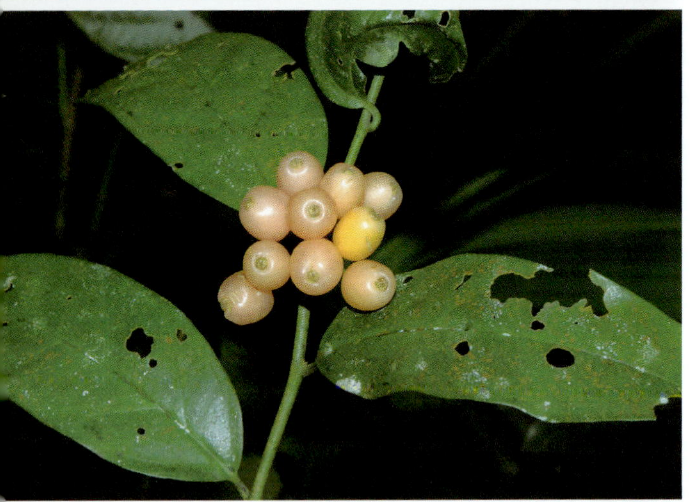

分布区域

产于海南白沙、五指山、保亭、三亚、乐东、万宁。亦分布于中国广东、广西、贵州、云南。越南、泰国、老挝、柬埔寨、缅甸、印度、斯里兰卡也有分布。

资　源

生于海拔 500~1200m 的林中，少见。

采收加工

全年均可采挖，洗净，切片，晒干。

功能主治

味苦，性平。清热利湿，解毒。用于骨髓炎、急性胃肠炎、吐泻。

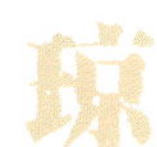

茶茱萸科 Icacinaceae 琼榄属 *Gonocaryum*

琼 榄 *Gonocaryum lobbianum* (Miers) Kurz.

中药名

琼榄（药用部位：根）

植物形态

灌木。叶革质，长椭圆形至阔椭圆形，长9~20cm，宽4~10cm。花杂性异株，雄花序为短穗状花序，雌花和两性花少数，排列成总状花序。雄花具短梗，萼片5，裂片镊合状排列，具缘毛；花冠管状，长约6mm，白色，5裂片呈三角形，雄蕊5，退化子房长约2.5mm，被短柔毛；花盘环状。雌花较小，萼片5，镊合状排列；花冠管状，长约6mm，三角形裂片5；退化花药长约0.5mm，花柱被毛，柱头3裂；花盘环状。核果椭圆形至长椭圆形，长3~4.5cm，直径1.8~2.5cm，由绿色转紫黑色，先端具短喙。花期1~4月，果期3~10月。

分布区域

产于海南三亚、乐东、白沙、五指山、保亭、陵水、万宁、琼中、儋州。亦分布于中国广东、云南。越南、泰国、老挝、柬埔寨、缅甸、马来西亚、印度尼西亚也有分布。

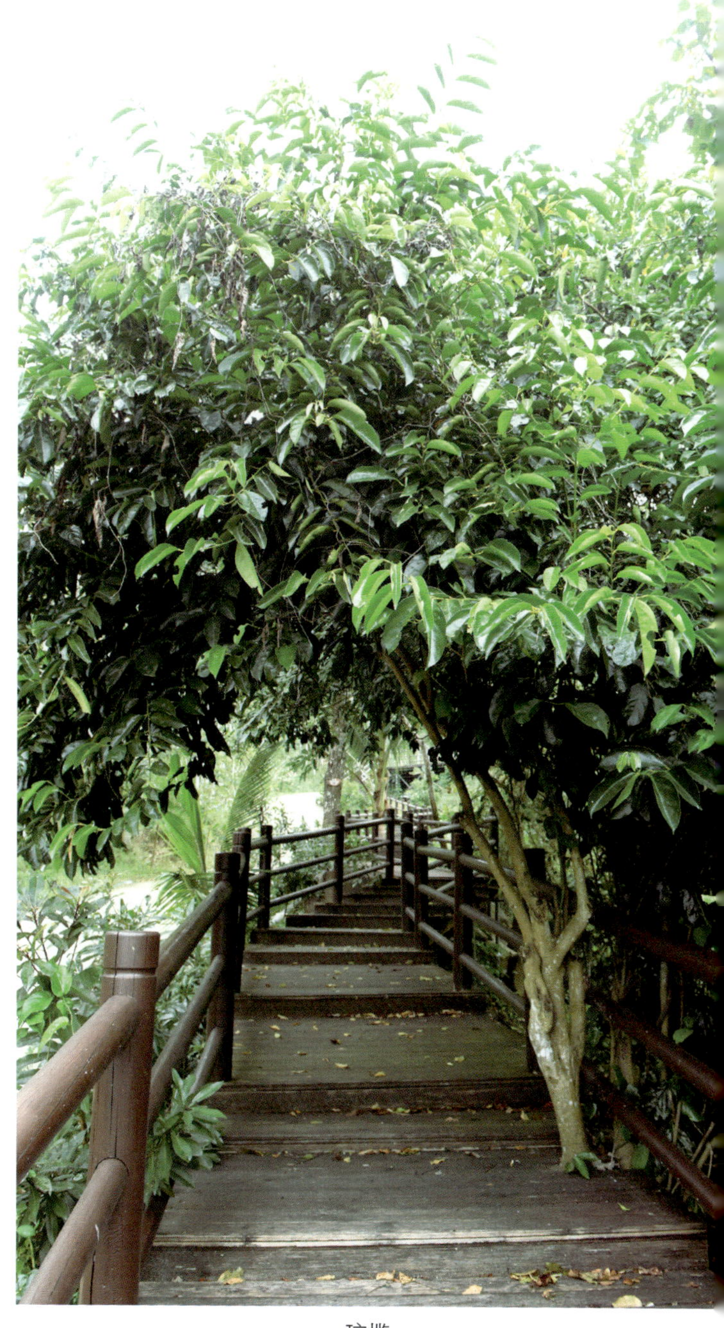

琼榄

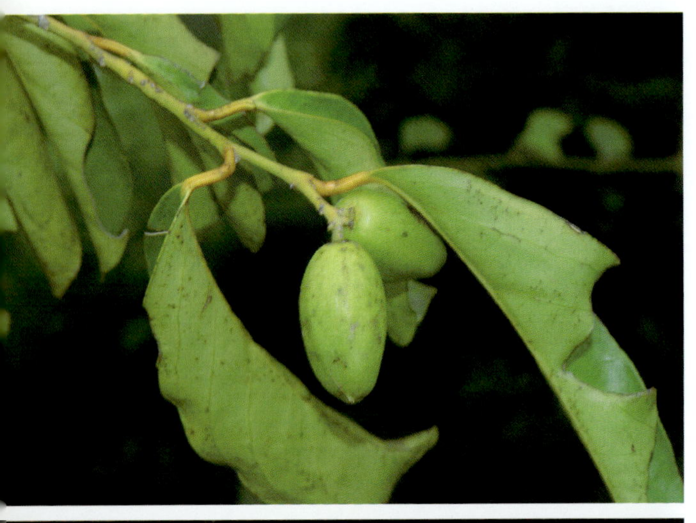

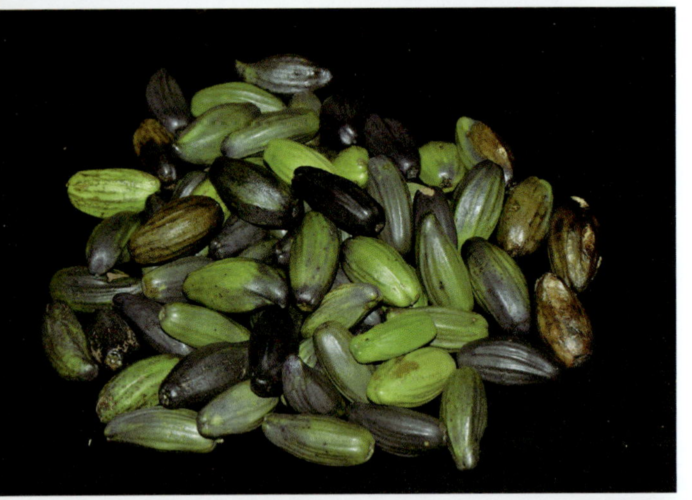

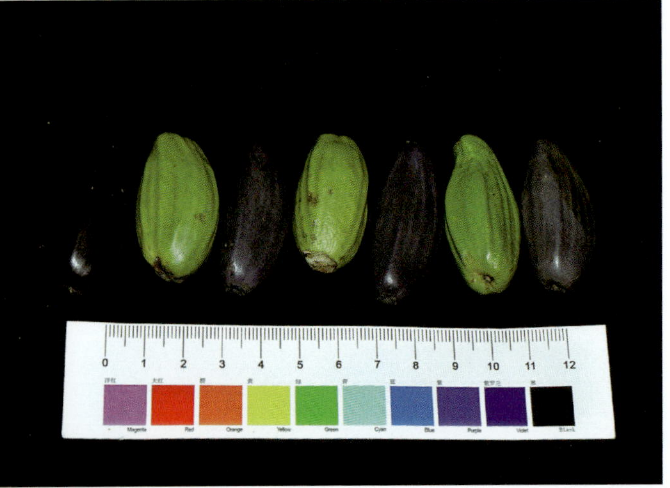

|资　源|

生于林中，十分常见。

|采收加工|

全年皆可采收，洗净，切段，鲜用或晒干。

|功能主治|

清热解毒，散郁结。用于黄疸型肝炎、胸胁闷痛。

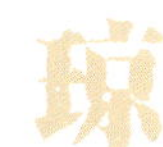

茶茱萸科 Icacinaceae 微花藤属 *Iodes*

小果微花藤 *Iodes vitiginea* (Hance) Hemsl.

中 药 名 吹风藤（药用部位：根皮、茎或全株）

植物形态 木质藤本，小枝压扁，被淡黄色硬伏毛，卷须腋生或生于叶柄的一侧。叶薄纸质，长 6~15cm，宽 3~9cm，叶柄被淡黄色硬伏毛。伞房圆锥花序腋生，密被绒毛。雄花序多花密集；雄花黄绿色，萼片 5，外面被锈色柔毛；花瓣 5 裂片，于中部以下连合，裂片长 1~1.5mm，外面被黄褐色柔毛；雄蕊 5，浅黄色，花丝极短，子房不发育，被淡黄色刺状长柔毛。雌花序较短；雌花绿色，萼片 5，外面密被锈色柔毛；花瓣 5，披针形至阔卵形，长 1~2mm，外面被黄褐色柔毛；无退化雄蕊；子房密被黄色刺状柔毛，柱头浅 3 裂。核果卵形，

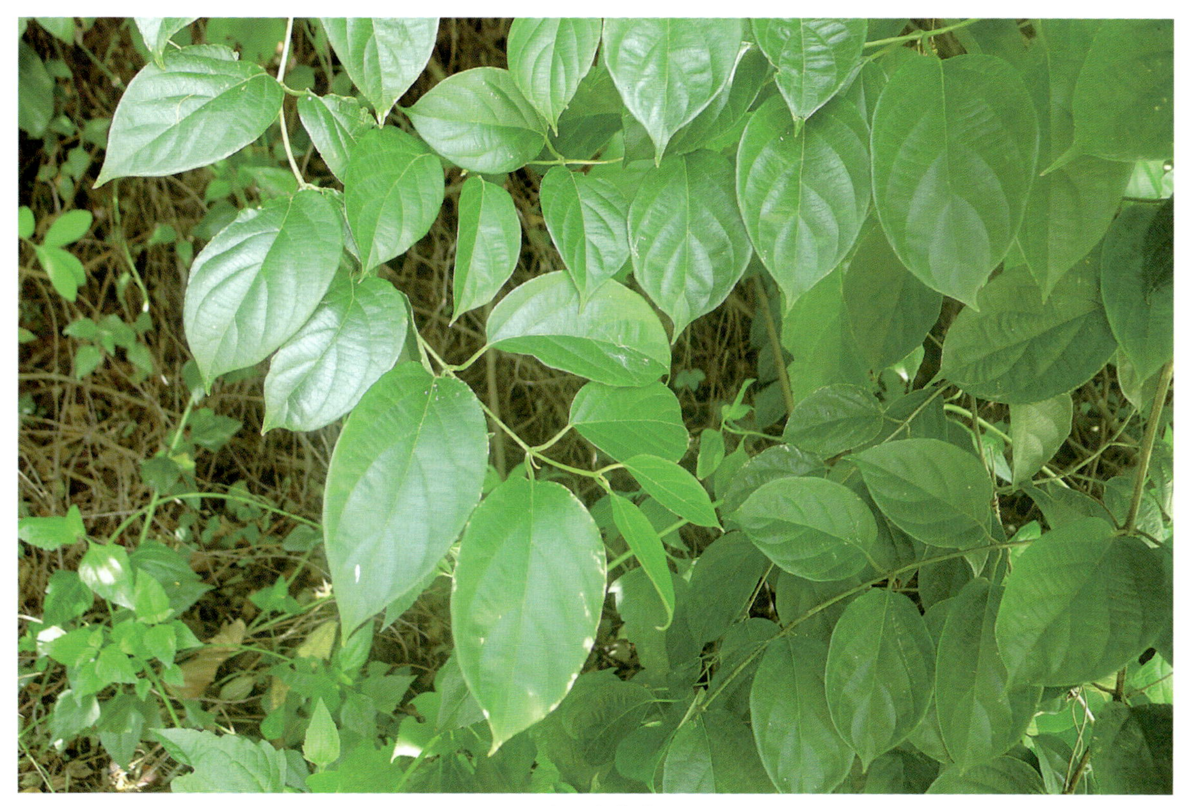

小果微花藤

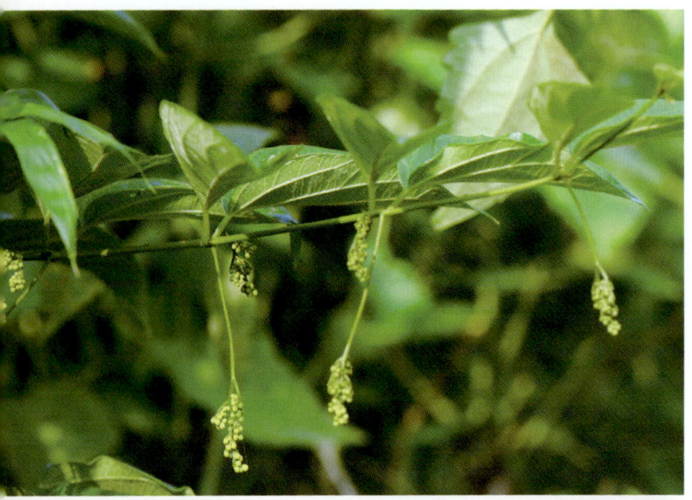

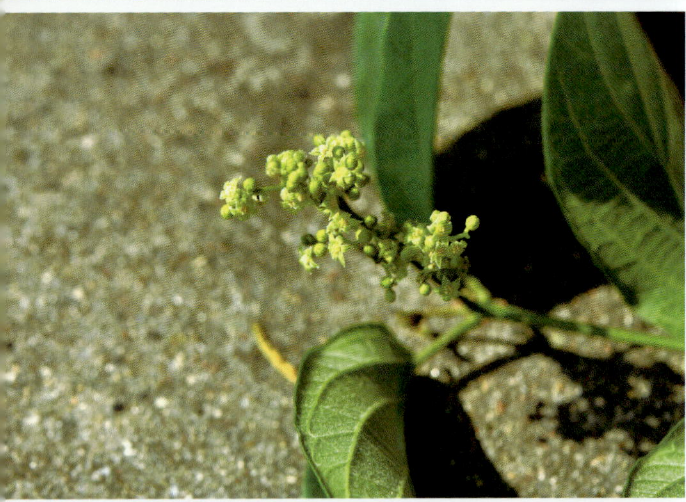

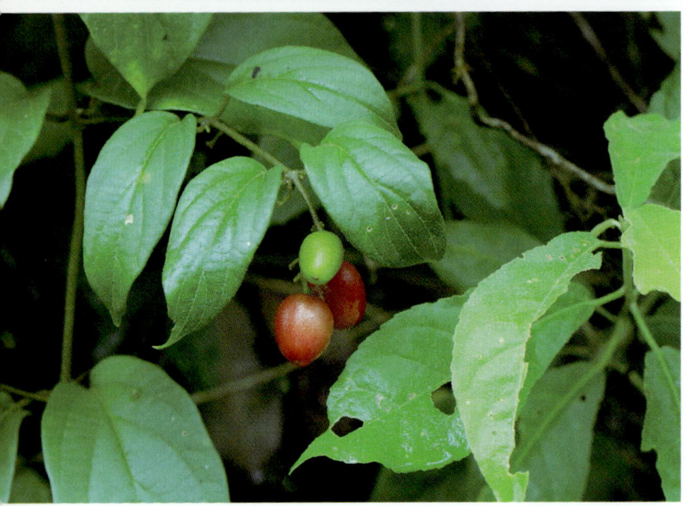

长 1.3~2.2cm，熟时红色，有多角形陷穴，密被黄色绒毛，具宿存增大的花瓣、花萼。花期 12 月至翌年 6 月，果期 5~8 月。

| 分布区域 |

产于海南乐东、东方、白沙、保亭、儋州、澄迈、海口。亦分布于中国广东、广西、贵州、云南。越南、老挝、泰国也有分布。

| 资　源 |

生于沟谷林中，常见。

| 采收加工 |

夏、秋季采收，洗净，切片，晒干。

| 功能主治 |

根皮、茎：味辛，性微温。祛风湿，下乳，活血化瘀。用于风湿痹痛、劳伤、急性结膜炎、乳汁不通。外用于目赤、跌打损伤。 全株：外用于痔疮。

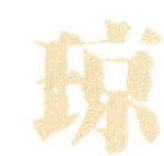

茶茱萸科 Icacinaceae 定心藤属 *Mappianthus*

定心藤 *Mappianthus iodoides* Hand.-Mazz.

|中 药 名| 甜果藤（药用部位：根、藤茎或全株）

|植物形态| 木质藤本，小枝具灰白色皮孔。叶长椭圆形至长圆形，长 8~17cm，宽 3~7cm，背面赭黄色至紫红色，叶柄被黄褐色糙伏毛。雄花序花序梗被黄褐色糙伏毛。雄花：芳香；花萼杯状，微 5 裂，外面密被黄色糙伏毛；花冠黄色，长 4~6mm，卵形裂片 5，外面密被黄色糙伏毛，里面被短绒毛；雄蕊 5。雌花序被黄褐色糙伏毛，小苞片钻形。雌花：花萼浅杯状，裂片 5，外面密被黄褐色糙伏毛；花瓣 5，长圆形，长 3~4mm，外面密被黄褐色糙伏毛，里面被短绒毛；退化雄蕊 5，花丝扁线形，子房密被黄褐色硬伏毛，柱头 5 圆裂。核果椭圆形，

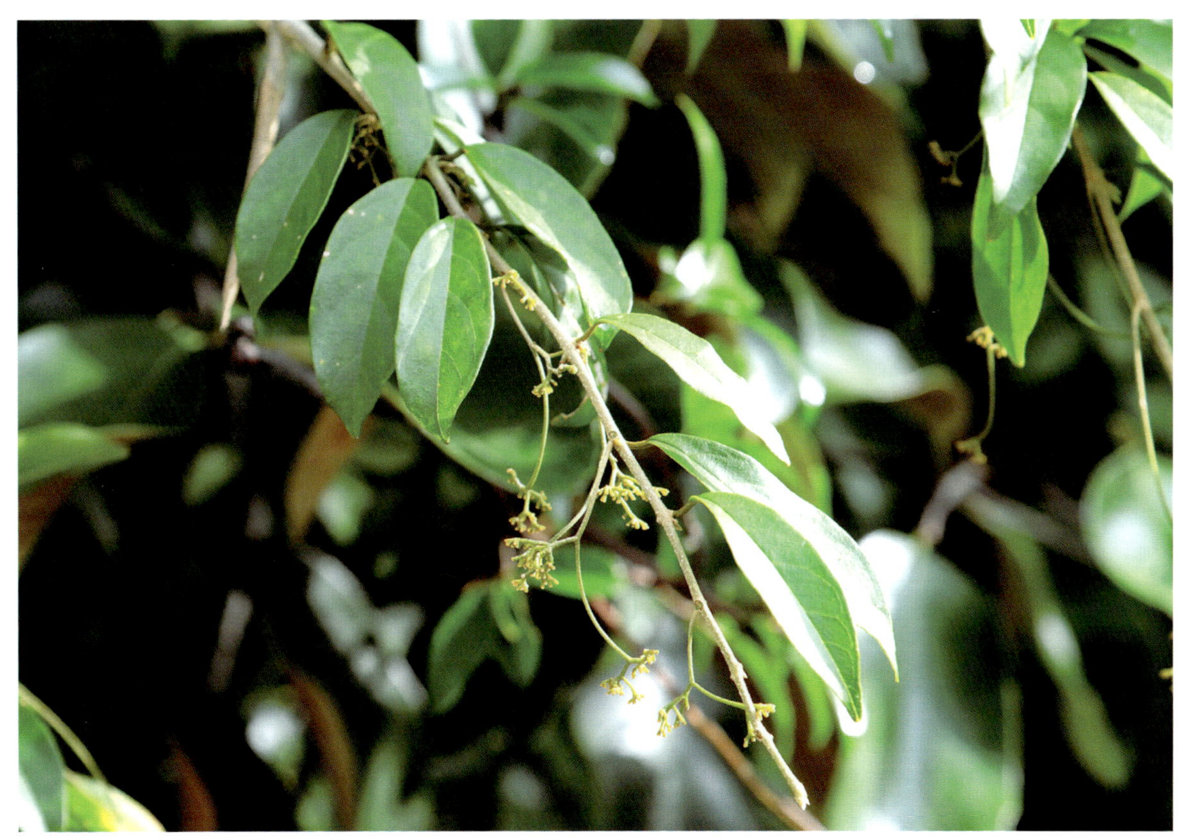

定心藤

长 2~3.7cm，疏被淡黄色硬伏毛，基部具宿存萼片。种子 1。花期 4~8 月，雌花较晚，果期 6~12 月。

| 分布区域 | 产于海南保亭、昌江、琼中、定安。亦分布于中国湖南、福建、广东、广西、贵州、云南南部及东南部至越南老街。

| 资　　源 | 生于海拔 500~1000m 的疏林或灌丛，少见。

| 采收加工 | 冬季采收，挖取根部或割下藤茎，切片，晒干。

| 功能主治 | 味苦，性凉。祛风除湿，调经活血，止痛。用于风湿性关节炎、类风湿关节炎、黄疸、跌打损伤、月经不调、痛经、闭经。外用于外伤出血、毒蛇咬伤。

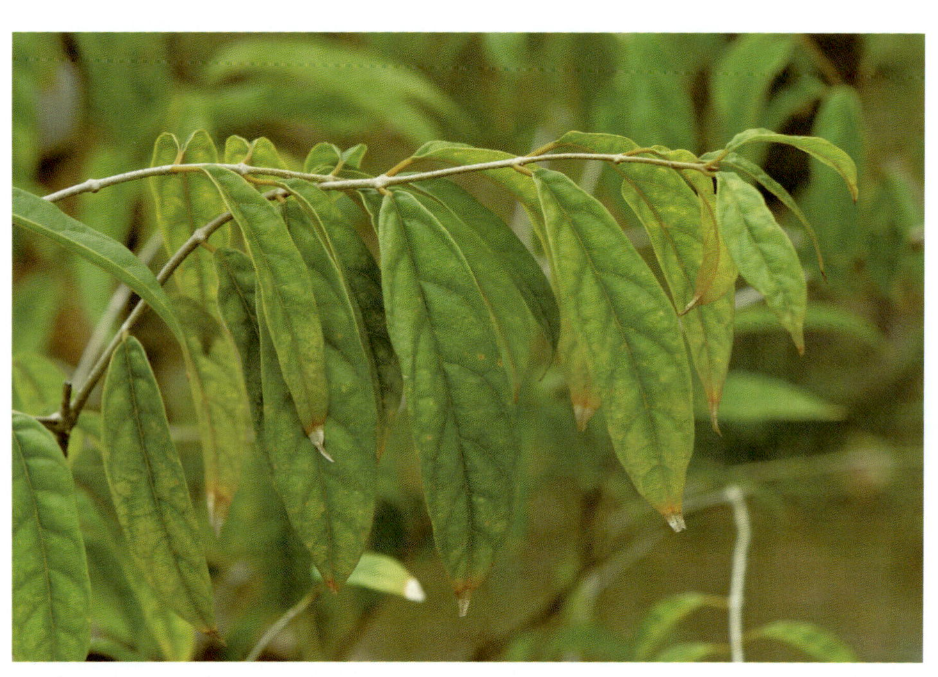

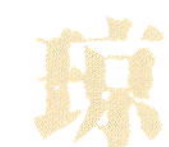

茶茱萸科 Icacinaceae 假柴龙树属 *Nothapodytes*

假柴龙树 *Nothapodytes obtusifolia* (Merr.) R. A. Howard

中药名 假柴龙树（药用部位：全株）

植物形态 灌木或乔木，树皮灰色。叶互生，叶片坚纸质或薄革质，长椭圆形，长 9~18cm，宽 3~6.5cm，叶柄长 1.2~2.5cm。聚伞花序顶生，宽 3~6cm，总轴被黄色、紧贴的小柔毛。花萼钟形，微 5 裂，外面被紧贴的短柔毛，花瓣白色，长圆形至披针形，长 6~7.2mm，外面密被黄色、紧贴的短柔毛，里面疏被糙伏毛，先端内折；雄蕊长 5.5~6.4mm，子房被糙伏毛，花盘薄，肉质，具缘毛。核果长圆状倒卵形，直径 6~9mm，稍平扁，先端具短喙，种子长 7.8~9mm。花果期 12 月至翌年 4 月。

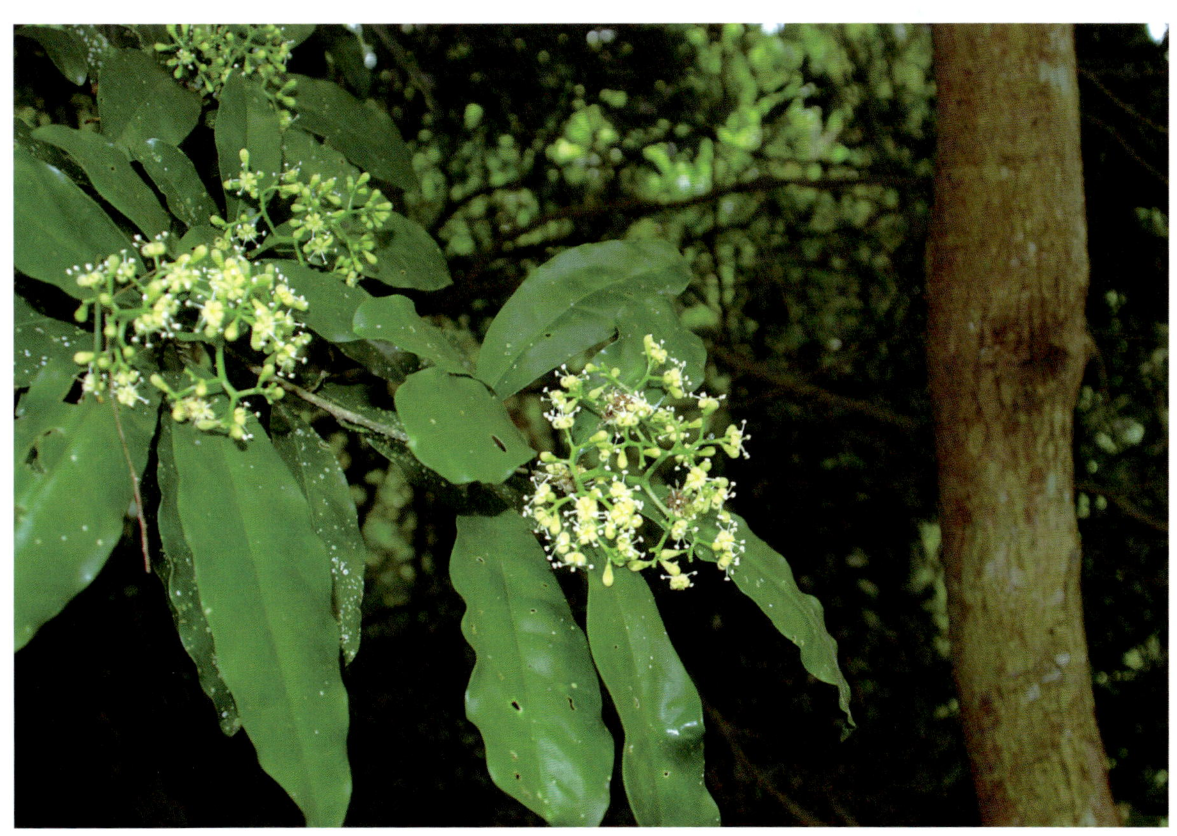

假柴龙树

| 分布区域 | 产于海南三亚。海南特有种。

| 资　　源 | 生于低海拔林中，少见。

| 采收加工 | 全年皆可采收，切段，晒干或鲜用。

| 功能主治 | 同属植物马比木 *Nothapodytes pittosporoides* 全株可入药，具有祛风通络、活血止痛的功能，本种或有类似功能；此外，同属植物喜树中所含的喜树碱具有抗肿瘤活性，本种的具体作用值得进一步研究。

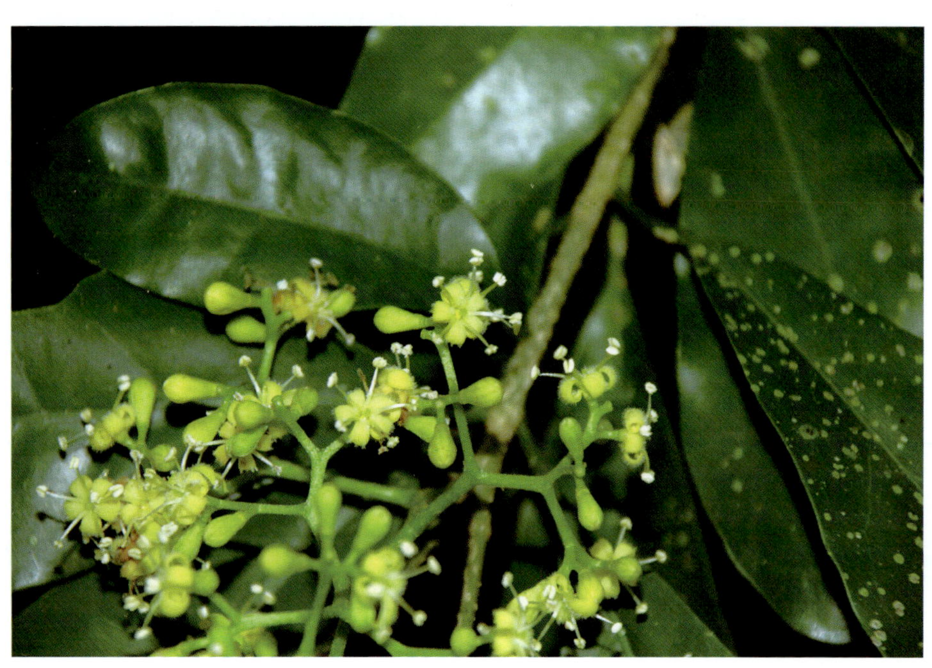

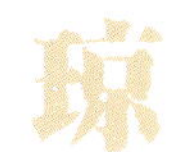

铁青树科 Olacaceae 赤苍藤属 *Erythropalum*

赤苍藤 *Erythropalum scandens* Bl.

中药名 腥藤（药用部位：全株）

植物形态 常绿藤本，具腋生卷须。卵形叶纸质，长 8~20cm，宽 4~15cm，基出脉 3。花排成腋生的二歧聚伞花序，花序长 6~18cm，花萼筒长 0.5~0.8mm，具 4~5 裂片；花冠白色，直径 2~2.5mm；雄蕊 5。核果椭圆状，直径 0.8~1.2cm，全为增大成壶状的花萼筒所包围，成熟时淡红褐色，干后为黄褐色，常不规则开裂为 3~5 裂瓣；果梗长 1.5~3cm；种子蓝紫色。花期 4~5 月，果期 5~7 月。

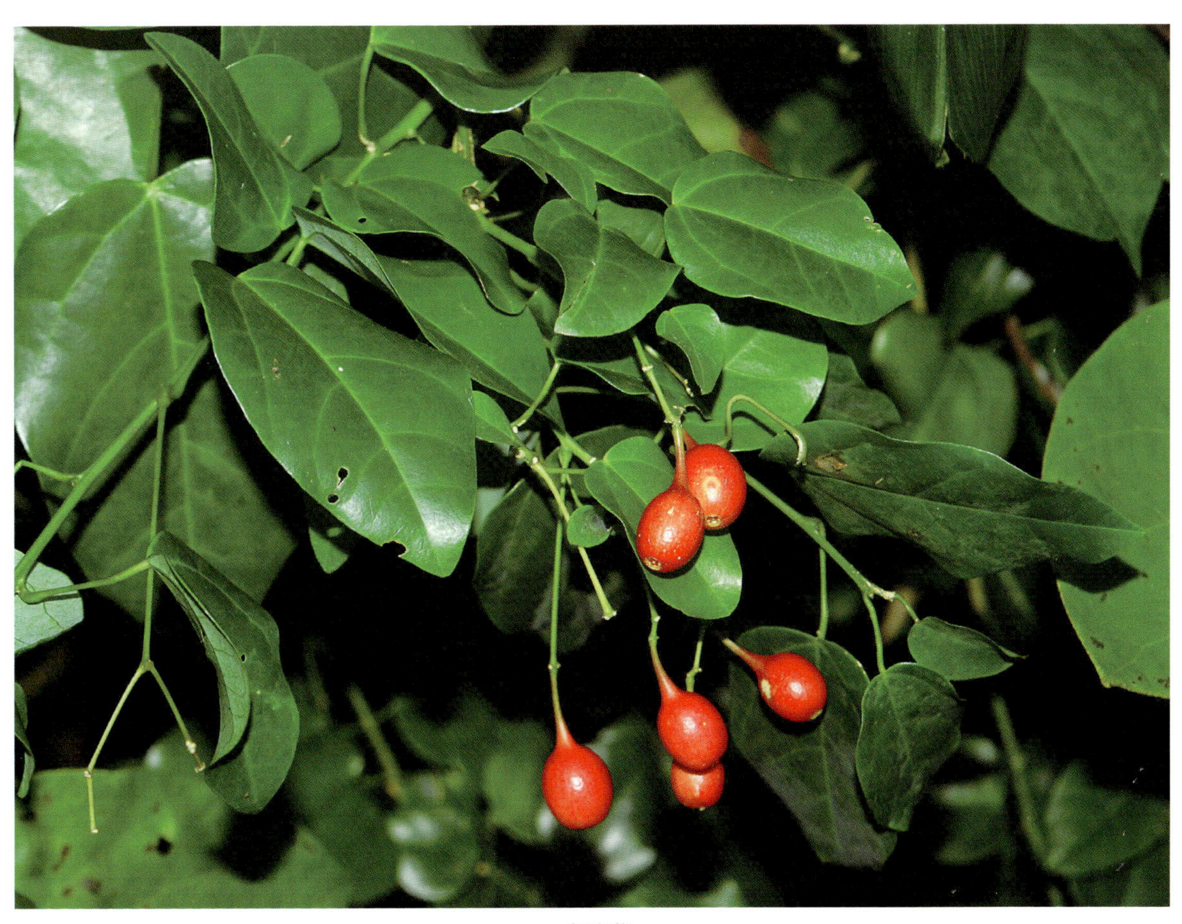

赤苍藤

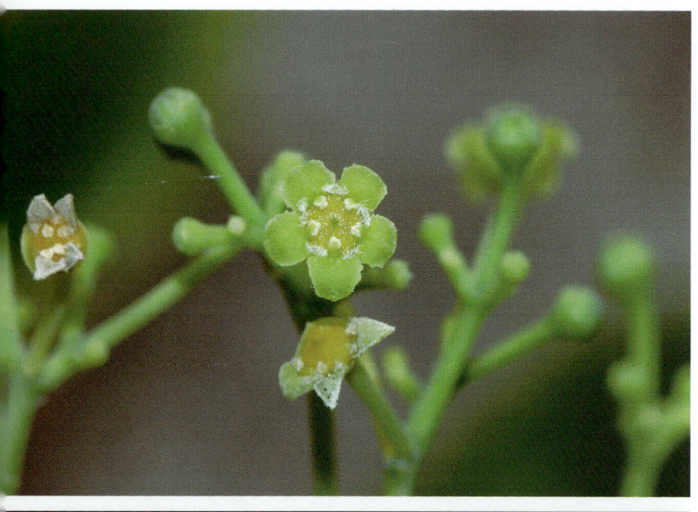

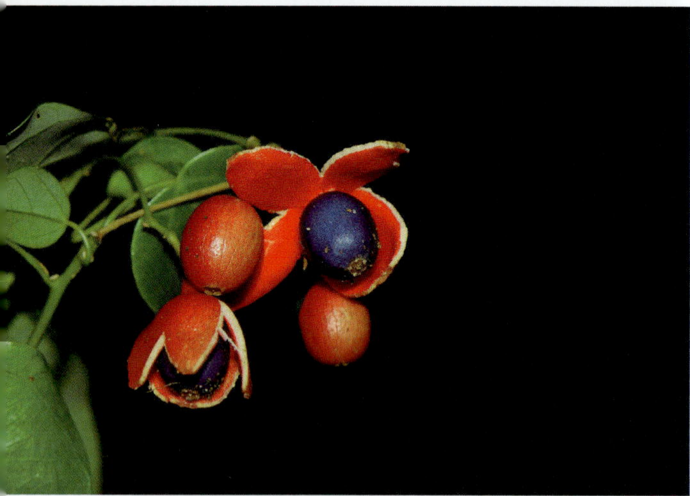

分布区域

产于海南三亚、乐东、白沙、五指山、保亭、万宁、澄迈、文昌。亦分布于中国广东、广西、贵州、云南、西藏。越南、老挝、柬埔寨、泰国、缅甸、菲律宾、马来西亚、文莱、印度尼西亚、印度、孟加拉国、不丹也有分布。

资　源

生于低海拔山谷林中，十分常见。

采收加工

春、夏季采收全株，除去杂质，洗净，鲜用或晒干。

功能主治

味微苦，性平。清热利尿，祛风湿。用于肝炎、泄泻、淋证、水肿、小便淋痛、尿道炎、急性肾炎。

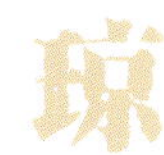

铁青树科 Olacaceae 铁青树属 *Olax*

铁青树 *Olax wightiana* Wall. ex Wight & Arn.

中药名 铁青树（药用部位：茎皮）

植物形态 灌木或略呈攀缘状。叶近革质，椭圆形，长5~10cm，宽2.5~3.5cm，两面无毛，有光泽，叶柄长0.5~1cm。花排成穗状花序状的螺旋状聚伞花序，花序腋生，长1.5~2.5cm，花萼筒小，浅杯状，先端平截；花瓣5，长条形，白色或淡黄色，长8~10mm；能育雄蕊3，短于花瓣，退化雄蕊5。核果卵球形或近球形，直径1.5~2cm，成熟时黄色，半埋在增大成浅杯状或碗状的花萼筒内。花期3~10月，果期4~10月。

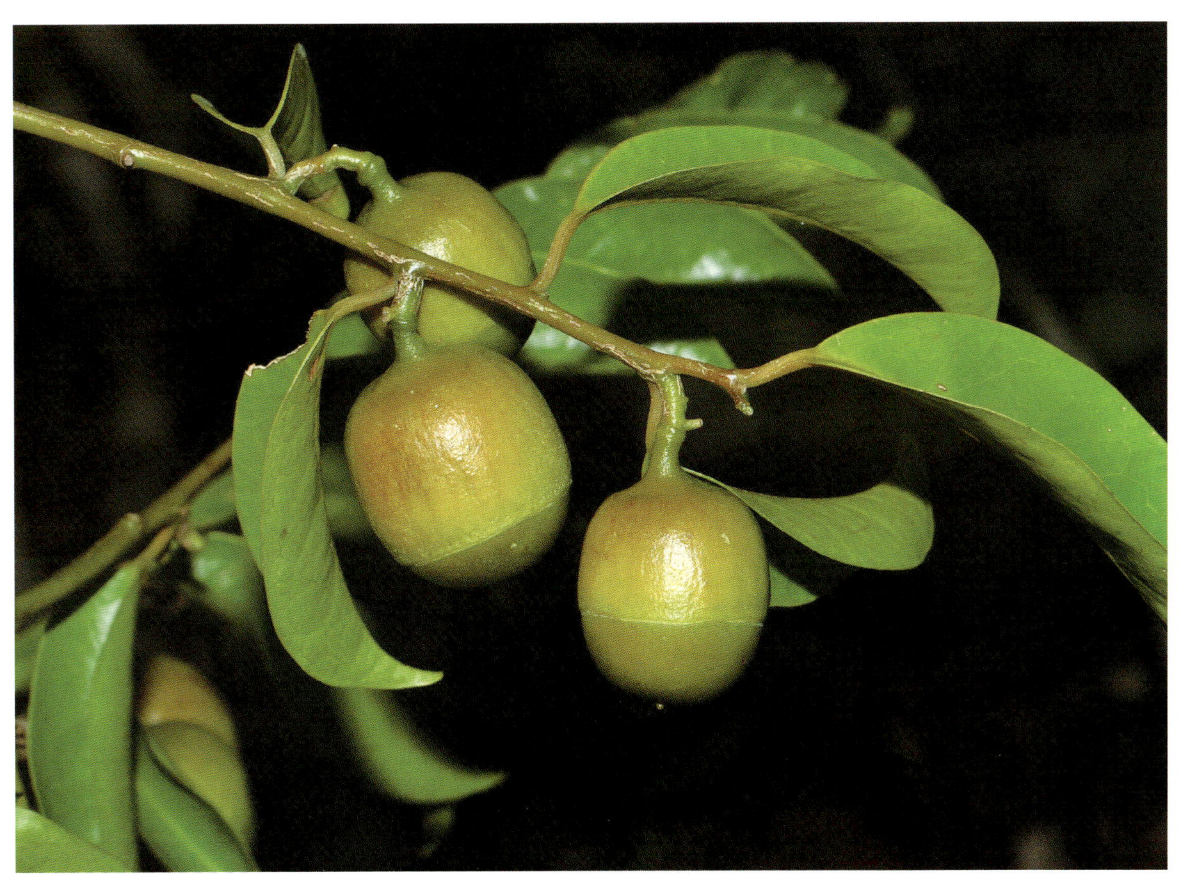

铁青树

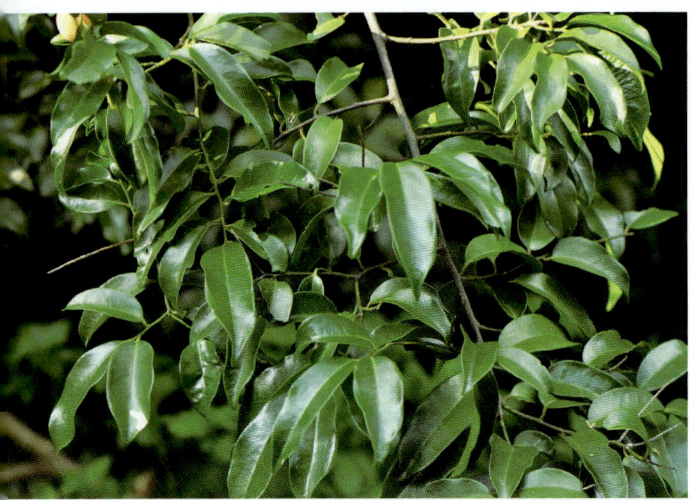

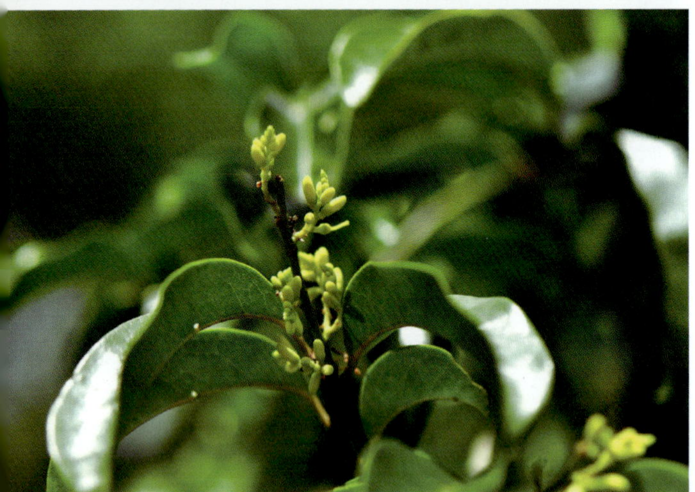

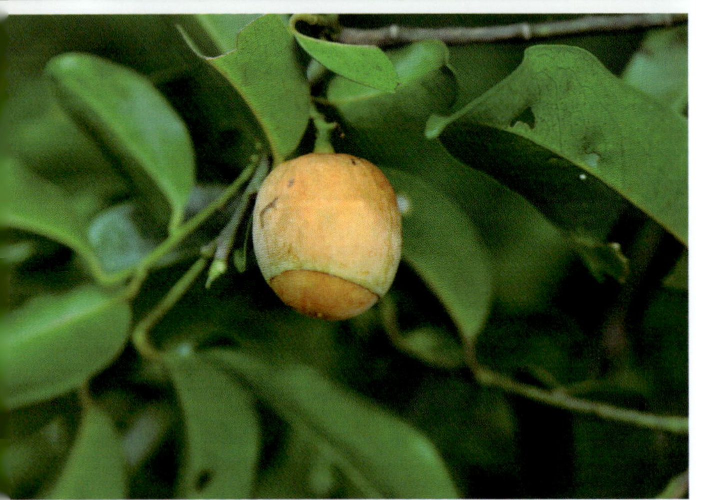

分布区域

产于海南三亚、乐东、东方、昌江、万宁、琼中、儋州。亦分布于中国台湾。泰国、缅甸、菲律宾、马来西亚、印度尼西亚、印度、斯里兰卡也有分布。

资　源

生于低海拔疏林或密林中，十分常见。

采收加工

全年皆可割取地上茎，剥出外皮，洗净切段，晾干。

功能主治

文献记载铁青树科植物的树皮提取物所制药剂可用于治疗或预防炎症、痛风、发热等，但未具体指出基原物种，本种的具体作用有待进一步研究。

附　注

在 FOC 中，其学名被修订为 *Olax imbricata* Roxb.。

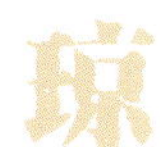

五蕊寄生 *Dendrophthoe pentandra* (L.) Miq.

中 药 名 五蕊寄生（药用部位：带叶茎枝）

植物形态 灌木，芽密被灰色短星状毛，成长枝和叶均无毛；小枝灰色，具散生皮孔。叶革质，互生，叶形多样，长5~13cm，宽2.5~8.5cm。总状花序，具花3~10，初密被灰色或白色星状毛，苞片长1~1.5mm；花初呈青白色，后变红黄色，花托卵球形或坛状，副萼环状，具不规则5钝齿；花冠长1.5~2cm，5深裂，裂片披针形，反折。果实卵球形，直径5~6mm，顶部较狭，红色，果皮被疏毛或平滑。花果期12月至翌年6月。

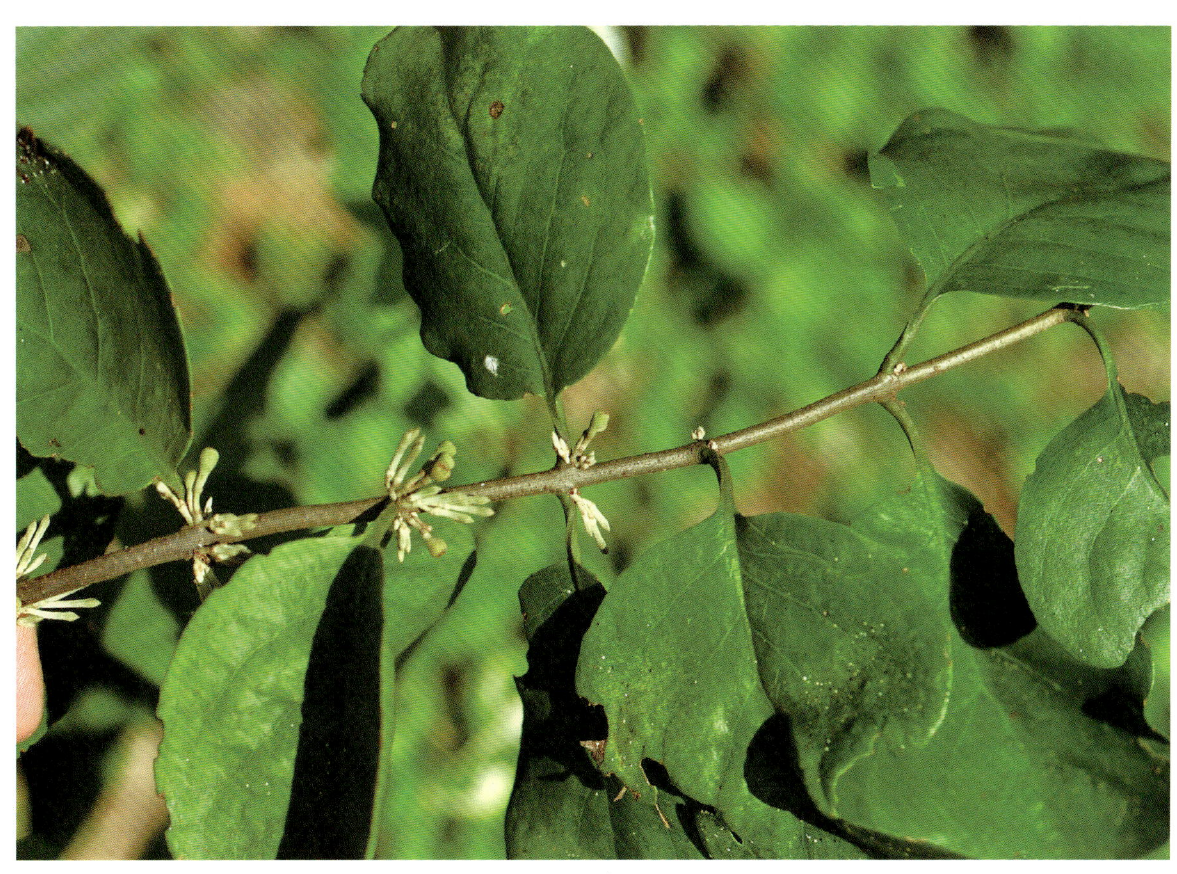

五蕊寄生

| 分布区域 | 产于海南五指山、三亚、乐东、保亭、白沙、陵水、万宁、儋州。亦分布于中国华南其他区域，以及云南。越南、泰国、老挝、缅甸、柬埔寨、菲律宾、马来西亚、印度尼西亚、印度也有分布。

| 资　　源 | 生于平原或山地常绿阔叶林中，偶见。

| 采收加工 | 夏、秋季间采收，扎成束，晾干。

| 功能主治 | 味苦、甘，性平；归肝、肾、脾经。祛风湿，补肝肾，止泻痢。用于风湿痹痛、腰痛、腰膝酸软、腹泻、痢疾。

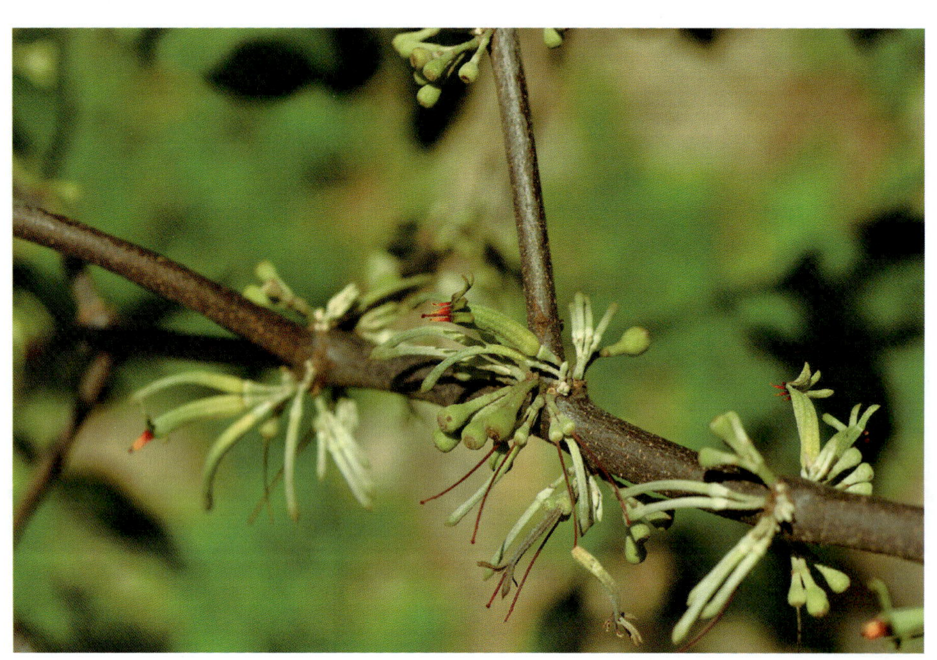

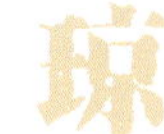

桑寄生科 Loranthaceae 离瓣寄生属 *Helixanthera*

离瓣寄生 *Helixanthera parasitica* Lour.

| 中 药 名 | 离瓣寄生（药用部位：枝、叶）

| 植物形态 | 灌木，叶对生，卵形至卵状披针形，长 5~12cm，宽 3~4.5cm，干后通常暗黑色。总状花序，长 5~10cm，具花 40~60，苞片卵圆形，长 1~1.5mm；花红色或淡黄色，被乳头状毛，花托长 1.5~2mm；副萼环状，花冠具 5 拱起的棱，花瓣 5，长 6~8mm，上半部反折；花药 4 室；花柱具 5 棱。果实椭圆状，红色，直径 4mm，被乳头状毛。花期 1~7 月，果期 5~8 月。

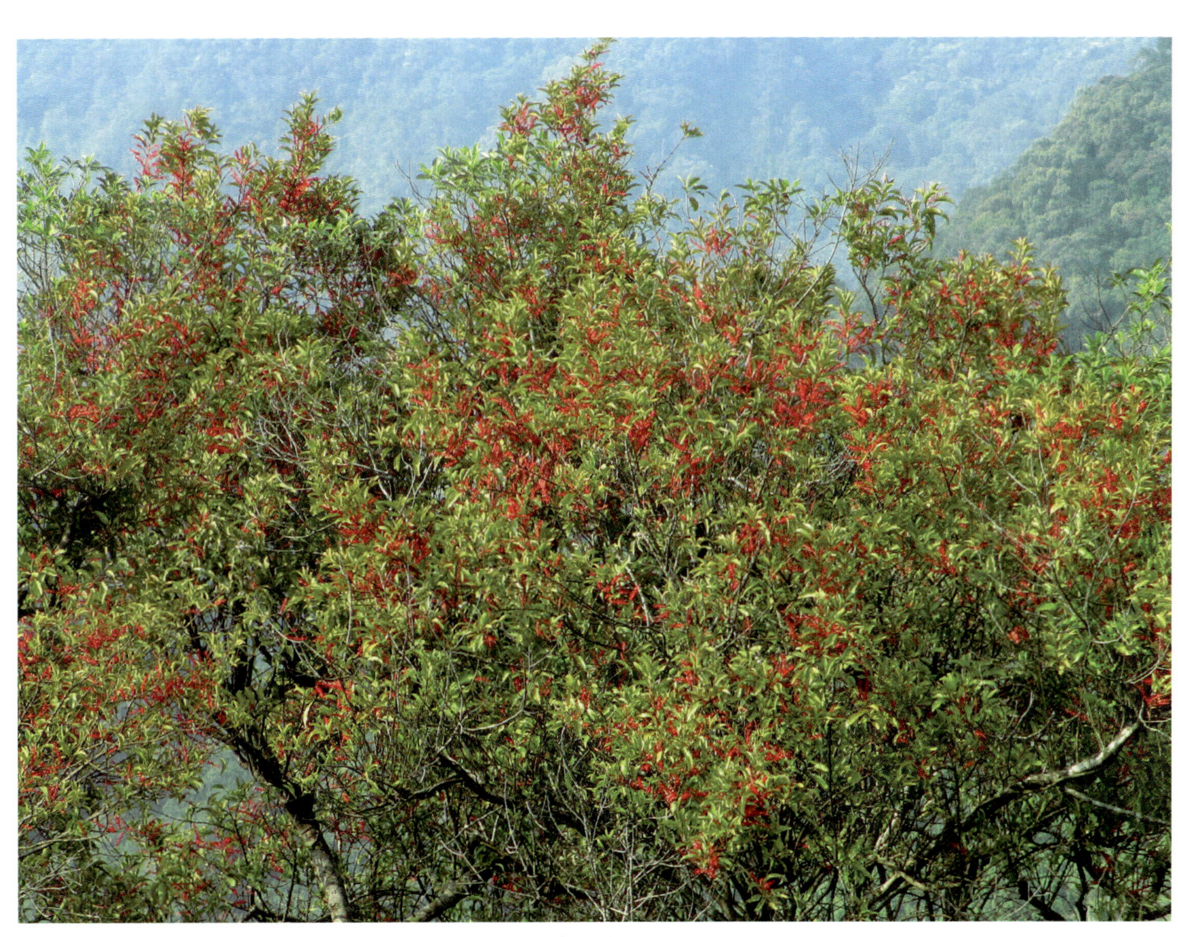

离瓣寄生

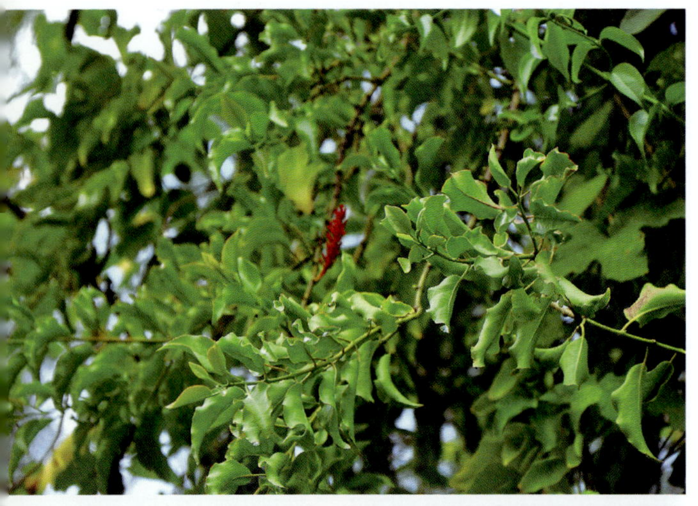

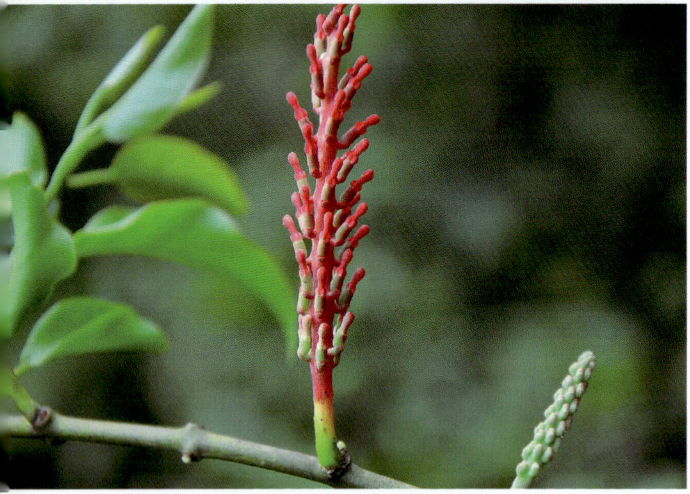

分布区域

产于海南三亚、乐东、东方、昌江、白沙、五指山、万宁、琼中、儋州、琼海。亦分布于中国华南其他区域，以及福建、贵州、云南、西藏。越南、泰国、老挝、缅甸、柬埔寨、菲律宾、马来西亚、印度尼西亚、印度、尼泊尔也有分布。

资　源

生于沿海平原或山地常绿阔叶林中，十分常见。

采收加工

全年皆可采收，除去杂质，洗净，晒干。

功能主治

宣肺化痰，祛风除湿，消肿，止痢，补气血。用于肺结核、痢疾、眼角炎。

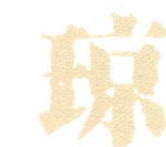

桑寄生科 Loranthaceae 鞘花属 *Macrosolen*

双花鞘花 *Macrosolen bibracteolatus* (Hance) Danser.

中药名 杉寄生（药用部位：全株）

植物形态 灌木，全株无毛。叶革质，卵形或披针形，长 8~12cm，宽 2~5cm，叶柄短，长 2mm。伞形花序，具花 2，苞片半圆形，小苞片 2，合生；花托长约 4mm，副萼杯状，花冠红色，长 3.2~3.5cm，冠管喉部具 6 棱，裂片 6，披针形，长约 1.4cm，反折，青色；花柱近基部具关节，柱头头状。果实长椭圆状，直径 7mm，红色，果皮平滑，宿存花柱基喙状，长约 1.5mm。花期 11~12 月，果期 12 月至翌年 4 月。

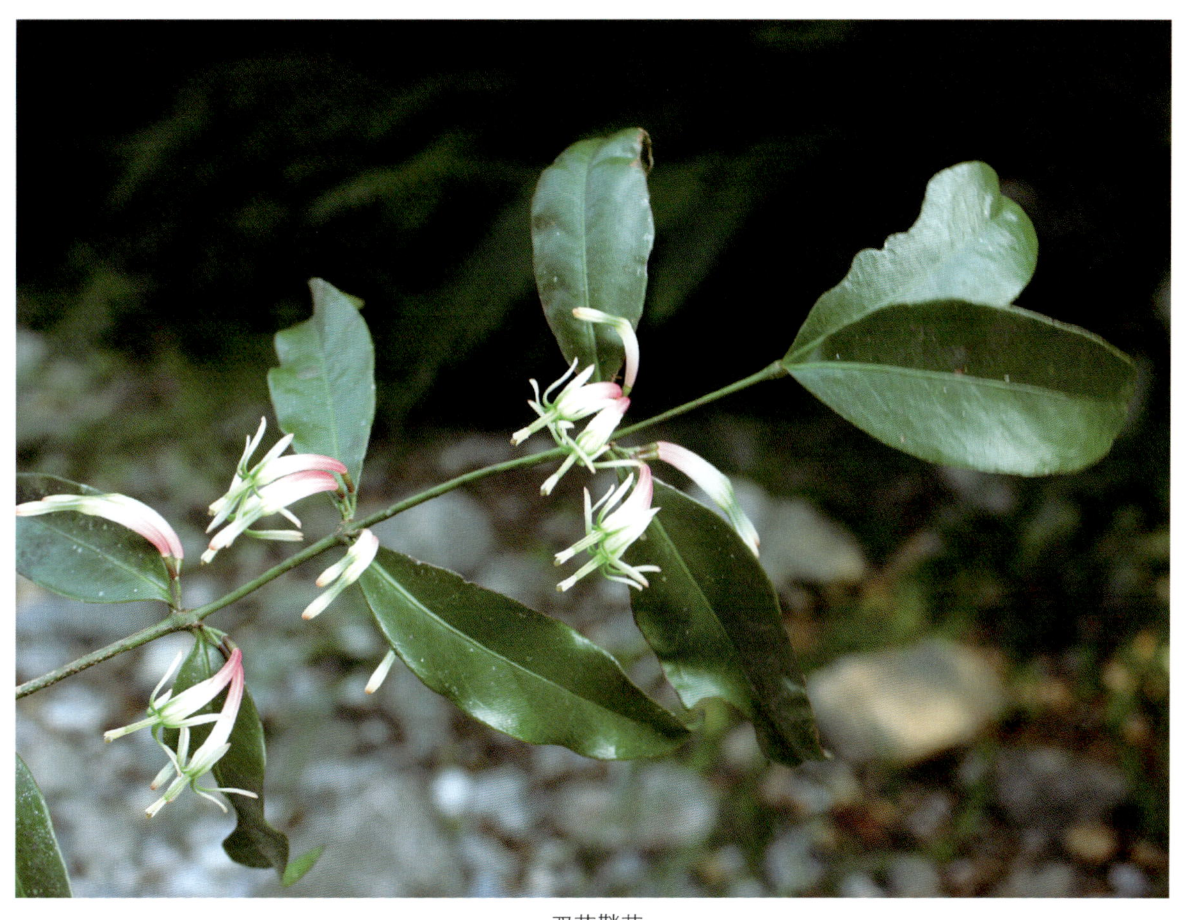

双花鞘花

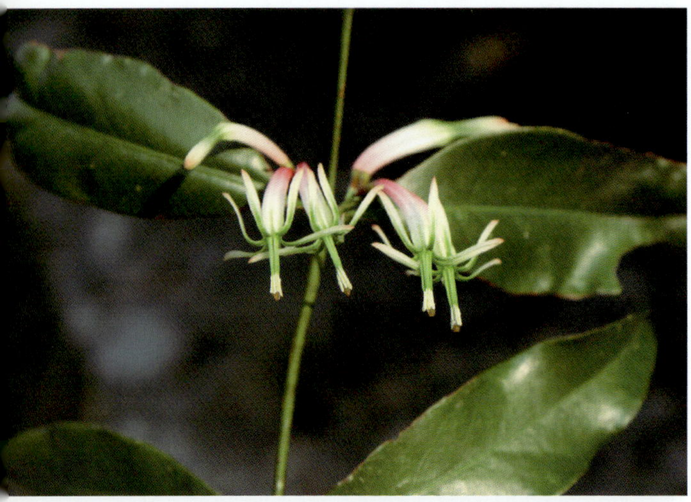

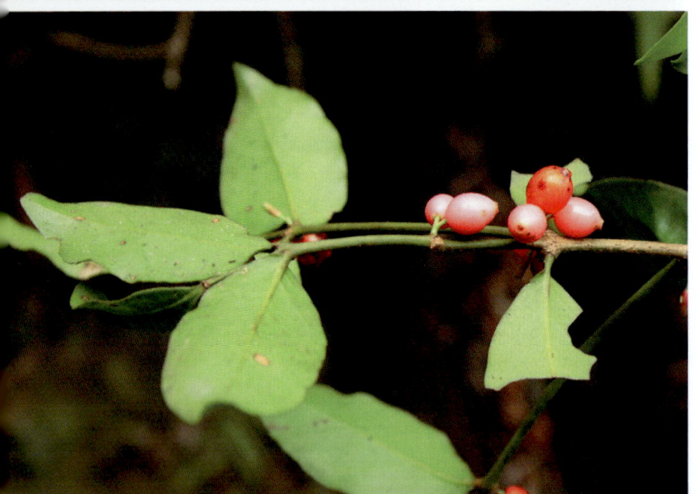

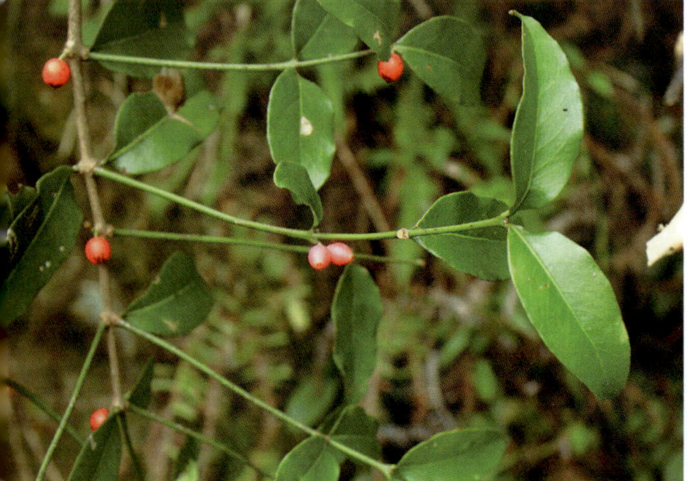

分布区域

产于海南乐东、白沙、五指山、保亭、陵水。亦分布于中国华南其他区域，以及贵州、云南。越南、缅甸、马来西亚也有分布。

资　源

生于山地常绿阔叶林中，常见。

采收加工

全年均可采收，扎成束，晾干。

功能主治

祛风除湿，温经通络。用于风湿痹痛、关节疼痛、筋骨拘挛、腰膝酸软、咳痰。

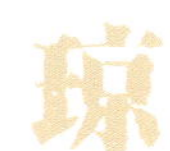

桑寄生科 Loranthaceae 鞘花属 *Macrosolen*

鞘　花 *Macrosolen cochinchinensis* (Lour.) Van Tiegh.

中 药 名 杉寄生（药用部位：茎、叶）

植物形态 灌木，全株无毛，小枝具皮孔。叶革质，长 5~10cm，宽 2.5~6cm。总状花序，1~3 个腋生，具花 4~8；苞片长 1~2mm，三角形小苞片 2，长 1~1.5mm，基部彼此合生，花托长 2~2.5mm；副萼环状，花冠橙色，长 1~1.5cm，冠管膨胀，具 6 棱，裂片 6，披针形，反折。果实近球形，直径 7mm，橙色，果皮平滑。花期 2~6 月，果期 5~8 月。

分布区域 产于海南三亚、白沙、保亭、万宁、琼中、儋州、澄迈。亦分布于中国华南其他区域，及湖南、福建、贵州、云南、四川、西藏。越南、泰国、缅甸、柬埔寨、菲律宾、马来西亚、印度尼西亚、印度、尼泊尔、巴布亚新几内亚也有分布。

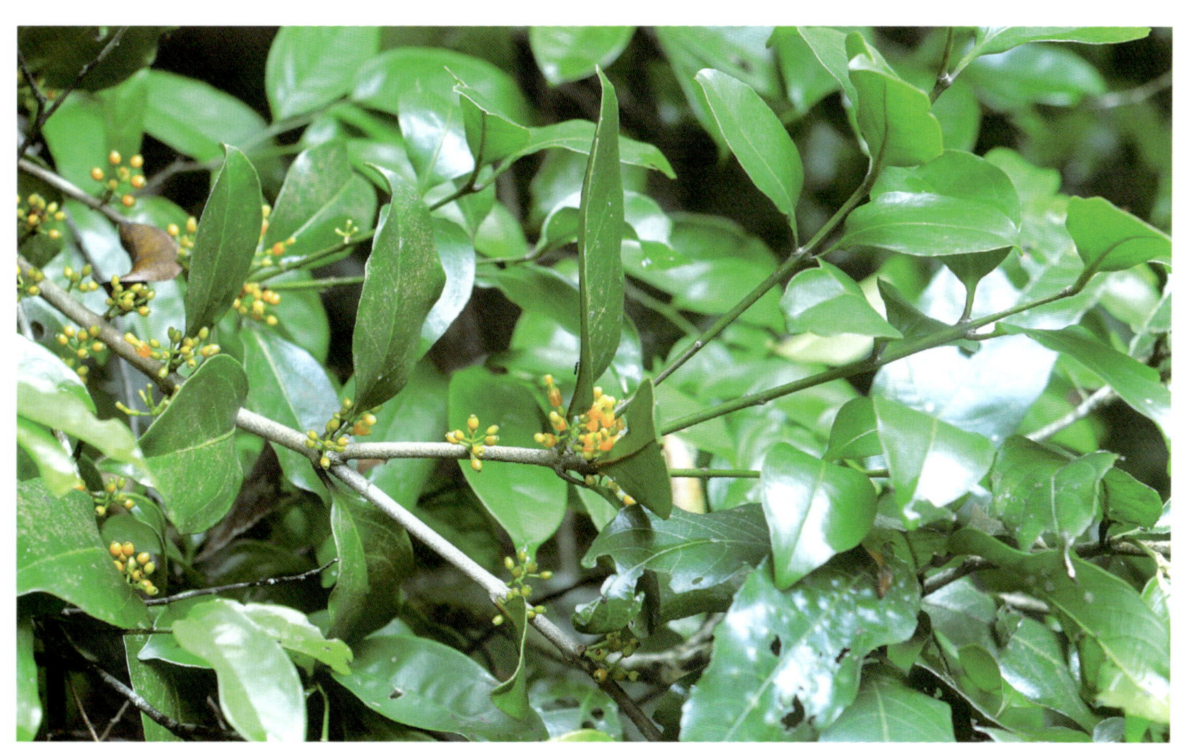

鞘花

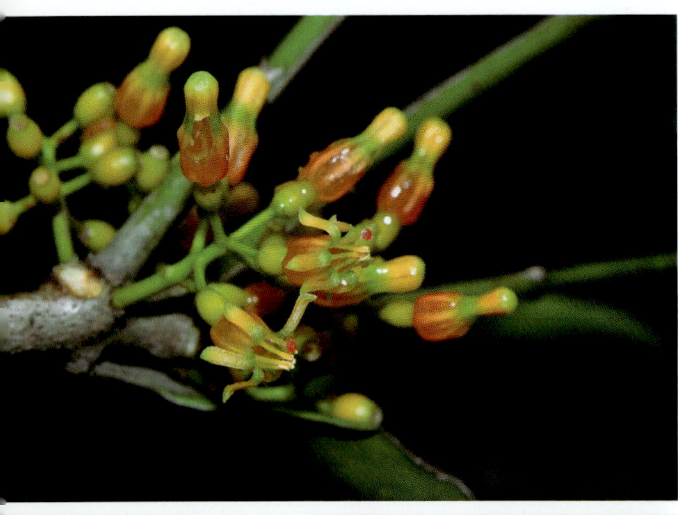

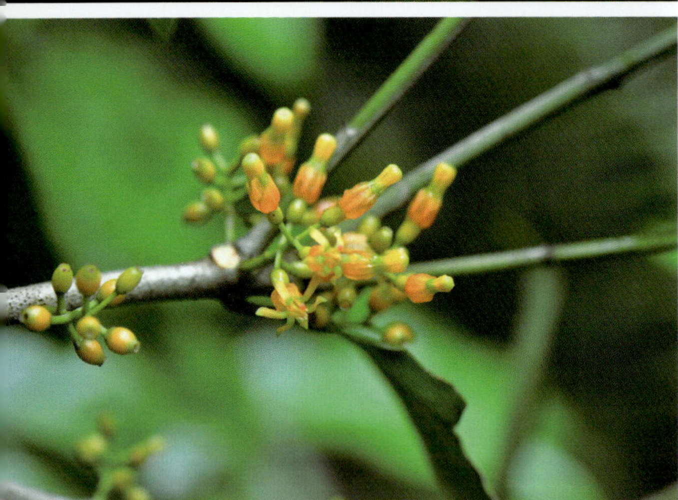

资　　源

生于平原或山地常绿阔叶林中，常见。

采收加工

茎、叶：全年均可采收，茎扎成束或切碎，晒干；叶鲜用或晒干。

药材性状

茎：带叶茎枝圆柱形，分枝多，节部膨大，长20~30cm，粗枝直径1~1.5cm，表面粗糙，无毛，淡褐色或灰褐色，有多数细小、点状、黄褐色或红褐色皮孔和突起的纵条纹，或下陷的裂纹，节部有突起的枝痕和叶痕。质坚脆，易折断，折断面不平坦，皮部薄，棕褐色，与木质部紧密相接，木质部宽阔，几占茎直径的5/6，深黄色，髓射线明显，呈放射状，中央髓部淡黄色或棕褐色。叶：叶常卷曲或破碎，完整叶片披针形至长椭圆形，长5~10cm，黄绿色至茶褐色，两面均光滑无毛，略有光泽，主脉明显，侧脉羽状，亚革质而质脆，叶柄短。气微，味淡、微涩。

功能主治

茎：味甘、苦，性平。祛风湿，补肝肾，活血止痛，止咳，止痢。用于风湿痹痛、腰膝酸痛、头晕目眩、脱发、跌打损伤、痔疮肿痛、咳嗽、咯血、痢疾。叶：祛风解表，利水消肿。用于感冒发热、水肿。

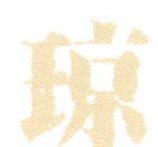

桑寄生科 Loranthaceae 鞘花属 *Macrosolen*

三色鞘花 *Macrosolen tricolor* (Lecomte) Danser.

中药名 三色鞘花（药用部位：全株）

植物形态 灌木，全株无毛，小枝具皮孔。叶革质，倒卵形至狭倒卵形，长3.5~5.5cm，宽1.3~2cm，基部稍下延，基出脉3~5。伞形花序，1~2个腋生，具花2；苞片半圆形，长约1mm；小苞片2，合生；花托长2.5~3mm；副萼环状，花冠长2.5~3.5cm，冠管红色，喉部具6棱，披针形裂片6，青色，长6~9mm，反折；花药长2~3mm。果实球形，紫黑色，长约7mm，果皮平滑。花果期8月至翌年3月。

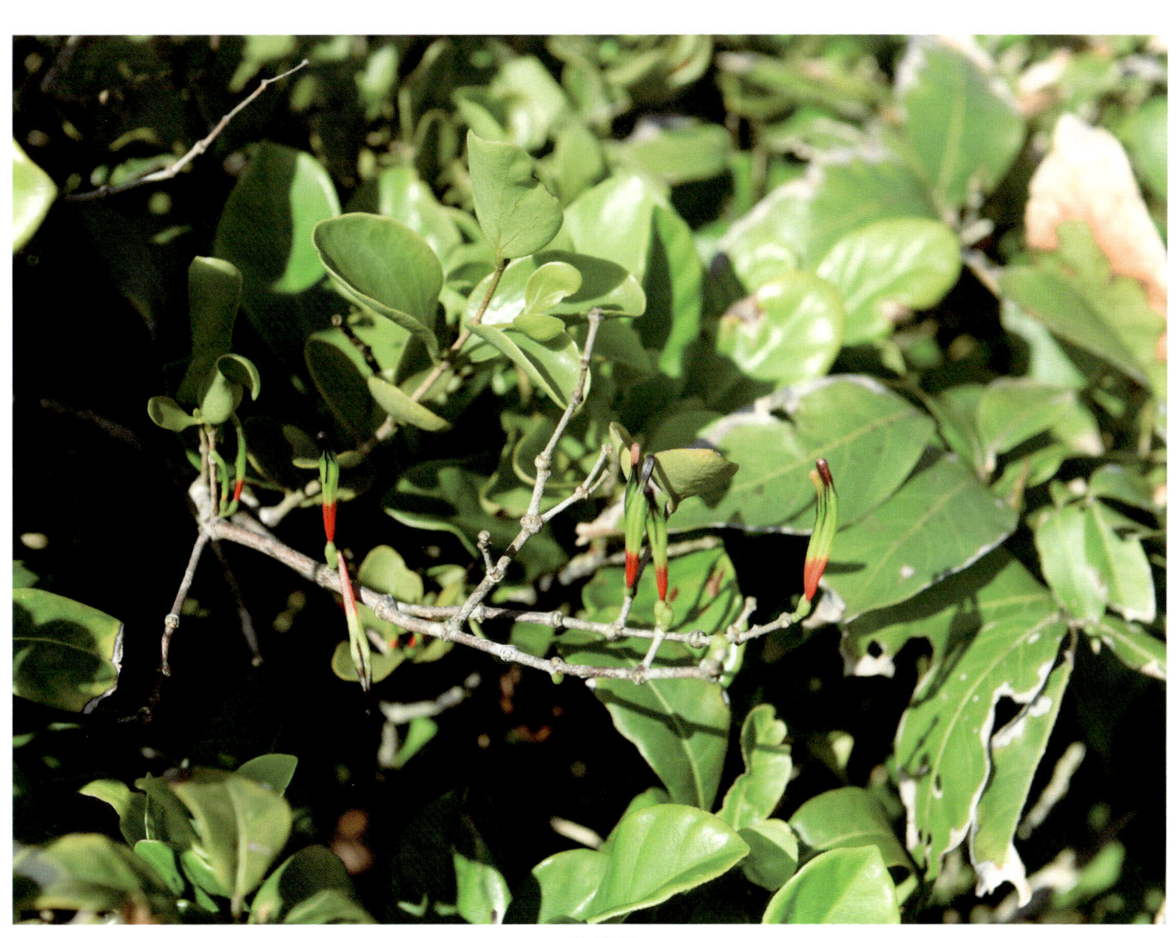

三色鞘花

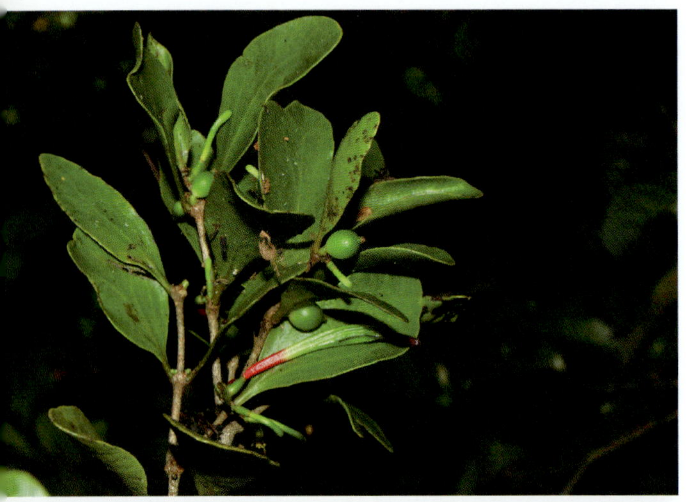

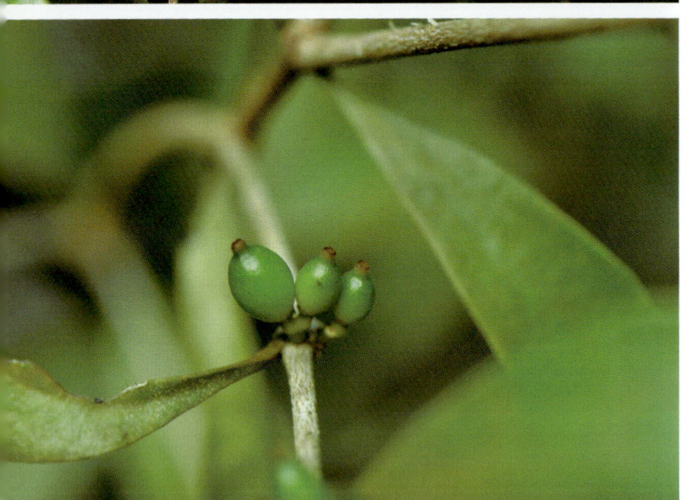

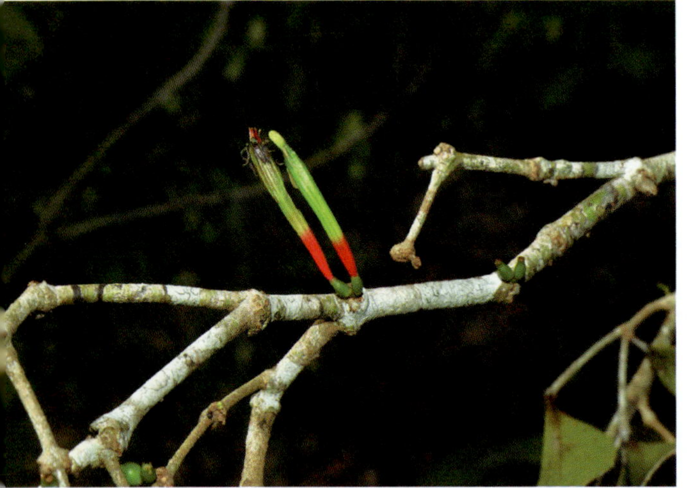

分布区域

产于海南三亚、乐东、东方、昌江、五指山、临水、琼中、临高、文昌。亦分布于中国华南其他区域。越南、老挝也有分布。

资　源

生于海滨平原或低海拔山地灌木林中，常见。

采收加工

全年均可采收，扎成束，晾干。

功能主治

同属植物多有祛风除湿、温经通络等功能，本种或有类似作用，其具体功能有待进一步研究。

桑寄生科 Loranthaceae 梨果寄生属 *Scurrula*

小叶梨果寄生 *Scurrula notothixoides* (Hance) Danser.

中 药 名 小叶梨果寄生（药用部位：全株）

植物形态 灌木，嫩枝、叶、花序和花均密被黄褐色星状毛；小枝具皮孔。叶纸质，倒卵形，长 1.5~2.5cm，宽 1~1.5cm，叶柄被毛。伞形花序，1~3 个腋生，总花梗长 1~4mm，具花 2，苞片匙形，长 3~5mm；花黄褐色，花托梨形，长 2~3.5mm；副萼环状，全缘；花冠花蕾时管状，长 2.4~3cm，开花时顶部 4 裂，裂片匙形，反折。果实棒状，直径约 3.5mm，先端平截，浅黄色或橙色，具疏毛。花果期 9 月至翌年 3 月。

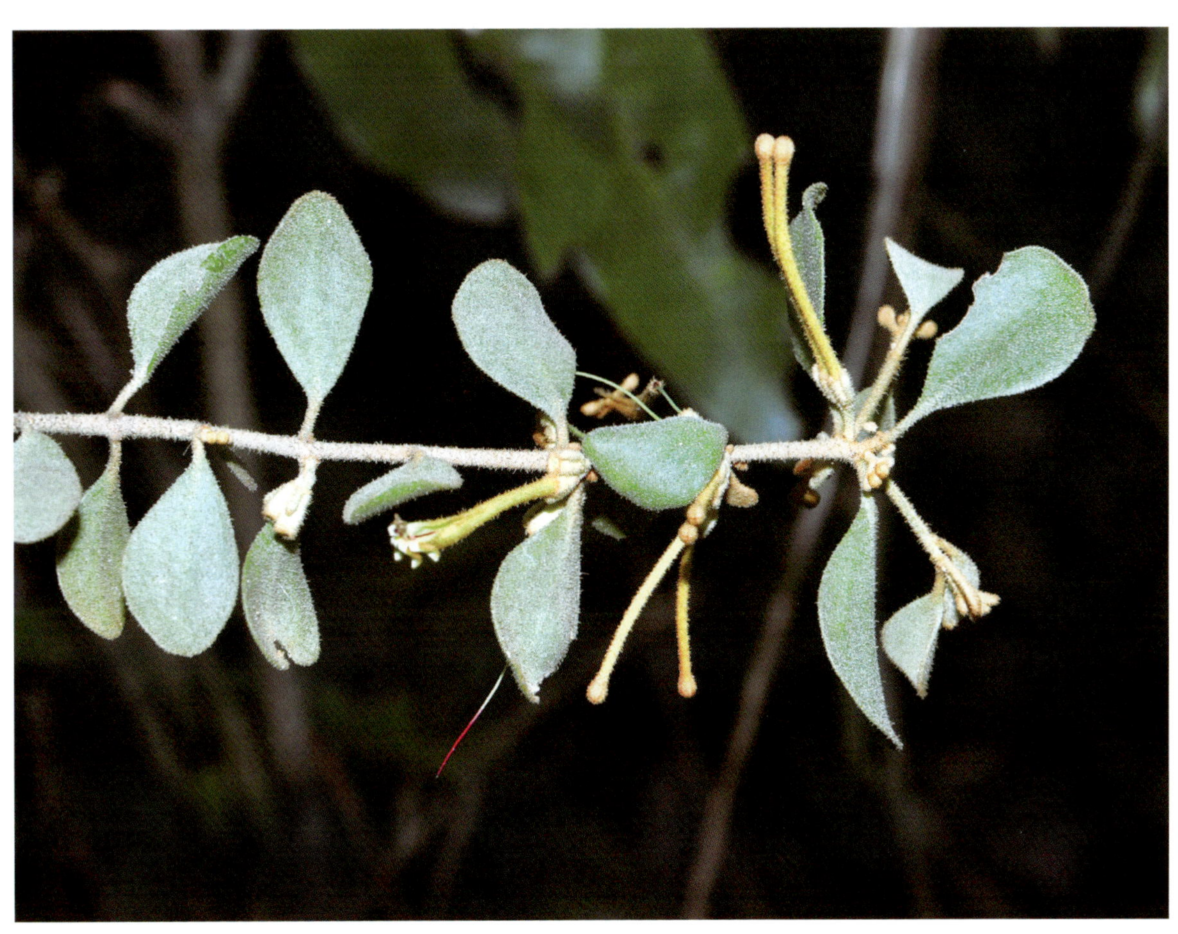

小叶梨果寄生

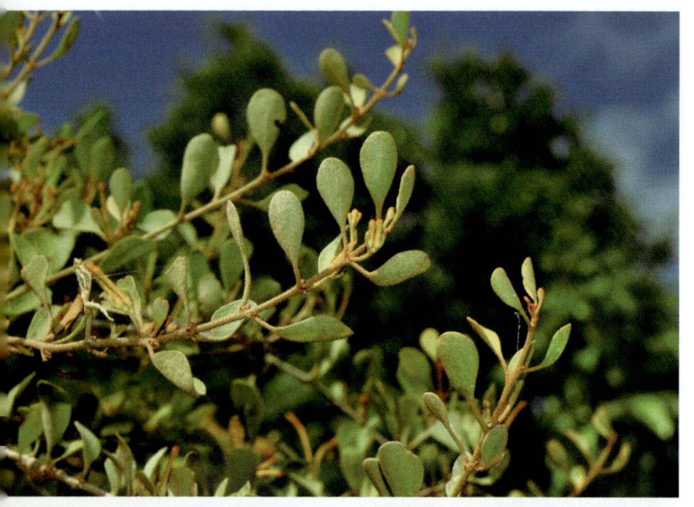

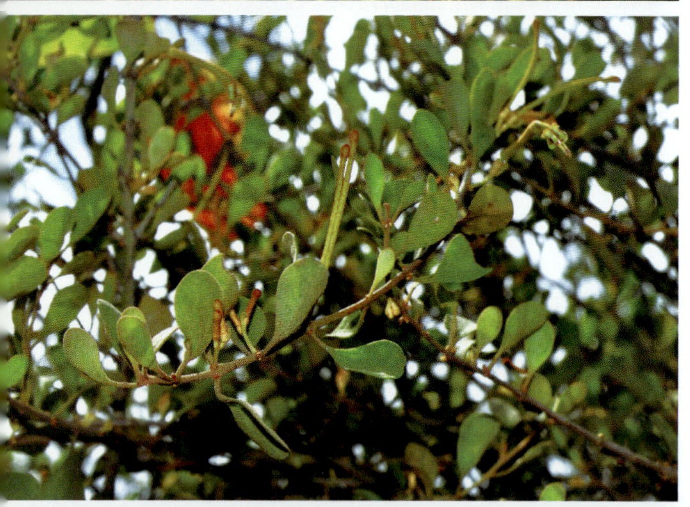

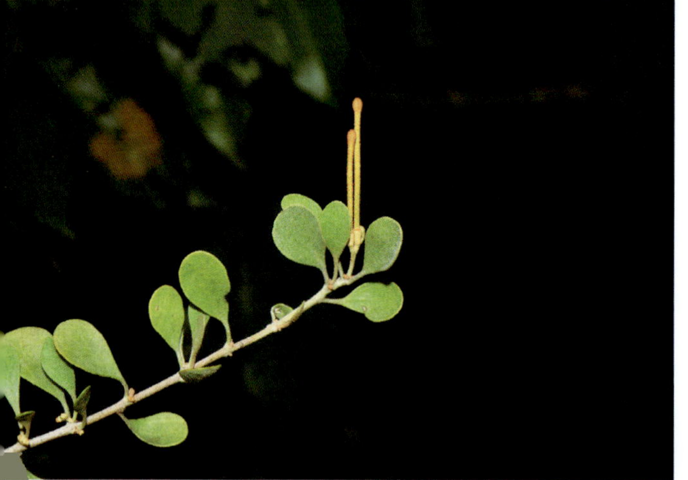

| 分布区域 |

产于海南三亚、乐东、昌江、白沙、陵水、万宁、儋州、澄迈、琼海。亦分布于中国广东。越南也有分布。

| 资　源 |

生于沿海平原或低山常绿阔叶林中，常见。

| 采收加工 |

全年均可采收，切片，晒干。

| 功能主治 |

同属植物梨果寄生 *Scurrula atropurpurea* 的全株可用于偏头痛、风湿关节痛等，本种或有类似作用，其功能有待进一步研究。但梨果寄生全株有大毒，本种或有相似毒性，若入药，应慎用。

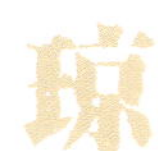

桑寄生科 Loranthaceae 梨果寄生属 *Scurrula*

红花寄生 *Scurrula parasitica* L.

中 药 名 红花寄生（药用部位：全株）

植物形态 灌木，小枝灰褐色，具皮孔。叶对生，厚纸质，卵形至长卵形，长5~8cm，宽2~4cm。总状花序，1~2个腋生，各部分均被褐色毛，具花3~5，花红色，密集；花梗长2~3mm；苞片长约1mm；花托陀螺状，长2~2.5mm；副萼环状，花冠长2~2.5cm，开花时顶部4裂，裂片披针形，长5~8mm，反折。果实梨形，直径约3mm，下半部骤狭呈长柄状，红黄色，果皮平滑。花果期10月至翌年1月。

分布区域 产于海南乐东、昌江、保亭、陵水、琼中、定安。亦分布于中国华南其他区域，以及湖南、江西、福建、台湾、云南、四川、西藏。越南、泰国、缅甸、菲律宾、马来西亚、印度尼西亚、印度、孟加拉国、尼泊尔、不丹也有分布。

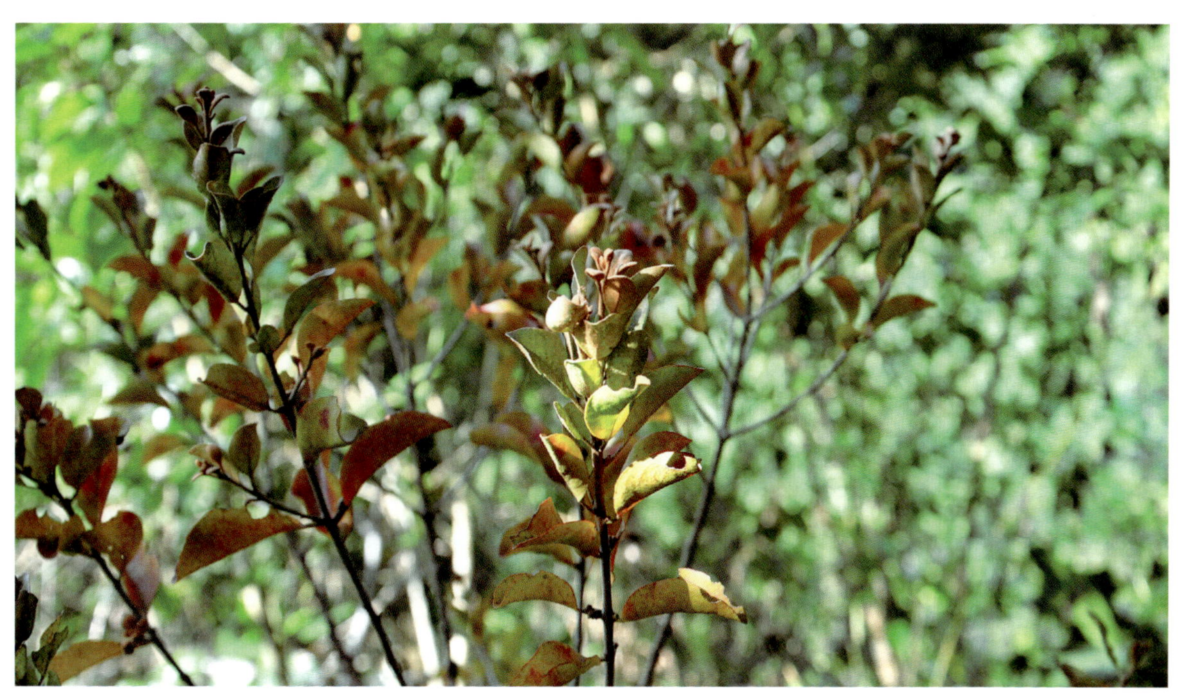

红花寄生

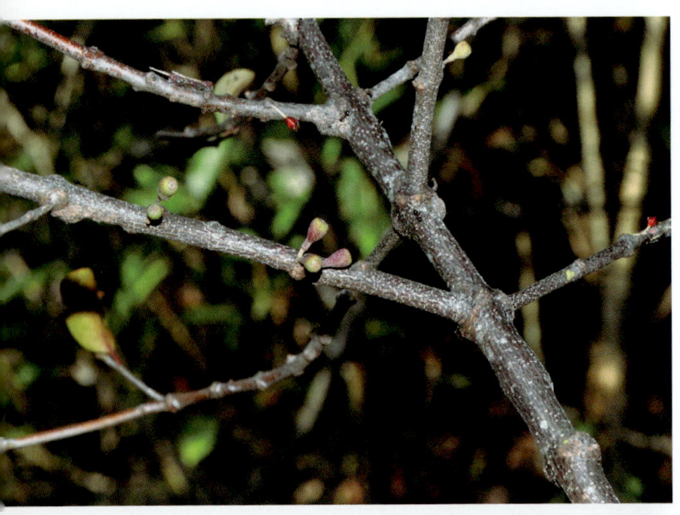

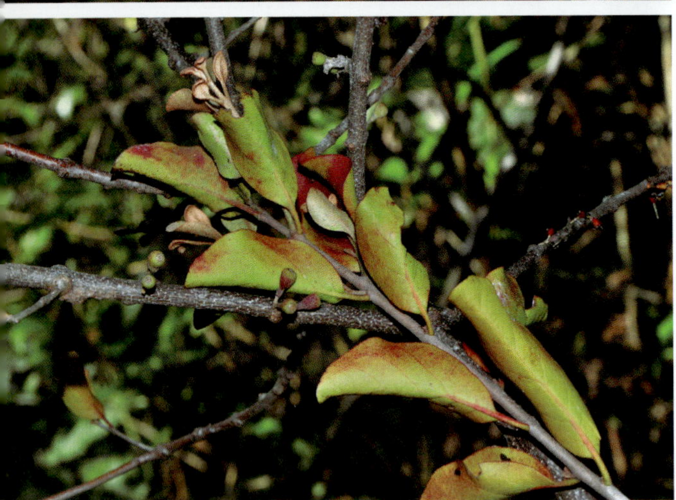

资　源

生于山地常绿阔叶林中，寄生于黄皮树等其他树上，常见。

采收加工

全年均可采收，切片，晒干。

药材性状

带叶茎枝圆柱形，多分枝，长 3~5cm，直径约 1cm，细枝和枝梢直径 2~3mm。表面粗糙，老枝褐色；小枝及枝梢朱红色，幼枝有的有棕褐色星状毛；表面有众多点状和横向皮孔，以及不规则、粗而密的纵纹。质坚脆，易折断，断面不平坦，皮部菲薄，朱褐色，易与木质部分离，木质部宽阔，淡黄色或土黄色，有放射状纹理，髓部深黄色。叶对生，易脱落；叶片多破碎、卷缩；完整者卵形至长卵形，长 5~8cm，黄褐色或茶褐色，花蕾管状，果实梨形。气清香，味微涩而苦。

功能主治

味辛、苦，性平。息风定惊，祛风除湿，补肾，通经络，益血安胎。用于风湿性关节炎、胃痛、下肢麻木。

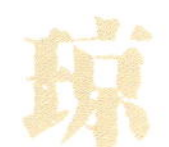

桑寄生科 Loranthaceae 钝果寄生属 *Taxillus*

广寄生 *Taxillus chinensis* (DC.) Danser.

中 药 名 广寄生（药用部位：枝叶）

植物形态 灌木，嫩枝、叶密被锈色星状毛，稍后变无毛；小枝灰褐色，具细小皮孔。厚纸质叶对生，卵形至长卵形，长 3~6cm，宽 2.5~4cm。伞形花序，1~2 个腋生，通常具花 2，花序和花被星状毛，苞片鳞片状，花褐色，花托椭圆状，长 2mm；副萼环状；花冠长 2.5~2.7cm，匙形裂片 4，长约 6mm，反折；花药药室具横隔；花盘环状。果实椭圆状，果皮密生小瘤体，具疏毛，成熟果实浅黄色，直径 5~6mm。花果期 4 月至翌年 1 月。

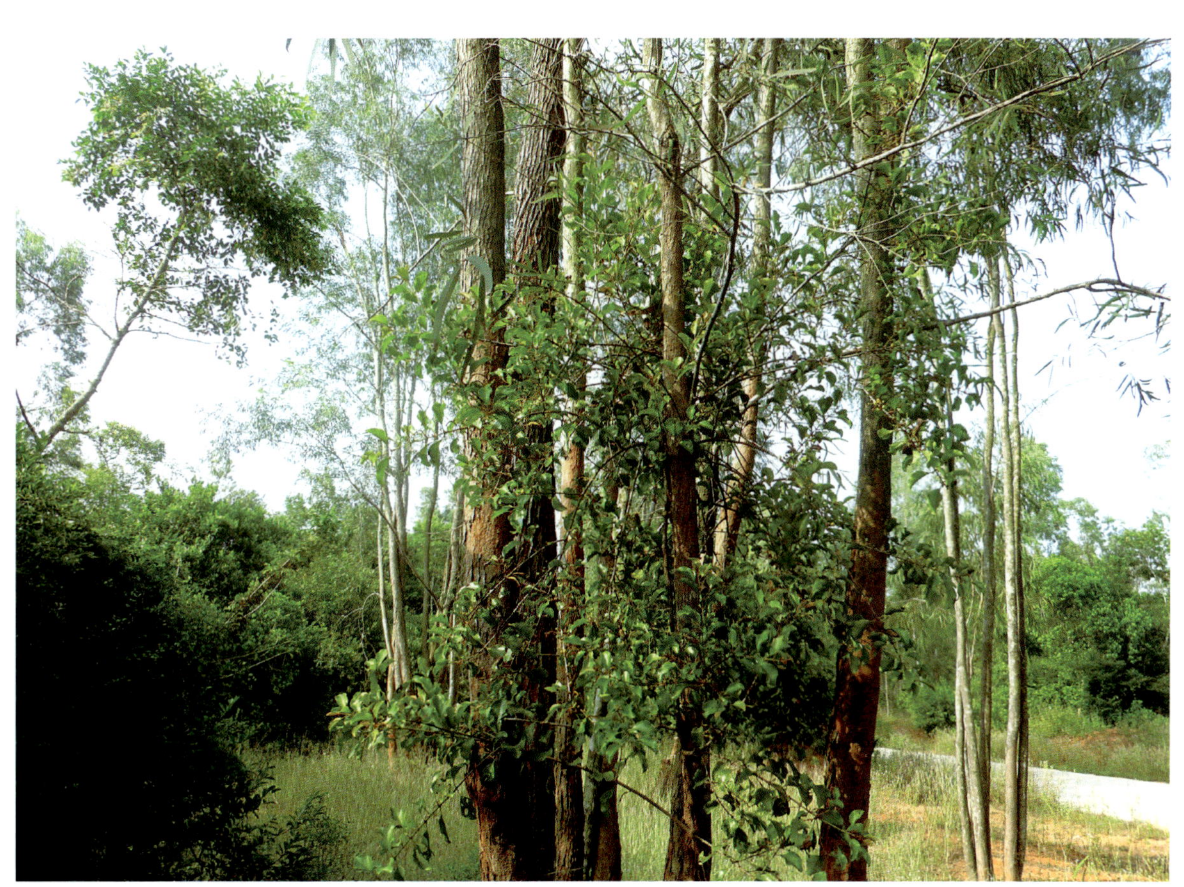

广寄生

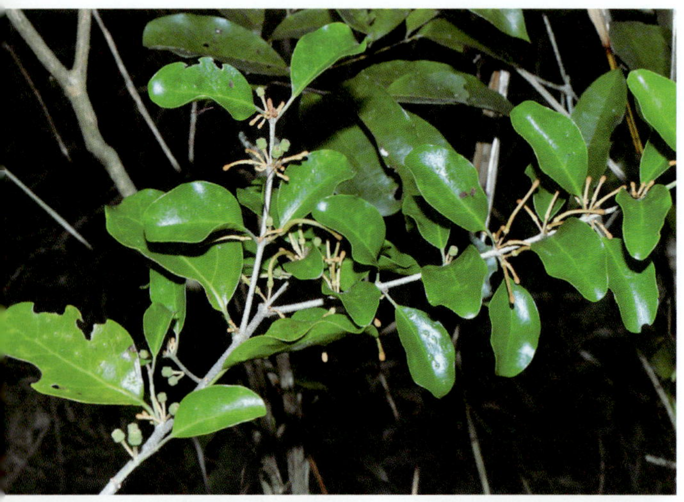

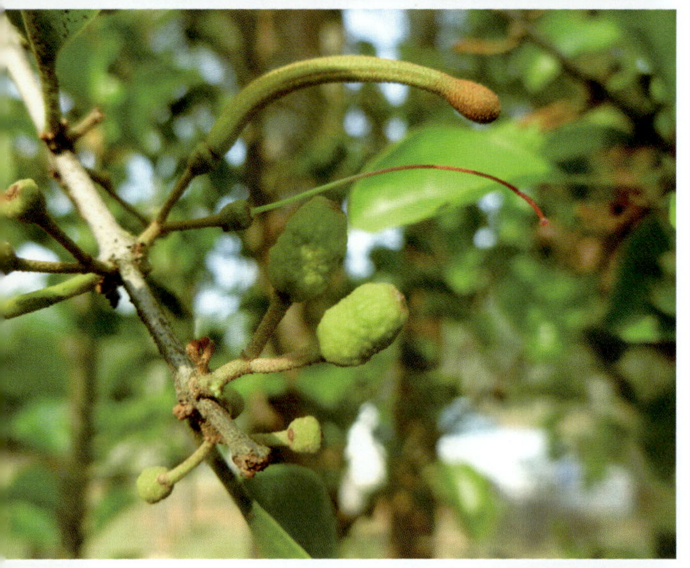

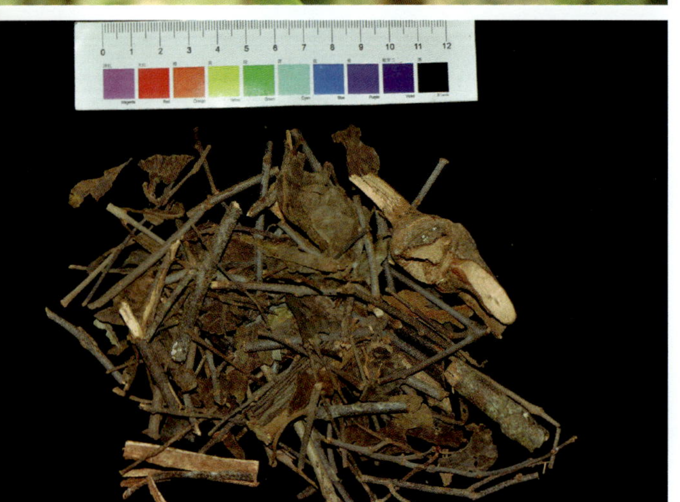

| 分布区域 |

产于海南三亚、乐东、五指山、保亭、陵水、万宁、儋州、临高、琼海。亦分布于中国华南其他区域。越南、泰国、老挝、柬埔寨、菲律宾、马来西亚、印度尼西亚也有分布。

| 资　　源 |

生于山地、林缘或路边，常见。

| 采收加工 |

全年均可采收，切片，晒干。

| 功能主治 |

止痛，化痰止咳，补血，清热，安胎，强筋骨，祛风湿。用于阴虚失血、肺结核、腹痛、疮疥、跌打损伤、筋骨酸软无力、风湿痹痛、崩漏经多、妊娠漏血、胎动不安、高血压。

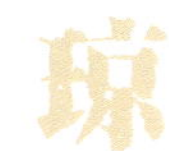

桑寄生科 Loranthaceae 钝果寄生属 *Taxillus*

木兰寄生 *Taxillus limprichtii* (Grüning) H. S. Kiu

中药名 木兰寄生（药用部位：全株）

植物形态 灌木，嫩枝密被黄褐色星状毛，小枝具散生皮孔。革质叶对生，卵状长圆形，长 4~12cm，宽 2.5~6cm，基部常稍下延。伞形花序，1~3 个腋生，具花 4~5，花序和花均被黄褐色星状毛，苞片长约 1mm；花红色或橙色，花托长 1.5~2.5mm；副萼环状，花冠管状，长 2.7~3cm，裂片 4，反折。果实椭圆状，果皮具小瘤体，被疏毛，直径 3~4mm，浅黄色或淡红黄色，果皮不平坦，无毛。花期 10 月至翌年 3 月，果期 6~7 月。

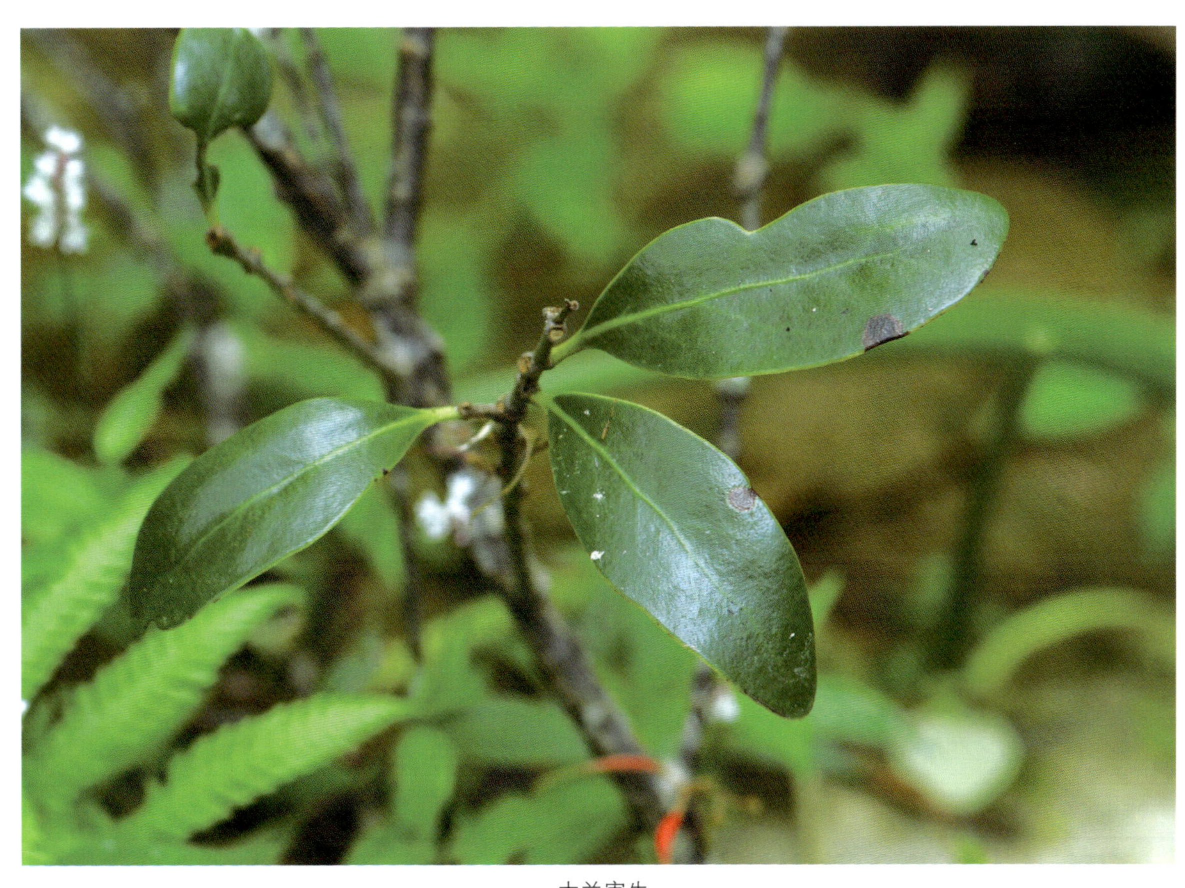

木兰寄生

分布区域 产于海南琼中、白沙。亦分布于中国华南其他区域，及湖南、江西、福建、台湾、贵州、云南、四川。越南、泰国也有分布。

资　　源 生于山地阔叶林中，寄生于木兰科、壳斗科等植物上，常见。

采收加工 全年均可采收，扎成束，晾干或鲜用。

功能主治 清热，补肝肾，祛风除湿。用于风湿痹痛。

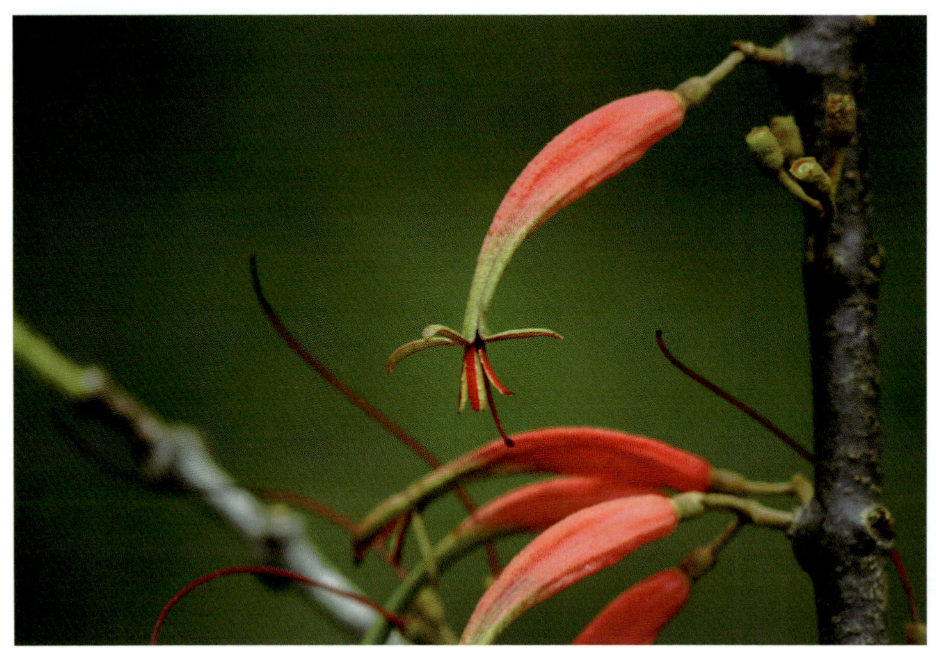

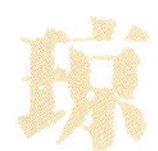

桑寄生科 Loranthaceae 钝果寄生属 *Taxillus*

桑寄生 *Taxillus sutchuenensis* (Lecomte) Danser

| 中 药 名 | 桑寄生（药用部位：枝叶）

| 植物形态 | 灌木，嫩枝、叶密被褐色或红褐色星状毛，无毛，具散生皮孔。卵形叶革质，长 5~8cm，宽 3~4.5cm，下面被绒毛。总状花序，1~3 个生于小枝已落叶腋，具花 3~4，密集呈伞形，花序和花均密被褐色星状毛，苞片长约 1mm；花红色，花托长 2~3mm，副萼环状，具 4 齿，花冠长 2.2~2.8cm，披针形裂片 4，长 6~9mm，反折，药室常具横隔，柱头圆锥状。果实椭圆状，长 6~7mm，直径 3~4mm，两端均圆钝，黄绿色，果皮具颗粒状体，被疏毛。花期 6~8 月。

| 分布区域 | 产于海南东方。亦分布于中国华南其他区域，及湖南、江西、湖北、河南、福建、台湾、浙江、贵州、云南、四川、山西、甘肃、陕西。

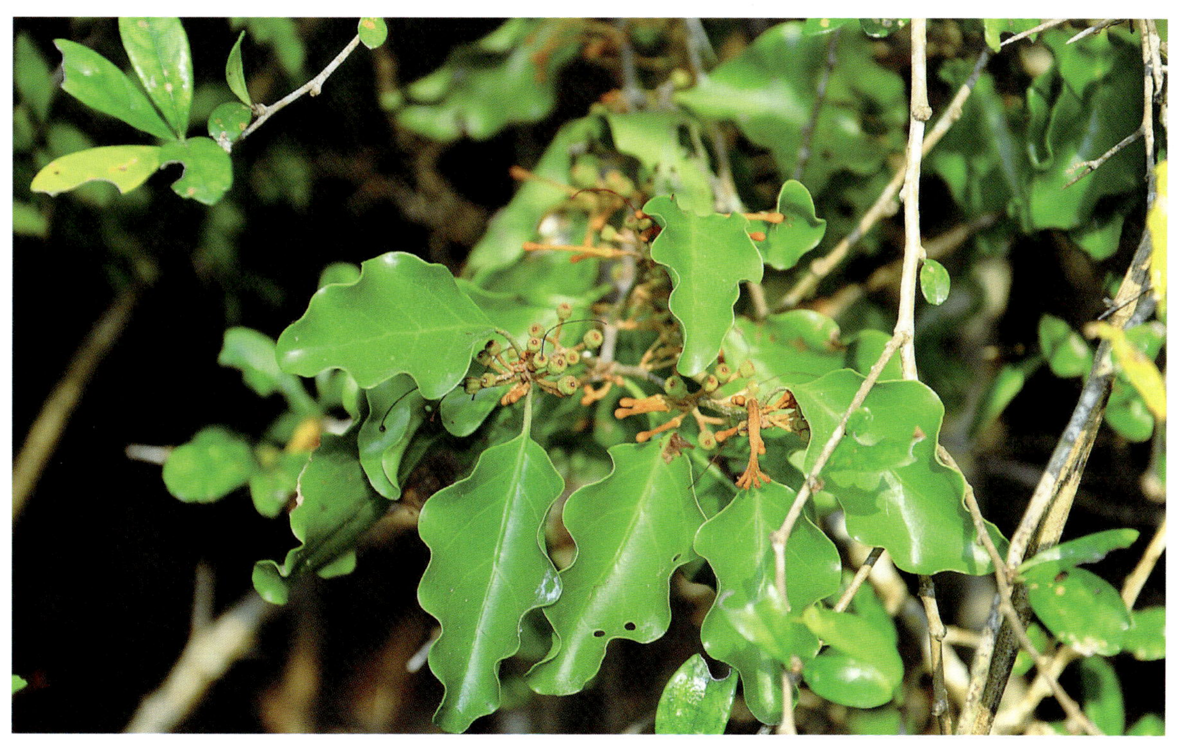

桑寄生

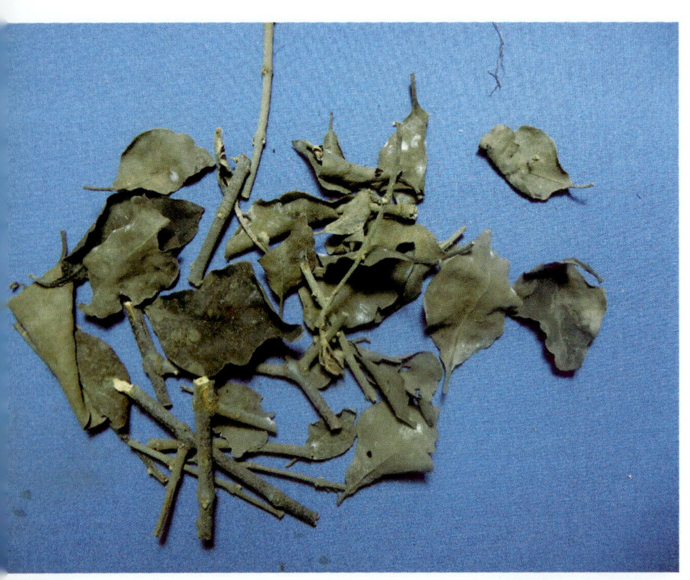

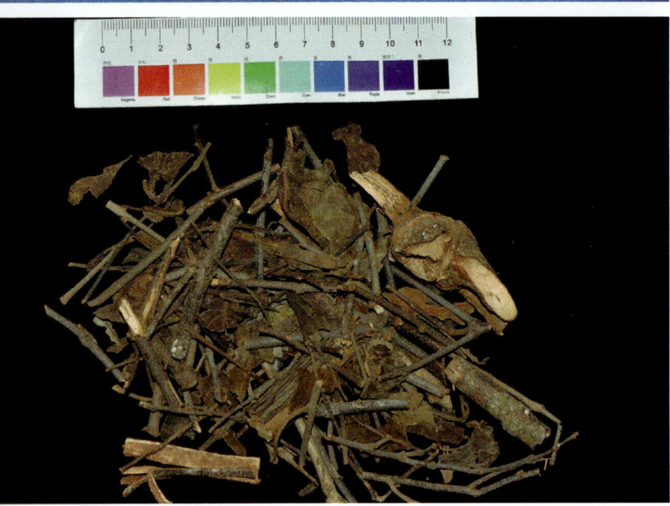

资　源

生于山地阔叶林中，寄生于桑树、油茶、漆树等植物上，罕见。

采收加工

冬季至翌年春季采割，除去粗茎，切段干燥，或蒸后干燥。

药材性状

带叶茎枝圆柱形，有分枝，长30~40cm。表面粗糙，嫩枝具皮孔和纵向细皱纹，粗枝表面红褐色或灰褐色，有突起的枝痕和叶痕。质坚脆，易折断，断面不平坦，皮部薄，深棕褐色，易与木质部分离。叶易脱落，仅少数残留于茎上，叶片常卷缩、破碎，完整者卵圆形至长卵形，长5~8cm，宽3~4.5cm，茶褐色或黄褐色，近革质而脆，易破碎。花、果常脱落；花蕾簪状，稍弯，顶部卵圆形，被绣色绒毛；浆果长圆形，红褐色，密生小瘤体。气微，味淡、微涩。以枝细、质嫩、红褐色、叶多者为佳。

功能主治

味苦、甘，性平；归肝、肾经。补血止痛，化痰止咳，清热安胎，强筋骨，祛风湿。用于阴虚失血、肺结核、腹痛、疮疥、跌打损伤、筋骨酸软无力、风湿痹痛、崩漏经多、妊娠漏血、胎动不安、高血压。

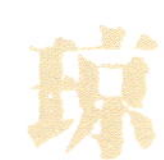

桑寄生科 Loranthaceae 槲寄生属 *Viscum*

扁枝槲寄生 *Viscum articulatum* Burm. f.

中药名 扁枝槲寄生（药用部位：枝叶）

植物形态 亚灌木，枝和小枝均扁平；枝交叉对生或二歧分枝，节间长1.5~2.5cm，具纵肋3，叶退化呈鳞片状。聚伞花序，1~3个腋生，总苞舟形，长约1.5mm，具花1~3，中央1朵为雌花，侧生的为雄花。雄花：花长0.5~1mm，萼片4；花药贴生于萼片下半部。雌花：花长1~1.5mm，基部具环状苞片；花托卵球形；三角形萼片4，长约0.5mm；柱头垫状。果实球形，直径3~4mm，白色或青白色，果皮平滑。花果期几全年。

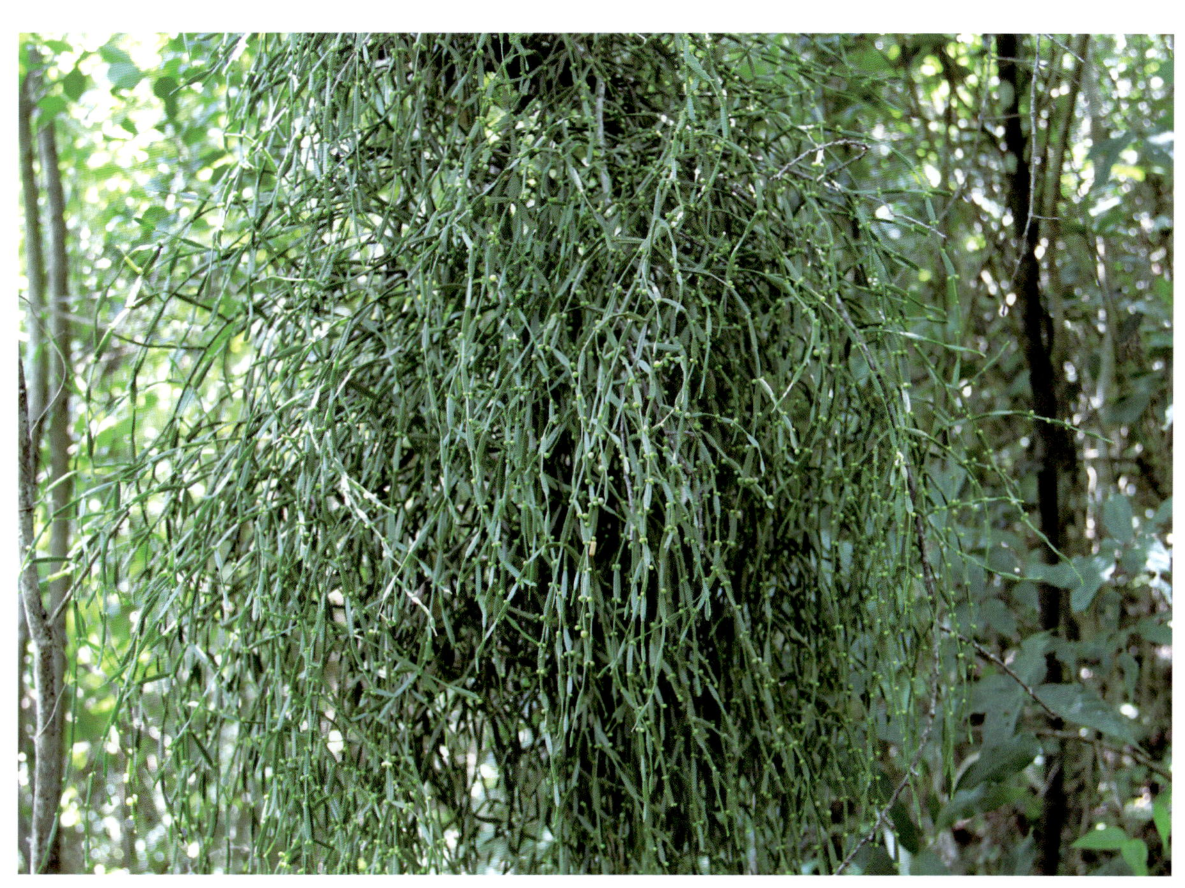

扁枝槲寄生

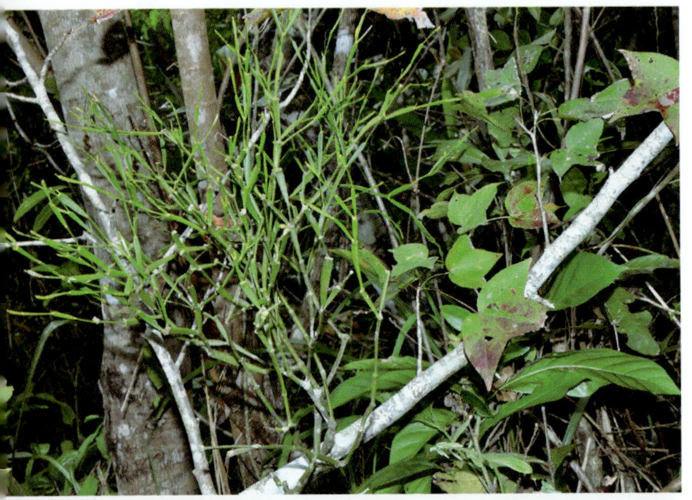

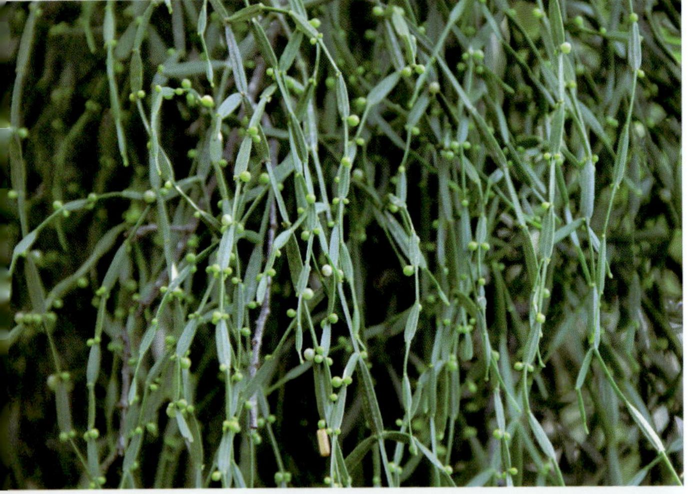

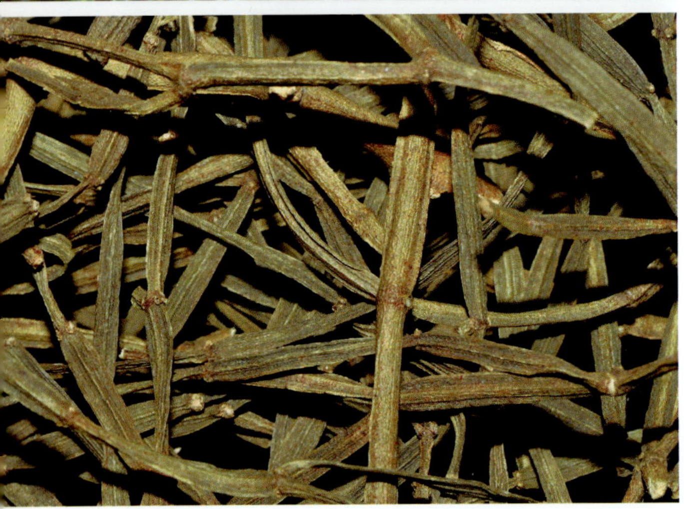

分布区域

产于海南三亚、乐东、东方、白沙、陵水、万宁、屯昌、琼海、琼中。亦分布于中国华南其他区域，及云南。亚洲东南部、南部及澳大利亚也有分布。

资　源

生于沿海平原或山地南亚热带季雨林中，常见。

采收加工

夏、秋季间采收，扎成束，晾干。

药材性状

茎圆柱形，直径约1cm；小枝扁平，长节片状，节间长1.5~2.5cm，宽2~3mm，纵肋3，边缘薄。果实圆球形，直径3~4mm，黄棕色或暗棕色。

功能主治

味辛、苦，性平；归肺、脾、肾经。祛风，活血，除湿，止咳，祛痰。用于腰膝酸痛、风湿骨痛、劳伤咳嗽、赤白痢疾、崩漏带下、产后血气痛、疮疥。

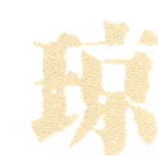

桑寄生科 Loranthaceae 槲寄生属 *Viscum*

瘤果槲寄生 *Viscum ovalifolium* DC.

中药名 瘤果槲寄生（药用部位：枝叶或全株）

植物形态 灌木，茎、枝圆柱状；枝交叉对生或二歧分枝，节间长 1.5~3cm。革质叶对生，长 3~8.5cm，宽 1.5~3.5cm，基出脉 3~5。聚伞花序，簇生于叶腋，总苞舟形，具花 3，中央 1 朵为雌花，侧生的 2 朵为雄花。雄花：花长约 1.5mm，三角形萼片 4。雌花：花长 2.5~3mm，花托长 1.5~2mm；三角形萼片 4，柱头乳头状。果实近球形，直径 4~6mm，基部骤狭呈柄状，果皮具小瘤体，成熟时淡黄色，果皮变平滑。花果期几全年。

分布区域 产于海南乐东、昌江、白沙、五指山、保亭、万宁、琼中、儋州、琼海、文昌。亦分布于中国华南其他区域，及云南。越南、泰国、老挝、缅甸、柬埔寨、菲律宾、马来西亚、印度尼西亚、印度、不丹也有分布。

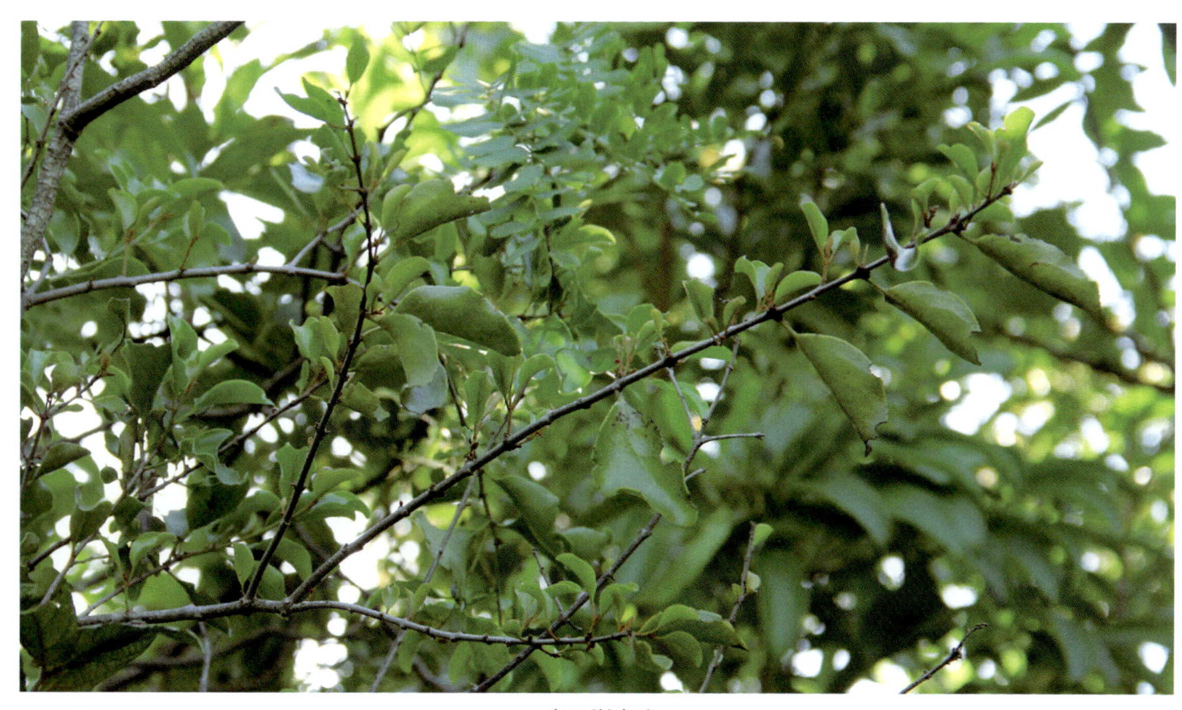

瘤果槲寄生

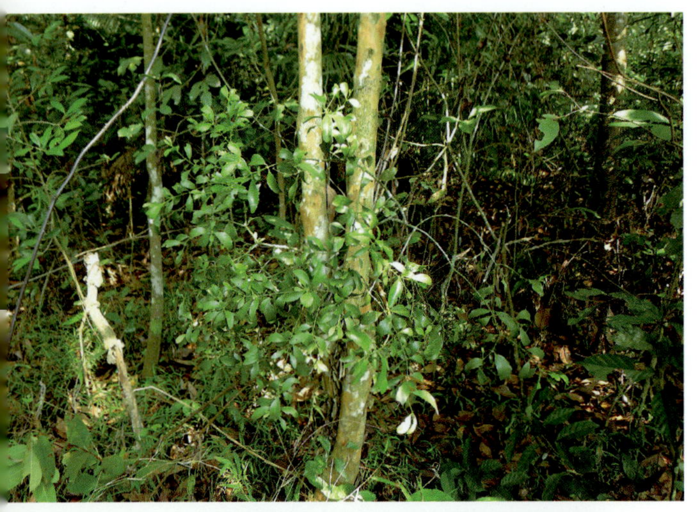

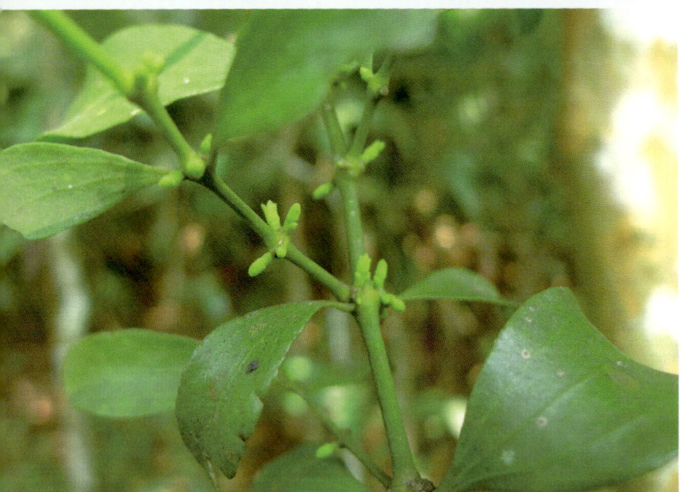

资　源

生于果园或沿海红树林及山地亚热带季雨林中，寄生于柚树、黄皮树、柿树、无患子、柞木、板栗或海桑、海莲等多种植物上，十分常见。

采收加工

全年均可采收，扎成束，晾干。

药材性状

带叶茎枝圆柱形，二至三叉状分枝，长20~30cm，直径3~4mm，节部稍膨大，节间长1.5~3cm，表面黑褐色或棕褐色，光滑无毛。质硬脆，折断面不平坦，皮部褐色，木质部黄白色，髓部棕褐色。叶对生，多破碎或卷曲，完整叶卵形、倒卵形或长椭圆形，长3~8cm，表面黑褐色或棕褐色，无毛，有细皱纹，革质，叶柄短。果实近球形，直径4~6mm，果皮具小瘤体。气微，味淡。

功能主治

枝叶：祛风止咳，清热解毒。用于风湿脚肿、咳嗽、麻疹、烂眼。全株：用于风湿痹痛、小儿疳积、痢疾、跌打损伤、咳嗽、麻疹、产后风疹。

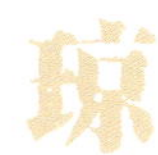

桑寄生科 Loranthaceae 槲寄生属 *Viscum*

枫香槲寄生 *Viscum liquidambaricolum* Hayata

中 药 名 枫香槲寄生（药用部位：全株）

植物形态 灌木，枝和小枝均扁平；枝交叉对生或二歧分枝，节间长 2~4cm，干后边缘肥厚，纵肋 5~7，叶退化呈鳞片状。聚伞花序，1~3 个腋生，总苞舟形，具花 1~3。雄花：花长约 1mm，萼片 4；花药贴生于萼片下半部。雌花：花长 2~2.5mm，花托长卵球形，长 1.5~2mm，三角形萼片 4，长 0.5mm；柱头乳头状。果实椭圆状，直径 4~5mm，成熟时橙红色或黄色，果皮平滑。花果期 4~12 月。

分布区域 产于海南昌江、五指山、陵水、万宁、琼中。亦分布于中国华南其

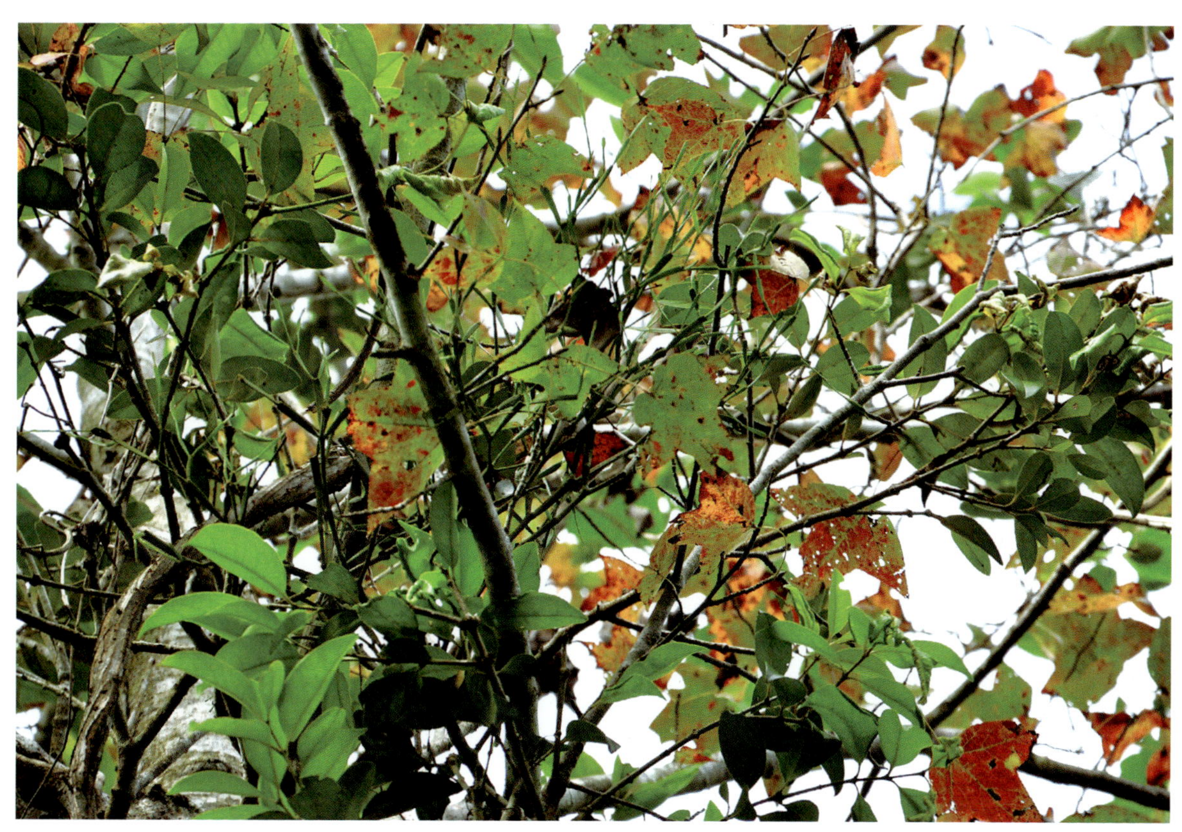

枫香槲寄生

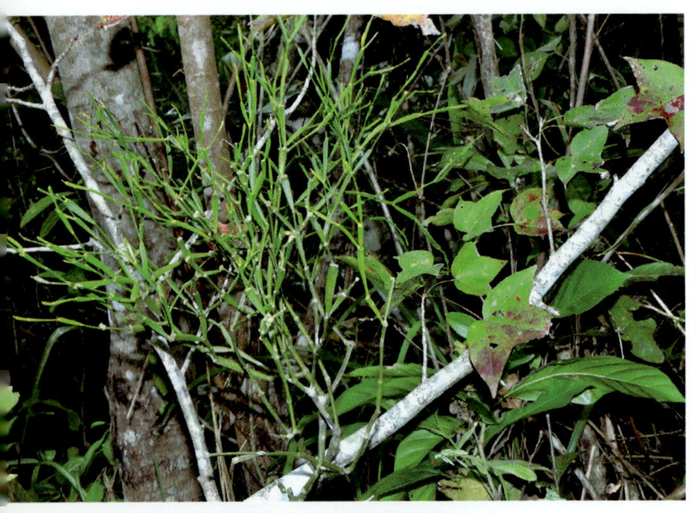

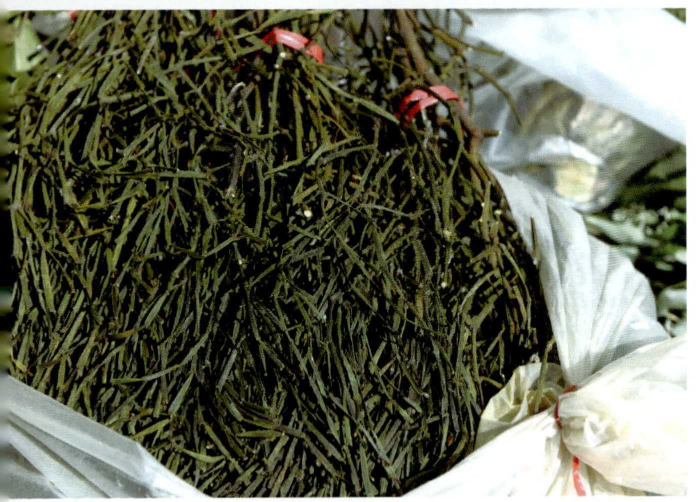

他区域，及湖南、江西、湖北、浙江、福建、台湾、贵州、云南、四川、西藏、陕西、甘肃。越南、泰国、尼泊尔、不丹、马来西亚、印度尼西亚也有分布。

资　源

生于海拔 200~750m 的山地阔叶林或常绿阔叶林中，寄生于枫香树、油桐、柿树或壳斗科等多种植物上，常见。

采收加工

夏、秋季间采收，扎成束，晾干。

药材性状

本品嫩枝交叉对生或二歧状分枝，扁平，呈长节片状，较肥厚，节部明显，节间长 2~4cm，宽 4~6mm，表面黄绿色或黄褐色，光滑无毛，具光泽，有明显的纵肋 5~7，节部可见鳞片状叶芽和花芽。质较脆，易折断，断面不平坦，纤维性，黄绿色，髓部不明显。有时可见果实。气微，味淡。

功能主治

味辛、苦，性平；归肺、脾、肾经。祛风除湿。用于胃脘痛、神经痛、咳嗽、小儿惊风、高血压、风湿性关节炎、尿路感染、腰肌劳损。外用于牛皮癣。

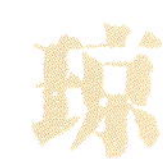

檀香科 Santalaceae 寄生藤属 *Dendrotrophe*

寄生藤 *Dendrotrophe frutescens* (Champ. ex Benth) Danser

中药名 寄生藤（药用部位：全株）

植物形态 木质藤本，枝三棱形，扭曲。叶倒卵形至阔椭圆形，长3~7cm，宽2~4.5cm，基部收狭而下延成叶柄，基出脉3，叶柄扁平。花通常单性，雌雄异株。雄花：球形，长约2mm，5~6朵集成聚伞状花序；小苞片近离生，花梗长约1.5mm；花被5裂，裂片三角形，在雄蕊背后有疏毛一撮，花药室圆形；花盘5裂。雌花或两性花：通常单生，雌花短圆柱状，花柱短小，柱头锥尖形；两性花卵形。核果卵状，带红色，长1~1.2cm，先端有内拱形宿存花被，成熟时棕黄色至红褐色。花期1~3月，果期6~8月。

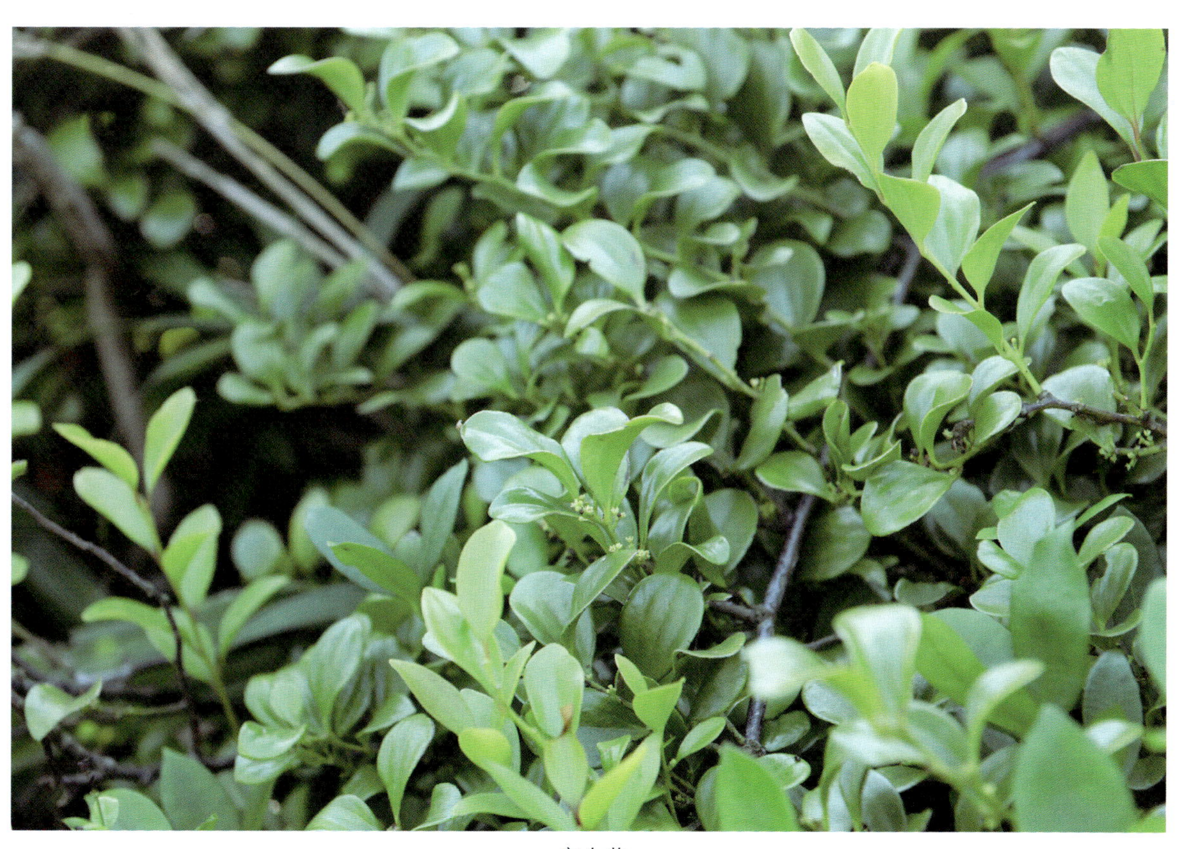

寄生藤

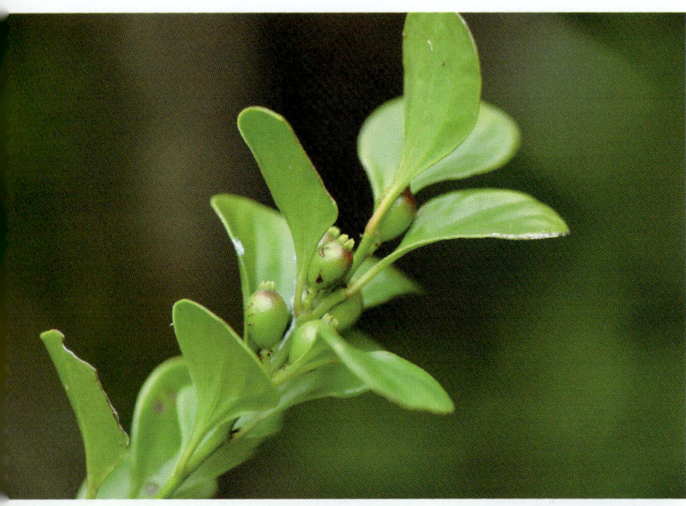

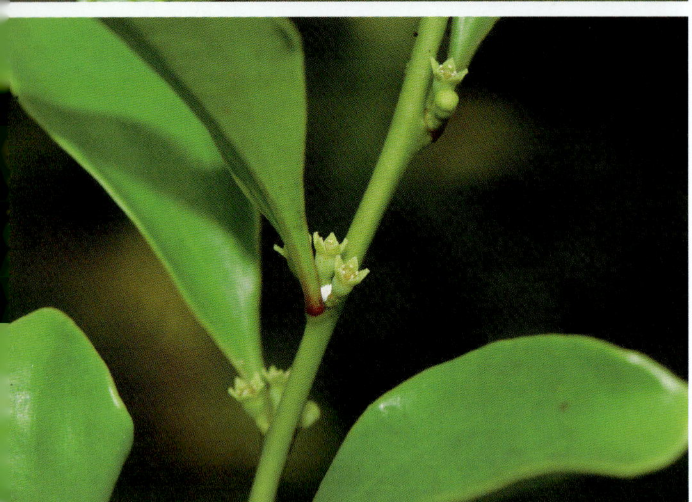

| 分布区域 |

产于海南白沙、保亭、东方、昌江。亦分布于中国华南其他区域，及福建、云南。越南、泰国、缅甸、菲律宾、马来西亚、印度尼西亚也有分布。

| 资　源 |

生于山地林中，少见。

| 采收加工 |

全年均可采收，多鲜用。

| 功能主治 |

味微甘、苦、涩，性平；归肺、肝经。疏风解热，活血祛瘀，消肿止痛。用于流行性感冒。外敷用于跌打损伤、刀伤。

| 附　注 |

在 FOC 中，其学名已被修订为 *Dendrotrophe varians* (Blume) Miq.。

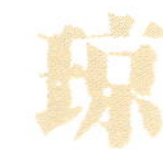

檀香科 Santalaceae 硬核属 *Scleropyrum*

硬　核 *Scleropyrum wallichianum* Arn.

中药名 硬核（药用部位：叶）

植物形态 常绿乔木，高 4~10m，枝粗壮，圆柱状，灰绿带黄色，光滑，有时具细裂，枝刺长达 8cm。叶长圆形或椭圆形，长 9~17cm，宽 5~7cm，嫩时亮红色，干后稍起皱，先端圆钝或急尖，基部近圆形，上面深绿色，多少有光泽，背面浅绿色，中脉在上面凹陷，在背面隆起，侧脉 3~4 对，明显，下面两对特别长，三级脉开展并彼此相连呈网状，叶柄粗短，长 6~10mm，基部有节，节明显或肿大。花序长 2~2.5cm，单生，成对着生或少数簇生，被黄色绒毛；苞片狭披针形，长约 2mm，宽 0.7mm，外被长柔毛，早落；花长约 3.8mm，

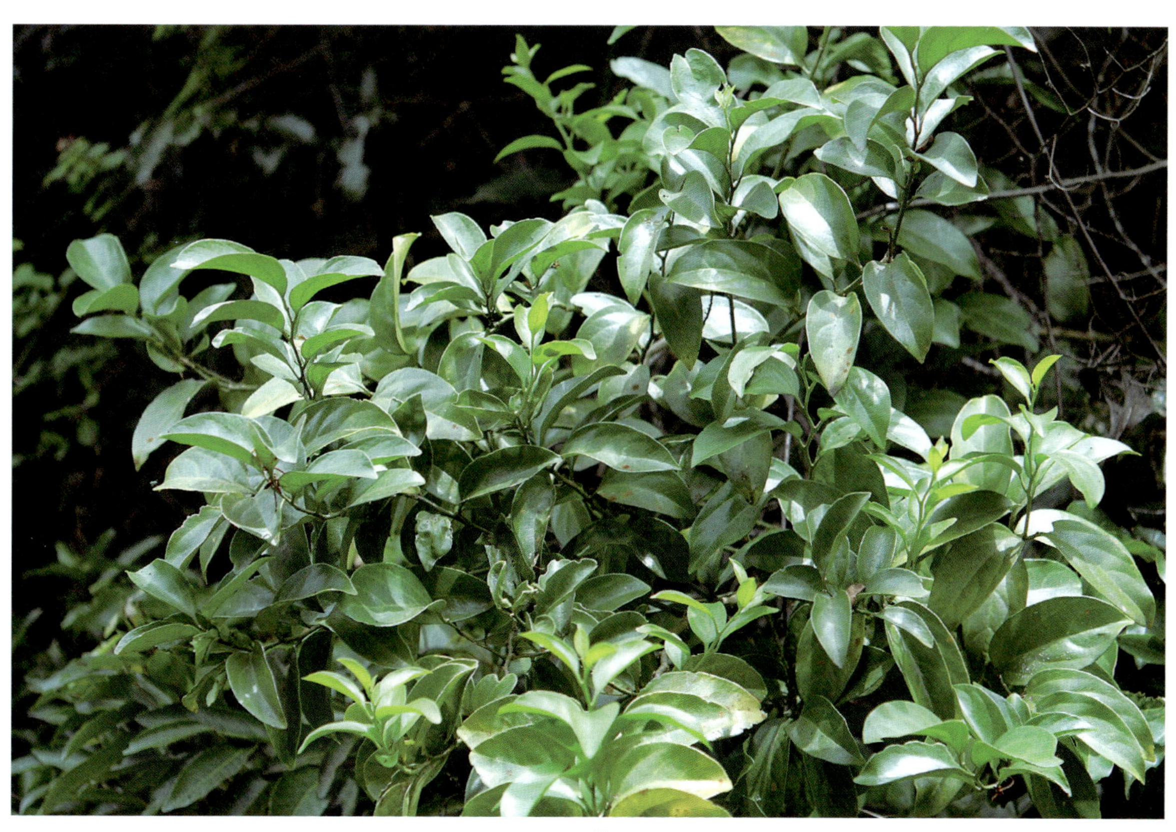

硬核

直径 5.5mm，淡黄色至红黄色，花被裂片 5，卵圆形，长约 2mm，宽约 1.5mm，先端近锐尖，外被短柔毛，近基部被毛较密，在雄蕊后面有疏毛一撮；雄蕊 5，花丝短，长约 1.5mm；花盘中部凹陷，直径约 1.8mm；花柱长 0.8~1mm，柱头 3~4 浅裂，中部凹入。核果长 3~3.5cm，直径 2.3~2.5cm，无毛，成熟时橙黄色或橙红色，有光泽，先端的宿存花被呈乳突状，直径 22.5mm，基部渐狭而伸长，上部较粗，下部较细（长 1~1.5cm，粗 3~5mm），呈果柄状。花期 4~5 月，果期 8~9 月。

| 分布区域 | 产于海南三亚、乐东、东方、昌江、万宁、五指山。亦分布于中国广西、云南。越南、缅甸、老挝、柬埔寨、马来西亚、斯里兰卡、印度也有分布。

| 资　　源 | 生于山谷疏林中，少见。

| 采收加工 | 全年可采收，晒干或鲜用。

| 功能主治 | 本种为黎族药。鲜叶煮水喝，用于胃痛、腹痛、红眼病；鲜叶捣烂敷，可拔毒，用于火枪打伤。

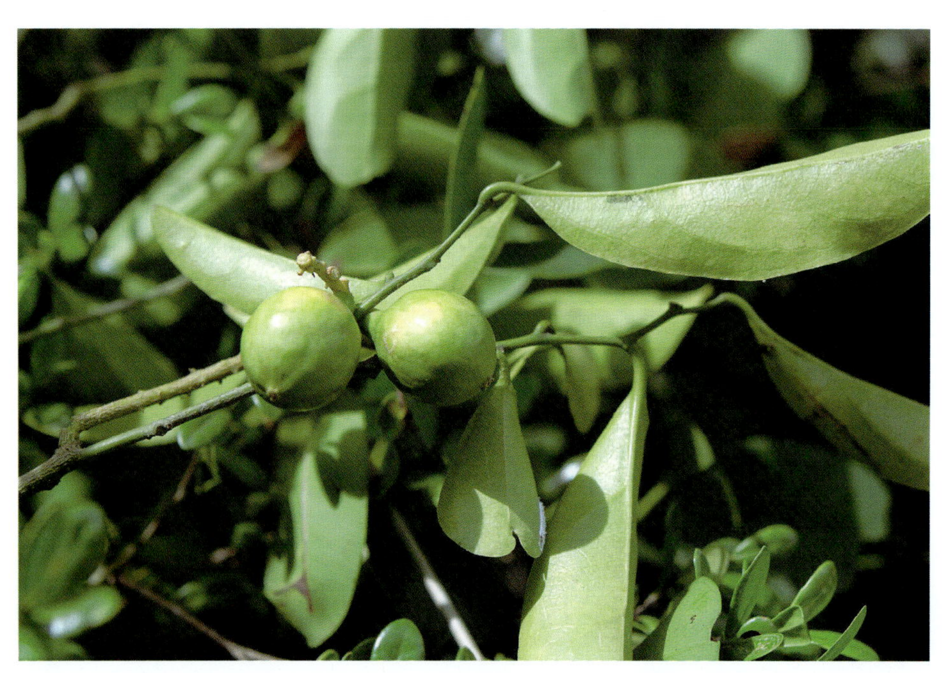

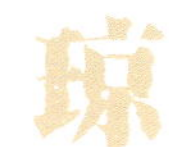

檀香科 Santalaceae 檀香属 *Santalum*

檀　香 *Santalum album* L.

中药名 檀香（药用部位：心材、挥发油、心材树脂）

植物形态 常绿小乔木，枝具条纹，有多数皮孔和半圆形的叶痕；小枝节间稍肿大。膜质叶椭圆状卵形，长 4~8cm，宽 2~4cm，基部多少下延，边缘波状，背面有白粉。三歧聚伞式圆锥花序长 2.5~4cm；苞片 2，早落；花长 4~4.5mm，花被管钟状，长约 2mm，淡绿色；花被 4 裂，内部初时绿黄色，后呈深棕红色；外伸雄蕊 4；花盘裂片卵圆形，花柱深红色，柱头浅 3 裂。核果直径约 1cm，外果皮肉质多汁，成熟时深紫红色至紫黑色，先端稍平坦，内果皮具纵棱 3~4。花期 5~6 月，果期 7~9 月。

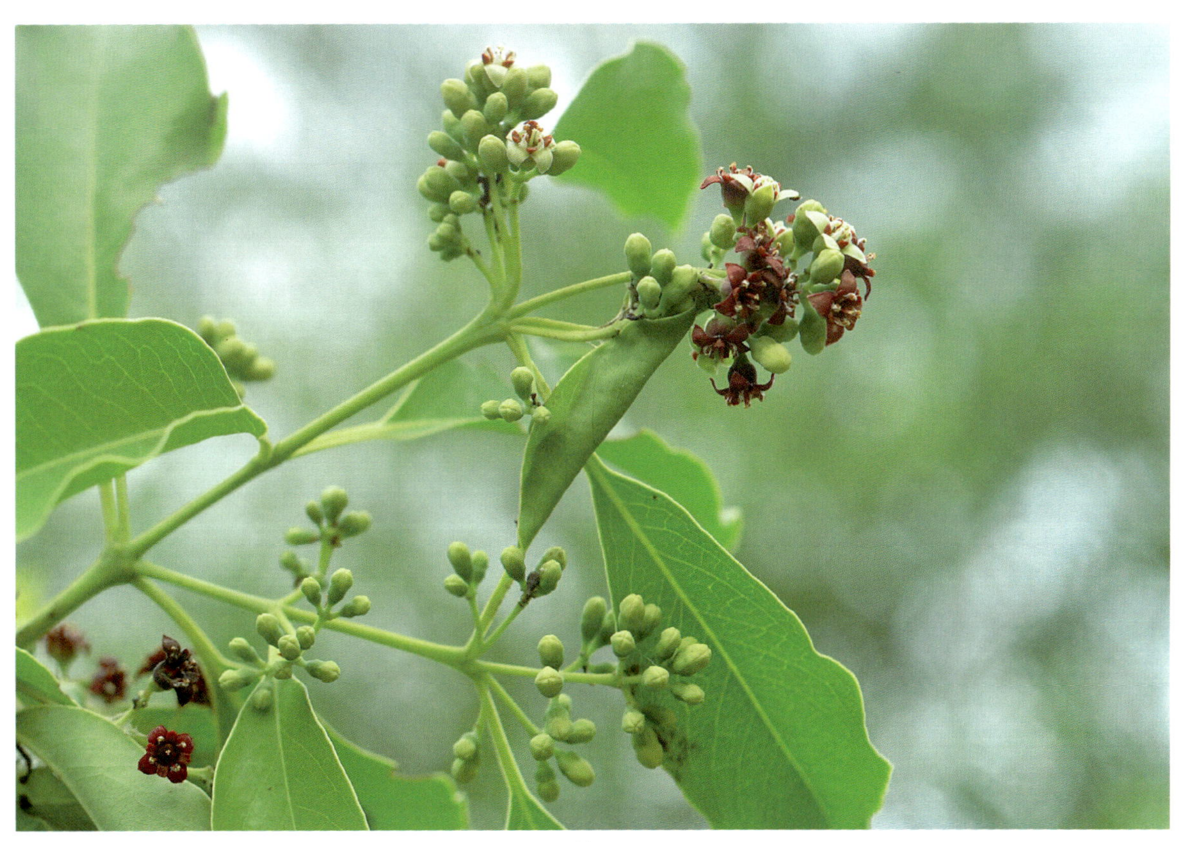

檀香

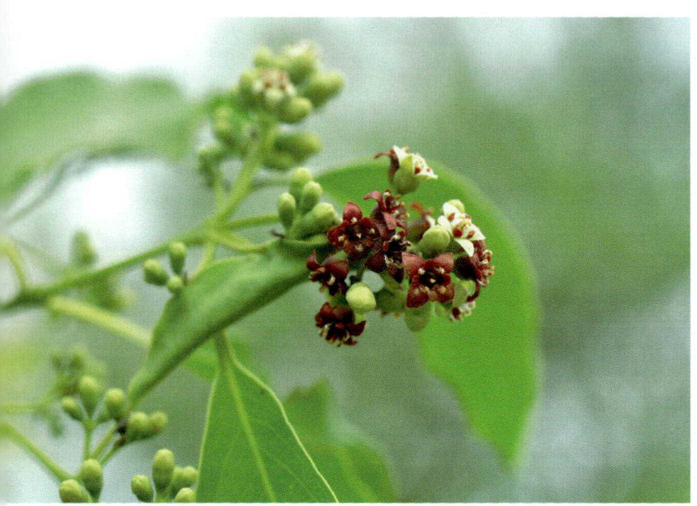

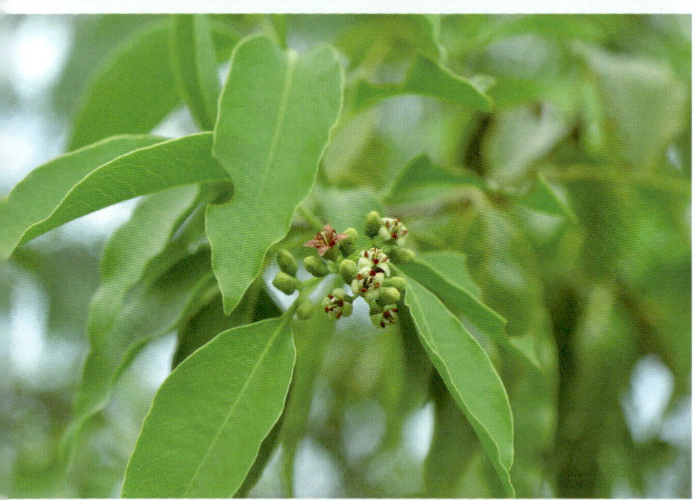

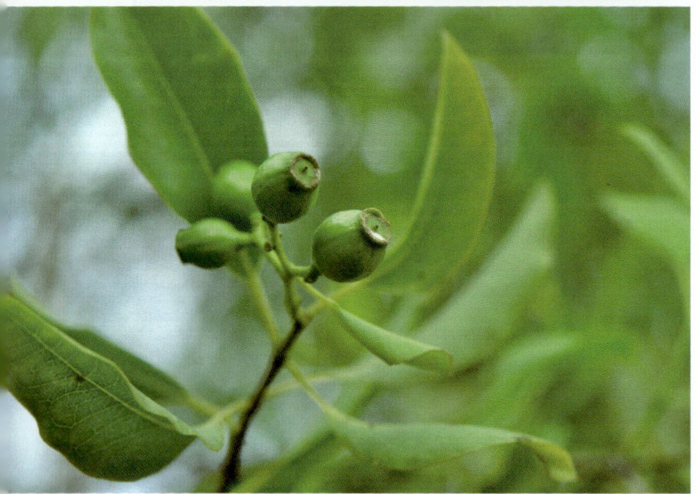

分布区域

海南万宁有栽培。亦分布于中国华南其他区域，以及台湾、云南。原产于太平洋岛屿，印度广泛栽培。

资　　源

栽培量较少，少见。

采收加工

心材：采伐锯成段，砍去色淡的边材，心材干燥入药。挥发油：将檀香的心材切细，置大型蒸馏器内，经蒸馏后可得 3%~5% 的檀香油。此油宜密封贮于瓶中，避免日光照射及漏气。

药材性状

心材：心材圆柱形，有的略弯曲，长 50~100cm，直径 10~20cm。表面淡灰黄色，光滑细密，有时可见纵裂纹，有刀削痕。横切面棕色，显油迹；纵向劈开纹理顺直。质坚实，不易折断。气清香，味微苦。燃烧时香气浓烈。以体重质坚、显油迹、香气浓郁而持久、烧之气香者为佳。挥发油：纯檀香油为无色乃至淡黄色略有黏性的油液，有檀香固有的香气。

功能主治

心材：味辛，性温；归脾、胃、肺经。理气和胃。可用于心腹疼痛、噎膈呕吐、胸膈不舒。挥发油：味苦，性温；归胃、肾经。用于胃脘疼痛、呕吐、淋浊。心材树脂：味苦，性温；归胃、肝经。用于胃气滞痛、肝郁不舒。

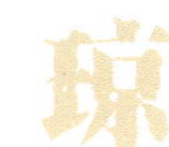

鼠李科 Rhamnaceae 勾儿茶属 *Berchemia*

多花勾儿茶 *Berchemia floribunda* (Wall.) Brongn

| 中 药 名 | 多花勾儿茶（药用部位：根、茎、叶或全株）

| 植物形态 | 藤状灌木。叶纸质，卵形至卵状披针形，长4~9cm，宽2~5cm，托叶宿存。花多数，通常簇生，排成顶生宽聚伞圆锥花序，花序长可达15cm，花梗长1~2mm；萼三角形，先端尖；花瓣倒卵形，雄蕊与花瓣等长。核果圆柱状椭圆形，长7~10mm，直径4~5mm，基部有盘状的宿存花盘；果梗长2~3mm，无毛。花期7~10月，果期翌年4~7月。

| 分布区域 | 产于海南三亚、乐东、五指山、万宁、澄迈、屯昌、文昌。亦分布于中国华南其他区域，以及湖南、江西、湖北、河南、福建、台湾、浙江、江苏、贵州、云南、四川、西藏、山西、陕西。越南、泰国、印度、不丹、尼泊尔、日本也有分布。

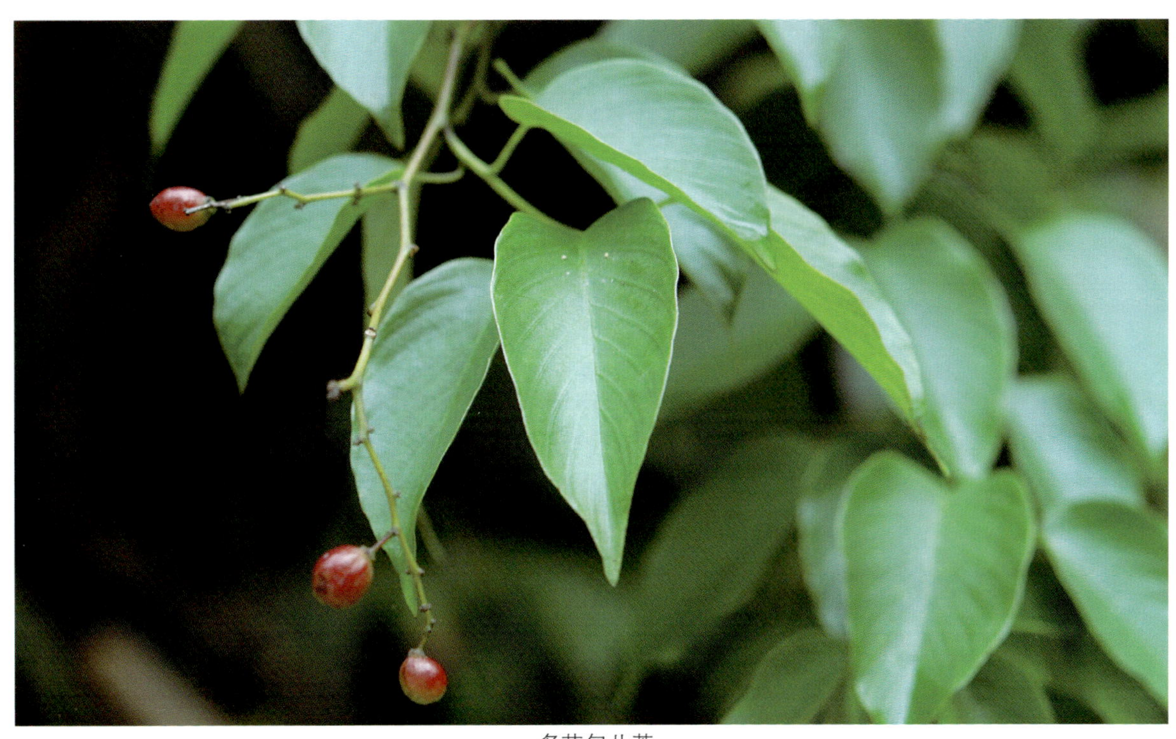

多花勾儿茶

| 资　　源 | 生于山谷与山坡林缘、林下、灌丛中或阴湿近水处，十分常见。

| 采收加工 | 春、秋季采收茎、叶，秋后采根，鲜用或晒干。

| 药材性状 | 茎：茎圆柱形，黄绿色，略光滑，有黑色小斑。叶：叶互生，多卷曲，展平后呈狭卵状椭圆形，长 4~9cm，宽 2~5cm，先端尖，基本圆或近心形，全缘。气微，味淡、微涩。

| 功能主治 | 根：味甘、微涩，性微温。健脾利湿，通经活络。用于脾虚食少、小儿疳积、胃痛、风湿痹痛、黄疸、水肿、淋浊、痛经。外用于骨折、跌打损伤。茎、叶：清热解毒，利尿。用于衄血、黄疸、风湿腰痛、经前腹痛。全株：用于肝硬化腹水、黄疸、小儿胎毒、月经不调。

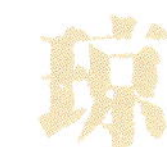

鼠李科 Rhamnaceae 勾儿茶属 *Berchemia*

铁包金 *Berchemia lineata* (L.) DC

| 中 药 名 | 铁包金（药用部位：根、嫩茎叶）

| 植物形态 | 藤状灌木，小枝被密短柔毛。纸质叶椭圆形，长 5~20mm，宽 4~12mm，先端具小尖头，托叶披针形，宿存。花白色，长 4~5mm，无毛，通常数个密集成顶生聚伞总状花序，萼片条形，萼筒盘状；花瓣匙形。核果圆柱形，直径约 3mm，成熟时黑色或紫黑色，基部有宿存的花盘和萼筒；果梗长 4.5~5mm，被短柔毛。花期 7~10 月，果期 11 月。

| 分布区域 | 产于海南保亭、东方。亦分布于中国华南其他区域，以及福建、台湾。越南、印度、日本也有分布。

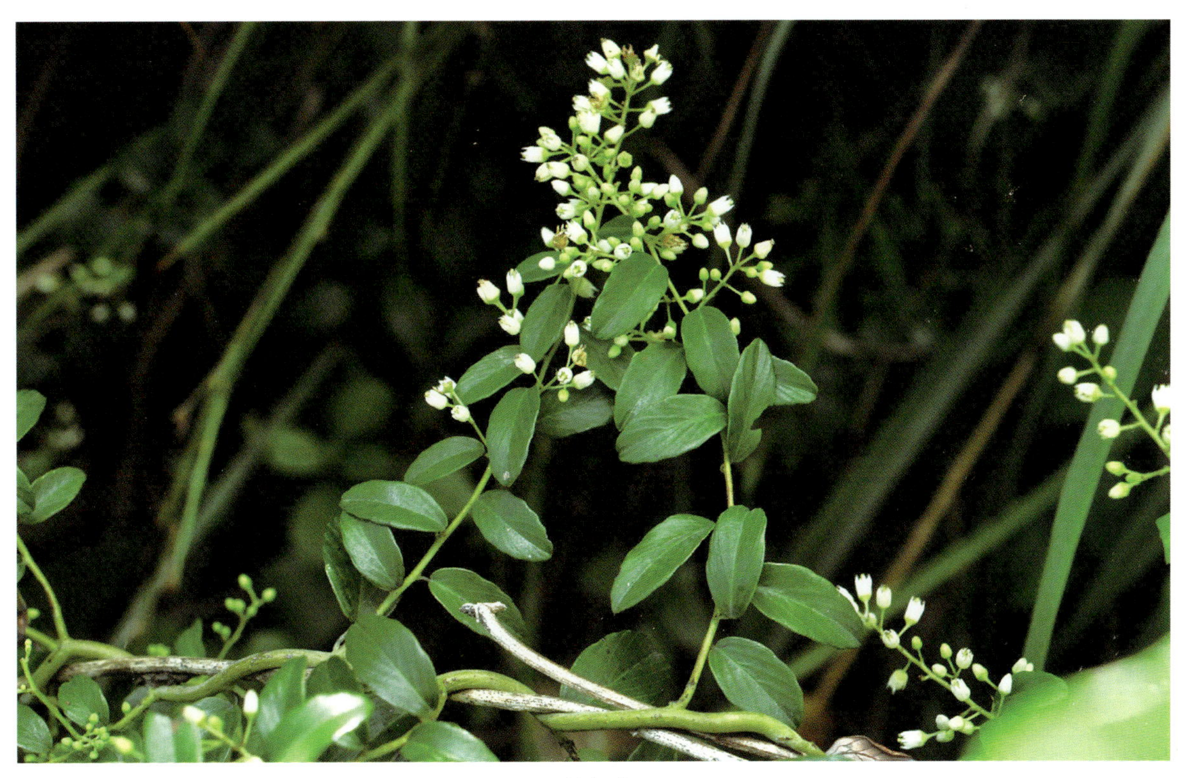

铁包金

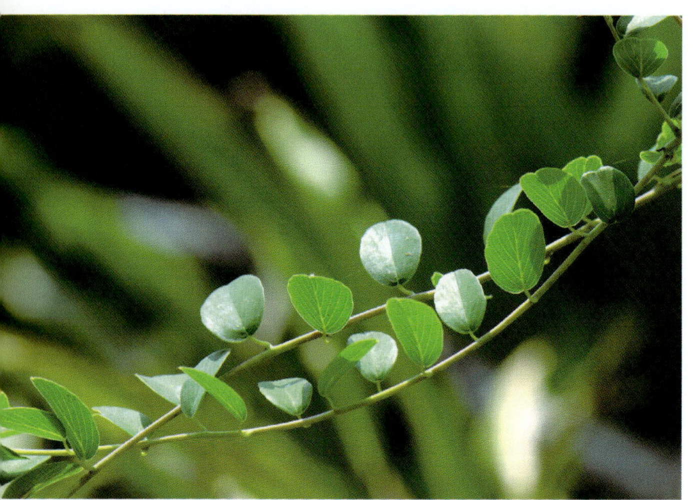

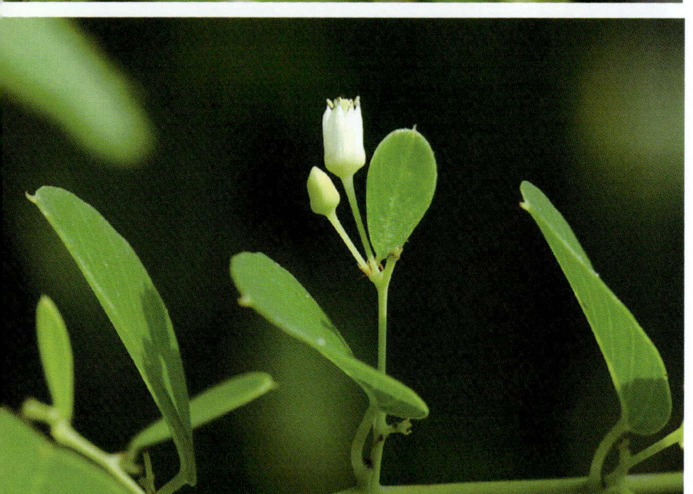

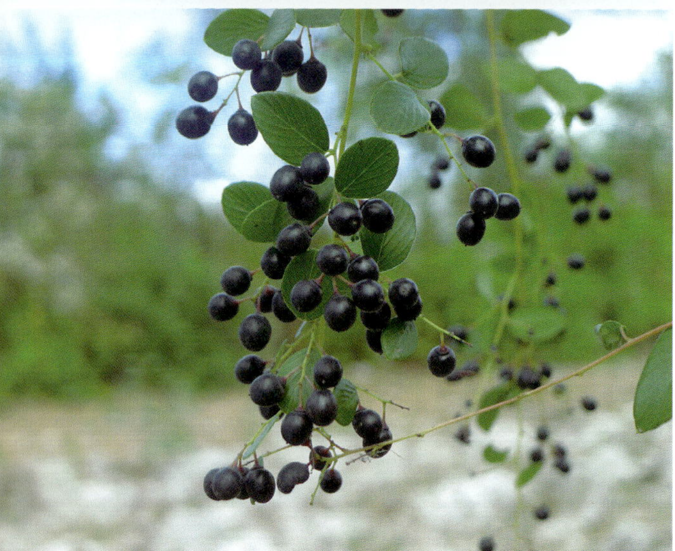

|资　源|

生于低海拔的山地、山坡灌丛瘠土，常见。

|药材性状|

根呈圆柱形的短段或片状，大小长短不一。皮部较厚、坚实，表面棕褐色，有明显的网状裂隙及纵皱纹；木质部橙黄色或暗黄棕色，质坚，纹理致密。气无，味淡。

|功能主治|

根：味苦、微涩，性平；归肝、肺经。固肾益气，化瘀止血，镇咳止痛。用于风毒流注、肺痨、消渴、胃痛、子痈、遗精、风湿关节痛、腰膝酸痛、跌打损伤、瘰疬、瘾疹、痈疽肿毒、风火牙痛。嫩茎叶：用于疔疮、睾丸脓肿、痔疮、烫伤。

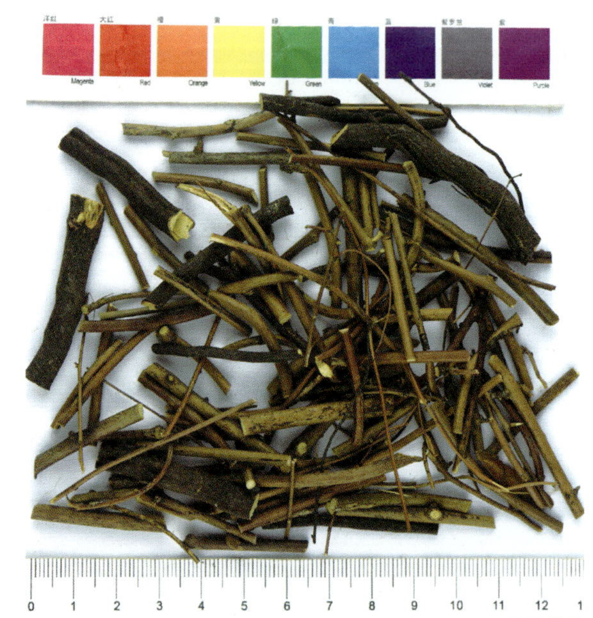

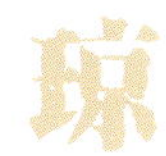

鼠李科 Rhamnaceae 勾儿茶属 *Berchemia*

光枝勾儿茶 *Berchemia polyphylla* Wall. ex Laws var. *leioclada* Hand.-Mazz.

| 中 药 名 | 铁包金（药用部位：全株）

| 植物形态 | 藤状灌木，小枝黄褐色，被短柔毛。叶纸质，卵状椭圆形，长1.5~4.5cm，宽0.8~2cm，先端常有小尖头，侧脉每边7~9，叶柄被短柔毛；托叶披针状钻形，基部合生。花浅绿色或白色，无毛，通常2~10簇生，排成具短总梗的聚伞总状花序，花序顶生，长达7cm，花序轴被疏或密短柔毛，花梗长2~5mm；花芽锥状，萼片卵状三角形；花瓣近圆形。核果圆柱形，直径3~3.5mm，成熟时红色，后变黑色，基部有宿存的花盘和萼筒；果梗长3~6mm。花期5~9月，果期7~11月。

| 分布区域 | 产于海南保亭、万宁、文昌、琼海、海口、昌江、陵水。亦分布于中国华南其他区域，及湖南、湖北、福建、贵州、云南、四川、陕西。

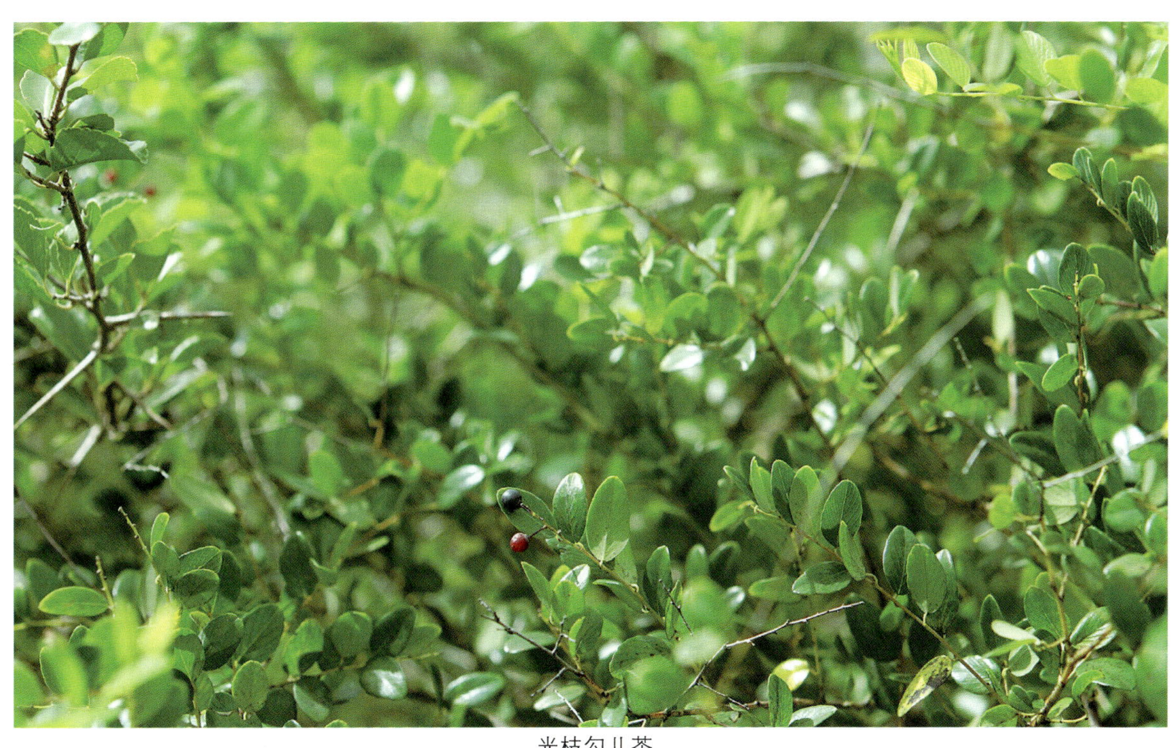

光枝勾儿茶

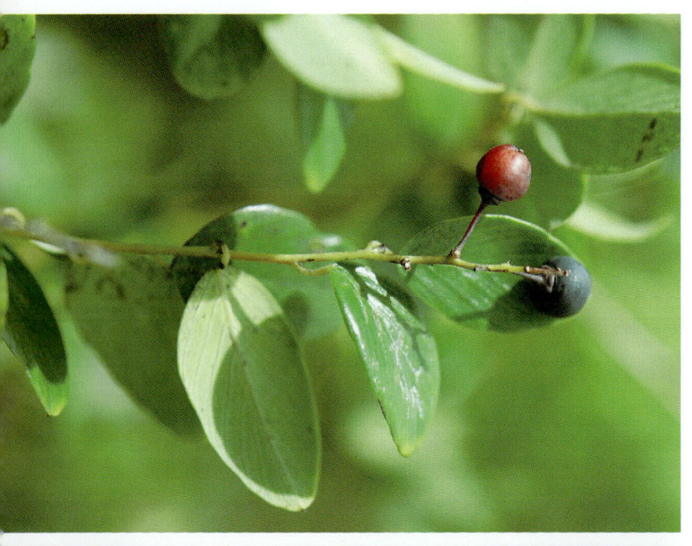

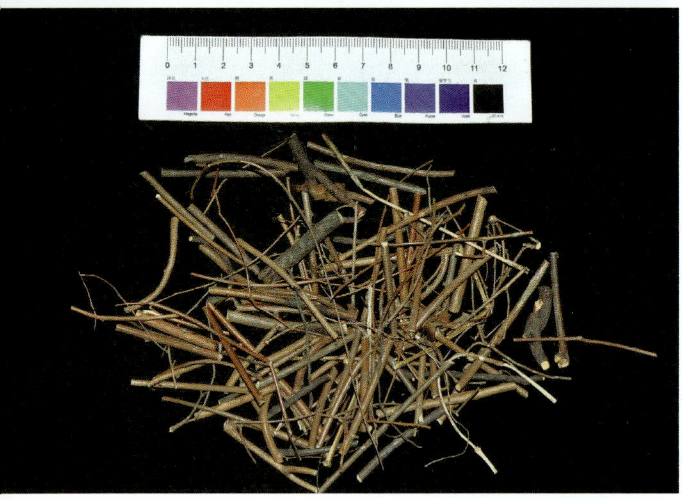

资　源

生于山坡、沟边灌丛或林缘，常见。

采收加工

夏末秋初孕蕾前割取嫩茎叶，除去杂质，切碎，鲜用或晒干；秋后采根，鲜用或切片晒干。

药材性状

茎呈圆柱形，直径可达 1.5cm。表面棕褐色至暗紫色，外被蜡质；质坚硬，难折断，断面不整齐，皮部薄，木质部浅黄色，髓明显。叶互生，有短柄，叶片卵圆形，长 2~4cm，宽 1~2cm，先端渐尖或钝圆，顶处有芒尖，全缘；上表面灰绿色，下表面黄绿色，羽状侧脉 7~9 对；叶近革质。气微，味微苦涩。

功能主治

味苦、微涩，性平；归肝、肺经。止咳，祛痰，平喘，安神，调经。用于咳嗽、癫狂。

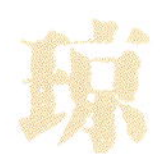

蛇　藤 *Colubrina asiatica* (L.) Brongn.

中药名 蛇藤（药用部位：根、叶）

植物形态 藤状灌木。卵形叶互生，近膜质，长 4~8cm，宽 2~5cm，先端微凹，边缘具粗圆齿，侧脉 2~3 对，叶柄被疏柔毛。花黄色，5 数，腋生聚伞花序，总花梗长约 3mm，花梗长 2~3mm；花萼 5 裂，萼片卵状三角形，花瓣倒卵圆形，具爪，与雄蕊等长；子房藏于花盘内，3 室，花柱 3 浅裂；花盘近圆形。蒴果状核果，圆球形，直径 7~9mm，基部为愈合的萼筒所包围，成熟时室背开裂，内有 3 个分核，每核具 1 种子；果梗长 4~6mm；种子灰褐色。花期 6~9 月，果期 9~12 月。

分布区域 产于海南三亚、万宁、海口、乐东、南沙群岛。亦分布于中国华南其他区域，及台湾。广布于亚洲热带地区和太平洋诸岛。

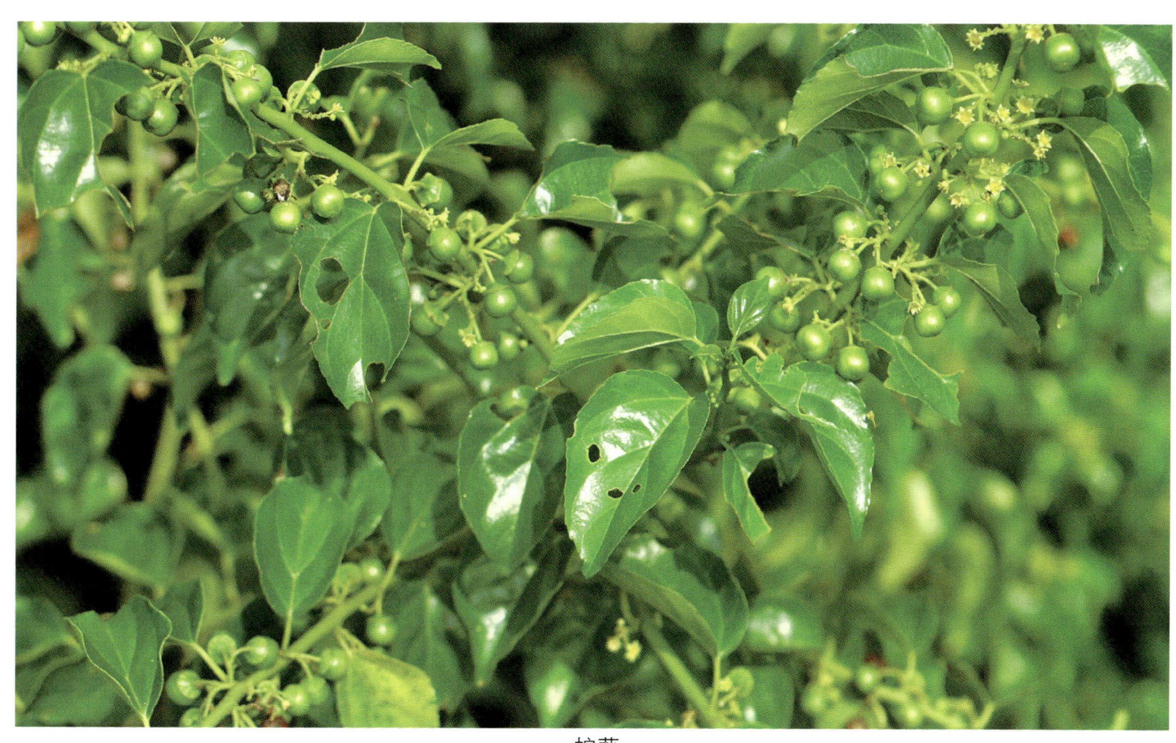

蛇藤

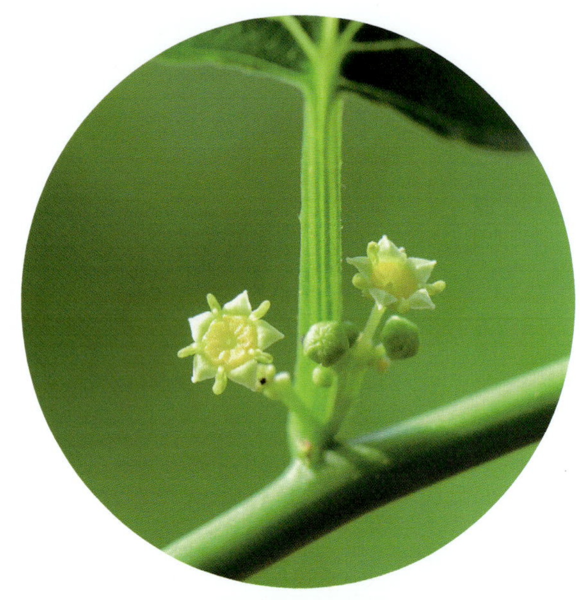

资　　源

生于海边疏林中，常见。

采收加工

全年皆可采收，除去杂质，洗净，晒干。

功能主治

清热消肿。

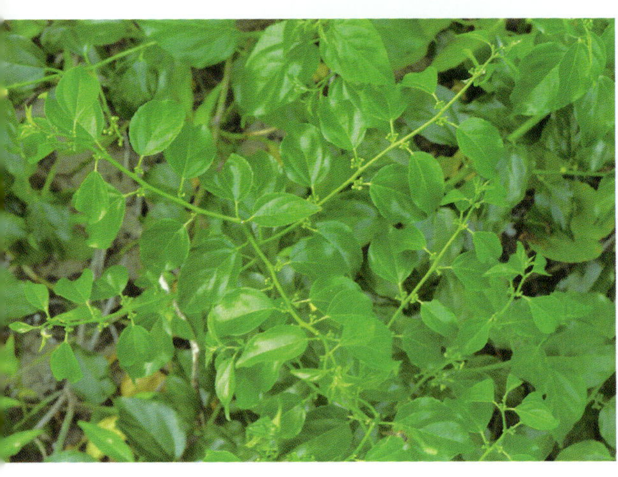

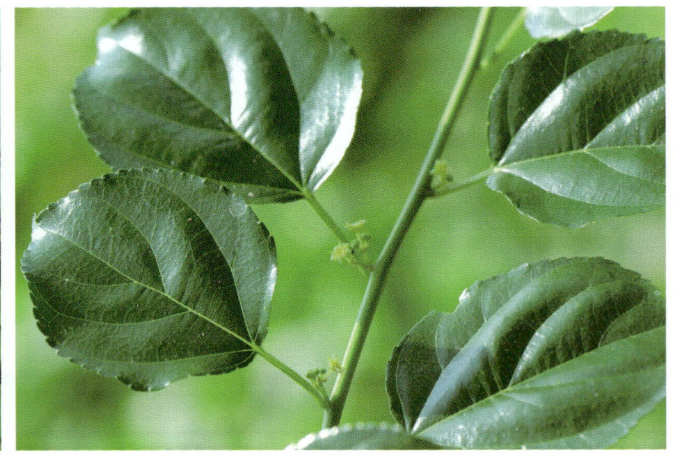

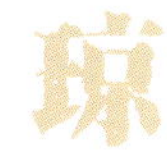

鼠李科 Rhamnaceae 咀签属 *Gouania*

毛咀签 *Gouania javanica* Miq.

| 中 药 名 | 烧伤藤（药用部位：茎、叶）

| 植物形态 | 攀缘灌木；小枝、叶柄、花序轴、花梗和花萼外面被棕色密短柔毛。卵形叶互生，纸质，长4~11cm，宽2~6cm，下面被毛，叶柄长0.8~1.7cm，被密或疏柔毛。花杂性同株，5数，花单生，花序长可达30cm，花序下部常有卷须；萼片卵状三角形；花瓣倒卵圆形，基部具短爪，与雄蕊等长；花盘五角形，包围着子房，每角延伸成1个舌状附属物；子房下位，3室，花柱3浅裂。蒴果直径9~10mm，具3翅，两端凹陷，先端有宿存的花萼，成熟时黄色，3个具圆形翅的分核沿中轴开裂，分核长期悬挂于上端；种子3，倒卵形，红褐色，有光泽，长约3mm，背面突起。花期7~9月，果期11月至翌年3月。

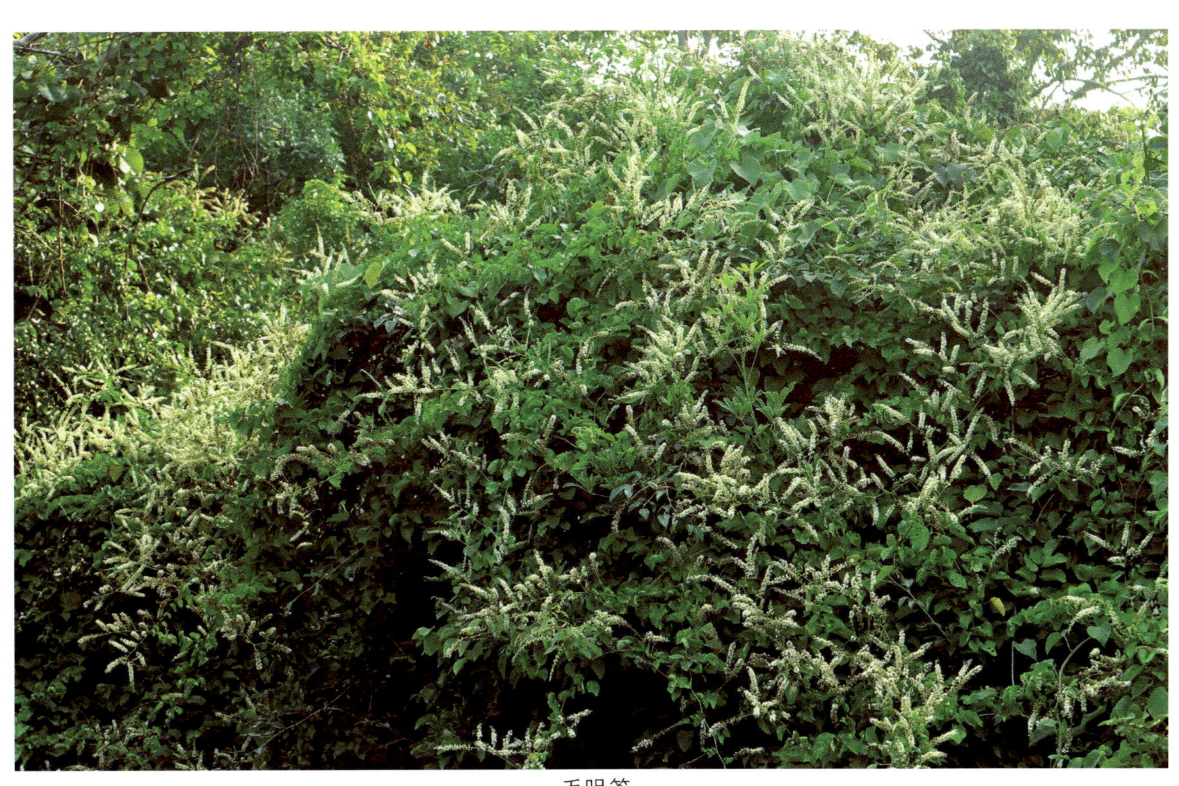

毛咀签

| **分布区域** | 产于海南三亚、乐东、昌江、五指山、保亭、万宁。亦分布于中国华南其他区域，及福建、贵州、云南。越南、泰国、老挝、柬埔寨、菲律宾也有分布。

| **资　　源** | 生于低海拔疏林溪旁，常见。

| **采收加工** | 春、夏季采收，鲜用或切段晒干。

| **功能主治** | 味微苦、涩，性凉。清热解毒，收敛止血。用于烫火伤、外伤出血、湿疹、痈疮肿毒、疮疖红肿。

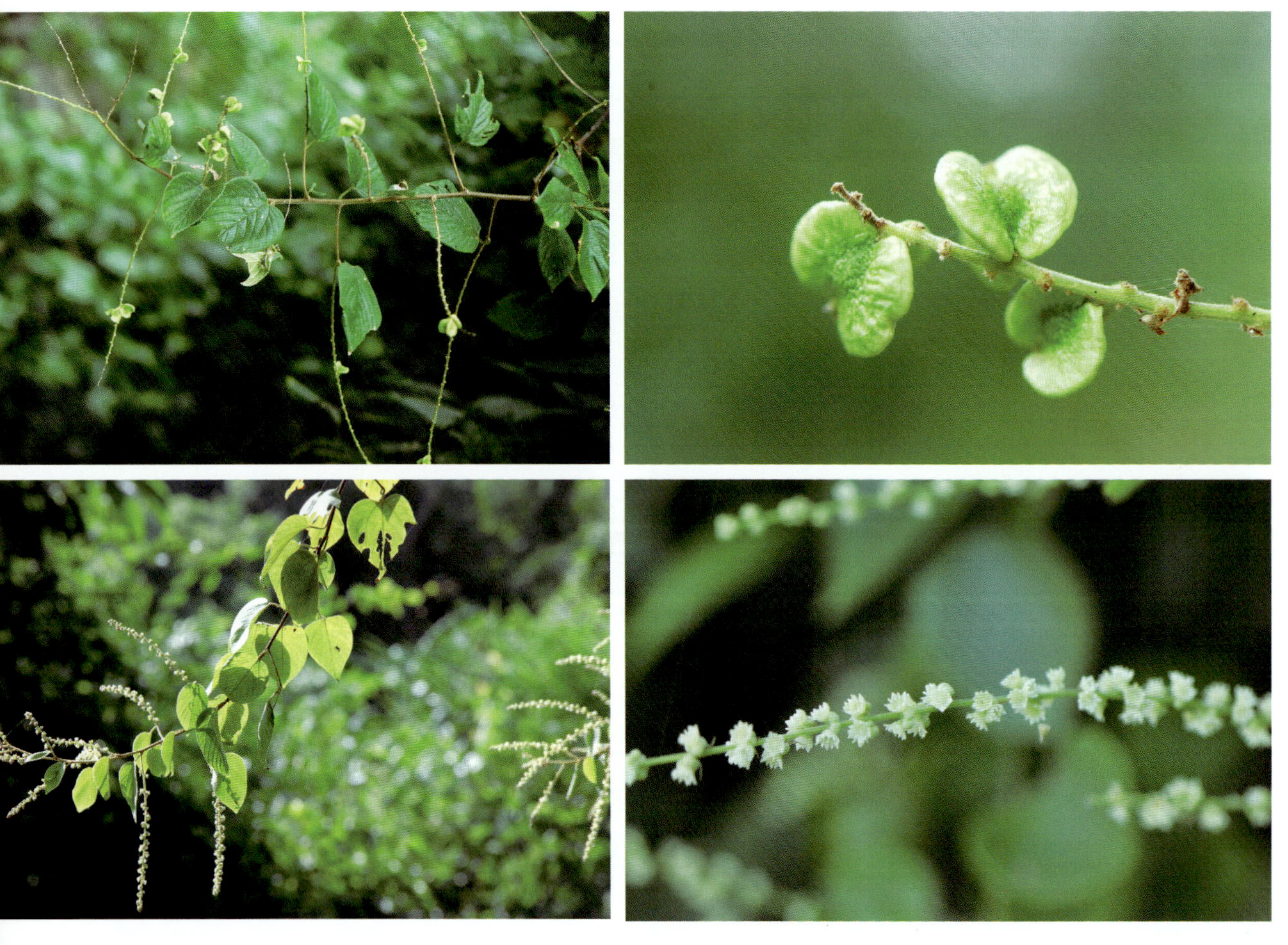

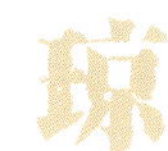

鼠李科 Rhamnaceae 枳椇属 *Hovenia*

枳椇 *Hovenia acerba* Lindl.

中药名 枳椇（药用部位：种子、叶、树皮、树干中流出的液汁、根）

植物形态 高大乔木，小枝有明显、白色的皮孔。叶互生，厚纸质至纸质，宽卵形或心形，长 8~17cm，宽 6~12cm，边缘常具整齐、浅而钝的细锯齿，叶柄长 2~5cm。二歧式聚伞圆锥花序，被棕色短柔毛；花两性，直径 5~6.5mm；萼片具网状脉，花瓣椭圆状匙形，长 2~2.2mm，具短爪；花盘被柔毛。浆果状核果近球形，直径 5~6.5mm，成熟时黄褐色或棕褐色；果序轴明显膨大；种子暗褐色或黑紫色，直径 3.2~4.5mm。花期 5~7 月，果期 8~10 月。

分布区域 海南有栽培。亦分布于中国黄河以南各地。缅甸、印度、尼泊尔、不丹也有分布。

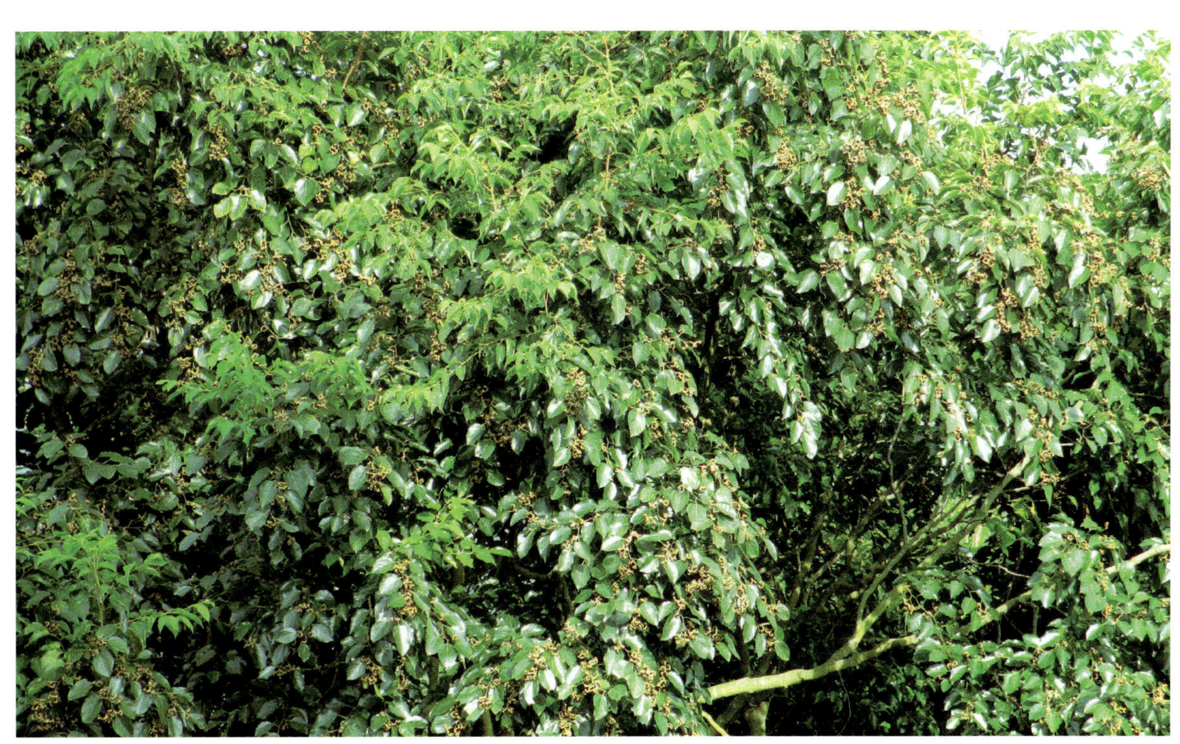

枳椇

资　　源　栽培，少见。

采收加工　种子：10~11 月果实成熟时连肉质花序轴一并摘下，晒干，取出种子。叶：夏末采收叶。树皮：春季剥取树皮。根：秋后采收根，洗净，切片，晒干。

药材性状　种子扁平圆形，背面稍隆起，暗褐色或黑紫色，直径 3.2~4.5mm，基部凹陷处有点状淡色种脐，种皮坚硬，胚乳白色，子叶淡黄色，肥厚，均富油质。气微，味微涩。

功能主治　种子：味甘，性平；归胃经。解酒毒，止渴除烦，止呕，利大小便。用于醉酒、烦渴、呕吐、二便不利。叶：味甘，性凉。清热解毒，除烦止渴。用于风热感冒、醉酒烦渴、呕吐、大便秘结。树皮：味甘，性温。活血，舒筋，消食，疗痔。用于筋脉拘挛、食积、痔疮。树干中流出的液汁：味甘，性平。辟秽除臭。用于狐臭。根：味甘、涩，性温。祛风活络，止血，解酒。用于风湿痹痛、劳伤咳嗽、咯血、小儿惊风、醉酒。

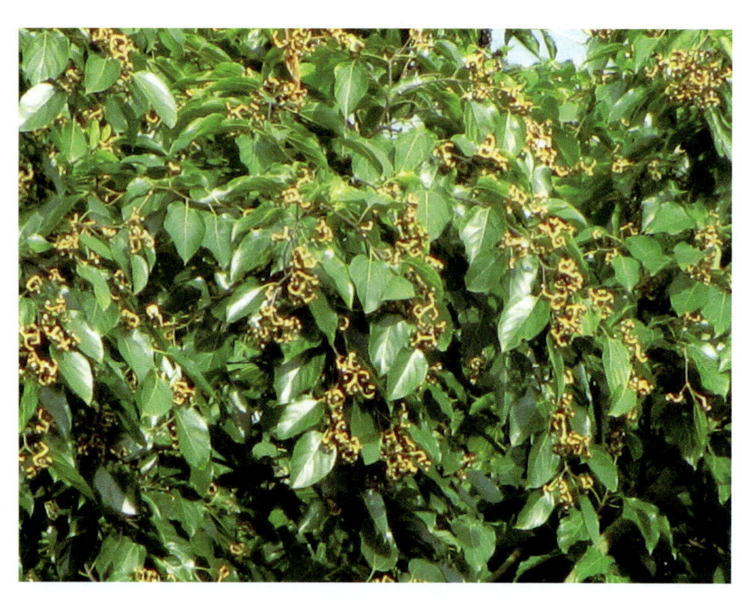

鼠李科 Rhamnaceae 马甲子属 *Paliurus*

马甲子 *Paliurus ramosissimus* (Lour.) Poir.

中药名

铁篱笆（药用部位：根、刺、花、叶、果实）

植物形态

灌木，小枝被短柔毛。纸质叶互生，卵状椭圆形，长3~5.5cm，宽2.2~5cm，基部稍偏斜，边缘具细锯齿，上面沿脉被棕褐色短柔毛，基生三出脉；叶柄被毛，基部有2紫红色斜向直立的针刺，长0.4~1.7cm。腋生聚伞花序，被黄色绒毛；萼片长2mm，花瓣匙形，短于萼片，雄蕊与花瓣等长，花盘圆形，边缘5或10齿裂；子房3室，花柱3深裂。核果杯状，被黄褐色或棕褐色绒毛，周围具木栓质、3浅裂的窄翅，直径1~1.7cm，长7~8mm；果梗被棕褐色绒毛；种子紫红色或红褐色，扁圆形。花期5~8月，果期9~10月。

分布区域

产于海南昌江、东方、乐东等地。亦分布于中国江苏、浙江、安徽、江西、湖南、湖北、福建、台湾、广东、广西、云南、贵州、四川。朝鲜、日本和越南也有分布。

资源

生于低海拔山坡、山谷灌丛中，少见。

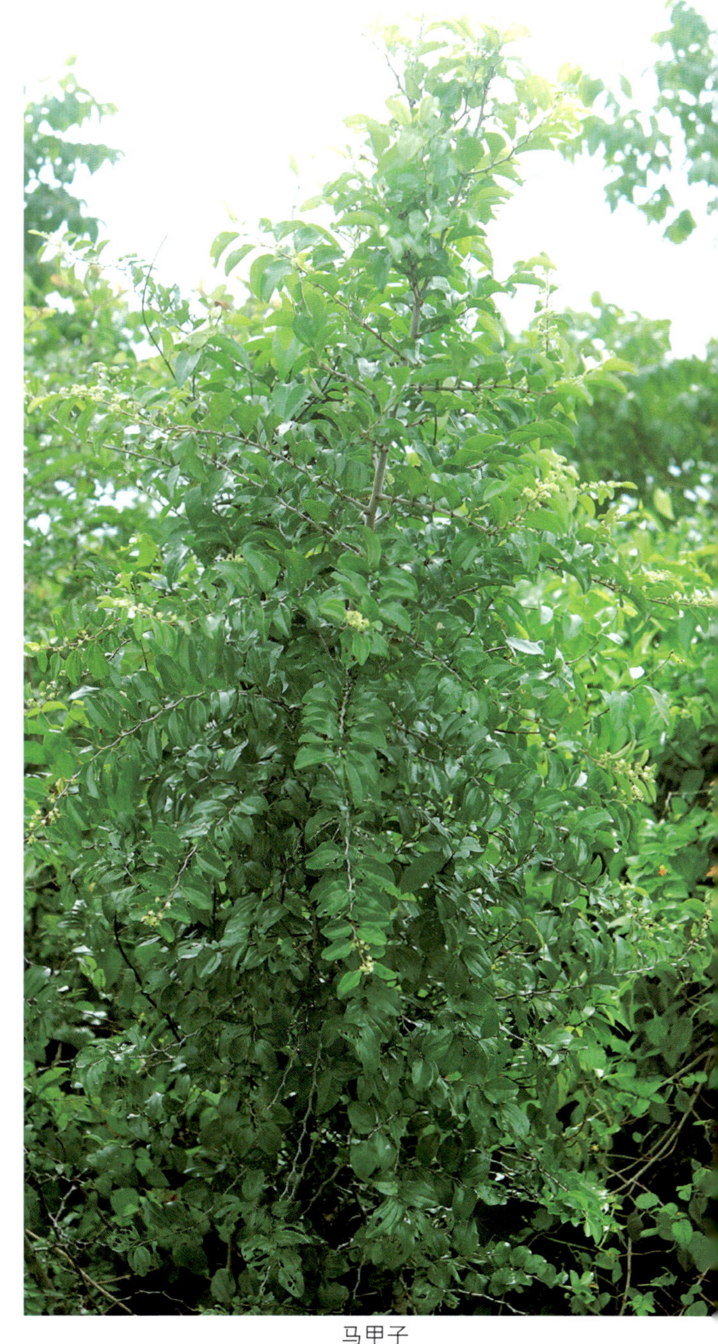

马甲子

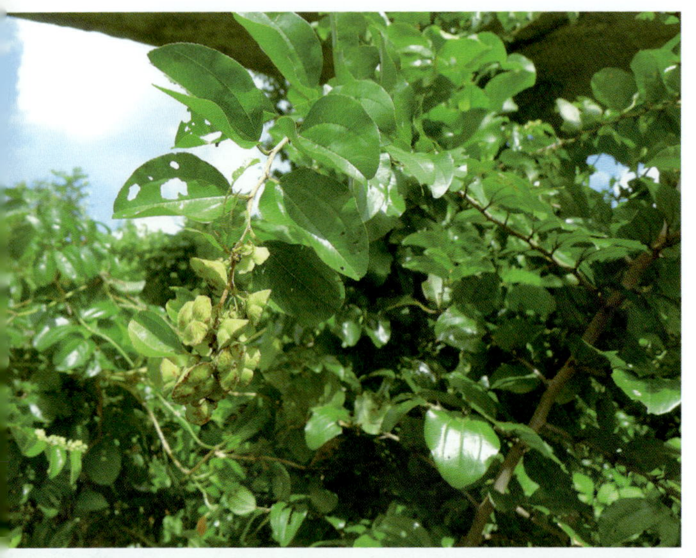

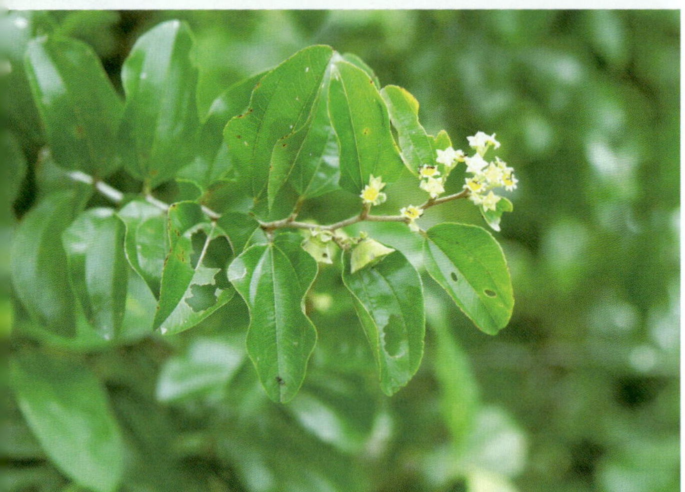

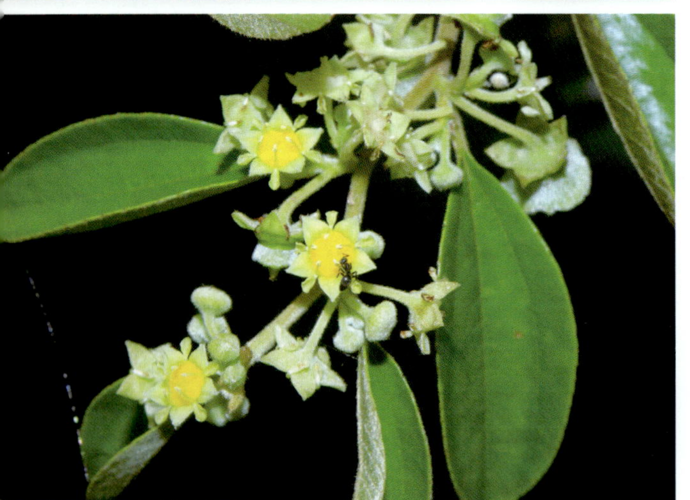

| 采收加工 |

根、刺、花及叶：全年均可采。果实：成熟后采收。鲜用或晒干。

| 功能主治 |

根：味苦，性平。祛风湿，散瘀活血，消肿止痛，除寒，解毒。用于风湿痹痛、劳伤痹痛、感冒发热、喉痛、胃痛、肠风下血、跌打损伤、目赤肿痛、痈疽溃脓、无名肿毒、狂犬咬伤。刺、花及叶：味苦，性平。消热解毒。用于疔疮痈肿、无名肿毒、下肢溃疡、目赤肿痛。果实：味苦、甘，性温。化瘀止血，活血止痛。用于瘀血所致的吐血、衄血、便血、痛经、经闭、心腹疼痛、痔疮肿痛。

鼠李科 Rhamnaceae 鼠李属 *Rhamnus*

海南鼠李 *Rhamnus hainanensis* Merr. et Chun

中药名

海南鼠李（药用部位：根、果实）

植物形态

藤状灌木，小枝具多数瘤状皮孔。叶纸质，大小异形，交替互生，小叶卵形，大叶椭圆形，长 5~11cm，宽 2.5~4.5cm，边缘具锯齿，两面干时呈绿黄色，下面沿脉被金黄色短柔毛，叶柄长 7~15mm。花杂性，5 数，萼片长圆状披针形，早落；花瓣宽椭圆形，近截形；雄蕊约与花瓣等长，子房球形，花柱 3。核果倒卵状球形，直径约 5mm，基部有宿存的萼筒，成熟时深红色或紫红色，具 3 分核；果梗长 5~7mm；种子 2~3，背面有长为种子 1/2 的短沟。花期 8~11 月，果期 11 月至翌年 3 月。

分布区域

产于海南乐东、白沙、五指山、保亭、定安、琼中。

资 源

生于山谷密林中，常见。

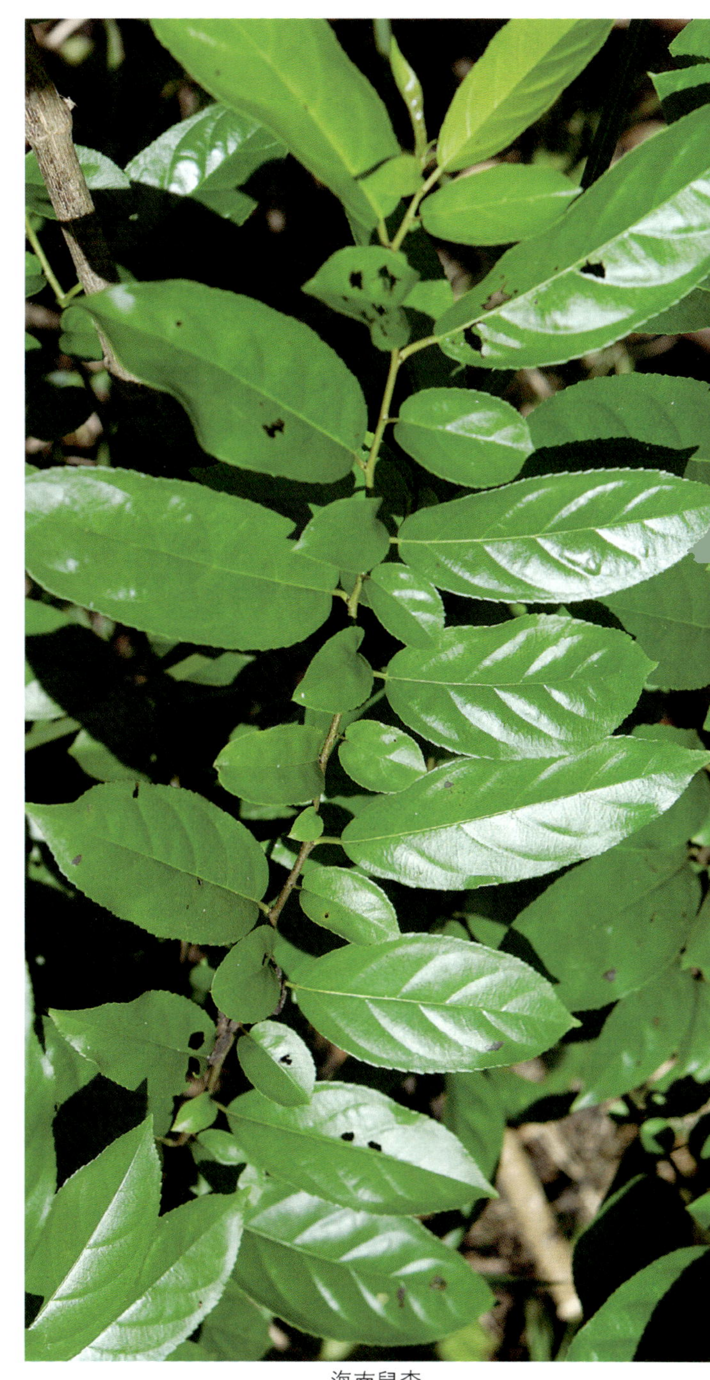

海南鼠李

| 采收加工 | 根：全年可采。果实：成熟时采收。鲜用或晒干。

| 功能主治 | 消气，顺气，活血，祛痰。

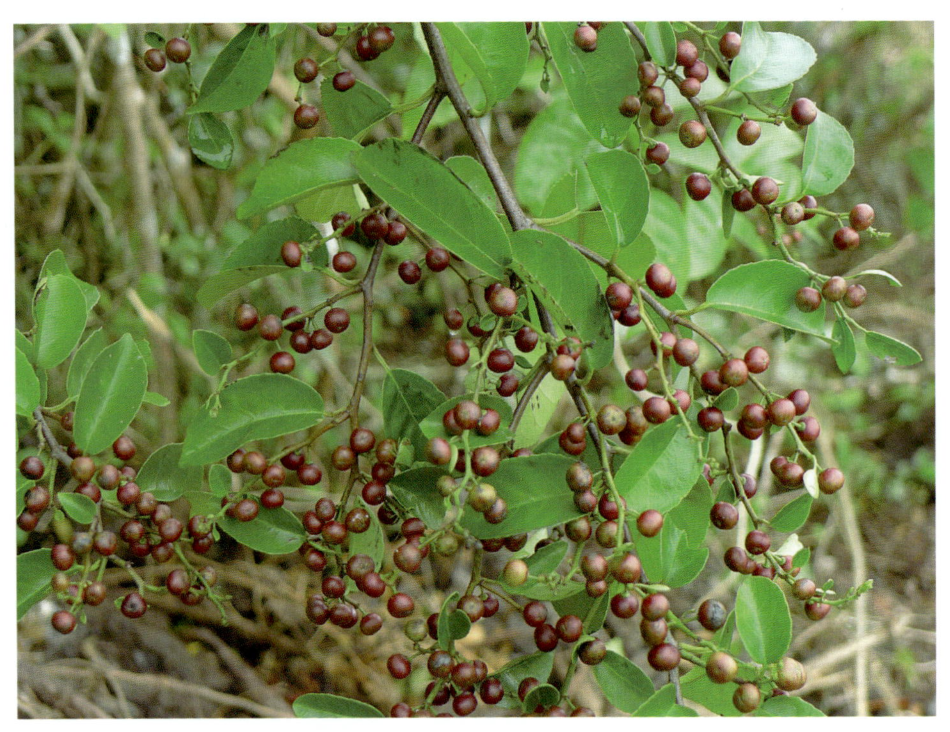

鼠李科 Rhamnaceae 鼠李属 *Rhamnus*

长柄鼠李 *Rhamnus longipes* Merr. et Chun.

中药名

长柄鼠李（药用部位：根皮或全株）

植物形态

小乔木，无刺。叶近革质，椭圆形，长6~11cm，宽2~4cm，边缘具疏细钝齿，托叶线状披针形，早落。花两性，排成腋生聚伞花序，萼片三角形，花瓣倒心形，长约1.5mm，雄蕊长于花瓣。核果球形，直径7~8mm，成熟时红紫色或黑色，果梗长6~8mm，被疏柔毛；种子2，长约4mm，背面无沟。花期6~8月。

分布区域

产于海南乐东、昌江、五指山、陵水、万宁。亦分布于中国华南其他区域，以及云南。

资源

生于山地密林中，常见。

采收加工

全年可采，根部挖取后洗净，剥取根皮，切段，鲜用或晒干。

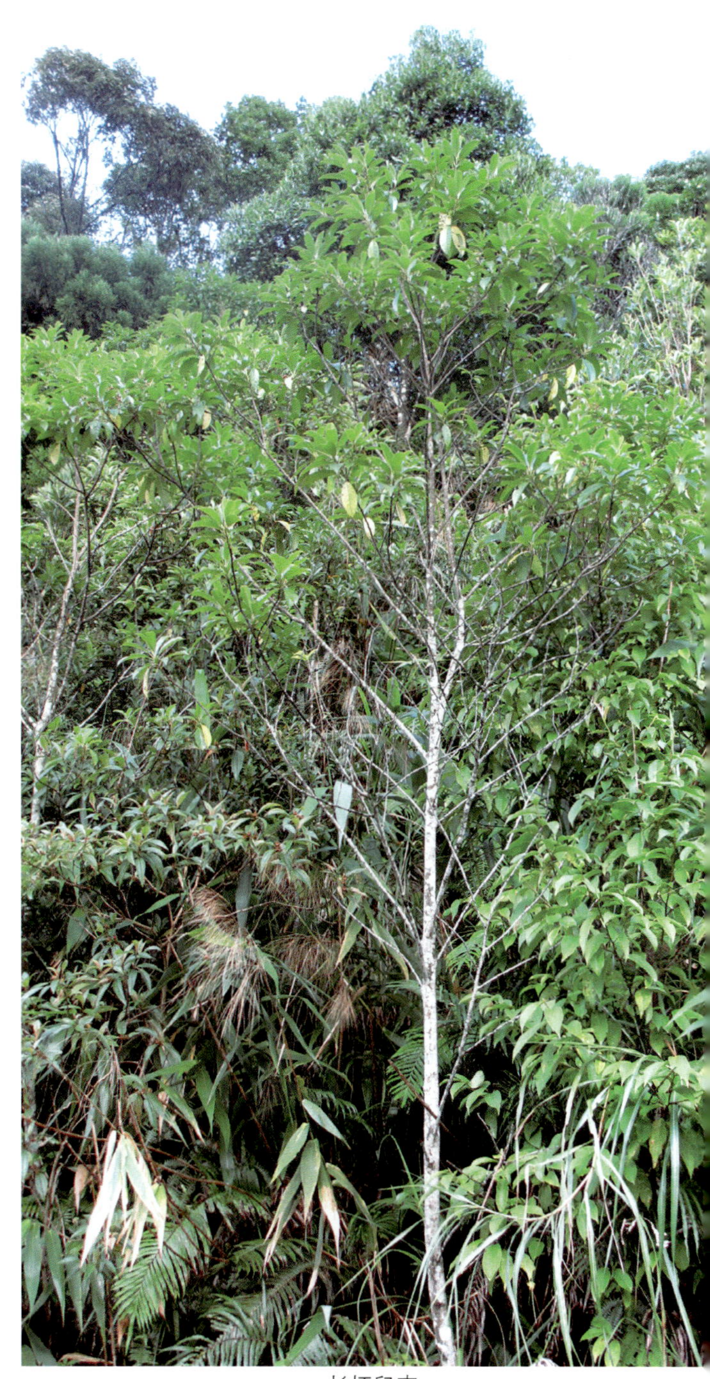

长柄鼠李

| 功能主治 | 清热泻下，消瘰疬。

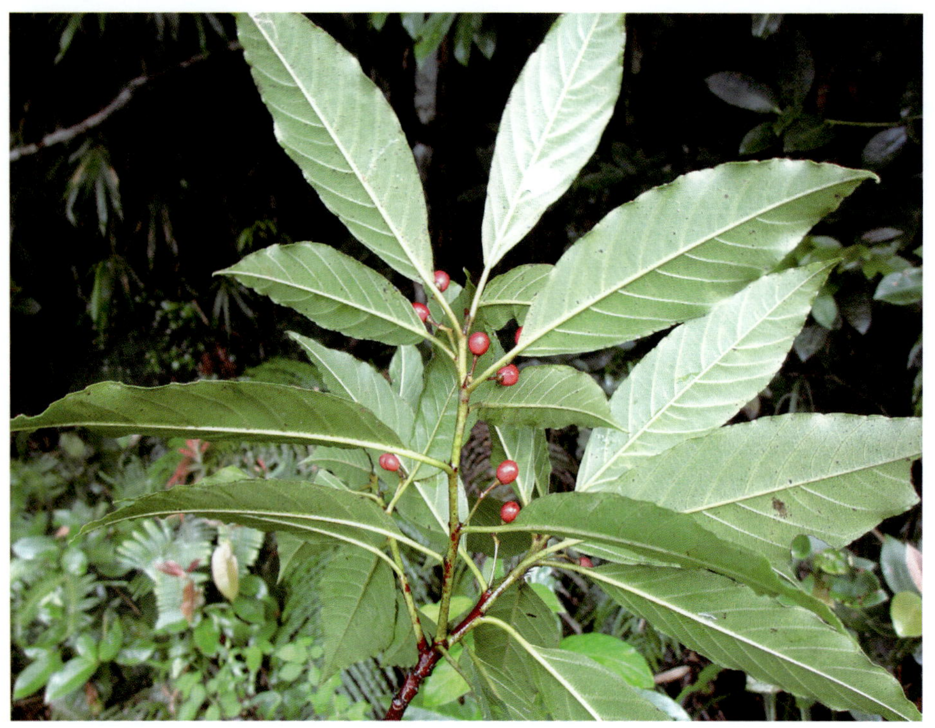

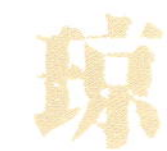

鼠李科 Rhamnaceae 鼠李属 *Rhamnus*

尼泊尔鼠李 *Rhamnus napalensis* (Wall.) Laws.

中药名 大风药（药用部位：根、茎、叶）

植物形态 直立或藤状灌木，小枝具多数明显的皮孔。叶厚纸质或近革质，大小异形，交替互生，小叶长 2~5cm，大叶长 6~17cm，边缘具齿，叶柄长 1.3~2cm。花序长可达 12cm，花序轴被短柔毛；花单性，雌雄异株，5 数；萼片长三角形，外面被微毛；花瓣匙形，先端钝或微凹，基部具爪，与雄蕊等长或稍短；雌花的花瓣早落，有 5 退化雄蕊；子房球形。核果倒卵状球形，直径 5~6mm，萼筒宿存，具 3 分核；种子 3，背面具与种子等长、上窄下宽的纵沟。花期 5~9 月，果期 8~11 月。

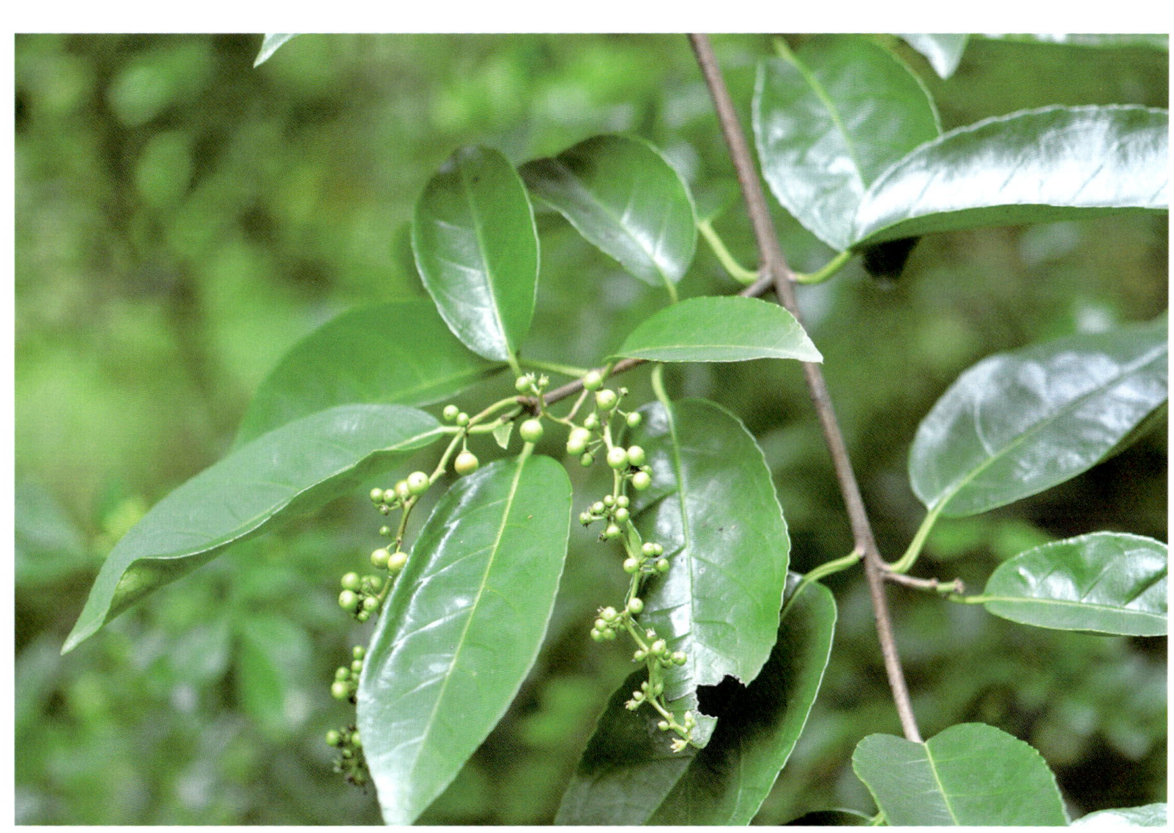

尼泊尔鼠李

| 分布区域 | 产于海南昌江、保亭、定安、三亚、东方、陵水。亦分布于中国长江以南各地。缅甸、马来西亚、印度、不丹、尼泊尔也有分布。

| 资　　源 | 生于林中或灌丛，少见。

| 采收加工 | 茎：春、夏季采收茎，切段。根：秋、冬季采收根，切片。叶：春、夏季采收叶，鲜用或晒干。

| 功能主治 | 根、茎：味涩、微甘，性平。祛风除湿，利水消胀。用于风湿关节痛、慢性肝炎、肝硬化腹水。叶：味苦，性寒。清热解毒，祛风除湿。用于毒蛇咬伤、水火烫伤、跌打损伤、风湿性关节炎、类风湿关节炎、湿疹。

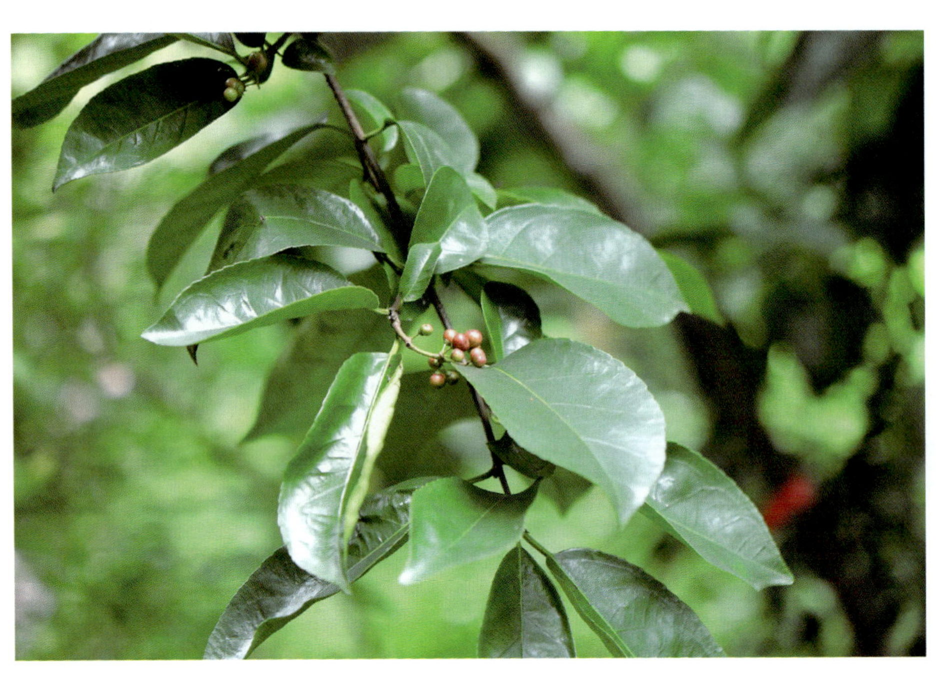

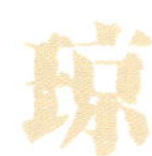

鼠李科 Rhamnaceae 雀梅藤属 *Sageretia*

亮叶雀梅藤 *Sageretia lucida* Merr.

中药名 亮叶雀梅藤（药用部位：叶、果实）

植物形态 藤状灌木。薄革质叶互生，卵状矩圆形，长 6~12cm，宽 2.5~4cm，基部常不对称，边缘具圆齿状浅锯齿，下面仅脉腋具髯毛。花绿色，无毛，通常排成腋生短穗状花序，花序轴无毛，长 2~3cm，常具褐色、卵状三角形小苞片；萼片三角状卵形，长 1.3~1.5mm，先端尖，内面中肋突起，花瓣兜状，短于萼片；雄蕊与花瓣等长。核果较大，椭圆状卵形，直径 5~7mm，先端钝或有小突尖，成熟时红色。花期 4~7 月，果期 9~12 月。

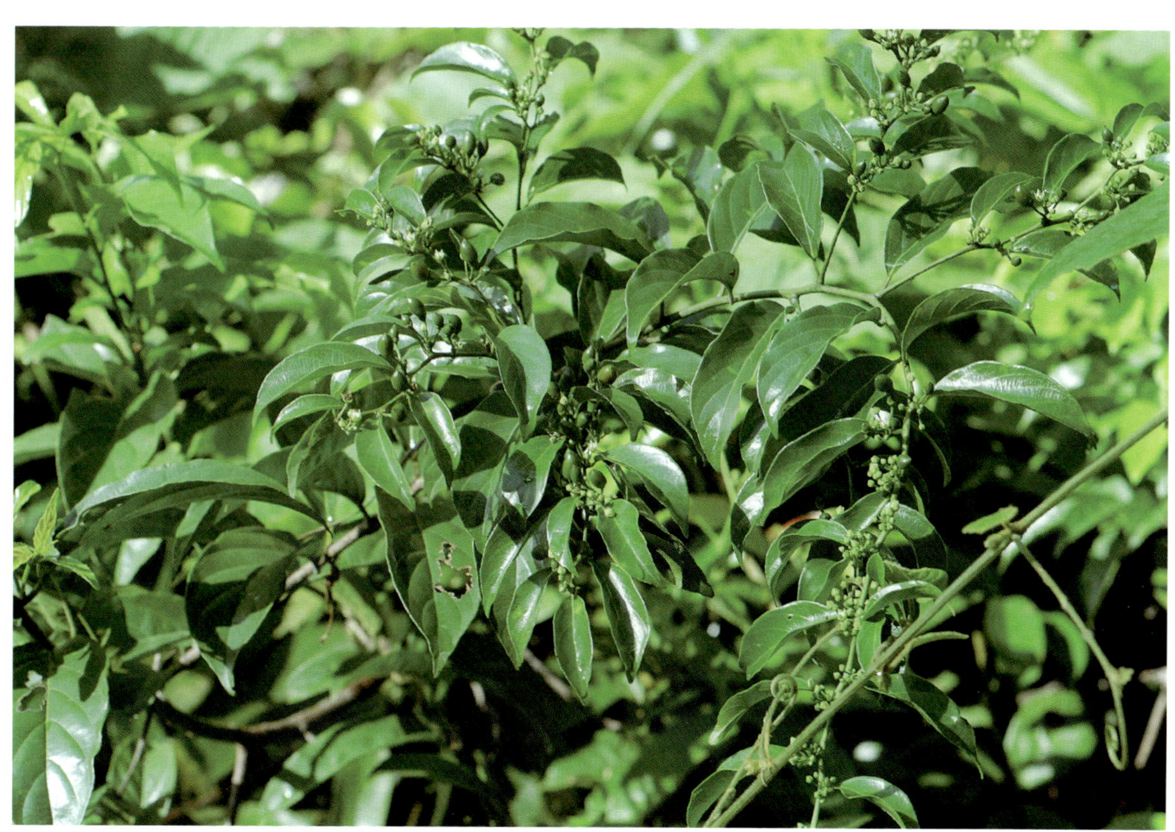

亮叶雀梅藤

| **分布区域** | 产于海南白沙、五指山、万宁、琼中。亦分布于中国华南其他区域，及江西、福建、浙江、云南。越南、印度尼西亚、斯里兰卡、印度、尼泊尔也有分布。

| **资　　源** | 生于海拔 300~800m 的山谷疏林中，常见。

| **采收加工** | 叶：全年皆可采收。果实：成熟时采摘。洗净，鲜用或晒干。

| **功能主治** | 叶：用于泄泻。果实：健胃。

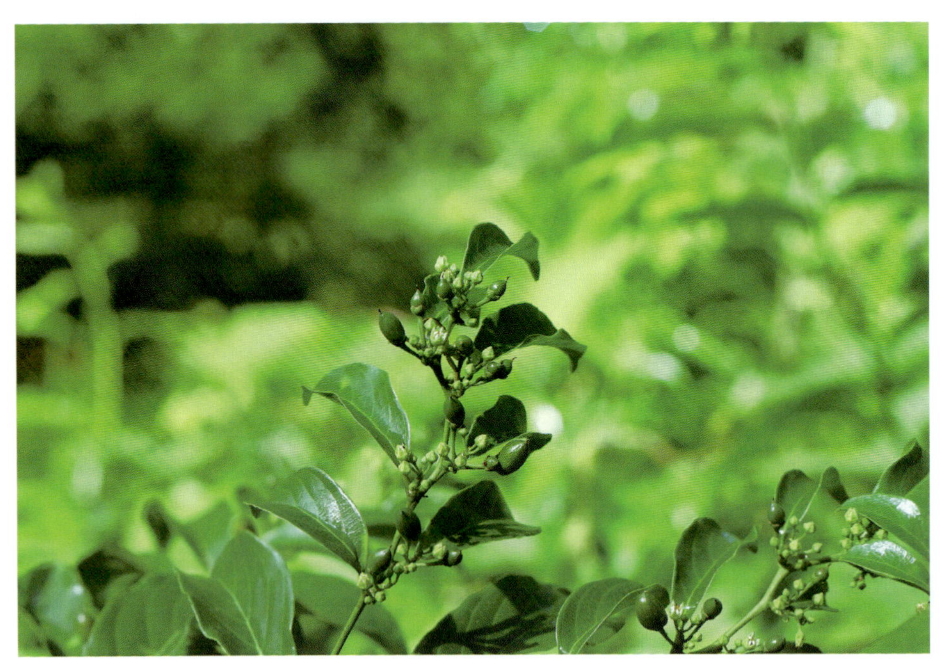

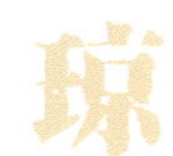

鼠李科 Rhamnaceae 雀梅藤属 *Sageretia*

雀梅藤 *Sageretia thea* (Osbeck) Johnst.

中药名 雀梅藤（药用部位：根、叶）

植物形态 藤状或直立灌木，小枝具刺，褐色，被短柔毛。叶纸质，近对生或互生，通常椭圆形，长 1~4.5cm，宽 0.7~2.5cm，边缘具细锯齿，叶柄长 2~7mm。花黄色，有芳香，花序轴长 2~5cm，被绒毛或密短柔毛；花萼外面被疏柔毛；萼片三角形，花瓣匙形，先端 2 浅裂，短于萼片；花柱柱头 3 浅裂。核果近圆球形，直径约 5mm，成熟时黑色或紫黑色，具 1~3 分核，味酸；种子扁平，两端微凹。花期 7~11 月，果期翌年 3~5 月。

分布区域 产于海南昌江、澄迈、海口、保亭、东方。亦分布于中国华南其他区域、华中、华东，以及云南、四川。越南、印度、朝鲜及日本也有分布。

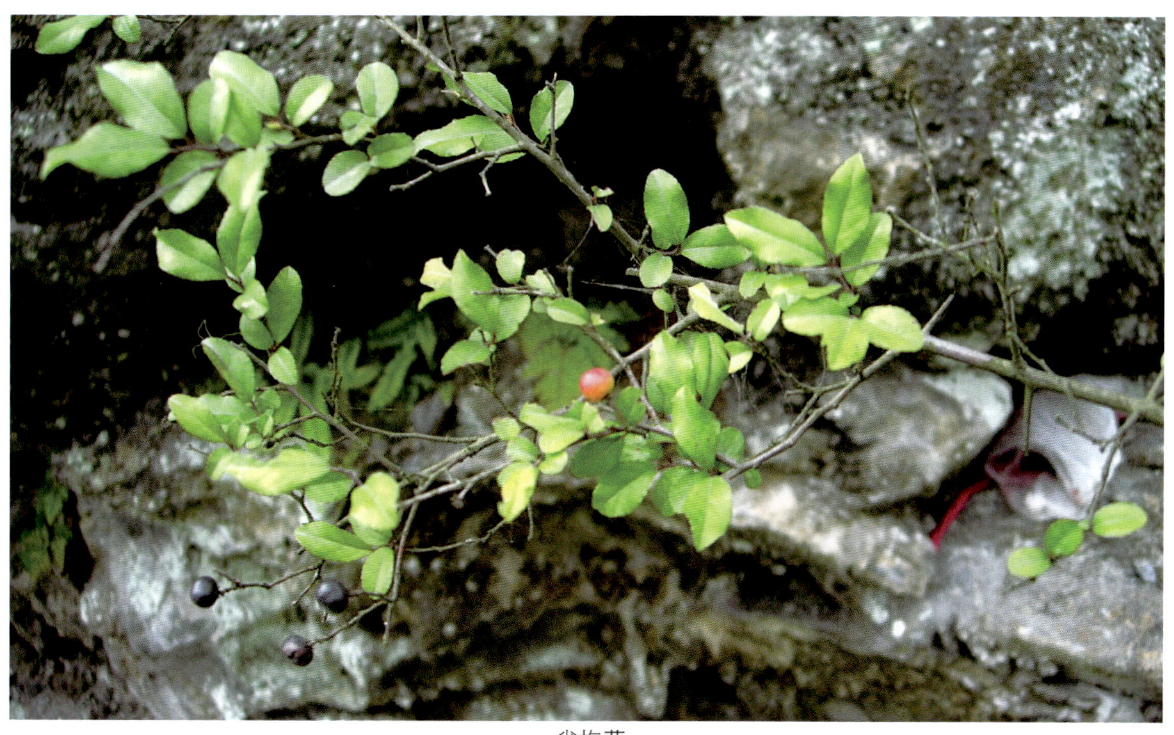

雀梅藤

| 资　　源 | 生于丘陵、山地林下或灌丛中，常见。

| 采收加工 | 根：秋后采收。叶：春季采收。洗净，鲜用或晒干。

| 功能主治 | 根：味甘、淡，性平。降气化痰，祛风利湿。用于咳嗽、哮喘、胃痛、鹤膝风、水肿。叶：味酸，性凉。清热解毒。用于疮疡肿毒、烫火伤、疥疮、漆疮。

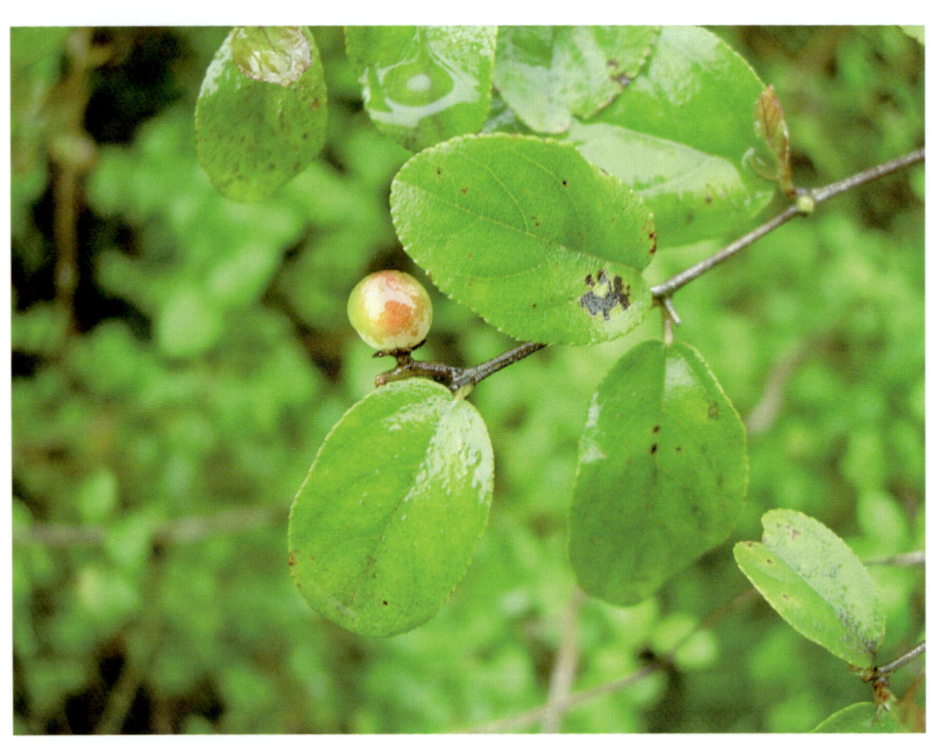

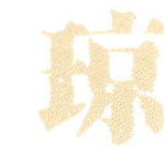

海南翼核果 *Ventilago inaequilateralis* Merr. et Chun

中药名 海南翼核果（药用部位：全株）

植物形态 藤状灌木；小枝灰褐色。叶革质，矩圆形，长 6~17cm，宽 2~5cm，叶柄短，长 1~5mm，狭披针形，托叶 2，早落。花单生，数个簇生，花序长 3~7cm，被短柔毛，花黄色，5 数；花萼被疏短柔毛，花瓣倒卵圆形，略长于雄蕊，先端凹缺，基部有爪；花盘厚，肉质，近五边形；子房藏于花盘内，花柱 2 半裂。核果长 3.5~4.5cm，翅宽 7~9mm，基部 1/3~1/2 为萼筒所包围，1 室具 1 种子，种子无胚乳。花期 2~5 月，果期 3~6 月。

分布区域 产于海南三亚、乐东、东方、昌江、白沙、保亭、琼中、儋州。亦分布于中国广西、贵州、云南。

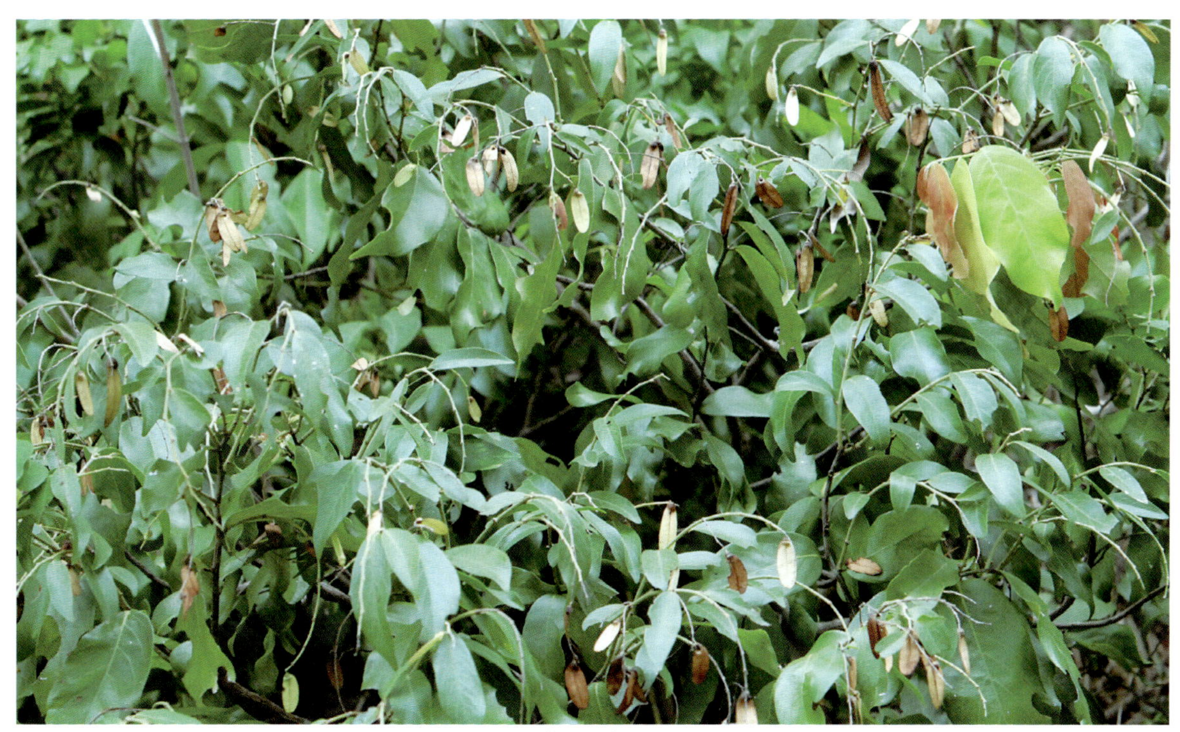

海南翼核果

|资　　源| 生于中海拔沿溪林中，常见。

|采收加工| 全年皆可采收，洗净，鲜用或晒干。

|功能主治| 用于毒蛇咬伤。

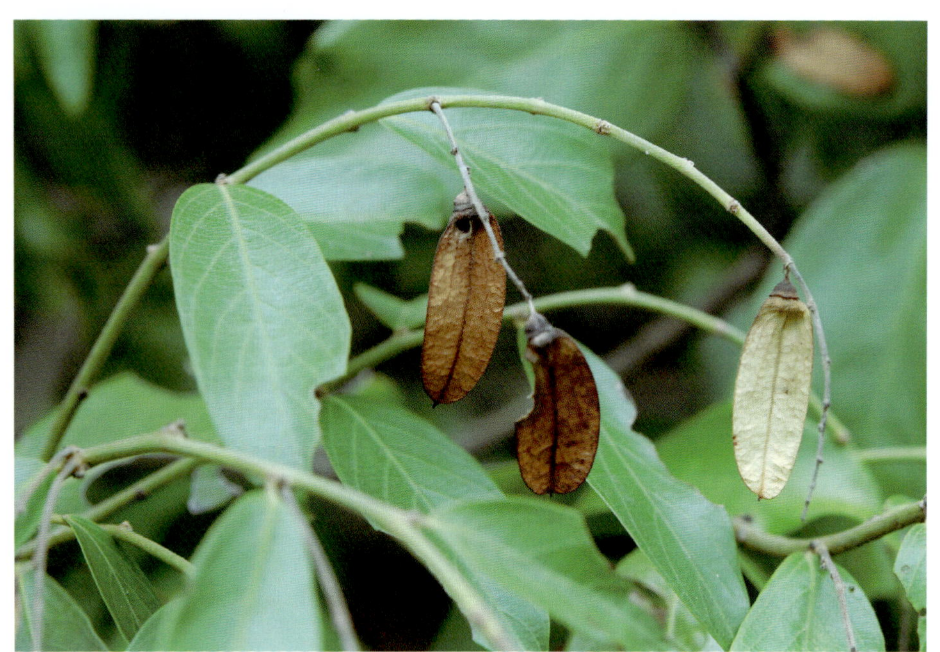

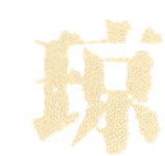

鼠李科 Rhamnaceae 翼核果属 *Ventilago*

翼核果 *Ventilago leiocarpa* Benth.

中药名 血风藤（药用部位：根、茎）

植物形态 藤状灌木；小枝有条纹。叶薄革质，卵状矩圆形，长4~8cm，宽1.5~3.2cm，边缘近全缘，叶柄上面被疏短柔毛。花小，两性，5数，生于叶腋，花梗长1~2mm；萼片三角形；花瓣倒卵形，先端微凹，雄蕊略短于花瓣；花盘厚，五边形；子房球形，全部藏于花盘内，2室，花柱2浅裂。核果直径4~5mm，无毛，翅宽7~9mm，先端有小尖头，基部1/4~1/3为宿存的萼筒包围，具1种子。花期3~5月，果期4~7月。

分布区域 产于海南三亚、乐东、东方、白沙、保亭、万宁、琼中、儋州、澄迈、屯昌、琼海、昌江。亦分布于中国华南其他区域，及湖南、福建、台湾、贵州、云南。越南、泰国、缅甸、印度也有分布。

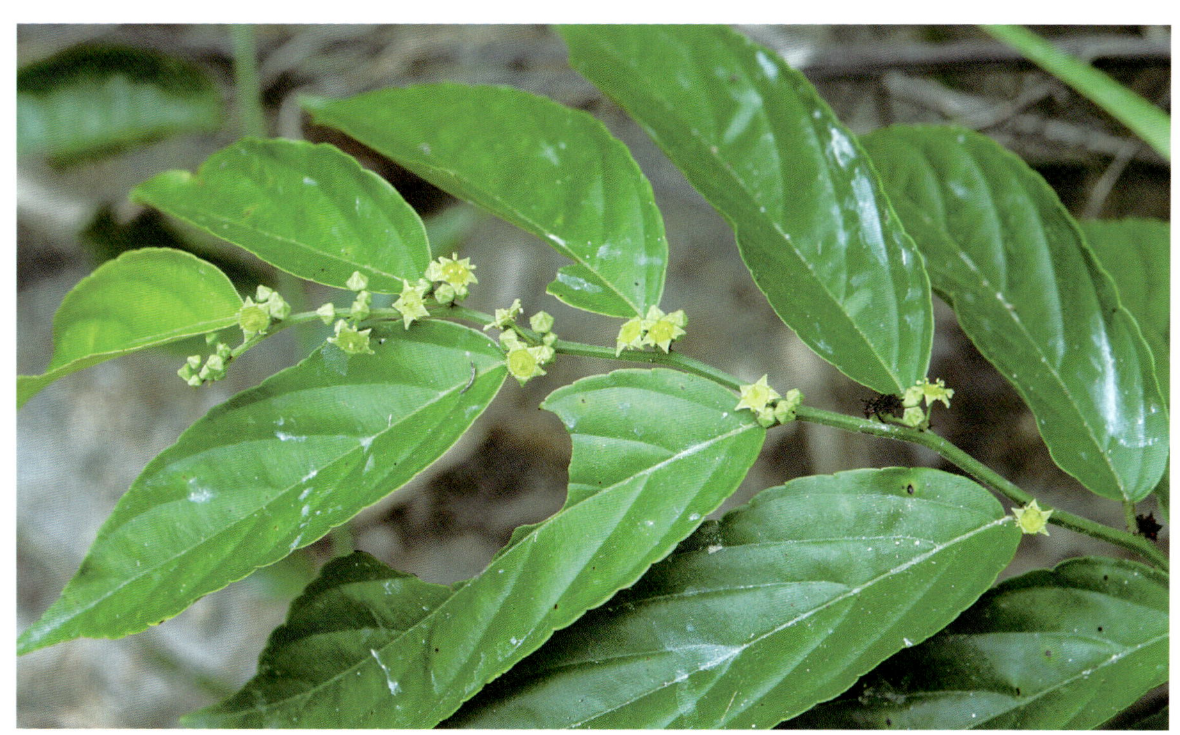

翼核果

|资　　源| 生于疏林下或灌丛中，常见。

|采收加工| 根：冬季采挖。茎：春、秋季采收。洗净，晒干。

|药材性状| 根：本品的根呈圆柱形，稍弯曲，分枝极少，直径 2~7cm，长 20~60cm，表面粗糙，有的具纵棱，暗红紫色。栓皮松脆，可层层剥离。断面木质部黄褐色至棕褐色，密布细小的黑色针孔状小点，有的中央有细小的髓。茎：藤茎外表灰褐色，有纵条纹，少分枝。断面木质部黄褐色至灰棕色，髓部明显。气微，味淡。

|功能主治| 味甘，性温。补气益血，祛风活络。用于气血亏损、风湿痹痛、跌打损伤、腰肌劳损、贫血。

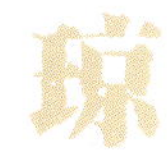

滇刺枣 *Ziziphus mauritiana* Lam.

中药名 滇刺枣（药用部位：树皮、种仁）

植物形态 常绿乔木或灌木，幼枝被黄灰色密绒毛，老枝紫红色，有2托叶刺，1个斜上，另1个钩状下弯。叶纸质，卵形，长2.5~6cm，宽1.5~4.5cm，稍偏斜，不等侧，边缘具细锯齿，下面被黄色或灰白色绒毛，基生三出脉，叶柄被灰黄色密绒毛。花绿黄色，两性，5数，萼片卵状三角形，外面被毛；花瓣矩圆状匙形，基部具爪；雄蕊与花瓣近等长，花盘厚，肉质，10裂，中央凹陷，子房球形，2室，花柱2浅裂。核果矩圆形，直径约1cm，橙色或红色，成熟时变黑色，基部有宿存的萼筒；果梗长5~8mm，被短柔毛，具1或2种子；中果皮薄，木栓质，内果皮厚，硬革质；种子宽而扁，长6~7mm，宽5~6mm，红褐色，有光泽。花期8~11月，果期9~12月。

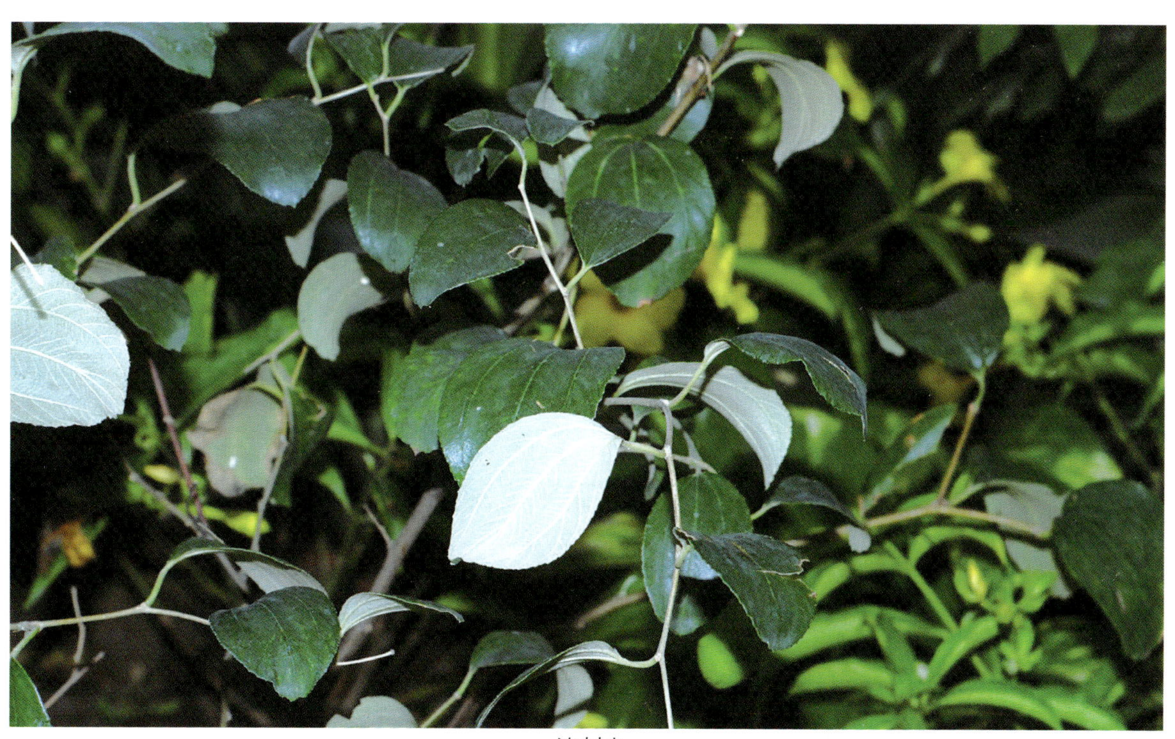

滇刺枣

| 分布区域 | 产于海南东方、昌江。亦分布于中国华南其他区域，及云南、四川，福建、台湾有栽培。越南、泰国、缅甸、马来西亚、印度尼西亚、印度、不丹、尼泊尔、斯里兰卡、阿富汗、澳大利亚及非洲也有分布。

| 资　　源 | 生于山坡、丘陵、河边湿润林中或灌丛中，偶见。

| 采收加工 | 树皮：秋季采收树皮，除去外皮。种仁：秋季采收成熟果实，除去果肉及核壳，收集种子，晒干。

| 功能主治 | 树皮：味涩、微苦，性凉。消炎，生肌。用于烫火伤。种仁：用于不育症。

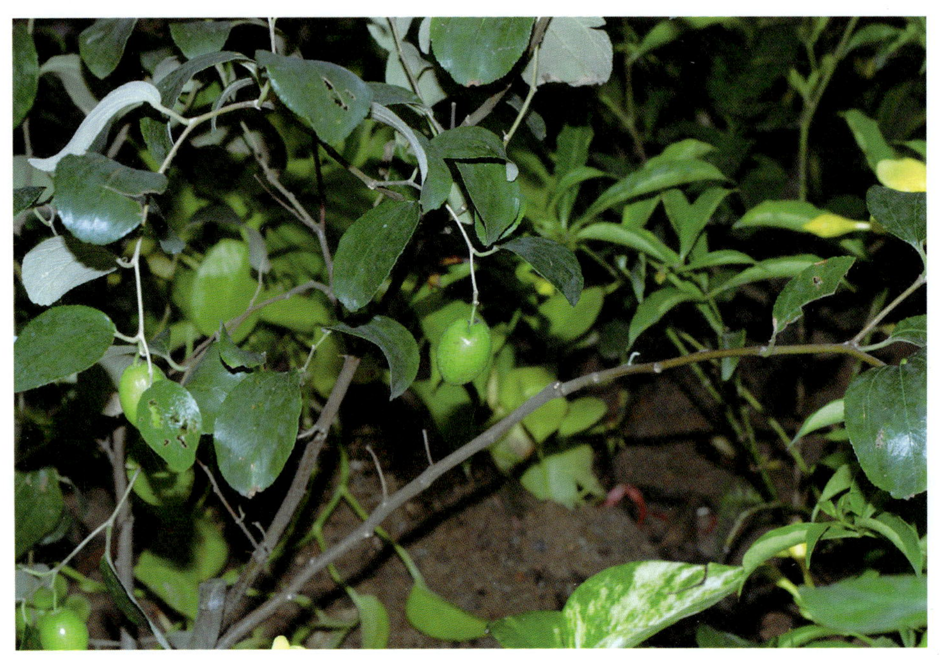

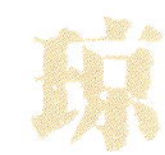

鼠李科 Rhamnaceae 枣属 *Ziziphus*

枣 *Ziziphus jujuba* Mill.

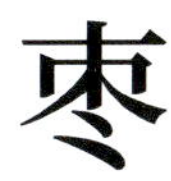

| 中药名 | 枣（药用部位：种子、根皮、叶、棘刺、花、果实、树皮、根）

| 植物形态 | 落叶小乔木，树皮褐色，长枝呈“之”字形曲折，具 2 托叶刺，长刺粗直，短刺下弯。卵形叶纸质，长 3~7cm，宽 1.5~4cm，先端具小尖头，边缘具圆齿状锯齿，基生三出脉，托叶刺纤细，后期常脱落。花黄绿色，两性，5 数，萼片卵状三角形；花瓣倒卵圆形，基部有爪，与雄蕊等长；花盘厚，肉质，5 裂；子房下部藏于花盘内，与花盘合生，2 室，花柱 2 半裂。核果矩圆形，直径 1.5~2cm，成熟时红色，后变红紫色，中果皮肉质、厚，具 1 或 2 种子，果梗长 2~5mm；种子扁椭圆形，长约 1cm，宽 8mm。花期 5~7 月，果期 8~9 月。

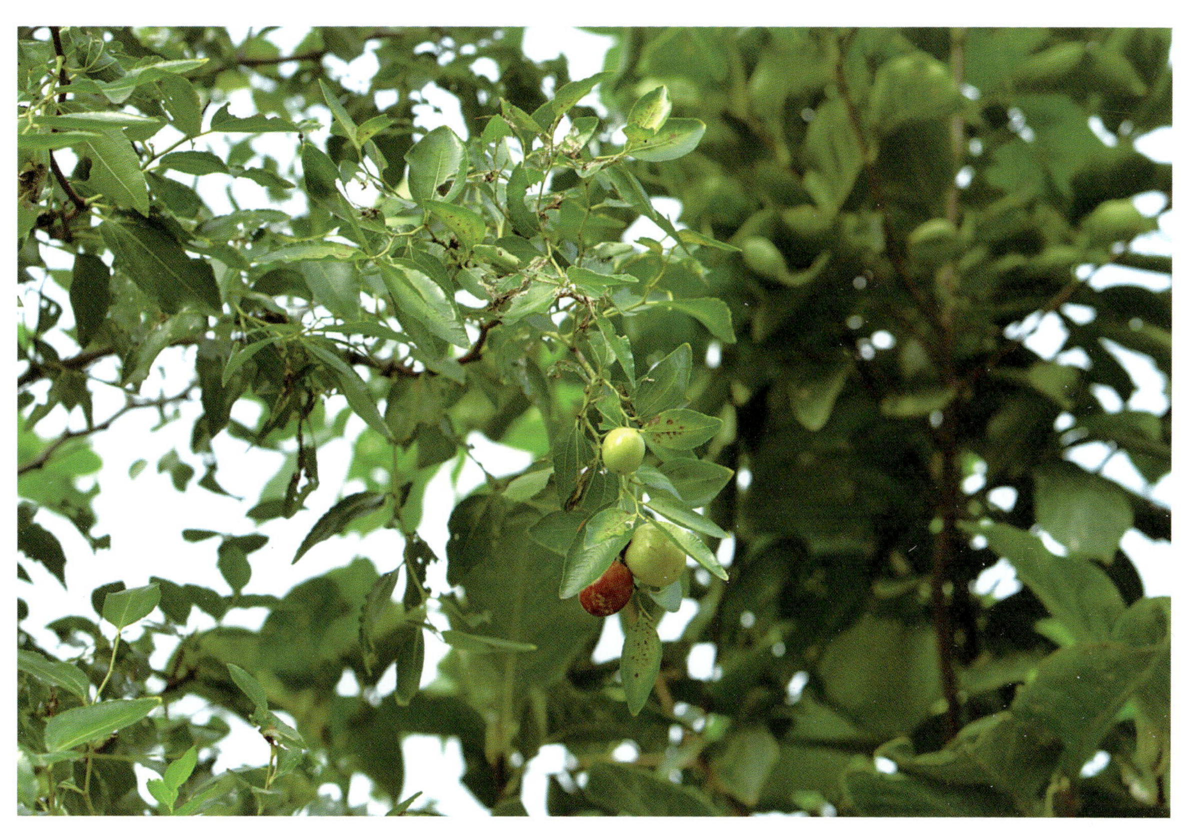

枣

| 分布区域 | 产于海南万宁、海口。亦分布于中国各地，野生或栽培。原产于中国，现亚洲、欧洲、非洲、美洲均有栽培。

| 资　　源 | 生长于山坡疏林、河边或田边，少见。

| 采收加工 | 叶：叶春、夏季采收，鲜用或晒干。果实：秋季果实成熟时采收，一般随采随晒。选干燥的地块搭架铺上席箔，将枣分级摊在席箔上晾晒，当枣的含水量下降到15%以下时可并箔，然后每隔几日揭开通风；当枣的含水量下降到10%时，即可贮藏。大枣果皮薄，含水分多，采用阴干的方法制干。加工枣肉食品时，收集枣核。树皮：树皮全年皆可采收，春季最佳，用月牙形镰刀从枣树主干将老皮刮下，晒干。根：根秋后采挖，鲜用或切片晒干。

| 药材性状 | 果实椭圆形，长2~3.5cm，直径1.5~2cm。表面暗红色，略带光泽，有不规则皱纹，基部凹陷，有短果柄。外果皮薄，中果皮棕黄色或淡褐色，肉质，柔软，富糖性而油润。果核纺锤形，两端锐尖，质坚硬。气微香，味甜。

| 功能主治 | 种子：味苦，性平。养肝，宁心，安神，敛汗。用于虚烦不眠、惊悸怔忡、烦渴、虚汗。根皮：用于便血、烫火伤、高血压、遗精、白带。叶：味甘，性温。用于胫臁疮。棘刺：消肿，溃脓，止痛。用于痈肿有脓、心腹痛、尿血、喉痹。花：用于金疮内漏、明目。果实：味甘，性温；归心、脾、胃经。补脾胃，益气血，安心神，调营卫，和药性。用于脾胃虚弱、气血不足、食少便溏、倦怠乏力、心悸失眠、妇人脏躁、营卫不和。树皮：味苦、涩，性温。涩肠止泻，镇咳止血。用于泄泻、咳嗽、崩漏、外伤出血、烫火伤。根：味甘，性温。调经止血，祛风止痛，补脾止泻。用于月经不调、不孕、崩漏、吐血、胃痛、痹痛、脾虚泄泻、风疹、丹毒。

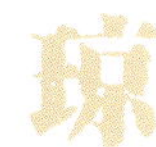

胡颓子科 Elaeagnaceae 胡颓子属 *Elaeagnus*

角花胡颓子 *Elaeagnus gonyanthes* Benth.

中药名 蔓胡颓子（药用部位：根、叶、果实）

植物形态 常绿攀缘灌木，通常无刺。叶革质，椭圆形，长 5~9cm，宽 1.2~5cm，下面棕红色，具锈色或灰色鳞片，侧脉 7~10 对，叶柄锈色或褐色。花白色，被银白色和散生褐色鳞片，单生于新枝基部叶腋，每花下有 1 苞片，花后发育成叶片，花梗长 3~6mm；萼筒四角形，基部膨大后在子房上明显骤收缩，裂片卵状三角形，内面具白色星状鳞毛，包围子房的萼管矩圆形，雄蕊 4。果实阔椭圆形，长 15~22mm，幼时被黄褐色鳞片，成熟时黄红色，先端常有干枯的萼筒宿存；果梗长 12~25mm。花期 10~11 月，果期翌年 2~3 月。

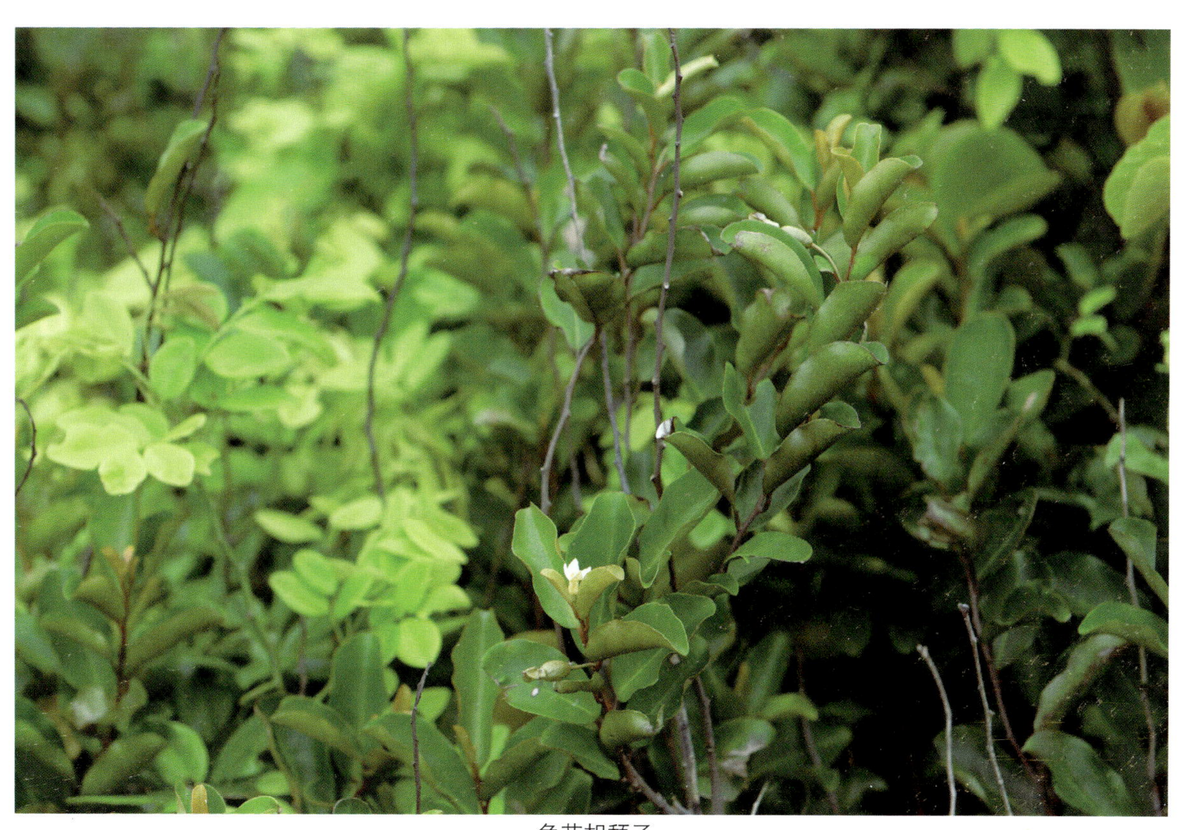

角花胡颓子

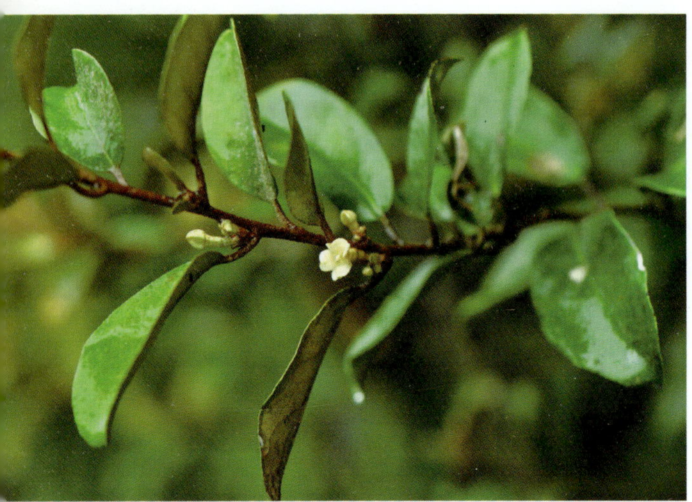

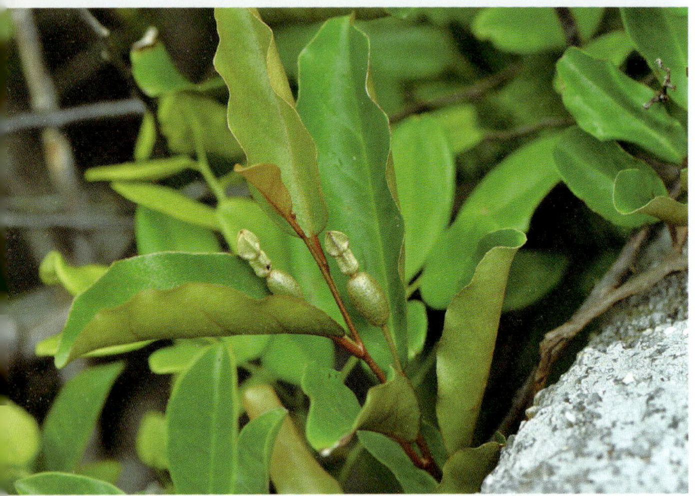

分布区域

产于海南东方、保亭、陵水、三亚、昌江、琼中、澄迈。亦分布于中国华南其他区域，及湖南、云南。中南半岛也有分布。

资　源

生于丘陵灌丛、山地混交林或疏林中，少见。

采收加工

果实：春季果实成熟时采摘，鲜用或晒干。根和根皮：根和根皮全年均可采，挖根，洗净，切片晒干。

功能主治

根：味辛、涩，性凉；归肝、胃经。祛风通络，行气止痛，消肿解毒。用于风湿关节痛、河豚中毒、狂犬咬伤、跌打损伤。叶：平喘止咳。用于咳嗽、哮喘。果实：味酸，性平。收敛止泻。用于泄泻。